CAMBRIDGE LIBRARY COLLECTION

Books of enduring scholarly value

Classics

From the Renaissance to the nineteenth century, Latin and Greek were compulsory subjects in almost all European universities, and most early modern scholars published their research and conducted international correspondence in Latin. Latin had continued in use in Western Europe long after the fall of the Roman empire as the lingua franca of the educated classes and of law, diplomacy, religion and university teaching. The flight of Greek scholars to the West after the fall of Constantinople in 1453 gave impetus to the study of ancient Greek literature and the Greek New Testament. Eventually, just as nineteenth-century reforms of university curricula were beginning to erode this ascendancy, developments in textual criticism and linguistic analysis, and new ways of studying ancient societies, especially archaeology, led to renewed enthusiasm for the Classics. This collection offers works of criticism, interpretation and synthesis by the outstanding scholars of the nineteenth century.

Claudii Galeni Opera Omnia

Galen (Claudius Galenus, 129–c. 199 CE) is the most famous physician of the Greco-Roman world whose writings have survived. A Greek from a wealthy family, raised and educated in the Greek city of Pergamon, he acquired his medical education by travelling widely in the Roman world, visiting the famous medical centres and studying with leading doctors. His career took him to Rome, where he was appointed by the emperor Marcus Aurelius as his personal physician; he also served succeeding emperors in this role. A huge corpus of writings on medicine which bear Galen's name has survived. The task of editing and publishing such a corpus, and of identifying the authentic Galenic texts within it, is a hugely challenging one, and the 22-volume edition reissued here, edited by Karl Gottlob Kühn (1754–1840) and published in Leipzig between 1821 and 1833, has never yet been equalled.

Cambridge University Press has long been a pioneer in the reissuing of out-of-print titles from its own backlist, producing digital reprints of books that are still sought after by scholars and students but could not be reprinted economically using traditional technology. The Cambridge Library Collection extends this activity to a wider range of books which are still of importance to researchers and professionals, either for the source material they contain, or as landmarks in the history of their academic discipline.

Drawing from the world-renowned collections in the Cambridge University Library, and guided by the advice of experts in each subject area, Cambridge University Press is using state-of-the-art scanning machines in its own Printing House to capture the content of each book selected for inclusion. The files are processed to give a consistently clear, crisp image, and the books finished to the high quality standard for which the Press is recognised around the world. The latest print-on-demand technology ensures that the books will remain available indefinitely, and that orders for single or multiple copies can quickly be supplied.

The Cambridge Library Collection will bring back to life books of enduring scholarly value (including out-of-copyright works originally issued by other publishers) across a wide range of disciplines in the humanities and social sciences and in science and technology.

Claudii Galeni
Opera Omnia

VOLUME 5

EDITED BY KARL GOTTLOB KÜHN

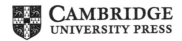
CAMBRIDGE
UNIVERSITY PRESS

CAMBRIDGE UNIVERSITY PRESS

Cambridge, New York, Melbourne, Madrid, Cape Town,
Singapore, São Paolo, Delhi, Tokyo, Mexico City

Published in the United States of America by Cambridge University Press, New York

www.cambridge.org
Information on this title: www.cambridge.org/9781108028301

This edition first published 1821-3
This digitally printed version 2011

ISBN 978-1-108-02830-1 Paperback

MEDICORVM GRAECORVM

OPERA

QVAE EXSTANT.

EDITIONEM CVRAVIT

D. CAROLVS GOTTLOB KÜHN

PROFESSOR PHYSIOLOGIAE ET PATHOLOGIAE IN
LITERARVM VNIVERSITATE LIPSIENSI PVBLICVS
ORDINARIVS ETC.

VOLVMEN V.

CONTINENS

CLAVDII GALENI T. V.

LIPSIAE

PROSTAT IN OFFICINA LIBRARIA CAR. CNOBLOCHII

1823.

ΚΛΑΥΔΙΟΥ ΓΑΛΗΝΟΥ

ΑΠΑΝΤΑ.

CLAVDII GALENI

OPERA OMNIA.

EDITIONEM CVRAVIT

D. CAROLVS GOTTLOB KÜHN

PROFESSOR PHYSIOLOGIAE ET PATHOLOGIAE IN
LITERARVM VNIVERSITATE LIPSIENSI PVBLICVS
ORDINARIVS ETC.

TOMVS V.

LIPSIAE

PROSTAT IN OFFICINA LIBRARIA CAR. CNOBLOCHII

1823.

CONTENTA TOMI V.

ΓΑΛΗΝΟΥ ΠΕΡΙ ΔΙΑΓΝΩΣΕΩΣ ΚΑΙ ΘΕΡΑΠΕΙΑΣ ΤΩΝ ΕΝ ΤΗ. ΕΚΑΣΤΟΥ ΨΥΧΗ. ΙΔΙΩΝ ΠΑΘΩΝ.

Ed. Chart. to. VI. [p. 519.]   Ed. Baf. to. I. (p. 552.)

Κεφ. α'. Ἐπειδὴ καὶ δι' ὑπομνημάτων ἔχειν βούλει, ἃ πρὸς τὴν ἐρώτησιν ἀπεκρινάμην, ἣν ἐνέστησα πρὸς ἡμᾶς ὑπὲρ τοῦ γραφέντος Ἀντωνίῳ τῷ Ἐπικουρείῳ βιβλίου περὶ τῆς ἐπὶ τοῖς ἰδίοις πάθεσιν ἐφεδρείας, ἤδη πράξω τοῦτο, καὶ τήνδε τίθεμαι τὴν ἀρχήν. ἄριστον μὲν ἦν αὐτὸν τὸν Ἀντώνιον εἰρηκέναι σαφῶς, τί ποτε βούλεται σημαίνειν ἐκ τοῦ τῆς ἐφεδρείας ὀνόματος. ὡς δ' ἄν τις ἐξ ὧν λέγει κατὰ τὸ

GALENI DE PROPRIORVM ANIMI CVIVS-QVE AFFECTVVM DIGNOTIONE ET CVRATIONE.

Cap. I. Quandoquidem per commentarios habere vis ea, quae ad quaeftionem refpondi, quam apud me conflitueram fuper fcripto ab Antonio Epicureo libro de praefidio adverfus proprios affectus, jam hoc aggrediar, hocque duco exordium. Optimum fane erat ipfum Antonium, quid hoc nomine praefidii fignificare velit, manifefte explicaffe. Ut autem aliquis de quibus in libro

βιβλίον εἰκάσειεν, ἤτοι τὴν παραφυλακὴν ἢ τὴν διάγνω-
σιν δοκεῖ μοι δηλοῦν, ἢ καὶ πρὸς τούτοις τὴν ἐπανόρ-
θωσιν. ἐφαίνετο δ᾽, ὡς οἶσθα, καὶ ἀσαφῶς ἑρμηνεύων τὰ
πολλὰ τῶν εἰρημένων, ὡς εἰκάσαι μᾶλλον ἔστιν ἢ νοῆσαι
σαφῶς. ἐνίοτε μὲν γὰρ δόξει προτρέπειν ἡμᾶς ἐννοεῖν, ὅτι
καὶ αὐτοὶ πολλὰ παραπλησίως τοῖς ἄλλοις ἁμαρτάνομεν·
ἐνίοτε δ᾽, ὅπως ἄν τις ἕκαστον ὧν ἁμαρτάνει διαγιγνώσκοι,
καὶ πρὸς τούτοις αὖθις, ὅπως ἄν τις ἑαυτὸν ἀπάγοι τῶν
ἁμαρτανομένων, ὃ δοκεῖ μοι τοῦ λόγου παντὸς εἶναι σκο-
πός. ἕκαστον γὰρ τῶν προειρημένων ἄχρηστόν ἐστι καὶ
περιττὸν, εἰ μὴ πρὸς τοῦτον ἀναφέροιτο, διορθοῦν δὲ χρὴ
αὐτὸν ἐν τοῖς μάλιστα παθήμασι τῶν ἁμαρτημάτων. ἐνίοτε
μὲν γὰρ ὡς περὶ μόνων τῶν παθῶν αὐτοῦ ὁ λόγος γίνεται,
πολλάκις δὲ ὡς περὶ τῶν ἁμαρτημάτων, ἔστι δ᾽ ὅτε περὶ
ἀμφοτέρων διαλέγεσθαί σοι δόξει. ἐγὼ δ᾽ αὐτὸ τοῦτο πρῶ-
τον, ὡς οἶσθα, προδιώρισα, τὰ μὲν ἁμαρτήματα κατὰ ψευ-
δῆ δόξαν εἰπὼν γίγνεσθαι, τὸ δὲ πάθος κάτα τινα ἄλογον

differit, conjecturam fecerit, vel obſervationem, vel
dignotionem, vel emendationem denique mihi ſigniſicare
videtur. At eorum quae dixit multa, ut noſti, obſcure
adeo interpretatur, ut conjicere facilius quam aperte ea
cognoſcere liceat. Interdum namque hortari nos videbi-
tur, ut, quod et ipſi plerumque perinde ac alii erramus,
conſideremus, interdum autem, qua ratione quis ſingula,
quae delinquit, agnoſcat, ad haec rurſus, quo pacto quis
ſeipſum ab erratis abducat, qui totius orationis ſcopus
mihi eſſe videtur. Nam unumquodque eorum, quae prius
dicta ſunt, niſi eo referatur, inutile eſt et ſupervaca-
neum, quippe in praecipuis errorum affectibus erigere
ſeipſum ac emendare convenit. Etenim nonnunquam
quaſi de ſolis affectibus ipſius oratio eſt; plerumque vero
tanquam de erroribus; quandoque etiam de utrisque tibi
diſputare videbitur. Ego vero idipſum primum, ut noſti,
prius diſtinxi, quum errores ex opinione falſa, affectum
ex bruta quadam, quae nobis ineſt, facultate rationi re-

Ed. Chart. VI. [519. 520.] Ed. Baf. I. (352.)

ἐν ἡμῖν δύναμιν [520] ἀπειθοῦσαν τῷ λόγῳ· κοινῇ δ᾽
ἀμφότερα κατὰ γενικώτερον σημαινόμενον ἁμαρτήματα κε-
κλήσθω. λέγω μὲν οὖν ἁμαρτάνειν καὶ τὸν ἀκολασταί-
νοντα, καὶ τὸν θυμῷ τι πράττοντα, καὶ τὸν διαβολῇ πι-
στεύοντα. γέγραπται μὲν οὖν καὶ Χρυσίππῳ καὶ ἄλλοις
πολλοῖς τῶν φιλοσόφων θεραπευτικὰ συγγράμματα τῶν τῆς
ψυχῆς παθῶν, εἴρηται δὲ καὶ πρὸς Ἀριστοτέλους καὶ
τῶν ἑταίρων αὐτοῦ, καὶ πρὸ τούτων ὑπὸ Πλάτωνος. καὶ
ἦν μὲν βέλτιον ἐξ ἐκείνων μανθάνειν αὐτὰ, ὥσπερ κἀγώ.
τὰ δ᾽ οὖν κεφάλαια διὰ τοῦ πρώτου λόγου τοῦδε διὰ συν-
τόμου, ἐπειδὴ κελεύεις, διήξω σοι πάντα, καθ᾽ ἣν ἤδη
τάξιν ἤκουσας, ὅτ᾽ ἐπύθου περὶ τοῦ γεγραμμένου τῷ Ἀντωνίῳ
βιβλίου.

Κεφ. β'. Ὅτι μὲν εἰκός ἐστιν ἁμαρτάνειν, εἰ καὶ μὴ
δοκοίημεν αὐτοὶ σφάλλεσθαί τι, πάρεστιν ἐκ τῶνδε τῶν λό-
γων λογίσασθαι. πάντας ἀνθρώπους ὁρῶμεν ἑαυτοὺς ὑπο-
λαμβάνοντας ἤτοι γε ἀναμαρτήτους εἶναι παντάπασιν ἢ
ὀλίγα καὶ σμικρὰ διὰ λόγου σφάλλεσθαι, καὶ τοῦτο

pugnante proficifci dicerem; communiter autem ambo ge-
neraliori fignificatu vocatos effe errores. Itaque tum
eum, qui intemperanter vivit, tum qui iracundia quid
agit, tum qui calumniae fidem adhibet, errare aut pec-
care dico. Quare Chryfippus et philofophorum pleri-
que alii libros de curandis animi affectibus confcripfe-
runt. Quinetiam ab Ariftotele eiusque fectatoribus, at-
que ante hos a Platone eadem dicta funt. Ac certe ex
illis ipfa difcere, quemadmodum et ego didici, longe
praeftiterat. Itaque primo hoc libro capita, quoniam ita
jubes, compendiofe tibi recenfebo omnia, quo jam or-
dine audivifti, quum de edito Antonii commentario per-
contareris.

Cap. II. Quod equidem errare nos fit vero fimile,
etiamfi nequaquam aberrare ipfi putemus, ex hifce ver-
bis promptum eft colligere. Videmus omnes homines
exiftimare, fefe vel ab erroribus omnino effe immunes,
vel parum et modice per rationem falli, idque his potif-

μάλιστα πεπονθότας, οὓς ἄλλοι πλεῖστα νομίζουσιν ἁμαρ-
τάνειν. ἐγὼ οὖν, εἰ καί τινος ἑτέρου, καὶ τοῦδε παμπόλ-
λην ἔσχηκα πεῖραν. ὅσοι μὲν τῶν ἀνθρώπων ἐπ᾿ ἄλλοις
ἐπέθεντο τὴν περὶ αὐτῶν ἀπόφασιν, ὁποῖοί τινές εἰσιν, ὀλι-
γώτατα ἐθεασάμην ἁμαρτάνοντας· ὅσοι δὲ ἑαυτοὺς ἀπειλή-
φασιν εἶναι ἀρίστους χωρὶς τοῦ τὴν κρίσιν ἑτέροις ἐπιτρέψαι,
μέγιστα καὶ πλεῖστα τούτους ἑώρακα σφαλλομένους. ὥσθ᾿,
ὅπερ ᾤμην, ὅτε μειράκιον ἦν, ἐπαινεῖσθαι μάτην, (τοῦτο δ᾿
ἦν τὸ Πύθιον γνῶναι κελεῦον ἑαυτόν,) οὐ γὰρ εἶναι μέγα
τὸ πρόσταγμα, τοῦθ᾿ εὗρον ὕστερον δικαίως ἐπαινούμενον.
ἀκριβῶς μὲν γὰρ ὁ σοφώτατος μόνος ἂν ἑαυτὸν γνοίη,
τῶν δ᾿ ἄλλων ἁπάντων ἀκριβῶς μὲν οὐδείς, ἧττον δὲ καὶ
μᾶλλον ἕτερος ἑτέρου. καθάπερ γὰρ ἐν ὅλῳ τῷ βίῳ καὶ
κατὰ πάσας τὰς τέχνας τὰς μὲν μεγάλας ὑπεροχάς τε καὶ
διαφορὰς τῶν πραγμάτων ἅπαντος ἀνδρός ἐστι γνῶναι, τὰς
δὲ μικρὰς τῶν φρονίμων τε καὶ τεχνιτῶν, οὕτω κἀπὶ τῶν
ἁμαρτημάτων ἔχει καὶ παθῶν. ὅστις μὲν ἐπὶ μικροῖς ὀργίζεται

fimum accidit, quos alii plurimum exiſtimant aberrare.
Ego itaque, ſi alterius rei cujusdam, certe hujus expe-
rimentum habui maximum. Qui ſane homines aliis per-
miſerunt, ut de ſe, qualesnam ſint, ferrent ſententiam,
eos in pauciſſimis errare conſpexi. Qui vero ſeipſos
optimos eſſe cogitarunt, neque judicium *ferendum* aliis
commiſerunt, eos in maximis ac plurimis falli conſpexi-
mus. Quare, quod, quum junior eſſem, fruſtra laudari pu-
tabam, (id autem erat Pythium illud, quod ſeipſum noſſe
imperabat,) non enim magnum eſſe mandatum, poſtea
ipſum jure laudari comperi. Siquidem ſolus ſapientiſſi-
mus perfecte ſeipſum noverit, aliorum autem omnium
perfecte nemo, verum minus magisque alter altero.
Quemadmodum enim in tota vita ac in ſingulis artibus
magnas rerum eminentias ac differentias cujuscunque viri
eſt cognoſcere, exiguas autem prudentium dumtaxat et
artificum, ita quoque in erroribus et affectibus habet.
Nam quisquis ob minima vehementer excandeſcit, ſervos

σφοδρῶς, δάκνει τε καὶ κακίζει τοὺς οἰκέτας, οὗτος μέν
σοι δῆλός ἐστιν, ὅτι ἐν πάθει καθέστηκεν· ὁμοίως δὲ καὶ
ὅστις ἐν μέθαις τε καὶ ἑταίραις καὶ κωμασταῖς παραγίνε-
ται. τὸ δ᾽ ἐπὶ μεγάλῃ βλάβῃ χρημάτων ἢ ἀτιμίᾳ μετρίως
ταραχθῆναι τὴν ψυχὴν οὐκ ἔθ᾽ ὁμοίως ἐστὶ φανερὸν ἐκ
τοῦ γένους τῶν παθῶν ὑπάρχον, ὥσπερ οὐδὲ πλακοῦντα
φαγεῖν ἀκρατέστερον. ἀλλὰ καὶ ταῦτα κατάδηλα γίγνεται τῷ
προμελετήσαντι τὴν ψυχὴν, ἐξοδιάσαντί τε ἁπάντων παθῶν
ἐπανορθώσεως δεόμενα, καὶ μεῖζόν γ᾽ ἔμπης ἀποφυγεῖν αὐτὰ,
διότι μικρά. ὅστις οὖν βούλεται καλὸς κἀγαθὸς γενέσθαι,
τοῦτο ἐννοήσας, ὡς ἀναγκαῖόν ἐστιν αὐτὸν ἀγνοεῖν πολλὰ
τῶν ἰδίων ἁμαρτημάτων, ὅπως ἂν ἐξεύροι πάντα, δυνάμε-
νος ἐγὼ λέγειν, ὅπως εὗρον αὐτός, οὔπω λέγω, διότι τὸ
βιβλίον τοῦτο δύναταί ποτε καὶ εἰς ἄλλων ἀφικέσθαι χεῖ-
ρας· ὅπως ἂν κἀκεῖνοι γυμνασθῶσιν πρὸς ὁδὸν εὑρεῖν τῆς
γνώσεως τῶν ἁμαρτημάτων, ὥσπερ καὶ σέ μοι λέγειν ἠξίωσα,
καὶ μέχρι τοσαῦτα δοκοῦν ἀπεφήνω, διεσιώπησα. καὶ νῦν

domeſticos et mordet et vituperat, in affectu tibi con-
ſtitutum hunc eſſe conſtat. Similiter autem quisquis in-
ter temulentos, ſcorta et comeſſatores verſatur. Verum
ob ingentem facultatum jacturam vel infamiam medio-
criter animum eſſe perturbatum ex quo affectuum genere
ſit, nondum peraeque manifeſtum eſt, ut neque placen-
tam avidius exedere. Sed et haec ei innoteſcent, qui
animum exercuerit et explorarit, quinam inter univerſos
affectus emendationem deſiderent, magis tamen arduum,
ipſa evitare, quod parva ſint. Quisquis igitur honeſtus
probusque vult evadere, hoc animadverterit neceſſario
ipſum plerosque errores proprios ignorare. At omnes ut
deprehendat, poſſum ego dicere; quo pacto ipſe depre-
henderim, nondum aperio, quod hic libellus in aliorum
manus aliquando venire queat, quomodo illi quoque ad
cognitionis errorum viam indagandam ſeſe exerceant,
quemadmodum etiam te mihi dicere volui, et quoad tot
tibi videri pronunciaſſes, conticui. Et nunc ſic agam

6 ΓΑΛΗΝΟΥ ΠΕΡΙ ΔΙΑΓΝ. Κ. ΘΕΡΑΠ.

Ed. Chart. VI. [520. 521.] Ed. Baf. I. (352.)

οὕτω πράξω, παρακαλέσας τὸν ὁμιλοῦντα τῷδε τῷ γράμματι,
καταθέμενον αὐτῷ ζητῆσαι, πῶς ἄν τις ἑαυτὸν δύναιτο
γνωρίζειν ἁμαρτάνοντα. δύο [521] γὰρ, ὡς Αἴσωπος ἔλεγε,
πήρας ἐξήμμεθα τοῦ τραχήλου, τῶν μὲν ἀλλοτρίων τὴν
πρόσω, τῶν ἰδίων δὲ τὴν ὀπίσω· καὶ διὰ τοῦτο τὰ μὲν
ἀλλότρια βλέπομεν ἀεὶ, τῶν δ᾽ οἰκείων ἀθέατοι καθέστα-
μεν. καὶ τοῦτόν γε τὸν λόγον ὡς ἀληθῆ πάντες προσίεν-
ται. ὁ δὲ Πλάτων ἀποδίδωσι καὶ τὴν αἰτίαν τοῦ γιγνο-
μένου. τυφλώττον γὰρ, φησὶ, τὸ φιλοῦν περὶ τὸ φιλούμενον.
εἴπερ οὖν ἕκαστος ἡμῶν ἑαυτὸν ἁπάντων μάλιστα φιλεῖ,
τυφλώττειν ἀναγκαῖόν ἐστιν αὐτὸν ἐφ᾽ ἑαυτοῦ. πῶς οὖν
ὄψεται τὰ ἴδια κακά; καὶ πῶς ἁμαρτάνων γνώσεται;
πολλῷ γὰρ ἔοικεν ὅ τε τοῦ Αἰσώπου μῦθος καὶ ὁ τοῦ
Πλάτωνος λόγος ἀνελπιστότερον ἡμῖν τὴν τῶν ἰδίων ἁμαρ-
τημάτων εὕρεσιν ἀποφαίνειν. εἰ γὰρ μήτε τοῦ φιλεῖν τις
ἑαυτὸν ἀποστῆσαι δύναται, τυφλώττειν ἀναγκαῖόν ἐστι τὸ
φιλοῦν περὶ τὸ φιλούμενον. οὐ μὴν οὐδ᾽ ἐγὼ τὸν ἀναγι-
νώσκοντα τόδε τὸ βιβλίον ἠξίουν ἐπισκέψασθαι καθ᾽ αὑτὸν

adhortatus libri hujus lectorem, ut, quo modo quis erran-
tem fefe pollit agnofcere, inquirendum fibi proponat.
*Binas enim manticas, ut Aefopus ajebat, habemus collo
propendentes, alienorum vitiorum anteriorem, propriorum
vero pofteriorem; ob id aliena femper fpectamus, pro-
pria vero nunquam intueri poffumus.* Atque hanc ora-
tionem ut veram omnes recipiunt. Plato rei factae
caufam etiam reddit. *Caecutit,* inquit, *amans circa id,
quod amatur.* Ergo fi quisquam noftrum femet prae
caeteris maxime amet, in cenfura fui ipfe caecutiat ne-
ceffe eft. Quonam igitur pacto propria vitia confpiciet?
Qua ratione fe errare cognofcet? Nam et Aefopi fabula
et Platonis oratio propriorum errorum inventionem no-
bis magis infperatam demonftrare videntur. Si enim
neque quis facere poffit, quin fcipfum amet, amans in
amato caecutiat neceffe eft. Sed nec ego commentarii
hujus lectorem apud fe erratorum propriorum inventio-

οδὸν τῆς τῶν ἰδίων ἁμαρτημάτων εὑρέσεως, εἰ μὴ χαλεπὸν
ἦν τὸ πρᾶγμα, καίτοι ὡς ἐπὶ πλεῖστον ἐσκεμμένος ἢ καθ᾽
αὑτόν. καὶ τοίνυν εγὼ τὴν ἐμὴν ἀποφαίνομαι γνώμην, ἥν,
εἰ μέν τινα καὶ αὐτὸς ἕκαστος ἑτέραν ὁδὸν εὕροι, προσλα-
βὼν καὶ τὴν ἐμὴν, ὠφελήσεται πλεονεκτικῶς, διπλῆν ἀνθ᾽
ἁπλῆς εὑρὼν ὁδὸν σωτηρίας· εἰ δὲ μὴ, ἀλλ᾽ αὐτῇ γε τῇ
ἡμετέρᾳ διατελεῖ χρώμενος, ἄχρι περ ἂν ἑτέραν εὕρῃ βελ-
τίονα. τίς οὖν η ἐμὴ, λέγειν ἂν ἤδη καιρὸς, ἀρχὴν τῷ
λόγῳ τήνδε ποιησάμενον.

Κεφ. γ'. Ἐπειδὴ τὰ μὲν ἁμαρτήματα διὰ τὴν ψευδῆ
δόξαν γίγνονται, τὰ δὲ πάθη διὰ τὴν ἄλογον ὁρμὴν, ἔδοξέ
μοι πρότερον αὐτὸν ἐλευθερῶσαι τῶν παθῶν· εἰκὸς γάρ
πως καὶ διὰ ταῦτα ψεῦδος ἡμᾶς δοξάζειν. ἔστι δὲ πάθη
ψυχῆς, ἅπερ ἅπαντες γιγνώσκουσι, θυμός, καὶ ὀργὴ, καὶ
φόβος, καὶ λύπη, καὶ φθόνος, καὶ ἐπιθυμία σφοδρά.
κατὰ (353) δὲ τὴν ἐμὴν γνώμην καὶ τὸ φθάσαι πάνυ
σφόδρα φιλεῖν ἢ μισεῖν ὁτιοῦν πρᾶγμα πάθος ἐστίν.
ὀρθῶς γὰρ ἔοικεν εἰρῆσθαι τὸ μέτρον ἄριστον, ὡς οὐδενὸς

nis viam confiderare vellem, nifi res foret perardua,
etiamfi qvamplurimum quis ea apud fe perpenderit. Pro-
inde meam ego profero fententiam, quam quidem, et fi-
quam is quisque aliam viam invenerit, meam quoqüe
affumpferit, juvabitur impenfius, duplicem pro fimplici
falutis viam confequutus. Sin autem, faltem hac noftra
continuo utatur, donec aliam reperiat meliorem. Quae
igitur mea fit, dicendi jam tempus eft, hocce condito
orationi exordio.

Cap. III. Quoniam errores ob falfam opinionem
oriuntur, affectus autem ob brutum animi impetum, vi-
fum mihi eft prius ipfum ab affectibus liberare. Confen-
taneum enim propter hos falfum nos opinari. Sunt au-
tem affectus animi, quos omnes norunt, iraeundia, ira,
metus, moeror, invidia, et vehemens cupiditas. Mea
quideni fententia quamcunque rem amore vehementi
aut odio profequi etiam affectus eft. Recte enim di-
ctum effe videtur, moderatum optimum, adeo ut nihil,

Ed. Chart. VI. [521.] Ed. Baf. I. (353.)

ἀμέτρου καλῶς γιγνομένου. πῶς οὖν ἄν τις ἐκκόψειε ταῦτα,
μὴ γνοὺς πρότερον ἔχων αὐτά; γνῶναι δ᾽, ὡς ἐλέγομεν,
ἀδύνατον, ἐπειδὴ σφόδρα φιλοῦμεν ἡμᾶς. ἀλλὰ καὶ μὴ
σαυτὸν ὁ λόγος οὗτος ἐπιτρέπει σοι κρίνειν, ἄλλον τε συγ-
χωρεῖν δύνασθαι κρίνειν τὸν μήτε φιλούμενον ὑπὸ σοῦ,
μήτε μισούμενον. ὅταν οὖν ἀκούσῃς τινὰ τῶν κατὰ τὴν
πόλιν, ὃν μήτε φιλήσειν οἶδας μήτε μισήσειν, ἐπαινούμε-
νον ὑπὸ πολλῶν ἐπὶ τῷ μηδένα κολακεύειν, ἐκείνῳ προς-
φοιτήσας, τοιαύτῃ πείρᾳ κρῖνον, εἰ τοιοῦτός ἐστιν, οἷος
εἶναι λέγεται. καὶ πρῶτον ἐὰν ἴδῃς αὐτὸν ἐπὶ τὰς τῶν
πλουσίων τε καὶ πολὺ δυναμένων, ἢ καὶ τὰς τῶν μονάρχων
οἰκίας ἀπιόντα συνεχῶς, γίγνωσκε μάτην ἀκηκοέναι, τὸν ἄν-
θρωπον τοῦτον ἀληθεύειν ἅπαντα· ταῖς γὰρ τοιαύταις κο-
λακείαις ἕπεται καὶ τὸ ψεύδεσθαι. δεύτερον, ἢ προσαγο-
ρεύοντα, ἢ παραπέμποντα τοῖς τοιούτοις ὁρῶν ἑαυτὸν, ἢ
καὶ συνδειπνοῦντα. τοιοῦτον γάρ τις ἑλόμενος βίον, οὐ
μόνον οὐκ ἀληθεύει, ἀλλὰ καὶ κακίαν ὕλην ἐξ ἀνάγκης ἔχει,

quod immoderatum eſt, probe fiat. Quomodo igitur ali-
quis haec praecidet, niſi prius ipſa ſe habere cognoverit?
At cognoſcere, ut dicebamus, non poſſumus, quoniam
vehementer nos ipſos amamus. At neque oratio haec
tibi permittit, te ipſum judicare, ſed de altero, quem ne-
que ames, neque oderis, poſſe te ferre judicium conce-
dit. Quum itaque audieris in urbe aliquem, quem ne-
que amare noveris, neque odio proſequi, a pleriſque
laudari, quod nemini aduletur, ad hunc quum acceſſeris,
hocce periculo judicabis, an talis ſit, qualis eſſe dicitur.
Ac primum ſi ipſum divitum ac inſigniter potentum, aut
etiam monarcharum aedes frequentare videas, ſcito fru-
ſtra te audiviſſe, hominem omnia pronunciare vera, nam
ejusmodi adulationes mendacium ſequitur. Deinde ſive
hunc ſalutantem, ſive talibus ſeipſum comitem exhiben-
tem ac concoenantem conſpicias. Qui namque talem
elegerit vitam, non ſolum non vera dicit, ſed etiam
univerſam malitiam ſortitur, quippe qui aut pecunias,

Ed. Chart. VI. [521. 522.]   Ed. Baf. I. (353.)

φιλοχρήματος ὢν, ἢ φίλαρχος, ἢ φιλόδοξος, ἢ φιλότιμος,
ἤ τινα τούτων, ἢ πάντα. τὸν δὲ μὴ προσαγορεύοντα, μήτε
παραπέμποντα, μήτε συνδειπνοῦντα καὶ τοῖς πολὺ δυναμέ-
νοις ἢ πλουτοῦσι, κεκολασμένῃ τῇ διαίτῃ χρώμενον, ἐλπί-
σας ἀληθεύειν, εἰς βαθυτέραν ἀφικέσθαι πειράθητι γνῶσιν,
[522] ὁποῖός τέ τίς ἐστιν, (ἐν συνουσίαις δ᾽ αὕτη πολυχρο-
νιωτέραις γίγνεται,) κἂν εὕρῃς τοιοῦτον, ἰδίᾳ ποτὲ μόνῳ
διαλέγθητι, παρακαλέσας, ὅ τι ἄν σοι βλέπῃ τῶν εἰρημένων
παθῶν, εὐθέως δηλοῦν, ὡς χάριν ἕξοντι τούτου μεγίστην,
ἡγησομένῳ τε σωτῆρα μᾶλλον, ἢ εἰ νοσοῦντα τὸ σῶμα διέ-
σωσε. κἂν ὑπόσχηται δηλώσειν, ὅταν τι τῶν εἰρημένων
πάσχοντά σε βλέπῃ, κἄπειτα πλειόνων ἡμερῶν μεταξὺ γι-
γνομένων μηδὲν εἴπῃ, συνδιατρίβων δηλονότι μέμψῃ τῷ ἀν-
θρώπῳ, αὖθίς τε παρακάλεσον ἔτι λιπαρώτερον ἢ ὡς
πρόσθεν, ὅ τι ἄν ὑπό σοῦ βλέπῃ παθῶν πραττομένων εὐ-
θέως μηνύειν. ἐὰν δὲ εἴπῃ σοι, διὰ τὸ μηδὲν ἑωρακέναι
περί σε τοιοῦτον ἐν τῷ μεταξύ, διὰ τοῦτο μηδ᾽ αὐτὸν εἰ-
ρηκέναι, μὴ πεισθῇς εὐθέως, μηδ᾽ οἰηθῇς ἀναμάρτητος

aut principatum, aut gloriam, aut honorem ambiat, aut
quaedam ex iis, aut omnia. Qui vero neque potentes
illos ac opulentos falutat, neque comitatur, neque his
concoenat, eum frugali ufum victu vera loqui fperaveris;
ejus notitiam penitiorem experiare, quae et qualis fit,
haec autem diuturniore confuetudine comparatur. Quod
fi talem offenderis, nonnunquam privatim cum folo dif-
fere eum precatus, ut quem tibi ex fupra nominatis af-
fectibus adeffe confpexerit, ftatim fignificet gratiam ha-
bituro ipfi maximam, eumque medicum potius exiftima-
bis, quam fi corpore laborantem folfpitem reddiderit.
Quod fi declaraturum fe promiferit, quum in aliquem
dictorum affectuum incidere infpexerit, ac poftea pluri-
bus diebus interjectis nihil prodiderit, in mutua utique
confuetudine hominem accufabis, iterumque adhortaberis
accuratius quam prius, ut, quod a te pathematum animi
committi adverterit, id protinus fignificet. Si nihil fe
interim ejusmodi in te confpexiffe eoque tacuiffe re-
fpondeat, ne ftatim dicto fidem adhibeas, neve exiftimes,

ἐξαίφνης γεγονέναι, ἀλλὰ δυοῖν θάτερον, ἢ διὰ ῥᾳθυμίαν
οὐ προσεσχηκέναι σοι τὸν παραβεβλημένον φίλον, ἢ ἔλεγχον
αἰδούμενον σιωπᾶν, ἢ καὶ μισηθῆναι μὴ βούλεσθαι διὰ
τὸ γιγνώσκειν, ἅπασιν, ὡς ἔπος εἰπεῖν, ἀνθρώποις ἔθος
εἶναι μισεῖν τοὺς τἀληθῆ λέγοντας. ἢ εἰ μὴ διὰ ταῦτα,
ἴσθι, μὴ βουλόμενον αὐτὸν ὠφελεῖν σε διὰ τοῦτο σιωπᾶν,
ἢ καὶ ἄλλην τινὰ αἰτίαν, ἣν οὐκ ἐπαινοῦμεν ἡμεῖς. ἀδύ-
νατον γὰρ ἴσως αὐτῷ ἡμαρτῆσθαι μηδὲν πιστεύσας ἐμοί,
τοῦτο νῦν ἐπαινέσεις ὕστερον, θεώμενος ἅπαντας ἀνθρώ-
πους καθ᾽ ἑκάστην ἡμέραν μυρία μὲν ἁμαρτάνοντας, καὶ
μετὰ παθῶν πράττοντας, οὐ μὴν ἑαυτούς γε παρακολου-
θοῦντας. ὥστε μηδὲ σὺ νόμιζε σαυτὸν ἄλλο τι μᾶλλον ἢ
ἄνθρωπον εἶναι. νομίζεις δ᾽ ἄλλο τι μᾶλλον ἢ ἄνθρωπον
ὑπάρχειν, ἐὰν ἀναπείσῃς σαυτόν, ἅπαντα καλῶς σοι πε-
πρᾶχθαι, μὴ ὅτι ἑνὸς μηνὸς, ἀλλὰ μιᾶς ἡμέρας. ἴσως οὖν
ἐρεῖς, εἰ ἐναντιολογικὸς ἧς, ἤτοι κατὰ προαίρεσιν, ἢ ἐκ
μοχθηροῦ τινος ἤθους γεγονὼς τοιοῦτος, καὶ φύσει φιλόνει-

te quamprimum errore vacare ac incuipatum effe; quin
potius alterum e duobus perpendas, unicum, quem na-
ctus es, tacere, aut quod per negligentiam animum tibi
non adhibuerit, aut quod increpare vereatur, aut etiam
quod odio effe nolit, haud ignarus, omnibus, ut ita di-
cam, hominibus morem effe, ut vera loquentem oderint.
Vel fi non horum caufa, fcito tum nolle tibi prodeffe,
eoque filere, vel ob aliam quoque caufam aliquam, quam
nos improbamus.　　Nam fi mihi credideris, fortaffis im-
poffibile effe tibi ipfi nihil peccaffe, id tum poftea lau-
dabis, quum videas, homines univerfos innumeros quoti-
die etiam errores committere, ex affectibus ductos agere,
non tamen feipfos affequi.　　Quapropter te ne arbitrare
aliud quicquam magis quam hominem effe.　　Arbitraris
autem, te aliquid homine majus effe, quum tibi perfuaferis,
onmia probe te feciffe uno die, nedum menfe.　　Forfan
igitur dices, fi litigiofus fis, vel ex animi propofito, vel
prava quadam confuetudine talis evaferis, naturaque

κος ὢν, ὅσον ἐπὶ τῶν νῦν ὑπ᾽ ἐμοῦ προσκεχρημένων λόγων,
τους σοφοὺς ἄνδρας ἄλλο τι μᾶλλον ἢ ἀνθρώπους εἶναι.
τούτῳ δή σοι τῷ λόγῳ τὸν ἡμέτερον ἀντίθες διττὸν ὄντα,
τὸν μὲν ἕτερον, ὅτι μὴν ὁ σοφὸς ἀναμάρτητός ἐστι τὸ
πάμπαν· ἕτερον δ᾽ ἐπ᾽ αὐτῷ τῷ προσιεμένῳ, εἴπερ ἀνα-
μάρτητός ἐστιν ὁ σοφός, οὐδ᾽ ἄνθρωπον ὑπάρχειν αὐτόν.
ὅσα δ᾽ ἐπὶ τῷδε, καὶ διὰ τοῦτο τῶν παλαιοτάτων φιλοσό-
φων ἀκούσεις, ὅμοιον εἶναι θεῷ τὴν σοφίαν. ἀλλὰ σύ γε
θεῷ παραπλήσιος ἐξαίφνης οὐκ ἄν ποτε γένοιο. ὅπου γὰρ
οἱ δι᾽ ὅλου τοῦ βίου ἀπάθειαν ἀσκήσαντες, οὐ πιστεύοντες
τελέως αὐτὴν ἐσχηκέναι, πολὺ δήπου μᾶλλον ὁ μηδέποτ᾽
ἀσκήσας σύ. μὴ τοίνυν πιστεύσῃς τῷ λέγοντι μηδὲν ἑωρα-
κέναι μετὰ παθῶν ὑπὸ σοῦ πραττόμενον, ἀλλ᾽ ἤτοι μὴ
βουλόμενον ὠφελεῖν σε νόμιζε λέγειν οὕτως, ἢ μὴ παρα-
φυλάξαι προῃρημένον, ἃ πράττεις κακῶς, ἢ φυλαττόμενον
ὑπὸ σοῦ μισηθῆναι, τάχα δὲ καὶ εἰδέναι σέ ποτε πρὸς τὸν
ἐπιτιμήσαντα καὶ δυσχεράναντα τοῖς σοῖς ἁμαρτήμασί τε καὶ
πάθεσιν, ὥστ᾽ εἰκότως σιωπᾶν, ἢ πιστεύειν μὴ ἀληθεύοντά

contentiofus fis, viros fapientes, quantum ad fermones
paulo ante ufurpatos *attinet*, aliud quid magis quam
homines effe. Huic tuae rationi noftram oppone dupli-
cem, alteram quidem, quod fapiens omnino careat erro-
re, alteram vero confequentiae gratia, fi errore vacat
fapiens, nec ipfum effe hominem. At quae de hocce ac
propter hoc ipfum a vetuftiffimis philofophis dicta funt,
fimilem deo effe fapientiam. Verum tu deo fimilis re-
pente fias nunquam. Quum enim ii, qui per totam vitam
apathiam exercuerunt, nondum ipfam perfecte fe con-
fequutos credant, multo utique magis tu, qui nunquam
exercuifti. Ne ergo credas dicenti, nihil ex affectu a te
effici vidiffe, fed vel eum, quod te juvare nolit, arbi-
trare ita loqui, aut quod quae male agis obfervare non
inftituerit, aut quod in tui odium incidere caveat; for-
taffis autem quod et noverit, aliquando te accufantem
errores et affectus tuos aegre tuliffe, ac ideo jure ta-
cere, aut credere, te, quum dicis, velle te noffe fingula,

12 ΓΑΛΗΝΟΥ ΠΕΡΙ ΔΙΑΓΝ. Κ. ΘΕΡΑΠ.

Ed. Chart. VI. [522. 523.]　　　　Ed. Baf. I. (353.)

σε λέγοντα, βούλεσθαι ἕκαστον εἰδέναι ὧν ἁμαρτάνεις.
ἐὰν δὲ πρῶτον τῶν ὑπὸ σοῦ πραττομένων ἀπαλλαγῇ σιωπή-
σῃς, εὑρήσεις πολλοὺς ὀλίγον ὕστερον ἀληθῶς ἐπανορθου-
μένους σε, καὶ πολύ γε μᾶλλον, ἐὰν χάριν γνοὺς τῷ μεμψα-
μένῳ, χωρισθῇ οὔσης σου τῆς βλάβης, τούτου γ᾽ ἕνεκεν.
ἐξ αὐτοῦ δὲ τούτου διασκέψασθαι, πότερον ἀληθῶς ἢ ψευ-
δῶς ἐπετίμησέ σοι, μεγάλης ὠφελείας αἰσθήσῃ, κἂν συνε-
χῶς πράττῃς αὐτὸ, προῃρημένος ὄντως εἰς γενέσθαι καλὸς
κἀγαθὸς, ἔσῃ τοιοῦτος. ἐν μὲν δὴ τῷ πρώτῳ χρόνῳ μηδ᾽
ἂν καὶ σκεπτόμενος ἀκριβῶς εὕροις ἐπηρεαστικῶς τε καὶ
ψευδῶς σε κρίνειν, καὶ ἀπείρως αὐτὸν πείθειν, ὡς οὐδὲν
[523] ἥμαρτες. ἀλλά σοι ταὐτὸ τοῦτο φιλοσόφημα τὸ καρ-
τερεῖν ἐπηρεαζόμενον. ὕστερον δέ ποτε κατεσταλμένος ἱκα-
νῶς, σαυτοῦ παθῶν αἰσθόμενος, ἐπιχειρήσεις ἀπολογεῖσθαι
τοῖς ἐπηρεάζουσι μηδέποτε πικρῶς, μηδ᾽ ἐλεγκτικῶς, μηδὲ
τὸ φιλονείκως ἐμφαῖνον, μηδὲ τὸ καταβάλλειν ἐθέλειν
ἐκεῖνον, ἀλλ᾽ ὠφελείας ἕνεκα τῆς σῆς, ἵνα τι καὶ πρὸς
ἀντιλογίαν ἀντειπόντος αὐτοῦ πιθανον, πεισθεὶς ἐκεῖνον

quae perperam agis, non vera dicere; fin autem cum
eorum, quae prius egeras, mutatione filueris, non multo
poft plures invenies, qui te vere corrigant, multoque
magis, fi corrigenti gratiam citra tuum incommodum re-
feras. Ex hoc autem ipfo confidera, verene an falfo te
corripuerit, et magnam utilitatem percipies. Quod fi
frequenter idem agas, ftatuasque revera bonus ac probus
fieri, talis evades. Primo quidem tempore ne fi quidem
diligenter advertas, contentiofe et falfo te judicare illum,
et imperite perfuadere, quod nusquam erraveris, reperies.
Sed hoc item tibi philofophiae ftudium fubeundum erit,
nempe ut calumniantem fuftineas. Poftea vero, ubi et
animum nactus fueris remiffiorem, et affectus tuos fentias
moderatos, refpondere corripienti aliquando conaberis,
idque non acerbis verbis aut conviciofis, ne contentionis
ftudio aut controverfiae, fed utilitatis potius tuae gratia
facere videaris, ut, quum ipfe probabile contra dixerit,

ἄμεινον γιγνώσκειν, εἰ μετὰ πλείονος ἐξετάσεως εὔ-
ροις αὐτὸν ἔξω τῶν ἐγκλημάτων. οὕτω γοῦν καὶ Ζήνων
ἠξίου πάντα πράττειν ἡμᾶς ἀσφαλῶς, ὡς ἀπολογησομένους
ὀλίγον ὕστερον παιδαγωγοῖς. ὠνόμαζε γὰρ οὕτως ἐκεῖνος ὁ
ἀνὴρ τοὺς πολλοὺς τῶν ἀνθρώπων ἑτοίμους ὄντας τοῖς πέ-
λας ἐπιτιμᾶν, κἂν μηδεὶς αὐτοὺς παρακαλῇ. χρὴ δὲ τὸν
ἀκούοντα μηδὲ πλούσιον εἶναι, μηδὲ αἰδῶ ἔχοντα πολιτι-
κήν· ὡς, ἄν γε ταύτην ἔχῃ, διὰ φόβονο ὑδεὶς αὐτῷ τἀληθῆ
λέξει, καθάπερ οὐδὲ τοῖς πλουτοῦσι διὰ κέρδος οἱ κόλα-
κες, ἀλλὰ κἂν εἴ τις ἀληθεύων παραφανῇ, διασπᾶσθαι
πρὸς αὐτῶν. ἐὰν οὖν τις ἤτοι πολλὰ δυνάμενος ἢ καὶ
πλούσιος ἐθέλῃ σοι γενέσθαι καλὸς κἀγαθός, ἀποθέσθαι
πρότερον αὐτὸν δεήσει, καὶ μάλιστα νῦν, ὅπου οὐχ εὑρήσει
Διογένη δυνάμενον εἰπεῖν ταὐτὸν τἀληθές, κἂν πλουσιώτα-
τος ᾖ, κἂν μόναρχος. ἐκεῖνοι μὲν οὖν ὑπὲρ ἑαυτῶν βου-
λεύσονται. σὺ δὲ ὁ μὴ πλούσιος μήτε δυνατὸς ἐν πόλει
πᾶσι μὲν ἐπίτρεπε λέγειν, ἃ καταγινώσκουσί σου, πρὸς
μηδένα δ᾽ αὐτὸς ἀγανάκτει, καὶ οὕτως ἔχε ἅπαντας, ὡς

melius illum cognofcere tibi perfuadeas, fi longiori dis-
quifitione extra crimen ipfum invenias. Hunc enim in
modum Zeno volebat omnia nos tuto agere, quafi pae-
dagogis paulo poft refponfuros. Sic vir ille vocabat
plerosque omnes, qui, quamvis nullus eos provocaret, pro-
pinquos tamen parati effent objurgare. Oportet autem
audientem nec divitiis pollere, nec dignitatem habere
civilem; hanc enim fi habeat, nemo propter metum illi
vera dicet, ficut nec divitibus lucri gratia affentatores,
verum etfi quis apparuerit verax, ab ipfis corrumpetur.
Itaque fi egregie quisquam potens aut locuples bonus at-
que probus reddi cupiat, perfonam fuam prius exuat
opus erit, et maxime nunc, quandoquidem non inve-
niet Diogenem verum fateri poffe, fi opulentiffimus fit,
fi monarcha. Illi igitur fuimet ipfi judices erunt. At
tu, qui nec divitias, nec potentiam in civitate habes,
omnibus permitte, ut, quae in te damnent, oftendant;
nulli vero ipfe indignare, fed omnes fic habeto, ut

Ed. Chart. VI. [523.]   Ed. Baf. I. (353. 354.)

Ζήνων ἔλεγε, παιδαγωγούς. οὐ μὴν ὁμοίως γε πᾶσι περὶ
ὧν ἂν εἴπωσιν ἀξιοῦ προσέχειν, ἀλλὰ τοῖς ἄριστα βεβιωκόσι
πρεσβύταις. ὁποῖοι δ᾽ εἰσὶν οἱ ἄριστα βιοῦντες, ὀλίγον
ἔμπροσθεν εἶπον. ἐν δὲ τῷ χρόνῳ προϊόντι αὐτὸς παρα-
κολουθήσεις, καὶ γνώσεις, ἡλίκα πρόσθεν ἦν ἃ ἡμάρτανες,
ἡνίκα μάλιστα ἐγώ σοι φανοῦμαι λέγων ἀληθῆ, μηδένα
φάσκων ἔξω παθῶν ἢ ἁμαρτημάτων εἶναι, μηδ᾽ ἂν εὐφυέ-
στατος ᾖ, μηδ᾽ ἂν ἐν ἔθνεσι τοῖς καλῶς τεθραμμένοις,
ἀλλὰ πάντως τινὰ σφάλλεσθαι, καὶ (354) μᾶλλον ὅταν ἔτι
νέος ᾖ.

Κεφ. δ᾽. Δεῖται γὰρ ἀσκήσεως ἕκαστος ἡμῶν σχεδὸν
ὅλου τοῦ βίου πρὸς τὸ γενέσθαι τέλειος ἀνήρ. οὐ μὴν
ἀφίστασθαι χρὴ τοῦ βελτίω ποιεῖν ἑαυτὸν, εἰ καὶ πεντη-
κοντούτης τις ὢν αἰσθοιτο τὴν ψυχὴν λελωβημένος οὐκ
ἀνίατον οὐδ᾽ ἀνεπανόρθωτον λώβην. οὐδὲ γὰρ εἰ τὸ σῶμα
κακῶς διέκειτο πεντηκοντούτης ὢν, ἔκδοτον ἂν ἔδωκε τῇ κα-
χεξίᾳ, ἀλλὰ πάντως ἂν ἐπειράθη βέλτιον αὐτὸ κατασκευά-

Zeno dicebat, paedagogos. Non tamen omnibus ex ae-
quo, de quibus dixerint, animum velis adhibere, fed
fenibus, qui optimam vitam transegerint. Quinam autem
fint, qui optime vivant, paulo ante indicavimus. Cae-
terum temporis proceffu tu temet *intellectu* confequeris,
intelligesque, qualia fint, quae per errorem antea commi-
feris, quando maxime verum hoc tibi narraffe videbor,
qui afferam, nullum ab affectibus et erroribus immunem
effe, ne vel optima praeditum indole, aut apud gentes
optime educatas, fed omnino aliquem errare, ac prae-
fertim adhuc quum fit juvenis.

Cap. IV. Indiget enim unusquisque noftrum, ut in
perfectum virum evadat, totius propemodum vitae exer-
citio. Neque tamen deterreri quempiam oportet, ne fe
meliorem efficiat, quamvis jam factus quinquagenarius,
modo non immedicabili aut quod emendari non poffit
vitio animum fentiat depravatum. Neque enim, fi cor-
pore male fit affectus quinquagenarius, defperatus tradit
fe malae habitudini, fed omnino conatur in meliorem

Ed. Chart. VI. [523. 524.]   Ed. Baf. I. (354.)

σαι, καίτοι τὴν Ἡράκλειον εὐεξίαν οὐ δυνάμενος σχεῖν. μὴ
τοίνυν μηδ᾽ ἡμεῖς ἀφιστώμεθα τοῦ βελτίονα τὴν ψυχὴν ἐρ-
γάζεσθαι, κἂν τὴν τοῦ σοφοῦ μὴ δυνώμεθα σχεῖν, ἀλλὰ
μάλιστα μὲν ἐλπίζωμεν ἔχειν κἀκείνην, ἂν ἐκ μειρακίου
προνοώμεθα τῆς ψυχῆς ἡμῶν, εἰ δὲ μὴ, ἀλλὰ τοῦ γε μὴ
πάναισχροι αὐτὴν γενέσθαι, καθάπερ ὁ Θερσίτης τὸ σῶμα,
φροντίζωμεν. εἴ τ᾽ οὖν ἐφ᾽ ἡμῖν ἢ μὴ γενομένοις ἐντυχεῖν
τῷ προνοουμένῳ τῆς γενέσεως ἡμῶν, δεοίμεθά τι λαβεῖν
σῶμα γενναιότατον. ὁ δ᾽ ἠρνήσατο, πάντως οὖν ἐφεξῆς
ἐδεήθημεν αὐτοῦ, δεύτερον γοῦν, ἢ τρίτον, ἢ τέταρτον
αὐτὸ σχεῖν ἀπὸ τοῦ πρώτου κατ᾽ εὐεξίαν. [524] ἀγαπητὸν
γοῦν ἢ, καὶ μὴ τὸ τοῦ Ἡρακλέους, ἀλλὰ τό γε τοῦ Ἀχιλ-
λέως σχεῖν, ἢ εἰ μηδὲ τοῦτο, τό γε τοῦ Αἴαντος, ἢ Διο-
μήδους, ἢ Ἀγαμέμνονος, ἢ Πατρόκλου, εἰ δὲ μὴ τούτων,
ἄλλων γέ τινων ἀγαθῶν τῶν ἡρώων.᾽ οὕτως οὖν εἰ καὶ μὴ
τὴν τελευταίαν εὐεξίαν τις οἷός τ᾽ ἐστὶ τῆς ψυχῆς ἔχειν,
δέξαιτ᾽ ἂν, οἶμαι, δεύτερον, ἢ τρίτον, ἢ τέταρτον

ſtatum reducere, optimum licet Herculeae valetudinis
habitum confequi non poſſit. Ne igitur nos quoque de-
ſinamus animum reddere meliorem, quamvis ſapientis
animum confequi non poſſimus, verum maxime quidem
etiam illum ſperemus nos habituros, ſi jam inde ab ado-
lefcentia rationem animae noſtrae habeamus. Sin minus,
at ſaltem, ne prorſus eum turpem, ut Therſitae corpus,
nancifcamur, curemus. Si igitur nobis nondum natis
generationis noſtrae rationem profpicere liceret, optare-
mus haud dubie corpus aliquod generofiſſimum accipere.
Hoc negato, fecundum certe, aut tertium deinceps, aut
quartum ipfum bonae habitudinis refpectu poſt primum
precaremur obtinere. Defiderandum eſt Achillis robur,
ſi non Herculis conceditur; vel ſi neque illius, Ajacis,
aut Diomedis, aut Agamemnonis, aut Patrocli; at ſi
neque horum contingit, aliorum quorumdam praeſtantium
heroum. Sic ubi quis abfolutum animi habitum obtinere
non poteſt, receperit, opinor, fecundus, aut tertius, aut

16 ΓΑΛΗΝΟΥ ΠΕΡΙ ΔΙΑΓΝ. Κ. ΘΕΡΑΠ.

Ed. Chart. VI. [524.]   Ed. Baf. I. (354.)

γενέσθαι μετὰ τὸν ἄκρον. οὐκ ἀδύνατον δὲ τοῦτο τῷ
βουληθέντι κατεργάσασθαι, χρόνῳ πλείονι συνεχῶς τῆς
ἀσκήσεως γενομένης. ἐγὼ δὲ μειράκιον ὢν ἔτι ταῦτ᾽ ἀκού-
σας ἐπεῖδον ἄνθρωπον ἀνοῖξαι θύραν σπεύδοντα, μὴ
προχωρούσης δὲ εἰς τὸ δέον αὐτῷ τῆς πράξεως, δάκνοντα
τὴν κλεῖδα, καὶ λακτίζοντα τὴν θύραν, καὶ λοιδορούμενον
τοῖς θεοῖς, ἠγριωμένον τε τοὺς ὀφθαλμοὺς, ὥσπερ οἱ μαι-
νόμενοι, καὶ μικροῦ δεῖν αὐτὸν ἀφρὸν, ὡς οἱ κάπροι,
προϊέμενον ἐκ τοῦ στόματος. ἐμίσησα τὸν θυμὸν οὕτως,
ὥστε μηκέτι ὀφθῆναι δι᾽ αὐτὸν ἀδημονοῦντά με. ἀρκέσει
δὲ καὶ τοῦτο τήν γε πρώτην, ὡς μήτε θεοῖς λοιδορεῖσθαί
σε, μήτε λακτίζειν, μήτε δάκνειν τοὺς λίθους καὶ τὰ
ξύλα, καὶ μήτ᾽ ἄγριον ἐμβλέπειν, ἀλλ᾽ ἐν σαυτῷ κατέχειν
τε καὶ κρύπτειν τὴν ὀργήν· ἀόργητος μὲν γὰρ εὐθέως
ἅμα τῷ βουληθῆναι γενέσθαι τις οὐ δύναται, κατασχεῖν
δὲ τὸ τοῦ πάθους ἄσχημον δύναται. τοῦτο δ᾽ ἂν πολλά-
κις ποιήσειεν, γνωριεῖ ποτε καὶ αὐτὸς ἑαυτὸν ἧττον νῦν
ἢ πρόσθεν ὀργιζόμενον, ὡς μήτ᾽ ἐπὶ σμικροῖς, μήτ᾽ ἐπὶ

quartus poſt ſummos numerari. Id antem haud impoſſi-
bile eſt perficere volenti, modo ſedulitas exercitii lon-
giori temporis proceſſu adfuerit. Ego autem adoleſcens
adhuc iſta audiens hominem ad fores aperiendas feſti-
nantem conſpexi, quum vero res ipſi parum commode
ſuccederet, clavem mordere, in januam pedibus inſul-
tare, diis convicia dicere, oculos inſanientis inſtar tru-
ces ferinosque oſtendere, et ſpumam fere, ſicut apri, ex
ore emittere: ita coepi iracundiam odio proſequi, ut
poſtea nunquam viſus ſim propter ipſam impatienter do-
lere. Atque hoc ipſum primo ſatis erit, ſi nec deos
conviciis petas, nec inſultes aut mordeos lapides ac
ligna, tum ne truces habeas oculos, ſed in te ipſo et
confineas et occultes iracundiam; nam ab ira liberari,
ſtatim atque velit, nullus poteſt, affectus autem turpitu-
dinem cohibere poteſt. Hoc ſi frequenter fecerit, cogno-
ſcet aliquando ipſe, ſe minus nunc quam prius iraſci,
adeo ut neque ob rem levem neque magnam poſtea,

ΤΩΝ ΕΝ ΤΗ, ΨΥΧΗ, ΠΑΘΩΝ.

17

Ed. Chart. VI. [524.]   Ed. Baſ. I. (554.)

μεγάλοις θυμοῦσθαι, ἀλλ᾽ ἐπὶ μόνοις τοῖς μεγάλοις μια-
σμοῖς. οὔτε γὰρ ὑπάρχει παθεῖν ὕστερον αὐτὸν, καὶ ἐπὶ
τοῖς μεγάλοις ὀργίζεσθαι μιασμοῖς, εἴ τις, ὅπερ ἐγὼ προς-
τάξας αὐτῷ μειράκιον ὢν ἔτι διὰ παντὸς ἐφύλαξα τοῦ
βίου, φυλάξῃ, τὸ μηδέποτε τυπτῆσαι τῇ χειρί μου μηδένα
τῶν οἰκετῶν, ὅπερ ἤσκηταί μου καὶ τῷ πατρὶ, καὶ πολλοῖς
ἐπετίμησε τῶν φίλων, περιθλάσασιν εὑρὼν ἐν τῷ πατάξαι
κατὰ τῶν ὀδόντων οἰκέτας, ἀξίους εἶναι λέγων ἐπὶ τῇ γενο-
μένῃ φλεγμονῇ καὶ σπασθῆναι καὶ ἀποθανεῖν, ὅπου γε
ἐξῆν αὐτοῖς, καὶ νάρθηκι, καὶ ἱμάντι μικρὸν ὕστερον ἐφο-
ρίσαι πληγὰς ὅσας ἠβούλοντο, καὶ τῇ βουλῇ τὸ τοιοῦτον
ἔργον ἐπιτελεῖν. ἄλλοι δὲ οὐ μόνον πὺξ, ἀλλὰ καὶ λακτί-
ζουσι, καὶ τοὺς ὀφθαλμοὺς ἐξορύττουσι, καὶ γραφείῳ κεν-
τοῦσιν, ὅταν τοῦτο τύχωσιν ἔχοντες. εἶδον δέ τινα καὶ
καλάμῳ, δι᾽ οὗ γράφομεν, ὑπ᾽ ὀργῆς εἰς τὸν ὀφθαλμὸν
πατάξαντα τὸν οἰκέτην. Ἀδριανὸς αὐτοκράτωρ, ὥς φασι,
γραφείῳ ἐπάταξεν εἰς τὸν ὀφθαλμὸν ἕνα τῶν ὑπηρετῶν.
ἐπεὶ δὲ διὰ τὴν πληγὴν ταύτην ἔγνω γενόμενον ἑτερόφθαλ-
μον, ἐκάλεσέ τε καὶ συνεχώρησεν ἀντὶ τοῦ πάθους αἰτεῖν

ſed ſolum piacula grandia excandeſcat. Quin etiam ne
ob magna quidem ſcelera ipſum poſtea indignari contin-
get, ſi id, quod ego ab adoleſcentia ſuſceptum per omne
vitae tempus ſervavi, obſervet: nullum videlicet ſervo-
rum manu mea verberavi unquam, nec pater meus id
in uſu habuit: verum pleroſque amicos, qui ſervorum
dentes pugnis contunderent, corripuit, dignos eſſe dicens,
ut inflammatione convulſi perirent. Licebat enim illis
ferula et loro plagas, quot vellent, inferre, tum conſilio
rem paulo poſt conficere. Alii non pugnis ſolum, ſed
etiam calcibus petunt, oculosque effodiunt, et ſtilo pun-
gunt, ſi quando in manus venerit. Novi quendam, qui
calamo, quo ſcribimus, prae iracundia in famuli oculum
impegerit. Adrianus imperator ſtilum, ut ajunt, in cu-
jusdam ex famulis oculum intruſerat. Ubi jam ob vul-
nus impactum unoculum factum eſſe cognoviſſet, accer-
ſivit, et pro damno accepto dona petere a ſe conceſſit.

Ed. Chart. VI. [524.]   Ed. Baf. I. (354.)

παρ' αὐτοῦ δῶρα. ἐπεὶ δὲ διεσιώπησεν ὁ πεπονθὼς, αὖθις
ἠξίωσεν ὁ Ἀδριανὸς αἰτεῖν, ὅ τι βούλοιτο. τὸν δ᾽ ἀρνοῦντα
ἄλλων μὲν οὐδὲν, ὀφθαλμὸν δὲ αἰτῆσαι. τί γὰρ ἂν καὶ
γένοιτο δῶρον ἀντάξιον ἀπωλείας ὀφθαλμοῦ; βούλομαι δέ σε
καὶ τῶν ἐμοί ποτε συμβαινόντων ἑνὸς ἀναμνῆσαι, καίτοι γε
ἤδη πολλάκις ὑπὲρ αὐτοῦ εἰρηκώς. ἀπονοστήσαντι ἐκ Ῥώ-
μης συνοδοιπορῆσαί τινι φίλῳ τῶν ἐκ Γορτύνης τῆς Κρήτης
ἀνδρὶ, τὰ μὲν ἄλλα λόγου τινὸς ἀξίῳ· καὶ γὰρ ἁπλοῦς ἦν,
καὶ φιλικὸς, καὶ χρηστὸς, ἐλευθέριός τε περὶ τὰς ἐφ᾽ ἡμέ-
ρας δαπάνας· ἦν δὲ ὀργίλος οὕτως, ὡς ταῖς ἑαυτοῦ χερσὶ
χρῆσθαι κατὰ τῶν οἰκετῶν, ἔστι δ᾽ ὅτε καὶ τοῖς σκέλεσι,
πολὺ δὲ μᾶλλον ἱμάντι καὶ ξύλῳ τῷ παρατυχόντι. γενο-
μένοις οὖν ἡμῖν ἐν Κορίνθῳ, πάντα μὲν ἔδωκε τὰ σκεύη,
καὶ τοὺς οἰκέτας ἀπὸ Κεγχρεῶν εἰς Ἀθήνας ἐκπέμψαι κατὰ
πλοῦν αὐτοῦ· αὐτὸς δὲ ἐν ὄχημα μισθωσάμενος, πεζῇ διὰ
Μεγάρων πορεύεσθαι. καὶ δὴ διελθόντων ἡμῶν Ἐλευσῖνα,
καὶ κατὰ τὸ Θριάσιον ὄντων, ἤρετο τοὺς ἑπομένους οἰκέτας

Servus quum fubticuiſſet, Adrianus denuo rogare digna-
tus eſt, quod vellet. Tandem ille ait, ſe nequicquam
velle, oculum dumtaxat repetere. Quodnam enim munus
eſſet, quod oculi jacturam dignitate adaequaverit? Volo
quidem et ego tibi recenſere quippiam inter ea, quae
mihi acciderint, etſi jam faepius de eodem dixerim.
E Roma paranti reditum cum amico quodam cive Gor-
tynae Cretae civitatis ſimul iter facere contigit: is erat
inter caetera non contemnendus, quippe qui et ſimplex,
comis, probus et victu quotidiano liberalis, ſed iracun-
dus adeo, ut ſuis ipſius manibus adverſus ſervos utere-
tur, nonnunquam etiam cruribus, ſed multo magis loris
et ligno, quodcunque occurriſſet. Quum jam eſſemus
Corinthi, omnes farcinas et famulos a Cenchreis Athenas
perferendos navigio curavit, ipſe vero, vehiculo uno
mercede conducto, pedes per Megaras ibat. Itaque quum
Eleuſinem praeteriiſſemus, ac Thriaſium attingeremus, ro-
gabat famulos a tergo comitantes eum de quadam farci-

αὐτοῦ περί τινος σκεύους, οἱ δ᾽ οὐκ εἶχον ἀποκρίνασθαι.
θυμωθεὶς ουν, ἐπεὶ μὴ ἄλλο εἶχε, δι᾽ οὗ πατάξεις τοὺς
νεανίσκους, ἐν θήκῃ περιεχομένην μάχαιραν ἀνελόμενος,
ἅμα [525] τῇ θήκῃ καταφέρει τὴν κεφαλὴν, οὐ πλατεῖς
ἐπενεγκὼν, (οὐδὲν γὰρ ἂν οὕτως εἴργαστο δεινόν,) ἀλλὰ κατὰ
τὸ τέμνον τοῦ ξίφους. ἥ τε οὖν θήκη διετμήθη παραχρῆμα,
καὶ τραῦμα μέγιστον ἐπὶ τῆς κεφαλῆς διττὸν ἀμφοτέροις εἰρ-
γάσατο, δὶς γὰρ ἑκάτερον αὐτὸς ἐπάταξε. ὡς δὲ πλεῖστον
ἄμετρον αἷμα χεόμενον ἐθεάσατο, καταλιπὼν ἡμᾶς, εἰς
Ἀθήνας ἀπῆρε βαδίζων εὐθέως ἕνεκα τοῦ μὴ διαφθαρῆ-
ναί τινα τῶν οἰκετῶν ἔτι παρόντος αὐτοῦ. ἐκείνους μὲν
οὖν ἡμεῖς ἐσώσαμεν εἰς τὰς Ἀθήνας. ὁ δὲ φίλος ὁ Κρὴς
ἑαυτοῦ καταγνοὺς Μεγάρας εἰσάγει με λαβόμενος τῆς χει-
ρὸς εἰς οἶκόν τινα, καὶ προσδοὺς ἱμάντα, καὶ ἀποδυσάμε-
νος ἐκέλευσε μαστιγοῦν αὐτὸν ἐφ᾽ οἷς ἔπραξεν ὑπὸ τοῦ
καταράτου θυμοῦ βιασθεὶς, αὐτὸς γὰρ οὕτως ὠνόμασεν.
ἐμοῦ δ᾽, ὡς εἰκὸς, γελῶντος, ἐδεῖτο προσπίπτων τοῖς γόνασι,
μὴ ἄλλως ποιεῖν. εὔδηλον οὖν, ὅτι μᾶλλον ἐποίει με γελᾷν,

nula, illi vero, quid refponderent, non habuerunt. Furore
ergo correptus ille, quandoquidem nihil aliud habebat,
quo adolefcentes caederet, gladium fimul cum vagina, in
qua reconditus erat, cepit impegitque ipforum capiti,
non, qua latus ac planus eft, inferens, (fic enim grave
nihil fuiffet,) fed qua fecandi vim habet gladius. Diffecta
igitur illico eft vagina, vulnusque maximum in capite
duplex utrique inflixit, ipfe etenim bis utrumque per-
cuffit. Poftquam vero plurimum fanguinis fundi largiter
confpexiffet, nobis relictis, Athenas fubito fe contulit,
veritus, ne ipfo adhuc praefente fervorum alter periret.
Nos tamen illos fervavimus ad usque Athenas. Porro
amicus ille Cretenfis fefe deteftatus, Megaras in domum
quandam manu prehenfa me deducit, et, loro tradito,
veftimentis exutum fe ob ea, quae execrata iracundia
coactus (fic enim appellabat) perpetraffet, verberari juffit.
Quod quum ego, ut aequum erat, irriderem, in genua
procumbens orabat, ne fecus facerem. Perfpicuum igitur

20 ΓΑΛΗΝΟΤ ΠΕΡΙ ΔΙΑΓΝ. Κ. ΘΕΡΑΠ.

Ed. Chart. VI. [525.]   Ed. Baf. I. (354.)

ὅσῳ μᾶλλον ἐν ἐκείνῳ τῷ μαστιγωθῆναι θεώμενος. ἐπειδὴ
δὲ ταῦτα ποιούντων ἡμῶν ἱκανὸς ἐτρίβετο χρόνος, ὑπεσχό-
μην αὐτῷ δώσειν πληγὰς, εἰ μέντοι παράσχῃ καὶ αὐτὸς ἕν,
ὃ ἂν αἰτήσω, σμικρὸν πάνυ. ὡς δ᾽ ὑπέσχετο, παρεκάλουν
ὑποσχεῖν μοι τὰ ὦτα λόγον τινὰ διερχομένῳ, καὶ τοῦτ᾽ ἔφην
εἶναι τὸ αἴτημα. τοῦ δ᾽ ὑποσχομένου πράττειν οὕτως,
πλέον αὐτῷ διελέχθην ὑποτιθέμενος, ὅπως χρὴ παιδαγωγῆ-
σαι τὸ ἐν ἡμῖν θυμοειδὲς, τῷ λόγῳ δηλονότι, καὶ οὐ διά
μαστίγων, ἀλλ᾽ ἑτέρῳ τρόπῳ παιδαγωγῆσαι διῆλθον. ἐκεῖ-
νος μὲν οὖν ἐν ἑαυτῷ προνοησάμενος ἑαυτοῦ πολὺ βελτίων
ἐγένετο. σὺ δ᾽, εἰ καὶ μὴ πολὺ γένοιο βελτίων, ἀρκεσθήσῃ
γε καὶ μικρῷ τινι κατὰ τὸν πρῶτον ἐνιαυτὸν ἐπιδοῦναι
πρὸς τὸ κρεῖττον. ἐὰν γὰρ ἐπιμείνῃς τῷ πάθει ἀντέχων
καὶ πραΰνων τὸν θυμὸν, ἀξιολογώτερον ἐπιδώσεις κατὰ τὸ
δεύτερον ἔτος. εἶτ᾽, ἐὰν ἔτι διαμείνῃς σαυτῷ προνοούμενος,
καὶ μᾶλλον ἐν τῷ τρίτῳ, καὶ μετ᾽ αὐτὸν ἐν τῷ τετάρτῳ

eft, quod tanto magis illum mihi rifum commoveret,
quanto magis eum in eo propofito, ut caederetur, vide-
bam perfeverare. Quum jam fatis interea temporis ifta
nobis agentibus tereretur, pollicebar, me illi plagas in-
flicturum, fi et ipfe quoque exiguum adeo quippiam peti-
turo mihi concederet. Quod quum affirmaret fe factu-
rum, adhortabar infuper, ut dicenti nonnulla praebitu-
rum aures promitteret, atque hanc aiebam effe petitio-
nem. Quod quum recepiffet fe praeftiturum, copiofius
cum eo differui praeponens, quomodo conveniret ani-
mum iracundum coërcere, ratione nimirum; non enim
flagris, fed alio modo fervos emendari. Ille igitur, ra-
tione paulifper fecum inita, multo melior feipfo evafit.
Tu vero etfi non multo fias melior, fatis effe ducito, fi
vel parum anno priore ad meliora promoveris: Nam fi
pergas affectui refiftere ac animum iracundum lenire,
majorem laboris fructum anno fubfequenti percipies.
Deinde fi in eo mentis ftatu perfiftas, perpendens tecum
fingula, majus ac majus tertio, et poft eum quarto et

Ed. Chart. VI. [525.]   Ed. Baf. I. (354. 355.)

καὶ πέμπτῳ αἰσθήσῃ μεγάλης αὐξήσεως εἰς βίον σεμνότε-
ρον. αἰσχρὸν γὰρ, ἵνα μέν τις ἰατρὸς, ἢ γραμματικὸς,
ἢ ῥήτωρ, ἢ γεωμέτρης γένηται, πολλοῖς ἔτεσιν ἐφεξῆς κά-
μνειν, ὡς δ᾽ ἄνθρωπος ἀγαθὸς, μηδέποθ᾽ ἑλέσθαι τῷ
μήκει τοῦ χρόνου κάμνειν.

Κεφ. ε΄. Τίς οὖν ἐστιν ἡ τῆς ἀσκήσεως ἀρχὴ, πάλιν
ἀναλάβωμεν· ὑπὲρ γὰρ τῶν ἀναγκαιοτάτων οὐδὲν χεῖρόν
ἐστι καὶ δὶς καὶ τρὶς λέγειν τὰ αὐτά. τὸ μηδέποτε
(355) μηδένα τῶν οἰκετῶν ἁμαρτάνοντα διὰ τῶν ἑαυτοῦ χει-
ρῶν νουθετεῖν, ἀλλ᾽ ὥσπερ ἐγώ ποτε, πυθόμενος αἱρεῖσθαι
Πλάτωνα πρός τινα τῶν ὑπηρετῶν ἁμαρτόντα, διὰ παντὸς
οὕτως ἔπραξα, καλὸν ἡγησάμενος εἶναι τὸ ἔργον, οὕτω καὶ
σὺ παράγγειλον σαυτῷ, μήτ᾽ αὐτὸς διὰ τῶν σαυτοῦ χειρῶν
οἰκέτην πλῆξαι μήτ᾽ ἄλλῳ προστάξαι, παρ᾽ ὃν ἂν ὀργισθῇς
χρόνον, ἀλλ᾽ εἰς τὴν ὑστέραν ἀνακαλέσασθαι. μετὰ γάρ τοι
τὸν θυμὸν σωφρονέστερον ἐπισκέψῃ, πόσας χρὴ πληγὰς ἐν-
τεῖναι τῷ τῆς κολάσεως ἀξίῳ. ἢ μηδὲ τὴν ἀρχὴν ἄμεινόν ἐστι,

quinto anno ad vitam honeſtiorem virtutis ſenties incre-
mentnm. Turpe ſiquidem eſt multis aliquem annis, ut
medicus, aut grammaticus, aut rhetor, aut geometra fiat,
laborare, verum ut in bonum virum evadat, ne pauxillo
quidem tempore laborem unquam aſſumere.

Cap. V. Quod ergo ſit exercitii initium, denuo
repetamus; nam de iis, quae maxime neceſſaria ſunt,
bis ac ter eadem dicere non eſt inutile. Monet hoc vi-
delicet, ne quis ullum ſervum peccantem ſuis ipſius ma-
nibus corrigat, ſed quemadmodum ego, quod Platonem
audiviſſem adverſus quendam ſervorum peccantem ma-
luiſſe agere, ſic ſemper egi, honeſtum arbitratus eſſe hoc
officium, ſimili modo et tu tibi praecipe, ne famulos
tuis manibus, quo tempore iratus es, caedas, neque al-
teri, ut id faciat, imperes, ſed in diem poſterum differas.
Nam poſt iracundiam prudentius apnd te perpendes, quot
verbera ei, qui puniendus eſt, conveniat infligere. Nnm
praeſtat initio venia conceſſa .ſic rem perficere, ubi lo-

Ed. Chart. VI. [525. 526.]　　　　　Ed. Baf. I. (355.)

συγγνώμη πρᾶξαι οὕτως αἰτήσαντα ἱμάντα, καὶ σωφρονί-
σαντα λόγῳ, καὶ ἀπειλήσαντα μηκέτι τὸ λοιπὸν συγχωρῆ-
σαι, ἐὰν ὁμοίως ἁμάρτῃ; πολλῷ γὰρ ἄμεινόν ἐστι, μηκέτι
ζέοντος τοῦ θυμοῦ [526] πράττειν ἃ πράττεις, ἔξω τῆς
ἀλογίστου μανίας γενόμενον, ὁπότε καὶ τῷ λογισμῷ τὸ
πυκτεῦον εὑρήσεις. ὅτι γὰρ ὁ θυμὸς οὐδὲν ἀποδεῖ μανίας,
ἐξ αὐτῶν ἤδη ὧν ποιοῦσιν οἱ θυμούμενοι μαθεῖν ἔστιν·
παίοντες γὰρ, καὶ λακτίζοντες, καὶ κατασχίζοντες ἱμάτια,
καὶ θορυβῶδες ἐμβλέποντες ἕκαστα πράττουσιν ἄχρι τοῦ,
καθάπερ ἔφην, καὶ θύραις, καὶ λίθοις, καὶ κλεισὶν ὀργί-
ζεσθαι, καὶ τὰ μὲν καταράσσειν, τὰ δὲ δάκνειν, τὰ δὲ
λακτίζειν. ἀλλ' ἴσως φήσουσι ταῦτα τῶν ὄντως μαινομένων
εἶναι, τὰ δὲ ὑπὸ σοῦ γιγνόμενα σωφρονούντων. ἐγὼ δὲ,
ὅτι μὲν ἔλαττον ἁμαρτάνουσι τῶν τοὺς λίθους καὶ τὰς θύ-
ρας καὶ τὰς κλεῖς δακνόντων τε καὶ λακτιζόντων οἱ τοὺς
οἰκέτας ταῖς ἑαυτῶν παίοντες χερσὶν, ὁμολογῶ· πέπεισμαι
δὲ καὶ τὸ πρὸς ἄνθρωπον ἅμα τι ποιεῖν ἢ μικρᾶς μανίας
ἔργον ὑπάρχειν, ἢ ζώου τινὸς ἀλόγου τε καὶ ἀγρίου. οὐ γὰρ

rum poftulaveris et verbis increpaveris, minatus deinceps
nequaquam condonaturum, fi tantundem peccaverit? Mul-
to namque majus eft, animo non amplius furente atque
ab infania libero, ea quae facis facere, nempe quando
cum ratione poenam inveneris. Quod etenim iracundia
nihil ab infania differat, ex iis, quae iracundi faciunt,
promptum eft difcere; pulfantes enim et calcitrantes, et
veftimenta fcindentes, et torvum quiddam intuentes,
omnia conficiunt usque adeo, ut, quemadmodum dixi,
oftiis, lapidibus et clavibus fuccenfeant, et alia quidem
collidant, alia mordeant, alia calcibus petant. Haec for-
fan vere infanientium effe dicent, quae vero a te fiant,
prudentium. Nos profecto, qui propriis manibus fervos
pulfant, minus peccare illis, qui lapides, oftia clavesque
mordeant et pedibus trudant, fatemur; verum adverfus
hominem, fimul atque peccaverit, faevire, vel parvae in-
faniae opus effe, vel animantis cujusdam agreftis et
ratione carentis, perfuafum habemus. Non enim haec

μόνος ἄνθρωπος ἐξαίρετα ἔχει ἆρα παρὰ τἆλλα λογίζεσθαι
ταῦτα, ἐὰν ἀποῤῥίψωσιν τὸν θυμὸν χαρίζεσθαι ζωήν, οὐκ
ἀνθρώπου βίος. μὴ τοίνυν νόμιζε φρόνιμον ἄνθρωπον
ὑπάρχειν, ὃς ἂν αὐτὸ τοῦτο μόνον ἐκφύγῃ, λακτίζειν, καὶ
δάκνειν, καὶ κεντεῖν τοὺς πέλας. ὁ γὰρ τοιοῦτος οὐκ ἔτι
μέν ἐστι θηρίον, οὐ μὴν ἤδη γε φρόνιμος ἄνθρωπος, ἀλλ᾽
ἐν τῷ μεταξὺ τούτων τε καὶ τῶν θηρίων. ἆρ᾽ οὖν ἀσκήσεις
μηκέτ᾽ εἶναι θηρίον, τοῦ ἄνθρωπος γενέσθαι καλὸς κἀγα-
θὸς οὐ πεφροντικώς, ἢ βέλτιον, ὥσπερ οὐκ ἔτι θηρίον,
οὕτω μηδ᾽ ἄφρονά σε μηδ᾽ ἀλόγιστον ἔτι διαμένειν; ἔσῃ
δὲ τοιοῦτος, ἐὰν μηδέποτε θυμῷ δουλεύων, ἀλλ᾽ ἀεὶ δια-
λογιζόμενος ἅπαντα πράττῃς, ἃ πάντα σοι χωρὶς τοῦ πά-
θους σκεπτομένῳ φαίνεται κράτιστα. πῶς οὖν ἔσται τοῦτο;
τιμήσαντός σου τιμὴν σαυτὸν μεγίστην, ἧς οὐδ᾽ ἐπινοῆσαι
δυνατόν ἐστι μείζονα. τὸ γὰρ, ἁπάντων ἀνθρώπων ὀργιζο-
μένων, αὐτὸν ἀόργητον εἶναι, τί ἄλλο ἐστίν, ἢ ἑαυτὸν
ἀποδεῖξαι πάντων ἀνθρώπων βελτίονα; σὲ δ᾽ ἴσως νομί-

homo folus habet eximia, fed prae caeteris aliis rationem:
fi igitur illa ira depofita vitam condonent, nonne homi-
nis id erit factum? Quamobrem noli hominem judicare
prudentem, qui hoc unum folum caverit, ne recalcitret,
mordeat et pungat proximos; qui enim talis eft, non
amplius quidem ferinus eft, fapiens tamen novdum eft,
fed medium inter illos ftatum obtinet. Nunquid igitur
ftudebis definere te feram effe, fi non curas, ut in virum
et honeftum et probum evadas? an fatius fuerit, ut non
amplius ferinum, fic neque infipientem neque rationis
expertem permanere? Talis autem evades, fi nunquam
iracundiae deferviens, fed rationi obtemperans, omnia
agas, quae omnia tibi citra affectum confideranti videan-
tur optima. Quomodo tandem hoc continget? nempe
quum honore te affeceris, quo ne cogitare quidem poffis
majorem. Omnibus namque hominibus irafcentibus, te
folum ira non moveri, quid aliud eft quam cunctis ho-
minibus meliorem te oftendere? Ac fi forte teipfum exi-

Ed. Chart. VI. [526.]　　　　　　Ed. Baf. I. (355.)

ζεσθαι, τί ἄλλο ἐστὶν, ἢ ἑαυτὸν ἀποδεῖξαι, νομίζεσθαι
μὲν εἶναι βελτίω ἐθέλειν, εἶναι δὲ οὕτως βελτίω μὴ βού-
λεσθαι, καθάπερ εἴ τις ἐπεθύμησε νομίζεσθαι μὲν ὑγιαί-
νειν τὸ σῶμα, νοσεῖ δὲ κατ᾽ ἀλήθειαν. ἢ οὐχ ἡγῇ νόσημα
ψυχῆς εἶναι τὸν θυμόν; ἢ μάτην ὑπὸ τῶν παλαιῶν ὀνομά-
ζεσθαι νομίζεις ψυχῆς πάθη πέντε ταῦτα, λύπην, ὀργὴν,
θυμόν, ἐπιθυμίαν, φόβον; ἀλλ᾽ ἔμοιγε βέλτιον εἶναι δοκεῖ
μακρῷ, πρῶτον μὲν ἐπὶ πολὺ ἔχειν ἄνευ τῶν εἰρημένων πα-
θῶν, ἐξαναστάντα τῆς κοίτης, ἐπισκοπεῖσθαι πρὸς πάντων
τῶν κατὰ μέρος ἔργων, ἆρα βέλτιόν ἐστι πάθεσι δουλεύοντα
ζῆν, ἢ λογισμῷ χρῆσθαι πρὸς ἅπαντα· δεύτερον δ᾽, ὅτῳ
τῷ βουλομένῳ γίγνεσθαι καλὸς κἀγαθὸς παρακλητέον ἐστὶ
τὸν δηλώσοντα τῶν ὑφ᾽ ἑαυτοῦ πραττομένων οὐκ ὀρθῶς
ἕκαστον· εἶτ᾽ ἔτι καθ᾽ ἑκάστην ἡμέραν τε καὶ ὥραν ἔχειν
ἐν προχείρῳ τὴν δόξαν ταύτην, ὡς ἄμεινον μέν ἐστιν
ἑαυτὸν τιμήσαντα καλὸν κἀγαθὸν, τοῦτο δ᾽ ἄνευ τοῦ
σχεῖν τὸν δηλώσοντα τῶν ἁμαρτανομένων ἕκαστον ἀδύνατόν
ἐστιν ἡμῖν περιγενέσθαι, καὶ μέντοι καὶ τὸν σωτῆρα ἐκεῖνον

ſtimes, quid aliud eſt quam oſtendere, teipſum exiſtimari
velle caeteris praeſtare, revera tamen praeſtantiorem eſſe
nolle, qnemadmodum ſi quis corpus ſuum valere putari
deſideraverit, revera tamen aegrotet. Nunquid enim
animi morbum eſſe cenſes iracundiam? An fruſtra a ve-
teribus quinque ejus affectus hos putas nominari, dolo-
rem, iram, iracundiam, cupiditatem et metum? Sed
mihi multo melius eſſe videtur, primum quidem dictis
perturbationibus diu reſiſtere, et lecto ſurgentem de omni
particulatim opere conſiderare, ſatiusne ſit affectibus ſer-
vientem vivere, an in omnibus ratione uti: dein ei, qui
ad bonitatem probitatemque aſpiret, advocandum eſſe,
qui ſingula, quae parum recta ab eo gerantur, indicet:
poſtea quotidie adhuc horisque ſingulis in promptu hanc
opinionem habere, nempe melius eſſe bonum atque pro-
bum te ipſum honorare. At hoc aſſequi nobis non licet,
niſi habeamus, qui ſingula, quae per errorem delinquimus,
indicet. Quin etiam illum, qui delicta ſingula oſtenderit,

καὶ φίλον μέγιστον ἡγεῖσθαι τὸν μηνύσαντα τῶν πλημμε-
λουμένων ἕκαστα· εἶθ᾽ ὅτι, κἂν ψεῦδός σοι φαίνηταί ποτ᾽
ἐγκαλέσας, ἀόργητον προσήκει φαίνεσθαι, πρῶτον μὲν, ὅτι
δυνατόν ἐστιν ἐκεῖνον σοῦ βέλτιον ὁρᾷν ἕκαστον ὧν ἁμαρ-
τάνων τυγχάνεις, ὥς γε καὶ σὲ τῶν ἐκείνου. κἂν ἐπηρεάσῃ
ποτὲ ψεῦδος, ἀλλ᾽ οὖν ἐπήγειρέ σε πρὸς ἀκριβεστέραν ἐπί-
σκεψιν ὧν πράττεις. ὃ δ᾽ ἐστὶ μέγιστον ἐν τούτῳ, ἀεὶ
φύλαττε προῃρημένος γε τιμᾶσθαι σεαυτόν. ἔστι δὲ τοῦτο
διὰ μνήμης ἔχειν πρόχειρα τό τε τῶν ὀργιζομένων τῆς ψυ-
χῆς αἶσχος τό τε τῶν ἀορ[527]γήτων κάλλος. ὃς γὰρ
ἁμαρτάνειν ἐθισθῇ χρόνῳ πολλῷ, δυσεκλήπτως ἔσχε τὴν
κλεῖδα τῶν παθῶν, οὕτω καὶ τῶν δογμάτων, οἷς πειθόμε-
νος ἀνὴρ γενήσῃ καλὸς κἀγαθός, ἐν πολλῷ χρόνῳ προσήκει
μελετᾶν ἕκαστον. ἐπιλανθανόμεθα γὰρ αὐτοῦ ῥᾳδίως ἐκ-
πίπτοντος τῆς ψυχῆς ἡμῶν, διὰ τὸ φθάσαι πεπληρῶσθαι
τοῖς πάθεσιν αὐτήν. τοιγαροῦν παρακόλουθόν ἐστιν, ἕκα-
στον τῶν σωθῆναι βουλομένων ὡς μηδεμίαν ὥραν ἀπορρᾳ-
θυμεῖν. ἐπιτρεπτέον τε πᾶσι κατηγορεῖν ἡμῶν, ἀκουστέον

fervatorem et amicum maximum arbitrari oportet: ad
haec, fi quando falfo criminari videtur idem, iram con-
tinere debes, primum, quod fieri poffit, ut ea melius vi-
deat, in quibus pecces, quam ipfe tu, ut tu illius vitia
perfpicere facilius potes, etfi nonnunquam calumniam
falfam moliatur. Quin igitur exactius acriusque res tuas
infpice: propterea, quod in hoc maximum eft, obferves,
nempe temet honorare inftituas, hoc eft, memineris
prompte et irafcentium animae turpitudinem et non
irafcentium pulchritudinem. Nam qui errare diu con-
fuevit, difficulter clavem affectuum poteft affumere, *hoc*
eft affectus coercere. Similiter et dogmata, quibus fubau-
diens bonus fimul et probus evadat, longo tempore fingu-
la convenit exercere. Oblivifcimur enim ipfius rei fa-
cile ut quae protinus ex anima noftra propter affectuum
copiam ei infilientem excidat. Proximum itaque huic
eft, ut, quisquis fervari velit, ne horula quidem unâ fe-
rias ac otium agat. Incitandi funt omnes, ut nos corri-

Ed. Chart. VI. [527.]   Ed. Baf. I. (355.)

τε πρᾴως αὐτοὺς, καὶ χάριν οὐ τοῖς κολακεύουσιν, ἀλλὰ
τοῖς ἐπιπλήττουσιν ἔχειν. ἀνεῴχθη σου ἡ θύρα διὰ παν-
τὸς τῆς οἰκήσεως, ἔξεστι τοῖς συνήθεσιν εἰσιέναι πάντα
καιρὸν, ἢν οὕτως ᾖς παρεσκευασμένος. δεῖ οὖν θαῤῥεῖν,
ὡς ὑπὸ τῶν εἰσιόντων εὑρίσκεσθαι μηδενὶ τῶν μεγάλων
ἁμαρτημάτων ἰσχυρῶς κατειλημμένον. ἔστι δ᾽ ὥσπερ τὸ
πᾶν τῷ ἄκοντι ἐκκόψαι δύσκολον, οὕτως τὰ μεγάλα τῷ
βουληθέντι ῥᾷστον. τῆς θύρας οὖν ἀνεῳγμένης σου διὰ
παντὸς, ὡς εἶπον, ἐξουσία τοῖς συνήθεσιν ἔστω κατὰ πάντα
καιρὸν εἰσιέναι. ὡς δ᾽ ἄλλοι πάντες αὖ οἱ προελθόντες
εἰς τὸ δημόσιον ἅπαντα πειρῶνται πράττειν κόσμια, οὕτω
σὺ κατὰ τὴν ἰδίαν οἰκίαν πράττεις. ἀλλ᾽ ἐκεῖνοι μὲν
αἰδούμενοι τοὺς ἄλλους ἁμαρτόντες τι φωραθῆναι μό-
νους ἑαυτοὺς οὐκ αἰδοῦνται, σὺ δὲ σαυτὸν αἰδοῦ μά-
λιστα πειθόμενος τῷ φάντι· Πάντων δὲ μάλιστ᾽ αἰσχύνεο
σαυτόν.

Κεφ. ϛ´. Οὕτως γὰρ πράττων δυνήσῃ ποτὲ τὴν τοῦ
θυμοειδοῦς ἔν σοι δύναμιν ἄλογον ὥσπερ τι θηρίον ἡμε-

piant, modefteque audiendi ipfi; quinetiam gratia non
affentatoribus, verum increpantibus habenda. Pateat do-
mus tuae oftium familiaribus; quovis tempore liceat in-
gredi, fi in hunc modum te comparaveris. Quare fidas
oportet, tanquam ab introëuntibus nulli vitio infigni ob-
noxius effe maxime comprehendaris. Eft autem ficut
omne invito excindere vitium difficile, ita magna volenti
facillimum. Foribus itaque tuarum aedium apertis, ut
dixi, copiam femper familiaribus ad te accedendi exhi-
beto. Sed quemadmodum alii omnes in publicum pro-
greffi omnia conantur facere ut decet, tu domi tuae
ita facias. Illos autem alios deprehendi errantes nonnihil
pudet, femetipfos deprehendi non pudet. Tui vero prae-
fertim quum admonearis peccati, erubefcas, imo omnium
maxime pudeat.

Cap. VI. Hoc namque faciens poteris aliquando
concupifcibilis facultatis vim irrationalem tanquam ferinum

ρῶσαί τε καὶ πραῦναι. ἢ δεινὸν ἂν εἴη, τοὺς μὲν ἱππικοὺς
ἄνδρας, ἀχρείους τοὺς ἵππους παραλαβόντας, ἐν ὀλίγῳ
χρόνῳ χειροηθεῖς ἐργάζεσθαι, σὲ δ᾽, οὐκ ἔξωθέν τι λα-
βόντα ζῶον, ἀλλ᾽ ἐν τῇ ψυχῇ δύναμιν ἄλογον, ᾗ διὰ παν-
τὸς ὁ λογισμὸς συνοικεῖ, μὴ δυνηθῆναι πραῦναι αὐτήν,
εἰ καὶ μὴ ταχέως, ἀλλ᾽ ἐν μακροτέρῳ χρόνῳ. λέλεκται δὲ
ἐπὶ πλέον ἐν τοῖς περὶ ἠθῶν ὑπομνήμασι, ὅπως ἀρίστην
τις αὐτὴν ἐργάσαιτο, καὶ ὡς τὴν μὲν ἰσχὺν οὐ χρὴ καταβα-
λεῖν αὐτῆς, ὥσπερ οὐδὲ τῶν ἵππων τε καὶ κυνῶν, οἷς
χρώμεθα, τὴν δ᾽ εὐπείθειαν, ὥς γε κἀπ᾽ αὐτῶν, ἀσκεῖν.
ἐπιδέδεικται δέ σοι καὶ δι᾽ ἐκείνων τῶν ὑπομνημάτων οὐχ
ἥκιστα καὶ ὅπως αὐτῇ πάλιν τῇ τοῦ θυμοειδοῦς δυνάμει
συμμάχῳ χρήσῃ κατὰ τῆς ἑτέρας, ἣν ἐπιθυμητικὴν ἐκάλουν
οἱ παλαιοὶ φιλόσοφοι, φερομένης ἀλογίστως ἐπὶ τὰς διὰ τοῦ
σώματος ἡδονάς. ὥσπερ οὖν αἰσχρὸν θέαμα διὰ θυμὸν ἄν-
θρωπος ἀσχημονῶν, οὕτω καὶ δι᾽ ἔρωτα, καὶ γαστριμαργίαν,
οἰνοφλυγίαν τε καὶ λιχνείαν, ἃ τῆς ἐπιθυμητικῆς ἐστι δυ-

aliquid edomare et coërcere. Num grave fuerit, viros
equeſtres indomitos equos pauxillo tempore manſuetos
reddere, te vero, quum non extraneum aliquod animal
ſuſceperis, ſed in anima vim irrationalem, cui ratio ſem-
per inhabitat, ipſam non poſſe mitigare, ac ſi non ce-
leriter, certe longiori temporis ſpatio? Diximus copioſius
in commentariis de moribus, qua ratione quis animam
comparet optimam, et quomodo robur ejus ſubvertere
non expedit, ſicut nec equis ac canibus, quibus utimur,
obedientiam vero, ſicut et in ipſis, exercere. Indicatum
inſuper tibi eſt non mediocriter in illis commentariis,
quo pacto rurſus iraſcibilis facultatis utaris auxilio ad-
verſus alteram, quam veteres philoſophi concupiſcibilem
vocaverunt, qua citra rationem in corporis voluptates
impellimur. Quemadmodum igitur turpe ſpectaculum eſt
ob iracundiam homo praeter decorum ſe gerens, ſic ob
amorem, gulam, temulentiam ac ventris inexplebilem
cupiditatem, quae concupiſcibilis animae ſunt actiones et

Ed. Chart. VI. [527. 528.]   Ed. Baf. I. (355. 356.)

νάμεως ἔργα τε καὶ πάθη, προσεοικὼς, οὐχ ἵππῳ καὶ
κυνὶ, καθάπερ εἴκασα τὴν πρώτην, ἀλλ᾽ ὑβριστῇ κάπρῳ καὶ
τράγῳ, καί τινι τῶν ἀγρίων ἡμερωθῆναι μὴ δυναμένων.
διὸ ταύτης μὲν οὐδεμία παίδευσις τοιαύτη ἐστὶν, οἵα τῆς
ἑτέρας, ἡ εὐπείθεια· ὃ δ᾽ ἐκάλουν οἱ παλαιοὶ κολάζειν,
ἀλογίαν τινὰ ἔχειν πρὸς τήνδε. γίγνεται δὲ (356) ἡ κόλα-
σις τῆς δυνάμεως ταύτης ἐν τῷ μὴ παρέχειν αὐτῇ τῶν
προθυμουμένων ἀπόλαυσιν. ἰσχυρὰ μὲν γὰρ οὕτω καὶ με-
γάλη γίγνεται, ἐν τῷ κολασθῆναι δὲ μικρά τε καὶ ἀσθενὴς,
ὡς ἕπεσθαι τῷ λογισμῷ δι᾽ ἀσθένειαν, οὐκ εὐπείθειαν.
οὕτως γοῦν καὶ αὐτῶν τῶν ἀνθρώπων ὁρῶμεν ἑπομένους
τοῖς βελτίοσι τοὺς χείρους, ἢ ἄκοντας βιαζομένους, ὥσπερ
τὰ παιδία καὶ τοὺς οἰ[528]κέτας, ἢ πεισθέντας ἑκόντας,
ὥσπερ τοὺς ἀγαθοὺς φύσει. καὶ τῶν μὴ πρὸς ῥημάτων
κολασθέντων αὐτὸ δή που τούτοις πάλαι σύνηθές ἐστιν,
ὡς ἀκόλαστος ὅδε τις ἄνθρωπός ἐστιν, ἐφ᾽ οὗ δηλονότι
τὴν ἐπιθυμητικὴν δύναμιν οὐκ ἐκόλασεν ἡ λογιστική. δύο
γὰρ ἔχομεν ἐν ταῖς ψυχαῖς δυνάμεις ἀλόγους· μίαν μὲν, ἧς

affectus, quos non equo, non cani, velut iracundiam,
fed apro feroci, et hirco, aut id genus agreftium cuidam,
quod cicurari non poteft, affimilavimus. Quapropter hujus
nulla difciplina talis eft, qualis eft alterius obtemperatio.
Quod autem veteres appellabant punire irrationalem
quandam animae vim, ad hanc fpectabat. Porro fit hu-
jus potentiae punitio, dum defideratis frui ipfi non con-
ceditur. Valida enim et magna ellicitur, dum optata
contingit, at ubi coërcetur, exigua et imbecillis, ut
non obtemperantiae, fed imbecillitatis caufa rationem fe-
quatur. Eodem quoque modo videmus inter ipfos homi-
nes inferiores aut invito per vim fequi praeftantiores,
uti pueros et famulos, aut fua fponte, ut natura bonos.
Atque hoc illis, qui verbis fcilicet non caftigati fuere,
olim familiare. Nam ille protervus eft et intemperans,
in quo videlicet vim appetitoriam rationalis non reprellit.
Duas enim habemus in anima facultates rationis exper-
tes, unam, cujus opus eft excandefcere et irafci his, qui

θυμοῦσθαί τε παραχρῆμα καὶ ὀργίζεσθαι τοῖς δόξασι
πλημμελεῖν εἰς ἡμᾶς ἔργον ἐστίν. τῆς δ᾽ αὐτῆς ταύτης καὶ
τὸ μηνιᾷν ἄχρι πλείονος, ὃ τοσούτῳ πλεῖόν ἐστι θυμοῦ
πάθος, ὅσῳ καὶ χρονιώτερον. ἄλλη δ᾽ ἐστὶν ἐν ἡμῖν δύνα-
μις ἄλογος ἐπὶ τὸ φαινόμενον ἡδὺ προπετῶς φερομένη, πρὶν
διασκέψασθαι, πότερον ὠφέλιμόν ἐστι καὶ καλὸν, ἢ βλα-
βερόν τε καὶ κακόν. ταύτην οὖν ἐπέχειν χρὴ τὴν σφοδρο-
τάτην, πρὶν αὐξηθεῖσαν ἰσχὺν δυσνίκητον κτήσασθαι.
τηνικαῦτα γὰρ οὐδ᾽ ἂν θελήσῃς ἔτι κατασχεῖν αὐτὴν δυ-
νήσῃ, κἄπειτα φήσεις, ὥσπερ ἤκουσά τινος ἐρῶντος, ἐθέλειν
μὲν παύσασθαι, μὴ δύνασθαι δὲ, παρακαλέσεις τε μάτην
ἡμᾶς ὡσαύτως ἐκείνῳ τῷ δεομένῳ βοηθήσασθαι καὶ τὸ
πάθος ἐκκόψαι. καὶ γὰρ τῶν τοῦ σώματος παθῶν ἔνια
διὰ μέγεθός ἐστιν ἀνίατα· σὺ δ᾽ ἴσως οὐδ᾽ ἐπενόησάς ποτε
τοῦτο. βέλτιον οὖν σοι κἂν νυνὶ ἐννοῆσαί τε καὶ διασκέψα-
σθαι, πότερον ἀληθεύω λέγων, αὐξανομένην τὴν ἐπιθυμη-
τικὴν δύναμιν εἰς ἀνίατον ἔρωτα πολλάκις ἐμβαλεῖν, οὐ σω-
μάτων μόνον ὡραίων, οὐδ᾽ ἀφροδισίων, ἀλλὰ καὶ λιχνείας,

in nos delinquere videntur. Hujus ipfius eſt et infen-
fum eſſe diutius; qui tanto major eſt iracundia affectus,
quanto etiam diuturnior. Alia vero in nobis eſt facultas
rationis expers, qua ad id, quod fuave eſt, ferimur,
priusquam perfpexerimus, commodumne fit et honeſtum,
an nocuum et turpe. Hanc vehementem adeo prius co-
hibere convenit, quam aucta robur infuperabile acquirat.
Tunc enim, etiamfi coercere velis, non amplius poſſis.
Dein inquies, ficut amantem quendam audivi, velle qui-
dem ceſſare, fed non poſſe; adhortaberisque nos fruſtra,
perinde ut ille petebat opem fibi ferri et affectum ex-
tirpari, fiquidem corporis affectuum quidam prae magni-
tudine funt immedicabiles. Id autem forfan ne cogitaſti
quidem unquam. Proinde nunc tibi praeſtiterit con-
fiderare et perpendere, verene dicam, concupifcendi fa-
cultatem auctam in amorem plerumque nullo fanabilem
remedio nos praecipites agere, non corporum formofo-
rum, florentium, neque venereorum, fed ingluviei quo-

καὶ γαστριμαργίας, οἰνοφλυγίας τε καὶ τῆς παρὰ φύσιν αἰ-
σχρουργίας, ἢ ψεύδομαι καὶ ταῦτα καὶ ἄλλα πολλὰ τῶν
ἔμπροσθεν εἰρημένων. ἃ γὰρ περὶ τοῦ θυμοῦ λέλεκται μέ-
χρι τοῦ δεῦρο, ταῦτα καὶ περὶ τῶν ἄλλων παθῶν ἡγοῦ
λελέχθαι· πρῶτον μὲν, ὡς ἑτέρῳ ἐστὶ τὴν διάγνωσιν αὐτῶν
ἐπιτρεπτέον, οὐχ ἡμῖν αὐτοῖς· εἶθ᾽ ὅτι μὴ τοὺς τυχόντας
τούτους ἐπιστατεῖν, ἀλλὰ πρεσβύτας, ὡμολογημένους μὲν
εἶναι καλοὺς κἀγαθοὺς, ἐξηγητὰς μὲν οὖν δὲ καὶ πρὸ ἡμῶν
αὐτῶν ἐπὶ πλέον ἐν ἐκείνοις τοῖς καιροῖς ἕνεκα ἔξω παθῶν
εἶναι· εἶθ᾽ ὅτι οὐ φαίνεσθαι χρὴ τοῖς τοιούτοις, ὅταν εἴ-
πωσί τι τῶν ἡμετέρων ἁμαρτημάτων, ἀγανακτοῦντας, ἀλλὰ
χάριν εἰδότας· εἶτα καθ᾽ ἑκάστην ἡμέραν σαυτὸν ἀναμιμνή-
σκειν, ἄμεινον μὲν, εἰ πολλάκις, εἰ δὲ μὴ, ἀλλὰ πάντως γε
κατὰ τὴν ἕω, πρὶν ἄρχεσθαι τῶν πράξεων, εἰς ἑσπέραν δὲ,
πρὶν ἀναπαύεσθαι μέλλειν. ἐγὼ δήποτε καὶ ταύτας δὴ
τὰς φερομένας ὡς Πυθαγόρου παραινέσεις εἴθισα δὶς τῆς
ἡμέρας ἀναγινώσκειν μὲν τὰ πρῶτα, λέγειν δ᾽ ἀπὸ στόμα-
τος ὕστερον. οὐ γὰρ ἀρκεῖ μόνον ἀοργησίαν ἄγειν, ἀλλὰ

que, gulae, ebrietatis, et indecorae praeter naturam tur-
pitudinis; an mentiar haec, et alia pleraque, quae a me
prius dicta funt.   Quae enim de iracundia retuli hacte-
nus, eadem de affectibus aliis intelligito.   Primum qui-
dem alteri, non nobis ipfis eorum dignotionem commit-
tendam effe.   Deinde non quofcunque, fed fenes, qui
boni pariter et probi aeftimati, tum longo ante nos
tempore nullis animi perturbationibus obnoxii fuerunt,
nobis praeficiendos.   Ad haec curandum, ne talibus,
quoties vitium aliquod noftrum oftendant, fuccenfere vi-
deamur, fed magis habere gratiam; poftea quotidie tui
ipfius meminiffe, fatius effet, fi frequenter, fin minus,
certe ad folis faltem exortum, priusquam operi te accin-
gas, vefperi, antequam te quieti remittas. Ego utique
aliquando et haec, quae tanquam Pythagorae monita cir-
cumferuntur, bis ac ter primum confuevi legere, mox
voce pronunciare.   Non enim fatis eft folum irae refiftere,

Ed. Chart. VI. [528.]　　　　　　　　Ed. Baſ. I. (356.)

καὶ λιχνείας, καὶ λαγνείας, οἰνοφλυγίας τε καὶ περιεργίας
καὶ φθόνου καθαρεύειν. ἕτερος οὖν ἡμᾶς, ἐπεπείρατο, μή
τί που, καθάπερ οἱ κύνες, ἀπλήστως ὤφθημεν ἐμφορούμε-
νοι σιτίων, ἤ, ὡς οἱ διακαιόμενοι πυρετῷ συνεχεῖ, ψυχρὸν
ἐπισπασώμεθα τὸ πόμα λαβρότερον, ἢ ὡς ἄνδρας σεμνοὺς
πρέπει. οὔτε γὰρ διὰ πεῖναν ἐμφορεῖσθαι προσήκει σφο-
δρῶς καὶ ἀπλήστως, οὔτε διὰ δίψος ὅλην τὴν κύλικα ἐκ-
πίνειν, ἔτι δὲ μᾶλλον οὔτε διὰ λιχνείαν ἁπάντων τῶν
παρόντων πλέον, ἤτοι πλακοῦντος, ἤ τινος ἄλλου τῶν λί-
χνων ὄψων ἀπολαύειν. ἀλλ' ἐν ἅπασιν αὐτοῖς ἀρχομένους
μὲν ἔτι παρακλητέον ἐστὶν ἑτέρους ὅ τι ἁμάρτωμεν ἐπιτηρεῖν
τε καὶ λέγειν ἡμῖν· ὕστερον δὲ καὶ χωρὶς παισαγωγῶν ἡμᾶς
αὐτοὺς ἐπιτηρῶμεν αὐτοὶ καὶ παραφυλάττωμεν, ὅπως ἁπάν-
των τε τῶν συνδειπνούντων ἔλαττον ὄψου προσενεγκώμεθα,
καὶ τῶν λίχνων ἐδεσμάτων ἀποσχώμεθα, σύμμετρα τῶν ὑγιεινῶν
προσαράμενοι. τοῦ χρόνου δὲ προϊόντος, οὐκ ἔτι οὐδὲ πρὸς
τοὺς δειπνοῦντας ἀποβλέπειν ἀξιώσαιμ' ἄν σε· μέγα γὰρ οὐδὲν

niſi voracitatem, gulam, temulentiam, curioſitatem et
invidentiam tollas ſimul e medio. Alter igitur de nobis
periculum faciebat, ſi neque canum in morem cibos im-
modice ingeſſiſſe deprehenderemur, vel, ut qui continua
febre peruruntur, frigidam potionem avidius arriperemus,
an ut viros graves decet. Neque enim decorum eſt ob
famem cupiditate quadam inexplebili cibum aſſumere,
nec ſitis gratia totum omnino exhaurire calicem. Addo,
multo minus decere ob gulam omnibus praeſentibus vel
placentam, vel aliud delicati quid obſonii intemperan-
tius devorare. Quapropter hic quoque alii, qui in iis
omnibus ſibi temperare norunt, admonendi nobis ſunt,
ut, in quibus peccemus, obſervent dicantque. Subſequenti
vero tempore ſine paedagogis ipſi nos obſervemus, quo-
modo inter convivas univerſos minorem obſonii partem
accipiamus, et a ferculis opiparis abſtineamus, ſalubribus
modice ſumptis contenti. At temporis proceſſu nequaquam
amplius convivas reſpicere te velim. Nam magni laboris haud

32 ΓΑΛΗΝΟΥ ΠΕΡΙ ΔΙΑΓΝ. Κ. ΘΕΡΑΠ.

Ed. Chart. VI. [528. 529.]   Ed. Baf. I. (356.)
ἐκείνων ἐσθίειν τε καὶ πίνειν ἐγκρατέστερον. εἰ δέ περ οὕ-
τως [529] σαυτὸν ἔγνωκας τιμᾶν, ἐπισκέπτου μᾶλλόν ποτε
ἐγκρατῶς διῃτῆσθαι χθὲς ἢ τήμερον. ἐὰν γὰρ τοῦτο ποιῇς,
αἰσθήσῃ καθ᾽ ἑκάστην ἡμέραν εὐκολώτερον ὧν εἶπον ἀπε-
χόμενος, αἰσθήσῃ τε μεγάλα εὐφρανθησόμενος τὴν ψυχὴν,
ἐάν γε σωφροσύνης ὄντως ἐραστὴς ὑπάρχῃς· οὕτω γάρ
τις ἐρασθεὶς χαίρει προκόπτων ἐν αὐτῷ. καὶ διὰ τοῦτο
ταῖς μὲν ὀνοφλυγίαις ἔστιν ἰδεῖν ἡδομένους, ὅταν πίνοντες
ὑπερβάλλωνται τοὺς συμπότας, ὅσοι δὲ γαστρίμαργοι, καὶ
τούτους τῷ πλήθει τῶν ἐδεσμάτων εὐφραινομένους, ὅσοι δὲ
λίχνοι, πλακοῦσι, καὶ ταγήνοις, καὶ λοπάσι, καὶ καρυ-
κείαις. ἐνίους δὲ μέγα φρονοῦντας ἔγνων ἐπὶ τῷ πλήθει
τῶν ἀφροδισίων. ὡς οὖν ἐκεῖνοι τὴν ἀκρότητα τῶν σπου-
δαζομένων ἀσκοῦσί τε καὶ μεταδιώκουσι, οὕτως καὶ ἡμᾶς
χρὴ σωφροσύνης ἀκρότητα σπουδάζειν. εἰ δὲ τοῦτο πράξο-
μεν, οὐ τοὺς ἀκολάστους ἡμῖν παραβάλωμεν, οὐδ᾽ ἀρκέσει
πλέον ἐκείνων ἔχειν ἐγκρατείας τε καὶ σωφροσύνης, ἀλλὰ
πρῶτον μὲν τοὺς σπουδάζοντας τὰ αὐτὰ φιλονεικήσομεν

fuerit tunc bibere et eſſe modeſtius. Si enim ita te ipſum
honorare didiceris, conſidera aliquando, magis temperan-
ter heri vel hodie vixiſſe. Hoc facto ſenties quotidie te
minori negotio ab his, quae dixi, abſtinere, animumque
tuum magis ac magis exhilarari, ſi verus temperantiae
amator ſis. Ita enim qui amat, gaudet in eo, quod amat,
ſi profecerit. Hinc eſt, quod ebrioſos laetari videamus,
quando potu ſuperant combibones; qui voraces ſunt, et
hos ciborum copia oblectari; qui guloſi, placentis, ſarta-
ginibus, patinis et condimentis aromaticis. Novi etiam
quoſdam, qui frequenti et immoderata venere ſe oſten-
tarent. Quemadmodum igitur eorum ſumma exercent et
perſequuntur, quorum deſiderio tenentur, ita nos ſummo
temperantiae ſtudio deditos eſſe oportet. Eo namque
pacto intemperantibus nos haud aſſimilabimus, quamquam
continentiae et temperantiae plus habere, quam illi, ſatis
non ſit, niſi ejusdem rei aemulos etiam ſuperare conten-

ὑπερβάλλεσθαι, (καλλίστη γὰρ ἡ τοιαύτη φιλονεικία,) μετ᾽ ἐκείνους δ᾽ αὖθις ἡμᾶς αὐτοὺς, ὡς ἐξ ἔθους πολυχρονίου τούτοις ὑγιεινοτάτοις τε ἅμα καὶ προσθεῖναι ῥάστοις ἡδέως ἅμα προσφέρεσθαι, μεμνημένους τῶν καλῶς εἰρημένων. ὧν καὶ τοῦτ᾽ ἔστιν. Ἐκλέγου βίον ἄριστον, ἡδὺν δ᾽ αὐτὸν ἡ συνήθεια ποιήσεται. ὥσπερ οὖν, ὁπότε πρὸς τὸν θυμὸν ἀσκεῖν ἠξίουν σε, γνώρισμα τῆς ὠφελείας εἶχες ὁρᾶν σαυτὸν οὐκ ἔτι θυμούμενον, ὡσαύτως ἐπὶ τῆς σωφροσύνης ἔστω σοι γνώρισμα μηδ᾽ ἐπιθυμεῖν ἔτι τῶν ἡδίστων. ὁδὸς δ᾽ ἐπ᾽ αὐτήν ἐστι διὰ τῆς ἐγκρατείας. οὕτω γὰρ αὐτὸς πλεονεκτεῖ σώφρων ἐγκρατοῦς, τῷ μηδ᾽ ἐπιθυμεῖν λίχνων ἐδεσμάτων ἢ διὰ τὸ πολυχρόνιον ἔθος, ἢ δι᾽ ἐγκράτειαν, καθάπερ καὶ αὐτὸ τοὔνομα αὐτῆς ἐνδείκνυται γεγονός, ὅπερ ἐστὶν ἐκ τοῦ κρατεῖν καὶ νικᾷν τὰς ἐπιθυμίας. ἐπίπονος δέ ἐστι καὶ τραχεῖα τό γε κατ᾽ ἀρχὰς, ὥσπερ αἱ ἄλλαι τῶν καλῶν ἐπιτηδευμάτων ἀσκήσεις. εἰ μὲν οὖν εἴτε τὴν ἀρετὴν ἀντὶ τῆς κακίας ἔχειν ἐθέλεις, εἴτε τὴν γαλήνην τῆς ψυχῆς ἀντὶ

damus. Haec etenim pulcherrima est contentio. At post illos rursus nosmetipsos vincamus, ut ex diuturna consuetudine saluberrimis istis juxta ac susceptu facillimis suaviter assuescamus, memores eorum, quae a veteribus dicta sunt, ex quorum numero refertur et illud: *Delige vitae genus optimum, id jucundum efficiet consuetudo.* Qua igitur ratione, quum iracundiae resistere te volebam, hoc inde commodi signum affulgebat, quod irascentem te ipsum amplius non viderem, sic temperantiae indicium existima, quod suavia non amplius concupiscas. At via ad eam per continentiam tendit: quin hoc modo temperans excellit continentem, quod nec opiparos cibos vel ob diuturnam consuetudinem, vel ob continentiam appetit, quemadmodum et Graecum nomen ipsius indicat compositum ex continere et vincere cupiditates. Caeterum initio laboris plena et aspera est, sicut alia honestarum rerum studia. Quare, si vel virtutem malitiae loco vel animi tranquillitatem pro corporis titillationibus malis

Ed. Chart. VI. [529.]   Ed. Baf. I. (356. 357.)

τῶν τοῦ σώματος γαργαλισμῶν, ἀσκητέον ἐστί σοι τὸν εἰ-
ρημένον τρόπον, ἐπὶ σωφροσύνην βαδίζοντα δι᾽ ἐγκρατείας.
εἰ δ᾽ ἤτοι τὴν ἀρετὴν ἀτιμάζεσθαι, ἢ γαργαλίζεσθαι βού-
λει δι᾽ ὅλου τοῦ σώματος, καταληπτέον ἐστὶ τὸν λόγον.
οὐ γάρ ἐστι προτρεπτικὸς ἐπ᾽ ἀρετήν, ἀλλὰ τοῖς προτε-
θραμμένοις ὑφηγητικὸς τῆς ὁδοῦ, καθ᾽ ἥν ἄν τις αὐτὴν
κτήσαιτο. διαιρουμένου δὲ τοῦ λόγου πρός τε τὸ διαγνω-
στικὸν ἕκαστον ἡμῶν ὑπάρχειν ἑαυτοῦ, καὶ πρὸς τὴν ἐπὶ τῇ
διαγνώσει τῶν ἁμαρτημάτων ἐπανόρθωσιν, οὐ περὶ ταύ-
της πρόκειται λέγειν, ἀλλὰ περὶ τῆς διαγνώσεως τῶν ἰδίων
ἁμαρτημάτων. ἐπεὶ δὲ τοῖς μὲν ἀρχομένοις αὐτὴν οὐ διαγνῶναι
δυνατὸν, ἑτέρους μὲν τοῖς ἀρχομένοις ἐπιστήσομεν ἐπόπτας,
αὐτοὺς δὲ τοὺς ἀσκοῦντας, ὡς ἂν ἤδη δυναμένους γνῶναι,
ποίων μὲν ἀπηλλάγησαν ἁμαρτημάτων καὶ παθῶν, ὅσον
δ᾽ αὐτοῖς ἐνδεῖ πρὸς τὸ τέλος. ὅπερ δὲ εἴωθα λέγειν ἑκά-
στοτε, καὶ νῦν ἐρῶ· καθ᾽ ἕτερον μὲν τρόπον ἁπάντων ἐστὶ
δυσκολώτατον ἑαυτὸν γνῶναι, καθ᾽ ἕτερον δὲ ῥᾷστον. ἐὰν
μὲν γὰρ ἐντὸς θέλῃ τις (357) αὐτὸς χαλεπώτατόν ἐστιν.

recipere, praepofita ratione exercitandus es, ad temperan-
tiam eundo per continentiam. Sin autem vel negligere
virtutem, vel totius corporis voluptatibus indulgere fta-
tuas, ratio deferenda eft, quae ad virtutem non adhorta-
tur quidem, fed iis, qui adhortationem receperunt, viae
dux exiftit, qua quis eam comparare queat. Jam vero,
quum oratio nobis partita fit in haec videlicet, quomodo
quifque feipfum cognofcat, et errores cognitos emendet,
de hoc pofteriore dicere nequaquam propofuimus, fed
quomodo proprios errores agnofcat. Quoniam vero ob-
noxii vitiis ac erroribus eos nequeunt dignofcere, alios a
nobis accipient infpectores ipfos exercentes, utpote qui
jam probe noverint, quibus erroribus et affectibus liberati
fint, quidve ad perfectionem defideretur. Quod fubinde
confuevi dicere, nunc quoque dicam, altero modo diffi-
cillimum effe feipfum cognofcere, altero facillimum. Si
enim quis intus velit fe noffe, plurimum fudet neceffe
eft: fin autem foris, laboris propemodum nihil fentiet.

Ed. Chart. VI. [529. 530.]   Ed. Baf. I. (357.)

Κεφ. ζ′. Ἐγὼ μὲν οὖν ἅπαντα ταῦτ᾽ εἰρημένα καὶ
τὰ μέλλοντα λεχθήσεσθαι τοῖς βουληθεῖσιν ὑποτίθεμαι.
τάχα μὲν [530] οὖν οὔσης καὶ ἄλλης τινὸς ὁδοῦ πρὸς τὸ
καλὸν κᾳγαθὸν γενέσθαι, μὴ γινώσκων δ᾽ εὑρεῖν αὐτὴν,
ἐχρησάμην τε δι᾽ ὅλου τοῦ βίου ταύτη, καὶ τοῖς ἄλλοις
ἀφθόνως δηλῶν παρεκάλουν ἀντιδιδόναι τε καὶ ἀποδοῦναί
τι, καὶ ἀντιδιδάσκειν, εἴ τινα ἑτέραν ἄλλην αὐτοὶ γινώ-
σκουσι καλοκαγαθίας ὁδόν. ἄχρι περ ἂν ἐπιθυμῶμεν ἄλλης,
ἐν τῇδε διατρίβομεν, ἢ κοινῇ πάντων διαγνώσεώς τε καὶ
θεραπείας. καὶ γὰρ ἡ φιλονεικία, καὶ ἡ φιλοδοξία, καὶ ἡ
φιλαρχία πάθη τῆς ψυχῆς εἰσιν. τούτων ἐλάττων μὲν,
ἀλλ᾽ ὅμως καὶ αὐτὴ πάθος. περὶ δὲ τοῦ φθόνου τί δεῖ καὶ
λέγειν; αἴσχιστον τῶν κακῶν ἐστιν. ὀνομάζω δὲ φθόνον,
ὅταν τις ἐπ᾽ ἀλλοτρίοις ἀγαθοῖς λυπῆται. πάθος μέν ἐστι
καὶ λύπη πᾶσα, χειρίστη δὲ ὁ φθόνος ἐστὶν, εἴτε ἓν τῶν
παθῶν, εἴτε λύπης ἐστὶν εἶδος πλησιάζον αὐτῇ. κοινὴ δ᾽
ἐφ᾽ ἁπάντων ὁδὸς τῆς ἰάσεως ἡ προειρημένη. χρὴ γὰρ, ὅτι

Cap. VII. Nos ergo haec omnia, quae dicta et
dicenda funt, volentibus apponimus. Eft forfan alia
quaedam via, qua bonus quis probusque evadat. At,
quum ullam inventam effe ignorem, non folum hac per
totam vitam ufus fum, verum etiam aliis abunde indi-
cavi, adhortatus, ut rependereut redderentque aliquid, vi-
ciffim docentes, fi quam aliam probitatis viam cognofcant.
Itaque, dum alteram defideramus, hanc ingrediamur, quae
omnium affectuum judicio et curationi communis eft.
Jam vero contentionis ftudium, gloriae ac imperii cupi-
ditas animae funt affectus. Haec illis minor quidem, fed
tamen ipfa quoque affectus. De invidia autem quid atti-
net dicere? Omnium malorum eft peffimum. Appello au-
tem invidiam, quum quis alterius commodo dolet. Dolor
omnis affectus eft, fed multo peffimus invidia, five affe-
ctuum unus, five doloris fpecies ei affimilis nominetur.
At communis omnium praedicta curationis ratio. Quod

36 ΓΑΛΗΝΟΥ ΠΕΡΙ ΔΙΑΓΝ. Κ. ΘΕΡΑΠ.

Ed. Chart. VI. [530.] Ed. Baf. I. (357.)

μὲν αἰσχρὰ καὶ φευκτὰ, κατανοεῖν ἐπὶ τῶν ἐνεχομένων αὐτοῖς
σφοδρῶς· ἐναργὲς γὰρ ἐπ᾽ ἐκείνων φαίνεται τὸ αἶσχος· ὅτι
δ᾽ οὐ βλέπομεν ἐφ᾽ ἡμῶν αὐτῶν μηδὲν, εἶναι νομίζειν προσή-
κει τυφλότητ᾽ εἴτε περὶ τὸ φιλοῦν εἴτε περὶ τὸ φιλούμε-
νον, ἔνιά τε λανθάνειν διὰ σμικρότητα καὶ παρορᾶσθαι,
μὴ δυνάμενα παροφθῆναι διὰ τὸ μέγεθος ἐν ἄλλοις. πρεσβύ-
την οὖν τινα βλέπειν αὐτὰ δυνάμενον εὑρίσκειν προσήκει,
παρακαλοῦντας ἅπαντα μετὰ παῤῥησίας δηλοῦν, εἶτ᾽ εἰπόν-
τος τι, πρῶτον αὐτῷ χάριν μὲν γνῶναι παραυτίκα, χωρι-
σθέντας δὲ διασκέπτεσθαι καταμόνας ἑαυτοῖς ἐπιτιμῶντας,
ἐκκόπτειν τε πειρωμένους τὸ πάθος, οὐκ ἄχρι τοῦ μὴ φαί-
νεσθαι τοῖς ἄλλοις μόνοις, ἀλλ᾽ ὥστε μηδὲ ῥίζαν ἐγκατα-
λείπειν αὐτοῦ τῇ ψυχῇ· ἔτι γὰρ ἀναφύεται τῇ τῶν σωζόν-
των ἀρδόμενον πονηρίᾳ. διὰ τοῦτο προσεκτέον ἡμῖν αὐτοῖς
ἐστιν ἐφ᾽ ἑκάστῳ τῶν παθῶν, ὅσα περὶ τοὺς πέλας ἐπισκο-
πούμεθα, εἴ τι κατὰ τὴν ἡμετέραν ἐστὶ ψυχὴν τοιοῦτον.
ἐκκοπτέον γὰρ αὐτὸ φυόμενον ἔτι, πρὶν αὐξηθὲν ἀνίατον

enim et turpia et fugienda fint, perfpicere oportet in iis
hominibus, qui vehementer ab illis detinentur; in illis
enim turpitudo perfpicua apparet. Quod quidem in nobis
videmus nihil, caecitatem putare oportet vel circa amans
vel circa amatum. Accedit huc, quod nonnulla prae
exiguitate nimia nos latent, nec fenfibus noftris fe offe-
runt, quae in aliis propter magnitudinem non poffunt non
confpici. Convenit igitur fenem quempiam invenire, qui
illa infpicere poffit, rogareque, ut omnia cum libertate
commonftret. Deinde, fi quid dicat, primum gratiam age-
mus; ac ftatim digreffi, ratione paulifper inita, nofmet-
ipfos corripiemus; et affectum, non quoufque aliis folis
non appareat, fed ne radix ejus in animo relinquatur,
conabimur evellere; nam ex iis, quae relinquuntur, rurfus
aliquid pullulat, dum a pravitate irrigatur. Eoque ani-
mum nos ipfos adhibere convenit in fingulis affectibus,
quos circa eos, quibufcum converfamur, confpicimus, num
quid tale in anima noftra deprehendi queat. Extirpan-
dum enim eft, dum nafcitur adhuc, priufquam accepto in-

γενέσθαι. τῶν μὲν ἄλλων ἁπάντων παθῶν τῆς ψυχῆς οἱ
πολλοὶ καταφρονοῦσι, καίτοι γε, ὅταν ἑτέρους αὐτὰ πά-
σχοντας ἴδωσι, καταγινώσκοντες· ἡ λύπη δ᾽ ἅπασι φαίνε-
ται κακὸν, ὥσπερ ὁ πόνος ἐν τῷ σώματι. καίτοι τῶν συν-
ηθεστάτων ἐμοὶ νεανίσκων, ἐπὶ μικροῖς ἀρνούμενος ἀνιᾶν,
ὕστερόν ποτε κατανοήσας τοῦτο, παραγενόμενός τε πρός με
βαθὺν ὄρθρον, ὅλης ἔφη τῆς νυκτὸς ἀγρυπνοῦντα ἐπὶ τῷδε
τῷ πράγματι, μεταξύ πως εἰς ἀνάμνησιν ἀφικέσθαι τοῦ
μηδ᾽ ἐπὶ μεγίστοις οὕτω ἀνιώμενον, ὡς ἐπὶ τοῖς σμικροῖς,
ἐμαυτὸν ἠξίουν μαθεῖν, ὅπως αὐτῷ τοῦτο περιεγένετο, πό-
τερον ἐξ ἀσκήσεών τινων, ἢ φύντι τοιούτῳ. ἀπεκρινάμην
οὖν αὐτῷ τἀληθῆ. καὶ γὰρ καὶ τὴν φύσιν ἐν ἅπασιν ἔφην
δύνασθαι μέγα ἐν τῇ τῶν παίδων ἡλικίᾳ εἰς ζωῆς τελείω-
σιν, εἶθ᾽ ὕστερον τά τε δόγματα καὶ τὴν ἄσκησιν. ὅτι
μὲν οὖν αἱ φύσεις ἡμῶν πάμπολυ διαφέρουσιν, μαθεῖν
ἐναργῶς ἔστιν ἐπὶ τῶν παραφερομένων παιδίων. ἔνια μὲν
γὰρ αὐτῶν ἀεὶ φαιδρὰ, σκυθρωπὰ δ᾽ ἄλλα θεώμεθα, καὶ

cremento fiat inmedicabile. Plerique enim caeteros om-
nes affectus animi nihil ducunt, etfi, quum alios eis ob-
noxios videant, damnent. Dolor omnibus apparet malum,
uti labor in corpore. Quidam tamen ex familiariffimis
mihi adolefcentulis, qui fe ob minutula dolorem aliquan-
do fenfiffe negaffet, poftea vero, quum aliquando id ex-
pertus fuiffet, ad me acceffit fummo mane dixitque, fe
totam noctem infomnem duxiffe hujus rei gratia, interea
fibi in mentem veniffe, fe ne in maximis quidem rebus
unquam aeque doluiffe, ac in parvis doleret. Voluiffe
igitur difcere, undenam hoc fibi acciderit, ex ftudione
aliquo aut difciplinis, an natura talis fit. Refpondebam
itaque illi verum. Etenim naturam dixi in puerorum ae-
tate multum ad vitae perfectionem momenti afferre, deinde
difciplinas et exercitia. Quod noftrae vero naturae plu-
rimum inter fe differant, in pueris occurrentibus mani-
feflo licet cognofcere. Quofdam etenim eorum alacres,
quofdam trifles infpicimus, alios ob quaevis ridere para-

38 ΓΑΛΗΝΟΤ ΠΕΡΙ ΔΙΑΓΝ. Κ. ΘΕΡΑΠ.

Ed. Chart. VI. [530. 531.]   Ed. Baf. I. (357.)

τα μὲν ἕτοιμα γελᾶν ἐπὶ πᾶσι, τὰ δὲ κλαίειν ἐπὶ μικραῖς
προφάσεσιν. οὕτω δὲ καὶ τὰ μὲν ἔχει κοινῇ, τὰ δὲ ἁρπά-
ζει· καὶ τὰ μὲν θυμοῦται σφοδρῶς ἐπὶ τῶν σμικροτάτων,
ὡς δάκνειν τε καὶ λακτίζειν, καὶ λίθους καὶ ξύλα ἀμύ-
νασθαι τοὺς πέλας, ὅταν ἀδικεῖσθαι δόξῃ, τὰ δ᾽ ἐστὶν
ἀνεξίκακα καὶ πρᾶα, μήτ᾽ ὀργιζόμενα, μήτε κλαίοντα, πρὶν
ἀδικηθῆναί τι μέγα. ταῦτα καὶ ὁ Εὔπολις ἐρωτώμενον
Ἀριστείδην τὸν δίκαιον ὑπὸ τοῦ Νικία, ὡς ἐγένου δίκαιος,
οὕτω εὐπρεπῶς ἀποκρινάμενον ἐποίησεν· ἡ μὲν φύσις τὸ
μέγιστον, ἔπειτα δὲ κἀγὼ τὴν φύσιν προθύμως συνελάμ-
βανον. οὐ μόνον οὖν ἕτοιμοι τῶν νέων φύσεις πρὸς τὸ
[531] λυπεῖσθαι ῥᾳδίως, ἀλλὰ καὶ πρὸς τὸ θυμοῦσθαι
καὶ λιχνεύειν, ὧν περ αὐτῶν ἄχρι δεῦρο τὸν πλεῖστον λόγον
ἐποιησάμην. ἔτι δὲ πρὸς τοῖς εἰρημένοις ἐστὶν ἰδεῖν ἔνια
μὲν ἀναίσχυντα τῶν παιδίων, ἔνια δὲ καὶ αἰδούμενα, καὶ
τὰ μὲν μνημονικά, τὰ δὲ ἀμνήμονα, τινὰ δὲ ἐπιλήσμονα,
καὶ τὰ μὲν φιλόπονα περὶ τὰ διδασκόμενα, τὰ δ᾽ ἀμελῆ
καὶ ῥάθυμα, καὶ τῶν φιλοπόνων ἔνια μὲν ἐπὶ τῷ χαίρειν

tos, alios plorare quavis parva occafione. Simili modo
hi communia habent omnia, illi rapiunt, nonnulli propter
minima excandefcunt adeo, ut lapides et ligna, quibus
proximos ulcifcantur, quod injuria fe putent affici, mor-
deant et calcibus infultent. Rurfus aliqui mali patientes,
mites, non iracundi, nec plorantes, nifi offenfi graviter.
Similiter etiam Eupolis juftum illum Ariftidem, quum ro-
garetur a Nicia, an natus effet juftus, fic decenter refpon-
dentem introduxit: Natura quidem maximum, verum ego
illam dein acriter adjuvi. Quamobrem naturae juvenum
non ad dolorem modo, fed ad iracundiam gulamque fa-
cile proclives funt, de quibus ad hunc ufque locum plu-
rima verba fecimus. Infuper praeter illos, quos fupra
retulimus, aliquos videas impudentes, aliquos verecundos;
hos memores, illos immemores; alios obliviofos, nonnul-
los difciplinarum ftudiofos, quofdam negligentes et deli-
diofos. Ex ftudiofis funt, qui cito gaudeant, fiquando lau-

Ed. Chart. VI. [531.]　　　　　　　　Ed. Baf. I. (357.)

ἐπαινούμενα προθύμως, ἔνια δὲ ἐπὶ τῷ καταγινώσκεσθαι
πρὸς τῶν διδασκάλων αἰδούμενα, τινὰ δὲ καὶ δεδιέναι τὰς
πληγάς. οὕτω δὲ καὶ τῶν ῥᾳθύμων ἐπὶ ταῖς ἐναντίαις ἕκα-
στον ἔστι ῥᾳθυμεῖν. ἐξ ὧν οὖν θεῶνται περὶ τὰ παιδία
πάντες ἄνθρωποι, τὰ μὲν αἰσχυντηλὰ καλοῦσιν αὐτῶν, τὰ
δὲ ἀναίσχυντα. κατὰ δὲ τὸν αὐτὸν λόγον ἤτοι φιλότιμα
καὶ φιλόκαλα, ἢ ἀφιλόκαλα καὶ ἀφιλότιμα· καὶ μὴν δειλὰ,
καὶ καταφρονητικὰ τῶν πληγῶν, ἑτέρας τε τοιαύτας ἐπ᾽ αὐ-
τῶν τίθενται προσηγορίας κατὰ τὰς φύσεις αὐτάς. οὕτω
δὲ καὶ τὰ μὲν φιλοψευδῆ, τὰ δὲ φιλαλήθη τῶν παιδίων
ὁρῶμεν φύσει ὄντα, καὶ πολλὰς ἄλλας ἔχοντα διαφορὰς
ἠθῶν, ὑπὲρ ὧν οὐκ ἀναγκαῖόν ἐστι νῦν λέγειν εἰκότως·
ἔνια μὲν γὰρ αὐτῶν ῥᾷστα δέχεται τὴν ἀγαθὴν παιδείαν,
ἔνια δὲ οὐδὲν ὀνίναται. οὐ μὴν τούτου γε ἕνεκεν ἀμελητέον
ἐστὶ τῶν παιδίων, ἀλλ᾽ ἐν ἀρίστοις ἤθεσι θρεπτέον. ἢν
μὲν οὖν ἡ φύσις αὐτῶν δέχηται τὴν ἐκ τῆς ἐπιμελείας ὠφέ-
λειαν, ἀγαθοὶ γενηθεῖεν ἂν ἄνδρες· εἰ δὲ μὴ δέξαιντό που,

dentur; funt qui a praeceptoribus reprehenfi erubefcant;
funt qui flagra timeant. Sic et defidioforum ob contraria
videas unumquemque torpefcere et otiofo effe animo. Ex
iis igitur, quae omnes homines vident circa pueros, hos
vocant verecundos, illos impudentes. Eadem vero ratione
vel honoris ac probitatis amantes, vel probitatis ac hono-
ris negligentes; partim etiam timidos, et poenarum con-
temptores, atque id genus alias appellationes pro natura
cujusque illis imponunt. Sic etiam puerorum alios na-
tura mendaces, alios veritatis amatores intuemur, mul-
tafque alias morum differentias habentes, de quibus nunc
non eft necefl'arium jure dicere. Quidam enim ipforum
bonam facillime recipiunt inftitutionem; aliqui nihil ex
ea proficiunt aut commodi fentiunt: non tamen ea de
caufa negligendi funt pueri, fed optimis quibufque mori-
bus educandi. Quod fi igitur natura ipforum ex diligenti
cura difciplinaque utilitatem capiat, in bonos evadent vi-
ros; fin minus, nos noftro fuucti officio culpa carebimus.

Ed. Chart. VI. [531.]   Ed. Baf. I. (357.)

τὸ μὲν ἡμέτερον ἄμεμπτον εἴη. παραπλησία γάρ πώς ἐστιν
ἡ τῶν παίδων διαγωγὴ τῇ τῶν φυτῶν ἐπιμελείᾳ. κατ᾽
ἐκείνην γοῦν ὁ γεωργὸς οὐκ ἄν ποτε δυνήσαιτο ποιῆσαι τὸν
βάτον ἐκφέρειν βότρυν, οὐ γὰρ ἐπιδέχεται ἡ φύσις αὐτοῦ
τῆς ἀρχῆς τοιαύτην τελείωσιν. ἀμπέλους δ᾽ αὖ πάλιν ἑτοί-
μας οὔσας, ὅσον ἐφ᾽ ἑαυτῶν, τὸν καρπὸν ἐκφέρειν ἐὰν ἀμε-
λήσας ἐπιτρέψῃ μόνῃ τῇ φύσει, μοχθηρὸν ἢ οὐδ᾽ ὅλως
οἴσουσιν αὐτόν. οὕτω δὲ καὶ εἰ τῶν ζώων ἵππον μὲν παι-
δεύσῃς, εἰς πολλὰ χρήσιμον ἕξεις, ἄρκτον δὲ κἂν ἥμερόν
ποτε διδάξῃς, μόνιμον οὐχ ἕξει τὴν ἕξιν, ἔχιδνα δὲ καὶ
σκορπίος οὐκ ἄχρι τοῦ δοκεῖν ἡμεροῦσθαι προέρχεται. ἐγὼ
τοίνυν ὅπως μὲν τὴν φύσιν ἔχω, οὐκ ἔχω γνῶναι· τὸ γὰρ
ἑαυτὸν φάναι χαλεπόν ἐστι καὶ τοῖς τελείοις ἀνδράσιν, μή
τοί γε δὴ τοῖς παισί.

Κεφ. η᾽. Εὐτύχησα δὲ μεγάλην εὐτυχίαν, ἀοργητότα-
τον καὶ δικαιότατον καὶ χρηστότατον καὶ φιλανθρωπότα-
τον ἔχων πατέρα, μητέρα δὲ ὀργιλωτάτην, ὡς δάκνειν μὲν

Affimilis enim eſt quodammodo puerorum inſtitutio ſtir-
pium culturae. In illa namque agricola nunquam poteſt
efficere, ut rubus proferat uvam, ſiquidem natura ejus ta-
lem principii perfectionem minime recipit. Iterum ſi
vites, quod ad ipſas attinet, abunde ſatis foecundas negli-
gens, ſoli naturae curam committat, pravum fructum aut
nullum producent. Pari modo, ſi ex animalibus equum
erudias, ad multa accommodum habebis, urſum autem
quamvis aliquando manſuetum docendo feceris, non ta-
men firmum habitum retinebit, vipera vero et ſcorpius
tantum de ſe nunquam immutant, ut nec ad manſuetu-
dinem accedere ſolum videantur. Ego hercle qua prae-
ditus ſim natura, nullo queam pacto cognoſcere; nam
ſemetipſum oſtendere, viris etiam abſolutis, nedum pueris
eſt difficile.

Cap. VIII. At raram quandam felicitatem conſequu-
tus ſum, cui pater contigerit mitiſſimus, juſtiſſimus, probiſſi-
mus et humaniſſimus, mater licet iracunda adeo ſuerit,

ἐνίοτε τὰς θεραπαίνας, ἀεὶ δὲ κεκραγέναι τε καὶ μάχεσθαι
τῷ πατρὶ μᾶλλον, ἢ Ξανθίππη Σωκράτει. παράλληλά τε
ὁρῶντί μοι τὰ καλὰ τῶν τοῦ πατρὸς ἔργων τοῖς αἰσχροῖς
πάθεσι τῆς μητρὸς ἐπῄει τὰ μὲν ἀσπάζεσθαί τε καὶ φιλεῖν,
τὰ δὲ φεύγειν καὶ μισεῖν. ὥσπερ δὲ ἐν τούτοις ἑώρων παμ-
πόλλην διαφορὰν τῶν γονέων, οὕτω κἂν τῷ, τὸν μὲν ἐπὶ
οὐδεμίᾳ ζημίᾳ λυπούμενον, ἀνιωμένην δ᾽ ἐπὶ σμικροτάτοις
τὴν μητέρα. γιγνώσκεις δὲ δήπου καὶ σὺ τοὺς παῖδας, οἷς
μὲν ἂν ἡσθῶσι, ταῦτα μιμουμένους, ἃ δ᾽ ἂν ἀηδῶς ὁρῶσι,
φεύγοντας. ἡ μὲν οὖν ὑπὸ τῷ πατρὶ παιδεία τοιαύτη τις
ἦν· ὑποπληρώσας δὲ τεσσαρεσκαιδέκατον ἔτος, ἤκουον φι-
λοσόφων πολιτῶν, ἐπὶ πλεῖστον μὲν Στωϊκοῦ Φιλο[532]πά-
τορος μαθητοῦ, βραχὺν δέ τινα καὶ Πλατωνικοῦ μαθητοῦ
Γαΐου, διὰ τὸ μὴ σχολάζειν αὐτὸν, εἰς πολιτικὰς ἀσχολίας
ἑλκόμενον ὑπὸ τῶν πολιτῶν, (358) ὅτι μόνος αὐτοῖς ἐδόκει
δίκαιός τε καὶ χρημάτων εἶναι κρείττων, εὐπρόσιτός τε καὶ
πρᾷος. ἐν τούτῳ δέ τις καὶ ἄλλος ἦλθε πολίτης ἡμέτερος

ut ancillas objurgaret interim, femper vociferaretur, cum
patre magis, quam Xanthippe cum Socrate, pugnaret. Quum
itaque honefta patris opera cum turpibus matris affecti-
bus invicem conferrem, cogitavi illa arripere et amare,
hos fugere et odiffe. Quemadmodum igitur in his in-
gens parentum difcrimen, fic in illo maxime deprehen-
debam, nempe quod pater meus ob nullum quamvis grave
incommodum doleret, mater etiam angeretur ob leviffima.
Novifti tu quoque forfan, pueros, quibus incumbant, haec
imitari, quae vero illubentes viderint, illa fugere. Pa-
tris itaque difciplina fuit hujusmodi. Poftquam annum
impleviffem decimumquartum, audiebam philofophos civi-
les, faepiffime Stoicum Philopatoris difcipulum, parvo
quoque tempore Platonicum Gai difcipulum, eo quod ipfi
non vacaret, ut qui ad civilia negotia a civibus trahere-
tur, quia folus ipfis aequus, pecuniae contemptor, necnon
accessu facilis et mitis judicabatur. Interea autem venit

42 ΓΑΛΗΝΟΥ ΠΕΡΙ ΔΙΑΓΝ. Κ. ΘΕΡΑΠ.

Ed. Chart. VI. [532.]   Ed. Baf. I. (358.)
ἐξ ἀποδημίας μακρᾶς, Ἀσπασίου τοῦ Περιπατητικοῦ μαθη-
τής, καὶ μετὰ τοῦτον ἀπὸ τῶν Ἀθηνῶν ἄλλος Ἐπικούρειος,
ὧν ἁπάντων ὁ πατὴρ δι᾽ ἐμὲ τοῦ βίου καὶ τῶν δογμάτων
ἐξέτασιν ἐποιεῖτο, σὺν ἐμοὶ πρὸς αὐτοὺς ἀφικνούμενος. ἐγε-
γύμναστο δ᾽ ἐπὶ πλεῖστον ἐν γεωμετρίᾳ, καὶ ἀριθμητικῇ,
καὶ ἀρχιτεκτονίᾳ, καὶ ἀστρονομίᾳ. βουλόμενος γοῦν ὁμοίως
ταῖς γραμμικαῖς ἀποδείξεσιν λέγειν κεχρῆσθαι τὸν διδά-
ξαντα· διὰ ταύτην δὲ χρὴ τὴν αἰτίαν μηδὲ διαφωνίαν γε-
γονέναι πρὸς ἀλλήλους. τῶν ἀπὸ τῶν σοῦ δηλονότι μαθη-
μάτων καλῶν, καθάπερ οἱ ἀρχαῖοι κατὰ τὰς προειρημένας
τέχνας, ὧν αἱ πρῶται γεωμετρία τε καὶ ἀριθμητική. καθά-
περ οὖν ἔφην, τὸ μὴ προπετῶς ἀπὸ μιᾶς αἱρέσεως ἀναγο-
ρεύσας σαυτόν, ἀλλὰ ἐν χρόνῳ παμπόλλῳ μανθάνων τε καὶ
κρίνων αὐτάς, οὕτως πρὸς ἁπάντων μὲν ἀνθρώπων ἐπαινεῖ-
ται. συνομολογεῖται δὲ καὶ τοῖς φιλοσόφοις εἶναι ζηλωτέα
ταῦτα, καὶ νῦν ἤδη ζηλωτέον αὐτά, καὶ μανθάνειν, καὶ
αὐξάνειν ἀξιῶσαι, δικαιοσύνης ἀντιποιούμενον, καὶ σωφρο-
σύνης, ἀνδρείας τε καὶ φρονήσεως. ἐπαινοῦσι γὰρ ἅπαντες

et alius, civis noſter, ex longa peregrinatione, Aſpaſii Pe-
ripatetici diſcipulus, et poſt hunc ab Athenis alius Epi-
cureus, quorum omnium vitam et dogmata mea cauſa
pater inquirebat, mecum ad eos profectus.   Erat autem
plurimum in Geometria, Arithmetica, Architectura, et
Aſtronomia exercitatus.   Quum jam vellet doctorem li-
nearibus demonſtrationibus aeque uti debere ſignificare,
non oportet, inquit, honeſtarum artium praecepta, quibus
uſus es, inter ſe diſſentire, ſicut veteres in praedictis
diſciplinis, quarum primae Geometria et Arithmetica:
qua de cauſa temere ne ſectae cuivis teipſum addicas, ſed
tempore diuturno diſcas judiceſque eas; ſic tandem ab
omnibus hominibus laudem mereberis.   Quin et apud
philoſophos in confeſſo eſt, haec imitatione eſſe digna,
et nunc imitanda ei, qui diſcere et locupletare ſe volet,
tum qui juſtitiae, temperantiae, fortitudini atque pruden-
tiae ſtudeat.   Laudant enim univerſi virtutes has, quam-

Ed. Chart. VI. [532.]   Ed. Baf. I. (358.)

τὰς ἀρετὰς ταύτας, κἂν αὐτοὶ συνειδῶσιν ἑαυτοῖς οὐδεμίαν
αὐτῶν ἔχουσι, καὶ φαίνεσθαί γε πειρῶνται τοῖς ἄλλοις ἀν-
δρεῖοι, καὶ σώφρονες, καὶ δίκαιοι, καὶ φρόνιμοι, ἄλυποι
μέντοι κατ᾽ ἀλήθειαν εἶναι, κἂν μὴ φαίνωνται τοῖς ἄλλοις.
ὥστε τοῦτο πρῶτον ἁπάντων ἀσκητέον ἐστὶν, τὸ σπουδαζό-
μενον ἅπασιν ἀνθρώποις μᾶλλον τῶν ἄλλων ἀρετῶν. ταύτας,
ἔφην ἐγὼ, παρὰ τοῦ πατρὸς λαβὼν τὰς ἐντολὰς ἄχρι δεῦρο
διαφυλάττω, μήτ᾽ ἀφ᾽ αἱρέσεώς τινος ἐμαυτὸν ἀναγορεύσας·
ὧν σπουδῇ πάσῃ ἀκριβῆ τὴν ἐξέτασιν ἔχων, ἀνεύπληκτός τε
πρὸς τὰ κατὰ τὸν βίον ὁσημέραι συμπίπτοντα διαμένω,
ὥσπερ ἑώρων τὸν πατέρα. οὔτ᾽ οὖν ἀπώλειά τινος λυπήσει
με, πλὴν εἰ παντοίως ἀπολέσαιμι τὰ κτήματα· τοῦτο γὰρ
οὐδέπω πεπείραμαι. δόξης τε καὶ τιμῆς ὁ πατὴρ εἴθισέ με
καταφρονεῖν, ἀλήθειαν μόνην τιμῶντα. λυπουμένους δ᾽ ὁρῶ
τοὺς πολλοὺς, ὅταν ἤτοι ἀτιμᾶσθαι δοκῶσιν ὑπό τινος, ἢ
χρημάτων ἀπωλείᾳ. κατὰ τοῦτ᾽ οὖν, ἔφην, οὐδὲ λυπούμε-
νον εἶδές μέ ποτε. οὐδὲ ἐπὶ χρημάτων ἀπώλεια συνέπεσέ
μοι μέχρι τοῦ δεῦρο τηλικαύτη τὸ μέγεθος, ὡς μηκέτ᾽ ἔχειν

vis ipſi ſibi probe conſcii ſint, quod nec ullam ipſarum
habeant, ſed videri aliis fortes, temperantes, juſti et pru-
dentes conantur.   Caeterum doloris expertes non eſſe
revera, ſed apparere tantum volunt. Proinde hoc in pri-
mis cavendum, quod cunctis hominibus magis quam vir-
tus in ſtudio eſt.   Has, inquam, a patre praeceptiones tra-
ditas in hunc uſque diem reſervo, nullam ſectam profeſ-
ſus eorum, quos omni ſtudio exacte diſquiſierim, atque
imperterritus adverſum vitae caſus ac pericula, quemad-
modum et patrem vidi, permaneo. Proinde nulla plane,
niſi forſan omnium, quae poſſideo, jactura unquam aegri-
tudinem afferet: tale namque nondum expertus ſum.
Atqui honorem et gloriam contemnere me pater aſſuefe-
cit, veritatem ſolam magnifacere; alios vero, quum vel
ignominia affectos ſe putant ab aliquo, vel ob bonorum
jacturam dolere videmus.   Ex hujuſmodi re igitur nun-
quam me dolere ſenſiſti; nec tanta rerum damna hucuſ-
que perpeſſi ſumus, ut non ex reliquiis corporis ſanita-

44 ΓΑΛΗΝΟΥ ΠΕΡΙ ΔΙΑΓΝ. Κ. ΘΕΡΑΠ.

Ed. Chart. VI. [532.]   Ed. Baf. I. (358.)

ἐκ τῶν ὑπολοίπων ἐπιμελεῖσθαι τοῦ σώματος ὑγιεινῶς, μήτ'
ἀτιμία τις, ὡς ὁρᾷν με τοῦ συνεδρίου τῆς ἐμῆς βουλῆς
ἀφαιρεθέντα. εἰ δέ τινας μὲν ἀκούσαιμι ψέγειν, τινὰς δὲ
ἐπαινοῦντας, αὐτοῖς ἀντιτίθημι, καὶ νομίζω τὸ πάντας ἀν-
θρώπους ἐπαινοῦντας ἐπιθυμεῖν ἔχειν ἐοικέναι τῷ ἅπαν-
τα ἔχειν ἐθέλειν κτήματα. δοκῶ τοίνυν, ἔφην, ἐμαυτῷ,
τάχα δὲ καὶ σοὶ δόξω μηδὲν ἄχρι δεῦρο μέγα πεπονθέναι
διὰ τέλους ἀλύπως. οὔτε γὰρ ἀφῃρέθην ἁπάντων τῶν χρη-
μάτων, οὔτ' ᾐτιμήθην. εἰ δὲ βοῦς, ἢ ἵππος, ἢ οἰκέτης
ἀπέθανεν, οὐχ ἱκανὸν τοῦτο λυπῆσαι μεμνημένον ὧν ὁ
πατὴρ ὑπέθετο, μὴ πρότερον ἐπὶ χρημάτων ἀπωλείᾳ λυπη-
θῆναι συμβουλεύων, ἄχρις ἂν ᾖ τὰ λειπόμενα πρὸς τὴν
τοῦ σώματος ἐπιμέλειαν αὐτάρκη. τοῦτον γὰρ ἐτίθετο πρῶ-
τον ὅρον ἐκείνων κτημάτων, ὡς μὴ πεινᾷν, μὴ ῥιγοῦν, μὴ
διψᾷν· εἰ δὲ πλείω τις εἰς ταῦτα χρεία εἴη, καὶ πρὸς τὰς
καλὰς πράξεις, ἔφη, χρηστέον αὐτῶν. ἐμοὶ τοίνυν ἄχρι δεῦρο
τοσαύτη χρημάτων χρῆσίς ἐστιν, ὡς καὶ πρὸς τὰς τοιαύτας

tem tueri licuiſſet; nec talem infamiam ſuſtuli, quae men-
tem a rationis ſede motam deiecerit. Porro ſi quos au-
diam vituperare me, quoſdam vero probare, iis re-
pugno, putoque, omnium hominum de ſe laudes deſide-
rare ſimile eſſe ei, quod omnium rerum poſſeſſionem velle
habere. Quamobrem mihi videor et forſan tibi videbor
nihil grave hucuſque paſſus tranſegiſſe vitam ſine mole-
ſtia et dolore. Siquidem omnibus nondum exutus ſum
divitiis, neque ignominiam paſſus. Quod ſi bos, equus
aut ſervus perierit, idcirco non dolendum mihi cenſeo,
eorum memori, quae pater praeceperat, conſulens nequa-
quam eſſe ob ullam bonorum jacturam dolendum, quam-
diu ad corporis tutelam reliqua ſufficiant. Hunc poſſeſſio-
num illarum primum ſtatuit finem, non eſurire, non al-
gere, non ſitire; ſi amplior facultas contingat, in actiones
honeſtas eam eſſe transferendam. Mihi igitur tanta hac-
tenus pecuniarum facultas ſuppetiit, quanta perſugiendis

[533] πράξεις ἐξαρκεῖν. οἶδα δὲ, ἔφη, καί σε διπλασίαν
τε ἐμοῦ κεκτημένον, ἐπιτίμιόν τε κατὰ τὴν πόλιν ἡμῶν οὕ-
τως, ὡς, τίς ἂν εἴη σοι λύπης αἰτία, πλὴν ἀπληστίας, οὐχ
ὁρῶ. πρὸς ταύτην οὖν ἄσκησιν μόνην ἄνεισον ἐγὼ διὰ
μνήμης ἔχων, καὶ μελετῶν ἀεὶ, καὶ σκοπούμενος, μέχρι περ
ἂν τούτῳ ἐπείσθην, ὡς τὸ τὰ δὶς δύο τέσσαρα εἶναι.

Κεφ. θ'. Θεασώμεθα γὰρ, εἶπεν, ἐπὶ σχολῆς, ὁποῖόν
τι πάθος ἐστὶν ἡ ἀπληστία· τὴν δ' ἀρχὴν τῆς σκέψεως
ἡ περὶ τὰς τροφὰς ἀπληστία παρέξει. τὸ γοῦν ἐπέκεινα τοῦ
συμμέτρου προσφέρεσθαι σίτου ἀπληστίαν ὀνομάζουσι· τὸ
σύμμετρον δ' αὐτῶν κρίνουσι τῇ χρείᾳ τῆς τροφῆς· χρεία
δ' αὐτῆς ἐστι τὸ θρέψαι τὸ σῶμα. θρέψει δὲ πεφθεῖσα
καλῶς, πεφθήσεται δ', εἰ σύμμετρος· τὴν γὰρ πολλὴν ἀπε-
πτουμένην ἴσμεν. εἰ δὲ ἅπαξ τοῦτο γένοιτο, διαφθείρεσθαι
τὴν χρείαν αὐτῆς ἀναγκαῖον. εἰ δέ γε ὑπὸ τῆς δήξεως τῶν
ἀπεπτηθέντων σιτίων ἡ γαστὴρ ἀνιαθεῖσα πᾶν ἐκκρίνειε,

illis fatis fuit. Novi autem, inquit, et te duplo nos opi-
bus fuperare, tum in civitate noftra quam honoratiffimum
agere, ita ut, quae triflitiae caufa praeter inexplebilem
cupiditatem tibi fuerit, haud inveniam. Ad hanc ergo
folam exercitationem me compofui, in memoria femper
habens, meditans, expendenfque, donec perfuafus effem,
bis duo quatuor valere.

Cap. IX. Videamus enim, inquit, fedulo, qualif-
nam fit affectus inexplebilis cupiditas. At disputationis
initium nutrimenti infatiabilis cupiditas exhibebit. Et-
enim quum fupra mediocritatem cibus ingeritur, in-
explebilem cupiditatem appellamus; mediocritas autem
ipfius ex nutrimenti ufu judicatur; ufus autem ip-
fius eft nutrire corpus. Nutriet probe concoctus; con-
coquetur, fi mediocris; immodicum enim non poffe con-
coqui novimus. Quod fi femel accidat, ufum ejus cor-
rumpi neceffe eft. Si ventriculus ab incoctorum ciborum
morfu ac rofione moleftiam paffus totum excernat, fym-

διάῤῥοια μὲν ὀνομάζεται τὸ σύμπτωμα, διαφθείρεται δ᾽ ἡ
χρεία τῆς τροφῆς· οὐ γὰρ ἐφ᾽ ὅ τι διεξελθεῖν τὰ ἔντερα
λαμβανόμεθα αὐτήν, ἀλλ᾽ ἕνεκα τοῦ προστεθῆναι πᾶσι τοῖς
μορίοις τοῦ σώματος. εἰ δ᾽ ἀναδοθείη μὴ καλῶς πεφθεῖσα,
κακοχυμίαν ἐργάζεται ἐν ταῖς φλεψίν. ἐπεὶ τοίνυν ἐπὶ τῷ
σώματι ἡμῶν ἔμαθες, ὁποῖόν τι πρᾶγμά ἐστιν ἡ ἀπληστία,
μεταβὰς ἐπὶ τὴν ψυχὴν ἤδη θέασαι κἀνταῦθα τὴν φύσιν
αὐτῆς, ἐφ᾽ ἑκάστης ὕλης πραγμάτων ἐπισκοπούμενος, ἀπὸ
τῶν κτημάτων ἀρξάμενος. ἐν τούτοις οὖν ἔνια μὲν οὐκ ὀρ-
θῶς ἐσπούδασται, καθάπερ οἱ μαργαρῖται, καὶ οἱ σαρδό-
νυχες, αἵ τ᾽ ἄλλαι λίθοι πᾶσαι· καθάπερ κόσμος, ὃν αἱ
γυναῖκες οἷόν τι φέρουσαι ταῖς ἐξαρτησαμέναις αὐτῶν· τού-
του τοῦ γένους ἐστὶ τὰ χρυσοϋφῆ τῶν ἱματίων ἤ τινα πε-
ρίεργον ἔργον ἔχοντα, ἢ ὕλης δεόμεθα πόῤῥωθεν κομιζομέ-
νης, ὥσπερ τῶν σειρικῶν ὀνομαζομένων. ἔνια δὲ τῶν κτη-
μάτων πρὸς τὴν τοῦ σώματος ὑγείαν διαφέροντα προσηκόντως
σπουδάζεται, πρῶτα μὲν ἐξ ὧν τρεφόμεθα, καὶ ἀμφιεννύ-
μεθα, καὶ ὑποδούμεθα, ἐν οἷς καὶ ἡ οἴκησις. ἐκείνου δὲ τοῦ

ptoma quidem nominatur diarrhoea, ufus vero alimenti cor-
rumpitur; fi quidem non, ut inteftina perreptet, id capi-
mus, fed ut omnibus corporis partibus apponatur. At
ubi non bene coctum diftribuitur, vitiofum humorem in
venis parit. Quoniam igitur in corpore noftro qualis res
fit inexplebilis cupiditas, didicifti, transgreffus ad animum,
et hic naturam ejus contemplare, atque perpende in una-
quaque rerum materia, ab iis quae poffidentur fumpto ex-
ordio. In his ergo quaedam parum recte affectantur, uti
funt margaritae, fardonyches, et alii lapides omnes, quem-
admodum ornatus, quem mulieres geftant ut quid iis,
quae collo circumdant, fimile. Hujus generis funt ve-
ftimenta auro contexta, aut fupervacuum aliquod opus
habentia, aut quae materiam ex longinquo allatam defide-
rant, ut quae vocantur ferica. Nonnulla poffeffionum
corporis fanitati accommoda merito expetuntur. Prima,
quibus alimur, veftimur, et calceamur, inter quae habita-
culum etiam annumeratur. Huc fpectant, quae videntur

γένους φαίνεται καὶ τὰ τοῖς νοσοῦσιν ἐπιτήδεια. τινὰ δὲ,
ὥσπερ τοὔλαιον, ἀμφοτέροις ὑπάρχει χρήσιμα, τοῖς ὑγιαίνουσι
καὶ τοῖς νοσοῦσιν. ἔνια δὲ τοιαῦτα, τὰ μὲν μείζω, τὰ δ'
ἐλάττω τὴν ὠφέλειαν παρεχόμενα τοῖς τῶν ἀνθρώπων σώ-
μασι. καὶ τοίνυν ἤδη τοῦ πλήθους τὸν ὅρον καὶ τῆς κτή-
σεως αὐτῶν ἐναργῶς οἶμαί σε τεθεᾶσθαι. ὥσπερ γὰρ τὸ
πηχυαῖον ὑπόδημα πρὸς τέλος ἐστὶν ἄχρηστον, οὕτω καὶ τὸ
ε' καὶ ι' ἔχειν ὑποδήματα, πλὴν δυοῖν. ἄλλα τε γὰρ ὄντα
πάντως αὐτάρκης ἡ χρεία. οὕτω δὲ καὶ τὴν ἐσθῆτα διπλῆν
ἔχειν αὐτάρκες, οἰκέτας τε καὶ σκεύη. ἐν ἡμῖν, ἔφην, οὐ
μόνον ἐσθὴς ὑπάρχει περιττοτέρα τῆς διττῆς, ἀλλὰ καὶ οἱ
οἰκέται, καὶ σκεύη, καὶ πάνθ' ἁπλῶς τὰ κτήματα πολὺ
πλείω τῶν διττῶν ἐστιν. πρόσοδον γὰρ ἔχομεν ἀφ' ὧν κε-
κτήμεθα πολλαπλασίαν, ἢ ὡς εἰς ὑγείαν μόνην ἐξ αὐτῶν
ὑπηρετεῖσθαι τῷ σώματι. τίνας οὖν, ἔφην, ὁρῶ τὸν ἀπο-
λαυστικὸν ὀνομαζόμενον ἑλομένους βίον, οὐ διπλάσια μόνον,
ἢ τριπλάσια δαπανῶντας ἡμῶν, ἀλλὰ καὶ πενταπλάσια, καὶ
δεκαπλάσια, καὶ τριακονταπλάσια. τὸν δ' ὡσαύτως ἐμοὶ

aegrotantibus idonea. Sunt quae utrifque et fanis et ae-
grotis ex aequo conducunt, ut oleum. Nonnulla rurfus
id genus majorem, aliqua minorem hominum corporibus
utilitatem afferunt. Atque jam abundantiae et poffeffionis
illorum finem manifefto te perfpexiffe arbitror; ficut enim
cubitalis calceus plane eft inutilis, fic etiam quinque et
decem habere calceamenta praeterquam duo incommo-
dum dicitur. Aliarum rerum commoditate abunde fatis
utimur. Ad hunc modum veftem duplicem famulofque
et fupellectilem poffidere fufficit. Apud nos, inquam, non
veftes folum plures duabus, fed famuli quoque et fupel-
lex fervantur; omnia denique noftrae domi dualem nu-
merum excedunt. Nam proventum ex iis, quae tenemus,
recipimus multiplicem magis, quam ut ad fanitatem fo-
lam corpori fuppeditetur. Quicunque, ajo, volnptuariam,
ut ferunt, degunt vitam, non duplo aut triplo plura quam
nos infumere videmus, verum quintuplo, decuplo, imo
ter decuplo. Alium rurfus eundem mecum vitae modum

48   ΓΑΛΗΝΟΥ ΠΕΡΙ ΔΙΑΓΝ. Κ. ΘΕΡΑΠ.

Ed. Chart. VI. [533. 534.]   Ed. Baf. I. (358. 359.)

διαιτώμενον θεῶμαι, λυπούμενον δ᾽ αὖ ὁμοίως ἐμοί, καίτοι
τῆς [534] οὐσίας οὐχ ἕκαστον ἔτος αὐξανομένης· ἐπεὶ ἐξ
αὐτῶν τῶν προσόδων ἀναλίσκεται μὲν τὸ ιʹ μέρος ἴσως, αἱ
λοιπαὶ δὲ θʹ μοῖραι τοῖς ὑπάρχουσι προστίθενται. βλέπω
γάρ σε οὐδὲ πρὸς τὰ καλὰ τῶν ἔργων δαπανῆσαι τολμῶντα,
μηδ᾽ εἰς βιβλίων ὠνὴν, καὶ κατασκευὴν, καὶ τῶν γραφόν-
των ἄσκησιν, ἤτοι γε εἰς τάχος διὰ σημείων, ἢ εἰς καλῶν
ἀκρίβειαν, ὥσπερ οὐδὲ τῶν ἀναγινωσκόντων ὀρθῶς. οὐ μὴν
οὐδὲ κοινωνοῦντά σε θεῶμαι, καθάπερ (359) ἐμὲ σὺ βλέ-
πεις ἑκάστοτε, τοῖς μὲν ἱματίοις οἰκετῶν, τοῖς δ᾽ εἰς τρο-
φὰς ἢ νοσηλείαν· τινῶν δ᾽ ἐθεασάμην καὶ τὰ χρέα δια-
λυσάμενος. ἐγὼ μὲν οὖν καταλείπω πᾶσαν ἣν ὁ πατήρ κα-
τέλιπέ μοι πρόσοδον, οὐδὲν ἐξ αὐτῆς περισσὸν ἀποτιθέμε-
νος, οὐδὲ θησαυρίζων, οὐδὲ πολλαπλάσια τῶν ἀναλισκο-
μένων ἀποτιθέμενος. ὅμως ἀνιέμενον φαίης πολλάκις ἐμὲ,
καθάπερ αὐτὸς ὁμολογεῖς, οὐδέποτε λυπούμενον ὁρῶν. ἆρ᾽
οὖν δύνασαι καθορᾶν τῆς λύπης σου τὴν αἰτίαν, ἢ παρ᾽

tenere confpicio, et ex aequo mecum dolere, licet facul-
tas non annis fingulis accrefcat, quum redituum decima
forfan infumatur portio, reliquae novem praefentibus ap-
ponantur. Video enim, te ne in honefta quidem rerum
ftudia quicquam impendere audere, nihil in librorum
emptionem et apparatum, item fcribentium exercitatio-
nem, five notis ad celeritatem, five figuris ad pulchritu-
dinem, quemadmodum nec in eos, qui recte legunt. In-
fuper nulli quippiam impartientem te video, ut me fre-
quenter fervis vidifti, his veftes, illis alimenta, vel ali-
quid aliud in aegrotationem fublevandam communicare,
nonnullorum etiam aes alienum folviffe vifus fum. Ob
quod omnem relinquo proventum, quem a patre fufcepi,
qui ex eo nihil, quod fuperfluum fit, repono, neque the-
fauros congero, neque multo plura, quam impenderim, re-
pono. Nihilominus tamen relaxantem me curas faepius
non negaveris, ficut ipfe fateris, nunquam dolentem vi-
difti. Nunquid igitur triftitiae tuae caufam potes perfpi-

ἐμοῦ καὶ τοὔνομα αὐτῆς ἀκοῦσαι ποθεῖς; ἤδη σοι καὶ τοῦτο
βούλει γενέσθαι; μίαν ἴσθι πασῶν λυπῶν αἰτίαν, ἣν ὀνο-
μάζουσιν οἱ Ἕλληνες ἐνίοτε μὲν ἀπληστίαν, ἐνίοτε δὲ
πλεονεξίαν. ἀπληστίαν μὲν ἀπὸ τοῦ τὰς ἐπιθυμίας ἀπλη-
ρώτους ἔχειν· ἀεὶ γὰρ ποθοῦσι τῶν ἔμπροσθεν οἱ ἄπληστοι.
ὥστε, κἂν διπλάσιον ἔχωσι, τριπλάσιον προσκτήσασθαι σπεύ-
δουσι, κἂν τριπλάσιον ἔχωσι, τετραπλασίων ἐφίενται. καὶ
οὕτως ἐφορῶσι τοὺς πλέονα κεκτημένους αὐτῶν, οὐ τοὺς
ἐλάττονα, καὶ τούτους ὑπερβάλλεσθαι ζητοῦσι, καὶ τούτων
πλέον ἔχειν ἐπιθυμοῦσι. σὺ γοῦν οὕτως, ἔφην, ἐὰν σκο-
πῇς ἅπαντας ἡμῶν τοὺς πολίτας, εὑρήσεις οὐ πολλοὺς
πλουσιωτέρους σαυτοῦ, ὥστε τῶν ὑπολοίπων ἁπάντων ἔσῃ
πλουσιώτερος· εὔδηλον δὲ, ὡς καὶ τῶν δούλων αὐτῶν, καὶ
προσέτι καὶ γυναικῶν τοσούτων. εἴπερ οὖν ἡμῖν οἱ πολῖ-
ται πρὸς τοὺς τετρακισμυρίους εἰσὶν, ὁμοῦ ἐὰν προσθῇς
αὐτῶν τὰς γυναῖκας καὶ τοὺς δούλους, εὑρήσεις σεαυτὸν
δυοκαίδεκα μυριάδων ἀνθρώπων οὐκ ἀρνούμενον εἶναι πλου-
σιώτερον, ἀλλὰ καὶ τούτους βουλόμενον ὑπερβαλέσθαι, καὶ

cere, an a me nomen ipſius audire deſideras? jamne
iſtud quoque tibi fieri vis? Unam omnium animi dolorum
cauſam intellige, quam Graeci nunc quidem inexplebilem
cupiditatem, nunc vero avidam habendi libidinem ap-
pellant, infatiabilitatem quidem ab eo, quod inexplebiles
habeat cupiditates. Quippe praeſentibus non contenti,
quae abſunt, deſiderant inſatiabiles. Nam ſi duplum con-
ſequantur, triplum parare contendunt; ſin triplum ha-
beant, quadruplum appetunt. Atque hoc modo ad ditiores,
non inferiores reſpiciunt; illos vincere moliuntur, illis
habere plura concupiſcunt. Tu igitur, inquibam, ſi uni-
verſos noſtros cives ſic inſpicias, paucos te ipſo locuple-
tiores reperies; eris autem facile reliquis omnibus opu-
lentior; item ſervis, ut conſtat, et tot praeterea mulie-
ribus. Si itaque nobis circiter quadraginta millia civium
adſint, appoſitis ſimul eorum uxoribus et famulis, haud
ibis infitias, te duodecim hominum myriadibus ditiorem
eſſe, ſed hos velle praecedere, et eximium inter opulen-

50 ΓΑΛΗΝΟΤ ΠΕΡΙ ΔΙΑΓΝ. Κ. ΘΕΡΑΠ.

Ed. Chart. VI. [534.]   Ed. Baf. I. (359.)

πάμπλουτον ἐν πλούτῳ γενέσθαι σε σπεύδοντι, καίτοι πο-
λίτην ἄμεινον ἐν αὐταρκείᾳ πρῶτον ὑπάρχειν, ὅπερ ἐστὶν ἐπί
σοι. τὸ δ᾽ ἐν πλούτῳ πρωτεύειν οὐκ ἀρετῆς, ἀλλὰ τύχης
ἔργον, ἥτις καὶ δούλους καὶ ἀπελευθέρους ἐργάζεται
ἡμῶν τῶν ὀνομαζομένων εὐγενῶν πλουσιωτέρους. ἀλλὰ σύ
γε, κἂν σχῆς, ὡς εὐχῇ, πλεῖον τῶν πολιτῶν ἁπάντων, οὐκ
ἀρκεσθήσῃ, περισκέψῃ δ᾽ αὐτίκα, μή τις ἐν ἄλλῃ πόλει
πλουσιώτερος. εἶτ᾽, ἂν ὑπηρετοῦσάν σοι σχῆς καὶ πρὸς
τούτοις τὴν τύχην, ἐπὶ τἄλλα μεταβὰς ἔθνη καὶ τῶν ἐν
ἐκείνοις πλουσίων ἐθελήσεις γενέσθαι πλουσιώτερος. ὥστ᾽
οὐ πάντων πλουσιώτερος, ἀλλ᾽ ἀεὶ πένης ἔσῃ διὰ τὰς ἀο-
ρίστους ἐπιθυμίας. εἰ δέ γε τῇ χρείᾳ τῶν κτημάτων ἐμέ-
τρεις σεαυτοῦ τὸ σύμμετρον, ἐκ τῶν πλουσίων ἂν ἤδη σαυ-
τὸν ἠριθμήκεις, ἢ πάντως γε τῶν εὐπόρων. ἐγὼ γοῦν
ἐμαυτὸν ἐκ τούτων ἀριθμῶ, καίτοι γε ἐλάττω σοῦ κεκτημέ-
νος. ἐὰν οὖν οὕτω πείσῃς σαυτὸν, οὐκέτι ἀνιάσει σε τῶν
ἀπολλυμένων οὐδὲν, ἔσῃ τε μακάριος, ὅσον ἐπὶ τῷ μὴ
λυπεῖσθαι διὰ χρήματα. τὴν δ᾽ αὐτὴν ταύτην ἀπληστίαν

tos fpectari, quamquam longe melior civis fit forte fua
contentus, qualis tu effe potes; fiquidem divitiis ex-
cellere non virtutis, fed fortunae munus eft, quae et
fervos et illiberales nobis, qui ingenui vocamur, locuple-
tiores efficit. Atqui tu, amplius licet univerfis civibus
poffideas, ut precaris, haud tamen contentus vives, quin
magis difpicies ftatim, num quis in civitate alia fit ditior.
Ubi fi fortunam, quae fuppeditare fatis valeat, nactus vi-
deare, ad alias tranfibis gentes, ibique primas inter di-
vites obtinere voles; quapropter non ditior omnibus,
fed ob infinitas cupiditates pauper eris perpetuo. Quod
fi rerum ufu mediocritatem tuam metiaris, divitum nu-
mero, aut eorum, qui vehementer rebus abundant, jure
optimo te afcripferis. Ego utique, tenuioris etfi fortunae,
quam tu, inter eos me numero. Si igitur ita habeas
perfuafum, nullius rei difpendium animo moleftum aut
grave fenties, degesque beatus, quantum divitiarum fecuro
conceditur. Caeterum fi eandem honoris ambiendi in-

Ed. Chart. VI. [5 4, 535.]   Ed. Baf. I. (359.)

ἂν ἐξέλῃς τοῦ τιμᾶσθαι βούλεσθαι, καὶ κατὰ τοῦτ᾽ ἄλυπος
ἔσῃ. εἰ δ᾽ οὐ μόνον ἀρκεῖ τιμᾶσθαι πρὸς τῶν συνήθων,
ἀλλὰ καὶ πάντας ἐθέλεις τοὺς κατὰ τὴν πόλιν ἐπαινεῖν σε,
οἵ τε μὴ γινώσκουσί σε τὴν ἀρχὴν, ἴσως οὖν βουλήσῃ πρό-
τερον ἀπ᾽ αὐτῶν γνωσθῆναι, δεύτερον δὲ τιμᾶσθαι. τοῦτο
δὲ τὸ μὲν γνωσθῆναι πᾶσιν ἐθέλειν ἀπλήστου φιλοδοξίας
ἔργον ἐστὶν, τὸ δὲ τιμᾶσθαι ματαίας φιλοτιμίας. ἀναγκαῖον
οὖν ἔσται σοι, καθάπερ ἐπὶ χρημάτων κτήσει νῦν ἀγρυπνίας,
οὕτως, ἐὰν [535] εἰς φιλοδοξίαν ἢ φιλοτιμίαν ἐκτείνῃς τὴν
ἐπιθυμίαν, ἀνιαθήσεσθαι μειζόνως ἐπὶ τοῖς μὴ γινώσκουσί
τε καὶ τιμῶσι πολλοῖς οὖσιν. εἴπερ οὖν εὕρομεν, καὶ ἀσκή-
σομεν ἐπ᾽ αὐτῶν διὰ παντὸς ἡμᾶς αὐτοὺς, καὶ ἄλυποι γε-
νησόμεθα. πῶς οὖν ἀσκήσομεν; ἐὰν γνῶμεν, πότερον ὀρθῶς
εἴρηται, πάθος εἶναι ψυχῆς μοχθηρότατον ἀπληστίαν·
κρηπὶς γάρ τις αὕτη φιλοχρηματίας ἐστὶ, καὶ φιλο-
δοξίας, καὶ φιλοτιμίας, καὶ φιλαρχίας, καὶ φιλονεικίας.
πρῶτον μὲν οὖν ἀεὶ πρόχειρον ἔχειν δεῖ τὸ περὶ τῆς αὐταρ-

fatietatem eximas, et hic a cura liber vives. At fi a fa-
miliaribus honorari tibi non fatis fuerit, nifi omnes, qui
in urbe degunt, tum ii, qui nondum te cognoverint, col-
laudent, forfan ab illis prius cognofci, dein honore affici
voles. Hoc autem ipfum, velle cognofci, ab omnibus, in-
fatiabilis gloriae cupiditatis opus eft, velle vero honorari
vanae ftultaeque ambitionis. Opus itaque tibi erit nunc
quoque, ut in divitiarum poffeffione vigilantia, fic, fi ad
gloriae ftudium et ambitionem defiderium tuum extendas,
excruciari magis ob illos, qui, multi quum fint, nec te
cognofcant, nec honorent. Quod ubi intellexerimus,
femperque nos in eo exerceamus, triftitia carebimus.
Qua vero ratione exercebimus, nifi intelligamus, rectene
dictum fit, inexplebilem cupiditatem affectum animi effe
peftilentiffimum, quippe quae fundamentum quoddam eft
avaritiae, gloriae ftudii, ambitionis, regnandi cupiditatis
et contentionis? Primum itaque in promptu femper ha-
bere oportet dogma de frugalitate, qua quis fuis conten-

Ed. Chart. VI. [535.]   Ed. Baf. I. (359.)

κείας δόγμα, συνημμένον δηλονότι τῷ περὶ τῆς ἀπληστίας.
ὁ γὰρ μισήσας τὴν ἀπληστίαν ἐφίλησε τὴν αὐτάρκειαν.
εἴπερ οὖν ἐν τούτῳ μόνῳ κεῖται τὸ ἄλυπον εἶναι, τοῦτο δὲ
ἐφ᾽ ἡμῖν, ἤδη πᾶν ἐφ᾽ ἡμῖν ἀλύπους γενέσθαι, πρόχειρον
μὲν ἔχουσι τὸ περὶ τῆς αὐταρκείας καὶ τὸ περὶ τῆς ἀπλη-
στίας δόγμα, τὴν δ᾽ ἐκ τῶν κατὰ μέρος ἔργων ἄσκησιν
ἑκάστης ἡμέρας ποιουμένην ἐπὶ τοῖσδε τοῖς δόγμασιν, ὅπερ
ἐκ τῆς πρώτης παιδείας ἑτέροις ὑπῆρξε, τοῦτο τοῖς ἀτυχή-
σασιν ἐκείνοις ὕστερόν ποθ᾽ ὑπάρξει δι᾽ ἧς εἶπον ὁδοῦ.
τίς γὰρ οὐκ ἂν ἐθελήσαι ἀλύπως εἶναι παρ᾽ ὅλον αὐτοῦ τὸν
βίον; ἢ τίς οὐκ ἂν τοῦτον προέλοιτο τοῦ πλούτου κινητοῦ
τε καὶ μιαροῦ μᾶλλον;

Κεφ. ι᾽   Ἐγὼ μὲν οὖν καὶ ταῦτα καὶ ἄλλα πολλὰ
διῆλθον ἐκείνῳ τε καὶ ἄλλοις ὕστερον πολλοῖς, καὶ πάντας
ἔπεισα τό γε παραυτίκα· τὴν δὲ ἐκ τῶν ὑστέρων ὠφέλειαν
ὀλιγίστους εἶδον ὕστερον ἔχοντας. τηλικαῦτα γὰρ ἤδη τὰ
πάθη τῆς ψυχῆς ηὐξήκασιν οἱ πολλοὶ τῶν ἀνθρώπων, ὡς
ἀνίατα ὑπάρχειν εἰ δέ τις ἔτι μετρίοις δουλεύει πάθεσιν,

tus eſt, conjunctum ſcilicet ei, quod de inexplebili cupiditate
dicitur.   Nam quicunque inexplebilem cupiditatem oderit,
frugalitatem amabit.   Quare ſi in hoc ſolo poſitum eſt
ipſum dolore carere, id autem in nobis ſit, jam licet
citra dolorem vivere, dum in promptu quidem habemus
dogma, quomodo quis ſuis contentus ſit, et de inſatiabili
cupiditate: particularium vero operum exercitationem,
quae ſingulis ſit diebus in his dogmatibus, quod ex prima
inſtitutione aliis advenit, illis, qui hoc non conſequuti
ſunt, hac qua dixi via poſt aliquando continget. Quis
namque dolore per aetatem ſuam vacare nolit? Aut quis
hoc non divitiis perituris ſceleſtiſque praepoſuerit?

Cap. X.   Haec igitur aliaque multa illi, tum
aliis poſtea plurimis recenſui, atque omnibus ſtatim
perſuaſum eſt; at paucißimos poſt illa utilitatem ex
poſterioribus reportaſſe vidimus. Uſque adeo enim ple-
rique illorum jam affectus accreverant, ut curatio-
nem effugerent.   At ſi quis mediocribus adhuc inſervit

Ed. Chart. VI. [535.]   Ed. Baf. I. (359.)

γνῶναί τ᾽ ἂν οὕτω δύναταί τι τῶν πρῶτον εἰρημένων, ἐπι-
στήσας ἑαυτῷ, καθάπερ ἔμπροσθεν εἶπον, ἐπόπτην τινὰ
καὶ παιδαγωγὸν, ὅστις ἑκάστοτε τὰ μὲν ἀναμιμνήσκων αὐ-
τὸν, τὰ δ᾽ ἐπιπλήττων, τὰ δὲ προτρέπων τε καὶ παρορ-
μῶν ἔχεσθαι τῶν κρειττόνων, ἑαυτόν τε παράδειγμα παρέ-
χων ὧν λέγει καὶ προτρέπει,· δυνήσεται κατασκευάσαι λόγῳ
ἐλευθέραν τε καὶ καλὴν τὴν ψυχήν. αἰσχρὸν γὰρ τὴν μὲν
κατὰ νόμους ἀνθρωπίνους ἐλευθερίαν ἀντὶ πολλῶν πεποιῆ-
σθαι, τὴν δ᾽ ὄντως καὶ φύσει μὴ σπουδάζειν, ἀλλ᾽ αἰ-
σχραῖς καὶ ἀσελγέσι καὶ τυραννικαῖς δεσποίναις δουλεύειν,
φιλοχρηματίαις τε καὶ σμικρολογίαις καὶ φιλαρχίαις καὶ
φιλοδοξίαις καὶ φιλοτιμίαις. καίτοι τούτων ἁπασῶν οὐκ
ἂν ὀκνήσαιμι φάναι μητέρα πλεονεξίαν. τίς οὖν ἔχων ταύ-
την ἐν τῇ ψυχῇ δύναται καλὸς κἀγαθὸς γενέσθαι; τίς δ᾽
οὐκ ἂν εἴη θανάτων ἄξιος μυρίων, εἰ μὴ μισήσειε τὸ
τοιοῦτον αἶσχος τοῦτο; πολὺ δὲ μᾶλλον μισητέον ἐστὶ καὶ
φευκτέον αὐτὸ σωθῆναι βουλομένοις νέοις, ὡς, ἐὰν φθά-
σωσιν ἐκτραφέντες ἀπλήστως χρημάτων ἐπιθυμεῖν, δυνατόν

affectibus, in hunc modum illorum quippiam, quae prius
narravi, poffit cognofcere, adhibito fibi, ut dictum eft,
infpectore et magiftro, qui alia frequenter in memoriam
reducat, alia corripiat, partim iterum admoneat, ac ad
meliora proficifci inftiget, feipfum praebeat exemplum
illorum, quae dicit monetque, poterit animum liberalem
probumque verbis parare. Turpe namque, libertatem,
quae in legibus confiftit humanis, maximi effe exiftima-
tam, illam autem, quae vera et naturalis, non affectare,
fed obfcoenis potius, lafcivis et tyrannicis fervire domi-
nis, nempe avaritiae, fordibus, ambitioni, laudis atque
honoris cupiditatibus, quarum fane omnium matrem ap-
pellare avidam habendi plura cupiditatem non dubitave-
rim. Quis ergo in animo hanc fovens bonus probufque
fieri poteft? Quis non mille mortibus dignus, nifi talem
iftam oderit turpitudinem? At omnium maxime iuveni-
bus habenda eft odio, qui falutem defiderant, qui fi poft
educationem protinus immodice divitias audeant appe-

54 ΓΑΛΗΝΟΥ ΠΕΡΙ ΔΙΑΓΝ. Κ. ΘΕΡΑΠ.

Ed. Chart. VI. [535. 536.]   Ed. Baf. I. (559.)

οὐκ ἔτ᾽ αὐτοῖς μετὰ τεσσαρακοστὸν ἔτος ὠφεληθῆναι. τίθει
δ᾽, εἰ βούλει, πεντηκοστὸν, ἵνα μήτις ἡμᾶς ἀπανθρώπους
φῇ, καθάπερ ἤκουσά τινος λέγοντος ἥττονας μὲν ἀνθρώ-
πους καὶ λιχνείας, καὶ ἀφροδισίων, καὶ δόξης, καὶ τιμῆς
οὐκ ὀλίγους, ἑαυτὸν δὲ πλούσιον ἑνὸς ἡττώμενον, διότι
μηδενὸς ἐτύγχανεν ὧν ἐφίετο. καὶ γὰρ δὴ ἐπειδὴ καὶ
οὗτος πολλοῦ χρόνου καθ᾽ ἑκάστην ἡμέραν ἑώρα φαιδρὸν
ἐμὲ, αὐτοῦ κακοπραγοῦντος, ἐδεῖτο διδάσκειν ὅπως ἂν
αὐτὸς μὴ ἀνιῷτο. [536] φάντος δέ μού οἱ πλεόνων ἐτῶν
δεῖσθαι πρὸς ἐπανόρθωσιν ὧν ηὔξησε μέχρι δεῦρο παθῶν,
ἀνακραγὼν εἶπεν· Οὐδὲν ἀπανθρωπότερον σοῦ· ὥσπερ
ἐμοῦ σπουδάζειν δυνηθέντος μὲν ἂν, εἰ ἐβουλήθην, ἄλυπον
αὐτὸν ἐργάσασθαι τάχιστα, φθονήσαντος δέ τινος εὐεργε-
σίαν. καίτοι μόνῳ τούτῳ τῶν μαθημάτων οὐδεὶς τῶν
πέλας δύναται φθονῆσαι. συμφέρει γὰρ ἡμῖν ἅπαντας ἀν-
θρώπους, οἷς συνδιατρίβομεν, ἔξω τῶν ψυχικῶν παθῶν εἶναι,
μήτε φιλοδοξίαν, μήτ᾽ ἄλλο τι τοιοῦτο τὴν ψυχὴν λελω-
βημένους. ὅσῳ γὰρ ἂν ὦσι βελτίους οἵδε, τοσούτῳ καὶ

tere, impoſſibile erit ipſis poſt annum quadrageſimum ſe
ipſos recuperare. Sed pone, ſi ita vis, quinquageſimum,
ne quis inhumanitatis me arguat; quemadmodum quen-
dam audivi dicentem, homines crapulis, voluptatibus ve-
nereis, gloria et honoribus non paucos ſuperari, ſe vero
divitem uno tantum vinci, eo quod, quae peteret, necdum
acceperit. Nam is quum ſatis diu me ſingulis diebus hila-
rem videret, ipſo male affecto, precabatur, ut docerem, quo-
modo nullam animi aegritudinem pateretur. Sed ubi di-
cerem rurſus, annis pluribus ei opus eſſe ad affectuum cu-
rationem, in quibus accreverit hactenus, vociferans dixit:
Nihil te inhumanius. Quaſi vero potuiſſem, ſi ita libi-
tum fuiſſet, indolentem reddere celerrime, ſed benefi-
cium ei invidiſſem, licet ſoli huic diſciplinae nemo alius
invidere poſſit. Porro e re noſtra eſt, omnes, quibuſcum
conſuetudinem habemus, ab animi affectibus immunes
eſſe, nec honoris cupiditate nec alio ejuſmodi vitio la-
borare. Quo namque meliores hi extiterint, hoc utilio-

Ed. Chart. VI. [536.]	Ed. Baf. I. (359. 360.)

ἡμῖν ὠφελιμώτεροι φίλοι γενήσονται. πάλιν οὖν ἐπὶ τὸν
ἀληθῆ ἄνδρα γενέσθαι βουλόμενον ἐπανελθὼν ὑποθήσο-
μαι τὴν κοινὴν ὁδὸν εἰς ἅπαντα (360) τὰ κατὰ τὴν ψυ-
χὴν ἡμῶν καλά. χρὴ γὰρ αὐτὸν τὸν ἐπιστάτην ἐπιστῆσαι
τό γε καταρχὰς ἐφ' ἑκάστῳ τῶν πρασσομένων, ὃς ἀναμνή-
σει τὸ παρορώμενον. ἔστι γὰρ ἐνίοτε δυσδιόριστον ἐν ταῖς
πράξεσι τὸ κατὰ σμικρολογίαν πραττόμενον τοῦ κατ' οἰκο-
νομίαν, ὥστ' ἀδύνατόν ἐστι νῦν ὁρίσαι τοῦτο τὸ πρῶτον
ἀρχομένῳ τὸ τῆς φιλοχρηματίας ἐκκόπτειν πάθος. ὥσπερ
δ' ἐν τούτῳ ἡ ἀρετὴ γειτνιᾷ τῇ κακίᾳ, κατὰ τὸν αὐτὸν
τρόπον τῆς φιλοτιμίας ἐκκοπτομένης. ἀναίσχυντον γὰρ κατὰ
τὰς καλὰς πεφυκυίας ψυχάς, ἑτέρους μὲν εἶναι τοὺς ὀψο-
μένους τὰ τῶν σωθῆναι δυναμένων νέων ἁμαρτήματα, πρες-
βύτας μὲν τὴν ἡλικίαν, ἐν ὅλῳ δὲ τῷ βίῳ πεῖραν ἱκανὴν
δεδωκότας ἐλευθέρας γνώμης· οἷς ἐπιτιμῶσιν οὐκ ἀντι-
τείνειν, οὐδ' ἀπεχθάνεσθαι προσήκει, ἀλλὰ χάριν εἰδέναι,
καὶ παρακαλεῖν ἀεὶ λέγειν τἀληθῆ, καὶ γνόντας αὐτὸ πει-

res nobis amicos experiemur. Rurſus jam ad eum, qui
apud virum omnino veracem cupiat verſari, reverſus,
communem ad omnes animi virtutes viam ſubjuncturus
ſum. Principio enim praeſidi ſtatuendum venit, ut in
ſingulis actionibus id, quod alterum latuerit, in mentem
reducat. Siquidem iudicatu interim ex ſunctionibus eſt
difficile, quid ſordities a frugalitate diſſentiat. Unde nullo
pacto, qui primum incipit pecuniae cupiditatis affectum
edomare, definire hoc poteſt. Quemadmodum enim hic
virtus vicina eſt malitiae, ſic ambitione exciſa in bene
natis animis modeſtia naſcitur. Caeterum juvenum, in
quibus ſalutis aliqua ſpes effulgeat, vitia ſenes, ſed qui
in tota vita ingenuae indolis ſpecimen abunde ſatis ex-
hibuerunt, inſpicere decet, increpantibus autem non ob-
ſtrepere, nec odium erga illos oſtendere, verum gratiam
agere; caeterum adhortari ſemper oportet, ut verum
praedicent. Quo cognito, conaberis ex tot affectibus, ſi

ρᾶσθαι, κἂν μὴ κατὰ μεγάλα μόρια, κατὰ σμικρὰ γοῦν
ἀποκόπτειν τι τοῦ μεγέθους τῶν παθῶν, εἰ καὶ χαλεπὸν
ἐν ἀρχῇ τοῦτο, καὶ μετὰ πολλῆς ταλαιπωρίας φαίνοιτο
γιγνόμενον, ἐννοοῦντας οὐχ ὁμοίως χαλεπὸν ἔσεσθαι τοῦ
χρόνου προϊόντος. ὅσον γὰρ ἂν αὔξηται ἡμῶν τὸ λογιστι-
κὸν ἐν ταῖς τοιαύταις ἀσκήσεσι, καθ᾽ ὑπερ ἡττᾶται καὶ
μειοῦται τὰ πάθη, τοσοῦτον ῥᾷον ὕστερον ἡ παντελὴς
ὑποταγή. ὅπου γὰρ ἔτι μεγίστων ὄντων ἐκράτησεν ὁ λο-
γισμὸς ἀγύμναστος ὢν, εὔδηλον ὡς μᾶλλον κρατήσει, διτ-
τῆς ὑπεροχῆς ἐν τῷ χρόνῳ προγενομένης αὐτῷ. καὶ γὰρ
αὐτὸς ἐξ ὧν ἐγυμνάσατο πολὺ γενναιότερος ἔσται, κἀκεί-
νοις διατελέσει σμικροτέροις γιγνομένοις. ἥκει δὲ καὶ θά-
τερον αὐτῶν μόνον εἰς τὴν τοῦ μέλλοντος ἐλπίδα. διόπερ
ἐν ἀρχῇ τῆς ἀσκήσεως οὐ προσῆκεν ἀθυμεῖν, ὀλίγην ἐπί-
δοσιν ἑαυτῷ γιγνομένην αἰσθανόμενον ἐν τῇ τῶν παθῶν
ἰάσει. μεγάλα γὰρ ἔσται τοῦ χρόνου προϊόντος, ἐὰν μόνον
ὑπομένῃ τις ἀκούειν ὧν ἁμαρτάνει, τὴν ἀληθινὴν φιλίαν
ἑαυτὸν φιλήσας καὶ βουληθεὶς γενέσθαι καλὸς κἀγαθὸς,

non multum, certe pauxillum evellere, quanquam initio
factu difficile et multo labore fieri videatur. At cogita-
bimus haud ita procedente tempore futurum. Quo enim
ratio noſtra magis in hujuſmodi exercitiis aucta fuerit,
quibus coercentur minuunturque affectus, hoc minori ne-
gotio perfecta animi continget ſubjectio. Quippe ubi
rationis particeps anima nondum exercitata maximis
etiam affectibus imperaverit, magis id duplici tempo-
ri ſpatio, incremento accepto, facturam eſſe liquet. Et-
enim quibus exercitata eſt, multo generoſior evadet, et
animi motibus proderit imminuendis. Atqui alterutrum
in futuri boni ſpem dumtaxat ſuffecerat. Proinde in ipſo
exercitii principio animum deſpondere non expedit, exi-
guum licet incrementum virtutis in affectuum curatione
advenire ſentias. Magna enim haec paulo poſt futura
ſunt, modo ſuſtineas audire, quae delinquas, tum vero
temetipſum amore proſequaris, bonus ac probus eſſe cu-

οὐ φαίνεσθαι μόνον. ἡ μὲν δὴ τῶν παθῶν τῆς ψυχῆς
γνῶσίς τε καὶ θεραπεία κατὰ τὴν εἰρημένην ὁδόν· περὶ
δὲ τῶν ἁμαρτημάτων ἐφεξῆς εἰρήσεται.

piens, non videri folum. Jam quidem animi affectuum
cognitio curatioque hac qua dixi via comparabitur.
Caeterum de erroribus deinceps fermo futurus eſt.

ΓΑΛΗΝΟΥ ΠΕΡΙ ΔΙΑΓΝΩΣΕΩΣ ΚΑΙ ΘΕΡΑΠΕΙΑΣ ΤΩΝ ΕΝ ΤΗι ΕΚΑΣΤΟΥ ΨΥΧΗι ΑΜΑΡΤΗΜΑΤΩΝ ΒΙΒΛΙΟΝ.

Ed. Chart. VI. [537.]   Ed. Baf. I. (360.)

Κεφ. α'. Ἡ μὲν δὴ τῶν παθῶν ἐν ἑκάστου ψυχῇ διάγνωσίς τε καὶ θεραπεία κατὰ τὴν εἰρημένην ὁδὸν ἐν τῷ πρὸ τούτου γράμματι λέλεκται, περὶ δὲ τῶν ἁμαρτημάτων ἐφεξῆς ἂν εἴη ῥητέον. ἄρχομαι οὖν καὶ νῦν ἀρχὴν ἀρίστην, ἣν ἅπαντες ὁμολογοῦσιν, εἰ καὶ μὴ διὰ τῶν ἔργων ἐπιδείκνυνται, τί ποτε λέγουσιν ἁμάρτημα, λόγῳ διελθὼν, ὅπως ἡμῖν ἀμφιβολία μηδεμία κατὰ τὸν ἑξῆς λόγον ὑπολείποιτο,

---

GALENI DE CVIVSQVE ANIMI PECCA-TORVM DIGNOTIONE ATQVE MEDELA LIBELLVS.

Cap. I. Equidem cujusque animi perturbationum dignotio ac curatio fecundum traditam fuperiori commentario rationem enarrata eft; at deinceps de peccatis dicendum erit. Exordior itaque, ac nunc optimo exordio, quod omnes concedunt, etfi non operibus demonſtrant; quid nimirum peccatum vocitent, oratione percurram, ut nobis procedente oratione ambiguitas nulla relin-

δεικνὺς, ὡς γε εἰώθασι χρῆσθαι τῇ φωνῇ ταύτῃ πάντες οἱ
Ἕλληνες. ἐνίοτε μὲν γὰρ ἐπὶ τῶν κατὰ κρίσιν οὐκ ὀρθῶς
γιγνομένων, ὡς εἶναι τοῦ λογιστικοῦ μόνου τῆς ψυχῆς,
ἐνίοτε δὲ κοινῇ, ὡς καὶ τῆς ἀλόγου δυνάμεως ἅπτεσθαι
*　　　*　　　*　　　*　　τί συγκατάθεσις
ἁμαρτήματος, συνωμολόγηται πᾶσι· τί δὲ καὶ ἀσθενὴς,
οὐκ ἔτι· μεταξὺ γὰρ δοκεῖ τισιν ἄμεινον εἶναι τίθεσθαι
τὴν ἀσθενῆ συγκατάθεσιν ἀρετῆς τε καὶ κακίας. ἀσθενῆ
δὲ λέγουσι συγκατάθεσιν, ὅταν μηδέπω πεπεικότες ὦμεν
ἡμᾶς αὐτοὺς, οὕτως ἀληθῆ τήνδε τινὰ δόξαν ὑπάρχειν,
ὥστε πέντε δακτύλους ἔχειν, εἰ τύχοι, καθ᾽ ἑκατέραν χεῖρα,
καὶ τὰ δὶς δύο τέτταρα εἶναι. ἴσως μὲν ἐπὶ πρεσβύτου
δι᾽ ὅλου τοῦ βίου σχολάσαντος εὑρήσεις τῶν ἀληθῶν ἁμαρ-
τημάτων, ἢ συγκαταθέσθαι τινὶ τῶν ἀπόδειξιν ἐπιστημονι-
κὴν ἐχόντων ἀσθενῶς. ἐπιστήμη γοῦν ἐστι τοῦ γεωμετρικοῦ
τοιαύτη περὶ τὰ δεδειγμένα διὰ τῶν Εὐκλείδου στοιχείων,
ὁποία τῶν μορίων ἐστὶ τοῦ τὰ δὶς δύο τέτταρα εἶναι. τὴν
δ᾽ αὐτὴν ἐπιστήμην ἔχει καὶ περὶ τῶν ἐφεξῆς τούτοις

quatur, doceboque, ut omnes Graeci hac uti voce confue-
verint. Interdum quidem de iis intelligitur, quae ju-
dicio non recte fiunt, adeo ut fit folius rationalis ani-
mae facultatis; interdum vero communiter, ut cum bruta
facultate conjungatur　　*　　*　　*　　*　　quid-
nam fit peccati confenfus, omnibus in aperto eft; quid
vero imbecillus *confenfus*, non item; fiquidem nonnullis
imbecillum hunc affenfum inter virtutem vitiumque me-
dium ponere fatius effe vifum eft; imbecillum vero effe
confenfum praedicant, quum nobis ipfis nondum ita ve-
ram effe opinionem aliquam perfuaferimus, ut exempli
gratia, in utraque manu quinos habere digitos, aut bis
duo quatuor effe. Forfan utique fenem quempiam offen-
deris, qui in omni vita veris peccatis operam dederit,
vel alicui fcientificam demonftrationem habenti infirme
affentiri. Scientia igitur geometrae de his, quae per Eu-
clidis elementa demonftrata funt, talis eft, qualis partium
eft, bis duo quatuor effe: eandem quoque fcientiam et

60 ΓΑΛΗΝΟΥ ΠΕΡΙ ΔΙΑΓΝ. Κ. ΘΕΡΑΠ.

Ed. Chart. VI. [537. 538.]　　　　　Ed. Baf. I. (36ο.)

διδασκομένων σφαιρικῶν θεωρημάτων, ὥσπερ γε καὶ τῶν
κατ᾽ αὐτὰ ἀναλυομένων ἁπάντων τῶν κωνικῶν καὶ τῶν
γνωμονικῶν. [538] ἐὰν οὖν ἀμφιβάλληται βραχύ, καὶ μήτ᾽
ἰδίαν ἑαυτοῖς ἔχῃ συγκατάθεσιν, ἣν κατάληψιν ὀνομάζουσί
τινες, ἁμάρτημα εἶναι τοῦτο συγχωρήσειεν ἄν τις, ὡς γεω-
μετρικοῦ δηλονότι τἀνθρώπου. τοῦ μέντοι κατὰ τὸν βίον
ἁμαρτάνοντος ἐν τοῖς περὶ ἀγαθῶν τε καὶ κακῶν γνώσεώς
τε καὶ κτήσεως καὶ φυγῆς αἱ μοχθηραὶ δόξαι συνίσταν-
ται καὶ ψευδεῖς, συγκατάθεσις ἢ προπετής, ἢ ἀσθενής.
ἐνταῦθα οὖν ἤδη κίνδυνος, ὡς σμικρὸν ἅμα ἁμάρτημα καὶ
μέγιστον, ἐὰν ψευδῶς συγκατατιθώμεθα τῇ τῶν ἀγαθῶν τε
καὶ κακῶν δόξῃ. κατὰ μὲν τοὺς Ἀκαδημαϊκούς τε καὶ
Πυῤῥωνείους, οὐ συγχωροῦντας ἂν ζητοῦμεν ἀπόδειξιν ἐπι-
στημονικὴν ἔχειν ἡμᾶς, ἅπασαι συγκαταθέσεις ἐξ ἀνάγκης
μέν εἰσι προπετεῖς, ἐνδέχεται δὲ αὐτὴν εἶναι καὶ ψευδῆ.
καὶ τῶν ἀποφηναμένων φιλοσόφων ὑπὲρ ἀγαθῶν τε καὶ κα-
κῶν ἀλλήλαις μαχομένας δόξας οὐκ ἐγχωρεῖ, φασίν, ἀπά-

deinceps traditorum de fphaera praeceptorum habet, quem-
admodum et omnium fecundum haec refolutorum de tur-
binatis figuris atque gnomonicis. Quamobrem, fi parum
quis ambigat, neque proprium ipfis confenfum praebeat,
quem comprehenfionem nonnulli appellant, hoc effe pec-
catum, ut hominis videlicet geometrae, quifpiam jure
concefferit. At ejus, qui in vita peccet bonis malifque
cognofcendis, poffidendis, aut evitandis, improbae opinio-
nes falfaeque confiftunt, affenfus videlicet aut proclivis,
aut imbecillus. Hic jam igitur periculum impendet, ne
parvum fimul et maximum peccatum. committatur, fi
falfae de bonis ac malis opinioni affentiamur. Secun-
dum Academicos plane ac Pyrrhoneos eorum, quae a no-
bis inquiruntur, fcientificam demonftrationem haberi ne-
gantes, omnes qui nunc habentur *de re aliqua* confen-
fus, neceffario funt temerarii, quin etiam et falfi effe
poffunt. Ajunt praeterea, philofophorum latas de bonis
malifque inter fe pugnantes fententias veras effe non

Ed. Chart. VI. [538.]   Ed. Baf. I. (360.)

σας ἀληθεῖς εἶναι, δύνασθαί γε μὴν ἴσως εἶναι ψευδεῖς
ἁπάσας, ὡς μήτε ἡδονὴν τὸ ἀγαθὸν εἶναι, μήτε ἀοχλησίαν,
μήτ᾽ ἀρετήν, ἢ τὴν κατ᾽ αὐτὴν ἐνέργειαν, ἢ ὅλως ὁτιοῦν
ἄλλο τῶν εἰρημένων τοῖς φιλοσόφοις. πρῶτον οὖν ἐπισκέψα-
σθαι δεῖ τὸν ἀναμάρτητον εἶναι βουλόμενον, εἰ ἔστιν ἀπό-
δειξις ἀδήλου πράγματος, ὅταν εὕρῃ, ζητῆσαι, μὴ κατὰ τὸ
πάρεργον αὐτῶν μόνον, ἀλλ᾽ ἐν τῷ χρόνῳ συχνῷ μετὰ τῶν
ἀληθεστάτων ἀνδρῶν, καὶ φύσιν συνετῶν, καὶ γεγυμνασμέ-
νων ἐν θεωρίαις λογικαῖς, ὁποία τίς ἐστιν ἡ ἀποδεικτικὴ
μέθοδος, εἶθ᾽, ὅταν πεισθῇ τις αὐτὴν εὑρηκέναι, μετὰ
τοῦτο χρόνῳ πολλῷ πάλιν ἀσκηθῆναι, πρὶν ἐπὶ τὴν τῶν με-
γίστων ἰέναι ζήτησιν, ἢ διὰ τὸ ἀγαθὸν (ὅπερ δὴ καὶ
τέλος ὀνομάζουσι τοῦ βίου) κτηθὲν εὐδαίμονας ἡμᾶς,
ἢ μακαρίους, ἢ ὅπως ἂν ἄλλως ὀνομάζειν ἐθέλῃ τις, ἐρ-
γάζεται.

Κεφ. β'. Ἆρ᾽ οὖν, ὦ πρὸς θεῶν, οἱ χωρὶς τοῦ πεῖ-
σαιπ ρότερον ἑαυτοὺς, ὅτι τὴν ἀποδεικτικὴν μέθοδον ἴσασιν,

poſſe, poſſe tamen fortaſſis eſſe falſas omnes, ut neque
voluptas bonum ſit, neque perturbationum vacuitas, ne-
que virtus, neque ab ipſa procedens actio, neque aliud
omnino quicquam eorum, quae a philoſophis enumerata
ſunt. In primis itaque eum, qui a peccatis mundus eſſe
cupiat, rei illius ignotae, quam invenire ſatagit, demon-
ſtratio ſit nec ne, conſiderare oportet, idque non obiter
modo, ſed longo etiam tempore inter veraciſſimos ho-
mines verſantem, qui naturali quadam prudentia praediti
ſint, atque in rationalibus diſciplinis exercitati, qualis eſt
demonſtrativa methodus, ſpeculari conveniet. Deinde
quum quis ipſam ſe inveniſſe ſibi perſuaſerit, poſtea longo
temporis intervallo iterum ſeſe exercere debet, antequam
ad maximarum rerum inquiſitionem accedat; aut propter
bonum (quod ſane et vitae finem nuncupant) compara-
tum felices nos, aut beatos, aut quod quis aliter nomi-
nare velit, efficiat.

Cap. II. Nonne igitur, per deos, illi, qui prius,
quam demonſtrativam methodum ſeſe inveniſſe credant,

ἐπιχειροῦντες εὑρέσει μεγίστων πραγμάτων, οὐ φανερῶς εἰσι
προπετεῖς; ἐμοὶ μὲν καὶ πάνυ δοκοῦσι· παραπλήσιον γὰρ
τι ποιοῦσι τοῖς πρὸ τοῦ πεῖσαι σφᾶς αὐτοὺς ἱκανῶς ἐπὶ τῶν
ἀριθμῶν γεγυμνάσθαι τελείωσιν τολμῶσιν ἀποφαίνεσθαί τι
περὶ λογιστικῶν ἢ ἀριθμητικῶν θεωρημάτων. ὥσπερ οὖν
τούτους ἀναγκαῖόν ἐστι σφάλλεσθαι πολλαχόθι, κατὰ τὸν
αὐτὸν τρόπον, ὅσοι πρὸ τοῦ γυμνάσασθαι κατὰ τὴν
(36ι) ἀποδεικτικὴν μέθοδον ἐπιχειροῦσιν ἀποδεικνύειν, ἀδύ-
νατον αὐτοῖς μὴ σφαλθῆναι. ὅτι μὲν γὰρ ἔνιοι τῶν ψευ-
δολόγων πείθουσί τινας, εὔδηλον ἐκ τοῦ πλήθους τῶν αἱ-
ρέσεων. ὅτι δὲ οὐκ ἂν ἔπειθον, ὡς ἀληθῶς, εἰ μή τις ἦν
αὐτοῖς ὁμοιότης, οὐδὲ ταῦτα δῆλον· ὡς οὐ σμικράν γε χρὴ
νομίζειν εἶναι τὴν ὁμοιότητα, ῥᾷστα γὰρ ἂν ἐφωράθη τις,
οὐ τῷ χρόνῳ βασανιζομένῃ πρὸς ἀνδρῶν ἀξιολόγων τε καὶ
πολλῶν. ὅπερ οὖν Ἱπποκράτης ἐπὶ τῶν κατὰ τὴν ἰατρικὴν
πραγμάτων εἶπε, τοῦτο φαίνεται κατὰ φιλοσοφίαν ὑπάρχειν.
Ἱπποκράτης δ᾽ εἶπεν, τὰς ὁμοιότητας πλάνας καὶ ἀπορίας

ad maximarum rerum iudagationem tranfeunt, evidenter
temerarii funt? mihi equidem maxime hujufmodi effe
videntur; ifti enim idem faciunt atque illi, qui, antequam
fatis fe in numerorum fcientia exercuiffe fibi perfuafe-
rint, aliquid de fupputatoriis praeceptis atque arithme-
ticis enunciare audent. Igitur, ut hos plerumque falli
neceffe eft, ita et quicunque prius aliqua demonftrare
conantur, quam in demonftrativa methodo verfati fint,
quin errores committant, fieri nequit. Etenim quod non-
nulli ex his, qui falfa edocent, quibufdam perfuadeant,
fectarum multitudo teftatur; quod vero neque illis haec,
nifi aliqua fimilitudo intercederet, perfuadere potuiffent,
cuique palam eft; neque parvam hanc effe fimilitudinem
profecto exiftimare convenit, nam alioqui facillime de-
prehenderetur, neque longo temporis decurfu nedum a
clariffimis viris, fed etiam a vulgaribus examinaretur.
Quod itaque in re medica Hippocrates ufu venire ajebat,
illud et in philofophia accidere videtur. Dicebat autem
Hippocrates, fimilitudines bonis etiam medicis errores

Ed. Chart. VI. [538, 539.]   Ed. Baf. I. (361.)

ἐργάζεσθαι καὶ τοῖς ἀγαθοῖς ἰατροῖς, ὡς οὐ μόνον τῶν
ἐπιτυχόντων ἰατρῶν ἐν ταῖς ὁμοιότησι σφαλλομένων, ἀλλὰ
καὶ [539] τῶν ἀρίστων. ὥστ' οὐκ ἀπεικός ἐστι, καὶ τοῖς
ἀγαθοῖς φιλοσόφοις ἐν τοῖς κατὰ φιλοσοφίαν ἀπορίας τε
καὶ πλάνας γίγνεσθαι. περὶ τὰς ὁμοιότητας τῶν διδύμων
οἱ συνήθεις μὲν ἑτοίμως διαγιγνώσκουσιν, οἱ δ' ἀήθεις οὐ
δύνανται, κατὰ τὸν αὐτὸν λόγον οὐδὲ τὰς ἐν τοῖς λόγοις
ὁμοιότητας, ὅσοι μὴ πάνυ τρίβωνες λόγων ὑπάρχουσι, μηδ'
ἑκάστης ἡμέρας, ὥσπερ οἱ τῶν διδύμων ἀδελφῶν ὁμοδίαιτοί
τε καὶ ἠθάδες, ἱκανοὶ διαγιγνώσκειν εἰσίν. ἓν μὲν δὴ
πρῶτον τοῦθ' ἁμάρτημά ἐστι μέγιστον τῶν προπετῶς ἀπο-
φηναμένων τι περὶ τῶν κατὰ τὸν ἀνθρώπινον βίον ἀγαθῶν
τε καὶ κακῶν ἐκ φιλαυτίας, ἢ δοξοσοφίας, ἢ ἀλαζονείας,
ἢ φιλοτιμίας φυόμενον· ἐνίους μὲν γὰρ ἀναπεπεικότας ἑαυ-
τούς, ὡς ὀρθῶς δοξάζουσιν, ἐνίους δὲ τιμῆς ἕνεκεν ἢ
προσχηματισμοῦ τοὺς πέλας μὲν ἀναπείθοντας, αὐτοὺς δ' ὑπό-
πτως ἔχοντας ὑπὲρ ὧν λέγουσιν. ἁμαρτάνουσιν ἑκάτεροι δη-
λονότι, γιγνώσκοντες μὲν οἱ δεύτεροι, καὶ εἴη ἂν αὐτῶν ἐμπαθὲς

difficultatefque parere, utpote non vulgaribus dumtaxat
medicis, verum etiam nobiliſſimis ob fimilitudines in er-
rorem labentibus. Quare neque alienum eſt, in philo-
fophia etiam optimis philofophis dubitationes errorefque
ex fimilitudinibus fuboriri; gemellorum fimilitudines, quos,
qui cum ipfis verfari confueverunt, facile dignofcunt,
non affueti minime id queunt. Eadem ratione et illae
quae in rationibus funt fimilitudines eos, qui fefe non
diu neque quotidie in ſtruendis rationibus exercue-
runt, quemadmodum et gemellorum fratrum fimilitu-
dines, qui cum iis vivunt et confuetudinem habent, pof-
funt dignofcere. Hoc utique unum primum eſt eorum
peccatum maximum, qui aliquid de humanae vitae bonis
malifque temere pronunciant, natum ex amore fui, aut
apparentis fapientiae, aut jactantiae, aut ambitionis caufa;
fiquidem nonnulli recte fefe opinari fibi perfuaferunt,
nonnulli honoris aut fimulationis caufa ea proximis pro-
bare conantur, de quibus ipfi dubitant; peccant fane utri-
que, fecundi fcientes ac volentes, quorum vitium ex per-

Ed. Chart. VI. [539.]   Ed. Baf. I. (361.)

τὸ κακόν· ἀγνοοῦντες δὲ οἱ πρότεροι, καὶ εἴη ἂν αὖ καὶ
τούτων τὸ σφάλμα κατὰ τὸ καλούμενον ἰδίως ἁμάρτημα.
καλῶς οὖν ποιήσουσιν οὗτοι τῶν Αἰσώπου πηρῶν ἀναμνη-
σθέντες, ἐπιτρέψαντές τε εἶναι τὰς ἑαυτῶν δόξας ἑτέροις,
οὐ μὰ Δία τοιούτοις, οἷοί περ αὐτοὶ τυγχάνουσιν ὄντες, οὐ
μόνον ἀγύμναστοι μεθόδων ἀποδεικτικῶν, ἀλλὰ καὶ τῶν
ἄλλων μαθημάτων, ἐν οἷς ἡ ψυχὴ θήγεται, γεωμετρίας,
ἀριθμητικῆς, λογιστικῆς, ἀρχιτεκτονίας, ἀστρονομίας. ἔνιοι
δ᾽ αὐτῶν οὐδὲ ῥήτορος, οὐδὲ, τὸ προχειρότατον δὴ τοῦτο,
γραμματικοῦ διδασκαλίας τυχόντες, ἀλλ᾽ οὕτως ἀγύμναστοι
περὶ λόγους ὄντες, ὡς μὴ παρακολουθεῖν τοῖς ἀκούουσιν
ὑφ᾽ ἡμῶν λεγομένοις. ἅπερ ἐγὼ κατανοήσας, ὅταν τινὰ λό-
γον εἴπω, ἀξιῶ παρ᾽ αὐτῶν ἀκοῦσαι τὰ ῥηθέντα· φαίνον-
ται γὰρ ὄντως, καθάπερ οἱ ὄνοι τῆς λύρας, οὕτω καὶ
αὐτοὶ μηδ᾽ ὅλως οἷς εἶπον ἠκολουθηκότες, ἀλλ᾽ ὅμως καὶ
αὐτοὶ θράσους ἢ τόλμης εἰς τοσοῦτον ἥκουσιν, ὡς μήτε
καταγελώμενοι πρὸς τῶν τὰ γράμματα μεμαθηκότων ἐπὶ

turbatione animi proficifcitur; primi vero nefcientes, ipfo-
rumque error peccatum proprie dici merebitur. Recte
igitur ifti fecerint, fi Aefopi manticarum meminerint, fuaf-
que ipforum opiniones aliis examinandas concefferint, haud
per Jovem talibus, quales ipfi funt, non folum in demon-
ftrativa methodo minime verfati, fed etiam aliarum difci-
plinarum imperiti, quibus imbutus animus acuitur ac
excitatur, utpote geometria, arithmetica, fupputatoria,
aedificatoria et aftronomia. Ex his porro nonnulli ne-
que rhetoris, neque, id quod maxime praefto eft, gram-
matici doctrina eruditi, fed adeo in fermonibus inexerci-
tati funt, ut neque ea, quae a me dicantur, audientes in-
telligentia affequi valeant. Quae profecto ego animadver-
tens, quum aliquem fermonem feci ipfis, ut dicta mea
repetant, jubeo; tunc enim revera, quemadmodum afini
lyram, ita et ifti ea, quae a me dicta funt, neutiquam
percepiffe deprehenduntur; nihilominus tamen in tantum
audaciae vel temeritatis devenerunt, ut ab iis, qui prima
elementa didicerint, eo ludibrio habiti, quod quae au-

τῷ μὴ δύνασθαι διελθεῖν ἃ ἤκουσα, αἰδεῖσθαι· νομίζειν
δὲ τὴν ἀλήθειαν ἑαυτοὺς ἐγνῶσθαι, τοὺς δὲ πεπαιδευμέ-
νους μάτην ἀπολωλεκέναι τὸν χρόνον· ἀλλ᾽ οὐ τούτους ἐλ-
πίζων ὠφελήσειν ἐς τόνδε τὸν λόγον ἧκον. οὐδὲ γὰρ εἰ
βουληθεῖεν, οἵ γε πλείους αὐτῶν ὠφεληθῆναι ἄν τι δυνή-
σονται, μηδὲ τὴν ἡλικίαν ἐπιτήδειον αὐτὴν πρὸς παίδευσιν
ἔχοντες. ὅστις δὲ φύσει συνετός ἐστι, καὶ μέχρι τούτου
γοῦν ἐγυμνάσατο κατὰ τὴν πρώτην παιδείαν, ὅσα περ ἂν
ἀκούσῃ, μάλιστα μὲν ἀπὸ στόματος αὐτίκα δύνασθαι λέ-
γειν, εἰ δὲ μὴ, γράψαι γε δύνασθαι, βοήθειαν ἕξει τοῦ-
τον τὸν λόγον, εἴ γε ὅλως ἀληθείας ὀρεχθῇ. τοῦτο γὰρ
ἐπ᾽ ἐκείνῳ σύμπαν ἐστὶ πρὸς ἀλήθειαν, καὶ χρὴ πεφυκέναι
μὲν πρῶτον, εἶτα δεῖται παιδείας τετράφθαι χρηστόν· τῷ
δὲ μήτε φύντι πρὸς ἀλήθειαν, ἐν ἐπιτηδεύμασι μοχθηροῖς
τε καὶ ἀσελγέσι τραφέντι, παντάπασιν ἀδύνατόν ἐστιν ὀρε-
χθῆναί ποτ᾽ ἀληθείας, ἢ ἐξ αὐτοῦ λαβόντι τὴν τοιαύτην
ὁρμήν, ἢ ὑπ᾽ ἄλλου προτραπέντι. οὐκοῦν οὐδ᾽ ἐγώ ποτ᾽

diverint recitare nequeant, nihil propterea erubefcant;
feipfos tantum veritatem agnofcere, alios difciplinis in-
ftructos tempus fruftra perdidiffe opinentur; verum non
illis quicquam me profuturum fperans, in hunc fermonem
diverti. Plures enim ipforum, etiamfi velint, nihil fub-
fidii capere poterunt, quum neque aetatem ipfam am-
plius difciplinis percipiendis idoncam habeant. Quifquis
vero natura prudens eft, et eatenus primis rudimentis
operam dedit, ut, quae audiverit, maxime quidem ore
proferre ftatim, fin id minus, at faltem fcriptis mandare
valeat, fermonem hunc noftrum fibi fubfidio futurum
fcito, modo fit ex toto veritatis amator. In hoc enim id
omne momentum pofitum eft ad veritatis cognitionem, ac
primum oportet natum effe, deinde optima ac liberali
educatione ufum fuiffe; at qui in veritatem explorandam
minime natura feratur, et in flagitiofis inhoneftifque ftu-
diis inftitutus fuerit, nequaquam ifte aut fponte commo-
tus, aut ab alio concitatus, veritatem unquam appetere
valebit. Quocirca neque ego unquam id genus homini

Ed. Chart. VI. [539. 540.]　　　　Ed. Baf. I. (361.)

ἐπηγγειλάμην ὠφελήσειν ποτὲ τοιοῦτον, ἀλλ᾽, ὡς ἔφην, ὃς
ἂν ἀληθείας ἐστὶ φίλος, ἐκείνῳ τὴν ὁδὸν ἐπιδεῖξαι, καθ᾽
ὅσον οἷός τ᾽ εἰμί, πειράσομαι, ζητήσας μὲν αὐτὴν ἐν ὅλῳ
τῷ βίῳ, πεπεικὼς δ᾽ ἐμαυτόν, ἣν ἐρῶ νῦν εἶναι μόνην.

Κεφ. γ΄. [540] Ἀξιῶ γὰρ, ἔφην, ἐκμαθόντας ὅσα
περὶ τῆς ἀποδεικτικῆς μεθόδου γέγραπται τοῖς πρὸ ἡμῶν,
ἐπ᾽ ἄλλων πραγμάτων πρότερον αὐτῆς λαβεῖν πεῖραν, εἰ
ὄντως εὑρίσκει τι τῶν ζητουμένων· εἶναι δὲ τῶν τοιούτων
πραγμάτων φύσιν ἱκανὴν μαρτυρῆσαι τοῖς εὑροῦσιν αὐτά,
καθάπερ ἐπὶ τῷδε, τὴν δοθεῖσαν εὐθεῖαν, ἢ τὰ ἐπιτα-
χθέντα μέρη διελεῖν. ἴσως δ᾽ οὐ νοοῦσιν οἱ παντάπασιν
ἀμαθεῖς, ὅ τί ποτε λέγεται. ἐγὼ δὲ καθάπερ ὅλοις αὐτοῖς
ἐπιχειρήσω σαφέστερον εἰπεῖν. εὐθεῖαν μὲν δοθεῖσαν ὁ λό-
γος λέγει τὴν προτεθεῖσαν ἐπί τινος ἀκριβῶς ὁμαλοῦ ἐπι-
πέδου, τὰ δ᾽ ἐπιταχθέντα μέρη κατὰ τὴν βουλὴν τοῦ
προλαβόντος· εἴ τις εἰς πέντε διελεῖν ἴσα τὴν προτε-
θεῖσαν εὐθεῖαν ἢ ἑπτὰ κελεύσειεν ἤτοι εἰς εἴκοσιν ἢ
εἰς ἑκατόν· ἐὰν γὰρ εὕρῃς μέθοδον μίαν, ἢ παρ᾽ ἑτέρου

opem ferre pollicitus fum, fed, ut modo retuli, veritatis
amico iter illud oſtendere pro viribus conabor, quod in
tota vita perquiſivi, illudque folum eſſe, quod proxime
fubjiciam, mihi perfuaſi.

Cap. III. Nam dignum puto, inquam, ut, qui di-
dicerint ea, quae de methodo demonſtrativa a majoribus
noſtris tradita funt, in aliis rebus ante periculum faciant,
nunquid revera aliquod quaeſitorum inveniant; eſſeque
hujufmodi rerum naturam idoneam, ut fuis inventoribus
teſtimonium perhibeat; ut exempli caufa in hoc, datam
rectam aut praeceptas partes dividere; fortaſſis penitus
rudes, quidnam dicatur, non intelligunt. Ego vero per-
inde atque ſi omnes ipſi adeſſent, clarius dicere inci-
piam. Rectam datam fermo noſter intelligit lineam re-
ctam in plano aliquo abfolute aequali propoſitam, praece-
ptas autem partes pro praefumentis arbitrio; ſi quis pro-
poſitam rectam in quinque aequales partes, aut feptem
aut viginti, aut centum dividi jubeat; nam ſi methodum

διδαχθεὶς χρώμενος, εἰς ὅσα περ ἂν ἐθέλης μέρη τὴν προ-
τεθεῖσαν εὐθεῖαν διορίσεις, αὐτὸ μαρτυρήσει σοι τὸ
πρᾶγμα, φαίνοιτο ἅπαντα τὰ μέρη τοῖς οὕτω διαιρεθεῖσιν
ἀκριβῶς ἴσα, καὶ τὰ τοιαῦτα πάντα προβλήματα βεβαίως
εὑρημένα δι᾽ αὐτῶν τῶν ἐναργῶς φαινομένων, οἷον ὅταν
περιγράψαι τῷ δοθέντι τετραγώνῳ κύκλον ἐπιταχθῶμεν·
κατὰ ταῦτα δὲ καὶ τῷ δοθέντι κύκλῳ τετράγωνον περι-
γράψαι, ἢ ἐγγράψαι· πάλιν περὶ τὸ δοθὲν πεντάγωνον,
ἰσόπλευρόν τε καὶ ἰσογώνιον, κύκλον περιγράψαι. ἐὰν γὰρ
τις ἕκαστον τῶν τοιούτων δι᾽ ἧς ἔμαθεν μεθόδου περι-
γράψαι παραχρῆμα δυνηθῇ, πρὸς αὐτοῦ τοῦ πράγματος
ἐμαρτυρήθη τὸ ζητούμενον εὑρηκώς. οὐ μὴν, εἰ γέγονεν ἢ
ἀγέννητος ὁ κόσμος ἐστὶ, δύναται τὸ πρᾶγμα μαρτυρῆσαι
αὐτὸ, καθάπερ οὐδὲ εἰ πεπερασμένον ἢ ἄπειρον τὸ πᾶν,
ἢ πόσος ὁ τῶν κυμάτων ἀριθμός· οὐδὲν γὰρ τῶν τοιούτων
ζητημάτων ὑπ᾽ αὐτοῦ τοῦ δοκοῦντος εὑρίσκεσθαι πράγμα-
τος ἐπικρίνεται· καθάπερ ἐὰν ἐπιταχθεὶς τῷ κύκλῳ δω-
δεκάπλευρον, ἰσόγωνόν τε καὶ ὀρθογώνιον περιγράψαι,

tinam inveneris aut ab alio edoctus ufus ea fueris, in quot
velis partes propofitam rectam partiri, res ipfa tibi teftis
erit, omnefque particulae ita dividentibus exquifite cer-
nentur aequales, atque id genus omnia problemata firme
reperta funt per ea, quae funt evidentia; ut quum dato
quadrangulo circulum circumfcribere, aut pariter et dato
circulo, quadrangulum circum intufve fcribere jubemus;
rurfus quum dato pentagono aequilatero et aequiangulo
circulum circumfcribere; fi quis etenim fingula haec ea,
quam didicit, methodo ftatim circumfcribere poterit, res
ipfa quaefitum jam inveniffe teftabitur. At non itidem,
genitufne an ingenitus fit mundus, res ipfa teftari poteft,
quemadmodum neque finitumne fit an infinitum univer-
fum, aut quantus fit maris fluctuum numerus; nullum
enim hujufmodi quaefitorum ex ipfa re, quae inventa
effe videatur, dijudicari poteft, quemadmodum fi circulo
figuram duodecim laterum aequalium, rectorumque angu-

ἢ ἐγγράψαι, εὐθέως τοῦτο ποιήσοις. καὶ γὰρ ἐγγραφόμε-
νόν τε καὶ περιγραφόμενον ἐναργῶς ὁρᾶται, ὥσπερ γε καὶ
ὁ κύκλος ἐγγραφόμενός τε καὶ περιγραφόμενος τῷ τοιούτῳ
πολυγώνῳ. ὅταν γ᾽ οὖν εὕρωμεν ἀποδεικτικὴν μέθοδον, ἐπὶ
τὸ ζητούμενον ἡμᾶς ἄγει, μαρτυρεῖταί τε πρὸς αὐτοῦ τοῦ
πράγματος ἐναργῶς, καὶ βασάνους μικρὰς ἐκ τοῦδε τῆς κατ᾽
αὐτῆς ἀληθείας ἕξομεν, ὡς τολμήσασθαί ποτε χρήσασθαι
κἀπὶ τῶν δυναμένων αὐτὸ μαρτυρεῖν ἐναργῶς. οὐκοῦν ἀξιῶ
τινα περὶ τῶν μεγίστων πραγμάτων εὐθέως ἀποκινδυνεύειν·
εἰ δὲ δὴ μέγιστά ἐστι τὰ πρὸς εὐδαιμονίαν ἄγοντα, προ-
γυμνάσασθαί γε πρότερον ἐν ὕλαις πραγμάτων, ἐλεγχούσαις
μὲν τὸ ψεῦδος οἰόμενον εὑρηκέναι τὰ ζητούμενα, μαρτυρού-
σαις δὲ τοῖς ἀληθῶς εὑρηκόσιν. ἡ τοιαύτη δὲ μέθοδος ἡ
κατὰ γεωμετρίαν ἐστὶν, ἀριθμητικήν τε καὶ λογιστικὴν,
ἀστρονομίαν τε καὶ ἀρχιτεκτονίαν· ἐν γὰρ ὀνόματι τῷ τῆς
ἀρχιτεκτονίας ὑπογράφω καταγραφὰς ὡρολογιῶν, καὶ κλεψυ-
δρῶν, ὑδροσκοπιῶν τε καὶ μηχανημάτων ἁπάντων, ἐν οἷς

lorum circum intufque defignare juffus id ftatim feceris;
intus namque et circumfcripta figura evidenter confpici-
tur, ficut et circulus huic multangulae figurae intus cir-
cumque defignatus agnofcitur. Itaque quum demonftrati-
vam methodum invenerimus, ad id, quod quaerimus, nos
ducit, ac teftimonium ex ipfamet re haud obfcurum ac-
cipimus; et exinde probationes haud parvas ipfius veri-
tatis habebimus, ut aliquando et in his, quae id eviden-
ter teftari queant, ea uti audeamus. Neque ftatim in
rebus maximis a quoquam periculum faciendum effe exi-
ftimo; fi vero ad felicitatem ducentia maxima funt, in
aliqua prius materia exerceri convenit, quae illorum er-
rorem, qui fe quaefitum falfo inveniffe autumant, redar-
guat, et vere inventoribus fuo teftimonio faveat. Hujuf-
modi methodus in geometria reperitur, arithmetica, arte
fupputandi, aftronomia, et architectonica; nomine autem
architectonicae horologiorum, clepfydrarum, hydrofcopia-
rum, et machinamentorum omnium defcriptiones ample-

Ed. Chart. VI. [540. 541.]   Ed. Baf. I. (361. 362.)

ἐστι καὶ τὰ πνευματικὰ προσαγορευόμενα. μαρτυρεῖ γοῦν
ἅπαντα ταῦτα τοῖς εὑρίσκουσιν αὐτά, (362) καθάπερ καὶ
τὴν ἀστρονομίαν, καὶ γὰρ ταῦτα πρὸς αὐτῶν τῶν ἐναργῶς
φαινομένων ἐπικρίνεται, βασανίζεταί τε καὶ μαρτυρεῖται,
εἴ γε δὴ τῶν ἐναργῶς [541] φαινομένων ἐστὶν ἔκλειψις
ἡλίου καὶ σελήνης, ὅσα τε κατὰ τοὺς ἀπλανεῖς καὶ πλα-
νήτας ἀστέρας ὁρᾶται. ὅτι δὲ δάκνονται τὴν ψυχὴν ἅπαν-
τες ἐπὶ τοῖς λόγοις τούτοις, ὅσοι προβεβηκότες ἤδη κατὰ
τὴν ἡλικίαν οὐκ ἔτι καιρὸν ἔχουσι χρόνῳ πολλῷ βασανί-
σαι τὴν ἀποδεικτικὴν μέθοδον ἐπὶ πραγμάτων ἐναργῶς αὐ-
τὴν μαρτυρῆσαι δυναμένων· ἤτοι γὰρ, ὡς ἔφην, διὰ φιλαυ-
τίαν, ἢ διὰ δοξοσοφίαν, ἢ φιλοτιμίαν, ἢ φιλοδοξίαν, ἢ
ἀλαζονείαν, ἢ χρηματισμὸν, ἔνιοι μὲν ἑαυτοὺς, ἔνιοι δ᾽
ἄλλους ἀναπείθουσιν ἐπίστασθαί τι βέβαιον. οὐδὲν οὖν
ἐστι θαυμαστὸν, ἐν ταῖς ἰδίαις ἕκαστον διατριβαῖς τοὺς
φοιτητὰς ἀναπείθειν, ἐνίους μὲν ὀνώδεις φύσει, τινὰς
δὲ δριμεῖς μὲν, ἀλλὰ ἀγυμνάστους ἐν τοῖς πρώτοις

ctor, inter quae et pneumatica quae vocantu: exiftunt.
Haec profecto omnia inventoribus fuis teftimonium per-
hibent, ut et aftronomiae inventa, quae et ipfa ex evi-
dentibus dijudicantur, examinantur, et teftimonio confir-
mantur. Solis namque et lunae defectus, et quaecunque
circa fixas errantefque ftellas confpiciuntur, inter ea, quae
manifefte apparent, reponuntur. Manifeftum praeterea
eft fermones noftros omnium illorum animos percellere,
quibus jam provecta aetate non amplius occafio fupereft,
ut in rebus illis demonftrativam methodum longo tem-
pore exerceant, quae ipfam perfpicue teftari valeant; aut
enim, ut proxime dicebam, proprio amore decepti, aut fa-
pientes videri volentes, aut honoris inanifque gloriae cu-
piditate, aut arroganti jactantia, aut avaritia perciti, non-
nulli fibi ipfis, nonnulli vero aliis fe aliquid firmi fcire per-
fuadent. Quocirca nihil mirum fuerit in proprio unum-
quemque auditorio fuis haec difcipulis probare, quorum
aliqui afinino ingenio funt, aliqui vero acri, fed in pri-

70 ΓΑΛΗΝΟΤ ΠΕΡΙ ΔΙΑΓΝ. Κ. ΘΕΡΑΠ.

Ed. Chart. VI. [541.]   Ed. Baf. I. (362.)
μαθήμασιν· συμφέρει γὰρ, οἶμαι, διδασκάλοις ἀλαζόσι
τοιούτους ἔχειν μαθητὰς, ὡς ὅ τε συνετὸς φύσει καὶ προ-
γεγυμνασμένος ἐν τοῖς μαθήμασιν εὐθέως αὐτῶν κατα-
φρονῇ, καθάπερ κᾀγὼ πολλῶν διδασκάλων ἔτι μειράκιον
ὢν ὑπερεφρόνησα, τολμώντων μὲν ἀποφαίνεσθαί τινα μα-
χόμενα τοῖς ἐπιστημονικῶς ἀποδεδειγμένοις ἐν γεωμετρίᾳ,
γιγνωσκόντων δ᾽ αὐτῶν οὐδ᾽ εἴδωλον ἀποδείξεως. ἐὰν οὖν
ἐξέλῃ ὁ μέλλων ἀλήθειαν ζητῆσαι ἀλαζονείαν, φιλαυτίαν,
φιλοτιμίαν, φιλοδοξίαν, δοξοσοφίαν, φιλοχρηματίαν, ὁ δ᾽
ἀφίξεται πάντως ἐν αὐτῇ προγυμνασάμενος οὐ μησὶν, ἀλλὰ
ἔτεσί ποθ᾽ ὕστερον, ζητήσας τὰ πρὸς εὐδαιμονίαν τε καὶ
κακοδαιμονίαν ἄγειν δυνάμενα δόγματα· τὸν δ᾽ ὑπό τινων
παθῶν, ὧν εἶπον, οἰστρούμενον, πρὸς μὲν τὴν οὕτω μα-
κρὰν ὁδὸν ὀκνῶ, ἐκείνους δὲ μισῶ ἐπίβουλόν τε καὶ διά-
βολον κατασκευάζοντας. τούτοις γὰρ εἰώθασι προκαταλαμ-
βάνειν τοὺς ἑαυτῶν μαθητὰς, ὡς μηδ᾽ ὑπομεῖναί ποτε τὸ

mis difciplinis nequaquam exercitato; nam id genus ja-
ctantibus atque ineruditis praeceptoribus expedit, arbitror,
tales habere difcipulos; quicunque enim natura prudens,
et in difciplinis antea verfatus fuerit, ipfos illico floccife-
cerit, ficuti et ego adolefcentiae annos nondum egreffus
multos doctores contempfi, qui nonnulla demonftratis
fcientifice in geometria repugnantia oftendere audebant,
neque demonftrationis fimulacrum unquam cognoverant.
Siquis igitur veritatem exploraturus prius jactantiam, fui
ipfius amorem, ambitionem, gloriae ftudium, fapientiae
opinionem, atque avaritiam ex animo fuo extirpaverit,
ifte plane ad ipfam perveniet non menfibns modo, fed
annis multis poftea, quum ante fefe exercuerit, atque
placita ad beatitudinem et ad miferiam ducere valentia
indagaverit; illis vero, quas dixi, perturbationibus furen-
tem ad tam longum iter pigrum atque impeditum video;
at illos quidern odio profequor, qui infidiatorem calum-
niatoremque efficiunt. His enim vitiis fuos ipforum difci-
pulos praeoccupare ac inficere folent, ut neque id genus

Ed. Chart. VI. [541.]   Ed. Baf. I. (362.)

παρασχεῖν τὰ ὦτα τοιούτοις λόγοις, ὁποίους ἐγὼ μέχρι δεῦρο
προὐχειρισάμην. ἑτοιμότατον δ᾽ ἐστὶ πείθεσθαι μειρακίοις
ἀπαιδεύτοις διδάσκαλον τὸν ἐροῦντα σεμνῷ προσώπῳ, ῥᾳ-
στην ὁδὸν ἐπὶ σοφίαν, ὑφηγήμενον παρὰ τοῖς Κυνικοῖς
ὀνομαζομένοις. καὶ γὰρ καὶ οὗτοι σύντομον ἐπ᾽ ἀρετὴν ὁδὸν
εἶναί φασι τὸ σφέτερον ἐπιτήδευμα. τινὲς δὲ αὐτῶν ἐλέγ-
χοντες οὐκ ἐπ᾽ ἀρετὴν, ἀλλὰ δι᾽ ἀρετῆς ἐπ᾽ εὐδαιμονίαν,
ὁδὸν εἶναι φάσκουσι τὴν Κυνικὴν φιλοσοφίαν. ἀλλ᾽ ἕτεροί
γε ἀληθέστερον ἀποφαινόμενοι αὐτὴν σύντομον ἐπ᾽ ἀλαζο-
νείας ὁδὸν εἶναί φασι, ἀμαθῆ τῶν τοιούτων ἀνθρώπων
τόλμαν. ὥσπερ οὖν οἱ Κυνικοὶ πάντες, οὕς γε δὴ τεθέαμαι
κατὰ τὸν ἐμαυτοῦ βίον, οὕτω καὶ τῶν φιλοσόφων εἶναι
ἐπαγγελλομένων ἔνιοι φεύγειν ὁμολογοῦσι τὴν ἐν τῇ λογικῇ
θεωρίᾳ γυμνασίαν· εἶθ᾽, ὅταν ἡμῶν ἀπαλλαγῶσιν, οὐκ ἀξι-
οῦσι διαλέγεσθαι τοῖς ἐπιτυγχάνουσιν ἀνθρώποις, αἰπόλοις,
καὶ βουκόλοις, καὶ σκαπανεῦσι, καὶ θερισταῖς, ὅτι μὴ
παρακολουθοῦσιν, ὥς φασι, τοῖς λεγομένοις, ἀγύμναστοι περὶ

fermonibus, quales nos hactenus fecimus, aures unquam
praebere aequo animo poſſint. Facillimum autem eſt
praeceptorem gravi ac ſevera facie dicentem imperitis
adoleſcentibus perſuadere, ſe praeeunte, expeditiſſimum
eſſe ad ſapientiam iter ſecundum Cynicos vocatos *philo-
ſophos*; ſiquidem et iſti placita ſua brevem eſſe ad vir-
tutem viam contendunt. At ipſorum nonnulli ſententiam
hanc damnantes, non ad virtutem, ſed per virtutem
ad beatudinem Cynicam philoſophiam iter eſſe confir-
mant; caeterum nonnulli verius ipſam declarantes per
imperitam iſtorum hominum temeritatem ad inanem ja-
ctantiam brevem eſſe viam teſtantur. Itaque, ut Cynici om-
nes, quos noſtra aetate conſpeximus, ita et eorum quidam,
qui ſe philoſophos profitentur, vitare ſe in rationali con-
templatione exercitationem non eunt infitias; deinde,
quum a nobis diſceſſerint, cum vulgaribus omnibus, ca-
prarum videlicet boumque paſtoribus, foſſoribus, atque
meſſoribus congredi indignum putant, quod ſcilicet ea,
quae a ſe dicantur, iſti, utpote in ratione diſſerendi

λόγους ὄντες, ὥσπερ αὐτοὶ γεγυμνασμένοι ποτὲ κατὰ τά
πρῶτα μαθήματα, καὶ οὐκ αἴφνης περὶ τέλους βίου, καὶ
εὐδαιμονίας, καὶ κακοδαιμονίας ἀκούσαντες τοῦ διδασκά-
λου λόγους τινὰς ἀποδεικτικοὺς, ὡς ἐκεῖνος ἐνόμιζε, πει-
σθέντες δὲ δι᾽ ἀγυμνασίαν· αἵπερ αὐτοῖς, ὡς ἔφην, δι᾽
ὁμοιότητος τῶν ψευδῶν λόγων πρὸς τοὺς ἀληθεῖς αἰτίαι
τῶν ψευδῶν δογμάτων· τὰς δ᾽ ὁμοιότητας οἱ μάλιστα τε-
τριμμένοι καθ᾽ ἑκάστην ὅλην πραγματείαν ἀκριβῶς διαγι-
νώσκουσιν. [542] ἀναγκαῖον δ᾽ ἐστὶ τὸν ἐξαίφνης προελ-
θόντα κρίσει λόγου ἀδυνατεῖν διαγνῶναί τε καὶ διακρῖναι
τοὺς ψευδεῖς ἀπὸ τῶν ἀληθῶν. ἐναργὲς δὲ τοῦτο τεκμή-
ριόν ἐστι, τὰ καλούμενα σοφίσματα, λόγοι τινὲς ὄντες ψευ-
δεῖς εἰς ὁμοιότητα τῶν ἀληθῶν πεπανουργευμένοι. τὸ μὲν
οὖν ψεῦδος αὐτῶν πρόδηλον φαίνεται διὰ τοῦ συμπεράσμα-
τος οὐκ ὄντος ἀληθοῦς. ἐπειδὴ δ᾽ οἱ ψευδεῖς λόγοι πάν-
τως ἤτοι τῶν λημμάτων ἔχουσί τι ψεῦδος, ἢ τὸ συμπέρασμα
κακῶς ἐπιφερόμενον, οὐ φαίνεται δὲ προχείρως ταῦτα κατὰ τὰ

nunquam vérfati, minime affequantur, perinde atque
fi ipfi unquam in primis fe difciplinis exercuiffent, ac
non repente de vitae fine, de bona atque adverfa fortuna
a praeceptore demonftrativos, ut ipfe credebat, fermones
aliquos audiviffent, ipfisque eo, quod non effent, exerci-
tati, fidem adhibuiffent; quae plane iis, ut dixi, ob falfarum
verarumque rationum fimilitudinem caufae falforum de-
cretorum extiterunt. Similitudines autem exacte illi
dignofcunt, qui fingulas integras commentationes diligen-
tiffime tractaverunt; neceffarium autem eft eum, qui re-
pente materiam aliquam non exercitata ratione dijudicare
aggreditur, nullo pacto falfas a veris argumentationibus
diftinguere feparareque poffe. Hujufce rei manifeftum
indicium funt vocata fophifmata, quae rationes quaedam
falfae funt ad verarum imaginem dolofe conftructae.
Harum ergo mendacium ex conclufione, quae vera non
eft, aperte deprehenditur. Quoniam vero falfae *funt* ra-
tiones, aut affumptum aliquod falfum, aut conclufionem
haud recte illatam habeant neceffe eft; et haec in fophif-

Ed. Chart. VI. [542.]　　　　　　　　Ed. Baf. I. (362.)

σοφίσματα, διὰ τοῦτο δύσοπτα τοῖς ἀγυμνάστοις περὶ λόγους.
ὅπου τοίνυν ὁμολογοῦμεν τὸ ψεῦδος τὸν λόγον εἶναι, διὰ τὸ
φαίνεσθαι πᾶσιν ἐναργῶς τὸ συμπέρασμα αὐτοῦ ψεῦδος, ὅμως
ἡ λύσις ἀπορεῖται τοῖς ἀγυμνάστοις, ἀσφαλὲς μὲν αὐτοῖς εἴη
πάντας ὑποπτεύειν λόγους, συγκατατίθεσθαι δὲ μηδενὶ πρό-
τερον, ἄχρι περ ἂν ἀκριβῶς ἑαυτοὺς πείσωσιν, ἱκανοὺς εἶναι
γιγνώσκειν τὰς ὁμοιότητας τῶν ψευδῶν λόγων πρὸς τοὺς
ἀληθεῖς, πείσωσι δὲ προβάλλειν ἐπιτρέποντες τοῖς βουλομέ-
νοις τῇ πείρᾳ γνῶναι τὴν δι' αὐτῶν. ἀρ' οὖν ἄλλο τι συμ-
βουλεύουσιν, ἢ γυμνάζειν ἀξιοῦσιν ἐν τῇ τῶν σοφισμάτων
λύσει τοὺς μαθητάς; οὐδαμῶς οὐδὲν ἄλλο τῆς λύσεως
οὔσης, ὡς ἔφην, ἐν τῷ φράσαι τὴν πρὸς τὸν ἀληθῆ λόγον
ὁμοιότητα τοῦ ψευδοῦς. ἀναγκαῖον οὖν ἐστιν προμεμαθη-
κέναι πρὸ τῆς τῶν ἀληθῶν λόγων φύσεως, ὁ γὰρ ἐν ἐκεί-
νοις γυμνασάμενος, ὡς ἀκριβῶς τε ἅμα καὶ ταχέως γιγνώ-
σκειν αὐτῶν τὸ εἶδος, οὐ χαλεπῶς ἂν, ἔφην, διαγινώσκοι
τοὺς ψευδεῖς. ἐγὼ τοῦτ' ἔδειξα μειράκιά πω γεγυμνασμένα

matibus haud ita facile confpicua funt; propterea ab illis,
qui in differendo fe non exercuerunt, vix deprehendi
poterunt. Igitur quum rationem mendacem effe concedi-
mus, quod omnibus conclufionis mendacium evidenter
pateat, nihilominus inexercitatos nodi folutio praeterit,
tutum quidem ipfis effet rationes omnes fufpectas habere,
nulli vero prius affentiri, quam fe falfarum verarumque
rationum fimilitudines exquifite diftinguere poffe fibi per-
fuaferint, aliofque fibi quaeftiones proponere patiantur,
volentibus ipforum eruditionis periculum facere permit-
tentes. Non aliud igitur confulunt, quam quod difcipu-
lis, ut fe in fophismatum diffolutione exerceant, praeci-
piunt? Quae nihil aliud, ut antea dicebam, prorfus fue-
rit, quam inter veram falfamque rationem fimilitudinis
agnitio. Neceffum itaque fit verarum prius argumenta-
tionum naturam didiciffe; in iis namque verfatus, ipfa-
rumque fpeciem exacte juxta celeriterque percipere af-
fuetus, haud aegre etiam falfas cognoverit. Ego id re
demonftravi, quum adolefcentes in difciplinis verfatos

74 ΓΑΛΗΝΟΤ ΠΕΡΙ ΔΙΑΓΝ. Κ. ΘΕΡΑΠ.

Ed. Chart. VI. [542.]   Ed. Baf. I. (362.)

ἐν μαθήμασι διδάξας γνωρίζειν ἀληθεῖς λόγους, ἀξιώσας τι
προβάλλειν αὐτοῖς σοφισμάτων τοῖς βουλομένοις τῶν παρόν-
των. αὐτὰ γὰρ ἐγνώρισε τὴν ἀτοπίαν αὐτῶν, ἤτοι κατὰ τὸ
σχῆμα γεγενημένην, οὐκ ὂν συλλογιστικὸν, ἢ κατὰ τῶν λημ-
μάτων ψευδῆ οὖσαν, ὥστε κἀκ τούτου φανῆναι σαφῶς τοῖς
δοξοσόφοις τούτοις πρεσβύταις, ὅσοι σοφίσματα λύειν ἀδυ-
νατοῦσιν, ὅτι διὰ τὴν ἄγνοιαν τῶν ἀληθῶν λόγων τοῦτο
πεπόνθασιν· εἶτ᾽ ἐσχάτης καταγνώσεως ἄξιοί εἰσιν, διὰ
προπετῆ συγκατάθεσιν ἐν κακοδαίμονι βίῳ γενόμενοι· ἡ γὰρ
περὶ τέλους δόξα ψευδὴς ὡμολόγηται πᾶσι πρὸς κακοδαι-
μονίαν ἄγειν· οὗτοι δὲ ἀγύμναστοί τινές εἰσι περὶ διαγνώ-
σεως ἀληθῶν τε καὶ ψευδῶν λόγων, ἐνίοτε πιστευόμενοί τι-
νος νοεῖν ἀλήθειαν δόξης, ἀγνοοῦσι μὲν, ὅτι λόγον ἐνδεχό-
μενον εἰρήκασιν, ὡς φαινομένων ἐναργῶς ὧν δοξάζουσι, κε-
λεύουσι δ᾽ ἡμᾶς ἕπεσθαί τε καὶ πείθεσθαι χωρὶς ἀπο-
δείξεως, πολλάκις δὲ μόνης ἐνδείξεως δεομένου τοῦ λόγου,
δι᾽ ἀποδείξεως ἐπιχειροῦσιν αὐτὸν πιστοῦσθαι. τινὲς δὲ

veras rationes cognoſcere edocui, et alicui ex praeſeu-
tibus, cui libuiſſet, ut aliquod ipſis ſophiſma proponeret,
juſſi. Ipſi enim ſophiſmatum abſurditatem deprehende-
runt, quae aut in figurae non ſyllogiſticae inconcinnitate,
aut in aſſumptorum falſitate poſita eſſet; ita ut ex hoc
evidenter apparuerit iſtis, qui ſibi ſapientes videntur, ſe-
nibus, quicunque ſophiſmata haec ſolvere non poſſunt,
quod ob verarum rationum ignorantiam hoc ſubeant;
deinde extrema condemuatione digni ſunt eo, quod ex
temerario aſſenſu miſeram degant vitam; falſam enim de
vitae fine opinionem ad miſerias calamitateſque ducere
omnes teſtantur; iſti vero *homines* quidam ſunt in diſcer-
nendis veris falſiſque rationibus nunquam exercitati, iu-
terdum nonnulli opinionis alicujus veritatem intelligere
ſe credentes, contingentem quidem rationem ſe dixiſſe
ignorant, tanquam ſenſibus ea, quae opinantur, evidenter
appareant, nos vero ſequi et abſque demonſtrationibus
credere jubent: ſaepe vero, quum ſola indicatione oratio
egeat, demonſtratione ipſam confirmare nituntur; qui-

ΤΩΝ ΕΝ ΤΗι ΨΥΧΗι ΑΜΑΡΤ. 75

Ed. Chart. VI. [542. 543.]   Ed. Baf. I. (362.)

ἀγνοοῦντες, ὕπη διαφέρει τὸ τῆς ἐνδείξεως δεόμενον, ἢ ὡς
πρῶτόν τε καὶ ἐξ αὐτοῦ πιστὸν, ὅμως ἐπιχειροῦσιν ἀπο-
φαίνεσθαι περὶ πραγμάτων ἀκριβοῦς ἐπισκέψεως δεομένων.
καὶ ταῦτα πεπόνθασι πολλοὶ τῶν ἤδη γεγηρακότων ἐν φι-
λοσοφίᾳ. τί οὖν, ὦ πρὸς θεῶν, ἢ τῶν τοιούτων ἀμάθειάν
τε καὶ δοξοσοφίαν δοκεῖ σοι δύνασθαι θεραπευθῆναι ῥᾳ-
δίως; ἢ ὅστις μὲν σκιρρώδης ἐτῶν ἤδη τριῶν ἢ τεττάρων
ἄλυπον ἔχει τὸν σκίρρον; ἥ τε τῶν τοιούτων γερόντων
ψυχὴ τὸν τῆς ἀμαθείας τε καὶ δοξοσοφίας σκίρρον ἐτῶν
τριάκοντα ἔχουσα δύναται λυθῆναι; [543] θὲς, εἰ βούλει,
καὶ δύνασθαι, καὶ σκέψαι, πότερον ἡμερῶν, ἢ μηνῶν, ἢ
ἐτῶν τοῦ τοιούτου σκίρρου θεραπεία δεῖται. μὴ τοίνυν
θαύμαζε, διὰ τί πολλοῖς τῶν φιλοσοφεῖν ἐπαγγελλομένων
οὐδ᾽ ὅλως ἀξιῶ διαλέγεσθαι· ἀμείνους γὰρ αὐτῶν οἶδα
πάντας ἰδιώτας τε καὶ συνετοὺς φύσει, καὶ πεπαιδευμέ-
νους τὴν παρ᾽ Ἕλλησιν ἐξ ἀρχῆς εὐδοκιμοῦσαν παιδείαν.
οὗτοι μὲν καὶ γνωρίζουσι ῥᾳδίως, ὅσα τ᾽ ἐναργῶς

dam vero, quomodo differat id, quod eget demonſtratione,
ab eo, quod primario atque ex ſe notum eſt, ignorantes,
nihilominus tamen de rebus, quibus magna contempla-
tione opus eſt, temere loqui aggrediuntur. Atqui in his
erroribus multi, qui jamdiu in philoſophia conſenuerunt,
verſantur. Quid igitur, proh deos, iſtorumne inſcitia ap-
parenſque ſapientia tibi facile curari poſſe videtur? An
etiam, qui triennium aut quadriennium ſcirrhum habet
doloris expertem? An ſenum iſtorum animus inſcitiae
apparentiſque ſapientiae ſcirrho triginta jam et quadra-
ginta annos occupatus ad ſanitatem redire poterit? At,
ſi velis, fac id poſſe fieri; deinde dierumne ſpatio, an
menſium, an annorum hujuſmodi ſcirrhi curatio egeat,
aeſtimato. Itaque ne amplius mireris, quamobrem multos
iſtorum, qui ſe philoſophari praedicant, neque alloqui, ne-
que cum ipſis diſputare dignum exiſtimo; omnes enim
privatos homines, natura prudentes, eaque diſciplina in-
ſtitutos, quae jampridem a Graecis probata eſt, illis prae-
ſtantiores cognovi. Facile enim, quaecunque ipſi eviden-

76 ΓΑΛΗΝΟΥ ΠΕΡΙ ΔΙΑΓΝ. Κ. ΘΕΡΑΠ.

Ed. Chart. VI. [543.]   Ed. Baf. I. (363.)

(363) ἀκολουθεῖ. τῶν δ᾽ ὡς ἐριζομένων ὄντων, ἢ προς-
ποιουμένων μὲν μὴ γνωρίζειν, ὅσα τοῖς δόγμασιν αὐτῶν
ἐναντιοῦται, πολλάκις ἐπειράθην. περὶ μὲν γοῦν τῶν ἐπο-
μένων ἑκάστῳ τέλει μυριάκις ἤδη λόγων ἡμῖν γεγονότων
πρὸς πολλοὺς τῶν φιλοσόφων, οἱ μὲν ἄλλοι πάντες διὰ τὸ
πεπαιδεῦσθαι τὴν πρώτην παιδείαν ὀξεῖς εἰσι τὴν διά-
νοιαν, αὐτοί τε τοὺς ἀκολούθους βίους τοῖς αὐτῶν δόγμα-
σιν ἔλεγον, τὸν ἡμῶν λόγον γνωρίζοντες· οἱ δ᾽ ἄλλοι, ὡς
εἴρηται, γεγηρακότες ἐν δυξοσοφίᾳ, μόνοι τἀναντία λέγοντες,
εἶτα καταγελώμενοι πρὸς ἁπάντων τῶν παρόντων εἰς λοιδο-
ρίαν αὐτῶν ἐτρέποντο. ἀλλὰ τὰ μὲν ἐξηγημένα πολλάκις
ἡμῖν ἅμα πολλοῖς ἀνδράσι περὶ τῶν ἀκολούθων ἑκάστῳ
τέλει βίων ἐν ἑτέροις ὑπομνήμασιν ἔχεις· καὶ δῆλον ὅτι
πολλὰ παραδείγματα τῶν ἁμαρτημάτων, ὧν ἁμαρτάνουσιν
ἐν αὐτοῖς, γέγραπται. πάντα γὰρ, ὅσα καθ᾽ ὅλον τὸν βίον
ἐναντίως ἀλλήλοις πράττουσιν, ὅσα τε καὶ λέγουσιν οἱ ἀπὸ
τῶν διαφόρων αἱρέσεων ἀναγόμενοι, κατάκρισις ψευδὴς

ter confequuntur, agnofcunt; iftos vero altercantes, aut,
quae placitis ipforum adverfentur, percipere diffimulan-
tes plerumque expertus fum. Ergo quum de iis, quae unum-
quemque finem confequuntur, millies jam a nobis adver-
fus plerofque philofophos habita fit oratio, alii quidem
omnes, quod primis rudimentis optime inftituti fint, acu-
tum ingenium habent, ipfique vivendi rationem concor-
dem fuis placitis dicebant, fermonemque noftrum recte
intelligebant; at reliqui, in quadam inani fapientiae opi-
nione (ut fupra pofui) ad fenectam ufque verfati, foli
contraria fentiebant, deinde, quum ab omnibus praefen-
tibus deriderentur, ad convicia fe convertebant. Verum
quae a nobis faepius una cum multis viris de quoque
pro fingulis finibus vitae genere explicata funt, in aliis
habes commentariis tradita; et perfpicuum eft, quod er-
rorum, quos ifti committunt, exempla in illis fcripta fint.
Nam quaecunque ifti diverfis fectis addicti per totam
vitam inter fe contraria faciunt ac dicunt, ex falfo judi-

γίγνεται, καὶ πρόδηλόν γ᾽ ἐστὶν, ὡς κακῶς τε γίγνεται
πάντα, καὶ ἁμαρτημάτων ἐστὶ τὰ κατὰ πᾶσαν αἵρεσιν
πλημμελήματα, τῆς ἀληθοῦς εὑρηκυίας οὐ μόνον τὸ τέλος,
ἀλλὰ καὶ τὸν ἀκόλουθον αὐτῷ βίον, ἔνθα καὶ σαφῶς,
ὅπη διαφέρει πάθος ἁμαρτήματος, ἔνεστί σοι μαθεῖν.
ὁ μὲν γὰρ εὐεργετεῖν, εἰ οὕτως ἔτυχε, τοὺς ἀνθρώπους
δόγμα θέμενος, ὡς ἀληθὲς, ἢ τέλειον εὐεργετῆσαί τινας,
ἐκλείπων τὴν βοήθειαν, ἢ δι᾽ ὕπνον, ἢ ἀργίαν, ἢ φιληδο-
νίαν, ἤ τι τοιοῦτον κατὰ πάθος ἐσφάλη· κεκρικὼς δέ τις
ἑαυτῷ μόνῳ τὰς ἡδονὰς ἢ τὴν ἀοχλησίαν ἐκπορίζειν, ἀπο-
σχόμενος δὲ διὰ τοῦτο πολίταις ἢ οἰκείοις ἀδικουμένοις
βοηθῆσαι, διὰ μοχθηρὰν δόξαν, οὐ διὰ πάθος ἥμαρτε.

Κεφ. δ᾽. Ἀρχὴ μὲν οὖν ἐστι πολλῶν ἁμαρτη-
μάτων ἡ περὶ τέλους ἑκάστου βίου ὑπόληψις ψευδής·
φύεται γὰρ ὥσπερ ἐκ ῥίζης τινὸς ταύτης τὰ κατὰ
μέρος ἁμαρτήματα. δύναται δέ τις ἐν τῇ περὶ τέλους
δόξῃ μὴ σφαλεὶς ἔν τινι τῶν κατὰ μέρος σφαλῆναι, μὴ

cio proveniunt, perfpicuumque eft, omnia et male fieri,
et peccata effe, quaecunque in qualibet fecta errata com-
mittuntur, fiquidem veridica fecta non finem folum, ve-
rum etiam genus vitae fini illi confentaneum adinvenit,
ubi et quid inter peccatum perturbationemque interfit,
apertiffime difcere licet. Aliquis, exempli caufa, placitum
hoc inftituerit, homines juvare, tanquam verum aut per-
fectum aliquibus bene facere; caeterum ifte aut fomno,
aut focordia, aut voluptatibus, aut aliquo id genus alio impe-
ditus, auxilium omittens in affectu erravit. Alius vero
quifpiam fibi tantum voluptates curarumque vacuitatem
comparare ftatuens, ac proptera civibus fuis aut domefti-
cis injuriis affectis auxilium denegans, ex prava opinione
profecto, non ex aliqua perturbatione peccavit.

Cap. IV. Principium equidem peccatorum falfa de
cujufque vitae fine opinio eft; ex ea enim tanquam e
radice quadam fingula peccata exoriuntur: fed poteft ali-
quis opinione finis non deceptus, in aliquo particulari
confequutionem haud intelligens aberrare; caeterum tibi

συνεὶς τῆς ἀκολουθίας. ἐπὶ πλέον δέ σοι, καθάπερ ἔφην
ἄρτι, τὰς ἀκολούθους πράξεις ἑκάστῳ τέλει δι᾽ ἑτέρων
ὑπομνημάτων ἤθροισα. νυνὶ δὲ τὰ κεφάλαια μόνα τῶν
ἁμαρτημάτων εἶπον, ἃ καὶ βέλτιον εἶναι νομίζω πάλιν ἀνα-
λαβεῖν ἕνεκα τοῦ σύνοψίν τινα τῶν προκειμένων εὐμνημό-
νευτον γενέσθαι. ἐπειδὴ γὰρ ἐν τῇ περὶ τέλους σκέψει τὸ
κῦρός ἐστι τῆς ἀνθρωπίνης εὐδαιμονίας, εἰκότως ἐπὶ τὴν
ζήτησιν αὐτοῦ πάντες ἧκον· [544] οἱ δὲ τιμήσαντες ἑαυ-
τοὺς προπετῶς ἀπεφήναντο· ἀπεφήναντο δὲ προπετῶς ἤτοι
πάντες, ἢ χωρὶς ἑνός· οὐδ᾽ αὐτός ἐστι φανερὸς ἄνευ τοῦ
κρῖναι τὰς ἀποδείξεις, εἴτ᾽ ὄντως εἰσὶν ἀποδείξεις, εἴτ᾽
ἐκείνοις φαίνονται. τὸν οὖν ἐπιτηροῦντα καὶ παραφυλάτ-
τοντα τὰς ἰδίας ἁμαρτίας αὐτὸ τοῦτο χρὴ πρῶτον ἐννοῆ-
σαι, τὸ δίκαιον εἶναι πάντως, ἐπιμελῶς τε καὶ ἀκριβῶς
ἀκούσαντα τῶν οἰομένων ἀποδεδειχέναι τὰ ζητούμενα· μετὰ
ταῦτα κρίνειν αὐτὰ πειρᾶσθαι, πάλιν κἀνταῦθα παρ᾽ αὐτῶν
ἀκούσαντα, τίνα τίθενται κριτὴν τῆς ἐν λόγοις ἀληθείας,

(ut proxime dicebam) actiones *vitae* fingulis finibus con-
gruentes in aliis commentariis latius enumeravi; in prae-
fentia peccatorum fola capita perftringam, quae et repe-
tere fatius effe duco, ut propofitorum compendium quod-
dam facile memoriae mandandum conficiam. Quando-
quidem enim in finis contemplatione felicitatis humanae
praecipuum firmamentum ponitur ac conftituitur, merito
in ipfius inveftigationem omnes incubuerunt; qui feipfos
magni fecerunt, prompte fententiam fuam tulerunt;
prompte autem fententiam tulerunt aut omnes, aut uno
tantum excepto, quem ipfum neque in confeffo eft id fe-
ciffe, antequam de demonftrationibus judicatum fit, fintne
revera demonftrationes, an illis ita effe viderentur. Ho-
minem igitur propria peccata obfervantem atque animad-
vertentem illud ipfum in primis cogitare oportet, juftum
effe omnino eos curiofe diligenterque audientem, qui
fefe quaefita demonftraviffe arbitrantur, poftea ipfa diju-
dicare conari, atque iterum hoc loco, quum ab ipfis acce-
perit, quem in orationibus judicem veritatis ftatuant, de-

Ed. Chart. VI. [544.]   Ed. Baf. I. (363.)

εἶτα καὶ πάλιν, αὐτά ταῦτα πῶς εἶναι χρὴ, βουλευόμενον
αὐτὸν ἐπισκεψάμενόν τε, μή τι πάλιν ἕτερον ἀκούουσι κρι-
τήριον ἄλλου κριτηρίου δεόμενον, εἶτ᾽ ἐπ᾽ ἐκείνου πάλιν
ἄλλο, καὶ τὴν εἰς ἄπειρον ἔκπτωσιν ὑποπτεύσαντα, μετά
πολλῆς ἀσφαλείας ἐν χρόνῳ πολλῷ σὺν τοῖς ἀληθεστάτοις
αὐτῷ φανεῖσιν ἀνδράσιν οὕτως ἐπισκέψασθαι τὸ πρῶτον
ἁπάντων κριτήριον, ὃ δῆλον καί τινα λαβὴν ἄκριτον χρὴ
καταλαβόντα μεμνῆσθαι πᾶσιν ἀνθρώποις. ὁμολογούμενον
δ᾽ ἦν αὐτὸ καὶ χωρὶς κρίσεως ἱκανὸν ἐνδείκνυσθαι τὴν
αὐτὴν δύναμίν ἐστι τοῦτο πάσης ἀποδείξεως. οὕτως τὸ
λοιπὸν ἐπ᾽ αὐτὸ βλέποντα, πάντα ἀνάγειν τὰ κατὰ μέρος,
ὅπερ ἀνάλυσιν ἐκάλεσαν ἔνιοι τῶν φιλοσόφων, ὡς ἄνοδόν
τινα τῶν μεταξὺ γιγνομένων ἐπὶ τὸ πρῶτον κριτήριον. ἅτε
δ᾽ ὄντος τούτου ἱκανῶς χαλεποῦ πράγματος, ὡς ἔργῳ πολλά-
κις ἔμαθες ἐπὶ τῶν δοξοσόφων ἀσχημονούντων τε καὶ κα-
ταγελωμένων, διὰ τὸ μηδὲ τὰ τυχόντα τῶν ζητουμένων
δύνασθαι πρὸς τὸ πρῶτον ἀνάγειν κριτήριον, ἑαυτῷ χρὴ

inde iterum haec ipfa fecum, ut fefe habere oporteat, re-
putans confideranfque, numquid ipfi rurfum judicandi in-
ftrumentum altero egens inftrumento intelligant, deinde
poft illud rurfum alio, idqae ne in infinitam protrahatur
fufpicatus valde caute, longo temporis fpatio, una cum
viris, qui ipfi maxime veridici videantur, ita primum
omnium judicandi inftrumentum contempletur, quod et
clarum eft ancipitem quandam occafionem accipientem
omnibus hominibus in memoriam revocare oportere. Id
vero et abfque dijudicatione indicare poffe palam eft,
eandemque quam omnis demonftratio vim poffidet; atque
ita, quod fupereft, in ipfum refpicientem, omnia ad id
particularia redigere convenit, quod fane refolutionem
nonnulli philofophi vocaverunt, veluti afcenfum quendam
ab his, quae media funt, ad primarium judicationis inftru-
mentum, utpote autem in re valde difficili, quemadmo-
dum opere plerumque didicifti in iftis vano fapientiae
nomine praeditis, petulantibus, ac ludibrio habitis, pro-
pterea quod neque vulgaria quaefita ad primum illud in-

Ed. Chart. VI. [544.]   Ed. Baf. I. (363.)

παρακολουθεῖν τὸν ἐπιστημονικὸν γενέσθαι βουλόμενον,
ἐπὶ πολλῶν τῶν κατὰ μέρος, ὡς ἔμπροσθεν ἔφην, γυμνα-
ζόμενον, ἃ μαρτυρῆσαι δύναται τοῖς εὑρίσκουσιν αὐτήν·
τοιαῦτα δέ ἐστι τὰ κατὰ τὴν ἀριθμητικήν τε καὶ γραμμικὴν
θεωρίαν, αἷς οἷον ἐπιβάσεσιν ἀστρονομία καὶ ἀρχιτεκτονία
χρῆται.

Κεφ. ε΄. Φέρε γὰρ, ἵνα σαφηγείας ἕνεκεν τῆς ἀρχι-
τεκτονίας τι λέξω παράδειγμα πόλεως κτιζομένης, προκείσθω
τοῖς οἰκήσουσιν αὐτὴν ἐπίστασθαι βούλεσθαι, μὴ στοχαστι-
κῶς, ἀλλ' ἀκριβῶς ἐφ' ἑκάστης ἡμέρας, ὁπόσον τε παρελή-
λυθεν ἤδη τοῦ χρόνου τοῦ κατ' αὐτήν, ὁπόσον τε ὑπόλοι-
πόν ἐστιν ἄχρι δύσεως ἡλίου. τοῦτο τὸ πρόβλημα κατὰ τὴν
ἀναλυτικὴν μέθοδον ἐπὶ τὸ πρῶτον ἀναχθῆναι χρὴ κριτή-
ριον, εἰ μέλλοι τις εὑρήσειν αὐτὸ, καθ' ὃν ἐμάθομεν τρό-
πον ἐν τῇ γνωμονικῇ πραγματείᾳ, πάλιν ἐξ ἐκείνων τὴν
αὐτὴν ὁδὸν ὑπεναντίως ἰόντων συντεθῆναι, καθότι καὶ τοῦτ'
ἐμάθομεν ἐπὶ τῆς αὐτῆς πραγματείας. εὑρεθείσης δ' οὕτω

ſtrumentum judicandi redigere valeant. Sibi ipſi eum
conſtare oportet, qui ſcientiae capax eſſe velit, atque in
multis ſingularibus, quae ipſius inventoribus teſtari poſ-
ſint, ut antea dixi, ſeſe exerceat; hujuſmodi autem ſunt
ea, quae in arithmetica linearumque ſcientia habentur, qui-
bus veluti fundamentis aſtronomia et architectura ni-
tuntur.

Cap. V. Age enim, ut declarandi cauſa ex archi-
tectura exemplum aliquod promam. Quum urbs condi-
tur, ipſam habituris propoſitum ſit non per conjecturas,
sed exacte quotidie ſcire velle, quantum diei temporis
jam elapſum ſit, quantumque uſque ad ſolis occaſum ſu-
perſit. Id problema ſane in reſolutiva methodo ad prin-
ceps illud judicatorium redigi opus eſt, ſi quis ipſum
quo dixi modo in gnomonica tractatione invenire debeat,
rurſumque ex illo per eandem viam, ſed contrario modo
proficiendo componere, quemadmodum et hoc in eadem
tractatione didicimus. Porro in hunc modum communi

Ed. Chart. VI. [544. 545.]   Ed. Baf. I. (363.)

καθόλου τε καὶ κοινῆς ὁδοῦ, καὶ γνόντων ἡμῶν, ὅτι διὰ
γραμμῶν τοιῶνδε τὴν μέτρησιν τῶν μερῶν τοῦ χρόνου ἀναγ-
καῖόν ἐστι ποιεῖσθαι, μεταβῆναι προσήκει ἐπὶ τὰ μέλλοντα
σώματα δέξασθαι εἰς τὴν τῶν γραμμῶν καταγραφὴν καὶ τὸν
γνώμονα, καὶ πρῶτον μὲν ζητῆσαι, τίνα σχήματα σωμάτων
ἐπιτήδεια πρὸς τὴν εὑρημένην καταγραφήν ἐστιν, εἶτα καθ᾽
ἕκαστον αὐτῶν ἐξ ἀναλύσεώς τε καὶ συνθέσεως εὑρεῖν, ὁποῖα
ἂν [545] αὕτη γίγνοιτο, κᾀπειδὰν ἡ λογικὴ μέθοδος ἐναργῆ
τὴν πίστιν ἡμῖν ἐνδείξηται τῆς τῶν προκειμένων εὑρέσεως,
ἑξῆς ἐπὶ τὸ πράττειν ἔργῳ τὰ δι᾽ αὐτῆς εὑρεθέντα παρα-
γενομένους ἐπισκέψασθαι πάλιν, ὅπως ἂν ἐπιφάνειαν ὁμα-
λὴν ἐργασώμεθα τοῦ μέλλοντος καταγράφεσθαι σώματος.
εὑρόντας δὲ τοῦτο ἐξ ἀναλύσεώς τε καὶ συνθέσεως, εἶτα
κατασκευάσαντάς τι τοιοῦτον σῶμα, διὰ τῶν ὀργάνων αὐτό
δεῖ καταγράψαι ζητῆσαι, καὶ πάλιν ἐξ ἀναλύσεώς τε καὶ
συνθέσεως εὑρεθέντος αὐτοῦ πειρᾶσαι κατασκευάσαι τοιαῦτα
τὸ εἶδος, οἷά περ ἡ μέθοδος ἐδίδαξεν, εἶτα ποιήσαντας
ἐφεξῆς καταγραφὴν ἐπὶ πολλῶν σχημάτων, καὶ δοῦναι τοῖς

generalique via comperta, nobifque cognofcentibus ex
hujusmodi lineis temporis partium dimenfionem fieri ne-
ceffum effe, ad corpora deinde tranfire convenit linea-
rum defcriptionem et gnomonem fufceptura; ac primum
quidem inveftigare, quae corporum figurae ad inventam
defcriptionem idoneae funt; deinde in illis fingulis, qua-
lifnam haec defcriptio fieri poffit, ex refolutione compo-
fitioneque invenire. Ac pofteaquam rationalis methodus
evidentem nobis propofitorum inventionis confirmationem
praeftiterit, mox ad ea exequenda, quae per ipfam inventa
funt, accedentes iterum confiderabimus, quomodo depin-
gendi corporis fuperficiem planam aequabilemque redde-
mus; hoc deinde per refolutionem et compofitionem adin-
vento, aliquod hujusmodi corpus fabricari per inftrumenta,
ipfum inftrumentis defignare tentabimus; iterumque ex refo-
lutione ac compofitione eo comperto, ejufdem fpeciei corpora,
qualia nos methodus edocuit, conftruere enitemur, quum-
que poftea in multis deinceps figuris delineationem fece-

ἀνθρώποις ἔργῳ πειραθῆναι γεγονός ἤδη τὸ προβληθέν.
ὅταν γὰρ ἤ τε πρώτη γραμμὴ τὴν ἀκτῖνα δέχηται τοῦ ἡλίου,
κατὰ ταῦτα δὲ καὶ τὴν τελευταίαν ἡ ὑστάτη, καὶ τοῦτ᾽ ἐπὶ
πάντων φαίνηται τῶν καταγεγραμμένων ὡρολογίων τῶν ἡλιακῶν,
ἤδη μέν που ἕν τι γνώρισμα ἕξομεν ἐναργὲς τοῦτο προβλη-
θέν. εὑρῆσαι δὲ πάλιν δεύτερον ἄλλο, ὅταν ἀλλήλοις κα-
ταγραφέντα πάντα συμφωνῇ, καὶ τρίτον, ὅταν ὕδατός ὁμα-
λοῦ ῥύσις αὐτοῖς μαρτυρῇ. καὶ γὰρ τοῦθ᾽ ὁ λόγος εὑρίσκει
κριτήριον ἐσόμενον τῆς τῶν καταγεγραμμένων ὡρολογίων
ἀληθείας. ὃ δὲ λέγω, τοιοῦτόν ἐστιν. ἀγγεῖον τρήσας ἐξ ἧς
ἂν ὕλης ἐθέλῃς γε(364)γονός, ἐπίθες ὕδατι καθαρῷ τὴν
πρώτην ἀκτῖνα τοῦ ἡλίου θεασάμενος· εἶθ᾽ ὅταν σοι τὸ κα-
ταγεγραμμένον ὡρολόγιον ἀγγείλῃ τὴν πρώτην ὥραν ἠνύσθαι,
σημηνάμενος ὅσον ἐπληρώθη τοῦ ἀγγείου μέρος ὑπὸ τοῦ
ὕδατος, ἔτι ἐκκενώσας εὐθέως αὐτὸ πάλιν, ἐπίθες ἐπὶ ταὐ-
τὸν ὕδωρ· ὅταν δὲ τὴν δευτέραν ὥραν ἀγγείλῃ τὸ ἡλιακὸν
ὡρολόγιον, ἐπίσκεψαι τὸ ἀγγεῖον· εἶθ᾽ ὅταν εὕρῃς ἐν αὐτῷ

rimus, concedere hominibus re experiendum jam ab-
folutum propofitum opus. Quando enim prima linea pri-
mum folis radium excipit, itidem et poftremum ultima,
atque hoc in omnibus folaribus horologiis depictis appa-
ret, jam profecto unum quoddam evidens indicium, quod
res propofita inventa fit, habebimus; rurfus et alterum,
quum omnia delineata corpora inter fe confentiunt, nec-
non et tertium inveniemus, quum aequalis aquae fluxus
ipfis refpondet. Hoc etenim depictorum horologiorum ve-
ritatis judicatorium futurum ratio adinvenit. Quod autem
dico, hujusmodi eft. Vafculum ex quavis materia con-
flatum perforato, primumque folis radium intuitus aquae
purae imponito; deinde tibi quum pictum horologium
primam horam praeteriiffe nunciaverit, tu, quanta vaf-
culi portio aqua impleta fuerit adnotato, eaque ftatim
rurfus effufa vafculum eidem aquae imponito, et quum
fecundam horam folare horologium fignificaverit, vafculum
afpicito; poftea quum aquam in ipfo ad eandem partem

τὸ ὕδωρ ἐπὶ τὸ αὐτὸ μέρος ἀφιγμένον κατὰ τὴν πρώτην
ὥραν, ἐνσήμανον ταχέως, καὶ ἐκχέας ἔνθες κατ᾽ αὐτοῦ τοῦ
ὕδατος, καὶ ἐπισκέπτου πάλιν, εἰ μέχρι τῆς τρίτης ὥρας ἐν-
δείκνυσι τὸ ὡρολόγιον, ἐπὶ τὴν αὐτήν ὥραν ἀφικνεῖσθαι
τοῦ ἀγγείου τὸ ὕδωρ, ἐφ᾽ ἥν κατὰ τὴν πρώτην, ἢ κατὰ
τὴν δευτέραν· ὅταν οὖν εὕρῃς οὕτω γεγονός, ἐκχέας αὖϑις
ἐπίθες μέχρι τῆς τετάρτης ὥρας, ἰδών τε πάλιν ἐπὶ τὸ
αὐτὸ μέρος τοῦ ἀγγείου τὸ ὕδωρ ἀναβεβηκός, ἐκχέας αὐτὸ
παραχρῆμα, πάλιν ἐπιθεὶς ὁμοίως ἐξέταζε κατὰ τὴν πέμπτην
ὥραν. ὅταν δὲ καὶ ταύτης εὕρῃς ἐπὶ τὴν αὐτὴν χώραν
ἀφιγμένον τὸ ὕδωρ, εἶτα κατὰ τὴν ἕκτην τε καὶ κατὰ τὰς
ἐφεξῆς μέχρι τῆς δωδεκάτης, εἰ παντελῶς γνώσῃ, πεισϑήσῃ
καλῶς καταγεγράφϑαι τὸ ὡρολόγιον, εἴ γε τὸ προκείμενον
ἐπεδείξατο· προκείμενον δ᾽ ἦν εἰς δώδεκα μοίρας ἴσας νε-
μηϑῆναι τὸν χρόνον τῆς ὅλης ἡμέρας, ὅτι, ἀλλὰ τοῦτον
μὲν τὸν ἀριϑμὸν ὡς χρησιμώτατον προείλοντο, καὶ γὰρ
ἥμισυ ἔχει, καὶ δίμοιρον, καὶ τέταρτον, ἕκτον τε καὶ δωδέ-

perveniſſe, ad quam et prima hora pervenit, inveneris,
adnotato celeriter, et exhauſtum vaſculum iterum in ean-
dem aquam immittito, ac rurſum obſervato. Si ad ter-
tiam uſque horam horologium indicat, ad eandem horam
vaſis aquam perveniſſe, ad quam prima aut ſecunda hora
pervenerat, quando igitur ita ſactum inveneris, exhaurito
vaſculum, et iterum ad quartam uſque horam in aquam
demittito, itemque ad eandem vaſis partem aquam aſcen-
diſſe conſpicatus, ipſam ſtatim effundito, denuoque in
aquam demiſſo vaſculo, quintam ſimiliter horam explo-
rato; quamque et in hac ad eundem locum aquam per-
veniſſe compereris, deinde in ſexta et reliquis deinceps
uſque ad duodecimam ſi prorſum ita fieri cognoveris,
recte depictum eſſe horologium tibi perſuaſeris, quando-
quidem propoſitum demonſtravit; propoſitum autem erat,
in duodecim aequas portiones totius diei tempus eſſe dis-
tributum. Porro numerum hunc tanquam omnium uti-
liſſimum delegerunt, dimidium enim continet, et duplum,
et quartum, et ſextum, et duodecimum, quae nullus alius

84 ΓΑΛΗΝΟΥ ΠΕΡΙ ΔΙΑΓΝ. Κ. ΘΕΡΑΠ.

Ed. Chart. VI. [545. 546.]　　　　　　　Ed. Baf. I. (364.)

κατον, ἅπερ οὐδεὶς ἄλλος ἔχει μετ αὐτὸν ἄχρι τοῦ εἰκοστοῦ
τετάρτου. τοῦτον μὲν ὡς μακρὸν παρῃτήσαντο, σύμμετρον
δ᾽ εἶναι κρίναντες τὸν δωδέκατον, εἰς τοσαῦτα μέρη τὸν χρόνον
τῆς ὅλης ἡμέρας διέτεμον. ὅτι δὲ χρήσιμός ἐστιν ἡ τοιαύτη
τομή, τῇ πείρᾳ βασανίσαντες αὐτὴν ἄλλοι τε πολλοὶ καὶ
Ῥωμαῖοι χρῶνται τὴν οὐσίαν ἅπασαν, ὅταν διατίθωνται,
διαιροῦντες εἰς δώδεκα μέρη, καὶ τῶν ἐν τῷ βίῳ σταθμῶν
τε καὶ μέτρων εἰς δώδεκα μοίρας τέμνονται τὰ πλεῖστα.
σὺ δ᾽ εἰ κελεύεις, καταγράψομαί σοι κατὰ τὴν μέθοδον ὡρο-
[546]λόγιον, εἴτ᾽ εἰς δώδεκα τὴν ὅλην ἡμέραν διαιρεῖν
ἐθελήσεις, εἴτ᾽ εἰς ἄλλον τινὰ τὸν ἐφεξῆς ἀριθμόν, εὑρή-
σεις γὰρ ἐπ᾽ ἐκείνου πάλιν ὃ προὔβαλες γεγονὸς ἔκ τε τοῦ
συμφωνεῖν τῇ διὰ τῶν τετρημένων ἀγγείων ἐκμετρήσει κἀκ
τοῦ πάντοτε ἀλλήλοις ὁμολογεῖν καταγεγραμμένα, πρός τε
τοῦ τὰς τελευταίας ἐν αὐτοῖς γραμμὰς ὁρίζειν τὰ πέρατα
τῆς ἡμέρας. οὕτω δὲ καὶ κλεψύδρας καταγραφὴν ὁ λόγος
εὗρεν ἀναλυτικῇ μεθόδῳ ζητήσας, ἧς πάλιν ἡ βάσανος

poſt ipſum numerus uſque ad vigeſimum quartum conti-
nere videtur. Hunc ſane tanquam longum repudiarunt,
et duodenarium numerum veluti commoderatum judi-
cantes in tot particulas totius diei tempus diviſerunt.
Hanc autem partitionem ex uſu eſſe alii multi et Ro-
mani ipſi experientia comprobantes atque utentes oſten-
dunt, ſi quidem haereditatem omnem, quum teſtamentum
condunt, in duodecim portiones diſtribuunt, et ponderum
ac menſurarum, quibus in vita opus eſt, plurimas in
duodecim partes dividunt. Tu vero ſi jubeas, tibi per
methodum horologium depinxero, ac deinde ſive in duode-
cim partes, ſive in alium quempiam ſequentem numerum
integrum diem partiri volueris, in illo enim id, quod
propoſueras, itidem factum eſſe comperies, quando et
perforatorum vaſculorum menſurae reſpondeat, et omnino
inter ſe depicta horologia conſentiant, eo quod ultimae
in ipſis lineae diei fines concludant. Ad hunc ſane mo-
dum et clepſydrae deſcriptionem ratio methodo reſolu-
tiva veſtigans invenit, cujus iterum experimentum vel

Ed. Chart. VI. [546.]   **Ed. Baf. I. (364.)**

ἐναργής ἐστι καὶ τοῖς ἰδιώταις. ἡ γὰρ ἀνωτάτω γραμμὴ
δωδεκάτην ὥραν σημαίνουσα τὸ μέγιστον μὲν ὕψος ἔχει,
καθ᾽ ὃ μέρος ἡ κλεψύδρα τὴν μεγίστην ἡμέραν ἐκμετρεῖ,
βραχύτατον δὲ, καθ᾽ ὃ τὴν ἐλαχίστην· ἐν τῷ μέσῳ δ᾽ ἀμ-
φοῖν ἐστιν, ὃ τῆς ἰσημερινῆς μέτρον σοι δηλώσει· τὸ δ᾽
ἐφεξῆς τὴν τετάρτην ἐπεξιὼν, κατὰ τὸν αὐτὸν τρόπον πάσας
τὰς ἐνιαυτοῦ μετρήσεις· τὸ δὲ μεταξὺ μέχρι τῶν ἰσημερι-
νῶν τμημάτων ἐπὶ τοῦ χείλους τῆς κλεψύδρας δηλοῖ σοι
τὰς εἰρημένας τέτταρας ἡμέρας· ἀφ᾽ ὧν τμημάτων ὁρμηθή-
σομαι ἐφεξῆς τῷ σημαίνοντι τὴν μεγίστην εὑρήσειν, δη-
λονότι ἄχρι τίνος μέρους τῆς ὑψηλῆς γραμμῆς ἐπὶ τῇ
κλεψύδρᾳ, τὸ ὕδωρ ἀναβήσεται τῆς δωδεκάτης ὥρας συμπλη-
ρουμένης· τὰ δὲ μετ᾽ ἐκεῖνα πάλιν τρίτα ἀπὸ τῆς δωδεκά-
της τροπῆς εὑρήσεις μετροῦσαν τὴν μίαν ἐκείνην ἐν τῇ
κλεψύδρᾳ γραμμήν, ἣν ὑψηλοτάτην ἔφην εἶναι· καὶ
μέντοι καὶ τὰς ἄλλας γραμμάς, ὅσαι τῆς ὑψηλοτάτης
εἰσὶν εὐτελέστεραι, ἄλλας ὥρας ἐκμετρούσας εὑρήσεις·
τὴν τετάρτην μὲν ἀπὸ τῆς δωδεκάτης· ἐν ἅπασι τοῦ ἐνιαυ-

plebejis hominibus evidens eſt. Summa enim ejus linea
duodecimam horam ſigniſicans altiſſimum locum habet,
qua parte clepſydra longiſſimum diem dimetitur, breviſ-
ſimum vero, ubi linea breviſſima eſt; inter utramque
media eſt, quae aequinoctialem diem declarabit; ac dein-
ceps quartam pertranſiens perinde omnes anni dies me-
tieris; quod in medio eſt uſque ad aequinoctialia fora-
mina in clepſydrae labro, tibi praedictos quatuor dies
ſignificabit; quibus foraminibus poſt id, quod longiſſimum
diem ſignificat, invenire ſcilicet incipiam, uſque ad
quam partem altae in clepſydra lineae, hora duodecima
tranſacta, aqua perveniat; poſt illa vero rurſus tertia a
duodecima converſione unam illam in clepſydra lineam,
quam altiſſimam eſſe dixi, dimetientem reperies; quin-
etiam et alias lineas, quaecunque altiſſima ſunt inferiores,
alias horas metientes invenies, quartam quidem a duode-
cima: omnibus anni diebus undecimam horam ſignificant

86 ΓΑΛΗΝΟΥ ΠΕΡΙ ΔΙΑΓΝ. Κ. ΘΕΡΑΠ.

Ed. Chart. VI. [546.]   Ed. Baf. Γ. (364.)
τοῦ ταῖς ἡμέραις τὴν ἑνδεκάτην ὥραν σημαίνουσιν ἐν δια-
φέρουσιν αὐτῆς μέρεσιν, ὡς ἐπὶ τῆς ὑψηλοτάτης προείρηται·
τὴν δ᾿ ἐφεξῆς πέμπτην ἢ ἕκτην ὥραν δηλοῦσαν ὡσαύτως
κατὰ διαφέροντα μέρη, καὶ τὴν ἐφεξῆς γε πάλιν ἑβδόμην,
ἢ ὀγδόην, ἢ ἐννάτην τε καὶ τὰς ἄλλας ἄχρι τῆς κατωτάτης
γραμμῆς τὴν ὥραν πρώτην εὑρίσκειν ἐπὶ τῶν ἡλιακῶν ὡρο-
λογίων, φαίνεταί σοι πεπληρωμένου τοῦ κατὰ τὴν κλεψύ-
δραν ὕδατος, ὥσπερ γε ἡ τετάρτη καὶ αἱ λοιπαὶ μέχρι τῆς
δωδεκάτης ἀλλήλαις μὲν ἴσαι καθ᾿ ἑκάστην ἡμέραν ἠντι-
ναοῦν φαίνονται, ταῖς δὲ ἄλλαις ἄνισοι ταῖς προγεγενημέ-
ναις τε καὶ μελλούσαις. εἶτα τὴν τοιαύτην μέθοδον εὑρί-
σκων οὐκ ἐπεθύμησας, ὦ οὗτος, τί ποτ᾿ ἐστὶν, οὐκ ἤσθου
τῆς ἐν σαυτῷ δοξοσοφίας, ἀμαθὴς ὅστις ὢν τούτων τῶν
προβλημάτων, οὐκ ἂν εὕροις ἐνιαυτῷ, βέλτιον δὲ εἰπεῖν,
ὅλῳ τῷ βίῳ; οὐδὲ γὰρ εὗρεν αὐτὰ βίος ἀνδρὸς ἑνός, ἀλλὰ
κατὰ σμικρὸν προῆλθεν ἡ γραμμικὴ θεωρία· πρῶτον μὲν
τῶν στοιχειωδῶν ἐν αὐτῇ θεωρημάτων ζητηθέντων αὐτῷ,
ἐπεὶ δὲ εὑρέθη ταῦτα, προσθέντων αὐτῶν αὐτοῖς τῶν

fecundum ejus differentes partes, ut de fuprema ante di-
ctum eft; fequentem autem quintam aut fextam horam
fecundum diverfas partes fignificantem, atque item fe-
quentem feptimam, octavam, aut nonam, ac reliquas uf-
que ad imam lineam horam primam te inveniffe in fo-
laribus horologiis, clepfydra jam aquae plena tibi patefit;
quemadmodum et quarta et reliquae ufque ad duodecimam
inter fe quidem aequales fingulis quibusque diebus ap-
parent, ad alias autem aut praeteritas aut futuras rela-
tae inaequales; deinde methodum hanc inveniens non
cupivifti, heus tu, quid fit cognofcere, nonne tuam inanem
fcientiae perfuafionem percepifti, qui propofita haec quum
nefcias, non per anni fpatium, aut, rectius ut dixerim,
non in omni vita invenire valeas? Neque enim haec
nnius hominis vita adinvenit, fed paulatim linearum fcien-
tia provecta eft; primo quidem elementaribus in ipfa
theorematis ab ipfo petitis; poftquam autem haec inventa

Ed. Chart. VI. [546. 547.]　　　　　　　　　Ed. Baf. I. (564.)

ἐφεξῆς γενομένων ἀνδρῶν τὴν θαυμασιωτάτην θεωρίαν, ἣν
ἀναλυτικὴν ἔφην ὀνομάζεσθαι, καὶ γυμνασάντων ἐν αὐτῇ
ἑαυτούς τε καὶ τοὺς βουληθέντας ἐπὶ πλεῖστον· ἐν αὐτῇ
καίτοι μηδὲν ἔχουσι·δεῖξαι χειρούργημα τοιοῦτον, οἷα μέχρι
δεῦρο διῆλθον ἐπί τε τῶν ἡλιακῶν ὡρολογίων καὶ κλεψυ-
δρῶν. ἀλλ᾽ οὐκ ἦσαν οὔτε προπετεῖς οὔτ᾽ ἀλαζόνες οἱ τὰ
τοιαῦτα ζητήσαντες ὁμοίως τοῖς ἐπαγγελλομένοις σοφίαν ἢ
ζητεῖν, ἢ εὑρηκέναι, τιμήσαντες δ᾽ ἑαυτοὺς τὴν ἀληθεστά-
την τιμὴν ὡρέχθησαν, ἣν εἶχον ἐν τῇ ψυχῇ δύναμιν ἀρί-
στην, ταύτην ἀσκῆσαί τε καὶ εἰς τέλος ἀγαγεῖν. εὔδηλον δ᾽,
ὅτι τὴν λογικὴν λέγω, ἧς γυμναζομένης τε καὶ τὴν οἰκείαν
εὐεξίαν λαμβανούσης, [547] εὐφραίνονται μειζόνως ἢ ταῖς
διὰ τοῦ σώματος ἡδοναῖς δουλεύσαντες. οὐδὲ γὰρ διαφερό-
μεθα ἄλλῃ τινὶ δυνάμει τράγων καὶ σκωλήκων, ὑῶν τε καὶ
προβάτων καὶ ὄνων· οὐδ᾽ ἄλλη τις θεωρία μειζόνως εὐ-
φραίνει ψυχὴν ἀνδρὸς εὐφυοῦς τῆς ἀναλυτικῆς, ὅταν γέ τις

funt, pofteris hominibus deinceps contemplationem illam
fummopere admirabilem, quam refolutivam nominari dixi,
ad illa adjicientibus, fefeque in ipfa et alios, qui volue-
rint, quam diutiffime exercentibus; quin etiam nullum
in ipfa hujusmodi manuarium opus, qualia hactenus de
folaribus horologiis atque clepfydris declaravimus, often-
dere potuerunt. At neque temerarii erant, neque arro-
gantes, qui hujufcemodi res indagabant, quales ifti, qui
fapientiam fe quaerere aut inveniffe gloriantur; illi au-
tem veriffimo fefe honore decorantes facultatem, quam
in anima optimam habebant, exercere et ad finem per-
ducere cupiebant; clarum autem eft, quod rationabilem
dico, qua exercitata et bonum habitum fibi congruentem
adepta, delectantur magis quam ii, qui corporis volu-
ptatibus ferviunt. Nulla etenim alia facultate ab hircis,
vermibus, porcis, pecudibus atque afinis differimus; ne-
que ulla alia contemplatio ingenui viri animum vehe-
mentius quam haec refolutiva facultas oblectat, quum
praefertim in ipfa quifpiam magnos progreffus fecerit,

ἐν αὐτῇ προέλθῃ· κατ᾽ ἀρχὰς μὲν γὰρ ἐπίπονός ἐστιν,
ὥσπερ καὶ αἱ ἄλλαι σχεδὸν ἅπασαι. καίτοι κἂν εἰ μηδεμίαν
εὐφροσύνην εἶχεν, δι᾽ αὐτό γε τὸ μέλλειν αὐτῇ χρῆσθαι πρὸς
τὰ μέγιστα καλῶς εἶχεν ἀσκηθῆναι κατ᾽ αὐτήν, ἐξαίρετον
ἔχουσαν, ὡς ἔφην, τὸ μαρτυρῆσαι πρὸς αὐτῶν τῶν εἰρημέ-
νων εὐφραντόν, ὅπερ οὐκ ἔστιν ἐν τοῖς κατὰ φιλοσοφίαν
εὑρισκομένοις. καὶ διὰ τοῦτο τοῖς προπετῶς ἐν αὐτῇ
φλυαροῦσιν ἔξεστιν ἀναισχυντεῖν· οὐ γάρ, ὥσπερ ὁ κα-
κῶς καταγράψας ὡρολόγιον ἢ κλεψύδραν ὑπ᾽ αὐτοῦ τοῦ
πράγματος ἐλέγχεται προφανῶς, οὕτω καὶ τοῖς ἐν φιλοσοφίᾳ
θεωρήμασιν ἐναργής ἐστιν ὁ ἔλεγχος, ἀλλ᾽ ἔξεστι λέγειν,
ὥσπερ ἂν ἐθέλῃ τις, ὅταν γε ἅπαξ ἀναίσχυντος ἄνευ τῆς
λογικῆς μεθόδου ὑπ᾽ αὐτῶν τῶν πραγμάτων διδάσκεσθαι
λέγῃ. ἀλλ᾽ εἰ μὲν ἐκείνοις μόνοις διελέχθη τὰ πράγματα
λαβόντα φωνήν, εὐλόγως ἀλαζονεύονται, σιγώντων δ᾽ αὐ-
τῶν ἀεί, καὶ μήθ᾽ ἡμῖν μήτ᾽ ἐκείνοις διαλεγομένων, εὔδη-
λον ὅτι μόνος ὁ ἐν ἡμῖν λόγος εὑρήσει τὴν τῶν πραγμά-
των φύσιν. ἐπιδειξάσθω τοίνυν πρότερον εὑρίσκειν αὐτά

inter initia vero, quemadmodum et aliae fere omnes
difciplinae, laboriofa eft. Quod fi nihil etiam delecta-
tionis afferret, quum tamen in rebus maximis nobis ufui
futura fit, in ipfa exerceri optimum fuerit: quum illud
praecipuum (ut modo diximus) habeat, ut, quantam vo-
luptatem afferat, res per ipfam inventae declarent, quod
in his, quae a philofophia indagata funt, neutiquam re-
pertum eft. Quocirca eis, qui in ipfa temere nugantur,
impudentes effe licet; neque enim, ut qui horologium
clepfydramve haud recte defignaverit a re ipfa evidenter
coarguitur, fic et philofophiae praecepta evidenti argu-
mento refutantur, verum, ut quis voluerit, ei dicere li-
cet, quum femel impudens abfque rationali methodo
ab ipfis rebus fefe edoceri affirmat. Quod fi eos folos
res vocem adeptae allocutae forent, haud abs re glo-
riarentur; at quum res fileant, neque nos, neque illos
alloquantur, jam fatis patet, folam, quae nobis ineft, ra-
tionem rerum naturam inventuram. Res igitur invenire

Ed. Chart. VI. [547.]   Ed. Baf. I. (364. 365.)

δυνάμενος ἐν πράγμασιν ἐναργῶς αὐτὸ μαρτυροῦσιν, εἰ-
πάτω τε μέθοδον ἡμῖν, ᾗ πᾶν ἀναλυτικῶς ὑποπίπτει πρό-
βλημα, καὶ δειξάσθω προκρίνας τὰς ὁμοιότητας τῶν ἀλη-
θῶν τε καὶ ψευδῶν λόγων, οὗ δυνατὸν φωρᾶσαι τὴν κα-
κίαν, οὐκ ἂν ἔτι πιστὸς ἐπὶ τῶν ἀδή(365)λων εἴη. ταῦτα
πάντα ἄνθρωποι καλῶς φασι λεγεσθαι πλὴν τῶν δοξοσό-
φων τε καὶ προπετῶν, οἷς ἡ ἐπὶ τὴν ἀλήθειαν ὁδὸς οὐ μα-
κρά τίς ἐστιν, οὐδ᾽ αὖ τοιαύτη, ὁποίαν Ἡσίοδος ἐπὶ τὴν
ἀρετὴν εἶναί φησιν, ἀλλὰ σύντομος καὶ βραχεῖα, μᾶλλον
δ᾽ οὐδ᾽ ὅλως ἐστίν. εἰ γὰρ αὐτὰ τὰ πράγματα διδάσκει
τὴν ἑαυτῶν φύσιν ἅπαντας ἀνθρώπους, οὐ χρὴ κατατρί-
βεσθαι γυμναζομένους ἐν ταῖς λογικαῖς μεθόδοις. ἆρ᾽ οὖν,
ὦ δοξοσοφώτατοι, κἂν τοῦτό γε συγχωρήσετε εἶναι πρόδηλον
ἡμῖν τοῖς ἄλλοις, ὁπόσοι μή πω τὴν ὑμετέραν σοφίαν ἐσμὲν
σοφοὶ, τὸ πάντας ἀνθρώπους ἐγνωκέναι δεῖν ἁπάντων πραγ-
μάτων τὴν ἀλήθειαν, εἴπερ ἡ φύσις αὐτῶν ἱκανὴ διδάσκειν
ἐστὶν ἑαυτήν; ἀναδύονται πάλιν, ὅταν οὕτως ἐρωτηθῶσιν,

potens id prius in rebus evidenter hoc teftantibus de-
monftret, et methodum nobis dicat, cui omne problema
refolutorie fubjiciatur, ac verarum falfarumque rationum
fimilitudines prius diftinguens oftendat, ubi vitium de-
prehendere liceat, in rebus autem obfcuris non amplius
fide dignus fuerit. Omnia haec homines recte dicta effe
confentiunt praeter iftos temerarios et falfa doctrinae
perfuafione inflatos, quibus ad veritatem via neque longa
admodum est, neque ejusmodi, qualem Hefiodus ad vir-
tutem effe cecinit, fed concifa ac brevis, aut potius nulla
eft. Etenim, fi res ipfae natura fua omnes homines edo-
cent, non opus eft in rationalibus methodis fefe exer-
centes atterere. Nonne igitur, o vos, qui veftro judicio
eftis fapientiffimi, hoc faltem nobis aliis, qui nondum
fapientiam veftram affequuti fumus, effe perfpicuum con-
cefferitis, omnes homines oportere omnium rerum veri-
tatem cognofcere, quandoquidem ipfarum natura feipfam
patefacere abunde valet? Tergiverfantur iterum, quum

Ed. Chart. VI. [547.]   Ed. Baf. I, (365.)

καὶ φασιν, οὐ πάντας ὑπὸ τῶν πραγμάτων διδάσκεσθαι.
τίνες οὖν εἰσιν οἱ διδασκόμενοι, πάλιν ἐρωτώντων ἡμῶν,
ἑαυτοὺς μόνρυς φασίν· τί γὰρ ἔχουσιν εἰπεῖν ἄλλο, φυλάτ-
τειν γε τὴν ἐξ ἀρχῆς ἀλαζονείαν προηρημένοι; ἀλλ᾽ οὐχ
ἡμεῖς γε πιστεύομεν αὐτοῖς ἀποφαινομένοις ὃ βούλονται.
διὰ τί γὰρ, ὦ πρὸς θεῶν, μόνοις αὐτὰ τὰ πράγματα τὴν
αὑτῶν φύσιν ἐπιδείκ̓νται; πότερον, ὅτι μόνοι μηδὲν τῶν
πρώτων μαθημάτων μεμαθήκασιν; ἀλλὰ ψεῦδος τοῦτο,
καὶ γὰρ ἄλλοι πολλοὶ τούτων οὐδὲν ἔμαθον. ἀλλ᾽ εἰ
τὴν λογικὴν ψυχῆς δύναμιν ἤσκησαν ἐν μαθήμασιν, ἔρ-
γον μαρτυρεῖ δυναμένους αὐτήν· καὶ μὴν οὐδέπω ἥψαντο
τοιαύτης θεωρίας. ἴσως δὲ φήσουσι μόνοι τε γενέσθαι
συνετοὶ καὶ βλέπειν ἐπιληπτικῶς τὰ πράγματα, κα-
θάπερ Λυγκεὺς τὰ κατὰ γῆς. τί ποτ᾽ οὖν, εἰ οὕτως
αὐτῶν ὀξυδερκής ἐστιν ἡ ψυχή, καταγελαστότατοι πάν-
τες εἰσὶν ἐν τοῖς τοιούτοις προβλήμασιν, ὧν ἡ εὕρεσις
αὐτὴ μαρτυρεῖ τοῖς εὑρίσκουσιν ἀληθῶς αὐτά; τού-

ita fuerint interrogati, non omnefque ajunt a rebus edo-
ceri. Quinam igitur fint ifti, quos res ipfae edoceant,
nobis iterum percontantibus, feipfos folos ajunt; quid
enim aliud refpondere queant, jactantiam fcilicet, quam
initio profeffi funt, tueri conftituentes? At profecto nos
iftis de fe quicquid velint pronunciantibus nequaquam
credimus; cur enim, proh dii immortales, folis his res
ipfae naturam propriam declaraverint? Num idcirco,
quia foli nihil ex primis difciplinis perceperunt? Sed
hoc merum mendacium eft, alii etenim plerique illa-
rum nihil didicerunt. Quod fi rationalem animae fa-
cultatem in difciplinis exercuiffent, effectus id eos poffe
facere teftaretur: atqui nondum ejufmodi contemplatio-
nem attigerunt. Dicent autem forfan, folos fe perfpica-
ces a natura creatos, atque res congruenter cernere,
quemadmodum Lynceus fubterranea intuebatur. Quid
igitur, fi adeo perfpicaci ingenio funt, in id genus pro-
pofitis excutiendis, quorum inventio veridicos effe in-
ventores manifeftat, plane ridiculi funt? Nullum enim

Ed. Chart. VI. [548.]   Ed. Baf. I. (365.)

[548] των γὰρ ἓν οὐδεὶς οὐδέποτ' αὐτῶν εὑρεῖν ἠδυνήθη, ὅπου γε καὶ τῶν εὑρηκότων λεγόντων καὶ διδασκόντων, οἱ μὲν ἄλλοι μανθάνουσιν, ἐκεῖνοι δὲ μόνοι δι' ἀγυμνασίαν καὶ βραδύτητα ψυχῆς μὴ μανθάνουσιν· εἶτα παρακαλοῦσιν ἐμὲ, καί τις ἐξ αὐτῶν κατὰ τύχην παρακολουθήσειεν, ἀλλ' εἰπεῖν γε τὸ εἰρημένον οὐ δύναται· τίς οὖν μείζων τυφλότης εἰς τὴν τῶν ἰδίων ἁμαρτημάτων γνῶσίν ἐστι τῆς τοιαύτης τῶν τοιούτων; ὅταν ἄνθρωποι τῶν ἐπιτυγχανόντων ἑαυτοὺς ὁρῶντες ἀφυεστέρους εἴς τε τὸ νοῆσαι καὶ μνημονεῦσαι καὶ τὰ δι' ἀριθμητικήν τε καὶ γεωμετρίαν ἀρχιτεκτονίαν τε καὶ ἀστρονομίαν εὑρισκόμενα τὰ τῆς φιλοσοφίας εὑρηκέναι νομίζωσιν οὕτω ῥᾳδίως, ὡς ἀποφαίνεσθαι τολμᾶν ⸳ αὐτὰ δεικνύναι τὰ πράγματα χωρὶς ἀποδείξεως καὶ μεθόδου λογικῆς. ὅτι δὲ ἑκόντες ἑαυτοὺς κολακεύουσιν, οὐκ ἀλήθειαν ζητοῦσιν, ἔνεστι γνῶναι κᾀκ τοῦ κατά τινος ἕκαστον αὐτῶν ἀνατείνεσθαι παρὰ τοῖς φοιτηταῖς, ἅπαντάς τε διαβάλλουσι τοὺς ἄλλους ὡς ἐσφαλμένους. ἐγὼ δὲ συνάγων αὐτοὺς εἰς ταὐτὸν, οὐχ ὑπομένουσιν,

eorum quiſquam ipſorum unquam invenire potuit, quin et eorum inventoribus declarantibus ac edocentibus, alii ſane diſcunt, illi vero ſoli et inexercitati et ingenio tardi percipere nequeunt: deinde me provocant, atque aliquis ex ipſis forte intellexit, non tamen quod dixi recitare valet. Quaenam itaque caecitas in propriis dignoſcendis vitiis hac iſtorum ignoratione major eſt, quod vulgaribus hominibus ſeſe rudiores quum videant ad ea percipienda memoriaeque mandanda, quae ab arithmetica, geometria, architectonica aſtronomiaque reperta ſunt, poſtea quae philoſophiae ſunt tam facile inveniſſe ſe exiſtimant, ut res ipſas ſeſe oſtendere abſque demonſtratione rationalique methodo contendere audeant? Porro quod ſponte ſeipſos adulentur, neque veritatem quaerant, ex eo ſcire licet, quod de re aliqua ſinguli inter ſuos tantum diſcipulos differunt, omneſque alios tanquam aberrantes calumniantur atque vituperant. Ego vero ſi

92 ΓΛΛΗΝΟΥ ΠΕΡΙ ΔΙΑΓΝ. Κ. ΘΕΡΑΠ.

Ed. Chart. VI. [548.] Ed. Baf. I. (565.)

ἀλλὰ τὴν αἰδῶ τινι καταπροτείνονται, καὶ φάσκουσι μὴ δύ-
νασθαι φθέγξασθαι, παρόντων ἀνθρώπων πλειόνων· καί-
τοι τινὲς αὐτῶν ἀκροατὰς ἔχουσιν, ὁ μὲν κ', ὁ δὲ λ' καί
ποτε καὶ πλείονας, οὐκ αἰσχυνόμενοι λέγειν ἐπ' αὐτοῖς.
ἀλλ' ὅταν ἐγὼ μὲν τρεῖς ἢ τέτταρας ἀξιώσω παρεῖναι τῷ
συλλόγῳ, Πλατωνικοὺς δ', τρεῖς ἢ τέτταρας Ἐπικουρείους,
ἴσους τε τὸν ἀριθμὸν ἄλλους Στωϊκούς τε καὶ Περιπατη-
τικούς, ἢ τρεῖς πρὸς τούτοις, ἤτοι γ' Ἀκαδημαϊκούς, ἢ
Σκεπτικούς, ὡς γίνεσθαι πάντας ἐκ φιλοσοφίας ἀνθρώπους
εἴκοσιν, ἄλλους τε πρὸς αὐτοῖς τοσούτους τῶν γεγυμνασμέ-
νων μὲν ἐν μαθήμασι τὴν λογικὴν δύναμιν, ἀγνοοῦντας δὲ
τοὺς κατὰ φιλοσοφίαν λόγους, οὐδεὶς αὐτῶν ὑπομένει τηνι-
καῦτα τὸ τοιοῦτον συνέδριον. εἰ δέ γέ ποτ' ἀναγκασθέντες
ὑπὸ τῶν ἐλευθέρων μὲν αἱρέσεως, γεγυμνασμένων δὲ ἐν λό-
γοις, ὑπομείνειαν ἀπαντῆσαι τοιούτοις συνεδρίοις, φιλονει-
κούντων μὲν αὐτῶν ἐπὶ τούτοις, ἐλιττόντων δὲ τοὺς αὐτοὺς
λόγους, πολλάκις μὲν ἧκεν ἐν τούτοις καὶ γεωμετρικός,

in unum eos cogam, non ferunt, fed ftatim verecundiam
praetexunt, neque fe coram hominum multitudine fer-
monem facere poffe confirmant quamvis, fingulis diebus
ipforum alius viginti auditores habeat, alius triginta et
nonnumquam plures, neque inter illos dicere erubefcant.
Verum ego fi tres aut quatuor eorum collegio intereffe
voluerim, exempli caufa Platonicos quatuor, tres aut
quatuor Epicureos, totidem numero alios Stoicos et
Peripateticos, ad hos tres Academicos, aut vocatos
Scepticos, ita ut omnes ex philofophia viri fint viginti,
praeterea ultra enumeratos fi totidem adfint, qui ra-
tionalem facultatem in difciplinis exercuerint, fed philo-
fophicos fermones ignorent, tunc nullus iftorum ejufmodi
confeffum fuftineat. Quod fi nonnunquam ab homini-
bus nulli fectae addictis, in dicendo autem exercitatis
coacti ejufmodi hominum coetibus intereffe non recufent,
dum illi de iftis altercautur, fuafque rationes conglo-
merant, faepenumero aliquis geometra fupervenit, accef-

ἧκον δὲ καὶ τῶν ἰατρῶν ἔνιοι, καὶ ἄλλοι τινὲς τῶν φιλολό-
γων ἀνδρῶν καὶ πεπαιδευμένων ἐν τοῖς μαθήμασιν, αὐτὸ
δὲ ἔχειν ἐργαζομένων δι᾽ εὐπορίαν κτημάτων, οὔτε δου-
λευόντων αἱρέσει τινὶ τῶν κατὰ φιλοσοφίαν, ὥσπερ εἴωθα,
καὶ τότε κεκρικέναι τοὺς λόγους ἠξίωσα, καί τις ἐξ αὐτῶν
ἔφη κάλλιστα κριθῆναι τὴν ἀμφισβήτησιν, εἰ πορευθέντες
εἰς ὃ λέγουσιν οὗτοι περιέχειν τὸν κόσμον κενόν· εἶθ᾽ ὃ
μὲν ἐν αὐτῷ σαφῶς, εἴτ᾽ ἐν μιᾷ χώρᾳ πέφυκε μὲν εἶναί τε
καὶ φέρεσθαι πρὸς ἄλλον τινὰ τόπον, ὅπερ ἂν ἐν αὐτῷ
τεθῇ σῶμα. τοὺς μὲν ἄλλους πάντας ἤρεσε τὰ λεχθέντα,
μόνοι δ᾽ οὐκ ἐπαύοντο φιλονεικοῦντες ἀλλήλοις καὶ ἡμῖν
οἱ φιλόσοφοι, μὴ δυνάμενοι διακρῖναι τοὺς ἐνδεχομένους
λόγους ἀπὸ τῶν ἀναγκαίων. ἐνδέχεται μὲν γὰρ καὶ μένειν
ἐν τῷ κενῷ καθ᾽ ἕνα τόπον ἕκαστον τῶν σωμάτων, ἐνδέ-
χεται δὲ καὶ μὴ μένειν, ἀναγκαίαν ἀπόδειξιν οὐδ᾽ ἑτέρας
τινὸς αἱρέσεως ἐχούσης.

Κεφ. ς΄. [549] Καιρὸς οὖν ἡκέναι δοκεῖ τι φθέγξα-
σθαι κἀμέ, βραχεῖαν μὴν ἐλπίδα τοῦ φράξαι τὴν δοξοσο-

ferunt et medicorum nonnulli, et alii quidam dicendi
ſtudioſi viri et diſciplinis inſtructi, eas quidem, ut quae-
ſtum facerent, exercentes, et nulli in philoſophia ſectae
inſervientes, ut mihi moris erat, atque tunc ab iis petii,
ut iſtas rationes dijudicarent; tum eorum quidam dixit,
optime controverſiam ſedari poſſe, ſi in id quod mun-
dum continere iſti ajunt, vacuum profecti experiantur,
numquid in eo poſitum corpus una in ſede manere, an et
ad alium quoque locum transferri aptum ſit. Aliis qui-
dem omnibus haec dicta placuere, ſoli vero philoſophi
inter ſe nobiſcumque rixari non deſtiterunt probabiles
rationes a neceſſariis diſtinguere nequeuntes. Poteſt enim
unumquodque corpus in vacuo uno loco manere, poteſt
et non manere, neutra ſecta neceſſariam demonſtratio-
nem habente.

Cap. VI. Itaque tempus adveniſſe videtur, ut ego
quoque aliquid proferam quum tamen parvam ſpem ha-

Ed. Chart. VI. [549.]   Ed. Baf. I. (365.)

φίαν ἔχοντα μὴ καταλείπειν ἀπείραστον, ἡγούμενον μέν τι
δ᾽ εἶναι μηδ᾽ αὐτὸ τοῦτο βραχύ. καὶ τοίνυν ἐφ᾽ ᾧ ὡμο-
λόγηται μὲν ἡ ἀπὸ τῶν ἐναργεστάτων ἀρχὴ πάσης ἀποδεί-
ξεως, ἀλλ᾽ εὐθὺς ἡ πρώτη μετάβασις ἀπ᾽ αὐτῶν ἐπὶ τὸ
τῶν ἀδήλων, οὐ συγχωρεῖται μὲν ὑπὸ τῶν Ἀκαδημαϊκῶν τε
καὶ Σκεπτικῶν, ἡμῖν δὲ τοῦτο μὲν ἀλλήλοις συνεχώρει, ὅτι
μὲν ἄλλο εὑρισκόμεθα τὴν ἐκείνων ἀπορίαν κρατύνοντες.
ὄντων γὰρ ἐναργῶς τῶν μὲν πρὸς νόησιν, τῶν δὲ πρὸς
αἴσθησιν, ἀλλήλοις ἐνίοτε μὲν δοκεῖ μάχεσθαι ταῦτα. καὶ
πρῶτά γε τοῦτο αὐτὸ γεγυμνασμένου δεῖται, τοῦ δείξοντος
οὐδέποτ᾽ ἀλλήλοις αὐτὰ διαφέρεσθαι. δεύτερον ἐπὶ τῷδε
μέγιστόν ἐστιν, ἀπὸ τῶν ἐναργῶς φαινομένων γνωρίζειν τὰ
τοιαῦτα· τινὲς γὰρ ὑπὸ προπετείας τοῖς μηδέπω φαινομένοις
ἐναργῶς ὡς τοιούτοις συγκατατιθέμενοι σφάλλονται. καὶ
τί θαυμάζειν, ἔφης, εἰ πρὸς διάνοιαν ἐναργῆ τοῦτο συμ-
βαίνει τοῖς προπετέσιν, ὁρῶντας αὐτὸ κἀπὶ τῶν πρὸς
αἴσθησιν ἐνίους πάσχοντας ἑκάστην· ὅτι ἐξ ἀπόπτου γοῦν

beam, fore, ut inanem fcientiae perfuafionem ftabiliant;
neque tamen id ipfum exiguum effe duxi, ipfam vide-
licet non intentatam relinquere. Ob id igitur conce-
ditur, omnem demonftrationem ab evidentiffimis inchoari,
sed illico primus ab ipfis ad ignota tranfitus ab Acade-
micis et Scepticis non conceditur, inter nos vero id
convenit, quod aliud invenimus, quod illorum ambigui-
tatem augeat. Quum enim ex evidentibus quaedam in-
tellectui, quaedam fenfui evidentia fint, inter fe non-
nunquam haec pugnare videntur, atque in primis hoc
ipfum *homine* exercitato eget, haec neutiquam inter fe
diffidere oftenfuro. Secundum ab hoc maximum eft, ab
evidenter apparentibus quae funt ejufmodi cogno-
fcere; quidam enim temere, nondum clare apparenti-
bus, perinde ac talia fint affentientes, falluntur. Sed
quid mirum, inquies, fi ad manifeftam intelligen-
tiam haec temerariis hominibus accidant, quum id ip-
fum cernamus et in fingulorum fenfuum actionibus quof-
dam committere, quum ex longiore fcilicet intervallo,

θεασάμενοι παραγενόμενόν τινα Δίωνά φασιν, εἰ οὕτως
ἔτυχεν, εἶναι τὸν ἀφικνούμενον, ὡς βεβαίως εἰδότες· ὥσπ̓
ἐνίοτε πλησίον ὀφθεὶς ὁ παραγενόμενος ἐφάνη Θέων, οὐ
Δίων ὑπάρχειν. εἰ μὲν οὖν ἀπαράλλακτος ἡ φαντασία τῶν
πόῤῥωθεν ὁρωμένων ἐστὶ καὶ τῶν ἐγγύθεν, οὐ διαφωνοῦν-
τες ἀλλήλοις ἐπὶ τῶν πόῤῥωθεν ὁρωμένων οὔτ᾽ ἐλέγξουσιν,
οὔτ᾽ ἐλεγχθήσονταί ποτε· εἰ δ᾽ ἐστὶν ἄλλη ἐνέργεια τῶν
πλησίον ὁρωμένων, ἄλλη δὲ τῶν οὐ πλησίον, οἷσι πειρωμέ-
νων τὴν ἐκ τοῦ πλησίον γιγνομένην, εἰκότως σφάλλονται.
τοῦτ᾽ οὖν αὐτὸ πρῶτον ἀναμνήσθητι, πρὶν ἐπὶ τὰ πρὸς
διάνοιαν ἐναργῆ μετιέναι καὶ σύ ποτε προπετῶς, ὁρατὸν δέ
τινα τὸν προσιόντα, φέρε μὲν ἵππον, ὡς ἔτυχε, ῾πλησίον
ἐγνῶσθαι Θεόδωρος ὤν· ἢ δι᾽ ὅλου τοῦ βίου σαυτὸν ἀνά-
σχες ἀπὸ τῆς τοιαύτης συγκαταθέσεως, ἣν ὀνομάζουσί τε
πρόπτωσιν καὶ προπέτειαν. ἐγὼ μὲν σοὶ λέγω μόχῳ, οὐδεὶς
ἔχει με δεῖξαι τοιοῦτόν ποτε ἐσφαλμένον οὐδέν. ἐκ μειρα-
κίου γὰρ ἐπέχειν ἐμαυτὸν εἴθισα προπετοῦς συγκαταθέσεως,

---

quam videndi requirat potentia, aliquem accedentem in-
tuiti, exempli cauſa, Dionem eſſe, qui accedat, tanquam
exacte conſpicati affirmant; atqui iſte propius accedens
interdum non Dion, ſed Theon eſſe viſus eſt. Itaque ſi
procul et prope viſorum imaginatio non differret, minime
de his, quae procul aſpiciuntur, inter ſe diſſidentes ne-
que redarguerent unquam, neque redarguerentur: ſin alia
vero eſt prope viſorum, alia non prope viſorum actio,
ut illis, qui propius intuentur, notum eſt, merito fallun-
tur. Hoc igitur ante omnia memoriae mandato, ante-
quam ad intellectui manifeſta tranſeas, ne et tu incon-
ſiderate quandoque pronuncies, et aliquod viſibile pro-
cul accedens equum eſſe, verbi cauſa, dicas, quod, pro-
pius quum fuerit, Theodorus eſſe cognoſcatur; aut po-
tius in omni vita hujuſmodi tam facili aſſenſu abſtineas,
quem procidentiam et temeritatem nominant. Ego vero
tibi uni dico, nullus me unquam ita deceptum eſſe
oſtendere poterit. Ab adoleſcentiae namque temporibus

ὥσπερ ἐν τοῖς πρὸς αἴσθησιν, οὕτω καὶ τοῖς πρὸς λόγον
φαινομένοις, ἐφ᾽ ἃ μεταβὰς ἤδη πάλιν ἀναμιμνησθῆναί σε
(366) κἀνταῦθα παρακαλῶ, μηδενὶ ψευδῶς συγκαταθέμε-
νον ἑαυτὸν, ὥσπερ ἑκάστης ἡμέρας ὁρῶ παμπόλλους τῶν
φίλων, ἐνίους μὲν ἑνὶ τῶν εἰπόντων ὁτιοῦν πιστεύσαντας,
εἰ δὲ δύο, καὶ τρεῖς, καὶ τέσσαρες εἴποιεν ταὐτὸν, οὐκ ἀν-
τέχοντας, ἀλλὰ πάντως συγκαταιθεμένους ἑνὶ, προπετῶς δὲ
καὶ ὃ τρισὶν, ἢ τέσσαρσιν, ἄνευ τοῦ διορίσασθαι, πότερον
ἐνδέχεται πάντας αὐτοὺς ἐκ μιᾶς αἰτίας κοινῆς ἀληθεύειν,
ἢ ψεύδεσθαι πάντας ἐκ μιᾶς αἰτίας κοινῆς. βέλτιον οὖν
ἐνταῦθα βραδύνειν, ὥσπερ ἐγὼ ποιῶ, κἂν ὅτι μάλιστά με
καλῶσιν ἐπισκώπτοντες ἄπιστον οἱ προπετῶς συγκατατιθέ-
μενοι. τῶν φίλων γοῦν εἰσί τινες, οἳ πυθόμενοι παρά τινος,
ἀφῖχθαι [550] τόνδε τινὰ τῶν ἀποδημούντων, ἤγγειλαν μὲν
ἡμῖν ἥκοντα τὸν ἄνθρωπον, ἠλέγχθησαν δὲ ψευδόμενοι, ὡς,
ὅταν ἐπιτιμήσω, τοσοῦτον δέουσιν εἰς τὸν μέλλοντα παρα-
σκευάσασθαι ἑαυτοὺς ἀσφαλεστέρους, ὥστ᾽ ἀγανακτοῦσι

ita me femper affuefeci, ut tam in his, quae fenfui, quam
in his, quae rationi manifefta videntur, ab inconfulto et
praecipiti affenfu caverem: ad quae tranfiens jam tibi
iterum in memoriam revocare hortarique decrevi, ut
nulli falfo fidem habeas, ut quotidie permultos amicorum
alicui quaevis loquenti affentiri video; quod fi duo,
tres, aut quatuor idem dixerint, non renituntur: fed
quum uni affenfi plane fuerint, idem tribus aut quatuor
dicentibus temere affentiuntur, neque illud perpendunt,
utrum iftos omnes ex una communi caufa verum dicere,
aut contra ex una communi caufa mentiri liceat. Satius
igitur fuerit hic cunctari, quemadmodum et ego facio, et-
fi quam maxime incredulum me, qui temere affentiuntur,
nominent. Igitur amicorum meorum nonnulli funt, qui,
quum aliquem peregre adveniffe a quopiam audiverint,
ftatim mihi veniffe hominem renuncient; fed paulo poft
mendacii convicti, et a me reprehenfi, tantum abeft, ut in
pofterum fefe cautiores praeftent, ut etiam mihi irafcan-

Ed. Chart. VI. [55o.]   Ed. Baſ. I. (366.)

πρός με, καί φασιν, αὐτοὺς μὲν οὐκ εἶναι τῆς ψευδολο
γίας αἰτίους, πιστεῦσαι γὰρ εἰπόντι τόδε τινὶ, τὸ δ' ἁμάρ-
τημα μὲν ἐκείνου γεγονέναι, μὴ βουλόμενοι θεάσασθαι τό
προστιθέμενον εἰς ἑαυτοὺς ἁπάσαις ταῖς προπετῶς συγκα-
ταθέσεσιν. εἰ μὲν γὰρ, ὥσπερ ἐγὼ λέγειν εἴωθα, τόνδε
μοί τινα περὶ τοῦδε τόδε τι διηγήσασθαι, καὶ αὐτοὶ
κατὰ τὸν αὐτὸν τρόπον ἐποιοῦντο τοὺς λόγους, οὐκ ἂν
ἐψεύδοντο. νῦν δ', ἐπεὶ τῷ πιστεύειν τῷ λέγοντι σφάλ-
λονται, οὐκ ἐκεῖνον μόνον, ἀλλὰ καὶ σφᾶς αὐτοὺς συνεπέ-
δειξαν αὐτῷ ψευδομένους, ἐνόν γε αὐτοῖς οὐκ ἀποφαι-
νομένοις εἰπεῖν, ἀφῖχθαι τόνδε τινὰ τῶν ἀποδημούντων
φίλων, ἀλλ' ἀκηκοέναι παρὰ τοῦδε. ὁπότ' οὖν ἐπὶ το-
σούτων πραγμάτων οὐ μακρὸν ὕστερον αὐτοὺς ἐλεγχθέντων
ψευδομένους οὐ παύονται προπετῶς συγκατατιθέμενοι, τί
χρὴ νομίζειν ἐπὶ τῶν ἀδήλων αὐτοῖς ὄντων δυσκολωτέρων
προσάπτεσθαι; εὐκολώτερον μὲν γάρ ἐστιν, ἑνὸς ἀεὶ μνη-
μονεύειν τοῦ περιμένειν ἐναργῶς ἐν ἀκριβεῖ, χαλεπώ-
τατον δὲ, διότι τοῦτ' αὐτὸ ποιῖν οὐκ ἐθέλουσιν οἱ

tur, dicantque, ſe non eſſe mendacii auctores, ſed cuidam
illud dicenti credidiſſe, ejusque peccatum eſſe, non
ſuum, in aſſentiendo inconſultam temeritatem conſide-
rare nolentes. Nempe ſi, ut ego dicere conſuevi, ho-
minem hunc mihi hac de re hoc dixiſſe, hunc in mo-
dum et ipſi ſermonem facerent, haud profecto mentiren-
tur. Nunc vero, dum mendacium referenti credentes fal-
luntur, non illum modo, verum etiam ſe ipſos mendaces eſſe
demonſtrant, quum, amicum peregre in patriam rediiſſe,
ipſis non aſſerere, ſed ab alio id ſe audiiſſe, dicere
licet. Quandoquidem igitur, hujusmodi rebus ipſorum
haud multo poſt mendacium declarantibus, non deſiſtunt
temere aſſentiri, quid in abſtruſis atque reconditis ipſis
accidere putandum ſit, quas percipere ſane quam diffi-
cile eſt? Facilius quidem fuerit unius rei ſemper me-
miniſſe, quam in ejus exacta cognitione evidenter per-
ſiſtere; difficillimum autem idcirco fuerit, quoniam id

98 ΓΑΛΗΝΟΥ ΠΕΡΙ ΔΙΑΓΝ. Κ. ΘΕΡΑΠ.

Ed. Chart. VI. [550.]   Ed. Baf. I. (366.)

πολλοί. καὶ ζητοῦντί γέ μοι τὴν αἰτίαν τῆς προπετείας
αὐτῶν, εἰ μὴ ἄρα πλεονεξία κατεφάνη πάντ᾽ ἐργάζεσθαι
τὰ τοιαῦτα. τὸ γὰρ τάχ᾽ ὁτιοῦν ἢ δι᾽ αἰσθήσεως, ἢ διὰ
νοήσεως εὑρίσκειν ἐπαινῶ μόνον ὁρῶντες, οἴονται βελτίους
ἑαυτοὺς ἐπιδείξειν τῷ πέλας ἐν τῷ τάχει τῆς διαγνώσεως
τάχος, ἀλλ᾽ ἀγνοίας ἐπιδείκνυνται. ταῦτα μὲν οὖν ἔφην
εὑρῆσθαί μοι κοινῇ πρὸς ἅπαντας, ὅσοι προπετῶς ἀποφαί-
νονται.

Κεφ. ζ΄. Πάλιν ἐπὶ τούσδε τοὺς φιλοσόφους ἔλθω-
μεν, ἀποφαινομένους προπετῶς περὶ τῶν ἐν τῷ κενῷ σω-
μάτων ἑστώτων ἢ κάτω φερομένων. ὁ μὲν γὰρ ἀρχιτέκτων
οὗτος οὐκ ἂν ἀπεφήνατο, πρὶν εἰς αὐτὸ τὸ κενὸν ἐξελθὼν
τοῦ κόσμου τῇ πείρᾳ βασανίσαι τὸ πρᾶγμα, καὶ θεά-
σασθαι σαφῶς, εἴτε μένειν κατὰ τὸν αὐτὸν τόπον
ἕκαστον τῶν ἐν αὐτῷ σωμάτων, εἴτε καὶ μεθίστασθαι.
τοιαύταις γὰρ ἀρχαῖς εἰς τὰς ἀποδείξεις οἶδα χρωμένους
αὐτοὺς, ἐναργέσι τε καὶ ἀναντιλέκτοις ὑπὸ πάντων

ipfum facere plerique recufant. Mihi vero temeritatis
ipforum caufam quaerenti nonnifi ingenii excellentia haec
omnia agere vifa eft. Celeriter enim quodvis aut fenfu
aut intelligentia confequi laudabile eft, quod folum ifti
homines intuentes fefe vicino cognitionis celeritate me-
liores probaturos effe exiftimant, quum tamen ignorantiae
potius celeritatem oftendant. Haec itaque a me gene-
retim adverfus omnes temere aliquid pronunciantes in-
venta dicere volui.

Cap. VII. Caeterum ad iftos rurfum philofophos
revertamur, qui inconfiderate de corporibus in vacuo
ftantibus aut defcendentibus fermocinantur. Architectus
namque ifte non affirmaffet prius, quam in ipfum vacuum
e mundo egreffus rem experientia comprobaffet, atque
unumquodque in ipfo pofitum corpus aut eundem locum
obtinere, aut in alium tranfmutari apertiffime confpe-
xiffet. Ejusmodi namque ad demonftrationes conftituen-
das principiis evidentibus ac fine controverfia ab omni-

ὁμολογουμέναις· ὑμεῖς δὲ οἱ φιλοσοφοῦντες, περὶ ὧν οὐ-
δεμίαν ἐναργῶς γνῶσιν ἔχετε, ταῦθ᾽ ὡς ἐναργῶς γνωσθῆ-
ναι δυνάμενα. ἤκουσα πρώτην ἀπιστούντοιν δυοῖν φιλο-
σόφοιν· ἐδόκει γὰρ αὐτῶν τῷ μὲν ἑτέρῳ τὸ ὕδωρ τῶν
ξύλων βαρύτερον εἶναι, τῷ δ᾽ ἑτέρῳ τὰ ξύλα τοῦ ὕδατος,
ἑκάτερός τε λόγους ἔλεγε μακροὺς, ἐμβλέπων ἄνω τε καὶ
κάτω. κεφάλαιον δὴ τοῦ μὲν ἑτέρου τῶν φιλοσόφων, τὴν
πεπιλημένην οὐσίαν βαρυτέραν εἶναι, καὶ διὰ τοῦτο τὰ
ξύλα τοῦ ὕδατος, τοῦ δ᾽ ἑτέρου, ἔλαττον ἔχειν κενὸν τὰ
ξύλα. καὶ ταῦτα ἔλεγον διὰ μακρῶν ἐξηκόντων λόγων, οὐκ
ἀποδεικτικῶν, ποιούμενοι τὰς πίστεις, ὥσπερ ἀδύνατον ἐν
αἰσθήσει διαγνῶναι τὸ πρᾶγμα, καθάπερ ἡμᾶς οἴσθα
ποιοῦντας. οἱ δὲ φι[551]λόσοφοι λέγειν ἔτι βουλόμενον
αὐτὸν ἠρώτησαν, ὅστις ὁ τρόπος εἴη, καθ᾽ ὃν ἐναργῶς δια-
γινώσκεται, πότερόν ἐστι βαρύτερον· οὐ γὰρ δὴ διὰ ζυγοῦ
γε δυνατὸν ἔφασαν γενέσθαι τοῦτο, καθάπερ οὐδὲ δι᾽ ἀγ-
γείου πληρουμένου· στῆσαι μὲν γὰρ οἷόν τέ ἐστι τὸ ξύλον,

bus conceſſis ipſos uti cognoſcimus; at vos de iis philo-
ſophantes, quorum nullam certam notitiam habetis, ea
quam clariſſime dignoſci poſſe contenditis. Proxime
duos altercantes philoſophos audivi; alteri enim eorum
aqua lignis gravior eſſe videbatur, contra alter ligna
graviora eſſe defendebat; uterque autem ſurſum ac
deorſum intuens longas rationes afferebat. Praecipuum
autem alterius philoſophi argumentum, conſtrictam den-
ſamque ſubſtantiam graviorem eſſe, quocirca ligna, quam
aqua, *graviora eſſe;* alterius vero, ligna minus vacui
continere. Haec vero dicebant prolixis ſermonibus, non
demonſtrativis rationibus ſententiam ſuam roborantes, tan-
quam ipſis rem ſenſu dijudicare (quemadmodum et nos
facere noviſſi) non liceret. Sed ipſum philoſophi adhuc
dicere volentem interrogaverunt, quinam eſſet modus,
per quem evidenter dignoſci poſſet, utrum ipſorum gra-
vius eſſet, neque enim in lancibus id fieri poſſe dicebant,
quemadmodum neque ex vaſe pleno; etenim expendere

G 2

Ed. Chart. VI. [551.]   Ed. Baf. I. (366.)

οὐ μὴν πληρῶσαι τό γε ἀγγεῖον ἐξ αὐτοῦ, τοῦ ὕδατος
αὖ πληροῦσθαι δύνασθαι. τοιαῦτ᾽ οὖν αὐτῶν λεγόντων,
ὥσπερ εἰώθασι, γελάσας ὁ ἀρχιτέκτων ἔφη· Τοιοῦτοι
διὰ παντὸς ὑμεῖς οἱ δοξόσοφοι πάντες ἐστὲ, τὰ μὲν
ἔξω τοῦ κόσμου γιγνώσκειν οἰόμενοι, περὶ ὧν εἰκάσαι μέν
ἐστιν ἐνδεχόμενον, γνῶναι δ᾽ ἐπιστημονικῶς οὐκ ἐγχωρεῖ,
τὰ δὲ τοιαῦτα, καὶ τοῖς τυχοῦσιν ἐνίοτε γιγνωσκόμενα,
παντάπασιν ἀγνοοῦντες, ὥσπερ καὶ τοῦτ᾽ αὐτὸ τὸ νῦν
προκείμενον, ὕδατός τε καὶ ξύλων σταθμὸν ἀντεξετάσαι.
δεηθέντων οὖν ἁπάντων τῶν παρόντων εἰπεῖν τὸν ἀρ-
χιτέκτορα, πῶς ἐπιστημονικῶς καὶ βεβαίως ἀντεξετασθή-
σεται τὸ τοῦ ξύλου τῷ τοῦ ὕδατος, ὁ μὲν διῆλθεν ἐν
τάχει τε καὶ σαφῶς, ὡς ἅπαντας τοὺς παρόντας νοῆσαι,
πλὴν μόνων τῶν φιλοσόφων· ἐκεῖνος δὲ καὶ δεύτερον
ἠναγκάσθη καὶ τρίτον εἰπεῖν τὸν αὐτὸν λόγον, ὥστε
μόγις ἐνόησαν. ὁ μὲν ἀρχιτέκτων, Εἰκότως, ἔφη, λέγουσι

lignum poſſumus, non tamen vas aliquod ipſo replere,
quod rurſum aqua implere valeamus. Haec igitur illis
(ut ſoliti ſunt) garrientibus, ridens architectus inquit:
*Vos omnes ſapientes videri volentes ejuſmodi ſemper
eſtis, quae extra mundum ſunt, de quibus conjectura
notitiam accipere ſolum contingit, ſcientiſice autem com-
prehendi nequeunt, cognoſcere vobis perſuadentes, haec
autem, quae ad manum ſunt vel imperitis hominibus in-
terdum patentia, penitus ignorantes, quemadmodum et
id ipſum in praeſentia propoſitum, aquae ſcilicet ac
ligni ponderis exquiſitio.* Omnibus igitur, qui ibi aderant,
architectum rogantibus, ut, quo pacto ligni et aquae gra-
vitas inter ſe comparari dijudicarique firma ac certa
ſcientia poſſet, edoceret, ipſe quidem brevi et aperte,
ut omnes, qui aderant, praeter ſolos philoſophos intelli-
gerent, explanavit; ab illis vero bis et ter eundem ſer-
monem repetere coactus eſt, vixque intellexerunt. Quo-
circa jure, inquit architectus, permulti nihil iſtis prac-

πάμπολλοι, πλὴν δοξοσοφίας οὐδὲν τούτοις ὑπάρχειν·
οἱ δ᾽ ἀνόητοι μὲν ἐν τοῖς ἀγνώστοις ἅπασιν ἐλέγχονται,
δοξόσοφοι δ᾽ ἐν τοῖς γνωστοῖς. ἐγὼ δὲ διαδεξάμενος αὐ-
τὸν τὸν λόγον, εὐλόγως ἔφην τοῦτο συμβαίνειν αὐτοῖς.
καὶ γὰρ, ὅπως χρὴ μεταβαίνειν ἀπὸ τῶν ἐναργῶς γινωσκο-
μένων ἐπὶ τὰ τῶν ἀδήλων, οὐδέποθ᾽ ὑπέμειναν ἀσκηθῆ-
ναί τε καὶ μαθεῖν ἐπὶ πραγμάτων, μαρτυρῆσαι μὲν τοῖς
εὑροῦσιν αὐτὰ δυναμένων, ἐλέγξαι δὲ τοὺς οὐχ εὑρόν-
τας. Ἵνα δ᾽, ἔφη, καὶ γελάσητε, καὶ γνῶτε τὸν τῦφον
αὐτῶν ὁπηλίκος ἐστὶν, διελθεῖν ὑμῖν ἔν τι καὶ δύο βού-
λομαι, περὶ ὧν ἀποφαίνονται προπετῶς οἱ τὰς ὀφρῦς
ἀνεσπακότες οὗτοι. καὶ πρῶτόν γε τοῦτο λέγω μάλιστ᾽,
ἐπειδὴ τῶν Περιπατητικῶν τις ἀφῖκται τῶν φιλοσόφων,
ἕνα τε τὸν κόσμον τοῦτον εἶναι πεπλησμένον, ἔξωθέν τε
αὐτοῦ μηδὲν εἶναι κενὸν, ὥσπερ οὐδ᾽ ἔνδον; διαφέρει
γε μὴν, ἔφην, τῷδε τῷ φιλοσόφῳ διττὴν διαφορὰν ἑκά-
τερος τούτων· ἐδείκνυον δὲ τόν τε Στωϊκὸν καὶ τὸν

ter inanem ſcientiae perſuaſionem ineſſe praedicant; in-
docti namque in rebus omnibus obſcuris convincuntur,
qui vero ſapientes haberi volunt, in notis et apertiſſi-
mis haerent atque hallucinantur. Ego vero hunc ſer-
monem ſubjiciens merito id ipſis accidere dixi, quan-
doquidem, ut a per ſe notis ad ignota tranſeundum ſit,
nunquam diſcere laborarunt, neque in illis ſeſe rebus
exercere, quae recte invenientium veritatem comprobare,
non invenientium autem errorem coarguere queant. At
ut rideatis, inquit, iſtorumque faſtum, quantus ſit, co-
gnoſcatis, unum ac duo ex iis, quae hujusmodi homines
ſupercilia contrahentes inconſiderate proferunt, vobis
recitare decrevi, primumque illud praecipue dixero, quam
Peripateticus quidam philoſophus acceſſiſſet, unicum eſſe
mundum aſſerens, cumque plenum, extra quem nullum
eſſet vacuum, quemadmodum neque intus, duplici diffe-
rentia, dixi, ab hoc philoſopho uterque iſtorum diſcre-
pat; oſtendebam autem Stoicum philoſophum et Epi-

Ἐπικούρειον. ὁ δὲ Στωϊκὸς οὐκ ἔνδον τι κενὸν εἶναι, ἔξωθεν τοῦ κόσμου ὑπάρχειν αὐτό· ταῦτα δ᾽ ἄμφω συγχωρῶν ὁ Ἐπικούρειος, ἐν ἄλλῳ τινὶ διαφέρεται πρὸς αὐτόν· οὐ γὰρ ἕνα ὁμολογεῖ κόσμον εἶναι τόνδε, κα- θάπερ ὁ Στωϊκὸς οἴεται, κατά γε τοῦτο τοῖς Περιπα- τητικοῖς ὁμόδοξος, ἀλλ᾽, ὥσπερ γε καὶ τὸ κενὸν ἄπειρον τῷ μεγέθει φησὶν ὑπάρχειν, οὕτω καὶ τοὺς ἐν αὐτῷ κό- σμους ἀπείρους εἶναι τῷ πλήθει. ἐγὼ δ᾽ ἤκουσα μὲν, ἃ λέγουσιν οἱ τρεῖς, συναγορεύειν βουλόμενοι τοῖς ἰδίοις ὀνείροις· ἀκριβῶς δ᾽ οἶδα μηδένα λόγον ἀποδεικτικῶς ἔχον- τας αὐτοὺς, ἀλλ᾽ ἐνδεχομένως τε καὶ εἰκότως, ἐνίοτε δὲ μηδὲ τοιούτους γνώσεσθαι, ὅτι μὲν ψεύδονται παρακαλέ- σαντες εἰπεῖν τινα ἀπόδειξιν ἕκαστον αὐτῶν εἰς ταὐτὸ τοῦτο προκείμενον. οὕτως οὖν ἔλεγον, ἅπερ ἴσμεν ἐν τοῖς βιβλίοις αὐτῶν γεγραμμένα· πᾶσι δὲ τοῖς παροῦσι σαφῶς ἐφαίνετο μηδεὶς ἀναγκαστικὸν λόγον εἰπὼν, μηδ᾽ ὑποδείξεως γραμ- μικῆς ἐχόμενος, ἀλλ᾽ ἐξ ἐπιχειρημάτων συγκείμενον, οἷς

cureum. Stoicus enim in mundo quidem nihil va- cui, fed extra mundum vacuum effe locum afferc- bat; ambo haec Epicureus concedens, in alio quo- dam ab ipfo diffentiebat; neque enim unum effe mun- dum, quemadmodum Stoicus, in hoc fane Peripateticis affentiens, opinatur, fed quemadmodum vacuum magni- tudine infinitum, ita et mundos in ipfo multitudine in- finitos effe contendit. Ego vero, quae ifti tres fuis fom- niis patrocinari volentes dicerent, audivi, ipfofque nulla ratione demonftrativa, fed probabili et confentanea mu- niri exacte cognovi: interdum vero neque fefe, quod mentiantur, animadvertere, quum eos fingulos, ut in hoc idem propofitum aliquam demonftrationem afferrent, pro- vocaremus. Sic itaque ea, quae in libris ipforum fcripta effe novimus, differebant; omnibus autem praefentibus clariffime nullus ipforum rationem neceffariam aut li- nearum demonftrationi confimilem, fed ex argumenta- tiuuculis, quibus rhetores uti folent, compofitam afferre

Ed. Chart. VI. [551. 652.]   Ed. Baf. I. (366. 567.)

οἱ ῥήτορες χρῶνται. ἀλλά γε περὶ πλουσίων ὁ λόγος.
ἐφ᾽ ἡμᾶς οὖν αὐτοὺς [552] ἔλθωμεν, ὅσοι μὴ πλουτοῦμεν,
ἐρωτήσωμέν τε καὶ πάλιν ἕνα τῶν σοφῶν, εἰ δίκαιόν ἐστιν
ἑαυτοὺς ἀναγορεύειν ἐγνωκότας μόνους τὴν ἀλήθειαν, ὑπὸ
πάντων τῶν ἄλλων καταγινω(367)σκομένων ἰδιωτῶν τε καὶ
φιλοσόφων. τὸ γάρ τοι δεινότατον, ἔφην, τοῦτ᾽ ἔστιν, ὅτι
τῶν φιλοσόφων ἕκαστος ἂν ἔξωθεν τῆς οἰκείας ποίμνης
ὑπ᾽ οὐδενὸς ἐπαινεῖται. τίνα τοίνυν εἰκός ἐστιν ἄλλον δὴ
τοὺς φιλοσόφους ἅπαντας ὑπομένοντας κριτὴν, πλὴν αὐτῶν
τῶν φαινομένων, ὑπομένοντάς τε καὶ τοὺς ἀπὸ τῶν λογικῶν
τεχνῶν ἁπασῶν ἀριθμητικοὺς, λογιστικοὺς, γεωμέτρας,
ἀστρονόμους, ἀρχιτέκτονας, νομικοὺς, ῥήτορας, γραμμα-
τικοὺς, μουσικούς; ἢ ὁ ὑφ᾽ ἑαυτοῦ κρινόμενός τε καὶ στε-
φανούμενος, ὑπὸ τῶν ἄλλων κριτῶν εἰ ὑπομείνειε δοκιμά-
ζεσθαι, μηδεμιᾶς ψήφου μεταλαμβάνεται. τοσαῦτα καὶ
περὶ ἁμαρτημάτων πρὸς τὸ παρὸν ἀρκείσθω.

visus est. Sed hactenus de divitibus fermo habitus est.
Ad nos igitur ipfos, quicunque divites non fumus, re-
vertamur, iterumque aliquem ex fapientibus percuncte-
mur, num aequum fit feipfos folos veritatem cognofcen-
tes praedicare, ab omnibus aliis tum imperitis, tum
philofophis cognitam. Illud namque graviffimum eft (di-
cebam), fingulos videlicet philofophos extra proprium
gregem a nullo alio laudari. Quem igitur alium decet
omnes philofophos judicem quam ipfa fenfibus evidentia
expectare, atque ex omnibus rationalibus artibus arith-
meticos, ratiocinatores, geometras, aftronomos, archi-
tectos, jurifconfultos, rhetores, grammaticos, muficos?
etenim, qui feipfum judicat atque coronat, aliorum ju-
dicum fi expectet fententiam, omnibus fuffragiis con-
demnabitur. Haec in praefentia de peccatis abunde
dicta funto.

ΓΑΛΗΝΟΥ ΠΕΡΙ ΜΕΛΑΙΝΗΣ ΧΟΛΗΣ.

Fd. Chart. III. [165.]   Ed. Baf. III. (357.)

Κεφ. α΄. Περὶ μελαίνης χολῆς ἔνιοι μὲν ἐπὶ πλέον, ἢ ὡς τοῖς ἔργοις τῆς ἰατρικῆς τέχνης ἐστὶ χρήσιμον, ἐξέτειναν τὸν λόγον, ἔνιοι δὲ καὶ τοῦ δικαίου μέτρου καθεῖλόν τι, καθάπερ ἔνιοι παντάπασιν οὐδὲν εἶπον, οἷς ἄν τις μᾶλλον μέμψαιτο τῶν προσθέντων ἄχρηστόν τι. ῥᾷον γὰρ ἀφελεῖν τὸ περιττὸν τοῦ τὸ μηδόλως εἰρημένον αὐτὸ ἅπαν ἐξευρεῖν. Ἱπποκράτης μὲν οὖν μοι δοκεῖ τὸ χρήσιμον εἰς τὰ τῆς τέχνης ἔργα πρῶτος εἰπεῖν, ὥσπερ αὖ πάλιν Ἐρασίστρατος ὅλον παραλιπεῖν. οἱ γὰρ περὶ Πλειστόνικόν τρ καὶ Πραξαγόραν καὶ Φιλότιμον, ἐπιπλεῖστον ἐργασάμενοι

GALENI DE ATRA BILE LIBER.

Cap I. De atra bile quidam fane longius, quam medicae artis operibus ufui fit, fermonem produxerunt, quidam vero brevius, quam par fit, de ea loquuti funt, ficuti alii nihil prorsus, quos utique non immerito quis magis accufet, quam eos, qui nonnihil etiam ex iis, quae minus utilia funt, addidere: longe enim facilius eft id, quod eft fupervacuum, auferre, quam (fi quidem nihil prorfus traditum fit) invenire. Igitur Hippocrates mihi de ea primus, quod ad artis opera conducit, pertractaffe videtur, quemadmodum rurfum Erafiftratus rem totam omififfe. Etenim Pliftonici, Praxagorae et Philotimi fecta-

Ed. Chart. III. [165. 166.] Ed. Baf. III. (357. 358.)

τὸν περὶ τῶν χυμῶν λόγον, ἔνια μέν μοι δοκοῦσι χρησίμως
διορίσασθαι τῶν ἀδιορίστως Ἱπποκράτει γεγραμμένων, ἔνια
δὲ καὶ ψευδῶς ἀποφήνασθαι. τῶν δὲ νεωτέρων ἄριστα
γέγραπται περὶ μελαγχολίας τῷ Ἐφεσίῳ Ῥούφῳ. καί τις
εὐλόγως ἂν φαίη, μηδὲν ἐνδεῖν τοῖς κατὰ φύσιν ἀκούου=
σιν, οὐκ ἐριστικῶς ἀντιλέγειν προαιρουμένοις, ὅπερ ἐπι-
πλεῖστον οὐκ ὀλίγοι τῶν νεωτέρων ἰατρῶν ἐζήλωσαν, καὶ
μάλιστα οἱ καλοῦντες ἑαυτοὺς Ἐρασιστρατείους καὶ Ἀσκλη-
πιαδείους καὶ μεθοδικούς· ὧν ἔνιοι καὶ σοφίσματα συνέ-
θεσαν, ἐπιδεικνύναι πειρώμενοι, τὸν περὶ τῶν χυμῶν λόγον
ἄχρηστον εἶναι πρὸς τὰ τῆς ἰατρικῆς τέχνης ἔργα. πρῶτον
μὲν οὖν ἡμεῖς, ὡς εἰθίσμεθα, τὸ χρήσιμον εἰπόντες,
ἔπειτα εἰς τὰ κατ᾽ ἀκολουθίαν τοῦδε ζητούμενα μεταβάν-
τες, οὐκ ἀποκνήσομεν ὕστερον οὐδὲ τὸ διαλύσασθαι τοὺς
ἠρωτημένους λόγους τοῖς ἄχρηστον ἡγουμένοις (358) εἶναι
τὴν περὶ τοὺς χυμοὺς τέχνην. ὅπως δὲ [166] μή τις ἀσάφεια

tores, qui de humoribus copiofiffime differuerunt, quae-
dam mihi eorum, quae ab Hippocrate minus diftincte
prodita funt, commode diftinxiffe videntur, quae-
dam vero nihilominus falfo pronuntiaffe. Inter recentio-
res autem de melancholia a Rufo Ephefio praeftan-
tiffime admodum fcriptum eft, atque ita, ut nihil prae-
terea defiderari non immerito quis poffit afferere, fi
modo ea animo aequiori, non ftudio contentiofe contra-
dicendi intelligantur: quod frequentiffime recentiorum
medicorum non pauci affectant, atque hi potiffimum, qui
fe ipfos Erafiftrateos et Afclepiadeos atque Methodicos
vulgo appellant. Ex quibus nonnulli et fophifmata ftru-
xerunt, quibus fermonem de humoribus ad medicae ar-
tis opera nullius effe ufus demonftrare contendunt.
Primum igitur nos, ut confuevimus, quod utile eft, enar-
rabimus: mox tranfeuntes ad quaefita, quae hanc tracta-
tionem confequi videntur, non cunctabimur: poftremo
eorum etiam contentiofas rationes diffolvere, qui artem,
quae circa humores verfatur, prorfus inutilem effe du-
cunt. Verum ne difputatio noftra obfcurior evadat,

106 *ΓΑΛΗΝΟΥ*

Ed. Chart. III. [166.]   Ed. Baf. III. (358.)

περὶ τὸν λόγον γίγνοιτο, καθ᾽ ἑκάστου χυμοῦ φύσεως ἓν
ὄνομα θέμενοι οὕτω πειρασόμεθα διὰ παντὸς ἑρμηνεύειν
αὐτόν. οὐκ ἐνδέχεται δὲ πρᾶξαι καλῶς τοῦτο χωρὶς τοῦ
διελθεῖν αὐτῶν τὰς ἰδέας. τοῦτ᾽ οὖν ἤδη πράξωμεν, ἀπὸ
τοῦ γνωριμωτάτου πᾶσιν ἀνθρώποις ἀρξάμενοι χυμοῦ.

Κεφ. β΄. Φαίνεται δ᾽ οὗτος, ἐάν τε ἀρτηρία τις
ἢ φλὲψ τρωθῇ, παραχρῆμα τῶν περιεχόντων αὐτὸν ἀγγείων
ἐκχεόμενος, ἐρυθρότερος μὲν ἐκ τῶν φλεβῶν, ξανθότερος
δὲ τοὐπίπαν ἐκ τῶν ἀρτηριῶν. ἀλλὰ πήγνυταί γε ἑκάτερος
εὐθέως, οὐ μόνον ἐκπίπτων τοῦ σώματος, ἀλλὰ καὶ κατ᾽
αὐτὸ περιεχόμενος ἔτι, καθ᾽ ὅντιν᾽ οὖν τρόπον. καὶ τήν
γε πῆξιν αὐτοῦ τελευτῶσαν εἰς θρόμβον ὁρῶμεν· οὕτω γὰρ
ἔθος ὀνομάζειν τοῖς Ἕλλησι τὸ πεπηγὸς αἷμα. φαίνεται δὲ
πηγνύμενον οὐ μόνον ἐν τοῖς κατὰ τὴν κοιλίαν τε καὶ τὰ
ἔντερα χωρίοις, ἀλλὰ καὶ κατὰ τὴν κύστιν, ἐν ᾗ τὸ οὖρον
ἀθροίζεται, καὶ κατὰ πνεύμονά τε καὶ τὴν τραχεῖαν ἀρτη-
ρίαν, ὥσπερ γε κἂν τῷ μεταξὺ θώρακός τε καὶ πνεύμονος,

uniculque humori ex illorum natura nomen unum impo-
nentes, fic deinceps in tota tractatione eos perpetuo ap-
pellabimus: at id commode nequaquam fieri poterit; nifi
prius eorum fpecies explicaverimus. Proinde rem ag-
grediamur, a notiffimo omnibus hominibus humore fu-
mentes exordium.

Cap. II. Videtur autem hic humor, quum vel ar-
teria, vel etiam vena fuerit vulnerata, illico ex vafis ipfum
continentibus effundi, rubeus fane magis ex venis, fla-
vior autem ex arteriis manans: verum confeftim uterque
concrefcet non folum extra corpus fluens, verum etiam
in quovis ipfius loco contentus: atque hanc ipfius con-
cretionem in θρόμβον, hoc eft grumum, terminari vi-
demus: fic enim Graeci fanguinem concretum appellare
confueverunt. Concrefcere autem folet non folum in
ventriculi atque inteftinorum fpatiis, verum etiam in
vefica, in qua urina colligitur, adhuc etiam in pul-
mone atque afpera arteria, ficuti in media inter thora-
cem atque pulmonem regione, necnon in mulierum

ΠΕΡΙ ΜΕΛΑΙΝΗΣ ΧΟΛΗΣ. 107

Ed. Chart. III. [166.]　　　　　　　Ed. Baf. III. (358.)

ἔν τε ταῖς μήτραις ἐπὶ γυναικῶν. ἐπικρατεῖ μὲν οὖν ὡς
τὸ πολὺ κατὰ τὸν χυμὸν τοῦτον ἡ ἐρυθρὰ χρόα, καὶ
τά γε κάλλιστον αἷμα τοιοῦτο ἀκριβῶς ἐστι. φαίνεται δ᾽
ἐνίοτε καὶ ξανθότερον τοῦδε καὶ μελάντερον, ὥσπερ γε τῇ
συστάσει παχύτερον καὶ λεπτότερον. εὑρίσκεται δ᾽ ἐνίο-
τε καὶ τὸ τῶν φλεβοτομηθέντων αἷμα λεπτὴν ὑγρότητα
περιέχον, ἥτις ἐν τῷ πήγνυσθαι διακρινομένη τὴν ἐπι-
πολῆς αὐτοῦ καταλαμβάνει χώραν. εὔλογον γὰρ δήπου κἀκ
τοῦ ποτοῦ συναναφέρεσθαί τι τῷ γεννηθέντι κατὰ τὸ ἧπαρ
αἵματι, τὴν ἔκκρισιν λαμβάνον ὕστερον, οὐ μόνον διὰ τῶν
οὔρων, ἀλλὰ καὶ διὰ τῶν ἱδρώτων, καὶ κατὰ τὴν καλου-
μένην ἄδηλον αἰσθήσει διαπνοήν. φαίνεται δ᾽ ἐνίοτε καὶ
φλεγματώδης χυμὸς ἐποχούμενος τῷ αἵματι, καθάπερ γε
καὶ σύμπαν ἱκανῶς παχύτερον καὶ μελάντερον, ὡς ἐοικέναι
πολλάκις ὑγρᾷ πίττῃ. καλεῖται μὲν οὖν τὸ ἐκ τῶν φλεβῶν
καὶ τῶν ἀρτηριῶν ἐκχεόμενον, ὁποῖον ἂν ᾖ, μιᾷ προσηγο-
ρίᾳ τῇ τοῦ αἵματος, οὐδεμιᾶς τῶν εἰρημένων αὐτοῦ διαφο-

utero. Igitur magna ex parte in hoc humore rubeus
color exuperat, et talis exacte optimus fanguis exiftit,
apparet autem nonnunquam hoc ipfo flavior ac nigrior,
ficuti et confiftentia craffior atque tenuior. Quin in-
venitur quandoque et fanguis, qui vena fecta mittitur,
tenuem in fe humiditatem habens, quae, ubi fanguis con-
crefcit, fecernitur et regionem ipfius fuperiorem occu-
pat. Nempe rationi confentaneum eft, ut ex potu
quippiam cum fanguine, qui in jecore eft genitus, per
corpus deferatur, quod quidem mox non folum per uri-
nas, fed etiam per fudores et per fenfui latentem tran-
fpirationem excernitur. Interdum etiam videre licet pi-
tuitofum humorem cum fanguine delatum, quemadmodum
et totum aliquando fanguinem craffiorem atque nigrio-
rem ita, ut fubinde liquidam picem referre videatur.
Qui igitur ex venis et arteriis effunditur, qualifcunque
fit, unicam fanguinis appellationem habet, quum nulla
ex illius differentiis ante enumeratis proprium nomen

ρῶν ἴδιον ἐχούσης ὄνομα. καὶ πήγνυται πᾶν αὐτίκα, κἂν
εἰς σαρκῶδες μόριον ὄχρι βάθους διαιρεθὲν ἐκχυθῇ. παρα-
πλήσιος δέ τις αἵματι παχεῖ καὶ μέλανι χυμὸς ἕτερος ὁρᾶ-
ται πολλάκις ἐκκρινόμενος, ἐμούντων τε καὶ διαχωρούντων,
οὐ μὴν πηγνύμενός γε, κἂν ἐπὶ πλεῖον ὁμιλεῖ τῷ πέριξ
ἀέρι. καὶ τούτου γ᾽ αὐτοῦ ποτὲ μὲν αἴσθησις γίνεται
τοῖς ἐμοῦσιν ὀξέος τε ἅμα καὶ στρυφνοῦ, ποτὲ δὲ οὐδε-
μίαν ἔχοντος ἐμφανῆ ποιότητα, μήτ᾽ οὖν γλυκύτητα, καθά-
περ τὸ αἷμα, μήθ᾽ ἁλυκότητα, καθάπερ ἐνίοτε τὸ αἷμα
καὶ τὸ φλέγμα, μήτε πικρότητα, καθάπερ ἡ ξανθὴ χολή.
πρόδηλον οὖν ἐστι, νοσῶδες μὲν εἶναι τὸ ἁλυκὸν αἷμα καὶ
τὸ φλέγμα. τοὐπίπαν δὲ τὸ μὲν αἷμα γλυκὺ φαίνεται, τὸ
δὲ φλέγμα ἄποιον, καθάπερ ὕδωρ. ἀλλ᾽ ἐκτρεπόμενόν γε
τῆς κατὰ φύσιν ποιότητος οὐχ ἁλυκὸν μόνον, ἀλλὰ καὶ
ὀξὺ γίνεται, μεταλαμβάνει δέ ποτε καὶ γλυκείας ποιότητος.
ἀλλὰ καὶ τοῦτον τὸν χυμὸν, ὁποῖος ἂν ᾖ, φλέγμα καλοῦ-
σιν, εἰ μόνον εἴη λευκός. ἔχει δὲ τὸ κοινὸν ἁπάντων χυμῶν

obtineat. Et totus ſtatim concreſcit, etiamſi in carne
ſam partem ad profundum uſque diviſam effundatur.
Atque alius etiam humor quidam ſanguini craſſo et nigro
ſimilis ſaepenumero tum per vomitum, tum per deje-
ctionem excerni conſpicitur, non tamen, etſi diutius aëri
ambienti fuerit expoſitus, omnino denſatur. Atque hic
ipſe humor aliquando a vomentibus acidus ſimul et
acerbus ſentitur, quandoque vero nullam prae ſe fert
manifeſtam qualitatem, neque dulcedinem, quemadmo-
dum et ſanguis, neque ſalſedinem, ut ſanguis interdum
et pituita, neque amaritudinem, ſicuti flava bilis. Igitur
perſpicuum eſt, ſanguinem ſalſum atque pituitam mor-
boſa eſſe. Namque majori ex parte ſanguis dulcis ap-
paret, pituita autem omnis qualitatis expers, veluti aqua
verum, naturali qualitate permutata, non modo ſalſa, ſed
acida etiam fit: quin et non raro dulcem qualitatem ac-
quirit. Hunc itaque humorem, qualiſcunque fuerit, pi-
tuitam appellant, ſi modo albus extiterit, ſervetque com-
mune omnium humorum indicium, quod ſcilicet non

ΠΕΡΙ ΜΕΛΑΙΝΗΣ ΧΟΛΗΣ. 109

Ed. Chart. VI. [166. 167.]　　　　　Ed. Baf. III. (358.)

γνώρισμα, τὸ μὴ πήγνυσθαι. πρόδηλον δ᾽ ὅτι διαφέ-
ρει μηδὲν ἁλμυρὸν ἢ ἁλυκὸν ὀνομάζειν ὅντινα χυμὸν,
[167] ἄμφω γὰρ τὰ ὀνόματα ταὐτὸ σημαίνει πρᾶγμα. ἔστι
δὲ καὶ ἕτερός τις χυμός, ἀεὶ μὲν πικρὸς τοῖς ἐμοῦσιν αὐτὸν
φαινόμενος, οὐκ ἀεὶ δὲ ξανθός, ἀλλ᾽ ὠχρός ἐστιν ὅτε καὶ
παχύτερος διαπαντὸς ὁ ξανθὸς τοῦ ὠχροῦ φαίνεται. ὥστ᾽
ἐκ τούτων τεκμαίρονται προσηκόντως οἱ περὶ χυμῶν ἄριστα
γνόντες, ὑγρότητος ἐπιμιξίᾳ λεπτῆς καὶ ὑδατώδους τῇ συ-
στάσει τὴν ξανθὴν χολὴν ὠχρὰν φαίνεσθαι. καλοῦσι δ᾽
ἔνιοι μὲν ὑδατώδη τὴν ὑγρότητα ταύτην, ἔνιοι δ᾽ ὀρ-
ρώδη, τούτου τοῦ γένους οὖσαν, ἐξ οὗ τό τε οὖρόν ἐστι
καὶ ὁ ἱδρώς. ὥσπερ δὲ μιγνυμένης τῆς λεπτῆς ὑγρότητος
ἡ ξανθὴ χολὴ κατά τε τὴν χρόαν ὠχροτέρα καὶ τὴν σύ-
ντασιν ὑγροτέρα γίνεται, οὕτως, ὅταν ἐπὶ πλέον αὐτὴ δια-
φορηθῇ, τῇ τῶν ὠμῶν ὠῶν λεκίθῳ παραπλησία φαίνεται,
καὶ διὰ τοῦτο καλεῖται λεκιθώδης. αὕτη μὲν οὖν ἡ χολη,
κἂν ὠχρὰ, κἂν ξανθὴ, κἂν λεκιθώδης φαίνηται, τὴν γένε-
σιν ἐν τοῖς ἀγγείοις ἴσχει. κατὰ δὲ τὴν γαστέρα πρασοειδής

concrefcat. Conftat autem nihil intereſſe, vel falſum
vel falſuginofum quemcumque humorem appelles, etenim
eandem rem utrumque nomen fignificat. Eſt autem
praeter hos alius quidam humor, qui fane eum vomen-
tibus perpetuo amarus apparet, non femper autem fla-
vus, fed quandoque pallidus, femper autem, qui flavus
eſt, pallido craſſior videtur. Quamobrem ex hifce
recte admodum conjectantur, qui optime de humoribus
fentiunt, quod ex commixtione tenuis humiditatis et
conſiſtentia aquofae flava bilis pallidum colorem induat.
Appellant autem hujufcemodi humiditatem alii quidem
aquofam, alii vero ferofam, quae fane ejufdem generis
exiſtit, cujus eſt fudor et urina. Sicuti vero flava bilis
tenui humiditati commixta et colore pallidior et con-
ſiſtentia humidior evadit, fic, ubi plurimum ipſa refol-
vitur, crudorum ovorum vitellis fimilis apparet, atque
ob id vitellina appellatur. Igitur haec bilis, five pallida
fit, five flava, five vitellina, in vafis generationem habet.

τις ἑτέρα γεννᾶται. καλοῦσι γὰρ οὕτως αὐτὴν ἀπὸ τῆς
χρόας τῶν πράσων παρονομάσαντες, ὥσπερ γε καὶ τὴν
ἰώδη παρὰ τὸ τῷ ἰῷ ὁμοιοῦσθαι. ὠνόμασται δὲ καὶ
ἰσατώδης τις χολὴ παρὰ τὴν τῆς ἰσάτιδος χρόαν τῆς
γλαυκῆς. αὗται πᾶσαι κοινὸν ἔχουσι τὸ διαμένειν. οὕτως
οὖν καὶ τὴν ἐρυθρὰν ἔνιοι χολὴν ὠνόμασαν, ἐγγὺς οὖσαν
αἵματι λεπτῷ κατὰ τὴν σύστασιν, ἀλλ᾽ ὅτι μὴ πήγνυται,
διὰ τοῦτο χολὴν αὐτὴν προσαγορεύουσι. ταῦτα μὲν οὖν
ἴσως ἐπὶ πλέον ἢ κατὰ τὴν προκειμένην εἴρηται πραγμα-
τείαν τῇ τε κοινωνίᾳ τοῦ λόγου καὶ τῷ χρησίμῳ τῆς γνώ-
σεως, ἔτι τε τῷ συντόμῳ τῆς διδασκαλίας προτρεψαμένης
με διελθεῖν ὑπὲρ αὐτῶν. ἐπὶ δὲ τὸν περὶ τῆς μελαίνης
χολῆς λόγον ἐπανέλθωμεν.

Κεφ. γ΄. Ὅτι μὲν οὖν οὐ πήγνυται, διώρισται μὲν
ἀπὸ τοῦ μέλανος αἵματος, οὐ μὴν ἤδη γε καὶ ἀπὸ τῶν με-
λάνων ἰδίως ὀνομαζομένων. ἐμεῖταί τε γὰρ καὶ διαχωρεῖ-
ται πολλάκις τοιαῦτα, πάμπολυ διαφέροντα τῆς μελαίνης,

At in ventriculo quaedam bilis alia gignitur, quae a
porraceo colore appellatione defumpta porracea nuncu-
patur, quemadmodum et aliam ab aeruginis fimilitudine
aeruginofam dicas. Eft vero et alia quaedam bilis, quae a
calore glauci glafti glaftea nominatur. Atque his omnibus
commune eft, quales funt, citra concretionem permanere.
Jam vero et rubram bilem quidam nominarunt, quae
confiftentia fanguini tenui proxima eft. Verum eo, quod
non concrefcit, idcirco eam bilem nuncupaverunt. Haec
igitur fortaffe latius differuimus, quam ad propofitum
negotium pertinere videatur. Id autem factum eft, hor-
tante nos fermonis communitate, tum cognitionis uti-
litate, atque etiam doctrinae compendio, ut de hifce
nonnihil pertractaremus. Verum ad fermonem de atra
bile redeamus.

Cap. III. Quoniam igitur non concrefcit, ex hoc
a fanguine nigro diftinguitur, non tamen ab his, quae
proprie nigra nominantur. Haec fiquidem talia faepius·
vomuntur ac dejiciuntur, ab atra bile quam plurimum

ΠΕΡΙ ΜΕΛΑΙΝΗΣ ΧΟΛΗΣ. 111

Ed. Chart. III. [167.]   Ed. Baf. III. (358.)

οὐ τῇ δυνάμει μόνον, ἀλλὰ καὶ ταῖς αἰσθηταῖς ποιότησιν.
οὔτε γὰρ στρυφνότητος, οὔτε ὀξύτητος μετέχει σαφῶς· ταῦτα,
τῆς μελαίνης χολῆς κατά τε τὴν γεῦσιν ἐμφαινούσης τοῖς
ἐμοῦσιν αὐτὴν καὶ κατὰ τὴν ὄσφρησιν, οὐκ ἐκείνοις μόνον,
ἀλλὰ καὶ τοῖς ἄλλοις. οὐ μὴν οὐδὲ ζυμοῖ τὴν γῆν, ὡς
ἐκείνη. ἀλλ᾽ εἰ καὶ κατὰ τοῦτ᾽ ἔοικεν ὄξει δριμυτάτῳ, τῷ
παχυμερεῖ τῆς οὐσίας ἐναντιώτατα διάκειται, καὶ διὰ τοῦθ᾽,
οἷς ὁμιλήσειεν ἂν τοῦ σώματος μέρεσιν ἄκρατος, ἑλκοῖ πάν-
τως αὐτὰ διαβιβρώσκουσα. τὸ μὲν γὰρ ὄξος, ἅτε λεπτο-
μερὲς ὄν, διεξέρχεται, τὸ δὲ τῆς μελαίνης χολῆς πάχος,
ἕδραν μόνιμον αὐτῇ παρέχον, αἴτιον τῆς ἀναβρώσεως γί-
νεται. ὥσπερ δὲ τοῖς εἰρημένοις γνωρίσμασι σαφῶς διορί-
ζεται τῶν μελάνων, εἴτε χυμῶν ἐθέλεις λέγειν, εἴτε διαχω-
ρημάτων, εἴτ᾽ ἐδεσμάτων, ἡ μέλαινα χολὴ, οὕτω κἂν τῷ
μήτε μυῖαν μήτ᾽ ἄλλο τι ζῶον ἐθέλειν αὐτῆς γεύσασθαι,
καθάπερ οὐδὲ τῆς κατακόρους ἅλμης. οὐδὲ γὰρ ἐν ἐκείνῃ
διαζῇ ζῶον, ὡς ἡ καλουμένη νεκρὰ θάλασσα τεκμήριον.

differentia non modo facultate, verum etiam qualitati-
bus, quae fenfu percipiuntur. Nam haec neque acerbum
faporem neque acidum manifefte participant, quum atra
bilis non folum ad guftum his, qui illam evomunt, verum
etiam ad olfactum tum his, tum aliis etiam talis effe
appareat: adhuc nigra nequaquam terram fermentat, fic-
uti illa, quae, etfi acerrimo aceto quam fimilis fit, fua-
rum tamen partium craffitie illi quam maxime contraria
exiftit; atque idcirco, quibus corporis partibus pura at-
que impermixta adhaeret, eas prorfus exedendo ulcerat;
etenim acetum eo, quod eft tenuium partium, permeat, at
bilis atrae craffitudo, quum ipfis ftabilem fedem exhibeat,
corrofionis caufa fit. Igitur quemadmodum ex dictis
indiciis atra bilis ab his, quae nigra vocantur, (five
quifpiam ea humores, five dejectiones, five edulia no-
minet,) manifefte diftinguitur, fic et ex hoc, quod ne-
que mufcae, neque aliud quodvis animal eam velit de-
guftare, ficuti nec meram falfuginem; neque enim in ea
degere valet animal: cujus rei mare mortuum appella-

Ed. Chart. III. [167. 168.] Ed. Baſ. III. (358. 359.)

καὶ διὰ τοῦτ᾽ ἔοικεν ἡ γένεσις αὐτῆς ὀλέθριος ὑπάρχειν, ὑπεροπτηθέντος τοῦ μέλανος χυμοῦ συμβαίνουσα. πολὺ δὲ δήπου τῆσδε τὴν ἐκ τῆς ξανθῆς χολῆς ὑπεροπτηθείσης γινομένην μέλαιναν ὀλεθριώτερον εἶναι νομιστέον, [168] ὅσῳ περ καὶ ὁ χυμὸς τοῦ χυμοῦ δραστικώτερος, ἡ ξανθὴ χολὴ τῆς οἷον ὑποστάθμης τοῦ αἵματος, ἣν ἀμόργῃ καὶ τρυγὶ παραπλησίαν ἔφασαν ἔχειν τὴν γένεσιν οἱ περὶ τὰ τῆς τέχνης ἔργα σπουδάσαντες. ἀλλ᾽ ὥσπερ ἐπ᾽ ἄλλων πολλῶν πραγμάτων, ὁμωνύμων μὲν ἀλλήλοις, ἐναντίας δὲ φύσεως ὄντων, ἡ τῆς προσηγορίας κοινότης ἔσφηλέ τινας, οὕτω κἀπὶ τῶν εἰρημένων δυοῖν χυμῶν ἔνιοι σφαλέντες ᾠήθησαν ἐπ᾽ ἀγαθῷ πολλάκις ἐμεῖσθαί τι καὶ διαχωρεῖσθαι μελαίνης χολῆς. ἐγὼ δ᾽ ἐκ μειρακίου παρὰ Πέλοπι τῷ διδασκάλῳ μαθὼν ἑκατέρου τῶν χυμῶν τὰ γνωρίσματα, κἄπειτα παραφυλάξας αὐτὰ δι᾽ ὅλου (359) τοῦ ἐμοῦ βίου μέχρι δεῦρο, τὸν μὲν τῆς ἀκριβοῦς μελαίνης χολῆς χυμὸν ὀλεθρίως ἐκκρινόμενον ἐθεασάμην ἀεὶ, τὴν δὲ τῶν μελάνων

tum abunde firmum praebet indicium. Atque idcirco illius generatio perniciofa effe cenfetur, quum ex humore atro fupra modum affato contingat. Caeterum ea bilis atra, quae ex flava bile fuperaffata gignitur, tanto ac dicta perniciofior eft aeftimanda, quanto nimirum humor alter altero efficacior exiftit, flava inquam bilis altero, qui eft veluti fanguinis fedimentum, quem amurcae quidem et faeci fimilem generationem habere dixerunt, qui in artis operibus ftudiofe funt verfati. Verum quemadmodum in multis aliis rebus, quae quum idem nomen fortiantur, naturas tamen contrarias poffident, appellationis communitas nonnullos decepit, fic et in duobus narratis humoribus multi aberrantes frequenter aliquid bilis atrae falubriter tum evomi, tum etiam dejici exiftimarunt. Ego vero quum adhuc adolefcens a Pelope praeceptore utriufque humoris figna didicerim, deinde toto vitae meae tempore ufque ad hunc diem ea obfervaverim, femper quidem exactae bilis atrae humorem excerni ad perniciem animadverti,

ΠΕΡΙ ΜΕΛΑΙΝΗΣ ΧΟΛΗΣ.   113

Ed. Chart. III. [168.]   Ed. Baf. III, (359.)
κένωσιν οὐκ ὀλιγάκις ἐπ' ἀγαθῷ γενομένην. ἀρκεῖ μὲν
οὖν καὶ τοῦτο γινώσκεσθαι μόνον εἰς τὰ τῆς τέχνης ἔργα,
καὶ μάλιστα ἐάν γε μετὰ διορισμοῦ τῶν καιρῶν, ἐν οἷς ἐκ-
κρίνεται, μάθῃ τις τὸν λόγον, ὃν ἐν τοῖς ἑξῆς ἐγὼ διηγή-
σομαι. τῷ δὲ μήπω διὰ μακρᾶς πείρας ἐγνωκότι τὸ γινό-
μενον ἐφ' ἑκατέρᾳ τῇ κενώσει,. θαυμάζειν ἴσως ἢ ἀπιστεῖν
εἰκός ἐστιν, εἰ τοῦ μοχθηροτάτου χυμοῦ κενουμένου βλά-
πτεται τὸ σῶμα· τοὐναντίον γὰρ εὔλογον εἶναι δόξει, τῶν
βλαπτόντον ἐκκενουμένων, ὑγιεινότατον αὐτὸ γίνεσθαι κατὰ
τοῦτον οὖν τὸν λόγον καὶ ἡ τῶν μελάνων κένωσις. ἀλλ'
ὁ διὰ μακρᾶς πείρας πεισθεὶς, ὅτι, ὡς ἄρτι μοι λέλεκται,
γίνεται, ῥᾳδίως εὑρήσει τὴν αἰτίαν τοῦ συμβαίνοντος, καὶ
μάλισθ' ὅταν ἐθελήσῃ τὰ γεννῶντα τὴν μέλαιναν χολὴν
εὑρεῖν, ὧν ἤδη μὲν ἡ ἀρχὴ τῆς εὑρέσεως εἴρηται, βέλτιον
δὲ καὶ τὸ σύμπαν τοῦ λόγου προσθεῖναι. τοῦ γὰρ ἐκ τῆς
κοιλίας τε καὶ τῶν ἐντέρων εἰς ἧπαρ ἀναδιδομένου χυλοῦ

eorum vero, quae nigra appellantur, evacuationem non
raro falubrem extitiffe.   Igitur hoc tantum ad artis
opera noviffe fufficiet, praecipue fi quis cum diftinctione
temporum, in quibus fit excretio, etiam rationem didi-
cerit, quam ego in fequentibus explicabo.   At qui in
utraque evacuatione longa experientia non eft exerci-
tatus, mirabitur fortaffe, et non immerito, et adhuc ne-
quaquam credet, pravo videlicet humore evacuato cor-
pus laedi, quum contra rationi confentaneum effe videa-
tur, ut moleftantibus humoribus evacuatis corpus ipfum
faluberrimum relinquatur: fecundum hanc igitur rationem
et nigrorum evacuationem fieri cenfendum.   Verum qui
longa experientia fuerit perfuafus, quid, ut fupra di-
ctum eft, his, qui circa artis opera verfantur, ufu venit,
is fane, quaenam fit hujus rei caufa, quam facillime in-
veniet, ac praefertim quum voluerit ea, quae atram bilem
generant, inveftigare, quorum inveniendorum principium
jam dictum eft.   At melius erit univerfum fermonem ad-
jicere.   Nam humoris illius, qui ex ventriculo atque in-

114 ΓΑΛΗΝΟΥ

Ed. Chart. III. [168.]   Ed. Baf. III. (559.)

τὸ μέν τι λεπτομερέστερόν ἐστι τῇ συστάσει, τὸ δὲ παχυ-
μερέστερον, ὥσπερ καὶ τῶν ἐδεσμάτων αὐτῶν αἱ οὐσίαι δια-
φέρουσι. γινωσκόντων δ᾽ ἡμῶν, ἅπαντα τὴν διοικοῦσαν τὸ
σῶμα φύσιν ἐπὶ σωτηρίᾳ τοῦ ζῴου πράττειν, ὁρώντων τε
καὶ τοὺς ἐκκριτικοὺς πόρους τῶν ἀχρηστοτέρων μορίων τῆς
τροφῆς τε καὶ τοῦ ποτοῦ, θαυμαστὸν οὐδὲν εἶναι δοκεῖ,
καὶ τῆς ὑποστάθμης τοῦ αἵματος ἐπιτεχνήσασθαί τινα κέ-
νωσιν αὐτὴν, ἥτις ὁποία μέν ἐστι καὶ διὰ τίνων γίνεται
μορίων, αὖθις ἐπισκεψόμεθα.

Κεφ. δ᾽. Νυνὶ δὲ πρότερον, ἃ διὰ τῆς πείρας ἔγνω-
μεν, ἀρχὴν ποιησάμενοι τῆς διὰ τοῦ λόγου γενησομένης
σκέψεως, ὅσα πεπείσμεθα χρόνῳ πολλῷ βασανίσαντες, εὑ-
ρηκέναι ταῦτα ἐροῦμεν. ὁρᾶται δὴ τὸ κατὰ τὰς φλεβοτο-
μίας αἷμα παχύτερον καὶ μελάντερον ἐν ταῖς τῶν ξηρῶν
καὶ θερμῶν σωμάτων φύσεσι, ὥσπερ γε καὶ κατὰ τὰς τοι-
αύτας ὥρας, καὶ χώρας, καὶ καταστάσεις, ἐπιτηδεύματά τε
καὶ δίαιταν ἐν ἐδέσμασι παχυχύμοις τε καὶ αὐχμώδεσιν,

testinis ad jecur transfertur, pars quaedam confiftentia
tenuior, quaedam vero craffior exiftit, quemadmodum
et eduliorum fubftantiae inter fe differre confpiciuntur.
Quum autem cognofcamus, naturam, quae corpus guber-
nat, omnia ad animalis falutem efficere, videamufque
etiam meatus conftitutos ad excernendam partem inuti-
liorem alimenti ac potus, nihil mirum videri debet, fi
eadem natura fedimenti etiam fanguinis evacuationem
non inartificiose molita fit, quae qualifve fit, et per quas
partes perficiatur, rurfum confiderabimus.

Cap. IV. Nunc autem ab iis, quae per experien-
tiam deprehendimus, futurae difputationis initium fumen-
tes ea dicamus, quaecunque longo tempore perveftigan-
tes nobis perfuademus adinveniffe. Sanguis, qui vena
fecta mittitur, nigrior effe videtur in ficcis et calidis
corporum temperamentis, ficuti et in hujufcemodi anni
temporibus, et regionibus, conftitutionibus, vitae ftudiis,
victus ratione, cibis craffis et ficcis, quales funt lens,

Ed. Chart. III. [168. 169.]   Ed. Baf. III. (359.)

ὁποῖόν ἐστι φακῆ, καὶ κοχλίαι, καὶ κρέα ταύρεια καὶ τρά-
γεια, καὶ μᾶλλον εἰ ταριχευθείη. τῆς τοιαύτης ὕλης ἐστὶ
καὶ μέλας οἶνος παχύς τε καὶ αὐστηρός. οὕτω δὲ καὶ τῶν
νοσημάτων ὅσα κατὰ θερμὴν καὶ ξηρὰν δυσκρασίαν γίνε-
ται, καθάπερ οἱ καῦσοι, παχὺ καὶ μέλαν ἀποφαίνουσι τὸ
αἷμα. τοιοῦτον δ᾽ αὐτοῖς καὶ ὁ μακρὸς οὗτος λοιμὸς,
[169] ὁ ἐπὶ τοῦ μακροῦ θέρους γενόμενος; εἰργάζετο,' καὶ
τῶν γε διασωθέντων οὐκ ὀλίγοις ἔκκρισις διὰ τῆς κάτω
γαστρὸς ἐγίγνετο τῶν καλουμένων μελάνων ἐπὶ τῆς ἐνάτης
ἡμέρας τοὐπίπαν, ἢ ἑβδόμης, ἢ ἑνδεκάτης. ὧν καὶ αὐτῶν
ἐφαίνοντο διαφοραὶ πλείους, ἐνίων μὲν ἐγγυτάτω τῆς μελαι-
νης ἡκόντων, ἐνίων δ᾽ οὔτε δῆξιν ἐν ταῖς διαχωρήσεσιν
ἐχόντων, οὔτε ὀσμὴν δυσώδη, πολλῶν δ᾽ ἐν τῷ μεταξὺ
τούτων καθεστηκότων. ὅσοις δὲ τῶν νοσούντων ἡ διὰ τῆς
κάτω γαστρὸς ἔκκρισις οὐκ ἐγένετο τοιαύτη, τὸ σῶμα πᾶν
περιεξήνθησε μέλασιν ἐξανθήμασιν ὁμοίοις. ἐνίοτε δὲ
καὶ οἷον λεπὶς ἀπέπιπτε, ξηραινομένων τε καὶ διαφορουμένων

cochleae, et carnes taurinae atque hircinae, et praeſer-
tim ſale aſſervatae. Conſimilis etiam materiae eſt vinum
nigrum, craſſum et auſterum. Pari etiam ratione qui-
cunque morbi fiunt ex calida ſiccaque intemperie, cujuſ-
modi ſunt febres ardentes, craſſum et nigrum ſanguinem
efficiunt. Ejusmodi etiam ſanguinem reddidit haec longa
peſtilentia, quae in longa aeſtate facta eſt, atque eorum,
qui ſervati ſunt, non paucis deject o per ventrem inferio-
rem accidit eorum, quae nigra appellantur, in nono die
magna ex parte, vel etiam in ſeptimo, vel in undecimo,
quorum ipſorum plures differentiae apparuerunt, quum
nonnulla ad atrae bilis naturam proxime accederent,
nonnulla neque in dejiciendo mordacia ſentiren-
tur, neque male olerent, plurima vero in horum
medio viderentur conſtituta. Quibus vero aegrotis
hujuſcemodi ventris dejectio non accidit, iis corpus uni-
verſum nigris puſtulis commaculatum est, quae ſane illis
non diſſimiles erant, quas Graeci ἐξανθήματα appellant.
Nonnunquam etiam quaedam veluti ſquama illis exicca-

αὐτῶν, κατὰ βραχὺ δὲ ἐπὶ πλείοσιν ἡμέραις μετὰ τὴν
κρίσιν. ὅσοι δὲ διεχώρησαν ἀκριβῆ τὴν μέλαιναν, ἀπέθανον
ἅπαντες· ἐνδείκνυται γὰρ ἡ τοιαύτη κατωπτῆσθαι τὸ αἷμα.
φαίνεται δὲ καὶ ἄλλα χωρὶς τοῦ πυρέξαι πολλοῖς ἐξανθή-
ματα γινόμενα κατὰ τὸ δέρμα, παχυνόμενόν τε καὶ ξηραι-
νόμενον τὸ πλεονάζον τοῦ μελαγχολικοῦ χυμοῦ τῆς φύσεως
ὠθούσης αὐτοῦ ἐκτός ἐξ οὗ γένους ἐστὶ καὶ ὁ καλούμενος
ἐλέφας. ὅταν δ᾽ ἅμα πυρετῷ γένηταί τι τοιοῦτο, τὸν ὀνο-
μαζόμενον ἄνθρακα γεννᾷ τὸ κατασκῆψαν εἰς τὸ δέρμα
τοῦ μελαγχολικοῦ χυμοῦ. χωρὶς δὲ πυρετοῦ κατασκῆπτον,
ὅταν μὲν αἵματι μεμιγμένον ᾖ, τὸν ἐλέφαντα γεννᾷν πέφυ-
κεν, ὅταν δὲ μόνον, ἐν ἀρχῇ μὲν ὄγκον ἐργάζεται μέλανα,
τῷ χρόνῳ δ᾽ εἰς τὸν καλούμενον καρκῖνον τελευτᾷ, ἐπειδὰν
μὲν δριμύτερον καὶ κακοηθέστερον ᾖ, διαβιβρωσκομένου τοῦ
δέρματος, ὅταν δ᾽ ἐπιεικέστερον, ἕλκους χωρὶς ἐργάζεται
τὸν ὀνομαζόμενον κρυπτὸν καρκῖνον ἐναργῶς γὰρ ἅπαντα

tis atque difcuffis decidebat, fed paulatim ac multis
diebus poft crifim. Quicunque autem atram bilem ex-
quifitam dejecerunt, omnes interierunt: indicat enim ea,
jam fanguinem fuiffe immodice affatum atque aduftum.
Quin et in multis alias hujuscemodi puftulas citra fe-
brem eft videre circa cutem craffiorem redditam atque
exiccatam, natura nimirum ipfa, quicquid melancholici
humoris fupervacuum eft, foras detrudente; ex quo ge-
nere is morbus confiftit, qui elephas nuncupatur. Ubi
autem una cum febre tale quippiam acciderit, tunc a
melancholico humore in cutem decumbente gignitur is
morbus, quem medici carbunculum appellarunt: fi vero
citra febrem ad eam decumbat, quum fanguini fuerit
admixtus, elephantem gignere natura aptus eft, quum
vero folus exiftit, ab initio quidem nigrum tumorem pro-
gignit, qui tempore procedente ad appellatum cancrum
terminatur: quum vero acrior atque contumacior exti-
terit hic humor, cute corrofa, ubi autem mitior fuerit,
cancrum latentem nuncupatum citra ulcus efficiet: etenim

Ed. Chart. III. [169.]   Ed. Baf. III. (359.)

τὰ τοιαῦτα πάθη καὶ μάλισθ᾽ ὁ καρκῖνος ὑπὸ μελαγχολι-
κοῦ γίνεται χυμοῦ, σαφῶς φαινομένων τῶν εἰς τὸ πεπονθὸς
μόριον ἠκουσῶν φλεβῶν παχὺν καὶ μέλανα περιεχουσῶν χυ-
μόν. ἐκκαθαίρειν μὲν γὰρ τὸ αἷμα διὰ παντὸς ἡ φύσις
πειρᾶται, διακρίνουσά τε τὸν μοχθηρὸν ἐξ αὐτοῦ κἂν τῶν
κυρίων μορίων ὠθοῦσα, ποτὲ μὲν εἰς τὴν γαστέρα τε καὶ
τὰ ἔντερα, ποτὲ δὲ εἰς τὴν ἐκτὸς ἐπιφάνειαν. ἀλλ᾽ ὅσα
μὲν τῶν τοιούτων λεπτομερεστέρας οὐσίας ἐστὶ, διεξέρχεται
τὸ δέρμα, τινὰ μὲν κατὰ τὴν ἄδηλον τῇ αἰσθήσει δια-
πνοήν, ἔνια δ᾽ αἰσθητικῶς, καθάπερ οἱ ἱδρῶτες, ὅσα δὲ
παχύτερα, διεξελθεῖν μὲν οὐ δύναται τὴν πυκνότητα τοῦ
δέρματος, ἐγκαταλαμβανόμενα δὲ, τὰ μὲν θερμὰ τοὺς ἄν-
θρακας ἐργάζεται, τὰ δὲ μὴ τοιαῦτα τοὺς καρκίνους. ὅταν
δ᾽ ἐπιεικὴς κατὰ τὰς ποιότητας ὁ μέλας εἴη χυμὸς αἵματί
τε συμμιγεὶς, τοὺς ὑπερύθρους ἐλέφαντας ἐργάζεται χρο-
νίζοντες δὲ καὶ οὗτοι γίνονται μελάντεροι. πολλάκις δ᾽ ἡ
φύσις ἀναστομώσασα φλέβα τῶν κατὰ τὴν ἕδραν ἀγγείων

evidenter omnes hujuſcemodi affectus et praeſertim
cancer a melancholico humore ortum habent, nempe quum
manifeſte appareant venae ad locum affectum per-
venientes, quae craſſum atque nigrum humorem conti-
nent. Semper enim natura tentat ſanguinem expur-
gare, quod in ipſo pravum eſt ſecernens, et a partibus
principalibus quandoque ad ventriculum atque inteſtina,
quandoque etiam ad exteriorem ſuperficiem repellens.
Quare quaecunque hujuſcemodi excrementa tenuioris
ſubſtantiae exiſtunt, cutem ipſam egrediuntur, nonnun-
quam ſane per inſenſilem tranſpirationem, quandoque
etiam ſenſibiliter, quemadmodum ſudores: quaecunque
autem ſunt craſſioris, cutis quidem denſitatem permeare
non valent, ſed ibi intercepta, ſi nempe calida ſint, car-
bunculos generant, ſi vero minus talia ſunt, cancros.
Quum vero humor niger qualitates obtineat mitiores, ſan-
guini commiſtus ſubrubros elephantas progignit: proceſſu
autem temporis hi nigriores evadunt. Caeterum natura
ſaepius vaſorum, quae ſunt in ſede, venam aperiens hu-

118 ΓΑΛΗΝΟΥ

Ed. Chart. III. [169. 170.]   Ed. Baf. III. (359.)

ἐξέκρινε τὸν τοιοῦτον χυμὸν αἵματι μεμιγμένον, ἀφ᾽ οὗ δὴ
καὶ τοὔνομα τῷ συμπτώματι τίθενται τὴν αἱμορῥοΐδα. καὶ
χρὴ καταμανθάνειν ἀπ᾽ αὐτῆς, ὁποῖόν ἐστι τὸ ἐκκρινόμενον
αἷμα, πότερον οἷον ἔχουσιν οἵ τε γυμναστικοὶ καὶ οἱ ἀθλη-
ταὶ, καὶ τῶν ἰδιωτῶν οἱ τελέως ὑγιεινοὶ καὶ εὔχυμοι,
ᾖ μελάντερόν τε καὶ παχύτερον τοῦδε. καὶ μέντοι καὶ
ἡ φύσις ἀποτίθεται τὸ τοιοῦτο αἷμα πολλάκις εἰς τὰς κατὰ τὰ
σκέλη φλέβας, ὑφ᾽ οὗ διατεινόμεναί τε καὶ διευρυνόμεναι κιρ-
σώδεις ἀποτελοῦνται, καὶ μελαίνεταί γε τῷ χρόνῳ τὸ δέρμα
τὸ κατὰ τὰς τοιαύτας φλέβας. ἐφ᾽ ὧν δ᾽ αἵματος πλῆθος
μόνον εἰςρέοι ἄνευ τοῦ μελαγχολικὸν ὑπάρχειν, [170] ἀσθε-
νεστέρας οὔσας φύσει τὰς τῇδε φλέβας ἀνευρύνει κατα-
σκῆπτον, οὐδενὸς τοιούτου συμβαίνοντος, ὡς ἐφ᾽ ὧν γε
ἂν τὸ μελαγχολικὸν αἷμα τοὺς κιρσοὺς ἐργάσηται. κίνδυνος
γὰρ ἐπὶ τούτων ἐστὶν, ἐὰν ἐκτέμνῃ τις τὰς πεπονθυίας
φλέβας, ἀλῶναι μελαγχολίᾳ. καὶ τοῦτο πολλάκις ἑωρᾶτο
γινόμενον, οὐ μόνον κατὰ τοὺς κιρσοὺς, ἀλλὰ καὶ κατὰ τὰς

jusmodi humorem excernit sanguini admixtum, unde etiam
nomen huic symptomati haemorrhoida imposuere: ex qua
sane, qualisnam sanguis sit, qui excernitur, opus est addiscere:
nunquid is sit talis, qualem habent, qui supra modum exer-
centur et athletae et ex vulgaribus hominibus, qui integram
retinent valetudinem et bonis scatent humoribus, an hoc
ipso nigrior et crassior existat. Atqui natura hujusce-
modi sanguinem saepenumero ad eas quae sunt in cru-
ribus venas transmittit, a quo distentae ac dilatatae va-
ricosae redduntur, et cutis, quae hujuscemodi venas
attingit, tempore procedente nigrescit. In quibus cutem
copia tantum sanguinis influit, qui melancholicus non
sit, incumbens quidem in venas, quae inibi natura im-
becilliores sunt, eas dilatat, nullo sane tali contin-
gente, quale accidit, ubi melancholicus sanguis va-
rices procreaverit: his namque periculum imminet, si quis
venas affectas excidere aggrediatur, ne melancholia cor-
ripiantur. Hoc enim saepius fieri visum est, non modo
in varicibus, verum etiam in haemorrhoidibus, quae ex

ὑπὸ τοῦ τοιούτου χυμοῦ γινομένας αἱμορῥοΐδας. Ἕλκος δέ
τις ἔχων ἐν κνήμῃ χρόνου πολλοῦ τὴν ὑπερκειμένην φλέβα
κιρσωδεστέραν οὖσαν ἐκτμηθεὶς, αὐτίκα μὲν ἐθεραπεύθη τὸ
ἀρχαῖον ἕλκος, ὃ δὲ ἐκ τῆς τομῆς ἔσχεν ἐξαιρουμένης τῆς
φλεβὸς, ἀνίατον ἔμεινεν. ὕστερον δέ ποτε μετ᾽ ἐνιαυτὸν εἰς
τῶν ἐν Περγάμῳ διδασκάλων ἡμῶν Στρατόνικος τοὔνομα,
μαθητὴς Σαβίνου τοῦ Ἱπποκρατείου, φλέβα τεμὼν ἐν ἀγκῶνι
ἀνθρώπου, καὶ θεασάμενος αἷμα παχὺ καὶ μέλαν ἐκκρινό-
μενον, ἐπαφεῖλε κατὰ τὴν ὑστεραίαν ὀλίγον, εἶτα κατὰ τὴν
τρίτην τε καὶ τετάρτην ὁμοίως ὀλίγον, καθήρας τε μετὰ
ταύτας τὰς τρεῖς φαρμάκῳ μέλανα χυμὸν ἐκκενοῦντι, καὶ
τὴν δίαιταν αὐτῷ εὔχυμον παρασκευάσας, ἐπὶ τὴν θεραπείαν
τοῦ ἕλκους ἐτράπετο.

Κεφ. ε΄. (360) Ὅτι μὲν οὖν ἐν ταῖς φλεψὶ καὶ ταῖς ἀρ-
τηρίαις οἱ χυμοὶ περιέχονται πάντες, ἐνδείκνυται ἡ μὲν
ποικιλία τῆς χρόας τε καὶ συστάσεως αὐτοῦ, δηλοῖ δὲ καὶ
τὰ νῦν εἰρημένα, καὶ πρὸς τούτοις ὅσα κατὰ τὸ περὶ φύσιος

hujufcemodi humore confiftunt. Quidam quum longo
tempore ulcus in crure habuiffet, vena, quae fuperpofita
erat, varicofiore excifa, ftatim quidem ulcus antiquum
curatum eft: quod vero ex incifione fublatae venae con-
traxit, infanabile permanfit: poftremo autem, jam anno
exacto, unus ex meis praeceptoribus Pergami, Stratoni-
cus nomine, Sabini Hippocratici difcipulus, homini in
cubito venam fecuit: et quum fanguinem craffum ac
nigrum excerni vidiffet, paulum etiam poftridie detra-
xit, necnon tertio et quarto die fimiliter modicum: at-
que ubi medicamento nigrum humorem educente homi-
nem purgaffet, atque ei victum boni fucci praefcripfiffet,
his nimirum tribus peractis ad ulceris curationem fe
convertit.

Cap. V. Quod igitur in venis et arteriis humo-
res omnes una cum fanguine continentur, oftendit ipfius
varietas tum in colore, tum in confiftentia: quinetiam et
ex his, quae modo dicta funt, abunde patet, praeterea et

120 ΓΑΛΗΝΟΥ

Ed. Chart. III. [170.]   Ed. Baf. III. (360.)

ἀνθρώπου γέγραπται τῷ Ἱπποκράτει; περὶ ὧν ἐπὶ πλέον
μὲν ἐν τῷ περὶ τῶν κατ᾽ αὐτὸν στοιχείων διῆλθον, ἀναγ-
καῖον δ᾽ ἐστὶ καὶ νῦν εἰπεῖν, ἀρξάμενον ἀπὸ τῆς ῥήσεως
αὐτοῦ τῆσδε. Τὸ δὲ σῶμα τοῦ ἀνθρώπου ἔχει ἐν ἑωυτῷ
αἷμα καὶ τὸ φλέγμα καὶ χολὴν διττήν, ξανθήν τε καὶ μέ-
λαιναν. καὶ ταῦτά ἐστιν αὐτέῳ ἡ φύσις τοῦ σώματος, καὶ
διὰ ταῦτ᾽ ἀλγέει καὶ ὑγιαίνει. ὑγιαίνει μὲν οὖν μάλιστα,
ὁκόταν μετρίως ἔχῃ ταῦτα τῆς πρὸς ἄλληλα κρήσιος καὶ
δυνάμιος καὶ τοῦ πλήθεος, καὶ μάλιστ᾽ ἂν μεμιγμένα ᾖ.
ἀλγέει δ᾽, ὁκόταν τι τουτέων ἔλασσον ἢ πλέον ἤδη χωρισθῇ
ἐν τῷ σώματι, καὶ μεμιγμένον ᾖ τοῖσιν πᾶσιν. ἀνάγκη γάρ,
ὅταν τι τουτέων χωρισθῇ καὶ ἐφ᾽ ἑωυτοῦ στῇ, οὐ μόνον
τοῦτο τὸ χωρίον, ἔνθεν ἐξέστη, ἐπίνοσον γίγνεσθαι, ἀλλὰ
καὶ ἔνθα ἂν στῇ καὶ ἐπισχεθῇ ὑπερπιμπλάμενον, ὀδύνην
τε καὶ πόνον παρέχει. καὶ γὰρ ὅταν τι τουτέων ἔξω τοῦ

ex his, quae in libro de natura humana ab Hippocrate
fcripta funt, de quibus latius fane in libris de Elemen-
tis ex illius fententia pertractavimus. At nunc etiam ne-
ceffe eft ex his aliquid in medium afferre: inde autem
exordiemur, ubi haec habet. *Atqui corpus hominis in
fe ipfo fanguinem habet, et pituitam, et duplicem bilem,
flavam fcilicet et atram, atque haec ipfi eft corporis
natura, et ob haec dolet et bene valet. Igitur tum
praefertim bene valet, quum haec invicem mode-
rate fuerint temperata quoad eorum tum facultatem,
tum multitudinem, et potiffimum fi fuerint commixta:
dolet autem, quum horum aliquod vel jufto minus vel
plus evaferit, aut fuerit in corpore fegregatum, neque
aliis omnibus commixtum fit. Neceffe eft enim, ubi ho-
rum quodvis fuerit fecretum, et per fe ipfum fleterit,
non locum tantum, a quo exceffit, morbo obnoxium reddi,
verum etiam et eum, in quo conftiterit ac fuerit deten-
tum, eo quod fupra modum repleatur, nihilominus affici,
atque utrobique dolorem ac laborem faceffere. Etenim
quum horum aliquod extra corpus fupra quam redundet

σώματος ἐκρυῇ πλέον τοῦ ἐπιπολάζοντος, ὀδύνην παρέχει
ἡ κένωσις· ἢν τ᾽ αὖ πάλιν εἴσω ποιήσηται τὴν κένωσιν καὶ
τὴν μετάστασιν καὶ τὴν ἀπόκρισιν ἀπὸ τῶν ἄλλων, πολλὴ
αὐτὸ ἀνάγκη διπλῆν τὴν ὀδύνην παρέχειν κατὰ τὰ εἰρημένα,
ἔνθεν τε ἐξέστη καὶ ἔνθα ὑπερέβαλεν. οὐκοῦν, ὅτι μὲν
ὑγιαίνει τὸ ζῶον, ὅταν ἔχῃ ταῦτα συμμέτρως τῆς πρὸς ἄλ-
ληλα κράσεως, νοσεῖ δὲ, ὅταν ἤτοι καθ᾽ ὅλον τὸ σῶμα,
τοῦτ᾽ ἔστιν ἐν ἅπασι τοῖς ἀγγείοις, πλεονεξία τις ἐξ αὐτῶν
ᾖ, ἢ καθ᾽ ἕν τι γένηται μόριον, ὁ τοῖς ἔργοις τῆς
τέχνης ὡμιληκὼς ἀληθεύειν φήσει τὸν Ἱπποκράτην. τὰ μὲν
γὰρ ἐν ἑνὶ μέρει νοσήματα διὰ τὸν μελαγχολικὸν χυμὸν
γινόμενα ὀλίγον ἔμπροσθεν διελθὼν ἐδήλωσα, ὅτι καὶ διὰ
κιρσῶν ἄρσιν ἢ αἱμορρῴδος ἐμελαγχόλησαν ἕτεροι. [171]
καὶ κατὰ τὰ μὴ φαινόμενα δὲ μόρια κατὰ τὸ βάθος τοῦ
σώματος εὔλογον ὅμοια πάθη γίνεσθαι τοῖς κατὰ τὸ δέρμα
συνισταμένοις. οὐ γὰρ δήπου χολῆς μὲν ξανθῆς εἰς ἕν τι
μόριον κατασκηψάσης ἐρυσίπελας γενήσεται, μελαίνης δὲ,
ἄνθραξ τε καὶ καρκῖνος, οὐ δήπου δὲ τὰ κατὰ βάθος

*effluxerit, ea nimirum vacuatio dolorem affert. Quod fi
rurfum intus fiat evacuatio et tranfmutatio atque ab
aliis fecretio, duplici dolore tunc corpus affici eft ne-
ceffe, quemadmodum dictum eft, tum unde erupit, tum
ubi exuperavit.* Igitur tunc animal fanum effe, quum
haec temperamenti mediocritatem obtinuerint, aegrotare
autem, ubi vel in toto corpore, hoc eft, in omnibus va-
fis, alicujus eorum redundantia fuerit, vel in parte qua-
piam una fiat, nemo, qui in artis operibus fit verfatus,
Hippocratem vera dixiffe non fatebitur. Quum enim
morbos, qui in una parte a melancholico humore fiunt,
paulo ante enumerarem, id etiam declaravi, quod alii
ex varicum vel haemorrhoidis ablatione melancholia
correpti funt: proinde et in partibus, quae in corporis
profundo latent, rationi confentaneum eft fimiles affectus
progigni his, qui in cute confiftunt: atque ea nimirum
ratione, fi flava bilis in unam quampiam partem decu-
buerit, eryfipelas generabitur, fi vero atra, carbunculus

τοῦ σώματος ἀδάμαντος ἔχει κατασκευήν, ἀλλὰ κἀκεῖνά γε
τοῖς αὐτοῖς ὑπόκειται πάθεσιν. ἐφ᾽ ὧν γοῦν οἷόν τέ ἐστι
βεβαίως διαγνῶναι τὴν ἐργασαμένην αἰτίαν, ἐναργῶς ἐπὶ
τούτων φαίνεται καὶ ξανθὴ καὶ μέλαινα χολὴ διαβιβρώ-
σκουσαι τῶν ἐντέρων ἄλλοτ᾽ ἄλλο, καθ᾽ ὅ τί περ ἂν μά-
λιστα στηριχθῶσι, καί ποτε τελέως ἀνίατον ἐργαζόμεναι
τὴν δυσεντερίαν. καὶ διὰ τοῦθ᾽ Ἱπποκράτης ἐν Ἀφορισμοῖς
ἔγραψε· Δυσεντερίη, ἢν ἀπὸ χολῆς μελαίνης ἄρξηται, θανά-
σιμον. ἐγὼ δὲ πρόσθεν εἶπον, ἀνίατα πάντ᾽ εἶναι τὰ διὰ
μέλαιναν χολὴν ἑλκωθέντα, πλὴν εἴ τις ἴασιν ἐθέλει καλεῖν,
ὅταν ἐκκόψῃ τὸ πεπονθὸς μόριον ὅλον ἐν κύκλῳ περιτάμων
ἄχρι τῶν ἀπαθῶν. ὥσπερ οὖν ἔντερον ἀβοηθήτως μὲν
ὑπὸ μελαίνης χολῆς ἑλκοῦται, δυσβοηθήτως δὲ ὑπὸ τῆς
ξανθῆς χολῆς, δῆλον ὅτι καὶ τῶν ἄλλων μορίων ἕκαστον,
ὅσα κατακέκρυπται μὲν ἐν τῷ βάθει, κυριώτερα δὲ μακρῷ
τῶν ἐντέρων ἐστὶ, πρὸς τῷ καὶ τὴν θεραπείαν ἐπὶ μὲν τῶν
ἐντέρων εὐκολωτέραν εἶναι, τῶν ἐνιεμένων διὰ τῆς ἕδρας

et cancer: nempe quum, quae in corporis profundo fuut
partes, nequaquam adamantinam conflitutionem obtineant,
fed et ipfae iifdem affectibus fint fubjectae. In quibus
igitur fieri poteft ut firmiter efficientem canfam agno-
fcamus, manifefte in his tum flava bilis tum atra con-
fpiciuntur, quae inteftinorum alias aliud erodunt (nempe
id, cui potiffimum inhaeferint) atque nonnunquam pror-
fus infanabilem dyfenteriam efficiunt: quamobrem in
Aphorifmis fcripfit Hippocrates: *Dyfenteria, fi ab atra
bile ortum habeat, letale.* Ego autem antea dixi, om-
nes ex atra bile exulcerationes infanabiles effe, nifi quis
curationem id appellare voluerit, fi affecta particula tota
circumquaque ad partem finceram ufque diffecta abfcin-
datur. Igitur quemadmodum inteftina citra ullius au-
xilii fpem ulcerantur ab atra bile, a flava autem diffi-
culter curationem admittunt: fic et conftat unicuique
aliarum partium evenire, quaecunque in profundo funt
fitae et adhuc inteftinis longe nobiliores exiftunt. Adde
quod adhuc inteftinorum curatio facilior eft eo, quod medica-

ΠΕΡΙ ΜΕΛΑΙΝΗΣ ΧΟΛΗΣ. **123**

Ed. Chart. III. [171.]   Ed. Baf. III. (36o.)

φαρμάκων αὐτοῖς τοῖς πεπονθόσι προσπιπτόντων εὐθέως,
ἐπὶ δὲ τῶν ἄλλων μορίων οὐδὲ τούτου γενέσθαι ῥᾳδίως
δυναμένου. οὔκουν τὸ τυχὸν οὐδὲ μικρὸν τῆς τέχνης μέ-
ρος ἀθεώρητον εἴασαν οἱ μηδὲν ἐπισκεψάμενοι περὶ μελαί-
νης χολῆς, ἔτι δὲ μᾶλλον οἱ μηδὲ περὶ τῆς ξανθῆς. ὅσοι
δὲ μὴ περὶ τούτων ἐπεσκέψαντο μηδὲ περὶ φλέγματος, οὐδ᾽
ἀριθμῆσαι δυνατὸν, ὁπόσα παρέλιπον τῆς τέχνης ἀναγκαιό-
τατα θεωρήματα. περὶ μὲν οὖν τῆς μελαίνης χολῆς οὐδὲν
ὅλως ὁ Ἐρασίστρατος ἔγραψε, περὶ δὲ τῆς ξανθῆς ὀλίγα
τε ἅμα καὶ οὐδὲ ταῦθ᾽ ἅπαντ᾽ ἀληθῆ. λέγει μὲν γὰρ οὕτω
περὶ αὐτῆς· Ἡ δὲ χολώδης ὑγρασία ὅτι μὲν ἀναγκαία ἐστὶν
ἀποκρίνεσθαι, πολλὰ τῶν ἐπιγινομένων παθῶν μάρτυρες·
οἱ ἴκτεροι γὰρ καὶ αἱ περὶ τὸ ἧπαρ γινόμεναι φλεγμοναὶ
καὶ ἄλλα πλείω. πότερον δὲ ἐν τῇ περὶ τὴν κοιλίαν κατερ-
γασίᾳ τῆς τροφῆς γεννᾶται ἡ τοιαύτη ἢ μεμιγμένη ἐν τοῖς
προσφερομένοις ἔξωθεν παραγίνεται, οὐδὲν χρήσιμον πρὸς
ἰατρικὴν ἐπεσκέφθαι. ταῦτα μὲν ὁ Ἐρασίστρατος ἔγραψεν
ἐν τῷ πρώτῳ τῶν καθόλου λόγων περὶ τῆς ξανθῆς χολῆς.

menta, quae per fedem injiciuntur, ftatim locis affectis oc-
currunt: quod fane in aliis particulis nequaquam facile fieri
poteft. Non igitur contemnendam aut parvam artis par-
tem indifcuffam reliquerunt, qui nihil de atra bile con-
fideraverunt, adhuc vero magis, qui neque de flava ali-
quid dixerunt; qui autem neque de utrifque, neque de
pituita funt meditati, non omnino enumerare queas, quot
neceffaria artis praecepta omiferint. Porro Erafiftratus
de atra bile nihil omnino fcriptum reliquit, de flava
autem et pauca quidem, fed quae non omnia vera fint: fic
enim de ea fcripfit. *Biliofa autem humiditas quod*
quidem neceffario excernenda fit, plures qui fuperve-
niunt affectus teftantur, nempe morbus regius et inflam-
mationes, quae circa jecur oriuntur, aliique complures.
Id autem confiderare, utrum haec generetur in ea quae
in ventriculo fit alimenti confectione, vel mixta cum
his, quae affumuntur, exterius adveniat, nihil medicam
artem juvare poteft. Haec quidem de flava bile tra-
didit Erafiftratus in primo univerfalium fermonum

124 *ΓΑΛΗΝΟΥ*

Ed. Chart. III. [171. 172.]   Ed. Baf. III. (360.)

οἱ ἀντιλέγοντες δ᾽ αὐτῷ φασὶν, ὡς, εἴπερ αὐτὸς ὁμολογεῖ, βλάβην ἐργάζεσθαι τὴν ξανθὴν χολὴν πλεονασασαν, ἄμεινον μὲν ἦν αὐτὴν μηδ᾽ ὅλως γεννᾶσθαι, τοῦτο δ᾽ εἴπερ ἀδύνατον, ἀλλ᾽ ὡς ὀλιγίστην. καὶ μὴν οὔτε γεννᾶσθαι δυνατόν ἐστι κωλύειν ὁντιναοῦν, οὔτε, εἴπερ τοῦτό γε δυνατὸν, ἀλλὰ προνοεῖσθαί γε τοῦ βραχυτάτην αὐτὴν γεννᾶσθαι χωρὶς τοῦ τὴν αἰτίαν τῆς γενέσεως ἐπίστασθαι τοῦ πράγματος δυνατόν. ἡ μὲν οὖν οὐσία τοῦ χυμοῦ τούτου κατά γε τὰ σιτία καὶ τὰ ποτὰ περιέχεται. πάντως δὲ δήπου διαφορᾶς οὔσης ἐν αὐτοῖς, τὰ μὲν πλέον αὐτῆς, τὰ δ᾽ ἔλαττον ἔχει, τὰ δὲ ἴσως οὐδέν. εἰ δ᾽ ἐν τῷ σώματι γεννᾶται, κατὰ τίνα τε μάλιστα μόρια γίνεται τοῦτο, καὶ τίνος αἰτίας ἐργαζομένης αὐτὴν, ἀναγκαῖον ἐπίστασθαι τοὺς ἰατρούς. ἔζευκται δ᾽ ὁ λόγος οὗτος τῷ κοινῷ λόγῳ περὶ γενέσεως χυμῶν, ὑπὲρ ὧν οὐδ᾽ ὅλως Ἐρασίστρατος ἔγραψεν. ὥσθ᾽, ὅσον ἐστὶν ἐπ᾽ αὐτῷ, [172] μήτε τῶν ἐδεσμάτων ἡμᾶς ἐπίστασθαι τίνα μὲν εὔχυμά ἐστι, τίνα δὲ κακόχυμα, μήτε τῶν ἐπιτηδευ-

Qui vero illi contradicunt, ajunt, quod, ficuti ipfe fatetur, flavam bilem in corpore redundantem officere, fatius fane effet, fi nequaquam ipfa generaretur, hoc vero quum fieri non poffit, faltem quam minimam gigni. Atqui nec, quominus generetur, omnino prohiberi poteft, neo ullo pacto (fiquidem id fieri poffit) caufa generationis ipfius nequaquam cognita, ut quam minimum illius gignatur, quis poterit providere. Igitur fubftantia hujufcemodi humoris in cibis et potibus continetur: quae tamen prorfus inter fe differunt, alia enim plurimum illius obtinent, alia minimum, et alia forte nihil. Si autem in corpore generatur, tum in quibus potiffimum partibus, tum etiam cujus efficientis caufae vi ea gignatur, medicis neceffarium eft cognofcere. Verum hic fermo communi fermoni de humorum generatione conjunctus eft, de quibus ne meminit quidem Erafiftratus. Quare quod ad ipfum pertinet, nec licebit cognofcere, quae cibaria, nec quae vitae ftudia, atque adhuc magis

Ed. Chart. III. [172.]   Ed. Baf. III. (360.)

μάτων, ἔτι δὲ μᾶλλον μηδ᾽ αὐτῆς τῆς φύσεως τῶν ἀν-
θρώπων. καίτοι γ᾽ ἐνίους ὁρῶμεν, ὅπως ἂν διαιτῶνται,
πολὺν ἀθροίζοντας ἤτοι τὸν πικρόχολον, ἢ τὸν μελαγχο-
λικὸν, ἢ τὸν τοῦ φλέγματος χυμόν. ὅτι γὰρ καὶ αὐτὸς αἴ-
τιος γίνεται νοσημάτων οὐ σμικρῶν, ἐν ἑτέρῳ δέδεικται λόγῳ.
ὡμολόγησε δὲ καὶ ὁ Ἐρασίστρατος αὐτὸς, ὑπὸ τοῦ χυμοῦ
τοιούτου γίνεσθαί τινα πάθη, καίτοι παντὶ τρόπῳ φυλατ-
τόμενος αἰτιᾶσθαι τοὺς μοχθηροὺς χυμούς. ἀλλὰ τούς γε
γλίσχρους καὶ παχεῖς αὐτὸς ἀπεφήνατο παραλύσεως αἰ-
τίους γενέσθαι, γράψας οὕτως· Τὸ μὲν οὖν πάθος συμ-
βαίνει, παρεμπτώσεως ὑγρῶν γινομένης εἰς τὰ τοῦ πνεύμονος
ἀγγεῖα τὰ] ἐν τοῖς νεύροις, δι᾽ ὧν αἱ κατὰ προαίρεσιν κι-
νήσεις συντελοῦνται. καὶ μετ᾽ ὀλίγα, Ἡ δὲ παρέμπτωσις,
φησὶ, γίνεται τῆς τροφῆς, ἀφ᾽ ἧς τὰ νεῦρα τρέφεται· αὕτη
δὲ γλίσχρος καὶ ὅλκιμος καὶ δυσέκκριτος. ὅτι δὲ καὶ
ἀποπληξίας καὶ ληθάργου καὶ ἐπιληψίας ἑτέρων τε πολ-
λῶν ὁ τοιοῦτος χυμὸς ἀθροιζόμενος αἴτιός ἐστιν, οὐκ ἔτ᾽ εἶπεν.

nec quae ipforum hominum natura bonis vel pravis hu-
moribus gignendis magis fint idonea: etfi multos videa-
mus, qui, quacunque victus ratione utantur, quampluri-
mum congerunt humoris vel biliofi, vel melancholici,
vel pituitofi. Etenim quod is quoque humor non le-
vium morborum caufa evadat, alibi a nobis eft demon-
ftratum, quoniam et Erafiftratus ipfe confeffus eft, ab
hujufcemodi humore quofdam affectus procreari. Quam-
vis enim utcunque caveat pravis humoribus caufam
afcribere, tamen lentos et craffos ipfe nervorum refo-
fationis caufas effe pronuntiavit, ita fcribens: *Itaque
affectus accidit per humorum intercidentiam in fpiritus
vafa, quae in nervis funt, quibus voluntarii motus per-
ficiuntur.* Et paulo poft, *Intercidentia autem*, inquit, *fit
alimenti, a quo nervi nutriuntur: ipfum autem lentum
eft et tractile, ac difficile poteft excerni.* Quod vero hu-
jufcemodi humor apoplexiae et lethargi et morbi comi-
tialis, nec non aliorum quamplurimorum affectuum caufa
exiftat, adhuc non dixit.

Κεφ. ς΄. Ἀλλ᾽ οὐ πρόκειταί μοι νῦν τὴν τῶν ἄλ-
λων χυμῶν δύναμιν ἐξηγήσασθαι, περὶ μελαίνης χολῆς προ-
θεμένῳ γράφειν, ἣν Ἱπποκράτης φησὶν ἀναγκαίαν μὲν
ἔχειν τὴν γένεσιν, ὅπως δὲ μὴ γένηται πλείων, ἐδίδαξεν,
ἐξ αὐτῶν τῶν ἐναργῶς φαινομένων ἀρξάμενος. ἔν τε γὰρ
τοῖς ζώοις, ὅσα θερμότερα καὶ ξηρότερα ταῖς κράσεσίν
ἐστιν, ἐν τούτοις φαίνεται γεννᾶσθαι πλέον, ἔν τε ταῖς
θερμοτέραις ἅμα καὶ ξηροτέραις ὥραις τε καὶ χώραις καὶ
καταστάσεσιν, ἐπιτηδεύμασί τε τοῖς μετὰ κόπων, καὶ φρον-
τίδων, καὶ (361) ἀγρυπνιῶν, ἐδεσμάτων τε τῶν παχυμε-
ρῶν καὶ ξηροτάτων. ἀλλὰ καὶ τὸ χρῶμα τοῦ σώματος
παντὸς μελάντερόν ἐστι τοῖς τὴν τοιαύτην πεφυκόσιν ἀθροί-
ζειν χολήν, ἔν τε τοῖς καυσώδεσι νοσήμασιν, ὅσα χωρὶς
ὑγρότητος ἔχει τὴν γένεσιν, ἐφ᾽ ὧν καὶ εἰ αἱμοῤῥαγήσει
ποτὲ, ἢ στάξει, μέλαν ῥεῖ. τὰ μὲν οὖν τοιαῦτα φαινόμενα
τὰς αἰτίας, ὑφ᾽ ὧν ὁ μελαγχολικὸς γεννᾶται χυμὸς, ἐνδείκνυ-
ται. περὶ δὲ τῆς καθάρσεως αὐτῶν ταυτὶ τὰ φαινόμενα
τὴν ὁδὸν τῆς εὑρέσεως ὑπαγορεύει. κακοπραγῶν ἐν χρόνῳ

Cap. VI. Caeterum in praefentia aliorum humo-
rum facultatem explicare nequaquam inftituimus, nempe
quum de atra bile propofuerimus pertractare: quam fane
neceffariam generationem habere, Hippocrates afferuit.
Quo pacto autem non generetur copiofior, edocuit ab
ipfis evidentibus aufpicatus. Nam et in animantibus,
quaecunque temperamento funt calidiore et ficciore, ap-
paret in ipfis quamplurimum gigni, nec non in cali-
dioribus et ficcioribus anni temporibus, regionibus, et
conftitutionibus, et vitae ftudiis, quae in laboribus, et
curis, et vigiliis, nec non in cibariis craffis atque im-
modice ficcis aguntur. Verum et totius corporis color
nigrior eft in his, qui hujufcemodi bilem congerere na-
tura funt apti. Adhuc et in morbis ardentibus, quicun-
que citra humiditatem generationem habent: in quibus
fi quando fanguis erumpit aut deftillat, ater fluit. Haec
igitur, quae evidentia funt, caufas indicant, a quibus
melancholicus humor generatur. De ipfius autem pur-
gatione haec etiam evidentia inventionis viam often-

ΠΕΡΙ ΜΕΛΑΙΝΗΣ ΧΟΛΗΣ.　127

Ed. Chart. III. [172. 173.]　　　　　Ed. Baf. III. (361.)
πλείονι σπλὴν, εἴτε διὰ φλεγμονὴν, εἴτε διὰ σκίρρον, εἴτε
δι' ἀτονίαν, ἀχροίας ἐργάζεται κατὰ πᾶν τὸ σῶμα, πρὸς τὸ
μελάντερον ἐκτρεπόμενον. ἀλλὰ καὶ αὐτὸς ἀεὶ μελάντερός
ἐστι τοῦ ἥπατος, καὶ μάλιστα τῶν τῆς θερμῆς καὶ ξηρᾶς
κράσεως ζώων, ὁποῖα τὰ καρχαρόδοντα πάντα ἐστὶν, ὥσπερ
γε πάλιν, ὁπόσα κράσεως ψυχροτέρας καὶ ὑγροτέρας ἢ
κατ' ἐκεῖνα τετύχηκεν ὄντα, καθάπερ οἱ ὕες, οὐ πάνυ μέ-
λας ὁ σπλὴν αὐτοῖς ἐστι. τοῖς δὲ βουσὶ, καὶ κατὰ φύσιν
μὲν ἔχουσι, μελάντερος ὁ σπλήν ἐστιν, γηράσασι δὲ πολ-
λαπλασίῳ δή τινι μελάντερος γίνεται. ἀλλὰ καὶ ἡ γεῦσις
τοῦ σπλάγχνου τούτου, καίτοι γε ἑψομένου, φαίνεται στρυ-
φνὸν ἔχουσά τι καὶ οὐδαμῶς ὅμοιον ἥπατι. διὰ τούτων
μὲν οὖν ὑπαχθέντες οἱ ἄριστοι τῶν παλαιῶν ἰατρῶν τε καὶ
φιλοσόφων [173] ἀπεφήναντο, καθαίρεσθαι τὸ ἧπαρ ὑπὸ
τοῦ σπληνὸς, ἕλκοντος εἰς ἑαυτὸν ὅσον ἰλυῶδες ἐν αἵ-
ματι. τοιοῦτο δὲ τοῦτό ἐστιν, ὡς ἔφην, ὁποῖον ἐν οἴνῳ
μὲν ἡ τρὺξ, ἐν ἐλαίῳ δ' ἡ ἀμόργη. τοῖς δὲ νεωτέροις αἱρέ-
σεις προστήσασθαι προελομένοις, ὥσπερ ἄλλα λέλεκται

dunt. Lien diu male affectus, feu ex inflammatione, feu
ex feirrho, feu ex imbecillitate, ad nigrius converfus co-
lorem vitiatum in toto corpore efficit. Quin et ipfe
femper jecore nigrior exiflit, et praefertim in animali-
bus temperamento calidioribus et ficcioribus, qualia funt
ferratos dentes habentia, quemadmodum contra ea, quae
temperamentum quam illa fortita funt frigidius ac hu-
midius, veluti fues, liene funt non admodum nigro. At
bobus, fi etiam fecundum naturam fe habeant, lien ni-
grior eft; ubi autem confenuerint, longe etiam ni-
grior evadit. Caeterum vifcus hoc, licet elixum, quip-
piam acerbum guflui refert, ut jecori nequaquam fimile
appareat. His igitur perfuafi praeflantiffimi veterum tum
medicorum tum philofophorum a liene jecur expurgari
pronunciaverunt, nempe quum attrahat, quicquid in fan-
guine faeculentum eft: id autem tale quid exiflit, ut
dictum eft, quale eft faex in vino, atque in oleo amurca.
Verum juniores, qui fectas conflituere affectant, ficuti et

πολλὰ ψευδῶς, οὕτω καὶ τὸ μηδὲν δεῖσθαι τὸν ἰατρὸν εἰς
τὰ τῆς τέχνης ἔργα τῆς περὶ τοὺς χυμοὺς θεωρίας, καὶ
πρό γε πάντων ἔτι, τὰ καθαίροντα φάρμακα μάτην ὠνο-
μάσθαι καθαίροντα· κενωτικὰ γάρ ἐστιν ὁμοτίμως ἁπάν-
των τῶν ἐν τῷ σώματι χυμῶν, οὐ μόνον τῶν δοκούντων
βλάπτειν. Ἱπποκράτης δὲ, ὡς ὁμολογουμένῳ τῷ καθαίρειν
αὐτὰ χρησάμενος, ἀποδείκνυσι ἐν ἅπαντι τῷ τῆς ζωῆς
χρόνῳ περιέχεσθαι κατὰ τὸ σῶμα τἀνθρώπου τοὺς τέτ-
ταρας χυμούς· μήθ᾽ ἡλικίαν εἶναί τινα, μήθ᾽ ὥραν τοῦ
ἔτους, μήτε σώματος φύσιν, ἐν ᾗ μὴ πάντες εἰσίν. ἐκ
γὰρ τοῦ τὰ μὲν τῆς ξανθῆς χολῆς ἑλκτικὰ φάρμακα τοὺς
ἰκτερικοὺς ὀνινάναι, τὰ δ᾽ ὑδραγωγὰ καλούμενα τοὺς ἀσκί-
τας ὑδέρους ἐκκενοῦν, κωλύειν δ᾽ αὐξάνεσθαι τοὺς ἐλέφαν-
τάς τε καὶ καρκίνους τὰ τῶν μελάνων ἑλκτικά, δῆλον
εἶναι τοῖς παλαιοῖς ἐφαίνετο, τὸν οἰκεῖον ἑαυτῷ χυμὸν
ἕκαστον τῶν καθαρτικῶν φαρμάκων ἕλκειν. εἰ δ᾽ ἀληθὲς
ἦν, ἅπαντας ἕλκεσθαι τοὺς ἐν τοῖς ἀγγείοις περιεχομένους

alia plurima falſo tradiderunt, ita et hoc, nihil ſcilicet
medicum ad artis opera humorum ſpeculatione indi-
gere; prae omnibus autem et id, nempe medicamenta
purgantia fruſtra purgantia nominari. Etenim ajunt, ea
omnes humores, qui in corpore continentur, aeque eva-
cuare; non tantum eos, qui videntur noxam inferre.
Hippocrates autem, ea purgare tanquam confeſſum quod-
piam aſſumens, demonſtrat univerſo vitae tempore in
corpore humano quatuor humores contineri, neque aeta-
tem eſſe aliquam, neque anni tempus, neque corpo-
ris naturam, in qua non omnes conſiſtant. Ex hoc
autem, quod medicamenta flavam bilem attrahentia eis,
qui morbo regio laborant, auxiliantur, quae vero ὑδρα-
γωγὰ, hoc eſt aquam educentia, appellantur, hydropes
ab utrium ſimilitudine ἀσκίτας nuncupatos evacuant, at-
que adhuc éa, quae extrahunt nigra, elephantes et can-
cros prohibent augeri, hinc veteribus ſatis conſtare vi-
ſum eſt, unumquodque purgantium medicamentorum fa-
miliarem ſibi humorem attrahere. At ſi verum eſſet,
omnes humores, qui in vaſis continentur, alteratos qui-

χυμοὺς, ἀλλοιουμένους ὑπὸ τοῦ φαρμάκου κατὰ τὴν ἐκεί-
νου δύναμιν, ὅμοιον ἂν ἦν τὸ καθαρθῆναι διά τινος τῶν
τοιούτων φαρμάκων τῷ φλεβοτομηθῆναι. τί ποτ᾽ οὖν τὸ
ὑδραγωγὸν φάρμακον ἐπὶ τῶν ὑδέρων δίδομεν, ἐνὸν τοῦ αἵ-
ματος ἐκκενῶσαι, τέμνοντας φλέβα; διὰ τί δὲ πλεῖστον ἐπὶ
τούτων ἐκκενοῦται τὸ ὑδατῶδες, ἐλάχιστον δὲ ὁ πικρόχολος
χυμὸς, ἔμπαλιν δ᾽ ἐπὶ τῶν ἰκτεριώντων ὁ πικρόχολος χυ-
μὸς πλεῖστος, ἐλάχιστος δ᾽ ὁ ὑδατώδης; διὰ τί δὲ ὠφε-
λοῦνται μὲν ὑπὸ τῶν ὑδραγωγῶν φαρμάκων, ὅταν συμμέ-
τρως κενωθῶσιν, οὐδεὶς δὲ τῶν ὁμοτίμως εἶναι πεπεισμένων
τὰς διὰ τῶν καθαρτικῶν κενώσεις ταῖς φλεβοτομίαις ἐτόλ-
μησεν ἀφελεῖν αὐτοῖς τοῦ αἵματος; ἀλλ᾽ ἔνιοι μὲν καὶ διὰ
τῶν ὑδραγωγῶν φαρμάκων τὰς κενώσεις ποιοῦνται, πάντες
δὲ τοῖς οὐρητικοῖς χρῶνται. καίτοι κἀπὶ τούτων ἐχρῆν τοὺς
φάσκοντας, ὑπὸ τῶν νεφρῶν ἀλλοιούμενον τὸ αἷμα τὴν τῶν
οὔρων γένεσιν ἐργάζεσθαι, φλεβοτομεῖν τοὺς ὑδερικοὺς μᾶλλον,

dem a medicamento pro illius facultate aeque evacuari,
fimile utique fuerit auxilium ab aliquo horum medica-
mentorum purgari et fecta vena fanguine exinaniri.
Cur igitur medicamentum aquam educens hydericis ex-
hibemus, quum liceat vena fecta fanguinem evacuare?
cur autem in his plurimum aquofi humoris evacuatur,
minimum autem bilioli, contra vero in his, qui regio
morbo laborant, biliofi plurimum, minimum autem
aquofi educitur? cur, inquam, juvantur hydropes, qui
afcitae dicuntur, a medicamentis, quae aquam educunt, ubi
moderate fuerint purgati, quum tamen nemo ex his, qui
evacuationes per medicamenta purgantia factas et eas,
quae fiunt per venae fectionem, aequas vires obtinere
autumant, his unquam mittere fanguinem aufus fit? quin
etiam multi per ea medicamenta, quae aquam fubducunt,
evacuationes obeunt, omnes autem urinam cientibus
utuntur: etfi in illis etiam opus erat, afferentes ex
fanguine, qui a renibus alteretur, urinae generationem
fieri, potius hydericis venam fecare, quam medicamentis

Ed. Chart. III. [173. 174.]   Ed. Baf. III. (361.)

ἢ διὰ τῶν οὐρητικῶν φαρμάκων θεραπεύειν. ἄμεινον γὰρ
ἅπαξ τὸ περιττὸν ἀποχεῖν τοῦ πολλάκις, ἐν πολλαῖς ἡμέ-
ραις, κατὰ βραχὺ πράττειν αὐτό. γέγραπται δὲ οὖν μοι καὶ
πρὸς ταύτην τὴν δόξαν ἰδίᾳ καθ᾽ ἕν ὑπόμνημα, τὴν ἐπι-
γραφὴν ἔχον Πρὸς τὴν καινὴν δόξαν περὶ τῆς τῶν οὔρων
διακρίσεως. εἶτ᾽ οὐχὶ καλῶς οἱ πολλοὶ τῶν ἀνθρώπων
ἑαυτοὺς ἐπιτρέπουσι τοῖς ἀλόγῳ τριβῇ μᾶλλον ἢ λογικῇ
διαστροφῇ τὴν τέχνην μεταχειριζομένοις; ὅπερ γὰρ εἰώθασι
λέγειν ἔνιοι αὐτῶν, ἀληθέστατόν ἐστιν, ὡς πολλῷ βέλτιον
αὐτοὶ γινώσκουσι τά τε τῶν ὑγιαινόντων καὶ τὰ τῶν νο-
σούντων διαιτήματα τῶν σοφιστικῶς ληρούντων οἵγε πρὸς
τοῖς ἄλλοις ἔτι καὶ κατατρίβουσιν ἡμῶν τὸν βίον, ἀναγι-
νωσκόντων μὲν πρῶτον, ἃ γεγράφασιν οἱ τῆς αἱρέσεως
αὐτῶν ἡγεμόνες, εἶτ᾽ ἀκουόντων, ἃ συναγορεύοντες αὐ-
τοῖς λέγουσιν, εἶτα ἀναγκαζομένων λύειν αὐτῶν τὰ σο-
φίσματα.

Κεφ. ζ΄. [174] Ἱπποκράτης μὲν οὖν φαίνεται καλός
τε καὶ ἀγαθός τις ἀνὴρ γεγονέναι, μὴ φιλοτιμίας ἢ φιλο-

urinam cientibus eos curare. Melius fiquidem fuerit fe-
mel quicquid fuperfluum eft auferre, quam idem faepius
et multorum dierum intervallo ac paulatim efficere.
Caeterum fcriptum jam a nobis eft contra hanc opinio-
nem uno feorfim commentario, cui titulus eft In vanam
opinionem de urinarum fecretione. Proinde haud per-
peram quamplurimi homines feipfos iis committunt, qui
irrationali exercitatione, magis quam illis, qui rationali
quadam perverfione artem tractant. Id enim, quod eo-
rum quidam dicere confueverunt, veriffimum eft, longe
melius ipfos tum fanorum tum aegrotantium victus ra-
tiones cognofcere, iis, qui fophiftice nugantur. Qui fane
praeter cetera et vitam noftram confumunt, dum ea pri-
mum legimus, quae eorum fectae principes fcripferunt,
deinde audimus, quaecunque afferunt illorum fectatores,
ac demum illorum etiam fophifmata cogimur diffolvere.

Cap. VII. Hippocrates igitur vir quidam honeftus
ac probus fuiffe videtur, neque ambitionis aut gloriae,

ΠΕΡΙ ΜΕΛΑΙΝΗΣ ΧΟΛΗΣ. 131

Ed. Chart. III. [174.]   Ed. Baf. III. (361.)

δοξίας, ἀλλ᾽ ἀληθείας ἐραστής. εἰ δὲ καὶ δόξης ἢ τιμῆς
αὐτὸν ἐπιθυμῆσαι φαίη τις, ἀλλὰ καὶ κτήσασθαί γε αὐτὴν
ῥᾷστον ἦν ἐκείνῳ τῷ ἀνδρὶ, οὐ βουληθέντι τούτῳ φιλονει-
κεῖν ἐν λόγοις αἱρέσεσιν ἐνδόξοις ἑαυτοῦ πρεσβυτέραις
οὐδεμία γὰρ ἦν ἱκανῶς ἔνδοξος. οἱ δὲ μετ᾽ αὐτὸν ἀπλή-
στως ὀρεχθέντες ἀδίκου δόξης αἱρέσεις ἰδίας συνεστήσαντο
μοχθηρὰς, ἀντιλογίας πρὸς τοὺς ἑαυτῶν πρεσβυτέρους ποιη-
σάμενοι. καίτοι τινὲς ἐξ αὐτῶν ἤθους ἐπιεικοῦς οὐκ ἀμε-
λῶς ἔχοντες, ἐν οἷς καὶ τὸν Ἐρασίστρατον ἄν τις οἰηθείη.
ἀλλὰ καὶ τοῦτον ἡ πρὸς Ἱπποκράτην φιλονεικία μαχόμενα
γράφειν ἑαυτῷ κατηνάγκασε. πῶς γὰρ οὐκ ἄν τις μαχόμενα
φαίη, προνοητικῶς τοῦ ζώου τὴν φύσιν ἅπαντα διαπλά-
σασαν τὰ μόρια μάτην ἐν αὐτοῖς ὅλον τὸ τοῦ σπληνὸς
σπλάγχνον πεποιηκέναι; πῶς δ᾽ οὐκ ἄν τις γνοίη, τινὰς τῶν
ὁμοδοξούντων αὐτῷ κατεγνωκότας φαίνεσθαι τῶν εἰρημένων
τἀνδρὶ περὶ σπληνὸς, καὶ διὰ τοῦτο τὸ σπλάγχνον τοῦτο
φάσκοντας προπαρασκευάζειν τῷ ἥπατι τὸν ἐκ τῶν σιτίων

fed veritatis amator. Quod fi gloriam et honorem ipfum
appetiviffe quis dicat, certe eam confequi huic viro quam
facillimum fuit, fiquidem ipfe in fuis libris contendere
cum praeftantioribus fectis fe vetuftioribus voluiffet, et-
fi nulla prorfus fuerit admodum illuftris. Verum qui
poft ipfum inexplebili cupiditate immeritam gloriam
affectarunt, proprias fectas pravas conftituerunt, poftquam
contradictiones adverfus ipfis antiquiores adduxerunt,
quamvis ex his nonnulli morum probitate atque elegantia
praediti effent, inter quos Erafiftratum quoque quifpiam
annumeraverit: fed et hunc contra Hippocratem contentio,
quae cum ipfiufmet placitis pugnant, fcribere coëgit. Nam
quo pacto pugnantia non dixeris, animalis naturam om-
nes ipfius particulas providenter conformaffe, fruftra
autem eis totum lienis vifcus procreaffe? Quis, inquam,
non norit, quofdam etiam ex ipfius fectatoribus viri di-
cta de fplene aperte damnaffe, ac propterea pronun-
ciaffe, hujufcemodi vifcus ciborum fuccum ad probi fan-

I 2

χυμὸν εἰς αἵματος χρηστοῦ γένεσιν, εἶθ᾽ οἷον ἄλλο τι με-
σεντέριον ποιοῦντας τῷ λόγῳ τὸ ἐπίπλοον, οὐ μὴν ἐν-
νοοῦντάς γε, ὡς ἐχρῆν τὰς φλέβας ἐξ ἁπάντων τῶν ἐντέρων
εἰς τοῦτο ἀναφέρειν τὸν τρόφιμον χυμόν, οὐκ ἐκ μόνης τῆς
γαστρός; ὅτι δὲ φιλονεικῶν ὁ Ἐρασίστρατος, οὐ πεπεισμέ-
νος ἄχρηστον ἰατροῖς εἶναι τὴν περὶ τῶν χυμῶν θεωρίαν,
οὔτ᾽ ἐν ᾧ μέρει τοῦ ζώου γεννᾶται τὸ αἷμα διῆλθεν, οὔθ᾽
ὑπὸ τίνος αἰτίας, οὔτε κατὰ τίνα τρόπον, ἐναργὲς τεκμή-
ριόν ἐστι τὸ μηδενὸς τῶν διὰ μέλαιναν χολὴν ἢ ὅλως
τὸ ὑμελαγχολικὸν χυμὸν γινομένων παθῶν μνημονεῦσαι, καί-
τοι μὴ μόνον τῶν πρὸ αὐτοῦ φιλοσόφων τε καὶ ἰατρῶν,
ἀλλὰ καὶ πάντων ἀνθρώπων ὀνομαζόντων τι πάθος μελαγ-
χολικόν, ἐπιχειρούντων τε τῇ θεραπείᾳ δι᾽ ἑλλεβόρου τοῦ
λευκοῦ καθάρσεως. οὐδεὶς γὰρ οὕτως ἀπαίδευτός ἐστι τῶν
ἐν Ἕλλησι τεθραμμένων, ὡς μήτ᾽ ἀνεγνωκέναι μήτ᾽ ἀκη-
κοέναι τὰς Προίτου θυγατέρας μανείσας ὑπὸ Μελάμποδος
ἰαθῆναι καθαρθείσας οὕτως. ὥστε οὐ πρὸ διακοσίων

guinis generationem jecori praeparare, interim veluti
quoddam mefenterium omentum fuo fermone efficientes,
ut qui ignorent, oportere venas ex omnibus inteftinis ad
jecur nutritorium fuccum deferre, non ex folo ventri-
culo? Quod autem Erafiftratus contentionis fane ftudio,
non quod omnino crederet, contemplationem de humo-
ribus medicis inutilem effe, neque in qua animalis parte
fanguis generetur expreferit, neque a qua caufa, neque
quo pacto, ex hoc, quod mox dicam, evidens indicium
licet affumere: ipfum nempe nullius affectus, qui atra
bile oriatur, neque omnino ab humore melancholico
prorfus meminiffe, etfi non modo ipfo priores philo-
fophi ac medici, verum etiam omnes homines aliquem
affectum melancholicum nominare confueverunt, cujus
curationem purgatione per album veratrum aggrediun-
tur. Nemo enim inter Graecos enutritus ita eft ruditer
inftitutus, qui non legerit vel audierit, Proeti filias fu-
rore percitas a Melampode fic purgatas fuiffe. Unde non

Ed. Chart. III. [174. 175.]   Ed. Baf. III. (361. 362.)

ἐτῶν ἢ τριακοσίων, ἀλλὰ πολὺ πλεόνων, ἐνδόξου τῆς κα-
θάρσεως ταύτης οὔσης, καὶ πάντων τῶν ἐν τῷ μεταξὺ
χρόνῳ κεχρημένων τῷ φαρμάκῳ. βέλτιον οὖν ἦν παρὰ ὁμό-
σε (362) χωρήσαντας τὸν Ἐρασίστρατον ἐπιδεῖξαι σφαλερῶς
φιλονεικοῦντα, μήτε μελαγχολίαν, μήτ' ἄλλως μηδεμίαν μα-
νίαν ἐπὶ μελαίνῃ χολῇ γίνεσθαι, καθάπερ γε μηδὲ καρ-
κῖνον, μηδὲ ἐλέφαντα, μηδὲ τὰς θηριώδεις ἐν φρενίτισι
παρακοπὰς, μηδὲ κιρσοὺς, μηδ' αἱμορροΐδας, μηδ' ὅτι
πολλοὶ κατὰ τὰς ἀναιρέσεις αὐτῶν ἐμελαγχόλησαν. ἀλλ'
οὐκ ἐτόλμησεν οὐδὲν τοιοῦτο εἰπεῖν, αἰδούμενος, οἶμαι,
καταγνωσθῆναι πρὸς τῶν ὁμιλούντων ἐπιμελῶς τοῖς ἔργοις
τῆς τέχνης, ἐν οἷς τὰς ἐπιδείξεις οἱ παλαιοὶ τῶν ἰατρῶν,
οὐκ ἐν λόγοις σοφιστικοῖς, ἐποιοῦντο. φρασάτω τις οὖν μοι
τῶν ἀπ' αὐτοῦ τὴν αἰτίαν τοῦ τὸν σπλῆνα μέλανα φαί-
νεσθαι τοῖς θερμοῖς καὶ ξηροῖς τῇ κράσει ζώοις, ὡς μη-
δὲ βρωθῆναι δύνασθαι. [175] ἐπὶ μὲν γὰρ τῶν ὑῶν, εἰ
καὶ μὴ παραπλήσιος ἥπατι κατὰ τὴν ἐδωδὴν, ἀλλ' οὐκ

folum ufque ad ducentos vel trecentos annos, fed et
multo plures purgatio haec celebris permanfit, ita ut
omnes homines inter id temporis eo medicamento ute-
rentur. Melius igitur erat Erafiftratum contra cominus
congredientes firma contentione demonftrare, neque me-
lancholiam, neque ullam denique infaniam ab atra bile
provenire, ficuti nec cancrum, neque elephantem, ne-
que ferinas in phreniticis amentias, neque varices, ne-
que haemorrhoidas, neque multos in iis tollendis melan-
cholia correptos fuiffe. Verum nihil hujufmodi enun-
ciare aufus eft, veritus (ut puto) ab iis improbari, qui
in artis operibus diligentius funt verfati: in quibus ve-
teres medici, non in fophifticis rationibus, demonftratio-
nes ftruxerunt. Velim igitur quifpiam ipfius fectatorum
mihi caufam dicat, cur animalium, quae calido et ficco
temperamento funt, atrum quidem lienem eft videre,
ita ut nec comedendo idoneus fit; nam in fuibus, etfi
non aeque ut jecur eft edendo, non tamen omnino efui

Ed. Chart. III. [175.]　　　　　　　Ed. Baf. III. (36a.)

ἄβρωτός ἐστιν· ἐπὶ δέ γε λεόντων καὶ λεαινῶν, καὶ παρ-
δάλεών τε καὶ λεοπάρδων, ἄρκτων τε καὶ λύκων οἳ τὰς
σάρκας αὐτῶν ἡδέως ἐσθίοντες ἀφίστανται τοῦ σπληνὸς
ὡς ἀβρώτου. καίτοι γ᾽, εἰ πρῶτος ἀπολαύει τῶν ἐσθιομέ-
νων τε καὶ πινομένων, ἐχρῆν αὐτὸν μάλιστα μὲν, εἰ οἷόν
τε, καὶ αὐτοῦ τοῦ ἥπατος ἐπιτηδειότερον εἰς ἐδωδὴν ὑπάρ-
χειν, εἰ δὲ μὴ, ἀλλὰ μὴ χείρω γε πάντως. εἰρηκότος οὖν
αὐτοῦ τοῦ Ἐρασιστράτου, τοὺς περὶ τῶν τοιούτων λογισμοὺς
ἀλλήλοις δεῖν ὁμολογεῖν πάντως, οὐκ οἶδ᾽ ὅπως ὑπομένουσί
τινες ἀποδέχεσθαι λόγους ὑπὸ τῶν φαινομένων ἐλεγχομένους,
οὓς οὐδὲ οἱ πατέρες αὐτῶν αὐτοὶ διαπαντὸς ἐδυνήθησαν
φυλάξαι. σιωπῶν γοῦν Ἐρασίστρατος περὶ τῆς οὐσίας τοῦ
τρέφοντος χυμοῦ τὰ νεῦρα γράφειν αὐτὴν ἠναγκάσθη διὰ
τὸ χρήσιμον εἰς τὴν τῶν παραλελυμένων ἴασιν, γλίσχρον
εἶναι λέγων καὶ ὅλκιμον καὶ δυσέκκριτον τὴν τροφὴν,
ὑφ᾽ ἧς τὰ νεῦρα τρέφεται. καὶ μὴν τοῦτό γε οὐκ
ἄλλοθεν ποθὲν ἢ ἐκ τῶν φαινομένων περὶ τὰ νεῦρα
συνελογίσατο. καὶ γὰρ ἑψόμενα καὶ σηπόμενα τὴν

ineptus eft. At in leonibus et leaenis, et pantheris,
et leopardis, et urfis, et lupis, qui eorum carnibus
vefci delectantur, a liene abftinent, tanquam minus efui
apto : quum utique oporteret, fi quidem is primus come-
ftis et bibitis fruitur, maxime ipfo jecore, fi fieri poffet,
edendo aptiorem effe, fin minus, non omnino deterio-
rem porro. Quum dixerit Erafiftratus, de hujufmodi re-
bus ratiocinationes ut fibi invicem prorfus confentiant
opus effe, haud quidem fatis percipio, cur rationes, quae
ab evidentibus facile redarguuntur, quas neque ipfi earum
auctores omnino tueri valuerunt, quidam admittere non
vereantur. Erafiftratus igitur ubi filentio praeteriiffet
humoris fubftantiam, quo nervi nutriuntur, deinceps ob
ufum ad refolutionis nervorum curationem eam demum
coactus defcripfit, lentum inquiens atque ὅλκιμον, id est
tractile, atque excretu difficile alimentum effe, quo uervi
aluntur. Id autem non aliunde quam ex his, quae circa
nervos apparent, ratiocinatus est. Etenim fi elixentur

ΠΕΡΙ ΜΕΛΑΙΝΗΣ ΧΟΛΗΣ. 135

Ed. Chart. III. [175.]　　　　　　　　Ed. Baf. III. (362.)

διάλυσιν εἰς τὸν τοιοῦτον ἔχει χυμὸν, ἔν τε τῷ κατὰ φύ-
σιν ἔχειν ἄναιμα τελέως εἰσίν. ἀλλ' εἰ μὴ συγχωρηθείη
τῶν μορίων ἕκαστον οἰκείῳ τῆς ἰδίας οὐσίας τρέφεσθαι
χυμῷ, τὸ πιστὸν οἰχήσεται τοῦ λόγου. καὶ μὴν εἴπερ οἰκεῖος
ἕκαστον τῶν μορίων τρέφει χυμός, οὐκ ἐνδέχεται τὸν τῶν
καρχαροδόντων ζώων σπλῆνα γλυκεῖαν ἔχειν τὴν τροφήν.
εἴπερ οὖν ἐπὶ τούτων μάλιστα φαίνεται σαφὴς ἡ ἰδέα τοῦ
σπληνός, ὡς ἂν τὴν στρυφνὴν καὶ ὀξεῖαν ἐναργῶς ἔχοντος
ποιότητα, πρόδηλον ὅτι καὶ ὁ τρέφων αὐτὴν χυμὸς τοιοῦ-
τός ἐστιν. οὐκ οὖν ἂν ἠμέλησεν ὁ δημιουργὸς τῶν τοιούτων
ζώων ἐκκαθαίρειν τοῦ αἵματος ὅσον ἰλύς τις αὐτοῦ καὶ
τρύξ ἐστι, καθάπερ οὐδὲ τὸ πικρόχολον καὶ ὀῤῥῶδες πε-
ρίττωμα. εἴπερ οὖν φαίνονται κατὰ τὸ σῶμα πάντες οἱ χυ-
μοὶ περιεχόμενοι, τοῦτο γὰρ Ἱπποκράτης ἀπέδειξεν, ἐκ τοῦ
πάντας ἐκκρίνεσθαι τοῖς ὑγιαίνουσιν, ἑλκομένους ὑπὸ τῶν
οἰκείων ἑκάστου φαρμάκων, οὐκ ἂν ἠμέλησεν ἡ διαπλάτ-
τουσα τὰ ζῶα τέχνη ποιῆσαί τι τοῦ μελαγχολικοῦ περιτ-

aut putrefcant, in hujufmodi humorem refolvuntur, atque
quum in naturali habitu funt, prorfus exangues exiftunt.
Caeterum nifi concedatur, unamquamque particulam pe-
culiari humore propriae fubftantiae nutriri, unde proba-
bilis fiat illius ratio, non habebit. Atqui fi quidem unam-
quamque particulam nutrit proprius humor, non con-
veniet, ut animantium, quae ferratos dentes habent, lien
dulce obtineat alimentum. Nam quum in his potiffimum
lienis forma acerbam atque acidam qualitatem referens
evidenter appareat, liquido etiam patet, humorem ipfum
nutrientem ejufmodi effe. Igitur hujufmodi animalium
opifex non defpexit ex fanguine quicquid veluti limus
ac faex fubfidet in fanguine ab ipfo expurgare, quem-
admodum neque biliofum atque ferofum recrementum.
Proinde, fi in corpore omnes humores videntur contineri,
(id enim Hippocrates ex eo oftendit, quod omnes in fa-
nis excernantur propriis unicuique medicamentis at-
tracti,) ars, quae animalia format, aliquod inftrumentum
efficere, quod melancholicas fuperfluitates attrahat, non

τώματος ἑλκτικὸν ὄργανον. οὐ μὴν οὐδ' ἄλλο τι δυνατὸν
ἐπινοῆσαι τοιαύτης ὑγρότητος οἰκεῖον μόριον ὑπερβάντα
τὸν σπλῆνα. ἆρ' οὖν ἔτι ζητήσεις, διὰ τίνος ἀγγείου τὸ
παχὺ τοῦ αἵματος φέρεται πρὸς αὐτὸν, ἀπιστήσεις δὲ, διὰ
μιᾶς φλεβὸς οὐ σπλῆνα μόνον ἕλκειν, ἀλλὰ καὶ τὴν γα-
στέρα τὸν οἰκεῖον χυμὸν ἐν ταῖς μακροτέραις ἀσιτίαις; εἰ
μεμνημένος ὧν ἀπεδείξαμεν ἐν τοῖς περὶ φυσικῶν δυνάμεων
ὑπομνήμασιν εἴης, οὔτε τούτων ζητήσεις οὐδὲν, οὔτε πῶς
διὰ τῶν αὐτῶν φλεβῶν ἐκ κοιλίας εἰς ὅλον τὸ ζῶον ἡ τροφὴ
φέρεται, καταφέρεται δὲ πάλιν ἐπ' αὐτὴν διὰ τῶν αὐτῶν.
ἔν τε γὰρ ταῖς ὑπὸ τῶν φαρμάκων καθάρσεσι, κἠπειδὰν ἡ
φύσις ἐκκαθαρῇ τὸ κατὰ τὰς ἐν ταῖς νόσοις κρίσεις, ὥσπερ
γε κἀπὶ τῶν ὑγιαινόντων πολλάκις, αὐτό τε τὸ χρηστότατον
αἷμα φέρεται πρὸς τὴν γαστέρα, θρέψον αὐτὴν ἐν ταῖς
μακροτέραις ἀσιτίαις, ἐκκρίνεταί τε διὰ τῶν αὐτῶν φλεβῶν
ἐξ ὅλου τοῦ σώματος ἀθρόως ἐνίοτε πολλὰ τῶν περιττω-
μάτων. ἀποδέδεικται δὲ περὶ τούτων ἁπάντων ἐν τοῖς τῶν

utique defpexerit. Nec vero aliam erit particulam ex-
cogitare, quae huic humiditati excipiendae propria fit,
ipfo fplene praetermiffo. Num igitur adhuc quaeres, per
quodnam vas haec fanguinis craffitudo ad ipfum deferatur,
neque credes, per eandem venam non folum lienem attra-
here, verum etiam ventriculum familiarem fibi humorem
in longioribus inediis? Nam fi adhuc eorum memor fis,
quae in commentariis de facultatibus naturalibus demon-
ftravimus, nec horum quicquam inquires, neque quo
pacto per eafdem venas ex ventriculo per totum animal
nutrimentum deferatur. Atqui rurfus defertur per eaf-
dem venas ad ventriculum: tum in purgationibus, quas
perficiunt affumpta medicamenta, tum in iis, quas na-
tura in morborum crifibus molitur, ficuti in bene valen-
tibus nonnunquam optimus etiam fanguis ad ventricu-
lum commeat, ipfum nimirum nutriturus, quod in lon-
gioribus inediis contingit. Quin etiam quandoque ex
toto corpore per eafdem venas quam plurima excrementa
confertim excernuntur. Haec autem omnia in commen-

Ed. Chart. III. [175. 176.]　　　　　Ed. Baf. III. (362.)

φυσικῶν δυνάμεων ὑπομνήμασι. καὶ χρὴ τὸν ἀντιλέγοντα
μὴ πρὸς τὰ συμπεράσματα τῶν ἀποδείξεων ἐρωτᾶν λό-
γους, οὓς ἐν ἐκείνοις τοῖς γράμμασιν ἐξηλέγξαμεν, ἀλλὰ
τὰς ἡμετέρας ἀποδείξεις ἀποδεικνύναι ψευδεῖς, [176] ἢ, εἰ
μηδὲν τούτων πράξειε, σιωπᾶν αἰδούμενον, ὥσπερ Ἐρασί-
στρατος ἐποίησεν.

Κεφ. η΄. Οὐδὲν μὲν οὐδαμόθι περὶ τῆς τῶν χυμῶν
γενέσεως καὶ δυνάμεως εἰπών, ἔνθα δὲ ἐπεχείρησε θερα-
πείαν γράψαι παραλύσεως, ἀναγκασθεὶς ἐμνημόνευσε τοῦ
τρέφοντος τὰ νεῦρα χυμοῦ, καθάπερ γε κἂν τῷ δευτέρῳ
περὶ πυρετῶν ἐμαρτύρησε τοῖς παλαιοῖς, οὐ κένωσιν ἁπλῶς
ὀνομάσας τὴν διὰ τῶν καταμηνίων ἔκκρισιν, ἀλλὰ κάθαρ-
σιν, ὥσπερ γε καὶ τὴν διὰ τῶν καθαιρόντων γινομένην
φαρμάκων. οὕτω γάρ τοι καὶ τὴν λοχείαν κάθαρσιν ὠνό-
μασαν οἱ παλαιοὶ τῶν ἰατρῶν, οὐχ ἁπλῶς κένωσιν. ἐν γὰρ
τῇ κυήσει τὸ χρηστότατον ἑλκούσης αἷμα τῆς διαπλαττού-
σης καὶ αὐξανούσης τὸ κύημα φύσεως, ὑπολείπεται τὸ

tariis de facultibus naturalibus a nobis funt demonftrata.
Oportet autem eum, qui contradicit, non ad conclufio-
nes demouftrationum eas rationes adducere, quas in illis
tractationibus redarguimus, fed noftras demonftrationes
falfas effe demonftrare, vel, fi horum nihil praeftiterint,
verecunde tacere, quemadmodum fecit Erafiftratus.

Cap. VIII. Caeterum quum nihil de humorum gene-
ratione ac facultate tradidiffet, ubi nervorum diffolu-
tionis curationem fcribere eft aggreffus, coactus eft de
humore nervos nutriente meminiffe, quemadmodum et
in fecundo de febribus coactus eft veteribus aftipulari,
menftruam excretionem non abfolute evacuationem no-
minans, fed purgationem, ficuti et eam, quae per purgan-
tia medicamenta perficitur. Sic enim veteres medici λο-
χείαν, hoc eft fluorem, qui in partu accidit, purgationem
nuncuparunt, non abfolute evacuationem. Nam quum
natura, quae foetum format et auget, praegnationis tem-
pore optimum fanguinem attrahat, reliquitur in venis

μοχθηρότατον ἐν ταῖς φλεψὶν, ὃ μετὰ τὴν ἀποκύησιν ἀπο-
κρίνεται, καθάπερ ἐν ἑκάστῳ μηνὶ τὸ περιττόν τε καὶ
ἄχρηστον, οὐ κατὰ τὸ ποσὸν μόνον, ἀλλὰ καὶ κατὰ τὸ
ποιόν· ὅπερ ὡς τὸ πολὺ μελάντερόν ἐστι τοῦ κατὰ φύ-
σιν ἔχοντος αἵματος. οὕτω γοῦν ὁ Ἐρασίστρατος ἔγραψεν
ἐν τῷ δευτέρῳ περὶ πυρετῶν κατὰ τήνδε τὴν λέξιν· Καλῶς
οὖν ἔχει τὸν βουλόμενον ὀρθῶς ἰατρεύειν ἐν τοῖς κατ᾿
ἰατρικὴν γυμνάζεσθαι, καὶ μηδὲν τῶν γινομένων συμπτω-
μάτων περὶ τὸ πάθος ἀζήτητον ἀφεῖναι, ἀλλ᾿ ἐπισκοπεῖ-
σθαί τε καὶ πραγματεύεσθαι, κατὰ τίνα διάθεσιν ἕκαστον
αὐτῶν γίνεται. συμβέβηκε γάρ ποτε, γυναίου ἐν πυρετοῖς
ὄντος καὶ δοκοῦντος ἐλαφρῶς τε καὶ ἀκινδύνως ἔχειν, με-
λάνων οὔρων ἔκκρισιν γίνεσθαι, οἷα τὰ φαυλότατα ἐν τοῖς
σημείοις ἀναγράφεται. ζητουμένης τε τῆς ἐκκρίσεως, κατὰ
τίνα διάθεσιν γεγένηται, ἐφαίνοντο τότε τῇ ἀνθρώπῳ κα-
θήκειν αἱ ἡμέραι τῆς καθάρσεως, οὐ γινομένης δὲ ταύτης
τῆς ἐκκρίσεως, ἐπὶ τὴν κύστιν ὁρμὴν λαβεῖν τὰ συνειλημ-

vitiofiſſimus, qui nempe poſt partum excernitur, quem-
admodum ſingulo quoque menſe, qui non ſolum quanti-
tate, verum etiam qualitate ſuperfluus eſt atque inutilis.
Atque hic plerumque eo ſanguine, qui ſecundum natu-
ram ſe habet, longe nigrior exiſtit. Itaque Eraſiſtratus
in ſecundo de febribus hunc in modum ſcripſit. *Decet
igitur eum, qui recte voluerit morbos curare, in
medicae artis operibus eſſe verſatum, neque ſymptoma
ullum, quod morbo ſuperveniat, inſcrutatum praetermit-
tere, verum diligentius inſpicere atque curioſius per-
quirere, ob quam diſpoſitionem accidat eorum unum-
quodque. Contigit enim quandoque, quum mulier febri-
citaret ac videretur leviter et citra periculum habere,
nigrarum urinarum excretionem fieri, quales in ipſis
ſignis perniecioſiſſimae deſcribuntur. Ubi autem inquire-
retur, ob quam diſpoſitionem excretio facta eſſet, nunc
mulieri purgationis tempus adeſſe deprehenſum eſt, et
quum hujuſmodi excretio detineretur, ad veſicam, quae*

μένα. καὶ διὰ τὴν τούτου ἔκκρισιν κουφισμὸν μᾶλλον ἄν
τις ὑπέλαβε τῇ ἀνθρώπῳ ἢ δυσκολίαν γίνεσθαι· ὃ δὴ καὶ
ἐπὶ τοῦ φαινομένου συνέβαινεν. οὐκοῦν, ὅτι τὰ μέλανα
πολλάκις οὐρεῖται, τῆς ἐμμήνου καθάρσεως μὴ γενομένης,
ὅτι τε κουφίζεσθαι μᾶλλον ὑπ᾽ αὐτῶν ἢ παροξύνεσθαι συμ-
βαίνει τὰς οὕτω νοσούσας γυναῖκας, ὅτι τε κάθαρσίς ἐστιν ἡ
διὰ τῆς μήτρας κένωσις, ἐδήλωσεν ὁ Ἐρασίστρατος, εἰς
διάγνωσίν τε τῆς παρούσης διαθέσεως, εἰς πρόγνωσίν τε
τῶν ἐσομένων χρήσιμον εἶναι τὸν λόγον, ὃν διῆλθεν, ὀρ-
θῶς διηγούμενος. ἐπὶ πάντων οὖν τῶν εἰρημένων μαρτυ-
ρεῖται, τὸν μελαγχολικὸν χυμὸν ἐν ἀνθρωπίνῳ σώματι γεν-
νᾶσθαι, καθάπερ γε καὶ τὸν πικρόχολον καὶ τὸ φλέγμα.
δέδεικται δὲ ἡμῖν ὁ τοῦ φλέγματος χυμὸς ἐκ τῶν φλεγμα-
τικῶν ἐδεσμάτων κατὰ τὴν πρώτην ἐν τῇ γαστρὶ (363) πέψιν
γινόμενος, ὥσπερ ὁ πικρόχολός τε καὶ ὁ μελαγχολικὸς ἐν
ἥπατι, μεταβάλλων τε καὶ κατὰ τὴν ἐν τούτῳ πέψιν ὁ
φλεγματικὸς εἰς αἷμα, καὶ διὰ τοῦτο μηδὲν αὐτοῦ γεγονὸς

congeſta erant, prorupiſſe, atque ob eam excretionem mu-
lieri magis levitatem quam difficultatem accidiſſe quis
jure exiſtimaſſet. Quod ſane et ex iis, quae apparebant,
contigiſſe viſum eſt. Quod igitur nigra ſaepius mingan-
tur, menſtrua purgatione detenta, quodque magis ex his
excretionibus leventur, quam exacerbentur, quae ita ae-
grotant mulieres, atque adhuc quod purgatio ſit, quae
per uterum ſit evacuatio, demonſtravit Eraſiſtratus tum ad
praeſentis affectus cognitionem, tum etiam ad futurorum
praenotionem, utilem eſſe, quem habuit ſermonem recte
quidem exponens. Itaque in omnibus quae tradidit ſatetur,
in hominis corporo humorem melancholicum gigni, ſicuti et
bilioſum et pituitam. Oſtenſum autem eſt a nobis, pi-
tuitoſum humorem ex pituitoſis cibariis in prima con-
coctione, quae in ventriculo ſit, generationem habere,
veluti bilioſum et melancholicum in jecore, in cujus
quidem concoctione pituitoſus etiam humor in ſangui-
nem mutatur. Quam ob cauſam nullum ipſi proprium

ἴδιον ὄργανον εἰς κάθαρσιν τοῦ αἵματος, ὥσπερ αἵ τε κύ-
στεις ἀμφότεραι καὶ ὁ σπλήν, αἱ μὲν τοῦ τε πικροχόλου
χυμοῦ καὶ τῶν ὀῤῥωδῶν περιττωμάτων, ὁ δὲ σπλὴν τοῦ
μελαγχολικοῦ χυμοῦ. τὸ μὲν γὰρ ἐν τῇ γαστρὶ γεννώμενον, ὃ
συναναφέρεται τοῖς εἰς ἧπαρ ἀναδιδομένοις ἐκ τῶν ἐσθιο-
μένων τε καὶ πινομένων χυμοῖς, ἅμα τούτοις πεπτόμενον
[177] αἷμα γίνεται· τὸ δ᾽ ὑπολειπόμενον ἐν τοῖς κατὰ τὴν
γαστέρα χωρίοις ὑπὸ τῆς καταῤῥεούσης ἐξ ἥπατος εἰς αὐτὰ
χολῆς ἀποῤῥυπτόμενον ἐκκρίνεται διὰ τῆς κάτω γαστρός.
Ἐρασίστρατος δ᾽, ὅτι μὲν ἐγίνωσκε ταῦτα, δῆλός ἐστιν ἐξ
ὧν ἐν τοῖς τῆς θεραπευτικῆς λογισμοῖς ἠναγκάσθη διὰ
τὴν χρείαν αὐτῆς μνημονεῦσαι· σιωπῶν δ᾽ ἐν τοῖς πλείστοις,
κατάφωρος γίνεται συσκιάζειν τε καὶ κρύπτειν ἑκὼν προαι-
ρούμενος, ὅσα περὶ τῶν χυμῶν ὀρθῶς εἴρηται τοῖς παλαιοῖς
ἰατροῖς, πρὸ αὐτοῦ γὰρ ἵνα τά τ᾽ ἄλλα παραλιπόντες, οὐ
κατὰ τὴν ἄρτι παραγεγραμμένην λέξιν ἐν παρέργῳ πῶς
ἐμνημόνευσεν, ἑξῆς ἐπιμνησθῶμεν, οὐκ ἂν ἔχοι τις εὔλογον

inftrumentum molita eft natura ad fanguinis expurgatio-
nem, quemadmodum eft utraque veſica et lien: ſiqui-
dem hae fanguinem a biliofo humore et feroſo expurgant,
lien vero ab humore melancholico. At pituitofus humor,
qui in ventriculo gignitur, quam una cum humoribus,
qui ex comeftis et bibitis conſiſtunt, in jecur deferatur,
cum illis ſimul atque concoquitur, in fanginem vertitur,
id vero, quod in ventriculi ſpatiis relinquitur, a bile de-
terfum, quae a jecinore ad ipfa deſtuit, per inferiorem
ventrem excernitur. Porro, quod Eraſiſtratus haec no-
verit, inde licet perfpicere, quod in ratiocinationibus cu-
rativae artis ad illius uſum coactus fuerit horum me-
miniſſe. Ex eo autem, quod plurimis in locis haec ſi-
leat, obumbrare atque occultare voluiſſe, quaecunque de
humoribus ante ipfum recte ab antiquis medicis tradita
funt, manifeste deprehenditur. Vt enim, caeteris omiſſis,
ea tantum recenſeamus, quorum in paulo ante comme-
moratis verbis obiter meminit, nemo utique poterit illius
reticentiae rationabilem caufam adducere, quum ipfe ad

αἰτίαν εἰπεῖν τῆς σιωπῆς, γράφοντος αὐτοῦ· Συνέβαινε γάρ
ποτε, γυναίου ἐν πυρετῷ ὄντος καὶ δοκοῦντος ἐλαφρῶς τε
καὶ ἀκινδύνως ἔχειν, μελάνων οὔρων ἔκκρισιν γίνεσθαι, οἷα
τὰ φαυλότατα ἐν τοῖς σημείοις ἀναγράφεται. οὐκοῦν, ὅτι
μὲν τοῖς ἔμπροσθεν ἰατροῖς ἐν τοῖς φαυλοτάτοις σημείοις
ἐγέγραπτο μέλαν οὖρον, ἐπίστασθαί φησιν, ὡς ἀνεγνωκὼς
δηλονότι τὰ περὶ οὔρων αὐτοῖς γεγραμμένα, μεγίστην ἔχοντα
δύναμιν τῶν ἐπὶ τοῖς ὀξέσι πυρετοῖς νοσούντων. ἐχρῆν γοῦν
αὐτὸν ἐν τῇ περὶ πυρετῶν πραγματείᾳ, καὶ μάλιστά γε
κατ᾽ αὐτὸ τοῦτο τὸ δεύτερον, ἐν ᾧ ταῦτ᾽ ἔγραψεν, ἐπι-
πλέον ἐξειργάσθαι τὸν περὶ αὐτῶν λόγον. Ἱπποκράτης μὲν
οὕτω κατὰ τὸ προγνωστικὸν ἔγραψεν· Οὖρον δὲ ἄριστόν
ἐστιν, ὁκόταν ᾖ λευκή τε ἡ ὑπόστασις καὶ λείη καὶ
ὁμαλὴ παρὰ πάντα τὸν χρόνον, ἔστ᾽ ἂν κριθῇ ἡ νοῦσος.
σημαίνει τε γὰρ ἀσφάλειαν, καὶ τὸ νόσημα ὀλιγοχρόνιον
ἔσεσθαι. εἰ δὲ παραλίποι, καὶ ποτὲ μὲν καθαρὸν οὐρέει,
ποτὲ δὲ ὑφίσταταί τε λευκὸν καὶ λεῖον, χρονιωτέρα γίνεται ἡ
νοῦσος καὶ ἧσσον ἀσφαλής. εἰ δ᾽ εἴη τό τε οὖρον ὑπέρυθρον

verbum fcribat: *Contigit enim quandoque, quum mulier
febricitaret, ac videretur leviter ac citrà periculum ha-
bere, nigrarum urinarum excretionem fieri, quáles in ip-
fis fignis perniciofiffimae defcribuntur.* Igitur, quod a
veteribus medicus nigra urina inter figna pernicioſa
defcripta est, fe fcire ait, ut qui videlicet legerit, quae
ab ipfis de urinis fcripta funt: quippe quae in his, qui
acutis febribus aegrotant, maximam vim obtinent. Quam-
obrem opus erat ipfum in libris de febribus, et prae-
fertim in hoc fecundo, ubi haec fcripfit, exactius de ipfis
urinis pertractaffe. Hippocrates enim ita in Prognoftico
fcripfit: *Urina autem optima eft, quum alba eft fub-
fidentia, nec nón laevis et aequalis per omne tempus,
quoufque morbus fuerit judicatus: fignificat enim, peri-
culum abeffe et morbum brevem fore. Quod fi inter-
mittat, et quandoque purum mingat, quandoque vero
album et laeve fubfidat, diuturnior morbus evadit et mi-
nus periculo vacat. Si autem urina fuerit fubrubra, et*

καὶ ἡ ὑπόστασις ὑπέρυθρός τε καὶ λείη, πολυχρονιώτερον
μὲν τοῦτο τοῦ προτέρου γίνεται, σωτήριον δὲ κάρτα. κρι-
μνώδεες δὲ ἐν τοῖσιν οὔροισιν ὑποστάσιες πονηραί· του-
τέων δ᾽ ἔτι κακίους αἱ πεταλώδεες. λευκαὶ δὲ καὶ λεπταὶ
κάρτα φλαῦραι. τουτέων δ᾽ ἔτι κακίους αἱ πιτυρώδεες.
νεφέλαι δ᾽ ἐμφερόμεναι τοῖσιν οὔροισι, λευκαὶ μὲν ἀγαθαί,
μέλαιναι δὲ φλαῦραι. ἔστ᾽ ἂν δὲ πυῤῥόν τε ᾖ τὸ οὖρον
καὶ λεπτὸν, ἄπεπτον σημαίνει τὸ νόσημα. καὶ εἰ πολὺν
χρόνον εἴη τοιοῦτο ἐὸν, κίνδυνος, μὴ οὐ δυνήσεται ὁ ἄν-
θρωπος διαρκέσαι, ἔστ᾽ ἂν πεπανθῇ ἡ νοῦσος. θανατω-
δέστατα δὲ τῶν οὔρων ἐστὶ τά θ᾽ ὑδατώδεα, καὶ δυσώδεα,
καὶ μέλανα, καὶ παχέα. ἔστι δὲ τῆσι γυναιξὶ καὶ τοῖσιν ἀν-
δράσι τὰ μέλανα τῶν οὔρων κάκιστα, τοῖσι δὲ παιδίοισι
τὰ ὑδατώδεα. ὁκόσοι δ᾽ ἂν οὖρα λεπτὰ καὶ ὠμὰ οὐρέωσι
πολὺν χρόνον, ἢν τὰ ἄλλα ὡς περιεσομένοισι σημεῖα ᾖ
τουτέοισιν, ἀπόστασιν δεῖ προσδέχεσθαι ἐς τὰ κάτω τῶν
φρενῶν χωρία. καὶ τὰς λιπαρότητας δὲ τῶν ἄνω ἐφισταμέ-

*fubfidentia item fubrubra et laevis, diuturnior hic fane
priore fiet, fed admodum falutaris. At fubfidentiae in
urinis, quae craffioris farinae hordei fpeciem referunt,
pravae funt: his vero deteriores, in quibus veluti la-
minae quaedam apparent: tenues autem et albae valde
vitiofae exifiunt: atque his adhuc deteriores, quae fur-
fures imitantur. Nebulae, quae in urinis feruntur,
albae bonae, nigrae autem malae. Quoufque autem
urinae fuerint rufae ac tenues, crudum effe morbum
fignificant: et fi diutius tales extiterint, periculum immi-
net, ne durare aeger non poffit, quoufque morbus conco-
quatur. Pernicioffimae vero omnium urinae funt aquo-
fae et graviter olentes, et nigrae, et craffae. In mu-
lieribus autem et viris nigrae urinae funt teterrimae, in
pueris vero aquofae. Porro qui tenuem diutius et
crudam urinam mingunt, fi caetera, ut in his, qui fer-
vandi funt, adfint indicia, in iis abfceffum infra feptum
tranfverfum expectare oportet. Pinguedines defuper*

Ed. Chart. III. [177. 178.]   Ed. Baf. III. (363.)

των ἀραχνοειδέας μέμφεσθαι, συντήξιος γὰρ σημεῖον. σκο-
πέειν δὲ χρὴ τῶν οὔρων ἐν οἷσιν αἱ νεφέλαι, ἤν τε κάτω
ἔωσιν, ἤν τε ἄνω, καὶ τὰ χρώματα ὁκοῖα ἔχουσι. καὶ τὰς
μὲν κάτω φερομένας σὺν τοῖσι χρώμασιν οἷσιν εἰρέαται,
ἀγαθὰς εἶναι καὶ ἐπαινέειν, τὰς δ' ἄνω σὺν τοῖσι χρώ-
μασι οἷσιν εἰρέαται, πονηρὰς εἶναι καὶ μέμφεσθαι. μὴ ἐξα-
πατάτω δέ σε, ἤν τε αὐτέη ἡ κύστις νόσημα ἔχουσα τῶν
οὔρων τι ἀποδιδῷ τουτέων· οὐ γὰρ τοῦ ὅλου σημεῖον, ἀλλ'
αὐτῆς καθ' ἑωυτήν. ταῦτα γράψαντος Ἱπποκράτους, καὶ
μετ' αὐτὸν Διοκλέους τε καὶ Πραξαγόρου παραπλήσια τού-
τοις, εὔλογον ἦν, εἴτ' ἀληθεύουσιν, εἴτε ψεύδονται, τὸν
Ἐρασίστρατον εἰρηκέναι, τὸν λογισμὸν προσθέντα τῆς ἰδίας
ἀποφάσεως, [178] ὥσπερ γε καὶ περὶ τῶν ἐμουμένων τε
καὶ διαχωρουμένων, ἐν οἷς ἐστι καὶ τὰ μέλανα καλούμενα,
καὶ πρὸς αὐτοῖς ἡ ἀκριβὴς μέλαινα χολή. καὶ γὰρ καὶ
διορίσασθαί τι συγκεχυμένον ἐν τῇ τῆς φωνῆς κοινωνίᾳ τῶν

natantes, quae aranearum ſpeciem referunt, damnandae
ſunt: nam indicant colliquationem. Conſiderandae au-
tem ſunt in urinis nebulae, an deorſum ferantur, an
ſurſum, atque adhuc, quem colorem obtineant. Illae
enim, quae deorſum feruntur cum colore, quem paulo
ante commemavimus, bonae ſunt atque commendan-
dae: illae vero, quae ſurſum cum colore, qualis jam di-
ctus eſt, attolluntur, contra ſunt vitioſae atque dam-
nandae. Verum ne te decipiat, ſi ipſa veſica aliquam
his ſimilem reddat urinam: non enim tunc totius cor-
poris erit indicium, ſed ſoliusmetipſius nota cenſenda
eſt. Itaque, quum haec ſcripſerit Hippocrates, et poſt
ipſum Diocles et Praxagoras ſimilia tradiderint, rationi
utique conſentaneum erat, ut Eraſiſtratus, addita ſuae
opinionis ratione, demonſtraret, verane an falſa illi pro-
nunciarint: quemadmodum fecit de his, quae vomuntur
et dejiciuntur: inter quae illa etiam quae dicuntur nigra
continentur, et praeterea quae exquiſite atra eſt bilis. Ve-
rum in his diſtinguere quippiam neceſſum erat, quod in
vocis communione inter melancholicos humores conſu-

μελαγχολικῶν χυμῶν ἦν ἀναγκαῖον, ὅπερ ἐγὼ διειλόμην
ἔμπροσθεν. Ἐρασίστρατος μὲν οὖν ὅλην τὴν περὶ τοὺς χυ-
μοὺς τέχνην παρέλιπεν. ἐγὼ δὲ οὐ περὶ πάντων ἐνταῦθα
προειλόμην εἰπεῖν, ἀλλὰ περὶ τῆς μελαίνης χολῆς μόνης.
ὅσα μὲν τῇ κοινωνίᾳ τοῦ λόγου καὶ περὶ τῶν ἄλλων ἔγραψα,
δι' ἑτέρων ἐξείργασμαι.

Κεφ. Θ'. Περὶ δὲ μελαίνης χολῆς τὰ διὰ μακρᾶς
πείρας βεβαίως ἐγνωσμένα μοι προσθήσω νῦν, χρήσιμα
ἐσόμενα ἐκείνοις, ὅσοι τῆς ἰατρικῆς τέχνης οὐ τοὺς σοφι-
στικοὺς λόγους, ἀλλὰ τὰ ἔργα σπουδάζουσι. πάντα γὰρ
ὅσα διὰ μελαγχολικὸν χυμὸν γίνεται πάθη, κατ' ἀρχὰς εὐ-
θέως γενναίως καθαίρων τοῖς τὸν τοιοῦτον χυμὸν ἐκκενοῦσιν
αὐξηθῆναι κωλύσεις μέχρι καὶ τῶν καρκίνων. ἄξιον δὲ θαυ-
μάσαι τῶν ἤτοι γ' ἀκόντων ἢ ἑκόντων σοφίσματα γραψάν-
των εἰς ἀναίρεσιν τοῦ μελαγχολικοῦ χυμοῦ. φασὶ γὰρ, ἐπὶ
τῶν παρὰ φύσιν ἐχόντων μόνον αὐτὸν γεννᾶσθαι, μηδενὸς
τῶν ἀκριβῶς εὐχύμων ἔχοντος ἐν τῷ σώματι μέλαιναν χολήν.

sum exiftit, quod et nos paulo ante expofuimus. Igitur
Erafiftratus omnem de humoribus artem praeteriit. Ego
vero de omnibus hic pertractare nequaquam inftitui,
fed de fola atra bile. Quae autem ex fermonis com-
munitate de aliis etiam pertractavimus, in aliis libris a
nobis copiofius tradita funt.

Cap. IX. Caeterum quae de atra bile longa ex-
perientia mihi firmiter cognita funt, nunc adjiciam: quae
fane illis ufui futura funt, qui medicae artis non fo-
phifticas rationes, fed opera ipfa fectantur. Omnes enim
qui ab humore melancholico proveniunt affectus, ftatim
inter initia medicamentis eum humorem evacuantibus
valide purgans, ita fane quo minus augeantur prohi-
bebis ufque etiam ad cancros. Atqui eos non immer-
rito quis admirabitur qui feu inviti, feu fponte fophif-
mata fcripferunt ad melancholici humoris fublationem.
Ajunt enim, in his tantum, qui praeter naturam funt af-
fecti, eum humorem generari, quum nemo, qui bonis
exacte fuccis praeditus fit, bilem atram in corpore con-

ΠΕΡΙ ΜΕΛΑΙΝΗΣ ΧΟΛΗΣ. 145

Ed. Chart. III. [178.]   Ed. Baf. III. (363.)

εἰ γοῦν, φασίν, ἀθλητῇ τινι ἄριστα διακειμένῳ δοίη τις
φαρμάκου τοῦ νομιζομένου μέλαιναν χολὴν ἐκκενοῦν, ὄψεται
κενουμένην αὐτὴν, ὥσπερ, εἰ καὶ τῶν τὴν ξανθὴν χολὴν ἐκ-
καθαίρειν πεπιστευμένων προσενέγκῃ τις, ἐκείνην ὄψεται
κενουμένην. ᾧ καὶ δῆλον εἶναί φασιν, ὡς, ἀλλοιουμένου τοῦ
αἵματος ὑπὸ τῆς τοῦ φαρμάκου δυνάμεως, εἰς τὰς χολὰς
γίνεται μεταβολή· καθάπερ γε κἂν εἰ φλέγματος ἀγωγὸν
δοίης, ὄψει, φασὶ, καὶ τότε κενούμενον φλέγμα. παραπλη-
σίως δὲ, κἂν εἰ τὰ πεπεισμένα τὸν λεπτὸν ἰχῶρα κενοῦν,
ἀναγκάσῃς προσενέγκασθαι τὸν εὐχυμότατον ἄνθρωπον,
ὄψει καὶ τότε κενούμενον ὑδατώδη λεπτόν τινα ἰχῶρα.
πρὶν μὲν οὖν ἀποδειχθῆναι τῶν καθαρτικῶν φαρμάκων
ἕκαστον ἕλκειν ἕνα τινὰ χυμὸν, οὗ πέφυκεν ὑπάρχειν ἑλκτι-
κὸν, ἔχει τι πιθανὸν ὁ λόγος αὐτῶν· ἀποδειχθέντος δὲ τού-
του, τὸ ψεῦδος αὐτῶν κατάφωρον γίνεται. ἐδείχθη γὰρ,
ὅτι τὸν οἰκεῖον ἕκαστον ἕλκει χυμὸν, ἐκ τοῦ τὰ μὲν τοῖς

lineat. Si igitur (inquiunt) athletae cuipiam optimi
habitus aliquod medicamentum propinaveris ex iis, quae
atram bilem evacuare exiftimantur, ipfam videbis eva-
cuari, quemadmodum, fi ea quoque exhibeas, quae fla-
vam bilem creduntur expurgare, ipfam haud aliter con-
fpicies excerni. Unde ipfi fatis conftare dicunt, a viri-
bus medicamenti alterato fanguine in biles fieri tranf-
mutationem: veluti etiam fi cui dederis medicamentum,
quod pituitam fubducat, ipfam quoque pituitam (in-
quiunt) videbis evacuari. Pari etiam modo, fi ea, quae
tenuem faniem evacuare credita funt, hominem, qui op-
timis fcateat fuccis, affumere coëgeris, videbis et tunc
quandam aquofam et tenuem faniem excerni. Porro,
priufquam fuerit demonftratum, quodcunque purgatorium
medicamentum unum quendam humorem attrahere,
nempe quem natura attrahere natum eft, iftorum ra-
tio aliquid probabile obtinere videtur. Verum hoc de-
monftrato, ipforum mendacium manifefte nemo non de-
prehendet. Ex eo enim oftenfum eft, eorum unumquod-
que proprium humorem attrahere, quod ea medicamenta.

146   *ΓΑΛΗΝΟΥ*

Ed. Chart. III. [178. 179.]   Ed. Baf. III. (363. 364.)

ὑδερικοῖς διδόμενα φάρμακα τοσαύτην ἐνίοτε ποιεῖσθαι κέ-
νωσιν, ὡς ὅλας λεκάνας πληροῦν, ἀνάλογον δὲ τῷ κενου-
μένῳ προστέλλεσθαί τε τὴν γαστέρα καὶ κουφίζεσθαι σα-
φῶς τοὺς κάμνοντας, εὐπνουστέρους τε γίνεσθαι, τὰ δὲ
τοῖς ἰκτεριῶσι τὴν μὲν ξανθὴν χολὴν ἐκκενοῦν πλείστην,
ὀνινάναι δὲ τοὺς πάσχοντας. εἰ δ᾽ ἔμπαλιν τὰ μὲν ὑδρα-
γωγὰ φάρμακα δοίης τοῖς ἰκτεριώδεσι, τὰ δὲ χολαγωγὰ τοῖς
ὑδεριώδεσιν, ἐλάχιστόν τε τὸν οἰκεῖον κενώσεις χυμὸν, οὐ
μόνον δ᾽ οὐδὲν ὠφελήσεις τοὺς κάμνοντας, ἀλλὰ καὶ βλά-
ψεις μεγάλως, ὥσπερ εἰ καὶ φλεβοτομήσεις αὐτούς. καίτοι
κατὰ τοὺς ἡγουμένους, ὑπὸ τῶν καθαιρόντων φαρμάκων ἀλ-
λοιοῦσθαι τοὺς ἐν σώματι χυμούς, (364) ὡς ἂν ἕκαστον
τῶν ἑλκόντων τὴν φύσιν ἔχῃ, τῷ καθῆραι τὸ φλεβοτο-
μῆσαι τὴν ἴσην ἕξει δύναμιν. ὥσπερ οὖν ἡμεῖς, ὑδρα-
[179] γωγὸν δόντες φάρμακον οἷς ἐστιν ὕδερος ἀσκίτης, ἐκ-

quae aqua inter cutem laborantibus propinantur, tantam
faepenumero evacuationem moliuntur, ut integras ma-
tellas impleant, ad proportionem autem eorum, quae
ita educuntur, alvus detineatur, ac manifeste leventur
aegrotantes, atque facilius refpirent: quae vero in morbo
regio offeruntur, flavam bilem plurimam evacuent, et
juventur non parum inde aegrotantes. Si vero contra
medicamenta aquam fubducentia morbo regio laborantibus
dederis, quae vero bilem educunt, his, qui aqua inter cu-
tem infeftantur, quam minimum proprii humoris utro-
bique videbis evacuari, atque inde non folum nihil
inveris aegrotantes, verum etiam quam maxime laeferis,
haud aliter quam fi ipfis venam incideris. Atqui apud
eos, qui credunt, a purgantibus medicamentis humores
in corpore mutari, prout natura uniufcujusque trahentis
extiterit, fectio quidem venae purgandi auxilio aequales
vires obtinebit. Caeterum quemadmodum nos medica-
mentum, quod aquam fubducit, exhibentes his, qui ea
aquae inter cutem fpecie laborabant, quam ἀσκίτην Graeci
ab utribus nomine deducto appellant, cum exuperantem

κενούμέν τε τὸ πλεονάζον ὑγρὸν, ὠφελοῦμέν τε τὸν κάμνοντα,
οὕτω καὶ αὐτοὶ φλεβοτομίαν παραλαμβάνοντες ὁρῶσιν, εἰς
ὅ τι τελευτᾷ τὸ βοήθημα. γελοῖοι δ᾽ εἰσὶ κἀκ τοῦ μηδὲν
εἶναι κατὰ τὸ σῶμα περιεκτικὸν μελαίνης χολῆς ὄργανον,
οἷον ἡ ἐπὶ τῷ ἥπατι κύστις ἐστὶ τῆς ξανθῆς χολῆς, ἡγού-
μενοι, τεκμήριον ὑπάρχειν τοῦτο τοῦ μηδ᾽ ὅλως ἐν τοῖς
ἀκριβῶς ὑγιαίνουσι σώμασι τὸν μελαγχολικὸν εἶναι χυμόν.
οὐδὲ γὰρ οὐδὲ τὸ φλέγμα συγχωρήσουσιν ἐν ἡμῖν εἶναι, κα-
θάπερ οὐδ᾽ ἐν ταῖς περιστεραῖς τὴν ξανθὴν χολήν· οὐ
γὰρ ἔχουσι τὴν ἐπὶ τῷ ἥπατι κύστιν, ὥσπερ οὐδ᾽ ἄλλα τινὰ
ζῶα. καὶ μέντοι καὶ παρὰ τὴν ὁμωνυμίαν ἑαυτοὺς, οὐ
γὰρ ἡμᾶς γε, σοφίζονται, τὸν μελαγχολικὸν χυμὸν, ὃν ἐν
τοῖς ὑγιαίνουσι γεννᾶσθαί φαμεν, ἀκούοντες ἀεὶ κατὰ τῆς
μελαίνης λέγεσθαι χολῆς, ἣν ἐν τῷ παρὰ φύσιν ἔχειν γεν-
νᾶσθαί φαμεν. οὐ γὰρ ἡ αὐτὴ κατά γε τοὺς ἀκριβῶς ὑγιαί-
νοντάς ἐστι μέλαινα χολὴ, καί τινας τῶν παρὰ φύσιν ἐχόν-
των, ἀμφοτέρας δὲ μελαγχολικὸν χυμὸν ὀνομάζειν οὐδὲν

humorem evacuamus, tum etiam aegrotum juvamus, fic
et illi venae fectionem eligentes videant, quem finem
hujufcemodi auxilium fortiatur. Quinetiam vel ex eo
ridendi funt, quod nullum in corpore inftrumentum effe
dicant, quod bilem atram recipiat, ficuti in jecinore fla-
vae bilis vefica, inde conjiciendum effe putantes, in his
corporibus, quae integram obtinent valetudinem, atram
bilem nequaquam contineri, qua ratione neque pituitam
in nobis effe concedent, quemadmodum neque in colum-
bis flavam bilem; etenim veficam, quae iecinori inhae-
ret, non habent, ficuti neque alia quaepiam animantia.
Quippe feipfos (nequaquam enim nos) aequivocatione
decipiunt, humorem melancholicum, quem in bene va-
lentibus dicimus progigni, perpetuo de atra bile dictum
intelligentes, quam in his, qui praeter naturam funt af-
fecti, afferimus generari. Non enim eadem eft bilis atra
in his, qui integra fanitate fruuntur, et in aliquibus eo-
rum, qui olim naturalem habitum funt egreffi: nihil au-
tem obftat, quin poffis utrumque humorem (fi libet)

Ed. Chart. III. [179.]   Ed. Baf. III. (564.)

κωλύει. εἴρηται δὲ περὶ τούτων ἤδη καὶ πρόσθεν. ἀλλὰ
καὶ νῦν οὐδὲν χεῖρον μεμνῆσθαι περὶ αὐτῶν ἐν βραχέσι κε-
φαλαίοις ἕνεκα τῶν λόγοις ψευδέσιν ἑαυτούς τε καὶ τοὺς
μεμαθηκότας ἀκριβῶς τὴν Ἱπποκράτους γνώμην σοφιζο-
μένων.

atram bilem nominare   De his autem et ante dictum
eſt : verum et nunc breviter tanquam per capita id com-
memoraſſe haudquaquam utique fuit inutile eorum
gratia, qui tum ſeipſos, tum etiam eos, qui Hippocratis
ſententiam exacte didicerunt, falſis rationibus circumve-
niunt.

ΓΑΛΗΝΟΥ ΠΕΡΙ ΧΡΕΙΑΣ ΣΦΥΓΜΩΝ ΒΙΒΛΙΟΝ.

Ed. Chart. V. [433.]   Ed. Baf. III (154.)

Κεφ. α΄. Τίς ἡ χρεία τῶν σφυγμῶν; ἆρά γε ἥπερ
καὶ τῆς ἀναπνοῆς, ἃς σχεδὸν ἅπασιν ἰατροῖς τε καὶ φιλο-
σόφοις ἔδοξεν, ἤ τις ἑτέρα παρὰ ταύτην; οὐ γὰρ δὴ ἀβα-
σανίστως πειστέον αὐτοῖς, ἐναντιοῦσθαι δοκούντων ἄλλων
τέ τινων οὐκ ὀλίγων φαινομένων, καὶ τοῦ νῦν εἰρῆσθαι
μέλλοντος οὐχ ἥκιστα. στερηθέντες μὲν γὰρ τῆς ἀναπνοῆς
εὐθέως ἀποθνήσκομεν, ἄσφυκτα δ' ἀπεργάσῃ πολλὰ τῶν
μορίων ἄνευ μεγάλης βλάβης. εἰ γοῦν ἐθελήσῃς ἢ τὰς διὰ

GALENI DE PULSUUM USU
LIBER.

Cap. I. Quis usus pulsuum? an qui et respira-
tionis, ut prope omnibus tum medicis tum philosophis
visum est, an praeter hunc alius? Non enim certe ip-
sis inexplorate credendum, quum adversari videantur
ex aliis quibusdam evidentibus non pauca, idque potis-
simum, quod nunc sum proditurus Enimvero respi-
ratione privati quamprimum morimur, at pulsu or-
batas multas partes citra magnam laesionem efficies. Si
namque eas, vel quae per inguina ad crura descendunt,

150 ΓΑΛΗΝΟΥ

Ed. Chart. V. [433. 434.]   Ed. Baf. III. (154. 166.)

τῶν βουβόνων ἐπὶ τὰ σκέλη καθηκούσας ἀρτηρίας, ἢ τὰς
διὰ τῶν μασχαλῶν εἰς τὰς χεῖρας βρόχῳ διαλαβεῖν, ἀσφύ-
κτους μὲν εὐθέως ἐργάσῃ τὰς ἐν τοῖς κώλοις ἁπάσας, οὐ
μὴν παραλύσεις ταῦτα τῆς καθ᾽ ὁρμὴν κινήσεως, ὥσπερ
οὐδὲ τῆς αἰσθήσεως. εἰ δ᾽ ἐν τῷ χρόνῳ ναρκώδη τε καὶ
ψυχρὰ καὶ ὠχρὰ καὶ ἄτροφα γίνεται, τάχ᾽ ἂν τοῦτο κατὰ
συμπάθειαν μᾶλλον ἢ τὴν τῶν σφυγμῶν ἀπώλειαν συμ-
βαίνοι. εἰ δὲ τὰ νεῦρα βρόχοις διαλάβοις, ἀκίνητά τε παν-
τελῶς καὶ ἀναίσθητα παραχρῆμα ποιήσεις τὰ μόρια. ἐχρῆν
οὖν καὶ τὰς ἀρτηρίας ὁμοίως τοῖς νεύροις κακωθείσας, εἰς
ἅπερ ἔμπροσθεν ὠφέλουν ἕκαστον τῶν μορίων, εἰς ταῦτα
καὶ βλάπτειν εὐθέως. τὸ δὲ δὴ πάντων ἀτοπώτατον, εἰ
τὰς κατὰ τὸν τράχηλον ἀρτηρίας βρόχοις διαλάβοις, οὐδὲν
σαφὲς βλάψεις τὸ ζῶον, καίτοι συνάπτουσιν αὗται καρδίαν
ἐγκεφάλῳ, τὸ κυριώτατον τῶν ζωτικῶν ὄργανον τῷ κυριω-
τάτῳ τῶν ψυχικῶν. [434] εἴπερ οὖν τῶν οὕτως ἐπικαίρων
ἀρτηριῶν ἡ βλάβη μηδὲν σαφὲς ἀδικεῖ τὸ ζῶον, σχολῇ γ᾽
ἂν τῶν ἄλλων τις ἀδικήσειεν. (155) εἰ δ᾽ οὐδὲν βλάπτουσιν

vel quae per axillas ad manus *repunt,* arterias laqueo in-
terolpere volueris, pulfu quidem illico privatas reddes
quae in artubus funt univerfas, non tamen his artubus
voluntarium motum adimes, ut nec etiam fenfum. Si
vero temporis decurfu torpidi, frigidi, pallidi et tabidi
evadant, fortaffis id fympathia magis quam pulfuum
damno accidit. At fi nervos laqueis interceperis, immo-
biles prorfus et infenfibiles partes extemplo efficies.
Oportebat itaque et arterias eodem modo ac nervos vitia-
tas, fingulis quibus prius opitularentur partibus, eas quo-
que celeriter oblaedere. Sed fano id omnium abfurdif-
fimum: fi cervicis arterias laqueis interceperis, haud ma-
nifefte animal oblaeferis, tametfi connectunt ipfae cor
cerebro, princeps vitalium actionum organum principi
animalium. Si igitur adeo pernecefariarum arteriarum
laefio nullam manifeftam animali laefionem adferat,
multo minus et aliarum aliqua oblaeferit. At fi, quum

παθοῦσαι, παντί που δῆλον, ὡς οὐδ᾽ ὠφελοῦσιν, ἰοὐδ᾽ ἂν
ἐῤῥωμέναι τύχωσιν. πῶς οὖν ἐκ σφυγμῶν τὸ μέγιστον προ-
γινώσκομεν; οὐχ ὡς ἐξ αἰτίων πολὺ δυναμένων, φήσει τις,
ἀλλ᾽ ὡς σημείων ἐπικαίρων, ὡς εἰ καὶ γρυπουμένοις τοῖς
ὄνυξι καὶ μελαινομένοις τεκμαίροιτό τις περὶ θανάτου.
ὅταν γὰρ τοῖς χρησίμοις εἰς τὴν ζωὴν ἔπηταί τινα κατ᾽ ἀνάγ-
κην, ὁ μὲν κίνδυνος ἐπὶ τῇ τοῦ χρησίμου βλάβῃ, τὸ δ᾽
ἐξ ἀνάγκης ἑπόμενον σημεῖον γίνεται τοῦ κινδύνου. κύριον
μὲν οὖν σπλάγχνον ἡ καρδία, ἐκπεφύκασι δ᾽ ἀπ᾽ αὐτῆς αἱ
ἀρτηρίαι, καὶ κινοῦνται τὸν αὐτὸν ἐκείνη τρόπον· ὥστε καὶ
βλάπτονται τὸν αὐτὸν, καὶ ταύτῃ μέγα δηλοῦν πεφύκασιν.
ἐδείχθη δὲ οὐ ταὐτὸν ὂν τὸ δηλοῦν μεγάλα τῷ δύνασθαι
μεγάλα. πόθεν οὖν ἐπῆλθεν ἅπασιν ἰατροῖς τε καὶ φιλο-
σόφοις εἰς τὴν αὐτὴν χρείαν ἀνάγειν τήν τε ἀναπνοὴν καὶ
τοὺς σφυγμοὺς, τῆς μὲν οὕτως εἰς μέγα διαφέρειν ἡμῖν
φαινομένης, τῶν δ᾽, ὡς ἔοικεν, ἢ παντάπασιν εἰς οὐδὲν, ἢ
παντελῶς μικρόν; ἐμοὶ μὲν οὖν δοκοῦσιν, ὥσπερ οὖν καὶ

afficiuntur, nihil laedant, undique conftat, etfi valentes
fint, eas minime conferre. Quomodo igitur ex pulfibus
maxime praenofcimus? non ut ex caufis multa vi pol-
lentibus (dicet aliquis), fed ut ex fignis perneceffariis,
quemadmodum fi quis ex incurvefcentibus unguibus et
nigrantibus de morte coniiciat. Quum enim ea, quae
ufum vitae praeftant, quaedam neceffario fequuntur, pe-
riculum quidem in ejus, quod ufum vitae praeftat, lae-
fione eft, tum quod ex neceffitate fequitur, fignum fit
periculi. Princeps quidem vifcus eft cor, ex quo ena-
fcuntur arteriae, quae et eodem quo ipfum modo moven-
tur, proindeque eodem modo laeduntur, atque ita magnum
quid indicare natae funt. At vero monftratum eft, non idem
effe magna indicare ac magna poffe. Unde igitur tum me-
dicis omnibus, tum philofophis in mentem venit, ut ad
eundem ufum et refpirationem et pulfus adduxerint,
quum illa quidem ad magnum ufum excellere nobis
appareat, hi vero vel ad prorfus nullum, vel plane exi-
guum? Mihi equidem videntur, quemadmodum et ex

152 ΓΑΛΗΝΟΥ

Ed. Chart. V. [434.]   Ed. Baf. III. (155.)

γράφουσιν οἱ πλείους αὐτῶν, ἐκ τοῦ τρέπεσθαι παραπλη-
σίους τροπὰς ἐπὶ τοῖς αὐτοῖς αἰτίοις ἀμφότερα κοινὴν
εἶναι καὶ τὴν χρείαν αὐτῶν ὑπονοῆσαι· τῶν τε γὰρ γυμνα-
ζομένων καὶ λουομένων, καὶ τῶν ὁπωσοῦν ἄλλως θερμαι-
νομένων, οὐ τὴν ἀναπνοὴν μόνον ὠκυτέραν τε καὶ πυκνο-
τέραν καὶ μείζονα γινομένην ἔστιν· ἰδεῖν, ἀλλὰ καὶ τοὺς
σφυγμοὺς ὡσαύτως τρεπομένους, τῶν τ᾽ ἀργούντων, καὶ τῶν
ὁπωσοῦν ἄλλως ψυχομένων, οὐ τὴν ἀναπνοὴν μόνην ἀραιο-
τέραν τε καὶ βραδυτέραν καὶ μικροτέραν, ἀλλὰ καὶ τοὺς
σφυγμούς. καὶ ἐν τοῖς καυσώδεσι πυρετοῖς πλεῖστον μὲν
καὶ τάχιστον καὶ πυκνότατον ἀναπνέουσι, μεγίστους δ᾽
ἔχουσι καὶ ταχίστους καὶ πυκνοτάτους τοὺς σφυγμούς. εἰ
δ᾽ ἐπὶ ταῖς ἀσυμμέτροις τροφαῖς οἱ μὲν σφυγμοὶ μείζονες,
αἱ δ᾽ ἀναπνοαὶ γίνονται μικρότεραι, οὐδὲ τοῦτο ἀπόρημα
τῷ λόγῳ· μικρότερον μὲν γὰρ ἀναπνέουσιν ἢ σφύζουσι
στενοχωρίᾳ τῶν φρενῶν, ἀλλ᾽ ὅσῳ μικρότερον, τοσούτῳ
πυκνότερον, ἰώμενοι τὴν μικρότητα τῆς ἀναπνοῆς τῷ συνε-

Ipfis plures fcribunt, quod confimilibus converfionibus ab
iifdem caufis convertantur, inde communem effe eorum
ufum animo concepiffe. Nam et qui exercitantur, et
qui in balneo lavantur, et qui aliter quovis modo ex-
calfiunt, eorum non modo refpirationem celeriorem
frequentioremque ac majorem contueri licet, fed etiam
pulfus pari modo mutatos. Praeterea qui algent ali-
terve quolibet modo funt refrigerati, horum ficut re-
fpiratio rarior, tardior ac minor vifitur, ita et pulfus.
Atque in ardentibus febribus maxime et celerrime et
denfiffime refpirant, et maximos, velociffimos et denfiffi-
mos pulfus habent. Quod fi ab immodicis alimentis
pulfus vifuntur majores, refpirationes minores, ne id
quidem fcrupulum rationi injicit. Quippe minorem
hi refpirationem, quam pulfum, habent propter dia-
phragmatis compreffionem. Caeterum quanto minu-
rem, tanto hanc habent et crebriorem, fcilicet refpi-
rationis parvitatem actionis continuitate compenfantes.

Ed. Chart. V. [434. 435.]   Ed. Baf. III. (155.)

χεῖ τῆς ἐνεργείας. ὅσον γὰρ ἐνδεέστερον ἀπέλαυσεν ἡ φύσις ἀέρος, οὐ δυνηθέντος ἐπὶ πλεῖστον διαστῆναι τοῦ θώρακος, τοῦτο ἐπανορθοῦται τῇ πυκνότητι. καὶ διὰ τοῦτο ἴσον δύναται τὸ μικρότερόν τε ἅμα καὶ πυκνότερον πνεῦμα τῷ μείζονί τε ἅμα καὶ ἀραιοτέρῳ. λέγομεν δὲ νῦν ἀραιότερον σφυγμὸν τὸν ἐπὶ τροφαῖς, οὐ τὸν πρὸ τῆς τροφῆς, ἐκείνου μὲν γὰρ πυκνότερός ἐστιν, ἀλλὰ τῇ τῆς ἀναπνοῆς ἰδέᾳ παραβάλλοντες. εἰ τοίνυν τρέπεται μὲν ὡσαύτως ἐπὶ τοῖς αὐτοῖς αἰτίοις ἡ ἀναπνοὴ τοῖς σφυγμοῖς, βλάπτεται δ᾽ οὐχ ὡσαύτως ἀπολλυμένη, καὶ γὰρ τοῦτ᾽ ἔμπροσθεν ἐδείχθη, περαίνοιτ᾽ ἂν οὐδὲν ἧττον ὁμοίως ἀλλήλοις τὰ ἀντικείμενα, τό τε τῆς αὐτῆς ἕνεκα χρείας ἄμφω γεγονέναι καὶ τὸ μὴ τῆς αὐτῆς. ἀλλ᾽ οὐκ ἐνδέχεται· χρὴ γὰρ θάτερον αὐτῶν ἀληθὲς ὑπάρχειν, οὐκ ἄμφω.

Κεφ. β΄. [435] Ζητητέον οὖν, ὅπῃ τῶν λόγων ὁ ἕτερος παραλογίζεται, κάνονα τῆς κρίσεως ποιησαμένοις ἡμῖν τὴν χρείαν τῆς ἀναπνοῆς, ἣν ἐδείξαμεν ἐν τοῖς περὶ αὐτῆς λόγοις διττὴν οὖσαν, ὡς ἐδόκει καὶ Ἱπποκράτει·

Quod enim aeris natura, thorace nequeunte fe latiffime aperire, ex minori refpiratione amifit, id denfitate reftituit. Ideoque tantumdem minor fimul et frequentior refpiratio poteft, quantum major fimul atque rarior. Diximus autem hoc loco rariorem pulfum eum, qui comeftioni fuccedit, non utique cum eo, qui comeftionem praecedit, comparantes (quippe quo eft frequentior), fed ad refpirationis fpeciem referentes. Igitur fi refpiratio, pari cum pulfu modo, iifdem ex caufis mutatur, non tamen parem noxam, quum perit, affert (nam id quoque prius eft monftratum), utique diffidentia adverfaque nihilominus ex aequo invicem colligas licet, nempe tum ambo a natura ejufdem ufus gratia data, tum non ejufdem. Verum ita fieri non poteft, quum alterum eorum verum effe, non ambo, fit neceffum.

Cap. II. Itaque invelligandum, qua parte altera rationum decipiat, ipfo refpirationis ufu pro norma nobis propofito. Quem utique, ubi de ea tractavimus, duplicem effe, ficut Hippocrates exiftimavit, indicavimus:

τὴν μὲν γὰρ ἑτέραν, τὴν μείζω, φυλακὴν τῆς ἐμφύτου θερμασίας, τὴν δὲ ἑτέραν, τὴν ἐλάττονα, θρέψιν τοῦ ψυχικοῦ πνεύματος. ἀλλ᾽ εἰς ἄμφω ταῦτα παρὰ τῆς διὰ τῶν ῥινῶν εἰσπνοῆς ὠφελεῖσθαι τὸν ἐγκέφαλον ἐλέγομεν. ὥστ᾽ οὐδὲν θαυμαστὸν, ὀλίγης αὐτῷ παρὰ καρδίας χορηγουμένης τῆς ἐπικουρίας, ὀλίγην εἶναι καὶ τὴν βλάβην, τῶν καρωτίδων λεγομένων ἀρτηριῶν βρόχοις διαληφθεισῶν. ἀλλ᾽ ἴσως τις φήσει, μηδ᾽ ἐλαχίστην φαίνεσθαι· δι᾽ ὅλης γὰρ ἡμέρας τὸ ζῶον, ὡς ἐπειράθημεν πολλάκις, ἀβλαβὲς διαμένει. καὶ ὀρθῶς γε φήσει. καὶ δὴ τοῦθ᾽ ἡμεῖς ἀποροῦντες ἐπενοήσαμεν τοιούτου τινὸς ἀποπειραθῆναι φαινομένου. πρότερον δ᾽ ἐρῶ τὸν λογισμὸν, ὅθεν εἰς τοῦθ᾽ ἥκομεν. ἐπεὶ γὰρ ἐν ἑτέροις ἡμῖν ἀποδέδεικται, τὰς κατὰ τὸν ἐγκέφαλον κοιλίας πνεύματος εἶναι ψυχικοῦ μεστὰς, τροφῆς χρῄζοντος συνεχοῦς, ἀποδέδεικται δὲ καὶ ὡς δαπανᾶται τοῦτο ἐν ταῖς καθ᾽ ὁρμὴν κινήσεσιν, ἄμεινον ἐδόκει τρέχειν ἀναγκάζειν τὶ ζῶον, ᾧ τὰς ἀρτηρίας βρόχοις

alterum, qui major eſt, ipſius inſiti caloris confervationem, alterum, qui minor, animalis ſpiritus nutritionem. At in horum utroque ex attracto per nares ſpiritu accedere cerebro utilitatem diximus. Quo minus mirum eſt, quum exiguum illi commodum ex corde ſuggeratur, ſi, carotidibus vocatis arteriis vinculo exceptis, exiguum quoque ſentiat incommodum. Dicet hic fortaſſe quiſpiam, ne minimum quidem apparere incommodum, quando per integrum diei ſpatium (ut ſaepe experti ſumus) animal ſine noxa perduret. Et ſane recte dicet. Jam id cum nos dubios haberet, ejuſmodi quoddam evidens in quo ſieret experimentum excogitavimus. Prius autem ratiocinationem ipſam, unde in ipſam veni, proponam. Quoniam demonſtratum a nobis in aliis eſt, eos ventriculos, qui in cerebro habentur, animalis ſpiritus, qui aſſidue nutriri poſtulet, plenos eſſe, demonſtratum quoque non minus eſt, ſpiritum hunc in motu voluntario conſumi, ſatius fore viſum eſt, ut animal, cui vinctae arteriae eſ-

Ed. Chart. V. [435.]   Ed. Baf. III. (155.)

διελάβομεν. ἐπεὶ δὲ μέχρι μὲν πολλοῦ καλῶς ἔτρεχε, μέχρι παντὸς δ᾽ οὐκ ἠδύνατο, ζητεῖν ἐδόκει χρῆναι, διότι μέχρι μὲν πολλοῦ ἔτρεχε, μέχρι παντὸς δὲ οὐκ ἠδύνατο, καὶ πάλιν αὐτὸ μέχρι πολλοῦ οὐ διαρκεῖν, ἀλλ᾽ εὐθέως ἐκλύεσθαι, δαπανωμένου τοῦ ψυχικοῦ πνεύματος. ἀλλὰ καὶ αὐτοῦ τούτου τὸ δικτυοειδὲς πλέγμα πρὸς τῶν ἀμφὶ τὸν Ἡρόφιλον κληθὲν ἐδόκει τὴν αἰτίαν ἔχειν. ἐκεῖ γὰρ αὖ ἐπὶ τὸν ἐγκέφαλον ἀνιοῦσαι καρωτίδες ἀρτηρίαι, πρὶν διελθεῖν τὴν σκληρὰν μήνιγγα, σχίζονται πολυειδῶς ὑπ᾽ αὐτῆς, περιπλεκόμεναι κατὰ πολλοὺς στίχους, ὡς εἰ νοήσαις ἀλλήλοις ἐπικείμενα δίκτυα πλείω, καὶ χώραν παμπόλλην, ἣν καλοῦσιν ἐγκεφάλου βάσιν, καταλαμβάνουσιν, ἐνὸν αὐταῖς εὐθὺς μὲν διεκπεσεῖν τὰς μήνιγγας, ἐμφῦναι δὲ εἰς τὸν ἐγκέφαλον, οὗ περ ἐξ ἀρχῆς ἰέναι. τοῦθ᾽ οὖν τὸ θαυμαστὸν πλέγμα πρὸς τῆς μηδὲν εἰκῆ ποιούσης φύσεως ἐν οὕτως ἀσφαλεῖ χώρᾳ ταχθῆναι, μεγάλης τινὸς ἐδόκει χρείας ἐνδεικτικὸν ὑπάρχειν. ἀλλ᾽ ἐπειδὴ τὴν τῶν ἐντέρων ἕλικα καὶ τὴν τῶν εἰς τοὺς

fent, currere cogeremus. Quum igitur diu probe cucurriſſet, ſemper autem currere non potuiſſet, operae pretium videbatur cauſam requirere, propter quam diu quidem cucurrit, perpetuo autem non potuit, nec rurſus diutinum curſum continuare, ſed eum ſtatim remittere, abſumpto ſcilicet animali ſpiritu. Sed et hujus ipſius eventus cauſa videbatur plexus ille, qui ab Herophilo reticularis eſt vocatus. In hoc enim carotides arteriae, quum ad cerebrum aſcendunt, antequam duram ejus membranam tranſierint, multifariam ab ipſa finduntur, multis ceu villis ſibi implexae, veluti ſi retia retibus ſuperpoſita intelligas; tum ſpatium non exiguum, quod cerebri baſis dicitur, occupant; quum potuiſſent in ipſum cerebrum, quo ſcilicet a principio tendebant, membranis ejus ſtatim trajectis, ſe inſerere. Nunc igitur mirabilis ille plexus, tam tuto a natura, quae nihil temere moliatur, loco conditus, magnae alicujus utilitatis index eſſe videtur. At quoniam et inteſtinorum et quae in

ὄρχεις ἐμφυομένων ἀγγείων ἀκριβοῦς τε πέμψεως ἕνεκα τῶν
περιεχομένων ὑλῶν καὶ προσέτι δαψιλοῦς παρασκευῆς ταῖς
ἑξῆς ἐνεργείαις ἑωρῶμεν γεγενημένην, εὔλογον ἐδόκει κᾷν-
ταῦθα τοιοῦτόν τι μεμηχανῆσθαι τὴν φύσιν, ἅμα τε κα-
τεργαζομένην πολλῷ χρόνῳ τὴν ἐν ταῖς ἀρτηρίαις ὕλην, αἷμα
θερμὸν καὶ λεπτὸν καὶ ἀτμῶδες ὑπάρχουσαν, ἅμα τε κα-
τασκευάζουσαν τροφὴν δαψιλῆ τῷ κατὰ τὸν ἐγκέφαλον ψυ-
χικῷ πνεύματι. καὶ διὰ τοῦτο, κᾷν στερηθῇ τῆς πρὸς τὴν
καρδίαν συνεχείας ὁ ἐγκέφαλος, ἐξαρκεῖ αὐτῷ τὸ δικτυοει-
δὲς πλέγμα μέχρι πολλοῦ, καὶ μάλισθ᾽ ὅταν ἀτρεμῇ τὸ
ζῶον, ὡς ἂν μὴ δαπανωμένου τηνικαῦτα τοῦ ψυχικοῦ πνεύ-
ματος εἰς τὴν καθ᾽ ὁρμὴν ἐνέργειαν. [436] τὸ μὲν δὴ χα-
λεπώτατόν τε καὶ ἀπορώτατον δοκοῦν, τὸ κατὰ τὰς καρω-
τίδας ἀρτηρίας, οὐδὲν ἔχειν ἄπορον ἔτι φαίνεται. παραπλη-
σίως δ᾽ αὐτῷ καὶ τὸ κατὰ τὰς ἄλλας ἁπάσας, ὧν ἑκάστης
βρόχῳ διαληφθείσης οὐδὲν ἐν τῷ παραυτίκα βλάπτεται τὸ
μέρος. ἐχρῆν γάρ, οἶμαι, κᾷνταῦθα σκοπεῖν, ὡς οὐκ ἴσον

testes se inserunt vaforum revolutionem, tum ut ma-
teriae in his contentae perfecte concoquerentur, tum ut
fecuturis functionibus abunde praeparatae fupereffent,
factam contemplabamur, non alienum a ratione vide-
batur, hic quoque tale quippiam commentam effe natu-
ram, ac fimul materiam eam, quae in arteriis continc-
tur, (ea eft fanguis calidus et tenuis et halituofus,)
longo tempore conficere, fimul animali, qui in cerebro
eft, fpiritui copiofum alimentum praeparare. Proinde,
quamvis continuatio cum corde cerebro fit ademta, ta-
men fatisfacere ei longo tempore poffe reticularem ple-
xum, potiffimum fi animal quiefcat, ceu animali fpiritu
in motum voluntarium minime tum confumpto. Ac, quod
difficillimum videbatur, maximeque negotium facellere,
nempe quod in carotidibus arteriis accidit, id nullam
etiam habere dubitationem apparet. Similiter nec quod
in reliquis omnibus contingit, quarum qualibet vinculo
excepta nulla in praefens noxa parti affertur. Oporte-
bat enim (arbitror) hic quoque aeftimari, non effe fi-

ἐστὶν, ἢ τὴν ἀρχὴν αὐτὴν τῆς ἐμφύτου θερμασίας παθεῖν,
ἢ τι τῶν ὑπ᾽ αὐτῆς θερμαινομένων. τὴν μὲν γὰρ ἀεὶ χρὴ
θερμὴν ἱκανῶς ὑπάρχειν· καὶ γὰρ ἑαυτὴν καὶ τἄλλα κινεῖ
τε ἅμα σφυγματωδῶς καὶ θερμαίνει· τοῖς δὲ ἀπόχρη
βραχείας εὐπορεῖν θερμασίας εἰς τὸ διασώζεσθαι. καὶ τὴν
μὲν εἰ στερήσαις τῆς ἐμφύτου θερμασίας, αὐτήν τε ψύξεις
καὶ τἄλλα πάντα, ὅσα πρότερον ὑπ᾽ αὐτῆς ἐθερμαίνετο·
τῶν δ᾽ ἄλλων οὐδὲν στερῆσαι τελέως δυνήσῃ τῆς θερμα-
σίας, κἂν βρόχοις διαλάβῃς τὰς ἀρτηρίας· διά τε γὰρ τῶν
χιτώνων ἐπιῤῥυήσεταί τι, καὶ γὰρ σύμπνουν ἐστὶ καὶ σύῤ-
ῥουν ἑαυτῷ πᾶν τὸ σῶμα κατὰ (156) τὸν Ἱπποκράτους λό-
γον. ὥστε, κἂν μὴ διὰ τῶν ἀρτηριῶν, ἀλλά γε διὰ τῶν
ἄλλων καὶ μάλιστα διὰ φλεβῶν τῷ συνεχεῖ τῆς μετα-
λήψεως εἰς πᾶν μόριον ἐνεχθήσεταί τι τῆς θερμασίας.
ἅπαντα οὖν τὰ τοιαῦτα τοῖς φαινομένοις ὁμολογεῖ, καὶ
θαυμαστὸν οὐκ ἔτι δόξει τὴν ἀρχὴν τῆς θερμασίας μᾶλ-
λον τῶν ἄλλων βλάπτεσθαι στερηθείσης τῆς ἀναπνοῆς.

mile, aut principium ipfum infiti caloris pati, aut ali-
quod eorum, quae ab illo calorem accipiunt. Quippe id
femper effe praecalidum debet, ut quod fe ipfum et alia
tum moveat una pulfatorie, tum calefaciat; his fatis ad
falutem eft, fi vel exigui compotes fint caloris. Et prin-
cipium quidem ipfum fi naturali calore prives, non ip-
fum modo refrigeres, fed etiam univerfa, quae ab eo
prius calorem ceperunt. Reliquorum nulli, licet arte-
rias vinculo conftringas, omnem adimere calorem poffis,
quando et per tunicas ipfas nonnihil confluxerit. Eft
enim juxta Hippocratis fententiam totum corpus fibi
confpirabile atque confluxibile. Quare, fi non per ar-
terias, at certe per alia et potiffimum venas propter eum,
qui eft de una in alteram, continuum tranfitum in om-
nem particulam deferetur caloris aliquid. Omnia igitur
alia cum rerum evidentia confentiunt. Nec mirum vi-
deri praeterea debebit, fi principium caloris, ubi re-
fpiratione privatur, plus quam caetera noxae contrahit.

158 *ΓΑΛΗΝΟΥ*

Ed. Chart. V. [436.]   Ed. Baf. III. (186.)

καὶ γὰρ ἐν ταῖς ἰατρικαῖς σικύαις ἡ μὲν φλὸξ ἀπόλλυται
παραχρῆμα, μένει δ᾽ ἄχρι πλέον ἡ θερμασία περί τε τὸν
ἐντὸς ἀέρα καὶ κατ᾽ αὐτὸ τὸ σῶμα, οὐ τραφεῖσα. οὕτω
δὲ κἂν τοῖς οἴκοις τοῖς ὑπὸ πυρὸς θερμανθεῖσιν θερμα-
σία φαίνεται διαμένουσα, τοῦ πυρὸς ἐσβεσμένου πολλάκις.
οὐχ ὅμοιον οὖν ἐστι τὸ κατὰ φύσιν τῇ τε καρδίᾳ καὶ τοῖς
ἄλλοις μορίοις· τὴν μὲν γὰρ ζεῖν ἀεὶ χρή, τοῖς δ᾽ ἀρκεῖ
τὸ μὴ παντάπασι καταψύχεσθαι. μάθοις δ᾽ ἂν ἐναργῶς
τὸ λεγόμενον, εἰ γυμνώσαις καρδίαν ζώου, αὐτῆς διελὼν
τὸ σκέπασμα, ὃ καλοῦσι περικάρδιον χιτῶνα, χωρὶς τοῦ τὸν
ἄλλον θώρακα συντρῆσαι. τάχιστα γὰρ ἀποθνήσκει τὸ
ζῷον, εἰ καταψύξεις τὴν καρδίαν· εἰ μέντοι θερμὴν φυ-
λάττοις, οὐδὲν πάσχει. ψύξεις μὲν οὖν αὐτὴν ἐν ἀέρι τὴν
χειρουργίαν ψυχρῷ ποιούμενος καὶ ψυχρὸν καταρραίνων
ὕδωρ· φυλάξεις δὲ ὡς πλείστου θερμὴν διὰ τῶν ἐναντίων.
ἀλλ᾽ εἰ, κατεψυγμένης ἤδη, καὶ διὰ τοῦτο τοῦ ζώου τεθνεῶ-
τος, ἐθέλοις παραχρῆμα τρώσας ὑποτέραν οὖν τῶν κοιλιῶν,
καὶ μᾶλλον τὴν ἀριστερὰν, καθεῖναι δάκτυλον εἰς αὐτὴν,

Quippe in cucurbitulis iis, quibus medici utuntur,
flamma illico extinguitur, calor tum in aëre incluso, tum
in ipso corpore diu manet, idque nullius nutrimenti
ope. Simili modo in domibus iis, quae igne excalfiunt,
calor saepe remanere cernitur igne extincto. Non ergo
est similis calor is, qui cordi naturalis est, ei, qui caeteris
partibus, quum id fervere semper sit opus, his satis sit,
si non sint frigidae. Intelliges clarius quod dicitur, si
cor animalis nudaveris, tegumentum id, quod ei velut
tunica circumdatum est (quam pericardium appellant), di-
videns, nulla alia pectoris parte confossa. Etenim celer-
rime interit animal, si cor ipsum refrigeres; sin calidum
serves, nihil patitur. Sane refrigerabis, si in frigido
aëre chirurgiam administrabis, praeterea si frigidam
asperseris; calidum diutissime servabis, si diversis ratio-
nibus uteris. Caeterum si, corde jam refrigerato, et pro-
pterea animali jam mortuo, velis, alterutro ventriculorum
ejus adaperto, et praecipue sinistro, digitum in eum sta-

ΠΕΡΙ ΧΡΕΙΑΣ ΣΦΥΓΜΩΝ. 159

Ed. Chart. V. [436. 437.]   Ed. Baf. III. (156.)
αἰσθήσῃ πολλῆς τῆς θερμασίας, καὶ πολύ γε πλέονος, ἢ
ἐν τοῖς ἄλλοις μορίοις τοῖς κατὰ φύσιν διακειμένοις. τὸ
γὰρ ἴσον μέρος τῆς θερμασίας ἐλάχιστον μὲν τῇ καρδίᾳ,
πάμπολυ δὲ τοῖς ἄλλοις ἐστί. καὶ τοίνυν, ὅταν μὴ φυλάτ-
τηται τοῦτο, τὸ μὲν ἐκ τῆς καρδίας οἷον φλὸξ διαφορεῖται,
τὸ δ' ἐν τοῖς ἄλλοις ἄχρι πολλοῦ παραμένει. φυλακὴ δὲ
ἦν ἐκείνη μὲν ἡ ἀναπνοὴ μόνη, τοῖς δ' ἄλλοις διττή·
σφυγμὸς μὲν, οἷον προαναπνοή, τό τε ἀπὸ τῆς ἀρχῆς
ἐπιῤῥέον ἐξ ἐπιμέτρου. κατὰ δύο τοίνυν αἰτίας ἕκαστον τῶν
μορίων πλεονεκτεῖ τῆς καρδίας εἰς τὸ μὴ ταχέως βλάπτε-
σθαι θερμασίας ἐνδείᾳ. καὶ γὰρ, ὅτι πλείστης μὲν ἐκείνη
χρῄζει, τὰ δ' ἄλλα βραχείας, καὶ ὅτι τῇ μὲν οὐδαμόθεν
ἐπιῤῥεῖ, τοῖς δ' ἀπ' ἐκείνης, ἡ μὲν ἑτοίμως ἐξίσταται τοῦ
κατὰ φύσιν, τὰ δὲ οὔ.

Κεφ. γ'. [437] Περὶ δὲ τοῦ μὴ δι' ἀρτηριῶν μόνον,
ἀλλὰ καὶ διὰ τῶν φλεβῶν καὶ τῶν ἄλλων ἁπάντων ἐπιῤῥεῖν
ἐκ τῆς καρδίας τοῖς μορίοις τὴν θερμασίαν, ἐπεὶ διὰ

tim mittere, magnum inibi calorem deprehendes, longe-
que majorem, quam in aliis fit partibus, dummodo pro
naturae modo fe habeant. Quippe par caloris portio ut
cordi eft minima, fic reliquis partibus eft omnino magna.
Proinde, ubi quod pro naturae modo eft non fervatur,
cordis quidem calor, qui veluti flamma eft, perit, reli-
quorum calor longo fpatio durat. At vero illi fola refpi-
ratio calorem tuetur; aliis partibus duplex ejus cu-
ftodia eft, et pulfus, qui veluti quaedam refpiratio eft.
et quod ex abundantiore naturae gratia accedit, quod a
corde confluit. Duplici igitur de caufa pars quaevis
cor ipfum fuperat, quominus noxam ex caloris inopia ce-
leriter contrahat. Siquidem, cum illi plurimo fit opus,
caeteris exiguo, quumque illi a nullo calor confluat, fed
aliis ab illo, utique illud celeriter a naturali ftatu rece-
dit, haec minime.

Cap. III. Quod autem non folum per arterias, fed
etiam per venas et alia univerfa confluat a corde calor,

βραχέως εἴρηται ιιρόσθεν, αὖθις ἡμῖν ἀναληπτέον τε καὶ
ἀποδεικτέον, εἰποῦσι πρότερον τὰ φαινόμενα, δι' ὧν ἄν
τις αὐτὸ συλλογίσαιτο. πολλοὺς οὖν ἤδη πολλάκις μονο-
μάχους μονάρχους τε καὶ στρατιώτας καὶ κυνηγέτας οὕτω
ετρωθῆναι συνέβη φλέβας καὶ ἀρτηρίας, ὥστε ἀναγκασθῆ-
ναι τοὺς ἰατροὺς βρόχῳ διαλαβεῖν αὐτάς. καὶ οὗτοι πάν-
τες οὐ μετὰ πολὺν χρόνον ψυχροτέρων αἰσθάνονται τῶν
μορίων, πρωϊαίτερον μὲν, εἰ τὰς φλέβας καὶ τὰς ἀρτηρίας
βρόχῳ διαλάβοις, ὀψιαίτερον δὲ, εἰ τὰς ἀρτηρίας μόνον,
ἥκιστα δὲ, εἰ μόνας τὰς φλέβας. ἐξ ὧν δῆλον, ἥκειν μέν
τινα καὶ διὰ τῶν φλεβῶν εἰς τὰ μόρια θερμασίαν, ἀλλ'
ἐλάττονα μακρῷ τῆς διὰ τῶν ἀρτηριῶν. εἰ δὲ χωρὶς τραύ-
ματος ἐθελήσαις μόριόν τι τοῦ σώματος λαβὼν ἰσχυρῶς
καταδῆσαι, παραχρῆμα πελιδνόν τε καὶ ψυχρὸν αὐτὸ γινό-
μενον θεάσῃ, δῆλον ὡς στερηθὲν τῆς ἄνωθεν ἐπιῤῥεούσης
διὰ πάντων τῶν μερῶν αὐτοῦ θερμασίας. ὁπότ' οὖν · καὶ
τοῦτο δέδεικται, · καὶ φαίνεται μηδὲν ἐναντιούμενον τῷ μὴ

quoniam de hoc paucis prius facta mentio eſt, rurſus
idem reſumendum demonſtrandumque nobis eſt, ſed pro-
poſitis prius evidentibus eventis, ex quibus id colligi
poſſit. Ergo multis monarchis, gregariis militibus, jam
ſaepe fingulari pugna decertantibus, ſed et venatoribus
ita venas et arterias vulnerari contigit, ut neceſſe me-
dicis fuerit eas vinculo excipere; qui omnes non longo
interpoſito ſpatio frigidiores ſibi redditas partes ſenſe-
runt, ac citius quidem, quibus tum arteriae, tum venae
fuere devinctae, ſerius, quibus arteriae tantum, minime
vero, quibus ſolae venae. Ex quibus manifeſtum eſt,
per venas quoque aliquem partibus accedere calorem,
quanquam longe minorem, quam qui per arterias tranſ-
mittatur. Quin, ſi quam corporis partem citra ullum
vulnus arctiſſime, deligare velis, illico eam lividam fri-
gidamque effectam contemplabere; quod planum eſt inde
adeo evenire, quod calore, qui per omnes partes ſuper-
ne confluxerat, eſt privata. Ergo quum hoc quoque de-
monſtratum jam ſit, nihilque jam adverſari videatur,

ΠΕΡΙ ΧΡΕΙΑΣ ΣΦΥΓΜΩΝ 161

Ed. Chart. V. [437.]   Ed. Baf. III. (156.)

μίαν εἶναι τὴν χρείαν τῆς ἀναπνοῆς καὶ τῶν σφυγμῶν, ἕτοι-
μον ἤδη συλλογίσασθαι, φυλακῆς ἕνεκα τῆς καθ᾽ ἕκαστον
μόριον θερμασίας γεγονέναι τοὺς σφυγμούς. ὥσθ᾽, ὅπερ ἐκ
τῆς ἀναπνοῆς τῇ καρδίᾳ μόνῃ, τοῦτ᾽ ἐξ ἐκείνων τῷ καθ᾽
ὅλον τὸ ζῶον ὑπάρχειν θερμῷ, εἶναι δὲ καὶ τὸ τῆς πέψεως
τοῦ ψυχικοῦ πνεύματος κοινὸν μὲν ἀμφοῖν, ἀλλ᾽ ἰδιαίτα-
τον τῶν ἀρτηριῶν, εἴ γε δὴ μεμνήμεθα τῶν ὀλίγον πρό-
σθεν εἰρημένων περὶ τοῦ δικτυοειδοῦς πλέγματος. ἐπεὶ τοί-
νυν ἐν τῷ περὶ χρείας ἀναπνοῆς ἐδείκνυτο διὰ μὲν τῆς
εἰσπνοῆς ἐμψυχόμενον τὸ ἔμφυτον θερμὸν, διὰ δὲ τῆς
ἀναπνοῆς οἷον καθαιρόμενον, ἐκκρινομένου τοῦ καπνώδους
περιττώματος, ἄμφω δὲ ταῦτ᾽ εἰς τὴν φυλακὴν αὐτοῦ συν-
τελεῖν, δῆλον ὡς κἀπὶ τῶν σφυγμῶν ἐροῦμεν, ἐν μὲν ταῖς
διαστολαῖς ἕλκεσθαί τινα οὐσίαν ἀερώδη, κατὰ δὲ τὰς
συστολὰς ἐκκρίνεσθαι τὸ ἐκ τῆς τῶν χυμῶν συγκαύ-
σεως καθ᾽ ὅλον τὸ ζῶον γινόμενον οἷον καπνῶδες περίτ-
τωμα.

quo minus unus refpirationis et pulfuum ufus fit, facile
promptumque collectu arbitror, caloris in quaque parte
cuftodiendi caufa pulfum cffe conditum. Itaque quod
ex refpiratione uni praeftatur cordi, id ex pulfu calori
illi, qui in toto eft animali, accidit, communem autem
utriufque cffe et animalis fpiritus nutritionem, ve-
rum arteriarum magis propriam, fi quid eorum memi-
nimus, quae de reticulari textu praediximus. Quoniam
igitur in his, quae de refpirationis ufu tradidimus, mon-
ftratum nobis eft, nativum calorem per immiffum fpiritum
refrigerari, eundemque per emiffum hunc veluti purgari,
fuliginofo fcilicet excremento expulfo, ambo vero ad
ejus cuftodiam utile aliquid conferre, patet et quod de
pulfu dicimus, nempe in diaftole aëream fubftantiam
quandam attrahi, in fyftole ex humorum deuftione in
toto animali contractum velut fuliginofum excrementum
expelli.

162 ΓΑΛΗΝΟΥ

Ed. Chart. V. [437. 438.]　　　　　Ed. Baf. III. (156.)

Κεφ. δ'. Καίτοι γινώσκω τοὺς περὶ τὸν Ἀρχιγένην
καί τινας ἔτι πρότερον ἐν μὲν ταῖς συστολαῖς πληροῦσθαι
τὰς ἀρτηρίας οἰομένους, ἐν δὲ ταῖς διαστολαῖς κενοῦσθαι.
πρὸς γὰρ τὴν ἕλξιν ἐπιτηδειοτάτην εἶναι νομίζουσι τὴν συ-
στολήν, τεκμαιρόμενοι μάλιστα τῷ τε στόματι καὶ ταῖς
ῥισὶν κατὰ μὲν τὰς εἰσπνοὰς, ὡς ἐκεῖνοί φασι, συστελλο-
μένοις, κατὰ δὲ τὰς ἐκπνοὰς διαστελλομένοις· ὅπερ ἐπὶ
τῶν ἀῤῥώστων μὲν τὴν δύναμιν ὁρᾶται γινόμενον. οὐδ᾽
οὖν οὐδ᾽ ἐπὶ τούτων, κἂν ἄλλο τι μόριον ᾖ ἐν τοῖς ὑστά-
τοις καὶ χονδρώδεσι τῶν ῥινῶν. ὁρᾶται δέ ποτε κἀπὶ τῶν
δραμόντων οἰκέως ἢ ἄλλως [438] πως συντόνως γυμναζο-
μένων, οὐ μὴν ἐπ᾽ ἄλλου γε οὐδενός, οὔθ᾽ ὑγιαίνοντος,
οὔτε νοσοῦντος. χρὴ δὲ τὴν φυσικὴν κατάστασιν, ἥτις ἂν
ᾖ, τοῖς ἀπαραποδίστως τε καὶ ἀκριβῶς ὑγιαίνουσι μᾶλλον
ἤπερ τοῖς ἄλλοις φαίνεσθαι. ἀλλ᾽ ἔστω γίνεσθαι πᾶσιν
ὁμοίως, καὶ φαινέσθωσαν αἵ τε ῥῖνες καὶ τὰ χείλη συστέλ-
λεσθαι τοῖς εἰσπνέουσι, τίς ἡ ἐκ τούτου πίστις τῷ ζητου-
μένῳ; οὐ γὰρ δὴ ἀνάλογον φήσουσιν ἔχειν ταῖς ἀρτηρίαις

Cap. IV. Quanquam non ignoro, tum Archige-
nem, tum priores eo nonnullos, dum contrahitur arteria,
impleri eam exiſtimaſſe, dum dilatatur, vacuari. Quippe
arbitrantur, ad tractum ſyſtolen eſſe convenientiſſimam,
conjectantes id tum ex ore, tum naribus. Quae, ſicuti
illi ajunt, in trahendo ſpiritu contrahuntur, in red-
dendo dilatantur; quemadmodum in aegrotantibus fieri
cernitur. Imo vero nec in his id alia ulla in parte vi-
ſitur, quam in extremis et cartilagineis narium partibus.
Ac cernitur quidem id aliquando in his, qui celerrime cur-
runt, aut alias laborioſe exercitantur, nec tamen in ullo
alio, aut ſano, aut laborante. At vero naturalem ſta-
tum, quicunque is ſit, in minime impeditis prorſuſque
ſanis potius, quam in aliis, apparere par eſt. Verum
eſto in omnibus ita ſiat, appareantque tum nares, tum
labra iis, qui inſpirant contrahi: quaenam ex his quae-
ſitae rei fides? Non enim arteriis reſpondere propor-

Ed. Chart. V. [438.]   Ed. Baf. III. (156.)

τὰ χείλη καὶ τὰς ῥῖνας· ἀλλὰ τούτοις μὲν ἀνάλογον τὰ
πέρατα τῶν ἀρτηριῶν, αὐταῖς δὲ ταῖς ἀρτηρίαις αἱ ἀπὸ
τούτων ἐπὶ τὴν καρδίαν οἷον ὁδοὶ τοῦ πνεύματός εἰσιν.
εἰ μὲν οὖν ἐκείνας ἔχουσι δεῖξαι συστελλομένας ἐν ταῖς
εἰσπνοαῖς, εἴη ἄν τι πλέον αὐτοῖς τοῦ παραδείγματος· εἰ
δὲ πρὸς τῷ μηδὲν ὠφελεῖσθαι ἔτι καὶ καθ᾽ ἑαυτῶν αὐτὸ
ἐφέλκονται, ἐρούντων ἂν ἡμῶν, ὥσπερ ἡ φάρυγξ, καὶ ὁ
πνεύμων, καὶ σύμπας ὁ θώραξ ἐν ταῖς εἰσπνοαῖς διαστέλ-
λεται, καὶ τὰς ἀρτηρίας οὕτω χρῆναι διΐστασθαι, καθ᾽ ὃν
ἕλκουσι καιρὸν, οὐ καθ᾽ ὃν ἐκπέμπουσι τὸ πνεῦμα. ἀλλὰ
καὶ ἡ μετὰ τὴν συστολὴν αὐτῶν ἡσυχία πολλῷ μακροτέρα
γινομένη τῆς μετὰ τὴν διαστολὴν, ὥσπερ καὶ ἡ πρὸ τῆς
εἰσπνοῆς τῆς μετ᾽ αὐτὴν, ἐνδείκνυταί τινα καὶ κατὰ τοῦτο
ἀναλογίαν εἶναι τοῖς σφυγμοῖς πρὸς τὴν ἀναπνοήν. οἷον
γοῦν τι ἡ εἰσπνοὴ τοῖς ἀναπνευστικοῖς ὀργάνοις, τοιοῦτον
ἡ διαστολὴ ταῖς ἀρτηρίαις, καὶ οἷον γοῦν τι ἐκείνοις ἡ
ἐκπνοὴ, τοιοῦτον ταῖς ἀρτηρίαις ἡ συστολή. ταύτης δὲ τῆς
διπλῆς καὶ συνθέτου τῶν ἀρτηριῶν κινήσεως, ἣν δὴ καὶ

tione nares et labra dicent, imo ipfa arteriarum ora his
potius refpondere, arteriis autem ipfis eas, quae ab
his ad cor fpiritus quafi viae pertinent. Itaque, fi
illas in infpirationibus oftendere contractas poffunt, uti-
que aliquid ipfis exemplum contulerit; fin minus, praeter-
quam quod nihil his confert, etiam contra fe id affe-
runt, nobis fcilicet e diverfo dicturis, quod, tanquam
pharynx et pulmones et pectus univerfum in infpira-
tionibus dilatantur, itidem arterias, quo tempore trahunt,
dilatari oportet, non quo fpiritum reddunt. Sed et
quies, quae poft earum fyftolen multo major quam fit
ea, quae dilatationem fequitur, ficuti quae infpirationem
praecedit, ea, quae illa mfequitur, indicat, in eo quoque
proportionem qnandam effe pulfibus ad refpirationem.
Cujufmodi enim inftrumentis fpiritus res eft infpiratio,
ejufmodi arteriis eft dilatatio, et cujufmodi eft illis ex-
piratio, ejufmodi arteriis eft contractio. Hujus autem
duplicis et compofiti arteriarum motus, quem nunc

164 ΓΑΛΗΝΟΥ

Ed. Chart. V. [438.]   Ed. Baf. III. (156. 157.)

σφυγμὸν ὀνομάζομεν, ἐξηγεῖται μὲν ἡ καρδία, καθάπερ
καὶ ἡμῖν ἐν ἑτέροις καὶ μυρίοις ἄλλοις πρὸ ἡμῶν ἀποδέ-
δεικται, οὐ μὴν καθ᾽ ὃν Ἐρασίστρατος ὑπελάμβανεν τρό-
πον, ἀλλ᾽ ὡς Ἡρόφιλός τε καὶ Ἱπποκράτης, καὶ σχεδὸν
οἱ δοκιμώτατοι πάντες τῶν παλαιῶν ἰατρῶν τε καὶ φιλο-
σόφων. ἡ γὰρ ἐν τῷ σώματι τῆς καρδίας δύναμις, ὑφ᾽ ἧς
διαστέλλεται καὶ συστέλλεται, διὰ τῶν χιτώνων ἐπιῤῥέουσα
ταῖς ἀρτηρίαις ἁπάσαις, οὕτως αὐτὰς διαστέλλει καὶ συστέλλει,
καθάπερ καὶ αὐτὴν τὴν καρδίαν. ὡς οὖν ἐκείνη διαστελλομένη
μὲν εἰς ἑαυτὴν ἕλκει τὰ πλησιάζοντα τοῖς στόμασιν αὐτῆς,
συστελλομένη δὲ ἐκθλίβει, οὕτω καὶ αἱ ἀρτηρίαι διαστελ-
λόμεναι (157) μὲν ἕλκουσι πανταχόθεν, συστελλόμεναι δ᾽
ἐκθλίβουσι πανταχόσε.

    Κεφ. ε΄. Τί δὴ τοῦτ᾽ ἔστι πανταχόθεν καὶ πανταχόσε,
σαφέστερον ἔτι διαιρήσω σοι. πάμπολλοι πόροι ταῖς ἀρτηρίαις,
οἱ μὲν ἐν αὐτοῖς τοῖς χιτῶσιν οἷον ὀπαί τινες, ἄλλοι δὲ δίκην
στομάτων εἰς ἔντερα καὶ γαστέρα καὶ τοῦτο δὴ τὸ ἐκτὸς
δέρμα περαίνονται. ἀλλὰ καὶ συνεχεῖς ἀλλήλαις τε καὶ τῇ

pulſum appellamus, cor cſt origo, (ſicuti tum a nobis,
tum ab aliis ante nos quam plurimis eſt proditum,) non
tamen ad eum modum, quo Eraſiſtratus exiſtimavit, ſed
ſicut Herophilus et Hippocrates, ſermeque philoſopho-
rum et medicorum veterum probatiſſimi quique. Nam
quae in cordis corpore vis eſt, unde contrahitur ac di-
latatur, in omnes arterias per tunicas earum influens,
ſic eas cogit aperitque, quemadmodum ipſum cor. Sic-
uti igitur illud, quum dilatatur, ea, quae oſculis ſuis
vicina ſunt, trahit, dum contrahitur, expellit, ſic et ar-
teriae, quum ſe aperiunt, ad ſe undique trahunt, quum
contrahuntur, in omnem partem expellunt.

    Cap. V. Quid autem ſibi hoc velit, quod undi-
que et in omnem partem dixi, adhuc clarius faciam.
Numeroſi in arteriis meatus partim veluti ſpiramenta in
earum ſunt tunicis, partim oſculorum ſpecie in inteſtina
et ventriculum et externam hanc cutim ſiniuntur. Quin
etiam continuatae tum ſibi, tum vero cordi maximis

ΠΕΡΙ ΧΡΕΙΑΣ ΣΦΥΓΜΩΝ. 165

Ed. Chart. V. [438. 439.]   Ed. Baf. III. (157.)

καρδία κατὰ μεγίστους εἰσὶ πόρους, κατὰ τὰς αὐτὰς ἀρτη-
ρίας, μᾶλλον δὲ εὐρυχωρίας ἁπάσας. ταῖς γε φλεψὶν οὔπω
κατὰ μεγάλας, ἀλλ' ἐκφεύγουσι μὲν τὰς αἰσθήσεις αἱ
συναναστομώσεις αὐτῶν. ὥστε, κἂν ἀπιστοίης δικαίως, ὡς οὐκ
οὔσαις, πιστεύσαις ἂν διὰ τὰ ἄλλα τὰ πρὸς τῶν παλαιῶν
εἰρημένα, καὶ οὐχ ἥκιστα διὰ τόδε τὸ φαινόμενον. εἰ γάρ
τις λαβὼν ζῶον υἱοῦν τούτων δὴ τῶν μεγάλας τε καὶ σα-
φεῖς τὰς φλέβας τε καὶ τὰς ἀρτηρίας ἐχόντων, οἷον βοῦν,
ἢ σῦν, ἢ ὄνον, ἢ ἵππον, ἢ πρόβατον, ἢ ἄρκτον, ἢ πί-
θηκον, ἢ πάρδαλιν, ἢ ἄνθρωπον αὐτὸν, ἤ τι τῶν ἄλ-
λων τῶν παραπλησίων, κατὰ μεγάλας καὶ πολλὰς ἀρτη-
ρίας τρώσειεν, ἐκκενώσει δι' αὐτὰς ὕπαν τοῦ ζῴου τὸ αἷμα.
τούτου πολλάκις τοῦ φαινομένου ἡμεῖς πεῖραν ἐποιησάμεθα,
[439] καὶ διαπαντὸς εὑρίσκοντες ἐκκενουμένας τὰς φλέβας
ἅμα ταῖς ἀρτηρίαις ἀληθὲς τὸ τῶν συναναστομώσεων ἐκ
τούτων ἐπείσθημεν δόγμα. διὰ γοῦν τούτων τῶν ἀναστο-
μώσεων ἐκ τῶν φλεβῶν ἕλκουσι μὲν ἐν ταῖς διαστολαῖς
ἀρτηρίαι, ἐκθλίβουσι δὲ εἰς αὐτὰς ἐν ταῖς συστολαῖς, ὥσπερ
διὰ τῶν εἰς τὸ δέρμα περαινομένων στομάτων ἐκκρίνουσι

scilicet meatibus, vel potius univerfis fuis capacitatibus
funt. Venis vero non perinde magnis meatibus, fed ip-
farum quidem fynanaflomofes fenfum noftrum effugiunt.
Unde fi ipfis ceu parum conftantibus merito fidem
abroges, per alia certe, quae veteribus funt prodita, eos
effe credas, neque in poftremis ex hac rei evidentia.
Si quis namque, accepto animali quovis ex iis, quibus
amplae manifeftaeque venae et arteriae funt, veluti bove,
fue, afino, equo, ove, urfo, fimia, pardali, homine ipfo,
vel fimilium aliquo, magnas multafque illi arterias vul-
neret, univerfum animalis fanguinem per eas exhauriet.
Hujus rei periculum fubinde fecimus; et quum femper
vacuatas cum arteriis venas deprehendiffemus, verum
effe dogma de communibus arteriarum et venarum ofcu-
lis, nobis perfuafimus. Quippe per hos tranfitus arteriae
dilatatae ex venis trahunt, contractae contra in eas
regerunt. Sicuti nimirum per ora, quae in cutem fini-

Ed. Chart. V. [459.]   Ed. Baf. III. (157.)

μὲν ἔξω πᾶν ὅσον ἀτμῶδές τε καὶ καπνῶδες περίττωμα,
μεταλαμβάνουσι δὲ εἰς ἑαυτὰς ἐκ τοῦ περιέχοντος ἡμᾶς
ἀέρος οὐκ ὀλίγην μοῖραν. καὶ τοῦτ᾽ ἔστι τὸ πρὸς Ἱππο-
κράτους λεγόμενον, ὡς ἔκπνουν καὶ εἴσπνουν ἐστὶν ὅλον τὸ
σῶμα. κατὰ δὲ τὸν αὐτὸν τρόπον ἔκ τε τῆς γαστρὸς καὶ
τῶν ἐντέρων ἕλκουσί τε καὶ αὖθις ἐκκρίνουσιν. οὕτω δὲ
καὶ ἐκ τῶν περιεχουσῶν αὐτὰς χωρῶν διὰ τῶν οἷον ὀπῶν
τῶν καθ᾽ ὅλους τοὺς χιτῶνας αὐτῶν ἐν μέρει μὲν ἕλκου-
σιν, ἐν μέρει δ᾽ ἐκκρίνουσι. παρὰ δὲ τῆς καρδίας λαμ-
βάνουσι μὲν πλεῖον, διδόασι δ᾽ ἔλαττον. αἰτία δὲ αἱ
τῶν ὑμένων ἐπιφύσεις, ὑπὲρ ὧν αὐτάρκως Ἐρασιστράτου
διειλεγμένου, περιττὸν ἡμᾶς νῦν γράφειν. ἀλλ᾽ ἐκεῖνος μὲν
ἔοικεν ὑπολαμβάνειν, μηδὲν ὅλως εἰς τὴν καρδίαν ἐκ τῶν
ἀρτηριῶν μεταλαμβάνεσθαι, πλήν γε διὰ τῶν ἐν πνεύμονι·
τὸ δὲ οὐχ οὕτως ἔχει. τάχα μὲν γὰρ καὶ τὰ κατ᾽ αὐτὸν
τὸν τῆς φύσεως νόμον διοικουμένου τοῦ ζώου μεταλαμβά-
νεταί τι μικρόν. οὐχ οὕτως γάρ μοι δοκοῦσιν ἀκριβῶς ὑπο-
φράττειν τὸ στόμα τῆς μεγάλης ἀρτηρίας οἱ ὑμένες, ὡς

untur, quicquid halituofum fuliginofumque excremen-
tum habent, id excernunt. Recipiunt autem ex amb-
iente nos aëre non exiguam in fe portionem. Atque
id eſt, quod Hippocrates dixit, corpus eſſe infpirabile et
expirabile totum. Pari modo ex ventre et inteſtinis
tum attrahunt, tum rurfum expellunt; itidem et per
tenues meatus, quos veluti fpiramenta per totas habent
tunicas, ex circumpofitis fpatiis viciſſim trahunt atque
expellunt. A corde vero ipfo accipiunt quidem plus,
fed reddunt minus. Caufae funt membranarum epiphy-
fes. De quibus quoniam ab Erafiſtrato difputatum ab-
unde eſt, fruſtra nunc a nobis de iifdem agatur. Verum
videtur ille fufpicari, quod, dum contrahuntur, nihil pror-
fus ex arteriis in cor recipitur, nifi per eas, quae funt
in pulmone; quod fane ita non eſt, quum fortaſſis etiam
pro ipfis naturae modulis fe habente animali exiguum
aliquid recipiatur. Quippe non adeo mihi ad unguem
membranae os magnae arteriae videntur obſtruore, ut ni-

Ed. Chart. V. [459.]   Ed. Baf. III. (157.)

μηδὲν ἐξ αὐτῆς εἰς τὴν καρδίαν παλινδρομεῖν· εἰ δὲ μὴ,
ἀλλά τοί γε, βιαίας τινὸς περιστάσεως καταλαβούσης τὸ
ζῶον, ἀναγκαῖον οὕτως γίνεσθαι. πάντως δὲ μᾶλλον ἀληθὲς
εἶναί μοι δοκεῖ. τοῦτο δὲ καὶ δι᾽ ἑτέρων ἡμῖν γραμμάτων
ὑποδέδεικται, καὶ οὐ μεγάλη τις αὐτοῦ χρεία πρὸς τὸν
ἐνεστῶτα λόγον. εἰ μὲν γάρ τι καὶ τῇ καρδίᾳ μεταδιδόα-
σιν αἱ ἀρτηρίαι, πανταχόθεν ἂν οὕτως ἕλκοιέν τε καὶ αὖ-
θις ἀντιπέμποιεν· εἰ δὲ μὴ, πανταχόθεν μὲν ἕλξουσιν, ἐπι-
πέμψουσιν δὲ καὶ, πλὴν εἰς τὴν καρδίαν, πανταχόσε. καί
μοι δοκεῖ πολλῷ βέλτιον εἶναι τοῦτο τὸ δόγμα τῶν Ἐρα-
σιστρατείων ὑποθέσεων· οὐδὲ γὰρ οὐδὲ σύμπνουν οὐδὲ
σύρρουν εἶναι τὸ σῶμα δυνατὸν ἑαυτῷ, τῶν ἀρτηριῶν ἑλ-
κουσῶν μὲν πανταχόθεν, μὴ ἐκπεμπουσῶν δὲ πανταχόσε.
καὶ μὲν δὴ τὸ τῆς ἐνεργείας αὐτῶν χρηστὸν ᾧδ᾽ ὧν μᾶλ-
λον εἰς ἅπαν ἐκταθείη τὸ ζῶον. οὕτω γὰρ ἅπαν μόνον
ἀναψύχεσθαί τε καὶ καθαίρεσθαι δυνήσεται ταῖς τῶν ἀρ-
τηριῶν διαφόροις κινήσεσι ἐπιστατούμενον. ὡς δ᾽ Ἐρασί-
στρατος ὑπελάμβανεν, ὀχετῶν ἀψύχων ἔργον, οὐκ ὀργάνων

hil ex ea reddatur; alioqui, fi fic tum obftruant, certe
violenta quapiam occafione animal urgente neceffario id
fieri, veriffimum mihi videtur. Hoc vero et in aliis no-
ftris libris eft demonftratum, nec magnus ejus alioqui
ufus ad propofitam eft difputationem. Siquidem, fi ar-
teriae cordi aliquid impertiant, fic utique ex omni parte
tum rurfus remittant; fin fecus, ex omni certe parte
trahent, tranfmittent autem in omnem partem, praeter-
quam in cor. Ac mihi fane melius videtur hoc dogma,
quam Erafiftrati funt hypothefes, quum nec confpirabile
fibi effe, nec confluxibile corpus poffit, fi arteriae ex
omni quidem parte trahant, in omnem autem non tranf-
mittant, praeterea actionis earum utilitas hac magis ra-
tione ad totum animal pertingat, quippe quum eo pacto
quaelibet pars tum refrigerari, tum vero purgari ipfis
arteriarum variis motibus ufa poffit. Ut autem Erafiftra-
tus eft opinatus, canalium anima carentium, non inftru

ζωτικῶν, αἱ ἀρτηρίαι τοῖς ζώοις ὑπηρετοῦσιν. ἡμεῖς δὲ καὶ
δι᾿ ἑτέρου τινὸς ὅλου βιβλίου πολυειδῶς ἀπεδείξαμεν,
αἷμα κἂν τῷ κατὰ φύσιν ἔχειν τὸ ζῶον ἐν αὐταῖς ταῖς ἀρτη-
ρίαις περιέχεσθαι. εἰ δὲ τοῦτο, παντί που δῆλον, ὡς οὐχ,
ὅτι πληροῦνται τοῦ παρὰ τῆς καρδίας ἐπιπεμπομένου πνεύ-
ματος, ὡς Ἐρασίστρατος ἐνόμιζε, διὰ τοῦτο διαστέλλονται
μᾶλλον, ἢ, ὅτι διαστέλλονται, διὰ τοῦτο πληροῦνται. κενῶν
μὲν γὰρ αἵματος οὐσῶν, ἐνδέχοιτ᾿ ἂν ἴσως ἐν ὀλίγῳ χρόνῳ
τὸ ἀπὸ τῆς καρδίας ἐπιῤῥυὲν ἐξικέσθαι μέχρι τῶν περά-
των· αἷμα δὲ εἴπερ ἔχοιεν, οὐδαμῶς ἐγχωρεῖ τὸ τάχος τῆς
κινήσεως ὁμολογεῖν τῷ παρὰ τῆς καρδίας πληρουμένας αὐ-
τὰς διαστέλλεσθαι. οὐ γὰρ, ὅτι πληροῦνται, διὰ τοῦτο
διαστέλλονται, ἀλλ᾿ ὅτι διαστέλλονται, διὰ τοῦτο πλη-
ροῦνται. τοῦτο μὲν δὴ πολλάκις τε καὶ πανταχοῦ καὶ
ἡμῖν καὶ πολλοῖς τῶν ἔμπροσθεν ἀποδέδεικται, τὸ τὰς
ἀρτηρίας ἐνεργεῖν αὐτάς, ὡς καὶ ἡ καρδία, συστελλομένας
τε καὶ διαστελλομένας ἐν μέρει κατὰ τὴν αὐτὴν ἐκείνῃ

mentorum vita praeditorum, ufum animalibus arteriae
praeftant. Nos vero alibi integro volumine multifariam
indicavimus, fanguinem in arteriis, etiam recte fe ha-
bente animali, contineri. Quod fi eft, illud cuivis pa-
tet, quod non, quia fpiritu a corde immiffo replentur,
ut Erafiftratus putavit, idcirco dilatantur potius, quam
ex eo, quod dilatantur, idcirco replentur. Quippe fi fan-
guine effent vacuae, fieri fortaffe poffet, ut exiguo tem-
pore, quod a corde confluit, ad fines earum perveniret;
fanguinem vero in fe habentibus fieri omnino nequit,
ut motus celeritas cum ea dilatatione confentiat, quae
ex iis a corde implendis proveniat. Neque enim eo,
quod implentur, idcirco dilatantur, verum ex eo, quod
dilatantur, idcirco implentur. Atque hoc quidem et
faepe et paffim tum a nobis ipfis, tum eorum qui
nos praecefferunt plurimis ante eft demonftratum, ar-
terias ita, ut cor, fe ipfas movere, viciffim fe at-
tollentes fummittentefque, idque eadem qua ipfum

δύναμιν, ἣν [440] ἐκ τῆς καρδίας ὁρμωμένην διὰ τῶν χι-
τώνων αὐτῶν ἐλέγομεν πέμπεσθαι.

Κεφ. ϛ'. Κάλλιον δ᾽ εἶναί μοι δοκοῦσι ποιεῖν οἱ ζη-
τοῦντες, ἆρά γε τὴν διαστολὴν, ἢ τὴν συστολὴν, ἢ ἀμ-
φοτέρας ἐνέργειας χρὴ νομίζειν τῶν ἀρτηριῶν, ὥσπερ,
οἶμαι, καὶ περὶ τῶν τῆς ἀναπνοῆς μερῶν εὐλόγως ἐζη-
τήθη, πότερον τὴν ἐκπνοὴν, ἢ τὴν εἰσπνοὴν, ἢ ἀμφοτέ-
ρας ἐνεργείας ὑποληπτέον ὑπάρχειν. ἀλλὰ περὶ μὲν ἐκείνων
ἐν ἑτέροις εἴρηται τὰ εἰκότα, περὶ δὲ τῆς τῶν σφυγμῶν
κινήσεως νῦν ζητητέον. εἰ μὲν οὖν, ὥσπερ εἴρηται, τῆς
αὐτῆς ἐνεργείας ἕνεκα γεγόνασιν ἀναπνοή τε καὶ σφυγμὸς
καὶ πρὸς τῶν αὐτῶν δημιουργουσῶν δυνάμεων, ῥᾴδιον ἂν
εἴη τῇ πρὸς ἐκείνην ὁμοιότητι καὶ περὶ τῶν σφυγμῶν τι
τεκμήρασθαι. ἐπεὶ δὲ τῶν μὲν σφυγμῶν ἡ ζωτικὴ δύνα-
μις ἡ ἀπὸ τῆς καρδίας ὁρμωμένη δημιουργός, τῆς δ᾽ ἀνα-
πνοῆς, ὡς ἐδείξαμεν, ἡ ἀπ᾽ ἐγκεφάλου ψυχικὴ, οὐδὲν ἂν
ἡμῖν ἐκ τῶν ὑπὲρ ἐκείνης εὑρημένων εὐποροῖ νῆς πρὸς τὰ
παρόντα χαλεπωτέρας δήπου τῆς εὑρέσεως, καὶ διότι μετὰ

vi, quam fcilicet a corde ortam per tunicas earum
transmitti diximus.

Cap. VI. Aptius vero mihi dubitare videntur, qui
illud quaerunt, diaſtolene, an ſyſtole, an utraque arteriarum
actio ſit cenſenda, non ſecus, arbitror, quam de reſpi-
rationis partibus merito a prioribus eſt quaeſitum,
utrumne inſpiratio, an expiratio, an utraque actio ſit
exiſtimanda. Verum de illis alibi dicta ſunt, quae veri-
ſimilia videbantur. De pulſuum vero motu nunc quae-
rendum. Ergo ſi, uti dictum eſt, ejuſdem uſus cauſa re-
ſpiratio et pulſus animalibus eſſent dati, atque ab iiſ-
dem facultatibus manarent, utique facile eſſet ex reſpi-
rationis ſimilitudine etiam de pulſu conjecturam facere.
At quoniam pulſuum vitalis facultas, quae a corde ma-
nat, effectrix eſt reſpirationis, ut indicavimus, quae prod-
it a cerebro animalis, nihil ex iis, quae de illa ſunt
inventa, ad propoſita conſequimur. Jam ex eo quoque
difficultas quaedam ad inventionem oritur, quod poſt mortem

τὸν θάνατον οὐχ ὥσπερ τὰς φλέβας ἐστιν ἰδεῖν εἰς ἑαυτὰς
συμπιπτούσας, οὕτω καὶ τὰς ἀρτηρίας. αἱ μὲν γὰρ, ὅταν
κενωθῶσι τοῦ αἵματος, εἰς ἑαυτὰς συνιζάνουσι τελέως,
ὥστε τοὺς ἄνωθεν αὐτῶν χιτῶνας ἐπιπίπτειν τοῖς κάτωθεν,
αἱ δ᾽ ἀρτηρίαι μέχρι παντὸς διεστηκυῖαι φαίνονται, διὰ
τὸν ἕτερον δηλονότι τῶν ἐν αὐταῖς χιτώνων τὸν σκληρόν.
καίτοι τινὲς καὶ αὐτὸ τοῦτο μετὰ τὸν θάνατον γίνεσθαί
φασι, πηγνυμένων ὑπὸ τῆς ψύξεως αὐτῶν καὶ οὐ φύσει
τοιούτων οὐσῶν. ἕτεροι δὲ εἰς θερμὸν ὕδωρ ἐμβαλόντες,
εἶτ᾽ ἔτι διεστώσας ὁρῶντες, οὕτω πείθονται διακεῖσθαι
καὶ πρὸ τοῦ θανάτου· ἐπανελθεῖν γὰρ ἂν εἰς τὴν ἀρχαίαν
φύσιν, ἀπελθούσης τῆς ψύξεως, εἰ δὴ ταύτῃ τι ἐνενεωτέ-
ριστο. παντοίως οὖν ἀπόρου τοῦ ζητουμένου ὄντος, οἷς
τεκμαιρόμενος ἀμφοτέρας τὰς κινήσεις τῶν ἀρτηριῶν ἐνερ-
γείας εἶναι νομίζω, καὶ δὴ φράσω. τὴν μὲν διαστολὴν, ἔτι
τῆς δυνάμεως ἐῤῥωμένης, μεγάλην γίνεσθαι, ὥσπερ τοὐναν-
τίον, αὐτῆς ἀσθενούσης, μικρὰν εἶναι, πᾶσι πρόδηλον.

non perinde, ut venas, fic etiam arterias in fe recidere
videmus. Illae, fimul ac vacuae fanguine funt, prorfus
in feipfas confidunt, adeo ut fuperna earum tunicae
pars cum inferna committatur. Arteriae femper diffi-
dentibus cernuntur partibus, quod fcilicet propter alte-
ram earum tunicam, quae dura eft, evenit. Quanquam
funt qui hoc ipfum adeo evenire poft mortem dicant,
quod frigore tum rigeant, non quod natura tales fint.
Alii, quum in aquam calidam conjeciffent, ac mox ita
diffidentes confpexiffent, fic eas fe habere etiam prius,
quam animal moreretur, fibi perfuaferunt; quippe in
priorem habitum frigiditate jam difcuffa fuiffe rever-
furas, fi fcilicet ex hac novum habitum contraxiffent.
Itaque quum prorfus perdifficilis haec fit quaeftio, qui-
bus conjectans rationibus utrumque motum arteriarum
actionem putem, jam fubjiciam. Quod diaftole valida
facultate magna fit, ficuti e diverfo imbecilla facultate

ΠΕΡΙ ΧΡΕΙΑΣ ΣΦΥΓΜΩΝ. 171

Ed. Chart. V. [440.]   Ed. Baf. III. (157. 158.)

ἐχρῆν δὲ, εἴπερ, ὥς τινες οἴονται, τὸ μὲν συστέλλεσθαι τῶν
ἀρτηριῶν ἐνέργεια, τὸ δὲ διαστέλλεσθαι εἰς τὴν κατὰ φύσιν
τῶν χιτώνων διάστασιν ἐπάνοδος αὐτόματος, πρῶτον μὲν
ἴσον ἀεὶ τὸν ὄγκον ὑπάρχειν τῶν διαστολῶν, ἔπειτα μηδὲν
μᾶλλον ἐρρωμένης ἢ ἀρρώστου δυνάμεως εἶναι ἔρ(158)γον· τὸ
μέγεθος· οὐδέτερον δ᾽ οὕτως ἔχει. καὶ πρόσεστιν ἕτερον
τεκμήριον οὐ μικρὸν εἰς ταὐτὸν συντελοῦν. μέγιστοι καὶ
ὑψηλότατοι σφυγμοὶ τοῖς κάλλιστα κριθησομένοις γίνονται.
καίτοι τότ᾽ οὐκ ἄν τις οὐδὲ μαινόμενος εἴποι τὴν δύνα-
μιν ἀρρωστεῖν. εἰ γὰρ τὸ καλῶς κριθῆναι γίνεται ἐνδείᾳ
δυνάμεως, τὸ κακῶς δι᾽ εὐρωστίαν δηλονότι γενήσεται·
εἰ δὲ τοῦτο, καὶ τὸ ἀποθανεῖν αὐτὸ ῥώμης ἔργον εἶναι
φήσομεν. τί οὖν ἂν εἴη γελοιότερον; ἀλλὰ καὶ τὸ τὸ σφο-
δρὸν τῆς πληγῆς ἐν τῷ διαστέλλεσθαι τοῖς μὲν μᾶλλον,
τοῖς δὲ ἧττον ὑπάρχειν τῶν σφυγμῶν ἐπίτασιν καὶ ἄνε-
σιν ἐνεργείας ἐνδείκνυται. εἰ δὲ τὸ φαῦλον τῆς ἐνεργείας
ἦν ἡ διαστολή, καθάπερ ἡ ἐκπνοή, οὔτ᾽ ἂν τὸ μᾶλλόν τε

parva, manifefte cernitur. Atqui oportebat, fi, quemadmo-
dum quidam autumant, contractio ipfa arteriae fit actio, di-
latatio vero tunicarum ipfius in naturalem partium diftan-
tiam fpontaneus reditus, primum quidem eandem femper effe
dilatationum magnitudinem, deinde magnitudinem nihilo
magis robuffae quam imbecillae facultatis opus effe, quo-
rum utrumque falfum eft. Acceditque, quo id conjiciam,
aliud non parvum, quod maximi altiffimique pulfus iis
affectibus, qui commodiffime per crifim paulo poft finien-
tur, fiunt, quamvis hoc tempore vires effe imbecillas ne
infanus quidem dixerit. Nam fi commode aliquid per crifim
viribus imbecillis finitur, utique incommode id fiet iifdem
robuftis. Quod fi eft, mortem ipfam roboris virium opus
effe dicemus, quo quid dici magis ridiculum poteft? Quin
etiam quod ictus vehementia aliis pulfibus major fit,
aliis minor, intendi ac remitti actionem eorum teftatur.
Quod fi, tanquam expiratio, fic diaftole actionis effet re-

172 ΓΑΛΗΝΟΥ

Ed. (Chart. V. [440. 441.]   Ed. Baf. III. (158.)

καὶ ἧττον ἦν ἐν αὐτῇ, καθὰ ἐν ταῖς ἐκπνοαῖς, οὔθ᾽ ὅλος
ὁ τόνος τε [441] καὶ ἡ σφοδρότης τῆς προσβολῆς. ἡ μὲν
οὖν διαστολὴ διὰ ταῦτά τε καὶ ἄλλα παραπλήσια τούτοις
ἐκ τοῦ τῶν ἐνεργειῶν εἶναί μοι φαίνεται γένους, καὶ σώ-
ζοιτ᾽ ἂν ἔτι καὶ κατὰ τοῦτο ἡ πρὸς τὴν ἀναπνοὴν τῶν
σφυγμῶν ὁμοιότης.

Κεφ. ζ΄. Ἐφεξῆς ἂν εἴη σκεπτέον, εἰ, ὥσπερ ἡ ἐκ-
πνοὴ ἄνεσίς ἐστι καὶ οἷον ἀνάπαυσις τῆς ἐνεργείας τοῦ
θώρακος, ἡ ἐκφύσησις δὲ ἐνέργεια, καὶ διὰ τοῦτο τὸ μᾶλλόν
τε καὶ ἧττον ἔχει, τῆς ἐκπνοῆς οὐκ ἐχούσης, οὕτως καὶ ἡ
συστολὴ μὲν ἐν τοῖς σφυγμοῖς ἔκλυσις τῆς ἐνεργείας ἐστὶ
τῶν ἀρτηριῶν, ἕτερον δέ τι ταύτῃ παρακείμενον ἀνάλογος
ταῖς ἐκφυσήσεσιν ἡ ἐνέργεια. καί μοι δοκεῖ καὶ τοῦτο
παντὸς μᾶλλον ἀληθὲς εἶναι. τεκμαίρομαι δὲ ἔκ τε τῶν
κοινῇ περὶ πασῶν ἡμῖν τῶν ζωτικῶν δυνάμεων ἑτέρωθι δε-
δειγμένων, κἀκ τῆς πρὸς αὐτὴν τὴν ἀναπνοὴν ἀναλογίας.
ἐν μέντοι γε τοῖς περὶ τῶν δυνάμεων λογισμοῖς ἑκάστῳ

millio, utique nec intenfio in ea, nec remillio, ficuti nec
in expiratione, cernerentur, nec omnino robur et vehe-
mentia ictus. Ac diaftole quidem per haec et alia his
fimilia ex actionum mihi genere videtur, fervarique
etiam hactenus pulfuum cum refpiratione fimilitudo
poteft.

Cap. VII. Deinceps illud confiderandum videtur,
an, ficuti expiratio actionis pectoris remillio eft, vel uti-
que cellatio, cfflatus vero actio, atque idcirco intentio-
nem et remillionem admittens, quod expiratio non fa-
cit, fio fyftole in pulfibus relaxatio arteriarum operis fit,
aliaque huic annexa actio, quae cfflatui refpondeat. Ae
mihi id quoque videtur verillimum elle. Porro conjicio
id tum ex iis, quae communiter de univerfis vitae fa-
cultatibus alibi a nobis demonftrata funt, tum ex pro-
portione ad ipfam expirationem. Siquidem in iis, qui-
bus de ejufmodi facultatibus egimus, vifum eft quodque

ΠΕΡΙ ΧΡΕΙΑΣ ΣΦΥΓΜΩΝ. 173

Ed. Chart. V. [441.]   Ed. Baf. III. (158.)

τῶν ὀργάνων ἐμφαίνει ἐναντίως ἔχειν ἐμφύτους δυνάμεις.
ἡ δ' αὖ τῆς ἀναπνοῆς ὁμοιότης ζητεῖ τὴν ἐνέργειαν ἐν
ταῖς ἀρτηρίαις ἀνάλογον ταῖς ἐμφυσήσεσιν. καὶ γὰρ ἀτο-
πώτατον ἂν εἴη, μᾶλλον δ' ἀδύνατον, ὑπάρχειν μέν τινα
χρείαν τῇ φύσει τῆς συστολῆς τῶν ἀρτηριῶν, μηδεμίαν δ'
αὐταῖς δοθῆναι σύμφυτον δύναμιν, δημιουργὸν τῆς τοιαύ-
της κινήσεως. εὐλογώτερον οὖν μακρῷ, καθάπερ ἐν τοῖς
περὶ δυσπνοίας ἐδείκνυμεν, ὁπόταν μὲν ἡ ἐκ τῆς τῶν χυ-
μῶν συγκαύσεως ἀθροιζομένη λιγνυώδης ἀναθυμίασις ἀξιό-
λογος ᾖ, τηνικαῦτα μὲν ἐκφυσήσεως τὸ ζῶον ἐφίεσθαι,
ὁπόταν δ' ἤτοι διὰ τὴν εὔχυμον, ἢ τὴν τοῦ θερμοῦ με-
τριότητα μηδὲν τοιοῦτον ὑποτρέφηται περίττωμα, μόνης
τῆς ἐκπνοῆς, κἂν ταῖς ἀρτηρίαις τὴν μὲν ἀνάλογον ταῖς
ἐκφυσήσεσι συστολὴν ἐν ταῖς πλεονεξίαις τοῦ τοιούτου περιτ-
τώματος γίνεσθαι, τὰς δ' ἄλλας, ὅταν ἀτμῷ μᾶλ-
λον ἢ καπνῷ παραπλήσιον ᾖ τὸ κενούμενον ἐξ αὐ-
τῶν. ἐναργῶς δὲ μαρτύρια πάμπολλα τῶν ἐν τοῖς
σφυγμοῖς φαινομένων, οἷον εὐθέως τὰ κατὰ τοὺς ὕπνους

inftrumentum contrarias inter fe fibi infitas facultates
habere. Rurfus fimilitudo ad refpirationem exigit in
arteriis actionem, quae proportione refpondeat efflatui.
Etenim abfurdum maxime fit, nifi potius ejufmodi, quod
fieri omnino non poffit, effe aliquem naturae fyftoles
arteriarum ufum, nec tamen vim ingenitam, quae ejuf-
modi motum efficeret, datam effe. Rationabilius igitur
longe eft, ficuti, cum de refpirationis difficultate agerem,
eft indicatum, ubi ex humorum deuftione collectus fuli-
ginofus vapor plurimus eft, tum animal efflatum appe-
tere, contra, quum vel ob fucci temperiem vel caloris
mediocritatem nihil talis excrementi colligitur, tum fo-
lum expirationem, in arteriis quoque, ubi tale excremen-
tum redundat, fimilem efflatui fyftolen edi, reliquas,
quum id, quod ex ipfis vacuatur, halitui quam fumo eft
fimilius. Sane multa eorum, quae in pulfu apparent,
evidentia documenta funt, veluti et quae per fomnum

ἐ:τὶ τῶν ἐδηδοκότων δαψιλῶς. ἐν τούτοις γὰρ ἐκλύεται
μὲν ἡ διαστολὴ μικροτέρα τε ἅμα καὶ βραδυτέρα γινο-
μένη, ἐπιτείνεται δὲ κατ᾽ ἄμφω ἡ συστολή, καὶ γὰρ ὠκυ-
τέρα ἢ πρόσθεν καὶ ἐπὶ πλέον εἴσω κατιοῦσα φαίνεται.
ἔοικε γὰρ ταῦτα γίνεσθαι κατὰ τοὺς ὕπνους εὐλόγως θ᾽
ἅμα καὶ ἀνάλογον ταῖς ἐκπνοαῖς. ἔσω γὰρ μᾶλλον ἢ
ἔξω κινουμένης τῆς ἐμφύτου θερμασίας, καὶ διὰ τοῦτο
πολλῆς ἀθροιζομένης κατὰ τε τὰ σπλάγχνα καὶ τὴν γα-
στέρα κατεργαζομένην τούς τε χυμοὺς καὶ τὰ σιτία,
πλείων ἀνάγκη καὶ τὸ περίττωμα γενόμενον δεῖσθαι τῆς
φυσικῆς κενώσεως. καὶ διὰ τοῦτο ἐν μὲν ταῖς ἀναπνοαῖς
ἡ ἐκπνοὴ θάττων τε καὶ μείζων, καὶ ὡς ἐπὶ τὸ πολὺ μετ᾽
ἐκφυσήσεως τοῖς κάμνουσι κοιμωμένοις, καὶ μάλισθ᾽ ὅταν
ἐδηδοκότες ὦσιν ἱκανά. κατὰ δὲ τοὺς σφυγμοὺς ἡ συ-
στολὴ τὸν αὐτὸν διατίθεται τρόπον. οὕτω τοι καὶ τοῖς
παισὶν ἄμφω πλεονεκτεῖ· πλείστη γὰρ καὶ ἡ τῶν χυμῶν
ἐργασία τοῖς τοιούτοις διὰ τὴν αὔξησιν. ἔμπαλιν δὲ ῍

in iis, qui ampliter comederunt, fieri advertimus. In
his enim remiſſior ſit diaſtole, ut quae tum minor ef-
fecta, tum vero tardior intelligatur. Intenſio autem fit
fyſtoles in utroque, quum et velociter quam prius et
magis intro ſe recipere noſcatur. Videntur autem haec
tum merito per fomnum fieri, tum cum expiratione con-
ſentanea eſſe. Quippe intro magis quam foras naturali
calore ſe ferente, eoque etiam circa viſcera et ventrem,
qui ſuccos et cibos concoquat, jam plurimo collecto,
neceſſum eſt excrementum, quoniam id quoque copio-
fius gignitur, naturalem vacuationem deſideret. Proinde
in reſpiratione expiratio et major et plerumque cum
efflatu aegris inter dormiendum viſitur, maximeque id,
ubi largius comederint. In pulſibus vero arteriae con-
tractio ad eundem ſe exhibet modum. Sic porro et
pueris ambo excellunt, quippe vehemens eſt his pro-
pter incrementum concoctio. Contra ſenum aetas tar-

ΠΕΡΙ ΧΡΕΙΑΣ ΣΦΥΓΜΩΝ. 175

Ed. Chart. V. [441. 442.]　　　　　　　Ed. Baf. III. (158.)

τῶν γερόντων ἡλικία βραδυτάτην τε καὶ μικροτάτην ἔχουσα
φαίνεται τὴν συστολήν, ὡς ἀμυδρὰν καὶ περὶ τὰς πέψεις
ἀσθενοῦσαν καὶ τοὺς χυμοὺς ἥκιστα κατεργαζομένην, ὡς
μὴ ἀναγκαίων. ἀνάλογον δὲ τούτοις καὶ τὰς ὥρας τε καὶ
χώρας καὶ πάσας [442] ἁπλῶς τοῦ περιέχοντος ἡμῶν
ἀέρος τὰς μεταβολὰς εἰς κρύος τε καὶ θάλπος ἀλλοιοῦ-
σθαί φασι τοὺς σφυγμούς. οὕτω δὲ καὶ τῶν ψυχικῶν πα-
θῶν καὶ τῶν ἐπιτηδευμάτων τε καὶ νοσημάτων ἕκαστον
ἤτοι τὴν ἔξω κίνησιν αὐξάνει τῶν ἀρτηριῶν, ἢ τὴν εἴσω.
καίτοι γ' ἐχρῆν, εἰ διὰ παντὸς ἀνάπαυσίς τις ἦν ἡ δια-
στολή, πρῶτον μηδαμῶς μήτ' ὠκυτέραν ἑαυτῆς μήτε
βραδυτέραν ταύτην γίνεσθαι· δεύτερον δὲ καὶ τῆς κινή-
σεως ὅρον ἕνα διὰ παντὸς ὑπάρχειν, ὃν ἐκ τῆς φυσικῆς
κατασκευῆς αἱ ἀρτηρίαι κέκτηνται. τὸ δὲ καὶ τοῦτο
προσωτέρω κινεῖν αὐτὰς ἐνδεικτικόν ἐστι τῆς τότε γινο-
μένης ἐνεργείας. ἀλλ' οὐκ ἐνεργοῦσα, φασίν, ἡ ἀρτηρία
θᾶττόν τε καὶ μέχρι πλέονος εἴσω προσέρχεται, ἀλλὰ διὰ
τῶν χιτώνων μαλακότητα· πεφύκασι γὰρ οἱ τοιοῦτοι τῆς

diorem et minorem videtur habere fyſtolen, utpote mi-
nus neceſſariam, quum et imbecilliter concoquat, et ſuccos
minime conficiat. Jam ad proportionem horum tum
anni tempus, tum regio, tum omnis uno verbo ambientis
nos aëris ad frigus et calorem mutatio pulſus alterare vi-
dentur. Pari modo et animi affectus omnes, et vitae
fortes, et morbi arteriarum motum introrſus extrorſusve
promovent; quanquam ſcilicet oportebat, ſi diaſtole cef-
ſatio et quies eſſet, primum illud accidere, ut non alias
videretur celerior, alias tardior; deinde ut terminus et
finis motus ſemper is eſſet, quem ex naturali compoſi-
tione arteriae poſſiderent. Verum quum praeter quoque
hunc terminum ſe ipſas moveant, indicium eſt tum
etiam obitae actionis. At, inquiunt, arteria non agendo
aliquid celerius interiuſque deſcendit, ſed propter tuni-
carum mollitiem; habiles enim ſunt tales, ceſſante dia-

διαστολῆς ἀφεθέντες ἐπὶ πλεῖόν τε καὶ θᾶττον τῶν σκλη-
ρῶν εἰς ἑαυτοὺς συνιζάνειν. ἀλλὰ τοῦτο, φήσομεν, ὦ γεν-
ναῖοι, τῇ μὲν κατὰ τὰς ἡλικίας ἐξαλλαγῇ τῶν ῥυθμῶν
ἴσως ὁμολογεῖ· καίτοι δείξομεν ὀλίγον ὕστερον, ὅπως δια-
φέρεται· παμπόλλαις δ' ἄλλαις διαθέσεσιν ἐναργῶς δια-
φωνεῖ, καθ' ἃς ἐξαιφνίδιος ἡ ἀλλοίωσις γίνεται τῶν ῥυ-
θμῶν, οὐδὲν μέγα τῶν χιτώνων ἐν οὕτως ὀλίγῳ χρόνῳ
μεταβάλλειν εἰς μαλακότητά τε καὶ σκληρότητα δυναμέ-
νων. ἐξαπατᾷ δὲ οὐχ ἥκιστα ὑμᾶς καὶ τὸ καλῶς ὑπὸ
τῶν παλαιῶν ἰατρῶν εἰρημένον, οὐ συνιέντας αὐτὸ προση-
κόντως. ἑτοιμότεροι γάρ εἰσι πρὸς τὰς κινήσεις οἱ μα-
λακοὶ χιτῶνες, ὅταν ἐνεργῶσί τι δι' αὐτῶν αἱ δυνάμεις·
εὐπειθέστεροι γὰρ οὕτως αὐταῖς εἰσι καὶ, ὡς ἄν εἴποι τις,
εὐαγωγότεροι πρὸς ὅ τι ἂν ἐθέλωσιν. ὅταν δ' ὑπ' ἐκείνων
κινηθέντες αὖθις ἐαθῶσιν εἰς τὴν ἑαυτῶν κατάστασιν ἐπα-
νιέναι, τόθ' οἱ σκληροὶ θᾶττον ἐπανέρχονται τῶν μαλα-
κωτέρων, ὥσπερ καὶ τῶν φυτῶν τὰ σκληρότερα τῶν

ſtole, et ulterius et celerius, quam durae, in ſe ipſas re-
cidere. At hoc, viri probi, mutationi illi modulorum
pulſus, quae ex aetate ſpectatur, fortaſſe conſentire di-
cemus; tametſi paulo poſt, quemadmodum diſſentiat, in-
dicabimus. Caeterum plurimis aliis eſſectibus evidenter
repugnat; in quibus ſcilicet ſubitanea eſt modulorum
pulſus mutatio, quum nihil adeo in tantillo tempore
mutari in mollitiem et duritiem poſſit. Fallit autem
non minime nos et quod a veteribus medicis probe di-
ctum non recte a nobis intelligitur. Quippe faciliores
ad motus erunt molles tunicae, quum ſcilicet facultates
ipſae aliquid per eas moliuntur, ſi quidem ſic illis ſunt
magis obſequentes et, ut ſic dixerim, ad id quod volunt,
ſequaciores. Quum vero, poſtquam ab iis ſunt motae,
rurſum permittuntur ad ſtatum proprium redire, tum
utique durae, quam molles, celerius revertuntur, non
aliter plane, quam durae ſtirpes, quae difficilius quam

μαλακωτέρων χαλεπώτερον μὲν ὑπείκει τοῖς βιαζομένοις
καὶ μόλις ἕπεται τοῖς ἕλκουσιν, ἀφεθέντα δ᾽ αὖθις εὐ-
κολώτερον εἰς τὴν ἔμπροσθεν ἐπανέρχεται κατάστασιν.
ἀλλὰ καὶ λόγον ἔχον ἐστὶ τοῦτο πρὸ τοῦ φαίνεσθαι γι-
νόμενον οὕτως. ἑκάστῳ γὰρ τῶν σωμάτων ἐστί τις ἴδιος
λόγος συστάσεως ἄλυπός τε καὶ, ὡς Ἱπποκράτης ἔλεγεν,
ἀκάματος, ἐν τῷ μέσῳ δηλονότι τῶν ἀμέτρων αὐτοῦ κινή-
σεων καθεστηκυίας, καὶ ταύτης οὐκ ἄνευ καμάτου τινὸς
ἐξίσταται. καὶ μείζων δὲ κάματος καὶ αὐτῷ τῷ κινου-
μένῳ σώματι καὶ τῇ κινούσῃ δυνάμει τότε μᾶλλόν ἐστιν,
ὅταν σκληρόν τε καὶ ξηρὸν ὑπάρχῃ. τὸ γὰρ οὕτω συνε-
στηκὸς ἰσχυροτέραν ἔχει τὴν ἕξιν τοῦ μαλακωτέρου τε καὶ
ὑγροτέρου· ὅσῳ δ᾽ ἂν ἕκαστον τῶν ὁτιοῦν πάσχειν μελ-
λόντων ἰσχυρότερον ᾖ, τοσοῦτον τῷ διατιθέντι δυσκινη-
τότερον γίνεται. εἴπερ οὖν πάσχει μὲν τὸ κινούμενον
ὑπὸ τοῦ κινοῦντος, ἐνεργεῖ δὲ καὶ δρᾷ περὶ αὐτὸ τὸ
κινοῦν, εὔλογον ἦν, ὅσον δυσπαθέστερόν ἐστι τὸ σκλη-
ρότερον, εἰς τοσοῦτον καὶ δυσκινητότερον αὐτὸ γενέσθαι.

molles cogenti ipfas cedunt, vixque trahentem fequun-
tur, dimiffae rurfus in priorem ftatum facile redeunt.
Quin etiam fupra id, quod hoc fic fieri apparet, etiam
ratio idem confirmat. Omni enim corpori fuus qui-
dem ftatus eft, omnis tum doloris, tum vero, ut Hip-
pocrates ait, laboris expers, fcilicet in medio exceffuum
fui motus pofitus. Nec ab hoc citra offenfam id remo-
veris. Eftque major noxa tum ipfi moto corpori, tum
vero facultati, quae id movet, quum ipfam durum fic-
cumque eft. Quod enim fic eft affectum, valentiorem ha-
bitum habet, quam id, quod mollius eft atque humidius.
Quanto autem quicquid eorum, quae paffura quicquam
funt, valentius fuerit, tanto utique eum, qui novum illi
ftatum inducit, difficilius fequitur. Ergo fi, quod move-
tur, ab eo, quod movet, patitur, agit autem facitque in
ipfum id, quod movet, ratio eft, ut, quanto aegrius pati-
tur id, quod durius eft, tanto etiam idem difficilius mo-

178 ΓΑΛΗΝΟΥ

Ed. Chart. V. [442. 443.]   Ed. Baf. III. (158. 159.)

καὶ διὰ τοῦτο, εἴτε φυτὸν ὁτιοῦν, εἴτε τῶν ὀργα(159)νικῶν
τι τοῦ ζώου μορίων ὑπὸ δυνάμεώς τινος κινοῖτο, τὸ
μὲν σκληρὸν, ὡς ἂν δυσπαθέστερόν τε καὶ δυσκινητό-
τερον, ἧττον ἀκολουθεῖ, ῥᾷον δὲ τὸ μαλακώτερον. τοῦ
μαλακωτέρου δὲ τὸ σκληρὸν θᾶττον εἰς τὴν ἑαυτοῦ
κατάστασιν ἐπανέρχεται, ὡς ἂν ἰσχυροτέρᾳ συνεχόμενον
ἕξει. φαίνεται γὰρ ἐν τοῖς φυτοῖς, ὅσα μὲν ἁπαλὰ καὶ
νέα, λυγιζόμενά τε καὶ βραδύνοντα κατὰ τὰς εἰς τὴν φύ-
σιν ἐπανόδους, ὅσα δ᾽ ἤδη τέλεα καὶ σκληρὰ, μετὰ
πλείονος τοῦ τόνου καὶ θάττονος [443] τῆς κινήσεως
ἐπανερχόμενα. πρὸς τῷ τοίνυν, ὡς ἔφην, καταβάλλειν
αὐτῶν τὸν λόγον τὰς ἐξαίφνης γιγνομένας μεταβολὰς τῶν
ῥυθμῶν οὐδ᾽ ἄλλως ἔοικεν ὁμολογεῖν τοῖς φαινομένοις
ἡ ὑπόθεσις, δειχθέντος τοῦ μὲν μαλακωτέρου σώματος
καὶ ἀσθενεστέρου ῥᾷον μὲν ἑπομένου τῷ κινοῦντι, βρα-
δύτερον δ᾽ εἰς τὴν φύσιν ἐπανερχομένου, τοῦ δὲ σκλη-
ροτέρου διὰ συντονίαν μόγις μὲν νικωμένου, καὶ διὰ

veatur. Proinde, five ftirps ulla, five animantium pars
ulla instrumentalis a facultate quavis moveatur, quod
durum eft, utpote difficilius patibile difficiliusque
mobile, minus obfequetur, quod mollius eft, facilius
ducetur. At quod eft durum, ceu valentiore firma-
tum habitu, velocius in fuum ftatum revertitur. Nam
in ipfis ftirpibus, quae tenellae novellaeque funt, tum
vitilium ufum praebere, tum vero ad reditum in
naturae habitum fegnes effe cernuntur; e diverfo,
quae abfoluta jam duraque funt, cum impetu majore
ac motu celeriore revertuntur. Ergo praeter id, quod
a fubito mutatis arteriae motibus refutatur eorum
ratio, ut dixi, etiam nec cum iis, quae fieri evi-
denter apparent, confentire videtur eorum hypothe-
fis, indicato praefertim, quod mollius et imbecillius
corpus, ut facile ducentem fequitur, ita fegnius in
naturam revertitur, durum contra tum roboris re-
nixu vix vincitur, tum tardius fequitur ac cele-

τοῦτο βραδύτερον ἑπομένου, θᾶττον δὲ, ὅταν ἀφεθῇ, πρὸς
τὴν οἰκείαν ἐπειγομένου φύσιν. συνελόντι δὲ φάναι, καὶ
ταῖς μαλακαῖς ἀρτηρίαις ἄμφω συμβέβηκε πάσχειν ἐν μέ-
ρει καὶ ταῖς σκληραῖς.

Κεφ. η'. Εἴρηταί μοι τὸ πᾶν ἤδη περὶ χρείας
σφυγμῶν. καὶ γὰρ ὅτι φυσικῆς ἕνεκα τῆς καθ᾽ ὅλον τὸ
ζῶον θερμασίας, καὶ ὅτι κατὰ μὲν τὰς διαστολὰς δια-
ψύχεται τοῦτο, κατὰ δὲ τὰς συστολὰς καθαίρεται, καὶ
ὡς αἱ κινήσεις αἵδε ταῖς ἀναπνευστικαῖς ἐοίκασι πάν-
τη, καὶ ὡς καὶ τῷ ψυχικῷ πνεύματι χρήσιμοι, καὶ ὡς
καθ᾽ ἓν μόνον ἀναπνοὴ καὶ σφυγμὸς διαφέρουσι, τῷ
τὴν μὲν ὑπὸ τῆς ψυχικῆς δυνάμεως, τὸν δ᾽ ὑπὸ τῆς
ζωτικῆς γίνεσθαι, τὰ δ᾽ ἄλλα πάντα καὶ χρείας ἕνεκα
καὶ τρόπου κινήσεως ὁμοίως ἔχουσιν, εἴρηταί τε καὶ
δέδεικται. ῥᾷστον δὴ ταῦτ᾽ ἐπιμελῶς ἀναλεξαμένῳ δια-
κρίνειν δύνασθαι τά τε καλῶς ὑπὸ τῶν ἔμπροσθεν

rius, quum fuo impetui dimittitur, ad propriam
naturam feftinat. Quae ambo, ut fumma com-
plectar, tum mollibus arteriis tum duris per vices
incidunt.

Cap. VIII. De pulfuum ufu dixi rem totam. Nam
et quod naturalis, qui per totum animal diffunditur,
caloris gratia fint conditi, et quod dilatata arteria
is refrigeretur, contracta rurfus purgaretur, et quod
motus hi fpiritus motibus omnino fint affimiles, et
quod animali fpiritui conducant, et quod una re
tantum refpiratio et pulfus diffideant, nempe quod
illa ab animali facultate, hic a vitali manet, reli-
quis, vel quod ad utilitatem, vel quod ad motus
modum fpectat, fimiliter fe habeant, dictum ac de-
monftratum eft. Facile utique, qui haec curiofe rele-
gerit, difcernere poterit, et quae recte a prioribus

εἰρημένα καὶ τὰ μή. ῥάδιον δὲ τῷ τοιούτῳ, καὶ ὅσα
κατὰ μέρος ὑπὲρ ἀμφοτέρων ζητεῖται τῶν ἐνεργειῶν, ἐξευ-
ρίσκειν.

fint dicta et quae fecus. Facile vero ejufmodi eft, et
quaecunque membratim de utraque actione quaeruntur,
ea invenire.

ΓΑΛΗΝΟΥ ΠΕΡΙ ΤΩΝ ΙΠΠΟΚΡΑΤΟΥΣ ΚΑΙ ΠΛΑΤΩΝΟΣ ΔΟΓΜΑΤΩΝ ΒΙΒΛΙΑ ΕΝΝΕΑ. ΠΡΩΤΟΝ ΑΚΕΦΑΛΟΝ.

Ed. Chart. V. [78.]

Ἀλλὰ κἀκείνου τὸ συνεχὲς τῷ στέρνῳ διεσεσήπει, καὶ ἦν οὕτω σαφῶς θεάσασθαι τὴν καρδίαν, ὡς κἂν ταῖς τῶν ζώων ἀνατομαῖς, ἐπειδὰν ἑκόντες ἀναγυμνῶμεν. τὸ μὲν οὖν παιδάριον ἐσώθη, σαρκωθέντων τε τῶν περὶ τὸ στέρνον καὶ συμφύντων ἀλλήλοις, καὶ τοιοῦτον ἐπίθεμα γερομένων τῆς καρδίας, οἷόν περ ἡ ἔμπροσθεν ἦν κορυφὴ τοῦ χιτῶνος. καὶ οὐ χρὴ θαυμάζειν, εἰ, γυμνωθείσης τῆς καρδίας,

GALENI DE PLACITIS HIPPOCRATIS ET PLATONIS LIBRI NOVEM. LIBER PRIMVS SINE PRINCIPIO.

Sed et illius quod sterno conjunctum erat, computruit, licebatque ita aperte cor videre, ut in animalium dissectionibus, ubi consulto et data opera id denudamus. Igitur puer servatus est, obductis jam nova carne et connatis inter se partibus circa sternum positis effectisque tale cordi operimentum, quale prius erat tunicae *pericardii* vertex. Neque est cur admiremur, detecto

Ed. Chart. V. [78.]

ἐσώθη τὸ παιδάριον. οὐδὲν γὰρ περιττότερον ἡ διάθεσις
εἶχε τῶν ὁσημέραι γινομένων εἰς τὸν θώρακα συντρήσεων.
οὐ μὴν οὐδὲ ὁ περικάρδιος ἴδιον ἐξαίρετον ἐπιφέρει τινὰ
κίνδυνον, ὥσπερ που καὶ Ἡρόφιλος εἴρηκε καὶ ἄλλοι πολ-
λοὶ τῶν ἰατρῶν. οὔτε οὖν τὸ παιδάριον ἐκεῖνο παρ᾽ ὅλην
τὴν θεραπείαν ἐβέβλαπτο τὴν ἐνέργειαν, οὔτε ἄν τι ζῶον
ὁμοίως ἀνατέμνωμεν. τίνος οὖν ἕνεκα ταῦτ᾽ εἴρηταί μοι;
τοῦ τὴν καρδίαν αἵματος εἶναι μεστὴν τηνικαῦτα κατ᾽ ἀμ-
φοτέρας τὰς κοιλίας. τῷ τοῦτο δῆλον; εἰ τρώσαις αὐτὴν,
εὐθὺς ἐκχεῖται τὸ αἷμα. ἐχρῆν δέ γε κατὰ τὸν Χρύσιππον
ἢ τὸ πνεῦμα πρότερον ἐκκενούμενον φαίνεσθαι, κᾄπειθ᾽
οὕτως ἕπεσθαι τὸ αἷμα, ἢ μηδὲ ὅλως ἕπεσθαι, καθάπερ
οὐδὲ ἐπὶ τῶν κατὰ τὸν ἐγκέφαλον ἕπεται κοιλιῶν. ἀλλ᾽
ἐπειδὰν ἐκκόψαντες τὸ κρανίον ἀφέλωμεν τὴν παχεῖαν μή-
νιγγα, καὶ γυμνώσαντες ἅπαντα τὸν ἐγκέφαλον ἐπιχειρῶμεν
τιτρώσκειν ἡντιναοῦν αὐτοῦ κοιλίαν, οὔτε ἐν τῷ παραχρῆμα
φαίνεται κατ᾽ αὐτὰς αἷμα περιεχόμενον, οὔτε ὕστερον ἑπό-
μενον. οὕτως δὲ κἀπὶ τοῦ τεθνεῶτος ἤδη ζῴου κατὰ μὲν

corde, fervatum fuiſſe puerum. Etenim habuit nihil am-
plius is affectus, quam quae quotidie fiunt thoracis per-
forationes, praefertim quum pericardium novum aliquod
ex fe nullum adfert periculum, ut Herophilus atque alii
medicorum multi cenfent. Igitur ne in actione quidem
ulla laefus puer erat toto quo illi medebatur fpatio,
quemadmodum neque animal ullum, quod eo modo fe-
cuerimus. Sed quorfum haec narramus? ut oftendam,
cor utroque fuo ventre fanguinis effe plenum. Hoc inde
conftat, quod, fi fecueris ipfum, ex hoc flatim fanguis ef-
funditur. Sed fecundum Chryfippum vel fpiritum prius
oportebat exhauftum apparere, atque ita dein fequi fan-
guinem, vel omnino non fequi, quemadmodum neque fe-
quitur in cerebri ventriculis. Nam ne in his quidem
flatim fanguis contineri, neque poftea fequi videtur, ubi,
excifa calvaria, et ablata craffa membrana, univerfoque
denudato cerebro, quemcunque ventriculum ejus fecare
tentamus. Itaque mortuo jam animali, in finiftro quidem

Ed. Chart. V. [78. 79.]

τὴν ἀριστερὰν κοιλίαν τῆς καρδίας οὐκ ἔσθ᾽ ὅπου οὐκ ἂν
εὕροις αἵματος θρόμβους, ἐν δὲ ταῖς κατὰ τὸν ἐγκέφαλον
οὐχ εὑρήσεις, πλὴν εἰ θλασθέντος αὐτοῦ σὺν τῷ κρανίῳ
τῶν ἐν αὐτῷ τινες ἀρτηριῶν ἢ φλεβῶν διασπασθεῖεν. οὕτω
δὲ κἀπὶ τῶν τιτρωσκομένων κατὰ τὴν ἔκφυσιν τοῦ νωτιαίου
βοῶν [79] εὑρίσκεταί ποτε διαδιδόμενον εἴς τινα τῶν προ-
σθίων κοιλιῶν αἷμα. καὶ οὐδὲν οὐδ᾽ ἐνταῦθα θαυμαστὸν,
αὐτῆς τῆς ὀπισθίου κοιλίας τιτρωσκομένης, καὶ πολλῶν
καὶ μεγάλων αὐτῇ συντιτρωσκομένων ἀγγείων, ἀφικνεῖσθαί
ποτε καὶ μέχρι τῶν προσθίων τὸ αἷμα. δύναιτο δ᾽ ἂν
ἐνίοτε καὶ βρόχῳ πνιγέντος τοῦ ζώου διὰ τὴν ὑπερβάλλου-
σαν βίαν ῥαγῆναί τι τῶν κατὰ τὸν ἐγκέφαλον ἀγγείων, οἷα
δὴ πολλάκις ὁρᾶται γιγνόμενα καὶ καθ᾽ ὁτιοῦν ἄλλο μέρος
ὑπὸ πλήθους αἵματος ἢ χύσεως ἀναῤῥαγέντος ἀγγείου. εἰ
δ᾽ ἐν ὕδατι πνιγείη τὸ ζῶον, οὐκ ἂν ὁμοίως ἀγγεῖον ῥα-
γείη. κατὰ μέντοι τοὺς ἄλλους ἅπαντας θανάτους τῶν
ζώων οὐκ ἂν εὕροις ἐν ἐγκεφάλου κοιλίᾳ περιεχόμενον
θρόμβον, ὥσπερ ἐν τῇ καρδίᾳ διαπαντός. ἀλλὰ τὰ μὲν

cordis ventriculo nunquam non grumos fanguinis in-
venire eſt, in ventriculis autem cerebri non item, niſi
ſi, eo una cum calvaria contuſo, venarum atque arteria-
rum aliquae diſrumpantur. Eodem modo et in bobus,
qua primum ſpinalis medulla exoritur, vulneratis ſanguis
in anteriorum ventriculorum aliquem diductus aliquando
invenitur. Sed ne hic quidem miraculi quicquam eſt, ſi,
ipſo ventriculo poſteriori unaque magnis vaſis vulnera-
tis, ad anteriores ventriculos ſubinde ſanguis pervenire
conſuevit, quum praeſertim fieri aliquando poteſt, ut, la-
queo ſuffocato animali, ob excedentem vim illatam ali-
quod vaſorum cerebri diſrumpatur. Id quod etiam in
quavis alia parte propter ſanguinis vel copiam vel qua-
litatem evenire ſaepius obſervatum eſt. Verum ſi
in aqua ſuffocetur animal, non itidem vas diſrumpi-
tur, uti nec, ſi alia quavis morte id afficias, in cere-
bri ventriculo grumum contineri, ut in corde ſemper,
reperire erit. Sed de iis, quae mortuis animalibus

Ed. Chart. V. [79.]

ἐπὶ τῶν τεθνεώτων ἐκ περιουσίας εἰρῆσθαί μοι δοκῶ. ἐπά-
νειμι δ᾽ αὖθις ἐπὶ ζῶντα ζῶα, καὶ δείκνυμί σοι, γυμνωθεί-
σης τῆς καρδίας, οὐ μόνον εἰ σμίλην καθείης εἰς τὴν ἀριστε-
ρὰν κοιλίαν, αἷμα προχεόμενον εὐθέως, ἀλλὰ κἂν γραφεῖον,
ἢ βελόνην, ἤ τι τοιοῦτον ἕτερον. καίτοι γε, εἴπερ ἀναγ-
καῖον ἦν, ἐχρῆν ἐκκενωθῆναι τὸ πνεῦμα πρότερον, ἵνα
ἀκολουθήσῃ τὸ αἷμα· τὸ γὰρ στεγνὸν τῆς ὀπῆς ἂν εἰς
χρόνου μῆκος οὐ σμικρὰ συνετέλεσεν. ἀλλ᾽ οὐχ ὧδ᾽ ἔχει
τἀληθές· ἕπεται γὰρ αὐτίκα μάλα τῷ τρώσαντι τὸ αἷμα,
ὥστε οὐκ ἂν, οὐδ᾽ εἰ πάνυ σφόδρα ταχύνῃς ἐν τῇ χειρουρ-
γίᾳ, δυνήσῃ ποτὲ ἀναίμακτον ἐξαρπάσαι τὸ τρῶσαν. ᾧ δῆ-
λον, ὡς πλήρης ἐστὶν αἵματος ἡ ἀριστερὰ κοιλία.

Κεφ. ς΄. Τὸ γὰρ ὑπὸ τῶν περὶ τὸν Ἐρασίστρατον
λεγόμενον, ὡς πρὶν μὲν τοῦ γυμνωθῆναι πνεῦμα μόνον ἐν
αὐτῇ περιείχετο, γυμνωθείσης δὲ παρεμπίπτει τὸ αἷμα, οὐ-
δὲν ἄλλ᾽ ἐστὶν ἢ ἀνθρώπων λόγος ἀναισχύντων πρὸς τὸν
ἔλεγχον. ἀλλὰ καὶ τοῦτ᾽ αὐτῶν ἐλέγξαι τὸ ἀναισχύντημα
ῥᾷστόν ἐστιν. εἰ γὰρ δὴ παρὰ φύσιν εἰς τὴν πνευματικὴν

incidunt, praeter inſtitutum mihi dixiſſe videor. Redeo
ad eadem viva, oſtendamque, ſanguinem ſtatim effundi
detecto corde, ſi in ventrem ſiniſtrum non ſolum ſcalpellum,
ſed etiam ſtylum, aut acum, aut tale quid injeceris. Quan-
quam profecto ſpiritum prius evacuatum iri, ſi id neceſſum
eſſet, ut dein ſequatur ſanguis, oportebat. Sed foraminis
anguſtia, quod non niſi longo poſt tempore fluat, non pa-
rum forſan confert. At non ita ſe res habet. Statim
enim inſtrumentum, quod vulneraverit, ſanguis ſequitur,
adeo ut, quantumvis manus vulnerando feſtinarit, inſtru-
mentum educere incruentum nequeas. Ex quo ſcire li-
cet, ſiniſtrum ventriculum ſanguine plenum eſſe,

Cap. VI. Etenim ſpiritum ſolum in eo _corde_, an-
tequam denudatum ſit, contineri, poſtquam autem denu-
datum ſit, ſanguinem incidere, ut Eraſiſtrati ſectatores di-
cere ſolebant, nihil aliud eſſe puto quam verba homi-
num, quos reprehendi non pudet. Sed et impudens hoc
eorum dictum refellere facillimum eſt. Si enim praeter

Ed. Chart. V. [79.]

κοιλίαν τῆς καρδίας ἐκπέπτωκε τὸ αἷμα, πάντ᾽ ἐχρῆν, οἶμαι,
συγκεχύσθαι τὰ κατὰ φύσιν αὐτῆς ἔργα, καὶ μήτε τὰς ἀρ-
τηρίας ἔθ᾽ ὁμοίως σφύζειν, ὡς ὅτ᾽ ἐκ τοῦ παρ᾽ αὐτῆς ἐπλη-
ροῦτο πνεύματος, ἀπολωλέναι τε παμπόλλας ἐνεργείας, ὡς
ἂν τῆς πηγῆς αὐτῶν οὐκέτι οὔσης. Ἐρασίστρατος μὲν γὰρ
ζωτικοῦ πνεύματος, Χρύσιππος δὲ τοῦ ψυχικοῦ πνεύματος
πλήρη φασὶν εἶναι τὴν κοιλίαν ταύτην. ἀλλ᾽ οὐδὲν ὅλως
τὸ ζῶον καταλαμβάνει σύμπτωμα. καὶ τοῦτ᾽ ἔνεστι τῷ
βουλομένῳ μαθεῖν παρ᾽ ἡμῶν, ὥσπερ ἀμέλει πολλάκις
ἐδείξαμεν οὐκ ὀλίγοις τῶν ἀπιστούντων, εὐθὺς ἀντιπαρα-
βάλλοντες αὐτοῖς ἐφ᾽ ἑτέρου ζώου, πολλάκις δὲ καὶ καθ᾽
ἓν ὁτιοῦν ταὐτὸν, ὁπόσα τε καὶ ὁποῖα καταλαμβάνει τὸ
σύμπαν σῶμα παθήματα, κοιλίας ἐγκεφάλου τρωθείσης.
καίτοι τί λέγω τρωθείσης; εἰ γὰρ καὶ πρὶν τρῶσαι θλί-
ψῃς ἡντινοῦν αὐτῶν, ἀκίνητόν τε καὶ ἀναίσθητον,
ἄπνουν τε καὶ ἄφωνον εὐθὺς ἔσται τὸ ζῶον. οὕτω δὲ
κἀπὶ τῶν ἀνθρώπων αὐτῶν ἀνατιτραμένων φαίνεται συμ-

naturam in eum cordis ventriculum, ubi fpiritus conti-
netur, fanguis inciderit, omnia ejus naturalia officia con-
fundi oportere puto, ita ut neque arteriae adhuc eodem
modo pulfent, quo cum a cordis fpiritu ventriculus op-
pleretur, et multae admodum actiones intercidant, per-
inde ac fi earum fons jam amplius non extaret. Etenim
hunc ventriculum Erafiftratus vitali, Chryfippus animali
fpiritu plenum effe dicunt. Nullum tamen omnino fym-
ptoma ita affectum animal corripit. Et hoc, qui volet,
ex me difcere poterit, ut fane non paucis, qui id non
credebant, faepius alio ftatim fubftituto animali fimile
illis oftendimus, faepius in uno et eodem, ac praeterea
a quantis et qualibus affectibus univerfum animalis cor-
pus occupatur, vulnerato cerebri ventriculo, palam fe-
cimus. Sed quid dico vulnerato? Si enim ante premas
tantum quemvis ventriculum, quam vulnus intuleris, ani-
mans ftatim fine motu et fenfu, fine fpiritu et voce
erit. Nec aliter in hominibus ipfis caput perforatis

Ed. Chart. V. [79. 80.]

πίπτον. ἐν γὰρ [80] τῷ τὰ κατεαγότα τῶν ὀστῶν ἐκ-
κόπτειν, ὑποβάλλειν ἀναγκαζομένων ἡμῶν ἀσφαλείας ἕνεκα
τοὺς καλουμένους μηνιγγοφύλακας, εἰ βραχεῖ βιαιότερον
ἐπιθλίψει τις αὐτοῖς τὸν ἐγκέφαλον, ἀναίσθητός τε καὶ
ἀκίνητος ἁπασῶν τῶν καθ᾽ ὁρμὴν κινήσεων ὁ ἄνθρωπος
ἀποτελεῖται, οὐ μὴν τήν γε καρδίαν γυμνωθεῖσαν θλιβόντων.
ἀλλ᾽ ἔγωγε οἶδα καὶ πυράγρᾳ ποτὲ χαλκέως ἐπιτρέψας τινὶ περι-
λαβεῖν αὐτὴν, ἐπειδὴ καὶ τῶν δακτύλων ἐξεπήδα βιαίως παλλο-
μένη. ἀλλ᾽ οὐδὲν οὐδὲ τότε τὸ ζῶον ἔπασχεν, οὔτε εἰς αἴσθη-
σιν, οὔτε εἰς κίνησιν τὴν καθ᾽ ὁρμὴν, ἀλλ᾽ ἐκεκράγει τε μεγάλα,
καὶ ἀκωλύτως ἀνέπνει, καὶ πάντα ἐκίνει σφοδρῶς τὰ κῶλα.
μόνη γὰρ ἡ τῶν ἀρτηριῶν βλάπτεται κίνησις, οὕτω δια-
ληφθείσης τῆς καρδίας, ἄλλο δὲ οὐδὲν πάσχει τὸ ζῶον,
ἀλλ᾽, ἄχρι περ ἂν ζῇ, καὶ κινεῖ πάντα τὰ μέλη, καὶ ἀνα-
πνεῖ. ἐγκεφάλου δὲ οὕτω θλιφθέντος, ἔμπαλιν ἅπαντα
συμπίπτει· σφύζουσι μὲν αἱ ἀρτηρίαι κατὰ φύσιν ἅμα τῇ
καρδίᾳ, κινεῖται δ᾽ οὐδὲν μέλος, οὐδὲ ἀναπνεῖ τὸ ζῶον,
οὐδὲ ἐκφωνεῖ. ἤδη μὲν οὖν ἐκ τῶνδε καὶ ἄλλο τι μεῖζον

evenire conspicitur. Interim enim, dum ossa rupta ex-
cidimus, quos membranarum custodes nominant, subdere
cerebri tutandi gratia cogimur, ne, si vel paulo violen-
tius cerebrum premas, homo sine sensu sineque omni vo-
luntario motu reddatur, quod tamen non evenit, si cor
nudatum premas. Quin memini, me aliquando cuidam
permisisse fabri ferrarii forcipe id comprehendere, cum
alioqui, dum moveretur, e manibus violentius palpitando
exiliret. Sed ne sic quidem aut sensu aut voluntario
motu animal laedebatur, tantum vociferabatur magno-
pere, indesinenter respirabat, et omnia membra vehe-
menter concutiebat. Etenim, corde ita apprehenso, solus
arteriarum motus laeditur, aliud nihil patitur animal,
sed, quamdiu vivit, et omnes movet partes, et respirat.
Verum si cerebrum ita comprimas, contraria omnia eve-
nire videbis. Siquidem arteriae quidem naturali ordine,
cum pulsat cor, pulsant, sed nullum membrum movetur,
neque respirat animal, neque exclamat. Ex quibus jam

Ed. Chart. V. [80.]

ἐκφαίνεται, τὸ μήτε τὴν καρδίαν ἐγκεφάλου τινὸς δεῖσθαι
πρὸς τὴν οἰκείαν κίνησιν, μήτε τὸν ἐγκέφαλον τῆς καρδίας.
οὐ μὴν τούτου γε ἕνεκεν ἐμνημόνευσα τῶν ἐκ τῆς ἀνατο-
μῆς φαινομένων, ἀλλ' ὅπως ἐπιδείξαιμι τὸ ψυχικὸν πνεῦμα
κατὰ τὰς τοῦ ἐγκεφάλου κοιλίας περιεχόμενον. ἔνθα νῦν
καὶ μάλιστα μεμψαίμην ἂν τὸν Χρύσιππον, ὅτι βουλόμενος
εἰλικρινές τι καὶ καθαρὸν εἶναι πνεῦμα τὸ κατὰ τὴν ἀρχὴν
τῆς ψυχῆς, οὐ προσηκόντως ἐν τῇ καρδίᾳ καθίδρυσεν αὐτό.
καίτοι Χρύσιππον μὲν ἄν τις ἀποδέξαιτο μετρίως ἀποφηνά-
μενον, ὡς μηθ' ὅτι τῶν νεύρων ἀρχὴ ἡ καρδία τὴν γνῶσιν
αὐτῷ χαρίζεσθαι, μήτ' ἄλλο μηδὲν τῶν κατὰ τὸ πρόβλημα
τοῦτο ζητουμένων· ὁμολογεῖ γὰρ ἀπείρως ἔχειν τῶν ἀνα-
τομῶν. Ἀριστοτέλει δέ γε καὶ Πραξαγόρᾳ, παρὰ τὸ φαι-
νόμενον ἀποφαινομένοις, ἀρχὴν τῶν νεύρων εἶναι τὴν καρ-
δίαν, ἐγκαλέσειεν ἄν τις δικαίως. ὅτι μὲν γὰρ ἄλλα
πολλὰ τῶν κατὰ τὰς ἀνατομὰς ἀκριβῶς οὐχ ἑωράκα-
σιν, ἐξ ὧν ὑπελείποντο συνταγμάτων ἔνεστι καταμαθεῖν·

majus quid se oftendit, videlicet neque cordi opus esse
cerebro, ut suo officio fungatur, neque cerebro corde.
Non tamen hujus gratia eorum memini, quae ex ana-
tome apparent, sed ut oftendam, animalem spiritum in
cerebri ventriculis contineri. Unde etiam hoc loco vel
maxime reprehenderim Chrysippum, quod, cum spiritum,
qui in ea parte, quae animae principium est, continetur,
purum ac sincerum esse vellet, eum non, ut conve-
niebat, in corde collocarit. Quanquam hunc etiam me-
rito quis laudarit, quod modestius sententiam suam pro-
tulit, ita ut neque, an cor principium nervorum sit, ne-
que alterius cujuspiam, quod in hanc controversiam in-
cidere solet, sibi cognitionem vendicet, sed anatomes im-
peritum se esse dicat. Contra Aristotelem et Praxagoram,
cum aliter, quam res apparet, pronuntient, cor esse ner-
vorum principium, jure reprehenderis. Quod autem et
alia multa, quae ad anatomen pertinent, diligenter non
viderint, ex his, quae scriptis reliquerunt, scire licet

Ed. Chart. V. [80.]

ὅτι δὲ ἤτοι παντάπασιν αὐτοὶ τυφλώττοντες, ἢ τυφλοῖς
διαλεγόμενοι, περὶ τῆς τῶν νεύρων ἀρχῆς ἔγραψαν, οὐ λό-
γοις χρὴ μακροῖς κατασκευάζειν, ἀλλ' ἐπὶ τὴν αἴσθησιν
ἰέναι. φαίνεται γὰρ, ὡς ἔμπροσθεν ἐδήλωσα, τὰ μὲν τῶν
νεύρων ἐξ ἐγκεφάλου ἄντικρυς ἐκπεφυκότα, τὰ δ' ἐκ τοῦ
νωτιαίου μυελοῦ, νωτιαῖος δ' αὐτὸς ἐξ ἐγκεφάλου. βέλ-
τιον οὖν ἦν οὔθ' ἁπλῶς ἀρχὴν τῶν νεύρων ἀποφήνασθαι
τὴν καρδίαν, ὕπερ Ἀριστοτέλης ἐποίησεν, οὔτε ἐκ πανουρ-
γίας τινὸς ἐπιβεβουλευμένης, ὡς ὁ Πραξαγόρας. οὗτος γὰρ
ὁ ἀνὴρ ἐπειδὴ μηδὲν ἑώρα νεῦρον ἐκφυόμενον τῆς καρδίας,
ἐφιλοτιμεῖτο δὲ πρὸς Ἱπποκράτην, καὶ πάντως ἐβούλετο τὸν
ἐγκέφαλον ἀφελέσθαι τῆς τῶν νεύρων ἀρχῆς, οὐ σμικρὸν
ἀπετόλμησε ψεύσασθαι, τὰς ἀρτηρίας φάμενος ἐν τῷ προϊέ-
ναι καὶ κατασχίζεσθαι στενὰς γιγνομένας εἰς νεῦρα μετα-
βάλλειν· τοῦ γὰρ δὴ σώματος αὐτῶν ὑπάρχοντος νευρώδους
μὲν, ἀλλὰ κοίλου, κατὰ τὴν ἐπὶ πλέον ἐν τῷ ζώῳ σχίσιν
οὕτως γιγνομένων μικρῶν τῶν κοιλοτήτων, ὡς ἐπιπίπτειν

Sed quod omnino vel ipſi caccutiebant, vel cum caecis
differebant, cum de nervorum principio ſcripſerint, non
eſt cur verbis longum faciam, ſed ad ſenſum properem.
Etenim, ut ante demonſtravi, nervorum quidam plane ex ce-
rebro enaſcuntur, quidam ex ſpinaſi medulla, ipſa autem
ſpinalis medulla ex cerebro. Melius igitur erat neque
ſimpliciter cor nervorum principium eſſe dicere, ut Ari-
ſtoteles, neque ex deliberata quadam calliditate, ut Praxa-
goras. Hic enim vir, ubi nullum vidit nervum ex corde
natum, contra Hippocratem contendere coepit, et cum
omnino, ne cerebrum nervorum principium ſit, efficere
ſtuduerit, egregie mentiri non eſt veritus, dicens,
arterias, dum progreſſu in multos ramos finduntur, an-
guſtiores et graciliores factas, tandem in nervos degene-
rare. Etenim, cum earum corpus nervoſum ſit et cavum,
poſtquam jam in animalis corpore multum ac varie
fiſſae ac diſtributae fuerint, adeo parvae et anguſtae red-
duntur earum cavitates, ut tunicae partes in ſe concidant.

ἀλλήλοις τοὺς χιτῶνας, ὁπόταν τοῦτο πρῶτον γένηται, νεῦ-
ρον ἤδη φαίνεσθαι τὸ ἀγγεῖον. Ἐρασίστρατος μὲν οὖν
οὐδὲ ἀντιλογίας ἠξίωσε τὸν λόγον, ὡς ἀναισχύντως ἀποτε-
τολμημένον.

Κεφ. ζ'. [81] Ἐγὼ δὲ, ἐπειδή περ ἅπαξ κατέστην
εἰς τὸ περὶ πάντων διασκέψασθαι, βραχέα τῷ Πραξαγόρᾳ
διαλεχθῆναι βούλομαι, καὶ μάλισθ' ὅτι καὶ Χρύσιππος
ἐμνημόνευσε τἀνδρὸς, ἀντιθεὶς τοῖς ἀπὸ τῆς κεφαλῆς ἄρχε-
σθαι τὰ νεῦρα νομίζουσιν. ὅτι γὰρ οὕτως ἐχρῆν ἔχειν τὸ
φαινόμενον ἐκ τῶν ἀνατομῶν, ὡς ὁ Πραξαγόρας εἴρηκεν,
εἰ μελλήσει τις εὐλόγως ἀρχὴν τῶν νεύρων ὑπολήψεσθαι τὴν
καρδίαν, οὐδ' ἡμεῖς ἀμφισβητοῦμεν. ὅτι δ' οὐχ οὕτως ἔχει,
μυριάκις μὲν ἤδη τοῖς βουληθεῖσι γνῶναι τἀληθὲς ἐπὶ τῶν
ζῴων ἐδείξαμεν, οὐκ ὀκνήσομεν δὲ κἀνταῦθα τὴν ἀνατομὴν
ἑρμηνεῦσαι τῶν ἀρτηριῶν, ὥσπερ ἔμπροσθεν τῶν νεύρων.
ἐκφύεται μὲν γὰρ ἐκ τῆς ἀριστερᾶς κοιλίας τῆς καρδίας ἀρ-
τηρία μεγίστη, καθάπερ τι πρέμνον ἁπασῶν τῶν κατὰ τὸ
ζῷον ἀρτηριῶν. ἀποβλαστάνει δὲ ἀπ' αὐτῆς πρῶτον μὲν ἡ

Ubi antem id primum fit, nervum jam pro arteria appa-
rere ait.   Cujus fententiam, ut ab impudenti audacia
natam, Erafiftratus quidem ne confutatione dignam cenfuit.

Cap. VII.   Ego vero, poftquam hoc mihi conftitutum
eft, de omnibus confiderare, paucis contra Praxagoram
difputare volo, et maxime quod Chryfippus hominis
ejus meminit, diverfum fentiens ab his, qui nervos a ca-
pite oriri cenfent.   Quod autem id, quod ex anatomia
apparet, ita fe habere oportet, ut Praxagoras dixit, fi
quis cor nervorum principium recte opinetur, ne nos
quidem dubitamus.   Sed quod non ita fe res habet,
jam millies iis, qui veritatem fcire cupiebant, in ipfis
animalibus demonftravimus.   Nec hic quidem pigebit ar-
teriarum anatomen indicare, uti nec prius nervorum ex-
plicaffe piguit.   Igitur ex finiftro cordis ventriculo arteria
magna enafcitur, quae omnium arteriarum, quae in uni-
verfo animalis corpore funt, quafi truncus quidam eft.   Ex
ea veluti pullulat primum quidem, quae cor circumdat;

τὴν καρδίαν περιστέφουσα· καὶ δὴ καὶ ὀνομάζουσιν οὕτως
αὐτὴν, οἷς μέλει τῶν ἀνατομῶν. ἀλλ' οὐκ ἂν εἴποις, ὦ γεν-
ναιότατε Πραξαγόρα, μειουμένην ἐν τῷ κατασχίζεσθαι τὴν
ἀρτηρίαν ταύτην εἰς νεῦρα τελευτᾶν. ἐφεξῆς δὲ τῆσδε δίχα
σχισθείσης τῆς μεγάλης ἀρτηρίας, ἡ μὲν μείζων μοῖρα κα-
τακαμφθεῖσα πρὸς τὴν ῥάχιν, ἐπὶ μέσων στηρίζεται τῶν
σπονδύλων· ἡ δ' ἑτέρα μετέωρος εὐθὺ τῶν σφαγῶν ἀνα-
φέρεται. πρώτας οὖν ἐπίσκεψαί μοι τὰς εἰς τὸν θώρακα
φερομένας ἀπ' αὐτῶν, καὶ τόλμησον εἰπεῖν τινα μεταβάλ-
λειν εἰς νεῦρον. εἰσὶ μὲν γὰρ δύο καὶ εἴκοσι τὸν ἀριθμὸν,
ἐν ἑκάστῳ μεσοπλευρίῳ μία. συναποφύεται δ' αὐταῖς ἀπὸ
τοῦ νωτιαίου νεῦρα. καὶ φαίνεταί γε καθ' ὅλον τὸν θώ-
ρακα συναποτεινόμενά τε καὶ συγκατασχιζόμενα ταυτὶ τὰ
δύο γένη τῶν ἀγγείων εἴς τε τὸν ὑπεζωκότα τὰς πλευρὰς
χιτῶνα καὶ τοὺς μεσοπλευρίους μῦς, τρίτου τινὸς αὐτοῖς
συναποφυομένου τε καὶ συναποτεινομένου καὶ συγκατασχι-
ζομένου φλεβώδους ἀγγείου. ἀλλ' οὐδὲν τό γε νῦν εἶναι
δέομαι διεξέρχεσθαι περὶ φλεβῶν· ἀναμένει γὰρ οὖν κἀκείνας

ita fiquidem anatomici eam vocant. Attamen, o bone Pra-
xagora, hanc ita attenuatam, ut in nervos finiat, dicere
non habes. Poft hanc magna arteria bifido divifa, major
pars ad fpinam reflexa fuper ipfo vertebarum medio
firmatur: altera fublimis ad jugulum recta furfum fer-
tur. Sed primum contemplare mihi eas, quae ab his in
thoracem feruntur, et audacter dicito, quaenam ex his in
nervum transformatur. Sunt enim numero viginti duae,
in unoquoque intercoftalium mufculorum una. Sed una
cum ipfis a fpinali medulla nervi quidem enafcuntur, con-
fpiciunturque per omnem thoracem in membranam, quae
coftas fuccingit, atque in mufculos, qui fpatia inter coftas
occupant, fimul protendi ac dividi haec duo vaforum ge-
nera, tertio etiam alio his adjuncto, venofo nimirum,
quod et ab eodem loco cum eis oritur, et per eadem
fpatia decurrit, et haud diffimiliter fcinditur ac diftri-
buitur. Sed de venis jam agere hujus non eft inftituti;

Ed. Chart. V. [81.]

ἑτέρωθι οὐ σμικρὸς λόγος. ἐπὶ δὲ τὰς ἀρτηρίας αὖθις ἐπά-
νειμι. καὶ καταλίπωμεν ἤδη τὰς κατὰ τὸν θώρακα, μηδ᾽
αὐτοῦ τοῦ Πραξαγόρου τολμήσαντος ἐν θώρακι φάναι μη-
δεμίαν ἀρτηρίαν εἰς νεῦρον μεταβάλλειν. καίτοι, εἴπερ ἐν
θώρακι μὲν φαίνεται νεῦρα πάμπολλα, μεταβάλλει δ᾽ οὐδὲ
μία κατ᾽ αὐτὸν εἰς νεῦρον ἀρτηρία, δῆλον ὡς οὐκ ἔστιν ἐκ
τῶν ἀρτηριῶν ἡ γένεσις τοῖς νεύροις. ἀλλά γὰρ ἐπὶ τὰς
ἔξω τοῦ θώρακος ἴωμεν. ὧν πρώτη μέν ἐστι συζυγία τῶν
ἐπὶ τὰς ὠμοπλάτας ἀναφερομένων, ἀφ᾽ ὧν οὐκ ὀλίγη μοῖρα
καὶ πρὸς τὸν νωτιαῖον εἴσω καταδύεται, καὶ τοῖς ἐν τρα-
χήλῳ μυσὶ διασπείρεται, δευτέρα δὲ τῶν εἰς τὰς χεῖρας
φερομένων ἀρτηριῶν, ἅς μοι καὶ μάλισθ᾽ ὡς ἀπονευρουμένας
ὁ Πραξαγόρας αἰνίττεσθαι δοκεῖ. καίτοι φανερώτερόν γε
τῶν κατὰ τὸν θώρακα καὶ ταύτας ἰδεῖν ἔστιν, ὅσῳ περ καὶ
μείζους εἰσὶν, εἰς ὅλα τὰ κῶλα κατασχιζομένας ἄχρι τῶν
δακτύλων. ἀλλ᾽ οὐδὲ τούτων οὐδὲ μία φαίνεται νεῦρον
γιγνομένη. καὶ γὰρ αἱ κατὰ τοὺς καρποὺς τῶν χειρῶν,
ὧν ἔθος ἡμῖν ἐστιν ἅπτεσθαι πυρετῶν διαγνώσεως ἕνεκα,

alio enim loco de eis copiofius dicemus. Quare ad ar-
terias redeo, fed relictis iis, quas per thoracem fpargi di-
ximus. Nam earum aliquam in nervos tranfmutari
Praxagoras dicere non audebat. Quanquam, fi in tho-
race quidem multi confpiciantur nervi, nulla autem in-
ibi arteria in nervum degeneret, manifeftum eft, non ex
arteriis nervos generari. Ergo ad arterias, quae extra
thoracem funt, tranfeamus. Ex iis primum quidem par
eae funt, quae ad fcapulas furfum feruntur, a quibus non
exigua pars ad fpinalem medullam per interna repit
et in cervicis mufculos fe diffundit, fecundum autem,
quae in manus tendunt; quae mihi illae maxime effe vi-
dentur, quas Praxagoras in nervos finiri fignificare vo-
luit. Etfi, quanto majores hae funt, tanto his, quae in
thorace funt, apertius diduci in totas manus ad ipfos
ufque digitos confpici poffunt. Attamen ne harum qui-
dem ulla nervus fieri videtur. Etenim quae in bra-
chii carpo, quas febrium difcernendarum gratia tangi-

καὶ αἱ μεταξὺ τῶν δακτύλων λιχανοῦ τε καὶ μεγάλου μικραὶ
μὲν ὑπάρχουσι παντάπασιν, ἀλλ᾽ οὔτε εἰς νεῦρον ἤδη με-
ταβεβλήκασιν, ἐναργῶς τε φαίνονται σφύζουσαι καὶ πρὸ
τῆς ἀνατομῆς. ἀλλ᾽ [82] ἐν ταύταις μὲν ἴσως οὐ χρὴ πι-
κρῶς διελέγχειν τὸν Πραξαγόραν, ἀλλά τι καὶ συγγνώμης
νέμειν, εἰ μικρὰς ἀρτηρίας οὐκ ἐθεάσατο. καίτοι γ᾽, ὅταν
εἰς νεῦρα μεταβάλλειν αὐτὰς φάσκῃ τὰς σμικροτέρας, οὐκ
ἀμβλυωπίαν ὑποτιμᾶται δήπουθεν, ἀλλ᾽ ὀξὺ βλέπειν ἐπαγ-
γέλλεται. τῶν δὲ κατὰ τὰς μασχάλας ἀρτηριῶν, (ἔστι δὲ
καθ᾽ ἑκατέραν χεῖρα μία,) μεγάλων τε οὐσῶν ἅμα καὶ τέτ-
ταρα ζεύγη νεύρων μεγάλων ἀμφ᾽ αὐτὰς ἐχουσῶν, ἀναμνῆ-
σαι βούλομαι τοὺς τὰ τοῦ Πραξαγόρου πρεσβεύοντας.
οὐδέπω μὲν γὰρ οὐδ᾽ ὑπήρξατο σχίζεσθαι κατὰ ταῦτα τὰ
μόρια τῶν ἀρτηριῶν οὐδετέρα· μεγάλα δέ ἐστιν οὕτως ἤδη
τὰ νεῦρα, ὥστ᾽, εἰ καὶ τυφλὸς εἴη τις, οὐκ ἂν λάθοιεν
αὐτοῦ τὴν ἁφήν. πόθεν οὖν ἐγεννήθη ταῦτα, καὶ τίνων
ἀρτηριῶν ἀπεβλάστησε, δίκαιος λέγειν ὁ Πραξαγόρας ἐστί.
καίτοι τί προκαλοῦμαι λέγειν ἐκεῖνον, ἐνὸν ἡμᾶς εἰπεῖν

mus, quaeque inter pollicem et indicem positae sunt,
exiguae omnino sunt, non tamen nervi fiunt, et mani-
feste vel ante anatomen pulsare sentiuntur. Sed quod ad
has attinet, non ita acriter forsan perstringendus est Pra-
xagoras, sed potius venia danda, si arterias parvas non
viderit, etiamsi, cum arterias in nervos transformari
dixit, profecto parvas eas, non obtusum visum insinuare
voluit, sed acutius videat jubendum est. Eos vero, qui
Praxagorae dogmata tantopere celebrant, meminisse ve-
lim arteriarum axillarium, (est enim in utroque brachio
una,) quae ut magnae sunt, ita quatuor magnorum ner-
vorum paria circa se habent. Neque enim in his par-
tibus ulla arteria findi coepit, nervique ita magni sunt,
ut, etiamsi quis caecus sit, tamen tactum latere nullo
modo possint. Unde igitur hi nati sint, et ex quibus
arteriis profecti sint, aequum est, ut Praxagoras dicat. At
quid Praxagoram, ut hoc dicat, provoco, cum rem, ut est,

Ed. Chart. V. [82.]

ἤδη τἀληθές; ὡς ἡ μὲν πρώτη συζυγία τῶν εἰρημένων τετ-
τάρων νεύρων ἀπὸ τοῦ νωτιαίου μυελοῦ σαφῶς ἀποβλαστά-
νει, καθα συμβέβληκεν ὁ τέταρτος τοῦ τραχήλου σπόνδυλος
τῷ πέμπτῳ, ἡ δευτέρα δὲ ἐφεξῆς αὐτῇ, μεταξὺ τοῦ πέμ-
πτου τε καὶ ἕκτου, καὶ δὴ καὶ ἡ τρίτη μὲν, ἵνα συμβέ-
βληκεν ὁ ἕκτος τῷ ἑβδόμῳ, ἡ τετάρτη δ᾽ ἐπ᾽ αὐτῇ. τὸ
δὲ τελευταῖον ζεῦγος τῶν νεύρων ἐκ τῆς μεταξὺ χώρας ἐκ-
φύεται τοῦ ϑ᾽ ὑστάτου τῶν τοῦ τραχήλου σπονδύλων καὶ
τοῦ πρώτου τῶν ἐν τῷ θώρακι· καὶ τοῦτό ἐστι τὸ εἰς
ἄκρας ἰὸν τὰς χεῖρας. οὕτως γὰρ οἱ ἀνατομικώτατοι τῶν
πρὸ ἡμῶν ἔγραψαν, ὧν κἂν τοῖς πρώτοις λόγοις κἂν τοῖς
νῦν ἐνεστῶσι φυλάττω τὴν διδασκαλίαν, πληθυντικῶς εἴ
τί που παρεῖδον, ἢ οὐκ ἀκριβῶς ἐξειργάσαντο, παραλιπών·
ἐν ἑτέρᾳ γάρ μοι πραγματείᾳ περὶ τῶν τοιούτων εἰρήσεται.
οὐκ οὖν ἀρτηρίας χρὴ ζητεῖν, ἐξ ὧν νεῦρα τῷ λόγῳ γεννή-
σαντες, ἢ τοὺς δακτύλους κινήσομεν, ἤ τι τῶν κατὰ τὰς
χεῖρας ἕτερον. ἔχομεν γὰρ ἤδη τὰ νεῦρα καὶ πλείω καὶ μείζω
τῶν ἀρτηριῶν, οὐκ ἐκ τῆς ἐκείνων τραγικῆς μεταμορφώσεως,

nobis dicere liceat? nimirum primum par quatuor, de
quibus ante mentionem feci, nervorum a fpinali medulla,
qua parte quarta cervicis vertebra quintae committitur,
profectum effe; fecundum proxime illi, inter quintam
et fextam; fed et tertium, ubi fexta feptimae conjun-
gitur; quartum propter id; ultimum autem nervo-
rum par ex regione media inter ultimam colli verte-
bram et thoracis primam emanat. Et hoc eft, quod in
fummas manus fertur. Ita enim infigniores illi anato-
mici, qui ante nos fuerunt, fcripfere, quorum docendi
rationem, ut ante, ita et nunc obfervare cupio: ficubi
tamen numero quid neglexerunt, aut non exacte per-
tractarunt, omnino praetermitto; in alio enim opere de
talibus dicemus. Non igitur arterias, ex quibus nervos
verbis confingamus, quaerere convenit, quum certe aut
digitos ex his moveremus, aut aliud quid, quod in ma-
nibus eft. At habemus jam nervos et plures et majores
arteriis, non ex eorum tragica metamorphofi, fed ex

Ed. Chart. V. [82.]

ἀλλ' ἐκ τοῦ νωτιαίου μυελοῦ γεγενημένα. τὰ μὲν δὴ τοῦ Πραξαγόρου ψεύσματα πεφώραται σαφῶς ἤδη, καὶ οὐδὲν ἔτι Πραξαγόρου γ' ἕνεκεν ἐπὶ τὰς ἀρτηρίας ἰέναι χρὴ τῷ λόγῳ. ἀλλ' ἐπειδήπερ ὑπεσχόμην, ὡς ἔμπροσθεν ἐδήλωσα τὴν τῶν νεύρων εἰς ἅπαντα τοῦ ζώου τὰ μόρια νομὴν, οὕτω καὶ νῦν ἐκδιδάξαι τῶν ἀρτηριῶν, ἐπὶ τὰς ὑπολοίπους αὖθις αὐτῶν τρέψωμεν. καὶ πρώτας μὲν τὰς ἐπὶ τοὺς μασθοὺς φερομένας προσθήσω τῷ λόγῳ, δευτέρας δὲ τὰς ἄνω τοῦ θώρακος, καὶ τρίτας τὰς κάτω, καὶ τετάρτας, ὅσαι τοῖς σκέλεσι διανέμονται. αἱ μὲν δὴ τῶν μασθῶν ἀρτηρίαι τῆς ἐπὶ τὰς σφαγὰς ἀναφερομένης ἀποφύονται, ἐπιβαίνουσαι δὲ τῷ στέρνῳ καλουμένῳ μικρὸν ὑποκάτω τῆς τῶν κλειδῶν πρὸς αὐτὸ διαρθρώσεως, ὑποφέρονται διὰ παντὸς αὐτῷ, καὶ τελευτῶσαι διεκπίπτουσιν ἐκτὸς τοῦ θώρακος ὑπὸ τοῦ στήθους. οὐ μὴν ἐνταῦθά γε ὅλαι κατασχίζονται· φαίνεται γάρ τις αὐτῶν μοῖρα δι' ἐπιγαστρίου κατιοῦσα, κἀνταῦθ' εἰς πλείω σχιζομένη, ταῖς ἀπὸ τῶν βουβώνων ἀνιούσαις εἰς ταὐτὸν ἤκουσα. λελέξεται δὲ ὑπὲρ ἐκείνων ὀλίγον ὕστερον, ἐπειδὰν ἡ τοῦ λόγου τάξις ὑποβάλλῃ.

medulla, quae in spina est, natos. Sed Praxagorae falsa figmenta jam satis conspicua fecimus, nec est cur ejus causa ad arterias rursus sermonem convertamus. Verum postquam recepimus, ut ante nervorum per omnes animalis partes distributionem ostendi, ita et nunc arteriarum indicare, rursum ad eas, quae supersunt, revertamur. Et primo addam, quae ad mammas feruntur, secundo, quae supra thoracem sunt, tertio, quae infra, quarto, quaecunque in crura distribuuntur. Mammarum igitur arteriae ab ea quidem, quae ad jugulum fertur, enascuntur. Verum sternum appellatum ascendentes paulo infra, quam cum eo jugulum committitur, sub eo continuo feruntur, ac tandem sub ipso pectore extra thoracem cadunt, nec tamen ibi totae disperguntur. Etenim una earum pars per hypogastrium descendens, ibique in multos ramos divisa, cum inguinis arteriis coit. Sed de illis paulo post dicemus, ubi orationis series id postulaverit.

Ed. Chart. V. [82. 83.]

νυνὶ δὲ ἐπὶ τὰς ἄνω κλειδῶν ἰέναι καιρὸς, ἀρχὴν τῷ λόγῳ
τήνδε θεμένους. ἐπειδὰν πρῶτον ἐκ τοῦ θώρακος ἀνασχοῦσα
καὶ τὰς κλεῖς ὑπερβᾶσα κατὰ μέσην γένηται τὴν σφαγὴν ἡ
ὄρθιος ἀρτηρία, δίχα σχίζεται. τοὐντεῦθεν δὲ τὸ γεννη-
θὲν ζεῦγος ἀρτηριῶν μεγάλων οὐκ ὀρθῶς μὲν ὀνομάζονται
καρωτίδες, ἀλλ᾽ ἤδη κρατεῖ τοὔνομα διὰ τὴν πολλὴν ἄνοιαν
ἁπάντων μεθ᾽ Ἱπποκράτην φιλοσόφων τε καὶ ἰατρῶν. ἀλλ᾽
ὅτι μὲν [83] οὗτοί τε κακῶς ὑπειλήφασι πάθημα τῶν εἰ-
ρημένων ἀρτηριῶν εἶναι τὸν κάρον, οὔθ᾽ Ἱπποκράτης οὕ-
τως ἐγίγνωσκεν, ἐν τῷ δευτέρῳ τῶνδε τῶν ὑπομνημάτων
ἀναγκαῖόν ἐστί μοι διελθεῖν· ἐν δὲ τῷ παρόντι λόγῳ τοῦ
γε ὀνόματος οὐ φθονήσω ταῖς ἀρτηρίαις, ἀλλ᾽ ὀνομαζέσθω-
σαν ἔτι καὶ νῦν καρωτίδες. ὅστις δὲ ὁ τρόπος αὐταῖς ἐστι
θέσεώς τε ἅμα καὶ σχίσεως, ἁπάσης τε τῆς εἰς τὰ τῶν
κλειδῶν ἄνω μόρια νομῆς, ἐγὼ διηγήσομαι. φέρονται μὲν
ἔτι καὶ νῦν ὄρθιαι, καθάπερ ἐξ ἀρχῆς ὥρμησαν, τὸ δ᾽ οἷον
πρέμνον αὐτῶν εὐθὺ τῆς κεφαλῆς. ἀποβλαστήματα δὲ

In praefentia ad eas, quae fupra jugulum funt, orationem
convertere tempus monet, orationis exordio hinc affumpto.
Ubi primum arteria recta thoracem egreffa clavi-
culamque excedens ad medium jugulum pervenerit, in
duos ramos finditur. Ex quibus par quoddam magnarum
arteriarum fit, quas carotidas vocant, fed inepte quidem:
tamen hodie nomen id invaluit propter infignem im-
prudentiam philofophorum et medicorum omnium, qui
poft Hippocratem fuerunt. Sed quod et illi male opi-
nati fint, cum putarint, harum arteriarum affectionem
effe carum, contra quam fenferit Hippocrates, in fe-
cundo hujus operis libro neceffum eft mihi pertractare;
in praefenti libro hoc nomen arteriis non invidebo,
imo ufque carotides nominentur. Ego vero, quis fit ea-
rum fitus, quomodo findantur, atque in omnes fupra cla-
viculas partes diftribuantur, id exponam. Feruntur au-
tem hae, ut a principio, ita etiam nunc recto ductu. Sed
quae velut truncus earum eft, recta caput petit, atque obiter

κατὰ τὸν τράχηλον ἀποπέμπουσι μικρὰ τοῖς ταύτῃ μυσίν.
ἐπειδὰν δὲ πλησίον ἤδη γένωνται τῆς γένυος, ἑκατέρα δίχα
σχίζεται. καὶ οὕτως ἤδη τέτταρες αἱ πᾶσαι γενηθεῖσαι,
δύο μὲν εἰς γλῶττάν τε καὶ σύμπαν τὸ πρόσωπον, ὅσον τε
τὸ τῆς κεφαλῆς ἐκτὸς τοῦ κρανίου, κατασχίζονται, δύο δὲ
λοιπὸν διεξερχόμεναι τὸ κράνιον εἰς τὸν ἐγκέφαλον ἔρχονται.
καὶ δεῖ καὶ τῶνδε μεμνῆσθαι τῶν ἀρτηριῶν. οὐ σμικρὸς γὰρ
οὐδ' αὐτὰς ἐκδέχεται λόγος, ὅτι μηδ' ἁπλῶς, μηδ' ὡς ἔτυ-
χεν ἐπὶ τὸν ἐγκέφαλον ἀνιᾶσιν, ἀλλ' ὑπὸ τῇ παχείᾳ μή-
νιγγι τὸ θαυμαστὸν ἐκεῖνο πλέγμα τὸ τῷ δικτύῳ παραπλή-
σιον ἐργάζονται. νυνὶ δ' οὔτε τούτων τῶν ἀρτηριῶν οὔτ'
ἄλλης οὐδεμιᾶς ἀνάγκη λέγειν ἅπασαν τὴν ἐκ τῆς ἀνατομῆς
γιγνωσκομένην ἰδέαν· τῇ τε γὰρ περὶ χρείας μορίων πραγμα-
τείᾳ καὶ τῇ τῶν ἀνατομικῶν ἐγχειρήσεων ἡ τοιαύτη
διέξοδός ἐστιν οἰκειοτέρα. κατὰ δὲ τὸ παρὸν, ὅσον ὑπο-
γράψαι χρήσιμον, ὡς ἐκ τῆς ἀριστερᾶς κοιλίας τῆς
καρδίας αἱ ἀρτηρίαι πᾶσαι πεφύκασι, τὴν ἀνατομὴν αὐ-
τῶν διέξειμι. ἡ μείζων μοῖρα τῆς μεγίστης ἀρτηρίας

propagines quasdam parvas in cervicis musculos emittit.
Ubi vero jam maxillae vicinae fuerint, utraque in duos
ramos finditur, atque ita quatuor fiunt. Quarum duae
in linguam atque in totam faciem, ac praeterea in quic-
quid illud est capitis, quod extra calvariam est, disporgun-
tur, duae reliquum calvariae perreptantes in cerebrum
deveniunt. Quin et harum arteriarum meminisse ali-
quando oportet. Longam enim exigunt tractationem,
quod neque simplici ratione et ut fors tulerit ad ccre-
brum perveniunt, et sub crassa membrana admirabilem
illum plexum, qui rete refert, conficiunt. In praesens
nec harum, nec ullius alterius cognitam ex anatome ima-
ginem persequi necesse habeo; id enim operis de usu
partium et de administrationibus anatomicis magis est.
Hoc loco, quod descripsisse ex usu est, videlicet quod ex
sinistro cordis ventriculo arteriae omnes pronascantur,
id ex anatomia perstringam. Itaque major portio maxi-

Ed. Chart. V. [83.]

ἐστήρικται μὲν ἐπὶ μέσης τῆς ῥάχεως οὐ κατὰ τὸν τόπον
μόνον, ἀλλὰ καὶ τὴν ὀσφὺν ἅπασαν. ἀποφύσεις δὲ πρώτας
μὲν, ὡς ἔμπροσθεν εἴπομεν, εἰς ὅλον ἀποστέλλει τὸν θώ-
ρακα, κἄπειτ᾽, ἐπειδὰν ἤδη διεκπίπτῃ τὸ διάφραγμα, καὶ
τούτῳ ζεῦγος ἕτερον. ἐφεξῆς δὲ πρώτη τῶν κάτω τοῦ θώ-
ρακος ἀρτηρία διττὴ μετ᾽ αὐτὰς εὐθέως τὰς φρένας ἀπο-
βλαστάνουσα τῆς ἐπὶ τὴν ῥάχιν φέρεται πρὸς τῷ σπληνὶ,
καὶ γαστρὶ, καὶ ἥπατι, καὶ τοῖς ἐντέροις ἅπασι, καὶ παντὶ
τῷ μεσαραίῳ διασπειρομένη. ἑξῆς δὲ κατὰ συζυγίαν ἤδη
δύο μὲν εἰς τοὺς νεφροὺς μείζονες πολλῷ τῆς προειρημένης,
ἄλλαι δὲ δύο κατ᾽ ἐπιγάστριόν τε καὶ τὰς ψόας, καθ᾽ ἕκαστον
σπόνδυλον ἓν ζεῦγος, ἄχρι τοῦ πλατέος ὀστοῦ, καὶ μέν γε
καὶ εἰς τὰς μήτρας τε καὶ ὄρχεις ἐντεῦθεν κατέρχονται, καί
τις ἄζυγὴς εἰς μεσεντέριον. ἀλλὰ καὶ εἰς αὐτὸν εἴσω τὸν
νωτιαῖον ἀπὸ τῆς μεγάλης ἀρτηρίας καθ᾽ ὅλην τὴν ῥάχιν
ἐκφύονταί τινες ἀρτηρίαι μικραὶ, δύο καθ᾽ ἕκαστον σπόν-
δυλον. ἐπειδὰν δὲ κατὰ τὸ ἱερὸν ὀστοῦν γένηται, σχίζε-
ται τοὐντεῦθεν ἤδη εἰς μεγάλα μέρη. καὶ κατέρχεταί τις

mac arteriae firmatur super media spina non per dor-
sum tantum, sed per totam lumborum regionem. Pro-
pagines ea primum, ut ante dixi, in universum thoracem
a se mittit, dein, ubi jam septum elapsa fuerit, ei etiam
par alterum elargitur. Post hanc in inferiori thoracis
parte arteria gemina est, quae quum ab ea, quae super
spinam posita est, statim post septum oriatur, ad lienem,
ventrem, jecur, intestinaque omnia fertur, et per om-
nem mesenterii partem dispergitur; deinde per paria
jam, duae priori majores multo in renes, aliae duae
per abdomen et lumborum musculos, per singulas verte-
bras singulum par, ad latum usque os proferuntur, atque
inde rursum in matricem et testes; ad haec singula-
ris quaedam in mesenterium. Sed et in ipsa spinalis me-
dullae penetralia ex magna arteria per totam spinam
enascuntur arteriae quaedam parvae, per singulas quas-
que vertebras duae. Verum postquam ad sacrum os
magna illa pervenerit, in duas magnas partes finditur,

Ed. Chart. V. [83, 84.]

εἰς ἑκάτερον σκέλος, ἓν τῇ παρόδῳ τοῖς καθ᾽ ἱερὸν ὀστοῦν
ἀποβλαστήματα πέμψασα, κύστει τε καὶ τῆς μήτρας τοῖς
κάτω, καὶ ξυνελόντι φάναι, τοῖς γεννητικοῖς ἅπασι μορίοις·
οὐδὲν γὰρ ἔτι δέομαι λέγειν οὐδ᾽ ἐνταῦθα τὸν τρόπον τῆς
διανομῆς. ἀπὸ τούτων τῶν ἀρτηριῶν τῶν ἐπὶ τὰ σκέλη φε-
ρομένων, ἐπειδὰν πλησίον ἥκωσι βουβώνων, ἀποφύεται μία
καθ᾽ ἑκάτερον ἄνω τοῦ σώματος ἰοῦσα δι᾽ ἐπιγαστρίου.
κατασχιζόμεναι δ᾽ ἐνταῦθα, ταῖς ἀπὸ τῶν μαστῶν κατα-
φερομέναις εἰς ταὐτὸν ἥκουσιν, ὡς ἐνοῦσθαι τὰ τέτταρα
τάδε. περὶ τούτων τῶν ἀρτηριῶν εἴρηταί μοι καὶ πρόσθεν,
ἡνίκα τὰς κατὰ τὸν θώρακα διῄειν τῷ λόγῳ. λοιπαὶ δὲ
τῶν σκελῶν αἱ ἀρτηρίαι δύο, μία καθ᾽ ἑκάτερον ἐνεχθεῖσα
βουβῶνα, ταῖς ἐντὸς τοῦ μηροῦ παρατέταται μέρεσιν ἄχρι
τοῦ γόνα[84]τος. ἀπὸ τούτων ἑκατέρας εἰς τοὺς καθ᾽ ἑκά-
τερον τῶν μηρῶν μῦς αἱ ἀρτηρίαι κατασχίζονται, τὸ δ᾽
ὑπόλοιπον αὐτῶν διὰ τῆς ἰγνύος ἐνεχθὲν εἴς τε τὰ περὶ
τὴν κνήμην ἅπαντα καὶ τὸν πόδα νενέμηται. καὶ οὐδὲν
οὐδ᾽ ἐνταῦθα δέομαι διέρχεσθαι τὸν τρόπον τῆς νομῆς,

quarum fingulae in fingula crura fe demittunt, obiter
etiam partibus, quae ad facrum os funt, veficae et his,
quae infra matricem funt, atque uno verbo genitalibus
partibus omnibus ex fe ramufculos quofdam difpenfant.
Sed quemadmodum diftribuartur, nec id quidem hoc
loco dicere atque explicare neceffum eft. Ergo ab his
arteriis ad crura delatis, vbi iam prope inguen funt, in
utroque una quaedam exoritur, per abdomen in fummo
corpore delata, ubi dein difperfae cum mammarum
arteriis coëunt, ut quatuor haec uniri videantur. De
his arteriis dictum mihi prius eft, ubi de thoracis ar-
teriis fermonem feci. Reliquae duae crurum arteriae,
in utroque inguine una, per interiores femoris partes
ad genu protenduntur, a quarum utraque in utriufque
femoris mufculos arteriae diftribuuntur, et ex his quic-
quid fupereft, per poplitem productum in omnes partes
tibiae et pedis difpenfatur. At ne hic quidem mo-
dum etque diftributionis rationem perfequi opus eft

Ed. Chart. V. [84.]

ἀλλ᾽ ἀρκεῖ βραχεῖ λόγῳ δεδηλωκέναι τὰς ἐν τῷ ζώῳ πάσας
ἀρτηρίας ἀπὸ μιᾶς ἐκείνης πεφυκυίας, ἣν ἐκ τῆς ἀριστερᾶς
κοιλίας τῆς καρδίας, οἷον ἐκ γῆς τινος πρέμνον, ἐλέγομεν
φύεσθαι. ἔστι δὲ καὶ ἑτέρα τις ἀρτηρία τῆς αὐτῆς κοιλίας
ἐκφυομένη, φλεβώδης τὸν χιτῶνα. κατασχίζεται δ᾽ εἰς ὅλον
αὕτη τὸν πνεύμονα τοῖς ζώοις ἅπασιν, οἷς πνεύμων ἐστίν·
οἷς δ᾽ οὐκ ἔστιν, εἰς ἕτερόν τι μόριον ἀνάλογον ὑπάρχον
πνεύμονι, καθάπερ τοῖς ἰχθύσιν εἰς τὰ βρόγχια. ταύτην
τὴν ἀρτηρίαν εἰκάσειεν ἄν τις τῷ τοῦ πρέμνου κάτωθεν ἐν
αὐτῇ τῇ γῇ ἐμπεριεχομένῳ μέρει τοῦ φυτοῦ· καὶ δὴ καὶ
κατασχίζεσθαι ταύτην μὲν ὡς ἂν εἰς ῥίζας τινὰς τὰς κατὰ
τὸν πνεύμονα πεφυκυίας ἀρτηρίας, τὴν μεγάλην δὲ τὴν εἰς
ὅλον τὸ σῶμα νενεμημένην οἷόν περ κλάδους ἀπομερίζειν
ἑαυτῆς ἁπάσας τὰς κατὰ τὸ ζῶον ἀρτηρίας, ἃς ὀλίγον ἔμ-
προσθεν εἶπον. οὕτως γὰρ οἶμαι καὶ τὸν Ἱπποκράτην
προσεικάσαντα ῥίζωσιν ἀρτηριῶν ἀποφαίνεσθαι τὴν καρ-
δίαν, ὥσπερ ἀμέλει τῶν φλεβῶν τὸ ἧπαρ. εἰρήσεται δέ μοι

quum praefertim illud tribus verbis indicaffe fatis fit,
omnes totius animalis arterias ab una illa proficifci, quam
ex finiftro cordis ventriculo, non aliter atque ex terra
truncum, originem duxiffe retuli. Alia etiam eft arteria ex
eadem cordis cavitate manans, fed ita, ut, quod ad tunicam
attinet, venam referat. Ea omnibus animalibus, qui-
bus pulmo eft, in pulmonem totum diducitur; quibus
is non eft, in aliud aliquod membrum, quod pulmoni
refpondeat, uti pifcibus in branchias. Hanc arteriam
percommode quis comparabit inferiori parti trunci plan-
tarum, quae terra continetur, cum profecto arteriae illae,
quae ex ea in pulmonem fparguntur, radicum vicem at-
que comparationem fuftinere recte poffint. Altera illa
magna, quae in univerfum corpus diftribuitur, arterias
omnes, quas ante commemoravi, non aliter ac ramos
quofdam, ex fe toti animali impartit. Hac, opinor, fimi-
litudinis ratione adductus Hippocrates cor arteriarum,
jecur venarum radicationem recte nominavit. De fimi-

Ed. Chart. V. [84.]

περὶ τῆς εἰκόνος ἐπὶ πλέον ἐν τοῖς ἑξῆς, ἐπειδὰν ὑπὲρ ἥπα-
τός τε καὶ φλεβῶν ὁ λόγος περαίνηται. νυνὶ δὲ ἀρκεῖ τὰ
λεγόμενα πρὸς ἔνδειξιν τοῦ καὶ τὰς ἀρτηρίας ἁπάσας ἀπὸ
τῆς καρδίας ἐκπεφυκέναι, καὶ μηδεμίαν αὐτῶν εἰς νεῦρον
μεταβάλλειν, ἀλλ᾽ ἀρχὴν ἁπάντων τῶν νεύρων ὑπάρχειν τὸν
ἐγκέφαλον.

Κεφ. η'. Καταλιπόντες οὖν ἤδη τὸν Πραξαγόραν
ἀναίσχυντα σοφιζόμενον, αὖθις ἐπὶ τὸν Ἀριστοτέλη μετα-
βῶμεν, ἐπειδὴ καὶ αὐτὸς ἐκ τῆς καρδίας φύεσθαί φησιν τὰ
νεῦρα. συγκεχυμένως δὲ εἴρηται καὶ ἀδιορίστως δὶς πρὸς
αὐτοῦ περὶ τῆς τῶν νεύρων ἀρχῆς. ἐχρῆν γὰρ, οἶμαι, τὸν
ἀπὸ καρδίας αὐτὰ φύεσθαι φάσκοντα δεῖξαι, πῶς εἰς ἕκα-
στον τοῦ ζώου μόριον ἀπ᾽ αὐτῆς ἔρχεται τὸ νεῦρον, ὥσπερ
ἡμεῖς ὀλίγον ἔμπροσθεν ἐπεδείξαμεν ἀρτηρίαν, οὐ τὸ ἁπλῶς
γε τοῦτο εἰπεῖν μόνον αὐταρκὲς ὑπολαβεῖν. ὅθεν, ὃ ἐν τῷ
τρίτῳ περὶ τῶν ἐν τοῖς ζώοις μορίων ἔγραψεν, οὐδαμῶς ἦν
πρέπον Ἀριστοτέλει. παραγράψω δὲ τὴν ῥῆσιν αὐτήν. Ἔχει
δὲ καὶ νεύρων πλῆθος ἡ καρδία, καὶ τοῦτο εὐλόγως· ἀπὸ

litudine hac copiofius dicam, ubi de jecinore et venis
fermo erit. Atque ita ad demonſtrandum, arterias om-
nes ex corde naſci, earumque nullam in nervum com-
mutari, quum nervorum omnium principium cerebrum
fit, haec mihi ſatis jam dicta ſunto.

Cap. VIII. lgitur relicto Praxagora impudentia
quaedam commento, ad Ariſtotelem revertamur, quum
praeſertim et ipſe ex corde produci nervos cenſeat, ſed
confuſe tamen et indiſtincte admodum de nervorum
principio bis loquutus. Oportebat ſiquidem, ſi quid
ego cenſeo, cum a corde nervos pronaſci dixerat, indi-
caſſe, quemadmodum in unumquodque corporis membrum
a corde nervi procedant, eo modo, quo nos paulo ante
arteriam ex eo diſtributam oſtendimus, neque dixiſſe tan-
tum ſatis eſſe exiſtimaſſe. Quocirca, quod in tertio libro
de partibus animalium ſcripſit, Ariſtotelem nequaquam
decebat: aſcribam autem verba ipſa. *Cor nervos habet
multos, atque id merito, ab hoc enim motuum origo*

Ed. Chart. V. [84. 85.]

ταύτης γὰρ αἱ κινήσεις. περαίνονται δὲ διὰ τοῦ θ᾽ ἕλκειν
καὶ ἀνιέναι. δεῖ οὖν τοιαύτης ὑπηρεσίας τε καὶ ἰσχύος.
ὅτι μὲν γὰρ δεῖ τοιαύτης ὑπηρεσίας τε καὶ ἰσχύος ἐκείνῳ τῷ
μέλει τοῦ σώματος, ὃ τὴν ἀρχὴν τῆς ψυχῆς ἐν ἑαυτῷ πε-
ριέχει, πρόδηλον ἅπαντι· τὸ μέντοι τὴν καρδίαν τοῦτ᾽
εἶναι τὸ μέλος, οὐ μόνον οὐκ ἀπέδειξεν ὁ Ἀριστοτέλης, ἀλλ᾽
οὐδὲ πιθανῶς ἐπεχείρησεν, εἰ μὴ ἄρα τὸ νεύρων ἔχειν πλῆ-
θος αὐτὴν ἱκανὸν εἶναι γνώρισμα νομίζει τοῦ νεύρων
ὑπάρχειν ἀρχήν. ἀλλ᾽ οὕτω γε καὶ τὰς χεῖρας καὶ τοὺς
πόδας ἀρχὰς ὑποληψόμεθα νεύρων. ἂν γὰρ ἱκανὸν εἶναι
νομίσωμεν, ἔνθα ἢ νεῦρα πολλά, τοῦτ᾽ ἀρχὴν τίθεσθαι νεύ-
ρων, οὐδὲν ἡμᾶς κωλύσει καὶ ταῦτα τὰ μόρια νεύρων ἀρ-
χὰς ὑπολαβεῖν. οὕτω δὲ καὶ τὸ τῷ δικτύῳ παραπλήσιον
πλέγμα τὸ ὑπὸ τῇ παχείᾳ μήνιγγι τῶν ἀρτηριῶν ἀρχὴν
ἐροῦμεν, οὐ τὴν καρδίαν· [85] ἀναρίθμητον γάρ τι πλῆθος
ἀρτηριῶν ἐστι κατ᾽ ἐκεῖνο τὸ πλέγμα. ταυτὶ μὲν οὖν ἐκ
περιουσίας εἰρήσθω μοι πρὸς τὸ μηδ᾽ εἰ πολλὰ κατὰ τὴν

*eſt. At hi trahendo et remittendo peraguntur. Igitur
tali miniſterio et robore opus habet.* Quod autem tali
miniſterio et robore opus ſit illi corporis parti, quae
animae principium in ſe continet, nulli non perſpicuum
eſt. Caeterum cor hanc eſſe partem, non modo non
oſtendit atque demonſtravit Ariſtoteles, ſed ne probabili
quidem aliqua ratione id molitus aliquando eſt, niſi ſi
forte, quod nervos multos habeat, id argumentum ſatis
efficax eſſe putet ad cognoſcendum, cor nervorum eſſe
principium. Sed ſi ita ſenſerit, eadem opera et manus
et pedes nervorum principia cenſebimus. Etenim ſi, ubi
nervi multi ſunt, ibi nervorum principium poni ſatis
juſtam rationem putamus, certe has ipſas partes nervo-
rum principia eſſe exiſtimare nihil prohibebit. Eodem
modo etiam plexum, qui reti ſimilis et ſub craſſa mem-
brana poſitus eſt, arteriarum principium dicemus, non
cor. In eo enim plexu arteriarum copia, quae nume-
rari nequit, reperitur. Sed haec praeter inſtitutum mihi
dicta ſunt, ut ne quis, ſi multi in corde cernantur nervi,

καρδίαν ἐφαίνετο νεῦρα, πάντως ἄν τιν᾽ ἐκ τούτων τίθεσθαι
δικαίως ἀρχὴν ἁπάντων τῶν κατὰ τὸ σῶμα τοῦ ζώου νεύρων.
ἐπεὶ δ᾽ οὐδ᾽ ἔχει νεῦρα πολλὰ, μεῖζον ἂν ἔτι γίγνοιτο τῷ
᾽Αριστοτέλει τὸ ἄτοπον. εἰσὶ μὲν γάρ τινες ἐν αὐτῇ νευρώ-
δεις διαφύσεις, οὐ μὴν ἤδη γέ πω καὶ νεῦρα. δειχθείη
δὲ ἂν οὐ διὰ μακρῶν τοῦτο κατ᾽ αὐτὸν τὸν ᾽Αριστοτέλη.
οὗτος γοῦν ἐστιν ὁ διδάξας ἡμᾶς εἰς τὴν ἐνέργειάν τε καὶ
χρείαν ἀποβλέπειν ἑκάστου τῶν ὀργάνων, οὐκ εἰς τὴν κατα-
σκευήν, ἐπειδὰν, ὅ τί ποτέ ἐστιν αὐτὸ τὸ εἶναι, σκοπώμεθα.
τῷ γοῦν ὀφθαλμῷ ἵνα ᾖ, τί ποτέ ἐστιν ἐρωτηθέντες, ἀπο-
κριναίμεθα ὀργάνῳ ὀπτικῷ. οὐ γὰρ δὴ τὸ γ᾽ ἐκ τοσούτων τε
καὶ τοιούτων ὑγρῶν χιτώνων τε καὶ ὑμένων καὶ μυῶν ὡδί πως
συγκειμένων κατεσκευάσθαι τὴν οὐσίαν αὐτὴν εἶναι βούλεται
τῶν ὀφθαλμῶν ὁ ᾽Αριστοτέλης, ὀρθότατα γινώσκων, ὡς καὶ
πρὸς ἡμῶν ἐν ἑτέροις ἐπιδέδεικται. νυνὶ δ᾽ οἶμαι δεῖσθαι
εἴς γε τὰ παρόντα τῆς παρ᾽ ἡμῶν ἀποδείξεως αὐτοῦ τοῦ
᾽Αριστοτέλους δοξάζοντος οὕτως. εἰ μὲν γὰρ πρὸς ἄλλον τινὰ
τὸν λόγον ἐποιούμην, ἐπειρώμην ἂν ἐπιδεικνύειν, ὡς ταῖς

omnino ob id cor omnium totius animalis nervorum
principium ſtatuere aequum cenſeat. At quum ne mul
tos quidem nervos cor habeat, tanto abſurdius, quod
opinatus Ariſtoteles eſt, eſſe videbitur. Non enim nervi,
ſed nervoſae quaedam tenuitates ſunt. Id oſtendam fa-
cile vel ex ipſo Ariſtotele. Is ſiquidem, quando membri
alicujus naturam, atque quidnam ſit, velimus perpendere,
ut ad ejus uſum et actionem, non conſtitutionem, oculos
convertamus, nos docet. Si igitur, quaenam ſit oculi eſ-
ſentia, perconteris, reſpondendum, inſtrumentum viſorium
Neque enim, quod ex tantis ac talibus humoribus, tu-
nicis, membranis et muſenlis certa ratione compoſitis
conſtituatur oculus, ob id ejus ſubſtantiam id eſſe velit
Ariſtoteles, recte ſane ſentiens, uti alias et mihi demon-
ſtratum eſt. Ita quum is ſenſerit, opus eſſe arbitror, ut
hujus rei rationem et demonſtrationem ipſe adjungam.
Et certe conarer oſtendere, ſi contra alium quempiam
quam contra Ariſtotelem ſermonem huberem, unumquod-

Ed. Chart. V. [85.]

ἐνεργείαις τε καὶ χρείαις ἕκαστον τῶν μορίων, οὐ τῇ τοῦ
σώματος ἰδέᾳ, κρίνεται. ἐπειδὴ δὲ πρὸς Ἀριστοτέλη διαλέ-
γομαι, τὸν αὐτὸν οὕτως γινώσκοντα πολὺ πρότερον ἡμῶν,
ἀναμνῆσαι χρὴ μόνον ὧν αὐτὸς ἔν τε τῷ δευτέρῳ περὶ ψυ-
χῆς κἂν τῷ περὶ μορίων ἀπεφήνατο, τὸ ταὐτὸν καὶ τὸ
ἕτερον ὄργανον ἐκ τῶν ἐνεργειῶν, οὐκ ἐκ τῆς τοῦ σώματος
ἰδέας, κρίνεσθαι βουλόμενος. εἰ μὲν γὰρ ὀπτικὸν εἴη τὸ
ὄργανον, ὀφθαλμός ἐστι, κἂν ἑτέρως ἔχῃ κατεσκευασμένον
ἄνθρωπός τε καὶ καρκῖνος· εἰ δὲ βαδιστικὸν, σκέλος, ἄν
τ᾽ ἐλέφαντος, ἄν τ᾽ αἰγὸς, ἄν τ᾽ οἰὸς, ἄν τ᾽ ἀνθρώπου
τύχῃ. εἰ δὲ ταῦθ᾽ οὕτως ἔχει, κρινέσθω σοι τὸ νεῦρον,
Ἀριστότελες φίλτατε, μὴ τῇ τοῦ σώματος ἰδέᾳ, καθάπερ
τοῖς πολλοῖς καὶ ἀγυμνάστοις περὶ λόγον, ἀλλ᾽ ἐνεργείᾳ τε
καὶ χρείᾳ.

Κεφ. θ´. Τρία γάρ ἐστιν ὄργανα παραπλήσια μὲν
ἀλλήλοις τὴν μορφὴν τοῦ σώματος, οὐκ ὀλίγον δ᾽ ἐνερ-
γείαις τε καὶ χρείαις διαλλάττοντα· προσαγορεύεται δ᾽ αὐτῶν

que membrum non corporis fui figura, fed actione et
ufu judicari debere. Caeterum cum contra Ariſtotelem
diſputatio eſt, qui longe ante nos ita cenſuerit, tantum
in memoriam revocare oportet ea, quae is in ſecundo de
anima et libro de partibus dixit, quum vellet non ex
corporis ſpecie, fed functione, quod inſtrumentum mem-
brumque idem, et quod diverſum eſſet, judicare. Ergo
quicquid videndi inſtrumentum eſt, oculus erit, etſi ali-
ter homo, aliter cancer eum habuerit conſtitutum;
quicquid gradiendi, crus, ſive id elephantis, ſive caprae,
ſive ovis, ſive hominis fuerit. At ita ſi res habet, Ari-
ſtoteles cariſſime, nervum non corporis figura, uti vul-
gus imperitum et inexercitatum facit, fed ufu et actione
judicabis.

Cap. IX. Tria enim inſtrumenta funt, quae cor-
poris forma inter ſe vicina funt, fed quae tamen fun-
ctione atque ufu multum variant. Horum unum ner-

τὸ μὲν νεῦρον, τὸ δὲ σύνδεσμος, τὸ δὲ τένων. τὸ
μὲν δὴ νεῦρον ἐξ ἐγκεφάλου πάντως ἢ νωτιαίου πέφυκεν,
αἴσθησιν, ἢ κίνησιν, ἢ τὸ συναμφότερον οἷς ἂν ἐμ-
φύηται παράγον. ὁ σύνδεσμος δ᾽ ἀναίσθητος μέν ἐστιν,
ἡ χρεία· δὲ αὐτοῦ κατὰ τοὔνομα. λοιπὸς δὲ τένων πέρας
ἐστὶ νευρῶδες μυὸς, ἐκ συνδέσμου καὶ νεύρου γεννώμενος,
ὡς ἔν τε τοῖς περὶ μυῶν κινήσεως ἡμῖν ἐπιδέδεικται κἀν
ταῖς ἀνατομικαῖς ἐγχειρήσεσι. νεῦρον μὲν δὴ πᾶν ἀκριβῶς
ἐστι στρογγύλον, οἱ τένοντες δ᾽ οὐχ ἅπαντες, ἔτι δὲ
μᾶλλον οἱ σύνδεσμοι· πλατύνονται γὰρ οἱ πλείους αὐτῶν
εἰς ὑμένος ἰδέαν. ἀλλ᾽ ὑμὴν μὲν ἅπας ἀκριβῶς ἐστι λεπτὸς
καὶ μαλακὸς, σύνδεσμος δὲ καὶ σκληρὸς, καὶ παχὺς τού-
πίπαν. ἔνιοι μὲν αὐτῶν νευροχονδρώδεις ὀνομάζονταί τε
καὶ εἰσιν· οὔτε δὲ ὑμὴν, οὔτε νεῦρον, οὔτε τένων εἰς το-
σαύτην ποθ᾽ ἥκει σκληρότητα. ἀλλὰ τῶν μὲν νεύρων ἔνια
καὶ πάνυ μαλακὰ τὴν φύσιν ἐστὶν, εἰς αἴσθησιν ἐπιτήδεια
μόνην, ἔνια δ᾽, εἰ καὶ σκληρότερα τούτων ὑπάρχει κατὰ

vus, fecundum ligamentum, tertium tendo nominatur.
Ex his nervus omnino aut ex cerebro, aut fpinali me-
dulla exoritur, fenfum vel motum vel utrumque parti-
bus, quibus inferitur, conducens. Ligamentum fenfu qui-
dem caret, ufum tamen talem habet, qualem nomen in-
dicat. At alterum, tendo videlicet, mufculi nervofus
finis eft, ex ligamento et nervo genitus, uti tum in li-
bris de motu mufculorum, tum in Adminiftrationibus
anatomicis mihi demonftratum eft. Jam nervus omnis
exacte teres eft, tendines vero non item omnes, et his
minus ligamenta. Etenim ex his major pars in modum
membranae dilatatur; tamen membrana omnis exquifite
tenuis mollifque eft, ligamentum durum et craffum om-
nino; imo horum aliqua nervicartilaginofa et dicuntur
et funt. Neque fane aut membrana, aut nervus, aut
tendo in eam cum ligamento devenit aliquando du-
ritiem, quum praefertim nervorum aliqui ex fua na-
tura valde molles fint, ad fenfum largiendum tantum
idonei. Alii, etfi fubftantia corporis his duriores funt,

Ed. Chart. V. [85. 86.]

τὴν τοῦ σώματος οὐσίαν, ἀλλὰ παμπόλλῳ γε ἀπολείπεται
συνδέσμου σκληρότητος. [86] οὕτω δὲ καὶ οἱ ὑμένες, εἰ καὶ
διαφέρουσι ἀλλήλων κατὰ σκληρότητα, συνδέσμων ἀπολεί-
πονται πάμπολυ. οἱ τένοντες δὲ σύγκεινται μὲν ἔκ τε
τῶν συνδέσμων καὶ τῶν νεύρων τῶν σκληροτέρων, ἐν τῷ
μέσῳ δὲ εἰκότως ἀμφοῖν εἰσι, τοσούτῳ νεύρου σκληρότεροι
τὴν οὐσίαν ὑπάρχοντες, ὅσῳ συνδέσμου μαλακώτεροι. ἅπαν-
τα δὲ ταῦτά ἐστι τὰ τρία γένη λευκὰ, καὶ ἄναιμα, καὶ
ἀκοίλια, καὶ εἰς ἴνας εὐθείας λυόμενα, πλὴν τῶν πάνυ
σκληρῶν συνδέσμων· οὐ γὰρ οἷόν τε τούτους ἀναλῦσαι εἰς
ἴνας. εἰ γοῦν οὕτως ὀνομάζειν ἐθέλεις, ὡς Ἱπποκράτης
ὠνόμασε, τὸ μὲν αἴσθησίν τε καὶ κίνησιν παρέχον ἤτοι
νεῦρον, ἢ τόνον, (ἄμφω γὰρ αὐτὸ προσαγορεύει,) τὸ δὲ ἀναί-
σθητον σύνδεσμον, εἰς ὃν δὲ ὁ μῦς τελευτᾷ, τένοντα,
δείξω σοι σαφῶς οὐκ ἔχουσαν πλῆθος νεύρων τὴν καρδίαν.
εἰ δὲ καὶ συγχεῖν βούλοιο τὰς προσηγορίας, ὡς οἱ πλεῖστοι
τῶν μεθ' Ἱπποκράτη, κάλει μὲν ἅπαντα νεῦρα, διαφορὰς
δ' ἐν αὐτοῖς λέγε τριττὰς, αἰσθητικὰ μὲν καὶ προαιρετικὰ

longe tamen infra duritiem ligamenti funt. Eadem ra-
tio et in membranis eſt, quae etſi inter ſe duritie va-
riant, ligamentis tamen molliores multo funt. Tendo-
nes, ut ex ligamentis et nervis durioris generis compo-
nuntur, ita inter utrumque medii funt, tanto ſubſtantia
ſua nervo duriores, quanto ligamento molliores funt.
Atque haec omnia tria illa genera funt alba, exanguia,
et ſolida, et quae in fibras rectas dividi ac diſſolvi poſ-
funt, praeter dura illa ligamenta, nam haec in fibras di-
vellere non ita potes. Si igitur ita haec nominare velis,
ut Hippocrates nominavit, videlicet, quod ſenſum ac motum
praeſtat, nervum ſeu τόνον, (utroque enim nomine id voca-
vit,) quod ſenſum non habet, ligamentum, id, in quod muſcu-
lus finit, tendonem, perſpicue ſatis oſtendam, cor non
habere nervorum copiam. Sed ſi nomina haec confun-
dere ac perturbare placet, uti maxima pars medicorum,
qui poſt Hippocratem fuerunt, ſolet, voces licet nervos
quidem omnia, differentias tamen in eis tres dicito, qui

Ed. Chart. V. [86.]

τὰ ἐξ ἐγκεφάλου καὶ νωτιαίου πεφυκότα, συνδετικὰ δὲ
τὰ ἀναίσθητα, καὶ τρίτα ἔτι πρὸς τούτοις τὰ ἐκ τῶν
μυῶν ἀπονευρουμένων φυόμενα.

Κεφ. ί. Καὶ οὕτως δὲ δείξομεν οὐκ ἔχουσαν ἀξιό-
λογα τὸ μέγεθος ἢ τὸ πλῆθος αἰσθητικά τε καὶ προαιρε-
τικὰ νεῦρα τὴν καρδίαν ἐναργῶς, ἀλλ᾽, ὡς ἔμπροσθεν εἴρη-
ται, σμικρὸν ἀπ᾽ ἐγκεφάλου κατιὸν εἰς αὐτὴν ἐμφύεται.
τί ποτε οὖν ἐστι τὸ πρὸς Ἀριστοτέλους εἰρημένον, ἔχει δὲ
καὶ νεύρων πλῆθος ἡ καρδία; οὔτε γὰρ φιλοψευδὴς ὁ
ἀνὴρ, οὔτε παντάπασιν ἄπειρος τῆς ἀνατομῆς, ἵνα καὶ τοῦ-
τόν τις, ὥσπερ τοὺς περὶ τὸν Χρύσιππον, ἑτέροις ἐψευσμέ-
νοις ἠκολουθηκέναι νομίσειεν. ἐμοὶ μὲν δοκεῖ τὰς ὑπὸ Ἡρο-
φίλου νευρώδεις διαφύσεις ὠνομασμένας, αὐτὰς οὐ νευρώ-
δεις, ἀλλ᾽ ἄντικρυς εἰρηκέναι νεῦρα. πέρατα δ᾽ ἐστὶ ταῦτα
τῶν ἐπὶ τοῖς στόμασι τῆς καρδίας ὑμένων, ὑπὲρ ὧν Ἐρα-
σίστρατος μὲν ἀκριβῶς ἔγραψεν, Ἡρόφιλος δ᾽ ἀμελῶς.
συμφύονται δὲ καὶ συνδοῦνται δι᾽ αὐτῶν πρὸς τὴν καρδίαν
οἱ ὑμένες οὗτοι, καὶ ἡ χρεία γε κατὰ τοὺς συνδέσμους

ex cerebro et fpinali medulla oriuntur, fenfitivos et vo-
luntarios nominans, qui non fentiunt, colligantes, ter-
tios illos enatos e mufculis, qui in fubftantiam nerveam
finiunt.

Cap. X. Quo etiam modo facile oftendam, cor non
habere manifefte nervos fenfitivos et voluntarios, magni-
tudine vel numero relatu dignos; unum tamen exiguum,
ut ante dixi, habet, et eum a cerebro in fe diductum.
Quid ergo eft, quod Ariftoteles dixit, cor habere multos
nervos? vir enim erat, qui neque vanis adeo facile ca-
piebatur, neque omnino adeo anatomes rudïs erat, ut ita
hunc, quemadmodum Chryfippum, fociis vana referenti-
bus accedere quis putet. Mihi profecto videtur, quas
Herophilus nervofas tenuitates vocat, eas plane nervos effe
dicere. Sed hae fines membranarum funt, quae in cor-
dis orificiis pofitae funt, de quibus Erafiftratus diligenter,
Herophilus negligenter fcripfit; membranae enim horum
interventu cordi alligantur et adnafcuntur, ufusque his

αὐτοῖς, οὐ κατὰ τὰ νεῦρα. ἀλλ᾽ εἰ καὶ νεῦρά τις εἶναι
συγχωρήσειεν αὐτὰ, καὶ μὴ νευρώδη σώματα, τό γε τὴν
καρδίαν ὑπάρχειν νεύρων ἀρχὴν οὐκ ἐξ ἀνάγκης ἕπεται,
μὴ δυναμένων ἡμῶν ἐπιδεῖξαι μηδὲν νεῦρον εἰς μηδὲν μό-
ριον τοῦ σώματος ἀπ᾽ αὐτῆς φερόμενον, ὡς ἔμπροσθεν ἐδεί-
ξαμεν ἀπ᾽ ἐγκεφάλου τε καὶ νωτιαίου. δοκεῖ δή μοι δύο
μὲν ἐνταῦθα ὑποθέμενος ὀρθῶς ὁ Ἀριστοτέλης, ἓν μὲν,
ὡς ἰσχύος δεῖ τινος οὐ:: ἀγεννοῦς εἰς τὰς κατὰ προαίρεσιν
ἐνεργείας, ἕτερον δ᾽, ὡς οὐδὲ μιᾶς τοιαύτης ἰσχύος ἐγκε-
φάλῳ μέτεστιν, ἐπ᾽ αὐτοῖς δὲ τρίτον ἐξ αἰσθήσεως προσλα-
βὼν, τὸ πλῆθος τῶν ἐν τῇ καρδίᾳ νευρωδῶν συνδέσμων,
οὐκ ἔθ᾽ ὑπομεῖναι περὶ τὴν κατὰ μέρος ἀνατομὴν ἀσχολη-
θῆναι καὶ ζητῆσαι, πῶς εἰς ἕκαστον τοῦ σώματος μόριον
ἐκ καρδίας ἀφικνεῖται νεῦρον, ἀλλ᾽ ὡς ἄντικρυς ἑπόμενον
ἐν οἷς εἶπον ἀποφήνασθαι. πολλὰ γὰρ δὴ τοιαῦτα καὶ
παρὰ τοῖς ἰατροῖς ἔστιν εὑρεῖν ἀνατομικὰ θεωρήματα μοχθη-
ρῶς γεγραμμένα, μὴ βουληθέντων αὐτῶν ἀναμεῖναι τὸ φαι-

idem, qui ligamentis, non qui nervis eſt. At ſi nervos
eas eſſe quis concedat, ac non nervoſa corpora, certe
non ex neceſſitate ſtatim ſequetur, cor nervorum prin-
cipium eſſe, praeſertim cum nullum nervum in aliquam
corporis partem ex eo, uti ante ex cerebro et ſpinali
medulla oſtendimus, derivari oſtendere quimus. Videtur
ſane mihi Ariſtoteles, quum duo hic recte ſuppoſuerat, al-
terum, quod robore cor opus habeat non vulgari ad actio-
nes voluntarias peragendas, alterum, quod tale robur ce-
rebro non ſit, et ad haec tertium, puta copiam nervo-
ſorum ligamentorum, *quae in corde viſuntur*, ex ſenſu
aſſumeret, non tamen ſuſtinuiſſe ſeorſum ſingularum par-
tium ſectioni vacaſſe et quaeſiviſſe, quomodo in unam-
quamque corporis partem ex corde deveniret nervus,
ſed perinde, ac ſi ad ea, quae commemoravi, id plane ſe-
queretur, pronuntiaſſe. Multa enim talia apud medicos
invenire licet anatomica theoremata perperam ſcripta,
cum nollent, quod ex anatomia appareret, id expectare,

Ed. Chart. V. [86. 87.]

γόμενον ἐκ τῆς ἀνατομῆς, ἀλλ᾽ ἐξ ἀκολουθίας μέν τινος
ἐλπισάντων ὡς ἑωρακότων. [87] οὕτω δή μοι καὶ ὁ Ἀρι-
στοτέλης ἐσφάλθαι φαίνεται, δύο μὲν ἀληθῆ θέμενος λήμ-
ματα, τὸ δὲ τρίτον ἐγγὺς ἀληθείας πιθανόν. ἀληθῆ μὲν
οὖν εἶναί φημι τό τε δεῖν ἰσχύος τινὸς τοῖς κινήσουσιν ὀρ-
γάνοις τὰ τοῦ ζώου μέλη, καὶ τὸ μηδὲν ἀπ᾽ ἐγκεφάλου φαί-
νεσθαι τοιοῦτον, πιθανὸν δὲ, οὐκ ἀληθές, ὡς ἐν τῇ καρ-
δίᾳ πλῆθος εἴη νεύρων. ἀλλ᾽ ἡμεῖς γε δεῖξαι δυνάμεθα τὸ
καλῶς μὲν ὑπ᾽ αὐτοῦ τῷ λόγῳ γνωσθὲν ὄργανον, ὑφ᾽ οὗ
χρὴ κινεῖσθαι τὰ τοῦ ζώου μέλη, διότι δ᾽ ἠμέλησε ζητῆσαι
κατὰ τὰς ἀνατομὰς αὐτό, διὰ τοῦτ᾽ ἐκφεύγοντος τὴν διὰ
τῶν αἰσθήσεων εὕρεσιν, ἄγνωστόν τε μεῖναν τἀνδρί. τῶν
μὲν γὰρ νεύρων οὐδέν ἐστι τοιοῦτον, οἱ δὲ ὀνομαζόμενοι
μύες ὑποδεχόμενοι ταῦτα κινοῦσι τὰ μέλη, καὶ δόξειεν ἂν
οἷον μοχλοῦ τινος ἔχειν δύναμιν ὁ μῦς ὡς πρὸς τὸ νεῦρον.
ὥσπερ γὰρ, ὅσα ταῖς χερσὶν οὐχ οἷοί τ᾽ ἐσμὲν κινῆσαι
βάρη, διὰ τῶν μοχλῶν αὐτὰ κινοῦμεν, οὕτω καὶ τὰ τοῦ
σώματος μέλη τοῖς νεύροις ἀδυνατοῦντες κινεῖν τοὺς μῦς

sed ex consequentia quadam id, quasi vidissent, verum
esse sperarent; ita plane decipi mihi visus est Aristote-
les, duo quidem vera ponens assumpta, tertium proba-
bile et veritati propius. Vera esse dico, quod et ro-
bore quodam opus sit instrumentis, quae motura sunt cor-
poris membra, nihilque tale a cerebro prodire appa-
rere; probabile vero, non verum, quod in corde copia
sit nervorum. Sed nos re ostendere possumus organum
id, a quo animalis membra moveri oportet, quod illi ex
sermone et verbis quidem bene notum erat, sed tamen
re incognitum homini ideo permansit, quod ex anatome
id quaerere non curabat, et ex sensu invenire recusabat.
Etenim nervorum nullus talis est; musculi siquidem, ut
vocant, nervos suscipiunt, et membra movent; imo ve-
ctis cujusdam vim habere musculus videbitur, si nervum
respicias. Nam quemadmodum pondera, quae manibus
movere non possumus, vectibus admotis movemus, ita
corporis membra quum nervis movere nequimus, muscu-

προσεκτησάμεθα. λυόμενον γὰρ εἰς ἴνας ἐν ἑκάστῳ μυῒ τὸ
νεῦρον ἀναμίγνυταί τε καὶ διαπλέκεται ταῖς ἐκ τῶν συν-
δέσμων ἰσίν, εἶτ' ἐξ ἀμφοῖν ἕν τι νευρῶδες σῶμα γεννηθὲν
ἐκφύεται τοῦ σώματος τοῦ μυὸς ὁ προσαγορευόμενος τένων·
οὕτως γὰρ οὐχ Ἱπποκράτης μόνον, ἀλλὰ καὶ Ὅμηρος αὐτὸν
ὀνομάζουσιν. ὅστις τένων ὀργάνων ἐκφυόμενος ἀνάλογον
ἕξει τῷ τοῦ μοχλοῦ πέρατι τῷ ψαύοντι τῶν βαρῶν. οὐδ'
ἔστιν οὐδὲν εὑρεῖν ἐν τῷ σώματι μέλος, ὃ κατὰ μὲν τὴν
ἡμετέραν κινεῖται προαίρεσιν, οὐ προτέτακται δ' αὐτοῦ τις
μῦς ἀπ' ἐγκεφάλου δεχόμενος νεῦρον. ὅστις δὲ καὶ περὶ
τοῦδε πεισθῆναι ἐθέλοι βεβαίως, τούτῳ γέγραπται πρὸς
ἡμῶν ὑπομνήματα δύο, κατὰ μόνας ἑκάτερον, ἓν μὲν,
ἅπαντας τοὺς μῦς, ὁποῖά τ' ἐστὶν ἐνέργεια καθ' ἕκαστον,
ἀκριβῶς διδάσκον, ἕτερον δὲ, τὴν τῶν νεύρων εἰς αὐτοὺς
νομὴν διηγούμενον. οὐ μὴν ἀλλὰ καὶ ἐν ταῖς ἀνατομι-
καῖς ἐγχειρήσεσι καὶ τοῖς περὶ χρείας μορίων ὑπομνήμα-
σιν ἐπὶ πλέον ὑπὲρ ἁπάντων τούτων διέξιμεν. ὥστ'
οὐδενὸς ἔτι προσδεῖν ἡμῖν ἔοικεν, ἀλλ' ὁμολογουμένως

los ad id accepimus; nervus enim per fingulos mufcu-
los in fibras folutus permifcetur et implicatur cum liga-
mentorum fibris: poftea ex utrifque corpus unum ner-
vofum genitum ex mufculi corpore enafcitur, id quod
tendo nominatur. Ad eum modum enim non folum Hip-
pocrates, fed etiam Homerus ipfum nominant. Qui
tendo ex inftrumentis enatus rationem habet extremae
vectis partis, quae pondera tangit. Neque enim pars
aliqua noftri corporis eft, quae ex noftra voluntate et
arbitrio movetur, cui non praeficiatur mufculus, qui ex
cerebro nervum fufcipit. Sed de hac re qui certiorem
fidem habere velit, illi duo libri a nobis fcripti funt,
feorfum finguli, quorum alter omnes, quotquot funt, mu-
fculos perftringit, et quam quifque functionem habet
edocet, alter, quemadmodum in eos nervi difpenfentur,
enarrat. Quin etiam in anatomicis adminiftrationibus et
libris de ufup artium copiofe de his omnibus differuimus.
Itaque nihil jam deeffe mihi videtur huic libro, quin

Ed. Chart. V. [87.]

ἑαυτῷ τε καὶ τοῖς ἐναργῶς φαινομένοις ὑπάρχει πᾶσιν ἀρ-
χὴν τῶν νεύρων ἐγκέφαλον τιθέμενος. οὕτω δὲ καὶ τῶν
ἀρτηριῶν ἐπεδείξαμεν ἀρχὴν ὑπάρχουσαν τὴν καρδίαν. ὅτι
δὲ καὶ τῶν φλεβῶν ἀρχὴ τὸ ἧπάρ ἐστιν, ἐν τοῖς ἐφεξῆς
ἀποδειχθήσεται. ἐνταῦθ᾽ οὖν ἤδη καταπαύσας τὸ πρῶτον
βιβλίον, ἐπὶ τὰ συνεχῆ τοῖς ἀποδεδειγμένοις ἐν αὐτῷ κατὰ
τὸ δεύτερον τρέψομαι.

poffit nec fibi nec iis, quae manifefte ex anatome con-
fpiciuntur, repugnando ponere ac ftatuere, cerebrum ner-
vorum effe principium; nec minus docuimus, arteriarum
principium in corde pofitum: quod autem venarum
principium jecur fit, in fequentibus expediam. Igitur
primo libro finem hic ponam, et ad ea, quae ordine
conjuncta iis funt, quae hoc libro expofui ac demon-
ftravi, in fecundo me convertam.

ΓΑΛΗΝΟΥ ΠΕΡΙ ΤΩΝ ΚΑΘ ΙΠΠΟΚΡΑΤΗΝ ΚΑΙ ΠΛΑΤΩΝΑ ΔΟΓΜΑΤΩΝ ΒΙΒΛΙΟΝ ΔΕΥΤΕΡΟΝ.

Ed. Chart. V. [88.]   Ed. Baf. I. (253.)

Κεφ. α΄. Περὶ τῶν Ἱπποκράτους καὶ Πλάτωνος δογ-
μάτων ἐπισκέψασθαι προθέμενος ἀπὸ τοῦ πρώτου κατὰ
τὴν δύναμιν ὑπηρξάμην, ᾧ καὶ τἆλλα σχεδὸν ἅπαντα τὰ
κατὰ μέρος ἀκολουθεῖν ἔδειξα. τοῦτο δέ ἐστι τὰ περὶ τῶν
διοικουσῶν ἡμᾶς δυνάμεων, ὁπόσαι τέ εἰσι τὸν ἀριθμὸν,
ὁποία τέ τις ἑκάστη, καὶ τόπον ὄντιν᾽ ἐν τῷ ζώῳ κατείλη-
φεν. ἠξίουν τε μηδὲν οὕτω φυλάττεσθαι κατὰ τὸν λόγον,

GALENI DE HIPPOCRATIS ET PLATO-
NIS PLACITIS LIBER SECVNDVS.

Cap. I. Quum de Hippocratis et Platonis placitis
confiderare inftituiffem, ab eo, quod poteftate primum, eft,
aufpicatus fum, quod et reliqua prope univerfa particu-
laria fubfequi monftravi. Hoc autem eft facultates cor-
pus noftrum difpenfantes, quot fint numero, quales fin-
gulae, et quam in animante fedem fortitae fint. Verum
nihil tam cavendum effe in hoc opere duxi, atque evi-

Ed. Chart. V. [88. 89.]　　　　　　　　Ed. Baf. I. (255.)

ᾶς τὸ τοῖς ἐναργῶς φαινομένοις ἐναντία τίθεσθαι, καθάπερ
οἵ τε μηδὲν ἄλογον ζῶον ἐπιθυμεῖν ἢ θυμοῦσθαι φάσκον-
τες, οἵ τε τὴν ἀρχὴν τῶν νεύρων ὑπάρχειν ἐν τῇ καρδίᾳ.
ἀποτετόλμηται γὰρ ἅπαντα τὰ τοιαῦτα πρὸς ἀνθρώπων
ἀνατρέψαι φιλονεικούντων, ὅσα καλῶς εἴρηται τοῖς παλαιοῖς,
ὑπὲρ τοῦ νεωτέραν αἵρεσιν ἰδίαν συστήσασθαι. τὰ μὲν οὖν
τοιαῦτα τῶν ψευσμάτων ἐν τῷ πρώτῳ βιβλίῳ διήλεγξα·
νυνὶ δὲ ἐπὶ θάτερον εἶδος λόγων ὧν ποιοῦνται ἔγνωκα με-
ταβὰς ἐπιδεῖξαι σαφῶς, καθ᾽ ὅσον οἷός τ᾽ εἰμί, πῇ ποτε
σφάλλονται.

Κεφ. β΄. [89] Διελέσθαι δὲ ἴσως ἄμεινον ἕνεκα σα-
φηνείας εὐθὺς ἐν ἀρχῇ τοῦδε τοῦ γράμματος, ἥτις ἐστὶν ἡ
διαφορὰ τῶν λόγων, οἷς χρῶνται πάντες οἱ κακῶς ὁτιοῦν
μεταχειριζόμενοι πρόβλημα. φημὶ δὴ τῶν λημμάτων, ἃ ἕνεκα
τοῦ συμπεράσματος λαμβάνουσιν, τὰ μὲν ἄντικρυς εἶναι
ψευδῆ, τὰ δ᾽ οὐκ οἰκεῖα τοῦ προκειμένου σκέμματος. ἄντι-
κρυς μὲν ψευδῆ τὰ τοιαῦτα, περὶ ὧν ἐν τῷ πρώτῳ βιβλίῳ
διῆλθον ἐπὶ πλέον, ὅταν ἤτοι μηδὲν τῶν ἀλόγων ζώων ἐπι-

denter apparentibus contraria affirmare: quemadmodum
hi factitant, qui bruta concupifcere aut irafci negant,
quique nervorum principium in corde exiftere pronun-
ciant. Quippe aufi funt id genus omnia veterum pulcher-
rima inventa homines contentiofi fubvertere, ut novam
fibi fectam conftituerent. Itaque hujufmodi mendacia
libro priore confutavi: nunc vero ad aliud rationum,
quas adducunt, genus digreffus evidenter pro viribus
oftendere decrevi, quo tandem modo hallucinentur.

Cap. II. At forte fatius fuerit perfpicuitatis gratia
flatim operis initio rationum differentias diftinguere, qui-
bus omnes male quodcunque problema tractantes utuntur.
Dico autem, fumptionum, *lemmata vocant,* quas conclu-
fionis gratia affumunt, alias quidem manifefto effe fal-
fas, alias vero propofitae contemplationi minime pro-
prias. Palam fane falfas, quales libro priore fufius ex-
plicavimus, quando nonnulli, velut Stoici, nullum bru-

Ed. Chart. V. [89.]   Ed. Baſ. I. (253.)

θυμεῖν τις ἢ θυμοῦσθαι φάσκη, καθάπερ οἱ ἀπὸ τῆς
στοᾶς, ἢ πάλιν ἐκ καρδίας πεφυκέναι τὰ νεῦρα. τὰ δὲ οὖν
οἰκεῖα τῶν λημμάτων ὁπόσα τὴν φύσιν ἐστὶν, εἴρηται μὲν
ἐπὶ πλεῖστον ἐν τοῖς περὶ ἀποδείξεως ὑπομνήμασιν, ἐν οἷς
ἅπασαν ἐδήλωσα τὴν ἀποδεικτικὴν μέθοδον ὁποία τίς ἐστιν,
παρεκάλουν τε διὰ τοῦ πρώτου τῶνδε τῶν ὑπομνημάτων, ἐν
ἐκείνῃ γυμνάσασθαι πρότερον, ὅστις ὁτιοῦν ἀποδεικνύειν
ἐπιχειρεῖ. γεγράφθαι δὲ λέ;ω ὑπὲρ αὐτῆς ἄριστα τοῖς πα-
λαιοῖς φιλοσόφοις τοῖς περὶ Θεόφρασιόν τε καὶ Ἀριστοτέ-
λην κατὰ τῶν δευτέρων ἀναλυτικῶν βιβλίων. καὶ διὰ τοῦτο
πρὸς ἐκείνους μὲν οὐδὲ μακρὸν ἔσεσθαι τόν λόγον ἐλπίζω
περὶ τῶν τριῶν ἀρχῶν τοῦ ζώου. τὰ γὰρ ἰδιωτικά τε καὶ
ῥητορικὰ λήμματα αἰδοῦνται παραλαμβάνειν εἰς ἀποδείξεις
ἐπιστημονικάς, ὧν πέπλησται τὰ Χρυσίππου βιβλία, ποτὰ
μὲν ἰδιώτας ἐπικαλούμενα μάρτυρας ὧν ὑποτίθεται λημμά-
των, ἔστι δὲ ὅτε ποιητάς, ἢ τὴν βελτίστην ἐτυμολογίαν,
ἤ τι ἄλλο τοιοῦτον, ὃ περαίνει μὲν οὐδὲν, ἀναλίσκει δὲ καὶ
κατατρίβει μάτην ἡμῶν τὸν χρόνον αὐτὸ τοῦτο μόνον ἐν-

tum aut concupiſcere, aut iraſci dictitarent, vel ex corde
nervos eſſe ortos. Minime vero propriae quaenam ſint,
in libris de demonſtratione pleniſſime eſt expoſitum,
in quibus omnibus demonſtrandi viam ac rationem,
qualisnam ſit, edocui, hortatuſque ſum in horum com-
mentariorum primo, ut in illa prius ſe exerceret, quiſ-
quis demonſtrare aliquid nititur. Scripſerunt autem de
ea nimirum optime veteres philoſophi Theophraſtus et
Ariſtoteles in libris poſteriorum analyticorum. Quare de
tribus animalis principiis non longam habiturum me
cum illis diſputationem ſpero. Vulgares enim et rhe-
toricas ſumptiones ad ſcientificas demonſtrationes addu-
cere verentur, quibus Chryſippi libri ſcatent, plebejos
interim teſtes ſumptionum, quas conſtituunt, citantos, in-
terim vero poëtas, aut belliſſimam etymologiam, aut id
genus aliud, quae coucludunt quidem nihil, tempus au-
tem noſtrum conſumunt teruntque fruſtra, dum hos ſo-

214 ΓΑΛΗΝΟΥ ΠΕΡΙ

Ed. Chart. V. [89.]   Ed. Baf. I. (253.)

δεικνυμένων αὐτοῖς, ὡς οὐκ ἔστιν ἐπιστημονικὰ τὰ τοῦ συμ-
περάσματος λήμματα, μετὰ ταῦτα δὲ καὶ συγκαταβαινόντων
τε καὶ συμπαλαιόντων αὐτοῖς ὑπὲρ τοῦ δεῖξαι καὶ τοὺς
ἰδιώτας καὶ τοὺς ποιητὰς οὐδὲν ἧττον ἡμῖν ἢ ἐκείνοις
μαρτυροῦντας, ἀλλ' ἔστιν ὅτε καὶ μᾶλλον. οὕτω δὲ καὶ τὴν
ἐτυμολογίαν, ἐπειδὰν ἄγωμεν μακροτέραν σχολὴν, ἐπιδείκνυ-
μεν αὐτοῖς οὐδὲν μᾶλλον ἐκείνοις ἤπερ ἡμῖν μαρτυροῦσαν.
ἀλλ' ὅτι μὲν ἀλαζών ἐστι μάρτυρ ἡ ἐτυμολογία, πολλάκις
μὲν ὁμοίως μαρτυροῦσα τοῖς τἀναντία λέγουσι τῶν ἀληθῶν,
οὐκ ὀλιγάκις δὲ τοῖς ψευδομένοις μᾶλλον, ἤπερ τοῖς ἀλη-
θεύουσιν, ἐν ἑτέρᾳ πραγματείᾳ δέδεικταί μοι τῆς περὶ ὀνο-
μάτων ὀρθότητος, ἔνθα καὶ περὶ τῆς ἐγὼ φωνῆς ἐπέδειξα
τὸν Χρύσιππον ἐτυμολογοῦντα ψευδῶς. τί μὲν οὖν ἔτι δευί-
μην ὑπὲρ τῶν αὐτῶν ἐνταῦθα διεξιέναι; Χρυσίππῳ μὲν γὰρ
καὶ τοῦτο φίλον, οὐ δὶς ἢ τρὶς, ἀλλὰ καὶ τετράκις ἐνίοτε
καὶ πεντάκις ὑπὲρ τῶν αὐτῶν ἐν διαφερούσαις πραγματείαις
διέρχεσθαι· φυλάξαιτο δὲ ἄν τις αὐτὸ τῶν χρόνου φειδομέ-
νων. ἃ δ' οὖν ὑπὲρ τῆς ἐγὼ φωνῆς ἔγραψεν ἐν τῷ πρώτῳ

lum ipfis demonftramus, conclufionis fumptiones non
effe fcientificas; deinde dum in palaeftram defcendimus,
concertamufque cum ipfis, ut oftendamus, plebejos et
poëtas non minus nobis quam ipfis, interdum etiam ma-
gis fuffragari. Sic autem et etymologiam, quum liberius
per otium licet, oftendimus illis non magis fibi quam
nobis teftimonium reddere. Verum quod teftis fit fal-
lax etymologia, faepe quidem fimiliter atteftans his,
qui veritati contraria afferunt, haud raro autem men-
tientibus magis, quam verum fatentibus, alio in opere,
quod de recto nominum ufu infcribitur, declaravimus,
in quo etiam oftendimus, Chryfippum falfam hujus vocis,
ego, etymologiam expofuiffe. Quid igitur opus eft ad-
huc de ipfis verba facere? Chryfippo fane et hoc fami-
liare, non bis, aut ter, fed et quater, interdum etiam
quinquies, de eifdem rebus in diverfis operibus tractare;
quod cavebit utique, qui tempori cupiat parcere. Quae
igitur de hac voce, ego, Chryfippus primo de anima

Ed. Chart. V. [89. 90.] Ed. Baf. I. (253.)

περὶ ψυχῆς ὁ Χρύσιππος ὑπὲρ ἡγεμονικοῦ διαλεγόμενος,
ἤδη παραγράψω γνωρίσματος ἕνεκα. Οὕτως δὲ καὶ τὸ ἐγὼ
λέγομεν κατὰ τοῦτο, δεικνύντες αὐτοὺς ἐν τῷ ἀποφαίνεσθαι
τὴν διάνοιαν εἶναι, τῆς δείξεως φυσικῶς καὶ οἰκείως ἐν-
ταῦθα φερομένης, καὶ ἄνευ δὲ τῆς κατὰ τὴν χεῖρα τοιαύτης
δείξεως νεύοντες εἰς αὐτοὺς τὸ ἐγὼ λέγομεν, εὐθὺς καὶ
τῆς ἐγὼ φωνῆς τοιαύτης οὔσης, καὶ κατὰ τὴν ἑξῆς ὑπογε-
γραμμένην δεῖξιν συνεκφερομένης. [90] τὸ γὰρ ἐγὼ προφε-
ρόμεθα κατὰ τὴν πρώτην συλλαβὴν κατασπῶντες τὸ κάτω
χεῖλος εἰς αὐτοὺς δεικτικῶς, ἀκολούθως δὲ τῇ τοῦ γενείου
κινήσει καὶ ἐπὶ τὸ στῆθος νεύσει. καὶ τῇ τοιαύτῃ δείξει
ἡ ἑξῆς συλλαβὴ παράκειται, οὐδὲν ἀποστηματικὸν παρεμ-
φαίνουσα, ὅπερ ἐπὶ τοῦ ἐκεῖνος συντέτυχε. διὰ ταύτης οὖν
ἁπάσης τῆς ῥήσεως ὁ Χρύσιππος οὐδὲν μὲν ἐπιστημονικὸν
λῆμμα τοῦ τὴν ἀρχὴν τῆς ψυχῆς ὑπάρχειν ἐν τῇ καρδίᾳ
παραλαμβάνει, δύο δ' ἐς ταὐτὸν οὐκ οἰκεῖα τῷ προκειμένῳ
συμπλέκει, τὸ μὲν ἕτερον ἀπὸ τῆς ἐτυμολογίας, ὅτι τὴν
ἐγὼ φωνὴν φθεγγόμενοι κατὰ τὴν πρώτην συλλαβὴν τὴν ε

tradidit de principe ejus facultate differens, cognitionis
caufa fcribam. Sic autem, nosipfos indicantes, dum
mentem effe enunciamus, hanc vocem, ego, proferimus,
indicatione naturaliter et proprie huc delata, atque fine
hujufmodi manus indicatione deflectentes in nosipfos
hanc vocem, ego, pronunciamus. Similiter quum vox
ego hujufmodi fit, etiam in fubfcripta deinceps indi
catione fimul effertur. Nam ego proferimus priore fyl-
laba labrum inferius ad nosipfos demonftrative detrahentes,
confequenter autem motioni menti et deflexioni ad pe-
ctus. Ac hujufmodi indicationi fubfequens fyllaba an-
nexa eft, nullum intervallum oftendens, quod in dictione
ἐκεῖνος (ille) contingit. Hac tota oratione Chryfippus
nullam fcientificam fumptionem, qua monftret, animae
principium in corde effe, adducit; duas enim ad id de-
monftrandum fumptiones rei propofitae improprias com-
plectitur; alteram fane ab etymologia, quod hanc vocem,
ego, pronunciantes, in priore fyllaba, nempe e, oι et

216 ΓΑΛΗΝΟΥ ΠΕΡΙ

Ed. Chart. V. [90.]   Ed. Baf. I. (253.)

λεγομένην τὸ στόμα κάτω που καὶ τὴν γένυν ἀπάγομεν
ὡς ἐπὶ τὰ στέρνα, τὸ δὲ ἕτερον, ὅτι καὶ τὴν χεῖρα συνε-
πιφέρομεν ἐνίοτε τοῖς στέρνοις, ἡμᾶς αὐτοὺς δεικνύντες, ἐν
τῷ λέγειν, ἐμοὶ τοῦτο προσῆκεν, τοῦτο ἐγώ σοι λέγω. ὅτι
δὲ καὶ τῆς ῥινὸς ἅπτονται πολλάκις οἱ ἄνθρωποι λέγοντες,
ἐμοὶ τοῦτο δὸς, ἐμοὶ τοῦτο προσήκει, τοῦτο ἐγώ σοι λέγω,
παντελῶς ἐπιλέλησται. καίτοι κατά γε τὴν ἐγὼ φωνὴν οὐκ
ἐπελάθετο τῆς ἐκεῖνος, οὐκ ἀπὸ παραπλησίας δέ τινος,
ἀλλ' ἀπὸ τῆς αὐτῆς ἀκριβῶς συλλαβῆς ἀρχομένης τῆς ε΄,
ἐχρῆν δ', οἶμαι, καθάπερ ἐπὶ ταύτης ἐμνημόνευσε μὲν, οὐκ
ἔλυσε δὲ τὸ ἄτοπον, οὕτω κἀπὶ τῆς ἐπὶ τοῦ στέρνου δείξεως
ἐπιμνησθῆναι μὲν τῆς ἐπὶ τὴν ῥῖνα φορᾶς τοῦ δακτύλου,
μὴ μέντοι μηδὲ ἐνταῦθα διαλύεσθαι τὸ προβληθὲν, εἰ μὴ
ἄρα τις οἴεται, τὴν ἀπόφασιν τοῦ Χρυσίππου, ψιλὴν αὐτὴν
μόνην ῥηθεῖσαν, ἀπόδειξιν ὑπάρχειν. τί γὰρ δὴ καὶ
φησιν; ἀκολούθως δὲ τῇ τοῦ γενείου κινήσει καὶ ἐπὶ
τὸ στῆθος νεύσει, καὶ τῇ τοιαύτῃ δείξει ἡ ἑξῆς συλ-
λαβὴ παράκειται, οὐδὲν ἀποστηματικὸν παρεμφαίνουσα,

mentum inferius veluti ad pectora deducimus; alteram,
quod manum etiam interdum pectori admovemus, nos-
ipfos indicantes, quum dicimus, mihi hoc convenit, hoc
ego tibi dico. Jam vero, quod etiam nafum fubinde ho-
mines attingunt dicentes, mihi hoc da, mihi hoc conve-
nit, hoc ego tibi dico, omnino oblitus eft, quanquam il-
lum non lateret, hanc vocem ἐκεῖνος, non a fimili, fed
omnino eadem fyllaba, nempe e, cum hac dictione, ego,
incipere. Conveniebat autem meo judicio, quemadmodum
in hac meminit quidem, non autem abfurditatem diluit,
ita et in indicatione ad pectus delationis quidem digiti ad
nafum mentionem facere, non tamen hic quoque id, quod
propofitum erat, diffolvere, nifi forte quis nudam fimpli-
cemque Chryfippi enunciationem effe demonftrationem
exiftimet. Quid enim inquit? Confequenter menti mo-
tioni et deflexioni ad pectus ac hujufmodi indicationi
fubfequens fyllaba annexa eft, nullum intervallum often-

ὥσπερ ἐπὶ τοῦ ἐκεῖνος συντέτευχεν. ἐννοήσας γὰρ, ὅτι ἡ
ἐκεῖνος φωνὴ τὴν ἀρχὴν ἀπὸ τῆς αὐτῆς ποιεῖται συλλαβῆς,
ὥσπερ καὶ ἡ ἐγὼ, καὶ δεήσει καὶ ταύτην ἐνδείκνυσθαι
ταὐτὸν σημαινόμενον, εἰς τὴν τῶν ἐπιφερομένων συλλαβῶν
διαφορὰν ἀναφέρει τὴν τοῦ ζητουμένου λύσιν. ἔστι δὲ
τοιάδε· εἰπὼν, τῆς ἐγὼ φωνῆς τὴν δευτέραν συλλαβὴν τὴν
γώ μηδὲν ἀποστηματικὸν ἐμφαίνειν, ἐπήγαγεν, ἐπὶ δὲ τῆς
ἐκεῖνος ἐμφαίνειν τὴν κεί. τοῦτο δ᾽ ἀπόφασίς ἐστι ψιλὴ,
μηδεμίαν ἀπόδειξιν ἔχουσα, μὴ ὅτι βεβαίαν τε καὶ ἐπιστη-
μονικὴν, ἀλλὰ μηδ᾽ ἄχρι πιθανότητος ἢ ῥητορικῆς ἢ σο-
φιστικῆς προϊοῦσαν. διὰ τί γὰρ (254) ἡ μὲν κεί συλλαβὴ
ἀποστηματικόν τι δηλώσει, ἡ δὲ γώ μὴ, οὐ προσθεῖναι
δίκαιον ἦν αὐτὸν ἀπόδειξίν τινα; διὰ τί δὲ ταῖς μὲν
στέρνοις ἐπιφέροντες τὸν δάκτυλον ἐπιδεικνύμεθα, τὴν ἀρ-
χὴν τῆς ψυχῆς ἐνταῦθα εἶναι, τῇ ῥινὶ δὲ ἐπιφέροντες οὐκ
ἐνδεικνύμεθα; δίκαιον γὰρ, εἴπερ ἡ δεῖξις ἱκανὴ πίστις εἰς
εὕρεσιν ἡγεμονικοῦ μορίου ψυχῆς, οὐκ ἐπὶ μὲν τῶν στέρνων
αὐτὴν ἱκανὴν ὑπάρχειν, ἀσθενῆ δὲ ἐπὶ τῆς ῥινός, ἀλλὰ

dens, quod in dictione ἐκεῖνος contingit. Quum enim
confideraffet, hanc vocem, ἐκεῖνος, ab eadem fyllaba, qua
et ego, ordiri, ideo etiam hanc eundem fignificatum in-
dicare oportere, ad fyllabarum quae inferuntur differen-
tiam quaeftionis folutionem refert. Eft autem talis. Quum
retuliffet, dictionis ego fecundam fyllabam go nullum
intervallum repraefentare, addidit, in ἐκεῖνος oftendere κεί
fyllabam intervallum. Haec nuda eft enunciatio, nullam
demonftrationem obtinens, non folum non firmam ac
fcientificam, fed ne probabilem quidem, aut rhetoricam,
aut fophifticam. Cur enim fyllaba κεί intervallum ali-
quod fignificabit, et fyllaba go non item, par erat, ut
ipfe demonftrationem aliquam adjiceret. Cur autem ad
pectus digitum inferentes principium animae illic effe
fignificamus, nafo autem admoventes non indicamus?
Aequum namque eft et rationi confentaneum, fiquidem
indicatio fufficiens fides fit ad principem animae partem
inveniendam, non in pectore ipfam firmam, in nafo au-

Ed. Chart. V. [90. 91.]　　　　　Ed. Baf. I. (254.)

κἀπὶ ταύτης ἰσχύειν ὁμοίως, ἢ εἴπερ οὐδὲ ἐπὶ ταύτης, οὐδὲ
ἐπὶ τῶν στέρνων. διὰ τί δὲ ἐν ταῖς συγκαταθέσεσιν ἐπι-
νεύοντες τὴν κεφαλὴν, ἐφ᾽ ὃ φέρομεν αὐτὴν μέρος, ἐν ἐκείνῳ
τὴν ἀρχὴν τῆς ψυχῆς ὑπάρχειν ἐνδεικνύμεθα μᾶλλον, καὶ
οὐκ αὐτῷ τῷ κινουμένῳ; τὸ γάρ τοι πρῶτον κινούμενον ἐν
ἡμῖν μόριον ἐπινευόντων, αὐτὸ δήπου πιθανώτερον ἔχειν
ἐστὶ τὴν ἀρχὴν τῆς ψυχῆς, ἥπερ τι τῶν ἄλλων, πρὸς ὃ φέ-
ρεται κινούμενον· ἵνα μὴ νῦν ἐκείνων μνημονεύω τῶν ἀν-
θρώπων, οἳ ταῖς κεφαλαῖς ἀνανεύουσιν, ἐπειδὰν συγκατατί-
θωνται. τάχα γὰρ φήσει, τοὺς βαρβάρους, ὥσπερ τἄλλα
χείρους εἰσὶ καὶ ἀλογώτεροι τῶν Ἑλλήνων, οὕτω κἂν τῷδε
σφάλλεσθαι. πάντ᾽ οὖν, ὅσα περιττὰ τῶν ἐπιχειρημάτων,
ἐν τοῖς περὶ ἀποδείξεως ἐδείξαμεν οὐκ οἰκεῖα τῷ ζητουμένῳ
πράγματι· [91] καὶ διὰ τοῦτο νῦν οὐ χρὴ μηκύνειν περὶ
αὐτῶν, ὥσπερ οὐδὲ περὶ τῶν ἐκ τῆς ἐτυμολογίας ὁρμωμένων,
εἴρηται γὰρ καὶ περὶ ἐκείνων αὐτάρκως ἐν τοῖς περὶ ὀνομά-
των ὀρθότητος.

tem infirmam effe, fed in hac fimiliter valere, vel, fi
non in hac, neque in pectore valebit. Cur autem, dum
concedimus aliquid annuentes capite, in quam partem
ipfum flectimus, in illa principium animi effe potius
oftendimus, quam in ea, quae movetur? etenim quae
primum in nobis movetur particula, dum annuimus, eam
nimirum probabilius eft animae principium obtinere,
quam aliarum ullam, ad quam motu perfertur: ut in-
terim illos homines non commemorem, qui capite re-
nuunt, quum affentiuntur. Forte enim dicet, barbaros, ut
in reliquis funt Graecis deteriores ac minori ratione prae-
diti, fic in hoc quoque hallucinari. Quaecunque igitur ar-
gumenta rei, de qua eft quaeftio, proprie non funt, omnia
in libris de demonftratione expofuimus: quocirca de his
pluribus agendum non eft, quemadmodum neque de his,
quae ab etymologia defumuntur, quoniam illa quoque in
commentariis de recto nominum ufu abunde fatis expli-
cavimus.

ΙΠΠΟΚΡ. ΚΑΙ ΠΛΑΤΩΝ. ΔΟΓΜ. Β. 219

Ed. Chart. V. [91.]   Ed. Baf. I. (254.)

Κεφ. γ'. Ἀλλὰ τίνα χρὴ ζητεῖν λήμματα τῷ προκει-
μένῳ προβλήματι προσήκοντά τε καὶ οἰκεῖα; γέγραπται μὲν
δήπου καὶ περὶ τούτων ἐπὶ πλεῖστον ἐν τοῖς περὶ ἀποδεί-
ξεως ὑπό τε τῶν παλαιῶν εἰρημένοις ἀσφαλέστερόν τε καὶ
συντομώτερον, ὑπό τε ἡμῶν ἐξηγουμένων ἐκεῖνα σαφῶς τε
ἅμα καὶ διὰ πολλῶν. ἀρκέσει δὲ νῦν ἐξ αὐτῶν τὸ κεφά-
λαιον ἀναμνήσασι μόνον ἐκείνῳ χρήσασθαι σκοπῷ εἰς τὴν
τῶν κατὰ μέρος εὕρεσιν. ἦν δὲ τὸ κεφάλαιον, ὡς ἀπ᾽ αὐ-
τῆς χρὴ τῆς οὐσίας τοῦ ζητουμένου πράγματος ἐξευρίσκειν
τὰ προσήκοντά τε καὶ οἰκεῖα λήμματα, καθάπερ ἐν τούτοις,
ἐν οἷς Χρύσιππος ἐπισκοπεῖται περὶ τοῦ τῆς ψυχῆς ἡγεμονι-
κοῦ, τόν τε τῆς οὐσίας λόγον εἰπόντας, ὑπὲρ οὗ ζητοῦμεν
πράγματος, ἐκείνῳ χρῆσθαι κανόνι τε καὶ σκοπῷ τῶν κατὰ
μέρος ἁπάντων. ἔστι δὲ τὸ ἡγεμονικόν, ὡς αὐτοὶ βούλον-
ται, τὸ κατάρχον αἰσθήσεώς τε καὶ ὁρμῆς. οὐκ οὖν ἄλλοθεν
χρὴ δεικνύναι τὴν καρδίαν ἐν αὐτῇ τὸ ἡγεμονικὸν ἔχουσαν,
ἢ ἐκ τοῦ πάσης μὲν τῆς καθ᾽ ὁρμὴν κινήσεως ἐξηγεῖσθαι

Cap. III. Verum quas fumptiones inquirere conve-
niat problemati inftituto et convenientes et proprias, fcri-
ptum fuit et de his abunde in his, quae de demonftra-
tione tum ab antiquis tutius et compendiofius dicta funt,
tum a nobis, dum eorum dicta enarramus manifefto fimul
ac copiofe. Sufficiet autem in praefentia fummam quan-
dam ex ipfis commemorare, ad quam tanquam ad fco-
pum omnis fingularium indagatio dirigatur. Erat autem
fumma, ab ipfa rei, quam quaerimus, fubftantia fumptio
nes tum convenientes tum proprias effe inveniendas,
quemadmodum in his, in quibus Chryfippus de animae
principatu confiderat: et fubftantiae rei illius, quam in-
quirimus, explicata ratione, illa utendum regula et fcopo
omnium particularium. Eft autem, ut ipfi putant, ani-
mae principatus, unde fenfus motufque proficifcitur ar-
bitrarius. Non igitur aliunde demonftrare oportet, cor
in fe principatum animae obtinere, quam inde, quod om-
nem motum voluntarium reliquis animalis partibus dif-

220 ΓΑΛΗΝΟΤ ΠΕΡΙ

Ed. Chart. V. [91.]　　　　　　　Ed. Baf. I. (254.)

τοῖς ἄλλοις τοῦ ζώου μορίοις, ἅπασαν δὲ αἴσθησιν εἰς αὐτὴν
ἀναφέρεσθαι. πόθεν οὖν τοῦτο δειχθήσεται; πόθεν δὲ
ἄλλοθεν, ἢ ἐκ τῶν ἀνατομῶν; εἰ γὰρ αὕτη τοῖς κατὰ μέ-
ρος ἅπασιν ἐπιπέμπει δύναμιν αἰσθήσεώς τε ἅμα καὶ κινή-
σεως, ἀποπεφυκέναι τι πάντως ἀπ' αὐτῆς ἀγγεῖον ἀναγκαῖόν
ἐστιν εἰς τὴν αὐτῶν ὑπηρεσίαν. ὥστε ἐκ τῆς ἀποδεικτικῆς
μεθόδου πέφηνεν, ὅτι τε χρησιμώτερον ἀνατέμνοντας τὰ
ζῶα κατασκέπτεσθαι, τίνα καὶ πόσα γένη σωμάτων ἐκ τῆς
καρδίας ἐκφυόμενα διανέμεται τοῖς ἄλλοις τοῦ ζώου μορίοις,
ὅτι τε, τούτων αὐτῶν ὄντων τοιούτων καὶ τοσῶνδε, τοῦτο
μὲν αἴσθησιν ἢ κίνησιν ἢ ἄμφω παράγει, τοῦτο δ' ἄλλο
τι. καὶ οὕτως ἐστὶν ἤδη τινῶν ἐν τοῖς ζώοις δυνάμεων ἡ
καρδία πηγή. ταύτης τῆς ὁδοῦ πᾶν ὅτι περ ἂν ἔξω πίπτῃ,
περιττόν τ' ἐστὶ καὶ ἀλλότριον, καὶ ταύτῃ διήνεγκεν ἐπιστη-
μονικὸν δείξεως λῆμμα ῥητορικοῦ τε καὶ γυμναστικοῦ καὶ
σοφιστικοῦ, ὑπὲρ ὧν οὐδ' αὐτῶν οὐδεμίαν ἐδίδαξαν ἡμᾶς
οὔτε μέθοδον οὔτε γυμνασίαν οἵ γε περὶ τὸν Ζήνωνα
καὶ τὸν Χρύσιππον. ὅθεν ἀναμέμικται φύρδην ἐν τοῖς

penfet, omnis autem fenfus in ipfum referatur. Unde
itaque id oftendetur? Ex quo alio, quam ex diffectio-
nibus? Si enim hoc omnibus partibus vim fentiendi fi-
mul et movendi tranfmittit, neceffe eft omnino vas ali-
quod ex eo ad miniftranda illa omnino prodiiffe. Qua-
propter ex demonftrandi via ac ratione innotuit, et uti-
lius animantibus diffectis confpici, quae et quot corpo-
rum genera ex corde prodeuntia aliis animantis parti-
bus diftribuantur, et ex his ipfis, quum talia et tot numero
fint, aliud fenfum aut motum, aut ambo deferre, aliud
vero aliud quippiam. Atque ita jam fcire licebit, qua-
rum in animantibus facultatum cor funs exiftat: quic-
quid extra hanc viam exciderit, fuperfluum eft et alie-
num. Atque hac ratione fcientifica demonftratiouis fump-
tio a rhetorica, exercitatoria et fophiftica differt, de
quibus neque ipfis ullam nos vel methodum vel exerci-
tationem Zeno et Chryfippus docuerunt. Unde confufae

βιβλίοις αὐτῶν ἐφεξῆς ἅπαντα τὰ λήμματα. καὶ πολλάκις
ἡγεῖται μὲν, εἰ οὕτως ἔχει, ῥητορικὸν ἐπιχείρημα, τούτῳ δ'
ἕπεται γυμναστικόν τε καὶ διαλεκτικὸν, εἶθ' ἑξῆς ἐπιστημο-
νικὸν, εἶθ', οὕτως εἰ ἔτυχε, σοφιστικὸν, οὐκ εἰδότων, ὡς τὰ
μὲν ἐπιστημονικὰ λήμματα πρὸς τὴν οὐσίαν ἀναφέρεται τοῦ
ζητουμένου, καὶ τοῦτον ἔχει τὸν σκοπόν, τῶν δ' ἄλλων
ἁπάντων ἔξωθεν ὄντων, ὅσοις μὲν ὁ διαλεκτικὸς εἰς τὸ
γυμνάσασθαι χρῆται, καὶ σοφιστὰς ἐξελέγξαι, καὶ πεῖραν
λαβεῖν μνήσεως μειρακίου, καὶ μαιεύσασθαι, καὶ προσαγα-
γεῖν ἐπί τινος εὕρεσιν, ἀπορῆσαί τε ποιῆσαι. ταυτὶ μὲν
ἅπαντα διαλεκτικά τε κάλει, εἰ βούλοιο, καὶ γυμναστικά,
καὶ τοπικά, (τῶν γὰρ ὀνομάτων οὐ φροντίζω,) διορίζειν δὲ
ταῦτα πειρῶ τῶν ἐπιστημονικῶν. ὅσα δ' ἔτι τούτων ἀπο-
κεχώρηκε ἐξωτέρω, καὶ μάλιστα διὰ παραδειγμάτων ἐνδόξων
τε καὶ πολιτικῶν [92] ἐπαγωγῶν τέ τινων τοιούτων ἢ
μαρτύρων εἰς σύστασιν ἀφικνεῖται, ταῦτ' εἰ βούλοιο πιθανά
τε καὶ ῥητορικὰ προσαγορεύειν, οὔ μοι μέλει τῆς κλήσεως,

in eorum libris omnes fumptiones citraque ordinem
fparfae funt, ac frequenter fane, verbi gratia, rhetoricum
argumentum praecedit, hoc autem exercitatorium et dia-
lecticum fequitur, deinde fcientificum, poftea, fi ita fors
tulerit, fophifticum. Quippe non intelligunt, fcientificas
fumptiones ad ejus, quod quaeritur, fubftantiam referri ac
hunc fcopum habere. Ex reliquis autem omnibus ex-
terioribus, quibus dialecticus ad exercitandum utitur, et
fophiftas coarguendos, et experimentum de adolefcentis
ingenio capiendum, ad difquifitionem rei cujufpiam, et
inventionem, et addubitationem excogitandam, omnia
haec, fi placet, dialectica, exercitatoria et topica vocato,
de nominibus enim minime fum folicitus, verum haec
a fcientificis diftinguere conator. Caeterum quae longius
quam haec adhuc a rei fubftantia abfcefferunt, et prae-
fertim quae per exempla probabilia et politica, talesque
inductiones quasdam, aut teftes ad rei probationem ad-
ducuntur, haec fi probabilia et rhetorica appellare velis,

γνωρίζειν δὲ αὐτῶν χρὴ πειρᾶσθαι τὴν φύσιν. ἔτι δὲ μᾶλ-
λον ἀποκεχώρηκε τῆς οὐσίας τοῦ ζητουμένου τὰ σοφιστικά,
καὶ γέγραπται περὶ τούτων ἁπάντων τοῖς παλαιοῖς, ἐν μὲν
τοῖς σοφιστικοῖς ἐλέγχοις περὶ τῶν σοφιστικῶν εἴτε προτά-
σεων ἐθέλεις ὀνομάζειν, εἴτε ἀξιωμάτων, εἴτε λόγων, οὐδὲν
γὰρ εἰς τὰ παρόντα διαφέρει, κατὰ δὲ τὰς ῥητορικὰς τέχνας
ὑπὲρ τῶν ῥητορικῶν, ἐν δὲ τοῖς τοπικοῖς ὑπὲρ τῶν διαλεκτικῶν,
ἐν δὲ τοῖς περὶ ἀποδείξεως, ἃ δὴ καὶ δεύτερα ἀναλυτικὰ ἐπι-
γράφουσιν, ὑπὲρ τῶν ἐπιστημονικῶν. ὥστε, ὅστις ὁτιοῦν
ἀποδεικνύναι πειρᾶται, πρῶτα μὲν χρὴ τοῦτ᾽ ἐγνωκέναι, τὴν
διαφορὰν τῶν λημμάτων αὐτῶν, εἶθ᾽ ἑξῆς χρόνῳ πολλῷ
γεγυμνάσθαι, λέγοντος μὲν ἑτέρου, γνωρίζειν αὐτὰ ποίου
γένους ἐστὶν ἐκ τῶν εἰρημένων, μὴ λέγοντος δὲ ἑτέρου, τα-
χέως ἔστιν εὑρίσκειν αὐτὸν εἰς ἕκαστον τῶν προβληθέντων.
ἑνὶ δὲ λόγῳ, καθάπερ ἐπὶ τῷ λογίζεσθαι ποιοῦμεν, οὕτω
κἀνταῦθα πράττειν. ὅστις ἐθέλει γίγνεσθαι λογιστικός, οὗτος
μὲν ἐκμανθάνει πρῶτον ἀριθμοὺς ἅπαντας, οὓς ὀνομάζουσιν

nihil curo. Sed ut horum natura fit tibi cognita, ftudiofe
incumbes. Porro fophiftica amplius adhuc a rei quae-
fitae fubftantia recefferunt, de quibus omnibus veteres
monumenta pofteris reliquerunt, in fophifticis quidem
elenchis de fophifticis, five propofitionibus, five axio-
matis, five rationibus malis dicere, nihil enim ad prac-
fens inftitutum intereft, in rhetoricis autem artibus de
rhetoricis, in topicis de dialecticis, in libris de demon-
ftratione, quae et pofteriora analytica dicuntur, de fcien-
tificis. Quifquis igitur rem aliquam demonftrare nititur,
primum id nofcat oportet, nimirum ipfarum fumptionum
differentiam, deinde longo tempore fe exerceat, ut ipfa
altero quidem dicente cognofcat, ex quo praedictorum
genere exiftant, altero vero non dicente, ut ipfe ad fin-
gula problemata protinus invenire poffit. Summatim,
quemadmodum in arte fupputandi facimus, ita hic quo-
que agendum eft. Quifquis calculator fieri cupit, is fane
primum numeros omnes edifcit, quos illi dicunt quadrangulos

ἐκεῖνοι τετραγώνους καὶ ἑτερομήκεις, ἐφεξῆς δὲ γυμνάζε-
ται χρόνῳ παμπύλλῳ πολλαπλασιάζειν καὶ μερίζειν, εἶθ᾽
ἑξῆς μαθὼν ὀλιγίστας μεθόδους, οὕτως ἤδη περὶ παντὸς
τοῦ προβληθέντος ἱκανὸς γίνεται λογίζεσθαι. καί μοι θαυ-
μάζειν ἐπέρχεται τῆς τῶν πολλῶν δοξοσοφίας, εἰ προβλη-
θέντος μὲν, ἂν οὕτω τύχῃ, τίς γίγνεται τόκος ἑκατοστὸς
Ἀττικῶν δισμυρίων πεντακισχιλίων ἑξακοσίων τριακον-
ταεπτὰ, μηνῶν τεσσαρεσκαίδεκα, τοῖς λογιστικοῖς ἐπιτρέ-
πουσιν, εἰδότες, οἶμαι, σαφῶς, ὡς ἑαυτῷ οὐ μέτεστιν ἐπι-
στήμη οὐδεμία τοῦ λογίζεσθαι τὰ τοιαῦτα, διότι μήτ᾽ ἤσκη-
σαν αὐτὰ μήθ᾽ ὅλως ἔμαθον, ἀποδείξει δὲ χρῆσθαι τολ-
μῶσιν, εὖ εἰδότες, ὡς οὔτε παρ᾽ ἑτέρων ἔμαθον ὅλως
οὐδὲν, οὔτε αὐτοὶ καθ᾽ ἑαυτοὺς ἐξεῦρον, οἵ γε μηδὲ ἐζή-
τησαν, ὅπου γε καὶ ἣν μεμαθήκεσαν ὁδὸν ἀποδεικτικήν,
οὐκ ἦν ἱκανόν, ἀλλ᾽ ἐχρῆν, οἶμαι, πρότερον ἠσκῆσθαι κατ᾽
αὐτήν. οὐδὲ γὰρ τοῖς ῥήτορσιν ἀπόχρη μέθοδον ἐκμαθεῖν,
ὡς χρὴ διαιρεῖν ὑπόθεσιν ἅπασαν, ἀλλ᾽ ἐπὶ τῇ γνώσει τῆς
μεθόδου καὶ τὴν ἄσκησιν ἐπάγουσιν. ἠβουλόμην ἂν οὖν

et altera parte majores, deinde longo tempore in multi-
plicatione et divifione fe exercet. Poftea, ubi pauciffi-
mas methodos didicerit; ita jam de omni problemate
poterit ratiocinari. Ac mihi fubit mirari multorum fapien-
tiae perfuafionem, qui, fi propofitum fit, verbi gratia, quae
centefima ufura ex vicefiesquinquies mille fexcentis tri-
ginta feptem minis Atticis nafcatur quatuordecim men-
fibus, committunt fupputatoribus, plane intelligentes, ut
arbitror, nullam fibi talia fupputandi peritiam ineffe,
propterea quod nec exercuerint nec didicerint omnino,
audent tamen demonftratione uti, probe gnari, fe nihil
unquam ab aliis didiciffe, nec ipfos per fe inveniffe, qui
ne quaefiverint quidem, nec, fi demonftrandi rationem di-
diciffent, fatis erat, fed prius in ea meo judicio oporte-
bat effe exercitatos. Neque enim rhetoribus abunde eft
methodum didiciffe, quomodo propofitum controverfiamve
omnem dividere oporteat, verum methodo cognita etiam
exercitationem addunt. Optarem itaque eum, qui demon-

μοι καὶ τὸν ἀποδεικτικὸν εἶναι φάσκοντα πρῶτον μὲν εἰ-
πεῖν τὴν μέθοδον, ᾗ χρῆται πρὸς τὰς ἀποδείξεις, εἶθ᾽, ὅπως
ἤσκηται κατ᾽ αὐτὴν, ἐπιδείξασθαι. νυνὶ δὲ πῶς μὲν οἱ διὰ
δύο τροπικῶν ἢ τριῶν ἀναλύονται συλλογισμοί, (255) καὶ
πῶς οἱ ἀδιαφόρως περαίνονται, ἤ τινες ἄλλοι τοιοῦτοί, τῷ
πρώτῳ καὶ δευτέρῳ θέματι προσχρώμενοι, πολλοῖς ἐστι
συντυχεῖν ἀκριβῶς ἠσκημένοις, ὥσπερ ἀμέλει καὶ ἐπ᾽ ἄλλοις,
ὅσοις διὰ τοῦ τρίτου θέματος ἢ τετάρτου συλλογισμοὺς
ἀναλύουσι. καίτοι τούτων τοὺς πλείστους ἔνεστιν ἑτέρως
ἀναλύειν συντομώτερον, ὡς Ἀντίπατρος ἔγραψεν, πρὸς τῷ
καὶ περιεργίαν εἶναι οὐ μικρὰν ἀχρήστου πράγματος ἅπασαν
τὴν τῶν τοιούτων συλλογισμῶν συμπλοκὴν, ὡς αὐτὸς ὁ
Χρύσιππος ἔργῳ μαρτυρεῖ, μηδαμόθι τῶν ἑαυτοῦ συγγραμ-
μάτων εἰς ἀπόδειξιν δόγματος ἐκείνων δεηθεὶς τῶν συλλο-
γισμῶν. ὅπως δὲ χρὴ γνωρίζειν τε καὶ διακρίνειν ἐπιστη-
μονικὰ λήμματα διαλεκτικῶν τε καὶ ῥητορικῶν καὶ σοφιστι-
κῶν, οὐκέτι ἔγραψαν ἀξιόλογον οὐδὲν οἱ περὶ τὸν Χρύσιππον,
οὔτε φαίνονται χρώμενοι. ἀλλ᾽ ὅτι τὰς χεῖρας ἐπιφέρομεν

strare se poſſe profitetur, ut primum mihi methodum ex-
ponat, qua ad demonſtrationes utimur, quae ex duabus
vel tribus modalibus conſtant, et quomodo, qui indifferen-
ter concludunt, aut qui id genus alii primo aut ſecundo
praeterea themate utantur, multis licet accurate exer-
citatis aſſequi: quemadmodum denique et in aliis,
qui per tertium quartumve thema ſyllogiſmos reſol-
vant, etſi horum plurimos aliter reſolvere liceat com-
pendioſius, ut Antipater memoriae prodidit: praeterea
quod ſit etiam curioſitas non exigua rei inutilis univerſa
ejuſmodi ſyllogiſmorum complexio, ut ipſe Chryſippus re
atteſtatur, qui nusquam in ſuis ipſius commentariis ſyllo-
giſmis illis ad dogmatis demonſtrationem indiguerit.
Quomodo autem cognoſcere oporteat et diſtinguere ſcien-
tificas ſumptiones a dialecticis, rhetoricis et ſophiſticis,
nihil mentione dignum Chryſippi ſectatores conſcripſe-
runt, neque uti videntur. At quod manum thoraci ad-

τῷ θώρακι δεικνύντες ἡμᾶς αὐτούς, ἢ τῇ κεφαλῇ κάτω
νεύομεν, εἰ τὴν ἐγὼ φθεγγόμεθα φωνὴν, εἰς ἔνδειξιν τοῦ
τὴν καρδίαν εἶναι τὴν ἀρχὴν τῆς ψυχῆς οὐκ αἰδοῦνται
γράφοντες, [93] ὧν ἡ δεῖξις οὐδὲν μᾶλλον ἐν τῇ καρδίᾳ,
ἢ ἐν τῇ ῥινί τε καὶ τῷ μετώπῳ, (καὶ γὰρ καὶ ταῦτα δεί-
κνυται πολλάκις ὑπὸ τῶν ἀνθρώπων,) ἐμφαίνει τὸ ἡγεμο-
νοῦν εἶναι τῆς ψυχῆς. ἡ δὲ ἐπίνευσις οὐδὲν μᾶλλον ἐν τοῖς
κατὰ τὴν κεφαλὴν, ἢ ἐν τοῖς κατὰ τὸν θώρακα. ἡ δὲ ε΄
φωνὴ πόσης ἀτοπίας ἔχεται, κατὰ τὸ δεύτερον ὑπέδειξα
τῶν ὑπὲρ ὀνομάτων ὀρθότητος. εἴ τις οὖν καλῶς ἤσκηται
τὰς διαφορὰς τῶν λημμάτων ἐξευρίσκειν τε καὶ γνωρίζειν, οὐ
δεήσομαι πρὸς αὐτὸν ἀντιλογίας μακροτέρας, ὥσπερ οὐδὲ
πρὸς τοὺς ἐκ τοῦ περιπάτου. κατὰ γὰρ τὰς ἰδίας αὐτῶν
διδασκαλίας ὁ λόγος ἔσται μοι πρὸς αὐτοὺς ὑπὲρ τοῦ τὴν
τοῦ ἡγεμονικοῦ τῆς ψυχῆς ἀρχὴν ἐν ἐγκεφάλῳ περιέχεσθαι,
τῆς δὲ θυμοειδοῦς ἐν καρδίᾳ, τῆς δ᾽ ἐπιθυμητικῆς ἐν
ἥπατι. πρὸς μέντοι τοὺς Στωϊκοὺς ἀναγκαῖόν ἐστι μικρὸν
ἀνύεσθαι λόγον, ἀνθρώπους ἐν μὲν τοῖς ἀχρήστοις τῆς

movemus, nos ipfos oftendentes, vel capite deorfum annui-
mus, fi vocem ego pronunciamus, ut oftendatur, cor effe
animae principium, non verentur fcribere, quae nihilo
magis in corde, quam in nafo et fronte (haec enim in-
terdum ab hominibus folent monftrari) principatum
animae effe fignificat. Verum nutus nihil magis in capite
quam in thorace oftendit. De e voce vero, quantum ha-
beat abfurditatis, in fecundo de recto ufu nominum in-
dicavi. Quapropter, fi quis probe exercitus fuerit in dif-
ferentiis fumptionum inveniendis cognofcendisque, non
opus mihi erit longiore cum illo controverfia, quemad-
modum neque cum Peripateticis. Nam ex propria ipfo-
rum doctrina difputatio mihi cum illis futura eft, an
principis animae facultatis origo in cerebro contineatur,
irafcibilis in corde, appetitoriae in jecinore. At contra
Stoicos neceffe eft me fufius agere et prolixius, ut qui
in rebus inutilibus logicam fpeculationem abunde exer-

λογικῆς θεωρίας ἱκανῶς γεγυμνασμένους, ἐν δὲ τοῖς χρησί-
μοις ἀγυμναστοτάτους τε ἅμα καὶ μοχθηραῖς ὁδοῖς ἐπιχει-
ρημάτων ἐντεθραμμένους· ὥστε ἀναγκαῖον εἶναι μὴ μόνον
διδάσκειν αὐτοὺς, ὅσον χρηστὸν, ἀλλὰ πολὺ πρότερον ἀπο-
στῆσαι τοῦ μοχθηροῦ. τοῦτο δὲ χαλεπῶς μὲν ἂν ἴσως,
ἀνύσειν δ᾽ ἠλπίσαμεν, εἴ τις αὐτῶν ὑπέμεινε τῇ περὶ ἀπο-
δείξεως πραγματείᾳ ἀκολουθήσας ἐπὶ πλέον ἐν αὐτῇ δοῦ-
ναί τε καὶ λαβεῖν λόγον ἐν εὐμενέσιν ἐλέγχοις. ἐπεὶ δὲ οὐχ
ὑπομένουσι μὲν τοῦτο, περὶ δὲ τοῦ προτεθέντος ἀεὶ ζη-
τοῦσι, πρὶν, ὅπως χρὴ ζητεῖν, καταστήσασθαι, τίς ἂν ἡμῖν
ἐλπὶς ἔτι λείποιτο τοῦ μεταστῆσαι τοὺς ἀνθρώπους ἀφ᾽ ὧν
ψευδῶς ὑπειλήφασιν;

Κεφ. δ'. Ἀλλ᾽ ἐπεὶ μὴ μόνον ἐκείνους πρόκειται πεί-
θειν, ἀλλὰ καὶ τῶν ἄλλων ἁπάντων ὅστις ἂν μήπω μοχθη-
ροῖς ἔθεσι λόγων ἐντεθραμμένος ἀνίατον ἔχῃ τὴν ἐν τῇ
ψυχῇ διαστροφὴν, ἄρξομαι πάλιν ἄνωθεν εἰς τὸ προκείμε-
νον σκέμμα δεικνύναι, πῶς ἄν τις ἐπιστημονικὰ λαμβάνοι
λήμματα τὴν ἀληθινὴν ἀπόδειξιν συνιστάνοντα, πῶς δὲ ἂν

cuerint, in utilibus autem fint inexercitatiffimi pariter et
pravis argumentandi rationibus inftituti; ut opus habeam
non modo ipfos docere, quid bonum fit ac utile, fed
multo prius, ut a pravo difcedant. Quanquam id difficile
forfitan fuerit, perficere tamen fperavimus, fi quis ipforum
in opere de demonftrationibus abunde verfatus rationem
dare et accipere in facilibus elenchis fuftineat. At quia
hoc non ferunt, de re autem propofita femper rogitant,
priufquam, quomodo quaerendum fit, conftituerint, quae
fpes nobis adhuc relinquetur avocandi homines ab iis,
quae falfo fibi perfuaferunt?

Cap. IV. Sed quia non folum inftitutum eft per-
fuadere illis, fed aliis etiam omnibus, quicunque non-
dum pravis difputandi confuetudinibus enutriti perver-
fitatem animi habent immedicabilem, incipiam rurfus ex
fuperioribus ad propofitam fpeculationem oftendere, quo-
modo quis fcientificas fumptiones veram demonftrationem
conftituentes adducat, item quomodo has ab aliis fum-

ταῦτα διακρίνοι τις ἀπὸ τῶν ἄλλων λημμάτων. ἔτι τε πρὸς
τούτοις τῶν τὴν φαινομένην ἀπόδειξιν, οὐκ οὖσαν δὲ συνι-
στάντων λημμάτων ἐπιδείξω τὴν φύσιν ἐπ᾿ αὐτοῦ τοῦ νῦν
ἡμῖν προκειμένου σκέμματος. ἥτις δὲ τούτων αὐτῶν ἐστι
πρὸς ἄλληλα διαφορὰ, καθ᾿ ὅσον οἷός τ᾿ εἰμὶ, σαφέστατα
περὶ πάντων ἐρῶ. ἐπεὶ τοίνυν πρόκειται σκέψασθαι περὶ
τῆς καρδίας, εἰ τὸ τῆς ψυχῆς ἡγεμονικόν ἐστιν ἐν αὐτῇ,
ὃ κατάρχει πᾶσι τοῖς τοῦ ζώου μορίοις αἰσθήσεώς τε ἅμα
καὶ τῆς καθ᾿ ὁρμὴν κινήσεως, ἰστέον ὡς, ὅσα μὲν ἀπὸ τῶν
ὑπαρχόντων αὐτῇ λαμβάνεται λήμματα, διττὴν ἕξει τὴν δια-
φοράν· ἔσται γὰρ αὐτῶν τὰ μὲν κατ᾿ αὐτὸ τὸ προκείμενόν
τε καὶ ζητούμενον ἐπιστημονικὰ, τὰ δ᾿ ἄλλα πάντα γένους
ἑτέρου δευτέρου παρακειμένου τοῖς ἐπιστημονικοῖς· ὅσα δὲ
ἀπὸ τῶν ἀνθρωπίνων δοξῶν, εἴτ᾿ οὖν ἰδιωτῶν, εἴτε ποιη-
τῶν, εἴτε φιλοσόφων, εἴτ᾿ ἐξ ἐτυμολογίας τινὸς, εἴτε ἐκ
νευμάτων, εἴτε ἐξ ἐπινευμάτων, εἴτε ἐξ ὅτου δή τινος ἑτέ-
ρου τοιούτου λαμβάνεται λήμματα, τοῦ τρίτου γένους ἔσται
ταῦτα, διττὴν μὲν ἀπόστασιν ἀφεστῶτα τῶν ἐπιστημονικῶν,

ptionibus diſcernat. Praeterea ſumptionum, quae appa-
rentem demonſtrationem, non autem exiſtentem conſti-
tuunt, naturam in hac ipſa nobis propoſita conſideratione
explicabo. Quae vero harum ipſarum inter ſe differen-
tia habeatur, pro virili mea clariſſime de omnibus tra-
ctabo. Quia igitur propoſitum eſt de corde conſiderare,
an animae principatus in eo conſiſtat, qui omnibus ani-
mantis partibus ſenſum et motum voluntarium impertit,
ſciendum venit, quod, quaecunque ab his, quae cordi in-
ſunt, capiuntur ſumptiones, duplici variant diſcrimine.
Erunt enim ex ipſis aliae in re, quae proponitur diſqui-
riturque, ſcientificae, reliquae omnes ex ſecundo alio
genere, quod ſcientificis propinquum eſt. Quae vero ab
hominum opinionibus, ſeu plebejorum, ſeu poëtarum, ſeu
philoſophorum, ſeu ex ratione quadam nominis, ſeu nutu,
ſeu adnutu, ſeu ex alio quodam hujuſmodi ſumptiones
capiuntur, hae tertii erunt generis, duplici quidem inter-

οὐ πολλῷ δέ τινι διαφέροντα τῶν σοφιστικῶν, ἅπερ ἐν
ὁμωνυμίαις τέ τισι καὶ τοῖς τῆς λέξεως σχήμασι μάλιστα
συνίσταται. ἀρκτέον οὖν ἀπὸ τῶν ὑπαρχόντων ἁπάντων τῇ
καρδίᾳ, [94] καὶ λεκτέον ἐφεξῆς ταῦτα πάντα, πρῶτον μὲν
ἐν κεφαλαίοις τε καὶ κατὰ γένος, εἶθ᾽ οὕτως καὶ κατὰ μέρος
τε καὶ κατ᾽ εἶδος. ὑπάρχει δὴ τῇ καρδίᾳ θέσις, καὶ πηλι-
κότης, καὶ πλοκή, καὶ διάπλασις, καὶ διάθεσις, καὶ κίνη-
σις. ἀπὸ πρώτης οὖν τῆς θέσεως ἀρκτέον, ἐπιδεικνύντας,
ὅσαι προτάσεις ἀπ᾽ αὐτῆς συνίστανται. κεῖται δὲ ὡς πρὸς
μὲν τὸν θώρακα μέσῃ πως μᾶλλον. ἡ μὲν γὰρ βάσις αὐτῆς
ἀκριβῶς ἐστι μέση τοῦ θώρακος ἅπαντος, ἡ κορυφὴ δὲ καὶ
τὰ κάτω μέρη προήκει τοσοῦτον, ἡλίκον περ ἂν ᾖ τὸ μέ-
γεθος τῆς καρδίας. ὡς δὲ πρὸς ὅλον τὸ ζῶον ἀνωτέρω
τῶν μέσων αὐτοῦ μερῶν τέτακται τοσοῦτον, ὅσον ἀπέχει
τῶν κατὰ τὸν ὀμφαλὸν χωρίων· ἐκεῖνα γὰρ ἀκριβέστατα τὰ
μέσα. ἀλλὰ καὶ πρὸς τὸν λάρυγγα, δι᾽ οὗ ἀναπνέομεν, οὕτω πως
ἔχει θέσεως, ὥστε διὰ μέσου τοῦ πνεύμονος αὐτῇ συνῆπται.
κατὰ γὰρ τὴν ἀριστερὰν κοιλίαν τῆς καρδίας ἐκφύεταί τις

vallo a fcientificis feparatae, non multum vero a fophi-
fticis differentes, quae in homonymiis quibufdam et di-
ctionis figuris potiffimum conftituuntur. Quare incipien-
dum ab iis omnibus, quae cordi infunt, et explicanda
haec omnia, primum in fumma et generatim, deinde fic
membratim fpeciatimque. Porro infunt cordi fitus, ma-
gnitudo, plexus, conformatio, difpofitio et motus. A fitu
igitur primum incipiendum eft oftendendo, quae praepo-
fitiones ex eo conftituuntur. Situm eft thoracis ratione
quodammodo medium magis; etenim bafis ipfius totius
thoracis media eft, vertex autem et infernae partes tan-
tum procedunt, quanta cordis extiterit magnitudo. To-
tius autem animantis ratione tanto fuperius mediis
ejus partibus habetur, quanto ab umbilici regionibus di-
ftat; illae fiquidem ad amuffim mediae funt; imo etiam
ad laryngem, per quem refpiramus, ita quodammodo fi-
tum eft, ut per medium pulmonem ipfi committatur.
Nam ex finiftro cordis ventriculo arteria quaedam cor-

ἀρτηρία 'φλεβώδης τὸ σῶμα, τὸ μὲν πρῶτον εἰς τοσαῦτα
μόρια σχιζομένη, ὅσοι περ ἂν ὦσιν οἱ τοῦ πνεύμονος λοβοί·
μετὰ ταῦτα δὲ ἤδη καθ' ἕκαστον αὐτῶν ἑκάστη διανέμεται,
εἰς πολλὰ γιγνομένη μόρια, μέχρι περ ἂν ἀναλωθῇ σύμ-
πασα. τοῖς δὲ ἐσχάτοις αὐτῆς πέρασι παμπόλλοις οὖσιν
οἷόν περ δένδρου βλάσταις εἰς ταὐτὸν ἥκει τὰ τῆς τραχείας
ἀρτηρίας πέρατα τὸν αὐτὸν τρόπον εἰς ὅλον τὸ σπλάγχνον
μερισθείσης, ὅν περ ἡ φλεβώδης ἀρτηρία. καὶ μὲν δὴ καὶ
πρὸς αὐτὸν τὸν πνεύμονα θέσιν ἔχει τοιαύτην, ὥστ' ἔξω-
θεν ὑπ' αὐτοῦ πανταχόθεν ἠμφιέσθαι. τὰ μὲν οὖν τῆς
θέσεως ὧδε ἔχει τῇ καρδίᾳ, καὶ δύναιτ' ἄν τις ἀπ' αὐτῆς
ἐπιχειρήματα ποιεῖσθαι, τῇ μὲν ὡς πρὸς τὸ σύμπαν σῶμα,
διότι μέσον πως αὐτοῦ κεῖται δικαίας ἕνεκα νομῆς ὧν ἐπι-
πέμπει δυνάμεων αὐτοῦ, τῇ δὲ ὡς πρὸς τὴν τραχεῖαν αρτη-
ρίαν, ὅτι τὴν φωνὴν διὰ ταύτης ἐκπέμπει. καὶ μὲν δὴ καὶ
τὴν χρείαν τε καὶ τὴν ἐνέργειαν τῆς ἀναπνοῆς συνάπτων
αὐτῇ δύναιτ' ἄν τινα κἀντεῦθεν ἐπιχειρήματα λαμβά-
νειν. κατὰ δὲ τὸν αὐτὸν τρόπον, ὅτι μέση τοῦ θώρακος,
ἴσως ἂν ἔχοι τι καὶ περὶ τούτου λαβεῖν ὁ βουλόμενος ἐκ

pore venofa procedit, primum fane in tot particulas di-
fciffa, quot fuerint pulmonis fibrae; poftea jam in fingulos
ipfos fingulae diftribuuntur in multas divaricantes particu-
las, ufque dum omnes exhauriantur. Quum autem permulta
fint earum extrema, veluti arboris rami, eodem perveniunt
afperae arteriae fines, in totum vifcus fimili diftributae
modo, quo venofa arteria. Quin etiam ad pulmonem ita po-
fitum eft cor, ut extrinfecus ab eo undequaque contega-
tur. Itaque fitus cordis in eum modum fe habet: ac
poterit aliquis ab eo argumenta petere, partim ratione
totius corporis, quod medium quodammodo in eo confi-
ftit, juftae diftributionis gratia facultatum, quas ipfi tranf-
mittit, partim ratione afperae arteriae, quoniam vocem
per hanc edit. Jam vero ufum actionemque refpiratio-
nis ei conjungens inde aliquas argumentationes poteris
defumere. Pari modo, quod medium in thorace habea-
tur, forfan poteris de hoc etiam aliquid fumere, fi ox

πάντων ἐπιχειρεῖν. ἀλλ᾽ οὔπω τούτων οὐδὲν ἐπιστημονικόν, οὐδὲ ἀποδεῖξαι τὸ προκείμενον ἱκανὸν, ἔστ᾽ ἂν μηδέπω περαίνηται δι᾽ αὐτῶν, ὡς αἰσθήσεώς τε καὶ κινήσεως τῆς κατὰ προαίρεσιν ἀρχὴ τοῖς ζώοις ἐστὶν ἡ καρδία. οὐ γὰρ ἐξ ἀνάγκης ἕπεται τῷ μέσην τῷ ζώῳ κεῖσθαι τὸ πάντων ἀρχὴν ὑπάρχειν αὐτήν. καίτοι γε οὐδὲ αὐτὸ τοῦτο ἀληθές ἐστι, τὸ μέσον ἐν τοῖς ζώοις εἶναι τὴν καρδίαν. εἰ γὰρ ἀκριβῶς τις ἐξετάσειε, τὰ κατὰ τὸν ὀμφαλόν ἐστι μέσα. κατὰ δὲ τὸν αὐτὸν τρόπον οὐδὲ, ὅτι μέση τοῦ θώρακος ἡ καρδία, διὰ τοῦτ᾽ ἀρχὴ τοῦ ζώου παντός. οὐδὲ γὰρ, ὅτι καθάπερ ἐν ἀκρο(256)πόλει τῇ κεφαλῇ δίκην μεγάλου βασιλέως ὁ ἐγκέφαλος ἵδρυται, διὰ τοῦτ᾽ ἐξ ἀνάγκης ἡ τῆς ψυχῆς ἀρχὴ κατ᾽ αὐτόν ἐστιν, οὐδὲ ὅτι καθάπερ τινὰς δορυφόρους ἔχει τὰς αἰσθήσεις περιῳκισμένας, οὔτ᾽ εἴ γε καὶ τοῦτο λέγοι τις, ὅπερ οὐρανὸς ἐν ὅλῳ τῷ κόσμῳ, τοῦτ᾽ ἐν ἀνθρώποις εἶναι τὴν κεφαλὴν, καὶ διὰ τοῦθ᾽, ὥσπερ ἐκεῖνος οἶκός ἐστι τῶν θεῶν, οὕτω τὸν ἐγκέφαλον οἶκον εἶναι τοῦ λογισμοῦ. καὶ γὰρ τὰ τοιαῦτα πάντα, καίπερ ὄντα πολὺ

omnibus argumenta petere libet. Verum horum nullum fcientificum eft, neque rei quae proponitur demonftrandae fatis idoneum, quoniam nondum per ea colligitur, cor fenfus motufque voluntarii effe principium. Non enim neceffario fequitur, quia medium in animante fitum eft, ideo omnium principium ipfum exiftere. Etfi ne hoc ipfum quidem verum fit, medium in animante cor haberi. Nam fi quis exacte difcutiat, umbilici regio media eft. Pari modo neque quod medium in thorace cor eft, ideo animantis totius initium erit. Neque enim, quod cerebrum magni regis inftar in capite tanquam arce conftitutum eft, ob id neceffario animae principium in eo habetur, neque quod veluti fatellites quofdam fenfus habeat circumhabitantes. Neque fi et hoc dicat aliquis, quod coelum in toto mundo, id in hominibus effe caput, et propterea, quemadmodum illud deorum domus eft, ita cerebrum rationis effe domicilium; quippe haec omnia, etfi

μὲν πιθανώτερα τῶν ἐπὶ τῆς καρδίας εἰρημένων, ὅμως οὐκ
ἔστιν οὐδὲ αὐτὰ πιστὰ πρὸς ἐπιστήμην ἀκριβῆ, καθάπερ
οὐδὲ ὅτι τῆς φωνῆς ἡ καρδία δημιουργός ἐστιν. εἰ μὲν
γὰρ ἀπόδειξίν τινα διδάσκειν ἡμᾶς ἔχουσιν, ἡδέως ἀκουσό-
μεθα· τὸ δὲ ἀπὸ τῆς θέσεως μόνης ὁρμᾶσθαι μοχθηρόν.
οὕτω γὰρ, οἶμαι, καὶ τὸν πνεύμονα καὶ τὴν τραχεῖαν ἀρ-
τηρίαν ἀρχὴν τῆς φωνῆς ἐροῦμεν, [95] ὡς ἐγγυτέρω γε ταῦτ'
ἐστι τῆς καρδίας τοῖς φωνητικοῖς ὀργάνοις. αὐτὸ μὲν γὰρ
τὸ πρῶτόν τε καὶ ἴδιον ὄργανον τῆς φωνῆς ὁ λάρυγξ
ἐστίν. εἰ γοῦν κατώτερον τέμοις αὐτοῦ τὴν τραχεῖαν ἀρτη-
ρίαν, οὐκέτ' ἀκούσῃ φωνοῦντος τοῦ ζώου, καίτοι γ' ἀνα-
πνέον ἀκωλύτως ὄψει καὶ νῦν αὐτό. καὶ εἴπερ ἄνθρωπος
εἴη τὸ οὕτω τρωθέν, ἐξέσται σοι κελεύειν αὐτῷ φθέγξασθαί
τι. προθυμηθήσεται μὲν γάρ, οὐδὲν δὲ ἀκούσῃ πλέον ἐκ-
πνοῆς ῥοιζώδους, ἣν ἡμεῖς ὀνομάζομεν ἐκφύσησιν· ἄνευ
δὲ τοῦ προθυμεῖσθαι φθέγξασθαι φέρεται μὲν ἔξω τὸ
πνεῦμα κατὰ τὰς ἐκπνοάς, οὐ μὴν σὺν ψόφῳ γέ τινι
καὶ ἀθρόως. ὄψει δὲ καὶ τοὺς κατὰ τὸν θώρακα μῦς

multo probabiliora fint iis, quae in corde diximus, non
funt tamen ipfa quoque ad exactam fcientiam compro-
bandam efficacia, quemadmodum neque quod cor vocis
opifex fit. Nam fi demonftrationem aliquam docere nos
poffunt, libenter audiemus; quod autem a fitu folum pro-
ficifcitur, pravum vitiofumque eft; nam fic, puto, pulmo-
nem et afperam arteriam vocis initium dicemus, quod
haec vocalibus inftrumentis quam cor fint propiora. Si-
quidem ipfum vocis inftrumentum et primum peculiare
larynx eft. Si igitur ipfo inferius afperam arteriam
incideris, non amplius animal vociferari audies, etfi re-
fpirare ipfum fine impedimento etiamnum videas. Ac
fi homo fuerit, quod ita vulneratum eft, licebit tibi ju-
bere ipfi, ut vocem aliquam edat; cupide quidem enim
id tentabit, nihil autem plus audies quam expirationem
ftridulam, quam exfufflationem nominamus; nam abfque
molimine vocis fpiritus in expiratione foras effertur, non
tamen cum ftrepitu aliquo et confortim. At thoracis mu-

232   ΓΑΛΗΝΟΤ ΠΕΡΙ

Ed. Chart. V. [95.]   Ed. Baf. I. (256.)

ἅμα τοῖς κατ' ἐπιγάστριον, ὅταν προθυμῆται φθέγγεσθαι τὸ
ζῶον, ἐκτεινομένους σφοδρῶς. τούτους μέν γε καὶ πρὸ τοῦ
τρωθῆναι τὴν τραχεῖαν ἀρτηρίαν σαφῶς ἔστιν ἰδεῖν τεινο-
μένους, ἐπειδὰν βιαιότερον φωνῶμεν, ἀλλ' ἐπί γε τετρω-
μένῃ τῇ ἀρτηρίᾳ πονοῦσι μάτην ὅσα γε πρὸς γένεσιν φω-
νῆς. ἐκφύσησιν γὰρ μόνην ἐργάζονται διαφέρουσαν ἁπλῆς
ἐκπνοῆς, ὅτι μετὰ ψόφου τε ἅμα καὶ τάχους ἐκκενοῦται
τὸ πνεῦμα. διττὸν οὖν ἁμαρτάνεται κἀνταῦθα ἁμάρτημα
τοῖς τὴν φωνὴν ἐκ τῆς καρδίας ἐκπέμπεσθαι νομίζουσιν,
ὅτι πρῶτον μὲν ἀπὸ τῆς θέσεως ἐπιχειροῦσιν, ἔπειτα δὲ
οὐδὲ ἀπὸ ταύτης, ὡς χρή. τείνονται μὲν γὰρ οἵ τε κατὰ
τὸν θώρακα μύες ἅπαντες, οἵ τε κατ' ἐπιγάστριον, ἐπειδὰν
θελήσῃ φωνῆσαι τὸ ζῶον, εἰς τάσιν δή τινα καὶ κίνησιν
ἀγόμενοι, τῆς καρδίας οὐδεμίαν ἐν τούτῳ νεωτέραν ἐπικτω-
μένης ἐνέργειαν, οὐ μὴν ἤδη γέ πω τὸ κάτωθεν ἀνα-
φερόμενον πνεῦμα, πρὶν ὑπὸ τοῦ λάρυγγος ῥυθμισθῆναι,
φωνῆς ἔχει ἰδέαν, ἀλλ', ὡς εἴρηται πρόσθεν, ἐκφυσήσεως
μόνης, ὡς ἀπεδείξαμεν ἐν τῇ περὶ φωνῆς πραγματείᾳ.

fculos una cum iis, qui in abdomine funt, quum animal
vocem edere molitur, vehementer extendi confpicies. Hos
fane et prius, quam afpera arteria vulnerata fit, tendi
manifefto eft videre, quum violentius vociferamur. At
ob convulneratam arteriam laborant fruftra, quae ad vo-
cis generationem faciunt; quippe folam exfufflationem
edunt, quae a fimplici expiratione hoc differt, quod cum
ftrepitu fimul et celeritate fpiritus evacuatur. Duplici
igitur modo hic quoque peccant, qui vocem ex corde
emitti cenfent, quoniam primum a fitu argumentum pe-
tunt, deinde vero ne ab hoc quidem, ut convenit. Ten-
duntur enim omnes et thoracis et abdominis mufcu-
li, quum animal vocem edere voluerit, ad tentionem
motumque aliquem acti, corde nullam novam infuper
actionem in hoc acquirente. Non tamen jam fpiritus,
qui ab imo furfum effertur, priufquam a larynge con-
cinnetur, vocis habet fpeciem, fed, ut dictum eft au-
toa, folius exfufflationis, ut in commentario de voce often-

πληττομένη γὰρ ὑπὸ τῶν κατὰ τὸν λάρυγγα χόνδρων, οἷον
ὑπὸ πλήκτρων τινῶν, ἡ ἐκφύσησις αὕτη φωνὴ γίνεται.
σύγκειται δὲ ὁ λάρυγξ ἐκ τριῶν χόνδρων ὑπὸ μυῶν πολλῶν
κινουμένων. ὅστις δὲ ὁ τρόπος ἐστὶ τῆς τῶν χόνδρων συ-
στάσεως, ἢ τῆς τῶν μυῶν κινήσεως, ἐμοὶ μὲν ἐν ταῖς περὶ
τούτων οἰκείαις πραγματείαις ἀκριβῶς εὕρηται. τοῖς δὲ ἀπὸ
τῆς θέσεως μόνης ἐπιχειροῦσιν οὐδὲν τῶν τοιούτων γιγνώ-
σκεται. κἄπειτα θαυμάζουσιν ἐξαίφνης ἀκούσαντες, ἐξ ἐγκε-
φάλου γίγνεσθαι τὴν φωνήν· ἔτι δὲ μᾶλλον, ἐπειδὰν ἀκού-
σωσιν, ὡς αἱ κατὰ προαίρεσιν ἅπασαι κινήσεις ὑπὸ μυῶν
ἐπιτελοῦνται, θαυμάζουσί τε καὶ παραδοξολόγους ἡμᾶς
ἀποκαλοῦσι, καίτοι γε ἡμεῖς, ἅπερ ἐπαγγελλόμεθα λόγῳ,
ταῦτα ἐπὶ ταῖς τῶν ζώων ἀνατομαῖς ἐπιδείκνυμεν, οἱ δ᾽
οὐδὲν ἄλλο ἔχουσι λέγειν, ἢ, διότι πλησίον ἐστὶν ἡ καρδία
τοῦ λάρυγγος, διὰ τοῦτ᾽ ἐξ ἐκείνης ἄρχεσθαι τὴν φωνήν.
αἱροῦνται γὰρ, οἶμαι, τὴν σύντομόν τε καὶ λείαν ὁδὸν ἐν τοῖς
λόγοις ἀντὶ τῆς τραχείας τε καὶ μακρᾶς, κἂν αὕτη μὲν ἀπάγει
πρὸς τὸ ζητούμενον, ἡ δὲ λεία τε καὶ βραχεῖα σφάλλει

dimus.   Icta enim ab iis quae juxta laryngem funt car-
tilaginibus veluti plectris quibufdam efflatio haec vox
efficitur.   Caeterum compofitus eft larynx ex tribus car-
tilaginibus, quas complures mufculi movent.   Qui autem
modus fit cartilaginum conftitutionis, aut mufculorum
motus, exacte fane in propriis de his operibus a me ex-
pofitum eft.   Ii vero, qui a fitu folo argumenta defumunt,
nihil hujufmodi cognorunt: deinde mirantur fubito, ubi
audiverint, ex cerebro vocem fieri: praeterea magis, poft-
quam audierint, motus omnes arbitrarios a mufculis per-
fici.   Quin et nos admirantur, vocantque paradoxorum
enarratores, etfi, quae verbis promittimus, ea n anima-
lium diffectionibus oftendamus: illi vero nihil aliud pof-
funt dicere, quam, quia cor afperae arteriae vicinum eft,
ideo vocem ex illo oriri.   Etenim malunt, ut opinor,
compendiofam levemque in difputationibus viam, quam
afperam et prolixam: quamvis haec ad id quod quaeri-
tur deducat, levis autem et compendiofa a vero aberret,

τἀληθοῦς. οὐδ᾽ ἐστὶν ὅστις ἐμοί ποθ᾽ ὑπέμεινε δεικνύντι
τοὺς μῦς ἅπαντας, ὑφ᾽ ὧν ἡ ἀναπνοή τε γίγνεται καὶ φωνή.
καίτοι γ᾽ οὐκ ἐν τούτοις μόνοις ἐστὶ τὸ κῦρος τῆς ἀποδεί-
ξεως, ἀλλ᾽ ἡ τρίτη μοῖρα τοῦ λόγου παντός. οἱ μὲν γὰρ
μύες ὄργανά τινα κινοῦσιν, ὑφ᾽ ὧν ἀναπνοή τε καὶ φωνὴ
γίγνεται, δέονται δ᾽ αὐτοὶ πάλιν, ὅπως κινηθῶσι, τῶν ἀπ᾽
ἐγκεφάλου νεύρων, ὧν εἴ τι βρόχοις διαλάβοις, εἴτε τέμοις,
ἀκίνητον αὐτίκα μάλα ποιήσεις τὸν μῦν ἐκεῖνον, εἰς ὃν τὸ
νεῦρον ἐνέβαλεν, ἀκίνητον δὲ καὶ τοῦ ζώου τὸ μέλος, ὃ
πρότερον ὑπὸ τοῦ μυὸς ἐκινεῖτο, πρὶν τμηθῆναι τὸ νεῦρον.
ὅστις οὖν ὄντως ἀληθείας ἐρᾷ, πρὸς ἡμᾶς ἡκέτω, μαθησό-
μενος ἐναργῶς ἐπ᾽ αὐτῶν τῶν ζώων, εἰ μόνον [96] ἔχοι τὰς
αἰσθήσεις ἀπηρώτους, ὑφ᾽ ἑτέρων μὲν ὀργάνων τε καὶ μυῶν
καὶ νεύρων εἰσπνοὴν ἀβίαστον γιγνομένην, ὑφ᾽ ἑτέρων δὲ
τὴν μετὰ βίας· ὀνομάζω δὲ ἀβίαστον μὲν τὴν τοῖς ὑγιαί-
νουσι καὶ μηδεμίαν ἰσχυρὰν κίνησιν κινουμένοις ὑπάρχουσαν,
βιαίαν δὲ τὴν ἔν τε πάθεσί τισι καὶ τοῖς σφοδροῖς γυμνα-

Nec eſt qui me unquam ſuſtinuerit oſtendentem muſculos
omnes, a quibus reſpiratio et vox efficiatur, licet non in
his ſolis ſumma vis demonſtrationis conſiſtat, ſed tertia
totius diſputationis pars. Siquidem muſculi inſtrumenta
quaedam movent, unde reſpiratio aliqua et vox ſubmi-
niſtratur. Caeterum ut ipſi moveantur, nervos a cerebro
requirunt, ex quibus ſi aliquem ſunc interceperis diſſe-
cuerisve, ſtatim immobilem muſculum illum reddes, in
quem nervus inferitur, immobile etiam animantis mem-
brum, quod prius a muſculo movebatur, quam nervus
eſſet inciſus. Quicunque igitur ex animo veri ſtudioſus
eſt, ad nos accedat, intellecturus manifeſto in ipſis animan-
tibus, modo ſenſu non hebeti ſit et ſtupido, ab aliis ſane in-
ſtrumentis, muſculis et nervis inſpirationem liberam fieri,
ab aliis vero violentam. Nomino autem liberam, qualis
ſanis adeſt nullo valido motu agitatis, violentam vero, quae
in affectibus nonnullis et vehementibus exercitiis per-

σίοις ἐπιτελουμένην, ἐφ᾽ ἧς εὐθέως ὄψει συνεξαιρόμενα
καὶ τὰ κατὰ τὰς ὠμοπλάτας ἅπαντα μόρια· καὶ δὴ καὶ
τὰς ἀνάλογον αὐταῖς ἐκπνοὰς, ὑφ᾽ ἑτέρων μὲν ὀργάνων καὶ
μυῶν καὶ νεύρων τὴν ἀβίαστόν τε καὶ μικρὰν, ὑφ᾽ ἑτέρων
δὲ τὴν βίαιόν τε καὶ μεγάλην, ἢν ὀνομάζειν ἔθος ἡμῖν ἐκ-
φύσησιν. ἐπὶ δὲ τούτοις ἅπασιν ἑξῆς ἐπιδείξομέν σοι τὸ
τῆς φωνῆς ἴδιον ὄργανον, τὸν λάρυγγα, καὶ τοὺς κινοῦντας
αὐτὸν μῦς, καὶ τὰ τῶν μυῶν ἐκείνων νεῦρα τὰ ἐξ ἐγκεφά-
λου καθήκοντα. καὶ μετὰ ταῦτα τὴν γλῶτταν, ἕτερον ὄρ-
γανον, οὐ φωνῆς, ἀλλὰ διαλέκτου τε καὶ διαλέξεως, ὁποτέ-
ρως ἂν ὀνομάζειν ἐθελήσαις, καὶ τοὺς μῦς ἐπιδείξομέν σοι
καὶ τὰ νεῦρα τὰ ἐξ ἐγκεφάλου. καὶ δὴ καὶ ζῶα πλείω πα-
ρασκευάσαντες, ἄλλην κατ᾽ ἄλλο τῶν εἰρημένων ἐνεργειῶν
ἐπιδείξομεν ἀπολλυμένην ἐφ᾽ ἑκάστου τῶν ἀπ᾽ ἐγκεφόλου
νεύρων τεμνομένου. τάχ᾽ ἴσως ἐπιθυμεῖ τις ἀκοῦσαι τῶν
εἰρημένων ἐνεργειῶν ἑκάστης τὸ ἴδιον ὄργανον, καὶ τοὺς κι-
νοῦντας μῦς, οἵτινές τέ εἰσι, καὶ πόσοι τὸν ἀριθμὸν, ἥν-
τινά τε θέσιν ἔχουσι, καὶ πηλίκοι τὸ μέγεθος ὑπάρχουσι,

ficitur, in qua ftatim videbis omnes fcapularum partes
fimul attolli. Item in proportionalibus ipfis expirationi-
bus, ab aliis quidem inftrumentis, mufculis et nervis li-
beram et exiguam, ab aliis autem violentam magnamque
fieri, quam appellare exfufflationem affolemus. Ad haec
omnia deinceps oftendemus tibi proprium vocis inftru-
mentum, laryngem, et mufculos ejus motores, item mu-
fculorum illorum nervos ex cerebro defcendentes; deinde
linguam, aliud inftrumentum, non vocis, fed loquelae et
locutionis, aut quomodoque appellare libeat, mufculof-
que tibi indicabimus et nervos, qui a cerebro oriuntur.
Quin etiam in plurium animantium diffectionibus aliam
alibi commemoratarum actionum perire in unoquoque
nervorum, qui a cerebro proveniunt, diffectorum often-
demus. Forfan autem aliquis audire cupiet uniufcujuf-
que actionis praedictae proprium inftrumentum, et mo-
ventes id mufculos, quinam fint, et quot numero, quem
fitum habeant, quam magnitudinem, quos nervos reci-

καὶ τίνα δέχονται νεῦρα, καὶ πόσα, καὶ πηλίκα, καὶ κατὰ
τί μάλιστα μέρος ἐξ ἐγκεφάλου βλαστάνονται, τίς τε τοῖς
ὑπ᾽ αὐτῶν κινουμένοις ὀργάνοις τρόπος ἐστὶ τῆς κινήσεως.
ἐγὼ δὲ καὶ πρόσθεν εἶπον, ὡς πολλάκις ὑπὲρ τῶν αὐτῶν
γράφειν οὐκ ἐπαινῶ, ἀλλ᾽ εἴπερ ὄντως ἐστί τις φιλομαθὴς,
ἑτέρας ὑπὲρ τούτων ἁπάντων ἔχει πραγματείας ἡμῖν γεγραμμένας.
πρῶτον μὲν τὴν περὶ θώρακός τε καὶ πνεύμονος κινήσεως, ἔνθα
δείκνυμεν ὑπὸ τοῦ θώρακος κινούμενον τὸν πνεύμονα, καὶ
κατὰ μὲν τὰς διαστολὰς διαστελλόμενον ἕλκειν τὸν ἔξωθεν
ἀέρα, καὶ τοῦτ᾽ εἶναι τὴν εἰσπνοὴν, κατὰ δὲ τὰς συστολὰς
συστελλόμενον ἐκθλίβειν τὸν ἐν αὐτῷ περιεχόμενον εἴς τε
τὸν λάρυγγα καὶ τὸ στόμα, καὶ διὰ τούτων ἐκπέμπειν ἔξω,
καὶ τοῦτ᾽ εἶναι τὴν ἐκπνοήν. ἑτέραν δὲ ἔχει πραγματείαν
ἐφεξῆς τῇδε περὶ τῶν τῆς ἀναπνοῆς αἰτίων, ἔνθα καὶ τοὺς
μῦς ἅπαντας ἐδήλωσα, καὶ τὰ πρὸς αὐτῶν ὄργανα κινού-
μενα, καὶ τὰ νεῦρα τὰ τοῖς μυσὶ τὴν ἐξ ἐγκεφάλου παρέ-
χοντα δύναμιν τὴν ψυχικήν. εἶτ᾽ αὖθις ἄλλην ἑξῆς ταῖσδε
περὶ τῆς φωνῆς ἔχει πραγματείαν, ὑπέρ τε τῶν ταῦτα

piant, et quot, et quam magnos, et qua in parte potiffi-
mum ex cerebro propagentur, item quis movendi modus
inſtrumentis, quae ab ipſis moventur, inſit. Ego autem et
prius dixi, quod frequenter de eiſdem ſcribere non pro-
bem. At ſi vere quis ſit ſtudioſus, alia habet opera, in
quibus de his omnibus commentati ſumus. Primum qui-
dem librum de thoracis et pulmonis motu, ubi docemus,
quomodo pulmo a thorace moveatur, ac in diaſtole diſtentus
externum aerem attrahat, atque hoc eſſe inſpirationem,
in ſyſtole vero contractus aërem in ſe comprehenſum
in aſperam arteriam et os extrudat, ac per haec foras
emittat, eamque eſſe expirationem. Deinde aliud habet
opus de reſpirationis cauſis, ubi etiam muſculos omnes
indicavi, item inſtrumenta, quae ab ipſis moventur, et
nervos, qui muſculis facultatem animalem ex cerebro
ſuppeditant. Poſtea rurſus aliud praeter jam dicta de
voce habet volumen, in quo de muſculis ipſa moventi-

ΙΠΠΟΚΡ. ΚΑΙ ΠΛΑΤΩΝ. ΔΟΓΜ. Β.   237

Ed. Chart. V. [96.]   Ed. Baf. I. (256. 257.)

κινούντων μυῶν, ἔτι τε τῶν εἰς τούτους καθηκόν(257)των
ἐξ ἐγκεφάλου νεύρων. εἰς δέ γε τὰ παρόντα καὶ τοῦτ᾽ ἀρ-
κεῖ μοι μόνον εἰπεῖν, ὡς, εἴπερ ἡ φωνὴ τιπουμένου πως τοῦ
κατὰ τὸν πνεύμονα πνεύματος ὑπὸ τοῦ κατὰ τὴν καρδίαν
ἐγίγνετο, κἄπειθ᾽ ἑαυτῷ τὸ κατὰ τὸν λάρυγγα συντυπούντος,
οὐκ ἂν ἀπώλλυτο παραχρῆμα τμηθέντων νεύρων τινῶν ἤτοι
κατὰ τὸν τράχηλον ἢ τὴν κεφαλήν, ἔτι δὲ μᾶλλον οὐκ.ἂν
ἀπώλετο θλιψάντων τὸν ἐγκέφαλον, ἢ τρωσάντων ἄχρι κοι-
λίας, ἢ διατεμόντων τὸν νωτιαῖον μυελόν. τὸ μὲν γὰρ τῆς
τραχείας ἀρτηρίας, ἥνπερ δὴ καὶ λάρυγγα προσαγορεύομεν
ἢ τοῦ πνεύμονος, ἢ τῆς καρδίας αὐτῆς βλαβείσης ἀπόλλυ-
σθαι τὴν φωνὴν οὐδὲν ἂν οἶμαι θαυμαστὸν, εἴπερ ἐκ τῆς
καρδίας ὡρμᾶτο· τὸ δὲ τοῦ ἐγκεφάλου θλιβέντος, ἤ τινος
τῶν ἐξ αὐτοῦ νεύρων τῶν εἰς τοὺς τοῦ λάρυγγος. μῦς φερο-
μένων, ἄτοπόν τε καὶ δεινῶς ἄλογον, εἴπερ γε μηδενὸς
αὐτῶν ἡ τῆς φωνῆς γένεσις προσδεῖται. καὶ μὴν ἔμπαλιν
ἔχει τὸ φαινόμενον, ἢ δοξάζουσιν ἐκεῖνοι. καρδίας μὲν γὰρ
γυμνωθείσης, ὡς κἂν τῷ πρὸ τούτου μοι λέλεκται γράμματι.

bus, infuper de nervis ex cerebro in hos pertinentibus
tractatur. Impraefentiarum etiam hoc dicere folum ab-
unde eft, quod, fi vox, fpiritu quodammodo in pulmone
formato ab eo, qui in corde eft, fieret, deinde hoc fibi
eum, qui in larynge eft, conformante, non aboleretur fta-
tim, nervis quibufdam vel in collo, vel in capite diffe-
ctis. Praeterea adhuc minus periret, aut cerebro contufo,
aut ufque ad ventriculum vulnerato, aut fpinali medulla
diffecta; etenim, quod afpera arteria, quam etiam larynga
appellamus, vel pulmone, vel corde ipfo oblaefo vox
aboletur, nihil mirum arbitror, fiquidem ex corde pro-
fecta eft. At quod cerebro contufo, aut aliquo ipfius
nervorum, qui in gutturis mufculos feruntur, abfurdum et
plane alienum a ratione, quum nullus ipforum ad vocis
generationem requiratur. Verum fecus habet id, quod ap-
paret, quam illi opinantur; etenim corde nudato, ut fu-
periori libro dictum eft, et continens, et contundens, de-

καὶ κρατῶν, καὶ θλίβων, καὶ θλῶν, [97] οὔτε ἄπνουν,
οὔτε ἄφωνον, οὔτε ἄλλην τινὰ τῶν καθ' ὁρμὴν ἐνεργειῶν
ἐμποδιζόμενον ὄψει τὸ ζῶον· ἐγκέφαλον δὲ γυμνώσας τῶν
ὀστῶν, ἢ θλίψας ἡντιναοῦν αὐτοῦ κοιλίαν, οὐκ ἄφωνον
μόνον οὐδ' ἄπνουν εὐθὺς, ἀλλὰ καὶ παντάπασιν ἀναίσθη-
τόν τε καὶ ἀκίνητον ἁπασῶν τῶν καθ' ὁρμὴν κινήσεων ἐρ-
γάσῃ τὸ ζῶον. εἴρηται δέ μοι καὶ πρόσθεν, ὡς οὐ χρὴ συν-
τιτράναι τοῦ θώρακος οὐδετέραν κοιλότητα, γυμνοῦντας τὴν
καρδίαν. εἰ γὰρ δὴ τούτου τύχῃ τις, οὐ μόνον εἰ θλίβειν
ἢ θλᾶν ἤ τι τοιοῦτον ἕτερον ἐργάζεσθαι βουληθῇ, δυνή-
σεται κατορθοῦν, ἀλλὰ καὶ βουληθεὶς ἀθρόως ὅλην ἐξελεῖν
οἷα ἀτυχήσει τῆς χειρουργίας. γίνεται μὲν τοῦτο καὶ κατὰ
πολλὰς θυσίας ἐξ ἔθους οὕτως ἐπιτελουμένας, καὶ φαίνεται
τὰ ζῶα, τῆς καρδίας ἤδη κατὰ τῶν βωμῶν ἐπικειμένης, οὐκ
ἀναπνέοντα μόνον, ἢ κεκραγότα συντόνως, ἀλλὰ καὶ φεύ-
γοντα, μέχρι περ ἂν ὑπὸ τῆς αἱμοῤῥαγίας ἀποθάνῃ. τάχι-
στα δὲ δήπουθεν αὐτῶν ἐκκενοῦται τὸ αἷμα, τεττάρων με-
γίστων ἀγγείων διασπωμένων, ἀλλ' ἄχρι περ ἂν ἔτι ζῇ,

primenſque ipſam, neque ſine ſpiratione, neque ſine voce,
neque in alia quadam voluntaria actione impediri animal
ſpectabis: cerebro autem oſſibus detecto, aut quocunque ipſius
ventriculo compreſſo, non mutum duntaxat neque ſpirationis
expers protinus, ſed etiam omnino ſenſu omnibuſque
arbitrariis motibus animal deſtitues. Porro dictum a me
eſt antea quoque, neutram thoracis capacitatem eſſe per-
forandam iis, qui cor denudant. Si enim hoc aſſequatur
aliquis. non modo ſi premere, aut contundere, aut aliud
quippiam tale volet efficere, recte ſe geret, ſed etiam
ubi univerſim ac ſemel totum eximere libeat, non im-
proſpere ſuccedet ei manus adminiſtratio. Accidit hoc
ſane etiam in multis ſacrificiis, quae ſic de more cele-
brantur, et apparent animantia, corde jam aris impoſito,
non reſpirare tantum, aut clamare fortiter, ſed etiam fu-
gere, uſque dum ſanguinis profluvio commoriantur. Ce-
lerrime autem nimirum ex ipſis ſanguis evacuatur, qua-
tuor maximis vaſis divulſis: ſed quouſque adhuc vivunt,

καὶ ἀναπνεῖ, καὶ φωνεῖ, καὶ τρέχει. τοὺς δέ γε κατὰ τὸν
πρῶτον σπόνδυλον ὁσημέραι διατεμνομένους ταύρους τὴν ἔκ-
φυσιν τοῦ νωτιαίου μυελοῦ παραχρῆμα θεώμεθα μὴ ὅτι
δραμεῖν ἔτι δυναμένους, ἀλλὰ μηδ᾽ ἐπ᾽ ἐλάχιστον προβῆ-
ναι, συναπόλλυται δ᾽ αὐτοῖς ἅμα τῇ τομῇ καὶ ἡ ἀναπνοη
καὶ ἡ φωνή· καὶ γὰρ καὶ ταύταις ἄνωθέν ἐστιν ἡ ἀρχή.
τὴν μέντοι καρδίαν ἐπὶ τῶν οὕτω πληγέντων ταύρων ἔστιν
ἰδεῖν ἄχρι πλείστου σφύζουσαν ἅμα ταῖς ἀρτηρίαις ἁπάσαις·
οὐ γὰρ δὴ καὶ ταύταις γε παρ᾽ ἐγκεφάλου τὸ σφύζειν ἐστὶν,
ὥσπερ οὐδὲ αὐτῇ τῇ καρδίᾳ. ὡς γὰρ αἱ κινήσεις ἑτέρου
γένους εἰσὶν, οὕτω καὶ νῦν ἀρχῶν οὐδετέρα προσδεῖται τῆς
ἑτέρας, ἀλλ᾽ ἔστιν οὕτως ἥ τε καρδία πηγὴ τῆς κατὰ τοὺς
σφυγμοὺς κινήσεως, ὅ τ᾽ ἐγκέφαλος τῆς κατὰ προαίρεσιν,
οὐδ᾽ ἐστὶν οὐδεὶς λόγος, ὃς ἀναγκάσει μίαν ἀρχὴν ἁπασῶν
εἶναι τῶν κατὰ τὸ ζῶον ἐνεργειῶν· οὔτε γὰρ ὡς οὐκ ἐν-
δεχομένων εἶναι πολλῶν, οὐθ᾽ ὡς μὴ οὕτως φαινομένων
ἐπιδείξει. ἀλλὰ περὶ μὲν τούτου κἂν τοῖς ἑξῆς ἐπὶ πλέον
αὐτοῖς διαλέξομαι. νυνὶ δ᾽ ἐφ᾽ ὅπερ ἔλεγον αὖθις ἐπά-
νειμι, πρὸς τὸ μήτε τῆς ἀναπνευστικῆς κινήσεως, μήτε

et refpirant, et clamant, et currunt. Porro tauros, qui-
bus fpinalis medullae origo juxta primam vertebram
quotidie diffecatur, fubito videmus non folum non cur
rere adhuc poffe, fed ne minimum quidem procedere.
Perit autem fimul ipfis cum fectione et refpiratio et vox;
etenim et his ex fuperioribus eft initium. Verum cor in
fic percuffis tauris videre eft diutiffime una cum omnibus
arteriis pulfare; non enim his etiam a cerebro pulfandi
vis advenit, quemadmodum neque ipfi cordi. Ut enim
motus alterius generis funt, fic etiam principiorum alte-
rum non indiget altero, fed eft ita et cor pulfuum mo-
tus fons, et cerebrum motus voluntarii. Neque eft ulla
ratio, quae unum omnium animantis actionum effe prin-
cipium coget. Neque enim tanquam multa non poffint
effe, neque tanquam non fic appareant, indicabit. Verum
de hoc etiam iterum copiofius difputabo. Nunc autem ad
id, quod dicebam, rurfus revertor, nempe neque refpiratorii

τῆς φωνητικῆς δημιουργικὴν ἀρχὴν εἶναι τὴν καρδίαν. δι᾽
ἐκείνην μὲν γὰρ τὸ πλεῖστον, οὐ μὴν ὑπ᾽ ἐκείνης γε τὴν
ἀναπνοὴν γίγνεσθαι συμβέβηκεν, οὐ ταὐτὸν δ᾽ ἐστὶν ὑπό
του γίνεσθαι καὶ διά τι. γέγραπται δὲ ἡμῖν ἓν βιβλίον
ἰδίᾳ καθ᾽ ἑαυτὸ περὶ χρείας ἀναπνοῆς.

Κεφ. ε΄. Οἱ δ᾽ ἡγούμενοι φωνὴν ἢ ἀναπνοὴν ὑπὸ
τῆς καρδίας ἐπιτελεῖσθαι, πρὸς τῆς κατὰ τὴν θέσιν ἐγγύτη-
τος ἠπατήθησαν, οὐκ εἰδότες, ὡς οὐ πάντως, εἴ τι πλησίον
ἐστὶ μόριον ἐνεργείας ἡστινοσοῦν, ἐξ ἀνάγκης τοῦτο καὶ ἀρχὴ
τῆς ἐνεργείας ἐστίν. οὐδὲ γὰρ, ὅσοι τὸν ἐγκέφαλον ὑπολαμ-
βάνουσιν ἀρχὴν εἶναι τῆς κατ᾽ ὀφθαλμοὺς καὶ ὦτα καὶ
ῥῖνας αἰσθήσεως, ὅτι πλησίον αὐτῶν ἐστιν, ὀρθῶς ἐπιχει-
ροῦσιν, ἀλλὰ καὶ τούτους ἡ θέσις ἔσφαλλε, μᾶλλον δὲ οὐχ ἡ
θέσις, ἀλλ᾽ ἡ περὶ τῆς αἰσθήσεως δόξα. πάντως γὰρ δήπου
τοιούτῳ τινὶ προσχρήσονται κατὰ τὰς ἀποδείξεις ἀξιώματι·
πᾶσι τοῖς ἐνεργοῦσιν ἐκ τῶν πλησίων ἐστὶν ἡ ἀρχή. τούτου
γὰρ ὑποτεθέντος ὡς ἀληθοῦς, εἶτ᾽ ἐκ τοῦ φαίνεσθαι προς-
ληφθέντος, ὡς ἐγκεφάλου ψαύει τὰ ὦτα, περαίνοιτ᾽ ἂν ἤδη
τὸ καὶ τὴν ἀρχὴν αὐτοῖς τῆς ἐνεργείας ἐντεῦθεν ὑπάρχειν.

motus, neque vocem edendi cor effe principium opifex.
Propter illud enim plurimum, non tamen ab illo refpi-
rationem fieri contigit, atque haud idem eft ab aliquo
fieri et propter aliquid.   Porro de ufu refpirationis li-
brum unum feorfim confcripfimus.

Cap. V.   Qui vero putant vocem aut refpiratio-
nem a corde fieri fitus vicinitate, falfi funt, haud viden-
tes, quod non plane, fi quae pars vicina eft, haec neceffa-
rio actionis fit principium; neque enim, qui cerebrum
opinantur principium effe fenfus oculorum, aurium et
narium, quod ipfis propinquum fit, recte argumentantur:
fed hos fitus quoque fefellit, imo vero non fitus, fed
fenfus opinio.   Omnino enim hoc axiomate ad demon-
ftrationes utuntur: omnibus operantibus ex propinquis
eft initium.   Quo ut vero pofito, deinde ex evidenti af-
fumpto, quod cerebrum aures contingant, concludetur jam,
initium quoque actionis illinc ipfis proficifci. Sed nec fen-

[98] ἀλλ' οὔτε πρὸς αἴσθησιν, οὔτε πρὸς νόησιν ἐναργές
ἐστιν, ὡς πρῶτόν τε καὶ ἐξ ἑαυτοῦ πιστὸν εἶναι τὸ νῦν
εἰρημένον ἀξίωμα, τὸ πᾶσι τοῖς ἐνεργοῦσιν ἐκ τῶν πλησίον
εἶναι τὴν ἀρχήν· οὔθ', ὅτι πλησίον ἐστὶ καρδίας τὰ φωνη‐
τικά τε καὶ ἀναπνευστικὰ μόρια, διὰ τοῦτ' ἐκ καρδίας αὐ‐
τοῖς ἡ ἀρχή. καὶ μὴν ὁ θαυμαζόμενος ὑπὸ τῶν Στωϊκῶν
λόγος ὁ Ζήνωνος, ὃν καὶ πρῶτον ἁπάντων ἔγραψεν ἐν τῷ
περὶ τοῦ τῆς ψυχῆς ἡγεμονικοῦ Διογένης ὁ Βαβυλώνιος,
οὐκ ἐξ ἄλλου τινὸς ἔχει τὸ θαυμάζεσθαι, πλὴν οὗ νῦν εἶ‐
πον ἀξιώματος ἤδη. εἴση δ' ἐναργέστερον, εἰ παραγράψαι‐
μεν αὐτὸν, ἔχει γὰρ ᾧδε. φωνὴ διὰ φάρυγγος χωρεῖ. εἰ
δὲ ἦν ἀπὸ τοῦ ἐγκεφάλου χωροῦσα, οὐκ ἂν διὰ φάρυγγος
ἐχώρει. ὅθεν δὲ λόγος, καὶ φωνὴ ἐκεῖθεν χωρεῖ. λόγος δὲ
ἀπὸ διανοίας χωρεῖ, ὥστ' οὐκ ἐν τῷ ἐγκεφάλῳ ἐστὶν ἡ διά‐
νοια. τὸν αὐτὸν δὴ τοῦτον λόγον Διογένης οὐ κατὰ τὴν
αὐτὴν ἐρωτᾷ λέξιν, ἀλλ' ὧδε. ὅθεν ἐκπέμπεται ἡ φωνή,
καὶ ἡ ἔναρθρος, οὐκοῦν καὶ ἡ σημαίνουσα ἔναρθρος
φωνὴ ἐκεῖθεν. τοῦτο δὲ λόγος. καὶ λόγος ἄρα ἐκεῖθεν

fu, nec intelligentia id evidenſeſt ut primum ac per ſe credi‐
bile modo dictum axioma habeatur, nempe omnibus ope‐
rantibus ex propinquis eſſe principium. Neque enim, quod
proxima ſint cordi vocalia et reſpiratoria inſtrumenta,
ideo ex corde habent originem. Atqui admiranda illa
Zenonis ſententia, quam primam omnium in libro de
principatu animae Diogenes Babylonius ſcripſit, non alia
ratione, quam ex pronunciato iſto, quod modo dixi, lau‐
dem illam ac plauſum ſibi ipſi conciliavit. Scies autem
manifeſtius eam, ſi adſcripſerimus. Habet in hunc mo‐
dum: *Vox per aſperam arteriam procedit. Si autem
a cerebro procederet, non utique per aſperam arte‐
riam veniret; unde ſermo et vox illinc procedit. Sermo
autem a mente procedit, quare in cerebro mens non
eſt. Eandem hanc rationem Diogenes, non eiſdem ver‐
bis, ſed hiſce interrogat. Unde emittitur vox, illinc et
articulata venit. Igitur et vox articulata ſignificans
illinc proficiſcitur: haec autem ſermo eſt: igitur ſermo*

ἐκπέμπεται, ὅθεν καὶ ἡ φωνή. ἡ δὲ φωνὴ οὐκ ἐκ τῶν κατὰ
τὴν κεφαλὴν τόπων ἐκπέμπεται, ἀλλὰ φανερῶς ἐκ τῶν κά-
τωθεν μᾶλλον. ἐμφανὴς γοῦν ἐστι διὰ τῆς ἀρτηρίας διεξιοῦσα.
καὶ ὁ λόγος ἄρα οὐκ ἐκ τῆς κεφαλῆς ἐκπέμπεται, ἀλλὰ κά-
τωθεν μᾶλλον. ἀλλὰ μὴν κἀκεῖνο ἀληθὲς, τὸ τὸν λόγον ἐκ
τῆς διανοίας ἐκπέμπεσθαι. ἔνιοι γοῦν καὶ ὁριζόμενοι αὐτὸν
φασιν εἶναι φωνὴν σημαίνουσαν, ἀπὸ διανοίας ἐκπεμπομένην.
καὶ ἄλλως δὲ πιθανὸν ὑπὸ τῶν ἐννοιῶν ἐνσεσημασμένον τῶν
ἐν τῇ διανοίᾳ καὶ οἷον ἐκτετυπωμένον ἐκπέμπεσθαι τὸν
λόγον, καὶ παρεκτείνεσθαι τῷ χρόνῳ κατά τε τὸ διανοεῖ-
σθαι καὶ τὴν κατὰ τὸ λέγειν ἐνέργειαν. καὶ ἡ διάνοια
ἄρα οὐκ ἔστιν ἐν τῇ κεφαλῇ, ἀλλ᾽ ἐν τοῖς κατωτέρω τόποις,
μάλιστά πως περὶ τὴν καρδίαν. τοιοῦτος μέντοι καὶ ὁ τοῦ
Διογένους λόγος, ἔμπαλιν ἢ κατὰ τὸν τοῦ Ζήνωνος εἰς μῆκος
ῥήσεων ἐκτεταμένος, ὥστε ἐκείνῳ μὲν ἐλλείπειν τινὰ τῶν ἀναγ-
καίων ἀξιωμάτων, πλεονάζειν δὲ τούτῳ. βούλομαι δὲ, πρὶν
ἐλέγχειν αὐτοὺς, ἔτι καὶ τὸν τοῦ Χρυσίππου παραθέσθαι,
τόνδε τὸν τρόπον ἔχοντα. εὔλογον δὲ, εἰς ὃ γίγνονται αἱ
ἐν τούτῳ σημασίαι, καὶ ἐξ οὗ λόγος, ἐκεῖνο εἶναι τὸ

illinc emittitur, unde et vox. Porro vox non ex locis
capitis emittitur, fed plane ex infernis potius. Conſtat
igitur per arteriam prodire. Sermo itaque non ex ca-
pite emittitur, fed infernis partibus magis. Atqui et il-
lud verum eſt, fermonem ex mente proficifci. Ipfi enim
fermonem definientes vocem effe ajunt fignificantem, ex
mente emiffam. Ac aliter pr babile eſt, quod ab animi
conceptionibus intelligibilis facta et quaſi informata
oratio exeat, ac quod temporis ſpatio extendatur et in
intelligendo, et in dicendi functione. Itaque mens non
eſt in capite, fed in inferioribus partibus, maxime circa
cor. Talis eſt Diogenis fermo, contra quam Zenonis, in
prolixitatem verborum extenſus; quapropter illi fane ne-
ceffaria axiomata defunt, huic vero fuperfunt. Verum
antequam eos redarguam, Chryfippi fententiam adjicere
cogito, quae ad hunc modum habet. Rationi confenta-
neum eſt, id, in quo fignificationes fiunt, et ex quo

κυριευον τῆς ψυχῆς μέρος. οὐ γὰρ ἄλλη μὲν ἡ πηγὴ λόγου
ἐστὶν, ἄλλη δὲ διανοίας, οὐδὲ ἄλλη μὲν φωνῆς πηγή,
ἄλλη δὲ λόγου, οὐδὲ τὸ ὅλον ἁπλῶς ἄλλη φωνῆς πηγή
ἐστιν, ἄλλο δὲ τὸ κυριευον τῆς ψυχῆς μερος. τοιούτοις δὲ
καὶ τὴν διάνοιαν συμ(258)φώνως ἀφοριζόμενοι λέγουσιν, αὐ-
τὴν πηγὴν εἶναι λόγου. τὸ γὰρ ὅλον, ὅθεν ὁ λόγος ἐκπέμ-
πεται, ἐκεῖσε δεῖ καὶ τὸν διαλογισμὸν γίγνεσθαι καὶ τὰς
διανοήσεις καὶ τὰς μελέτας τῶν ῥήσεων, καθάπερ ἔφην.
ταῦτα δὲ ἐμφανῶς περὶ τὴν καρδίαν γίγνεται, ἐκ τῆς καρ-
δίας διὰ φάρυγγος καὶ τῆς φωνῆς καὶ τοῦ λόγου ἐκ-
πεμπομένων. πιθανὸν δὲ καὶ ἄλλως, εἰς ὃ ἐνσημαίνεται τὰ
λεγόμενα, καὶ σημαίνεσθαι ἐκεῖθεν, καὶ τὰς φωνὰς ἀπ'
ἐκείνου γίγνεσθαι κατὰ τὸν προειρημένον τρόπον. ἅλις ἤδη
μοι τῶν περὶ τῆς φωνῆς λόγων τῶν Στωϊκῶν· εἰ γὰρ καὶ
τοὺς ὑπὸ τῶν ἄλλων ἠρωτημένους ἐφεξῆς γράφοιμι σύμπαν-
τας, εἰς ἄμετρόν τι μῆκος ἐμπεσεῖται τὸ γράμμα. οὐ γὰρ
ἂν οὐδὲ τῶν ὑπὸ Χρυσίππου τε καὶ Διογένους εἰρημένων
ἐμνημόνευσα λόγων, ἀλλ' ἠρκέσθην ἐξετάσας τὸν τοῦ

---

*fermo procedit, praecipuam animae partem exiftere,
quandoquidem non alia eft fermonis origo, alia men-
tis: neque alia quidem vocis, alia vero fermonis: ne-
que fimpliciter omnium alia eft vocis origo, alia ani-
mae pars praecipua. His autem congrue mentem de-
finientes ajunt, eam originem effe fermonis. In univer-
fum enim, unde fermo emittitur, illuc et oportet ratio-
cinationem fieri et intelligentias et meditationes dictio-
num, quem in modum dixi. Haec autem evidenter circa
cor fiunt, quum et vox et fermo per afperam arteriam
emittantur. Probabile vero etiam eft alioqui, id, in quo
fignificantur ea, quae dicuntur, illinc etiam fignificari, et
voces ab illo ad praedictum modum fieri. Satis jam ver-
borum Stoïcorum de voce eft. Nam fi, quae ab aliis di-
cuntur, omnia ordine afcripfero, in immenfam magni-
tudinem liber excrefcet; non enim verba feciffem de his,
quae Chryfippus et Diogenes fcripferunt, fed abunde*

Ed. Chart. V. [98. 99.]   Ed. Baf. I. (258.)

Ζήνωνος μόνον, εἰ μὴ πρός τινα τῶν Στωϊκῶν ἐγεγόνει μοί
ποτε ἀμφισβήτησις ὑπὲρ τοῦ χωρεῖ ῥήματος, ὅπερ ἔλαβεν
ὁ Ζήνων ἐν τῷ λόγῳ γράψας ὡδί· φωνὴ διὰ φάρυγγος χω-
ρεῖ. τὸ γὰρ χωρεῖ τοῦτο ῥῆμα ἐγὼ μὲν ἠξίουν ἀκούειν ἐν
ἴσῳ τῷ ἐξέρχεται, ἢ ἐκπέμπεται. ὁ δὲ, τούτων μὲν μηδέ-
τερον, ἔφη, σημαίνεται πρὸς αὐτοῦ. καὶ τρίτον ἄλλο
παρὰ ταῦτα λέγειν οὐκ εἶ[99]χεν. ἠναγκάσθην οὖν αὐτῷ
τὰ τῶν ἄλλων Στωϊκῶν παραναγινώσκειν βιβλία, μεταλαμ-
βανόντων τὴν λέξιν ἢ εἰς τὸ ἐξέρχεται, ἢ εἰς τὸ ἐκπέμπε-
ται, καθάπερ καὶ νῦν ἀπέδειξα Χρύσιππόν τε καὶ Διογένην,
μεθ᾽ οὓς οὐκ ἀναγκαῖον ἡγοῦμαι τὰς τῶν ἄλλων παραγράφειν
ῥήσεις, ἀλλ᾽ ἐπὶ τὴν ἐξέτασιν αὐτῶν ἤδη τρέψομαι, τὴν
ἀρχὴν ἀπὸ τοῦ Ζήνωνος ποιησάμενος, ὅσπερ δὴ καὶ πατήρ
ἐστι τοῦ περὶ τῆς φωνῆς λόγου τοῦδε καὶ ἁπάσης τῆς
τῶν Στωϊκῶν αἱρέσεως. τὸ μὲν οὖν πρῶτον λῆμμα τῆς χω-
ρεῖ φωνῆς μεταληπτθείσης ἐπὶ τὸ σαφέστερον ἔσται τοιόνδε·
φωνὴ διὰ φάρυγγος ἐκπέμπεται. τὸ δὲ ἐφεξῆς τούτῳ τὸ
δεύτερον τοιοῦτον· εἰ δὲ ἦν ἀπ᾽ ἐγκεφάλου ἐκπεμπομένη,

mihi fuiffet folam Zenonis fententiam inveftigare, nifi
adverfus quendam Stoïcum aliquando mihi controverfia
fuiffet de hoc verbo procedit, quod Zeno in fua ora-
tione ponit, ad hunc modum fcribens: Vox per afperam
arteriam procedit; quod verbum pro egreditur aut emit-
titur illum velle accipere exiftimaverim: neque aliud
quam haec fignificat, nec tertium ab iis afferri poteft.
Coactus fum igitur ipfe aliorum Stoïcorum libros recog-
nofcere, qui hanc dictionem transferunt ad verbum
egreditur vel emittitur, quemadmodum demonftravi
Chryfippum et Diogenem, poft quos non duxi neceffa-
rium aliorum verba afcribere: fed ad ipforum interpre-
tationem jam revertamur, principium a Zenone facien-
tes, qui auctor eft hujufmodi de voce fententiae atque
totius Stoïcorum fectae. Prima igitur fumptio vocis
procedit ad manifeftius tranflatae eft hujufmodi: Vox per
afperam arteriam emittitur. Poft hanc fuccedit alia,
nempe haec: Si autem fit a cerebro emiffa, non per

οὐκ ἂν διὰ φάρυγγος ἐξεπέμπετο. τοῦτό φημι τὸ λῆμμα,
μὴ ὅτι τοῦ πρώτου γένους ἐκπεπτωκέναι τῶν εἰς τὰς ἀπο-
δείξεις ἐπιτηδείων, ἀλλὰ καὶ τοῦ δευτέρου τε καὶ τρίτου,
περιέχεσθαι δὲ ἐν τῷ τετάρτῳ γένει τῶν σοφιστικῶν λημ-
μάτων, εἴ γε δὴ σχῆμά τι λέξεως ὑποδύεται πεπανουργημέ-
νον τε καὶ σεσοφισμένον πρὸς ἀμφιβολίαν, ἐκ ταύτης τὸν
ἔλεγχον ἐλπίζων ἀποδράσεσθαι. τὸ γὰρ, εἰ δ᾽ ἦν ἀπὸ τοῦ
ἐγκεφάλου χωροῦσα, οὐκ ἂν διὰ φάρυγγος ἐχώρει, μοχθη-
ρῶς ἔχει τὴν ἀπὸ πρόθεσιν ἐγκειμένην τῇ ῥήσει. δύο
γάρ εἰσιν ἐν ἅπασι τοῖς τοιούτοις λόγοις σαφεῖς προθέσεις,
ἥ τε ὑπὸ καὶ ἡ ἐξ, ὧν οὐδεμίαν παρέλαβεν, καίτοι δυ-
νάμενος εἰπεῖν· εἰ δ᾽ ἦν ἐκ τοῦ ἐγκεφάλου χωροῦσα, οὐκ
ἂν διὰ φάρυγγος ἐχώρει· ἢ εἰ μὴ ἐκ τοῦ ἐγκεφάλου, ὑπὸ
τοῦ ἐγκεφάλου γε πάντως ἐχρῆν εἰπεῖν αὐτόν. ἡ γὰρ διὰ
τῆς φάρυγγος ἐκπεμπομένη φωνὴ ἔκ τινός τε καὶ ὑπό τινος
ἐκπέμπεται· ἔκ τινος μὲν, ὡς ἀγγείου περιέχοντος, ὑπό τι-
νος δ᾽, ὡς δυνάμεως κινούσης τὸ περιέχον· ὥσπερ ἀμέλει
καὶ τὸ οὖρον ἐξέρχεται μὲν διὰ τοῦ αἰδοίου, ἐκπέμπεται δ᾽

afperam arteriam emittitur. Hanc dico fumptionem non
folum non ex primo genere fumptionum ad demonſtratio-
nes convenientium emanaſſe, imo ne ex fecundo quidem
et tertio, fed in quarto fophiſticarum fumptionum ge-
nere continetur; fiquidem figura quaedam dictionis fublatet,
aftute et captiofe ad ambiguitatem fabricata, unde reprehen-
fionem effugere fe fperabat. Haec enim, fi a cerebro pro-
cederet, non per afperam arteriam procederet, perperam
ac male habet praepofitionem a orationi injectam. Duae
enim funt in ejufmodi omnibus fermonibus manifeftae
praepofitiones, nempe a et ex, quarum neutram affum-
pfit, etfi poffet dicere, fi ex cerebro procederet, non per
afperam arteriam procederet, vel fi non ex cerebro, certe a
cerebro dicere ipfum oportebat. Etenim vox per afperam
arteriam emiffa et ex aliquo et ab aliquo emittitur: ex aliquo,
ut vafe continente, ab aliquo, ut virtute, quae id, quod
continet, movet; quemadmodum denique et urina egredi-
ditur quidem per penem, emittitur autem ex vafe, nem-

246 ΓΑΛΗΝΟΥ ΠΕΡΙ

Ed. Chart. V. [99.]   Ed. Baf. I. (258.)

ἐξ ἀγγείου μὲν, τῆς ὑπερκειμένης κύστεως, ὑπὸ δυνάμεως δὲ
τῆς τὴν κύστιν συστελλούσης εἰς ἑαυτήν, ἵν᾽ ἐκθλίψῃ τὸ οὖρον.
ἡ δ᾽ ἀπὸ πρόθεσις ἄδηλός ἐστιν, εἴτε ἀντὶ τῆς ἐξ, εἴτε ἀντὶ
τῆς ὑπὸ παρείληπται. εἰ μὲν οὖν ἀντὶ τῆς ἐξ, ἀληθής ἐστιν
ὁ λόγος, ἔσται γὰρ τοιοῦτος· εἰ δὲ ἦν ἐκ τοῦ ἐγκεφάλου
ἐκπεμπομένη ἡ φωνή, οὐκ ἂν διὰ τῆς φάρυγγος ἐξεπέμπετο.
εἰ δὲ ἀντὶ τῆς ὑπὸ, ψευδής, ἔσται γὰρ αὖ πάλιν τοιοῦτος·
εἰ δὲ ἦν ὑπὸ τοῦ ἐγκεφάλου ἐκπεμπομένη, οὐκ ἂν διὰ τῆς
φάρυγγος ἐξήει. ὅτι δ᾽ οὐκ ἀληθής ἐστιν ὁ τοιοῦτος λό-
γος, οὐκ ἐμὲ χρὴ κατασκευάζειν, ἀλλ᾽ ἐκείνους αὐτοὺς ἀξιοῦν
ἀποφήνασθαι προτέρους ὑπὲρ τοῦ τοιούτου λόγου, τὸ οὖρον
διὰ τοῦ αἰδοίου χωρεῖ· εἰ δὲ ἦν ὑπὸ τῆς καρδίας ἐκπεμ-
πόμενον, οὐκ ἂν διὰ τοῦ αἰδοίου ἐξήει. καὶ μὴν ὑπὸ
προαιρέσεώς γε τῆς ἡμετέρας ἐκπέμπεται. οὐκ ἄρα ἐν τῇ
καρδίᾳ ἐστὶν ἡ προαίρεσις. οὕτω δὲ καὶ περὶ διαχωρήματος
ἐρωτᾷν ἐγχωρεῖ. καὶ γὰρ καὶ τοῦτο διὰ μὲν τῆς ἕδρας
ὑπὸ τῆς ἡμετέρας προαιρέσεως πρώτης κινούσης ἐκπέμπεται,
ἥτις, οἶμαι, καὶ τῶν πορρωτάτω κειμένων ἑαυτῆς δάκτυλον
ὁντιναοῦν τῶν ἐν ποδὶ κινεῖ παραχρῆμα, μηδὲν ἐκ τοῦ

po veſica ſubjecta, a facultate autem, quae veſicam in ſe
comprimit, ut urina exprimatur. Caeterum praepoſitio
a ſive pro ex ſive pro ab ſit accepta, incertum eſt. Si
igitur loco ex capiatur, vera eſt oratio. Erit enim
rurſus hujuſmodi: Si ex cerebro vox eſſet emiſſa, non
per aſperam arteriam emitteretur. Quod ſi in vicem
praepoſitionis a capiatur, falſa. Rurſus enim erit talis:
Si a cerebro emitteretur, non per aſperam arteriam exi-
ret. Quod autem oratio hujuſmodi vera non ſit, nihil
opus habeo, ut ego probem, ſed illos ipſos de hoc ſen-
tentiam ferre cenſeo. Urina per penem emittitur; quod
ſi a corde emitteretur, non per pudendum exiret. Quin
et noſtro arbitrio emittitur, non igitur in corde eſt arbi-
trium. Sic autem et de recrementis alvi interrogare li-
cet, etenim haec per ſedem a noſtra voluntate primo mo-
vente emittuntur, quae mea opinione etiam ex longiſ-
ſime ab ea ſitis quemlibet pedis digitum protinus mo-

διαστήματος ἐμποδιζομένη πρὸς τὸ τάχος. εἴτε γὰρ ἐν
ἐγκεφάλῳ θείης, εἴτ᾽ ἐν καρδίᾳ τὴν προαίρεσιν, ἢ διάνοιαν,
ἢ ὅ τί ποτε καὶ βούλει καλεῖν, οὐδὲν γὰρ εἰς τὰ παρόντα
διαφέρει, χρόνος οὐδεὶς εὑρεθήσεται μεταξὺ γιγνόμενος τοῦ τε
βουληθῆναι κινῆσαι τὸν δάκτυλον καὶ τῆς ἐνεργείας αὐτοῦ,
καθάπερ, οἶμαι, κἀπὶ τῆς αἰσθήσεως ἔχει. οὐ γὰρ οὖν
οὐδ᾽ ἐπὶ ταύτης ἀναμεῖναι δεῖ χρόνον τινὰ τοῦ νύξαντος ἢ
τρώσαντος, ἵν᾽ αἴσθηται τὸ ζῶον, ἀλλ᾽ ἅμα τε τὸ τέμνον
τέμνει καὶ τὸ ζῶον αἰσθάνεται. καὶ τοῦτο βούλεταί γε
Ζήνων καὶ Χρύσιππος ἅμα τῷ σφετέρῳ χορῷ παντὶ, δια-
δίδοσθαι τὴν ἐκ τοῦ προσπεσόντος ἔξωθεν ἐγγε[100]νομένην
τῷ μορίῳ κίνησιν εἰς τὴν ἀρχὴν τῆς ψυχῆς, ἵν᾽ αἴσθηται
τὸ ζῶον. ὡς οὖν οὐδείς ἐστι χρόνος αἰσθητὸς ἐν τῷ με-
ταξὺ τοῦ τρωθῆναί τε τὸ μόριον αἰσθέσθαι τε τὸ ζῶον,
ὡσαύτως οὐδὲ τοῦ βουληθῆναι κάμψαι τὸν ἄνθρωπον δά-
κτυλον ἢ τὸν πόδα καὶ αὐτῆς τῆς ἐνεργείας· οὕτως οὐδὲ
τοῦ βουληθῆναι τὸ οὖρον ἐκκρῖναι καὶ αὐτῆς τῆς ἐκκρίσεως,

vet, nihil ex intervallo ad celeritatem impedimenti acci-
piens. Sive enim in cerebro, five in corde pofueris vo-
luntatem, aut mentem, aut quomodocunque volueris ap-
pellare, (nihil enim ad praefens inftitutum intereft) nul-
lum tempus reperietur interea tranfire, dum volueris di-
gitum movere, et inter ipfius actionem, quemadmodum
mea fententia etiam in fenfu habet. Non enim in hoc
expectare oportet aliquod tempus punctionis aut vul-
nerationis, ut fentiat animal, fed fimul et fecans fecat, et
animal fentit. Atque hoc volunt Zeno et Chryfippus
una cum univerfo fuo coetu, nempe motum, qui ex foris
accidente in parte factus eft, in animae principium dif-
tribui, quo animal fentiat. Ut igitur nullum fenfibile
tempus eft interea, dum pars vulneratur et animal fen-
tit, ita neque interim, dum homo digitum curvare vult
aut pedem, et interim, dum actionem obit, tempus in-
tercedit. Ita nec inter voluntatem conceptam urinae
emittendae et ipfam excretionem, verum fimul atque

248 ΓΑΛΗΝΟΤ ΠΕΡΙ

Ed. Chart. V. [100.]   Ed. Baf. I. (258.)

ἀλλ' ἅμα τε τὸ τῆς ψυχῆς ἡγεμονικὸν ἐβουλήθη καὶ τὰ τῆς
αἰσθήσεως ἐνήργησεν ὄργανα. πῶς οὖν λύσομεν ἐκεῖνον τὸν
λόγον, ὦ σοφώτατοι, εἰ δὲ ἦν ὑπὸ τῆς καρδίας ἐκπεμπό-
μενον τὸ οὖρον, οὐκ ἂν διὰ τοῦ αἰδοίου ἐξεκρίνετο; ἣν
γὰρ ἂν εἴπητε λύσιν, ἐξέσται δήπου καὶ ἡμᾶς αὐτῇ χρήσα-
σθαι. κατὰ μὲν δὴ τοὺς διαλόγους ἐκείνους ἀναγκάζειν
χρὴ λύειν τὸν λόγον. ἐνταῦθα δὲ οὐκ ἐγχωρεῖ ποιεῖν οὕτως,
ἀλλὰ χρὴ τὴν λύσιν αὐτοὺς εἰπεῖν, οὐδὲν ἔχουσαν ἀποκε-
κρυμμένον ἢ μακρὸν ἢ χαλεπόν, ἀλλ' ἐκ προχείρου φαινο-
μένην. οὐδὲν γὰρ κωλύει, φήσομεν, ἐκ τῆς κύστεως ἐκκρίνε-
σθαι διὰ τοῦ αἰδοίου τὸ οὖρον, ἀρχὴν κινήσεως ἐπιπέμψαν-
τος τοῦ ἡγεμονικοῦ, ἵνα συσταλῇ τὸ περιέχον ἀγγεῖον.
λοιπόν, εἴτ' ἐγκέφαλός ἐστιν, εἴτε καρδία τὸ τῆς ψυχῆς
ἡγεμονοῦν, οὐδὲν οἶμαι διαφέρειν εἴς γε τὴν τοῦ προκειμέ-
νου λόγου διάλυσιν. ἄν τε γὰρ ἐγκέφαλος ᾖ, τὴν ἀρχὴν τῆς
κινήσεως αὐτὸς ἐπιπέμψει καὶ τοῖς τὸ οὖρον ἐκκρίνουσιν
ὀργάνοις, καὶ τοῖς τὸ περίττωμα τῆς τροφῆς, καὶ τοῖς τὸ σκέ-
λος κινοῦσι, καὶ τοῖς τὸν πόδα καὶ τοὺς δακτύλους, ἄν θ' ἡ

animae principatus voluerit, etiam fenfus organa ope-
rantur. Quomodo igitur fermonem illum, o viri fapien-
tiffimi, folvemus, quod, fi urina a corde emitteretur, non
per penem excerneretur? Quamcunque enim folutio-
nem dixeritis, licebit nimirum et nos ea uti. Siquidem
igitur cum praefentibus adverfariis difceptatio effet, illam
rationem folvere cogere oporteret. Hic autem non ita
licet facere, fed folutionem ipfos dicere convenit, quae
nihil habet obfcurum aut prolixum aut difficile, fed
prompte apparet. Nihil enim (dicemus) impedit ex ve-
fica urinam per penem excerni, fi princeps animae pars
motus initium immiferit, ut vas, quod continet, compri-
matur. Reliquum, five cerebrum, five cor animae fit
principatus, nihil opinor ad propofitae orationis diffolu-
tionem referre. Sive enim cerebrum fit movendi prin-
cipium, ipfum fufficiet inftrumentis et urinam alviique
recrementa excernentibus, et crura et pedem et digitum

Ed. Chart. V. [100.]　　　　　　　　Ed. Baf. I. (258. 259.)

καρδία, κατὰ τὸν αὐτὸν τρόπον. οὕτως, οἶμαι, καὶ τῆς φωνῆς
ἐκπεμπομένης διὰ φάρυγγος, οὐδὲν κωλύει τὸν ἐγκέφαλον
αἴτιον ὑπάρχειν τῆς πρὸ τῆς φάρυγγος κινήσεως. ὥστ᾽ ἴσον
ἔτι μένει τὸ ζητούμενον ἐξ ἀρχῆς, οὐδὲν ἔκ γε τοῦ φαινο-
μένου πρὸς οὐδέτερον τῶν δογμάτων ἐπικλίνειν. ὡς γὰρ ἐπὶ
τῆς κατὰ τὴν κύστιν καὶ τὴν ἕδραν κινήσεως ἄδηλον ὑπῆρχέ,
πότερον ἐγκέφαλος ἢ καρδία τὴν ἀρχὴν ἔχει, κατὰ τὸν αὐ-
τὸν τρόπον ἐπί τε φωνῆς καὶ ἀναπνοῆς ὁμοίως ἔτ᾽ ἄδηλον,
ὁπότερον τῶν σπλάγχνων ἔχει τὴν ἡγεμονίαν. ἀλλ᾽, ὡς εἴρη-
ταί μοι καὶ πρόσθεν, ἡ τῆς θέσεως ἐγγύτης, (259) ἑκατέ-
ρους ἐξαπατῶσα, φαντασίαν ἀποτελεῖ τῶν λημμάτων, ὡς
ἐπιστημονικῶν τε καὶ πρὸς ἀπόδειξιν ἐπιτηδείων. οὐ μὴν
οὕτως γ᾽ ἔχει τἀληθές. ὅ τε γὰρ ἁπάντων ἀρχὴν ὑποτιθέ-
μενος εἶναι τὴν καρδίαν οὐκ εὐλαβηθήσεται τὴν τῶν
ὀφθαλμῶν ἐγγύτητα, ὡς μὴ καὶ τούτους ἀπ᾽ ἐκείνης ὥσπερ
πηγῆς τινος ἀρύεσθαι φάναι τὴν αἴσθησίν τε καὶ κίνησιν,
ὅ τε τὸν ἐγκέφαλον οὐκ ἄλλο τι μύριόν φησιν ἀρχὴν εἶναι
τῆς τῶν ἀναπνευστικῶν τε καὶ φωνητικῶν ὀργάνων κινήσεως,

moventibus, five cor, eodem modo. Ita, arbitror, et
voce per afperam arteriam emiffa, nihil prohibet cere-
brum motus afperae arteriae effe caufam: quare par ad-
huc manet quaeftio ab initio inftituta, nihil ex eo, quod
apparet, ad alterutrum dogma inclinare. Sicut enim in
veficae et fedis motu incertum erat, cerebrumne an cor
principatum obtineret, eodem modo in voce et refpira-
tione fimiliter adhuc obfcurum eft, utrum vifcus princi-
patum habeat. Sed, ut a me dictum eft jam antea, fitus
vicinitas utrifque imponens fumptionum tanquam fcien-
tificarum et ad demonftrationem convenientium ima-
ginem exhibet; non tamen ita rei veritas fe habet. Et-
enim qui omnium originem cor effe ftatuit, non verebi-
tur oculorum vicinitatem, tanquam non et hos dicat ab
illo ceu fonte quodam fenfum motumque haurire; qui
cerebrum ponit, non aliam quampiam partem refpirato-
riorum et vocalium inftrumentorum motus principium

ἀλλ᾽ ἐκεῖνον, ὥσπερ τοῖς ἄλλοις ἅπασιν ἐξηγεῖσθαι τῆς κατὰ
προαίρεσιν κινήσεως, οὕτως καὶ τοῖσδε. ἅπερ οὖν ἐν ταῖς
περὶ τῆς ἀποδείξεως μεθόδοις ἐδιδάχθημεν καθόλου, ταῦθ᾽
εὑρίσκεται κατὰ μέρος ἐπὶ πάσης ὕλης πραγμάτων ἀλη-
θεύοντα. χρὴ γὰρ οὐκ ἀπὸ πάντων τῶν ὑπαρχόντων τῷ
προκειμένῳ πράγματι τἀληθὲς λαμβάνειν, ἀλλ᾽ ἀπὸ μόνου
τοῦ συνημμένου τῷ προβλήματι. Ζήνων δὲ καὶ Χρύσιππος
καὶ Διογένης οἵ τ᾽ ἄλλοι Στωϊκοί, κἂν μυριάκις ἐπὶ τῷ λόγῳ
θαῤῥῶσιν, οὐχ εὕρωσιν ἀπολογήσασθαι περὶ τῶν ἁμαρτη-
μάτων αὐτοῦ. τὸ γάρ τοι δεύτερον λῆμμα τὸ κατ᾽ αὐτόν,
εἰ μὲν ἀκριβῶς τε ἅμα καὶ σαφῶς καὶ διωρισμένως εἴρητο,
τῶν ἐκ δευτέρου γένους ἓν ἂν ἐφωράθη πάντως ὑπάρχον·
ἐπεὶ δὲ κατὰ τὸ τῆς λέξεως σχῆμα πεπανουργημένην ἀμφι-
βολίαν ἐπεσπάσατο, τοῦ τετάρτου γένους ἐν τούτῳ μετέσχεν.
εἰ μὲν οὖν γινώσκων αὐτοῦ τὴν πανουργίαν ὁ Ζήνων ἑκὼν
παρεχρήσατο, σοφιστὴς ἂν εἴη τις μᾶλλον ἢ φιλόσοφος· εἰ
δὲ ἀγνοήσας ἄκων [101] ἐχρήσατο, λογικῆς θεωρίας
ἀγύμναστος. ἀλλ᾽ ἡμεῖς γε μήθ᾽ ἑκόντες ποτὲ τοιούτοις

effe dicit, fed illud, quemadmodum aliis omnibus, ita et
his motum arbitrarium fuppeditare. Quae igitur in me-
thodis de demonftratione univerfaliter docuimus, haec
particulatim in omni rerum materia vera deprehendun-
tur; quippe non ab omnibus, quae rei propofitae infunt,
veritatem capere oportet, fed ab eo folo, quod proble-
mati conjunctum eft. Zeno autem, Chryfippus et Dio-
genes aliique Stoici, etfi millies rationi confidant, non
poffent defenfionem errorum ipfius invenire. Nam fe-
cunda fumptio, quae per fe fumitur, fiquidem exacte fi-
mul et manifefte ac diftincte dicta effet, ex fecundo fump-
tionum genere una omnino effe deprehenderetur. Quoniam
vero juxta dictionis figuram captiofe ftructam ambigui-
tatem contraxit, in quartum genus hac de caufa tranfivit
Si itaque vafritiam fubdolam ipfius cognofcens Zeno
fponte ufus fuiffet, fophifta potius aliquis quam philo-
fophus haberetur: fi ignorans et invitus, logicae fpecu-
lationis imperitus inexercitatufque. Verum nos neque

χρησαίμεθα λόγοις, ἐχθροῦ γὰρ ἀληθείας ἀνδρὸς τὸ πα-
νούργημα, μήτ᾽ ἄκοντες ὑπὸ ἀμαθίας τε ἅμα καὶ ἀγυμνα-
σίας ἐμπίπτοιμεν εἰς αὐτούς. ὁμοίαν δὲ ἔχει τῷ δευτέρῳ
λήμματι καὶ τὸ τέταρτον ἀτοπίαν, ἐν ᾧ φησιν, ὁ λόγος
ἀπὸ διανοίας χωρεῖ. ὁ γάρ τοι λόγος οὗτος, ἡ σημαίνουσα
φωνὴ ὑπὸ μὲν τῆς διανοίας ἐκπέμπεται, καθάπερ καὶ
τἄλλα πάντα τὰ κατὰ προαίρεσιν ἐνεργούμενα, οὐ μὴν ἐκ
τῆς διανοίας γε, ἀλλὰ ἐκ τοῦ λάρυγγος. ἔμπροσθεν δὲ
οὐδέπω φωνὴ τὸ ἀναφερόμενόν ἐστιν, ἀλλ᾽, ὡς ἔφαμεν, ὕλη
τις οἰκεία φωνῆς, ἣν ὀνομάζομεν ἐκφύσησιν. ἐκπέμπεται δὲ
ἐκ τῶν κατὰ πνεύμονα τραχειῶν ἀρτηριῶν, ὧν οὐδεμία τῆς
καρδίας ἅπτεται. ὁ μὲν οὖν Ζήνων, εἴτε ἄκων εἴτε ἑκὼν
ἀσαφεῖ τῇ λέξει χρησάμενος, εἰς τὸ τέταρτον εἶδος ἐκ-
πέπτωκε τῶν λημμάτων, ὁ Διογένης δὲ τὰ πολλὰ μὲν
εἰς τὸ δεύτερον, ἅπαξ δέ που καὶ αὐτὸς εἰς τὸ τέ-
ταρτον. ὅταν μὲν γὰρ λέγῃ, ὅθεν ἡ φωνὴ ἐκπέμπεται,
καὶ ὅταν, ἡ δὲ φωνὴ οὐκ ἐκ τῶν κατὰ τὴν κεφαλὴν
τόπων ἐκπέμπεται, ἀλλὰ φανερῶς ἐκ τῶν κάτω μᾶλλον,

sponte unquam ejusmodi sermonibus usi sumus, (ete-
nim vasritia subdola et improba viri est hostis veritatis,)
neque imprudentes prae inscitia simul et exercitatio-
nis inopia in ipsos incidimus. Porro similem secun-
dae sumptioni etiam quarta obtinet absurditatem, in
qua dicit, *Sermo a mente procedit.* Siquidem hic sermo
aut vox significans a mente emittitur, quemadmodum
etiam alia omnia, quae secundum voluntatem fiunt, non
tamen ex mente, sed ex larynge. Prius autem nondum
vox id, quod effertur, exislit, sed, ut diximus, materia
quaedam vocis propria, quam esslationem nuncupamus.
Emittitur autem ex asperis pulmonis arteriis, quarum
nulla cor attingit. Itaque Zeno, sive imprudenter sive
de industria obscura dictione usus est, in quartam sump-
tionum speciem incidit, Diogenes autem plerumque in
secundam, semel autem et ipse in quartam. Quum enim
dicit, Vnde vox emittitur, et quando ait, Vox non ex
capitis locis emittitur, sed palam ex inscrioribus potias,

252　　　　　　　ΓΑΛΗΝΟΥ ΠΕΡΙ

Ed. Chart. V. [101.]　　　　　　　　　　Ed. Baf. I. (259.)

ἐκ τοῦ δευτέρου γένους τῶν ἐπιχειρημάτων χρῆται τοῖς λήμ-
μασιν. ὅταν δὲ φῇ, τὸν λόγον ἀπὸ διανοίας ἐκπέμπεσθαι,
δέον ὑπὸ διανοίας φάναι, τῷ τετάρτῳ χρῆται γένει τῶν
ἐπιχειρημάτων. ὁ δὲ ἔλεγχος καὶ τῶν τούτου σφαλμάτων ὁ
αὐτὸς τῷ προγεγραμμένῳ κατὰ τὸν τοῦ Ζήνωνος λόγον.
οὕτω δὲ καὶ ὁ Χρύσιππος ἐπειδὰν μὲν λέγῃ καὶ ἐξ οὗ ὁ
λόγος ἐκπέμπεται, ἐκεῖνο εἶναι τὸ κυριεῦον τῆς ψυχῆς μέρος,
ἀντιληψόμεθα τοῦ λόγου καὶ φήσομεν, ὑφ᾽ οὗ μὲν ὁ λόγος
ἐκπέμπεται, τὸ κυριεῦον ὑπάρχειν, οὐ μὴν ἐξ οὗ γε. κατὰ
δὲ τὸν αὐτὸν τρόπον, κἀπειδὰν εἴπῃ, τὸ γὰρ ὅλον ὅθεν ὁ
λόγος ἐκπέμπεται, ἐκεῖσε δεῖ καὶ τὸν διαλογισμὸν γίνεσθαι,
οὐχ ὅθεν φήσομεν, ἀλλ᾽ ὑφ᾽ οὗ μέρους ὁ λόγος ἐκπέμπεται,
καὶ τὸ λογίζεσθαι κατ᾽ ἐκεῖνό τε καὶ ἐν ἐκείνῳ γίγνεσθαι.
δῆλον γὰρ δὴ, ὅτι τὸ ἐκεῖσε ἀντὶ τοῦ ἐκεῖ ὁ Χρύσιππος
εἴρηκεν, ὅπερ ἴσον δύναται τῷ ἐν ἐκείνῳ τῷ μέρει τοῦ σώ-
ματος. οὐ γὰρ δὴ τό γε εἰς ἐκεῖνο τὸ μόριον ἡγητέον
αὐτὸν βούλεσθαι δηλοῦν ἐν τῷ λέγειν ἐκεῖσε, κἂν ὅτι μά-
λιστα τὸ μὲν ἐκεῖσε εἰς τόπον ἢ δηλοῦν, τὸ δὲ ἐκεῖ ἐν

ex fecundo genere argumentorum fumptionibus utitur.
Quando autem inquit, fermonem a mente emitti, quum
oporteret dicere abs mente, quarto genere argumenta-
tionum utitur. Hujus errorum redargutio eadem eſt, qua
Zenonis fermonen reprehendimus. Sic autem et Chry-
ſippus quum dicat etiam, ex quo fermo emittitur, illam
eſſe principem animae partem, fermonem reciproce et
ex adverfo accipiemus, dicemufque, abs quo fermo emit-
titur, illud principatum exiſtere, non tamen ex quo. Ad
eundem modum quum inquit, in totum unde fermo
emittitur, illinc oportet et ratiocinationem fieri, non
unde dicemus, fed abs qua parte fermo emittitur, fecun-
dum illam quoque ratiocinandi vim et in illa fieri.
Conſtat enim, quod loco illic Chryſippus illuc dixit,
quod aequipollet ei, quod eſt in illa corporis parte. Non
enim putandum eſt, voluiſſe eum indicare in illam par-
ticulam, quum dixit illuc, quamvis praecipue hoc illuc

τόπῳ. σολοικίζειν γὰρ μᾶλλον ὑποληπτέον ἐν τῇ φωνῇ τὸν
Χρύσιππον, ἤπερ οὕτω προφανῶς ἀδιανόητα λέγειν. τὸ
μὲν γὰρ ἱκανῶς σύνηθες αὐτῷ καὶ μόνον οὐ καθ᾿ ἑκάστην
ῥῆσιν γινόμενον, τὸ δ᾿ ἀδιανόητα λέγειν οὐδαμῶς. ἐνίοτε
γάρ που καὶ ψευδῆ λέγει, καθάπερ καὶ κατὰ τοῦτον τὸν
λόγον, ἀλλ᾿ οὐκ ἀδιανόητά γε. διαφέρει γὰρ πύμπολυ τὸ
ψεῦδος τοῦ ἀδιανοήτου. ἐπεὶ τοίνυν τὸ ἐκεῖσε ἀντὶ τοῦ ἐν
ἐκείνῳ πιθανώτερόν ἐστιν εἰρῆσθαι πρὸς τοῦ Χρυσίππου,
γένοιτ᾿ ἂν ἡ ῥῆσις εἰς τὴν τῶν Ἑλλήνων διάλεκτον μετα-
ληφθεῖσα τοιάδε· ὅθεν ὁ λόγος ἐκπέμπεται, ἐκεῖ δεῖ καὶ
τὸν διαλογισμὸν γίγνεσθαι, τουτέσιν ἐν ἐκείνῳ τῷ μορίῳ.
τοῦτο δὲ φήσομεν ἄντικρυς εἶναι ψεῦδος. οὐ γάρ, εἴ τι κατὰ
προαίρεσιν ἐκ τινος ἐκπέμπεται, κατ᾿ ἐκεῖνο τὸ μόριον δεί-
κνυται τὴν διάνοιαν ὑπάρχειν, καθάπερ οὐδὲ τὸ οὖρον,
οὐδὲ τὸ πτύελον, οὐδὲ ἡ κόρυζα, οὐδὲ τὸ ἀποπάτημα.
φαίνεται τοίνυν τοῦτο σφᾶλαν τόν τε Ζήνωνα πρῶτον καὶ
μάλιστα, καὶ μετ᾿ αὐτὸν ἤδη τοὺς ἄλλους Στωϊκούς, οὐχ

ad locum fignificat, illic autem in loco. Etenim putan-
dum eft potius Chryfippum in voce foloecifmum com-
mittere, quam tam manifefte incomprehenfibilia dicere.
Quippe hoc ipfi fatis peculiare et tantum non in una-
quaque dictione committitur, incomprehenfibilia vero di-
cere nequaquam. Aliquando enim falfa dicit, quemad-
modum et in hoc fermone, fed non quae non poffint com-
prehendi. Differt enim plurimum falfum ab eo, quod
nequit intelligi. Quoniam igitur illuc pro illic dictum
effe a Chryfippo probabilius eft, oratio in Graecorum
proprietatem tranffumpta talis fuerit: Unde fermo emit-
titur, illic oportet, et ratiocinationem fieri, hoc eft, in
illa particula; fed mendacium id manifefto effe dicemus.
Non enim, fi quid juxta voluntatem ex aliquo emittitur,
in illa particula mentem effe oftendit, ficut neque urina,
neque fputum, neque mucor, neque alvi fedimentum.
Apparet autem, hoc fefelliffe Zenonem primum et prae-
cipue, et poft eum jam alios Stoïcos, maxime vero et

Ed. Chart. V. [101. 102.]　　　　　　　Ed. Baſ. I. (259.)

ἥκιστα δὲ καὶ τὸν Χρύσιππον ὅσον γε ἐπὶ τῇ προγεγραμμένῃ
ῥήσει. κατὰ μὲν γὰρ ἄλλην τινὰ μετ᾽ οὐ πάνυ πολὺ ταύ-
της γεγραμμένην ἠναγκάσθη τὸ ἀληθὲς ὁμολογῆσαι. ἀναγ-
κασθῆναι δὲ εἶπον, ὅτι λόγον ἕτερον ἀνατρέψαι βου-
[102]λόμενος ὡς οὐκ ἀληθῆ, κᾷπειτα τὸ τῆς ἀντιλογίας
εἶδος αἰσθόμενος οὐδὲν ἧττον ἐπιστρέφον καὶ καθ᾽ ἑαυτοῦ,
συναατρέψαι καὶ τὸν ἴδιον οὐκ ὤκνησε τῷ τῶν ἑτεροδόξων.
ἐχρῆν δ᾽ αὖ ἢ μὴ ταῦτα γράφειν, ἢ μὴ ἐκεῖνα, καὶ μά-
λιστα πλησίον οὕτως ἀλλήλων. εἰ μὲν γὰρ ἀληθὴς οὗτος
ὁ λόγος, οὐκ ἀληθὴς ἐκεῖνος, εἰ δ᾽ ἐκεῖνος ὑγιὴς, κίβδη-
λος οὗτος. ἡμεῖς μὲν οὖν ἐπιστημονικαῖς μεθόδοις γυμνα-
σάμενοι γνωρίζειν τε καὶ διακρίνειν δυνάμεθα τόν τε ἀλη-
θῆ καὶ τὸν ψευδῆ· τοῖς δ᾽ ἀγυμνάστοις οὐ σμικρὸν ἂν εἴη
ζήτημα, πότερον αὐτῶν ἕλωνται. παραγράψω δὲ καὶ τὴν
ῥῆσιν αὐτήν, ἐν ᾗ δείκνυσιν ὁ Χρύσιππος, ὡς οὐκ ἔστιν ὁ
προγεγραμμένος λόγος ἀποδεικτικός. ἔστι δὲ τοιάδε. ἔχει
δ᾽, ὡς ἔφην πλείονα αὐτοῖς ἐπὶ πᾶσι, μή ποτ᾽ εἰ καὶ τοῦτο
δοθείη, καθάπερ ἐπιπορεύονται ἀπὸ τῆς κεφαλῆς εἶναι τὴν

Chryſippum, quantum ad commemoratam prius oratio-
nem pertinet. Nam in alia quadam non multo poſt ſub-
ſequente coactus eſt verum fateri. Coactum eſſe dixi,
quod alium ſermonem evertere cupiens, ceu non verum,
deinde contradictionis ſpeciem ſentiens nihilominus ſub-
vertentem, et contra ſeipſum non veritus eſt ſuum ſimul
cum ſententia contra opinantium ſermonem evertere.
Oportebat autem aut non haec, aut non illa ſcribere, et
praeſertim tamſibi invicem propinqua. Si etenim verus
hic ſermo eſt, non verus ille; quod ſi ille ſanus, hic cor-
ruptus erit. Quare nos ſcientificis methodis exercitati
cognoſcere poſſumus et diſcernere verum a falſo. At in-
exercitatis non parva erit quaeſtio, utrum ipſorum eli-
gere debeant. Adſcribam vero et verba ipſa, quibus oſten-
dit Chryſippus, ſermonem ſupra comprehenſum non eſſe
demonſtratorium; ſunt autem ejuſmodi. *Res autem ſe
habet, ut ipſis dixi ſaepius, praeter haec omnia fortaſſe
etiam ſi detur, ut poſtulatur, a capite provenire prin-*

ἀρχὴν ἐπὶ τὰ εἰρημένα μέρη ἐπιζητήσουεν. σχεδὸν γάρ, οἷα
ἄν τινα λέγῃ περὶ τοῦ τὴν φωνὴν ἐκ τοῦ στήθους φέρε-
σθαι διὰ τῆς φάρυγγος ἀπὸ τῆς κεφαλῆς ποιᾶς τινος κα-
ταρχῆς γιγνομένης, τοιαῦτ᾽ ἔξεστι λέγειν, ἐν τῇ καρδίᾳ μὲν
τοῦ ἡγεμονικοῦ ὄντος, τῆς δὲ τῶν κινήσεων ἀρχῆς ἀπὸ τῆς
κεφαλῆς οὔσης. ὃ δὴ γὰρ βούλεται λέγειν ὁ Χρύσιππος ἐν
τῇδε τῇ ῥήσει, τοιοῦτόν ἐστιν. εἰ καὶ συγχωρήσειέ τις, ἀρ-
χὴν εἶναι νεύρων τὴν κεφαλήν, οὐ πάντως ἐν αὐτῇ συγχω-
ρήσει τὸ ἡγεμονικὸν ὑπάρχειν. ἃ γὰρ ἐκεῖνοι δύνανται λέ-
γειν ὑπὲρ τοῦ τὴν φωνὴν ἐκ τοῦ στήθους διὰ τῆς φάρυγγος
ἐκφέρεσθαι, τὴν ἀρχὴν τῆς ἐνεργείας τοῖς μορίοις ἐπιπεμ-
πούσης τῆς κεφαλῆς, τοιαῦτ᾽ ἔξεστι λέγειν ὑπὲρ τῶν νεύρων
ἡμῖν, ὡς ἐκ μὲν τῆς κεφαλῆς ἀρχομένων, ἀπὸ δὲ τῆς καρ-
δίας τὴν ἐνέργειαν ἐχόντων. ὥσθ᾽, ὅτι δυνατόν ἐστιν ἐκ τοῦ
στήθους τε καὶ διὰ τῆς φάρυγγος ἐκπέμπεσθαι τὴν φωνήν,
ἀρχὴν τῆς κινήσεως τοῖς ἐνταῦθα μορίοις παρεχούσης τῆς
κεφαλῆς, (260) αὐτὸς ὁ Χρύσιππος ὡμολόγησεν. οὔκουν
χρηστέον ἐστὶν ὡς ἀποδεικτικῷ τῷ λόγῳ, καθάπερ οἱ πλεῖστοι

cipium in praedictas partes adhuc inquiremus. Fere
enim, quaecunque dixerint aliqui de eo, quod vox ex pe-
ctore fertur per afperam arteriam, a capite certo quodam
principio facto, talia licet dicere, in corde quidem prin-
cipatu animae exiftente, motuum vero initio a capite ve-
niente. Quod fane Chryfippus hac oratione vult dicere,
tale eft. Si etiam concefferit aliquis, principium effe
nervorum caput, non omnino principatum in eo effe con-
cefferit. Quae enim illi poffunt dicere de eo, quod vox
ex pectore per afperam arteriam effertur, capite initium
actionis tranfmittente partibus, talia licet de nervis no-
bis dicere tanquam a capite procedentibus, a corde au-
tem actionem habentibus. Quapropter quod vox ex pe-
ctore et per afperam arteriam emittatur, capite initium
motus partibus indidem exhibente, Chryfippus ipfe fieri
poffe confeffus eft. Non igitur ea ratione tanquam de-
monftratoria utendum eft, quemadmodum plurimi Stoico-

Ed. Chart. V. [102.]　　　　　　　　　　Ed. Baf. I. (260.)

τῶν Στωϊκῶν ὑπειλήφασιν. ἐπιχειρεῖται γὰρ, ὡς εἶπον, ἀπὸ
τῆς κατὰ τὴν θέσιν ἐγγύτητος, ὅθεν καὶ λείπειν ἡγητέον
τῷ τοῦ Ζήνωνος λόγῳ λήμματα πρὸς τὸ τελέως ἠρωτῆσθαι.
δειχθείη δὲ ἂν ἐναργέστερον τοῦτο, τῶν λημμάτων μετα-
ληφθέντων ἐπὶ τὸ σαφέστερον, ὡς εἶναι τὸν λόγον τοιόνδε·
φωνὴ διὰ φάρυγγος ἐκπέμπεται. εἰ δὲ ἦν ἐκ τοῦ ἐγκεφά-
λου ἐκπεμπομένη, οὐκ ἂν διὰ φάρυγγος ἐξεπέμπετο. ὅθεν
δὲ λόγος, καὶ φωνὴ ἐκεῖθεν ἐκπέμπεται. λόγος δὲ ἐκ δια-
νοίας ἐκπέμπεται. ὥστ᾽ οὐκ ἔστιν ἐν τῷ ἐγκεφάλῳ ἡ διά-
νοια. τὸ μὲν οὖν πρῶτον λῆμμα τῶν πρὸς αἴσθησιν ἐναρ-
γῶν ἐστιν, ὥστ᾽ οὐδ᾽ ἀποδείξεως αὐτὸ δεῖται. πιστὰ γὰρ
ἐξ αὐτῶν ὑπάρχει πάντα τὰ πρὸς αἴσθησιν ἐναργῆ. τὸ δὲ
δεύτερον οὔτε τῶν πρὸς αἴσθησιν οὔτε τῶν πρὸς νόησιν
ἐναργῶν ἐστι. τὴν ἀρχὴν γὰρ οὐδὲ ἐκ τῶν πρώτων ἀξιω-
μάτων ὑπάρχει. ἀλλ᾽ ἐχρῆν ὡδέ πως ἐρωτηθῆναι τὸν λό-
γον, εἴπερ ἐκ τῶν πρώτων τε καὶ ἀποδεικτικῶν ἤμελλεν
ἄρχεσθαι. φωνὴ διὰ φάρυγγος ἐκπέμπεται. πᾶν δὲ τὸ διά
τινος ἐκπεμπόμενον ἐκ τῶν συνεχῶν αὐτῷ μορίων ἐκπέμπεται.

rum crediderunt. Siquidem argumentatur, ut dixi, a fitus
vicinitate; unde etiam Zenonis rationi deeffe fumptiones
ad abfolutam quaeftionem exiftimandum eft. Id autem
evidentius oftendi poterit fumtionibus ad manifeftius
tranflatis, ut ratio fit hujufmodi. Vox per afperam arte-
riam emittitur; quod fi ex cerebro emitteretur, non per
afperam arteriam exierit. Unde autem fermo, illinc
etiam vox emittitur; fermo autem ex mente emittitur;
quare mens non eft in cerebro. Prima itaque fumptio
ex evidentibus fenfui eft; ideo neque demonftratione ipfa
indiget; etenim omnia fenfui manifefta ex feipfis fidem
faciunt. Secunda vero neque fenfui neque intellectui
evidentium numero afcribitur, imo ne ex primis qui-
dem axiomatibus exiftit. Verum hoc pacto fermonem
inftituere conveniebat, fiquidem ex primis et demon-
ftratoriis incepturus erat. Vox per afperam arte-
riam emittitur. Omne autem, quod per aliquod emit-
titur, ex partibus ipfi continuis emittitur. Cerebrum au-

οὐκ ἔστι δὲ ἐγκέφαλος τῇ φάρυγγι συνεχής· οὐκ ἄρα ἐξ
ἐγκεφάλου ἐκπέμπεται. μετὰ δὲ τοῦτον τὸν λόγον αὖθις
ἕτερον ἐχρῆν ἐρωτᾶσθαι, τὸ συμπέρασμα λῆμμα ποιησάμε-
νον, ὡς εἶναι τοιόνδε. τὸ ὅθεν ἡ φωνὴ ἐκπέμπεται, ἐκεῖ-
θεν καὶ ἡ σημαίνουσα φωνή, τουτέστιν ὁ λόγος. ἐκ δὲ
διανοίας ὁ λόγος ἐκπέμπεται, ἀλλ᾽ οὐκ ἐκ τοῦ ἐγκεφάλου·
οὐκ ἄρα ἐν τῷ ἐγκεφάλῳ ἐστὶν ἡ διάνοια. οὕτω μὲν ἐχρῆν
ἠρωτῆσθαι τοὺς λόγους ὑπὸ τοῦ Ζήνωνος, εἰ μηδὲν τῶν
λημμάτων ἤμελλεν μήτε παραλειφθήσεσθαι, μήτε ἐκ περιτ-
τοῦ παραληφθήσεσθαι. ἔνεστι δὲ καὶ συντομώτερον ἔτι
κατὰ τόνδε τὸν λόγον ἐρωτῆσαι, [103] συνθέντα τοὺς λό-
γους ἀμφοτέρους ἐς ταὐτόν. ὁ λόγος διὰ φάρυγγος ἐκπέμ-
πεται. πᾶν δὲ τὸ διά τινος ἐκπεμπόμενον ἐκ τῶν συνεχῶν
αὐτῷ μορίων ἐκπέμπεται. ὥστε καὶ ὁ λόγος ἐκ τῶν συνεχῶν
τῇ φάρυγγι μορίων ἐκπέμπεται. ἐγκέφαλος δὲ οὐκ ἔστι
συνεχὴς τῇ φάρυγγι· οὐκ ἄρα ἐξ ἐγκεφάλου ὁ λόγος ἐκπέμ-
πεται. ἀλλὰ ἐκ τῆς διανοίας ἐκπέμπεται· οὐκ ἄρα ἐν ἐγκε-
φάλῳ ἐστὶν ἡ διάνοια. ἔξεστι δὲ δηλονότι καὶ τὸ κυριεῦον

tem arteriae afperae non eſt continuum: ergo ex cerebro
non emittitur. Poſt hanc rationem rurſus aliam propo-
nere oportebat, concluſionem ſumptionis loco ponendo
ad hunc modum. Unde vox emittitur, illinc et ſignifi-
cativa vox, hoc eſt oratio: ex mente autem oratio emit-
titur, non autem ex cerebro: igitur mens non eſt in ce-
rebro. Ita ſane conveniebat Zenonem rationes infti-
tuiſſe, ſi nulla ſumptio neque praetermittenda erat, ne-
que ſupra modum aſſumenda. Jam vero licet adhuc
compendioſius ad hunc modum diſceptare, utraque ra-
tione in idem collecta. Sermo per afperam arteriam
emittitur. Omne autem, quod per aliquod emittitur, ex
partibus ipſi continuis emittitur; quare et ſermo ex par-
tibus afperae arteriae continuis emittitur; at cerebrum
afperae arteriae non eſt continuum; non igitur ex cere-
bro ſermo emittitur, ſed ex mente; non ergo in cerebro
mens eſt. Licet nimirum et principem animae partem

εἰπεῖν ἀντὶ τοῦ τῆς διανοίας ὀνόματος. ὡσαύτως δὲ καὶ τὸ
ἡγεμονικὸν, καὶ τὸ ἡγεμονοῦν, καὶ τὸ ἡγούμενον, καὶ τὸ
δεσπόζον, καὶ τὸ ἄρχον, καὶ τὸ λογιζόμενον, καὶ τὸ νοοῦν,
καὶ τὸ φρονοῦν. οὐδὲν γὰρ διαφέρειν ἡγητέον, ὅπως ἄν τις
ὀνομάζειν ἐθέλοι, ταὐτὸ φυλάττων τὸ ὑποκείμενον πρᾶγμα.
εἰ οὕτως ἅπαντες ἠρωτήκεσαν τὸν λόγον, καὶ μὴ τὸ ἀναγ-
καιότατον τῶν λημμάτων παρελελοίπεσαν, ἐν ᾧ δηλοῦται
τὸ πᾶν, τὸ διά τινος ἐκπεμπόμενον, ἐκ τῶν συνεχῶν αὐτῷ
μορίων ἐκπέμπεσθαι, τὰ δὲ οὐκ ἀναγκαῖα μὴ μάτην προς-
ετεθείκεσαν, εὐφώρατος ἂν ἦν ὁ λόγος, ἀπό τε τῆς θέ-
σεως ἐπιχειρεῖν ὡρμημένος, οὐκ ἀποδεικνύς τε τὸ προκείμε-
νον. εἰ μὲν γὰρ ἡ ἐξ πρόθεσις ἐγκέοιτο κατὰ τὸ λῆμμα
τὸ λέγον, ἐκ τῆς διανοίας ἐκπέμπεσθαι τὸν λόγον, ψευδὲς
εἶναι φήσομεν αὐτό· μὴ γὰρ ἐκ τῆς διανοίας, ἀλλ' ὑπὸ
τῆς διανοίας αὐτὸν ἐκπέμπεσθαι. εἰ δὲ τὴν ὑπὸ πρόθε-
σιν ἐκ τῆς ἀπὸ δηλουμένην νομίζομεν, ὡς εἶναι τὸ λῆμμα
τοιοῦτον, ὁ λόγος ὑπὸ τῆς διανοίας ἐκπέμπεται, τὸ μὲν
λῆμμα φήσομεν ἀληθὲς ὑπάρχειν, ἀπέραντον δὲ εἶναι τὸν
λόγον, ὡς ἂν μηκέτι πάντων τῶν λημμάτων ὁμοίως ἠρωτη-

dicere loco nominis mentis. Pari modo dommantem,
imperantem, praefidentem, et ratiocinantem, intelli-
gentem. Nihil enim differre putandum, quocunque
modo velic appellare, fi rem fubjectam eandem ferves.
Quod fi ita omnes rationem inftituiffent, neque maxime
neceffariam fumptionum omififfent, in qua res omnis ma-
nifeftatur, videlicet, quod per aliquod emittitur, ex par-
tibus ipfi continuis emitti, temere autem non neceffaria
nequaquam adjeciffent, facile erat deprehendere, argu-
menta a fitu procedere, nec rem propofitam demonftrare.
Nam fi praepofitio ex in fumptione fermonem mente
emitti dicente ponatur, falfam ipfam effe dicemus; non
enim ex mente, fed abs mente ipfam emitti. At fi abs
praepofitionem fignificari pro a exiftimemus, ut fit talis
fumptio, Sermo abs mente emittitur, fumptionem veram
effe pronunciabimus, caeterum orationem nihil conclude-
re, tanquam non omnibus fumptionibus fimiliter enun-

μένων, ἀλλὰ τῶν μὲν τὴν ἕξ, τῶν δὲ τὴν ὑπὸ πρόθεσιν
ἐχόντων. εἰ δέ γε πάνθ᾽ ὁμοίως ἐρωτηθείη, κατὰ μὲν τὴν
ἒξ πρόθεσιν ἐν τῷ προτέρῳ λήμματι γενήσεται τὸ ψεῦδος,
κατὰ δὲ τὴν ὑπὸ τοῦτο μὲν ἀληθὲς ἔσται, τὸ καθόλου
δὲ τὸ παραλελειμμένον ὑπ᾽ αὐτῶν, ὡσαύτως δὲ τὸ κατὰ
μέρος ἄμφω ψευδῆ. τὸ μὲν γὰρ καθόλου γενήσεται τοιοῦ-
τον. ἅπαν τὸ διά τινος ἐκπεμπόμενον ὑπὸ τῶν συνεχῶν
αὐτῷ μορίων ἐκπέμπεται, τὸ δὲ κατὰ μέρος, ὁ λόγος, ὑπὸ
τῶν τῇ φάρυγγι συνεχῶν μορίων ἐκπέμπεται. οὐ γὰρ
ὑπὸ τῶν συνεχῶν, ἀλλ᾽ ἐκ τῶν συνεχῶν ἀληθῶς ἂν λέ-
γοιτο. δέδεικται τοίνυν ἤδη σαφῶς τὸ κυριώτατον τῶν λημ-
μάτων παραλελειμμένον αὐτοῖς, ἢ ἑκοῦσι σοφιστικῶς, ἢ
ἄκουσιν ὑπὸ ἀγυμνασίας τῆς μεθόδου. διὸ καὶ παρα-
κρούονται τὸν ἀκροατὴν, οὐ δυνάμενον ἀκριβῶς διελέσθαι,
πότερον τῶν λημμάτων ἐστὶν ἀληθὲς, εἴτε τὸ κατὰ τὴν ἒξ
πρόθεσιν ἠρωτημένον, εἴτε τὸ κατὰ τὴν ὑπό· τὴν ἀρχὴν
μὲν γὰρ οὐδὲ λέγουσιν αὐτὸ κατά γε τὴν λέξιν, εἰς δέ γε
τὴν σύστασιν τοῦ λόγου παντὸς, ὡς εἰρηκότες, προσχρῶνται·

ciatis, fed aliis praepofitionem ex, aliis abs habentibus.
Quod fi omnia fimiliter pronuncientur fecundum prae-
pofitionem ex, in priore fumptione falfitas judicabitur,
fi juxta praepofitionem abs, haec quidem vera erit, ge-
neralis autem ab ipfis relicta. Pari modo particularis,
ambaeque falfae erunt. Etenim univerfalis ejufmodi
evadet. Omne, quod per aliquid emittitur, abs parti-
bus ei continuis emittitur, particularis autem, fermo, abs
partibus, quae in afpera arteria cohaerent, emittitur; non
enim abs continuis, fed ex continuis vere dicetur. Often-
fum itaque jam manifefto eft, principaliffimam fumptio-
nem ab ipfis effe praetermiffam, vel quia cavillandi ftu-
dio hoc fponte voluerunt, vel quia inexercitati in arte
inviti omiferunt. Unde etiam fallunt auditorem, qui
exacte nequeat diftinguere, utra fumptionum vera exiftat,
five ea, quae juxta praepofitionem ex enunciatur, five
quae fecundum abs, neutiquam enim ipfam ad verbum
dicunt, verum ad totius fermonis conftitutionem, tanquam

Ed. Chart. V. [103. 104.]   Ed. Baf. I. (260.)

τὸ γὰρ, εἰ δ᾽ ἦν ἀπὸ τοῦ ἐγκεφάλου ἐκπεμπομένη, οὐκ ἂν
διὰ φάρυγγος ἐξεπέμπετο, κατὰ τὴν τοῦ παραλελειμμένου
λήμματος δύναμιν ἀληθὲς εἶναι φαντάζεται. πᾶσιν οὖν τοῖς
ἁμαρτήμασιν ὁ τοῦ Ζήνωνος λόγος ὑπεύθυνός ἐστι κατὰ τὸ
δεύτερον τῶν λημμάτων τὸ νυνί μοι λελεγμένον· πρῶτον
μὲν, ὅτι τὴν ἀπὸ πρόθεσιν ἐν αὐτῷ παρέλαβε, δέον
ἤτοι τὴν ἐξ, ἢ τὴν ὑπό· δεύτερον δ᾽, ὅτι τὰ κυριώτατα
παρέλιπε, τό τε καθόλου, τὸ πᾶν δὲ τὸ διά τινος πεμπό-
μενον ἐκ τῶν συνεχῶν μορίων αὐτῷ ἐκπέμπεται, τό τε κατὰ
μέρος, ὅτι ἡ φωνὴ καὶ ὁ λόγος ἐκ τῶν συνεχῶν τῇ φάρυγγι
μορίων ἐκπεμφθήσεται. τούτων γὰρ οὕτω διορισθέντων, εἰ
μὲν κατὰ τὴν ἐξ πρόθεσιν ἅπαντα ἐρωτηθείη τὰ λήμ-
ματα, ψεῦδος ἔσται τὸ τὸν λόγον ἐκ τῆς διανοίας ἐκπέμ-
πεσθαι· εἰ δὲ κατὰ τὴν ὑπό, τό τε καθόλου τὸ νυνὶ
λεγόμενον, τὸ πᾶν διά τινος ἐκπεμπόμενον ὑπὸ τῶν
συνεχῶν ἐκπέμπεσθαι, καὶ τὸ κατὰ μέρος, τὸ τὸν λόγον
ὑπὸ τῶν ἐν τῇ λάρυγγι μορίων ἐκπέμπεσθαι. [104] εἰ δὲ
μικτῶς ἐρωτηθείη, κατά τινα μὲν λήμματα τῆς ἐξ προθέ-

dixiſſent, ntuntur. Haec enim ſumptio, Si a cerebro
emitteretur, non per aſperam arteriam exiret, juxta prae-
termiſſae ſumptionis virtutem vera eſſe videtur. Itaque
Zenonis ſermo erroribus ſcatet juxta ſecundam ſumptio-
nem modo a me comprehenſam: primum quidem, quo-
niam praepoſitionem a aſſumpſit, quum conveni-
ret vel ex vel abs; deinde, quia maxime princi-
pales praetermiſit ſumptiones, tum univerſalem i-
ſtam, omne autem, quod per aliquod mittitur, ex conti-
nuis ipſi partibus emittitur, tum particularem, quod vox
et ſermo ex partibus aſperae arteriae continuis emitti-
tur. His enim ſic diſtinctis, ſi quidem juxta praepoſi-
tionem ex univerſae enuncientur ſumptiones, falſa erit
haec, ſermonem ex mente emitti; ſin juxta abs, tum
univerſalis, quae nunc dicitur, quicquid per aliquod
emittitur, abs continuis emitti, tum particularis, ſermo-
nem abs partibus in aſpera arteria ſitis emitti. At ſi mixta
pronuncicutur, in quibuſdam ſane ſumptionibus praepo-

σεως ακριβῶς παραλαμβανομένης, καθ᾽ ἑκάτερα δὲ τῆς ὑπό,
καθάπερ κἂν τῷ τὸν λόγον ὑπὸ τῆς διανοίας ἐκπέμπεσθαι,
τῶν μὲν λημμάτων οὐδὲν μεμψόμεθα, τὸν ὅλον δὲ λόγον
ἀπέραντον ὑπάρχειν ἐροῦμεν. οὐ γὰρ ἔτι συναφθήσονται
πρὸς ἀλλήλας αἱ κύριαι τοῦ συμπεράσματος προτάσεις. ἔστι
γὰρ αὐτῶν ἡ μὲν ἑτέρα τοιαύτη, ὁ λόγος ὑπὸ τῆς δια-
νοίας ἐκπέμπεται· ἡ δὲ ἑτέρα, ὁ λόγος ἐκ τοῦ ἐγκεφάλου
οὐκ ἐκπέμπεται. ἐχρῆν δέ γ᾽ ἀμφότερα ἤτοι κατὰ τὴν
ὑπὸ πρόθεσιν, ἢ κατὰ τὴν ἐξ ἠρωτῆσθαι, ἵν᾽ ἐπιφέρη-
ταί τι κοινὸν αὐταῖς συμπέρασμα. τάχ᾽ ἂν ἔτι πλείω λέγειν
ὑπὲρ τῆς τοῦ λόγου μοχθηρίας ἐπειρώμην, εἰ μὴ καὶ ὁ
Χρύσιππος ἐγνώκει τε τὴν ἀτοπίαν αὐτοῦ καὶ τὸν τρόπον
τῆς ἀπολήψεως αὐτὸς ἐγεγράφει δι᾽ ἧς ὀλίγον ἔμπροσθεν
παρεθέμην ῥήσεως, ἐγχωρεῖν φάσκων ἐκ τῶν κατὰ στήθη
μερῶν ἐκπέμπεσθαι τὸν λόγον, τὴν ἀρχὴν τῆς κινήσεως
ἐπιπεμπούσης τῆς κεφαλῆς, ὥσπερ γε καὶ τὰ νεῦρα πάντα
τὴν ἔκφυσιν ἐκ τῆς κεφαλῆς ἔχοντα τὴν ἀρχὴν τῆς δυνά-
μεως ἀπὸ τῆς καρδίας λαμβάνειν. ταῦτα μὲν οὖν ὀρθῶς

fitione ex ad amuſſim ſumpta, in alterutris vero prae-
poſitione abs; quemadmodum in ea, ſermonem abs mente
emitti, nullam ſumptionem criminabimur, totam vero ra-
tionem nihil concludere dicemus.   Non enim adhuc
principales concluſionis propoſitiones coaptabuntur. Eſt
namque ipſarum altera talis, ſermo abs mente emittitur,
altera autem, ſermo ex cerebro non emittitur. At utram-
que ſumptionem vel juxta praepoſitionem abs, vel juxta
praepoſitionem ex pronunciatam eſſe oportebat, ut aliqua
ipſis communis concluſio inferatur.   Forte plura de ora-
tionis vitio dicere tentaſſem, niſi Chryſippus ſuam abſur-
ditatem noviſſet, et modum deprehenſionis ipſe ſcripti-
taſſet in ſententia paulo ante a me adducta, fieri poſſe
inquiens, ut ex partibus pectoris ſermo emittatur, ſed
capite principium motus ſuppeditante, quemadmodum et
quod omnes nervi originem ex capite habentes prin-
cipium facultatis a corde ſumant. Haec itaque recte a

εἴρηται τῷ Χρυσίππῳ, καὶ διὰ τοῦτ' ἄν τις αὐτῷ καὶ μᾶλλον μέμψαιτο, διότι κατιδὼν τὸ ἀληθὲς ὅμως οὐ χρῆται· τὰ δὲ ἀπὸ τῆς θέσεως ἐπικεχειρημένα, καὶ τούτων ὅσα μᾶλλον ποιηταὶ μαρτυροῦσιν, ἢ οἱ πολλοὶ τῶν ἀνθρώ(261)πων, ἢ ἐτυμολογία τις, ἤ τι τοιοῦτον ἕτερον, οὐκ ὀρθῶς. κάλλιον γὰρ ἦν ἐπιμείναντα τοῖς κατὰ τὴν ἀποδεικτικὴν μέθοδον ὑπολαμβανομένοις λήμμασιν ἐξετάσαι τε καὶ κρῖναι διὰ τῆς αἰσθήσεως. αὐτὸς δὲ, ὥσπερ οὐ κατ' ἐπιστήμην, ἀλλὰ κατὰ τύχην εἰρηκὼς τὸ ἀληθὲς, ἀπεχώρησέ τε τῆς ζητήσεως αὐτοῦ καὶ ποιητὰς ἐπάγεται μάρτυρας.

Κεφ. ς'. Ὅπερ οὖν ὁ Χρύσιππος ἐθεάσατο μὲν, οὐκ ἐπεξῆλθε δὲ τῷ λόγῳ, τοῦτ' ἐγώ μοι δοκῶ προσθήσειν. ἐπειδὴ γὰρ ἐγχωρεῖ, κἂν ὅτι μάλιστα πάντων τῶν νεύρων ἐγκέφαλος ἀρχὴ φαίνεται, τὴν καρδίαν ἐπιπέμπειν αὐτῷ δύναμιν αἰσθητικήν τε καὶ προαιρετικήν, ὡσαύτως δὲ, κἂν ἐκ τῶν κατὰ τὸν θώρακα μορίων ὁ λόγος ἐκπέμπεται, τὴν ἀρχὴν τῆς κινήσεως αὐτοῦ ἀπ' ἐγκεφάλου καταφέρεσθαι, ζητητέον ἐφεξῆς ἐστι, πότερον οὐδέτερον οὐδετέρῳ μεταδίδωσιν

Chyſippo dicta ſunt; quocirca ipſe magis accuſandus venit, quod, quum veram noviſſet, non eſt tamen eo uſus; ea vero e quae a ſitu argumenta petita ſunt, atque ex his magis quae poëtae teſtantur, aut vulgus, aut quaedam nominis ratio, aut aliud quiddam hujuſmodi, non recte. Praeſtiterat enim inſiſtendo ſumptionibus, quae juxta methodum demonſtratoriam adſumuntur, inveſtigare ea et ſenſu expendere. Verum ipſe, tanquam non ex ſcientia, ſed fortuito verum dixiſſet, ab inquiſitione ipſius diſceſſit et poëtas teſtes citavit.

Cap. VI. Quod igitur Chryſippus vidit quidem, ſed oratione non expoſuit, id apponere mihi viſum eſt. Quandoquidem enim fieri poteſt, ut, licet quam maxime omnium nervorum origo cerebrum videatur, cor ipſi vim ſenſoriam voluntariamque ſuppeditet; pari modo, etiamſi ex thoracis partibus ſermo emittitur, principium motus ipſius a cerebro deferri; diſquirendum deinceps eſt,

οὐδεμιᾶς δυνάμεως, ἢ τὸ ἕτερον τῷ ἑτέρῳ. γένοιτο δ᾽ ἂν
ἡ ζήτησις ᾧδε. τὰ συνάπτοντα τὴν καρδίαν ἐγκεφάλῳ δια-
σκέψασθαι χρὴ κατὰ τὰς τῶν ζώων ἀνατομάς, ὁπόσα τ᾽ ἐστὶ
καὶ ὁποῖα, κἄπειτα κατὰ τὸν τράχηλον ἕκαστον αὐτὸ ἢ
τέμνειν, ἢ θλᾶν, ἢ βρόχοις διαλαμβάνειν, εἶτ᾽ ἐπισκέπτε-
σθαι, τίνα καταλαμβάνει τὸ ζῶον παθήματα. συνάπτει δὲ
καρδίαν ἐγκεφάλῳ τὰ τρία γένη τῶν ἀγγείων, ἅπερ δὴ καὶ
παντὸς τοῦ σώματος ὑπάρχει κοινά, φλέβες καὶ ἀρτηρίαι καὶ
νεῦρα, φλέβες μὲν αἱ σφαγίτιδες ὀνομαζόμεναι, ἀρτηρίαι
δὲ αἱ καρωτίδες, νεῦρα δὲ τὰ ταύταις ταῖς ἀρτηρίαις πα-
ραπεφυκότα. τὰς μὲν δὴ σφαγίτιδας φλέβας ἢ τὰς καρω-
τίδας ἀρτηρίας οὐχ ἁπλῶς χρὴ τέμνειν, ὥσπερ τὰ νεῦρα,
τεθνήξεται γὰρ εὐθέως τὸ ζῶον αἱμοῤῥαγίᾳ λάβρῳ συσχε-
θὲν, ἀλλ᾽ ἄμεινον βρόχοις ἰσχυροῖς διαλαβόντα πρῶτον ἔν
τε τοῖς ἄνω καὶ κάτω μέρεσι τοῦ τραχήλου τὸ μέσον τῶν
βρόχων διατέμνειν, ὡς μηδεμίαν αἱμοῤῥαγίαν ἀκολουθῆσαι.
[105] τὰ νεῦρα δὲ εἴτε θλᾶν, εἴτε διαλαμβάνειν ἐθέλοις
βρόχοις τισὶν ἢ τοῖς σαυτοῦ δακτύλοις, εἴτε τέμνειν, ἐφ᾽

an neutrum alteri virtutem aliquam tribuat, an alterum
alteri. Fiet autem ad hunc modum invefligatio. Quae
cor cerebro connectunt, in diffectionibus contemplari
oportet, quot fint numero et qualia; poftea in collo
fingula vel fecare, vel contundere, vel funiculo interci-
pere; deinde contueri, qui affectus animal invadant.
Connectunt autem cor cerebro tria vaforum genera, quae
fane etiam totius corporis funt communia, venae, ar-
teriae et nervi: venae quidem jugulares dictae, arte-
riae carotides, nervi his arteriis adnati. Sane jugulares
venas aut carotidas arterias non fimpliciter dividere
oportet, quemadmodum nervos, moreretur enim protinus
animal larga fanguinis profufione debilitatum, fed prae-
ftat funiculis validis intercipiendo primum in fuperiore
et inferiore cervicis regione medium vinculorum diffe-
care, ut nulla fequatur fanguinis profufio: nervos autem
five contundere, five funiculis quibufdam comprehendere,

264 ΓΑΛΗΝΟΥ ΠΕΡΙ

Ed. Chart. V. [105.]   Ed. Baf. I. (261.)

ἅπασι τούτοις τοῖς παθήμασιν ἕν καὶ ταὐτὸν ἀκολουθήσει
σύμπτωμα τῷ ζώῳ· ἄφωνον ἔσται παραχρῆμα, τῶν δὲ ἄλ-
λων ἐνεργειῶν οὐδεμία οὔτ᾽ ἐν τῷ παραυτίκα βεβλαμμένη,
οὔτ᾽ ἐξ ὑστέρου φανεῖται. τῶν ἀρτηριῶν δέ γε βρόχοις δια-
ληφθεισῶν ἢ, ὡς εἴρηται, τμηθεισῶν, ἄφωνον μὲν ἢ καρῶ-
δες, ὡς οἱ πλεῖστοι τῶν μεθ᾽ Ἱπποκράτην κακῶς ἀνατεμόν-
των ἔγραψαν, οὐκ ἔσται τὸ ζῶον, αἱ δὲ ἀνωτέρω τῶν τρω-
θεισῶν ἀρτηριῶν ἅπασαι τελέως ἄσφυκτοι γενήσονται. τὰς
δὲ φλέβας οὔτε βρόχοις διαλαμβάνων οὔθ᾽, ὡς εἴρηται, τέ-
μνων ὄψει τινὰ σαφῶς ἐνέργειαν ἀπολλυμένην. ἐκ τούτων
τῶν φαινομένων ἕτοιμόν ἐστι συλλογίσασθαι, μήτε τὴν
καρδίαν εἰς τὴν τῶν σφυγμῶν κίνησιν ἐγκεφάλου τι προς-
δεῖσθαι, μήτε τὸν ἐγκέφαλον καρδίας, ἵν᾽ αἰσθάνηταί τε
καὶ κατὰ προαίρεσιν ἐνεργῇ τὸ ζῶον. ὅτι μὲν γὰρ οὐδὲν ἡ
καρδία πρὸς τὴν οἰκείαν κίνησιν ἐγκεφάλου δεῖται, δῆλόν
ἐστιν ἐκ τοῦ, καὶ τῶν φλεβῶν καὶ τῶν ἀρτηριῶν καὶ τῶν
νεύρων τῶν προειρημένων βρόχοις διαληφθέντων, ὁμοίως ἔτι
σφύζειν αὐτὴν καὶ τὰς καθ᾽ ὅλον τὸ ζῶον ἀρτηρίας·

vel tuis ipfius digitis, five fecare; ob hos omnes affectus
unum et idem fymptoma animanti fuperveniet. Quippe
ftatim obmutefcet, reliquarum vero actionum nulla ne-
que in praefenti tempore laefa, neque in pofterum appa-
rebit. Arteriis autem fune interceptis vel, ut dixi. dif-
fectis, mutum fane aut foporofum, ut plerique poft Hip-
pocratem diffectorum perperam fcripferunt, non erit ani-
mal, fed omnes, quae fupra vulneratas habentur, in totum
pulfum amittent. At venas neque funibus intercipiens,
neque, ut dictum eft, fecans, aliquam manifefto actionem
aboleri videbis. Ex his apparentibus promptum eft colli-
gere, neque cor ad pulfuum motum cerebro indigere,
neque cerebrum corde, ut fentiat animal juxtaque ar-
bitrium operetur· Quod enim cor nihil ad proprium
motum cerebro opus habet, iude clarum eft, quod, venis,
arteriis nervifque praedictis fune comprehenfis, fimi-
liter ipfum adhuc pulfet et totius animantis arteriae.

Ed. Chart. V. [105.]   Ed. Baf. I. (261.)

αἱ γὰρ ἀνωτέρω τῶν βρόχων μόναι παντάπασιν ἄσφυκτοι
γίγνονται, τοῦ συνεχοῦς αὐτῶν μέρους τοῦ μέχρι καρδίας
ὡσαύτως ταῖς ἄλλαις σφύζοντος. ὅτι δὲ οὐκ ἔτι τῶν ἐγκε-
φάλου δυνάμεων ἡ καρδία τὴν πρώτην ἀρχὴν ἔχει, μάθοις
ἂν ἐκ τοῦ, πάντων τῶν εἰρημένων νεύρων ἤτοι τμηθέντων,
ἢ βρόχοις διαληφθέντων, ἄφωνον μόνον γίγνεσθαι τὸ ζῶον,
εἰσπνεῖν μέντοι καὶ ἐκπνεῖν ἀκωλύτως κατ᾽ ἀμφοτέρας τὰς
διαφορὰς τῶν ἔμπροσθεν εἰρημένων εἰσπνοῶν τε καὶ ἐκπνοῶν,
οὕτω δὲ κἂν τοῖς τέσσαρσιν κώλοις ἔτι καὶ νῦν ἐνεργεῖν, κα-
θάπερ καὶ πρόσθεν, ἀκούειν τε καὶ βλέπειν καὶ πᾶσαν αἴ-
σθησιν αἰσθάνεσθαι. μόνη γὰρ, ὡς εἴρηται, φωνὴ δια-
φθείρεται τοῦ ζῶου, ἰμηθέντων τῶν παρὰ ταῖς ἀρτηρίαις
νεύρων. ὅσοι δὲ τῶν ἰατρῶν τε καὶ φιλοσόφων ἐπὶ ταῖς
εἰρημέναις ἀρτηρίαις ἤτοι τμηθείσαις, ἢ, ὡς εἴρηται, δια-
ληφθείσαις ᾤοντο καροῦσθαι τὸ ζῶον, εἶτ᾽ ἐκ τούτου
συνελογίζοντο τὴν καρδίαν ἐγκεφάλῳ χορηγεῖν αἴσθησίν τε
καὶ κίνησιν, ἐσφάλθαι μὲν αὐτοὺς ὑποληπτέον ἐν τῇ περὶ
τὸ φαινόμενον ἐμπειρίᾳ, τὸ δ᾽ ἐξ ὑποθέσεως ἀκολουθοῦν

Nam folae fupra funes fitae omnino pulfum amittunt, dum
continua ipfarum pars, quae ad cor ufque pertingit, fimi-
liter ac aliae pulfat. Quod autem cerebri facultatum cor
primam non habeat originem, inde cognofcere licet, quod,
omnibus commemoratis nervis five fectis, five laqueo
comprehenfis, animal folum obmutefcit, infpirat tamen
et expirat fine impedimento juxta utramque fuperius
dictarum infpirationum et expirationum differentiam; ita
vero et quatuor artubus etiamnum operatur, ficuti et
prius, auditque et videt, omnique fenfu percipit. Nam
fola, ut dictum eft, vox animalis aboletur, nervis juxta
arterias diffectis. Porro qui tum medici, tum philofo-
phi ob enumeratas arterias five diffectas, five, ut dixi,
interceptas animal foporari putaverunt deinde hinc col-
legerunt, cor fenfum motumque cerebro fuppeditare, hos
nimirum falfos effe in ejus, quod apparet, experientia pu-
tándum eft, quod autem ex hypothefi fequitur, diligenter

ἀκριβῶς ἑωρακέναι· εἴπερ 'γὰρ ὄντως ἐγίγνετο καρῶδες τὸ
ζῶον, ὅπερ αὐτοῖς ὄνομα βούλεται σημαίνειν τὸ ἀναίσθη-
τόν τε καὶ ἀκίνητον, ἐξ ἀνάγκης ἂν ἀκολουθεῖν τὸ τὴν
καρδίαν ἐπιπέμπειν ἐγκεφάλῳ τὴν πρώτην ἀρχὴν αἰσθήσεώς
τε καὶ κινήσεως, ἣν αὐτὸς ἅπαντι τῷ σώματι διὰ νεύρων
χορηγεῖ, ὥστ᾽ εἶναι δευτέραν τινὰ ἀρχὴν αὐτὸν, οὐκ ἀκριβῶς
πρώτην, ἀνάλογον ὑπάρχῳ μεγάλου βασιλέως. ἀποδεδειγμέ-
νον γὰρ ἐν τοῖς ἔμπροσθεν, ὡς ἡ μὲν καρδία τῶν ἀρτηριῶν,
ὁ δ᾽ ἐγκέφαλος τῶν νεύρων ἐστὶν ἀρχή, περαίνοιτ᾽ ἂν, εἴπερ
ἀληθὲς ἦν τὸ λεγόμενον, ὡς ἡ καρδία διὰ τῶν ἀρτηριῶν
ἐγκεφάλῳ χορηγεῖ δύναμιν ψυχικήν. οὐ μὴν ἀληθές ἐστιν,
ἀλλὰ κατεψεύσαντο τοῦ φαινομένου κατὰ τὰς ἀνατομάς.
καρῶδες μὲν γὰρ οὐδ᾽ ἐπὶ τοῖς νεύροις τμηθεῖσι γίγνεται
τὸ ζῶον, μήτοι γε δὴ ταῖς ἀρτηρίαις· ἄφωνον δὲ τῶν νεύ-
ρων μὲν βλαβέντων γίγνεται, τῶν ἀρτηριῶν δ᾽ οὐ γίγνεται,
καὶ πολὺ δὲ μᾶλλον ἔτι τῶν φλεβῶν. ἀλλ᾽ οἱ πλεῖστοι τῶν
ἰατρῶν τε καὶ φιλοσόφων ἅμα ταῖς ἀρτηρίαις τὰ νεῦρα τοῖς
βρόχοις διαλαμβάνοντες, εἶτα ἄφωνον ὁρῶντες αὐτίκα τὸ

vidiſſe. Si enim vere ſoporoſum animal evaderet, quod
ipſis nomen ſignificat ſenſus motuſque expers, neceſſario
ſequeretur, cor primam et ſenſus et motus originem ce-
rebro immittere, quam ipſum toti corpori per nervos
ſuggerit. Quapropter ſecundum quoddam principium ip-
ſum erit, non exquiſite primum, magni regis legato dig-
nitate reſpondens. Demonſtratum enim eſt antea, quod
cor arteriarum, cerebrum nervorum ſit principium; con-
cluderetur igitur, ſi verum eſſet, quod dicitur, cor per
arterias vim animalem cerebro ſuppeditare; non tamen
verum eſt, ſed ementiti ſunt contra id, quod in diſſectio-
nibus apparet. Soporoſum enim neque ob nervos prae-
ciſos animal efficitur, neque ob arterias, verum nervis
oblaeſis mutum quidem evadit, arteriis autem non ita,
multoque minus venis: ſed plerique medici philoſophique
ſimul cum arteriis nervos funibus comprehendentes,
deinde mutum protinus animal fieri conſpicientes,

ΙΠΠΟΚΡ. ΚΑΙ ΠΛΑΤΩΝ. ΔΟΓΜ. Β. 267

Ed. Chart. V. [105. 106.]   Ed. Baf. I. (261.)

ζῶον γιγνόμενον, ἀρτηριῶν τὸ πάθος ᾠήθησαν ὑπάρχειν,
καὶ κάρον ὠνόμασαν, οὐκ ὀρθῶς, οἶμαι, εἰ μήτι ἄρα τὴν
ἀφωνίαν ἐθέλουσιν ὀνομάζειν κάρον· οὕτω γὰρ ἂν ὀνόματι
μόνον σφάλλοιντο κατά γε τοῦτο, περὶ δὲ τὸ πρᾶγμα αὐτὸ
ἁμαρτάνοιεν, εἴπερ ἐπὶ ταῖς ἀρτηρίαις ὑπολαμβάνοιεν ἄφω-
νον γίγνεσθαι τὸ ζῶον.

Κεφ. ζ'. [106] Ἐγὼ μὲν δή μοι δοκῶ τὸ κελευσθὲν
ὑπὸ τοῦ Χρυσίππου πεπραχέναι ζητήσας, εἴτ' ἀπὸ καρδίας
ἐγκεφάλῳ δύναμίς τις, εἴτ' ἀπ' ἐγκεφάλου τῇ καρδίᾳ χορη-
γεῖται. Χρύσιππος δ' αὐτὸς ὀλιγώρως ἐσχηκέναι φαίνεται
περὶ τὴν τοῦ πράγματος ἔρευναν, ἰδὼν μὲν τὴν ὁδὸν, ᾗ χρὴ
τὸ ζητούμενον ἁλῶναι, μὴ χρησάμενος δὲ αὐτῇ. μέμφομαι
δ' αὐτῷ καὶ διότι καθ' ἓν βιβλίον ἐναντία λέγειν ὑπέμει-
νεν, οὐκ ἀπὸ μακροῦ διαστήματος ἀλλήλων ἔμπροσθεν μὲν
ὡς ἀποδεικτικὸν γράψας τὸν τοῦ Ζήνωνος λόγον, ἐπὶ προή-
κοντι δὲ τῷ συγγράμματι δεικνὺς αὐτοῦ τὴν λίσιν. εὑρίσκω
δ' οὐχ ἥκιστα τὸν Χρύσιππον καὶ ἄλλας τινὰς ἐναντιολογίας
ἐν αὐτῷ τούτῳ τῷ λόγῳ περὶ τοῦ τῆς ψυχῆς ἡγεμονικοῦ

arteriarum affectionem effe crediderunt, quam foporem
nominarunt, non recte meo judicio, nifi vocis amiffionem
foporem appellent; fic enim nomine folum hallucinantur
in hoc, at in re ipfa aberrant, fi ob arterias animal mu-
tum evadere exiftiment.

Cap. VII. Ego fane jam videor mihi, quod Chry-
fippus juffit, feciffe, inquirendo, a corde ne facultas ali-
qua cerebro, an a cerebro cordi fuggeratur. Chryfippus
porro ipfe parvi feciffe videtur hujus rei inquifitionem,
qui videns quidem viam, qua id, quod quaeritur, adipifci
conveniat, ea non ufus fit: hominem autem reprehendo
infuper, quod in uno libro contraria dicere fuftinueril
non longo invicem intervallo, qui prius fane ceu demon-
ftrativum Zenonis fermonem fcripferit, proceffu autem
commentarii folutionem ipfius oftenderit. Jam invenio,
Chryfippum maxime et alia quaedam in hoc ipfo de
animae principatu fibi repugnantia adduxiffe. Quippe

Ed. Chart. V. [106.]　　　　　　　Ed. Baf. I. (261. 262.)

πεποιημένον. ἐν ἀρχῇ γὰρ προειπὼν, ὡς τὰ μὲν ἄλλα μέρη
τῆς ψυχῆς ἐν οἷς ἐστι τοῦ ζώου μορίοις ὁμολογεῖται,
περὶ δὲ τοῦ ἡγεμονικοῦ μόνου ζητεῖται, διὰ τὸ μήτε αἴσθη-
σιν ἐκφανῆ μηδεμίαν εἶναι αὐτοῦ, μήτ ἐναργές τι τεκμή-
ριον, ὀλίγον ὕστερον ὡς περὶ φαινομένου τοῦ μέρους διαλέ-
γεται. ἔχουσι δ᾽ αἱ ῥήσεις αὐτοῦ τόνδε τὸν τρόπον. οὕτω
φαίνεται διαφεύγειν ὁ τόπος ἡμᾶς, οὔτε αἰσθήσεως ἐκφα-
νοῦς γιγνομένης, ὅπερ ἐπὶ τῶν λοιπῶν συντέτευχεν, οὔτε τῶν
τεκμηρίων, δι᾽ ὧν ἄν τις συλλογίσαιτο τοῦτο· οὐδὲ γὰρ ἂν
οὐδ᾽ ἐπὶ τοσοῦτον ἀντιλογίας προῆλθεν ἰατροῖς τε καὶ φιλο-
σόφοις. ταῦτα προειπὼν ὁ Χρύσιππος ἐφεξῆς φησιν, ὡς
ἅπαντες ἄνθρωποι τῶν τῆς διανοίας παθῶν αἰσθάνονται
κατά τε τὸν θώρακα καὶ τὴν καρδίαν. ἔχει δὲ καὶ ἥδε ἡ
ῥῆσις ὧδε. κοινῇ δέ μοι δοκοῦσιν οἱ πολλοὶ (262) φέρε-
σθαι ἐπὶ τοῦθ᾽ ὡσανεὶ αἰσθανόμενοι περὶ τὸν θώρακα αὐ-
τοῖς τῶν κατὰ τὴν διάνοιαν παθῶν γιγνομένων, καὶ μά-
λιστα καθ᾽ ὃν ἡ καρδία τέτακται τόπον, οἷον μάλιστα ἐπὶ
τῶν φόβων καὶ τῶν λυπῶν λέγω κα᾽ ἐπὶ τῆς ὀργῆς, καὶ
μάλιστα τοῦ θυμοῦ. κατὰ τήνδε τὴν ῥῆσιν, εἰ καὶ μηδὲν

inter initia praefatus, alias fane animae partes in quibus
funt animantis partibus confefſum efſe, de principatu
autem folo difquiri, eo quod nullus fenfus evidens, ne-
que manifefta quaedam conjectura de eo haberi poteft,
paulo poft tanquam de apparente parte differit. Habent
autem verba ipſius in hunc modum. *Sic videtur nos
fubterfugere locus, quum neque fenfus evidens fit, quod
in reliquis contingit, neque conjecturae, per quas id
quis poſſet colligere. Neque enim in tantum controverfiae
proceſſiſſent medici et philofophi.* His praemiſſis, confe-
quenter Chryfippus ait, *univerfos homines affectus men-
tis fentire in thorace et in corde.* Habet autem ora-
tio haec ad eum modum. *Communiter autem mihi vi-
dentur plurimi in hanc ferri opinionem, tanquam fen-
tientes mentis affectus in thorace, et praefertim ubi cor
fitum eft, idque potiſſimum in timore et triftitia et ira,
et maxime iracundia.* In hac oratione faltem *tanquam*

ἄλλο, τὸ γοῦν ὡσανεὶ προσέθηκεν, οὐ τολμήσας ἄντικρυς
εἰπεῖν, αἰσθάνεσθαι τοὺς ἀνθρώπους τῶν κατὰ τὴν διάνοιαν
παθῶν ἐν τῷ θώρακι γιγνομένων. ὡσανεὶ γὰρ ἔφη συναι-
σθανόμενοι, μικρὸν δ᾽ ὕστερον καὶ τὸ ὡσανεὶ περιελὼν
οὑτωσὶ γράφει· ἡ γὰρ περὶ τὴν διάνοιαν γιγνομένη ταραχὴ
καθ᾽ ἕκαστον τούτων αἰσθητῶς περὶ τοὺς θώρακάς ἐστιν.
εἶτ᾽ ἐφεξῆς· τῆς μὲν γὰρ ὀργῆς γιγνομένης ἐνταῦθα εὔλο-
γον καὶ τὰς λοιπὰς ἐπιθυμίας ἐνταῦθα εἶναι. καὶ πάλιν
ἐν τοῖς ἑξῆς τοῦ συγγράμματος, καὶ τὰ τῶν ὀργιζομένων
πάθη, φησὶ, φαίνεται περὶ τὸν θώρακα γιγνόμενα, καὶ τὰ
τῶν ἐρώντων. καὶ λοιπὸν οὐκ ἔτι παύεται περὶ τῶν παθῶν
διαλεγόμενος, ὡς ἔν τε τῷ θώρακι καὶ περὶ τὴν καρδίαν
μάλιστα συνίστασθαι φαινομένων. ὥστ᾽ ἔγωγε θαυμάζω
τἀνδρός, ὅτι τὸ κατ᾽ ἀρχὰς ὑφ᾽ ἑαυτοῦ γραφόμενον οὐκ ἐξή-
λειψεν, ἔνθα φησὶν, οὔτ᾽ αἴσθησιν οὐδεμίαν ἐμφανῆ γίγνε-
σθαι, ποῦ τὸ κύριον τῆς ψυχῆς μέρος, οὔτε τεκμήριον· οὐ
γὰρ ἐπὶ τοσοῦτον διενεχθῆναι ἂν πρὸς ἀλλήλους ἰατρούς τε καὶ
φιλοσόφους. ἢ, εὔπερ ἀρέσκηται τῷδε τῷ λόγῳ, πῶς οὐκ ἠδέσθη
πάλιν ἐν τοῖς ἑξῆς αἰσθήσει γε κρίνων τὸ δόγμα, καὶ φαίνεται

adjecit, non aufus palam dicere, homines fentire mentis
affectus in thorace; tanquam enim, inquit, fentientes.
Paulo poft dictione *tanquam* ablata, hoc pacto fcribit:
*Turbatio enim mentis, quae in fingulis his fit, in thorace
percipitur.* Poftea iterum: *Quum enim hic ira fiat,
confentaneum eft, et alias animae cupiditates inibi effe.*
Rurfus in fubfequentibus commentarii locis: *Atque ira-
fcentium affectus in thorace fieri videntur, et amantium;*
ac in reliquis non ceffat de affectibus difputare, tanquam
in thorace et maxime circa cor appareant. Quare de-
miror, hominem non aboleviffe, quod per initia fcripfit,
inquiens, neque fenfum neque conjecturam fieri, ubi
praecipua eft animae pars; non enim difcreparent adeo
medici et philofophi inter fe. Vel, fi contentus eft hoc
fermone, quomodo non veritus eft iterum in fubfequeu-
tibus fenfu dogma judicare, ac dicere manifefte apparet?

λέγων; ἐγὼ δέ μοι δοκῶ, καθάπερ ὀλίγον ἔμπροσθεν ἔπραξα
τὸν ἀληθέστερον ἑλόμενος λόγον, ὃν ὁ Χρύσιππος ἔγραψε
πρὸς ἑαυτὸν ἐναντιολογούμενος, οὕτω καὶ νῦν ποιήσειν.
οὐδεμία γὰρ αἴσθησίς ἡμῖν γίγνεται τοῦ τῆς ψυχῆς ἡγε-
μονικοῦ κατὰ τὴν καρδίαν ἢ τὸν θώρακα περιεχομένου,
[107] καὶ διὰ τοῦτ᾽ ἐπαινῶ μὲν τὰ πρῶτα τοῦ Χρυσίππου,
δι᾽ ὧν ὁμολογεῖ τὸ ἀληθὲς, οὐκ ἐπαινῶ δὲ ἐν οἷς καταψεύ-
δεται τῆς αἰσθήσεως.   οὐ γὰρ ἓν ἔτ᾽ ἐνταῦθα δοκεῖ μοι
σφάλλεσθαι κατὰ τὸν λόγον, ἀλλὰ δύο μεγάλα· πρῶτον
μὲν, ὅτι, παντὸς τοῦ σώματος ἐν τοῖς τῆς ψυχῆς πάθεσιν
ἐναργῶς ἀλλοιουμένου, καὶ ποτὲ μὲν ὠχριῶντός τε καὶ κα-
ταψυχομένου καὶ τρέμοντος, ὡς ἐν τοῖς φόβοις φαίνεται
γιγνόμενον, ἔστιν ὅτε δ᾽ ἐρυθριῶντός τε καὶ θερμαινομέ-
νου καὶ σφοδρῶς ἐντεινομένου, καθάπερ ἐν τοῖς θυμοῖς,
οὐδενὸς μὲν ἄλλου μέμνηται μορίου, μόνων δὲ τῶν κατὰ
τὸν θώρακα· ἔπειτα δ᾽, ὅτι, κἂν συγχωρηθῇ μειζόνως ἡ
καρδία τῶν ἄλλων τοῦ ζώου μορίων ἐξισταμένη τοῦ κατὰ
φύσιν ἐν φόβοις τε καὶ λύπαις, ἀγωνίαις τε καὶ θυμοῖς,
ἅπασί τε τοῖς ἄλλοις πάθεσιν, οὐ τὸ λογιζόμενον τῆς ψυχῆς,

Ego autem decrevi, quemadmodum paulo ante feci ve-
riorem deligens fermonem, quem Chryfippus fibi repug-
nans fcripfit, etiam nunc idem facere.   Nullus enim
fenfus nobis obvenit, qui principem animae partem in
corde aut thorace contineri declaret, eoque laudo
prima Chryfippi dicta, quibus verum fatetur; non pro-
bo autem, in quibus contra fenfum mentitur.   Haud
enim in uno hic mihi videtur effe falfus, fed duobus
magnis.   Primo fane, quod, ubi totum corpus manifefte
immutatur per animae affectus, nunc pallefcens, frigefcens
et tremens, ut in metu fieri confpicitur, nunc vero ru-
befcens, calefcens et vehementer intenfum, quemadmo-
dum in iracundia, de nulla alia parte meminit, nifi fo-
lius thoracis.   Poftea vero, etfi concedatur, cor magis
quam alias animantis partes extra naturae habitum
egredi in timore, triftitia, angufitia, iracundia aliifque
omnibus affectibus, non ratiocinatricem animae vim, fed ira-

ἀλλὰ τὸ θυμούμενον ἢ ἐπιθυμοῦν ἐνταῦθα ὑπάρχειν ἐν-
δείξεται· ὥστε πλέον θάτερον, ἢ ὅπερ αὐτὸς βούλεται, πε-
ραίνεσθαι διὰ τοῦ λόγου. εἰ γὰρ ἐν μὲν τῷ διανοεῖσθαί
τε καὶ μανθάνειν ἢ διδάσκειν οὐδεμία κίνησις ἐξαίρετος
ἐμφαίνεται κατὰ τὴν καρδίαν, ἐν ἅπασι δὲ τοῖς πάθεσιν
ἐναργῶς φαίνεται, δῆλον, οἶμαι, γίγνεται, τὸ μὲν λογιζό-
μενον τῆς ψυχῆς οὐκ εἶναι κατὰ τὴν καρδίαν, τὸ δ᾽ ἀλό-
γιστόν τε καὶ παθητικὸν ὀνομαζόμενον ἐν αὐτῇ περιέχεσθαι·
εἰ δ᾽, ἔνθα τὸ πάσχον, ἐνταῦθά φησι καὶ τὸ λογιζόμενον
ὑπάρχειν, αὐτὸ τὸ ζητούμενον ἀπ᾽ ἀρχῆς ἐξ ἑτοίμου λήψε-
ται. πολλῷ δ᾽ ἦν ἄμεινον ἀπόδειξίν τινα ἡμᾶς διδάξαι τοῦ
λαβεῖν ἐκ προχείρου τὸ ζητούμενον, ἀλλ᾽ οὔτ᾽ ἐν τῷ βιβλίῳ
τῷ πρώτῳ περὶ ψυχῆς, οὔτ᾽ ἐν τοῖς περὶ παθῶν ἀπόδειξίν
τινα εἶπε τοῦ χρῆναι πάντως, ἔνθα τὸ ἄλογόν ἐστιν, ἐν-
ταῦθ᾽ εἶναι καὶ τὸ λογιζόμενον, ἀλλ᾽ ἑτοίμως τε κἀκ προ-
χείρου πανταχοῦ λαμβάνει, καίτοι Πλάτωνος ἐνίας μὲν ἀπο-
δείξεις ἐν τῷ τετάρτῳ τῆς πολιτείας γράψαντος, ἐνίας δ᾽
αὖθις ἐρεῖν ἀναβαλομένου, περὶ ὧν ἐνδείκνυται κατὰ τὸν

ſcibilem aut concupiſcentem illic eſſe indicabit; quare
altera pars magis quam ab ipſo aſſerta hac demonſtra-
tione concluditur. Nam ſi intelligendo, diſcendo docen-
dove nullus inſignis motus in corde apparet, in omnibus
autem affectibus evidenter innoteſcit, clarum, opinor,
evadit, ratiocinatricem animae facultatem non eſſe in
corde, irrationalem vero et affectibus obnoxiam in ipſo
comprehendi. At ſi, ubi affectibus obnoxiam, ibi etiam
ratiocinatricem eſſe pronunciat, id, quod ab initio quae-
rebatur, prompte aſſumetur. At multo erat ſatius de-
monſtrationem aliquam nos docere, quam id, quod quae-
ritur, ex procinctu capere. Sed neque in priore libro
de anima, neque in opere de affectibus ullam de-
monſtrationem protulit, cur oporteat omnino, ubi ir-
rationalis animae vis exiſtit, ibi eſſe etiam ratiocina-
tricem, ſed prompte et ex procinctu omnino ſumit,
etſi Plato nonnullas ſane demonſtrationes quarto de re-
publica prodiderit, nonnulla vero rurſus dicere diſtu-

Τίμαιον, ἃς κἀγὼ διὰ τῶν ἑξῆς ὑπομνημάτων ἁπάσας
γράψω. νυνὶ δ᾽ οὔπω μοι πρόκειται τοῦτο δεικνύειν, ἀλλ᾽
ὅτι τὸ λογιζόμενον τῆς ψυχῆς, ὃ δὴ καὶ ἡγεμονικόν τε καὶ
διάνοιαν καὶ κύριον αὐτὸς ὁ Χρύσιππος ὀνομάζει, κατὰ
τὸν ἐγκέφαλόν ἐστι. τούτου γὰρ ἀποδειχθέντος, ἐάν τις
ἑτέρα δύναμις ἐν τῇ καρδίᾳ φαίνηται περιεχομένη, μηδα-
μόθεν ἑτέρωθεν ὁρμωμένη, τὰς δύο μὲν ἀρχὰς ἤδη σαφῶς
ἕξομεν, ἐφεξῆς δὲ καὶ τὴν τρίτην ὁμοίως ἐξευρήσομεν.
ἀλλὰ τοῦτο μὲν εἰς τὸν μέλλοντα λόγον ἀναβεβλήσθω.
νυνὶ δ᾽ ἐπανέλθωμεν αὖθις ἐπ᾽ ἐκεῖνον τὸν λόγον, ὅθεν
εἰς τοῦτον ἐξέβημεν, ὡς ἄρα ὁ Χρύσιππος ἐναντιολογούμε-
νος ἑαυτῷ παρὰ πόδας οὐκ αἰσθάνεται, καθάπερ ἐπε-
δείξαμεν, διά τε τοῦ περὶ τῆς φωνῆς λόγου καὶ τοῦ φά-
σκειν, ἐνίοτε μὲν οὐδεμίαν αἴσθησιν ἡμῖν γίγνεσθαι τοῦ
περιέχοντος τόπου τὸ ἡγεμονικόν, ἐνίοτε δὲ φαίνεσθαι λέ-
γειν αὐτόν. ἀλλὰ γὰρ οὐδὲ τοῦτ᾽ αὐτὸ πρόκειταί μοι νῦν
ἀποδεικνύειν, ὅτι μὴ πάρεργον.

lerit, de quibus in Timaeo ait oſtenditque, quas etiam
ego ſubſequentibus commentariis univerſas literis man-
dabo. In praeſentia vero nondum mihi inſtitutum eſt
id oſtendere, ſed quod ratiocinatrix animae vis, quam
et praeſidem, mentem et principem Chryſippus ipſe no-
minavit, in cerebro habetur. Quo demonſtrato, ſi qua
alia facultas in corde contineri videatur non aliunde
profecta, jam duo principia manifeſte habebimus; deinde
vero et tertium inveniemus. Sed hoc quidem in futu-
ram diſputationem differetur. Nunc rurſus ad illum
ſermonem redeamus, unde huc ſumus digreſſi, quod
ſane Chryſippus ſibi ipſi paſſim refragari non percipiat,
quemadmodum tum ex ſermone de voce oſtendimus, tum
ex eo, quod pronunciat, interim nullum ſenſum nobis
obvenire loci principem animam continentis, nonnun-
quam vero dicit, ipſum manifeſte apparere. Neque hoc
propoſuimus oſtendere, niſi quia non erit extra rem.

ΙΠΠΟΚΡ. ΚΑΙ ΠΛΑΤΩΝ. ΔΟΓΜ. Β. 273

Ed. Chart. V. [107. 108.]   Ed. Baſ. I. (262.)

Κεφ. η'. Ἀλλ' ἦν ἐξ ἀρχῆς τὸ προκείμενον ἐν τούτῳ
τῷ γράμματι τὰς τέτταρας διαφορὰς ἐπιδεῖξαι τῶν λημμά-
των. ἐκάλουν δὲ τὸ μὲν πρῶτον γένος αὐτῶν ἐπιστημο-
νικόν τε καὶ ἀποδεικτικὸν, τὸ δὲ δεύτερον γυμναστικόν τε
καὶ, ὡς Ἀριστοτέλης ὀνομάσειε, διαλεκτικὸν, τὸ δὲ τρίτον
πιθανόν τε καὶ ῥητορικὸν, τὸ δὲ τέταρτον σοφιστικὸν,
[108] ἐπεδείκνυόν τε, τὰ μὲν ἀπὸ τῶν ὑπαρχόντων τε καὶ
συμβαινόντων τῇ καρδίᾳ συνιστάμενα κατὰ μόνον αὐτὸ τὸ
ζητούμενον πρᾶγμα τῶν ἐπιστημονικῶν εἶναι λημμάτων,
τὰ δ' ἄλλα σύμπαντα διαλεκτικὰ, τὰ δ' ἀπὸ τῶν ἔξωθεν
μαρτύρων ῥητορικὰ, τὰ δ' ὁμωνυμίαις τισὶν ἢ τοῖς τῆς
λέξεως σχήμασι πεπανουργημένα σοφιστικά. τὰ μὲν οὖν
ἐπιστημονικὰ καθ' ἕκαστον πρᾶγμα παντάπασιν ὀλίγα τε
καὶ εὐαρίθμητ' ἐστὶ, τὰ δὲ γυμναστικὰ πάμπολλα· καθ'
ἕκαστον γὰρ τῶν ὑπαρχόντων τε καὶ συμβαινόντων τῷ πρά-
γματι συνίσταται. τὸν γοῦν ἀπὸ τῆς φωνῆς ἐρωτώμενον
λόγον ἐκ τῆς θέσεως ὁρμώμενον ἐπίδειξα· οὕτω δὲ καὶ
τὸν ἀπὸ τῆς εἰσπνοῆς τε καὶ ἐκπνοῆς. ὡσαύτως δ' ἔχοντα

Cap. VIII. Verum ab initio erat hoc in libro pro-
poſitum, quatuor ſumptionum differentias oſtendere. Vo-
cabam autem primum ipſorum genus ſcientificum et de-
monſtratorium, ſecundum vero exercitatorium et *ut* Ariſto-
teles nominavit, dialecticum, tertium probabile et rhe-
toricum, quartum ſophiſticum, demonſtravique, nonnul-
las ab iis, quae cordi inſunt acciduntque, conſtitutas in
ſola ipſa re, de qua eſt quaeſtio, ex genere ſcientificarum
eſſe ſumptionum, alias vero omnes dialecticas, quae ab
externis teſtibus petuntur, rhetoricas, quae aequivocationi-
bus quibuſdam aut dictionis figuris conſtruuntur, ſo-
phiſticas. Quapropter ſcientificae in ſingulis rebus om-
nino paucae et faciles numeratu ſunt, exercitatoriae
permultae; ex ſingulis enim, quae inſunt acciduntque
rei, conſtruuntur. Rationem igitur, quae a voce petita
eſt, ex ſitu proficiſci indicavimus; ita etiam illam, quae
ab inſpiratione et expiratione ſumitur. Pari modo ha-

εὑρήσεις καὶ τὸν ἀπὸ τῆς ἐν ταῖς λύπαις δήξεως. ἐναρ-
γῶς μὲν γὰρ ἡ δῆξίς ἐστιν ἐν τῷ στόματι τῆς γαστρὸς,
οἱ δ᾽ ἐς τὴν καρδίαν ἀναφέρουσιν αὐτήν. οἱ μὲν οὖν, ὅτι
πλησίον ἡ καρδία τέτακται τῷ στόματι τῆς γαστρὸς, διὰ
τοῦτ᾽ ἀπ᾽ ἐκείνης ἄρχεσθαι νομίζουσι τὸ πάθος, ἀπὸ τῆς
θέσεως ἐπιχειροῦσιν. οἱ δ᾽ αὐτὴν ὄντως οἴονται τὴν καρ-
δίαν δάκνεσθαι, πάμπολυ σφάλλονται. κάτω μὲν γὰρ τοῦ
θώρακος ἡ δῆξίς ἐστιν ὑπὸ τῷ κατὰ τὸ στέρνον χόνδρῳ,
ἡ καρδία δ᾽ ἐν μέσῳ τέτακται τῷ θώρακι, καὶ οὐδεὶς ᾔσθετο
πώποτε τῆς καρδίας αὐτῆς δακνομένης οὔτ᾽ ἐν λύπαις οὔτ᾽
ἐν ἄλλῳ πάθει ψυχῆς ἢ σώματος. οὐ μὴν οὐδ᾽ ἡ καρδιαλ-
γία τοὔνομα τὴν ἐν τῷ θώρακι περιεχομένην καρδίαν
ὀδυνᾶσθαι δηλοῖ, ἀλλ᾽ ἔστιν ὁμωνυμία τις οὐδένα λαν-
θάνουσα τῶν ὡμιληκότων ἀρχαίων γράμμασι. ὥσπερ γὰρ
τὸ κατὰ τὸν θώρακα σπλάγχνον, οὕτω καὶ τὸ τῆς γαστρὸς
στόμα καρδίαν ὀνομάζουσιν οἱ παλαιοὶ, καὶ πάμπολύ γε
τοὔνομά ἐστι παρ᾽ αὐτοῖς. ἀλλ᾽ ἐγὼ δυοῖν ἢ τριῶν ἐπιμνη-
σθήσομαι τῶν παραδειγμάτων ὑπὲρ τοῦ σαφῶς ἐνδείξασθαι

bere deprehendes et eam, quae a morſu, qui in triſtitia
accidit, petitur. Palam ſiquidem morſus in ventriculi
orificio, hi autem ad cor ipſum referunt. Qui igitur,
quia cor prope os ventriculi ſitum eſt, ideo affectum ab
illo oriri putant, a ſitu argumentantur. Qui autem ip-
ſum vere cor morderi cenſent, omnino errant; ſiquidem
infra thoracem morſus eſt ſub pectoris cartilagine, cor
autem in medio ſitum eſt thorace, et nullus unquam
cor ipſum morderi ſenſit neque in triſtitia, neque in alio
animae aut corporis affectu. Neque tamen nomen car-
dialgia cor in thorace contentum dolere ſignificat, ſed
eſt quaedam aequivocatio, quae neminem latet, qui anti-
quorum libros evolverit. Quemadmodum enim viſcus,
quod in thorace eſt, ſic et ventris os antiqui cor appel-
lant, idque nominis frequenti apud ipſos in uſu eſt. Sed
ego duobus tribusve exemplis, ut ſignificatum ex dictione

Ed. Chart. V. [108.]　　　　　　Ed. Baf. I. (262. 263.)

τὸ σημαινόμενον ἐκ τῆς λέξεως. ὁ μὲν δὴ Νίκανδρος ὧδέ πως φησίν·

— — ἣν κραδίην ἐπιδόρπιον, οἱ δὲ δοχαίην
Κλείουσι στομάχοιο.

Θουκυδίδης δ' ὧδε· καὶ ὁπότε εἰς τὴν καρδίαν στηρίξειεν, ἀνέτρεπέ τε αὐτὴν καὶ ἀπο(263)καθάρσεις χολῆς πᾶσαι, ὅσαι ὑπὸ τῶν ἰατρῶν εἰσιν ὠνομασμέναι, ἐπήεσαν. ὁ δ' Ἱπποκράτης· γυνὴ ἐκαρδιήλγεε, καὶ οὐδὲν καθίστη πλὴν ἐς ῥοιῆς χυλὸν ἄλφιτον ἐπιπάσσουσα, καὶ μονοσιτεῖν ἤρκεσε, καὶ ἀνεῖλκεν οἷα τὰ κηρίωνος. ἅπαντες οὗτοι δηλοῦσιν ἐναργῶς, τὸ στόμα τῆς γαστρὸς ὀνομάζεσθαι καρδίαν. ὥστε ταύτης μὲν τῆς καρδίας εἴη ἄν τι πάθος ἡ καρδιαλγία, τοῦ σπλάγχνου δ', ὑπὲρ οὗ πρόκειται σκοπεῖν, εἰ τὸ κυριεῦον τῆς ψυχῆς μόριον ἐν ἑαυτῷ περιέχει, τοιοῦτον πάθος οὐδέποτε γίγνεται. οὐδὲ γὰρ οὐδ' αὐτοῦ τοῦ στόματος τῆς γαστρὸς ἅπαν ἄλγημα καρδιαλγίαν προσαγορεύουσιν, ἀλλὰ μόνον ἐπειδὰν ὑπὸ δριμέων ὑγρῶν ἐρεθίζηταί τε καὶ ἀναδάκνηται. τοῦτο δ' αὐτὸ συμβαίνει ἐν ταῖς λύπαις· διὸ

manifefto indicetur, efficiam. Nicander fane hoc pacto inquit:

Appellant ftomachi cor excipiens alimentum.
Thucydides hoc pacto: *Quum in cor defixiffet, pervertiffetque ipfum, etiam purgationes bilis omnes, ut funt a medicis appellatae, fuccefferunt.* Hippocrates autem: *Mulier corde dolebat, ac nihil adhibuit praeterquam in mali granati fuccum polentam infpergens, ac femel cibum fumere contenta erat, attraxitque cujufmodi cerionis funt.* Omnes hi palam indicant, os ventriculi appellari cor, ut hujus quidem cordis affectus aliquis fit cardialgia; illius autem vifceris, de quo propofita eft difputatio, fi principem animae partem in fe continet, ejufmodi affectus nunquam oboritur. Neque enim hujus ventriculi oris omnem dolorem cardialgiam appellant, fed folum quum ab acribus humoribus irritatur et mordetur, quod in triftitia contingit; ideo etiam ea affecti

Ed. Chart. V. [108. 109.]   Ed. Baf. I. (263.)

καὶ χολὴν ἐμοῦσιν οἱ λυπηθέντες, ἐνίοις δ᾽ ὑπέρχεται κάτω,
καὶ ἡ γαστὴρ αὐτοῖς ἄκρα τὰ χολώδη διαχωρεῖ. σιμβαίνει
δὲ οὐ μόνον τοῖς λυπηθεῖσιν, ἀλλὰ καὶ τῶν ἐπὶ πλέον
ἀσιτησάντων οὐκ ὀλίγοις δάκνεσθαι τὸ τῆς γαστρὸς στόμα,
καὶ μᾶλλον εἰ σφοδρῶς προγεγυμνασμένοι μὴ προσενέγκοιντο
σιτία. τοῖς τε γὰρ λυπηθεῖσι καὶ τοῖς γυμνασαμένοις εὐ-
τονώτερον εἰς τὴν γαστέρα συῤῥεῖ χολὴ ξανθή· πρὸς ταύ-
της οὖν δακνόμενοι καρδιαλγοῦσιν. οὐδ᾽ ἐστὶν ἀναγκαῖον
ἐν τῷδε τῷ λόγῳ τὴν αἰτίαν ἐπισκέπτεσθαι, δι᾽ ἣν τοῦτο
συμβαίνει. μόνον γάρ μοι πρόκειται δεῖξαι κατά γε τὸ
παρὸν, ὡς οὐκ ἔστι τῆς καρδίας, τοῦ σπλάγχνου, τὸ πάθος
ἡ καρδιαλγία, καθάπερ οὐδὲ τὸ δάκνεσθαι κατὰ τὰς λύ-
πας, ἀλλὰ τὸ μὲν σύμπτωμα τοῦ στόματος τῆς γαστρὸς,
ἐπικεχείρηται δὲ ἀπὸ τῆς κατὰ τὴν θέσιν ἐγγύτητος, ὥσπερ
γε καὶ τὸ πάλλεσθαι τὴν καρδίαν ἐν τοῖς φόβοις ἀπὸ
συμβεβηκότος ἐπιχειρεῖται, ὧν ἑκάτερον οὐκ ἔστιν ἐπιστη-
μονικόν. εἰ δὲ συγχωρηθείη τοιοῦτον ὑπάρχειν, [109] οὐ
Στωϊκοῖς καὶ Περιπατητικοῖς, ἀλλ᾽ Ἱπποκράτει καὶ Πλά-
τωνι μαρτυρεῖ, καθάπερ καὶ ὁπόσα τοῖς θυμουμένοις ὁ

bilem evomunt; nonnullis vero infra defcendit, ac ven-
ter his fumme biliofa dejicit. Verum non folum tri-
ftitia affectis evenit, fed etiam eorum, qui impendio diu-
tius a cibo abftinuerunt, non paucis os venfriculi mor-
deri, magifque, fi poft exercitationem vehementem cibum
non affumpferint; nam triftitia affectis exercitatifque va-
lentius in ventriculum flava bilis confluit. Ab hac ita-
que morfi cardialgia laborant. Neque eft neceffarium in
hac difputatione caufam infpicere, cur id accidat. So-
lum enim mihi propofitum eft oftendere, hunc affectum
cardialgiam non effe ex corde vifcere, quemadmodum
neque morfum in triftitia, fed oris ventriculi accidens.
Argumentum vero hic a fitus vicinitate petitum eft, quem-
admodum et id de cordis palpitatione in metu ab acci-
denti fumitur; quorum neutrum fcientificum eft; fin au-
tem concedatur, tale effe, non Stoicis et Peripateticis, fed
Hippocrati et Platoni fuffragatur; quemadmodum etiam

Χρύσιππος γράφει συμπίπτειν ἔν τε τῷ θώρακι παντὶ καὶ
κατὰ τὴν καρδίαν. ἄχρι γὰρ ἂν ἐν μὲν τῷ διδάσκειν τε
καὶ μανθάνειν καὶ ὅλως κινεῖσθαι τὴν ψυχὴν κατ᾽ ἐπιστή-
μην τινὰ μηδὲν ἐπιδεικνύωσι συμβαῖνον τῇ καρδίᾳ, κατὰ
δὲ τὰ πάθη δεικνύωσιν, οὐ μόνον οὐκ ἀνατρέπουσι τὸν
παλαιὸν λόγον, ἀλλὰ καὶ κατασκευάζουσιν. τὰ μὲν δὴ τοι-
αῦτα τῶν ἐπιχειρημάτων ἐκ τοῦ δευτέρου γένους ἐστὶ τῶν
λημμάτων, ὥσπερ, οἶμαι, καὶ τὸ πρώτην ἁπάντων τῶν μο-
ρίων τοῦ ζώου διαπλάττεσθαι τὴν καρδίαν. οὐ γὰρ τὴν
κατὰ δύναμιν ἀρχὴν ἐνδείκνυται τοῦτο συγχωρηθὲν, ὑπὲρ ἧς
νῦν ζητοῦμεν, ἀλλὰ τὴν κατὰ γένεσιν. εἴρηται δέ μοι καὶ
διώρισται σαφῶς ὑπὲρ τῆς διαφορᾶς τῶν ἀρχῶν ἐν τῷ πρόσθεν
λόγῳ. τὸ μέντοι πρώτην μὲν ἁπάντων ἄρχεσθαι κινεῖσθαι
τῶν τοῦ ζώου μορίων αὐτὴν, ὑστάτην δὲ παύεσθαι, τῶν ἀπο-
δεικτικῶν ἐστι λημμάτων. ἐνδείκνυται γὰρ, ἀρχὴν εἶναι κι-
νήσεως αὐτὴν, οὐ μὴν ἁπάσης γε, ἀλλὰ μόνης τῆς κατὰ.
τοὺς σφυγμοὺς, ἥτις ἑτέρου γένους ἐστὶ τῆς κατὰ προαί-
ρεσιν· ἐκείνης δ᾽ οὔτ᾽ ἄρχεσθαι πρώτην, οὐθ᾽ ὑστάτην

quae iraſcentibus accidere tum in thorace toto tum in
corde Chryſippus commemorat. Quatenus enim, dum do-
cet diſcitque et in totum movetur anima juxta ſcien-
tiam aliquam, nihil demonſtrant cordi accidere, in af-
fectionibus autem oſtendunt, hic non ſolum non ſubver-
tunt antiquum ſermonem, ſed etiam confirmant. Hu-
juſmodi ſane argumenta ex ſecundo genere ſumptionum
exiſtunt, quemadmodum, opinor, etiam illud, quod cor
omnium animantis partium primum conformetur. Non
enim, ſi hoc conceſſum fuerit, initium facultate oſtendet
eſſe cor, de quo nunc diſputamus, ſed ſecundum genera-
tionem. Dictum autem a me eſt definitumque manifeſte
libro priore de principiorum differentia. Porro quod
primum omnium animantis partium moveri incipiat, po-
ſtremum autem ceſſet, ad ſumptiones demonſtrativas per-
tinet. Oſtenditur enim, id motus eſſe initium, non ta-
men omnis, ſed ſolius, qui in pulſibus eſt, qui genere a
voluntario diverſus eſt; illum autem neque primum in-

παύεσθαι τὴν καρδίαν ἔχει τις δεῖξαι. περαίνοιτ᾽ ἂν οὖν
κἀκ τούτου τοῦ λήμματος, οὐχ ὅπερ Ἀριστοτέλης τε καὶ
Χρύσιππος ὑπολαμβάνουσιν, ἀλλ᾽ ὃ Πλάτωνι καὶ Ἱπποκρά-
τει· δοκεῖ, τῆς μὲν κατὰ προαίρεσιν ἐν ἡμῖν κινήσεως
ἀρχὴν εἶναι τὸν ἐγκέφαλον, ἑτέρας δέ τινος ἀπροαιρέτου
τὴν καρδίαν. ἦν μὲν οὖν καὶ ταῦθ᾽ ἱκανὰ πρὸς ἀπόδειξιν
τῶν προκειμένων, ἀλλ᾽ ἐπειδὴ προὐθέμην ἐν τῷδε τῷ βι-
βλίῳ τὰ λήμματα ἐπελθεῖν ἅπαντα τὰ λαμβανόμενα ἐκ τῶν
ὑπαρχόντων τῇ καρδίᾳ, προσθεὶς ἔτι τὰ ὑπόλοιπα κατα-
παύσω τὸν λόγον. ἐπ᾽ αὐτοῖς δέ ἐστι καὶ τὸ τοῦ Ἀριστοτέ-
λους λῆμμα, περὶ οὗ κατὰ τὴν τελευτὴν τοῦ πρώτου βιβλίου
διῆλθον, ἐκ τῶν ὑπαρχόντων τῇ καρδίᾳ· πλῆθος γάρ τι νεύρων
ἐν αὐτῇ φαίνεσθαί φησιν. ἐδείχθη δ᾽ ὑφ᾽ ἡμῶν, ὡς νευρώδη
μέν τινα σώματα κατὰ τὴν καρδίαν εἴη, νεῦρα δ᾽ οὐκ εἴη,
καὶ ὡς τὰ μὲν νευρώδη τοῦ σώματος ἰδέᾳ μόνον ἔοικε τοῖς
νεύροις, οὐκ ἐνεργείᾳ τε καὶ χρείᾳ. κρίνεσθαι δὲ προσήκει
τὴν ἐν τοῖς ὀργάνοις ἑτερότητα καὶ ταυτότητα ταῖς ἐνερ-
γείαις καὶ ταῖς χρείαις αὐτῶν. ὥστ᾽ οὐδὲν ἔτι περὶ τῶν

cipere cor, neque poftremum ab eo defiftere aliquis de-
monftrare poterit. Ex hac igitur fumptione concludetur,
non quod Ariftoteli et Chryfippo, fed quod Platoni et Hip-
pocrati videtur, nempe principium motus voluntarii effe
cerebrum, alterius autem cujufdam non voluntarii cor.
Erant itaque et haec ad propofitorum demonftrationem
abunde; verum quia hoc in libro ftatui omnes fumptio-
nes pertractare, quae ex his, quae cordi infunt, capiun-
tur, ubi caeteras addidero, librum finiam. Accedit ipfis
et Ariftotelis fumptio, de qua circa primi libri finem
tranfegi, ex iis, quae cordi infunt. Copia enim aliqua
nervorum, inquit, in ipfo confpicitur. At a nobis in-
dicatum eft, nervofa quaedam effe corpora in corde,
nervos autem non effe, item quod nervofae corporis
partes fpecie folum nervis refpondent, non actione et ufu.
Licet autem difcernere in inftrumentis diverfitatem et iden-
titatem actionibus ipforum et ufu; quare nihil amplius de eif-

αὐτῶν δέομαι διέρχεσθαι, μεταβήσομαι δ᾽ ἐπί τι τῶν ὑπο-
λοίπων, οὗ σχεδὸν ἅπαντες μεμνημονεύκασιν, οἷς ἡ καρδία
πασῶν τῶν δυνάμεων ἀρχὴ τῶν ἐν τοῖς ζώοις ὑπείληπται.
λέγουσι γὰρ, ὅθεν ἡ τοῦ τρέφεσθαι τοῖς ζώοις ἀρχὴ, κατ᾽
ἐκεῖνο τὸ μόριον εἶναι καὶ τὸ λογιζόμενον τῆς ψυχῆς· ἐν
καρδίᾳ δ᾽ εἶναι τὴν τοῦ τρέφεσθαι τοῖς ζώοις ἀρχήν, ὥστε
καὶ τὸ λογιζόμενόν τε καὶ διανοούμενον ὑπάρχειν ἐν αὐτῇ.
ψεύδονται δ᾽ ἐν ἀμφοτέροις τοῖς λήμμασιν. οὔτε γὰρ ἐν
καρδίᾳ τὴν ἀρχὴν τοῦ τρέφεσθαι τοῖς ζώοις εἶναι συγχω-
ροῦμεν, ἀλλ᾽ ἕν τι καὶ τοῦτ᾽ ἔστι τῶν ἐν τῇδε τῇ πραγμα-
τείᾳ προκειμένων εἰς τὴν σκέψιν, (οὐ χρὴ δὲ τὸ ζητούμενον
ὡς ὁμολογούμενον λαμβάνειν,) οὔτε τὸ μίαν ἀρχὴν ἀμφοτέ-
ρων ὑπάρχειν τῶν δυνάμεων, ἀλλὰ καὶ τούτου τὸ ἐναντίον
ἡμεῖς ἀποδείκνυμεν. θαυμάζω τοίνυν κἀνταῦθα τῶν ἀν-
δρῶν, εἰ ἄμφω τὰ ζητούμενα προχείρως λαμβάνουσι οὐδε-
μίαν ἀπόδειξιν προτιθέντες. ὅμοιον δέ τι ποιοῦσι κἄπει-
δὰν, ὅθεν ἡ ἀρχὴ τῆς τροφῆς ἐστιν, ἐνταῦθ᾽ εἶναι φάσκωσι
καὶ τὸ ἡγεμονικὸν, εἶθ᾽ ἐξῆς προσλαμβάνωσιν, ὡς ἐν τῇ

dem tractare opus eſt. Digrediemur autem ad aliquam
ex reliquis, qua de omnes fere meminerunt, quibus cor
omnium facultatum principium eſſe in animalibus credi-
tum eſt. Dicunt enim, unde principium nutritionis in
animalibus, illic ratiocinatricem animae eſſe facultatem;
in corde autem eſſe nutritionis animalium originem;
quare et vim ratiocinantem intelligentemque in ipſo exi-
ſtere. Verum in utriſque ſumptionibus mentiuntur, ne-
que enim in corde principium nutriendi animantibus
eſſe concedimus, ſed unum aliquod et hoc eſt ex his, quae
in praeſenti opere ad ſpeculationem erant propoſita;
non oportet autem, quod quaeritur, ceu confeſſum acci-
pere; neque unum eſſe principium utriuſque facultatis,
cujus nos contrarium demonſtramus. Demiror igitur hic
viros illos, ſi ambo, quae inquiruntur, prompte accipiunt,
ne unam quidem demonſtrationem proponentes. Simile
vero quid efficiunt, quum animae principem partem illic
eſſe pronunciant, unde nutrimenti principium, deinde

280 ΓΑΛΗΝΟΤ ΠΕΡΙ

Ed. Chart. V. [109. 110.] Ed. Baf. I. (263.)

καρδία τῆς τροφῆς ἐστιν ἀρχή. οὔτε γὰρ τοῦτ᾽ ἀληθὲς,
ἀρχὴ γὰρ τροφῆς καὶ ὑγρᾶς καὶ ξηρᾶς στόμα, στόμαχος,
κοιλίη, φησὶν Ἱπποκράτης, οὔτ᾽, [110] εἰ καὶ παντὸς μᾶλ-
λον, ἂν ἠκολούθει ἐξ ἀνάγκης, καθ᾽ ὃ μόριον ἡ ἀρχὴ τῆς
τροφῆς ἐστι, κατὰ τοῦτο ὑπάρχειν τὸν λογισμόν· τοῦτο
γὰρ ἕν τι τῶν ζητουμένων ἐστὶ, τὸ δ᾽ ἕτερον τῶν ζητου-
μένων ψεῦδος. ἡ μὲν γὰρ πρώτη τῆς τροφῆς ἀρχὴ στόμα,
στόμαχος, κοιλίη, ἡ δευτέρα δ᾽ αἱ ἐξ ἥπατος εἰς κοιλίην
καθήκουσαι φλέβες, ἐν αἷς πρώταις αἷμα γίγνεται, ἡ τρίτη
δὲ τὸ ἧπαρ αὐτὸ, ἡ τετάρτη δὲ μετὰ τὸ ἧπαρ ἡ κοίλη
φλὲψ, ἐν ᾗ πρώτῃ καθαρὸν τῶν περιττωμάτων ἀπολείπεται
τὸ αἷμα, παρὰ ταύτης δ᾽ ἤδη τῆς φλεβὸς, ὥσπερ τἄλλα
τοῦ ζώου μόρια πάντα, κατὰ τὸν αὐτὸν τρόπον ἡ καρδία
λαμβάνει τὴν τροφήν. οὐ μὴν οὐδ᾽, ὅταν εἴπωσιν, ὅθεν ἡ
χορηγία τοῦ πνεύματος, ἐνταῦθ᾽ εἶναι τὸ ἡγεμονικὸν, εἶτ᾽
ἐπ᾽ αὐτῷ προσλαμβάνωσιν, ἐκ τῆς καρδίας χορηγεῖσθαι τὸ
πνεῦμα, συγχωρητέον αὐτοῖς. καὶ γὰρ κἀνταῦθα πάλιν, εἰ
μὲν τὸ ψυχικὸν πνεῦμά φασιν ἐκ τῆς καρδίας ἄρχεσθαι,

affumunt, in corde alimenti effe principium; neque enim
hoc verum eft, quoniam alimenti tum humidi tum ficci
principium eft os, ftomachus et ventriculus, auctore Hip-
pocrate; neque, fi omnino admitteretur, confequens effet,
in qua parte principium nutritionis eft, in eadem haberi
ratiocinationem; fiquidem hoc unum ex his, quae difqui-
runtur, exiftit; alterum vero quaefitorum mendacium eft.
Etenim primum alimenti principium eft os, ftomachus
et ventriculus; alterum venae ex jecore in ventrem per-
tinentes, in quibus primis fanguis gignitur; tertium jecur
ipfum; quartum poft jecur vena cava, in qua prima
purus a recrementis fanguis relinquitur. Ab hac jam
vena, quemadmodum aliae animantis partes omnes, eo-
dem modo cor alimentum recipit. Non tamen, quum di-
cunt, unde fpiritus fuggeritur, ibidem effe animae
principem facultatem, deinde ad id affumunt, ex
corde fpiritum fuppeditari, ipfis concedendum eft. Et-
enim hic quoque rurfus, fi animalem fpiritum ex corde

τὸ ζητούμενον αὐτὸ λαμβάνουσιν· εἰ δὲ τὸ ζωτικὸν, οὐκ
ἐξ ἀνάγκης ἀκολουθήσει τὴν αὐτὴν ἀρχὴν ἀμφοτέροις ὑπάρ-
χειν. Ἐρασίστρατος οὖν οὐχ ἁπλῶς, ὥσπερ οὗτοι, τὸ ζη-
τούμενον λαμβάνων, ἀλλὰ μετὰ κατασκευῆς λόγων οὐκ
ὀλίγων ἐκ μὲν τῆς κεφαλῆς φησι τὸ ψυχικὸν, ἐκ δὲ τῆς
καρδίας τὸ ζωτικὸν ὁρμᾶσθαι πνεῦμα. εἰ δ' οὐδέτερον μὲν
τούτων τῶν πνευμάτων ἠρωτῆσθαι κατὰ τὸν λόγον ἐροῦσι,
τὸ δὲ ἀνάλογον τῇ ξηρᾷ καὶ ὑγρᾷ τροφῇ, τὸ προσαγορευό-
μενον ὑλικὸν, ἀκούσονται καὶ περὶ τοῦδε παρ' Ἱπποκρά-
τους· ἀρχὴ τροφῆς πνεύματος στόμα, ῥῖνες, βρόγχος,
πνεύμων καὶ ἡ ἄλλη διαπνοή. οὔκουν οὔτε τούτων τῶν
λόγων ἰσχυρὸς οὐδείς, οὔθ' ὅταν ὁ Διογένης εἴπῃ· ὃ πρῶ-
τον τροφῆς καὶ πνεύματος ἀρύεται, ἐν τούτῳ ὑπάρχει τὸ
ἡγεμονικὸν, ὃ δὲ πρῶτον τροφῆς καὶ πνεύματος ἀρύεται,
ἡ καρδία. τὸ γὰρ πρῶτον ἐρωτήσομεν ὅπως λέγει. εἰ μὲν
γὰρ ὡς ὄργανον (264) πρῶτον, οὐδαμῶς ἡ καρδία τροφῆς
καὶ πνεύματος ἀρύεται πρώτη, ἀλλὰ τροφῆς μὲν στόμα,

oriri dicunt, quaefitum ipfum fumunt; fi vitalem, non
neceffario fequetur, idem utrifque effe principium. Era-
fiftratus igitur non fimpliciter, quemadmodum hi, id quod
quaeritur affumens, fed longo verborum contextu, ex
capite animalem, ex corde vitalem fpiritum proficifci
affirmat. Quod fi horum fpirituum neutrum in fermone
attingi dicunt, fed dictum materialem, qui ficco humido-
que alimento proportione refpondet, audient hoc quo-
que ab Hippocrate: *Principium alimenti fpiritus os eft,
nafus, afpera arteria, pulmo aliufque perfpiratus.* Igi-
tur nulla harum rationum valida eft, nec quam affert
Diogenes: *Quod primum alimentum fpiritumque haurit,
in hoc princeps facultas animae exiftit, quod autem pri-
mum alimentum et fpiritum haurit, cor eft.* Nam, quo-
modo intelligat primum, difcutiemus. Si enim ut inftru-
mentum primum, nequaquam cor alimentum fpiritumque
haurit primum, fed nutrimentum quidem os, ftomachus,

282 ΓΑΛΗΝΟΥ ΠΕΡΙ

Ed. Chart. V. [110.] Ed. Baf. I. (264.)

στόμαχος, κοιλίη, πνεύματος δὲ |στόμα, ῥῖνες, βρόγ-
χος, πνεύμων· εἰ δ᾽ ὡς ὅθεν ἡ ἀρχὴ τῆς κινήσεώς ἐστι
τοῖς ἀρυομένοις, ἀληθὲς μὲν τὸ πρότερον λῆμμα, τοῦ
δευτέρου δ᾽ ἀντιληψόμεθα, φάσκοντες αὐτὸ τὸ ζητού-
μενον ἑτοίμως λαμβάνειν αὐτόν. ἡμεῖς μὲν γὰρ ἀπὸ κε-
φαλῆς πεμφθήσεσθαι τὴν ἀρχὴν ὁμολογοῦμεν τῆς κινή-
σεως, ἐπειδὰν ἐσθίειν, ἢ πίνειν, ἢ ἀναπνεῖν βουλώ-
μεθα. ὁ Διογένης δὲ τοῦτο λαβὼν χωρὶς ἀποδείξεως
ἀμφισβήτησιν πεποίηκεν ἰδίαν. κατὰ τὸν αὐτὸν δὲ τρό-
πον καὶ ἑαυτοῦ τοῖς λόγοις ἐχρήσατο. τό, φησὶ, κι-
νοῦν τὸν ἄνθρωπον τὰς κατὰ προαίρεσιν κινήσεις ψυ-
χική τίς ἐστιν ἀναθυμίασις, πᾶσα δὲ ἀναθυμίασις ἐκ
τῆς τροφῆς ἀνάγεται, ὥστε τὸ κινοῦν πρῶτον τὰς κατὰ
προαίρεσιν κινήσεις καὶ τὸ τρέφον ἡμᾶς ἀνάγκη ἓν καὶ
ταὐτὸν εἶναι. ὅταν ταῦτα ὁ Διογένης γράψῃ, περὶ μὲν
οὖν τοῦ τὴν οὐσίαν εἶναι τῆς ψυχῆς ἀναθυμίασιν, εἴτ᾽
οὖν ἐκ τροφῆς, εἴτ᾽ ἐκ πνεύματος, οὐδὲν ἕν γε τῷ
παρόντι φήσομεν ἀμφισβητεῖν, ἵνα μὴ τὰ πάντα λυ-
πῶμεν τὸν ἄνδρα, περὶ δὲ τοῦ, ταὐτὸν εἶναι τὸ κινοῦν

venter, fpiritum vero os, nares, guttur, pulmo. At fi
quod unde principium motus ineſt partibus haurientibus,
vera quidem prior ſumptio, fecundam autem reprobabimus,
aſſumere ipfam dicentes prompte id, quod ab initio quaere-
batur. Siquidem nos motus initium a capite tranſmitti fa-
temur, quum edere, aut bibere, aut refpirare volumus. At
Diogenes, hoc aſſumpto citra demonſtrationem, ambiguitatem
propriam peperit; eodem pacto et ſuis rationibus eſt
ufus, dum ait: *Quod movet hominem voluntariis moti-
bus, animalis quaedam evaporatio eſt; omnis autem eva-
poratio ex nutrimento attollitur; proinde quod primum
movet motibus voluntariis, et quod nutrit, neceſſe eſt
unum et idem eſſe.* Quum haec Diogenes ſcribat, de eo
quidem, quod animae ſubſtantia fit evaporatio, five ex
alimento, five ex fpiritu, nihil ad praefens ambigendum
dicimus, ne omnino homini ſimus moleſti; de eo autem,

πρῶτον ἡμᾶς τὰς κατὰ προαίρεσιν κινήσεις καὶ τὸ τρέ-
φον, ἀντιληψόμεθα. τοὐναντίον γὰρ ἅπαν ἐξ ὧν ὑπέ-
θετο περαίνεσθαι φήσομεν, ἐξ αἵματος μὲν ὁμολογοῦν-
τες *** καὶ αὐτὸς ἐπιλανθανόμενος τῶν οἰκείων δογμά-
των αἷμά φησιν εἶναι τὴν ψυχὴν, ὡς Ἐμπεδοκλῆς καὶ
Κριτίας ὑπέλαβον. εἰ δέ γε ἔποιτο Κλεάνθει, καὶ Χρυ-
σίππῳ, καὶ Ζήνωνι, τρέφεσθαι μὲν ἐξ αἵματος φήσας
τὴν ψυχὴν, οὐσίαν δ᾽ αὐτῆς ὑπάρχειν τὸ πνεῦμα, πῶς
ἔτι ταὐτὸν ἔσται τὸ τρέφον τε καὶ κινοῦν, εἴπερ τρέφει
μὲν τὸ αἷμα, κινεῖ δὲ τὸ πνεῦμα; ὥστε πρὸς τοῖς ἄλ-
λοις ἀτόποις καὶ ἀπέραντός ἐστιν ὁ τοῦ Διογένους λόγος.
[111] ὃ γὰρ ἐπιφέρει τοῖς ὑποτεθεῖσι λήμμασιν, οὐκ ἐξ
ἀνάγκης ἕπεται. δειχθήσεται δὲ ἐπὶ πλέον ὑπὲρ αὐτοῦ
διὰ τῶν ἑξῆς ὑπομνημάτων. ἐν μὲν γὰρ τῷ παρόντι δοκῶ
μοι καιρὸν εἶναι καταπαύειν ἐνταῦθα τὸ βιβλίον. ὑπο-
σχόμενος γὰρ περὶ τῶν ἐναργῶς φαινομένων ὑπάρχειν τῇ
καρδίᾳ τὸν λόγον ἐν τῷδε τῷ γράμματι ποιήσασθαι,

quod idem fit movens nos primum juxta arbitrium et
nutriens, refragabimur; quippe ex his, quae fuppofuit,
omnino contrarium concludi dicemus, ex fanguine con-
fitentes fieri evaporationem. Diogenes, etiam ipfe fuorum
dogmatum oblitus, fanguinem effe ait animam, ut Empe-
docles et Critias exiftimarunt. Si autem Cleanthem,
Chryfippum et Zenonem fequatur, qui animam ex fan-
guine nutriri dixerunt, fubftantiam autem ipfius effe fpi-
ritum, quomodo adhuc idem erit id quod nutrit, et id
quod movet, fiquidem fanguis nutrit, fpiritus autem mo-
vet? Quapropter praeter alia abfurda etiam indefinita
eft et nequit concludi Diogenis oratio; nam quod infert
praepofitis fumptionibus, non neceffario fequitur, de quo
fubfequentibus commentariis agetur. Siquidem imprae-
fentiarum tempeftivum mihi videtur huic libro finem im-
ponere. Quum enim effem pollicitus de iis, quae mani-
fefto videntur cordi ineffe, hoc commentario verba fa-

τί ἂν ἔτι δεοίμην ἐφάπτεσθαι τοιούτων ἐπιχειρημάτων, ὧν
δόγματα μᾶλλον, οὐ τὸ φαινόμενον ἐκ τῆς ἀνατομῆς, ἡ
ἀρχὴ τῆς συστάσεώς ἐστιν;

cere, quid amplius opus habeam hujufmodi argumenta
attingere, quorum initium dogmatis potius quam eo, quod
apparet ex diffectione, conftituatur?

ΓΑΛΗΝΟΥ ΠΕΡΙ ΤΩΝ ΚΑΘ' ΙΠΠΟΚΡΑΤΗΝ ΚΑΙ ΠΛΑΤΩΝΑ ΔΟΓΜΑΤΩΝ ΒΙΒΛΙΟΝ ΤΡΙΤΟΝ.

Ed. Chart. V. [111.]   Ed. Baf. I. (264.)

Κεφ. α'. "Οτι μὲν ἀναγκαῖόν ἐστιν οὐ φιλοσόφοις
μόνον, ἀλλὰ καὶ ἰατροῖς, ὅσοι γε μὴ ἀλογίστως ἅπτονται
τῆς τέχνης, ἐσκέφθαι περὶ τῶν διοικουσῶν ἡμᾶς δυνάμεων,
ὁπόσαι τέ εἰσι κατὰ γένος, ὁποία τέ τις ἑκάστη κατ᾽ εἶδος,
ἐν τίνι τε μάλιστα τοῦ ζώου μορίῳ καθίδρυται, διὰ τοῦ
πρώτου δέδεικται λόγου. ὅτι δ᾽ οἱ κάλλιστα περὶ αὐτῶν
ἀποφῄναμενοι Πλάτων τε καὶ Ἱπποκράτης εἰσίν, ἐῤῥέθη

GALENI DE HIPPOCRATIS ET PLATO-
NIS PLACITIS LIBER TERTIVS.

Cap. I. Quod fane neceffarium exiftat non fo-
lum philofophis, fed medicis etiam, quicunque non abf-
que ratiocinatione artem attingunt, fpeculari de facul-
tatibus corpus noftrum regentibus, quot genere fint, et qua-
les fecundum fpeciem fingulae, quamque potiffimum ani-
mantis partem occupent, primo libro eft demonftratum.
Quod autem Plato et Hippocrates ii funt, qui optime de

Ed. Chart. V. [111. 112.]　　　　　　　Ed. Baf. I. (264.)

μὲν οὐκ ὀλίγα καὶ διὰ τοῦ πρώτου βιβλίου, τελεώτατα δὲ
ἐπεξῆλθον τῷ λόγῳ κατὰ τὸ δεύτερον γράμμα, τὰς διαφο-
ρὰς ἁπάντων τῶν λημμάτων ἐκθέμενος, οἷς ἐχρήσαντο
περὶ τοῦ προκειμένου δόγματος οἱ ἐπιφανέστατοι τῶν φιλο-
σόφων. ἀναγκαῖον δέ μοι δοκεῖ καὶ νῦν ἔτι περὶ αὐτῶν
ἀναμνήσαντι περαίνειν οὕτω τὸν ὑπόλοιπον λόγον. τέττα-
ρας ἔλεγον εἶναι τὰς πάσας διαφορὰς τῶν λημμάτων· ἔνια
μὲν γὰρ αὐτῶν ἀπὸ τῶν ὑπαρχόντων τῷ μορίῳ λαμβάνεσθαι
κατὰ τὴν τοῦ προβλήματος οὐσίαν, ἔνια δὲ ἀπὸ τῶν
[112] ὑπαρχόντων μὲν, οὐ μὴν κατὰ τὸ προβεβλημένον τε
καὶ ζητούμενον, ἕτερα δὲ ἀπὸ τῶν ἔξωθεν μαρτύρων, πρὸς
τούτοις δὲ καὶ τὸ τέταρτον ἀπο τῶν σοφιστικῶν λημμάτων,
τοῖς τῆς λέξεως σχήμασι πρὸς ἀμφιβολίαν πεπανουργημένον.
οὐκ ὀλίγα δὲ ἔγραψα παραδείγματα, ἀφ᾽ ὧν ἕκαστον τῶν
λημμάτων ἐφευρίσκεται γένος, αὐτὰ τὰ ῥήματα τῶν χρωμέ-
νων αὐτοῖς προτιθέμενος. καὶ δὴ τοὺς λόγους αὐτῶν ἀνα-
τρέπων ἱκανῶς βέλτιον ἐγνώκειν ἐν αὐτῷ τῷ τρίτῳ γράμ-
ματι τόν τ᾽ ἀριθμὸν καὶ τὰς οὐσίας τῶν ἀρετῶν διδάσκειν.

ipſis pronunciarunt, non paucis quidem priore etiam li-
bro expoſui, abſolutiſſime vero ſecundo libro ſermone
ſum executus, differentias omnium ſumptionum exponens,
quibus clariſſimi philoſophi in propoſito dogmate uſi ſunt.
At operae pretium mihi videtur, etiamnum impraeſentia-
rum mentione de ipſis facta, reliquam diſputationem ita
ſinire. Referebam, quatuor in univerſum ſumptionum
eſſe differentias; nonnullas enim ipſarum ab iis, quae
parti inſunt, juxta problematis ſubſtantiam deſumi; ali-
quas vero ab iis ſane, quae inſunt, non tamen ſecundum
id, quod propoſitum eſt, ac de quo quaeſtio habetur; alias
a teſtibus externis; praeterea etiam quartam differentiam
a ſophiſticis ſumptionibus procedere, vocabuli figuris ad
ambiguitatem doloſe conſtructam. Porro non pauca exem-
pla deſcripſi, unde unumquodque ſumptionum genus ad-
invenitur, eadem verba eorum, qui ipſis utuntur, adji-
ciens. Ac jam rationes ipſorum evertens longe ſa-
tius cenſui in hoc tertio libro et numerum et ſub-

Ed. Chart. V. [112.]   Ed. Baf. I. (264.)

κατὰ δὲ τὸν αὐτὸν τρόπον ἐπέρχεταί μοι τῶν ἀρετῶν μνη-
μονεύσαντι τὸ λέγειν τὸν ἀριθμὸν καὶ τὰς διαφορὰς τῶν
συμβεβηκότων. καί τίς γε τῶν ἐπιφανεστάτων σοφιστῶν μοι
φήσας, ὡς οὐ δυνατὸν ἀνατρέπειν, ὅσαπερ ὁ Χρύσιππος
ἔγραψε περὶ τοῦ τὴν καρδίαν μόνην ἐν τῷ σώματι τοῦ
ζώου ἀρχὴν εἶναι τοῦ ἡγεμονικοῦ, κατὰ τοῦτο τὸ τρίτον
ὑπόμνημα ἐπεξελθεῖν με τῷ λόγῳ τά γ᾽ ἐλλείποντα παρε-
βίασεν. ἴσως μὲν οὖν τοῦτο αἴτιον αὐτὸ γενήσεται τοῦ
ἐπαίνου, ἐπεί τοι οἱ μνημονεύοντες τῶν εἰρημένων ἐν τῷ
δευτέρῳ λόγῳ γινώσκουσιν ἡμᾶς τὸ ἰσχυρόν τε καὶ γεν-
ναῖον ὧν ὁ Χρύσιππος εἶπεν ἀνατρέποντας, ἐάσαντάς τε
τὰ ἀσθενέστατα, ἐπιδεικνύειν αὐτοῦ τὰ σφάλματα. λέγω
δὴ, ὅτι ὁ Χρύσιππος κατὰ τὸν πρῶτον αὐτοῦ περὶ ψυχῆς
λόγον τῶν μερῶν αὐτῆς τοῦ ἡγεμονικοῦ μνημονεύειν ἀρχό-
μενος, ἔνθα δεικνύναι πειρᾶται, τὴν ἀρχὴν τῆς ψυχῆς ἐν
τῇ καρδίᾳ μόνῃ περιέχεσθαι, οὑτωσὶ λέγει· ἡ ψυχὴ πνεῦ-
μά ἐστι σύμφυτον ἡμῖν συνεχὲς παντὶ τῷ σώματι διῆκον,
ἔστ᾽ ἂν ἡ τῆς ζωῆς συμμετρία παρῇ ἐν τῷ σώματι.
ταύτης οὖν τῶν μερῶν ἑκάστῳ διατεταγμένον μορίῳ, τὸ

ſtantias facultatum docere. Pari modo ſubit mihi facul-
tates recordanti enumerare numerum et diſcrimina acci-
dentium; atque clariſſimorum ſophiſtarum aliquis profeſ-
ſus, Chryſippi ſcripta de eo, quod cor ſolum in animantis
corpore animi principis ſit origo, non poſſe everti, hoc
tertio commentario ea, quae deſunt, oratione perſequi
coëgit. Forſan igitur haec ipſa mihi laudis occaſio
fuerit, quandoquidem, qui in memoria habent ea, quae
ſecundo libro ſunt comprehenſa, norunt, validas nos et
generoſas Chryſippi rationes confutaſſe, et relictis infir-
mioribus errores ejus indicaſſe. Dico ſane, Chryſippum
primo ſuo de anima libro principis ipſius partis men-
tionem facere, illinc exordientem, ubi principium animae
in ſolo contineri corde oſtendere conatur, hiſce nimirum
verbis. *Anima ſpiritus eſt nobis inſitus continuuſque,
totum corpus permeans, quamdiu vitae commoderatio in
illo adfuerit. Inter hujus itaque partes ſingulis deſti-*

288 ΓΑΛΗΝΟΥ ΠΕΡΙ

Ed. Chart. V. [112.] Ed. Baf. I. (264.)

διῆκον αὐτῆς εἰς τὴν τραχεῖαν ἀρτηρίαν φωνὴν εἶναι, τὸ
δὲ εἰς ὀφθαλμοὺς ὄψιν, τὰ δὲ εἰς ὦτα ἀκοήν, τὰ δὲ
εἰς ῥῖνας ὄσφρησιν, τὸ δ᾽ εἰς γλῶτταν γεῦσιν, τὸ δ᾽
εἰς ὅλην τὴν σάρκα ἁφήν, καὶ τὸ εἰς ὄρχεις ἕτερόν τιν᾽
ἔχον τοιοῦτον λόγον σπερματικόν, εἰς ὃ δὲ συμβαίνει πάντα
ταῦτα, ἐν τῇ καρδίᾳ εἶναι, μέρος ὂν αὐτῆς τὸ ἡγεμονικόν.
οὕτω δὲ ἐχόντων αὐτῶν, τὰ μὲν λοιπὰ συμφωνεῖται, περὶ
δὲ τοῦ ἡγεμονικοῦ μέρους τῆς ψυχῆς διαφωνοῦσιν, ἄλλοι ἐν
ἄλλοις λέγοντες αὐτὸ εἶναι τόποις. οἱ μὲν γὰρ περὶ τὸν
θώρακά φασιν εἶναι αὐτό, οἱ δὲ περὶ τὴν κεφαλήν. κατὰ
τὰ αὐτὰ δὲ ταῦτα διαφωνοῦσι, ποῦ τῆς κεφαλῆς καὶ τοῦ
θώρακός ἐστιν, οὐ συμφωνοῦντες αὐτοῖς. Πλάτων δὲ καὶ
τριμερῆ τὴν ψυχὴν φήσας εἶναι, τὸ μὲν λογιστικὸν
ἔλεγεν ἐν τῇ κεφαλῇ εἶναι, τὸ δὲ θυμοειδὲς περὶ τὸν
θώρακα, τὸ δὲ ἐπιθυμητικὸν περὶ τὸν ὀμφαλόν. οὕτω
φαίνεται διαφεύγειν ὁ τόπος ἡμᾶς, οὔτ᾽ αἰσθήσεως ἐκ-
φανοῦς γενομένης, ὅπερ ἐπὶ τῶν λοιπῶν συντετύχηκεν,
οὔτε τῶν τεκμηρίων, δι᾽ ὧν ἄν τις συλλογίσαιτο τοῦτο.

natas partibus ea, quae in afperam arteriam pertingit,
vox eſt; quae in oculos, viſus; quae in aures, auditus;
quae in nares, olfactus; quae in linguam, guſtus; quae
in totam carnem, tactus; et quae in teſtes, aliam quan-
dam ejuſmodi rationem feminariam obtinet. At locus, in
quem haec omnia conveniunt, cor eſt, ubi animae prin-
cipatus confiſtit. Quae quum ita ſe habeant, de reli-
quis ſane inter ipſos convenit, de animae vero princi-
patu diffentiunt, dum alii in aliis effe locis ipſum affe-
runt; nonnulli ſiquidem in thorace ipſum effe tuentur,
nonnulli in capite; in iis autem ipſis rurſus diffentiunt,
dum non conſtat inter ipſos, quanam in capitis parte
et thoracis habeatur. Plato autem triplicem effe ani-
mam profeffus, ratiocinatricem in capite, iraſcibilem cir-
ca thoracem, appetitricem circa umbilicum effe dicebat.
Ita nos locus ſubterfugere videtur, quum nec ſenſui evi-
denter appareat, quod in reliquis accidit, neque conje-
cturis deprehendatur, quibus id aliquis poffit colligere;

Ed. Chart. V. [112.]   Ed. Baf. I. (264. 265.)

οὐδὲ γὰρ ἂν ἀντιλογία ἐπὶ τοσοῦτον προῆλθεν καὶ ἐν
ἰατροῖς καὶ ἐν φιλοσόφοις. αὕτη πρώτη ῥῆσις γέγραπται
ὑπὸ Χρυσίππου περὶ ἡγεμονικοῦ κατὰ τὸ πρότερον περὶ
ψυχῆς. τὸ μὲν γὰρ ἥμισυ μέρος αὐτῷ τῆς βίβλου τὸ πρό-
τερον ὑπὲρ οὐσίας ψυχῆς ἔχει τὴν σκέψιν. κατὰ δὲ τὸ
ἐφεξῆς ἥμισυ τὸ ἀπὸ τῆς γεγραμμένης ῥήσεως ἀρχόμενον
ἐπιδεικνύναι πειρᾶται, τὸ τῆς ψυχῆς ἡγεμονοῦν ἐν καρδίᾳ
περιέχεσθαι. τὴν (265) μὲν οὖν ἀρχὴν τοῦ λόγου δίκαιον
ἀγάσασθαι· σαφῶς τε γὰρ ἅμα καὶ ἀκριβῶς, ὡς ἐχρῆν εἰ-
πεῖν ἀρχόμενον ἄνδρα τηλικούτου δόγματος, εἴρηται Χρυ-
σίππῳ. καὶ γὰρ, ὅτι Πλάτων τρία μέρη τῆς ψυχῆς ἐτίθετο,
καὶ ἅ τινα ταῦτα, εἴρηκε, καὶ καθ᾽ οὕς τινας τόπους ἐν
τοῖς ζώοις καθιδρυμένα, καὶ ὅτι λόγῳ χρὴ διασκέψασθαι
περὶ τοῦ δόγματος ἐκφυγόντος τὰς αἰσθήσεις. τὰ δ᾽
ἐφεξῆς οὐκ ἔθ᾽ ὁμοίως ἔχει. δίκαιον γὰρ ἦν, οἶμαι,
πρῶτον μὲν εἰπεῖν, ὑπὸ τίνων πιθανῶν ἀναπεισθεὶς ὁ
Πλάτων οὕτως ἐδόξαζεν, ἔπειτα δὲ ἐξελέγξαι καὶ δια-
βαλεῖν αὐτά, κἀπὶ τούτῳ τὴν ἑαυτοῦ κατασκευάσαι δόξαν,

neque enim eousque et inter medicos et inter philoso-
phos controversia proceffisset. Haec prima verba a
Chrysippo prodita funt de principatu animae in primo
de eadem libro; nam dimidia libri ipsius pars prior de
animae substantia speculationem continet, reliqua pars,
quae a commemoratis verbis incipit, animae principatum
contineri in corde demonstrare conatur. Principium ita-
que orationis admirari justum est; quippe tum manifeste,
tum exacte, ut conveniebat virum dicere tanti dogmatis
principem, a Chrysippo dictum est. Etenim, quod Plato
tres animae partes statuerit, et quaenam hae sint, qui-
busque locis in animantibus collocarentur, expofuit, item
quod ratione de placito, quod sensus effugit, considerare
oporteat. Quae subsequuntur, non ita simili modo ha-
bent. Aequum namque erat (meo judicio) primum ex-
ponere, quibus rationibus Plato persuasus ita censuerit,
deinde redarguere eas et evertere, postea suam ipsius

οὐκ ἐκ πι[113]θανῶν ἐπιχειρημάτων, οἷοις ἔϑος ἐστὶ χρῆ-
σϑαι σοφισταῖς τε καὶ ῥήτορσιν, ἀλλ᾽ ἐξ ἐπιστημονικῶν τε
καὶ ἀποδεικτικῶν, ἃ δὴ μεταχειρίζεσϑαι πρέπει φιλοσόφοις
ἀνδράσιν ἀλήϑειαν σπουδάζουσιν. ἆρ᾽ οὖν οὕτως ὁ Χρύ-
σιππος ἔπραξεν, ἢ πᾶν τοὐναντίον; ἐπελάϑετο μὲν, ὡς
μηδὲ προειρηκὼς ὅλως τι περὶ τῆς τοῦ Πλάτωνος δόξης,
ἄρχεται δ᾽ ἐπιχειρεῖν ἀπὸ τοῦ γένους τῶν λημμάτων, ὃ
κατὰ μαρτύρων δόξαν ἢ πλήϑους, οὐ κατὰ τὴν τοῦ πράγ-
ματος φύσιν ἄξιον πιστεύεσϑαι. παραγράψω δὲ καὶ τὴν
ῥῆσιν αὐτὴν ὧδέ πως ἔχουσαν· περὶ ὧν ἑξῆς ζητήσομεν
παραπλησίως ἀπὸ τῆς κοινῆς ὁρμώμενοι φορᾶς καὶ τῶν
κατὰ ταύτην εἰρημένων λόγων. κοινὴν ἐνταῦϑα φορὰν ὁ
Χρύσιππος εἴρηκε τὸ κοινῇ πᾶσιν ἀνϑρώποις δοκοῦν. εἶτ᾽
ἐπιφέρων φησί· καὶ ἐπὶ τούτων ἱκανῶς φαίνονται ἐνηνέχϑαι
ἀπ᾽ ἀρχῆς εἰς τὸ εἶναι τὸ ἡγεμονικὸν ἡμῶν ἐν τῇ
καρδίᾳ. εἶτ᾽ ἐφεξῆς τούτων ἁπτόμενος ἤδη τῶν προχειρη-
μάτων αὐτῶν ὧδέ πως γράφει κατὰ λέξιν· κοινῇ δέ μοι
δοκοῦσιν οἱ πολλοὶ φέρεσϑαι ἐπὶ τοῦτο, ὡσανεὶ συναισϑα-

opinionem ſtatuere, non probabilibus argumentis, quibus
uli mos eſt ſophiſtis et rhetoribus, verum ex ſcienti-
ficis et demonſtrativis, quae tractare philoſophos veri
ſtudioſos decet. Nunquid igitur Chryſippus ita factita-
vit, an omnino contra? Certe oblitus eſt, ſe quicquam
omnino prius de Platonis opinione dixiſſe. Incipit au-
tem ab eo ſumptionum genere argumentari, quod ex te-
ſtium aut vulgi opinione, non ſecundum rei naturam
credere dignum eſt. Apponam autem verba ipſa, quae
in hunc fere modum habent. *De ſubſequentibus pari
modo diſquiremus, a communi inclinatione et ſermoni-
bus ſecundum hanc prolatis exordientes.* Communem in-
clinationem Chryſippus hic intelligit id, quod communi-
ter omnibus hominibus videtur. Deinde inferens inquit:
*Et in his abunde videntur ab initio ad hoc inclinare;
ut princeps ſcilicet animae pars in corde ſita fit.* Dein-
de rurſus ea ipſa argumenta attingens ita ad verbum ſcri-
bit: *Communiter multi reliqui huc ferri videntur, ceu*

Ed. Chart. V. [113.]   Ed. Baf. I. (265.)

νόμενοι περὶ τὸν θώρακα αὐτοῖς τῶν κατὰ τὴν διάνοιαν
παθῶν γιγνομένων, καὶ μάλιστα καθ᾽ ὃν ἡ καρδία τέτακται
τόπον, οἷον μάλιστα ἐπὶ τῶν λυπῶν καὶ τῶν φόβων, καὶ
ἐπὶ τῆς ὀργῆς, καὶ μάλιστα τοῦ θυμοῦ, ἐκ τῆς καρδίας
ἀναθυμιωμένου καὶ ὠθουμένου ἐκτὸς ἐπί τινα, καὶ ἐμφυ-
σῶντος τὸ πρόσωπον καὶ τὰς χεῖρας, γίγνεται ἡμῖν ἔμφα-
σις. ἐν τούτοις ἤδη πάνυ σφόδρα θαυμάζω τοῦ Χρυσίππου
πάνθ᾽ ἅμα συγχέοντός τε καὶ ταράττοντος. εἰρηκώς τε γὰρ
ὀλίγον ἔμπροσθεν, ὡς ὁ Πλάτων ἐν τοῖς περὶ τὸν θώ-
ρακα τόποις ὑπολαμβάνει τὸ θυμοειδὲς ὑπάρχειν, εἶτ᾽
ἀφ᾽ ὧν κινηθεὶς ἐπὶ τοῦθ᾽ ἧκεν ὑπερβὰς εἰπεῖν, ὑπερ-
βὰς δὲ καὶ τὸ διαβαλεῖν αὐτά, κατασκευάζειν εὐθὺς
ἄρχεται τὰ δοκοῦντα αὐτῷ πρῶτου πάντων τῶν ἐπιχει-
ρημάτων μνημονεύων, δι᾽ ὧν δείκνυται τὸ θυμοειδὲς ἐν
τοῖς κατὰ τὸν θώρακα τόποις ὑπάρχον. οὐ γὰρ δὴ ἐξ ἄλλων
πραγμάτων φαινομένων, ἢ ἐξ ὧν εἴρηκεν ὁ Χρύσιππος
νῦν, ἐναργέστερον ἄν τις ἀποδείξειεν, ἐκ θώρακός τε καὶ
καρδίας ὁρμᾶσθαι τὸν θυμόν. ὡσαεὶ γὰρ, φησὶν, ἀναθυ-
μιωμένου τοῦ θυμοῦ ἐκ τῆς καρδίας καὶ ὠθουμένου ἐκ-

in thorace mentis affectiones oboriri fentientes, praefer-
tim quo in loco cor eft collocatum, quemadmodum in
triftitia, metu et ira, praefertim autem iracundia, dum
ex corde vaporis modo erumpit, forafque aliquo propel-
litur, et faciem manufque inflans, nobis fit confpicua.
In his Chryfippum non poffum non demirari, qui om-
nia fimul confundat perturbetque. Quum enim paulo
ante dixiffet, Platonem putare, vim irafcibilem in thora-
cis regionibus confiftere, deinde ea, quibus incitatus huc
pervenit, dicere fuperfedit, quumque omififfet eadem re-
prehendere, fuam ftatim opinionem aperire incipit, pri-
mum omnium eorum argumentorum in memoriam revo-
cans, quibus animam irafcibilem in thorace haberi often-
dit. Neque enim aliis rebus apparentibus, quam ex iis,
quae Chryfippus protulit, nunc evidentius demonftra-
veris, ex thorace et corde iracundiam proficifci; nam vel-
uti, inquit, fi iracundia ex corde evaporet et foras ali-

τὸς ἐπί τινα, καὶ ἐμφυσῶντος τὸ πρόσωπόν τε καὶ τὰς
χεῖρας, γίγνεται ἡμῖν ἔμφασις. ἐν ταύτῃ τῇ ῥήσει συγχω-
ρεῖν ἔοικεν ὁ Χρύσιππος τῷ παλαιῷ λόγῳ ζέσιν τινὰ τῆς
ἐμφύτου θερμότητος ὑπολαμβάνοντι γίγνεσθαι κατὰ τὴν
καρδίαν ἐν τοῖς θυμοῖς, ᾗ ζέσει τό τε διαφυσᾶσθαι τὸ
πρόσωπον ἕπεται, καὶ σύμπαν ἐρεύθειν τε καὶ θερμαίνε-
σθαι τὸ σῶμα, καὶ σφοδρῶς πηδᾶν τὴν καρδίαν σὺν ταῖς
κατὰ τὸ ζῷον ἁπάσαις ἀρτηρίαις. ἆρ᾽ οὖν ὁ Πλάτων ἕτε-
ρόν τί φησιν, ἐπειδὰν ἐν Τιμαίῳ γράφῃ· τὴν δὲ καρδίαν
ἅμα τῶν φλεβῶν καὶ πηγὴν τοῦ περιφερομένου κατὰ πάντα
τὰ μέλη σφοδρῶς αἵματος εἰς τὴν δορυφορικὴν οἴκησιν κα-
τέστησαν, ἵν᾽ ὅτε ζέσειε τὸ τοῦ θυμουμένου τοῦ λόγου πα-
ραγγείλαντος, ὅταν ἄδικος περὶ αὐτὰ γίγνηται πρᾶξις ἔξω-
θεν, ἢ καί τις ἀπὸ τῶν ἔνδοθεν ἐπιθυμιῶν ὀξέως διὰ
πάντων τῶν στενωπῶν πᾶν ὅσον αἰσθητικὸν ἐν τῷ σώματι,
τῶν τε παρακελεύσεων καὶ ἀπειλῶν αἰσθανόμενον, γίγνηται
ἐπήκοον. ἔτι δὲ τούτοις ἐφεξῆς καὶ τάδε γράφει. τῇ δὲ
δὴ πηδήσει τῆς καρδίας ἐν τῇ τῶν δεινῶν προσδοκίᾳ καὶ
τῇ τοῦ θυμοῦ ἐγέρσει προγινώσκοντες, ὅτι οἷα διάπυρός γε

quo propellatur, faciemque et manus inflet, nobis appa-
ret; in his verbis Chryfippus confentire videtur veterum
fententiae, qui fervorem innati caloris aliquem in corde
per iracundiam oboriri dicunt; quo fervore accidit, ut
et facies infletur, totum corpus rubefcat calefcatque et
vehementer cor una cum omnibus animantis arteriis fub-
filiat. An itaque Plato diverfum quiddam his dicat,
quum in Timaeo fcribit: *Cor, venarum et fanguinis per
omnia membra vehementer difcurrentis fontem, in regione
ftipata collocarunt, ut, quando iracundiae vis exardefcit,
ratione nunciante, fi quid extrinfecus iniufte fiat, vel in-
tus aliqua concupifcentia turbet, fubito per meatus om-
nes quamvis anguftos, quicquid in corpore fenfus eft com-
pos, jufla minafque fentiat, pareatque imperanti.* Prae-
terea fecundum haec ita fcribit: *At dum cor malorum
expectatione et iracundia excitata fubfultat, praenofcen-

ἡ τοιαύτη πᾶσα ἔμελλεν οἴκησις γίγνεσθαι τοῦ θυμουμένου,
ἐπικουρίαν αὐτῇ μηχανώμενοι τὴν τοῦ πνεύμονος ἰδέαν ἐνε-
φύτευσαν. ὥστε, ὦ φίλτατε Χρύσιππε, τὰ Πλάτωνος δόγμα-
τα γράφεις, ἐπειδὰν ἐκ τῆς καρδίας ἀναθυμιᾶσθαί τε καὶ
πρὸς τὸ ἐκτὸς ὠθεῖσθαι καὶ τὸ πρόσωπον ἐμφυσᾶν λέγῃς
τὸν θυμόν.

Κεφ. β'. [114] Οὐ μὴν τοῦτό γ' ἦν σοι τὸ ἀμφισβητού-
μενον, εἰ τὸ θυμούμενον τῆς ψυχῆς ἐν καρδίᾳ κατῴκισται,
ἀλλ' εἰ τὸ λογιζόμενον, ὅπερ ἐχρῆν ἀποδείξαντα μὴ πολλὰ
κάμνειν ὑπὲρ τοῦ θυμουμένου, μηδ' ἐμπιπλάναι τὸ βι-
βλίον ἐπῶν ποιητικῶν, ὧν ἐφεξῆς γράφεις ὡδί.

‌   Ὅς γε πολὺ γλυκίων μέλιτος καταλειβομένοιο
‌   Ἀνδρὸς ἐνὶ στήθεσσιν ἀέξεται ἠΰτε καπνός.

καὶ πάλιν·

‌   Ὁ θυμὸς αὐτὸν τῶν φρενῶν ἐξῆρεν ἄνω.

καὶ πάλιν·

‌   Πηδῶν δ' ὁ θυμὸς ἔνδοθεν μαντεύεται.

tes totam ejufmodi regionem irafcentis partis veluti ig-
neam fore, praefidium ipfi molientes pulmonis ideam in-
feruerunt.   Quapropter, cariffime Chryfippe, Platonis
dogma fcribis, quum ex corde iracundiae vim incendi, et
foras propelli, faciemque inflari dicas.

   Cap. II. Quanquam de hoc non ambigebas, num
irafcens animae facultas cordi incffet, fed an rationalis,
quo demonftrato, non multum de irafcente laborare te
oportebat, neque librum verfibus poëticis replere, quos
in eum modum deinceps recitas:

   Dulcior ira viri permulto melle fluente
   Augefcit, calidus tanquam alto in pectore fumus.
Ac rurfus:
   Ipfum ira detulit fupra praecordia.
Ac iterum:
   Verum animus faliens intus dat praefagia.

Ed. Chart. V. [114.]   Ed. Baf. I. (265.)

καὶ μυρία ἕτερα τοιαῦτα παρ᾽ ὅλον τὸ γράμμα, κατα-
σκευάζοντα τὸ θυμούμενον ὑπάρχειν ἐν τῇ καρδίᾳ, δέον
μὴ τοῦτο δεικνύειν, ἀλλὰ τὸ λογιζόμενον, ἢ νὴ Δία, εἴπερ
ἀδύνατος ἦν ἄντικρυς ἐπιδεικνύναι τοῦτο, πειρασθῆναι γοῦν
ἐπιχειρῆσαι δεῖξαι, καθ᾽ ἓν τοῦτο τὸ μόριον εἶναι τό τε
θυμούμενον τῆς ψυχῆς καὶ τὸ λογιζόμενον. ὁ δέ γε τουτὶ
μὲν οὐδ᾽ ἐπεχείρησε πρᾶξαι κατ᾽ οὐδὲν μέρος τοῦ βιβλίου,
χρῆται δὲ διὰ παντὸς ἐξ ἑτοίμου λαμβάνων. εὐθὺς γοῦν
ἐν τοῖς ἐφεξῆς οὕτω γράφει. τῆς μὲν ὀργῆς γιγνομένης ἐν-
ταῦθα, εὔλογον καὶ τὰς λοιπὰς ἐπιθυμίας ἐνταῦθ᾽ εἶναι,
καὶ νὴ Δία τὰ λοιπὰ πάθη, καὶ τοὺς διαλογισμοὺς, καὶ
ὅσον τούτοις ἐστὶ παραπλήσιον. οὐδὲν γὰρ ἀναγκαῖον, ἔνθα
τὰ πάθη, καὶ τοὺς διαλογισμοὺς ἐνταῦθ᾽ ὑπάρχειν, ὡς, εἴ
γε τοῦτ᾽ ἐκ προχείρου τις ἀξιώσεις λαμβάνειν, αὐτὸ τὸ ζη-
τούμενον λήψεται. Πλάτωνος μὲν γὰρ λέγοντος, οὐκ ἐκ
ταὐτοῦ μέρους ὁρμᾶσθαι λογισμόν τε καὶ θυμὸν καὶ ἐπι-
θυμίαν, Ζήνωνος δὲ ἐν καρδίᾳ καθιδρύοντος ἅπαντα,
προσῆκον ἦν, οἶμαι, καὶ Χρυσίππῳ καὶ παντὶ τῷ μετὰ

Aliaque id genus infinita toto libro tractat, dum irafci-
bilem facultatem in corde effe tuetur, quum non opus
fit oftendere, fed an rationalis in eo habeatur; aut per
Jovem, fi hoc non poterat manifefto oftendere, faltem
conari debebat pro virili in hac una parte et irafcibi-
lem et rationalem animae facultatem effe demonftrare.
Atqui hoc ille ne aggreffus quidem eft in ullo libri loco
facere, fed per totum eo utitur, ex procinctu affumens.
Statim enim in fubfequentibus ita fcribit. Quum hic ira
nafcatur, ratio eft etiam reliquas cupiditates indidem oxi-
ftere, adeoque reliquos affectus et ratiocinationes, ad
haec quicquid eft his perfimile. Neque enim neceffa-
rium eft, ubi affectus habentur, illic etiam ratiocinatio-
nes effe; quare, fi quis hoc prompte et citra examen
affumendum putaverit, id, de quo eft quaeftio, fumetur.
Quum enim Plato affirmet, non ex eadem proficifci parte
ratiocinationem, iracundiam et cupiditatem, Zeno autem
in corde omnia collocet, officium meo judicio erat Chry

Ed. Chart. V. [114.]   Ed. Baf. I. (265.)

*Π*λάτωνα καὶ Ζήνωνα κρίνοντι τὰ δόγματα τῶν ἀνδρῶν,
προσθεῖναι θατέρῳ μὲν αὐτῶν ἀπόδειξιν, θατέρῳ δ᾽ ἔλεγ-
χόν τινα. τὸ δὲ χωρὶς ἀποδείξεως ἀποφηνασθαι, καθάπερ
ὁ Χρύσιππος ἐποίησεν, ὡς, ἔνθ᾽ ἂν ᾖ τὸ παθητικὸν τῆς
ψυχῆς, ἐνταῦθα καὶ τὸ λογιστικὸν ὑπάρχειν, τοσούτου δεῖ
φιλοσόφῳ προσήκειν, ὥστ᾽ οὐδ᾽ οἱ ῥήτορες, οὐδ᾽ οἱ σοφι-
σταὶ πράττουσιν αὐτό· πειρῶνται γοῦν κἀκεῖνοι πίστεσί
τισι πιθαναῖς χρῆσθαι. τὸ δὲ ἕκαστον τῶν ζητουμένων ἐξ
ἑτοίμου λαμβάνειν οὔτε σοφισταῖς, οὔτε ῥήτορσιν, οὔτε
διαλεκτικοῖς, οὔτ᾽ ἀποδεικτικοῖς, οὐδ᾽ ὅλως οὐδενὶ τῶν
πάντων προσήκει. κάλλιον οὖν ἦν, οἶμαι, καθάπερ ὁ
Πλάτων ἀποδεῖξαι προὐθυμήθη τὸ ἑαυτοῦ δόγμα, καὶ
τὸν Χρύσιππον οὕτω πειρασθῆναι τὸ τοῦ Ζήνωνος ἀπο-
δεῖξαι, καὶ μὴ πλῆθος ἐπῶν παραγράφειν ἐξ ἁπάντων τῶν
ποιητῶν ἐκλέγοντα, δεικνύντων ὀργὴν, καὶ θυμὸν, καὶ
φόβον, καὶ δειλίαν, καὶ θράσος, καὶ θάρσος, καὶ καρτε-
ρίαν, ὅσα τ᾽ ἄλλα τοιαῦτα, τὰ μὲν ἐνεργείας τινὰς εἶναι,

fippi et cujuflibet, qui poft Platonem et Zenonem viro-
rum placita examinat, alteri demonftrationem annectere,
alteri reprehenfionem aliquam. At citra demonftratio-
nem fententiam dicere, quemadmodum Chryfippus facti-
tavit, puta, ubi animae pars affectionibus obnoxia exi-
ftit, illic et ratiocinatricem effe, tantum a philofophi mu-
nere abeft, ut etiam nec rhetores nec fophiftae idem fa-
ciant; quippe illi probabili quadam ratione fidem aftrue-
re conantur. Singula autem quae difquiruntur, ex pro-
cinctu et inconfiderate affumere neque ad fophiftas, ne-
que ad rhetores, neque ad dialecticos, neque ad inniten-
tes demonftrationibus, neque omnino ad ullum omnium
pertinet. Pulchrius enim erat mea fententia, ut Plato
fuum ipfius dogma demonftrare inftituit, ita Chryfippum
quoque Zenonis placitum pro virili oftendiffe, et non
verfuum multitudinem ex omnibus poëtis felectam afcri-
bere, qui indicent, iram, iracundiam, metum, timidita-
tem, temeritatem, audaciam et conftantiam aliaque ejus
generis partim quidem actiones quafdam, partim autem

Ed. Chart. V. [114. 115.]   Ed. Baf. I. (265. 266.)

τὰ δὲ παθήματα τῆς καρδίας. τί γὰρ αὐτῷ βούλεται ταυτὶ
τὰ ἔπη τὰ ἐξ Ὁμήρου συνειλεγμένα;

Κραδίη δέ οἱ ἔνδον ὑλάκτει.

καὶ·

Στῆθος δὲ πλήξας κραδίην ἠνίπαπε μύθῳ·
Τέτλαθι δὴ κραδίη, καὶ κύντερον ἄλλό ποτ᾽ ἔτλης.

καὶ·

Ὡς πυκιναῖς στήθεσσιν ἀναστενάχιζ᾽ Ἀγαμέμνων
(266) Νειόθεν ἐκ κραδίης, περὶ γὰρ δὴ ἐν νηυσὶν Ἀχαιῶν.

καὶ·

Ἀλλά μοι οἰδάνεται κραδίη χόλῳ.

καὶ·

[115] Ἥρη δ᾽ οὐκ ἔχαδε στῆθος χόλον, ἀλλὰ προσηύδα.

καὶ·

Ἀλλά τε καὶ μετόπισθεν ἔχει κότον, ὄφρα τελέσσῃ,
Ἐν στήθεσσιν ἐοῖσιν.

ἐν ἅπασι γὰρ τούτοις οὐ τὸ λογιστικὸν, ἀλλὰ τὸ θυμοει-

cordis effe affectiones.   Quid igitur fibi volunt verfus hi
ex Homero collecti?

Cor ipfi intus latrat.

Et:

Pectore percuffo verbis cor increpat ira:
Suffer et haec, cor, nam graviora aliquando tulifti.

Item:

Pectore prudenti furfum fufpiria duxit
Ex corde imo Agamemnon Graecis navibus aftans.

Ad haec:

Sed mihi bile tumet cor.

Et:

Juno non iram tenuit fub pectore, at inquit.

Praeterea:

Verum et poft etiam fub pectore continet iram,
Donec perficiat.

In his omnibus non rationalis, fed irafcibilis animae fa-

δὲς ἐν τῇ καρδίᾳ περιέχεσθαι δηλοῦται, ὥσπερ, οἶμαι,
κἂν τοῖσδε.

Χόλος, ὅστ᾽ ἐφέηκε πολύφρονά περ χαλεπῆναι.
καί·
'Όστε πολὺ γλυκίων μέλιτος καταλειβομένοιο
᾽Ανδρῶν ἐν στήθεσσιν ἀέξεται ἠΰτε καπνός.
καί·
Κραδίη ἄληκτον πόλεμον πολεμίζειν, ἠδὲ μάχεσθαι.
καὶ πρὸς τούτοις ἔτι·
Οἱ γύοισι θάρσος ἐνὶ στήθεσσιν ἔθηκε.
καί·
Δῦε δ᾽ ἄχος κραδίην Λαερτιάδεω ᾽Οδυσῆος.
καί·
᾽Εν δ᾽ ἄρα οἱ στήθεσσι μένος πατρῷον ἧκε.
καὶ
— — Αὐτὰρ ᾽Αχιλλεὺς
Δεινὸν ἐνὶ στήθεσσιν ἔχει μεγαλήτορα θυμόν.

cultas in corde contineri fignificatur, quemadmodum in
his quoque, ut arbitror.

Atque ira hunc quamvis fapientem invafit adurens.
Et:
Dulcior hic multo quam mel quod defluit inftar
Fumi in pectoribus confcendet protinus imis.
Et:
— — *Cor appetit intus*
Bellum agere inceffans, pugnamque fubire diurnam.
Et:
Atque animum audacem ipfi in pectore dii pofuerunt.
Et:
Cor Laërtiadae dolor aft invafit Ulyffis.
Et:
Pectoribus robur validum patris indidit ipfi.
Et:
— — *Sed pectore Achilles*
Gnarum animum et grandem virtutibus obtinet intus.

καί·

— — Σοὶ δ' ἄληκτόν τε κακόν τε
Θυμὸν ἐνὶ στήθεσσι θεοὶ θέσαν εἵνεκα κούρης.

καί·

Ὡς Αἰνείᾳ θυμὸς ἐνὶ στήθεσσι γεγήθει.

καί·

Πρῆσεν ἐνὶ στήθεσσιν ἐρισθενέος Διὸς ἀλκὴν
Γνώμεναι.

καὶ πρὸς τούτοις ἔτι·

Καὶ δέ μοι αὐτῷ θυμὸς ἐνὶ στήθεσσι φίλοισι
Μᾶλλον ἐφορμᾶται πολεμίζειν ἠδὲ μάχεσθαι.

καί·

Ἐπὶ δ' αὐτὸς ἄϋσε μάλα μέγα, τοῖσι δὲ θυμὸν
Ἐν στήθεσσιν ἔθελξε, φόβου δ' ἐμνήσατο Ἕκτωρ.

καί·

Νέστορ, ἔμ' ὀτρύνει κραδίη καὶ θυμὸς ἀγήνωρ.

καί·

Οἱ περὶ μὲν πρόφρων κραδίη καὶ θυμὸς ἀγήνωρ.

Et:

— — Durumque malumque
Dii posuere animum tibi pectore virginis ergo.

Et:

Sic Aeneae animus gavisus pectore in ipso.

Et:

Et Jovis exarsit positum sub pectore robur
Noscere.

Ad haec:

Atque mihi ipsi animus bellum pugnamque subire
Permultum ardescit nunc nunc in pectore caro.

Rursus:

Ipse autem valide clamans in pectore mulsit
His animum, ast Hector coepit meminisse timoris

Rursus:

Incitat, o Nestor, cor me atque animus generosus.

Et:

Est illi prudens cor atque animus generosus.

ΙΠΠΟΚΡ. ΚΑΙ ΠΛΑΤΩΝ. ΔΟΓΜ. Γ.   299

Ed. Chart. V. [115.]   Ed. Baf. I. (266.)

καί·

᾽Ω γέρον, εἴθ᾽, ὡς θυμὸς ἐνὶ στήθεσσι φίλοισι,
῞Ως τοι γούναθ᾽ ἕποιτο.

καί·

Οἶσθα γὰρ, οἷος θυμὸς ἐνὶ στήθεσσι γυναικός.

καί·

— — Σὸν δὲ φίλον κῆρ
Τετλάτω ἐν στήθεσσι κακῶς πάσχοντος ἐμοῖο.

καί·

῞Ως φάτο, τοῖσι δὲ θυμὸν ἐνὶ στήθεσσιν ὄρινε.

καί·

Τηλέμαχος δ᾽ ἐν μὲν κραδίῃ μέγα πένθος ἄεξεν.

καί·

῞Ως φάτ᾽ ἐνὶ στήθεσσι καθαπτόμενος φίλον ἦτορ.

καί·

Τῷδε μάλ᾽ ἐν ἐπίσῃ κραδία σημαίνεται τληυῖα.

πάντα μὲν γὰρ ταῦτα τὰ ἔπη καὶ πρὸς τούτοις ἔτι μυρία

Et:

O fï, clare fenex, genua haud minus ipfe valenter
Poffideas, quam animum retines in pectore caro.

Et:

Nofti etenim, qualis muliebri in pectore fuevit
Effe animus.

Et:

Atque tuum charum cor, me patiente dolores,
Sufferat.

Et:

Fatus fïc, animum tandem his in pectore movit.

Et:

Telemachus magnum luctum fub corde recepit.

Et:

Sic dixit placans animum fub pectore carum.

Et:

Huic cor in requie manfit deterrima paffum.

Omnes enim hi verfus, et praeterea infiniti alii, fi nu-

300　　　　　　　ΓΑΛΗΝΟΥ ΠΕΡΙ

Ed. Chart. V. [115.]　　　　　　　　　　　　Ed. Baf. I. (266.)

ἕτερα τὸ πλῆθος ὧν Χρύσιππος παρατίθεται τὸ θυμοειδὲς
ἐν τῇ καρδίᾳ φησὶν ὑπάρχειν. ἐγὼ δὲ εἰ πάντα παραγρά-
φοιμι, πληρώσω τὸ βιβλίον, ὥσπερ καὶ ὁ Χρύσιππος ἐπλή-
ρωσεν. ἀλλ᾽ ἐξ Ὁμήρου μὲν ἱκανὰ καὶ ταῦτα· τῶν δ᾽ ἐξ
Ἡσιόδου παραγραφέντων ὑπὸ Χρυσίππου, παμπόλλων καὶ
αὐτῶν ὄντων, ἀρκέσει μοι δυοῖν ἢ τριῶν ἐπιμνησθῆναι πα-
ραδειγμάτων ἕνεκα.

Τῦδε γὰρ ἀέξετο θυμὸς ἐνὶ στήθεσσι φίλοισι.

καί·

Οἷον ἐνὶ στήθεσσι χόλον θυμαλγέ᾽ ἔχουσα.

καί·

Πάντων ἐν στήθεσσιν ἀέξετο θυμὸς ἀγήνωρ.

ἐν οἷς ἐγὼ μὲν ἐκπλήττομαι τῆς μεγαλοψυχίας τὸν Χρύ-
σιππον. δέον γάρ, ὡς ἄνθρωπον ἀνεγνωκότα τοσούτους
ποιητάς, καὶ γινώσκοντα σαφῶς ἅπασι τοῖς δόγμασιν αὐτοῦ
μαρτυροῦντας ἄλλοτε κατ᾽ ἄλλα τῶν ἐπῶν, ὥσπερ καὶ
Πλούταρχος ἐπέδειξεν ἐν τοῖς τῶν Ὁμηρικῶν μελετῶν, ἐκ-
λέγειν μὲν ἐξ αὐτῶν ὅσα μαρτυρεῖ τῷ σπουδαζομένῳ πρὸς

merum fpectes, quos Chryfippus apponit, irafcibilem fa-
cultatem in corde haberi oftendunt. Ego autem fi omnia
afcribam, librum, quemadmodum Chryfippus, replebo: ve-
rum ex Homero haec quidem fufficiunt. Eorum autem,
quae ex Hefiodo Chryfippus permulta et ipfa adjecit,
abunde mihi erit, fi duo triave exempli gratia citavero.

　　Namque ubi fuccrevit animus fub pectore caro.

Et:

　　Iram animum graviter cruciantem pectore geftans.

Et:

　　Cunctorum crevit in corde animus generofus.

In quibus fane ad Chryfippi magnanimitatem obftupefco.
Quum enim conveniat hominem, qui tot poëtas perlege-
rit fciatque manifefto omnibus ipfos placitis affentien-
tes alias in aliis verfibus, quemadmodum et Plutarchus
in omnibus Homericis exercitationibus oftendit, deligere
quidem ex ipfis, quae placitum, cui ipfe ftudet, atteftantur,

ΙΠΠΟΚΡ. ΚΑΙ ΠΛΑΤΩΝ. ΔΟΓΜ. Γ.   301

Ed. Chart. V. [115. 116.]   Ed. Baf. I. (266.)
αὐτοῦ δόγματι, παραλείπειν δὲ τὰ μαχόμενα, καὶ πᾶν
ἐνίοτε κατασκευάζοντα τοὐναντίον, ὁ δ' ὁμοίως ἑξῆς ἁπάν-
των μέμνηται. τὰ μὲν γὰρ τοιαῦτα τῶν ἐπῶν ἅπαντ'
ἐχρῆν ὑπ' αὐτοῦ παραλελεῖφθαι, δι' ὧν δὲ νοῦν καὶ φρέ-
νας καὶ διάνοιαν καὶ λογισμὸν εἶπέ τις ἐν καρδίᾳ περιέ-
χεσθαι, συνάγειν ἔδει, καθάπερ ἔχει καὶ τὰ τοιαῦτα.
   Τότε δὴ στηθέων θ' ἅμα φρένας ἐξέλετο Ζεύς.
καί·
   Ἔγνως, Ἐννοσίγαιε, ἐμὴν ἐν στήθεσι βουλήν.
καί·
   Αἰεί τοι τοιοῦτον ἐνὶ στήθεσσι νόημα.
καί·
   — — Οὔ μοι τοιοῦτον ἐνὶ στήθεσσι νόημα.
[116] ὥσπερ γὰρ τοῦ προτέρου γένους τῶν ἐπῶν, δι' ὧν
ἐν τῇ καρδίᾳ δείκνυται τὰ τῆς ψυχῆς πάθη, παμπόλλη
τις ἀφθονία παρὰ τοῖς ποιηταῖς ἐστιν, οὕτως οὐδὲ θατέ-
ρου ὀλίγα, ἐν οἷς τὸ λογιζόμενον ἐν καρδίᾳ τις ὅσον ἐπὶ
τοῖς ποιηταῖς ἐπιδεῖξαι δυνήσεται.

relinquere autem pugnantia, et quae interim totum con-
trarium aftruunt, ille ex aequo omnium deinceps memi-
nit: nam ejufmodi verfus omnes ab eo praetermiffos effe
oportebat, quibus autem mentem, intellectum, cogitatio-
nem et rationem in corde contineri aliquis dixerit, ea
colligere, quemadmodum et haec innuunt.
   Juppiter exemit tunc ipfi ex pectore mentem.
Et:
   Confilium, Neptune, meum hoc in pectore nofti.
Et:
   Et tibi perpetuo eft fententia pectore talis.
Et:
   — — Non mihi ftat talis fententia pectore.
Sicut enim prioris verfuum generis, quibus in corde ani-
mae affectus oftenduntur, infinita apud poëtas eft copia,
ita neque alterius pauca, quibus rationalem vim in corde
fitam, quantum ad poëtas, aliquis oftendere poterit.

Κεφ. γ'. Ταῦτ' οὖν ἐχρῆν ἐκλέγειν μόνα τὸν Χρύ-
σιππον, εἴπερ ὅλως κατὰ μάρτυρας ἐγνώκει διαιρεῖν τὸν
ἀγῶνα. τὸ δὲ πλείω μὲν ἐκεῖνα, ταυτὶ δ' ἐλάττω γράψαι,
τῷ μὲν τὸ ἀληθὲς τῆς ἱστορίας ἐπιδεικνύντι καλῶς ἂν
γίγνοιτο· πλείω γὰρ ὄντως ἐστὶν ἐκεῖνα· τὸ δ', ὅπερ ὁ
Χρύσιππος σπουδάζει, κατασκευάζειν ἐπιχειροῦντι πρὸς ἐναν-
τιώματος ἂν εἴη, καὶ μάλισθ' ὅσα φανερῶς ἐπιτιμῶντα
ποιεῖ τὸν λογισμὸν τῷ θυμῷ, καθάπερ καὶ τάδε.

Στῆθος δὲ πλήξας κραδίην ἠνίπαπε μύθῳ·
Τέτλαθι δὴ, κραδίη, καὶ κύντερον ἄλλο ποτ' ἔτλης.

ταυτὶ γὰρ Ὅμηρος ἐποίησε τὸν Ὀδυσσέα λέγοντα πρὸς
ἑαυτὸν, ἡνίκ' ἐφ' οἷς ἑώρα κατὰ τὴν οἰκίαν πραττομένοις
ὑπὸ τῶν θεραπαινῶν ἀνέζεσέ τε τὸ κατὰ τὴν καρδίαν
αὐτοῦ θερμὸν, ἔμελλέ τε νικήσας ὁ θυμὸς τὸν λογισμὸν
ἐπ' ἄκαιρον κόλασιν ἄξειν αὐτὸν τῶν γυναικῶν. ὃν γὰρ
ἱππεὺς πρὸς ἵππον, ἢ κυνηγέτης πρὸς κύνα λόγον ἔχου-
σιν, τοῦτον ὁ λογισμὸς πρὸς θυμόν. ἄρχειν μὲν γὰρ ἐν

Cap. III. Haec igitur fola Chryfippum feligere con-
veniebat, fi omnino teftibus litem dirimere ftatuerat. At
plura quidem illa, pauciora vero haec fcribere, ei, qui
hiftoriae veritatem oftendat, probe fuccefferit; plura enim
illa vere inveniuntur; ei vero, qui, quod Chryfippus ftu-
det, tueri aggrediatur, adverfabuntur, praefertim quae
manifefto iracundiae adverfantem increpantemque faciunt
rationem, veluti et haec fonant.

Pectora fed feriens, ipfum cor increpat ira:
    Suffer et haec, cor, nam graviora aliquando tulifti.

Haec fi quidem Ulyffem ad fe dicentem Homerus intro-
duxit, quum ob ea, quae a famulis domi agi videret, ca-
lor in corde ipfius effervefceret, et animus five iracun-
dia, ratione devicta, ad intempeftivam mulierum punitio-
nem ipfum jam vi praecipitem actura effet. Quam enim
eques ad equum, aut venator ad canem rationem obti-
nent, hanc ratio ad iracundiam. Equidem imperare in

Ed. Chart. V. [116.]   Ed. Baf. I. (266.)

ἅπασι καὶ κρατεῖν ἐστι δικαιότερον τὸ φύσει κρεῖττον, ἱπ-
πεὺς μὲν ἵππου, κυνηγέτης δὲ κυνός, λογισμὸς δὲ θυμοῦ,
συμβαίνει δ' οὐκ ἀεὶ νόμῳ φύσεως διοικεῖσθαι τὴν συζυ-
γίαν, ἀλλ' ἵππος μὲν ἐνίοτε δυσπειθὴς οὐ κατὰ κόσμον
ἐκφερόμενος συναπήνεγκεν αὑτῷ τὸν ἀναβάτην ἀῤῥωστίᾳ
δυνάμεως ἢ ἐπιστήμης ἱππικῆς ἀμαθίᾳ νικηθέντα, θυμὸς
δὲ ἰσχυρὸς καὶ ἐπὶ τιμωρίαν ἄκαιρον ἐξορμήσας σφοδρό-
τερον ἔστιν ὅτε συνεπεσπάσατο λογισμὸν ἄῤῥωστον ἢ
ἀμαθῆ. εἰ μὲν γὰρ καὶ ῥώμην καὶ ἐπιστήμην ἔχοι, κρα-
τήσει πάντως ὅ τε λογισμὸς τοῦ θυμοῦ καὶ ὁ ἡνίοχος
τοῦ ἵππου· εἰ δ' ἤτοι θατέρου τούτων ἢ ἀμφοῖν στε-
ροῖτο, κίνδυνος ἐνταῦθα τοῦ φύσει κρείττονος ἐπικρατῆσαι
τὸ χεῖρον, ὥσπερ ἐν Σκύθαις τε καὶ Γαλάταις καὶ πολλοῖς
ἄλλοις βαρβάροις ἔθνεσιν ὁ θυμὸς κρείττων τοῦ λογισμοῦ,
παρ' ἡμῖν δὲ ἔν τε παισὶ καὶ τοῖς ἀπαιδεύτοις ἀνθρώ-
ποις. Ὅμηρος δὲ δὴ τοῦτ' αὐτὸ ἐπιδεῖξαι βουλόμενος Ἕκτο-
ρα μὲν καὶ Ἀχιλλέα καί τινας ἑτέρους τοιούτους θυμῷ

omnibus et praevalere juftius eft id, quod natura prae-
cellit, equitem fane equo, venatorem autem cani, ratio-
nem iracundiae. At non femper accidit tale conjugium
lege naturae adminiftrari, verum equus nonnunquam
contumax non pro decoro elatus infefforem virium im-
becillitate aut equeftris fcientiae ignorantia victum fimul
cum ipfo abripit, iracundia autem valens et ad impor-
tunam punitionem vehementius erumpens nonnunquam
rationem imbecillem aut ignaram una fecum attrahit.
Si enim robur fcientiamque habeat, vincet nimirum et
ratio iram, et auriga equum. Quod fi vero aut alter-
utro aut utroque privetur, periculum ibi eft, ne id, quod
deterius eft, natura praeftantius devincat. Quemadmo-
dum fane in Scythis et Galatis aliifque barbaris gentibus
permultis animus rationem vincit, apud nos autem in
pueris et imperitis hominibus. Homerus autem id ip-
fum profecto volens indicare Hectorem, Achillem et
quofdam alios ejufmodi iracundiae inervientes adole-

Ed. Chart. V. [116. 117.]   Ed. Baf. I. (266.)

δουλεύοντας ὑποτίθεται νεανίσκους· Ὀδυσσέα δὲ καὶ Πο-
λυδάμαντα καὶ Νέστορα τῷ λογισμῷ κρατοῦντας τοῦ θυ-
μοῦ, πολλάκις μὲν οὕτως ἰσχυρῶς, ὡς μηδ᾽ ἐξορμῆσαι πρὸς
ἄλογόν τινα πρᾶξιν τὸν θυμὸν, ἔστιν ὅτε δ᾽ ὁρμῶντα
μὲν, ἀλλ᾽ ὑπὸ τοῦ λογισμοῦ κατεχόμενον, ὥσπερ κἀν τοῖσδε
τοῖς ἔπεσιν Ὀδυσσέα πεποίηκεν. ἅπαντα δ᾽ ἐφεξῆς αὐτὰ
παραγράψω.

Ἔνθ᾽ Ὀδυσεὺς μνηστῆρσι κακὰ φρονέων ἐνὶ θυμῷ
Κεῖτ᾽ ἐγρηγορέων· ταὶ δ᾽ ἐκ μεγάροιο γυναῖκες
Ἤισαν, αἳ μνηστῆρσιν ἐμισγέσκοντο πάροιθεν,
Ἀλλήλοισι γέλωτα καὶ εὐφροσύνην παρέχουσαι.
Τοῦ δ᾽ ὠρίνετο θυμὸς ἐνὶ στήθεσσι φίλοισι.
Πολλὰ δὲ μερμήριζε κατὰ φρένα καὶ κατὰ θυμὸν,
Ἠὲ μεταΐξας θάνατον τεύξειεν ἑκάστη,
Ἦ ἔτ᾽ ἐῷ μνηστῆρσιν ὑπερφιάλοισι μιγῆναι
Ὕστατα καὶ πύματα· κραδίη δέ οἱ ἔνδον ὑλάκτει.
Ὡς δὲ κύων ἁπαλοῖσι περὶ σκυλάκεσσι βεβῶσα
[117] Ἀνδρ᾽ ἀγνοιήσασ᾽ ὑλάει μέμονέν τε μάχεσθαι,

scentes inducit; Ulyſſem vero, Polydamantem et Ne-
ſtorem ratione iracundiam continentes, ſubinde quidem
tam valide, ut ne animus quidem ad irrationalem ali-
quam actionem proruperit, interim vero erumpat qui-
dem, ſed a ratione contineatur, quemadmodum in his
verſibus Ulyſſem expreſſit. Omnia vero deinceps ea
aſcribam.

Tunc ſponſis meditans animo mala divus Ulyſſes
Decubuit vigil; interea famulae egrediuntur
Aedibus, ac venerem cum ſponſis turpiter extra
Exercent, largo riſu ſeſe exhilarantes.
Hic ira exagitabatur ſub pectore caro,
Et mente atque animo verſabat plurima, cuique
Mortem ne inſiliens conſciſceret illico, ſponſis
Extremum an ſineret miſceri: latrat at intus
Huic cor, ut catulos obiens canis ipſa tenellos
Ignotum allatrat, nec non pugnare parata eſt:

Ὥς ῥα τοῦ ἔνδον ὑλάκτει ἀγαζομένου κακὰ ἔργα.
Στῆθος δὲ πλήξας κραδίην ἠνίπαπε μύθῳ·
Τέτλαθι δή, κραδίη, καὶ κύντερον ἄλλο ποτ᾽ ἔτλης,
Ἤματι τῷ, ὅτε τοι μένος ἄσχετος ἤσθιε Κύκλωψ
Ἰφθίμους ἑτάρους, σὺ δὲ ἔτλης, ὄφρα σε μῆτις
Ἐξάγαγ᾽ ἐξ ἄντροιο ὀϊόμενον θανέεσθαι.
Ὥς ἔφατ᾽ ἐν στήθεσσι καθαπτόμενος φίλον ἦτορ.
(267) εἰ μὴ σαφῶς ἐν τούτοις Ὅμηρος ἐκδιηγεῖται μάχην
θυμοῦ πρὸς λογισμὸν ἀνδρὶ φρονίμῳ, καὶ νίκην μὲν τοῦ
λογισμοῦ, τοῦ θυμοῦ δ᾽ εὐπείθειαν πρὸς αὐτόν, οὐδ᾽
ἀλλ᾽ οὐδὲν ἄν τις ἡμῖν συγχωρήσειεν ἐκμανθάνειν τοῦ ποιη-
τοῦ. τῶν γὰρ οὕτως ἐναργῶς λεγομένων εἰς ἀμφιβολίαν
ἀχθέντων, οὐδὲ τοῖς ἄλλοις ἂν ἔχοι τις ὅ τι χρήσαιτο. τὰς
γὰρ θεραπαίνας ἁμαρτανούσας ὁρῶν Ὀδυσσεὺς ὑπὸ μὲν τοῦ
θυμοῦ βιαίως εἵλκετο πρὸς τὴν τιμωρίαν αὐτῶν, ὑπὸ δὲ
τοῦ λογισμοῦ κατείχετο τὴν ἀκαιρίαν ἐκδιδάσκοντος. ἐπεὶ
δ᾽ οὐκ ἠδύνατο ῥᾳδίως πείθειν ὁ λογισμὸς τὸν θυμὸν ἀνα-

Latrat fic intus, male fert dum turpia facta.
Pectora percutiens ira cor increpat idem:
Suffer et haec, cor, nam graviora aliquando tulifti,
Quum in focios Cyclops praeclaros impius effet:
Attamen haec tolerafti, dum te educeret antro
Metis, quando tibi mortem rebare paratam.
Sic inquit placans cariffima pectore corda.

Nifi clare Homerus in hifce percenfet iracundiae pug-
nam cum ratione in viro prudenti, et victoriam ra-
tionis, iracundiae autem in ipfam obfequium, neque
aliud quicquam aliquis nobis ex poëta condifci concef-
ferit. Quum enim ea, quae tam evidenter dicuntur, in
ambiguitatem fuerint deducta, neque aliis fane quomodo
ufus fit intellexeris. Quippe ancillas peccantes confpi-
ciens Ulyffes iracundia violenter ad ipfarum punitionem
rapiebatur; a ratione vero detinebatur, ut quae intempe-
ftivum effe edoceret. Verum quia ratio non facile potuit
perducere animum, ut in tempus magis idoneum punitio-

βάλλεσθαι τὴν τιμωρίαν εἰς ἐπιτηδειότερον καιρὸν, σφοδρό-
τερον αὐτῷ προσφέρεται, καθάπερ ἵππον ἐκφερόμενον ἡνίο-
χος ἀντισπῶν βιαίως ἰσχυρῷ χαλινῷ, καὶ δὴ καὶ ταῦτά φησι
πρὸς ἑαυτὸν, καρτέρει κατὰ τὸ παρὸν, ὦ γενναιοτάτη καρ-
δία, καθάπερ που καὶ πρότερον ἐκαρτέρησας ἐπὶ Κύκλωπα,
ὁρῶσα τοὺς ἑταίρους ὑπ᾽ αὐτοῦ διαφθειρομένους. ἐμοὶ μὲν
δὴ τούτων τῶν ἐπῶν εὐκαιρότατα μὲν ὁ Πλάτων δοκεῖ μνη-
μονεύειν ἐν τετάρτῳ πολιτείας, ἀκαιρότατα δ᾽ ὁ Χρύσιππος,
ἔτι δὲ μᾶλλον ὧν Εὐριπίδης ἐποίησε λέγουσαν τὴν Μήδειαν,
ἡνίκα καὶ κατὰ τὴν ἐκείνης ψυχὴν ὁ λογισμὸς ἐστασίαζε
πρὸς τὸν θυμόν. ᾔδει μὲν γὰρ, ὡς ἀνόσιόν τι καὶ δεινὸν
ἔργον ἐργάζοιτο τῇ τῶν παίδων ἐπιχειροῦσα σφαγῇ, καὶ διὰ
τοῦτ᾽ ὤκνει τε καὶ ἀνεβάλλετο, καὶ οὐκ εὐθὺς ὁρμήσασα
ἔπραξε τοὔργον. αὖθις δ᾽ αὐτὴν ὁ θυμὸς, ὥσπερ τις ἵππος
δυσπειθὴς νικήσας τὸν ἡνίοχον, ἐπὶ τοὺς παῖδας εἷλκε βίᾳ.
καὶ ἔπειτα πάλιν ὁ λογισμὸς ἀντέσπα τε καὶ ἀπῆγεν, εἶτ᾽
αὖθις ἀνθεῖλκεν ὁ θυμὸς, εἶτ᾽ αὖθις ὁ λογισμός. ὥστε
πολλάκις ἄνω καὶ κάτω πρὸς ἀμφοῖν ἀγομένη ὡς συνεχώ-

nem differret, vehementius ab ea abripitur, veluti equum
ferocius fe efferentem auriga valido freno violenter re-
trahens. Quinetiam haec fecum ait, Contine, o cor ge-
nerofiffimum, in praefentia, quemadmodum etiam prius
adverfus Cyclopem continuifti, videns focios ab eo con-
fumi. Plato fane horum verfuum admodum tempeftive
in quarto de Republica libro meminiffe videtur, Chry-
fippus autem nimis quam intempeftive ac inepte; multo
autem magis eorum, quos Euripides Medeam dicentem
finxit, quum etiam in illius anima ratio adverfus iracun-
diam pugnaret; noverat enim, quod impium aliquod et
grave opus perpetraret, filiis occidendis manum admo-
liens; eoque detrectabat differebatque, et non ftatim con-
citata id defignavit. Rurfus ipfam iracundia, velut equus
quidam ferox ac pertinax aurigam fuperans, ad filios vi
trahebat; deinde iterum ratio retrahebat abducebatque;
poftea rurfus iracundia in diverfum agebat; inde iterum
ratio; ut fubinde furfum et deorfum ab utrifque impulfa

ϱησε τῷ θυμῷ, τηνικαῦτα ποιεῖ λέγουσαν ὁ Εὐριπίδης
αὐτήν·

    Καὶ μανθάνω μὲν, οἷα δρᾶν μέλλω κακά,
    Θυμὸς δὲ κρείττων τῶν ἐμῶν βουλευμάτων.

μανθάνει μὲν δή πού τι τὸ μέγεθος ὧν μέλλει δράσειν
κακῶν, ὑπὸ τοῦ λογισμοῦ διδασκομένη, κρείττονα δ᾽ εἶναι
φησι αὐτοῦ τὸν θυμὸν, καὶ διὰ τοῦθ᾽ ὑπ᾽ ἐκείνου πρὸς
τοὐργον ἀπάγεσθαι βιαίως, ἔμπαλιν Ὀδυσσεῖ τῷ λογισμῷ
τὸν θυμὸν ἐπισχόντι. βαρβάρων μὲν γὰρ καὶ ἀπαιδεύτων
ἀνθρώπων ἔθετο παράδειγμα τὴν Μήδειαν Εὐριπίδης, οἷς
ὁ θυμὸς ἰσχυρότερος τοῦ λογισμοῦ· Ἑλλήνων δὲ καὶ πε-
παιδευμένων, οἷόν περ αὖ πάλιν ὁ ποιητὴς ὑπέθετο τὸν
Ὀδυσσέα, κρείττων ὁ λογισμὸς τοῦ θυμοῦ. πολλάκις μὲν
οὖν ὁ· λογισμὸς εἰς τοσοῦτον τοῦ θυμοειδοῦς μέρους τῆς
ψυχῆς κρείττων ἐστὶν, ὡς μηδέποτε μάχην αὐτοῖς γίγνεσθαι
πρὸς ἀλλήλους, ἀλλὰ τὸν μὲν ἄρχειν, τὸν δὲ ἄρχεσθαι.
καὶ τοῦτο μὲν τοῖς εἰς τέλος ἥκουσι φιλοσοφίας ὑπάρχει.
πολλάκις δ᾽ ὁ θυμὸς τοῦ λογισμοῦ κρατεῖ τοσοῦτον, ὡς

iracundiae conceſſerit, hanc Euripides tunc loquentem
ita introducit:

    Equidem ſcio, quae ſum patratura mala,
    Potentior ſed ira conſiliis meis.

Novit quidem magnitudinem malorum, quae eſt perpetra-
tura, a ratione edocta, verum iracundiam ea ſortiorem
eſſe inquit, et propterea ab illa violenter ad opus ab-
duci. Ulyſſes autem contra ratione iracundiam coërcuit;
etenim barbarorum indoctorumque hominum exemplar
Euripides Medem poſuit, quibus iracundia ratione valen-
tior eſt, Graecorum autem et eruditorum imaginem rur-
ſus poëta Ulyſſem ſtatuit, in quibus ratio iracundiam vin-
cit. Saepe igitur in alio iraſcibilem animae partem ratio
ſuperat, ut ne pugna quidem unquam ipſis inter ſe obo-
riatur, ſed haec dominetur, illa obtemperet; atque hoc
iis adeſt, qui ad ſummum philoſophiae perveniunt. Rur-
ſus iracundia ſubinde rationem ita vincit, ut imperet et

Ed. Chart. V. [117. 118.]   Ed. Baf. I. (267.)

ἄρχειν τε καὶ ἡγεῖσθαι διὰ παντός. ὁρᾶται δ᾽ ἔν τε πολλοῖς
τῶν βαρβάρων τοῦτο καὶ τῶν παίδων τοῖς φύσει θυμικοῖς,
ἔτι δὲ θηρίων οὐκ ὀλίγοις, καὶ ἀνθρώπων τοῖς θηριώδεσιν.
ἔστιν ὅτε δὲ οὐδέτερον εἰς τοσοῦτον ἰσχυρότερόν ἐστιν,
ὡς ἐφέλκεσθαι παραχρῆμα θάτερον, ἀλλ᾽ ἐναντιοῦταί τε
πρὸς ἄλληλα καὶ διαμάχεται, καὶ νικᾷ τῷ χρόνῳ θάτερον,
ἐπ᾽ Ὀδυσσέως μὲν ὁ λογισμὸς, [118] ἐπὶ Μηδείας δ᾽ ὁ
θυμὸς, ὡς δύο ὄντα αὐτὰ μόρια τῆς ψυχῆς, ἢ, εἰ μὴ μό-
ρια, πάντως γε δυνάμεις τινές. ὁ δὲ Χρύσιππος οὔτε
μόρια ψυχῆς ταῦτ᾽ εἶναι νομίζων, οὔτε δυνάμεις ἀλόγους
ἑτέρας τῆς λογικῆς, ὅμως οὐκ ὀκνεῖ τῶν Ὀδυσσέως τε καὶ
Μηδείας ἐπῶν μνημονεύειν, ἐναργῶς καταβαλλόντων τὴν
δόξαν αὐτοῦ. πῶς ἂν οὖν τις ἔτι διαλέγοιτο τοιούτοις ἀν-
δράσι μήτε τῶν ἐναργῶς φαινομένων φροντίζουσιν, ὡς ἤδη
πολλάκις ἔδειξα, καὶ τῶν ἐξελεγχόντων τὰ δόγματ᾽ αὐτῶν
ὡς μαρτυρούντων μνημονεύουσιν; ἐμπέπλησται γὰρ ὁ περὶ
ἡγεμονικοῦ λόγος ὑπὸ Χρυσίππου γεγραμμένος ἐπῶν ποιη-
τικῶν ἤτοι τὰ πάθη περὶ τὸν θώρακά τε καὶ τὴν καρδίαν

ducat perpetuo; id quod in multis barbaris et pueris
natura iracundis, infuper in ferarum non paucis, et ho-
minibus belluinis videre licet. Eft quum ne alterum
quidem ufque adeo valens fit, ut ftatim alterum attra-
hat, fed adverfantur invicem pugnantque, et temporis
fpatio alterum vincit, in Ulyffe quidem ratio, in Me-
dea autem iracundia, ceu duae ipfae animae partes, aut,
fi non partes, certe facultates quaedam. At Chryfippus
neque partes animae hafce ratus, neque facultates brutas
a rationali diverfas, tamen non dubitat Ulyffis et Medeae
verfuum meminiffe, qui evidenter opinionem ipfius fub-
vertunt. Quomodo igitur aliquis adhuc cum talibus vi-
ris difputet, qui neque manifefto apparentia curant (ut
jam frequenter oftendi) et coarguentium ipforum dogma-
ta ceu atteftantium meminerunt? Nam liber de prin-
cipe animae facultate a Chryfippo confcriptus fcatet ver-
fibus poëticis, qui vel affectus in pectore et corde conti-

συνίστασθαι μαρτυρούντων, ἢ δύο εἶναι τῆς ψυχῆς δυνά-
μεις ὅλῳ τῷ γένει διαφερούσας ἀλλήλων, τὴν μὲν ἄλογον,
τὴν δὲ λογικήν. ὥσπερ γὰρ ἐξ Ὁμήρου καὶ Ἡσιόδου βρα-
χέα παρεθέμην ὀλίγῳ πρόσθεν ὧν ὁ Χρύσιππος ἔγραψεν,
οὕτω ἐξ Ὀρφέως καὶ Ἐμπεδοκλέους καὶ Τυρταίου καὶ
Στησιχόρου καὶ Εὐριπίδου καὶ ἑτέρων ποιητῶν ἐπῶν· μνη-
μονεύει παμπόλλων ὁμοίαν ἐχόντων ἀτοπίαν, οἷον καὶ
ὅταν εἴπη Τυρταῖον λέγοντα·

   Αἴθωνος δὲ λέοντος ἔχων ἐν στήθεσι θυμόν.

ὅτι μὲν γὰρ ἔχει ὁ λέων θυμὸν, ἀκριβῶς ἅπαντες ἄνθρω-
ποι καὶ πρὶν ἀκοῦσαι Τυρταίου γιγνώσκομεν, οὐ μὴν
Χρυσίππῳ γ᾽ ἔπρεπε παραθέσθαι τὸ ἔπος ἀφαιρουμένῳ
τοὺς λέοντας τὸν θυμόν. οὐδὲν γὰρ, ὡς οἴεται, τῶν ἀλόγων
ζώων οὔτε τὸ θυμοειδὲς, οὔτε τὸ ἐπιθυμητικὸν, οὔτε τὸ
λογιστικὸν ἔχει, ἀλλ᾽, ὡς εἴρηταί μοι καὶ κατὰ τὸ πρῶτον
γράμμα, παρὰ πᾶσαν τὴν ἐνέργειαν ἀφαιροῦνται τῶν εἰρημένων
ἁπάντων αὐτὰ σχεδὸν ἅπαντες οἱ Στωϊκοί. Τυρταῖος δέ γε,

neri affirment, vel duas effe animae facultates toto ge-
nere invicem differentes, hanc irrationalem, illam ratio-
nalem. Quomodo enim ex Homero et Hefiodo pauca
ante paululum appofui, quae Chryfippus confcripfit, ita is
ex Orpheo, Empedocle, Tyrtaeo, Stefichoro, Euripide
aliifque poëtis multorum verfuum meminit fimili abfur-
ditate fcatentium, veluti etiam quum Tyrtaeum dicentem
citat:

   Iram ferventis geftans in corde leonis.

Quod namque leo iram habet, accurate omnes homines,
etiam priufquam audiviffemus Tyrtaeum, novimus; non
tamen Chryfippo verfum adjungere decorum erat, qui
leonibus iram adimit. Nullum enim, ut autumat, brutum
animal vel irafcibilem vim, vel concupifcentem, vel ra-
tionalem obtinet, fed, veluti a me dictum eft fuperiori
libro, Stoici fere univerfi in omni functione fupra dicta
omnia eis auferunt. Tyrtaeus autem, quemadmodum et

310 ΓΑΛΗΝΟΥ ΠΕΡΙ

Ed. Chart. V. [118.]   Ed. Baf. I. (267.)

καθάπερ οὖν καὶ Ὅμηρος καὶ Ἡσίοδος, καὶ ἁπλῶς εἰπεῖν
ἅπαντες οἱ ποιηταὶ σφοδρότατον ἔχειν φασὶ τοὺς λέοντας
τὸν θυμὸν, ὥστε καὶ τῶν ἀνθρώπων ὅστις ἂν ᾖ θυμοει-
δέστατος, εἰκάζουσι λέοντι, καὶ χωρὶς δὲ τῶν ποιητῶν
ἅπαντες ἄνθρωποι τοὺς θυμικωτάτους λέοντας ὀνομάζουσιν.
οὕτως οὐδὲ τοῖς ἀθληταῖς παύονται καθ᾽ ἑκάστην ἡμέραν
οὕτως ἐγκελευόμενοι· καὶ τοὐναντίον ἔοικεν ἅπαν ἢ βούλε-
ται συμπίπτειν τῷ Χρυσίππῳ. τῶν γὰρ ἀπὸ τῆς φύσεως
αὐτοῦ τοῦ ζητουμένου πράγματος ἐπιχειρημάτων ἀποχωρῶν
ἑκάστοτε, καὶ ῥητορικῶς μᾶλλον ἢ φιλοσόφως ἐν πλήθει
μαρτύρων τὸ νικᾶν θέμενος, ὑπ᾽ αὐτῶν ὧν ἐπικαλεῖται
προπαραδίδοται.

Κεφ. δ΄. Καὶ γὰρ οὖν, ὅταν εἴπῃ, διὰ τοῦτο λέγεσθαί
τινας ἀκαρδίους, ὅτι πεπιστεύκασιν ἅπαντες ἄνθρωποι τὸ
ἡγεμονικὸν τῆς ψυχῆς ἐν τῇ καρδίᾳ περιέχεσθαι, θαυμάζειν
ἄξιον τἀνδρός, εἰ μὴ ἄχρι τοσούτου παρακολουθεῖ τοῖς
λεγομένοις, ὡς γνωρίζειν, ὅτι μηδένα τῶν ἀνοήτων τε καὶ
ἀσυνέτων ἀκάρδιον ὀνομάζουσιν, ἀλλ᾽ ἐκείνους μὲν ἅπαντας,

Homerus et Hefiodus, breviterque omnes poëtae vehe-
mentiſſimam iram leones habere affirmant. Quapropter
etiam hominem, quicunque maxime fuerit iracundus,
leoni affimilant. Jam vero praeter poëtas univerſi ho-
mines eos, qui ferociſſimi et maxime iracundi ſunt, leo-
nes nuncupant; ita neque athletis ceſſant quotidie no-
men hoc attribuere. Et Chryſippo contra quam velit
accidere videtur; nam dum ab argumentis rei, quae a na-
tura ipſius diſquiritur, ubique recedit, et rhetorice ma-
gis quam philbſophice in teſtium multitudine victoriam
ponit, ab ipſis, quos citat, proditur.

Cap. IV. Etenim quum pronunciet, ideo nonnul-
los excordes dici, quod univerſi homines animae prin-
cipatum in corde contineri crediderint, virum demirari
ſatis nequeo, quod non eatenus aſſequitur ea, quae di-
cuntur, ut cognoſcat, nullum ſtolidum ac imprudentem
excordem nominari; ſed illos omnes, quando dicteriis in-

ἐπειδὰν σκώπτωσιν, οὐκ ἔχειν ἐγκέφαλόν φασιν, τοὺς ἀτόλ-
μους δὲ καὶ δειλοὺς ἀκαρδίους ὀνομάζουσιν. ἐξελέγχεται
τοίνυν κἀνταῦθα τὸ τοῦ Χρυσίππου δόγμα πρὸς αὐτῶν ὧν
ἐπικαλεῖται μαρτύρων, ἐν ἐγκεφάλῳ μὲν ὑπολαμβανόντων
εἶναι τὸ λογιζόμενον, ἐν καρδίᾳ δὲ τὸ θυμοειδές. ἀλλὰ νὴ
Δία θαυμασίως ὅπως ἐξηγεῖται τοὔνομα τὸ ἀκάρδιον, ἢ τίνι
διανοίᾳ λέγουσιν οἱ πολλοί, συνάπτων εὐθὺς αὐτῷ καὶ τὸ
ἄσπλαγχνον· ἔχει δὲ ἡ ῥῆσις [119] ᾧδε. παραβάλλουσι δὲ
τοῖς εἰρημένοις καὶ τὰ τοιαῦτα τῶν λεγομένων, οἷον τοὺς
ἀσπλάγχνους, καθ᾽ ὃ φαμεν μὴ ἔχειν τινὰς ἐγκέφαλον καὶ
ἔχειν, οὕτως ἡμᾶς ὑπονοοῦντες λέγειν καὶ μὴ ἔχειν καρδίαν
τινὰς καὶ ἔχειν κατὰ τὰ προειρημένα, τῶν μὲν ἀσπλάγχνων
τάχα λαμβανομένων κατὰ τὸ μηδὲν ἔχειν ἔνδον συναλγοῦν
κατὰ τὰ ἐναντία, καὶ ἀπὸ τῆς καρδίας οὕτως αὐτῶν κοινό-
τερον λεγομένων, τοῦ δ᾽ ἐγκεφάλου λαμβανομένου, ἤτοι
κατὰ τὰ αὐτὰ ὁμοίου τινὸς ὄντος, ἢ διὰ τὸ καὶ τοῦτον
ἔχειν τινὰ κυρίαν τοῖς σπλάγχνοις ὁμοίαν. ἡ μὲν ῥῆσις
αὕτη. χρὴ δ᾽ αὐτὴν ἀναγνῶναί τινα καὶ τρὶς καὶ τετράκις

ceſſant, non habere cerebrum inquiunt; meticuloſos au-
tem et timidos excordes appellant. Ita et hic Chryſippi
dogma ab ipſis coarguitur, quos in teſtimonium adducit,
dum putant. in cerebro quidem eſſe rationem, in corde
autem iracundiam: ſed per Jovem mirum eſt, quomodo
nomen excors interpretetur, aut quo ſenſu vulgus pro-
ferat; mox ei conjungit eviſceratum: habent autem verba
ipſius in hunc modum: *Conferunt praedictis etiam hu-
juſmodi ex his quae dicuntur eviſceratos, quatenus dicimus,
aliquos non habere cerebrum et habere: ita nos ſentientes di-
cere, et non habere cor aliquos, et habere ſecundum prae-
dicta, ut eviſcerati forſan accipiantur, eo quod nihil intus
habeant condolens, juxta contraria etiam a corde ſic ipſis
communius appellatis, cerebrum vero capiatur, vel quod
in eodem ſimile quoddam exiſtat, vel quia etiam hoc fa-
cultatem quandam habeat viſceribus ſimilem.* Ita quidem
verba ſonant. Convenit autem aliquem legere ea ter-

ἐπὶ σχολῇ πολλῇ ἀκριβῶς προσέχοντα τὸν νοῦν τοῖς λεγο-
μένοις. οὕτω γὰρ μόνως, οἶμαι, πεισθήσεται τὸ κατὰ
τὴν παροιμίαν λεγόμενον ὑπάρχειν αὐτῇ, τὸ, ΛΑΒΕ
ΜΗΔΕΝ, ΚΑΙ ΚΡΑΤΕΙ ΚΑΛΩΣ. ἔγωγ᾽ οὖν ἐν
πολλοῖς (268) πολλάκις βιβλίοις ἀνεγνωκὼς ῥήσεις, ἐν αἷς
ὀνόματα καὶ ῥήματα συνάπτεται μηδεμίαν ἔχοντα διάνοιαν,
οὐδαμόθεν τοῦτ᾽ ἀκριβούμενον εἶδον οὕτως, ὡς κατὰ τήνδε
τὴν νῦν ἡμῖν προγεγραμμένην λέξιν. αἴνιγμα γάρ ἐστιν ὁ
λόγος τοῦ Χρυσίππου θαυμαστῇ τινι καταπεπλεγμένον ἀσα-
φείᾳ μετὰ συντομίας ἀκαίρου. καίτοι τήν γε συντομίαν
οὐδὲ καθ᾽ ἕνα τῶν ἑαυτοῦ λόγων ἐζήλωκεν, ἀλλ᾽ οὕτω μα-
κρός ἐστιν, ὡς πολλάκις ἐν ὅλῳ βιβλίῳ πολυειδῶς ὑπὲρ
τῶν αὐτῶν ἄνω τε καὶ κάτω τοὺς λόγους ἑλίττειν. τὸ μὲν
δὴ τῆς ἀσαφείας αὐτῷ σύνηθες, ἀσθενείᾳ τῆς ἑρμηνευτικῆς
δυνάμεως ἑπόμενον. καί μοι δοκεῖ καὶ αὐτὸς αἰσθανόμενος
αὐτῆς τρὶς καὶ τετράκις ὑπὲρ τῶν αὐτῶν ἐπὶ πλεῖστον ἐκ-
τείνειν τοὺς λόγους οὐκ ὀκνεῖ. τὸ δὲ τῆς βραχυλογίας ἄηθές
τε καὶ σπανίως ὑπ᾽ αὐτοῦ γιγνόμενον, ἐν οἷς ἂν μάλιστα

quaterque multo otio, mente iis, quae dicuntur, diligen-
ter adhibita; hac enim fola ratione, puto, perfuadebitur,
id quod communi proverbio dicitur, dictis ipfius ineffe,
fcilicet: NIHIL ACCIPE, ET CONTINE PROBE. Ego enim
quum in multis faepe libris orationes legiffem, in qui-
bus nomina ad verba nullo fenfu connectuntur, nufquam
hoc tam accurate expreffum vidi, ficut in hac modo ci-
tata fententia. Aenigma enim eft oratio Chryfippi, mira-
bili quadam obfcuritate cum intempeftiva brevitate im-
plicitum; quanquam brevitatem ne in uno quidem ipfius
libro imitatus fit, fed adeo prolixus eft, ut faepe in toto li-
bro multifariam de eifdem furfum et deorfum fermones im-
plicet. Jam fane obfcuritatis vitium ipfi familiare eft,
quod interpretatricis facultatis infirmitatem fequitur. Ac
mihi videtur etiam ipfe id fentiens ter et quater de
eifdem rebus non detrectare fermones in longiffimum
producere; brevitati autem non affuevit, et raro eam
ufurpat, in quibus potiffimum orationibus errorem fuo-

λόγοις ἄφυκτον αἰσθάνηται τὸ σφάλμα τῶν ἑαυτοῦ δογμά-
των. βούλεται γὰρ, οἶμαι, παρατρέχειν αὐτὸ διὰ ταχέων,
ἄλλο ὑπομένων ἐξελέγχεσθαι, καί μοι δοκεῖ, καθάπερ ἐν
τοῖς ἄλλοις λόγοις ἀγωνίζεται σαφῶς ἑρμηνεύειν, οὕτως ἐν
οἷς ἐξελέγχεται συγκρύπτειν τὸν λόγον ἀσαφείᾳ μετὰ βραχυ-
λογίας, ἵνα δηλαδὴ δοκῇ μὲν ἀπολελογῆσθαι πρὸς τοὔγ-
κλημα, καὶ μὴ παρεληλυθέναι τελέως αὐτὸ, μηδὲν δὲ
ἡμεῖς ἔχωμεν ἀντιλέγειν τοῖς εἰρημένοις, ὧν οὐδ᾽ ὅλως μαν-
θάνομεν. αὐτίκα γέ τοι κατὰ τὴν προγεγραμμένην ῥῆσιν,
ἐν ᾗ τὸ ἄσπλαγχνον καὶ τὸ μὴ ἔχειν ἐγκέφαλον ὅπως οἱ
πολλοὶ λέγουσιν ἐξηγεῖται, ἐμοὶ μὲν δοκεῖ τοιόνδε τι δη-
λοῦν. ἀσπλάγχνους μὲν καλοῦσιν ἐνίους ἐν ἴσῳ τῷ ἀκαρ-
δίους, ἐπειδὴ σπλάγχνον ἡ καρδία, τὸ δ᾽ ἐγκέφαλον μὴ
ἔχειν ἐν ἴσῳ τῷ ἄσπλαγχνον εἶναι λέγουσιν, ἐπειδὴ καὶ
οὗτος σπλάγχνον τ᾽ ἐστὶ καὶ κύριον. οὐ μὴν προσίενταί γε
πάντες οἱ Στωϊκοὶ τὴν τοιαύτην ἐξήγησιν, ἀλλ᾽ ἕτερον μέν
τι λέγεσθαί φασιν, οὐ δηλοῦσι δὲ αὐτὸ, τῶν ἐσωτερικῶν
ὑπάρχον δηλονότι, καὶ ἐπιτιμῶσιν ἡμῖν εὐθέως ὡς προπετῶς

rum dogmatum fentit inevitabilem; vult enim (ut opinor)
brevibus ipfum percurrere aliud coargui fuftinens. Et
mihi videtur, quemadmodum in aliis orationibus conten-
dit manifefte interpretari, ita in quibus redarguitur fer-
monem obfcuritate cum brevitate occultare, vt videlicet
putetur ad crimen objectum refpondiffe, et non omnino
ipfum praeteriiffe, nos autem nihil poffimus productis
contradicere, quae nequaquam intelligimus. Statim fane
in praepofita oratione, qua evifceratum, et non habere
cerebrum, quomodo vulgo dicant, exponit, mihi qui-
dem tale quippiam videtur innuere. Evifceratos vocant
nonnullos perinde ut excordes, quoniam vifcus cor eft;
non autem habere cerebrum idem valere dicunt ac evi-
fceratum, quoniam hoc quoque vifcus eft et principale.
Non tamen recipiunt omnes Stoici hujufmodi expofitio-
nem, fed aliud quiddam dici affirmant, id tamen non
oftendunt, ex penitioribus nimirum exiftens, ac incre-
pant nos ftatim, ceu praecipiti modo contradicentes,

ἀντιλέγουσι, πρὶν γνῶναι τὸ λεγόμενον. οἱ δὲ καὶ λοιδο-
ροῦντες σφοδρότερον ἀνεισάκτους τε καὶ φιλονείκους ἀποκα-
λοῦσιν, οὐ φασί τε διδάξειν τὸ λεγόμενον ἀπαιδεύτους ἀν-
θρώπους. καίτοι τά γ᾽ ἄλλα καὶ μὴ βουλομένων ἡμῶν
διεξέρχονται μακρῶς. ἀλλ᾽ ὅταν, ὡς εἶπον, ἐπί τι τοιοῦτον
ἀφίκωνται, μηδεμίαν ἔχον εὐπορίαν φλυαρίας, οἱ μὲν γρά-
φοντες τὰ βιβλία ταχέως θ᾽ ἅμα καὶ σαφῶς παρατρέχου-
σιν, οἱ δ᾽ ἐξηγούμενοι τὰ τούτων συγγράμματα φθόνου
μᾶλλον ὑπόνοιαν εἰς τοὺς ἀκούοντας ἐκπέμπειν ἕτοιμοι γί-
γνονται, προσποιούμενοι μὴ βούλεσθαι διδάσκειν ἡμᾶς,
ἤπερ ὁμολογοῦντες νενικῆσθαι. ἀλλὰ τοὺς μὲν ἀσπλάγχνους
τε καὶ ἀνεγκεφάλους ἤδη παρέλθωμεν, ἵνα μὴ λυπῶμεν
ἐπὶ πλέον τοὺς περὶ τὸν Χρύσιππον ἐναργῶς καταμαρτυρου-
μένους ὑφ᾽ ὧν ἐπικαλοῦνται μαρτύρων· [120] ὅθεν δ᾽
ἀπελίπομεν, ἐκεῖσε πάλιν ἐπανέλθωμεν. ἐμπλήσας ὁ Χρύ-
σιππος ὅλον τὸ βιβλίον ἐπῶν Ὁμηρικῶν καὶ Ἡσιοδείων, καὶ
Στησιχορείων, Ἐμπεδοκλείων τε καὶ Ὀρφικῶν, ἔτι δὲ πρὸς
τούτοις ἐκ τῆς τραγῳδίας, καὶ παρὰ Τυρταίου, καὶ τῶν

priufquam id, quod dicitur, cognofcamus. Alii etiam conviciis
agentes acrius rudes nos et contentiofos appellant, nec
ineruditos homines docere fe velle id, quod proponitur,
inquiunt; etfi alia etiam nobis invitis prolixe recenfeant.
Verum quum (ut dixi) ad hujufmodi quippiam pervene-
rint, ubi nulla eft nugacitatis occafio, qui fane libros
confcribunt, celeriter fimul et manifefto percurrunt; qui
autem horum commentarios interpretantur, ad invidiae
potius fufpicionem in auditores tranfmittendam prompti
redduntur, dum nolle fe docere nos fimulant, quam ad
fe victos effe confitendum. Verum evifceratos et exce-
rebratos jam praetergrediamur, ne amplius negotium fa-
ceffamns Chryfippo manifefte reprehenfo ab iis, quos ipfe
teftes citat, ac ubi defiimus, eo revertamur. Quum Chry-
fippus totum librum repleviffet verfibus Homericis, He-
fiodicis, Stefichoriis, Empedocleis, et Orphicis, quum-
que praeterea non pauca ex tragoedia et ex Tyrtaeo

ἄλλων ποιητῶν οὐκ ὀλίγα παραθέμενος, εἶτα μὴ συνεὶς τῆς
θαυμαστῆς δὴ ταύτης ἀπεραντολογίας, (τοῦτο γὰρ αὐτῇ
μᾶλλον ἡγοῦμαι προσήκειν τοὔνομα,) ταῦτα κατὰ λέξιν ἐπι-
φέρει· ταυτὶ μὲν φήσουσιν ἀδολεσχίαν εἶναι γραώδη, τυχὸν
δὲ καὶ γραμμάτων διδασκάλου βουλομένου στίχους ὅτι πλεί-
στους ὑπὸ τὸ αὐτὸ διανόημα τάξαι. καλῶς εἶπες, ὦ Χρύ-
σιππε, ταῦτα, κάλλιον δ᾽ ἦν, εἰ μὴ μόνον εἶπες, ἀλλὰ καὶ
παντάπασιν ἐφυλάξω τὴν γραώδη ταύτην ἀδολεσχίαν. τί
γὰρ ἂν εἴη γραωδέστερον, ἢ ἀδολεσχότερον, ἢ γραμματιστῇ
πρεπωδέστερον, ἢ πόῤῥω μᾶλλον ἀπεληλαμένον ἀποδείξεως
προσηκούσης ἀνδρὶ φιλοσόφῳ, τοῦ μνημονεύσαντα κατ᾽ ἀρ-
χὰς εὐθὺς τοῦ Πλάτωνος δόγματος ἐᾶσαι μὲν τοῦτο καὶ
ἀποῤῥῖψαι παντάπασιν, οὐδ᾽ ὡς ὑπὸ τῶν μετ᾽ αὐτὸν κα-
τεσκεύασται προσγράψαντα, παρελθεῖν δὲ καὶ τὴν πρὸς τοὺς
ἠρωτημένους ὑπὸ τῶν ἀνδρῶν λόγους ἀντιλογίαν τε καὶ λύ-
σιν, ἐφ᾽ ᾗ δίκαιον ἦν αὐτὸν ἀποδείξεσι χρησάμενον ἐπιστη-
μονικαῖς ἐμπεδῶσαι τὸ ἑαυτοῦ δόγμα, ποιητῶν δὲ μεμνῆ-
σθαι, καὶ πλῆθος ἰδιωτῶν καλεῖν μαρτυρῆσον, καὶ τί

aliifque poëtis appofuiſſet, non advertens poſtea mirificam
hanc loquendi infinitatem (hoc enim ei nomen conve-
nire magis autumo) haec ad verbum adducit: *Haec ſane
anilem garrulitatem eſſe dicent, forte etiam literarum
magiſtri, qui verſus quamplurimos ſub eodem ſenſu ſta-
tuere velit.* Recte dixiſti, o Chryſippe, haec; praeſtaret
autem, fi non folum dixiſſes, fed etiam anilem hanc lo-
quacitatem evitaſſes. Quid enim eſſet anilius, aut nuga-
cius, aut grammatiſtae decentius, aut magis alienum a
demonſtratione, quae viro philofopho convenit, quam,
placiti Platonis mentione ſtatim ab initio facta, finere
quidem hoc et prorfus abjicere, non autem, ut a poſte-
ris ipſius id adſtruatur, ſcribere, ſed controverſiam folu-
tionemque, quam in verbis viri movent, relinquere, pro-
pter quam aequum erat ipfum demonſtrationibus foien-
tificis ufum placitum ipfius impedire, poëtarum autem
meminiſſe, et indoctorum multitudinem in teſtimonium

Ed. Chart. V. [120.]   Ed. Baf. I. (268.)

λέγουσιν αἱ γυναῖκες, γράφειν, οὐδ᾽ οὖν οὐδὲ ἐν αὐτοῖς οἷς
καλεῖ μάρτυσιν εὐτυχοῦντα; καὶ γὰρ οἱ ποιηταὶ καὶ κατ᾽
αὐτοῦ λέγουσιν ἅπαντες τὰ πλείω καὶ οἱ ἰδιῶται. τίς γοῦν
οὐκ ἔγραψε ποιητὴς, ἐπιθυμεῖν τε καὶ θυμοῦσθαι πολλὰ
τῶν ζῴων ἀνθρώπου σφοδρότερον; τίς δ᾽ ἰδιώτης οὐχ οὕτω
χρῆται τοῖς ὀνόμασιν, ὡς τὸ Πλάτωνος βούλεται δόγμα,
τὸ μὲν ἀκάρδιον ἐν ἴσῳ τῷ δειλὸν καὶ ἄτολμον καὶ ἄναν-
δρον ὀνομάζων, καρδίαν δὲ λαβεῖν ἐγκελευόμενος, ἐπειδὰν
εἰς ἀνδρείαν πρᾶξιν ἐπεγείρῃ τὸν πέλας, ἐπεγγελῶν δὲ τοῖς
ἀνόητον εἰποῦσιν, ἀνεγκεφάλους καὶ ἀσυνέτους ὀνομάζων
αὐτοὺς, ἑτέρους δ᾽ ἀγχίνους καὶ ἔννους φάσκων, οὓς ἂν
ὡς συνετοὺς ἐπαινῇ, ἀσπλάγχνους δὲ ἀποκαλῶν τοὺς μὴ
ἐλεοῦντας μηδένα, μήτε φιλοῦντας, μήθ᾽ ὅλως φροντίζον-
τας ἢ ἐπαινούντων ἢ ψεγόντων, ἢ ἀδικούντων ἢ ὠφε-
λούντων, ἀλλ᾽ ὥσπερ λίθους ἀναισθήτους ὑπάρχοντας; οὓς
γὰρ ἂν εἰς ἀναισθησίαν παντελῆ σκῶψαι βουληθῶσιν,
ἀσπλάγχνους ὀνομάζουσιν, ὥσπερ τοὺς ἀνάνδρους μὲν ἀκαρδίους,
ἀνεγκεφάλους δὲ τοὺς ἄφρονας. ἐπεὶ δ᾽ ἐστὶν καὶ τρίτον τι

citare, et quae dicant mulieres, fcribere, neque iis ipfis
(quos citat) teftibus quod cupit affequi? Etenim poëtae
contra ipfum univerfi pronunciant, plura etiam idiotae.
Quis igitur poëta non fcripfit, multa animalia vehemen-
tius homine et concupifcere, et irafci? Quis vero idiota
non fic utitur nominibus, ut Platonis dogma exigit, ex-
cordem aeque ut timidum et meticulofum et non virum
appellans, cor autem capere adhortans, quum ad viri-
lem actionem proximum incitat? quum eos irridet,
qui fatuum quid dixerunt, excerebratos et imprudentes
nuncupans, alios callidos et mentis compotes, quofcun-
que ceu prudentes commendet, evifceratos autem, qui
nullius mifereantur, neque ament, neque omnino curent
vel laudem, vel vituperium, vel injuriam, vel commodum,
fed veluti lapides fenfuum expertes fint; quos enim ut
nullo prorfus fenfu praeditos mordere voluerint, evifce-
ratos dicunt, quemadmodum non viros excordes, exce-
rebratos autem dementes. At quia tertium quoque vifcus,

ΙΠΠΟΚΡ. ΚΑΙ ΠΛΑΤΩΝ. ΔΟΓΜ. Γ.   317

Ed. Chart. V. [120.]   Ed. Baf. I. (268.)

σπλάγχνον, τὸ ἧπαρ, ἐν ᾧ τὸ ἐπιθυμητικὸν ἵδρυται τῆς ψυ-
χῆς, καὶ χρὴ καὶ τούτῳ συμμετρίαν τινὰ τῶν οἰκείων ὑπάρ-
χειν κινήσεων, εἰ μέλλοι τελέως κεκοσμῆσθαι τὴν ψυχὴν ὁ
ἄνθρωπος, εἴη ἂν καὶ ὁ κατὰ τοῦτ᾽ ἀναίσθητος, ὡς ἐπὶ
τοῖς ἄλλοις τοῖς δύο, καὶ μοχθηρῶς διακείμενος ἄσπλαγχνος
ὀρθῶς ὀνομαζόμενος. ὁ δ᾽ ἐναντίος αὐτῷ μεγαλόσπλαγχνος
λέγεται, καθάπερ ὁ Εὐριπίδης εἰσάγει τὴν Μήδειαν ὄντως
μεγαλόσπλαγχνον, ἁπάσας τὰς τῶν τριῶν σπλάγχνων δυνά-
μεις τε καὶ κινήσεις ἰσχυρὰς ἐχουσαν. ἐπιθυμητικωτάτην
μὲν γὰρ προτίθεται τὴν γυναῖκα, καὶ θυμικωτάτην ἅμα
καὶ λογίσασθαι δεινήν. ἱκανὰ δὲ γνωρίσματα τοῦ μὲν ἐπι-
θυμητικοῦ τῆς ψυχῆς, εἰς ὅσον ἀμέτρου κινήσεως ἀφῖκται,
τὰ περὶ τὸν ἔρωτα τοῦ Ἰάσονος, ὑφ᾽ οὗ νικηθεῖσα πρού-
δωκεν ἅμα καὶ κατέλιπε τοὺς οἰκείους, ἐπηκολούθησε δὲ
καὶ τελέως ἐπίστευσεν ἑαυτὴν ἀνθρώπῳ ξένῳ· τοῦ δὲ θυμι-
κοῦ τῆς σφοδρότητος, οἷά περ τοὺς παῖδας ἐμήνισεν, οὐ
σμικρὰ γνωρίσματα· τοῦ δὲ λογιστικοῦ τῆς συνέσεως, (ὑπο-
τίθεται γὰρ κἀν τούτοις αὐτὴν ὁ Εὐριπίδης οὐ τὴν τυχοῦσαν,)

jecur, exiſtit, in quo concupiſcens animae facultas con-
ſiſtat, huic etiam commoderationem quandam propriorum
motuum ineſſe oportet, ſi homo in totum ornari anima
debet. Jam etiam in hoc infenſilis, ut in aliis duobus,
ſimul prave affectus eviſceratus recte vocatur, quemad-
modum, qui e diverſo habet, viſceratus (megaloſplanch-
nus); quomodo Euripides Medeam introduxit, magnis re-
vera viſceribus donatam, quae validas trium viſcerum
facultates motuſque haberet; etenim maxime concupiſcen-
tem mulierem proponit, maximeque iracundam ſimul et
ratiocinando vehementem. Abunde autem ſunt concu-
piſcentis animae, quatenus a moderato motu abſceſſit,
indicia in Iaſonis amore, a quo victa prodidit ſimul et
reliquit domeſticos, ſecuta autem eſt et omnino ſe ho-
mini peregrino concredidit. Iraſcibilis autem animae
vehementiae, quia filios occidit, non mediocria ſunt ar-
gumenta. At rationalis intelligentiae (fingit enim in his
quoque ipſam Euripides non vulgarem) indicia magna,

Ed. Chart. V. [120. 121.]   Ed. Baf. I. (268. 269.)

οὐ σμικρὰ σημεῖα τὰ πρὸς τὸ τιμωρήσασθαι τοὺς ἐχθροὺς
ἐπινοηθέντα, καὶ ὅσα πρὸς ἑαυτὴν διεξέρχεται, καὶ στέλ-
λουσα καὶ πείθουσα τὸν θυμὸν ἀποχωρεῖν ἔργων ἀνοσίων.
ὥστ᾽ εὐλόγως ἐπ᾽ αὐτῆς ὁ Εὐριπίδης εἶπε·

[121]   Τί ποτ᾽ ἐργάσεται
        Μεγαλόσπλαγχνος, δυσκατάπαυστος
        Ψυχὴ δηχθεῖσα κακοῖσι;

αὕτη μὲν οὖν μεγαλόσπλαγχνος, ἄσπλαγχνος δὲ καὶ μικρό-
σπλαγχνος, ᾧ φαῦλα, καὶ μικρὰ, καὶ βραδυκίνητα, καὶ δυσ-
κίνητα τὰ τρία τῆς ψυχῆς μόρια. μεταξὺ δέ μοι τῶν λόγων
ὧν διεξέρχομαι τὸ παραστὰν οὐκ ὀκνήσω φράσαι· λέλεκται
δὲ ὑπὸ τῶν παλαιῶν φιλοσόφων, ὡς οὐκ ἐνδέχεταί τινα
διαλεγόμενον ἀδολέσχοις ἀνθρώποις ἀποσχέσθαι τελέως
ἀπά(269)σης ἀδολεσχίας. ἐγὼγ᾽ οὖν ἠναγκάσθην ὑπὸ τοῦ
Χρυσίππου προσχυθεὶς ἀδολεσχίας ἐξηγεῖσθαι τάς τε τῶν
ἰδιωτῶν καὶ τὰς Εὐριπίδου φωνὰς, ὃ μήποτ᾽ ἂν ἑκὼν ἐτόλ-
μησα πρᾶξαι περὶ τηλικούτου δόγματος ἀποδείξεις γράφων.
οὐχ ὅπως γὰρ Εὐριπίδης, ἢ Τυρταῖος, ἤ τις ἄλλος ποιη-

quae puniendis hoftibus excogitata apparent, item quae
apud fe ipfam perfequitur, et fubmittens perfuadenfque
animo iracundo, ut ab impiis operibus recederet. Quare
Euripides merito de ipfa dixit:

> Quidnam faciet anima
> Vifcofa atque irrequieta,
> Oeftro irritata malorum?

Haec itaque magnis donata vifceribus. Evifceratus et pa-
rum vifceratus dicitur, cui tres animae partes pravae,
exiguae, motu et tardae et difficiles infunt. Interea
vero orationum, quas pertracto, id quod mihi fe offert non
dubitabo efferre; dictum eft autem a veteribus philofophis,
fieri non poffe, ut aliquis, qui cum hominibus garrulis
differit, ab omni prorfus loquacitate abftineat. Ego igi-
tur coactus fum a Chryfippi garrulitate adductus et idio-
tarum et Euripidis voces interpretari; quod nunquam libens
aufus effem facere tanti dogmatis demonftrationes per-
fcribens. Non folum enim Euripides aut Tyrtaeus, aut

τῆς, ἢ καὶ παντάπασιν ἰδιώτης ἱκανὸς πιστεύεσθαι περὶ
δόγματος ἁπάσης ἀποδείξεως χωρὶς, ἀλλ᾽ οὐδ᾽ αὐτὸς ἁπάν-
των ἰατρῶν ὁμολογουμένως ἄριστος Ἱπποκράτης, ὥσπερ οὐδὲ
ὁ πρῶτος ἁπάντων φιλοσόφων Πλάτων. οὐδὲ γὰρ ἂν ῥα-
γεῖεν ὑπὸ φθόνου σύμπαντες οἱ μετ᾽ αὐτὸν, οὐδ᾽ ἂν ὑπὸ
φιλονεικίας ἀναίσχυντα σοφίζωνται, καθάπερ οἱ περὶ τὸν
Χρύσιππον, ἢ τὴν δόξαν ὑπερβάλλεσθαί ποτε δυνήσονται
τοῦ Πλάτωνος, ἢ τὸν τῶν ἀποδείξεων μιμήσασθαι κόσμον.
ἀλλ᾽ ὅμως οὐδὲ τούτοις τοῖς ἀνδράσι τοσοῦτον ὑπὲρ τοὺς
ἄλλους ἐπιστήμῃ τὴν ψυχὴν κεκοσμημένοις οὐδεὶς νοῦν ἔχων
ἁπλῶς εἰπούσιν ἀξιοῖ πιστεύειν, ἀλλ᾽ ἀναμένει τὴν ἀπόδειξιν.
ὁ δέ γε Χρύσιππος ὧν μὲν οὗτοι λέγουσιν ἀποδείξεων
ὑπὲρ τοῦ προκειμένου δόγματος οὔτε ἐμνημόνευσεν οὐδεμιᾶς,
οὔτ᾽ ἐξελέγχειν ἐπεχείρησεν, οὐκ αἰδεῖται δὲ Τυρταῖόν τε
καὶ Στησίχορον ἐπικαλούμενος μάρτυρας, οὓς εἰ καὶ ζῶντας
ἤρετό τις περὶ τούτων τῶν δογμάτων ἐπιστήμης ἀμφισβη-
τοῦσιν, ἐξωμολογήσαντο ἂν εὖ οἶδ᾽ ὅτι μηδὲν ἐπαΐειν αὐτῶν,

alius quidam poëta, aut certe etiam idiota fidem de pla-
cito facere citra omnem demonftrationem abunde poteft,
fed ne ipfe quidem Hippocrates, omnium medicorum
confenfu praeftantiffimus, quemadmodum neque Plato,
omnium philofophorum princeps. Haud enim fi vel om-
nes ipfius pofteri invidia rumpantur, neque fi conten-
tionis ftudio impudentia commententur, quemadmodum
Chryfippi fectatores, aut opinionem Platonis fuperare un-
quam poterunt, aut ornatum demonftrationis imitari.
Attamen neque his viris adeo fuper alios fcientiis ani-
mam ornatis nemo mentis compos fimpliciter loquenti-
bus dignatur fidem accommodare, fed demonftrationem ex-
pectat. Chryfippus autem, quas quidem hi dicunt de-
monftrationes de dogmate propofito, earum ne unius quidem
aut meminit, aut reprehendere aggreffus eft. Interim
non veretur Tyrtaeum et Stefichorum teftes citare, quos
fi etiam vivos aliquis interrogaret, an de horum fcientia
dogmatum ambigerent, faterentur nimirum una voce,
nihil fe ipforum fenfiffe; ipfi autem potius, arbitror, a

320 ΓΑΛΗΝΟΥ ΠΕΡΙ

Ed. Chart. V. [121.]   Ed. Baf. I. (269.)

αὐτοὶ δὲ μᾶλλον ἂν, οἶμαι, παρὰ Χρυσίππου τι μαθεῖν, ἢ
παρ᾽ αὐτῶν ἀποδεικνύειν ἠξίωσαν. εἶτα δηλαδὴ Χρύσιππος
ἂν ἐπὶ τοὺς ἰδιώτας ἦγεν αὐτοὺς, ὁ σοφὸς ἐπὶ τοὺς ἀμαθεῖς,
ὁ σώφρων ἐπὶ τοὺς μαινομένους, ὁ λόγων ἀκολουθίαν εἰδὼς
ἐπὶ τοὺς διαφερομένους πρὸς ἀλλήλους τε καὶ ἑαυτοὺς
κατὰ πάντα καιρὸν ἐν λόγοις τε ἅμα καὶ πράξεσιν. ἀλλ᾽
εἰ καὶ μαίνονται τὰ πάντα καὶ διαφέρονται πρὸς ἀλλήλους
τε καὶ ἑαυτοὺς ἅπαντες οἱ ἰδιῶται, τοῦτο γοῦν, οἶμαι,
σῶφρον ἔχουσι, τὸ μὴ καλεῖν ἐφ᾽ ἃ λέγουσι τοὺς καταμαρ-
τυρήσοντας ἑαυτῶν. ἡ δὲ Χρυσίππου σοφία καὶ τῆς τῶν
ἰδιωτῶν ἀμαθίας ἐπέκεινα προελήλυθεν· ἐπικαλεῖται γὰρ
μάρτυρας, ὑφ᾽ ὧν κατακρίνεται. τούτου χάριν ἠναγκάσθην
κἀγὼ νῦν ἀδολεσχεῖν, ἵν᾽ ἐπιδείξω τὸν Χρύσιππον ἐν ἅπασι
μέγιστα σφαλλόμενον. οὔτε γὰρ ἐμνημόνευσεν οὐδεμιᾶς τῶν
ὑπὸ Πλάτωνός τε καὶ Ἱπποκράτους εἰρημένων ἀποδείξεων,
οὔτε ἀντεῖπεν, οὔτ᾽ αὐτός τινα εἶπεν ἑτέραν ἀπόδειξιν, οὔτε
οἶδεν, οὓς χρὴ καλεῖν μάρτυρας. ἐπεδείξαμεν οὖν ἤδη καὶ
διὰ τοῦ πρώτου βιβλίου περὶ τῆς πρὸς ἑαυτὸν ἐναντιολογίας

Chryſippo nonnihil diſcere, quam ex ipſis demonſtrare
maluerint; deinde Chryſippus ſcilicet ad idiotas ipſos
duceret, ſapiens ad ineruditos, prudens ad inſanientes,
orationum conſequentiae peritus ad eos, qui inter ſe et
apud ſeipſos omni tempore verbis ſimul et operibus diſ-
crepant. Verum licet inſaniant in omnibus et invicem
apudque ſeipſos omnes idiotae diſcrepent, hoc ſaltem, pu-
to, prudentiae habent, ne ad ea, quae dicunt, in teſtimo-
num adducant, qui contra ipſos pronuncient ſententiam.
At Chryſippi ſapientia idiotarum inſcitiam longe ſupe-
rat; citat enim teſtes, a quibus damnatur. Hujus gratia
coactus ſum ego quoque impraeſentiarum eſſe loquacior,
ut oſtendam, Chryſippum in omnibus graviſſime errare.
Neque enim ullius demonſtrationis a Platone et Hip-
pocrate conſcriptae meminit, neque contradixit, neque
ipſe aliam quampiam demonſtrationem protulit, neque
novit, quos oporteat teſtes vocare. Jam oſtendimus etiam
priori libro, quomodo Chryſippus ipſe ſibi adverſetur.

τοῦ Χρυσίππου· πρόδηλος δὲ καὶ νῦν ἔστιν ἡ ἀναισθησία
τἀνδρός, ἃ χρῆν ἀποκρύπτειν ἐναργῶς καταβάλλοντα τὸν
λόγον αὐτοῦ, ταῦτ᾽ οὐ μόνον ἀποκρύπτοντος, ἀλλὰ καὶ
μαρτυρεῖν ὑπολαμβάνοντος.

Κεφ. ε΄. [122] Ἀποχωρήσαντες οὖν ἤδη τῶν τοιούτων,
ἴδωμεν ἑξῆς ἅπαντας οὓς ἐρωτᾷ λόγους, ἐπὶ τὴν ἀρχὴν
αὖθις ἀνελθόντες ἅπαντος τοῦ λόγου, πρὸς τὸ μηδὲν παρελ-
θεῖν. παραθήσομαι δὲ τὴν ῥῆσιν ἅπασαν, εἰ καὶ μακροτέ-
ρα πώς ἐστιν, ἔχουσαν ὧδε. τῆς μὲν οὖν ὀργῆς γιγνομένης
ἐνταῦθα, εὔλογον καὶ τὰς λοιπὰς ἐπιθυμίας ἐνταῦθ᾽ εἶναι,
καὶ ἤδη τὰ λοιπὰ πάθη, καὶ τοὺς διαλογισμοὺς, καὶ ὅσα
τούτοις ἐστὶ παραπλήσια. σαινόμενοι δὲ φήμῃ οἱ πολλοὶ
τούτων, πολλὰ κατὰ τὴν ἀλήθειαν ἐπιλέγουσι τοιαῦτα ἐχό-
μενοι τῆς ῥηθείσης φορᾶς. πρῶτον μὲν γὰρ, ἵνα πάντες
ἐντεῦθεν ἄρξωμαι, κατὰ τοῦτό φασιν ἀναβαίνειν τινὲς τὸν
θυμὸν, καὶ καταπίνειν τὴν χολήν τινας ἀξιοῦσι λέγοντές τε
καταπίνεσθαί τινα αὐτοῖς σπαράγματα, καὶ μὴ καταπίνε-
σθαι κατὰ τὴν τοιαύτην φορὰν λέγομεν. οὕτω δὲ λέγεσθαι,

Conſtat in praeſentia quoque viri ſtupiditas, qui non modo
non celat, quae conveniebat celare, utpote evidenter ſer-
monem ſuum ſubvertentia, ſed etiam haec ſibi atteſtari cenſet.

Cap. V. Itaque jam a talibus digreſſi videamus
deinceps orationes quas proponit univerſas, toto ſermone
ad caput iterum reducto, ne aliquid omittatur. Appo-
nam autem totam ſeriem, etiamſi longior ſit; habet ea
in hunc modum. *Quum itaque ira indidem oriatur,
ratio eſt etiam reliquas cupiditates indidem haberi, re-
liquoſque jam affectus, et ratiocinationes, item quae his
ſunt conſimilia. Moti autem fama plerique horum multa
ejuſmodi vere dicta addunt, praedictam inclinationem
ſecuti. Primum etenim omnes, ut inde incipiam, hac
ratione dicunt nonnullis animum ſeu iracundiam con-
ſcendere et deſcendere, nonnullis bilem; dicentes quoſ-
dam ab ipſis caedes devorari, et non devorari ex hujuſ-
modi impetu dicimus; ſic autem dicitur et nihil ipſis*

Ed. Chart. V. [122.]   Ed. Baſ. I. (269.)

καὶ μηδὲν αὐτοῖς τούτων καταβαίνειν, καὶ ὅτι καταπιὼν τὸ
ῥηθὲν, ἀπῆλθεν ὅ τε Ζήνων πρὸς τοὺς ἐπιλαμβανομένους,
ὅτι πάντα τὰ ζητούμενα εἰς τὸ στόμα φέρειν ἔφησεν, ἀλλ᾽
οὐ πάντα καταπίνεται, οὔτε τῆς καταπόσεως ἄλλως ἂν
οἰκειότερον λεγομένης, οὔτε τῆς καταβάσεως τῶν ῥηθέντων,
εἰ μὴ περὶ τὸν θώρακα τὸ ἡγεμονικὸν ἡμῶν ἦν, εἰς ὃ
ταῦτα πάντα φέρεται. ἐν γοῦν τῇ κεφαλῇ ὄντος αὐτοῦ
γελοίως ῥηθήσεται καὶ ἀλλοτρίως καταβαίνειν. ἀναβαίνειν
δ᾽ ἂν οἶμαι οἰκειότερον αὐτῶν λεγομένων, καὶ οὐ καταβαί-
νειν τὸν προειρημένον τρόπον τῆς κατὰ τὴν ἀκοὴν αἰσθή-
σεως καταφερομένης περὶ τὴν διάνοιαν, ἐὰν ᾖ περὶ τὸν
θώρακα, οἰκείως κατάβασις ῥηθήσεται· ἐὰν δὲ περὶ τὴν
κεφαλὴν, ἀλλοτριώτερον. ἐν τούτοις πάλιν ὁ Χρύσιππος
οὐκ αἰσθάνεται τοὺς ἰδιώτας ἐφ᾽ ἑαυτὸν καλῶν· τὸ γὰρ
ἀναβαίνειν τὸν θυμὸν, ἢ καταβαίνειν τὴν χολὴν, ὅσα τ᾽
ἄλλα τοιαῦτα λέγεται, μαρτυρεῖ τοῖς τὸν θυμόν τε καὶ
ὅλως τὰ πάθη κάτω που τετάχθαι νομίζουσιν, ὥσπερ ἐν τῇ
κεφαλῇ τὸν λογισμόν. τηνικαῦτα γὰρ οἶδα καὶ τὸ μὴ

horum deſcendere, et quod qui deglutiviſſet praedictum,
diſceſſit, et Zeno ad eos qui imparatum et incautum
aggreſſi erant, omnia, quae quaeruntur, in os ferre dixit,
ſed non omnia deglutire, quum neque deglutitio aliter
proprie magis appelletur, neque praedictorum deſcenſus,
niſi in thorace animae princeps facultas eſſet, quo om-
nia haec ferantur. Si itaque in capite habeatur, ridi-
cule dicetur et improprie deſcendere, aſcendere autem
mea ſententia proprie magis ipſa dicerentur, et non de-
ſcendere, ſecundum praedictum modum ſenſu audiendi
ad intellectum delato; ſi in thorace exiſtat, proprie deſcen-
ſus dicetur, ſi autem in capite, magis improprie. In
his rurſus Chryſippus imprudens idiotas contra ſe vocat;
nam aſcendere iracundiam, aut deſcendere, bilem, quae-
que alia ejuſmodi dicuntur, iis atteſtantur, quia ira-
cundiam ſummatimque affectus infra ſitos eſſe exiſti-
mant, quemadmodum in capite rationem; tunc enim

καταβαίνειν ἑαυτοῖς τὰ εἰρημένα λέγοντας τοὺς πολλοὺς, οὐκ
ἐπειδὰν μὴ παρακολουθῶσι, μηδὲ μανθάνωσι τῶν λεγομέ-
νων, ἐπειδὰν λέγηται μέν τινα ὡς ὀργὴν, ἢ λύπην, ἢ θυμὸν,
ἤ τι τοιοῦτον πάθος ἐγκαλεσόμενα, μὴ φροντίζῃ δὲ αὐτῶν
ὁ ἀκούων, μηδὲ κινῆται κατὰ πάθος. αὕτη μὲν οὖν ἡ
ἀδολεσχία τοῦτο τὸ πέρας ἐχέτω. μετὰ ταῦτα δ᾽ ὁ Χρύ-
σιππος τοιᾶσδ᾽ ἑτέρας μέμνηται. αἱ δὲ γυναῖκες καὶ μᾶλ-
λόν τι τούτων ἐμφαίνουσιν· εἰ γὰρ μὴ καταβαίνει αὐταῖς
τὰ λεγόμενα, πολλάκις τὸν δάκτυλον κατάγουσι ἕως τοῦ
κατὰ τὴν καρδίαν τόπου, οὐ φάσκουσαι καταβαίνειν ὧδε τὰ
εἰρημένα. τοῦτο τὸ ἐπιχείρημα τοῖς ἔμπροσθεν ὁμογενές
ἐστιν, δύο ἕτερα προσειληφὸς ἐπιχειρήματα πάνσοφα, τό τε
γυναῖκας εἶναι τὰς λεγούσας αὐτὰ, καὶ μὴ, ὥσπερ τὰ πρό-
σθεν, τοὺς ἄνδρας, τό τε καὶ τῇ δείξει δηλοῦν ὥσπερ ὀρχου-
μένας, ἅπερ ὁ λόγος ἐπὶ τῶν ἀνδρῶν ἐδήλου. ἀλλά τοι
κἀνταῦθα, γενναιότατε Χρύσιππε, κατὰ σαυτοῦ καλεῖς τὰς
γυναῖκας μάρτυρας. οὐδὲ γὰρ αὗται λέγουσιν οὕτως, οὐδ᾽

novi plerofque non defcendere fibi commemorata affir-
mantes, non quum nequeunt affequi, neque intelligunt,
quae dicantur, fed quando dicuntur nonnulla, ceu iram,
aut moerorem, aut iracundiam, aut ejufmodi aliquem
affectum provocatura, ic autem, qui audit, nullam de ip-
fis habet curam, neque affectu movetur. Haec igitur
loquacitas hunc finem habeat. Poftea Chryfippus aliar-
rum ejufmodi meminit. *Mulieres etiam magis aliquid
horum repraefentant. Si enim ea, de quibus eft fermo,
non ipfis defcendunt, faepe digitum adufque cordi vici-
num locum deducunt inducentes eo non defcendere jam
commemorata.* Hoc argumentum prioribus confimile eft,
duobus aliis admodum fapientibus argumentis affumptis;
nempe mulieres effe, quae haec dicunt, et non, quemad-
modum antea, viros; item indicando fignificare ceu tri-
pudiantes, quae oratio in viris indicabat. Atqui hic
etiam, generofiffime Chryfippe, contra teipfum mulieres
in teftimonia adducis. Neque enim hae in eum modum

ὀρχοῦνται ταῖς χερσὶν, ὡς εἴρηκας, ἐπειδὰν ἀρνῶνται συνιέναι
τῶν λεγομένων, ἀλλ᾽ ὅταν ὑπὸ λοιδορίας, ἢ ἀπειλῆς, ἤ τινος
τοιούτου μήτε ὀργίζεσθαι φάσκωσι, μήτε θυμοῦσθαι, μήθ᾽
ὅλως ἀγανακτεῖν· ὅπερ οὐδ᾽ αὐτὸν, οἶμαι, λανθάνει τὸν Χρύ-
σιππον. ἀντιφθεγγόμενος γοῦν κἀνταῦθα ἑαυτῷ μετ᾽ ὀλίγον
ὡδί πως γράφει. ἀφ᾽ ἧς τε φορᾶς λέγομεν μὴ καταβαίνειν
τὰ λεγόμενα, εἴτε ἀπειλὰς, εἴτε λοιδορίας, ὥστε καθικέσθαι
καὶ ἅπτεσθαι αὐτῶν, [123] καὶ οὕτως κινεῖσθαι τὴν διά-
νοιαν ἀπὸ τῆς φορᾶς ταύτης, καὶ βαθείας τινάς φαμεν
εἶναι, τὸ διὰ μηδὲν τῶν τοιούτων ἐφικέσθαι καταβῆναι
αὐτῶν. ὅτι μὲν οὖν ἐπὶ τῶν ἀπειλούντων ἢ λοιδορούν-
των λέγεται τὸ μὴ καταβαίνειν εἰς τὸ στῆθος τὰ εἰρη-
μένα, καὶ αὐτὸς ὁ Χρύσιππος μαρτυρεῖ. προσέῤῥιψε δὲ
τῷ λόγῳ τὸ τῆς διανοίας ὄνομα, δέον εἰπεῖν θυμοῦ. τὸ μὲν
γὰρ λογίζεσθαί τε καὶ νοεῖν τὰ λεγόμενα, καὶ τὸ μαχόμενον
ἢ ἀκόλουθον ἐπίστασθαι τῆς λογιστικῆς δυνάμεως ἔργον·
τὸ δὲ ἐπὶ λοιδορίαις ἢ ἀπειλαῖς μήτ᾽ ὀργισθῆναι μήτε

dicunt, neque manibus articulant (ut dixifti), quum ne-
gant fo dicta intelligere, verum quando ob convicia, aut
minas, aut hujufmodi quippiam neque irafci dicunt, ne-
que excandefcere, neque omnino indignari, quod neque
ipfum, puto, latet Chryfippum. Itaque et hic fecum dif-
cordans paulo poft fcribit: *A quo impetu dicimus non
defcendere, quae dicuntur, five minas, five convicia, ut
deorfum veniant, attingantque ipfas, atque fic mentem
commoveri hoc delationis impetu, item profundas quaf-
dam effe pronunciamus, eo quod nihil hujufmodi poffit
in ipfis defcendere.* Quod igitur minitantibus aut convi-
ciantibus dicitur non defcendere in pectus ea, quae dicta
funt, etiam ipfe·Chryfippus teftatur; adjecit autem ora-
tioni mentis vocabulum, quum oporteret dicere iracun-
diae. Etenim ratiocinari, et quae dicuntur confiderare,
item pugnantiam aut confequentiam rerum noviffe, ratio-
nalis facultatis opus eft; ob convicia autem aut minas
neque irafci neque excandefcere irafcibilis proprium

θυμωθῆναι τῆς θυμοειδοῦς ἴδιον. ἀλλά ταῦτα μὲν ἐν τοῖς
ἐφεξῆς ὁ Χρύσιππος λέγει. μεταξὺ δὲ ταύτης τῆς τε νῦν
γεγραμμένης ῥήσεως καὶ ἧς ὀλίγον ἔμπροσθεν ἔγραψα περὶ
τῶν γυναικῶν, ἑτέρα ῥῆσίς ἐστιν, ἣν ἤδη παραγράψω, πρὸς
τὸ μηδὲν ὅλως ὑπερβαίνειν δοκεῖν· ἔχει δὲ ὧδε. τούτοις δ᾽
ἀκολούθως ἀνεμεῖν τέ τινάς φαμεν τὰ φανέντα αὐτοῖς, καὶ
ἔτι τὸν βαθὺν λέγομεν πολλῶν τοιούτων συμφώνοις τοῖς εἰ-
ρημένοις, καταπιόντες (270) γὰρ ὅμοιον εἰπεῖν, ὅτι ἡμέρα
ἐστί, καὶ ἐναποθέμενοι τοῦτο εἰς τὴν διάνοιαν, καὶ πάλιν
ἐκεῖνο λέγοντες, ὅτι οὐκ ἔστιν ἡμέρα, μενόντων τῶν πραγμά-
των, οὐκ ἀλλοτρίως οὐδ᾽ ἀνοικείως ἀνεμεῖν λέγονται. τοῦτο
τὸ ἀνεμεῖν ἐγὼ μὲν οὐδὲ ἤκουσά τινος λέγοντος, ἀλλὰ μᾶλ-
λον ἀποπτύσαι, καὶ ἐκπτύσαι, καὶ ἐκβαλεῖν, καὶ ἀπορῥῖψαι,
καὶ ἀποθέσθαι λέγουσιν, ἐπειδὰν λέγωσί τινα δοξῶν ἀπο-
στῆναι μοχθηρῶν. εἰ δ᾽ ἄρα καὶ τὸ ἐξεμέσαι λέγοιτο
πρός τινων, εἴη ἂν ταὐτὸν τῷ ἀποπτύσαι, καὶ ἀπορ-
ῥῖψαι, καὶ τοῖς ἄλλοις τοῖς ἐκ μεταφορᾶς λεγομένοις
ὁμοίως ἔχον. ὅτι δ᾽ οὐ μόνον ἀνδρὶ φιλοσοφοῦντι τῶν

exiſtit; verum haec quidem in ſequentibus Chryſippus tra-
dit. Sed inter haec quae modo expoſita ſunt verba, et
quae paulo ante de mulieribus ſcripſi, alia habentur, quae
nunc apponam, ne quicquam prorſus praetergredi videar.
Habet autem hunc in modum: *Poſt haec revomere non-*
nullos dicimus ea, quae ipſis apparuerunt. *Praeterea*
profunditatem dicimus multorum ejuſmodi commemoratis
ſimiliter; nam ubi devoraverint hujuſmodi dictum, dies
eſt, et repoſuerint hoc in animum, rurſuſque illud dicen-
tes, dies non eſt, rebus manentibus non abſurde neque
improprie revomere dicuntur. Ego ſane hoc revomere
nullum audivi dicentem, ſed magis expuere, emittere,
abjicere, et deponere dicunt, quum ſiguificent, aliquem a
pravis recedere opinionibus. Quod ſi vero etiam evome-
re a quibuſdam dicatur, idem nimirum erit, quod expue-
re, abjicere, et aliis ſimile, quae ex tralatione ſumuntur.
At quod nullum hujuſmodi argumentum non ſolum viro

326 *ΓΑΛΗΝΟΥ ΠΕΡΙ*

Ed. Chart. V. [123.]   Ed. Baf. I. (270.)

τοιούτων ἐπιχειρημάτων οὐδέν ἐστι μεταχειριστέον, ἀλλ᾿ οὐδὲ
ῥητορικῷ, δέδεικται μὲν ἤδη μοι καὶ διὰ τῶν ἔμπροσθεν,
οὐ μὴν ἀλλὰ καὶ νῦν ἔνεστιν ἐνδείξασθαι διὰ βραχέων,
ἀναμνήσαντα τῶν ῥητορικῶν τεχνῶν, ἃς ἐκεῖνοι γράφουσι, δι-
δάσκοντες ἡμᾶς τόπους ἐπιχειρημάτων εἰς ἑκάστην ὑπόθε-
σιν. οὐδενὸς γὰρ τοιούτων μνημονεύουσιν, οἵων ὁ Χρύ-
σιππος ἐνέπλησε τὰ ἑαυτοῦ συγγράμματα. ἀλλὰ γὰρ εἴπερ
πᾶσαν ῥῆσιν ἀκριβολογεῖσθαι βουληθείην, ὡς μηδὲν τῶν
ἁμαρτημάτων ἀνέλεγκτον παραλιπεῖν, εἰς ἄπειρον ἄν τι μῆ-
κος ἐκταθείη τὸ βιβλίον. ἀφέμενος οὖν ἤδη τῶν προγε-
γραμμένων, ἐπὶ τὰ ἐφεξῆς τρέψομαι, δι᾿ ὧν ὁ Χρύσιππος
ἄρχεται παρατίθεσθαι τὰς τῶν ποιητῶν μαρτυρίας, με-
ταξὺ παρεντιθεὶς αὐτῶν ὀλίγους λόγους ἑαυτοῦ, πολλάκις
μὲν ὥσπερ ἐξήγησιν ὧν ἡ ῥῆσις βούλεται, πολλάκις δ᾿
ὥσπερ ἐπιτομήν τινα καὶ οἷον καθόλου τι κεφάλαιον.
ἀρξάμενος οὖν ἀπό τινος Ἐμπεδοκλείου ῥήσεως ἐξηγεῖταί τε
αὐτὴν καί τινων κατὰ τὴν ἐξήγησιν ἀξιολογωτέρων ἄρχεται

philofophiae ftudiofo, fed ne rhetorico quidem tractan-
dum fit, oftenfum etiam eft a me antea; quin etiam im-
praefentiarum paucis liceat indicare, revocatis in memo-
riam rhetoricis artibus, quas illi tradunt, docentes nos,
ex quibus locis ad unumquodque propofitum argumenta
defumantur. Nullius fiquidem ejufmodi meminerunt, qua-
libus Chryfippus commentarios fuos replevit. At enim
fi omnem dictionum feriem accurate perfequi vellem, ut
nihil ex vitiis relinquatur indifcuffum indictumque, li-
ber in infinitum extenderetur. Quare jam iis, quae prae-
diximus, omiffis, ad fubfequentia divertemur, per quae
Chryfippus poëtarum teftimonia apponere incipit, pauca
interim verba fua interponens, faepe ceu interpretatio-
nem eorum, quae feries vocum innuit, faepe ceu com-
pendium aliquod et veluti fummam quandam univerfa-
lem. Aufpicatus itaque ab aliqua Empedoclis fententia,
tum exponit ipfam, tum quofdam inter exponendum me-
moratu digniores fermones incipit, inter quos eft et ille,

Ed. Chart. V. [123. 124.]   Ed. Baf. I. (270.)

λόγων, ἐν οἷς ἐστι καὶ ὁ περὶ τῆς φωνῆς, οὗ κατὰ τὸ
δεύτερον ἐμνημόνευσα τῶνδε τῶν ὑπομνημάτων, ἐν ᾧ βι-
βλίῳ πάντας ἔδοξέ μοι κάλλιον εἶναι παραθέσθαι τοὺς λό-
γους, οἳ τὸ πιθανὸν ἔχουσι, καὶ οὐχὶ ἀπόβλητοι τελέως
εἰσὶν, οὐδὲ γυναῖκας, οὐδὲ ἰδιώτας, οὐδὲ ἐτυμολογίας, ἢ
φορὰς χειρῶν, ἢ ἐπινεύσεις, ἢ ἀνανεύσεις κεφαλῆς, ἢ ποιη-
τὰς ἐπικαλοῦνται μάρτυρας· ἐφ᾽ ὧν καὶ μόνων ἐγνώκειν κα-
ταμεῖναι, μὴ προσθεὶς αὐτοῖς ταυτὶ τὰ νῦν μοί γραφόμενα.
δόξαν δὲ τοῖς ἑταίροις ἄμεινον εἶναι, μηδ᾽ ὅσα παντάπα-
σιν ἠδολέσχηται τῷ Χρυσίππῳ, μηδὲ ταῦθ᾽ ὑπερβῆναι παν-
τελῶς, ἀλλ᾽ ἐπισημήνασθαί τε τὴν ἀτοπίαν αὐτῶν, ἐπι-
δεῖξαί τε πρὸς τὸ μηδὲν πλέον ἀνύειν αὐτὰ κατὰ τῶν Στωϊ-
κῶν δογμάτων παρειλημμένα, διὰ τοῦτο προσέθηκα πάντα
ταῦτα κατὰ τόδε τὸ βιβλίον. περὶ μὲν δὴ τῆς φωνῆς
οὐδὲν ἔτι δέομαι λέγειν ἐν τῷδε, σύμπαντα τὸν τόπον
ἱκανῶς ἐξειργασμένος ἐν τῷ πρὸ τούτου βιβλίῳ. [124] ὅσα
δὲ ἐφεξῆς ἔτι τοῦ περὶ ταύτης λόγου κατὰ τὸ τοῦ Χρυ-
σίππου βιβλίον εἰρημένα, τούτων ἤδη μνημονεύσω. ἔστι δὲ

in quo de voce tractatur, cujus fermonis fecundo harum
commentationum libro mentionem feci; ubi fatius mihi vi-
fum eft omnes rationes exponere, quae probabile continent,
et non omnino funt repudiandae, neque mulieres, neque
idiotas, neque etymologias, aut manuum lationes, aut incli-
nationes reclinationesve capitis, aut poëtas in teftes advo-
cant. In quibus etiam folis permanere decreveram, non ea
ipfis adjiciens, quae nunc mihi fcribuntur; quum autem
amicis melius effe vifum fit, non, quae omnino Chryfip-
pus effutivit, eadem prorfus praetermittere, fed tum ab-
furditatem ipforum prodere, tum oftendere, haec non
modo nihil ipfum juvare, fed et contra Stoïcorum
placita adduci adverfus Stoïcorum dogmata affumpta,
ideo omnia ifta ifto libro appofui. De voce equidem
non opus eft verba adhuc facere impraefentiarum,
quum univerfum modum fuperiori libro abunde tradide-
rim. Quae autem deinceps in libro de ipfa Chryfippus
prodiderit, eorum nunc meminero. Sunt autem ea, quae

τά τε κατὰ τὰς φορὰς τῶν χειρῶν, ὅτε ἐφαπτόμεθα τῶν
στέρνων ἡμᾶς αὐτοὺς δεικνύντες, ἔτι τε τὰ κατὰ τὴν ἐγώ
φωνήν, ἃ δὴ κἂν τοῖς ἐτυμολογικοῖς εἶπεν ἔχειν τι φάσκων
αὐτὰ δεικτικὸν ἐκ τοῦ φαινομένου διὰ τὸ κατὰ τὴν πρώτην
ἐν αὐτῇ συλλαβὴν, ὡς ἐπὶ τὸ στῆθος ἀπάγεσθαι τήν τε
κάτω γένυν καὶ τὸ χεῖλος. εἴρηταί μοι καὶ περὶ τούτων
ἤδη κατὰ τὸ δεύτερον τῶνδε τῶν ὑπομνημάτων κἂν τοῖς
περὶ ὀνομάτων ὀρθότητος. ὅμοια δὲ τοῖς τοιούτοις ἐπιχει-
ρήμασι καὶ τὰ κατὰ τὴν ἐτυμολογίαν εἰσὶ τοῦ τῆς καρδίας
ὀνόματος, ἑξῆς τῶν προειρημένων ὑπὸ τοῦ Χρυσίππου γε-
γραμμένα κατὰ τὸ πρῶτον περὶ ψυχῆς, ᾧδέ πως ἔχοντα.
τούτοις πᾶσι συμφώνως καὶ τοὔνομα τοῦτ' ἔσχηκεν ἡ καρδία
κατά τινα κράτησιν καὶ κυρείαν, ἀπὸ τοῦ ἐν αὐτῇ εἶναι
τὸ κυριεῦον καί κρατοῦν τῆς ψυχῆς μέρος, ⸨ὡς ἂν κρατία
λεγομένη. τὸ μὲν ὡς πρὸς τὴν ζωὴν ἡμῶν κυριώτατον εἶναι
τὸ σπλάγχνον οὐδ' ἡμεῖς ἀμφισβητοῦμεν, ὦ γενναιότατε
Χρύσιππε, οὐ μὴν ἁπλῶς γε κυριώτατον εἶναι συγχωροῦ-

ex manuum lationibus petuntur, quum pectora attingi-
mus, nos ipſos oſtendentes; praeterea quae de voce ego
protulit; quae ſane etiam in etymologicis poſuit, habere
aliquid dicens, quod ex evidenti demonſtret, eo quod in
prima ejus ſyllaba inferiorem maxillam et labrum vel-
uti ad pectus adduci contingat. Dictum a me de his
eſt etiam in ſecundo horum commentariorum volumine,
item in libris de nominum rectitudine. Jam vero hujuſ-
modi argumentis ſimilia ſunt, quae ex ratione nominis
cordis ſumuntur, poſt praedicta a Chryſippo primo de
anima libro hunc in modum perſcripta: *His omnibus*
concorditer nomen etiam hoc, cor, reſpondet, ex qua-
dam praecellentia et dominio, quia princeps et impera-
trix animae facultas, veluti dominium dicta, in eo con-
ſiſtat, hoc ſane, quod ad vitam noſtram viſcus ſit princi-
paliſſimum. Neque nos, o praeclare Chryſippe, ambigimus,
non tamen abſoluto ſermone principaliſſimum eſſe conce-

μεν. οὐ γὰρ ἄρχειν αὐτὸ καὶ δεσπόζειν τῶν ἄλλων ἡ
φύσις ἔνειμεν, ὅταν γε προσηκόντως διοικῆσαι τὰ κατὰ τὸν
ἄνθρωπον, ἀλλ᾽ ἐγκεφάλῳ μὲν ἄρχειν, ὑπακούειν δὲ τῇ
καρδίᾳ, καθάπερ ἡμεῖς ἀποδείκνυμεν. ἐφεξῆς δὲ τοῖς εἰρη-
μένοις ὁ Χρύσιππος τάδε γράφει. ὁρμῶμεν κατὰ τοῦτο τὸ
μέρος, καὶ συγκατατιθέμεθα τούτῳ, καὶ εἰς τοῦτο συντείνει
τὰ αἰσθητήρια πάντα. ταῦτα τὰ κεφάλαια μόνα τῶν ἐπι-
στημονικῶν ἐστι, καὶ εἴπερ ἀπέδειξεν ὁ Χρύσιππος αὐτά,
τότ᾽ ἂν ἐπηνοῦμέν τε τὸν ἄνδρα καὶ τοῖς δόγμασιν ἐπει-
θόμεθα τῶν Στωϊκῶν. ἐπεὶ δ᾽ ἀποδεῖξαι μὲν οὐκ ἐπεχεί-
ρησεν, ἀπεφήνατο δὲ μόνον, ἡμεῖς δὲ πρόσθεν μὲν ἤδη
περὶ τῶν αὐτῶν ἀπεδείξαμεν, ὡς οὔτε κατὰ τὴν καρδίαν
γίγνεται, καὶ πάντων αὐτῶν ἐγκέφαλός ἐστιν ἀρχή, καὶ διὰ
τῶν ἐφεξῆς δὲ οὐδὲν ἧττον ἀποδείξομεν, οὐκ ἔτ᾽ ἂν οἶμαι
δίκαιον εἶναι τοῖς Χρυσίππου πιστεύειν δόγμασιν, ἀλλὰ
τοῖς Ἱπποκράτους καὶ Πλάτωνος. ταυτὶ μὲν οὖν τὰ κεφά-
λαια, τὸ σύμπαν κῦρος ἐν αὑτοῖς ἔχοντα περὶ τῶν προκειμέ-
νων ἡμῖν δογμάτων, οὕτως ταχέως ὁ Χρύσιππος παρέδραμεν,

dimus. Non enim dominari ipfum et praeeſſe aliis natura
tribuit, quum conuenienter ea, quae in homine ſunt, ad-
miniſtrantur, veram cerebro imperare, cordi obedire do-
navit, quemadmodum nos oſtendimus. Poſt ea, quae dicta
ſunt, Chryſippus deinceps haec ſcribit: *Ex hac parte mo-*
tus impetum habemus, et hac aſſentimus, in eandem
quoque omnia ſenſus inſtrumenta pertinent. Haec capita
ſolum ſcientificorum exiſtunt: quae ſi Chryſippus demon-
ſtraſſet, tunc hominem laudaremus, et Stoïcorum placitis
auſcultaremus. Quoniam vero demonſtrare non aggreſ-
ſus eſt, ſolum autem pronunciavit, et nos jam antea de
his eiſdem oſtendimus, neque in corde fieri, ſed om-
nium ipſorum originem eſſe cerebrum, nihiloque mi-
nus per ea, quae ſequuntur, demonſtrabimus, non amplius
aequum eſſe puto, ut Chryſippi placitis, ſed Hippocratis
et Platonis fidem habeamus. Haec igitur capita, totam
ſummam de propoſitis nobis dogmatibus in ſe compre-
hendentia, tam oeleriter Chryſippus tranſcurrit, ut tantum

330 ΓΑΛΗΝΟΥ ΠΕΡΙ

Ed. Chart. V. [124.]   Ed. Baf. I. (270.)

ὡς ἐπιμνησθῆναι μόνον· ἐν οἷς δὲ οὐ χρή, μηκύνει περιτ-
τῶς. ἑξῆς δὲ περί τε φωνῆς μνημονεύει καὶ νεύρων ἀρχῆς,
ὑπὲρ ὧν ἀμφοτέρων εἴρηταί μοι κατὰ τὰ πρόσθεν ὑπομνή-
ματα. καὶ μετὰ ταῦτα τὴν ἀκάρδιον ἐξηγεῖται προσηγορίαν,
ὑπὲρ ἧς ἔμπροσθεν ἤδη μοι λέλεκται, τοσοῦτον δὲ ἐπιση-
μανοῦμαι καὶ νῦν ἀπ᾽ αὐτῆς τῆς λέξεως τοῦ Χρυσίππου
μαρτυρούσης οἷς προεῖπον· ἔχει δὲ ᾧδε. κατὰ τοῦτο ·αἱ
εὐκάρδιοι λέγονταί τοι εἶναί τινες καθάπερ εὔψυχοι, καὶ
καρδίαν ἀλγεῖν οἱ κηδόμενοί τινων, ὡς ἂν κατὰ τὴν καρ-
δίαν τῆς κατὰ τὴν λύπην ἀλγηδόνος γιγνομένης. ἐν ταύτῃ
γὰρ τῇ ῥήσει σαφῶς ὁ Χρύσιππος ἐμαρτύρησεν ἡμῖν, ὡς
οὐδέποτε τὸ λογιζόμενον τῆς ψυχῆς οὐδεὶς τῶν ἰδιωτῶν ἐν
καρδίᾳ νενόμικεν ὑπάρχειν, οὐδ᾽ ὁ ἀκάρδιος τὸν ἄψυχον, ὡς
οἴεται ὁ Χρύσιππος, ἀλλὰ τὸν ἄτολμον δηλοῖ παρ᾽ αὐτοῖς.
οὕτω δὲ καὶ τὴν καρδίαν ἀλγεῖν τὸ λυπεῖσθαι λέγουσιν,
ὡς καὶ τοῦτ᾽ αὐτὸς μαρτυρεῖ διὰ τῆς αὐτῆς ταύτης ῥήσεως
τῆς νυνὶ γεγραμμένης, ἐν ᾗ φησιν· ὡς ἂν κατὰ τὴν καρ-
δίαν τῆς κατὰ τὴν λύπην ἀλγηδόνος γιγνομένης. οὕτως ἐν

meminerit; ubi autem non oportet, fuperflue prolixus
eft. Deinde vero vocis et nervorum principii mentionem
facit; de quibus utrifque fuperioribus commentariis tra-
ctatum a me eft. Poftea dictionem excordem interpre-
tatur, de qua jam prius differui. Tantillum vero prae-
terea in praefentia adnotabo ex ipfa Chryfippi dictione,
quae atteftatur ea, quae praedixi; habet autem hunc in
modum. *Hac ratione etiam bene cordati dicuntur ali-*
qui effe, quemadmodum bene animofi, et cor dolere, qui
nonnulla curant, tanquam in corde triftitiae dolor
oriatur. Hac enim fententia manifefto Chryfippus tefta-
tus eft nobis, quod nunquam rationalem animae vim ul-
lus idiotarum in corde haberi exiftimaverit; neque excors
inanimatum (ut opinatur Chryfippus), fed timidum apud
ipfos fignificat. Pari modo cor dolere pro angi ac tri-
ftari dicunt, veluti et hoc ipfe teftatur cadem in hac di-
ctionum ferie modo comprehenfa, ubi pronunciat: tan-
quam in corde triftitiae dolor nafcatur. Similiter in

Ed. Chart. V. [124. 125.]   Ed. Baf. I. (270.)

ἅπασι τοῖς λόγοις ὁ Χρύσιππος οὐκ αἰσθάνεται τὰ πάθη
τῆς ψυχῆς ἐν τοῖς κάτω τῆς κεφαλῆς μέρεσιν ὑπάρχειν κα-
τασκευάζων, οὐ τὸ λογιζόμενον, ἢ ἐπιστήμην δεχόμενον,
ἢ ἀλήθειαν σπουδάζον. οὕτω δὲ κἀπειδὰν ἐπιφέρων εἴπῃ,
τὸ γὰρ ὅλον, καθάπερ ἐν ἀρχῇ εἶπον, εὖ μάλ' ἐμφαίνουσιν
οἵ τε φόβοι καὶ αἱ λῦπαι κατὰ τοῦτο τὸ μέρος γιγνόμεναι,
[125] μαρτυρεῖ κἀνταῦθα τῷ τοῦ Πλάτωνος λόγῳ. καὶ
διὰ τῶν ἑξῆς δὲ κατὰ τὸν παραπλήσιον τρόπον οὐκ αἰσθά-
νεται κατασκευάζων, ὡς ἐν τῇ καρδίᾳ τὸ θυμοειδὲς ἵδρυται
τῆς ψυχῆς· ἥ τε γὰρ ἐν τοῖς φόβοις πάλσις τῆς καρδίας
ἐκφανής ἐστι καὶ ἣ εἰς τοῦτο τῆς ὅλης ψυχῆς συνδρομὴ,
οὐκ ἄλλως ἐπιγεννηματικῶς γιγνομένων αὐτῶν, καθάπερ ἄλ-
λοις ἄλλου συμπάσχειν πεφυκότος, καθ' ὃ καὶ συνιζάνουσιν
εἰς αὐτοὺς, συναγόμενοι πρὸς τοῦτο, ὡς ἂν τὸ ἡγεμονικὸν,
καὶ κατὰ τὴν ὡς ἂν αὐτῶν τούτου φυλακτικήν. καὶ τὰ τῆς
λύπης πάθη ἐνταυθοῖ που εὐφυῶς γίγνεται, οὐδενὸς ἄλλου
συμπάσχοντος οὐδὲ συναλγοῦντος τόπου. ἀλγηδόνων γὰρ
τινων κατὰ ταῦτα γιγνομένων σφοδρῶν, ἕτερος μὲν οὐδεὶς

omnibus orationibus Chryſippus imprudens ac inſcius
animi affectus partibus cerebro inferioribus ineſſe aſtruit,
non rationalem animam, aut ſcientiae capacem, aut ve-
ritatis ſtudioſam. Sic vero etiam, quum inferens dicit:
*Nam in totum, quemadmodum per initia dixi, admodum
oſtendunt et metus et triſtitia eadem in parte provenien-
tes.* Atteſtatur hic quoque Platonis ſententiae. Item per
ſubſequentia perſimili modo non intelligit, ſe adſtruere,
quod iraſcens vis in corde collocetur. *Etenim in. metu
cordis palpitatio evidens eſt, et in hanc partem totius
animae concurſus; quum alioquin non accidentaliter ea
eveniant, tanquam aliud aliis affectum communicare
ſoleat; in quo etiam conſidunt circa ipſum ut princi-
pale in ſe contracti, tanquam ab ipſo conſervari de-
beant: triſtitiae quoque affectus indidem natura oboriun-
tur, nullius alterius conſortio, neque loci dolentis con-
ſenſu. Quippe doloribus nonnullis vehementibus corum*

Ed. Chart. V. [125.]   Ed. Baſ. I. (270. 271.)

ἐμφαίνει τόπος τὰ πάθη ταῦτα, ὃ δὲ περὶ τὴν καρδίαν μά-
λιστα. ταῦτα πάντα (271) φήσομεν ἀληθῶς ὑπὸ τοῦ Χρυ-
σίππου λέγεσθαι, καὶ παρακαλέσομέν γε τοὺς ἀπ᾿ αὐτοῦ
μεμνῆσθαί τε αὐτῶν καὶ μηκέτι παρ᾿ ἡμῶν ἑτέραν ἐπι-
ζητεῖν ἀπόδειξιν ὑπὲρ τοῦ τοὺς φόβους, καὶ τὰς λύπας,
καὶ πάνθ᾿ ὅσα τοιαῦτα πάθη κατὰ τὴν καρδίαν συνίστα-
σθαι, ἀλλὰ τοῦτο μὲν καὶ παρ᾿ αὐτῶν ὁμολογούμενον λαμ-
βάνεται τῶν Στωϊκῶν. οὐ μόνον γὰρ Χρύσιππος, ἀλλὰ
καὶ Κλεάνθης καὶ Ζήνων ἑτοίμως αὐτὰ τιθέασιν. ἐκεῖνο
δ᾿ ἐπισκέπτεσθαι χρὴ μόνον, ἐν ᾧ τὴν πᾶσαν ἀμφισβή-
τησιν εἶναι συμβέβηκεν, εἰ καὶ τὸ λογιζόμενόν ἐστιν ἐν-
ταῦθα. εἰ γὰρ ὥσπερ τὸ θυμοειδὲς, ἐναργῶς ἐπιδείκνυται
δι᾿ ὧν ὁ Χρύσιππος ἤδη πολλάκις εἴρηκε λόγων περιεχό-
μενον ἐν τῇ καρδίᾳ. ἡμεῖς δὲ εἰ περὶ τοῦ λογιζομένου
παραπλησίας ταύταις ἢ καὶ σφοδροτέρας ἔτι προσθείημεν
ἀποδείξεις ὑπὲρ τοῦ κατὰ τὴν κεφαλήν τε καὶ τὸν ἐγκέ-
φαλον ὑπάρχειν αὐτὸ, τί ἄλλο ἢ τὸ Πλάτωνός τε καὶ

cauſa infeſtantibus, alius quidem nullus locus affectio-
nes has oſtendit, cordis autem regio maxime. Haec
omnia vere a Chryſippo dici affirmabimus, adhortabimurque
ipſius ſectatores eorum meminiſſe, et non amplius a no-
bis aliam requirere demonſtrationem de eo, quod metus,
triſtitiae, omneſque id genus affectus in corde conſiſtant;
verum hoc etiam ab ipſis Stoïcis confeſſum aſſumitur;
non ſolum enim Chryſippus, ſed Cleanthes quoque et
Zeno haec prompte conſtituunt. Illud autem inſpicere
ſolum convenit, in quo omnem dubitationem eſſe con-
tingit, an etiam pars animae rationalis inibi habeatur.
Si enim quemadmodum animoſa, manifeſto his verbis,
quae Chryſippus jam ſubinde protulit, oſtenditur in
corde contineri. Nos autem ſi et de rationali per-
ſimiles his aut etiam vehementiores adhuc demonſtra-
tiones appoſuerimus de eo, quod in capite et cere-
bro ipſa exiſtat, quid aliud quam Platonis et Hippo-

Ἱπποκράτους ἀποδειχθήσεται δόγμα, τὰς ἀποδείξεις ἀμφο-
τέρας ἡμῶν συνθέντων;

Κεφ. ϛʹ. Ἴσως οὖν ἄμεινον, ἐπειδὴ κατὰ τοῦτο τοῦ
λόγου γεγόναμεν, ἀναμνῆσαι τῶν ἐπιστημονικῶν ἀποδείξεων,
ὑπὲρ ὧν ἐπὶ πλέον ἐν τῷ πρὸ τούτου διελέχθην ὑπομνή-
ματι, τὰ λήμματα δεικνύς, ἐξ ὧν ἄν τις ἀποδείξειε τὸ προ-
κείμενον. ἦν δ᾽ αὐτὸ τὸ κεφάλαιον ἐκ τῶν ὑπαρχόντων
καὶ συμβεβηκότων ἑκατέρῳ τῶν σπλάγχνων κατὰ τὴν οὐσίαν
τοῦ ζητουμένου πράγματος ἄρχεσθαι χρῆναι. καὶ δὴ τὰ
ὑπάρχοντά τε καὶ συμβαίνοντα καθ᾽ ἑκάτερον ἰδίᾳ πάντα
διήλθομεν ἔμπροσθεν. ἦν δὲ καὶ τούτων κεφάλαια ταῦτα·
πρῶτον μὲν, ὡς τῶν αἴσθησίν τε καὶ κίνησιν τὴν κατὰ
προαίρεσιν ἅπασι τοῖς τοῦ ζώου μέλεσι παραγόντων ὀργά-
νων, ἅπερ ὀνομάζεται νεῦρα, τὸν ἐγκέφαλον ἀρχὴν ὑπάρχειν
συμβέβηκεν, ὥσπερ τῶν ἀρτηριῶν τὴν καρδίαν· ἔπειτα δ᾽,
ὅτι, θλιφθεισῶν μὲν ἢ τρωθεισῶν τῶν κατὰ τὸν ἐγκέφαλον
κοιλιῶν, ὅλον τὸ ζῷον αὐτίκα γίνεται καρῶδες, οὐ μὴν
ἀπόλλυταί γε οὔτε ἡ κατὰ τὰς ἀρτηρίας, οὔτε ἡ κατὰ τὴν

cratis placitum oftendetur, quum nos utrafque demon-
ftrationes compofuerimus?

Cap. VI. Forte igitur praeftiterit, quoniam in hunc
fermonem incidimus, demonftrationes fcientificas in me-
moriam revocare, quibus de fuperiori commentario dif-
fufius difputavi, affumptiones oftendens, unde aliquis pro-
pofitum demonftraverit. Erat autem id caput, ab iis,
quae infunt acciduntque utrique vifceri, fecundum rei,
de qua eft quaeftio, fubftantiam ordiri oportere; ac fane,
quae infunt acciduntque utrique, privatim omnia fupra
fumus executi. Porro horum capita haec quoque erant.
Primum quidem, quod inftrumentorum tum fenfum tum
motum arbitrarium omnibus animalis partibus difpen-
fantium, qui nervi appellantur, cerebrum originem ac prin-
cipium effe contigit, veluti arteriarum cor. Deinde, quod,
contufis aut vulneratis cerebri ventriculis, totum animans
actutum torpidum evadit, non tamen interit vel arteriarum

καρδίαν κίνησις, ὥσπερ γε κἀπειδὰν ὁμοίως τὴν καρδίαν
διαθῶμεν, αἱ μὲν κατὰ τὰς ἀρτηρίας κινήσεις παραβλάπτον-
ται, τὸ δὲ ὅλον ζῶον οὔτε εἰς αἴσθησιν οὐδεμίαν οὔτε
κίνησιν οὐδὲν φαίνεται βλαπτόμενον. ἐπεδείξαμεν δὲ καὶ ὡς
οὐδέτερον οὐδετέρῳ χορηγεῖ τῶν εἰρημένων δυνάμεων, οὔθ᾽
ἡ καρδία τῷ ἐγκεφάλῳ τῆς αἰσθητικῆς τε καὶ κατὰ προαί-
ρεσιν κινητικῆς, οὔθ᾽ ὁ ἐγκέφαλος τῇ καρδίᾳ τῆς σφυγμι-
κῆς, ἀλλ᾽ ἔστιν ἑκάτερον τῶν μορίων ἑκατέρας δυνάμεως
οἷον πηγή τις. ἐνδείκνυται δ᾽ ὁ λόγος ἤδη καὶ τὴν ἀπὸ
τῶν νοσημάτων μαρτυρίαν, ὑπὲρ ἧς ἐν τοῖς ἑξῆς ἐπὶ πλέον
ἐροῦμεν. ἐγκεφάλου μὲν γὰρ πάσχοντος, [126] ἕτοιμον
παραφρονῆσαί τε καὶ ἀκίνητον καὶ ἀναίσθητον γενέσθαι
τὸ ζῶον, καρδίας δὲ, συγκοπῆναι μὲν καὶ ἀπολέσθαι,
τῶν προειρημένων δ᾽ οὐδὲ ἓν παθεῖν. εἴπερ οὖν οὕτως
ταῦτ᾽ ἔχει, καθάπερ ἔχει, καὶ οἱ λέγοντες, ἐκ καρδίας
πεφυκέναι τὰ νεῦρα, λέγειν μὲν δύνανται τοῦτο καὶ
γράφειν, ὥσπερ καὶ ἄλλα πολλὰ λέγουσί τε καὶ γρά-
φουσιν, οὐ μὴν ἐπί γε τῶν ζώων ἐναργῶς δεικνύναι.

vel cordis motus, quemadmodum, ubi cor fimiliter affectum
fuerit, arteriarum motus laeduntur, totum vero animal
nullam neque fenfus neque motus noxam experiri vide-
tur. Infuper oftendimus, neutrum commemoratas faculta-
tes alteri fubminiftrare, neque cor cerebro fentientem
motricemque pro arbitrio, neque cerebrum cordi pulfa-
tricem, fed eft utraque pars utriufque facultatis veluti
fons aliquis. Jam ratio oftendit quoque a morbis tefti-
monium, de quo in fubfequentibus copiofius agemus:
cerebro etenim patiente, prompte defipere animal et
motus fenfufque expers reddi, at corde affecto, in fyn-
copen prolabi et interire, praedictorum autem ne
unum quidem perpeti. Itaque, fi in eum modum haec fe
habent, quemadmodum habent, et qui ex corde nervos
prodire tuentur, dicere quidem hoc poffunt et fcribere,
quemadmodum etiam alia pleraque et dicunt et fcri-
bunt, non tamen in animantibus evidenter oftendere.

Ed. Chart. V. [126.]   Ed. Baf. I. (271.)

τὴν μὲν γὰρ λεγομένην ἀρχὴν, ἀφ᾿ ἧς τὰ νεῦρα πέφυκεν,
ἐγκέφαλον ἀναγκαῖον ὑπάρχειν· ὅσα δὲ Χρύσιππος ἐπὶ
πλεῖστον μηκύνων ἐπὶ τῆς καρδίας διεξῆλθεν, οὐ τὸ λογί-
ζεσθαι δείκνυσι τὸ σπλάγχνον, ἀλλὰ τὸ θυμοῦσθαι, καὶ
τὸ φοβεῖσθαι, καὶ τὸ λυπεῖσθαι, καὶ πάνθ᾿ ὅσα τοῦ θυ-
μοειδοῦς τῆς ψυχῆς ἐστιν ἔργα τε καὶ πάθη.

Κεφ. ζ΄. Ὅπερ οὖν εἶπον ἤδη πρόσθεν ἐν τῷδε τῷ
γράμματι, τοῦτο καὶ νῦν ἀναγκαῖον ἀναμνῆσαι, ὅτι ὁ Χρύ-
σιππος ἐν τῇ μετὰ τὰς προγεγραμμένας ῥήσεις λέξει προ-
χείρως πάλιν ἐξ ἑνὸς ἄρχεσθαι μόνου τὰς δυνάμεις ἀμφοτέ-
ρας λαμβάνει, μηδὲ μίαν ἀπόδειξιν, ἢ παραμυθίαν, ἢ
πιθανότητα τῷ λόγῳ προστιθεὶς, ὡς ἐξ αὐτῆς φανερὸν
ἔσται τῆς λέξεως αὐτοῦ τόνδε τὸν τρόπον ἐχούσης. ἀτόπως
οὖν αὐτὸ κατὰ ταῦτα ἐξαχθησόμενον, ἐάν τε μὴ φῶσι τὴν
λύπην καὶ τὴν ἀγωνίαν ἀλγηδόνας εἶναι, ἐάν τε ἀλγηδό-
νας, ἐν ἄλλῳ γίνεσθαι τύπῳ ἢ τῷ ἡγεμονικῷ. τὰ δὲ αὐτὰ
καὶ ἐπὶ τῆς χαρᾶς καὶ ἐπὶ τοῦ θάρσους ἐροῦμεν, ἅπερ ἐμ-
φαίνει περὶ τὴν καρδίαν γινόμενα. ὃν τρόπον γὰρ, ὅταν τὸν

Siquidem, quod principium dicitur, a quo nervi pro-
veniunt, cerebrum exiftere necelfe eft. Quae autem
Chryfippus impendio prolixus de corde differuit, non
ratiocinari vifcus indicant, fed irafci, timere, et triftari, ac
omnia quae irafcibilis animae tum opera, tum affectus
exiftunt.

Cap. VII. Id profecto, quod jam antea hoc in libro
dixi, nunc etiam repetere .eft necelfarium, quod Chryfip-
pus in oratione poft citata verba prompte rurfus affumit,
ex uno folo utrafque facultates ordiri, ne una quidem
demonftratione, aut perfuafione, aut probabilitate orationi
adjecta, ut ex ipfa fententia conftabit, quae hunc in mo-
dum fonat. *Abfurde itaque id ex his ducendum, five
non dicant triftitiam et timorem dolores effe, five dolo-
res in alio loco gigni, quam in animae principatu. Ea-
dem etiam de gaudio et confidentia dicemus, quae in
corde generari videntur.* Nam quomodo, quum pede aut

πόδα πονῶμεν ἢ τὴν κεφαλὴν, περὶ τούτους τοὺς τόπους
ὁ πόνος γίνεται, οὕτως συναισθανόμεθα καὶ τῆς κατὰ τὴν
λύπην ἀλγηδόνος περὶ τὸν θώρακα γινομένης, οὔτε τῆς λύπης
οὐκ οὔσης ἀλγηδόνος, οὔτε ἐν ἑτέρῳ τινὶ τόπῳ ἢ τῷ ἡγεμονι-
κῷ αὐτῆς γινομένης. πρὸς ταύτην τὴν ῥῆσιν δίκαιον ἀποκρίνα-
σθαι τῷ Χρυσίππῳ καθ᾽ ἕκαστον ὧν ἐρωτῶ κεφαλαίων, εὐθέως
ἀπὸ τῆς ἀρχῆς τὸ πρῶτον ἀναλαβόντας, ἔνθα φησὶ, τὴν
λύπην καὶ τὴν ἀγωνίαν καὶ τὴν ὀδύνην ἀλγηδόνας ὑπάρχειν.
εἴτε γὰρ ἐρωτῶν ἡμᾶς οὕτως εἴποι τις, ὡς Χρύσιππος εἴρη-
κεν, εἴτε ἀποφαινόμενος, ἐπαινέσομεν αὐτοῦ τὸν λόγον,
καὶ φήσομεν, ἀγωνίαν καὶ λύπην καὶ ὀδύνην ἀλγηδόνας
εἶναι τῷ γένει, μᾶλλον δ᾽, εἰ χρὴ τοῖς ὀνόμασι κατὰ τὴν
τῶν Ἑλλήνων χρήσασθαι συνήθειαν, ὀδύνας τε καὶ ἀλγη-
δόνας οὐδέτερον ἀλλήλων διαφέρειν, ὥσπερ οὐδὲ κίονα
οὐδὲ στύλον, οὐδ᾽ ὦπας καὶ ὀφθαλμούς· ἀγωνίας μέντοι
καὶ λύπης οἷον γένος εἶναί τι τὴν ἀλγηδόνα. τὸ δ᾽ ἐν τῷ
ἡγεμονικῷ τόπῳ τὰς ἀλγηδόνας γίνεσθαι, τοῦτ᾽ οὐκ ἔτι τῷ
Χρυσίππῳ συγχωρήσομεν αὐτῷ τὴν ἀλγηδόνα κατά γε τὸ

capite laboramus, in his locis dolor gignitur, ita etiam
triſtitiae dolorem in thorace oborientem percipimus,
quum neque triſtitia non ſit dolor, neque in alio quo-
dam loco quam animae principis ipſa obveniat. Adverſus
haec verba aequum eſt Chryſippo reſpondere juxta ſin-
gula capita, quae diſcutio, priori ſtatim ab initio repe-
tito, ubi affirmat, triſtitiam, timorem et dolorem crucia-
tus exiſtere. Sive enim aliquis nos interrogans ita dicat,
quemadmodum Chryſippus dixit, ſive pronuncians ſenten-
tiam, laudabimus illius ſermonem dicemuſque, timorem, tri-
ſtitiam et dolorem cruciatus eſſe genere, imo, ſi oportet
ſecundum Graecorum conſuetudinem uti nominibus, dolo-
res et cruciatus nihil inter ſe differre, quemadmodum ne-
que columnam et pilam, neque lumina et oculos; timoris
vero et triſtitiae veluti genus eſſe quoddam cruciatuum.
In principis animae facultatis loco dolores oboriri, id
nondum Chryſippo concedemus, doloremque in princi-

ΙΠΠΟΚΡ. ΚΑΙ ΠΛΑΤΩΝ. ΔΟΓΜ. Γ.   337

Ed. Chart. V. [126. 127.]   Ed. Baf. I. (271.)

ἡγεμονικὸν συνίστασθαι. δίκαιος οὖν ἐστιν ἐπιδεῖξαι καθ᾽
ἓν καὶ ταὐτὸν σπλάγχνον ἀμφοτέρας ᾠκισμένας τὰς δυνά-
μεις. καίτοι τί λέγω καθ᾽ ἓν καὶ ταὐτόν; οὐ γὰρ πρὸς
Χρύσιππον οὕτω χρὴ ποιεῖσθαι τὸν λόγον, ἀλλὰ πρὸς
Ἀριστοτέλην, συγχωροῦντα μὲν, εἶναι πλείους δυνάμεις ἡμῶν
ἐν τῇ ψυχῇ τῷ γένει διαφερούσας, οὐ μὴν ἐν ἄλλῳ γε
καὶ ἄλλῳ σπλάγχνῳ καθιδρῦσθαι· πάντων γὰρ ἀρχὴν εἶναι
βούλεται καρδίαν. ὁ δὲ Χρύσιππος οὐδὲ τὰς δυνάμεις
αὐτὰς διαλλάττειν ἀλλήλων ὁμολογεῖ, οὐδ᾽ ἑτέρᾳ μέν τινι
δυνάμει θυμοῦσθαι τὸ ζῶον, ἑτέρᾳ δ᾽ ἐπιθυμεῖν, ἑτέρᾳ δὲ
λογίζεσθαι. οὔκουν οὐδ᾽ ἡμᾶς οὕτω χρὴ προβάλλειν αὐτό,
καθάπερ ὀλίγον ἔμπροσθεν εἴπομεν, ἐπιδεῖξαι [127] παρα-
καλοῦντας, ὡς ἐν ταὐτῷ τόπῳ τοῦ ζῴου καὶ τὸ θυμοειδές
ἐστι καὶ τὸ λογιστικὸν καὶ τὸ ἐπιθυμητικόν· τὸ τοίνυν
πρότερόν τε τούτου καὶ γενικώτερον ζήτημα τοῦτο παρακα-
λέσομεν ἢ Χρύσιππον ἤ τινα τῶν ἀπ᾽ αὐτοῦ καταστήσασθαί
τε καὶ ἀποδεῖξαι. τοῦτο δ᾽ ἐστὶ τὸ τῆς αὐτῆς εἶναι δυνάμεως
ἔργα τό τε λογίζεσθαι καὶ τὸ θυμοῦσθαι καὶ τὸ βρωμάτων τι

patu animae confiftere. Aequum itaqne eft oftendere, in
uno eodemque vifcere utrafque habitare facultates. At
vero quid dico in uno et eodem? Non enim ad
Chryfippum ita facere verba convenit, fed ad Ariftote-
lem, qui quidem plures in anima noftra facultates ge-
nere diverfas effe concedit, non tamen in alio atque alio
vifcere collocari. Omnium namque principium cor effe
vult; Chryfippus autem neque facultates ipfas inter fe
differre profitetur, neque alia quadam facultate animal
irafci, alia concupifcere, alia ratiocinari; quare neque
nos ita id ipfum propone reconvenit, quemadmodum antea
diximus, oftendere adhortantes, quomodo in eodem ani-
mantis loco et irafcibilis animae facultas fit et rationa-
lis et concupifcens. Itaque adhortabimur vel ῾Chryfip-
pum, vel ejus fectatorem, ut priorem hanc et generalio-
rem quaeftionem conftituat. et demonftret. Haec autem
eft, ejufdem facultatis opera exiftere ratiocinari, irafci,

338 ΓΑΛΗΝΟΥ ΠΕΡΙ

Ed. Chart. V. [127.]   Ed. Baf. I. (271. 272.)

καὶ πομάτων καὶ ἀφροδισίων ἐπιθυμεῖν. ἡμεῖς μὲν γὰρ ἐπί
τε τῶν ἄλλων ζώων ἐναργῶς ἐπιδείκνυμεν αὐτὰ κεχωρισμένα,
καὶ προσέτι τῶν παίδων οἳ λογισμῷ μὲν ἥκιστα χρῶνται,
θυμοῖς δὲ καὶ ἐπιθυμίαις ἰσχυροτάταις ὥσπερ τὰ θηρία
δουλεύουσι. καὶ ἡμῶν γ' αὐτῶν ὁ μὲν τῷ λογισμῷ μά-
λιστα χρώμενος ἥκιστ' ἐπιθυμητικός τ' ἐστὶ καὶ θυμικός,
ὁ δ' ὑπό τινος τῶν ἀλόγων τῆς ψυχῆς μορίων ἀρχόμενος
ἥκιστα χρῆται λογισμῷ. καὶ τῆς Μηδείας δ' ἀναμνηστέον
ἐν τούτῳ τῆς Εὐριπίδου, καὶ τοῦ Ὁμηρικοῦ Ὀδυσσέως, ἐν
οἷς ἐστασίασε μὲν ἑκάτερα πρὸς ἄλληλα τῆς ψυχῆς τὰ μό-
ρια, δηλοῦντα σαφῶς, ὡς οὐχ ἕν ἐστιν, ἐνίκησε δὲ ἐπὶ τοῦ
σοφωτέρου τὸ βέλτιον, ἐπὶ δὲ τῆς ἀπαιδεύτου τε καὶ βαρ-
βάρου τὸ χεῖρον. καὶ ἐπὶ πολλῶν ἀνθρώπων τοιαῦτ' ἐστι
γινόμενα κατὰ τὴν ψυχήν, τοῦ λογισμοῦ ποτὲ μὲν τῷ θυ-
μοειδεῖ μαχομένου, ποτὲ δὲ τῷ ἐπιθυμητικῷ. ὁ δὲ Χρύ-
σιππος ἅμα τοῖς ἄλλοις Στωϊκοῖς ἐπὶ μὲν (272) τῶν ἀλό-
γων ζώων ὁμόσε χωρεῖ πρὸς τὸ δόγμα, μηδ' ἐπιθυμεῖν
φάσκων· καί μοι περὶ τῆς ἀναισχυντίας τοῦ λόγου πρόσθεν

cibos potufque ac venerem appetere. Nos fiquidem
quum in aliis animantibus evidenter ea diftincta effe
oftendimus, tum praeterea in pueris, qui ratione minime
utuntur, iracundiae autem et concupifcentiis validiffimis
tanquam ferae inferviunt. Jam inter nos ipfos qui ra-
tione maxime utitur, minime concupifcit et irafcitur;
qui vero irrationali cuipiam animae parti obnoxius eft,
minime ratione utitur. Ad haec Medeae Euripidis et
Ulyffis Homerici impraefentiarum habenda eft mentio, in
quibus utraeque animae partes inter fe contendebant,
innuentes manifefto, non unam exiftere. Vicit autem in
prudentiore pars animae potior, in indocta et barbara de-
terior. Ac in plerifque hominibus hujufmodi fecundum ani-
mam eveniunt, ratione nonnunquam cum parte irafcibili
pugnante, nonnunquam cum appetente. At Chryfippus
una cum aliis Stoicis in brutis animalibus prope re-
cedit ad dogma, ne appetere quidem ea pronuncians.
Ac mihi de fermonis impudentia prius dictum eft:

εἴρηται· ἐπὶ δὲ τῶν παίδων ἄνω καὶ κάτω περιπλέκουσιν,
οὐχ ὡσαύτως μὲν ἅπαντες, ἀναισχυντοῦντες δὲ καὶ παρὰ τὸ
φαινόμενον ἀποφαινόμενοι πάντες. εἰρήσεται δέ μοι καὶ
περὶ τούτων ἐπὶ πλέον ἐν τοῖς ἐφεξῆς. ὡσαύτως δὲ καὶ περὶ
τῶν κατὰ τὴν ψυχὴν παθῶν τῆς διαφορᾶς οὐδὲν ὁμολογού-
μενον οὔτε τοῖς ἐναργέσιν οὔτ᾽ ἀλλήλοις λέγουσιν, οὐθ᾽
ἕκαστος ἑαυτῷ. περὶ ὧν ἁπάντων ἔγνωκα κατὰ τὸν ἑξῆς
λόγον τὸν δ᾽ διελθεῖν· οὑτοσὶ γὰρ ὁ τρίτος οὐκ οἶδ᾽ ὅπως
παρενέπεσε διὰ τὰς τῶν Στωϊκῶν ἔρεις ἀξιούντων, μὴ ὅσα
τῶν ὑπὸ Χρυσίππου γεγραμμένων, ἀλλὰ πρὸς ἅπαντα τὴν
ἀντιλογίαν ποιεῖσθαι. ἐγὼ δ᾽ ἂν μὲν καὶ αὐτὸς ὁ Χρύσιπ-
πος ᾔσθετο περιττῶς εἰρημένον ὑφ᾽ ἑαυτοῦ, καὶ τάχ᾽ ἄν τῳ
δοξάντων, ὡς αὐτός φησιν, ὑπὸ γραμματιστοῦ τινος ἢ γραὸς
ἀδολεσχούσης εἰρῆσθαι, βέλτιον ᾤμην εἶναι μηδ᾽ ὅλως
μνημονεύειν. τὰ δ᾽ ἄλλα σύμπαντα δίχα τέμνων, ἐν
μὲν τῷ πρὸ τούτου διῆλθον, ἅπερ ἦν ἁπάντων ἰσχυρό-
τατα, τοῖς δὲ περὶ τῶν τῆς ψυχῆς παθῶν ζητουμένοις
ἐγνώκειν ἀναθεῖναι κατὰ τόδε τὸ γ΄ τῶν ὑπομνημάτων.

in pueris autem ultro citroque cavillantur, non fimiliter
omnes, fed impudentia et praeter id quod apparet pro-
nunciando omnes fibi refpondent. Dicturus fum autem
de his uberius poftea. Pari modo etiam de animae affe-
ctuum differentia nihil dicunt, in quo cum evidentibus,
aut inter fe ipfos conveniant, aut unufquifque fecum.
De quibus omnibus decrevi fubfequenti libro quarto
tractare. Hic enim tertius haud fcio quomodo inter-
ruptus eft propter Stoicorum contentiones, qui non
aliquibus eorum, quae Chryfippus prodidit, fed univerfis
contradicere compulerunt. Ego vero eorum quidem,
quae Chryfippus etiam fenfit fuperfluo a fe dicta, ac
quae forfan alicui (ut ipfe ait) a grammatifta quodam
aut anu garrula videntur effutita, fatius putavi effe non
omnino meminiffe. Reliquis autem univerfis bifariam
partitis, fuperiori libro percenfui, quae omnium erant
validiffima. Ea vero, quae de animae affectibus quaerun-
tur, hoc tertio commentationum libro ftatueram expe-

Ed. Chart. V. [127.] Ed. Baf. I. (272.)

τοῦτο μὲν οὖν, ἐὰν ὁ θεὸς ἡμᾶς σώζῃ, πάντως πράξομεν.
ἐπεὶ δ᾽ ἐν τῷ νῦν ἐνεστῶτι λόγῳ μνημονεῦσαι πάντων διέ-
γνωμεν ὧν εἶπεν ὁ Χρύσιππος ἐν τῷ προτέρῳ περὶ ψυχῆς
ἡγεμονικοῦ διαλεγόμενος, ἑξῆς ἂν εἴη καιρὸς ἤδη συνάπτειν
τοῖς εἰρημένοις τὰ λοιπά. συνεχὴς οὖν τῇ προγεγραμμένῃ
ῥήσει τοῦ Χρυσίππου τοιάδε τίς ἐστι, καθ᾽ ἣν ἔτι φορὰν
καὶ τὰ τοιαῦτα λέγεται πάντα. ἡψάμην σου τῆς καρδίας
ὥσπερ τῆς ψυχῆς, καὶ ἅπτομαι τῆς καρδίας λέγομεν, οὐχ
ὡς ἀντιπαρέλθοιέν τινες ἡμᾶς ἐπὶ τοῦ ἐγκεφάλου καὶ τῶν
σπλάγχνων λέγοντες καὶ τοῦ ἥπατος, ἀλλὰ τοῖς προειρη-
μένοις παραπλησίως. ἐκεῖνα γάρ μοι δοκεῖ λέγεσθαι, ὡς ἄν
τις ἔφη, τῶν ἐντός σου ἅπτομαι διϊκνουμένης τῆς κακοποιΐας
ἐπὶ τοσοῦτον. τῇ δὲ καρδίᾳ καθάπερ ἂν τῇ ψυχῇ χρώ-
μεθα. καὶ τούτων ἔσται ἔμφασις ἐφιστᾶσι μᾶλλον, ὅτι καὶ
ταῦτα πρὸς τῷ μηδὲν ἀποδεικνύειν, ἀλλ᾽ ἰδιώτας ἐπικα-
λεῖσθαι μάρτυρας, οὐδὲ περαίνει τι τῶν προκειμένων, ἀλλὰ
τὸ παθητικόν τε καὶ ἄλογον τῆς ψυχῆς, οὗ τὸ λογιζόμενον
ἐνδείκνυται κατὰ τὴν καρδίαν ὑπάρχειν, ἄντικρυς δῆλον·

dire. Hoc itaque (fi deus nos fervet) omnino faciemus.
At quia impraefentiarum meminiffe omnium decrevimus,
quae Chryfippus priore libro de principe animae facul-
tate differens prodidit, tempeftivum deinceps jam fue-
rit commemoratis reliqua adjungere. Cohaeret itaque
talis quidem Chryfippi fententia fuperius commemora-
tae, fecundum quam infuper lationis impetum et ejuf-
modi omnia dicuntur. *Attigi cor tuum ficuti animam,
et attingo cor dicimus, non aeque dicentes, quod aliqui
nos penetraverint in cerebro et in vifceribus et in jecore,
fed praedictis fimiliter. Illa enim mihi videntur dici,
tanquam aliquis proferat, interiora tua attingo, malefi-
cio eoufque perveniente.* Corde autem quemadmodum
anima utimur, atque haec innotefcent obfervantibus ma-
gis, quod in his, praeter quod nihil demonftrat, et idio-
tas vocat teftes, nihil ex propofitis concludit. Verum
quod patibilis et irrationalis animae pars, non ra-
tionalis in corde habeatur oftendat, aperte conftat;

ΙΠΠΟΚΡ. ΚΑΙ ΠΛΑΤΩΝ. ΔΟΓΜ. Γ.   341

Ed. Chart. V. [127. 128.]   Ed. Baf. I. (272.)
ὅθεν οὐδ᾽ ἐπὶ πλέον ἐν αὐτοῖς χρὴ διατρίβειν, ὁμοίαν
[128] ἔχουσιν ἀτοπίαν οἷς ἤδη πολλάκις ἔδειξα. μετὰ δὲ
τὴν προγεγραμμένην ῥῆσιν ἑτέρα τις ἐφεξῆς ἐστιν, ἐν ῇ
τοὺς ἀσπλάγχνους τε καὶ τοὺς οὐκ ἔχοντας ἐγκέφαλον ἐξη-
γεῖται πῶς λέγονται, περὶ ἧς αὐτάρκως ἔμπροσθεν εἴρηται.
μετὰ δὲ ταῦτα τοιάνδε τινα γράφει ῥῆσιν· κατὰ τοιάνδε
μοι δοκοῦσι μάλιστα φορὰν καὶ οἱ τιμωρητικώτερον πρός
τινας φερόμενοι ὁρμᾷν ἐπὶ τὸ ταύτην ἐκσπάσαι, καθ᾽ ἣν
φορὰν ἐπιτείνοντες καὶ πρὸς τὰ λοιπὰ τῶν σπλάγχνων
ὁμοειδῶς φέρονται. ἐνταῦθα πάλιν ὁ Χρύσιππος οὐκ οἶδ᾽
ὅπως ἀγνοεῖ κατασκευάζων ἕτερόν τι τοῦ προκειμένου σκέμ-
ματος. οἱ γὰρ ἀπειλοῦντές τισιν ὥσπερ ἐκκόψαι τοὺς
ὀφθαλμοὺς αὐτῶν ἐνίοτε λέγουσιν, ἢ κατάξαι τὴν κεφαλὴν,
ἢ συντρῖψαι τὰ σκέλη, κατὰ τὸν αὐτὸν τρόπον ἔστιν ὅτε
καὶ τὴν καρδίαν ἐκσπάσαι φασὶν ἐν ἴσῳ τῷ ἀποκτεῖναι.
ἀλλὰ τί τοῦτο πρὸς τὰ παρόντα; τὸ γὰρ ἀποτεμεῖν ἐνίοτε
τὰ ὦτα καὶ τὴν ῥῖνα καὶ διασπάσαι πολλάκις ἄλλους

quapropter neque longius ipfis immorari convenit, quum
fimilem habeant abfurditatem iis, quae jam fubinde indicavi.
Poft praefcriptam fententiam alia quaedam fubfequitur,
qua evifceratos et nullo praeditos cerebro exponit, quo-
modo dicantur; de qua abunde fupra difputatum eft.
Ab his hujufmodi quaedam tradit: *Ob talem potiffimum
propenfionem videntur mihi etiam, qui majore ulcifcendi
ftudio in quofdam feruntur, ad hoc evellendum impelli,
quo impetu magis intenfo etiam ad reliqua vifcera fi-
militer feruntur.* Hic rurfus Chryfippus haud novi quo-
modo ignorat fe diverfum quiddam a propofita confide-
ratione aftruere. Nam qui minitautur quibufdam, ceu
oculos ipforum nonnunquam evellere dicunt, aut con-
fringere caput, aut comminuere crura; eodem modo in-
terdum cor quoque extrahere dicunt, eodem fignificatu,
quo eft occidere. Sed quid hoc ad praefentia pertinet?
Nam amputare nonnunquam aures et nafum, item dif-

Ed. Chart. V. [128.]   Ed. Baf. I. (272.)

ἀπειλοῦσιν οἱ ἄνθρωποι. καὶ πού τις εὐχομένη παρὰ τῷ
ποιητῇ γυνὴ τάδε λέγει·

   — — τοῦ ἐγὼ μέσον ἧπαρ ἔχοιμι
Ἐσθέμεναι προσφῦσα — —

τί οὖν οὐ καὶ τὸ ἧπαρ ἀρχὴν τῆς ψυχῆς ἀποφαινόμεθα,
φίλτατε Χρύσιππε, καὶ ταῦθ᾽ Ὅμηρον ἔχοντες μαρτυροῦντα,
τηλικοῦτον ποιητήν, ᾧ μᾶλλον ἦν σε πιστεύειν δίκαιον, ἢ
τοῖς ἰδιώταις; οὗτος μέν γε πρὸς τοῖς ἄλλοις ἔτι καὶ
ταῦθ᾽ ὑπὲρ ἥπατος ἔγραψε·

   Καὶ Τιτυὸν εἶδον γαίης ἐρικυδέος υἱὸν
   Κείμενον ἐν δαπέδῳ, ὃ δ᾽ ἐπ᾽ ἐννέα κεῖτο πέλεθρα.
   Γῦπε δέ μιν ἑκάτερθε παρημένω ἧπαρ ἔκειρον
   Δέρτρον ἔσω δύνοντες, ὃ δ᾽ οὐκ ἀπαμύνετο χερσί.
   Λητὼ γὰρ εἵλκυσε Διὸς κυδρὴν παράκοιτιν
   Πυθώδ᾽ ἐρχομένην διὰ καλλιχόρου Πανοπῆος.

ἐν τούτοις ὁ ποιητὴς ἐναργῶς ἐνδείκνυται, τὸ τῆς ψυχῆς
ἐπιθυμητικὸν μέρος ὑπάρχειν ἐν ἥπατι. διότι γάρ, φησὶν,

cerpere frequenter aliis minantur homines. Et quae-
dam mulier apud poëtam precando haec dicit:

   — — *Hujus ego medium hepar haberem*
   Vefcendum incumbens — —

Cur igitur non etiam jecur animae initium, cariffime
Chryfippe, pronunciamus, praefertim quum Homerum,
tantum poëtam, ejus rei teftem habeamus, cui juftius
erat te fidem adhibere, quam idiotis? Hic fane praeter
alia adhuc etiam haec de jecinore prodidit:

   Et Tityum vidi, clarae telluris alumnum,
   Porrigitur cui tota novem per jugera corpus.
   Hinc atque hinc geminos roftro urget vultur adunco,
   Immortale jecur tondens; jacet ille fupinus,
   Nec depellendi manibus datur ulla potestas.
   Latonae namque aufus erat tentare cubile,
   Quum Pytho Panopei peteret per amoena vireta.

In his poëta manifeflo concupifcentem animae faculta-
tem jecinori ineffe indicat. Quod enim, ait, Tityus

ἐπεθύμησεν ὁ Τιτυὸς ὑβρίσαι τὴν Λητὼ, διὰ τοῦτο γῦπες
αὐτοῦ κείρουσι τὸ ἧπαρ, ὡς εἰς αὐτὸ μάλιστα τιμωρούμενοι
τὸ κατάρξαν τῆς ὕβρεως. ἀλλ' ἐνταῦθα μὲν ἐπαινῶ τὸν
Χρύσιππον, ἑκόντα σιωπήσαντα τὸ καταβάλλον αὐτοῦ τὴν
δόξαν. ἐν οἷς δ' ἤτοι περαίνει μηδὲν, ἢ καθ' ἑαυτοῦ κα-
λεῖ τοὺς μαρτυρήσαντας, ἐνταῦθα νομίζω μὴ συνιέναι τῶν
ἀκολουθούντων τε καὶ μαχομένων ἀλλήλοις πραγμάτων,
ὥσπερ γε κἂν τοῖς ἑξῆς τῶν προγεγραμμένων, ἐν οἷς φησι·
καὶ τὰ τῶν ὀργιζομένων δὲ πάθη περὶ τὸν θώρακα φαίνε-
ται γινόμενα καὶ τὰ τῶν ἐρώντων, ὥστε καὶ τὴν ἐπιθυ-
μίαν μάλιστα γίνεσθαι περὶ τούτους τοὺς τόπους. ἐφ' ἑκά-
στῃ τῶν τοιούτων ῥήσεων ἐπιφθέγγεσθαι προσήκει· τί οὖν,
ὦ Χρύσιππε, τοῦτο πρὸς τὸ λογιστικὸν, ὑπὲρ οὗ ζητοῦμεν;
οὐ γὰρ δὴ περὶ τῶν ὀργιζομένων ἢ ἐπιθυμούντων ἢ ἀμφισ-
βήτησις ἦν, εἰ κατὰ τὸν θώρακά τε καὶ περὶ τὸν θώρακα
τοῖς οὕτως ἔχουσι κινεῖται τὰ πάθη, ἀλλ' εἰ καὶ τὸ λογιζό-
μενον ἐνταῦθά ἐστιν. ἐφεξῆς δὲ τούτων τάδε γράφει· εὖ
μάλα δὲ παριστᾶσι τὸ λεγόμενον, ὡς ἔφην, καὶ αἱ ἐν

Latonam conſtuprare cupierit, ideo vultures jecur ipſius
rodunt, tanquam illatae contumeliae poenam in id potiſ-
ſimum rejicientes.　Sed hic quidem laudo Chryſippum,
quod ſua ſponte ſubticuerit id, quod opinionem ejus ſub-
vertit; in quibus autem vel nihil concludit, vel contra
ſe teſtes citat, ibi autumo hominem non intelligere re-
rum conſequentiam ac inter ſe pugnantiam, quemadmo-
dum in his, quae commemorata ſubſequuntur hoc modo:
*Et iraſcentium affectus in thorace oboriri apparent, item
amantium.　Quapropter etiam concupiſcentia in his po-
tiſſimum locis accidit.*　In unaquaque hujuſmodi ſerie
acclamare convenit: Quid igitur hoc, o Chryſippe, ad
vim rationalem, de qua eſt quaeſtio?　Non enim de ira-
ſcentibus aut concupiſcentibus erat dubitatio, an in tho-
race et circa thoracem ita habentibus affectiones movean-
tur, ſed an etiam rationalis vis indidem habeatur.　Poſt
haec autem ſic ſcribit: *Admodum confirmant id, quod*

Ed. Chart. V. [128. 129.]	Ed. Baf. I. (272.)

αὐτοῖς γινόμεναι μελέται καὶ ῥήσεων καὶ τῶν παραπλη-
σίων. ἐν ᾧ γὰρ ταῦτα πάντα συντελεῖται, πάντως εὔλογον
ἐν ἐκείνῳ καὶ τὴν τοῦ λόγου διέξοδον γίνεσθαι, καὶ λέγειν
ἡμᾶς καὶ διανοεῖσθαι κατ᾽ ἐκεῖνο. ἀληθῆ ταῦτα γράφεις,
ὦ Χρύσιππε. καθ᾽ ὃ γὰρ ἐν ἑαυτοῖς μελετῶμεν, ἢ καὶ
μετὰ σιγῆς διεξερχόμεθα διανοούμενοι, τοῦτό ἐστι τὸ λογι-
ζόμενον. ἀλλὰ πότερον ἐγκέφαλος ἢ καρδία τὸ διανοούμε-
νόν ἐστιν, ὃ ἀπ᾽ ἀρχῆς ἐζητοῦμεν, ἐχρῆν ἀποδεῖξαί σε καὶ
μὴ τὸ πρῶτον λῆμμα [129] λαβόντα πρὸς ἁπάντων ὁμολο-
γούμενον ἡγεῖσθαί τι παρ᾽ αὐτοῦ πλέον ἕξειν εἰς τὴν τῶν
ζητουμένων εὕρεσιν. οὐδεὶς γοῦν ἐστιν, ὃς οὐχ ὁμολογήσει,
καθ᾽ ὃ σκεπτόμεθα καὶ διαλεγόμεθα, κατὰ τοῦτο τὸ μόριον
εἶναι τὸ τῆς ψυχῆς ἡγεμονικόν. ἀλλ᾽ οὐ τοῦτ᾽ ἦν τὸ ζητού-
μενον, ἀλλ᾽ εἰ καρδία τοῦθ᾽ ὑπάρχει τὸ μόριον, ὅπερ οὐκ
ἀπέδειξας, εἰ μή πω ἄρα φῂς αἰσθάνεσθαι κατὰ τὴν καρ-
δίαν λογιζομένου. ἀλλ᾽ ἐν ἀρχῇ γε τοῦ λόγου παντὸς ἔφη-
σθα κατὰ λέξιν ὧδε. οὕτω φαίνεται διαφεύγειν ὁ τόπος
ἡμᾶς, οὔτε αἰσθήσεως ἐκφανοῦς γιγομένης, ὅπερ ἐπὶ τῶν

dicitur, ut aiebam, etiam meditationes in ipfis factae
tum verborum, tum fimilium. In quo enim haec omnia
perficiuntur, ibi plane confentaneum eſt ſermonis expli-
cationem fieri, ao indidem nos dicere et meditari. Haec
vera, o Chryſippe, ſcribis. In qua enim parte apud nos
meditamur, aut cum ſilentio quoque cogitando percenſemus,
haec eſt rationi dicata: verum cerebrumne, an cor pars
ſit, quae intelligit (quod per initia quaerebamus), demon-
ſtraſſe te oportebat, et non priore lemmate ſumpto, quod
apud omnes in confeſſo eſt, putare te aliquid ab eo am-
plius ad eorum, quae diſquiruntur, inventionem habitu-
rum. Nemo enim eſt, qui non fateatur, in qua confi-
deramus et diſſerimus, in ea parte principem eſſe ani-
mae facultatem. Sed non hoc erat, quod inquiritur, ve-
rum an cor haec ſit pars, quod non demonſtraſti, niſi
forte dicas, te ſentire in corde, dum ratiocinaris. Atqui
inter initia totius ſermonis hunc in modum dixiſti: *Ita
locus nos ſubterfugere videtur, dum neque ſenſus evi-*

Ed. Chart. V. [129.]　　　　Ed. Baf. I. (272. 273.)

λοιπῶν συντέτευχε, οὔτε τῶν τεκμηρίων, δι᾿ ὧν ἄν τις
συλλογίσαιτο τοῦτο, οὐδὲ γὰρ ἂν ἐπὶ τοσοῦτον ἡ ἀντιλογία
προῆλθε καὶ ἐν ἰατροῖς καὶ ἐν φιλοσόφοις. ὁ ταῦθ᾿ εἰ-
πὼν Χρύσιππος, εἰ πάλιν ἐν ταὐτῷ βιβλίῳ φάσκοι, τῶν
διαλογισμῶν ἡμᾶς αἰσθάνεσθαι κατὰ τὴν καρδίαν γινομέ-
νων, οὔθ᾿ ἑαυτοῦ δόξει μεμνῆσθαι, καὶ καταψεύδεσθαι τῶν
ἐναργῶν. οὐ μὴν τοιοῦτός γ᾿ ὁ ἀνὴρ, ὥστ᾿ οὐκ ἂν εἴποι δι᾿
αἰσθήσεώς τινος ἐπιγινώσκειν ἐν τῇ καρδίᾳ τῶν προειρημέ-
νων ἕκαστον γινόμενον. καὶ μὴν εἰ μὴ δι᾿ αἰσθήσεως,
ἀλλὰ δι᾿ ἀποδείξεώς τινος ἡδέως ἂν ἀκούσαιμεν αὐτῆς.
ἐμοὶ μὲν δὴ δοκεῖ τῷ περὶ τῆς φωνῆς λόγῳ καὶ νῦν προς-
γρῆσθαι. τεκμαίρομαι δὲ καὶ ἐκ τῶν ἐπιφερομένων. ἀπὸ
γὰρ τῆς διανοίας, φησὶ, δεῖ λέγειν, καὶ ἐν ἑαυτῷ λέγειν ἢ
φωνὴν διεξιέναι, καὶ καρδίαν νοεῖσθαι, καὶ ἐν (273) ἑαυτοῖς
φωνὴν διεξιέναι, καὶ ἐκτὸς ἐκπέμπειν. ὁμολογούμενον γάρ
τι λαμβάνων, ὡς τοῦ αὐτοῦ μορίου τὸ λέγειν εἴη καὶ τὸ ἐν
ἑαυτῷ λέγειν, εἶτα προσλαμβάνων, αὐτὸ τῆς καρδίας ἔργον
εἶναι τὸ λέγειν, ἐξ ἀμφοῖν ἔχει περαινόμενον, ἐν τῇ καρδίᾳ

dens apparet, quod in reliquis contigit, neque conjecturae
fint, quibus aliquis hoc poffit colligere; neque enim eouf-
que controverfia inter medicos et philofophos proceffiffet.
Haec locutus Chryfippus, fi rurfus in eodem libro dicat,
nos ratiocinationes in corde oborientes percipere, neque
fui ipfius videbitur meminiffe, et contra evidentia mentìri;
non eft tamen vir talis. Quare non dicet, ex fenfu quo-
dam fingula praedicta in corde fieri, fe agnofcere.
Attamen fi non fenfu, fed demonftratione aliqua, quam
lubens eam audiverim. Mihi fane videtur fermone ac
voce etiam nunc ufus effe, quod ex iis, quae infert, con-
jicio; nam ab intellectu (inquit) dicere oportet, et apud
fe ipfum dicere, aut vocem explicare, et corde cogitare,
et apud fe vocem proferre, et foras emittere. Etenim
confeffum aliquod capiens, tanquam ejufdem partis fit di-
cere et apud fe dicere, deinde affumens, idem cordis
opus effe dicere, ex ambobus concludit, in corde fieri,

Ed. Chart. V. [129.]   Ed. Baf. I. (273.)

γίνεσθαι τὸ ἐν ἑαυτῷ λέγειν. ἀλλ᾽ ἡμεῖς γε κατὰ τὸ πρὸ
τούτου γράμμα τὸν ὑπὸ τοῦ Ζήνωνος ἐρωτηθέντα λόγον
ὑπὲρ τοῦ τὴν φων᾽ν ὑπὸ τῆς καρδίας ἐκπέμπεσθαι μοχθη-
ρὸν ἐπεδείξαμεν, ὥστε καὶ ὁ νῦν ἐρωτώμενος ὑπὸ τοῦ Χρυ-
σίππου λόγος ἅμα ἐκείνῳ συνανήρηται. ἐπισκεψώμεθα οὖν
ἤδη τὸν ἑξῆς. οἰκείως δὲ τούτῳ καὶ οἱ στεναγμοὶ ἐντεῦ-
θεν προΐενται. καὶ τοὺς στεναγμοὺς, ὦ Χρύσιππε, καὶ
τὰς φωνὰς ἐκ τοῦ θώρακος μὲν φήσομεν ἐκπέμπεσθαι καὶ
τοῦ πνεύμονος, οὐ μὴν οὐδ᾽ ἐκ τῆς καρδίας, ὥσπερ οὐδὲ
τὰς φωνάς. ἀποδέδεικται γὰρ ἡμῖν ὑπὲρ ἑκάστου τούτων
ἐν ἑτέροις οὐχ ἁπλῶς, οὐδ᾽ ὥσπερ ὑπὸ σοῦ νῦν, οὐδεμίαν
ἀπόδειξιν προσθέντος. ἐφεξῆς δὲ τοῖσδε πλῆθος ἐπῶν ὁ
Χρύσιππος γράφει τῶν πλείστων ἑαυτῷ μαχομένων, ὡς ἔμ-
προσθεν ἔδειξα. τὰ δὲ μεταξὺ τῶν ἐπῶν ἐστι μὲν ὀλίγιστα,
περιέχεται δέ τις κατὰ ταῦτ᾽ ἐναντιολογία τοῦ Χρυσίππου
πρὸς ἑαυτόν, ἣν ἐν τῷ μετὰ τοῦτ᾽ ἐπιδείξω βιβλίῳ, καθ᾽ ὃ
περὶ τῶν τῆς ψυχῆς παθῶν ἔγνωκα ποιήσασθαι τὸν λόγον.
ἐν δὲ τῷ παρόντι τῶν ῥήσεων αὐτῶν ἐπιμνησθήσομαι μόνον

ut aliquis apud fe dicat. Verum nos fuperiori libro ra-
tionem a Zenone propofitam, cur vox ex corde edere-
tur, pravam oftendimus. Quapropter etiam nunc ratio
a Chryfippo propofita fimul cum illa fublata eft aboli-
taque. Itaque fequentem jam infpiciamus. *Huic au-*
tem conforme eft, quod gemitus quoque inde proce-
dunt. At gemitus, o Chryfippe, et voces ex thorace qui-
dem et pulmone dicemus emitti, non tamen ex corde,
quemadmodum nec voces; demonftravimus namque haec
fingula alibi, non fimpliciter, nec, quemadmodum tu,
nulla demonftratione adhibita. Ab his verfuum multi-
tudinem Chryfippus citat, ex quibus plurima fecum pug-
nant, uti antea oftendi. In iis autem, quae verfibus
interjecta funt, quamvis pauciffima exiftant, Chryfippus
ipfe fibi adverfatur: quod fubfequenti libro oftendam,
ubi de animi affectibus fermonem inftituere decrevi. In
praefentia verborum folum ipfius mentionem facturus

ἐχουσῶν ᾧδε. ὁ δὲ ποιητὴς πλεονάζων ἐν τούτοις διὰ πολ-
λῶν παρίστησιν, ὅτι καὶ τὸ λογιστικὸν καὶ τὸ θυμοειδὲς
περὶ τοῦτόν ἐστι τὸν τόπον, συνάγων ὡς ταὐτὸν αὐτὰ,
καθάπερ καὶ δεῖ ποιῆσαι. φανερῶς γὰρ ἐνταῦθα συγχω-
ρεῖ μὲν, ἕτερόν τι παρὰ τὸ λογιστικὸν εἶναι τό τε θυ-
μοειδὲς καὶ τὸ ἐπιθυμητικὸν, ἐν δὲ τῇ καρδίᾳ κατῳκί-
σθαι φησὶν, ὅπερ Ἀριστοτέλους ἐστὶν, οὐ τῶν Στωϊκῶν
δόγμα. καὶ διὰ τῶν ἑξῆς δὲ προειπὼν, ἐν οἷς ὁ ποιητὴς ἐν
τῇ καρδίᾳ τὸ λογιζόμενον ὑπάρχειν ἀποφαίνεται, μετὰ ταῦτ᾽
ἐπιφέρει· ὅτι δὲ καὶ τὸ ἐπιθυμητικὸν ἐνταῦθα, διὰ τούτων
ἐμφαίνει·

   Οὐ γὰρ πώποτέ μ᾽ ᾧδε θεᾶς ἔρος οὐδὲ γυναικὸς
   Θυμὸν ἐνὶ στήθεσσι περιπροχυθεὶς ἐδάμασσεν.

εἶτ᾽ ἐφεξῆς· ὅτι δὲ τὸ θυμοειδὲς ἐνταῦθά πού ἐστι, τὰ
τοιαῦτα ἐμφαίνει πλείονα ὄντα·

   Ἥρης δ᾽ οὐκ ἔχαδε στῆθος χόλον, ἀλλὰ προσηύδα.
καί·

   Χόλον, ὅστ᾽ ἐφέηκε πολύφρονά περ χαλεπῆναι.

fum, quae hunc in modum habent. *Poëta paulo in his
prolixior multis adftruit, et rationalem vim et irafcibi-
lem hoc in loco confiftere, congregans in idem ipfas,
quemadmodum et faciendum eft;* manifefte enim inibi
concedit, diverfum quiddam ab anima rationali effe et
irafcibilem et concupifcentem. In corde autem habitare
affirmat, quod Ariftotelis, non Stoicorum dogma eft;
deinde praefatus quaedam, ubi poëta in corde rationem
haberi pronunciat, ita infert ex confequentibus: *Quod
vero et concupifcibilis hic refideat, hinc conftat:*

   *Nunquam alias animum languenti in pectore noftrum
   Seu dea feu mulier tanto devinxit amore.*

Poftea rurfus adducit: *Quod irafcibilis facultas inibi ha-
beatur, hujufmodi plura declarant:*

   Non iram Juno tenuit fub pectore, at inquit.
Et:

   Atque ira hunc quamvis fapientem adurens.

[130] ἐν τοῖς τοιούτοις ἅπασιν ὁ Χρύσιππος ὁμολογεῖ, δυνά-
μεις τινὰς εἶναι τῆς ψυχῆς τήν τε θυμοειδῆ καὶ τὴν ἐπι-
θυμητικὴν ἑτέρας τῆς λογιστικῆς. ἀλλὰ περὶ μὲν τούτων,
ὡς ἔφην, ἐν τῷ τετάρτῳ διαλέξομαι γράμματι. τὰ δ' ὑπό-
λοιπα τῶν κατὰ τὸ Χρυσίππου βιβλίον ἐπιδραμὼν, ἐν-
ταῦθά που καὶ αὐτὸς ἤδη καταπαύσω τὸν ἐνεστῶτα λόγον.
μετὰ δὲ τὸ πλῆθος τῶν ἐπῶν ἐφεξῆς ὁ Χρύσιππος περὶ
τε φωνῆς καὶ λόγου καὶ νεύρων ἀρχῆς, ὅσα τε τούτοις
συνέζευκται, διῆλθεν, ἃ δὴ καὶ μόνα τῶν κατὰ τὸ βιβλίον
ἔπρεπεν ἀνδρὶ φιλοσόφῳ, περὶ ὧν καὶ ἡμεῖς ἐν τῷ πρὸ
τούτου λόγῳ διεληλύθαμεν, ὑπερβάντες τὰ περιττῶς ἠδολε-
σχημένα.

Κεφ. η'. Νυνὶ μέντοι κατὰ τοῦτο τὸ βιβλίον, ἐπειδὴ
καὶ ταῦτ' ἔδοξε προσθεῖναι, τά τ' ἄλλα τὰ προηγούμενα
διῆλθον, ἑξῆς τε προσθήσω τὸν περὶ τῆς Ἀθηνᾶς λόγον.
αἰσθόμενος γὰρ ὁ Χρύσιππος ἐναντιούμενον τοῖς ἑαυτοῦ
δόγμασι τὸν περὶ τῆς θεᾶς μῦθον ἀπὸ τῆς τοῦ Διὸς κεφα-
λῆς ὑπειλημμένης γεγενῆσθαι, τοιάδε λέγει· παραγράψω γὰρ

In his omnibus Chryſippus fatetur, facultates quaſdam
eſſe animae iraſcibilem et concupiſcibilem, a ratio-
nali diverſas; ſed de his (ut dixi) quarto libro diſſeram.
Reliqua vero eorum, quae in Chryſippi volumine ſunt,
praetergreſſus, hic etiam ipſe jam praeſentem librum
finire cogito. A verſuum multitudine Chryſippus deinceps
de voce, ratione et nervorum principio, quaeque his
conjuncta ſunt, percenſuit, quae etiam ſola in libro com-
prehenſa viro philoſopho conveniebant; ſuper quibus
nos quoque ſuperiori libro tractavimus, praetergreſſi ſu-
pervacanea loquacitate tractata.

Cap. VIII. Nunc vero hoc in libro, quoniam et
haec viſum eſt apponere, et alia, quae praecedunt, ſum
executus, hic deinceps ſermonem de Minerva adjiciam.
Nam quum Chryſippus ſentiret, fabulam de dea, quae ex
Jovis capite creata eſſe putatur, ſuis ipſius dogmatis ad-
verſari, hujuſmodi adfert. Aſcribam enim totam ipſius

ΙΠΠΟΚΡ. ΚΑΙ ΠΛΑΤΩΝ. ΔΟΓΜ. Γ. 349

Ed. Chart. V. [130.]　　　　　　　　Ed. Baf. I. (273.)

ἅπασαν τὴν ῥῆσιν αὐτοῦ, εἰ καὶ μακροτέρα πώς ἐστιν.
ἀκούω δή τινας λέγειν παραμυθουμένους πρὸς τὸ ἐν τῇ
κεφαλῇ εἶναι τὸ ἡγεμονικὸν τῆς ψυχῆς μέρος. τὸ γὰρ τὴν
᾿Αθηνᾶν, μῆτιν οὖσαν καὶ οἷον φρόνησιν, ἐκ τῆς κεφαλῆς
γενέσθαι τοῦ Διὸς σύμβολόν φασιν εἶναι τοῦ ταύτῃ τὸ
ἡγεμονικὸν εἶναι· οὐ γὰρ ἄλλως ἂν ἐν τῇ κεφαλῇ γενέσθαι
μῆτιν καὶ φρόνησιν, εἰ μὴ τὸ ἡγεμονικὸν ἐν ταύτῃ ἐστί·
πιθανοῦ μέν τινος ἐχόμενοι, διαμαρτάνοντες δ᾽, ὡς ἐμοὶ
φαίνεται, καὶ ἀγνοοῦντες τὰ περὶ τούτων ἱστορούμενα, περὶ
ὧν οὐ χεῖρόν ἐστιν ἐπὶ πλέον εἰπεῖν ἐν τοῖς ἐνεστῶσι ζητή-
μασι. φασὶ δ᾽ οἱ μὲν οὕτως ἁπλῶς, ἐκ τῆς τοῦ Διὸς κεφα-
λῆς αὐτὴν γενέσθαι, οὐδὲ προσιστοροῦντες τὸ πῶς ἢ κατὰ
τίνα λόγον. ὁ δὲ Ἡσίοδος ἐπὶ πλέον λέγει ἐν ταῖς θεο-
γονίαις, τινῶν μὲν ἐν τῇ θεογονίᾳ γραφόντων τὴν γένεσιν
αὐτῆς, πρῶτον μὲν Μήτιδι συγγενομένου τοῦ Διός, δεύ-
τερον δὲ Θέμιδι, τινῶν δὲ ἐν ἑτέροις ἄλλως γραφόντων
τὴν γένεσιν αὐτῆς, ὡς ἄρα, γενομένης ἔριδος τῷ Διὶ καὶ

orationem, etfi prolixior eft: *Audio fane, quofdam verba
facere, ut oftendant, principem animae facultatem in
capite contineri; nam Minervam, quae confilium eft et
veluti prudentia, ex Jovis capite natam effe, argumen-
tum ferunt ejus, quod principatus animae hic confiftat.
Non enim alioquin dicerent, in capite natum effe con-
filium et prudentiam, nifi principatus animae ibidem
confifteret. Tales fane, qui hoc dicunt, probabile quid-
dam habent, fed meo judicio aberrant et ignorant, quae
de his narrantur, de quibus nihil mali fuerit copiofius
in praefentibus quaeftionibus agere. Porro affirmant
alii ita fimpliciter, ex Jovis capite ipfam proveniffe, ne
adjicientes quidem narrando, quomodo aut qua ratione.
Hefiodus autem uberius in deorum generationibus perfe-
quitur; nonnullis in theogonia generationem ejus fcri-
bentibus, primum ut Jupiter cum Metide coierit, deinde
cum Themide; nonnullis autem alibi aliter originem
ejus tradentibus, ut videlicet, contentione inter Jovem et*

350 ΓΑΛΗΝΟΥ ΠΕΡΙ

Ed. Chart. V. [130.] Ed. Baf. I. (273.)

τῇ Ἥρα, γεννήσειεν ἢ μὲν Ἥρα δι᾽ ἑαυτῆς τὸν Ἥφαιστον,
ὁ δὲ Ζεὺς τὴν Ἀθηνᾶν ἐκ τῆς Μήτιδος καταποθείσης ὑπ᾽
αὐτοῦ. ἡ μὲν γὰρ εἰς αὐτὸν κατάποσις τῆς Μήτιδος καὶ
ἔνδον τοῦ Διὸς τῆς Ἀθηνᾶς γένεσις κατ᾽ ἀμφοτέρους τοὺς
λόγους ἐστίν. διαφέρουσι δ᾽ ἐν τῷ, πῶς ταῦτα συνετελέσθη,
πρὸς τὸν ἐνεστῶτα λόγον, ὅθεν ὡς ὄντος τοιούτου. τὸ
γὰρ κοινὸν ἐν αὐτοῖς ὑπάρχον μόνον χρήσιμόν ἐστι πρὸς τὰ
ἐνεστῶτα. λέγεται δ᾽ ἐν μὲν τῇ θεογονίᾳ οὕτω·

Ζεὺς δὲ θεῶν βασιλεὺς πρώτην ἄλοχον θέτο Μῆτιν,
Πλεῖστα θεῶν εἰδυῖαν ἰδὲ θνητῶν ἀνθρώπων.

Ἀλλ᾽ ὅτε δή ῥ᾽ ἤμελλε θεὰν γλαυκῶπιν Ἀθήνην
Τέξεσθαι, τότ᾽ ἔπειτα δόλῳ φρένας ἐξαπατήσας
Αἱμυλίοισι λόγοισιν ἑὴν ἐγκάτθετο νηδύν·
Ὡς δ᾽ οἱ συμφράσσαιτο θεὰ ἀγαθόν τε κακόν τε.

εἶτα προελθὼν φησιν οὕτως·

Αὐτὸς δ᾽ ἐκ κεφαλῆς γλαυκώπιδα γείνατ᾽ Ἀθήνην,
Δεινὴν, ἐγρεκύδοιμον, ἀγέστρατον, ἀτρυτώνην,
Πότνιαν, ᾗ κέλαδοί τ᾽ ἄδον, πόλεμοί τε μάχαι τε.

Junonem orta, Juno sane ex se Vulcanum procreaverit,
Jupiter autem Minervam ex Metide, quam deglutierat.
Nam quod Metis deglutita fuerit, et intra Jovem fue-
rit Minervae generatio, in utrorumque sermonibus habe-
tur. Differunt autem in eo, quomodo haec facta fue-
rint; quod praesenti sermoni nihil facit, nam quod com-
mune in ipsis habetur, solum praesentibus conducit.
Scribitur autem in theogonia ad eum modum:

Juppiter ipse deum prima pro conjuge Metin
Sumpsit, doctrina superantem hominesque deosque.
Sed glaucis oculis divam paritura Minervam
Ab Jove tum demum decepta est mente dolosis
Ac blandis verbis, qui Pallada condidit alvo,
Quo dea consuleret patri pravumque bonumque.

Deinde progressus ita concinit:

Ex capite ipse suo generavit Pallada glaucam,
Quae gravis horrendas acies invicta gubernat,
Cui strepitus pugnaeque placent et bella verendae.

στήθεσι γὰρ αὐτοῖς ἔνδον εὔδηλον ὅτι ἀπέθετο τὴν Μῆτιν,
καὶ οὕτως φησὶν αὐτὴν γεννῆσαι κατὰ τὴν κεφαλήν. ἐν δὲ
τοῖς μετὰ ταῦτα πλείω διεληλυθότος αὐτοῦ, τοιαῦτ᾽ ἐστὶ
τὰ λεγόμενα·

[131] Ἐκ ταύτης ἔριδος ἡ μὲν τέκε φαίδιμον υἱὸν
Ἥφαιστον τέχνῃσιν ἄνευ Διὸς αἰγιόχοιο,
Ἐν πάντων παλάμῃσι κεκλημένον οὐρανιώνων.
Αὐτὰρ ὅ γ᾽ Ὠκεανοῦ καὶ Τηθύος ἠϋκόμοιο
Κούρῃ νόσφ᾽ Ἥρης παρελέξατο καλλιπαρήου,
Ἐξαπατῶν Μῆτιν, καί περ πολύϊδριν ἐοῦσαν.
Συμμάρψας δ᾽ ὅγε χερσὶν ἑὴν ἐγκάτθετο νηδὺν,
Δείσας, μὴ τέξῃ κρατερώτερον ἄλλο κεραυνοῦ.
Τοὔνεκά μιν Κρονίδης ὑψίζυγος αἰθέρι ναίων
Κάππιεν ἐξαπίνης. ἡ δ᾽ αὐτίκα Παλλάδ᾽ Ἀθήνην
Κύσατο· τὴν μὲν ἔτικτε πατὴρ ἀνδρῶν τε θεῶν τε
Πὰρ κορυφὴν Τρίτωνος ἐπ᾽ ὄχθῃσι ποταμοῖο.
Μῆτις δ᾽ αὖτε Ζηνὸς ὑπὸ σπλάγχνοις λελαθυῖα
Ἧστο Ἀθηναίης μήτηρ τέκτηνα δικαίων,

Nam pectore ipſo Metin repoſuiſſe intus manifeſto con-
ſtat, atque ita ipſam et capite generaſſe tradit. Poſt illa
quum plura ipſe recenſuiſſet, ejuſmodi ſubnectit:
Vulcanum ex lite hac peperit Saturnia natum
Artibus inſignem Aegiocho ſine conjuge magno.
Artibus inſignis divos ſupereminet omnes.
Rurſus et Oceani crinitae et Thetyos ille
Abſente accepit pulchra Junone puellam.
Decipit hic Metin, licet haec verſuta pareret,
Quam propria manibus complexam condidit alvo.
Fortius hic metuens aliud ne fulmen obiret,
Hanc ideo alta librans Saturnius aetheris hoſpes
Protinus abſorpſit; concepit et ipſa Minervam
Protinus, et peperit cuſtos hominumque deumque
Vertice apud ripas fluvii Tritonis opacas.
At rurſum latitans Jovis intra viſcera Metis
Palladis inſedit mater gnara illa deorum

352 ΓΑΛΗΝΟΥ ΠΕΡΙ

Ed. Chart. V. [131.]   Ed. Baf. I. (273. 274.)

Πλεῖστα θεῶν εἰδυῖα καταθνητῶν τ᾽ ἀνθρώπων.
Ἔνθα θεὰ παρέλεκτο Θέμις παλάμαις, περὶ πάντων
Ἀθανάτων ἐκέκαστο Ὀλύμπια δώματ᾽ ἐχόντων.
Αἰγίδα ποιήσασα φοβέστρατον ἐντὸς Ἀθήνη,
Σὺν τῇ ἐγείνατό μιν πολεμήϊα τεύχε᾽ ἔχουσαν.

ταῦτα προειπὼν ὁ Χρύσιππος ἑξῆς αὐτοῖς συνάπτων τάδε
γράφει. τὰ μὲν οὖν περὶ τῆς Ἀθηνᾶς λεγόμενα τοιαῦτά ἐστιν,
ἄλλου τινὸς συμβόλου ποιοῦντ᾽ ἔμφασιν. πρῶτον μὲν γὰρ ἡ
Μῆτις λέγεται ὡσανεί τις φρόνησις καὶ περὶ τῶν κατὰ τὸν
(274) βίον τέχνη, ᾗ τὰς τέχνας δεῖ καταπίνεσθαι καὶ ἐναποτί-
θεσθαι, καθ᾽ ὃν λόγον καὶ τὰ λεγόμενά τινας καταπίνειν
φαμέν. διὰ δὲ τὴν κατάποσιν συνηκολουθηκότως λέγεται,
καὶ εἰς τὴν κοιλίαν ἀποτίθεσθαι αὐτά. μετὰ ταῦτα τὴν
καταποθεῖσαν τοιαύτην τέχνην τίκτειν᾽ εὔλογον ἐν αὐτῷ
παραπλησίαν τῆς τικτούσης μητρός· πρός τε τούτοις τὰ
ὑπὸ τῶν ἐπιστημονικῶν τικτόμενα ἐν αὐτοῖς. πῶς δ᾽ ἂν
ἐκπορεύοιτο, καὶ διὰ τίνος μάλιστα, πάρεστι σκοπεῖν.
φανερὸν γὰρ, ὅτι λόγῳ ἐκφέρεται διὰ τοῦ στόματος κατὰ τὴν

Atque hominum inventrix fapiens juftique bonique.
Tunc dea concubuit Themis artibus inclyta juftis
Prae cunctis divis fuperas habitantibus aedes;
Aegida quae fecit terrentia caftra fugantem,
Pallada congenerans arma intus bellica habentem.

Haec praefatus Chryfippus, deinde continuato fermo-
ne haec prodit. *Quae igitur de Minerva dicuntur,*
hujufmodi funt, quae alterius cujufdam argumenti figni-
ficationem praebent. Primum enim Metis dicitur tan-
quam prudentia quaedam et rerum vitae neceffariarum
ars, qua artes deglutire oportet et reponere; qua ratione
etiam dicta nonnullos devorare dicimus; propter degluti-
tionem autem merito dicuntur ea in ventriculum quoque
reponi. Poftea deglutitam ejufmodi artem parere in ipfo
perfimilem matri parienti, ratio eft. Ad haec ea, quae
ex fcientificis apud fefe pariunt, quomodonam egredian-
tur, et per quod, confiderare licet. Conftat enim, quod
oratione per os juxta caput efferantur, pari modo hic ca-

κεφαλὴν ἐξ ἴσου, οὕτως τῆς κεφαλῆς λεγομένης, ὃν τρόπον
προβάτου κεφαλὴ λέγεται, καὶ τὰς κεφαλὰς ἀφαιροῦσί
τινων, καθ᾽ ὃν λόγον παραγινόμενον καὶ ἐκ τῆς κο-
ρυφῆς λέγεται γενέσθαι τῶν τοιούτων παραλλαγῶν κατὰ
σύμβολον γινομένων πλειόνων, καὶ χωρὶς δὲ τῆς ἱστορίας
ταύτης ἀπ᾽ αὐτοῦ μόνον τοῦ γενέσθαι ταύτην κατὰ τὴν
κεφαλήν, τὰ παραπλήσιά τις λέγοι· οὐ γὰρ ἐν τῇ κε-
φαλῇ φησιν αὐτὴν γενέσθαι, εἰ μή τινες διαστρέφοντες ἢ
παραλλάττοντες τὸν λόγον ἐξελθεῖν ταύτῃ, γινομένην δ᾽
ἄλλως ἔροιντο· ὥστε μᾶλλον καὶ τοῦτο σύμβολον πρὸς τὸν
ἕτερον εἶναι, ὡς ἔφην. τὰ γὰρ ἐν αὐτοῖς γινόμενα τεχνικὰ
κατὰ τὴν κεφαλὴν ἐξιόντα μάλιστα ἀποσημαίνει τὸν προει-
ρημένον λόγον. αὕτη μὲν ἡ τοῦ Χρυσίππου ῥῆσις. ἐπεὶ δ᾽
ἐστὶ πάνυ μακρά, καὶ διὰ τοῦτ᾽ ἴσως τινὲς οὐκ ἀκριβῶς αὐ-
τῆς ἅπαντα τὸν νοῦν καταμανθάνουσιν, ἐγὼ πειράσομαι
διὰ βραχέων εἰπεῖν, ἃ βούλεται δηλοῦν. οὐ μάχεταί μοι,
φησὶν, ὁ μῦθος λέγων, ἐκ τῆς Διὸς κεφαλῆς γεγεννῆσθαι
τὴν Ἀθηνᾶν, φρόνησιν ὑπάρχουσαν. οὐ γὰρ αὐτὸ τοῦτο
μόνον εἴρηται κατ᾽ αὐτόν, ἀλλ᾽ ὅτι καταπιὼν τὴν Μῆτιν

pite nuncupato, quomodo ovis caput dicitur, et capita nonnul-
lis adimunt; qua ratione proficifcens et ex vertice nafci di-
citur, quum plures hujufmodi immutationes figni ratione
fiant, ac citra hiftoriam hanc abeo folum, quod haec ex ca-
pite nata fit, perfimilia quis dixerit; non enim in capite ip-
fam generari dicit, nifi quidam pervertentes immutantefque
fermonem, egredi hic natam aliter dicant. Quare potius
et hoc fignum alterius eft, ut dixi; nam artificia, quae
in nobis ipfis nafcuntur, ex capite potiffimum prodeuntia,
praedictum fermonem declarant. Haec Chryfippi oratio
eft. Quoniam vero admodum longa eft, eoque forfan
nonnulli non exacte totam ipfius mentem intelligunt,
ego breviter explicare conabor, quae fibi velit. Non
pugnat mecum (inquit) fabula, quae Minervam, pruden-
tiam exiftentem, ex Jovis capite prognatam effe refert;
non enim hoc ipfum in ea folum dictum eft, fed quod

ὁ Ζεὺς, καὶ ὥσπερ ἐγκύμων ἐξ αὐτῆς γενόμενος, τὴν γεν-
νηθεῖσαν ἐν αὐτῷ κόρην ἀπεκύησε διὰ τῆς κεφαλῆς. εἰρῆ-
σθαι δ᾽ οὕτω φησὶ τὰ κατὰ τὸν μῦθον, ἐπειδὴ τὰς τέχνας
ἁπάσας ἐν τῇ καρδίᾳ συνισταμένας διὰ τὸν λόγον εἰς τὸ
φανερὸν ἐκφερόμενοί τινες λόγοι διὰ τῆς κεφαλῆς ἐξίασιν.
ἔστι γὰρ καὶ τὸ στόμα τῆς κεφαλῆς μόριον. οὐ γὰρ τὸ τε-
τριχωμένον μόνον, ἀλλὰ καὶ τὸ μετὰ τὸν τράχηλον ἄνωθεν
ἅπαν ὀνομάζεσθαι κεφαλήν, καθ᾽ ὃ σημαινόμενον ἀποτμη-
θῆναί τινος λέγομεν τὴν κεφαλήν. εἰ δὲ μὴ διὰ τοῦ στό-
ματος τοῦ Διὸς, ἀλλ᾽ ἐκ τῆς κορυφῆς ἐμυθολόγησεν ἐξελη-
λυθέναι τὴν Ἀθηνᾶν, οὐδὲν ἄτοπον εἶναί φησι, τοιούτων
παραλλαγῶν κατὰ σύμβολον γινομένων πλειόνων. ἐν τού-
τοις τοῖς λόγοις ὁ Χρύσιππος τὰ μὲν ἄλλα πι[132]θανῶς
τε ἅμα καὶ εὐμηχάνως ἐξηγεῖται τοῦ μύθου, προσαρμότ-
των αὐτὸν τῷ Στωϊκῷ δόγματι· τὸ δὲ συνέχον τε καὶ
κυριώτατον τοῦ λόγου παντὸς, ὑπὲρ οὗ δίκαιον ἦν ἀγω-
νίσασθαι, μάλιστα διὰ ταχέων παρέδραμεν, ὡς κἂν τοῖς
πρόσθεν ἐποίησεν ἐξηγούμενος, ὅπερ οἱ πολλοὶ λέγουσι, τοὺς

Jupiter, deglutita Metide, et veluti praegnans ex ea factus,
generatam in fe puellam ex capite peperit. Dictam autem
fic effe fabulam, inquit, quandoquidem artes univerfas in
corde confiftentes per rationem fermones nonnulli in
lucem elati per caput exeunt. Eft enim os capitis quo-
que pars. Quippe non pilofa duntaxat portio, fed totum
etiam, quod poft cervicem fu ›erne habetur, caput nomina-
tur, quo fignificatu cujufpiam caput amputari dicimus. At
fi non ex ore Jovis, fed ex vertice Minervam prodiiffe fa-
bulata eft, nihil abfurdi dicunt effe, quum plures hujuf-
modi immutationes aliquid judicandi ratione fiant. In
his orationibus Chryfippus reliqua fane probabiliter fimul
et induftrie fabulam exponit, Stoico dogmati ipfam accom-
modans; principaliffimum autem et totius fermonis fum-
mam continens, pro quo aequum erat contendere potiffi-
mum, breviter praetercurrit, ficut in prioribus factitavit,
exponens quod vulgus dicit, alios non habere, alios ha-

μὲν οὐκ ἔχειν, τοὺς δ᾽ ἔχειν ἐγκέφαλον. ὡς γὰρ ἐν ἐκείνοις
αὐτὸ τὸ ζητούμενον τάχιστα παρῆλθεν, ἐν τοῖς ἔξωθεν
αὐτοῦ μηκύνας ἐπὶ πλεῖστον, οὕτω κἀνταῦθα τὸ συνέχον
αὐτὸ τοῦ λόγου διὰ ταχέων παρέδραμεν ἀρκεσθεὶς εἰπεῖν,
διὰ τοῦτ᾽ ἐκ τῆς κορυφῆς γεγεννῆσθαι τὴν Ἀθηνᾶν, οὐκ ἐκ
τοῦ στόματος, τοιούτων παραλλαγῶν κατὰ σύμβολον γινομέ-
νων πλειόνων. ἐχρῆν γὰρ αὐτὸν ἢ μηδ᾽ ὅλως ἧφθαι τοῦ
μύθου, μηδέν γ᾽ ἀναγκαῖον ἔχοντος ἀνδρὶ φιλοσόφῳ πρὸς
ἀπόδειξιν δόγματος, ἢ ἁπτόμενον, ὅπερ ἦν μάλιστα τὴν
ἀντιλογίαν συνέχον, ἀκριβῶς ἅπασαν ἐξελθεῖν, καὶ εἰ πλειό-
νων ἐχρῆζε λόγων, οὐκ ὀκνήσαντα τοὺς πολλοὺς προς-
γράψαι. βουλόμενος δ᾽ ἄν τις, οἶμαι, καὶ τοὺς τοιούτους
ἑτέρως ἐξηγεῖσθαι, πολλὰς ἐπιχειρημάτων ἀφορμὰς ἐκ τῶν
κατὰ τὰς ἀνατομὰς φαινομένων δύναιτο λαμβάνειν, ὑπὲρ
ὧν ἐπὶ πλέον μὲν ἐν τοῖς ἑξῆς ἀναγκαῖον ἔσται διελθεῖν,
ἐπειδὰν περὶ τοῦ ψυχικοῦ πνεύματος ὁ λόγος ἡμῖν γίνηται,
διὰ βραχέων δ᾽ ἄν καὶ νῦν αὐτὰ μόνον εἴποιμι τὰ κεφά-
λαια τῶν μελλόντων ἀποδειχθήσεσθαι. ὥσπερ γὰρ αὐτὸ τὸ

bere cerebrum. Ut enim illic id, quod quaeritur, per-
currit obiter, in acceſſoriis et ad rem non ſpectantibus
diutiſſime immoratus, ita hic quoque ipſam ſermonis ſum-
mam breviter attigit, contentus dicere, ideo Minervam
ex vertice, non ex ore, fuiſſe procreatam, quod plures
hujuſmodi immutationes ſymboli ratione fiant. Conve-
niebat autem ipſum aut non omnino attigiſſe fabulam,
quae nihil homini philoſopho ad dogmatis demonſtratio-
nem neceſſarium continet, aut, ſi attingeret, quod ma-
xime ad controverſiam pertineret, exacte totum expli-
caſſe et, ſi pluribus verbis opus eſſet, non detrectare
multa aſcribere. Nam ſi quis (ut arbitror) et hujuſmodi
aliter volet interpretari, multas argumentorum occaſio-
nes ex iis, quae in diſſectionibus apparent, poterit de-
ſumere, ſuper quibus iterum plenius tractare erit neceſſa-
rium, ubi de animali ſpiritu verba fecero. Compendio-
ſe etiam in praeſentia ipſa duntaxat capita illorum,
quae demonſtraturus ſum, perſtringam. Quemadmodum

σῶμα τῆς καρδίας ἐξ ἑαυτοῦ διαστελλόμενόν τε καὶ συστελ-
λόμενον ἐν μέρει τὰς ὕλας τε ἕλκει καὶ αὖθις ἐκπέμπει,
κατὰ τὸν αὐτὸν τρόπον ὁ ἐγκέφαλος, ἐπειδὰν προέληται τοῦ
περιεχομένου κατὰ τὰς ἑαυτοῦ κοιλίας πνεύματος, ὃ δὴ καὶ
ψυχικὸν ὀνομάζομεν, ἐπιπέμψαι τινὶ μορίῳ, τὴν εἰς τοῦτ᾽
ἐπιτήδειον κίνησιν κινηθεὶς οὕτως ἐπιπέμπει. γένεσις δὲ
τῷ πνεύματι τῷδε τῷ κατὰ τὰς κοιλίας αὐτοῦ τάχα μέν τις
ὀλίγη καὶ ἐκ τῶν εἰς αὐτὰς περαινομένων γίγνεται φλεβῶν,
τὴν πλείστην δὲ καὶ κυριωτάτην αἱ κατὰ τὸ δικτυοειδὲς
πλέγμα τὸ κατὰ τὴν τοῦ ἐγκεφάλου βάσιν ἀρτηρίαι χορη-
γοῦσιν, αἵτινες ἀπὸ τῆς καρδίας ἀναφέρονται. ὥστ᾽, εἴ τις
βούλοιτο τοῖς ἀληθέσι συνάπτειν τὸν μῦθον, ἐν τοῖς κάτω
μέρεσι κυηθεῖσαν τὴν φρόνησιν, τοῦτ᾽ ἔστι τὸ πνεῦμα τὸ
ψυχικὸν, ἐν τῇ κεφαλῇ φασι τελειοῦσθαι, καὶ μάλιστά γε
κατὰ τὴν κορυφὴν, ὅτι κατὰ ταύτην ἐστὶν ἡ μέση καὶ
κυριωτάτη τῶν ἐγκεφάλου κοιλιῶν. ἐγὼ μὲν οὖν, ὥσπερ ὁ
Πλάτων αὐτὸς εἶπε, τὰ τοιαῦτα πάντα μυθολογήματα ἄλ-
λως μὲν χαρίεντα ἡγοῦμαι, λίαν δὲ δεινοῦ καὶ ἐπιπόνου

enim ipfum cordis corpus fua virtute dilatatum et con-
tractum viciffim materias et attrahit et rurfus expellit,
pari modo cerebrum, ubi ftatuerit fpiritum in ventricu-
lis ipfius contentum, quem fane animalem quoque nomi-
namus, parti cuipiam tranfmittere, motu ad id idoneo
incitatum ita diftribuit. Hunc autem fpiritum, qui in
ventriculis ipfius eft, fortaffe quidem paucum etiam ve-
nae ad ipfos pertinentes generant; copiofiffimum vero et
principaliffimum arteriae plexum retiformem, qui ad
cerebri bafim eft, perreptantes fuppeditant, quae a
corde furfum feruntur. Quare fi quis fabulam veris vo-
let connectere, in partibus inferioribus prudentiam con-
ceptam, hoc eft fpiritum animalem, in capite natura
perfici, praefertim in vertice, quoniam in hoc medius
et principaliffimus cerebri finus habetur. Ego itaque,
ficut Plato ipfe dixit, omnes ejufmodi fabulas aliter qui-
dem gratas puto, fed viri effe admodum difficilis, laboriofi

καὶ οὐ πάνυ εὐτυχοῦς ἀνδρός, κατ' ἄλλο μὲν οὐδέν, ὅτι
δ' αὐτῷ ἀνάγκη μετὰ τοῦτο τὸ τῶν Ἱπποκενταύρων εἶδος
ἐπανορθοῦσθαι, καὶ αὖθις τὸ τῆς Χιμαίρας, καὶ ἐπιῤῥεῖ
δὲ ὄχλος τοιούτων Γοργόνων καὶ Πηγάσων, καὶ ἄλλων ἀμη-
χάνων πλήθη τε καὶ ἀτοπώτερα λόγων τινῶν φύσεων, αἷς
εἴ τις ἀπιστῶν προσβιβᾷ κατὰ τὸ εἰκὸς ἕκαστον, ἅτε ὑγροί-
κῳ τινὶ σοφίᾳ χρώμενος, πολλῆς αὐτῷ σχολῆς δεήσει. ταύ-
την τὴν ῥῆσιν ἐχρῆν ἀνεγνωκότα τὸν Χρύσιππον ἀποκεχω-
ρηκέναι τῶν μύθων, καὶ μὴ κατατρίβειν τὸν χρόνον ἐξη-
γούμενον αὐτῶν τὰς ὑπονοίας. ἂν γὰρ ἅπαξ εἰς τοῦτ'
ἀφίκηταί τις, ἀνάριθμον πλῆθος ἐπιῤῥεῖ μυθολογημάτων,
ὥσθ' ὅλον ἀπολέσει τὸν βίον, εἴ τις ἐπεξέρχοιτο πάντα.
ἄμεινον δ' ἦν, οἶμαι, τὸν ἀληθείας ὄντως ἐφιέμενον ἄνδρα,
μὴ τί λέγουσιν οἱ ποιηταὶ σκοπεῖν, ἀλλὰ τῶν ἐπιστημονι-
κῶν λημμάτων, ὑπὲρ ὧν ἐν τῷ δευτέρῳ γράμματι διῆλθον,
ἐκμαθόντα τὴν τῆς εὑρέσεως ὁδόν, ἐφεξῆς μὲν ἀσκῆσαί τε
καὶ γεγυμνάσθαι κατὰ ταύτην, ὅταν δ' ἱκανῶς ἴδῃ τὰ
κατὰ τὴν ἄσκησιν αὐτῷ προήκειν, τηνικαῦτα ἀφικόμενον

et non ita felicis, non alia quidem ratione, quam quia
ipfi neceffe eft poftmodum Hippocentaurorum fpeciem
ad aliquam rectitudinem reducere et rurfus Chimaerae,
et iam affluet turba hujufmodi Gorgonum, Pegaforum, et
aliarum fatuitatum copia, abfurdiorefque fermones qua-
rundam naturarum, quibus fi quis fidem derogans unum-
quodque ad aliquam convenientiam adducat, tanquam
ruftica quaedam fapientia utens, multum ipfe otii requi-
ret.   Hac oratione perlecta, conveniebat Chryfippum a
fabulis receffiffe, et non tempus conterere opiniones
ipfarum exponendo.   Si enim huc femel aliquis deven-
rit, innumerabilis fabularum copia affluet; quapropter totam
perdet vitam, fi quis omnia perfequatur. Satius autem
erat, opinor, hominem veritatis omnino cupidum   non,
quid poëtae dicant, confiderare, fed, fcientificarum fum-
ptionum, de quibus fecundo libro tractavi, inventionis
via percepta, deinceps in ea fe experiri ac exeroitare;
ubi vero abunde jam fe exercuerit, tunc ad fingula proble-

358 ΓΑΛΗΝΟΥ ΠΕΡΙ

Ed. Chart. V. [132. 133.]   Ed. Baf. I. (274.)
ἐφ᾽ ἕκαστον τῶν προβλημάτων ἐπισκέπτεσθαι περὶ τῶν εἰς
τὰς ἀποδείξεις αὐτοῦ λημμάτων, [133] τίνα μὲν ἐξ αἰσθή-
σεως ἁπλῆς, τίνα δ᾽ ἐξ ἐμπειρίας, ἤτοι τῆς κατὰ τὸν βίον,
ἢ τῆς κατὰ τὰς τέχνας, τίνα δὲ ἐκ τῶν πρὸς νόησιν ἐναρ-
γῶν χρὴ λαβόντα περαίνειν ἐξ αὐτῶν ἤδη τὸ προκείμενον·
εἰ ταύτην τὴν ὁδὸν ὁ Χρύσιππος ἐτράπετο, παρελθὼν τὴν
κατὰ τοὺς μύθους τε καὶ τὰς ἐτυμολογίας, ἀνανεύσεις τε
καὶ κατανεύσεις κεφαλῆς, καὶ χειρῶν κινήσεις, καὶ χειλῶν
σχήματα, καὶ ποιητῶν μαρτυρίας ἅμα γυναιξὶ καὶ τοῖς ἄλ-
λοις ἰδιώταις, αὐτὸς ἂν εὕρισκε τἀληθές, ἡμῶν τε τὸν
χρόνον οὐκ ἂν ἀπώλλυεν, ἐπιδεικνύντων αὐτῷ μηδὲ ἐν οἷς
ἐπικαλεῖται μάρτυσι, μηδὲ ἐν τούτοις τι πλέον ἔχοντι. καὶ
γὰρ οἱ ποιηταὶ τὰ πλείω κατὰ τῶν δογμάτων αὐτοῦ λέγουσι,
καὶ οἱ μῦθοι, καὶ οἱ ἰδιῶται, καὶ τῶν ἄλλων ἕκαστος, οὓς
ὡς ἑαυτῷ μαρτυροῦντας ἐν τῷ προτέρῳ περὶ ψυχῆς ἔγραψε.
ταῦτ᾽ ἐστὶν, ἃ παρελελοίπειν ἐγὼ κατὰ τὸ πρὸ τούτου βιβλίον
ὧν εἰρήκει Χρύσιππος ἐν τῷ περὶ τοῦ τῆς ψυχῆς ἡγεμονικοῦ
λόγῳ, νομίζων, εἰ κἀκεῖνος οὐκ ᾐδέσθη πλεονάζειν ἐν αὐτοῖς,

mata pervenientem confiderare, quaenam fumptionum ad
demonftrationes ipforum ex fenfu fimplici, quae vero ab
experientia aut vitae, aut ejus, quae in artibus eft, quae
rurfus ex evidentibus intellectui capientem concludere
jam ex ipfis id, quod propofitum eft, oportet. Si hanc
viam Chryfippus ingreffus omififfet fabulas, etymologias,
reclinationes declinationefque capitis, manuum motus,
labrorum figuras, poëtarum teftimonia una cum mulie-
ribus et aliis idiotis, ipfe nimirum veritatem inveniffet,
et nobis tempus non periiffet, dum oftendimus ei, neque
in quibus citat teftimonia, neque in his quicquam fe
amplius habere. Siquidem poëtae plurima contra ipfius
dogmata dicunt, et fabulae, et idiotae, et alii finguli,
quos ut fibi atteftantes priori libro de anima produxit.
Haec funt, quae ego reliqueram ex libro fuperiori, quae
Chryfippus in tractatu de animae principatu tradiderat,
putans, etfi ille non revereatur eis diutius, quam par fit,

ἐμοὶ γοῦν προσήκειν ἀποχωρῆσαι τῆς τοιαύτης ἀδολεσχίας.
ἐπεὶ δ', ὡς ἔφην, ἔδοξε τῶν ἑταίρων τισὶ ὑπὸ φιλοτιμίας
κινηθεῖσιν ἐπιμνησθῆναί με καὶ τῶν τοιούτων (275) λόγων,
ἐκείνοις χαριζόμενος ἔγραψα καὶ τουτὶ τὸ βιβλίον, ὅσον
οἷόν τ' οὖν ἐμοὶ μετὰ τοῦ διὰ ταχέων παρέρχεσθαι τὰ πε-
ριττῶς ὑπὸ τοῦ Χρυσίππου γεγραμμένα, καὶ τῶν χρησίμων
τῇ προκειμένῃ πραγματείᾳ προτιθεὶς οὐκ ὀλίγα.

immorari, mihi certe convenire ab hujufmodi garruli-
tate recedere. At quia (ut dixi) vifum eft quibufdam
familiaribus honoris ftudio commotis, hujufmodi oratio-
num mentionem ut facerem, illis gratificans hunc quo-
que librum fcripfi, ita ut, quatenus mihi fieri licuit, pro-
lixius a Chryfippo dicta breviter tranfcurrerem, et non
pauca utilia huic operi praefarer.

ΓΑΛΗΝΟΥ ΠΕΡΙ ΤΩΝ ΚΑΘ ΙΠΠΟΚΡΑΤΗΝ ΚΑΙ ΠΛΑΤΩΝΑ ΔΟΓΜΑΤΩΝ ΒΙΒΛΙΟΝ ΤΕΤΑΡΤΟΝ.

Ed. Chart. V. [133. 134.]   Ed. Baf. I. (275.)

Κεφ. α'. Τῶν μὲν λόγων τοῦ μήκους οὐχ ἡμᾶς αἰ-
τιατέον, ἀλλὰ τοὺς ἐμπλήσαντας ἃ συνέγραψαν βιβλία
μοχθηρῶν ἐπιχειρημάτων. ἅπερ εἰ μέν τις ἅπαντα παρέρ-
χοιτο, τάχ᾽ ἂν ὑποπτευθείη τῷ μὴ δύνασθαι λύειν αὐτὰ
μᾶλλον, οὐ τῷ καταφρονεῖν, [134] αἱρεῖσθαι τὴν βραχυλο-
γίαν· εἰ δ᾽ ἀκολουθῶν ἐξελέγχοι πάντα, κίνδυνος εἰς το-
σαύτην ἐμπεσεῖν μακρολογίαν, ὡς μηδέποτε κεφαλὴν ἐπιθεῖναι

GALENI DE HIPPOCRATIS ET PLATONIS PLACITIS LIBER QVARTVS.

Cap. I. Quod difputatio noftra longius producta fit, non ego accufandus venio, fed ii, qui libros a fe
confcriptos pravis repleverunt argumentis. Haec fi quis
omnia praetereat, forfan in fufpicionem veniet, non
poffe ea diffolvere potius quam brevitatem velle amplecti. Si vero ordine omnia coarguat, periculum eft,
ne in eam incidat prolixitatem, ut nunquam finem huic

ΓΑΛΗΝΟΥ ΠΕΡΙ ΙΠΠΟΚΡ. Κ. ΠΛΑΤΩΝ. ΔΟΓΜ. Δ. 361

Ed. Chart. V. [1 4.]   Ed. Baf. I. (275.)
τῇδε τῇ πραγματείᾳ. ταῦτά τοι κἀγὼ βουληθεὶς ἑκάτερον
τῶν ἐγκλημάτων ἐκφυγεῖν, εὑρηκέναι μοι δοκῶ μέσην τινὰ
καὶ σύμμετρον ὁδὸν, ἴσον ἀφεστῶσαν ἐλλιποῦς τε βραχυλο-
γίας καὶ περιττῆς μακρολογίας. ἐάσας γὰρ ἅπαντας τοὺς
ἄλλους Στωϊκοὺς, ὅσα Χρύσιππος ἔγραψεν εἰς τὸ περὶ τῶν
διοικουσῶν ἡμᾶς δυνάμεων δόγμα, ταῦτ᾽ ἔγνων χρῆναι προ-
χειρισάμενος μόνα παραβάλλειν αὐτὰ τοῖς ὑφ᾽ Ἱπποκράτους
τε καὶ Πλάτωνος εἰρημένοις. παμπόλλων δ᾽ ἐπιχειρημά-
των γεγραμμένων αὐτῷ περὶ τοῦ τὰ πάθη τῆς ψυχῆς ἐν
τοῖς κατὰ τὸν θώρακα τόποις συνίστασθαι, περὶ δὲ τοῦ
τὸ λογιζόμενον ἐνταῦθ᾽ ὑπάρχειν οὐδὲ μιᾶς ἀποδείξεως εἰ-
ρημένης, ἀλλ᾽ ἑτοίμως ἀεὶ λαμβάνοντος τἀνδρὸς, ἔνθα τὰ
πάθη τῆς ψυχῆς συνίσταται, ἐνταῦθα καὶ τὴν διάνοιαν
ὑπάρχειν, εἴρηται μὲν ἤδη μοι πρὸς αὐτὸν οὐκ ὀλίγα καὶ
διὰ τῶν ἔμπροσθεν, εἰρήσεται δὲ καὶ νῦν ὅσον ὑπόλοιπον.
εἰ μὲν οὖν ἀεὶ τὰ αὐτὰ περὶ τῶν αὐτῶν ὁ Χρύσιππος ἔγραψε,
καὶ μὴ διεφέρετο πρὸς αὐτὸν ἐν τοῖς πλείστοις δόγμασιν ἐπαμ-
φοτερίζων, οὐδ᾽ ἂν ἐμοὶ μακρὸς ὁ τῆς ἀντιλογίας ἐγίνετο

operi imponat; quae duo crimina quum ego quoque de-
vitare cuperem, inveniffe mihi videor mediam quandam
et mediocrem viam, aeque diftantem a deficienti brevi-
tate et fupervacanea prolixitate. Omiffis enim omnibus
aliis Stoïcis, quae Chryfippus ad placitum de gubernan-
tibus nos facultatibus afferendum prodidit, haec ego cen-
fui, ubi prius notiora omnibus reddidiffem, cum Hippo-
craticis et Platonicis conferenda. Porro quum permulta
argumenta literis mandaverit de eo, quod animae affe-
ctus in thoracis regionibus confiftant, quod autem ratio-
nalis facultas ibi contineatur, ne una quidem demonftra-
tione adhibita, fed hoc femper lemmate ex promptu
citato, ubi animi affectus confiftunt, inibi etiam intellectum
effe, produxi fane adverfus ipfum jam antea quoque non
pauca, quod autem reliquum eft, etiam in praefentia perfe-
quar. Si igitur femper eadem de eifdem tradidiffet, nec ipfe
fecum diffenfiffet plurimis in dogmatis tergiverfans, neu-
tiquam ego fermonem contradicendo longius produxiffem.

λόγος. ἐπεὶ δ᾽ ἄλλοτε ἄλλα περὶ τῶν αὐτῶν εὑρίσκεται
γράφων, οὐκ ἔτι ῥᾴδιον οὔτε τὴν γνώμην ἑρμηνεῦσαι τἀν-
δρός, οὔθ᾽ ὅπῃ σφάλλεται δεικνύναι. περὶ γοῦν τῶν διοι-
κουσῶν ἡμᾶς δυνάμεων ἐν τῷ προτέρῳ περὶ τῆς ψυχῆς εἰ-
πὼν, ὡς ὁ Πλάτων ὑπελάμβανε, τὸ μὲν λογιστικὸν ἐν τῇ
κεφαλῇ τετάχθαι, τὸ δὲ θυμοειδὲς ἐν τῇ καρδίᾳ, τὸ δὲ
ἐπιθυμητικὸν περὶ τὸν ὀμφαλὸν, ἐν τοῖς ἑξῆς αὐτὸς εἰς
τὴν καρδίαν πειρᾶται τὰ τρία συνάγειν. ἔχουσι δὲ αἱ ῥήσεις
ὧδε. ὁ δὲ ποιητὴς πλεονάζων ἐν τούτοις διὰ πολλῶν πα-
ρίστησιν, ὅτι καὶ τὸ λογιστικὸν καὶ τὸ θυμοειδὲς περὶ
τοῦτόν ἐστι τὸν τόπον, συνάπτων εἰς ταὐτὸν καὶ τὸ ἐπι-
θυμητικὸν, καθάπερ καὶ ἔδει ποιῆσαι. εἶτα ἐπιφέρων φησί·
ὅτι μὲν γὰρ τὸ λογιστικόν ἐστιν ἐνταῦθα, διὰ τούτων ἐμ-
φαίνεται·

Ἄλλο δ᾽ ἐνὶ στήθεσσι νόος καὶ μῆτις ἀμύμων.
Ἀλλ᾽ ἐμὸν οὔποτε θυμὸν ἐνὶ στήθεσσιν ἔπειθεν.

Quoniam vero alias alia de eifdem fcribere deprehen-
ditur, non amplius facile eft neque viri fententiam in-
terpretari, neque, quomodo erret, oftendere. Quum ita-
que libro priore de anima facultates corpus noftrum re-
gentes fecundum Platonis fententiam explicaffet, rationa-
lem quidem in capite effe collocatam, irafcibilem in
corde, concupifcibilem circa umbilicum, in fubfequenti-
bus ad cor tres reducere conatur. Habent autem verba
ipfius ad hunc modum: *Poeta in hifce redundans mul-*
tis affirmat conftituitque, facultatem rationalem et ira-
fcibilem in hoc effe loco, conjungens eodem etiam con-
cupifcibilem, quemadmodùm quoque faciendum erat.
Deinde ita inferens ait: *Quod enim rationalis facultas*
inibi confiftat, ex his, quae fequuntur, conftat:

Verum aliud mens eft in pectore, nemo fidelis.

et :

Aft animum nunquam fuafit fub pectore verbis.

Ed. Chart. V. [134.]   Ed. Baf. I. (275.)

εἶτ᾽ ἐφεξῆς ἔπη παραθέμενος πλείω, μετὰ ταῦτά φησιν·
ὅτι δὲ καὶ τὸ ἐπιθυμητικὸν ἐνταῦθα, ἐκ τούτων ἐμφαίνει·

    Οὐ γὰρ πώποτ᾽ ἔμ᾽ ὧδε θεᾶς ἔρος οὐδὲ γυναικὸς
    Θυμὸν ἐνὶ στήθεσσι περιπροχυθεὶς ἐδάμασσε.

καὶ μετ᾽ ὀλίγα πάλιν· ὅτι δὲ καὶ τὸ θυμοειδὲς ἐνταῦθα
αὐτῷ ἐστι, τὰ τοιαῦτα ἐμφαίνει πλείονα ὄντα·

    Ἥρη δ᾽ οὐκ ἔχαδε στῆθος χόλον, ἀλλὰ προσηύδα.

καὶ ἔτι·

    Καὶ χόλον, ὅστ᾽ ἐφέηκε πολύφρονά περ χαλεπῆναι·
    Ὅστε πολὺ γλυκίων μέλιτος καταλειβομένοιο
    Ἀνδρῶν ἐν στήθεσσιν ἀέξεται, ἠΰτε καπνός.

ἐναργέστατα καὶ σαφέστατα διὰ τῶν τοιούτων ἐνδεικνύμενος,
ὡς ὑπολαμβάνει καὶ αὐτὸς ὁμοίως Ἱπποκράτει καὶ Πλάτωνι,
δυνάμεις τῆς ψυχῆς ὑπάρχειν ἑτέρας παρὰ τὸν λογισμὸν,
τήν τ᾽ ἐπιθυμητικὴν καὶ τὴν θυμοειδῆ, καὶ καθ᾽ ἕτερον
μόνον τοῦτο διαφερόμενος αὐτοῖς, καθ᾽ ὅσον ἐν τῇ καρδίᾳ
πᾶσαν εἶναί φησιν, ὡς Ἀριστοτέλης ὑπελάμβανεν, οὐκ ἐν
τοῖς τρισὶ σπλάγχνοις, ἐγκεφάλῳ, καὶ ἥπατι, καὶ καρδίᾳ.

Deinde rurfus pluribus appofitis verfibus inquit: Quod et
concupifcibilis ibidem fit, ex his liquet:

    Nunquam alias animum languenti in pectore noftrum
    Seu Dea feu mulier tanto devinxit amore.

Iterum paulo poft: Quod etiam irafcibilis eundem locum
occupet, ejufmodi multa declarant:

    Pectore non iram Juno fuppreffit, at inquit.

Item:

    Atque ira invafit fapientem quamlibet urens,
    Dulcior et multo quam mel quod defluit, inftar
    Fumi in pectoribus confcendit protinus imis.

Quibus verbis evidentiffime ac manifeftiffime indicat,
quam ipfe fimiliter Hippocrati et Platoni opinatus fit,
facultates animae alias effe praeter rationem, nempe con-
cupifcibilem et irafcibilem, ac in altero folum hoc ab
ipfis difcrepat, puta quod in corde onmem effe affirmet,
quae Ariftotelis erat opinio, non in tribus vifceribus, ce-

Ed. Chart. V. [134. 135.]　　　　Ed. Baf. I. (275.)

ἀλλὰ καὶ τὰ τῶν δυνάμεων ἔργα τε καὶ τὰ πάθη διὰ
τῶν ἐπῶν ὡς ἔγραψεν, αὐτάρκως ἐνεδείξατο, διὰ μὲν τοῦ
φάναι·

Οὐ γὰρ πώποτ᾽ ἔμ᾽ ὧδε θεᾶς ἔρος οὐδὲ γυναικὸς
Θυμὸν ἐνὶ στήθεσσι περιπροχυθεὶς ἐδάμασσεν,
ὡς ὁ ἔρως πάθος εἴη τῆς ἐπιθυμητικῆς δυνάμεως· ἐν δὲ
τῷ λέγειν·

Ἥρη δ᾽ οὐκ ἔχαδε στῆθος χόλον, ἀλλὰ προσηύδα,
[135] ὡς ὁ χόλος τῆς θυμοειδοῦς. διαφερέτω δ᾽ ἔν γε τῷ
παρόντι μηδὲν, εἴτε ἔργα τῶν δυνάμεων, εἴτε πάθη τὰ
τοιαῦτα πάντα λέγοιμεν, ὕστερον γὰρ ὑπὲρ αὐτῶν ἀκριβῶς
ἐπισκεψόμεθα. κατὰ μὲν τὸ πρότερον περὶ ψυχῆς βιβλίον
ὁ Χρύσιππος οὐχ ὅπως ἀντιλέγει μηδεμίαν εἶναι τῆς ψυχῆς
δύναμιν ἢ ἐπιθυμητικὴν ἢ θυμοειδῆ, ἀλλὰ καὶ τὰ πα-
θήματ᾽ αὐτῶν ἐκδιδάσκει, καὶ τόπον ἀπονέμει τοῦ σώματος
ἕνα· κατὰ δὲ τὰ περὶ τῶν παθῶν ἅπαντα τά τε τρία, δι᾽
ὧν ἐπισκέπτεται τὰ λογικὰ περὶ αὐτῶν ζητήματα, καὶ
προσέτι τὸ θεραπευτικόν, ὃ δὴ καὶ ἠθικὸν ἐπιγράφουσί

rebro, jecinore et corde. Imo etiam facultatum opera et
affectus verſibus quemadmodum ſcripſit, abunde oſten-
dit, hoc pacto:

　　Non effuſus amor mihi divae aut foeminae adegit
　　Sic animum.

Hoc pacto amor concupiſcibilis facultatis affectus fuerit.
Quum autem inquit:

　　Non iram Juno ſuppreſſit corde, ſed inquit;

ſic animoſae facultatis erit. Refert autem in praeſen-
tia nihil, ſive opera facultatum, ſive affectus ejuſmodi
omnia dicantur. Poſtea enim de ipſis accurate conſide-
rabimus. Chryſippus priore quidem de anima libro non
ſolummodo non refragatur, nullam eſſe animi ſacultatem
aut concupiſcibilem aut iraſcibilem, ſed etiam affectus
ipſarum edocet, et unum corporis locum attribuit. Omnibus
vero his, in quibus de affectibus tractat, in tribus item,
quibus rationales de ipſis quaeſtiones conſiderantur, ad haec
et in quo medendi ratio, quam partem moralem nonnulli

τινες, οὐκ ἔθ᾽ ὁμοίως εὑρίσκεται γιγνώσκων, ἀλλὰ τὰ μὲν
ὡς ἐπαμφοτερίζων γράφει, τὰ δὲ ὡς μηδεμίαν ἡγούμενος
εἶναι δύναμιν τῆς ψυχῆς μήτε ἐπιθυμητικὴν μήτε θυ-
μοειδῆ. κατὰ μὲν γὰρ τὴν ἐξήγησιν τῶν ὁρισμῶν τοῦ πά-
θους ἐμφαίνει τινὰ δύναμιν ἄλογον ἐν τῇ ψυχῇ τῶν πα-
θῶν αἰτίαν ὑπάρχειν, ὡς ὀλίγον ὕστερον ἐπιδείξω τὴν ῥῆσιν
ἐξηγησάμενος αὐτοῦ· ἐν δὲ τοῖς ἐφεξῆς, ἔνθα ζητεῖ, πότερα
κρίσεσιν ἐπιγίγνεται τὰ πάθη, προφανῶς ἀποχωρεῖ τῆς
Πλάτωνος δόξης, ὅς γ᾽ οὐδὲ τὴν ἀρχὴν ἐν τῇ διαιρέσει
τοῦ προβλήματος ἠξίωσε καὶ ταύτης ἐπιμνησθῆναι. καίτοι
τοῦτο πρῶτον εὐθὺς ἐγκαλέσειεν ἄν τις αὐτῷ παρὰ τὸ τῆς
διαιρέσεως ἐλλιπὲς ἐσφαλμένῳ. τὸ γάρ τοι πάθος, οἷον ὁ
ἔρως, ἤτοι κρίσις τίς ἐστι, ἢ κρίσεσιν ἐπιγιγνόμενον, ἢ κί-
νησις ἔκφορος τῆς ἐπιθυμητικῆς δυνάμεως. οὕτω δὲ καὶ ὁ
χόλος ἤτοι κρίσις, ἢ ἑπόμενόν τι ταύτῃ πάθος ἄλογον, ἢ
κίνησις σφοδρὰ τῆς θυμοειδοῦς δυνάμεως. ὁ δέ γ᾽ οὐδ᾽
οὕτως ἐγχωρῶν εἰς τρία τέμνεσθαι τὸ πρόβλημα μεταχειρί-

inſcribunt, non item ſimiliter cognoſcere deprehenditur
verum alia tanquam in utramque partem declinans con-
ſcribit, alia ceu ne unam quidem animae facultatem
eſſe, neque concupiſcibilem, neque iraſcibilem autumans.
Etenim in affectus definitionum expoſitione oſtendit, fa-
cultatem quandam irrationalem in anima affectuum cau-
ſam exiſtere, ut paulo poſterius indicabo verba ipſius
interpretatus. In ſubſequentibus, ubi quaerit, utrum affe-
ctus judiciis ſuperveniant, palam a Platonis opinione re-
cedit, quippe qui neque in problematis diviſione hujus
quoque meminiſſe dignatus eſt, quanquam hoc primum
ſtatim aliquis poſſit ipſi objicere, quod in diviſione pa-
rum abſoluta deliquerit. Siquidem affectus, exempli
gratia amor, vel judicium quoddam eſt, vel judicio ac-
cidens, aut motus aberrans concupiſcibilis facultatis: ſic
etiam ira vel judicium, vel affectus quidam irrationalis
hoc ſubſequens, aut motus vehemens facultatis iraſci-
bilis. At hic neque eo modo, ac ſi problema poſſet

Ed. Chart. V. [135.]   Ed. Baf. I. (275. 276.)

ζεται τὸν λόγον ἐπιδεικνύναι πειρώμενος, ὡς ἄμεινον εἴη
κρίσεις ὑπολαμβάνειν αὐτὰ, καὶ οὐκ ἐπιγινόμενά τινα ταῖς
κρίσεσιν, ἐπιλαθόμενος ὧν αὐτὸς ἐν τῷ προτέρῳ τῷ περὶ
ψυχῆς ἔγραψε, τὸν μὲν ἔρωτα τῆς ἐπιθυμητικῆς εἶναι δυ-
νάμεως, τὸν δὲ χόλον τῆς θυμοειδοῦς.

Κεφ. β'. Ὥσπερ δ' ἐν τούτοις ἐπελάθετό τε ἅμα
τῶν ἑαυτῷ γεγραμμένων, οὐκ ἠξίωσέ τε πρὸς τὸ τῶν πα-
λαιῶν ἀντειπεῖν δόγμα, κατὰ τὸν αὐτὸν τρόπον ἐν τοῖς
ὁρισμοῖς τῶν γενικῶν παθῶν, οὓς πρώτους ἐξέθετο, τελέως
ἀποχωρεῖ τῆς γνώμης αὐτῶν, τὴν λύπην ὁριζόμενος δόξαν
πρόσφατον κακοῦ παρουσίας, τὸν δὲ φόβον προσδοκίαν
κακοῦ, τὴν δ' ἡδονὴν δόξαν πρόσφατον ἀγαθοῦ παρου-
σίας. ἄντικρυς γὰρ ἐν τούτοις τοῦ λογιστικοῦ τῆς ψυχῆς
μόνου μέμνηται, παραλείπων τό τ' ἐπιθυμητικὸν καὶ τὸ
θυμοειδές· καὶ γὰρ τὴν (276) δόξαν καὶ τὴν προσδοκίαν
ἐν τῷ λογικῷ μόνῳ συνίστασθαι νομίζει. κατὰ μέντοι
τὸν τῆς ἐπιθυμίας ὅρον, ἣν ὄρεξιν ἄλογον εἶναί φησιν,

trifariam partiri, aggreditur rationem, dum conatur often-
dere, melius effe, ut judicia ipfa putentur, et non judi-
ciorum quaedam accidentia, oblitus quae ipfe priore de
anima libro prodidit, nempe amorem concupifcibilis effe
facultatis, iram irafcibilis.

Cap. II. Quemadmodum autem in his et oblitus eft
eorum fimul, quae ipfe confcripfit, et adverfus veterum
dogma contradicere non eft dignatus, pari modo in ge-
neralium affectuum definitionibus, quas priores expofuit,
tandem a fententia ipforum recedit, triftitiam definiens
recentem mali praefentis opinionem, metum expectatio-
nem, voluptatem recentem boni praefentis opinionem.
Manifefto enim in his rationalis animae duntaxat memi-
nit, relicta concupifcibili et irafcibili, quoniam opinio-
nem expectationemque in rationali fola confiftere autu-
mat; in cupiditatis vero finitione, quam appetitum irra-
tionalem effe pronunciat, attingit fane aliquo modo,

ἐφάπτεται μέν πως ὅσον ἐπὶ τῇ λέξει τῆς ἀλόγου κατὰ τὴν
ψυχὴν δυνάμεως, ἀποχωρεῖ δὲ κἀνταῦθα κατὰ τὴν ἐξήγησιν
αὐτῆς, εἴγε καὶ ἡ ὄρεξις, ἣν κατὰ τὸν ὁρισμὸν παρέλαβε,
τῆς λογικῆς ἐστι δυνάμεως. ὁρίζεται γοῦν αὐτὴν ὁρμὴν λο-
γικὴν ἐπί τι ὅσον χρὴ ἥδον. ἐν μέντοι δὴ τούτοις τοῖς
ὅροις ὁρμάς καὶ δόξας καὶ κρίσεις ὑπάρχειν οἴεται τὰ
πάθη, κατὰ δέ τινας τῶν ἐφεξῆς Ἐπικούρῳ καὶ Ζήνωνι
μᾶλλον, ἢ τοῖς ἑαυτοῦ δόγμασιν ἀκόλουθα γράφει. τήν τε
γὰρ λύπην ὁριζόμενος μείωσιν εἶναί φησιν ἐπὶ φευκτῷ δο-
κοῦντι ὑπάρχειν, τὴν δ' ἡδονὴν ἔπαρσιν ἐφ' αἱρετῷ δο-
κοῦντι ὑπάρχειν. [136] καὶ γὰρ αἱ μειώσεις, καὶ αἱ ἐπάρ-
σεις, καὶ αἱ συστολαὶ, καὶ αἱ διαχύσεις, (καὶ γὰρ τούτων
ἐνίοτε μέμνηται,) τῆς ἀλόγου δυνάμεώς ἐστι παθήματα ταῖς
δόξαις ἐπιγιγνόμενα. τοιαύτην δέ τινα τὴν οὐσίαν τῶν πα-
θῶν Ἐπίκουρος καὶ Ζήνων, οὐκ αὐτός ὑπολαμβάνει. ὃ καὶ
θαυμάζειν ἐπέρχεταί μοι τἀνδρός, ἐν ἐπαγγελίᾳ λογικῆς τε
ἅμα καὶ ἀκριβοῦς διδασκαλίας οὐκ ἀκριβοῦντος. καὶ γὰρ
οὐκ αὐτὰ ταῦτα μόνον αὐτὸς ἑαυτῷ διαφέρεται φανερῶς,

quantum ad dictionem attinet, irrationalem animae fa-
cultatem; defcifcit autem et hic in ipfius expofitione, fi-
quidem appetitus etiam, quem in definitione affumpferat,
facultatis rationalis exiftit. Definit itaque ipfum ratio-
nalem impetum ad aliquid, quatenus licet, jucundum. In
his autem definitionibus impetus, opiniones et judicia
affectus effe autumat; in quibufdam vero fubfequentibus
Epicuro et Zenoni magis, quam fuis ipfius dogmatis con-
fentanea fcribit; nam moeftitiam definiens demiffionem
effe ait propter rem, quae fugienda videtur, voluptatem
elationem propter rem, quae eligenda putatur, fiquidem
demiffiones, elationes, contractiones et diffufiones (horum
enim interdum meminit) irrationalis facultatis affectus
funt, opinionibus fupervenientes. At hujufmodi quandam
affectuum fubftantiam Epicurus et Zeno, non ipfe exifti-
mat; quod etiam admirari mihi fubit de viro, qui in ra-
tionalis fimul et exquifitae doctrinae profeffione non ex-
quifite agat. Etenim non eadem haec folum ipfe fibi re-

368 ΓΑΛΗΝΟΥ ΠΕΡΙ

Ed. Chart. V. [136.]   Ed. Baf. I. (276.)

ἀλλὰ κἀπειδὰν ὑπὲρ τῶν κατὰ τὸ πάθος ὁρισμῶν γράφων
ἄλογόν τε καὶ παρὰ φύσιν κίνησιν ψυχῆς αὐτὸ φάσκῃ, καὶ
πλεονάζουσαν ὁρμήν, εἶτα τὸ μὲν ἄλογον ἐξηγούμενος τὸ
χωρὶς λόγου τε καὶ κρίσεως εἰρῆσθαι φάσκει, τῆς δὲ πλεο-
ναζούσης ὁρμῆς παράδειγμα τοὺς τρέχοντας σφοδρῶς παρα-
λαμβάνει· ταυτὶ γὰρ ἀμφότερα μάχεται τῷ κρίσεις εἶναι τὰ
πάθη. εἰσόμεθα δ᾽ ἐναργέστερον αὐτὰς τὰς ῥήσεις αὐτοῦ
παραγράψαντες. ἔχει δ᾽ ἡ μὲν ἑτέρα τόνδε τὸν τρόπον.
δεῖ δὲ πρῶτον ἐντεθυμῆσθαι, ὅτι τὸ λογικὸν ζῶον ἀκολου-
θητικὸν φύσει ἐστὶ τῷ λόγῳ, καὶ κατὰ τὸν λόγον, ὡς ἂν
ἡγεμόνα πρακτικόν. πολλάκις μέντοι καὶ ἄλλως φέρεται
ἐπί τινα, καὶ ἀπό τινων ἀπειθῶς τῷ λόγῳ ὠθούμενον ἐπὶ
πλεῖον, καθ᾽ ἣν φορὰν ἀμφότεροι ἔχουσιν οἱ ὅροι τῆς
παρὰ φύσιν κινήσεως ἀλόγως οὕτως γινομένης, καὶ τοῦ ἐν
ταῖς ὁρμαῖς πλεονασμοῦ. τὸ γὰρ ἄλογον τουτὶ ληπτέον
ἀπειθὲς λόγῳ, καὶ ἀπεστραμμένον τὸν λόγον, καθ᾽ ἣν φο-
ρὰν καὶ ἐν τῷ ἔθει τινάς φαμεν ὠθεῖσθαι, καὶ ἀλόγως

pugnantia manifefto adfert; verum etiam ubi de affectus
definitionibus fcribens irrationem et praeter naturam ani-
mae motum ipfum pronunciat, impetum quoque redun-
dantem, deinde irrationale exponens, id quod fine ra-
tione et judicio eft, dictum affirmat, redundantis autem
impetus exemplum currentes vehementer affumit. Haec
namque ambo pugnant cum eo, quod affectus fint judi-
cia. Sciemus autem clarius, ubi ipfa auctoris verba appo-
fuerimus. Habent autem altera in hunc modum: *Pri-
mum confiderandum eft, animal rationale natura rationem
fequi, ac fecundum rationem tanquam ducem activum. Saepe
vero etiam aliter ad quaedam fertur, et a quibufdam rationi
inobediens longius propellitur; quem lationis modum utraque
habet definitio, et illa fcilicet, quae motum praeter naturam,
qui tam irrationaliter accidit, et quae in impetu abun-
dantiam obtinet; nam irrationale hoc fumendum eft ra-
tioni immorigerum et ab ea averfum; qua latione etiam
per confuetudinem aliquem propelli dicimus, et irratio-*

φέρεσθαι ἄνευ λόγου κρίσεως, οὐχὶ εἰ διημαρτημένως φέρε-
ται, καὶ παριδών τι κατὰ τὸν λόγον, ταῦτ᾽ ἐπισημαινόμεθα,
ἀλλὰ μάλιστα καθ᾽ ἣν ὑπογράφει φορὰν οὐ πεφυκότος τοῦ
λογικοῦ ζώου κινεῖσθαι, οὕτως κατὰ τὴν ψυχὴν, ἀλλὰ κατὰ
τὸν λόγον. ἡ μὲν οὖν ἑτέρα τῶν τοῦ Χρυσίππου ῥήσεων ἐξη-
γουμένη τὸν πρότερον τῶν ὅρων τοῦ πάθους ἐνταυθοῖ τελευτᾷ.
τὴν δ᾽ ὑπόλοιπον, ἐν ᾗ τὸν ἕτερον ὅρον ἐξηγεῖται, γεγραμμένην
ἐφεξῆς τῇδε κατὰ τὸ πρῶτον σύγγραμμα περὶ παθῶν ἤδη σοι
παραθήσομαι. κατὰ τοῦτο δὲ καὶ ὁ πλεονασμὸς τῆς ὁρμῆς εἴ-
ρηται, διὰ τὸ τὴν καθ᾽ αὑτοὺς καὶ φυσικὴν τῶν ὁρμῶν συμμε-
τρίαν ὑπερβαίνειν. γένοιτο δ᾽ ἂν τὸ λεγόμενον διὰ τούτων γνω-
ριμώτερον, οἷον ἐπὶ τοῦ πορεύεσθαι καθ᾽ ὁρμὴν οὐ πλεονάζει ἡ
τῶν σκελῶν κίνησις, ἀλλὰ συναπαρτίζει τι τῆς ὁρμῆς, ὥστε καὶ
στῆναι, ὅταν ἐθέλῃ, καὶ μεταβάλλειν. ἐπὶ δὲ τῶν τρεχόντων
καθ᾽ ὁρμὴν οὐκέτι τοιοῦτον γίνεται, ἀλλὰ πλεονάζει παρὰ τὴν
ὁρμὴν ἡ τῶν σκελῶν κίνησις, ὥστε ἐκφέρεσθαι καὶ μὴ μετα-
βάλλειν εὐπειθῶς οὕτως εὐθὺς ἐναρξαμένων, αἷς οἶμαί τι
παραπλήσιον καὶ ἐπὶ τῶν ὁρμῶν γίνεσθαι διὰ τὸ τὴν

nabiliter *fine rationis judicio ferri, nequaquam fi erra-*
bunde feratur, ac praetergreffus aliquid fecundum rationem,
ea notamus, fed praecipue dum eum circumfcribit impe-
tum, fecundum quem animal rationale ita omnia moveri
natum non fit, fed fecundum rationem potius. Itaque al-
tera Chryfippi oratio priorem affectus definitionem exponens
hic definit. Reliqua, ubi alteram definitionem interpretatur,
poft hanc primo de affectibus libro confcripta jam tibi
apponetur hoc modo. *Etiam exuperantia impetus dicta*
eft, eo quod propriam eorum et naturalem impetus com-
moderationem tranfgrediatur, fiet autem, quod dicitur,
per haec manifeftius, veluti in eundo juxta animi impetum
non excellit crurum motus, fed aliquo pacto impetum ad-
aequat, ita ut et fiftat, quum velit, et mutetur, in curren-
tibus autem juxta animi arbitrium non fane hujufmodi
fit, fed crurum motus praeter animi impetum redundat,
ut efferantur et non obfequenter mutent tam fubito in-
cepta; quibus puto etiam aliquid perfimile in animi im-

370 ΓΑΛΗΝΟΥ ΠΕΡΙ

Ed. Chart. V. [136. 137.] Ed. Baf. I. (276.)

κατὰ λόγον ὑπερβαίνειν συμμετρίαν, ὥσθ᾽, ὅταν ὁρμᾷ, μὴ
εὐπειθῶς ἔχειν πρὸς αὐτὸν, ἐπὶ μὲν τοῦ δρόμου τοῦ πλεο-
νασμοῦ λεγομένου παρὰ τὴν ὁρμὴν, ἐπὶ δὲ τῆς ὁρμῆς παρὰ
τὸν λόγον. συμμετρία γάρ ἐστι φυσικῆς ὁρμῆς ἡ κατὰ τὸν
λόγον, καὶ ἕως τοσούτου, καὶ ἕως αὐτὸς ἀξιοῖ. διὸ δὴ καὶ
τῆς ὑπερβάσεως κατὰ τοῦτο καὶ οὕτως γινομένης πλεονά-
ζουσά τε ὁρμὴ λέγεται εἶναι καὶ παρὰ φύσιν καὶ ἄλο-
γος κίνησις ψυχῆς. αἱ μὲν τοῦ Χρυσίππου ῥήσεις αὗται.
σκεψώμεθα δ᾽ ἀκριβέστερον ὑπὲρ ἑκατέρας αὐτῶν ἀπὸ τῆς
προτέρας ἀπαρξάμενοι, καθ᾽ ἣν ἐξηγεῖται, πῶς εἴρηται τὸ
πάθος ἄλογος καὶ παρὰ φύσιν κίνησις ψυχῆς. ἐπειδὴ γὰρ
ἠπίστατο δύο σημαινόμενα πρὸς τῆς ἄλογος φωνῆς, ὧν
τὸ ἕτερον βούλεται μόνον δηλοῦσθαι κατὰ τὸν ὅρον, τὸ
χωρὶς κρίσεως, ὀρθῶς ἐποίησε μηδεμίαν ὑπολιπόμενος ἀμ-
φιβολίαν, ἀλλ᾽ αὐτὸς δηλώσας, ὅτι τὴν κατὰ τὸ πάθος ὁρ-
μὴν ἄλογον εἶναί φησι, καθ᾽ ὅσον ἀπέστραπται τὸν λόγον,
[137] καὶ ἀπειθεῖ τῷ λόγῳ, καὶ χωρὶς κρίσεως γίνεται.
διὰ μὲν οὖν τοῦ ἀπεστράφθαι φάναι τὸν λόγον ἐχώρισε

petibus fieri, eo quod rationalem excedant modum, ut,
quum appetunt, non ei fint morigeri, in curfu quidem
redundantia quoad impetum dicta, in impetu autem quo-
ad rationem, nam naturalis appetentiae modus ex ratione
habetur, atque eoufque pervenit, quouſque ipfa cenfet;
quare etiam exceſſus, qui in hoc atque ita fit, et redun-
dans impetus, praeterque naturam, et irrationalis ani-
mae motus eſſe dicitur. Haec fane Chryſippi verba funt.
Infpiciamus autem accuratius utramque ipforum feriem,
a priore exorfi, qua exponit, quomodo affectus dictus fit
irrationalis et praeter naturam animi motus. Quum
enim fciviſſet, duo voce irrationalis fignificari, quorum
alterum duntaxat in definitione vult indicari, nempe fine
judicio, recte factitavit, qui ne unam quidem ambigui-
tem reliquerit, fed ipfe oftenderit, quod eum qui in af-
fectu impetum animi irrationalem eſſe pronunciat, qua-
tenus a ratione fit averfus, et eidem repugnet, fineque
judicio accidat. Hoc igitur dicto, qua a ratione eſſe

τὴν κατὰ τὸ πάθος ἄλογον κίνησιν τῶν ἀψύχων τε καὶ τῶν
ἀλόγων ζώων. κινεῖται μὲν γὰρ καὶ λίθος καὶ ξύλον ἐνίο-
τε, καὶ τῶν ἄλλων ἕκαστον τῶν ἀψύχων, ἀλλ᾽ οὐχ ὡς ἀπε-
στραμμένον τὸν λόγον, οὔθ᾽ ὡς ἀπειθοῦν. ᾧ γὰρ τὴν ἀρ-
χὴν μὴ μέτεστι τοῦ πείθεσθαί τε καὶ ἕπεσθαι τῷ λόγῳ,
τοῦτο πῶς ἂν ἢ ἀπειθεῖν, ἢ ἀπεστράφθαι ποτὲ δύναιτο
τὸν λόγον; ἀλλ᾽ ὅλως μὴ χρῆσθαι λέγοιτο ἂν εἰκότως.
ἀπεστράφθαι δὲ καὶ ἀπειθεῖν λεχθήσεται τὸ φύσιν μὲν
ἔχον ἕπεσθαί τε καὶ πείθεσθαι, παρὰ φύσιν δέ ποθ᾽ ἑτέ-
ρως φερόμενον. ἐκ μὲν δὴ τῶν τοιούτων δείκνυται τὸ μήτ᾽
ἀψύχῳ τινὶ μήτ᾽ ἀλόγῳ ζώῳ πάθος ἐγγίνεσθαι ψυχικόν.
ἐπειδὰν δὲ γράφῃ, χωρὶς λόγου καὶ κρίσεως γίγνεσθαι τὴν
κατὰ τὸ πάθος κίνησιν, εἶτα συνάπτων ἐφεξῆς λέγῃ, οὐχὶ εἰ
διημαρτημένως φέρεται, καὶ παριδών τι κατὰ τὸν λόγον,
καὶ ἀπεστραμμένως τε καὶ ἀπειθῶς αὐτῷ, διορίζει τῶν
ἁμαρτημάτων τὰ πάθη καὶ πάνυ δεόντως. τὰ μὲν γὰρ
ἁμαρτήματα μοχθηραὶ κρίσεις εἰσί, καὶ ὁ λόγος ἐψευσμένος

averfum protulit, irrationalem qui in affectione motum
ab inanimis irrationalibufque animalibus fegregavit. Mo-
vetur fiquidem et lapis et lignum interdum, aliaque fin-
gula inanimata, fed non ut a ratione averfa, neque ut
eidem immorigera. Cujus enim neutiquam intereft, ut
obtemperet fequaturque rationem, hoc quomodo repug-
nare aut averti unquam a ratione poterit? fed omnino
non uti ratione merito dicetur: averfum autem effe et
non obfequi id dicetur, quod naturam quidem habet fe-
quendi obtemperandique, fed interdum praeter fui naturam
alio modo fertur. Hinc fane monftratur, neque inani-
mato cuidam, neque irrationali animanti affectum innafci
animalem. Quum autem fcribit, fine ratione et judicio
affectionis motum fieri, deinde conjungens iterum dicit,
nequaquam fi errabunde feratur, et praetergrediatur ali-
quid fecundum rationem, et averfus et immorigerus ei,
affectus ab erroribus diftinguit, idque perdecenter. Et-
enim errores prava funt judicia, et ratio veritatem

Ed. Chart. V. [137.]   Ed. Baf. I. (276.)

τῆς ἀληθείας καὶ διημαρτημένος. τὸ δὲ πάθος ἔμπαλιν
οὐδὲν μὲν ἡμαρτημένον, οὐδὲ παρορώμενον κατὰ τὸν λο-
γισμὸν, ἀπειθὴς δέ ἐστι τῷ λόγῳ κίνησις ψυχῆς. ὁ μὲν
γὰρ ὑπὲρ τοῦ σῶσαι τὴν πατρίδα τῆς ζωῆς καὶ τῶν τέκνων
καταφρονήσας, καὶ ἤτοι παραδοὺς ἑτέροις ἀποσφάττειν, ἢ
αὐτὸς ὑπομείνας σφάξαι, τῇ γε τοῦ καλοῦ φαντασίᾳ τοῦτο
δρᾷ καὶ λογισμῷ τινι χρησάμενος. ἡ Μήδεια δ᾽ ἔμπαλιν
οὐ μόνον ὑπ᾽ οὐδενὸς ἐπείσθη λογισμοῦ κτείνειν τοὺς παῖ-
δας, ἀλλὰ καὶ τοὐναντίον ἅπαν ὅσον ἐπὶ τῷ λογισμῷ μαν-
θάνειν φησὶ, οἷα δρᾷν μέλλει κακὰ, τὸν θυμὸν δὲ εἶναι
κρείττονα τῶν βουλευμάτων, τουτέστιν οὐχ ὑποτετάχθαι
καὶ πείθεσθαι καὶ ἕπεσθαι καθάπερ τινὶ δεσπότῃ τῷ
λόγῳ τὸ πάθος, ἀλλ᾽ ἀφηνιάζειν, καὶ ἀποχωρεῖν, καὶ ἀπει-
θεῖν τῷ προστάγματι, ὡς ἑτέρας τινὸς ἔργον ἢ πάθημα
δυνάμεως ὑπάρχον, οὐ τῆς λογιστικῆς. πῶς γὰρ ἂν ἢ ἀπει-
θεῖν ἑαυτῷ τι δύναιτο, ἢ ἀποστρέφεσθαι ἑαυτὸ, ἢ μὴ
ἕπεσθαι ἑαυτῷ; ταυτὶ μὲν οὖν ἅπαντα πρὸς τῷ μηδὲν
ἔχειν μεμπτὸν ἔτι καὶ ἀληθῶς τε καὶ διωρισμένως καὶ

emenlita et errori implicita. Affectus contra nullum
quidem erratum, neque praetermiſſum in ratiocinatione,
ſed eſt animi motus rationi inobediens. Nam qui, ut pa-
triam ſervet, liberorum vitam contemnit, vel aliis jugu-
landos tradit, vel jugulare ipſe ſuſtinet, honeſti imagina-
tione hoc facit et ratiocinatione quadam uſus. Medea
autem e contrario non ſolum a nulla perſuaſa eſt ratio-
cinatione, ut filios intcrimeret, ſed etiam contra in to-
tum (quantum ad ratiocinationem attinet) ſcire ſe ait,
cujuſmodi factura ſit mala, verum iracundiam conſiliis
eſſe potentiorem, hoc eſt, non ſubjici et obtemperare et
obſequi rationi tauquam dominae cuidam affectum, ſed
diſſidere et recedere et averſari mandatum, ceu alterius
cujuſdam opus aut affectus virtutis exiſtat, non ratiocina-
tricis. Quomodo enim vel non obtemperare ſibi ipſi
aliquid poſſit, vel a ſe ipſo averti, aut non ſe ipſum ſe-
qui? Haec igitur omnia, praeterquam quod nihil accuſa-
tione dignum habeant, praeterea etiam tum vere, tum di-

κατὰ τὴν Πλάτωνος εἴρηται γνώμην. παραπλησίως δὲ καὶ
τὰ κατὰ τὴν ἐξήγησιν τοῦ δευτέρου τῶν ὅρων ὑπ᾽ αὐτοῦ
γεγραμμένα, δι᾽ ἧς ἐμνημόνευσε καὶ τῶν τρεχόντων ὠκέως,
οἳ μηδ᾽ εἰ στῆναι βούλοιντο, παραχρῆμα δύναιντο πράττειν
αὐτό. σαφῶς γὰρ κἀνταῦθα ἔνδειξις γίγνεται δυνάμεως
ἑτέρας παρὰ τὸν λόγον, ὑφ᾽ ἧς ἀπο(277)τελεῖται τὰ παθή-
ματα. γνοίημεν δ᾽ ἂν ἐναργέστερον, εἰ τὴν αἰτίαν ἐξεύροι-
μεν, ὑφ᾽ ἧς συμβαίνει μὴ δύνασθαι στῆναι παραχρῆμα πολ-
λοὺς τῶν θεόντων. ἡ δ᾽ εὕρεσις ἐξ αὐτοῦ γένοιτ᾽ ἂν ἡμῖν
τοῦ μὴ πᾶσιν οὕτως συμβαίνειν, ἀλλ᾽ ὅσοι δι᾽ ὁμαλοῦς τι-
νος ἢ κατάντους φέρονται. τῶν μὲν γὰρ ἀνάντη χωρία δια-
θεόντων οὐκ ἔτι οὕτω τοῦτο συμπίπτει· παραχρῆμα γοῦν
ἵστανται βουληθέντες, ὡς ἂν τῆς ῥοπῆς τοῦ σώματος μὴ
φερούσης αὐτοὺς βιαίως κάτω, καθάπερ ἐκείνους ἔφερε.
σύνθετος γὰρ αὐτῶν ἔνεστιν ἡ τῆς φορᾶς αἰτία, ἡ μέν τις
ὡς ζώων ὑφ᾽ ὁρμῆς κινουμένων, ἡ δ᾽ ὡς ἀψύχων σωμάτων
τῷ βάρει ῥεπόντων. οὕτω γοῦν καὶ λίθοι πολλάκις ὁρῶν
καταφέρονται στῆναι μεταξὺ μὴ δυνάμενοι, πρὶν ἐξικέσθαι

ſtincte, tum juxta Platonis ſententiam ſunt pronunciata;
conſimiliter etiam ea, quae in expoſitione ſecundi defini-
tionum libri ab ipſo ſunt perſcripta, qua meminit itidem
celeriter currentium, qui ne ſi ſiſtere quidem velint, ſta-
tim id poſſint facere. Clare enim et hic alia facultas prae-
ter rationem oſtenditur, a qua affectiones bſolvuntur.
Cognoſcemus id evidentius, ſi cauſam invenerimus, unde
fit, ut non ſubito multi currentium poſſint conſiſtere.
Porro inveniemus eam inde, quod non omnibus ita eve-
niat, ſed qui per planam quandam aut declivem feruntur
viam; etenim eorum, qui per acclivia currunt loca, nulli
hoc evenit, ſtatim namque conſiſtunt, ubi voluerint, tan-
quam mole corporis ipſos, non vi deorſum ferente, quemad-
modum illos rapiebat. Quippe compoſita ineſt ipſorum la-
tionis cauſa; una tanquam animalium, quae animae impetu
moventur, altera tanquam inanimatorum corporum, quae
pondere inclinant; ita namque et lapides ſubinde e mon-
tibus deferuntur, conſiſtere interea impotentes, priuſ-

374　　　ΓΑΛΗΝΟΥ ΠΕΡΙ

Ed. Chart. V. [137. 138.]　　　　　Ed. Baf. I. (277.)

πρός τι χωρίον ὁμαλὸν ἢ κοῖλον. ὥστε καὶ κατὰ τοῦτο
τὸ παράδειγμα δυνάμεώς ἐστιν ἔνδειξις ἑτέρας παρὰ τὸν
λογισμὸν, ἀλόγου τὴν φύσιν, οἷα πέρ ἐστιν ἐν τοῖς τῶν
ζώων σώμασι τὸ βάρος. [138] ὅτι δ᾽ οὐ δύνανται διὰ
τοῦτο στῆναι βουληθέντες, οὐ μόνον ἐκ τῆς τῶν ἀναντῶν τε
καὶ καταντῶν χωρίων διαφορᾶς ἔνεστι μαθεῖν, ἀλλὰ καὶ ἐκ
τῆς ἐν αὐτοῖς τοῖς ὁμαλέσι διαφόρου κινήσεως. ὁ μὲν γὰρ
εἰς τοὐπίσω τὴν ῥοπὴν τοῦ σώματος ποιησάμενος ἐν τῷ τρέ-
χειν αὐτοκράτωρ ἐστὶ τοῦ στῆναι, ὁ δ᾽ εἰς τὸ ἔμπροσθεν
ὑπ᾽ ἐκείνης κωλύεται. καὶ δι᾽ αὐτό γε τοῦτο οὕτω θέουσιν
ἅπαντες, ὑπ᾽ αὐτῆς τοῦ πράγματος τῆς φύσεως διδασκόμενοι
συντελεῖν τὴν εἰς τὸ πρόσω ῥοπὴν τῷ τάχει τῆς κινήσεως.
ὥσπερ οὖν ἐπὶ τοῦ παραδείγματος, ὦ γενναιότατε Χρύσιππε,
τοῖς μὲν μηδὲν ὑπὸ τοῦ κατὰ τὸ σῶμα βάρους εἰς τάχος
κινήσεως ὠφελουμένοις ἕτοιμον τὸ στῆναι, τοῖς δ᾽ ἐκ διτ-
τῆς αἰτίας τὸ τάχος γεννῶσιν οὐκ ἔθ᾽ ἡ βούλησις ἱκανή,
κατὰ τὸν αὐτὸν τρόπον ἐπὶ τῶν τῆς ψυχῆς ὁρμῶν, ὅταν μὲν
ὁ λογισμὸς μόνος ἔχῃ τὴν αἰτίαν, ἐπ᾽ αὐτῷ παῦσαι τὴν ὁρμήν·

quam ad locum aliquem planum aut cavum pervenerint.
Quapropter etiam in hoc exemplo facultas altera praeter
ratiocinationem oftenditur, natura irrationabilis, cujuf-
modi eft in animalium corporibus gravitas. Quod autem
ejus caufa, quum velint, non poffunt confiftere, non fo-
lum ex acclivium decliviumque locorum differentia licet
condifcere, fed etiam ex differenti in ipfis planis regio-
nibus motu. Etenim qui retrorfum corporis inclinationem
inter currendum molitur, fiftendi potens eft et fui juris,
qui vero in anteriorem partem, ab illa impeditur; et
hac ipfa de caufa hoc pacto omnes currunt ab ipfa rei
natura edocti, corporis inclinationem in anteriora celeritati
motus conferre. Quemadmodum igitur exempli gratia,
praeclare Chryfippe, iis, qui nihil a corporis pondere ad
motus celeritatem juvantur, in promptu eft, ut fiftant, il-
lis vero, qui ex duplici caufa celeritatem generant, non
amplius voluntas fatis eft eodem modo in animi impetu,
quum ratiocinatio fola caufam habuerit, promptum eft

ὅταν δ᾽ ἤτοι θυμὸς ἢ ἐπιθυμία τις αὐτῷ προσέλθῃ, δυ-
νάμεις ἄλογοί τε καὶ παραπλήσιαι τῷ κατὰ τὸ σῶμα βάρει,
παραχρῆμα μὲν οὐχ οἷόν τε στῆναι, χρόνῳ δ᾽ ἂν ἴσως γέ-
νοιτο καὶ τοῦτο, καθάπερ ἐπὶ τῶν θεόντων. τὸ δ᾽ ἴσως
τῷ λόγῳ προσέθηκα διὰ τὴν τῶν κατὰ μέρος αἰτίων, ὅσα
τε κινεῖ τὴν ὁρμὴν, ἄνισον δύναμιν. ἐπειδὴ γὰρ καὶ λογι-
σμὸς αὐτὴν κινεῖ, καὶ ἐπιθυμία, καὶ θυμὸς, ἡ μὲν ὑφ᾽
ἑνὸς αὐτῶν συστᾶσα, τῶν ἄλλων ἡσυχαζόντων, ὑπ᾽ ἐκείνου
μόνου δεσπόζεται. ὥστ᾽, εἰ μὲν ὑπὸ τοῦ λογισμοῦ γένοιτο,
καὶ καταπαύειν αὐτὴν καὶ αὖθις ἐπεγείρειν οἷόν τε διὰ
μόνου τοῦ βουληθῆναι, εἰ δ᾽ ὑπὸ θυμοῦ τινος ἢ ἐπιθυ-
μίας, ὅταν ἐκεῖνα λωφήσῃ, εἰ δ᾽ ὑφ᾽ ἑκατέρων ἐνεργούντων
γίγνοιτο, λογισμοῦ θ᾽ ἅμα καί τινος ἀλόγου δυνάμεως. εἰ
μὲν οὖν ἀντισπῶντος τοῦ λογισμοῦ, κρατήσει τὸ ἰσχυρότερον,
εἰ δὲ συνεκθέοντος, οὐδέποτε παύσεται. λέγω δὲ συνεκθεῖν
τῷ πάθει τὸν λογισμὸν, ὅταν, ἅπερ ἐκεῖνο πράττει, καὶ ὁ
λογισμὸς δοξάζῃ, ὥσπερ ἐπὶ τῶν ἀκολάστων. δοξάζουσι γὰρ
ἀγαθὸν εἶναι μέγιστον οὗτοι τὴν ἀπόλαυσιν τῶν ἡδίστων,

propter ipſam ceſſare impetum; ubi vero aut iracundia,
aut cupiditas quaedam ei acceſſerit, vires irrationales et
corporis gravitati perſimiles, ſtatim quidem neutiquam
poſſe conſiſtere, ſed temporis ſpatio forte hoc quoque
fiet, quemadmodum in currentibus. Forte autem ora-
tioni appoſui propter particularium cauſarum ac eorum,
quae impetum movent, vim inaequalem. Quandoquidem
enim et ratiocinatio ipſum movet, et cupiditas, et ira-
cundia, ſiquidem ab uno ipſorum conſtituatur, aliis qui-
eſcentibus, ab illo ſolo regitur; quare, ſi a ratione ſiat,
et compeſcere ipſum, et rurſus excitare ſola voluntate
licet; ſin ab iracundia quadam et cupiditate, quum illa
ceſſaverint; ſin ab utriſque operantibus ſiat, ratione ſi-
mul et irrationali quadam facultate, ratione quidem re-
nitente, quod valentius eſt praecellet, ſimul autem con-
currente, nunquam ceſſabit. Dico autem ſimul con-
currere affectui rationem, quum, quae ille facit, etiam
ratio opinatur; quemadmodum in intemperantibus et
protervis (qui autumant, bonum eſſe maximum dele-

376 ΓΑΛΗΝΟΥ ΠΕΡΙ

Ed. Chart. V. [138.]   Ed. Baf. I. (277.)

ἑκουσίως ἑπομένου κατὰ τὴν ψυχὴν αὐτῶν τοῦ λογισμοῦ τῇ
ἐπιθυμίᾳ. ἀντιτείνειν δέ φημι τὸν λογισμὸν τῷ πάθει,
μὴ δοξάζοντος μὲν τἀνθρώπου, καλὸν ἢ ἀγαθὸν εἶναι τὴν
ἀπόλαυσιν τῆς προκειμένης ἡδονῆς, ἑλκομένου δέ πως ἐπ᾽
αὐτὴν διὰ τὴν τῆς ἐπιθυμητικῆς δυνάμεως ἰσχυρὰν κίνησιν.
ἀλλ᾽ εἰ μὲν ὁ λογισμὸς κρατήσειεν, ἐγκρατὴς ἑαυτοῦ τε καὶ
τῶν ἑαυτοῦ παθῶν ὁ τοιοῦτος ἄνθρωπός ἐστι τε καὶ λέγε-
ται, εἰ δ᾽ ἐπιθυμία, τοὐναντίον τῷδε πρόσρημα λαβὼν
ἀκρατὴς ὀνομάζεται. ὅταν δ᾽ ὑπὸ τοῦ λογισμοῦ μόνου πρὸς
τὴν τῶν ἡδέων ἄγηται χρῆσιν, ὁ τοιοῦτος σώφρων καλεῖται,
σκοπὸν τῆς αἱρέσεως αὐτῶν οὐ τὴν ἀπόλαυσιν, ἀλλὰ τὴν
ὠφέλειαν πεποιημένος, ὥσπερ γε καὶ ἀκόλαστος ὁ πρὸς τῆς
ἐπιθυμίας μόνης ἀγόμενος, ἀκολουθοῦντος αὐτῇ τοῦ λόγου,
καθάπερ τινὸς οἰκέτου. τῇ τοιαύτῃ συμπλοκῇ τῶν τὰς ὁρ-
μὰς κινούντων αἰτίων μαρτυρεῖ καὶ τὸ τοῦ Χρυσίππου πα-
ράδειγμα. τῶν μὲν γὰρ πρὸς ἄναντες θεόντων ἡ λογικὴ
μόνη δύναμις ἡγεῖται, τῶν δ᾽ ἀκουσίως ἐπὶ κρημνὸν φερο-
μένων ἡ ἄλογος, ἥνπερ δὴ τὸ βάρος τοῦ σώματος ἔφαμεν

ctabilium fruitionem) ratio in anima ipforum cupiditatem
ultro fequitur. At reniti ac repugnare affectui rationem
dico, quum homo non opinatur, propofitae voluptatis frui-
tionem honeftum aut bonum effe, trahitur autem quo-
dammodo ad eam propter valentem concupifcibilis facul-
tatis motum. Verum fi ratio fuperaverit, talis homo
tum fui tum fuorum affectuum continens et eft et di-
citur; fin autem cupiditas, contrariam huic appellatio-
nem fortitus incontinens nominatur. Quum vero a ra-
tione fola ad fuavium ufum ducitur, talis temperans vo-
catur, hoc confilio ea deligens, non ut fruatur, fed ut
juvetur, quemadmodum etiam protervus, qui a fola cu-
piditate ducitur, ratione tanquam famulo quodam ipfam
fubfequente. Ejufmodi caufarum impetus animi excitan-
tium complexui atteftatur etiam Chryfippi exemplum.
Etenim adverfus acclive currentes fola vi rationali du-
cuntur, qui autem inviti ad praecipitium feruntur, ir-
rationali, quam fane corporis pondus effe diximus, in de-

ὑπάρχειν, τῶν δ᾽ ἐς τὸ κάταντες θεόντων ἀμφότεραι. οὕτω
δὲ καὶ τῶν ἐφ᾽ ὁμαλοῦς, εἰ πρόσω ῥέποιεν, ὡς, εἴγε ἀνα-
νεύοιεν ὀπίσω, θέοιεν μὲν ἂν οὕτω γε τῶν ἑτέρων ἧττον,
ἵσταιντο δ᾽ ἄν, ὁπότε βουληθεῖεν. ὥστε οὐδὲν ἄχρι γε τῆς
τῶν ὅρων ἐξηγήσεως ὁ Χρύσιππος ἐναντίον ἀπεφήνατο τοῖς
παλαιοῖς.

Κεφ. γ΄. [139] Ὁπόταν δ᾽ ἐφεξῆς ἐπισκέπτηται, πό-
τερον κρίσεις τινὰς ἢ κρίσεσιν ἑπόμενα χρὴ νομίζειν εἶναι
τὰ πάθη, καθ᾽ ἑκάτερα μὲν ἀποχωρεῖ τῶν παλαιῶν, πολὺ
δὲ μᾶλλον ἐν τῷ τὸ φαυλότερον ἡγεῖσθαι. καὶ γὰρ Ζήνωνι
κατά γε τοῦτο, καὶ ἑαυτῷ, καὶ πολλοῖς ἄλλοις μάχεται τῶν
Στωϊκῶν, οἳ οὐ τὰς κρίσεις αὐτὰς τῆς ψυχῆς, ἀλλὰ καὶ
τὰς ἐπὶ ταύταις ἀλόγους συστολάς, καὶ ταπεινώσεις, καὶ
δείξεις, ἐπάρσεις τε καὶ διαχύσεις ὑπολαμβάνουσιν εἶναι τὰ
τῆς ψυχῆς πάθη. Ποσειδώνιος μέν γε τελέως ἀπεχώρησεν
ἀμφοτέρων τῶν δοξῶν, οὔτε γὰρ κρίσεις, οὔτε ἐπιγινόμενα
κρίσεσιν, ἀλλ᾽ ὑπὸ τῆς θυμοειδοῦς τε καὶ ἐπιθυμητικῆς δυ-
νάμεως ἡγεῖται γίγνεσθαι τὰ πάθη, κατὰ πᾶν ἀκολου-
θήσας τῷ παλαιῷ λόγῳ. καὶ πυνθάνεταί γε τοὺς περὶ

clive currentes utrifque. Pari modo qui in plano cur-
runt, fi prorfum tendant; nam fi retrorfum renitantur,
current quidem aliis minus, fed, ubi voluerint, fiftentur.
Quare nihil Chryfippus ufque ad definitionum expofitio-
nem veteribus contrarium pronunciavit.

Cap. III. Quum autem deinceps infpicit, judiciane
quaedam, an quae judicia fequantur, affectus effe putan-
dum fit, utrobique a veteribus recedit, fed multo magis
dum quod deterius eft eligit. Etenim Zenoni in hoc
et fibi et multis aliis Stoicis repugnat, qui non judicia
ipfa animi, fed irrationales quae poft haec contractiones,
fubmiffiones, oftentationes, elationes et diffufiones animi
affectus effe exiftimant. Verum Pofidonius ab utraque
opinione receffit, ut qui neque judicia, neque judiciis fu-
pervenientia affectus effe, fed hos ab irafcibili et concu-
pifcibili facultate fieri autumet, veterem fermonem ex

τὸν Χρύσιππον οὐκ ὀλιγάκις ἐν τῇ περὶ παθῶν ἑαυτοῦ
πραγματείᾳ, τίς ἡ τῆς πλεοναζούσης ὁρμῆς ἐστιν αἰτία.
ὁ μὲν γὰρ λόγος οὐκ ἂν δύναιτό γε πλεονάζειν παρὰ τὰ
ἑαυτοῦ πράγματά τε καὶ μέτρα. πρόδηλον οὖν, ὡς ἑτέρα
τις ἄλογός ἐστι δύναμις αἰτία τοῦ πλεονάζεσθαι τὴν ὁρμὴν
ὑπὲρ τὰ μέτρα τοῦ λόγου, καθάπερ τοῦ πλεονάζεσθαι τὸν
δρόμον ὑπὲρ τὰ μέτρα τῆς προαιρέσεως ἄλογος ἡ αἰτία,
τὸ βάρος τοῦ σώματος. ἀλλ᾽ οὐ τοῦτο θαυμαστὸν, εἰ πολ-
λοῖς ἐναντία λέγει Χρύσιππος, ὥσπερ οὐδ᾽ ὅτι τῆς ἀληθείας
ἀπέσφαλται, (συγγνώμη γὰρ ἀνθρώπῳ γε ὄντι καὶ ἁμαρτά-
νοντι ὡραῖόν τι,) ἀλλ᾽ ὅτι μήτε ἐπεχείρησεν ὅλως τὰ πρὸς
τῶν παλαιῶν εἰρημένα διαλύσασθαι, καὶ πρὸς αὐτὸν δια-
φέρεται, νυνὶ μὲν γίνεσθαι νομίζων τὰ πάθη ἄνευ λόγου
καὶ κρίσεως, νυνὶ δ᾽ οὐ μόνον κρίσεσιν ἔπεσθαι φάσκων,
ἀλλ᾽ αὐτὸ δὴ τοῦτο κρίσεις εἶναι. τὸ γὰρ μηδ᾽ ὅλως
ἐφάπτεσθαι κρίσεως ἐναντιώτατον δήπου τῷ κρίσιν εἶναι τὸ
πάθος, εἰ μὴ νὴ Δία βοηθῶν τις αὐτῷ φαίη, πλείω ση-

toto fecutus. Ac Chryfippi fectatores fubinde in com-
mentario fuo de affectibus interrogat, quae fuperantis
impetus fit occafio, quum ratio praeter ipfius tum opera
tum modum nequeat excellere; quapropter conftat, aliam
quandam irrationalem vim caufam exiftere, cur animi
impetus praeter rationis modum redundet, quemadmo-
dum gravitatem corporis caufam effe rationis expertem,
ob quam fupra arbitrii menfuram abundet. Sed mirum
hoc non eft, fi Chryfippus multis dicat contraria, quem-
admodum neque quod a veritate aberraverit; condonan-
dum enim eft ei, quum homo fit et juvenile quiddam
peccet; verum quod neque aggreffus fit omnino ea, quae
veteribus dicta funt, diffolvere, et fecum ipfe pugnet,
dum nunc fine ratione et judicio affectus fieri arbitratur,
nunc non folum judicia fubfequi affirmat, fed id ipfum
effe judicia; fiquidem neutiquam attingere judicium ma-
xime nimirum contrarium eft ei, quod affectus fit judi-
cium; nifi per Jovem fuccurrens ei aliquis affirmet, plura

μαίνειν τὸ τῆς κρίσεως ὄνομα, καὶ κατὰ μὲν τὴν ἐξήγησιν
τοῦ ὅρου τὴν οἷον περίσκεψιν εἰρῆσθαι κρίσιν, ὡς εἶναι τὸ
ἄνευ κρίσεως ἴσον τῷ ἄνευ περισκέψεως, ἔνθα δὲ κρίσεις
εἶναί φησι τὰ πάθη, τὰς ὁρμάς τε καὶ τὰς συγκαταθέσεις
ὀνομάζεσθαι κρίσεις. ἀλλ᾿ εἴπερ τοῦτό τις δέξαιτο, πλεονά-
ζουσα συγκατάθεσις ἔσται τὸ πάθος, καὶ πάλιν ὁ Ποσειδώ-
νιος ἐρήσεται τὴν αἰτίαν, ὑφ᾿ ἧς πλεονάζεται, πρὸς τῷ καὶ
μέγιστον ἁμάρτημα κατὰ τὴν διδασκαλίαν ἡμαρτῆσθαι τῷ
Χρυσίππῳ. εἰ γὰρ ἐν αὐτῷ δὴ τούτῳ τὸ κῦρος τοῦ δόγμα-
τός ἐστιν, ἐν τῷ διαστείλασθαι τὴν ὁμωνυμίαν καὶ δεῖξαι,
κατὰ τί μὲν σημαινόμενον ἄνευ κρίσεως γίνεται τὰ πάθη,
κατὰ τί δὲ κρίσεις εἰσὶν, ὁ δ᾿ οὐδὲ καθ᾿ ἓν τῶν τεττάρων
βιβλίων, ἃ περὶ τῶν παθῶν ἔγραψεν, ἐποίησεν αὐτὸ, πῶς οὐκ
ἄν τις αὐτὸν δικαίως μέμψαιτο; τάχα μὲν γὰρ οὐδὲ βραχυ-
λογίαν τις ἄκραν ἐζηλωκὼς ὀρθῶς ἂν ὑπερβαίνοι (278) τὰ
οὕτως ἀναγκαῖα, πολὺ δ᾿ οὖν μᾶλλον, ὅταν ἐπὶ μήκιστον
ἐκτείνῃ τοὺς λόγους, ὥσπερ ὁ Χρύσιππος. ἀλλὰ περὶ μὲν
τούτων καὶ μικρὸν ὕστερον ἐπισκεψόμεθα.

judicii nomen fignificare, et in definitionis expofitione
veluti circumfpectionem dictum effe judicium, ut fit
idem fine judicio et fine circumfpectione, ubi vero ju-
dicia effe affectus dicit, et impetus et affenfus nominari
judicia. At fi quis hoc receperit, redundans affenfus
erit affectus, rurfusque Pofidonius interrogabit, ex qua
caufa redundet; praeter quod etiam maximum peccatum
in docendi lege Chryfippus commiferit. Si enim in hoc
ipfo caput dogmatis eft, ut aequivocationem diftinguat
oftendatque, quo in fignificatu fine judicio affectus fiant,
in quo autem judicia fint, is vero ne in uno quidem
libro ex quatuor, quos fcripfit de affectibus, id fecit, quo-
modo non quis eum jure accufaverit? Forfan enim ne
fummam quidem dicendi brevitatem aliquis aemulatus
recte tam neceffaria praetergrederetur; multo magis,
quum longiffime fermones protenderet, quemadmodum
Chryfippus. Sed de his etiam paulo pofterius confide-
rabimus.

380　　　　ΓΑΛΗΝΟΥ ΠΕΡΙ

Ed. Chart. V. [139. 140.]　　　　Ed. Baf. I. (278.)

Κεφ. δ'. Περὶ δὲ τοῦ μὴ φροντίζειν τῆς πρὸς ἑαυ-
τὸν ἐναντιολογίας αὐτὸν ἔχων ἔτι μυρία λέγειν, ἃ τάχ᾽
[140] ἂν καὶ ὕστερον, εἰ μακροτέρας ἐπιλαβοίμην σχολῆς,
εἰς μίαν ἀθροίσαιμι πραγματείαν ἅπαντα, παραλιπὼν τἄλλα
μόνων τῶν οἰκείων τοῖς νῦν προκειμένοις μνημονεύσω. τὴν
τοίνυν ἐπιθυμίαν ἐν τῷ πρώτῳ περὶ παθῶν ὁρισάμενος
ὄρεξιν ἄλογον, αὐτὴν πάλιν τὴν ὄρεξιν ἐν ἕκτῳ τῶν κατὰ
γένος ὅρων ὁρμὴν λογικὴν εἶναί φησιν ἐπί τι, ὅσον χρὴ,
ἥδον αὐτῷ. οὕτω δὲ αὐτὴν ὁρίζεται κἂν τοῖς περὶ τῆς ὁρ-
μῆς. ὥστε τὸν τῆς ἐπιθυμίας ὅρον ἀναπτυσσόμενον γίγνε-
σθαι τοιοῦτον· ἐπιθυμία ἐστὶν ὁρμὴ λογικὴ ἐπί τι, ὅσον
χρὴ, ἥδον αὐτῷ, ἄλογος. ἀλλὰ τὸ μὲν ἐν διαφέρουσιν ἤτοι
βιβλίοις ἢ χωρίοις βιβλων ἀναισθήτως ἔχειν τῆς ἐναντιο-
λογίας ἧττον δεινόν· ὅταν δ᾽ ἐν αὐτοῖς οἷς φθέγγεταί τις
ἐναντία τε καὶ παντοίως μαχόμενα συμπλέξῃ, συγχεῖ καὶ
ταράσσει τὴν διδασκαλίαν ἐν τῷδε καὶ πολλὴν ἀπορίαν
παρέχει τοῖς ἐξελέγχειν αὐτὰ πειρωμένοις, ὥσπερ ἂν εἰ καὶ

Cap. IV. De eo autem, quod nihili faciat, fi ipfe
fibi contradicat, quum infinita adhuc poffem afferre, quae
forfan etiam poftea plus nactus otii in unum conferam
commentarium omnia, nunc omiffis aliis eorum dunta-
xat, quae proprie ad inftitutum praefens pertinent, com-
minifcar. Itaque cupiditatem quum primo de affectibus
definiviffet appetitum irrationalem, ipfum rurfus appeti-
tum fexto generalium definitionum libro appetentiam
feu impetum rationalem ad aliquid effe pronunciat,
quantum convenit, ei jucundum. Hoc modo ipfam de-
finit etiam in libris de animi impetu, ut cupiditatis de-
finitio aperta et explicata talis fiat: Cupiditas eft impe-
tus rationalis ad aliquid, quantum convenit, ei jucundum,
rationis expers. Verum quod in diverfis vel libris vel
librorum locis contradictionem non percipiat, minus
grave eft; quum autem in eifdem, quae loquitur aliquis,
contraria et omnino repugnantia connectat, difciplinam
in eo et confundit, et perturbat, magnamque dubitatio-
nem iis, qui illa conantur redarguere, exhibet; veluti fi

οὕτω τις εἴποι γε, καταβὰς ἄνω, καὶ διαλεχθεὶς τῷ λίθῳ,
καὶ πλεύσας διὰ μέσης τῆς πέτρας, ἀνελθεῖν εἰς τὸν βυθὸν
τῆς λίμνης. ἄν τε γὰρ ὡς οὐ καταβάντα διελέγχῃς, φάσκων
αὐτὸν ἄνω μεμενηκέναι καταβάντα, τοῦτ᾽ αὐτὸ δήπου φή-
σει καὶ αὐτὸς εἰρηκέναι κατὰ τὸν λόγον ἐν τῷ προσθεῖναι
τὸ ἄνω, ἄν θ᾽, ὡς οὐδενὶ διελέχθη, καὶ τοῦτ᾽ εἰρῆσθαι
φήσει, ταὐτὸ γὰρ εἶναι τὸ λίθῳ διαλέγεσθαι τῷ μηδὲ
λίθῳ, τῷ λίθῳ γὰρ οὐδεὶς διαλέγεται. καὶ τἄλλα οὕτως
ἅπαντα σοφιστικῶς ἐπανορθοῦσθαι δυνήσεταί τις. ὥστε κατ᾽
ἀρχὰς εὐθὺς δεῖν ἀποδρᾶναι λόγων εἶδος τοιούτων, ἐν ᾧ χρὴ
τοὺς ἀκούοντας οὐχ ἃ σημαίνεται συνήθως ὑφ᾽ ἑκάστου
τῶν ὀνομάτων μανθάνειν, ἀλλ᾽ ἕτερ᾽ ἄττα. τοιοῦτον γάρ τι
καὶ ὁ Χρύσιππος ἀξιώσει, ἐπειδὰν μὲν ἄνευ κρίσεως λέγῃ
τις γίνεσθαι τὰ πάθη τῆς ψυχῆς, ἀκούειν ἡμᾶς ἀξιῶν, ὅτι
μετὰ κρίσεώς τε γίνεται καὶ κρίσεις εἰσίν· ἐπειδὰν δ᾽ ἄνευ
λόγου καὶ ἄλογα, τὸ μήτ᾽ ἄλογα, μήτ᾽ ἐν ἀλόγῳ τινὶ
δυνάμει τῆς ψυχῆς, ἀλλ᾽ ἐν τῇ λογιζομένῃ καὶ λογικά·

quis etiam in eum modum dicat: Defcendit furfum, et
difputavit cum lapide, et navigans per mediam petram
afcendit in profundum ftagni. Sive enim, tanquam qui
non defcenderit, arguas, dicens eum furfum manfiffe,
quum defcendiffet, idem hoc nimirum et ipfe referet
fe in oratione dixiffe, dum appofuerit furfum; five, tan-
quam cum nullo differuiffet, aeque hoc dictum effe af-
firmabit; nam idem effe cum lapide differere, quod ne
cum lapide quidem; nam cum lapide nemo differit.
Aliaque ita omnia fophiftice corrigere poterit aliquis;
quare per initia ftatim oportet hujufmodi orationum fpe-
ciem repudiare, in qua convenit auditores, non quae con-
fueto modo a fingulis nominibus fignificantur, fed alia quae-
dam intelligere. Tale fiquidem aliquid etiam Chryfippus
cenfebit, quum fane fine judicio animi affectus aliquis dicat
fieri, inaudire nos volens, quod cum judicio fiant, et judi-
cia fint; quum autem fine ratione fieri dicat, et irrationales,
cenfens nos intelligere, neque irrationales effe, neque in
irrationali quadam facultate animi, fed in ratiocinante, et

382　ΓΑΛΗΝΟΥ ΠΕΡΙ

Ed. Chart. V. [140.]　　　　　　　　Ed. Baf. I. (278.)

τὸ γὰρ κρίνειν ταύτης ἔργον ὑπάρχειν· ἐπειδὰν δ᾽ ἀπειθῶς
τε καὶ ἀπεστραμμένως τοῦ λόγου, τὸ μηδεμίαν ἐπιζητεῖν
ἑτέραν ἐν τῇ ψυχῇ δύναμιν, ἧς κινουμένης ἀπειθῶς τῷ
λόγῳ γίγνεσθαι τὰ πάθη· μηδὲν γὰρ εἶναί τινα τοιαύτην,
ὡς ἔνιοι τῶν φιλοσόφων ὑπολαμβάνουσιν ἐπιθυμητικήν τε
καὶ θυμοειδῆ προσαγορεύοντες, τὸ ὅλον γὰρ εἶναι τὸ τῶν
ἀνθρώπων ἡγεμονικὸν λογικόν. εἰ μὲν γὰρ εἰς πρόβλημά
τις ἀπὸ στόματος ἐπικαίρου λέγοι, κάλλιον μὲν καὶ τούτῳ
διωρισμένως τε χρῆσθαι καὶ σαφῶς τοῖς ὀνόμασιν, ἕξει
δ᾽ οὖν ὅμως συγγνώμην αὐτοῦ τὰ σφάλματα. τὸ δ᾽ ἐπι-
στημονικὴν καὶ λογικὴν πραγματείαν ἐπαγγειλάμενον γράφειν
ἀπειθῆ μὲν τῷ λόγῳ τινὰ κίνησιν ὀνομάζειν, ἀξιοῦν δ᾽
ἡμᾶς ἀκούειν αὐτὴν λογικήν, ἢ ἀπεστράφθαι μὲν τὸν λόγον,
εἶναι δ᾽ οὐδὲν ἄλλο ἢ λόγον τε καὶ κρίσιν αὐτήν, οὐκ οἶδ᾽
εἰ μὴ τῆς μεγίστης μέμψεως ἄξιος ὑπάρχει ἄνθρωπος, μὴ
συγχωρῶν ἐπὶ ταὐτοῦ λέγειν αἰσχύνεσθαι καὶ αἰδεῖσθαι,
μηδ᾽ ἥδεσθαι καὶ χαίρειν, ἀλλ᾽ ἀκριβοῦν ἅπαντα καὶ μέχρι

rationabiles exiftere; etenim judicare hujus opus effe;
quum autem contumaciter et invita ratione fieri dicat
aliquis, volens nos ne unam quidem aliam in anima fa-
cultatem inquirere, qua mota contumaciter rationi affe-
ctus fiant; nihil fiquidem effe hujufmodi quandam facul-
tatem, ut nonnulli philofophorum autumant concupifci-
bilem et irafcibilem appellantes, totum namque effe,
quod hominibus dominetur, rationem. Si enim problema
aliquis memoriter enumeret et commentetur, praeftat etiam
huic diftinctis clarisque uti nominibus; nihilominus ta-
men erroribus ipfius venia daretur. At fi quis fcienti-
ficum opus et rationale pollicitus fcribere contumacem
in rationem motum quendam nominet, velit autem nos
inaudire ipfum rationalem, aut averfum quidem effe a
ratione dicat, velit tamen nihil aliud effe quam ratio-
nem ipfumque judicium, haud novi, an maxima ac-
cufatione homo ille dignus fit, dum non concedit de
eodem dici pudere et revereri, neque delectari et gau-
dere: fed qui exquifite omnia etiam ufque ad nomina

τῶν ὀνομάτων ἀξιῶν αὐτὸν ἐν τοῖς συγγράμμασιν, ὃ μικρὸν
ἔμπροσθεν οὐκ ἐκ λόγου καὶ κρίσεως ἔφησε γίγνεσθαι,
προελθὼν ἐν λόγῳ καὶ κρίσει συνίστασθαί φησιν, ἐνὸν ἐκ-
φυγεῖν μὲν ἁπάσας τὰς οὕτως ἀκαίρους τε ἅμα καὶ παρὰ
τὸ τῶν Ἑλλήνων ἔθος ἀναπιμπλαμένας ὁμωνυμίας, ἀκρι-
βῶσαι δὲ καὶ διαρθρῶσαι τὸν λόγον Ἑλληνικοῖς τε καὶ σαφέ-
σιν ὀνόμασιν. [141] τὸ γοῦν ἄλογον ὡσαύτως ἀφώνῳ τε
καὶ ἀτραχήλῳ διχῶς ἅπαντες ἄνθρωποι λέγουσιν, καὶ τρίτον
οὐδέν ἐστιν ἐπ᾽ αὐτῶν σημαινόμενον εὑρεῖν οὔτε παρὰ τοῖς
νῦν Ἕλλησιν, οὔτε παρὰ τοῖς παλαιοῖς, εἴ τι χρὴ τεκμαί-
ρεσθαι τοῖς βιβλίοις αὐτῶν. ἄφωνον δὲ δή πως λέγουσι
καὶ ἀτράχηλον· ἀναγκάζει γὰρ ἡμᾶς τὰ ῥήματα ἡ Χρυσίπ-
πειος ἑρμηνεία καὶ ταῦτ᾽ ἐξηγεῖσθαι· τὸ μὲν, οἶμαι, στερή-
σει φωνῆς ἢ τραχήλου, τὸ δὲ κακώσει. εἰ μὲν γάρ τις
φάσκει, τοὺς ἰχθῦς ἀφώνους ὑπάρχειν, ἢ τὰ φυτά, τῷ μηδ᾽
ὅλως ἔχειν φωνὴν οὕτως αὐτὰ προσαγορεύει· εἰ δέ τις ἄφω-
νον εἶναι λέγοι τὸν κιθαρῳδὸν ἢ τὸν κήρυκα, κάκωσίν
τινα ἐνδείκνυται τῆς φωνῆς τἀνθρώπου, ἢ γὰρ μικρόφωνον,

dilquirere cenfet, idem in commentariis, quod paulo an-
tea non ex ratione et judicio dixit fieri, progreffus in
ratione et judicio inquit confiftere, quum liceret omnes
inopportunas hujufmodi et praeter confuetudinem Grae-
corum refertas aequivocationes fugere et accurate articu-
lateque fermonem tum Graecis tum manifeftis nominibus
illuftrare; nam irrationale perinde ut mutum et collo ca-
rentem bifariam omnes homines dicunt, ac tertium nullum
eft in eis fignificatum invenire neque apud Graecos hujus tem-
peftatis, neque apud veteres, fi quid ex libris ipforum conji-
ciendum eft. Porro mutum et collo carentem (cogit enim
nos Chryfippica interpretatio haec quoque verba exponere)
appellant quodammodo partim (ut opinor) vocis aut colli
privatione, partim vitio. Si enim dicat aliquis, pifces
mutos effe aut ftirpes, eo, quod omnino vocem non ha-
beant, ita nuncupat; fi vero mutum citharoedum di-
cas aut praeconem, vitium aliquod vocis hominis often-

384 ΓΑΛΗΝΟΥ ΠΕΡΙ

Ed. Chart. V. [141.] Ed. Baf. I. (278.)

ἢ τραχύφωνον, ἢ μελάμφωνον, ἤ τι τοιοῦτον ἕτερον εἶναί
φησιν αὐτὸν, οὐ μὴν παντελῶς γ᾽ ἐστερῆσθαι φωνῆς. οὕτω
δὲ καὶ ἀτραχήλους τινὰς ὀνομάζουσιν ἀνθρώπους, οὐ μὰ
Δία ὥσπερ τοὺς ἰχθῦς ἀτραχήλους ἄν τις εἴποι, διότι μηδ᾽
ὅλως αὐτοῖς ὑπάρχει τράχηλος. οὐδεὶς γὰρ ἂν οὕτως γε ἄν-
θρωπος ἀτράχηλος εἴη, ὡς ἐστερῆσθαι τὸ πάμπαν τραχή-
λου, ἀλλὰ τῷ μικρὸν ἔχειν τὸν τράχηλον ὀνομάζονταί τινες
οὕτως. καὶ μένει κἀνταῦθα τὰ παραπλήσια δύο σημαινό-
μενα, καθάπερ ἐπὶ τῆς ἄφωνος προσηγορίας. οὕτω δὲ καὶ
ἄπους, καὶ ἀσκελῆς, καὶ ἀκοίλιος, καὶ ἄπλευρος, καὶ ἄχειρ,
καὶ πάνθ᾽ ὅσα τοιαῦτα, ποτὲ μὲν ἀναιρούσης τῆς α φω-
νῆς τὸ σημαινόμενον ἑκάστου τῶν ὀνομάτων, οὗ προτάττε-
ται, ποτὲ δ᾽ οὐκ ἀναιρούσης. οὕτως εὑρίσκω καὶ τὸ ἄλο-
γον ὄνομα παρὰ τοῖς παλαιοῖς ἅπασιν εἰρημένον ὑπό τε
τῶν νῦν ἀνθρώπων λεγόμενον. ἐπειδὰν μὲν γὰρ ἢ τὸν
ἰχθῦν τις ἢ τὸν καρκῖνον ἄλογον εἶναι φάσκῃ, παντάπασιν
ἀναιρεῖ τὸ σημαινόμενον ἐκ τῆς ἄλογος φωνῆς· ἐπειδὰν
δὲ τόδε τι τὸ ὑπὸ τοῦδε λεγόμενον ἐπιμεμφόμενοι φάσκωσιν

ditur; aut enim exigua voce praeditum, aut afpera, aut
obfcura, aut hujufmodi aliud quippiam ipfum effe dicis,
non tamen omnino voce effe deftitutum. Simili ratione
etiam collo privatos quofdam homines nominant, non
per Jovem quemadmodum pifces privatos dixerit aliquis,
quod neutiquam ipfis infit collum, (nemo enim hoc pacto
atrachelus fuerit, ut in totum collo careat,) fed quo dexi-
guum habent collum, nonnulli fic appellantur; ac manent
etiam hic perfimiles duo fignificatus, quemadmodum in
dictione mutus. Ita vero etiam fine pede, fine ventre,
fine latere, fine manu, atque omnia ejufmodi, nonnun-
quam dictione ά fignificatum cujufque nominis, cui prae-
ponitur, tollente, interim non tollente. Ita invenio
etiam irrationale nomen apud veteres omnes dictum effe,
item ab hujus faeculi hominibus dici. Quum etenim vel
pifcem aliquis vel cancrum irrationalem effe dicit, om-
nino tollit fignificatum ex voce irrationalis. Quum
vero aliquid, quod ab aliquo dicitur, incufantes vocitant

Ed. Chart. V. [141.]　　　　　　　　　　　Ed. Baf. I. (278.)

ἄλογον, οὐχ ὡς οὐδένα λόγον ἔχον, ἀλλ᾽ ὡς μεμπτέον καὶ
πονηρῶς ἔχον οὕτως ὀνομάζουσιν. ἄλλο δὲ τρίτον ἢ καὶ
νὴ Δία τέταρτον, ὡς οὗτοι βιάζονται, σημαινόμενον οὐκ
ἔστιν ἐν ἔθει τοῖς Ἕλλησιν, ὃ ἐξηγεῖσθαι τὴν φωνὴν ἐπαγ-
γέλλονται. δηλοῖ δὲ τοῦτο καὶ αὐτὸς ὁ Χρύσιππος ἐν τῆδε
τῇ ῥήσει. διὸ καὶ οὐκ ἄπο τρόπου λέγεται ὑπό τινων τὸ
τῆς ψυχῆς πάθος εἶναι κίνησις παρὰ φύσιν, ὡς ἐπὶ φόβου
ἔχει καὶ ἐπιθυμίας καὶ τῶν ὁμοίων. πᾶσαι γὰρ αἱ τοιαῦ-
ται κινήσεις τε καὶ καταστάσεις ἀπειθεῖς τε τῷ λόγῳ εἰσὶ
καὶ ἀπεστραμμέναι· καθ᾽ ὃ καὶ ἀλόγως φαμὲν φέρεσθαι
τοὺς τοιούτους, οὐχ οἷον κακῶς ἐν τῷ διαλογίζεσθαι, ὡς
ἄν τις εἴποι κατὰ τὸ ἔχειν ἐναντίως πρὸς τὸ εὐλόγως, ἀλλὰ
κατὰ τὴν τοῦ λόγου ἀποστροφήν. ἐναργῶς ἐν τούτοις ὁ
Χρύσιππος ἐνδείκνυται τὰ δύο σημαινόμενα τῆς ἄλογον φω-
νῆς, ἅπερ καὶ ὄντως ἐστὶ παρὰ τοῖς Ἕλλησι, τὸ μὲν ἕτε-
ρον, ᾧ τὸ εὔλογον ἐναντίον ἐστί, τὸ δ᾽ ἕτερον, ᾧ μηδὲν
μέτεστι λόγου. τὸ μὲν οὖν ἀντικείμενον τῷ εὐλόγῳ ἁμάρ-
τημά ἐστι καὶ κρίσις μοχθηρά· τὸ δ᾽ ἕτερον, ὃ χωρὶς

irrationale, non ceu nullius rationis compos, fed veluti
culpandum praveque affectum fic vocitant. Aliud vero
tertium vel etiam per Jovem quartum, ut hi vi cogunt
et detorquent fignificatum, non eft in Graecorum confue-
tudine, qui interpretari vocem profitentur. Innuit hoc
quoque ipfe Chryfippus his verbis: *Quare etiam non abs
re dicitur a quibufdam, animi affectum motum effe prae-
ter naturam, ut in metu habet, cupiditate et fimilibus.
Omnes enim hujufmodi motus et conftitutiones immorigerae
funt rationi et averfae: quapropter et irrationabiliter
dicimus tales ferri, non veluti male in ratiocinando fic
aliquis dixerit, in eo, quod fecus habeat, quam bona ra-
tio exigat, verum fecundum rationis averfionem.* Mani-
fefto his Chryfippus indicat duo fignificata dictionis ir-
rationalis, quae etiam vere apud Graecos habentur, alte-
rum, cui bona ratio contraria eft, alterum, quod nihil ra-
tionis participat. Proinde quod bonae rationi opponitur,
peccatum eft et judicium pravum; alterum, quod fine

λόγου γίγνεται παντός, ή κατὰ τὸ πάθος ὁρμὴ καὶ κίνησις.
εἰ δέ γε ἦν πλείω τὰ σημαινόμενα τοῦ ἄλογον ὀνόματος,
οὐκ ἂν ὤκνησεν οὐδὲ περὶ ἐκείνων εἰπεῖν, ἐπιδεικνὺς, ὡς
οὐδὲ καθ᾽ ἓν αὐτῶν ἄλογον εἰρῆσθαι τὸ τῆς ψυχῆς πάθος,
ἀλλὰ κατὰ μόνον ὅπερ αὐτὸς ὠνόμασε τὸ κατὰ τὴν ἀπο-
στροφὴν τοῦ λόγου γινόμενον. ὅσα μὲν γάρ τις ἔκρινε κα-
κῶς, οὐκ ἀπέστραπται τὸν λόγον, ἀλλ᾽ ἔσφαλται κατ᾽ αὐτόν·
ὅσαι δ᾽ ὁρμαὶ κατὰ θυμὸν ἢ ἐπιθυμίαν ἀποτελοῦνται, μὴ
προσχρώμεναι λόγῳ, ταύτας ἀλόγους ὀνομάζει κατὰ τὸ
ἕτερον τῶν σημαινομένων, ἐν ᾧ τὴν α΄ φωνὴν ἀποφάσκειν
(279) τε καὶ ἀναιρεῖν ἐλέγομεν τὸ σημαινόμενον τῆς μετ᾽
αὐτοῦ τεταγμένης. ἡ γὰρ ἀπειθὴς λόγῳ κίνησις ψυχῆς
ἄλογός ἐστι κατὰ τοῦτο τὸ σημαινόμενον, [142] ἐν ᾧ τὸ
μηδὲ ὅλως χρῆσθαι λόγῳ περιέχεται. ὡς εἴγε χρώμεθα
λόγῳ, καὶ κατ᾽ αὐτὴν οὐκ ὀρθῶς ὁ Χρύσιππος εἶπεν, ἔν
τε τῷ πρώτῳ περὶ παθῶν, οὐχὶ διημαρτημένως φέρεται,
καὶ παριδών τι κατὰ τὸν λόγον, ἀλλ᾽ ἀπεστραμμένως τε καὶ
ἀπειθῶς αὐτῷ, καὶ πάλιν ἐν τῷ θεραπευτικῷ τῶν παθῶν,

omni ratione fit, eft fecundum affectum impetus motuf-
que. Quod fi plura effent fignificata nominis irrationale,
non detrectaffet utique de illis verba facere, oftendens,
quod in nullo alio ipforum irrationalis dictus fit animi
affectus, verum in illo folum, quod ipfe nominavit, id
quod juxta rationis averfionem fit. Quae enim male
quis judicavit, in iis non a ratione averfus eft, fed in
ea erravit. At qui impetus ex iracundia aut cupiditate
abfolvuntur, non utentes ratione, hos irrationales nominat
fecundum alterum fignificatum, in quo vocem ά negare
et tollere poftpofitae fibi dictionis fignificatum dicebamus,
nam inobfequens rationi motus animi irrationalis eft
in eo fignificatu, quo neutiquam ratione uti comprehen-
ditur. Nam fi utamur ratione etiam in eo, non recte
dixit Chryfippus in primo de affectibus libro, non, in-
quiens, errabunde fertur, et praetergreffus aliquid in ra-
tione, fed invita ipfa et in eam contumaciter ei. Rurfus
commentario de curandis affectibus eadem fane haec,

Ed. Chart. V. [142.]   Ed. Baf. I. (279.)

αὐτὰ δὴ ταῦτα τὰ μικρῷ πρόσθεν μοι παραγεγραμμένα διὰ
τῆς ῥήσεως, ἐν ᾗ τὸ μὲν ἐναντίως τῷ εὐλόγως λεγόμενον
ἄλογον οὐκ ἔφασκεν ἐν τῷ τοῦ πάθους ὁρισμῷ σημαίνε-
σθαι, θάτερον δὲ τὸ ἀπειθές τε καὶ ἀπεστραμμένον τὸν
λόγον. ἐπιφέρων γοῦν φησιν· οἷαι καὶ ἀκρατεῖς αἱ τοιαῦται
καταστάσεις εἰσὶν, ὡς ἂν οὐ κρατούντων ἑαυτῶν, ἀλλ᾽ ἐκ-
φερομένων, καθάπερ οἱ τῷ τόνῳ τρέχοντες προσεκφέρονται,
οὐ κρατοῦντες τῆς τοιαύτης κινήσεως. οἱ δὲ κατὰ τὸν λόγον
κινούμενοι ὡς ἂν ἡγεμόνα καὶ τούτῳ οἰακίζοντες, κἂν ὁποι-
οσοῦν ᾖ, κρατοῦσιν ἤτοι ἀπαθεῖς εἰσι τῆς τοιαύτης κινήσεως
καὶ τῶν κατ᾽ αὐτὴν ὁρμᾶν. ἐνταῦθα γὰρ πάλιν τὸ κἂν
ὁποιοσοῦν ᾖ προκείμενον ἐπὶ τοῦ λόγου σαφῶς ἐνδείκνυται
τὸν ἀπὸ τῶν ἁμαρτημάτων διορισμὸν τοῦ πάθους. εἴτε γὰρ
ὑγιὴς εἴη καὶ ἀληθὴς ὁ λόγος, εἴτε μοχθηρός τε καὶ ψευ-
δής, ὁ κινούμενος κατ᾽ αὐτὸν οὐκ ἄν ποτε γένοιτ᾽ ἐν πά-
θει. κατὰ μὲν γὰρ τὸν ἀληθῆ προσηκόντως τε καὶ κα-
τωρθωμένως κινεῖται, κατὰ δὲ τὸν ψευδῆ μοχθηρῶς τε καὶ
διημαρτημένως. ἵνα γὰρ ὁ λόγος ἡγεμών ἐστιν, ἢ ἀρετὴ

quae paulo prius a me ad verbum praefcripta funt, ubi
irrationale, quod contrarie ei, quod bona ratione eft, di-
citur, non pronunciabat, in affectus definitione fignificari,
fed alterum inobfequentem et averfum a ratione. Subin-
ferens itaque inquit: *Cujufmodi etiam incontinentes tales
conftitutiones exiftunt, tanquam fefe non continerent fed
efferrentur; quemadmodum qui valide currunt, ultro effe-
runtur, talem motum non continentes. At qui fecundum
rationem moventur, tanquam ducem, etiam hac guber-
nantes, qualifcunque ea quoque fuerit, continent, vel
certe non ab ejufmodi motu afficiuntur, ejufque impetuofis
elationibus.* Hic enim rurfus illud, qualifcunque fit, in ra-
tione propofitum, manifefto vitiorum ab affectu diftinctio-
nem indicat. Sive enim fana et vera extiterit ratio, five
prava et mendax, is, qui fecundum ipfam movetur, nun-
quam in affectum inciderit, fiquidem fecundum veram
decenter et recte movetur, fecundum falfam prave et
vitiofe. Ubi enim ratio dux eft, aut virtus fequitur, aut

ἔπεται, ἢ ἁμάρτημα, πάθος οὐδέποτε. τὸ γοῦν οἰηθῆναι
τὴν ἡδονὴν ἀγαθὸν εἶναι, καθάπερ ὁ Ἐπίκουρος, ἡμαρτη-
μένος τε λόγος ἐστὶ καὶ ψευδὴς, ἁπάσας τε τὰς ἐνεργείας
καὶ κατὰ μέρος κινήσεις ἐκ τῆς ψυχῆς, ὅσαι τῆς ἡδονῆς ὡς
τέλους στοχάζονται μοχθηρῶς, μοχθηρὰς μὲν ἐξ ἀνάγκης
ἔχει καὶ διημαρτημένας, οὐ μὴν ἤδη γέ πω καὶ πάθη· τὸ
γὰρ ἴδιον τοῦ πάθους αὐτὸ δὴ τοῦτ᾽ ἔστι τὸ χωρὶς λόγου
κινεῖσθαι τὴν ψυχήν. ὅθεν καὶ δεόντως ὁ Χρύσιππος ἔγραψεν·
οἱ δὲ κατὰ λόγον κινούμενοι ὡς ἂν ἡγεμόνα καὶ τούτῳ
οἰακίζοντες τὰς κατὰ μέρος δηλονότι κινήσεις τῆς ψυχῆς
κρατοῦσι τῶν κατ᾽ αὐτὰς ὁρμῶν ἀνάλογον τοῖς περιπατοῦ-
σιν, ἀλλ᾽ οὐχ ὑπ᾽ αὐτῶν ἐκφέρονται βιαίως, ὥσπερ οἱ κατὰ
πρανοῦς θέοντες. συνάπτων γοῦν τῇ προγεγραμμένῃ ῥήσει
καὶ ταυτὶ προσγράφει· οἱ δέ γε κατὰ τὸν λόγον κινούμενοι
ὡς ἂν ἡγεμόνα καὶ τούτῳ οἰακίζοντες, καὶ ἐὰν ὁποιοσοῦν ᾖ,
κρατοῦσι τῶν κινήσεων καὶ τῶν κατ᾽ αὐτὰς ὁρμῶν, ὥστε
πεισθῆναι ἐάν περ ἐνδείκνυται αὐτὸς παραπλησίως τοῖς
περιπατοῦσιν. οὐκ ἀρκεσθεὶς δὲ τούτοις ἐπιφέρει· διὸ καὶ

vitium, affectus nunquam. Itaque putare, voluptatem bo-
num exiftere, quemadmodum Epicurus, peccans vitiofa-
que et falfa ratio eft, omnefque actiones et particulares
animi motus, qui voluptatem tanquam finem refpiciunt
prave, pravos fane neceffario et aberrantes facit ac vi-
tiofos, non tamen jam affectus quoque; quippe proprium
affectus hoc ipfum eft, ut anima citra rationem moveatur.
Unde etiam decenter Chryfippus fcripfit: *Qui autem fe-*
cundum rationem tanquam ducem moventur, et hac par-
ticulares fcilicet animi motus gubernant, impetus in eis
continent fimili iis modo, qui obambulant, fed non vio-
lenter ab ipfis efferuntur, quemadmodum qui in declivi
currunt. Connectens itaque fuprafcriptae fententiae
haec quoque afcribit: *At qui feoundum rationem tan-*
quam ducem moventur, et hac etiam, qualifcunque fit,
gubernantes, motus impetufque eorum continent, ita ut
pareant, fi modo ipfa indicet, fimiliter iis, qui obambu-
lant. Non contentus autem his adducit: *Quapropter*

αἱ οὕτως ἄλογοι κινήσεις πάθη τε λέγονται καὶ παρὰ φύ-
σιν εἶναι, ἅτ᾽ ἐκβαίνουσαι τὴν λογικὴν σύστασιν. πῶς
οὕτως; ἢ δηλονότι χωρὶς λόγου παντὸς, καὶ ἀπεστραμμέναι
τὸν λόγον, ὃν ἡγεμόνα ἔδωκεν ἡμῖν ἡ φύσις ἁπασῶν τῶν
κατὰ μέρος ἐνεργειῶν; οὐχ ἡγεῖται δ᾽ ἐν τοῖς πάθεσιν·
ὅθεν ἐκβεβηκέναι φησὶ τὴν λογικὴν σύστασιν ἁπάσας τὰς
κατὰ πάθος κινήσεις, ὀρθότατα λέγων. εἰ γὰρ ἡ μὲν λο-
γικὴ τοῦ ζώου σύστασις ἡγεμόνα κέκτηται τὸν λόγον, οὐ
κρατεῖ δ᾽ οὗτος οὐδ᾽ ἡγεῖται τῶν κατὰ τὸ πάθος κινή-
σεων, ἐκβέβηκε τὴν λογικὴν φύσιν ὁ κατὰ πάθος κινού-
μενος. καὶ μὴν, εἴπερ οὐ λόγος ὁρμῆς ἡγεῖται, ἀποκρι-
νάσθωσαν ἡμῖν οἱ περὶ τὸν Χρύσιππον, ὅ τί ποτέ ἐστι
τὸ ἡγούμενον. οὐ γὰρ δή γε ἀποχρήσει αὐτοῖς εἰπεῖν, ὡς
οὔτε λόγος, οὔτε ἄλλη δύναμις οὐδεμία. συγχωροῦσι γὰρ
οὕτως ἀναίτιόν τινα κίνησιν, ὃ παντὸς μᾶλλον φυλάττεσθαι
παραινοῦσι, καὶ μέμφονταί γε τὸν Ἐπίκουρον, ἐπειδάν τινα
τοιαύτην ὑποτίθηται. εἴπερ οὖν μηδὲν ἀναιτίως γίγνεται,
[143] καὶ τοῦτ᾽ ἔστιν ἁπάντων σχεδόν τι τῶν φιλοσόφων

etiam tam irrationales motus et affectus, et praeter na-
turam effe dicuntur, tanquam rationalem difpofitionem
egredientes. Quo pacto? An certe fine omni ratione, et
ab ea averfi, quam natura omnium particularium functio-
num ducem nobis dedit? Non praeeft autem in affecti-
bus; unde rationalem conftitutionem univerfos affectus
motiones excefliffe dicit, rectiffime fcribens. Si enim ra-
tionalis animi conftitutio ducem nacta eft rationem, non
autem haec dominatur, neque motibus fecundum affectum
praeeft, is, qui pro affectu movetur, rationalem egreffus
eft naturam. Atqui fi non ratio impetui praeeft, refpon-
deant nobis Chryfippi fectatores, quid tandem fit, quod
praeeft. Non enim fufficiet ipfis dicere, quod neque ra-
tio, neque ulla facultas alia. Concedunt namque ita mo-
tum quendam caufae expertem, quod multo magis vitan-
dum ftatuunt, accufantque Epicurum, quum hujufmodi
quendam proponit. Si igitur nihil fine caufa fit et hoc
omnibus prope philofophis communiter in confeffo eft,

ὁμολόγημα κοινὸν, οὐ Χρυσίππου μόνον, ἢ Ἀριστοτέλους,
ἢ Πλάτωνος, ἀποκρινάσθωσαν ἡμῖν, ἥ τίς ποτ' ἐστὶν αἰτία
τῆς κατὰ πάθη κινήσεως. οὐ γὰρ·δὴ ὁ λόγος γε νῦν ἡγεμὼν
οὐδ' αἴτιος αὐτοῖς ὑπάρχει, καθάπερ ἔν τε τοῖς ἁμαρτήμασι
καὶ κατορθώμασιν. ὁ μὲν οὖν Ποσειδώνιος, ὡς ἂν, οἶμαι,
τεθραμμένος ἐν γεωμετρίᾳ καὶ μᾶλλον τῶν ἄλλων Στωϊκῶν
ἀποδείξεσιν ἕπεσθαι συνειθισμένος, ᾐδέσθη τήν τε πρὸς τὰ
σαφῶς φαινόμενα μάχην καὶ τὴν αὐτὴν πρὸς αὐτὸν ἐναν-
τιολογίαν τοῦ Χρυσίππου, καὶ πειρᾶται μὴ μόνον ἑαυτὸν
τοῖς Πλατωνικοῖς, ἀλλὰ καὶ τὸν Κιττιέα Ζήνωνα προσάγειν·
οἱ δ' ἄλλοι Στωϊκοὶ σχεδὸν ἅπαντες οὐκ οἶδ' ὅπως ἕπε-
σθαι μᾶλλον οἷς ἐσφάλη Χρύσιππος ὑπομένουσιν, ἢ τἀλη-
θὲς αἱρεῖσθαι.

Κεφ. ε'. Καὶ οἵ γε νῦν αὐτῶν ἐνδοξότατοι, πυνθανο-
μένων ἡμῶν ἑκάστοτε, τίνα ποτὲ χρὴ τίθεσθαι τὴν αἰτίαν
τῆς κατὰ τὰ πάθη κινήσεως, ἄνω μὲν καὶ κάτω τοὺς λό-
γους ἑλίττουσιν, ἀποσαφοῦσι δ' οὐδὲν, ἀλλ' ἐνίοτε μὲν τὸν
ἡμαρτημένον λόγον φασὶν καὶ τὴν δόξαν τὴν ψευδῆ τῶν

non Chryfippo folum aut Arifloteli aut Platoni, refpon-
deant nobis, quae tandem affectuum motus caufa exiftat.
Non enim jam ratio dux neque caufa ipfis eft, quemad-
modum in peccatis et recte geftis. Itaque Pofidonium
(uti puto) in geometria educatum et magis, quam alii
Stoici, demonftrationes fequi affuetum puduit Chryfippi,
qui manifeflo apparentibus repugnet et fibi ipfe con-
tradicat, ac conatur non modo feipfum, fed etiam Cit-
tieum Zenonem Platonicis adducere: reliqui vero Stoici
prope univerfi haud novi quomodo fequi potius ea, in
quibus Chryfippus aberravit, fuftinent, quam verum de-
ligere.

Cap. V. Ac hujus tempeftatis inter eos clariffimi,
interrogantibus nobis frequenter, quae tandem affectuum
motus caufa ftatuenda fit, furfum et deorfum fermones
implicant, fed nihil manifeflo expediunt. Verum inte-
rim peccantem rationem dicunt falfamque opinionem

ΙΠΠΟΚΡ. ΚΑΙ ΠΛΑΤΩΝ. ΔΟΓΜ. Δ.   391

Ed. Chart. V. [143.]   Ed. Baf. I. (279.)

κατὰ τὰ πάθη κινήσεων αἴτιον ὑπάρχειν, δυσωπούμενοι δ᾽
αὖθις ὑπὸ τῶν Χρυσίππου ῥήσεων ὑποχωροῦσί τε τούτων,
καὶ κινήσεις τινὰς ἀναιτίους ὑποτίθενται, καὶ μένουσιν οὐ-
δέποτ᾽ ἐπὶ τῶν αὐτῶν ἀποκρίσεων, ἀλλ᾽ Εὐρίπου δίκην ἑκά-
στοτε μεταῤῥέουσιν, ἀπὸ μὲν τοῦ τὸν λόγον τε καὶ τὴν
δόξαν αἰτιᾶσθαι τῶν παθῶν ἐπὶ τὸ χωρὶς αἰτίας οὑτωσί
πως κινουμένην τὴν ψυχὴν ἐμπίπτειν τοῖς πάθεσιν, ἀπὸ
δ᾽ αὖ τῆς εἰκαίας τε καὶ ἀναιτίου κινήσεως ἐπὶ τὸ λογι-
κὰς εἶναι τὰς κινήσεις τῶν παθῶν. ὁ γὰρ ἔλεγχος ἑκατέ-
ρων τῶν ἀποκρίσεων ἐκ προχείρου παρακείμενος οὐκ ἐᾷ
καταμένειν ἐπ᾽ οὐδετέρας αὐτῶν, ἐν μὲν τῷ τὰς κατὰ τὰ
πάθη κινήσεις ὑπὸ τοῦ λόγου γίγνεσθαι φάσκειν οὐκ ἐχόν-
των αὐτῶν ἁμάρτημα διακρῖναι πάθους, ἐν δὲ τῷ καὶ τοῦ-
τον ἀφελεῖν εἰς ἀναίτιόν τινα κίνησιν ἐμπιπτόντων, ἐνὸν
αὐτοῖς ἐξ ἑτοίμου φυγεῖν ἀμφοτέρας τὰς ἀτοπίας, τὴν μὲν
τοῦ μὴ δύνασθαι διορίσαι πάθους ἁμάρτημα, χωρίζοντας
τοῦ λόγου τὰ πάθη, τὴν δὲ τοῦ γίνεσθαί τι χωρὶς αἰτίας,
ὁμολογήσαντας, ὑλόγους τινὰς εἶναι δυνάμεις ἐν τῇ ψυχῇ·

motuum fecundum affectus caufam effe pronunciant. At
quum rurfus Chryfippi dictis moleftentur, et his cedunt,
et motus quofdam caufarum expertes ftatuunt, manent-
que nunquam in cifdem refponfionibus, fed Euripi modo
frequenter refluunt, refiliuntque ab eo, quod ratio opi-
nioque affectus caufet, ad id, quod fine caufa fic quodam
modo mota anima in affectus incidat, ab eo rurfus,
quod motus vanus et expers caufae fit, ad id, quod affe-
ctuum motus rationales fint; fiquidem reprehenfio utriufque
refponfionis ex procinctu appofita non finit alterutri
ipforum immorari, cum dicendo quidem, affectuum motus
a ratione fieri, nequeant vitium ab affectu difcernere,
dum autem hanc adimunt, in motum quendam caufae
expertem incidant, quum liceat ipfis ex facili ambas ab-
furditates fubterfugere; hanc, quod nequeant vitium ab
affectu fegregare, feparante ratione affectus; illam, quod
fiat aliquid fine caufa, confeffi, irrationales quafdam fa-

Ed. Chart. V. [143. 144.]　　　　　Ed. Baf. I. (279. 280.)

τῶν κατ᾽ αὐτὴν παθῶν αἰτίας. οὐ μόνον τοίνυν οἱ ἄλλοι,
ἀλλὰ καὶ ὁ Χρύσιππος αὐτὸς ἐν τοῖς περὶ παθῶν συγγράμ-
μασιν ἐπ᾽ οὐδεμιᾶς ὁρίζει βεβαίως δόξης, ἀλλ᾽ ἀεὶ σαλεύει
καθάπερ ἐν κλύδωνι. καὶ γὰρ καὶ χωρὶς λόγου παντὸς
γίγνεσθαί φησι τὰ πάθη, καὶ αὖθις τῆς λογικῆς εἶναι δυ-
νάμεως μόνης, ὥστε διὰ τοῦτο μηδὲ ἐν τοῖς ἀλόγοις ζώοις
συνίστασθαι, καὶ χωρὶς κρίσεως γίνεσθαι, καὶ αὖθις κρί-
σεις εἶναι. ἐμπίπτει δέ ποτε καὶ εἰς τὸ φάσκειν, εἰκῆ γί-
νεσθαι τὰς κατὰ τὰ πάθη κινήσεις, ὅπερ οὐδὲν ἄλλο ἐστὶν,
ἢ ἀναιτίως, εἴ τις ἀκριβῶς ἐξετάζοι τὸ ῥῆμα. αἷς γοῦν ὀλί-
γον ἔμπροσθεν γέγραφε ῥήσεσιν ἐφεξῆς φησιν· οἰκείως δὲ
τῷ τῶν παθῶν γένει ἀποδίδοται καὶ ἡ πτοιὰ κατὰ τὸ ἐν-
σεσοβημένον τοῦτο καὶ φερόμενον εἰκῆ. ἀλλ᾽ εἰ μὲν τὸ
ἀναιτίως εἰκῆ λέγεις, ὦ Χρύσιππε, καὶ σεαυτῷ μάχῃ, καὶ
Ἀριστοτέλει, καὶ Πλάτωνι, καὶ ταῖς ἁπάντων ἀνθρώπων
ἐννοίαις, καὶ πολὺ πρότερον αὐτῇ τῶν πραγμάτων τῇ φύσει,
μηδενὸς ἀναιτίως γίγνεσθαι δυναμένου. [144] εἰ δὲ τὸ χω-
ρὶς λόγου σημαίνει σοι τὸ εἰκῆ, τὸ (280) μὲν ἄλογον οὕτω

cultates in anima affectuum ipfius caufas effe. Non fo-
lum igitur alii, fed etiam Chryfippus ipfe in commenta-
riis de affectibus in nulla haeret firmiter opinione, ve-
rum femper ceu in unda fluctuat. Quin etiam fine omni
ratione fieri dicit affectus, et rurfus rationalis folius effe
facultatis; ut propterea neque in irrationabilibus anima-
libus confiftant, et fine judicio fiant, rurfusque fint judicia.
Incidit autem nonnunquam, ut etiam dicat temere affe-
ctuum motus fieri; quod nihil aliud eft, quam fine caufa,
fi quis exacte verbum examinet. Verbis itaque paulo fu-
perius fcriptis fubjungit: *Merito autem affectuum ge-
neri etiam timor attribuitur, fecundum quod incutitur
vel temere accidit.* At fi fine caufa temere dicis, o
Chryfippe, et tibi ipfe refragaris, et Ariftoteli, et Platoni,
et omnium hominum fententiis, multoque prius ipfi re-
rum naturae, quum nihil fine caufa poffit fieri. Quod
fi citra rationem fignificat tibi temere, dictio irrationale

γε μετειλημμένον ἂν εἴη, τὸ δ᾽ ἐξ ὑρχῆς ζητούμενον ἔτι
μένει. τὴν παράλογον ταύτην κίνησιν, ὑπὸ λόγου μὲν μὴ
γινομένην, ὑπ᾽ αἰτίας δέ τινος γινομένην, ἐρωτῶμέν σε, τίς
ἐδημιούργησεν αἰτία; ἡμεῖς μὲν γάρ φαμεν ἐνίοτε μὲν τὴν
θυμοειδῆ δύναμιν, ἐνίοτε δὲ τὴν ἐπιθυμητικήν. σὺ δὲ οὔτε
ταῦτα ὁμολογεῖς, οὔτε τὴν λογικὴν εἰπεῖν τολμᾷς, ἀλλ᾽ εἰκῇ
γίνεσθαι φήσας ἀπηλλάχθαι νομίζεις τοῦ ζητήματος, οὐκ
εἰδὼς, ὅτι πᾶν, ὅ τί περ ἂν εἰκῇ καὶ ἀπὸ ταὐτομάτου γίνε-
σθαι λέγηται, κατὰ τὴν ὡς πρὸς ἡμᾶς γνῶσιν οὕτω προσα-
γορεύεται, ταῖς δ᾽ ἀληθείαις οὐδὲν αὐτῶν οὕτω γίγνεται,
καθάπερ καὶ ὁ θειότατος Ἱπποκράτης· εἶπεν· ἡμῖν μὲν
αὐτόματον, αἰτίᾳ δ᾽ οὐκ αὐτόματον. οὕτω δὲ καὶ τὸ πλεο-
νάζουσαν ὁρμὴν εἶναι τὸ πάθος ἐξηγούμενος ὁ Χρύσιππος
ἔν τε τῷ περὶ παθῶν ἠθικῷ κἀν τῷ πρώτῳ τῶν λογικῶν
ὑπὲρ τὴν τοῦ λόγου συμμετρίαν γίνεσθαί φησιν τὴν ὑπερ-
βολὴν τῆς κινήσεως, οὐ μὴν τήν γ᾽ αἰτίαν αὐτῆς προστί-
θησιν. ἐχρῆν δέ γε κἀνταῦθα μὴ περιπλέκειν καὶ ταράτ-
τειν τὸν λόγον εἰς περιττὸν ἐκτείνοντα μῆκος, ἀλλὰ τοῦ

fic tranfumpta erit, at quod ab initio quaerebatur, ad-
huc manet. Hunc motum praeter rationem, qui a ratione
quidem non fit, fed a caufa aliqua, interrogamus te, quae
caufa effecit? Nos enim affirmamus interim vim irafci-
bilem, interim concupifcibilem. Tu autem neque haec
fateris, neque rationalem audes dicere, fed temere fieri
locutus liberatum te effe a quaeftione putas, ignarus to-
tum, quodcunque temere et fua fponte fieri dicitur,
quantum nos cognofcere poffumus, ita appellari. Re-
vera autem nihil ipforum ita fit, quemadmodum et di-
viniffimus Hippocrates dixit: *Nobis quidem fortuitum,
caufae autem non fortuitum.* Pari modo, quod affectus
redundans fit animi impetus, Chryfippus exponens tum
iu libro morali de affectibus tum in primo logicorum
motus exceffum fupra rationis commoderationem fieri
affeverat, non tamen caufam ipfius apponit. Convenie-
bat enim hic quoque fermonem non implicare turbare-
que fuperflua prolixitate, fed ubi caufam, cur impetus

394 ΓΑΛΗΝΟΥ ΠΕΡΙ

Ed. Chart. V. [144.]　　　　Ed. Baf. I. (280.)

πλεονάζεσθαι τὴν ὁρμὴν εἰπόντα τὴν αἰτίαν ἀπηλλάχθαι.
ὡς γὰρ ἐπὶ τῶν εἰς τὸ κάταντες θεόντων ἅμα τῇ βουλήσει
τὸ βάρος τοῦ σώματος αἴτιον ὑπάρχει τῆς κινήσεως, οὕτως
ἐν τοῖς τῆς ψυχῆς πάθεσιν ὅ τί ποτ' ἄλλο τῇ λογικῇ δυνά-
μει προσιὸν αἴτιον γίνεται τῆς ἀμέτρου καὶ, ὡς αὐτὸς
εἴωθεν ὀνομάζειν, ἐκφόρου κινήσεως, ἐχρῆν αὐτὸν διελθεῖν.
ἡ δ' οὖν ῥῆσις ἡ κατὰ τὸ θεραπευτικὸν τῶν παθῶν βι-
βλίον ὧδ' ἔχει· οἰκείως δὲ καὶ ὁρμὴ πλεονάζουσα λέγεται
εἶναι τὸ πάθος, ὡς ἄν τις ἐπὶ τῶν ἐκφερομένων κινήσεων
πλεονάζουσαν κίνησιν εἴποι, τοῦ πλεονασμοῦ ἐν αὐτῇ γινο-
μένου κατὰ τὴν τοῦ λόγου ἀποστροφὴν καὶ τὸ ἄνευ τοῦ
πλεονασμοῦ τούτου σωστικόν. ὑπερβαίνουσα γὰρ τὸν λό-
γον ἡ ὁρμὴ καὶ παρὰ τοῦτον ἀθρόως φερομένη οἰκείως τ'
ἂν πλεονάζειν ῥηθείη καὶ κατὰ τοῦτο παρὰ φύσιν γίγνε-
σθαι καὶ εἶναι ἄλογος, ὡς ὑπογράφομεν. ὑπερβαίνουσα,
φησὶ, τὸν λόγον ἡ ὁρμὴ καὶ παρὰ τοῦτον ἀθρόως φερο-
μένη τὴν κατὰ τὸ πάθος ἔκφορον ἀπεργάζεται κίνησιν.
οὔκουν ὁ λόγος αἴτιος, ὦ Χρύσιππε, τῆς ἐκφόρου τε καὶ

animi redundet, expediviffet, ceffare. Sicut enim in iis,
qui in declive currunt, una cum voluntate corporis gra-
vitas motus caufa exiftit, ita in animi affectibus quae-
nam alia rationali facultati accedens caufa immodici et
(ut ipfe folebat nominare) elati motus efficiatur, oportebat
ipfum percenfuiffe. Verba igitur in libro de meden-
dis affectibus in hunc modum habent: *Proprie etiam
impetus animi redundans affectus effe dicitur, tanquam
fi quis in elatis motibus redundantem motum dicat, red-
undantia in eo oboriente fecundum rationis averfionem
et id quod fine redundantia hac fit facile confiftens.
Excedens enim rationem impetus et praeter hanc uni-
verfim latus proprie redundare dicetur, et fecundum
hoc praeter naturam fieri, et effe irrationalis, ut fubfcri-
bimus.* Excedens (inquit) rationem impetus et praeter
hanc raptim latus fecundum affectum elatum efficit mo-
tum; ob quod ratio, o Chryfippe, elati et immodici mo-

ἀμέτρου κινήσεως. αὐτὸς γὰρ ὁμολογεῖς, αὐτὴν γίνεσθαι
παρὰ τὸν λόγον, οὐκ ἐγχωρεῖ δ᾽ ἅμα τε παρὰ τὸν λόγον
γίνεσθαί τι καὶ ὑπὸ τοῦ λόγου, πάντως δ᾽ ὑπό τινος αἰ-
τίας. οὐκ ἔστι δ᾽ ἐκείνη λογικὴ, ἄλογος ἄρα τις ἢ τὸ πά-
θος ἐργαζομένη δύναμις. καὶ τάχ᾽ οὐχ ὑπ᾽ ἄλλων, ἀλλὰ
τοῖς αὐτῶν πτεροῖς ἁλισκόμεθα, καίτοι γ᾽ ἐνὸν ἡμῖν λέγειν,
ὦ γενναιότατε Χρύσιππε, δυοῖν θάτερον, ἢ ὡς οὐδὲν δια-
φέρει πάθος ἁμαρτήματος, ἢ ὡς ἐπιγίνεται τοῖς ἁμαρτή-
μασι τὰ πάθη. τούτων γὰρ ὁποτερονοῦν εἰπόντες οὐκ
ἀναγκαζόμεθα τὴν αἰτίαν οὐκ ἀποκρίνεσθαι τῆς παρὰ τὸν
λόγον ἀμέτρου κινήσεως. ἀλλὰ τούτων μὲν οὐδέτερον ὑπέ-
μεινας εἰπεῖν, αἰδούμενος ἐναντία λέγειν τοῖς ἐναργῶς φαι-
νομένοις, αὐτὸς δὲ πρὸς αὐτὸν ἐναντιολογούμενος οὐκ αἰ-
σθάνῃ παρὰ τὸν λόγον γίνεσθαι φάσκων τινὰς κινήσεις,
καὶ ἀπεστράφθαι τὸν λόγον καὶ ἀφηνιάζειν αὐτὸν, κἄπειτα
μικρὸν ὕστερον τὰς αὐτὰς ταύτας ὑπὸ λογικῆς γίνεσθαι δυ-
νάμεως φάσκων. ἡ δ᾽ αὐτὴ μάχη κἂν ἐν τῷ κρίσεις τε
φάσκειν εἶναι τὰ πάθη τῆς ψυχῆς καὶ χωρὶς κρίσεως

tus eaufa non eft. Ipfe namque confiteris, eum praeter
rationem fieri. At non poteft aliquid fimul et praeter
rationem et a ratione fieri, omnino autem ab aliqua
caufa; illa vero non eft rationalis; irrationalis igitur
quaedam eft facultas, quae affectum efficit; et forfan non
ab aliis, fed noftris ipforum pennis capimur; et fi li-
ceat nobis dicere, Chryfippe generofiffime, alterutrum,
vel quod nihil affectus a vitio differat, vel quod vitiis
affectiones fuperveniant. Horum enim quodcunque di-
xerimus, non cogimur caufam immodici praeter natu-
ram motus refpondere. Verum neutrum horum dicere
fuftinuifti, reveritus contraria iis, quae manifefto appa-
rent, enunciare. Ipfe vero imprudens tibimet contradi-
cis, praeter rationem inquiens motus quofdam fieri, et
averti a ratione, et ab ea diffidere, deinde paulo pofte-
rius eofdem hos a rationali facultate fieri pronuncians.
Similiter tecum pugnas, dum animi affectus effe judicia

396 ΓΑΛΗΝΟΥ ΠΕΡΙ

Ed. Chart. V. [144. 145.]   Ed. Baf. I. (280.)

γίνεσθαι. τὴν μὲν οὖν ἐκ τοῦ πρώτου περὶ παθῶν ῥῆσιν,
ἔνθα φησὶν χωρὶς κρίσεως γίνεσθαι τὰ πάθη, παρεθέμην
ἔμπροσθεν. ὅτι δὲ καὶ κατὰ τὸ θεραπευτικὸν αὐτοῦ βι-
βλίον, ὃ δὴ καὶ ἠθικὸν ἐπιγράφεται, τῆς αὐτῆς δόξης ἔχε-
ται, μαθεῖν ἔστιν ἐκ τῆσδε τῆς ῥήσεως. [145] οὐ γὰρ ἐν
τῷ κρίνειν ἀγαθὰ ἕκαστα τούτων λέγεται ἀρρωστήματα
ταῦτα, ἀλλὰ κατὰ τὸ ἐπὶ πλέον ἐκπεπτωκέναι πρὸς ταῦτα
τοῦ κατὰ φύσιν. ἴσως δ᾽ ἄν τινος ἐν τῇδε τῇ ῥήσει λέξαν-
τος, οὐκ ἀπευστέρηκε μὲν τοῦ κρίσιν εἶναι τὸ ἀρρώστημα,
οὐ μὴν ἐν αὐτῇ γε μόνῃ τῇ ψευδεῖ κρίσει τὴν γένεσιν αὐ-
τοῦ τίθεται, ἀλλὰ προσέρχεσθαί φησι τὸ ἐπὶ πλέον, ἐκ
τῶν ἐπιφερομένων ἡ γνώμη τοῦ Χρυσίππου καταφανήσεται,
ὅθεν οὐκ ἀλόγως γυναικομανεῖς τινες λέγονται καὶ ὀρνιθο-
μανεῖς. εἰ γὰρ δὴ μὴ μάτην ἐγκείσεται τὸ τῆς μανίας ὄνο-
μα τῷ τοῦ ἀρρωστήματος προσαρτήματι, μανία δ᾽ ὑπὸ τῆς
ἀλόγου κατὰ τὸ σῶμα γίνεται δυνάμεως, οὐδὲν ἧττον τὸ
ἀρρώστημα τῶν λογικῶν. ἀλλὰ νὴ Δία ἴσως ἄν τις φήσειε,

et fine judicio fieri tueris. Ea itaque verba ex primo
de affectibus libro, ubi affectus fieri fine judicio affirmat,
fuperius appofui. Quod autem etiam in libro ipfius de
medendis affectibus, qui moralis quoque infcribitur, ean-
dem opinionem referat, ex hifce verbis eft condifcere:
Non enim in judicando fingula bona eorum dicuntur
infirmitates hae, fed ex eo, quod nimium in his a natu-
rali lege exciderint. Si quis autem forte in hac dictio-
num ferie dicet, infirmitatem non privavit, quo minus
fit judicium, non tamen in ipfo folo mendaci falfoque
judicio generationem ejus ftatuit, fed procedere ait ni-
mium a naturali modo ex iis, quae adducuntur, fententia
Chryfippi manifeftabitur, unde non fine ratione nonnulli
mulierum amore et avium ftudio infani dicuntur. Si
enim non fruftra imponetur infaniae nomen infirmitatis
appendiculo, infania autem ab irrationali facultate ori-
tur in corpore, nihil minus quam infirmitas rationalium.
Sed per Jovem forfan aliquis dixerit, infaniam non pro-

τὸ μανιῶδες οὐ διὰ τὴν ἄλογον γίνεσϑαι δύναμιν, ἀλλὰ
διὰ τὸ ἐπὶ πλέον ἢ προσῆκεν ἐξῆχϑαι τήν τε κρίσιν καὶ τὴν
δόξαν, ὡς εἰ καὶ οὕτοις ἔλεγεν, ἀῤῥωστήματα γίνεσϑαι κατὰ
τὴν ψυχήν, οὐχ ἁπλῶς τῷ ψευδῶς ὑπειληφέναι περί τινων,
ὡς ἀγαϑῶν ἢ κακῶν, ἀλλὰ τῷ μέγιστα νομίζειν αὐτά· μηδέ-
πω γὰρ ἀῤῥώστημα τὴν περὶ τῶν χρημάτων εἶναι δόξαν, ὡς
ἀγαϑῶν, ἀλλ᾽ ἐπειδάν τις αὐτὰ μέγιστον ἀγαϑὸν εἶναι νο-
μίζῃ καὶ μηδὲ ζῆν ἄξιον ὑπολαμβάνῃ τῷ στερηϑέντι χρη-
μάτων· ἐν τούτῳ γὰρ συνίστασϑαι τήν τε φιλοχρηματίαν
καὶ τὴν φιλαργυρίαν ἀῤῥωστήματα οὔσας. ἀλλὰ τῷ ταῦτα
φάσκοντι Ποσειδώνιος ἀντιλέγων ὧδέ πώς φησι· τοιούτων
δ᾽ ὑπὸ τοῦ Χρυσίππου λεγομένων, διαπορήσειεν ἄν τις,
πρῶτον μὲν, πῶς οἱ σοφοί, μέγιστα καὶ ἀνυπέρβλητα νομί-
ζοντες εἶναι ἀγαϑὰ τὰ καλὰ πάντα, οὐκ ἐμπαϑῶς κινοῦν-
ται ὑπ᾽ αὐτῶν ἐπιϑυμοῦντές τε ὧν ὀρέγονται καὶ περιχα-
ρεῖς γινόμενοι ἐπὶ τοῖς αὐτοῖς, ὅταν τύχωσιν αὐτῶν. εἰ γὰρ
τὸ μέγεϑος τῶν φαινομένων ἀγαϑῶν ἢ κακῶν κινεῖ τὸ νομί-

pter irrationalem facultatem nafci, fed quod amplius,
quam convenit, eductum fit judicium opinioque; quem-
admodum fi etiam ita dixiffet, infirmitates in anima
fieri fimpliciter, non quod falfo de quibuſdam ceu bonis
aut malis exiftimaverit, fed quod maxima ea putaverit.
Nondum enim infirmitatem effe de divitiis tanquam bonis
opinionem, fed quum quis eas maximum effe bonum ar-
bitretur et ne vita quidem dignum cenfeat divitiis de-
ftitutum; in hoc enim confiftere divitiarum argentique
ftudium, quae infirmitates funt. Sed haec pronuncianti
Pofidonius contradicens hunc in modum ait: *Hujuſ-
modi autem, quae a Chryfippo dicuntur, inqui-
rere aliquis poterit; primum quidem, quomodo fa-
pientes, qui maxima et infuperabilia bona honeſta
omnia effe putant, non fecundum affectum ab eis mo-
ventur, exoptantes quae appetunt, et exultantes facti ea
propter, ubi fuerint affecuti. Si enim magnitudo appa-
rentium bonorum malorumve movet, ut putet aliquis, fo-*

398 ΓΑΛΗΝΟΥ ΠΕΡΙ

Ed. Chart. V. [145.]   Ed. Baf. I. (280.)

ζειν καθῆκον καὶ κατ᾽ ἀξίαν εἶναι παρόντων αὐτῶν ἢ
παραγινομένων, καὶ μηδένα λόγον προσίεσθαι περὶ τοῦ ἄλ-
λως δεῖν ὑπ᾽ αὐτῶν κινεῖσθαι, τοὺς ἀνυπέρβλητα νομίζον-
τας εἶναι τὰ περὶ αὐτοὺς τοῦτ᾽ ἔδει πάσχειν, ὅπερ οὐχ ὁρᾶ-
ται γινόμενον. ὁμοίως δὲ καὶ εἰς τοὺς προκόπτοντας ἢ με-
γάλας βλάβας ὑπὸ τῆς κακίας ὑπολαμβάνοντας παρεῖναι,
ἔδει δὲ καὶ ὑποφέρεσθαι φόβοις, καὶ λύπαις περιπίπτειν μὴ
μετρίαις, ὅπερ οὐδ᾽ αὐτὸ συμβαίνει. τούτοις δ᾽ ἐφεξῆς ὁ
Ποσειδώνιος καὶ τάδε γράφει· εἴτε πρὸς τῷ μεγέθει τῶν
φαινομένων καὶ τὴν ἀσθένειαν τῆς ψυχῆς αἰτιάσοιντο, καὶ
διὰ τοῦτο τοὺς μὲν σοφοὺς τὸ παράπαν ἐροῦσιν ἀπηλ-
λάχθαι τῶν παθῶν, τοὺς δὲ φαύλους, ὅτε ἀσθενεῖς ὦσι
μὴ κατὰ τὴν κοινὴν ἀσθένειαν, ἀλλὰ κατὰ τὴν ἐπὶ πλεῖον
ἐῤῥυκυῖαν, οὐδ᾽ οὕτως λέλυται τὸ ζητούμενον. ὅτι γὰρ διὰ
τὴν νόσον τῆς ψυχῆς ἐν τοῖς πάθεσι γίνονται, πάντες ὁμο-
λογοῦσι· πῶς μέντοι γε κινηθείσης, καὶ πῶς κινούσης, ζη-
τεῖται μὲν, οὐχ ὑποδείκνυται δέ. εἶτ᾽ ἐφεξῆς καὶ τάδε γρά-
φει οὐ μόνον δ᾽ οἱ ἐπὶ πλέον ἐῤῥυκυῖαν ἔχοντες τὴν κακίαν

cundum officium et dignitatem effe praefentiam ipforum
aut adventum, et nullam rationem admittat de eo, quod
aliter conveniat ab ipfis moveri; eis, qui infuperabilia fua
effe ftatuunt, hoc accidere oportebat; quod non videtur
fieri. Similiter qui procedunt peccantque, aut magna in-
commoda a malitia venire autumant, eos decebat tum metu
labafcere, tum moeftitia non mediocri concidere; quod
nec ipfum contingit. Poft haec deinde Pofidonius in
eum modum tradit: Si praeter apparentium magnitudi-
nem animi quoque imbecillitatem accufent, et propterea
fapientes liberos ab affectibus effe dicant, pravos autem,
quum imbecilles fint, non fecundum communem imbecil-
litatem, fed magis diffufam, neque fic quaeftio foluta
eft; quod namque propter animi morbum affectibus infe-
ftantur, apud omnes in confeffo eft. Quomodo vero com-
moti animi aut commoventis, inquiritur fune, fed non
fubindicatur. Inde rurfus haec itidem prodit: Non
folum qui magis diffluenti laborant malitia, et in lapfus

καὶ ἐν ταῖς εὐεμπτωσίαις ὄντες ἐμπίπτουσιν εἰς τὰ πάθη,
ἀλλὰ πάντας οἱ ἄφρονες, ἕως ἂν ἔχωσι τὴν κακίαν, καὶ εἰς με-
γάλα πάθη καὶ εἰς μικρὰ ἐμπίπτουσι. καὶ τούτων ἑξῆς τάδε·
τὸ δ᾽ ὑπολαμβάνειν, κατ᾽ ἀξίαν εἶναι τῶν συμβεβηκότων οὕτως
κεκινῆσθαι, ὥστε ἀποστρέφεσθαι τὸν λόγον, μέγα πάθος ἐμ-
φαίνει, οὐ καλῶς ὑπολαμβάνειν ἐστί. γίνεται δὲ καὶ διὰ σύμμε-
τρον καὶ μικρόν. ἑχόμενα δὲ τούτων ὁ Ποσειδώνιος καὶ τάδε
γράφει· δυοῖν τε τὴν αὐτὴν ἀσθένειαν ἐχόντων καὶ τὴν ὁμοίαν
λαμβανόντων φαντασίαν ἀγαθοῦ ἢ κακοῦ ὁ μὲν ἐν πάθει γί-
νεται, ὁ δὲ οὔ, καὶ ὁ μὲν ἧττον, ὁ δὲ μᾶλλον. [146] καὶ ἐνίοτε
ὁ ἀσθενέστερος (281) μεῖζον ὑπολαμβάνων τὸ προσπεπτωκὸς
οὐ κινεῖται, καὶ ὁ αὐτὸς ἐπὶ τοῖς αὐτοῖς ὁτὲ μὲν ἐν πάθεσι
γίνεται, ἔστιν ὅτε δ᾽ οὔ, καὶ ὁτὲ μὲν μᾶλλον, ὁτὲ δ᾽ ἧτ-
τον. οἱ οὖν ἀήθεις μᾶλλον πάσχουσιν ἐν φόβοις, ἐν λύ-
παις, ἐν ἐπιθυμίαις, ἐν ἡδοναῖς, καὶ οἱ κακώτεροι συναρ-
πάζονται ταχέως ὑπὸ τῶν παθῶν. ἐφεξῆς δὲ τούτων ὁ
Ποσειδώνιος ῥήσεις τε ποιητικὰς παρατίθεται καὶ ἱστορίας
παλαιῶν πράξεων μαρτυρούσας οἷς λέγει. καὶ μετὰ ταῦτα

*facilitate confiſtunt affectibus affliguntur, verum omnes
dementes, quouſque malitiam retineant, et in magnos
affectus et in exiguos incidunt.* Poſtea in hanc ſenten-
tiam ſcribit: *Putare autem, decorum exigere in acciden-
tibus, ita commotum eſſe, ut a ratione avertatur, mag-
num affectum indicat, neque recte putare eſt; fit autem
et propter mediocrem et exiguum.* Continua his Poſido-
nius mox iſta commemorat: *Quum duo ſimul eandem
imbecillitatem obtinent et ſimilem capiunt imaginatio-
nem boni aut mali, alius affectui implicatur, alius non;
hic minus, ille magis; et nonnunquam imbecillior majus
ſuſcipiens accidens non movetur, atque idem in eiſdem
nunc affectibus movetur, nunc non; interim magis, in-
terim minus. Inſueti igitur magis afficiuntur metu, tri-
ſtitia, cupiditatibus et voluptatibus, et pejores corripiun-
tur celeriter ab affectibus.* Ab his Poſidonius verba poë-
tica apponit et hiſtorias veterum geſtorum, quae dictis
ipſius atteſtantur, et poſt haec inferens ait: *Aliud ma-*

ἐπιφέρων φησί· τὸ μὲν ἄρα κακὸν ὑπὸ τοῦ ἀσυνήθους ταχὺ
συναρπάζεται, τὸ δ᾽ ἐναντίως ἠγμένον χρόνῳ μετασυνεθι-
ζόμενον· ἐν οἷς αἱ μὲν ὑπολήψεις ἴσαι πολλάκις καὶ τὰ
τῆς ἀσθενείας, τὰ πάθη δ᾽ οὔτ᾽ ἐπ᾽ ἴσης οὔτ᾽ ἴσα γίγνε-
ται. καὶ μὴν καὶ τούτων ἑξῆς τοιάσδε τινὰς ἐρωτήσεις
ἐρωτᾷ· παραγράψω δὲ καὶ ταύτας αὐτοῖς ὀνόμασι, κἂν μα-
κρότεραί πως αἱ ῥήσεις ὦσι. διὰ τί δέ τινες τῶν μεγάλων
νομιζόντων, καί περ ἀσθενεῖς ὄντες ταῖς γνώμαις, βου-
λεύονταί τε καὶ συμφράδμονας ἄλλους παραλαμβάνουσιν, ὡς
ὁ διαγρυπνῶν Ἀγαμέμνων; οὗτος γὰρ διὰ τὴν τροπὴν
εὐθὺς ἅμα τοῖς ἄλλοις ἀριστεῦσιν ἀῤῥήτῳ τινὶ πένθει βέ-
βλητο κατὰ τὸν ποιητήν. λωφήσαντος δὲ τοῦ πάθους, καί περ
τῆς τῶν συμβεβηκότων ὑπολήψεως ἅμα καὶ τῆς τῶν λογισμῶν
ἀσθενείας διαμενούσης, οὐδαμῶς ἡσυχάζειν ἐδοκίμαζεν.

Ἥδε δέ οἱ κατὰ θυμὸν ἀρίστη φαίνετο βουλή,
Νέστορ᾽ ἐπὶ πρῶτον Νηλήϊον ἐλθέμεν ἀνδρῶν,
Εἴ τινά οἱ σὺν μῆτιν ἀμύμονα τεκτήναιτο,
Ἥτις ἀλεξίκακος πᾶσιν Δαναοῖσι γένοιτο.

lum utique ab inconfueto celeriter corripitur, aliud au-
tem contrario modo inducitur temporis fpatio in affue-
tudinem veniens, in quibus opiniones aequales fubinde
et imbecillitates, affectus neque aequaliter neque aequa-
les fiunt. Quin etiam fecundum haec tales quafdam dis-
putationes introducit; afcribam autem eas ad verbum,
etfi prolixiores fint. *Cur nonnulli, qui magni putantur,*
licet imbecilles fenfibus fint, confulunt et confiliarios
alios adhibent, quemadmodum vigilans Agamemnon?
Hic enim propter fuperatum exercitum ftatim una cum
aliis principibus ineffabili quodam luctu perculfus apud
poëtam; ceffante autem affectu, licet accidentium opinio
fimul cum rationum imbecillitate permaneret, nequa-
quam conquiefcere probabat.

Optima sed vifa eft animi fententia cunctis,
Neftora Neliaden primarium adire virorum,
Si quod confilium laudabile conderet una
Omnibus ac poffet Danais praeftare falutem.

ἐπεὶ δὲ καὶ αὐτὸς ὁ Νέστωρ θεασάμενος διὰ τῇ ὁρμῆς
πόῤῥωθεν προσιόντα τίς ἐστιν ἐπερωτᾷ, δηλώσας μετά τι-
νος σχετλιασμοῦ φησί·

Πλάζομαι ὧδ', ἐπεὶ οἵ μοι ἐπ' ὄμμασι νήδυμος ὕπνος
Ἱζάνει, ἀλλὰ μέλει πόλεμος καὶ κήδε' Ἀχαιῶν.
Αἰνῶς γὰρ Δαναῶν περιδείδια, οὐδέ μοι ἦτορ
Ἔμπεδον, ἀλλ' ἀλαλύκτημαι, κραδίη δέ μοι ἔξω
Στηθέων ἐκθρώσκει, τρομέει δ' ὑπο φαίδιμα γυῖα.

εἰ μὲν δὴ τὴν καρδίαν σαλευόμενος οὕτως ὑπὸ τοῦ φόβου
πάρεστι συμβουλευσόμενος, οἱ ἐν τοῖς πάθεσιν ὄντες, οὐ
κατ' ἀξίαν τῶν συμβεβηκότων καθήκειν νομίζοντες μηδένα
λόγον προσίεσθαι, κινοῦνται κατὰ τὰ πάθη· εἰ δὲ μηκέτι
φοβούμενος, ἀνανεούμενος δὲ τὰ ἐν τῷ φόβῳ ταῦτά φησι,
διὰ τί ποτε, τῆς αὐτῆς ὑπολήψεως καὶ ἀσθενείας ὑποκει-
μένης, οἱ μὲν ἀποκλίνουσι τὸν λόγον, οἱ δὲ προσίενται,
διαπορήσειεν ἄν τις εὐλόγως. τὸ δ' αἴτιον τοῦ πάθους
παντὸς οὐκ εἴρηκεν. ἑξῆς τούτοις ὁ Ποσειδώνιος καὶ τάδε
φησί· τὸ δὲ δὴ μὴ μόνον ἀποστρέφεσθαι τὸν λόγον ἐν ταῖς
ἐπιθυμίαις, ὥς φησιν, ἀλλὰ καὶ προσυπολαμβάνειν, ὅτι, εἰ

*Postquam vero et Nestor ipse a longinquo advenientem
conspexisset, quis sit interrogavit: indicans cum quadam
miseratione ait:*

*Sic erro, quoniam dulcis mihi somnus ocellis
Haud sedet, at bellum est Graecorum et funera curae;
Nam Danais valde metuo, neque tuta mihi mens
Astat, quum pavitat, verum cor prosilit extra
Pectus sollicitum, claros tremor occupat artus.*

*Si jam in corde ita commotus metu adest consulturus,
ii, qui afficiuntur non secundum dignitatem accidentium,
decorum putantes nullam rationem admittere, secundum
affectus moventur. At si non amplius timens, sed renovans
timorem haec ait, quid tandem, ipsa suspicione et imbecilli-
tate subjecta, alii declinant rationem, alii assumunt, jure
aliquis dubitaverit. At causam totius affectus non explicuit.
Post haec Posidonius ita quoque ait: At non solum averti a
ratione in cupiditatibus, ut refert, sed et existimare, etsi*

καὶ μὴ συμφέρον ἐστὶ, καὶ οὕτως ἑκτέον, μάχην περιέχει
φέρεσθαί τε, ὡς ἐπὶ μέγα συμφέρον, καὶ διὰ τὸ μέγεθος
αὐτοῦ, εἰ καὶ ἀσύμφορόν ἐστιν, ἄξιον ἡγεῖσθαι του μεγέθους
αὐτοῦ, εἰ καὶ μηδὲν ἔχει μέγεθος, ἀλλὰ καὶ τοὐναντίον,
ὅμως ἀντέχεσθαι οὕτως αὐτοῦ. ἔστω γὰρ τοὺς λέγοντας,
ὅτι οὐκ ἔστι συμφέρον ἀποστρέφεσθαι, καὶ τοὺς ἐπαγγελλο-
μένους δείξειν, ὅτι ἀσύμφορόν ἐστι, λήρους ἡγεῖσθαι, καὶ
διὰ τὸ μέγα ὄφελος εἶναι τὸ διωκόμενον. ἀλλ᾽ ἐκεῖνό γε
ἀπίθανον, διὰ τὸ μέγα αὐτὸ ἀγαθὸν ὑπολαμβάνειν οἴεσθαι
δεῖν, κἂν ᾖ μέγιστον κακὸν, ὅμως αὐτὸ λαμβάνειν ἐπιφω-
νοῦντας, ἐὰν ἀπολέσθαι τοῦτό μοι νῦν συμφέρῃ. τούτου
γὰρ τὴν αἰτίαν οὐ πιθανόν ἐστιν ἐν τῇ ὑπολήψει κεῖσθαι
τοῦ μέγα ἀγαθὸν ὑπάρχειν, ἐφ᾽ ὃ ὠθοῦνται. ζητητέον δέ.
ἐγὼ μὲν οὐκ ἔχω πρὸς ταῦτα οὐ δὴ ἀπυκρίνασθαι τῷ Πο-
σειδωνίῳ, [147] νομίζω δὲ μηδ᾽ ἄλλον τινὰ ἕξειν, εἴ γε χρὴ
τεκμαίρεσθαι τῇ τε φύσει τῶν πραγμάτων αὐτῇ καὶ τοῖς
νῦν οὖσι Στωϊκοῖς. οὐκ ὀλίγων γὰρ οὐδὲ τῶν ἐπιτυχόντων

non utile fit aliquid et fic habendum, in illud tanquam
utile ferri repugnantiam habere; et propter ejus magni-
tudinem, quamvis inutile fit, magnitudine dignum exifti-
mare, etfi magnitudinem non habeat, imo et contrarium,
fimiliter tamen ipfum amplecti; finge enim, eos, qui di-
cunt, quod non commodum fit averti, et eos, qui pro-
mittunt oftendere, quod incommodum fit, fatuos putare,
et quod magna fit utilitas, id perfequi, fed illud impro-
babile, eo quod magnum ipfam bonum exiftimet putare
oportere, quamvis maximum fit malum, tamen ipfum ca-
pere, acclamantes, fi pereundum effet, hoc mihi nunc
conducit; hujus enim caufam non probabile eft in opi-
nione fitam effe, quod magnum bonum exiftat id, ad
quod pelluntur. Quae omnia difquirenda veniunt. Ego
fane ad haec quid Pofidonio refpondeam non habeo, ne-
que alium quenquam habiturum autumo, fi ab ipfa re-
rum natura et hujus faeculi Stoicis conjectura fumenda
eft. Siquidem ne unum quidem ex multis nec iis vul-

ἐν τοῖς καθ᾽ ἡμᾶς χρόνοις γεγονότων, οὐδενὸς αὐτῶν οὐδὲν
ἤκουσα πιθανὸν εἰπόντος εἰς τὰς ὑπὸ τοῦ Ποσειδωνίου προ-
βληθείσας ἀπορίας   ἀλλὰ περὶ μὲν ἐκείνων καὶ αὖθις
ἐροῦμεν.

Κεφ. ϛ. Ὅτι δ᾽ ὁ Χρύσιππος οὐχ ἅπαξ ἢ δὶς, ἀλλὰ
πάνυ πολλάκις αὐτὸς ὁμολογεῖ, δύναμίν τινα ἑτέραν εἶναι
τῆς λογικῆς ἐν ταῖς ψυχαῖς τῶν ἀνθρώπων αἰτίαν τῶν πα-
θῶν, ἔνεστιν ἡμῖν ἐκ τῶν τοιούτων καταμαθεῖν, ἐν οἷς αἰ-
τιᾶται τῶν πραττομένων οὐκ ὀρθῶς ἀτονίαν τε καὶ ἀσθέ-
νειαν τῆς ψυχῆς· οὕτω γὰρ αὐτὰς ὀνομάζει, καθάπερ γε
καὶ τἀναντία, τὸ μὲν εὐτονίαν, τὸ δ᾽ ἰσχύν. ὅσα γὰρ οὐκ
ὀρθῶς πράττουσιν ἄνθρωποι, τὰ μὲν εἰς μοχθηρὰν κρίσιν
ἀναφέρει, τὰ δ᾽ εἰς ἀτονίαν καὶ ἀσθένειαν τῆς ψυχῆς,
ὥσπερ γε καὶ ὧν κατορθοῦσιν ἡ ὀρθὴ κρίσις ἐξηγεῖται
μετὰ τῆς κατὰ τὴν ψυχὴν εὐτονίας. ἀλλὰ τοιούτων ὥσπερ
ἡ κρίσις ἔργον ἐστὶ τῆς λογικῆς δυνάμεως, οὕτως ἡ εὐτονία
ῥώμη τε καὶ ἀρετὴ δυνάμεως ἑτέρας παρὰ τὴν λογικὴν, ἣν
αὐτὸς ὁ Χρύσιππος ὀνομάζει τόνον, ἀφίστασθαί τέ φησιν

garibus noſtra tempeſtate natis audivi, qui aliquid pro-
babile ad dubitationes a Poſidonio propoſitas adferret.
Sed de illis quidem rurſus differemus.

Cap. VI. At quod Chryſippus non femel aut bis,
verum ſaepe admodum fatetur, diverſam a ratiocinatrice
facultatem quandam effe in animis hominum cauſam ef-
fectuum, licet nobis ex hujuſmodi condiſcere, ubi cau-
ſam eorum, quae fiunt parum recte, ſtatuit animi infir-
mitatem imbecillitatemque; ſic enim ipſas nominat, ſic-
ut et contraria, hoc firmitatem, illud robur. Quae
enim non recte homines faciunt, partim ad pravum ju-
dicium refert, partim ad infirmitatem animi ac imbecillita-
tem; ſicut et eis, quae recte adminiſtrant, rectum judi-
cium praeeſt cum bono animi robore. Sed talium
quemadmodum judicium opus eſt facultatis rationalis,
ita firmitas; robur virtuſque facultatis eſt diverſae a ra-
tionatrice, quam ipſe Chryſippus appellat firmitatem ſeu

404 ΓΑΛΗΝΟΥ ΠΕΡΙ

Ed. Chart. V. [147.] Ed. Baf. I. (281.)

ἔστιν ὅτε τῶν ὀρθῶς ἐγνωσμένων ἡμῖν, ἐνδόντος τοῦ τόνου
τῆς ψυχῆς, καὶ μὴ παραμείναντος ἕως παντὸς, μήτ᾽ ἐξυπη-
ρετήσαντος τοῖς τοῦ λόγου προστάγμασιν, ἐναργῶς ἐν τοῖς
τοιούτοις ἐνδεικνύμενος, οἷόν τι τὸ πάθος ἐστίν. ἤδη δὲ καὶ
ῥῆσιν αὐτοῦ τινα παραγράψω περὶ τούτων ἐκδιδάσκουσαν·
ἔστι δ᾽ ἐκ τοῦ περὶ παθῶν ἠθικοῦ. ἔτι δὲ καὶ κατὰ τοῦτ᾽
ἴσως οἱ ἐπὶ τοῦ σώματος λέγονται τόνοι ἄτονοι καὶ εὔτονοι
εἶναι κατὰ τὸ νευρῶδες, τῷ δύνασθαι ἡμᾶς ἢ ἀδυνατεῖν ἐν
τοῖς διὰ τούτων ἐπιτελουμένοις ἔργοις. καὶ ὁ ἐν τῇ ψυχῇ
λέγεται τόνος, ὡς εὐτονία καὶ ἀτονία. καὶ ἐφεξῆς· ὥσπερ
γὰρ ἐν τρόμῳ καὶ ἀνθέξει τινὲς καὶ τῶν παραπλησίων ἤδη,
ἃ διὰ τῶν νεύρων ἐνεργεῖται, ἔστι τις ἐπιτελεστικὴ κατά-
στασις καὶ ἐνδοτικὴ, τῶν νεύρων προεκλελυμένων καὶ ἀνει-
μένων, ἀναλόγως καὶ ἐπὶ ψυχῆς ἐστι τοιοῦτον νευρῶδες,
καθ᾽ ὃ καὶ κατὰ μεταφορὰν ἀνεύρους τινὰς λέγομεν, καὶ
νεῦρα ἔχειν. εἶθ᾽ ἑξῆς ἐξηγούμενος αὐτὸ τοῦτο τάδε γρά-
φει· ὁ μὲν δειμῶν ἐπιγινομένων ἀφίσταται, ὁ δὲ κέρδους ἢ

robur, ac recedere ait nonnunquam ab iis, quae recte
nobis decreta funt, robore animi remittente, neque con-
tinuo perfeverante, neque morem gerente rationis impe-
riis, evidenter in hujufmodi oftendens, qualis res fit af-
fectus. Jam vero et verba ipfius nonnulla de his afcri-
bam; funt autem ex morali de affectibus libro. *Prae-
terea etiam in hoc forfan corporis robur dicitur inva-
lidum et validum effe nervofi generis ratione, quod in
operibus per hcc obeundis poffimus aut non poffimus
aliquid. Item in anima robur dicitur, tanquam bonum
robur, et invalidum. Ac iterum: Quemadmodum enim
in tremore et prehenfione alicujus et fimilibus, quae per
nervos efficiuntur, perfectrix quaedam eft conftitutio et
concedens, nervis prius refolutis et relaxatis, refpondet
etiam in animo talis nervorum ratio, fecundum quam
et per tranflationem enerves quofdam dicimus, et nervos
habere.* Deinde rurfus hoc ipfum exponens ita fcribit:
Alius metu oboriente difcedit, alius lucro aut damno il-

ζημίας φερομένης ἐξελύϑη καὶ ἀνέδωκεν, ὁ δὲ καϑ᾽ ἕτερα
τοιαῦτα οὐκ ὀλίγα. ἕκαστον γὰρ τῶν τοιούτων τρέπεταί
τε καὶ δουλοῦται ἡμᾶς, ὡς ἐνδιδόντας αὐτοῖς, καὶ φίλους,
καὶ πόλεις προδιδόναι, καὶ αὐτοὺς εἰς πολλὰς καὶ ἀσχή-
μονας πράξεις ἐπιδιδόναι, τῆς πρὸς ϑέατρα φορᾶς ἐκλυϑεί-
σης. οἷος εἴσηκται καὶ τῷ Εὐριπίδῃ ὁ Μενέλαος· σπασά-
μενος γὰρ τὴν μάχαιραν φέρεται ἐπὶ τὴν Ελένην ὡς ἀναι-
ρήσων, ἰδὼν δὲ καὶ καταπλαγεὶς εἰς τὸ κάλλος ἐξέβαλε
τὴν μάχαιραν, οὐδὲ ταύτης ἔτι δυνάμενος κρατεῖν, καϑὰ
καὶ ἡ ἐπίπληξις αὐτῆς εἴρηκεν αὐτῷ· σὺ δ᾽ ὡς ἐσεῖδες μα-
στὸν ἐκείνης, ἐκβαλὼν ξίφος φίλημ᾽ ἐδέξω προδότιν αἰκάλ-
λων κύνα. ἅπαντα εἴρηται ὀρϑῶς τῷ Χρυσίππῳ, μάχεται
δὲ τῷ κρίσεις εἶναι τὰ πάϑη. κρίνας γοῦν ὁ Μενέλαος
ἀποκτεῖναι τὴν Ἑλένην καὶ σπασάμενος τὸ ξίφος, ἐπειδὴ
πλησίον ἧκεν αὐτῆς, ἐκπλαγεὶς τοῦ κάλλους διὰ τὴν ἀτο-
νίαν καὶ ἀσϑένειαν τῆς ψυχῆς [148] (τοῦτο γάρ ἐστιν, ὃ
κατασκευάζει παρ᾽ ὅλον τὸν λόγον ὁ Χρύσιππος) οὐ μόνον
ἀπέῤῥιψε τὸ ξίφος, ἀλλὰ καὶ καταφιλεῖ τὴν γυναῖκα, καὶ,

*lato receſſit remiſitque, alius in aliis ſimilibus non pau-
cis. Singula enim hujuſmodi pervertunt ſubiguntque
nos in ſervitutem, ceu ipſis concedentes, et amicos et ur-
bes prodere, ipſoſque in multas et indecoras actiones
porrigere, impetu ad theatra ſoluto; qualis introductus
eſt etiam Euripidi Menelaus. Nam arrepto gladio ad
Helenam fertur tanquam occiſurus. Poſteaquam autem
vidiſſet, et ad pulchritudinem ejus obſtupuiſſet, abjecit
gladium, neque hunc adhuc continere potens, ſicut et in-
crepatio ipſius ei dixit: Tu ubi mammam illius in-
ſpexiſti, abjecto gladio oſculum accepiſti, proditori blan-
diens cani. Quae omnia recte dicta ſunt a Chryſippo,
ſed pugnant cum eo, quod affectus ſint judicia. Quum
enim Menelaus Helenam occidere decreviſſet traxiſſet-
que gladium, quum propius acceſſiſſet, attonitus ob ejus
pulchritudinem propter infirmitatem imbecillitatemque
animi (hoc enim Chryſippus toto libro nititur) non ſo-
lum gladium abjecit, ſed etiam mulierem oſculatur, et,*

ὥσπερ ἄν εἴποι τις, αὐτὸν δοῦλον ἐγχειρίζει, οὐ μεταπει-
σθεὶς ὑπὸ λόγου τινὸς, ὡς ἑτέραν κτήσασθαι κρίσιν, ἀλλ᾽
ἀκρίτως τε καὶ ἀλόγως ὁρμήσας ἐπὶ τἀναντία τοῖς ἐξ ἀρχῆς
κεκριμένοις. ὅθεν καὶ αὐ(282)τὸς ὁ Χρύσιππος ἐπιφέρων
ἐρεῖ· διὸ πάντων τῶν φαύλων οὕτω πραττόντων ἀποστατι-
κῶς καὶ ἐνδοτικῶς κατὰ πολλὰς αἰτίας ἀσθενῶς καὶ κακῶς
ἕκαστα πράττειν ἄν λέγοιτο. τὸ μὲν οὖν ἀποστατικῶς μὲν
τοῦ λόγου, τοῖς πάθεσι δ᾽ ἐνδοτικῶς ἁπάντων τῶν φαύ-
λων πραττόντων, ἀσθένειάν τινα καὶ ἀτονίαν ἐμφαίνεσθαι
κατὰ τὴν ψυχὴν αὐτῶν ἀληθέστατα λέγεται. τὸ δὲ κατὰ
πολλὰς αἰτίας, ὃ δὴ καὶ αὐτὸς προσέθηκεν ἐν τῇ ῥήσει,
καλῶς μὲν εὕρηται πρὸς αὐτοῦ, κάλλιον δ᾽ ἦν, εἰ καὶ τὰς
πολλὰς ταύτας αἰτίας, αἵτινές ποτ᾽ εἰσὶν, ἐφεξῆς αὐτὸς
διεληλύθει. εἰ γάρ τις προσέχοι τὸν νοῦν, οὐδὲν οὕτως εὑ-
ρήσει συνέχον τὴν περὶ τῶν παθῶν πραγματείαν, καὶ μά-
λιστα τὴν θεραπευτικὴν, ἐν ᾗ ταῦτ᾽ ἔγραψεν, ὡς τὸ πά-
σας γνῶναι τὰς αἰτίας, ὑφ᾽ ὧν ἀποχωροῦσι τῶν ἐξ ἀρχῆς
κρίσεων οἱ κατὰ πάθος τι πράττοντες. ὁ δέ γε τοσούτου

veluti aliquis dixerit, feipfum fervum tradit, non perfua-
fus ab aliqua ratione, ut aliud acquireret judicium, ve-
rum citra judicium citraque rationem, impetu ad con-
traria ductus iis, quae initio ftatuerat. Unde et Chryfip-
pus ipfe inferens ait: *Quocirca omnibus ignavis ita fa-
cientibus defcifcendo et fuccumbendo fecundum multas
caufas imbecilliter et male fingula fieri dicentur.* De-
fcifcendo igitur a ratione, affectibus autem fuccumbendo
omnibus vilibus agentibus, imbecillitatem quandam et in-
firmitatem in anima ipforum oftendi veriffime dicitur; at
fecundum multas caufas, quod et ipfe in oratione appo-
fuit, bene fane ab eo dictum eft, fed praeftitiffet, fi etiam
multas has caufas, quae tandem fint, ipfe pertractaffet. Si
quis enim animum attendat, nihil inveniet, in quo fumma
tractationis de affectibus et praecipue curativae, in qua
haec ipfe prodidit, ita confiftat, ut in cognitione omnium
caufarum, propter quas, qui aliquid fecundum affectum
faciunt, a judiciis initio inftitutis recedunt. Hic autem

Ed. Chart. V. [148.]   Ed. Baf. I. (282.)

δεῖ συμπάσας ἀκριβῶς ἐκδιδάσκειν, ὥστ᾽ οὐδ᾽ αὐτὴν ταύ-
την, ἧς μέμνηται νῦν, ἐδήλωσε σαφῶς. οὐ γὰρ δὴ ἀπο-
χρήσει γ᾽ ἡμῖν εἰπεῖν, ὡς ἡ τῆς ψυχῆς ἐστιν ἀσθένεια
κοινὴ γὰρ αὕτη γε κατὰ πάντα τὰ πάθη καὶ μία. Χρύσιπ-
πος δὲ πολλὰς εἶναί φησιν αἰτίας τὰς ἐξελεγχούσας δη-
λονότι τὴν ἀσθένειαν τῆς ψυχῆς, ὥσπερ ἐπὶ μὲν τοῦ Με-
νέλεω τὸ κάλλος τῆς Ἑλένης, ἐπὶ δὲ τῆς Ἐριφύλης τὸν
χρυσόν, ἐπ᾽ ἄλλου δέ τινος ἄλλο. μυρία γάρ ἐστι τὰ
κατὰ μέρος, ὑφ᾽ ὧν ἐξίστανται τῆς ἀρχαίας κρίσεως οἱ κατὰ
πάθος ζῶντες. ἀλλ᾽ οὐ χρὴ τῶν μυρίων τούτων μνημο-
νεύειν, ἀλλ᾽ εἰς ὀλίγα κεφάλαια τὸν λόγον ἄγειν, ὡς ὁ
Πλάτων ἐποίησε, βασιλικὸν μέν τι λέγων εἶναι καὶ δεσπο-
τικὸν ἐπιστήμην, καὶ μήποτε ἂν ἁμαρτεῖν μηδένα κατὰ
μηδὲν, ἐπιστήμης παρούσης, τοὺς μέντοι μεταπεισθέντας,
ἢ ἐπιλαθομένους αὐτῶν, ἢ βιασθέντας, ἢ δελεασθέντας,
ἐξαμαρτάνειν ἄλλον ἐν ἄλλῃ πράξει. ἀλλὰ τὸ μὲν ἐπιλα-
θέσθαι καὶ τὸ μεταπεισθῆναι πάθος οὐδέπω, καθάπερ
οὐδὲ τὸ μηδὲ ὅλως ἔχειν ἐπιστήμην· ἀμαθία γὰρ τοῦτο καὶ

tantum abeſt, ut omnes exacte edoceat, ut ne hanc ipſam
quidem, cujus in praeſentia meminit, aperte indicaverit.
Non enim ſufficiet nobis dicere, animi eſſe imbecillitatem,
quippe communis haec in omnibus affectibus et una exi-
ſtit. Chryſippus autem multas eſſe cauſas dicit, quae im-
becillitatem ſcilicet animi coarguant, quemadmodum in
Menelao pulchritudiuem Helenae, in Eriphyle aurum,
in alio quodam aliud. Inſinita enim ſunt particularia,
propter quae a veteri judicio ii, qui ſecundum affectum
vivunt, digrediuntur: verum horum innumerabilium
mentio facienda non eſt, ſed in pauca capita ſermo co-
gendus, quemadmodum Plato factitavit, regium quiddam
et dominatorium eſſe dicens ſcientiam, et nec ullum un-
quam in aliqua re, ſcientia praeſente, aberrare, dimotos
autem a propoſito vel oblitos, aut coactos, aut deceptos,
alium in alia actione errare. Sed omnino oblitum eſſe
et dimotum a propoſito affectus nondum eſt, quemad-
modum neque omniao ſcientiam habere, id namque in-

Ed. Chart. V. [148.]　　　　　　　　　Ed. Baf. I. (282.)

ἄγνοιά ἐστιν, οὐ πάθος. εἰ δέ τις ὑπὸ θυμοῦ βιασθεὶς
ἢ δελεασθεὶς ὑφ᾽ ἡδονῆς ἀπέστη τῶν ἐξ ἀρχῆς κεκριμένων,
ἀσθενὴς μὲν ἡ ψυχὴ τούτῳ καὶ ἄτονος, ἡ κίνησις δ᾽ αὐ-
τῆς τὸ πάθος ἐστίν, ὥσπερ που καὶ ἡ τοῦ κατὰ τραγῳδίαν
ὑποκειμένου Μενέλεω ψυχὴ δελεασθεῖσα πρὸς τῆς ἐπιθυ-
μίας ἐξέστη τῶν κεκριμένων, ἡ δέ γε Μήδεια βιασθεῖσα
πρὸς τοῦ θυμοῦ, περὶ ἧς καὶ αὐτῆς οὐκ οἶδ᾽ ὅπως ὁ Χρύ-
σιππος οὐκ αἰσθάνεται καθ᾽ ἑαυτοῦ τῶν Εὐριπίδου μεμνη-
μένος ἐπῶν·

　　Καὶ μανθάνω μὲν, οἷα δρᾶν μέλλω κακά,
　　Θυμὸς δὲ κρείσσων τῶν ἐμῶν βουλευμάτων.

οὐ γὰρ μανθάνειν ἐχρῆν εἰρηκέναι τὸν Εὐριπίδην, εἰ τοῖς
τοῦ Χρυσίππου δόγμασιν ἔμελλε μαρτυρήσειν, ἀλλ᾽ αὐτὸ τὸ
ἐναντιώτατον, ἀγνοεῖν τε καὶ μὴ μανθάνειν, οἷα δρᾶν μέλλει
κακά. τὸ δὲ γινώσκειν μὲν αὐτό, νικᾶσθαι δ᾽ ὑπὸ τοῦ
θυμοῦ, τί ἄλλο ἐστίν, ἢ δύο ἀρχὰς εἰσάγοντος ἀνθρώπου
τῶν τῆς Μηδείας ὁρμῶν; ἑτέραν μέν, ᾗ γιγνώσκομέν τε τὰ
πράγματα καὶ ἐπιστήμην ἔχομεν αὐτῶν, ἥτις ἐστὶν ἡ

scitia ignorantiaque, non affectus eft. At fi quis iracun-
dia compulfus aut voluptate deceptus ab iis, quae ini-
tio ftatuerat, recefferit, imbecillis quidem huic anima et
infirma eft, motus autem ipfius affectus eft, veluti etiam
anima Menelai, qui in tragoedia introducitur, a cupidi-
tate decepta receffit ab iis, quae inftituerat. Jam Medea
iracundia compulfa, de qua haud novi quomodo Chryfip-
pus Euripidis verfuum imprudens contra fefe meminerit:

　　Ego equidem novi, patrabo quae mala,
　　Potentior fed ira eft confiliis meis.

Non enim intelligere Euripidem dixiffe oportebat, fi
Chryfippi dogmatis erat atteftaturus, verum id, quod ma-
xime contrarium eft, ignorare neque fcire, quae factura
erat mala. At cognofcere quidem id, ab iracundia au-
tem vinci, quid aliud eft quam duo principia Medeae
perturbationum introducere? alterum, quo res cognofci-
mus, et fcientiam ipfarum habemus, quae rationalis eft

λογικὴ δύναμις, ἑτέραν δ' ἄλογον, ἧς ἔργον τὸ θυμοῦσθαι. αὕτη μὲν οὖν Μηδείας ἐβιάσατο τὴν ψυχήν· ἡ δὲ ἑτέρα ἡ ἐπιθυμητικὴ τὴν τοῦ Μενέλεω δελεάσασα κατηνάγκασεν ἀκολουθεῖν οἷς αὐτὴ προσέταττε. [149] Χρύσιππος δ' οὔτε τῆς ἐν τούτοις ἐναντιώσεως αἰσθάνεται, καὶ μυρία ἕτερα γράφει τοιαῦτα, καθάπερ ἐπειδὰν λέγῃ· ἔστι δ', ὡς οἶμαι, κοινότατον ἡ ἄλογος αὕτη φορὰ καὶ ἀπεστραμμένη τὸν λόγον, καθ' ὃ καὶ θυμῷ φαμέν τινας φέρεσθαι. καὶ πάλιν· διὸ καὶ ἐπὶ τῶνδε τῶν ἐμπαθῶν ὡς περὶ ἐξεστη-κότων ἔχομεν, καὶ ὡς πρὸς παρηλλαχότας ποιούμεθα τὸν λόγον, καὶ οὐ παρ' ἑαυτοῖς, οὐδ' ἐν ἑαυτοῖς ὄντας. καὶ ἐφεξῆς δὲ πάλιν ἐξηγούμενος αὐτὰ ταῦτα· ἡ δὲ παραλλαγὴ γίγνεται καὶ ἡ ἐξ αὐτοῦ ἀναχώρησις οὐ κατ' ἄλλο τι ἢ τὴν τοῦ λόγου ἀποστροφήν, ὡς προείπομεν. τῷ τε γὰρ θυμῷ φέρεσθαι, καὶ ἐξεστηκέναι, καὶ οὐ παρ' ἑαυτοῖς, οὐδ' ἐν ἑαυτοῖς εἶναι, καὶ πάνθ' ὅσα τοιαῦτα φανερῶς μαρ-τυρεῖ τῷ κρίσεις εἶναι τὰ πάθη, κἂν τῇ λογικῇ δυνάμει τῆς ψυχῆς συνίστασθαι, καθάπερ καὶ τὰ οὕτως ἔχοντα.

facultas, alterum irrationale, cujus opus eſt irafci. Hoc itaque Medeae animam compulit; alterum, quod concu-piſcibilem Menelai animam decipiens fequi adegit ea, quae ipfum imperabat. At Chryſippus neque contrarieta-tem in his percipit, et infinita alia id genus prodit, vel-uti quum dicit: *Eſt meo judicio res communiſſima ir rationalis haec animi latio et a ratione averfa, veluti et nonnullos iracundia ferri dicimus.* Ac rurſus: *Quare etiam in his ita affectu motis ceu de egreſſis fentimus, et tanquam ad immutatos verba facimus, et qui nec apud fe, nec in fe funt.* Deinde etiam rurſus eadem exponit: *Immutatio fit et ex fe digreſſio non in alia quadam re, quam rationis averfione, ſicuti prae-diximus. Nam iracundia ferri, et exceſſiſſe, et non apud fe, neque in fe eſſe, omniaque id genus atteſtan-tur manifeſto, affectus judicia eſſe, et in rationali ani-mae facultate conſiſtere, quemadmodum quae ita fe ha-*

Ed. Chart. V. [149.] ,   Ed. Baſ. I. (282.)

διὸ καὶ τοιαύτας ἔστιν ἀκοῦσαι φωνὰς ἐπί τε τῶν ἐρώντων καὶ τῶν ἄλλως σφόδρα ἐπιθυμούντων, καὶ ἐπὶ τῶν ὀργιζομένων, ὅτι τε τῷ θυμῷ θέλουσι χαρίζεσθαι, καὶ ἐᾶν αὐτοὺς, εἴτ᾽ ἄμεινον, εἴτε μὴ, καὶ μηθὲν λέγειν αὐτοῖς, καὶ ὡς τοῦτο ἐκ παντός γε τρόπου ποιητέον, καὶ εἰ διαμαρτάνουσι, καὶ εἰ ἀσύμφορόν ἐστιν αὐτοῖς. καὶ γὰρ καὶ τὰ οὕτως ὑπὸ τοῦ Χρυσίππου λεγόμενα τὴν θυμοειδῆ δύναμιν ἑτέραν τινὰ τῆς λογιζομένης ἐνδείκνυται, καὶ τὴν ὁρμὴν τοῦ ζώου ποτὲ μὲν ὑπ᾽ ἐκείνης ἄρχεσθαι διδάσκει, ποτὲ δ᾽ ὑπὸ τῆς ἐπιθυμητικῆς, ὅταν γ᾽ ἐν πάθει καθεστήκῃ, καθάπερ, ὅταν ἔξω πάθους, ὑπὸ τῆς λογικῆς. ὅμοια δὲ τοῖς προγεγραμμένοις καὶ τὰ οὕτως ὑπὸ τοῦ Χρυσίππου λεγόμενα, καθάπερ ἔχει καὶ τάδε· οἵας μάλιστα φορὰς καὶ οἱ ἐρώμενοι ἀξιοῦσι πρὸς ἑαυτοὺς ἔχειν τοὺς ἐραστὰς, ὑπερισκεπτότερον καὶ ἄνευ ἐπιστροφῆς λογικῆς ἱσταμένους, καὶ ἔτι τοῦ παραινοῦντος λόγου αὐτοῖς ὑπερβατικοὺς ὄντας, μᾶλλον δ᾽ οὐδ᾽ ὅλως ὑπομονητικοὺς ἀκοῦσαί τινος τοιούτου. καὶ γὰρ καὶ τὰ τοιαῦτα πάντα τῇ παλαιᾷ δόξῃ μαρτυρεῖ,

bent. *Quocirca hajuſmodi voces audire licet in amantibus et alioqui vehementer appetentibuſque, quod iracundiae volunt gratificari, et ſinere ipſos, ſive melius, ſive non, ac nihil eis dicere, item quod hoc omni modo faciendum ſit, etſi peccent, vel ipſis incommodum ſit.* Quin etiam, quae hunc in modum a Chryſippo dicuntur, iraſcibilem facultatem diverſam quandam a ratiocinatrice oſtendunt; et impetum animantis nonnunquam ab illa incipere docet, interim a concupiſcibili, quum in affectu conſiſtit, veluti, quum extra affectum, a rationali. Reſpondent autem praedictis et quae ſic a Chryſippo dicuntur, quemadmodum haec quoque habent: *Cujuſmodi maxime impetus et amantes volunt apud ſe amatores habere inconſideratius et ſine aliqua converſione rationali ſubſiſtentes, et praeterea rationis ipſos admonentis tranſgreſſores, imo neutiquam ejuſmodi quiddam audire tolerantes; etenim ejuſmodi omnia veteri opinioni alleſtan-*

καθάπερ καὶ τὰ ἐφεξῆς αὐτῶν τάδε. οὕτως τε μακρὰν
ἀπέχουσιν ἀπὸ τοῦ λόγου, ὡς ἂν ἀκοῦσαι ἢ προσέχειν τινὶ
τοιούτῳ, ὥστε μηδὲ τὰ τοιαῦτα ἀπο τρόπου ἔχειν γ᾽ αὐτοῖς
λέγεσθαι

   Κύπρις γὰρ οὐδὲν νουθετουμένη χαλᾷ.

   Ἂν γὰρ βιάζῃ, μᾶλλον ἐντείνειν φιλεῖ.

   Νουθετούμενος δ᾽ ἔρως μᾶλλον πιέζει.

καὶ γὰρ καὶ ταῦτα καὶ τὰ ἐφεξῆς λεγόμενα τῷ παλαιῷ
μαρτυρεῖ δόγματι περὶ τῆς τῶν παθῶν γενέσεως· ἔχει δ᾽
οὕτως. ὅτι δ᾽ ὥσπερ ἄκαιρον ἐπιτιμητὴν καὶ οὐκ ἐπιγνώ-
μονα τοῖς γινομένοις ἐν τῷ ἐρᾶν ἀποκλίνουσι τὸν λόγον,
καθάπερ ἄνθρωπον ἀκαίρως δοκοῦντα νουθετεῖν, ἡνίκα δὴ
καὶ οἱ θεοὶ δοκοῦσιν αὐτοῖς ἐφιέναι ἐπιορκεῖν. καὶ ἔτι τὰ
τούτων ἑξῆς. ἔτι μᾶλλον ἐξείη, φησὶν, αὐτοῖς τὸ ἐπιὸν ποιεῖν
ἀκολουθοῦσι τῇ ἐπιθυμίᾳ. ἐνταῦθα μέν γε ναὶ μὰ τὸν
Δία σαφῶς εἶπεν ἀκολουθοῦσι τῇ ἐπιθυμίᾳ, καθάπερ ἔμ-
προσθεν ἔφην τῷ θυμῷ. λόγῳ δ᾽ οὔτ᾽ ἐν τούτοις οὔτ᾽ ἐν

tur, ficuti etiam poft haec, quae deinceps fequuntnr:
tamque longe a ratione abfunt, ut audiant aut atten-
dant id genus aliquod, ut nec injuria haec de illis
dici poffint:

   Nam diva Cypris admonita laxat nihil;

    Si namque cogas, amplius haec intenditur,

    Amorque cafligatus infeftat magis.

Item haec, et qnae fequuntur deinceps, vcteri placilo al-
teftantur de affectuum generatione; habent autem in
hunc modum. *Quoniam tanquam inopportunum objur-
gatorem et non arbitrum eorum, quae fiunt in amando,
rationem refugiunt, ceu hominem, qui intempeftive ad-
monere videatur, quum et dii videantur ipfis permittere,
ut pejerent.* Infuper quae fequuntur. Ad haec magis
licuerit ipfis (inquit) id quod [ingruit facere cupidi-
tatem fequentibus. Hic sane per Jovem dixit fequen-
tibus cupiditatem, quemadmodum antea dixi iracun-
diam. Rationem vero neque in his neque in alio

Ed. Chart. V. [149. 150.]　　　　　Ed. Baf. I. (282. 285.)

ἄλλῳ τινὶ τῶν ἑξῆς ἀκολουθεῖν φήσει τοὺς ἐν πάθει κα-
θεστηκότας, ἀλλ᾽ ἀπεστράφθαι διὰ παντὸς αὐτὸν, καὶ φεύ-
γειν, καὶ μὴ προσίεσθαι, καὶ πάνθ᾽ ὅσα τοιαῦτα. καὶ μὲν
δὴ καὶ ὅταν μνημονεύῃ τοῦ Μενανδρείου ἔπους, ἐν ᾧ
φησι, τὸν νοῦν ὑποχείριον ἔχων εἰς τὸν πίθον δέδωκα,
φανερῶς κἀνταῦθα μαρτυροῦσαν ἀπόφασιν τῇ παλαιᾷ δόξῃ
παρατίθεται, καθάπερ κἀπειδὰν ἐξηγούμενος τὸ μὴ παρ᾽
ἑαυτοῖς εἶναι μηδ᾽ ἐν ἑαυτοῖς λέγῃ ταυτί· οἰκείως δὲ καὶ
ἐκφέρεσθαι λέγονται οἱ οὕτως ὀργιζόμενοι τοῖς ἐπὶ τῶν
δρομέων προεκφερομένοις παραπλησίως κατὰ τὸ πλεονάζον,
[150] τῶν μὲν παρὰ τὴν ἐν τῷ τρέχειν ὁρμὴν, τῶν δὲ
παρὰ τὸν ἴδιον λόγον. οὐ γὰρ ἂν οὕτως οἵ γε κρατοῦντες
τῆς κινήσεως καθ᾽ ἑαυτοὺς ἂν κινεῖσθαι λέγοιντο, ἀλλὰ
καὶ ἄλλην τινὰ βίαν ἔξωθεν (283) αὐτῶν. ὁμολογεῖ κἀν-
ταῦθα βίαν τινὰ τὴν κινοῦσαν εἶναι πᾶσι τοῖς πάθεσιν ὁρ-
μὰς ὀρθότατα γιγνώσκων, πλὴν ὅτι τὴν βίαν ἔξωθεν αὐτῶν
ἔφησεν εἶναι, δέον οὐκ ἔξωθεν, ἀλλ᾽ ἐν τοῖς ἀνθρώποις
ὑπάρχειν εἰπεῖν. οὐ γὰρ δι᾽ αὐτὸ λέγομεν αὐτοὺς ἑαυτοῖς
ἔξω καθεστηκέναι, καὶ μὴ ἐν ἑαυτοῖς εἶναι, διότι τὸ

quodam affectu commotos fequi dicit, fed averfari om-
nino ipfam, fugere et non affumere, atque omnia ejus
generis. Quin etiam, quum Menandri carminis meminit,
in quo dicit, *Mentem fubditam habens in dolium tranf-
mifi*, manifefto hic quoque fententiam veteri opinioni
fuffragantem apponit, veluti quum exponens non apud
fe, neque in fe effe, haec profert: *Proprie vero etiam
efferri dicuntur, qui fic irafcuntur, fimiliter iis, qui in
curfu efferuntur quoad exceffum, horum quidem in cur-
rendi impetu, eorum vero in propria ratione.* Non enim,
qui hoc pacto moventur, ex fe ipfis moveri dicentur, fed
fecundum aliam quandam vim extrinfecus adhibitam.
Fatetur hic quoque, vim quandam omnibus affectibus ad-
effe motricem, impetus rectiffime intelligens, nifi quod
vim extra ipfos effe dixit, quum conveniebat non extrin-
fecus, fed in hominibus effe dicere. Quippe non ideo
dicimus, ipfos extra fe confiftere, neque in fe ipfis effe,

βιαζόμενον αὐτοὺς ὁρμᾷν κατὰ τὸ πάθος ἔξωθέν ἐστιν,
ἀλλ᾽ ὅτι παρὰ φύσιν ἔχουσιν, εἴγε τὸ λογικὸν τῆς ψυχῆς, ᾧ
κρατεῖν καὶ ἄρχειν τῶν ἄλλων ἦν κατὰ φύσιν, οὐ κρατεῖ
νῦν, ἀλλὰ κρατεῖται καὶ ἄρχεται πρὸς τῶν ἀλόγων τῆς
ψυχῆς δυνάμεων· ὅπερ, οἶμαι, καὶ διὰ τῶν τοιούτων παρα-
δειγμάτων ὁ Χρύσιππος κατασκευάζων οὐκ αἰσθάνεται.
παρατίθεται γοῦν τὸν Εὐριπίδου γεγραμμένον Ἡρακλεῖ πρὸς
Ἄδμητον διάλογον. ἔχει δ᾽ ᾧδε·

　　Τί δ᾽ ἂν προκόπτοις, εἰ θέλοις στένειν ἀεί;
ταυτὶ μὲν Ἡρακλῆς λέγει, ὁ δ᾽ Ἄδμητος ἀποκρίνεται·
　　Ἔγνωκα κ᾽ αὐτός, ἀλλ᾽ ἔρως τις ἐξάγει.
δῆλον γὰρ ὅτι τῆς ἐπιθυμητικῆς δυνάμεως, οὐ τῆς λογικῆς
ὁ ἔρως πάθος ὑπάρχων ἐξάγει τὴν ὅλην ψυχὴν, καὶ ἄγει
τὸν ἄνθρωπον εἰς ἐναντίας πράξεις ὧν ἐξ ἀρχῆς ἐκεκρίκει.
παρατίθεται δὲ καὶ τὰ τοῦ Ἀχιλλέως πρὸς τὸν Πρίαμον
εἰρημένα·

　　Ἄνσχεο μηδ᾽ ἀλίαστον ὀδύρεο σὸν κατὰ θυμόν·
　　Οὐ γάρ τι πρήξεις ἀκαχήμενος υἷος ἑῆος,

quia id, quod ipſos ſecundum affectum irruere cogit, ex-
trinſecus eſt, ſed quia praeter naturam habent. Siqui-
dem rationalis animae pars, quam continere et impe-
rare aliis erat ſecundum naturam, non continet nunc,
ſed continetur et gubernatur ab irrationabilibus animi
potentiis, quod etiam hujuſmodi exemplis Chryſippus im-
prudens aſtruit. Itaque apponit ex Euripidis ſcriptis
dialogum Herculis ad Admetum, qui ita habet:

　　Sed quid revolvis? an ſemper moerere vis?
Haec quidem Hercules dicit, Admetus autem reſpon-
det:

　　Et ipſe novi, verum amor me concitat.
Conſtat enim, quum concupiſcibilis facultatis, non ratio-
nalis, amor ſit affectus, totum animum educere, homi-
nemque in contrarias actiones rapere iis, quae initio ſta-
tuerat. Item Achillis dicta ad Priamum apponit:

　　Suſtineas, animo nec inevitabile plores;
　　Nil ſiquidem efficies lugendo funera nati,

Ed. Chart. V. [150.]   Ed. Baf. I. (283.)

Οὐδέ μιν ἀναστήσεις, πρὶν καὶ κακὸν ἄλλο πάθησθα.

ταῦτα μέν φησι λέγειν αὐτὸν παρ᾽ αὐτῷ διαλεγόμενον, οὕτω γὰρ ἔγραψεν αὐτοῖς ὀνόμασιν, ἐξίστασθαι δ᾽ οὐκ ὀλιγάκις ἐκ τῶν αὐτῶν τούτων κρίσεων ἐν τοῖς συμπίπτουσιν, καὶ μὴ κρατεῖν ἑαυτοῦ νικωμένου ὑπὸ τῶν παθῶν. καὶ γὰρ οὖν κἀνταῦθα τό τε τῶν κρίσεων ἐξίστασθαι, καὶ τὸ μὴ κρατεῖν ἑαυτοῦ, καὶ τὸ ποτὲ μὲν εἶναι παρ᾽ ἑαυτῷ, ποτὲ δ᾽ οὔ, καὶ πάνθ᾽ ὅσα τοιαῦτα, τοῖς τε φαινομένοις ἐναργῶς ὁμολογεῖ καὶ τῇ παλαιᾷ δόξῃ περὶ παθῶν τε καὶ ψυχῆς δυνάμεων, οὐ μὴν οἷς ὑπέθετο Χρύσιππος. ὁμοίως δ᾽ εἴρηται καὶ τὰ τοιαῦτα κατὰ τὸ περὶ τῶν παθῶν βιβλίον· τὸ γὰρ δὴ σεσοβημένον καὶ παρηλλαχὸς ἐν ἡμῖν καὶ ἀπειθὲς τῷ λόγῳ οὐχ ἧττον ἐπὶ τῆς ἡδονῆς καταγίνεται. καὶ πάλιν· οὕτω γὰρ ἐξιστάμεθα, καὶ ἔξω γινόμεθα ἑαυτῶν, καὶ τελέως ἀποτυφλούμεθα ἐν τοῖς σφαλλομένοις, ὥστ᾽ ἔστιν ὅτε σπόγγον ἔχοντες ἢ ἔριον ἐν ταῖς χερσὶν τοῦτον διαράμενοι βάλλομεν ὡς δή τι περανοῦντες δι᾽ αὐτῶν. εἰ δ᾽ ἐτυγχάνομεν μάχαιραν ἔχοντες ἢ ἄλλο τι, τούτῳ ἂν ἐχρησά-

Quem neque reſtitues, mala ni ſis altera paſſus.
Haec quidem dicere ipſum ait ſecum differentem. Item ſcripſit ad verbum, recedere non raro ab ipſis his judiciis aliquem in iis, quae accidunt, nec continere ſe, quum ab affectibus vincitur. Etenim hic quoque a judiciis recedere, et non ſe continere, et interdum eſſe apud ſe, interdum non, ac omnia id genus tum evidentibus manifeſto reſpondent, tum veterum opinioni et de affectibus et animae facultatibus, non tamen iis, quae Chryſippus propoſuit. Similiter dicta ſunt et hujusmodi in libro de affectibus: *Nam quod perturbatum eſt, immutatumque in nobis, et rationi inobſequens, non minus in voluptate converſatur.* Ac rurſus: *Sic enim recedimus, et extra nos rapimur, et in totum excaecamur in iis, quae deliquimus; quapropter interdum ſpongiam aut lanam in manibus habentes hanc vaſtatam projicimus, tanquam aliquid per eas abſolventes. At ſi fiat, ut gladium vel aliud quippiam habeamus, hoc uſi fuerimus ſimiliter.*

μεθα παραπλησίως. καὶ ἐφεξῆς· πολλάκις δὲ κατὰ τὴν
τοιαύτην τυφλότητα τὰς κλεῖς δάκνομεν, καὶ τὰς θύρας
τύπτομεν, οὐ ταχὺ αὐτῶν ἀνοιγομένων, πρύς τε τοὺς λίθους
ἐὰν προσπταίσωμεν, τιμωρητικῶς προσφερόμεθα καταγνύν-
τες καὶ ῥιπτοῦντες αὐτοὺς εἴς τινας τύπους, καὶ ἐπιλέγον-
τες καθ᾽ ἕκαστα τούτων ἀτοπώτατα. ὡσαύτως δὲ κἂν τοῖς
ἐξῆς φησιν· ἐννοήσειε δ᾽ ἄν τις ἐκ τῶν τοιούτων καὶ τὴν
ἐν τοῖς πάθεσιν ἀλογιστίαν, καὶ ὡς ἐν τοῖς τοιούτοις ἀπο-
τυφλούμεθα καιροῖς, ὡς ἂν ἕτεροί τινες γεγονότες τῶν
προδιαλελογισμένων. ὅλως δ᾽, εἴ τι ἐκλέγοι πάντα καὶ
παραγράφοι νῦν, ὅσα κατὰ τὸ περὶ παθῶν εἴρηται βιβλίον
αὐτῷ, μαχόμενα μὲν οἷς αὐτὸς ὑπέθετο δύγμασιν, ὁμολο-
γοῦντα δὲ τοῖς τε φαινομένοις ἐναργῶς καὶ τῇ Πλάτωνος
δόξῃ, μῆκος ἂν ἄμετρόν τι γένοιτο τοῦ βιβλίου. μεστὸν
γάρ ἐστιν αὐτῷ τὸ γραμμάτων τε καὶ κρίσεων ἐξίστασθαι
λέγοντι, [151] καὶ τῶν προδιαλελογισμένων διὰ τὸν θυμόν,
ἢ τὴν ἐπιθυμίαν, ἢ τὴν ἡδονήν, ἤ τι τοιοῦτον μανιωδῶς
τε κινεῖσθαι, καὶ οὐκ ἐν ἑαυτῷ, οὐδὲ παρ᾽ ἑαυτῷ εἶναι,

Ac deinceps: *Saepe vero in hujusmodi caecitate claves*
mordemus, et fores pulsamus, quum non celeriter ape-
riuntur. Item in lapides fi illidimus, puniendi ftudio
efferimur, damnantes projicientesque ipfos in aliqua
loca, et acclamantes in fingulis his abfurdiffima quaeque.
Pari modo in fubfequentibus ait: *Confideraverit aliquis*
ex hujusmodi rationis penuriam in affectibus, et quo
pacto in talibus excaecamur temporibus, tanquam alieni
facti ab iis, qui prius ratione utebantur. In totum, fi quis
omnia eligat afcribatque nunc, quae in libro de affecti-
bus comprehenfa funt, pugnantia quidem iis dogmatis,
quae ipfe ftatuit, confentanea autem et manifefto appa-
rentibus et Platonis opinioni, in immenfum liber ex-
creverit; librum enim ipfe replevit, dum homines a judi-
ciis recedere dicit, et ab iis, quae prius ratione erant
inftituta, propter iracundiam, aut cupiditatem, aut vo-
luptatem, aut ejusmodi quippiam, ac furiofe agitari, et

Ed. Chart. V. [151.]   Ed. Baf. I. (283.)

τετυφλῶσθαί τε τὴν διάνοιαν, ἀλογίστως τε φέρεσθαι, καὶ
πάνθ᾽ ὅσα τοιαῦτα. τὰς μὲν δὴ τοιαύτας ῥήσεις αὐτοῦ
τινὶ κατὰ σχολὴν ἐκλέγειν ἐπιτρέπω.

Κεφ. ζ′. Δεδειγμένου δὲ ἤδη σαφῶς αὐτῶν τοῦ τύπου,
μεταβήσομαι δὴ ἐπί τινα τῶν ὑπὸ τοῦ Ποσειδωνίου πρὸς
τὸν Χρύσιππον ἀντειρημένων. ὁ γοῦν ὅρος οὗτος, φησὶν,
ὁ τῆς ἄσης, ὥσπερ οὖν καὶ ἄλλοι πολλοὶ τῶν παθῶν, ὑπό
τε Ζήνωνος εἰρημένοι καὶ πρὸς τοῦ Χρυσίππου γεγραμμένοι,
σαφῶς ἐξελέγχουσι ᾳτὴν γνώμην αὐτοῦ. δόξαν γὰρ εἶναι,
πρόσφατον τὸ κακὸν αὐτῷ παρεῖναι, φησὶ τὴν λύπην. ἐν ᾧ
καὶ συντομώτερον ἐνίοτε λέγοντες ᾧδέ πως προφέρονται·
λύπη ἐστὶ δόξα πρόσφατος κακοῦ παρουσίας. εἶναι μὲν δὴ
τὸ πρόσφατόν φησι τὸ ὑπόγυον κατὰ τὸν χρόνον, ἀξιοῖ δὲ
τὴν αἰτίαν αὐτῶν ῥηθῆναι, δι᾽ ἣν ἡ τοῦ κακοῦ δόξα πρόσ-
φατος μὲν οὖσα συστέλλει τε τὴν ψυχὴν καὶ λύπην
ἐργάζεται, χρονισθεῖσα δ᾽ ἢ οὐδ᾽ ὅλως, ἢ οὐκ ἔθ᾽ ὁμοίως
συστέλλει. καίτοι οὐδὲ τὸ πρόσφατον ἐχρῆν ἐγκεῖσθαι κατὰ

nou in fe, neque apud fe effe, excaecarique animo,
irrationabiliter ferri, atque omnia ejus generis. Sane
ejusmodi verba ipfius alicui per otium feligere committo.

Cap. VII. Quum autem manifefte jam figura ipfo-
rum demonftrata fit, digrediar ad nonnulla, quae Pofi-
donius contra Chryfippum protulerit. Itaque, *Definitio*,
inquit, *moeftitiae*, *quemadmodum etiam multae aliae
affectuum tum a Zenone dictae, tum a Chryfippo
fcriptae, manifefte fententiam ejus coarguunt. Nam
moeftitiae effe recentem opinionem, quod malum fibi
adfit*, pronunciat. In qua etiam compendiofius nonnun-
quam dicentes hunc in modum proferunt: Moeftitia eft
opinio recens mali praefentis. Effe fane recens dicit, quod
proximum tempore; caufam vero ipfum dicere Pofidonius
exigit, propter quam mali opinio, quum recens eft, ani-
mum fubmittat triftitiamque efficiat, inveterata autem
aut neutiquam, aut non adhuc fimiliter contrahat; etfi ne
recens quidem in finitione apponi conveniebat, modo

τὸν ὅρον, εἴπερ ἀληθῆ τὰ Χρυσίππου. κατὰ γὰρ τὴν γνώ-
μην αὐτοῦ μᾶλλον τοῦ μεγάλου κακοῦ, ἢ ἀνυπομονήτου, ἢ
ἀκαρτερήτου, καθάπερ αὐτὸς εἴωθεν ὀνομάζειν τὴν λύπην,
εἰρῆσθαι [ἔδει] δόξαν, οὐ προσφάτου. ἔνθα καὶ διχόθεν ὁ
Ποσειδώνιος ἀντιλέγει τῷ Χρυσίππῳ, κατὰ μὲν τοῦτον τὸν
δεύτερον ὁρισμὸν ἀναμιμνήσκων τῶν τε σοφῶν καὶ τῶν
προκοπτόντων, ὡς ἔμπροσθεν εἴρηται· οἱ μὲν γὰρ ἐν μεγί-
στοις ἀγαθοῖς, οἱ δ' ἐν μεγίστοις κακοῖς ἑαυτοὺς ὑπολαμ-
βάνοντες εἶναι, ὅμως οὐ γίνονται διὰ τοῦτ' ἐν πάθει· κατὰ
δὲ τὸν πρῶτον ἐρωτᾷ τὴν αἰτίαν, δι' ἣν οὐχ ἡ τῆς τοῦ
κακοῦ παρουσίας δόξα τὴν λύπην, ἀλλ' ἡ πρόσφατος ἐργά-
ζεται μόνη, καί φησι, διότι πᾶν τὸ ἀμέτρητον καὶ ξένον
ἀθρόως προσπίπτον ἐκπλήττει τε καὶ τῶν παλαιῶν ἐξί-
στησι κρίσεων, ἀσκηθὲν δὲ καὶ συνεθισθὲν καὶ χρονίσαν
ἢ οὐδ' ὅλως ἐξίστησιν, ὡς κατὰ πάθος κινεῖν, ἢ ἐπὶ μικρὸν
κομιδῇ, διὸ καὶ προενδημεῖν [δεῖν] φησι τοῖς πράγμασι,
καὶ μήπω παροῦσιν οἷον παροῦσι χρῆσθαι. βούλεται δὲ
τὸ προενδημεῖν ῥῆμα τῷ Ποσειδωνίῳ τὸ οἷον προανα-

Chrysippi dicta vera sint. Nam secundum ipsius senten-
tiam potius magni mali, vel impatibilis, vel intolerabi-
lis, sicut ipse nominare consuevit, tristitiam dictam esse
opinionem, non recentis; ubi et bifariam Chrysippo Posi-
donius contradicit, in hac quidem secunda definitione
mentionem faciens et sapientum et providorum, veluti
prius comprehensum est. Alii siquidem in maximis bonis,
alii in maximis malis dum so esse putant, tamen propter-
ea affectui non implicantur. In prima definitione causam
quaerit, cur non mali praesentis opinio tristitiam, sed
recens solum efficiat, aitque: omne immodicum et pere-
grinum subito irruens et excedere et a veteribus rece-
dere facit opinionibus, usitatum vero et consuetum in-
veteratumque aut nullo pacto immutat, ut secundum
affectum moveat, aut parum admodum; quare etiam do-
mesticum ac familiare sibi facere dicit, rebus non prae-
sentibus tanquam praesentibus uti. Significat autem Posi-
donio verbum hoc προενδημεῖν quasi effingere et effor-

Ed. Chart. V. [151. 152.]   Ed. Baf. I. (283.)

πλάττειν τε καὶ προτυποῦν τὸ πρᾶγμα παρ᾽ ἑαυτῷ τὸ
μέλλον γενήσεσθαι, καὶ ὡς πρὸς ἤδη γενόμενον ἐθισμόν
τινα ποιεῖσθαι κατὰ βραχύ. διὸ καὶ τὸ τοῦ Ἀναξαγόρου
παρείληφεν ἐνταῦθα, ὡς ἄρα, τινὸς ἀπαγγείλαντος αὐτῷ,
τεθνάναι τὸν υἱόν, εὖ μάλα καθεστηκότως εἶπεν, ᾔδειν
θνητὸν γεννήσας, καὶ ὡς τοῦτο λαβὼν Εὐριπίδης τὸ νόημα
τὸν Θησέα πεποίηκε λέγοντα·

> Ἐγὼ δὲ παρὰ σοφοῦ τινος μαθὼν
> Εἰς φροντίδας νοῦν συμφοράς τ᾽ ἐβαλλόμην,
> Φυγάς τ᾽ ἐμαυτῷ προστιθεὶς πάτρας ἐμῆς
> Θανάτους τ᾽ ἀώρους καὶ κακὰς ἄλλας ὁδούς,
> Ὥστ᾽, εἴ τι πάσχοιμ᾽ ὧν ἐδόξαζόν ποτε,
> Μή μοι νεαραῖς προσπεσὸν ψυχὴν δάκοι.

οὕτω δὲ εἰρῆσθαί φησι καὶ τὰ τοιαῦτα·

> [152] Εἰ μὲν τόδ᾽ ἦμαρ πρῶτον ἦν κακουμένῳ,
> Καὶ μὴ μακρὰ δὴ διὰ πόνων ἐναυστόλουν,
> Εἰκὸς σφαδάζειν ἦν ἂν ὡς νεόζυγα
> Πῶλον, χαλινὸν ἀρτίως δεδεγμένον·

mare fibi rem, quae futura eft, et tanquam cum iam facta
confuetudinem quandam paulatim inire. Quocirca etiam
Anaxagorae dictum aſſumpſit hic, quomodo, quum aliquis
ei filium mortuum eſſe nunciaſſet, admodum conſtanter
dixit: Novi mortalem me procreaſſe; et quemadmodum
hoc fumpto fenfu Euripides Thefeum loquentem intro-
duxit:

> *A fapiente aliquo perdoctus ego*
> *In curas animum et calamitates indidi,*
> *Atque exulem me propofui a patria mea, ac mortes*
> *Immaturas et vias malas alias,*
> *Ut, fi quid paterer ex iis quae putaveram*
> *Aliquando, animum non morderent recentia.*

Ita dicta etiam haec eſſe pronunciat:

> *Si hic primus eſſet malorum dies mihi,*
> *Et non diu vexarer in laboribus,*
> *Forfan reniterer ut pullus iugo recens*
> *Subditus, excutiens fraenum fufceptum nuper;*

Νῦν δ᾽ ἀμβλύς εἰμι καὶ κατηρτικῶς κακῶν.
῍Εσϑ᾽ ὅτε τὰ τοιαῦτα μακρὸς
  Χρόνος μαλάξει, νῦν δ᾽ ἔϑ᾽ ἡβάσκει κακόν.

ὅτι δ᾽ ἐν τῷ χρόνῳ μαλάττεται τὰ πάϑη, κἂν αἱ δόξαι
μένωσι τοῦ κακόν τι αὐτοῖς γεγονέναι, καὶ ὁ Χρύσιππος ἐν
τῷ δευτέρῳ περὶ παϑῶν μαρτυρεῖ γράφων ᾧδε· ζητήσαι δ᾽
ἄν τις καὶ περὶ τῆς ἀνέσεως τῆς λύπης, πῶς γίνεται, πότε-
ρον δόξης τινὸς μετακινουμένης, ἢ πασῶν διαμενουσῶν, καὶ
διὰ τί τοῦτ᾽ ἔσται. εἶτ᾽ ἐπιφέρων φησί· δοκεῖ δέ μοι ἡ μὲν
τοιαύτη δόξα διαμένειν, ὅτι κακὸν αὐτό, ὃ δὴ πάρεστιν,
ἐγχρονιζομένης δ᾽ ἀνίεσϑαι ἡ συστολὴ (284) καὶ, ὡς οἶμαι,
ἡ ἐπὶ τὴν συστολὴν ὁρμή. τυχὸν δὲ καὶ ταύτης διαμενού-
σης, οὐχ ὑπακούσεται τὰ ἑξῆς διὰ ποιὰν ἄλλην ἐπιγινομένην
διάϑεσιν δυσλόγιστον τούτων γινομένων. οὕτω γὰρ καὶ κλαίον-
τες παύονται, καὶ μὴ βουλόμενοι κλαίειν κλαίουσιν, ὅταν μὴ
ὁμοίας τὰς φαντασίας τὰ ὑποκείμενα ποιῇ, καὶ ἐνίστηταί τι
ἢ μηϑέν. ὃν τρόπον γὰρ ἡ ϑρήνων παῦσις γίνεται, καὶ

At nunc malis obdurui et occallui.
Haec interim emollefcent longo tempore,
Malum pubefcit nunc.

Quod autem in proceffu temporis affectus mitigatur, etſi
manſerit opinio, quod malum aliquod ipſis evenerit, idem
Chryſippus fecundo de affectibus teſtatur, hunc in modum
ſcribens; *Quaefierit etiam aliquis de remiffione triftitiae,*
quomodo fiat, utrum opinione quadam dimota, an omni-
bus permanentibus, et propter quid hoc erit. Deinde
inferens inquit: *Videtur mihi hujusmodi opinio perma-*
nere, quoniam malum eſt ipſum, quod jam adeſt, quum
autem ea immoratur, contractio remitti, ac mea fenten-
tia ad contractionem impetus. Forte etiam hac perma-
nente non fubaudient reliqua, quum haec propter certam
aliam fupervenientem difpofitionem difcuffu difficilem
fiant; ita namque et plorantes ceffant, et nolentes plorare
plorant, quum fimiles imaginationes fubiecta faciant, et
inftet aliquid aut nihil. Quomodo enim lamentationes

D d 2

420 ΓΑΛΗΝΟΥ ΠΕΡΙ

Ed. Chart. V. [152.] Ed. Baf. I. (284.)

κλαυθμοὶ, τοιαῦτα εὔλογον καὶ ἐπ᾽ ἐκείνων συντυγχάνειν, ἐν
ταῖς ἀρχαῖς μᾶλλον τῶν πραγμάτων .κινούντων, καθάπερ ἐπὶ
τῶν τὸν γέλωτα κινούντων γίνεσθαι ἔφην, καὶ τὰ ὅμοια
τούτοις. ὅτι μὲν οὖν ἐν τῷ χρόνῳ παύεται τὰ πάθη, καίτοι
τῆς δόξης διαμενούσης, αὐτὸς ὁ Χρύσιππος ὁμολογεῖ· διὰ
τίνα μέντοι τὴν αἰτίαν τοῦτο γίνεται, δυσλόγιστον εἶναί
φησιν. εἶθ᾽ ἑξῆς ἕτερα παραπλησίως γινόμενα γράφει, περὶ
ὧν οὐδ᾽ αὐτῶν δηλονότι·τὴν αἰτίαν ἐπαγγέλλεται γινώσκειν.
ἀλλ᾽ οὐ Ποσειδώνιός γε, Χρύσιππε, τὰς αἰτίας τῶν τοιού-
των ἀγνοεῖν φησιν, ἀλλ᾽ ἐπαινεῖ καὶ ἀποδέχεται τὰ ὑπὸ τῶν
παλαιῶν εἰρημένα, ἃ ἐφεξῆς ἐρῶ. σὺ δ᾽ οὔτ᾽ ἐκείνων μνη-
μονεύσας, οὔτ᾽ ἄλλην αὐτὸς εἰπὼν, οἴει λελῦσθαι τὸ ζητού-
μενον, ἂν ὁμολογήσῃς ἀγνοεῖν τὴν αἰτίαν. καίτοι τό γε
συνέχον ὅλην τὴν πραγματείαν τήν τε τῶν λογικῶν ζητημά-
των καὶ τὴν θεραπευτικὴν τῶν παθῶν οὐδὲν ἄλλο ἐστιν,
ἢ τὸ τὰς αἰτίας ἐξευρεῖν, ὑφ᾽ ὧν γίνεταί τε καὶ παύεται τὰ
πάθη. οὕτω γὰρ ἄν τις, οἶμαι, καὶ τὴν γένεσιν αὐτῶν
κωλύσειε, καὶ γενομένας παῦσαι δυνηθείη· συναναιρεῖσθαι

ceſſant et ploratus, ita ratio eſt etiam in illis accidere,
per initia magis rebus moventibus, veluti in his, qui
riſum movent, fieri dixi, atque his ſimilia. Quod igitur
tempore affectus ceſſant, opinione licet permanente, ipſe
Chryſippus confitetur; cur autem id fiat, ratione id
difficile comprehendi poſſe dicit. Deinde alia ſimiliter
accidentia ſcribit, quorum neque ipſorum cauſam cogno-
ſcere promittit. At Poſidonius, o Chryſippe, eiusmodi
rerum cauſam non ignorare ſe refert, ſed veterum dicta,
quae deinceps percenſebo, laudat et recipit. Tu neque
illorum memor, neque aliam ipſe prolocutus, putas quae-
ſtionem eſſe ſolutam, ſi cauſam neſcire fatearis, quan-
quam totius operis et rationalium quaeſtionum et de
medendis affectibus nihil aliud ſummam continet quam
cauſas adinvenire, ex quibus affectiones et fiant et de-
ſinant. Ita namque aliquis meo iudicio tum, ne ipſae
generentur, prohibebit, tum generatas ſiſtere poterit.
Etenim ratio eſt, ſiquid judico, una cum cauſis generatio-

γὰρ εὔλογον οἶμαι ταῖς αἰτίαις τὰς τε γενέσεις καὶ τὰς
ὑπάρξεις τῶν πραγμάτων. ταυτά τοι καὶ ἀπορεῖς κατὰ τὸ
περὶ τῶν παθῶν βιβλίον τε καὶ γράψαι τοιοῦτον ἡμῖν, ᾧ
προσέχοντες τὸν νοῦν κωλύσομέν τε τῶν παθῶν ἕκαστον
γίνεσθαι καὶ γενόμενον ἰασόμεθα, καίτοι καὶ τοῦ Πλάτω-
νος θαυμαστῶς γράψαντος, ὡς καὶ ὁ Ποσειδώνιος ἐπιση-
μαίνεται θαυμάζων τὸν ἄνδρα, καὶ θεῖον ἀποκαλεῖ, ὡς καὶ
πρεσβεύων αὐτοῦ τά τε περὶ τῶν παθῶν δόγματα, καὶ τὰ
περὶ τῶν τῆς ψυχῆς δυνάμεων, ὅσα τε περὶ τοῦ μὴ γίνε-
σθαι τὴν ἀρχὴν ἢ γενόμενα παύεσθαι τάχιστα τῆς ψυχῆς
τὰ πάθη γέγραπται πρὸς αὐτοῦ. συνῆφθαι δὲ καὶ τὴν
περὶ τῶν ἀρετῶν διδασκαλίαν τούτοις φησί, καὶ τὴν περὶ
τοῦ τέλους, καὶ ὅλως πάντα τὰ δόγματα τῆς ἠθικῆς φιλο-
σοφίας ὥσπερ ἐκ μιᾶς μηρίνθου δεδέσθαι τῆς γνώσεως τῶν
κατὰ τὴν ψυχὴν δυνάμεων, αὐτός τε δείκνυσιν, ὡς ὑπὸ
θυμοῦ καὶ ἐπιθυμίας γίγνεται τὰ πάθη, καὶ διὰ τίνα τὴν
αἰτίαν ἐν τῷ χρόνῳ καθίσταται, κἂν αἱ δόξαι τε καὶ αἱ
κρίσεις ἔτι μένωσι τοῦ κακὸν ὑπάρχειν αὐτοῖς ἢ γεγονέναι.
προσχρῆται δ' εἰς τοῦτο μάρτυρι καὶ αὐτῷ τῷ Χρυσίππῳ

neş et rerum exiſtentias tolli. Hac ratione etiam non
habes in ſecundo de affectibus libro ejusmodi aliquid
nobis perſcribere, cui animum advertentes   prohibe-
mus ſingulos affectus oriri, et ortis medebimur, quan-
quam id Plato admirabili modo ſcripſerit, quemadmodum
et Poſidonius indicat admirans virum; divinum quoque
appellat, ceu maxima reputans ipſius dogmata de affecti-
bus, deque animae facultatibus, et quae de eo, quod
neutiquam affectus animi oboriantur, vel oborti citiſſime
deſinant, ab ipſo ſcripta fuere. Conjunctam vero de vir-
tutibus diſciplinam his eſſe contendit, item eam, quae
de fine, ac in totum omnia moralis philoſophiae placita,
veluti ex uno vinculo cognitionis animae virium ſit alli-
gata; ipſeque indicat, quomodo ab iracundia et cupiditate
affectus proveniant, quaque de cauſa tempore ſubſidant,
etſi opiniones adhuc et judicia permaneant de eo, quod
malum ipſis ſit aut fuerit obortum.   Ad hoc citat teſtem

Ed. Chart. V. [152. 153.]   Ed. Baf. I. (284.)

κατὰ τὸ δεύτερον περὶ τῶν παθῶν ᾧδέ πως γράφοντι·
περὶ δὲ τῆς λύπης, [153] καὶ ὡς ἂν ἐμπλησθέντες τινὲς,
ὁμοίως φαίνονται ἀφίστασθαι, καθάπερ καὶ ἐπὶ Ἀχιλλέως
ταῦτα λέγει ὁ ποιητὴς πενθοῦντος τὸν Πάτροκλον·

   Ἀλλ᾽ ὅτε δὴ κλαίων τε κυλινδόμενός τ᾽ ἐκορέσθη,
καὶ,

   Οἱ ἀπὸ πραπίδων ἦλθ᾽ ἵμερος ἠδ᾽ ἀπὸ γυίων,
ἐπὶ τὸ παρακαλεῖν ὥρμησε τὸν Πρίαμον τὴν τῆς λύπης
ἀλογίαν αὐτῷ παριστάς. εἶτ᾽ ἐφεξῆς ἐπιφέρει καὶ ταῦτα·
καθ᾽ ὃν λόγον οὐκ ἂν ἀπελπίσαι τις οὕτως τῶν πραγμάτων
ἐγχρονιζομένων, καὶ τῆς παθητικῆς φλεγμονῆς ἀνιεμένης,
τὸν λόγον παρεισδυόμενον, καὶ οἱονεὶ χώραν λαμβάνοντα
παριστάναι τὴν τοῦ πάθους ἀλογίαν. ἐναργῶς γὰρ ἐν τού-
τοις ὁ Χρύσιππος ὁμολογεῖ, τήν τε παθητικὴν φλεγμονὴν
ἀνίεσθαι κατὰ τὸν χρόνον, ἔτι τῆς ὑπολήψεώς τε καὶ δόξης
μενούσης, ἐμπίπλασθαί τε τῶν παθητικῶν κινήσεων τοὺς
ἀνθρώπους, καὶ διὰ τοῦτο παῦλάν τινα λαμβάνοντος τοῦ
πάθους καὶ ἡσυχάσαντος, τὸν λόγον ἐπικρατέστερον γίνε-

etiam Chryſippum ex ſecundo de affectibus libro, hiſce
verbis: *Verum de triſtitia, quod repleti nonnulli ſimiliter
ab ea recedere apparent, quemadmodum et de Achille
Patroclum lugente haec poëta ſcribit:*

   Aſt hic jam lacrymis quum eſſet ſatur atque querelis,
item,

   Et deſiderium luctus a mente receſſiſſet,
ad Priamum hortandum cum impetu properavit moeſti-
tiae irrationabilitatem pacans. Deinde rurſus haec ad-
ducit: *Qua ratione non deſperabit aliquis, rebus ita per-
durantibus et inflammatione affectuum remittente, ratio-
nem ingredientem et veluti locum capientem affectionis
irrationabilitatem ſiſtere.* Manifeſto ſiquidem Chryſippus
in his confitetur, et affectus inflammationem temporis
ſpatio remitti, ſuſpicione adhuc et opinione permanente,
et homines affectuum motionibus repleri, ac ideo, quum
affectus exiguam quietem ſubit, rationem ſuperiorem

σθαι. ταῦτα γὰρ ἀληθῆ μέν ἐστιν, εἴπερ τινὰ καὶ ἄλλα, μάχεται δὲ ταῖς ὑποθέσεσιν αὐτοῦ, καθάπερ καὶ τὰ ἐπιφερόμενα τόνδε τὸν τρόπον ἔχοντα. λέγεται δὲ καὶ τοιαῦτα εἰς τὴν μεταβολὴν τῶν παθῶν·

　　— — λαιψηρὸς δὲ κόρος στυγεροῖο γόοιο.

καὶ ἔτι τὰ τοιαῦτα εἰς τὸ κατὰ τὴν λύπην ἀγωγόν·

　　— — τοῖς δὲ δυστυχοῦσί πως

Τερπνὸν τὸ κλαῦσαι κἀποδύρασθαι τύχας.

καὶ ἔτι τούτων ἐφεξῆς·

　　Ὡς φάτο, τοῖσι δὲ πᾶσιν ὑφ᾽ ἵμερον ὧρσε γόοιο.

καὶ·

　　Τὸν αὐτὸν ἀνέγειρε γόον, ἄναγε πολύδακρυν ἀδονάν.

ἔτι δὲ ἀμέλει πάμπολλα καὶ ἄλλα τοιαῦτα παρὰ τῶν ποιητῶν ἀθροῖσαι μαρτύρια τοῦ καὶ λύπης, καὶ δακρύων, καὶ κλαυθμῶν, καὶ θρήνου, καὶ νίκης, καὶ τιμῆς, καὶ πάντων τε τῶν τοιούτων ἐμπίπλασθαι τοὺς ἀνθρώπους, ἐφ᾽ οἷς οὐδὲν χαλεπόν ἐστι συλλογίζεσθαι τὴν αἰτίαν, δι᾽ ἣν ἐν τῷ χρόνῳ παύεται μὲν τὰ πάθη, κρατεῖ δὲ τῶν ὁρμῶν

---

evadere. Haec namque vera quidem funt, fi quae alia, verum cum ipfius hypothefibus difcordant, quemadmodum etiam quae inferuntur, hoc modo prolata. Dicuntur etiam ejusmodi ab affectuum mutatione:

Luctus continuo moefti fatur eft.

Praeterea ejusmodi ad triftitiae diductionem: *Infelicibus delectabile quodammodo eft plorare et fortunas deflere.* Infuper his deinde fubdit:

Sic ait, at defiderium patris obvenit illi Deflendi.

Et:

Eundem fufcitavit luctum, reduxit curas lacrymabiles. Denique plura adhuc alia id genus a poëtis colligere teftimonia licet ejus, quod homines triftitia, lacrymis, ploratibus, gemitu, victoria, honore et omnibus ejusmodi repleantur, propter quae nihil negotii eft colligere caufam, ob quam temporis fpatio affectus definunt, ratio

Ed. Chart. V. [153.]   Ed. Baf. I. (284.)

ὁ λόγος. ὡς γὰρ ἐφίεται τὸ παθητικὸν τῆς ψυχῆς οἰκείων τινῶν ὀρεκτικῶν, οὕτως καὶ τυγχανόντων αὐτῶν ἐμπίπλαται, κἂν τούτῳ τὴν ἑαυτῶν κίνησιν καθίστησιν, ἥτις ἐκράτει τῆς ὁρμῆς τοῦ ζώου, καὶ καθ᾽ ἑαυτὴν ἦγεν ἐφ᾽ ὅ τι παρήγετο. οὔκουν ἀσυλλόγιστοι τῆς παύλας τῶν παθῶν εἰσιν αἱ αἰτίαι, καθάπερ ὁ Χρύσιππος ἔλεγεν, ἀλλὰ καὶ πάνυ σαφεῖς τῷ γε μὴ βουλομένῳ φιλονεικεῖν τοῖς παλαιοῖς. οὐδὲν γὰρ οὕτως ἐναργές ἐστιν, ὡς τὸ δυνάμεις τινὰς ἐν ταῖς ἡμετέραις εἶναι ψυχαῖς ἐφιεμένας φύσει, τὴν μὲν ἡδονῆς, τὴν δὲ κράτους καὶ νίκης, ἃς ἐναργῶς ὁρᾶσθαί φησι κἂν τοῖς ἄλλοις ζώοις ὁ Ποσειδώνιος, ὥσπερ καὶ ἡμεῖς ἐπεδείξαμεν εὐθὺς ἐν ἀρχῇ τοῦ πρώτου γράμματος. ἐπιμέμφεται δ᾽ ὀρθῶς τοῦ Χρυσίππου κἂν τῷ φάναι· τυχὸν δὲ, τῆς ὁρμῆς διαμενούσης, οὐχ ὑπακούσεται τὰ ἑξῆς διὰ ποιὰν ἄλλην ἐπιγινομένην διάθεσιν. ἀμήχανον γὰρ εἶναί φησι, παρεῖναι μὲν τὴν ὁρμήν, ὑπ᾽ ἄλλης δέ τινος αἰτίας κωλύεσθαι τὴν κατ᾽ αὐτὴν ἐνέργειαν. ὅθεν κἀπειδὰν λέγῃ, οὕτω γὰρ καὶ

autem cupiditatum impetui dominatur. Ut enim pars animae affectibus obnoxia peculiaria quaedam appetibilia concupifcit, ita etiam ipfis, quum accidunt, repletur; atque in hoc fuum ipfius motum fiftit, qui animalis impetu praeerat, et ut fecum ducebat, quocunque ferebatur. Quare affectuum quietis caufae incomprehenfibiles non funt, quemadmodum Chryfippus dictitabat, fed etiam admodum manifeftae ei, qui cum veteribus nolit contendere. Nihil enim tam clarum eft, quam vires quasdam in noftris animis ineffe natura concupifcentes, hanc voluptatem, illam dominium et victoriam; quas evidenter etiam in aliis animantibus videri Pofidonius affirmat, quemadmodum nos quoque ftatim ab initio primi libri oftendimus. Accufat autem recte Chryfippum in eo, quod dicit: Forte impetu permanente non obedient reliqua ob certam aliam oborientem difpofitionem. Fieri fiquidem non poffe ait, ut impetus quidem animi adfit, ab alia vero caufa quadam ipfius actio impediatur. Unde, quum

κλαίοντες παύονται, καὶ μὴ βουλόμενοι κλαίειν κλαίουσιν,
ὅταν ὁμοίας τὰ ὑποκείμενά φαντασίας ποιῇ, τὴν αἰτίαν
ἐρωτᾷ κἀνταῦθα ὁ Ποσειδώνιος, δι᾽ ἣν καὶ οἱ πολλοὶ μὴ
βουλόμενοι πολλάκις κλαίουσιν ἐπισχεῖν μὴ δυνάμενοι τὰ
δάκρυα, καὶ ἄλλοι κλαίειν ἔτι βουλόμενοι φθάνουσιν ἔτι
παυόμενοι ἤτοι διὰ τὰς παθητικὰς κινήσεις σφόδρα ἐγκει-
μένας, ὡς μὴ κρατεῖσθαι πρὸς τῆς βουλήσεως, ἢ παντελῶς
πεπαυμένας, ὡς μηκέτ᾽ ἐπεγείρεσθαι δύνασθαι πρὸς αὐτῶν.
οὕτω γὰρ ἥ τε τοῦ λόγου μάχη τε καὶ διαφορὰ [154] πρὸς
τὸ πάθος εὑρεθήσεται, καὶ τῆς ψυχῆς αἱ δυνάμεις ἐναργῶς
σωθήσονται, οὐ μὰ Δία, ὡς Χρύσιππός φησι, διά τινας
αἰτίας ἀσυλλογίστους τούτων γινομένων, ἀλλὰ διὰ τὰς ὑπὸ
τῶν παλαιῶν εἰρημένας. οὐ γὰρ Ἀριστοτέλης μόνον ἢ
Πλάτων ἐδόξαζον οὕτως, ἀλλ᾽ ἔτι πρόσθεν ἄλλοι τέ τινες
καὶ ὁ Πυθαγόρας, ὡς καὶ ὁ Ποσειδώνιός φησιν, ἐκείνου
πρώτου τε εἶναι λέγων τὸ δόγμα, Πλάτωνα δ᾽ ἐξεργάσα-
σθαι καὶ κατασκευάσαι τελεώτερον αὐτό. διὰ τοῦτο τοί-
νυν καὶ τὰ ἔθη φαίνεται πλεῖστον δυνάμενα καὶ ὅλος ὁ

dicit: Sio enim et plorantes ceſſant, et nolentes plorare
plorant, quum ſimiles ſubjecta imaginationes efficiant:
cauſam hic quoque rogat Poſidonius, cur etiam plerique
non volentes ſubinde plorant et lacrymas cohibere ne-
queunt, ac alii plorare adhuc volentes protinus ceſſant,
ob motiones affectibus ſubditas vehementer ita inhaeren-
tes, ut non evincantur a voluntate, aut ita omnino ceſ-
ſantes, ut ab ipſis excitari nequeant. Ita enim, quomodo
ratio et pugnet cum affectu, et ab eo differat, invenietur,
animique vires manifeſto ſervabuntur, non per Iovem,
ut Chryſippus ait, propter cauſas aliquas incomprehenſi-
biles his accidentibus, verum ob eas, quae a veteribus
ſunt expoſitae. Quippe non Ariſtoteles tantum aut Plato
ſic opinabantur, ſed adhuc priores, aliique nonnulli, et
Pythagoras, ut etiam Poſidonius inquit, illius et primi
dogma eſſe pronuncians, Platonem autem elaboraſſe fe-
ciſſeque ipſum abſolutius. Propterea igitur et conſuetu-
dines, et omnino tempus ad affectuum motus plurimum

426 ΓΑΛΗΝΟΥ ΠΕΡΙ

Ed. Chart. V. [154.]   Ed. Baf. I. (284. 285.)

χρόνος εἰς τὰς παθητικὰς κινήσεις. ἐν μὲν γὰρ τοῖς ἔθεσιν
οἰκειοῦται κατὰ βραχὺ τὸ τῆς ψυχῆς ἄλογον, οἷς ἂν ἐντρέ-
φηται, κατὰ δὲ τὸν χρόνον, ὡς προείρηται, παῦλα γίνεται
τῶν παθῶν ἐμπιπλαμένων τῶν ἀλόγων τῆς ψυχῆς δυνάμεων,
ὧν ἐπεθύμουν ἔμπροσθεν. αἱ δὲ λογικαὶ γνώσεις τε καὶ
κρίσεις καὶ ὅλως ἐπι(285)στῆμαι πᾶσαι καὶ τέχναι διὰ
τὸν χρόνον αὐτὸν μόνον ψιλὸν οὔτε δύσλυτοι φαίνονται
γίγνεσθαι, καθάπερ οἱ κατὰ πάθος ἐθισμοὶ, οὔτε μετα-
τίθεσθαί τε καὶ παύεσθαι, καθάπερ ἡ λύπη καὶ ἄλλα
πάθη. τίς γὰρ τοῦ τὰ δὶς δύο τέσσαρα εἶναι διὰ τὸν
χρόνον ἐμπλησθεὶς ἀπέστη καὶ μετεδόξασεν; ἢ τίς τοῦ
μὴ πάσας εἶναι τὰς ἐκ τοῦ κέντρου τοῦ κύκλου; καθ᾽ ἕκα-
στόν τε τῶν ἄλλων θεωρημάτων οὐδείς ἐστιν ὅστις ἐμ-
πλησθεὶς ἀπέθετο τὴν παλαιὰν δόξαν, ὥσπερ ἀποτίθεται
τὸ κλαίειν τε καὶ λυπεῖσθαι, καὶ στένειν, οἰμώζειν τε καὶ
θρηνεῖν, ὅσα τε ἄλλα τοιαῦτα, κἂν αἱ περὶ τῶν γεγενη-
μένων ὡς κακῶν ὅμοιαι διαμένωσιν ὑπολήψεις. ἱκανὰ μὲν
οὖν ἀμέλει καὶ ταῦτα πρὸς ἔνδειξιν ὧν οὐκ ὀρθῶς

poſſe videntur; etenim conſuetudine ırrationabilitas ani-
mae ınoleſcit in quocunque educetur. Tempore autem,
ut praedictum eſt, affectus conquieſcunt, repletis irratio-
nabilibus animi facultatibus his, quae antea deſiderabant.
At rationales cognitiones, judicia et ſummatim ſcientiae
omnes artesque propter ſolum ipſum tempus nudum
neque difficiles ad diſſolutionem fieri apparent, quemad-
modum ſecundum affectum conſuetudines, neque trans-
poni et ceſſare, ſicuti triſtitia aliiique affectus. Quis
namque ab eo, quod bis duo ſint quatuor, expletus tem-
poris proceſſu receſſit aliterque putavit? Vel quis de eo,
quod omnes ex centro circuli aequales exiſtant? In ſin-
gulisque aliis ſpeculationibus nullus eſt qui expletus ve-
terem abjecit opinionem, quemadmodum deponit ſiſtitque
plorare, triſtari, ſuſpirare, lugere, lamentari, quaeque
hujus generis ſunt alia, etſi de praeteritis tanquam malis
opiniones permaneant. Sufficerent quidem igitur et haec
ad ındicationem eorum, quae non recte Chryſippus tra-

ἔγραψεν ὁ Χρύσιππος ὑπέρ τε τῶν τῆς ψυχῆς παθῶν,
καὶ πολὺ πρότερον ἔτι περὶ τῶν ἐργαζομένων αὐτὰ δυνά-
μεων. οὐ μὴν ἀλλὰ διὰ τοῦ πέμπτου γράμματος ἔγνωκα
περὶ τῶν αὐτῶν ἔτι διαλεχθῆναι, παραλείπων μὲν τα
πλεῖστα τῶν οὐκ ὀρϑῶς εἰρημένων αὐτῷ, μόνων δὲ ἐκείνων
μνημονεύων, ἐν οἷς ἐναντιολογεῖται πρὸς ἑαυτόν, ἐναντία τε
τολμᾷ φϑέγγεσϑαι τοῖς ἐναργῶς φαινομένοις. ἐπιμνησϑή-
σομαι δ᾽ ἐν αὐτοῖς ἔτι καὶ τῶν ὑπὸ τοῦ Ποσειδωνίου πρὸς
τὸν Χρύσιππον ἀντειρημένων.

didit de animae affectibus, et multo adhuc prius de fa-
cultatibus ipfos efficientibus; attamen libro quinto de eis-
dem infuper diſſerere decrevi, relinquens quidem plurima
non recte ab eo dicta, illorum vero duntaxat memor,
in quibus fibi ipfe adverſatur, contrariaque audet eviden-
ter apparentibus proferre. Caeterum indidem ea pariter,
quae Poſidonius adverſus Chryſippum litteris mandaverit,
in memoriam fum reducturus.

ΓΑΛΗΝΟΥ ΠΕΡΙ ΤΩΝ ΚΑΘ' ΙΠΠΟΚΡΑΤΗΝ ΚΑΙ ΠΛΑΤΩΝΑ ΔΟΓΜΑΤΩΝ ΒΙΒΛΙΟΝ ΠΕΜΠΤΟΝ.

Ed. Chart. V. [155.]   Ed. Baf. I. (285.)

Κεφ. α'. Ὁ περὶ τῶν παθῶν τῆς ψυχῆς λόγος ἀναγκαῖος μὲν ἦν ἡμῖν ἐσκέφθαι καὶ δι' ἑαυτόν· ἀναγκαιότερον δὲ ἐποίησαν αὐτὸν οἱ περὶ τὸν Χρύσιππον εἰς ἀπόδειξιν τοῦ περιέχοντος τόπου τὸ τῆς ψυχῆς ἡγεμονοῦν προσχρησάμενοι. δείξαντες γὰρ, ὡς μὲν αὐτοὶ νομίζουσιν, ἅπαντα τὰ πάθη συνιστάμενα κατὰ τὴν καρδίαν, ὡς δὲ τἀληθὲς ἔχει, τὰ κατὰ μόνον τὸν θυμόν, ἔπειτα προσλα-

GALENI DE HIPPOCRATIS ET PLATONIS PLACITIS LIBER QVINTVS.

Cap. I. Sermo de animi affectibus neceſſarius etiam propter ſe mihi habitus eſt; magis autem ipſum neceſſarium Chryſippi ſectatores reddiderunt, qui ad loci principem animae facultatem continentis demonſtrationem eo ſunt uſi. Nam quum oſtendiſſent, quomodo ipſi univerſos affectus in corde conſiſtere opinentur, ut autem veritas habet, ſolam iracundiam, deinde ubi aſſumpſiſſent,

βόντες, ὡς, ἔνθα ἂν ᾖ τὰ πάθη τῆς ψυχῆς, ἐνταῦθ᾽ ἐστὶ
καὶ τὸ λογιζόμενον αὐτῆς, οὕτως ἤδη περαίνουσιν, ἐν τῇ
καρδίᾳ τὸ λογιστικὸν ὑπάρχειν. ἡμεῖς δὲ, ὅτι μὲν ἐντεῦθεν
ὁρμᾶται τὰ κατὰ τὸν θυμὸν, ἀληθεύειν αὐτούς φαμεν, οὐ
μὴν οὔθ᾽ ὅτι καθ᾽ ἕνα τόπον ἀναγκαῖόν ἐστι τό τε θυ-
μούμενον εἶναι καὶ τὸ λογιζόμενον, οὔθ᾽ ὅτι μιᾶς δυνά-
μεώς ἐστον ἔργα συγχωροῦμεν, ἀλλ᾽ ἀποδεικνύειν αὐτοὺς
ἀξιοῦμεν, ὥσπερ τἄλλα τὰ κατὰ τὸν λόγον, οὕτω καὶ ὅτι
τὴν αὐτὴν ἀρχὴν ἀναγκαῖόν ἐστιν εἶναι τῶν τε παθῶν
καὶ τοῦ λογισμοῦ. Χρύσιππος μὲν οὖν ἐν τῷ πρώτῳ περὶ
παθῶν ἀποδεικνύναι πειρᾶται, κρίσεις τινὰς εἶναι τοῦ λο-
γιστικοῦ τὰ πάθη, Ζήνων δ᾽ οὐ τὰς κρίσεις αὐτὰς, ἀλλὰ
τὰς ἐπιγιγνομένας αὐταῖς συστολὰς καὶ λύσεις, ἐπάρσεις τε
καὶ τὰς πτώσεις τῆς ψυχῆς ἐνόμιζεν εἶναι τὰ πάθη. ὁ Πο-
σειδώνιος δ᾽ ἀμφοτέροις διενεχθεὶς ἐπαινεῖ τε ἅμα καὶ
προσίεται τὸ Πλάτωνος δόγμα, καὶ ἀντιλέγει τοῖς περὶ τὸν
Χρύσιππον, [156] οὔτε κρίσεις εἶναι τὰ πάθη δεικνύων,
οὔτε ἐπιγιγνόμενα κρίσεσι, ἀλλὰ κινήσεις τινὰς ἑτέρων

ubicunque animi affectiones fint, ibi quoque ratiocinatri-
cem ipfius facultatem haberi, ita jam concludunt, in
corde ratiocinatricem exiftere. Nos vero, quoniam inde
iracundia profilit, vera ipfos dicere affirmamus, non
tamen, quod uno in loco et irafcibilem et ratiocinatricem
facultatem effe neceffarium fit, neque quod unius opera
facultatis exiftant, concedimus; verum demonftrare ipfos
volumus, ficuti alia, quae ad rationem attinent, fic etiam,
quod neceffario idem affectuum et rationis principium
exiftat. Chryfippus itaque libro priore de affectibus
oftendere conatur, affectus ratiocinatricis facultatis quae-
dam effe judicia. Zeno non ipfa judicia, fed fuperve-
nientes eis contractiones folutionesque, elationes et cafus
animi affectus effe exiftimavit. Pofidonius autem ab utris-
que diffentiens laudat fimul et admittit Platonis dogma,
adverfaturque Chryfippo, neque judicia effe affectus
oftendens, neque fupervenientia judicio, verum motiones

δυνάμεων ἀλόγων, ἃς ὁ Πλάτων ὠνόμασεν ἐπιθυμητικήν τε
καὶ θυμοειδῆ. πολλῶν δ᾽ εἰρημένων αὐτῷ πρὸς ἀπόδειξιν
τοῦ παλαιοῦ δόγματος, ἃ μέν ἐστιν ἐπίκαιρα, ταῦτ᾽ ἐν τῷ
πρὸ τούτου λόγῳ, τετάρτῳ τῆς ὅλης ὄντι πραγματείας, ἐπει-
ράθην εἰπεῖν διὰ βραχέων ἐπὶ τῇ τελευτῇ τοῦ γράμματος.
ἐν μὲν γὰρ τοῖς ἔμπροσθεν αὐτὸς ἀπ᾽ ἐμαυτοῦ διῆλθον, ὅσα
τε μάχεται τῶν ἐναργῶς φαινομένων τῷ Χρυσίππου δόγ-
ματι, καὶ ὅσα πρὸς ἑαυτὸν ἐναντιολογούμενος εἴρηκεν, οὐκ
ἀναμείνας τὸν ἔξωθεν κατήγορον. ἱκανὰ μὲν οὖν ἦν καὶ
ἐκεῖνα πρὸς ἀπόδειξιν τοῦ πλείους εἶναι δυνάμεις, αἷς ἐπι-
θυμοῦμέν τε καὶ θυμούμεθα καὶ λογιζόμεθα, καὶ μὴ μίαν,
ὡς ὁ Χρύσιππος οἴεται. προσκείσεται δ᾽ οὐκ ὀλίγα καὶ
κατὰ τοῦτον ἔτι τὸν λόγον, ὅσα ὁ Χρύσιππος αὐτὸς ἐναν-
τιολογούμενος αὐτῷ μαρτυρεῖ τοῖς τ᾽ ἀληθέσιν ἅμα καὶ
τῷ παλαιῷ δόγματι. τὰ μὲν γὰρ ἄλλα τὰ κακῶς εἰρημένα
παρ᾽ αὐτοῦ, καίτοι πάμπολλα τὸν ἀριθμὸν ὄντα, παρελ-
θεῖν ἔκρινα, πολύβιβλόν τε ἅμα τὴν πραγματείαν ἔσεσθαί
μοι νομίζων, εἰ πάντ᾽ ἐξελέγχοιμι καλῶς, πεπεισμένος τε

aliquas aliarum facultatum irrationabilium, quas Plato
concupifcibilem et irafcibilem nominavit. Quum autem
multa ad veteris placiti demonſtrationem prodiderit, quae
fane praeclara funt ao opportuna, eadem fuperiori libro,
qui totius operis quartus eſt, conatus fum breviter ad
commentarii calcem explicare. Etenim in prioribus ipfe
ex meo ingenio percenfui, quae evidenter apparentia
cum Chryfippi placito pugnarent, et quae fibimet con-
tradicens ipfe protulerit, non remoratus accufatorem ex-
ternum. Suffecerant igitur et illa ad demonſtrandum,
plures effe facultates, quibus concupifcimus, irafcimur,
ratiocinamur, et non unam, veluti Chryfippus autumat.
Apponentur autem non pauca etiam in hoc adhuc libro,
quae Chryfippus ipfe fibi contraria dicens conteſtatur
veris fimul et veteri placito. Siquidem alia, quae per-
peram ab eo funt dicta, quamvis numero permulta, prae-
terire decrevi, tum quia opus prolixum fore, fi omnia
probe coarguam, cenfeo, tum quia perfuafum mihi eſt,

ὑπὸ φιλονεικίας τῆς πρὸς τοὺς παλαιοὺς ἐριστικώτερον ὑπὲρ
αὐτῶν ἀντεροῦντάς μοι τοὺς ἐπαινοῦντας τὰ Χρυσίππου
δόγματα. ἐν οἷς δὲ αὐτὸς ἑαυτὸν καταβάλλει μετὰ τοῦ καὶ
μάχεσθαι τοῖς ἐναργῶς φαινομένοις, ἐν τούτοις ἡγοῦμαι τάχα
ἂν αἰδεσθῆναί τέ τινα καὶ μεταστῆναι πρὸς τὰ βελτίω,
καθάπερ καὶ ὁ Ποσειδώνιος ἐποίησεν, αἰδεσθεὶς συναγορεῦ-
σαι ψευδεῖ φανερῶς δόγματι τῷ τῶν ἄλλων Στωϊκῶν, οἵ γε
μέχρι τοσούτου φιλονεικίας ἥκουσιν, ὥστ', ἐπειδὴ τῆς λογι-
κῆς δυνάμεως ἔφασαν εἶναι τὰ πάθη, τοῖς ἀλόγοις ζώοις
μὴ μετέχειν αὐτῶν συγχωρεῖν, οἱ πλεῖστοι δ' οὐδὲ τοῖς παι-
δίοις, ὅτι δηλαδὴ καὶ ταῦτ' οὐδέπω λογικά. τὸ μὲν οὖν
οὕτως ἀναισχυντεῖν πρὸς τὰ πᾶσιν ἀνθρώποις ἐναργῶς φαι-
νόμενα σοφιστῶν ἔργον ἐστὶ, τὸ δὲ μηδὲ ἅπερ ὑπέθεντο
δύνασθαι διαφυλάττειν, ἀλλ' ἐναντία γράφειν αὐτῶν, ἀγυ-
μνάστων περὶ λόγον ἀνθρώπων, οἷός περ καὶ ὁ θαυμασιώ-
τατος Χρύσιππος ἐν παμπόλλαις εὑρίσκεται πραγματείαις.
ἀλλὰ περὶ μὲν τῶν ἄλλων ἑτέρωθι.

eos, qui Chryſippi placita collaudant, prae litigandi ſtudio,
quo erga veteres afficiuntur, litigioſius de ipſis mihi con-
tradicturos. At in quibus ipſe ſe dejicit pugnatque cum
manifeſto apparentibus, in his puto forſan revereri poſſe
aliquem et tranſire ad meliora, quemadmodum et Poſi-
donius factitavit, reveritus falſo palam dogmati aliorum
Stoicorum ſuffragari, qui eo veniunt contentionis, ut, cum
rationalis facultatis affectus eſſe dixerunt, non concedant,
animalia irrationalia eorum habere communionem, plurimi
ne pueros quidem, quoniam ſcilicet et hi nondum ratio-
nis compotes ſunt. Itaque tam impudenter adverſus ea,
quae omnibus hominibus evidenter apparent, reſiſtere
ad ſophiſtas pertinet; at quod neque ea, quae ſtatuerunt,
tueri poſſint, ſed contraria ipſis ſcribant, hominum eſt in
dicendo non exercitatorum, qualis etiam maxime mira-
bilis ille Chryſippus in multis operibus deprehenditur.
Verum de aliis alibi.

432 ΓΑΛΗΝΟΥ ΠΕΡΙ

Ed. Chart. V. [156. 157.]   Ed. Baf. I. (285.)

Κεφ. β΄. Περὶ δὲ τῶν τῆς ψυχῆς παθῶν, ὡς οὐκ
ἔστι τῆς λογικῆς δυνάμεως, ἤδη μέν μοι καὶ τὸ πρὸ
τούτου πεπλήρωται βιβλίον ὧν αὐτὸς ἀκούων ὁμολογεῖ,
πληρωθήσεται δ᾽ οὐδὲν ἧττον καὶ τοῦτο τὴν ἀρχὴν ἐν-
θένδε ποιησαμένῳ. τὸ πάθος τῆς ψυχῆς κίνησίν τινα
παρὰ φύσιν ἄλογον ὑπάρχειν, οὐχ οἱ παλαιοὶ μόνον, ἀλλὰ
καὶ Χρύσιππος ὁμολογεῖ. καὶ μὲν δὴ ὡς ἡ κίνησις αὕτη
ταῖς τῶν ἀστείων οὐκ ἐγγίνεται ψυχαῖς, ὡμολόγηται παρ᾽
ἀμφοῖν. ὁποία δέ τίς ἐστιν ἡ τῶν φαύλων ψυχὴ κατά τε
τὰ πάθη καὶ πρὸ τῶν παθῶν, οὐκ ἔθ᾽ ὁμοίως ἐξη-
γοῦνται. Χρύσιππος μὲν γὰρ ἀνάλογον ἔχειν αὐτήν φησι
τοῖς ἐπιτηδείοις σώμασιν εἰς πυρετοὺς ἐμπίπτειν, ἢ διαρ-
ῥοίας, ἤ τι τοιοῦτον ἕτερον ἐπὶ μικρᾷ καὶ τυχούσῃ προ-
φάσει. καὶ μέμφεταί γε ὁ Ποσειδώνιος αὐτοῦ τὴν εἰκόνα·
χρῆναι γάρ φησιν οὐ τούτοις, ἀλλὰ τοῖς ἁπλῶς ὑγιαίνουσι
σώμασιν εἰκάσαι τὴν τῶν φαύλων ψυχήν· εἴτε γὰρ ἐπὶ
μεγάλοις αἰτίοις, εἴτ᾽ ἐπὶ μικροῖς πυρέττοιεν, οὐδὲν διαφέ-
ρειν ὡς πρὸς τὸ πάσχειν τε αὐτὰ [157] καὶ εἰς πάθος

Cap. II. At de animi affectibus, quod rationalis fa-
cultatis non fint, jam fane etiam fuperior liber repletus
eft his, quae ipfe vel invitus fatetur, nihilominus et hic
replebitur, hinc ducto exordio. Affectum animi motio-
nem quandam praeter naturam rationis expertem effe,
non veteres tantum, fed Chryfippus quoque concedit.
Quin etiam, quod motus hic civilium animis non innafci-
tur, apud utrosque in confeffo eft. Qualis autem fit pra-
vorum anima tum in affectibus, tum ante affectus, non
itidem exponunt. Chryfippus namque ipfam refpondere
ait corporibus, quae in febres, aut alvi profluvium, aut
aliud quoddam ejusmodi levi ac fortuita occafione in-
cidere funt idonea. At Pofidonius fimilitudinem ipfius
damnat, oportere fiquidem ait non his, verum fimplici-
ter fanis corporibus pravorum animam affimilare; five
enim ob magnas caufas, five ob parvas febricitent, nihil
intereffe, ut patiantur ea et in affectum quomodocunque

Ed. Chart. V. [157.]   Ed. Baf. I. (285. 286.)

ἄγεσθαι καθ᾽ ὁτιοῦν, ἀλλὰ τῷ τὰ μὲν εὐέμπτωτα εἶναι,
τὰ δὲ δύσπτωτα διαφέρειν ἀλλήλων. οὔκουν ὀρθῶς εἰκά-
ζεσθαί φησιν ὑπὸ τοῦ Χρυσίππου τὴν μὲν ὑγίειαν τῆς
ψυχῆς τῇ τοῦ σώματος ὑγιείᾳ, τὴν δὲ νόσον τῇ ῥᾳδίως
εἰς νόσημα ἐμπιπτούσῃ καταστάσει τοῦ σώματος· ἀπαθῆ
μὲν γὰρ γίγνεσθαι ψυχὴν τὴν τοῦ σοφοῦ δηλονότι, σῶμα
δ᾽ οὐδὲν ὑπάρχειν ἀπαθές, ἀλλὰ δικαιότερον εἶναι προσει-
κάζειν τὰς τῶν φαύλων ψυχὰς ἤτοι τῇ σωματικῇ ὑγιείᾳ
ἐχούσῃ τὸ εὐέμπτωτον εἰς νόσον, (οὕτω γὰρ ὠνόμασεν ὁ
Ποσειδώνιος,) ἢ αὐτῇ τῇ νόσῳ, εἶναι γὰρ μᾶλλον νοσώδη
(286) τινὰ ἕξιν, ἢ ἤδη νοσοῦσαν. συμφέρεται μέντοι τῷ
Χρυσίππῳ καὶ αὐτός, ὡς νοσεῖν τε καὶ λέγειν τὴν ψυχὴν
ἅπαντας τοὺς φαύλους, ἐοικέναι τε τὴν νόσον αὐτῶν ταῖς
εἰρημέναις τοῦ σώματος καταστάσεσι. λέγει γοῦν ὧδε κατὰ
λέξιν· διὸ καὶ ἡ νόσος τῆς ψυχῆς ἔοικεν, οὐχ, ὡς ὁ Χρύ-
σιππος ὑπείληφε, τῇ νοσώδει καχεξίᾳ τοῦ σώματος, καθ᾽ ἣν
ὑποφέρεται ῥομβώδεσιν, οὐχὶ περιοδικοῖς, οἷς τ᾽ ἐμπίπτε ιπυ-
ρετοῖς, ἀλλὰ μᾶλλον ἔοικεν ἡ ψυχικὴ νόσος ἤτοι σωματικῇ

ducantur, verum eo, quod haec facile, illa difficile in-
cidunt, invicem differre. Non igitur recte a Chryfippo
affimilari dicit animae fanitatem corporis fanitati, mor-
bum vero corporis conftitutioni, quae facile in morbum
incidat; quippe fapientis animam fcilicet nullis ob-
noxiam affectibus fieri, corpus autem nullum illis effe
liberum; verum juftius exiftere, ut pravorum animae
vel corporeae fanitati, quae omnis proclivitatem in mor-
bum habet, (fic enim appellavit Pofidonius,) vel ipfi morbo
affimilentur; effe enim vel morbofum quendam habitum,
vel jam laborantem. Confentit autem Chryfippo, ut ipfe
et aegrotare dicat animo omnes pravos, fimiletque mor-
bum ipforum commemoratis corporis conftitutionibus.
Itaque fic ad verbum fcribit: *Quare et morbus animi
fimilis eft, non, quemadmodum Chryfippus exiftimavit,
morbofo corporis habitui pravo, ob quem fubjiciuntur
erraticis nec periodum habentibus febribus, in quas in-
cidunt, fed magis affimilatur animae morbus vel cor-*

434 ΓΑΛΗΝΟΥ ΠΕΡΙ

Ed. Chart. V. [157.] Ed. Baf. I. (286.)

ὑγιείᾳ ἐχούσῃ τὸ εὐέμπτωτον εἰς τὴν νόσον, ἢ αὐτῇ τῇ
νόσῳ. ἔστι γὰρ ἡ μὲν σωματικὴ νόσος ἕξις ἤδη νοσοῦσα,
ἡ δὲ ὑπὸ τοῦ Χρυσίππου λεγομένη νόσος εὐεμπτωσίᾳ μᾶλ-
λον ἔδικεν εἰς πυρετούς. ἐν τούτοις τὸν Ποσειδώνιον ἐπαι-
νῶ μὲν, ὅτι τοῖς ὑγιαίνουσι σώμασιν ὁμοίως ἔχειν φησὶ τὰς
τῶν φαύλων ψυχὰς, ὅταν ἔξω παθῶν καθεστήκωσιν, οὐκ
ἔπαινῶ δὲ νόσον ὀνομάζοντα τὴν τοιαύτην κατάστασιν.
ἐχρῆν γὰρ, εἴπερ ὀρθῶς εἴκαζε, τὰς μὲν τῶν σπουδαίων ψυ-
χὰς ὁμοίως ἔχειν φάναι τοῖς ἀπαθέσι σώμασιν, εἴτ᾽ οὖν
ἔστιν, εἴτ᾽ οὐκ ἔστι τινὰ τοιαῦτα, (περιττὸν γὰρ ὡς πρὸς
τὴν προκειμένην εἰκόνα διασκέπτεσθαι τοῦτο,) τὰς δὲ τῶν
προκοπτόντων τοῖς εὐεκτικοῖς, τὰς δὲ τῶν μετρίων ἀνδρῶν
τοῖς ὑγιαίνουσι χωρὶς εὐεξίας, τὰς δὲ τῶν πολλῶν τε καὶ
φαύλων τοῖς ἐπὶ σμικρᾷ προφάσει νοσοῦσι, τὰς δὲ τῶν
ὀργιζομένων, ἢ θυμουμένων, ἢ ὅλως ἐν πάθει τινὶ
καθεστώτων τοῖς ἤδη νοσοῦσιν. ἀλλὰ γὰρ εὐλαβηθῆναί
μοι δοκεῖ διαφερόμενος ἐν ἅπασι φωραθῆναι Χρυσίππῳ.

poreae fanitati proclivitatem in morbum cadendi haben-
ti, vel ipfi morbo. Eft enim corporis morbus habitus
jam aegrotans. At qui a Chryfippo morbus dicitur,
facilitas potius cadendi in febres apparet. In his fane
laudo Pofidonium, quod pravorum animas, quum extra
affectus confliterint, fanis corporibus fimiles effe prae-
dicat; non probo autem, quod ejusmodi conftitutionem
morbum nominet. Oportebat enim, fi recte fapientum
animas vellet affimilare, dicere, fimili corporibus modo,
quae ab affectibus funt immunia, ipfas habere, five funt,
five non funt quaedam hujusmodi, (fuperfluum enim
quantum ad propofitam fimilitudinem hoc confiderare,)
at providorum bono habitu praeditis, mediocrium vero
virorum fanis fine bona habitudine, vulgarium autem
et pravorum iis, qui levi de caufa laborant, fed irafcen-
tium aut furibundorum aut fummatim affectu aliquo ob-
feflorum iis, qui jam aegrotant. Sed enim caviffe mihi
videtur, ne in omnibus a Chryfippo diffentiens depre-

τίνα γὰρ ἄν τις ἄλλην αἰτίαν εἴποι τοῦ τὴν νόσον τῆς ψυ-
χῆς ὁμοιοῦν αὐτὸν τῇ καταστάσει τῶν θ᾽ ὑγιαινόντων σωμά-
των, τῶν τ᾽ ἤδη νοσούντων; οὐ γὰρ ἀμφοτέροις, ἀλλὰ μό-
νοις τοῖς νοσοῦσι δικαιότερον ἦν παραβεβλῆσθαι τὰς νο-
σούσας ψυχάς· ἀδύνατον γὰρ ἓν πρᾶγμα, τὴν νόσον τῆς
ψυχῆς, δυσὶν ἐναντίοις ὡμοιῶσθαι πράγμασιν, ὑγιείᾳ τε ἅμα
καὶ νόσῳ. εἰ γὰρ δὴ τοῦτο, καὶ τὴν ὑγίειαν ἀναγκαῖον
ἔσται τῇ νόσῳ παραπλησίαν ὑπάρχειν, εἴ γε δὴ καὶ τῇ τῆς
ψυχῆς νόσῳ προσέοικεν ἑκάτερον αὐτῶν· τὰ γὰρ τῷ αὐτῷ
παραπλήσια πάντως που καὶ ἀλλήλοις ἐστὶ παραπλήσια.
Χρύσιππος δ᾽ ἀτοπώτερος ἔτι, μηδ᾽ ἐν ταῖς περιοδικαῖς τισι
νόσοις καθεστώσαις, οἱονεὶ τριταίων ἢ τεταρταίων πυρετῶν,
ὡμοιῶσθαι συγχωρῶν τὴν νόσον τῆς ψυχῆς. γράφει γοῦν
ὧδε· ὑπονοητέον τοίνυν, τὴν μὲν τῆς ψυχῆς νόσον ὁμοιοτά-
την εἶναι τῇ τοῦ σώματος πυρετώδει καταστάσει, καθ᾽ ἣν
οὐ περιοδικῶς, ἀλλ᾽ ἀτάκτως πυρετοὶ καὶ φρῖκαι γίνονται,
καὶ ἄλλως ἀπὸ τῆς διαθέσεως, καὶ μικρῶν ἐπιγινομένων αἰ-
τίων. οὐκ οἶδα, τί ποτε δόξαν αὐτῷ, τοὺς μὲν ἑτοίμως

hendatur. Quam enim aliam caufam dicas eius, qui
animi morbum ipfe conftitutioni corporum tum fanorum
tum jam laborantium conftitutioni affimilet? Non enim
ambobus, verum folis aegrotantibus animas laborantes
comparaffe erat juftius. Quippe una res, puta animi
morbus, nequit duabus contrariis rebus, fanitati pariter
et morbo, affimilari. Si enim hoc, etiam fanitatem morbo
perfimilem effe oportebit, fiquidem animae morbo
utrumque ipforum affimilavit. Quippe quae eidem fimilia
funt, omnino etiam inter fe fimilia funt. At Chryfippus
abfurdius adhuc ne in circuitu quidem morbis quibus-
dam confiftentibus, veluti tertianis aut quartanis febribus,
animi morbum affimilari concedit. Scribit itaque hunc
in modum: *Cogitandum igitur, animi morbum febrili
corporis conftitutioni effe fimillimum, qua non circuitus
modo, fed inordinatae febres horroresque oboriuntur, et
praefertim a difpofitione, parvisque fupervenientibus
caufis.* Haud novi, quae tandem ipfius fit opinio. Alios

436 ΓΑΛΗΝΟΥ ΠΕΡΙ

Ed. Chart. V. [157. 158.]   Ed. Baf. I. (286.)

ἔχοντας πρὸς τὸ νοσῆσαι νοσεῖν ἤδη φησὶ, τοὺς δ᾽ ἤδη
νοσοῦντας οὐδ᾽ ὅλως νοσεῖν. οἱ γὰρ ἐν τεταρταίαις καὶ
τριταίαις περιόδοις ὄντες, ἐπειδὰν μὲν ῥιγῶσί τε καὶ πυ-
ρέττωσιν, ἐν πάθει καθεστήκασι, κινουμένης δ᾽ αὐτῶν
τῆς νοσώδους κατασκευῆς, ἐπειδὰν μηδὲν τούτων πάσχωσιν,
ἀλλ᾽ ἐν τοῖς καλουμένοις διαλείμμασιν ὦσιν, [158] ἔξω τῶν
παθῶν εἰσι. τὴν μέντοι νοσώδη κατάστασιν εἰκάζοιτό τις
ἂν, οἶμαι, τοῖς ἤτοι πενθοῦσιν, ἢ ἐρῶσιν, ἢ φθονοῦσιν,
ἤ τι τοιοῦτον ἕτερον πασχουσιν. καὶ γὰρ οὗτοι, καθ᾽ ὃν
μὲν ἂν χρόνον ἢ ὑπνώττωσιν, ἢ πρὸς ἄλλῳ τινὶ τὴν διά-
νοιαν ἔχωσιν, ἔξω τῶν παθῶν γίνονται, μετ᾽ ὀλίγον δὲ
ἀναμνησθέντες αὐτῶν εἰς παραπλησίαν τινὰ κατάστασιν
ἀφικνοῦνται ταῖς καταβολαῖς τῶν πυρετῶν. ὅσοις μέντοι
μήτε πένθος ἐνέστηκε, μήτ᾽ ἐπιθυμία τις ὑπόγυιος, ἢ θυ-
μός, οὗτοι τοῖς ὑγιαίρουσι τὰ σώματα παραπλησίως ἔχουσιν.
ἐπεὶ δὲ καὶ τούτων αὐτῶν ἔνιοι μέν εἰσιν εὐάλωτοι νόσοις, ἔνιοι
δ᾽ οὔ, καὶ τῶν τὰς ψυχὰς ὑγιαινόντων οἱ μὲν τούτοις, οἱ
δ᾽ ἐκείνοις ὁμοίως ἕξουσιν, οὐ μὴν λεχθήσονταί γε νοσεῖν

proclives ad morbum aegrotare jam dicit, jam vero
aegrotantes nequaquam aegrotare. Nam qui in quartanis
tertianisque periodis funt, quum quidem concutiuntur et
febricitant, affectu detinentur; quum autem morbofa ipfo-
rum conftitutio commovetur, nihilque horum ipfi patiun-
tur, fed in dictis intervallis exiftunt, extra affectus funt.
Morbofam vero conftitutionem affimilaverit aliquis meo
judicio iis, qui vel lugent, vel amant, vel invident, vel
hujusmodi quodam alio urgentur affectu, fiquidem, in
quocunque tempore vel dormiunt, vel ad aliud quoddam
mentem habent, extra affectum feruntur, paulo poft, ubi
ipforum meminerint, in conftitutionem quandam febrium
infultibus perfimilem deveniunt. Quibus vero neque
luctus obvenit, neque cupiditas quaedam, vel iracundia
recens, hi iis, qui corporibus fani funt, fimiliter habent.
Quoniam vero et horum ipforum nonnulli facile capiun-
tur morbis, nonnulli minus, et inter eos, qui animo
valent, alii his, alii illis fimiliter habebunt, non tamen

τὰς ψυχὰς, εἴπερ μηδ᾽ ἐκεῖνοι τὰ σώματα. ἀλλὰ νὴ Δία
φήσει τις ἴσως τῶν Στωϊκῶν, ὥσπερ οὖν καὶ λέγουσιν, οὐ
τὴν αὐτὴν ἀναλογίαν εἶναι τῇ ψυχῇ πρὸς τὸ σῶμα κατά
τε τὰ πάθη καὶ τὰ νοσήματα καὶ τὴν ὑγίειαν. τί ποτ᾽
οὖν, ὦ βέλτιστοι, φαίημεν ἂν ἡμεῖς πρὸς αὐτούς, εἰκάζετε
τοῖς κατὰ τὸ σῶμα πάθεσί τε καὶ νοσήμασι τὰ τῆς ψυχῆς
πάθη; τί δὲ Χρύσιππος ἐν τῷ περὶ παθῶν ἠθικῷ γράφει
ταυτί; οὔτε γὰρ περὶ τὸ νοσοῦν σῶμά ἐστί τις τέχνη, ἣν
προσαγορεύομεν ἰατρικὴν, οὐχὶ δὲ καὶ περὶ τὴν νοσοῦσαν
ψυχήν ἐστί τις τέχνη, οὔτ᾽ ἐν τῇ κατὰ μέρος θεωρίᾳ τε καὶ
θεραπείᾳ δεῖ λείπεσθαι ταύτην ἐκείνοις. διὸ καὶ, καθάπερ
τῷ περὶ τὰ σώματα ἰατρῷ καθήκει τῶν τε συμβαινόντων
αὐτοῖς παθῶν ἐντὸς εἶναι, ὡς εἰώθασι τοῦτο λέγειν, καὶ
τῆς ἑκάστῳ οἰκείας θεραπείας, οὕτω καὶ τῷ τῆς ψυχῆς ἰα-
τρῷ ἐπιβάλλει ἀμφοτέρων τούτων ἐντὸς εἶναι, ὡς ἔνι ἄριστα.
καὶ ὅτι οὕτως ἔχει, μάθοι ἄν τις τῆς πρὸς ταῦτα ἀναλο-
γίας παρατεθείσης ἀπ᾽ ἀρχῆς. ἡ γὰρ πρὸς ταῦτα ἀντι-
παρατείνουσα οἰκειότης παραστήσει, ὡς οἴομαι, καὶ τὴν

dicentur animis aegrotare, fiquidem ne illi quidem cor-
poribus. Sed per Jovem dicet forfan aliquis Stoicorum,
quemadmodum utique dicunt, non eandem effe animae
cum corpore proportionem in affectibus, morbis et fani-
tate. Quidnam igitur, o praeftantiffimi, nos ad ipfos dixe-
rimus, affimilatis corporis affectibus morbisque animi
affectus? Cur autem Chryfippus in libro morali de
affectibus haec fcribit? *Neque enim circa aegrum corpus
ars quaedam eft, quam vocamus medicinam, non autem
et circa animam aegrotantem ars quaedam habetur, neque
hanc in particulari fpeculatione ac curatione illa infe-
riorem effe oportet. Quare itidem veluti corporum medico
onvenit, et intra affectus ipfis evenientes effe (ut con-
fueverunt hoc dicere) et intra peculiarem uniuscujusque
curationem, fic et animae medico incumbit, ut quam
licet maxime intra haec ambo exiftat. Et quod ita ha-
beat, didicerit aliquis proportione, quae inter ipfa eft ab
initio expofita; nam proprietas eorum ad haec comparata*

τῶν θεραπειῶν ὁμοιότητα, καὶ ἔτι τὴν ἀμφοτέρων τῶν
ἰατρειῶν πρὸς ἀλλήλας ἀναλογίαν. ὅτι μὲν οὖν ἀναλογίαν
τινὲς βούλονται εἶναι τῶν ἐν τῇ ψυχῇ τοῖς κατὰ τὸ σῶμα,
δῆλον οἶμαι γεγονέναι, καὶ οὐ μόνον γε διὰ τῆς προγεγραμ-
μένης ῥήσεως, ἀλλὰ καὶ δι᾽ ὧν ἐφεξῆς γράφει τόνδε τὸν
τρόπον ἐχόντων· καθάπερ γὰρ καὶ ἐπὶ τοῦ σώματος θεω-
ρεῖται ἰσχύς τε καὶ ἀσθένεια, εὐτονία καὶ ἀτονία καὶ τό-
νος, πρὸς δὲ τούτοις ὑγίειά τε καὶ νόσος, εὐεξία τε καὶ
καχεξία, καὶ τἄλλα ὅσα τούτοις ἑξῆς καταλέγει πάθη τε καὶ
ἀῤῥωστήματα καὶ νοσήματα, κατὰ τὸν αὐτόν, φησὶ, τρόπον
ἀνάλογόν τινα πᾶσι τούτοις καὶ ἐν ψυχῇ λογικῇ συνίσταταί τε
καὶ ὀνομάζεται, εἶθ᾽ ἑξῆς ἐπιφέρων φησὶν, ἃς οἴομαι, ἀπὸ
τῆς τοιαύτης ἀναλογίας τε καὶ ὁμοιότητος καὶ τῆς ἐν αὐ-
τοῖς συνωνυμίας γεγενημένης· καὶ γὰρ καὶ κατὰ ψυχήν τινας
λέγομεν ἰσχύειν καὶ ἀσθενεῖν, καὶ εὐτόνους καὶ ἀτόνους εἶναι,
καὶ ἔτι νοσεῖν καὶ ὑγιαίνειν, οὕτω πως καὶ τοῦ πάθους καὶ
τοῦ κατ᾽ αὐτὴν ἀῤῥωστήματος λεγομένου, καὶ τῶν τούτοις πα-
ραπλησίων. ἐναργῶς γὰρ ἐν τούτοις ὁ Χρύσιππος ἀναλογίαν

confirmabit meo judicio curationum quoque fimilitudi-
nem, praeterea utriusque medicinae inter fe proportionem.
Quod itaque nonnulli animae proportionem cum corpore
effe volunt, innotuiffe arbitror, idque non folum ex
fuperius comprehenfa fententia, verum ex his pariter,
quae deinceps quoque hunc in modum defcribit: *Quem-
admodum enim in corpore fpectatur robur, imbecillitas,
firmitas, infirmitas et vis, ad haec fanitas, morbus,
bonus malusque habitus, ac alia, quae poft haec enume-
rat, affectus, aegritudines et morbi, pari, inquit, modo,
proportione quadam omnibus his et in anima rationali
confiftunt nominanturque.* Deinde rurfus, *Inferam,* inquit,
*tanquam, ut puto, ab hujusmodi proportione et fimilitu-
dine itidem cognominatione in ipfis facta. Etenim animo
quosdam valere dicimus et infirmari, validos et invali-
dos effe, ad haec aegrotare et fanos effe.* Ita etiam
affectus ejusque infirmitas dicitur, atque his confimilia.
Manifefte enim in his Chryfippus proportionem quandam

ΙΠΠΟΚΡ. ΚΑΙ ΠΛΑΤΩΝ. ΔΟΓΜ. Ε.   439

Ed. Chart. V. [158. 159.]   Ed. Baf. I. (286. 287.)

τινὰ βούλεται σώζεσθαι τῶν ἐν τῇ ψυχῇ τοῖς κατὰ τὸ σῶμα,
καὶ παθῶν πρὸς πάθη, καὶ ἀῤῥωστημάτων πρὸς ἀῤῥωστή-
ματα, καὶ νοσημάτων πρὸς νοσήματα, καὶ ὑγιείας πρὸς
ὑγίειαν, καὶ εὐεξίας πρὸς εὐεξίαν, καὶ ἰσχύος πρὸς ἰσχὺν,
καὶ ἀσθενείας πρὸς ἀσθένειαν, καὶ ἁπλῶς εἰπεῖν ἁπάντων
τῶν συνωνύμως λεγομένων πρὸς ἅπαντα· καὶ γὰρ τοὔνομα,
καὶ τὸν λόγον αὐτῶν εἶναι τὸν αὐτόν, εἴ γε δὴ συνώνυμά
φησιν ὑπάρχειν αὐτά. ὥστε, ὅπως ἄν τις ὁρίζηται καθόλου
τὴν ἐν τῷ σώματι νόσον, ἀναγκαῖον εἶναι τούτῳ, καὶ τὴν
ἐν ψυχῇ κατὰ τὸν αὐτὸν τρόπον ὁρίζεσθαι. ὅτι μὲν οὖν
πρόκειται τῷ Χρυσίππῳ ἀναλογίαν ἅπασαν ἐξηγεῖσθαί τε
καὶ φυλάττειν, ἐκ τούτων δῆλον. [159] εἰ δὲ ἐπιχειρήσας
αὐτὸ ποιεῖν οὐ τυγχάνει τοῦ προτεθέντος, οὐκ ἀποστα-
τέον ἐστὶ τῆς ὁμοιότητος, ἀλλὰ τῇ διδασκαλίᾳ μεμπτέον,
ὡς οὐκ ἀληθεῖ. τοῦτο δ' οὐδὲν ἧττον αὐτῇ καὶ κατὰ τὸν
ἐφεξῆς ὑπάρχει λόγον ἅπαντα τὸν ἐν τῷ περὶ παθῶν
ἠθικῷ. γράφει γοῦν ὧδε· διὸ καὶ κατὰ τροπον προῆκται
Ζήνωνι λόγος. (287) ἡ δὲ τῆς ψυχῆς νόσος ὁμοιοτάτη ἐστὶ

animi affectuum cum iis, quae corpori accidunt, fervare
cogitat, vitiorum cum vitiis, affectionum cum affectioni-
bus, morborum cum morbis, fanitatis cum fanitate, boni
habitus cum bono habitu, roboris cum robore, imbecilli-
tatis cum imbecillitate, et fummatim omnium, quae fimili
nomine dicuntur, cum omnibus. Quippe nomen ratio-
nemque ipforum effe eandem, fiquidem fynonyma ipfa
effe pronunciat; quapropter, ut quis univerfim corporis
morbum definiat, neceffarium huic effe et animi mor-
bum pari modo definire. Quod itaque Chryfippo inftitu-
tum eft, proportionem univerfam et interpretari, et tueri,
hinc manifefte conftat. At fi aggreffus ipfum facere non
affequitur, quod propofitum eft, haud defiftendum eft a
fimilitudine, verum difciplina tanquam minime verax
damnanda eft. Id vero nihilominus ipfi ineft in fubfe-
quenti toto fermone, qui in opere morali de affectibus
habetur; fcribit itaque hunc in modum. *Quare etiam
pro more Zenoni oratio producta eft. Animi morbus*

τῇ τοῦ σώματος ἀκαταστασίᾳ. λέγεται δὲ εἶναι σώματος
νόσος ἡ ἀσυμμετρία τῶν ἐν αὐτῷ θερμοῦ, καὶ ψυχροῦ, καὶ
ξηροῦ, καὶ ὑγροῦ. καὶ μετ᾽ ὀλίγα· ἡ δ᾽ ἐν τῷ σώματι
ὑγίεια εὐκρασία τις καὶ συμμετρία τῶν διηρημένων. καὶ
πάλιν ἐφεξῆς· οἶμαι γὰρ εἶναι εὐεξίαν σώματος τὴν ἀρί-
στην τῶν ῥηθέντων εὐκρασίαν. καὶ πάλιν ἐφεξῆς· λέγεται
δὲ καὶ ταῦτα οὐκ ἄπο τρόπου ἐπὶ τοῦ σώματος, διότι ἡ ἐν
θερμοῖς, καὶ ψυχροῖς, καὶ ὑγροῖς, καὶ ξηροῖς γενομένη
συμμετρία ἢ ἀσυμμετρία ἐστὶν ὑγίεια ἢ νόσος, ἡ δὲ ἐν νεύροις
συμμετρία ἢ ἀσυμμετρία ἰσχὺς ἢ ἀσθένεια, καὶ εὐτονία ἢ
ἀτονία, ἡ δ᾽ ἐν τοῖς μέλεσι συμμετρία ἢ ἀσυμμετρία
κάλλος ἢ αἶσχος. ἀλλὰ ταῦτα μὲν, ὦ γενναιότατε Χρύ-
σιππε, καλῶς ἅπαντα διῆλθες, ἀπόδος δ᾽ ἡμῖν, ὡς ἐπηγ-
γείλω, τὴν ἀναλογίαν τῶν ἐν τῇ ψυχῇ συνωνύμως αὐτοῖς
ὠνομασμένων, ἀρξάμενος ἀπὸ τῆς ὑγιείας τε καὶ νόσου.
ὥσπερ γὰρ ὑγίεια σώματός ἐστιν ἡ συμμετρία τῶν ἁπλουστά-
των αὐτοῦ μορίων, ἃ δὴ καὶ στοιχεῖα προσαγορεύομεν, τοῦ

corporis infirmitati fimillimus eft; dicitur autem corporis
morbus effe immoderatio calidi in eo, frigidi, ficci et
humidi. Ac paulo poft: Corporis fanitas bona quaedam
temperies et commoderatio commemoratorum. Ac deinde
rurfus: Puto enim, effe bonam corporis habitudinem opti-
mam dictorum temperiem. Iterumque deinceps: Dicuntur
autem et haec non abs re in corpore, eo quod in calidis,
frigidis, humidis et ficcis eveniens commoderatio aut
immoderatio eft fanitas aut morbus. At in nervis
commoderatio aut immoderatio robur vel imbecillitas,
firmitas vel infirmitas exiftit; in membris autem commo-
deratio vel immoderatio pulchritudo aut turpitudo eft.
Sed haec, o praeclare Chryfippe, omnia recte percen-
fuifti; trade autem nobis, ut pollicitus es, proportionem
eorum, quae in anima confimili ipfis nomine appellata
funt, aufpicatus a fanitate et morbo. Quemadmodum
enim fanitas corporis eft commoderatio fimpliciffimarum
ejus partium, quae jam et elementa nuncupamus, calidi

θερμοῦ λέγω, καὶ ψυχροῦ, καὶ ξηροῦ, καὶ ὑγροῦ, κατὰ τὸν
αὐτὸν τρόπον εἴη ἂν, οἶμαι, καὶ ἡ τῆς ψυχῆς ὑγίεια συμ-
μετρία τις τῶν ἁπλῶν αὐτῆς μορίων· ἃ τίνα ποτ᾽ ἐστὶ, καὶ
ὁπόσα, καὶ ὅπως ἔχοντα πρὸς ἄλληλα, διελθεῖν ἀναγκαῖον
ἔσται σοι, μέλλοντί γε μηδὲν παραλείψειν ὧν ἐπηγγείλω.
καὶ δὴ καὶ ἡ νόσος ἡ τῆς ψυχῆς ὡσαύτως ἀσυμμετρία τις
ἔσται καὶ στάσις πρὸς ἄλληλα τῶν αὐτῶν τούτων μορίων,
ὧν ἡ συμμετρία τῆς ψυχῆς ἦν ὑγίεια. τὰ δὲ μόρια ταῦτα
κατὰ τὸν Πλάτωνα τὸ θυμοειδές ἐστι, καὶ τὸ λογιστικὸν,
ἔτι τε πρὸς τούτοις τρίτον τὸ ἐπιθυμητικὸν, ὥστε σώζε-
σθαι τήν τε τῆς ὑγιείας καὶ τὴν τῆς νόσου κατὰ πᾶν
ὁμοιότητα τῆς ψυχῆς πρὸς τὸ σῶμα. συμφωνοῦντα μὲν γὰρ
ἀλλήλοις τὰ τρία καὶ κατὰ μηδὲν στασιάζοντα τὴν ὑγίειαν
τῆς ψυχῆς ἀπεργάζεται, διαφωνήσαντα δὲ καὶ στασιάσαντα
τὴν νόσον. ἔστι γὰρ ἡ νόσος ἀνωτέρω καὶ καθόλου μᾶλ-
λον, ὡς μικρὸν ἔμπροσθεν εἴρηται. περιλάβωμεν οὖν αὐ-
τῆς τὴν ἔννοιαν· ἡ τοῦ φύσει συγγενοῦς ἔκ τινος διαφθο-
ρᾶς διαφορά· οὕτω γὰρ ἐν Σοφιστῇ Πλάτων ὡρίσατο.

dico, et frigidi, et ficci, et humidi, eodem modo etiam
erit animi fanitas commoderatio quaedam fimplicium
ipfius partium: quae tandem, et quot, quomodoque in-
vicem fe habeant, perfequi tibi erit neceffarium, fi nihil
eorum, quae promififti, es omiffurus. Quin etiam morbus
animi fimiliter immoderatio quaedam eft et difcordia
ipfarum harum partium inter fe, quarum commoderatio
animi erat fanitas. Sunt autem hae partes juxta Plato-
nis fententiam irafcibilis, rationalis, praeterea ad haec
tertia concupifcibilis; ut fervetur fanitatis et morbi om-
nino fimilitudo animi cum corpore; etenim concordes
invicem hae tres et in nullo diffidentes fanitatem animi
efficiunt, difcordes autem et contendentes morbum; eft
namque morbus fuperius quoddam et univerfalius, veluti
paulo ante dictum eft. Comprehendimus itaque ipfius
notionem hoc pacto: rei natura congenitae diffidium ex
aliqua corruptela; fic enim Plato in Sophifta definivit.

ὅτι δ᾽ ἀνωτάτω τ᾽ ἐστὶν ἡ ἀπόδειξις ἥδε, καὶ πάσας τὰς
κατὰ μέρος νόσους ἀκριβῶς περιλαμβάνει, τάς τε τῆς ψυ-
χῆς ἡμῶν, καὶ τὰς τοῦ σώματος, καὶ τὰς ἐν τοῖς ἄλλοις
ζώοις τε καὶ φυτοῖς, ἤδη δὲ κἂν ταῖς πόλεσιν ὅλαις, οὐ
χαλεπὸν καταμαθεῖν. οὕτω γὰρ, οἶμαι, καὶ τὰς στασιαζού-
σας πόλεις ἐμφυλίῳ πολέμῳ νοσεῖν ἐν ἑαυταῖς λέγομεν, ὡς
ἂν εἰς μάχην ἀφιγμένων τῶν ἐν αὐταῖς φύσει συγγενῶν.
αὕτη μὲν ἡ γενικωτάτη νόσου πάσης ἔννοια. τῶν δ᾽
ἁπλουστάτων μορίων ἡ πρὸς ἄλληλα στάσις ἧττον ταύ-
της ἐστὶ γενικὴ, καὶ ταύτης ἔθ᾽ ἧττον, ἐπειδὰν θερμῶν,
καὶ ψυχρῶν, καὶ ξηρῶν, καὶ ὑγρῶν ἀμετρία τις εἶναι
λέγηται. σώματος γὰρ αὕτη γε μόνου καὶ οὐδενὸς τῶν
ἄλλων ἐστὶ νόσος, ὥσπερ γε καὶ ἡ τοῦ λογιστικοῦ στάσις
οὐδενὸς τῶν ἄλλων ἐστὶ πλὴν ψυχῆς νόσος. ὁ δὲ Χρύσιπ-
πος ἁμαρτάνει διττὰ κατὰ τὴν ἐν τούτοις διδασκαλίαν·
πρῶτον μὲν, ὅτι διαφέρεται πρὸς αὑτόν, ἐν μὲν τῷ περὶ
παθῶν ἠθικῷ συνωνύμως ὠνομάσθαι λέγων τὴν ἐν τῇ ψυχῇ
νόσον τῇ κατὰ τὸ σῶμα, [160] διὰ δὲ τοῦ πρώτου τῶν

Quod autem fuprema eft demonftratio haec, et omnes
particulares morbos exacte comprehendit tum animi
noftri, tum corporis, tum aliorum animantium ftirpium-
que, jam vero eos etiam, qui in civitatibus totis, haud
operofum eft condifcere: fic enim, puto, civili bello op-
preffas civitates inteftino bello aegrotare in feipfis dici-
mus, tanquam ii, qui congeneres natura in ipfis funt,
ad pugnam defcenderint. Haec fane generaliffima totius
morbi notio eft; at fimpliciffimarum partium invicem
feditio minus hac eft generalis, et hac adhuc minus,
quum calidi, frigidi, ficci et humidi immoderatio quae-
dam effe dicitur, corporis enim haec folius et aliorum
nullius eft morbus, quemadmodum et ratiocinatricis diffi-
dium nullius aliorum eft praeterquam animi morbus.
At Chryfippus duplici modo peccat in horum difciplina:
primum quidem, quia ipfe fecum diffentit, in opere qui-
dem ethico de affectibus dicens, animi morbum univoce
cum corporis morbo appellari, primo autem logicorum

λογικῶν εἰκάζων αὐτὴν εὐλύτῳ καὶ εὐδιαφθάρτῳ ὑγιείᾳ·
ἔπειϑ᾽ ὅτι μηδ᾽, ὕπερ ἀληϑῶς ὑπέσχετο κατὰ τὸ ϑεραπευ-
τικὸν καὶ ἠϑικὸν ἐπιγραφόμενον βιβλίον, ἠδυνήϑη δεῖξαι.
τί δ᾽ ἐστὶ τοῦτο; τῶν μερῶν τῆς ψυχῆς ἡ πρὸς ἄλληλα
συμμετρία, καϑ᾽ ἥν ὑγιαίνειν τε λέγεται καὶ νοσεῖν. πάντα
γὰρ αὐτῆς τά τε πάϑη καὶ τὰ νοσήματα καϑ᾽ ἓν ὑποϑέ-
μενος γίγνεσϑαι τὸ λογιστικὸν εἰκότως ἀπορεῖ δεικνύναι,
τίνων μέν ἐστι μορίων ἡ τῆς ψυχῆς ὑγίεια συμμετρία.
κατὰ δὲ τὸν αὐτὸν τρόπον ἐν συμμετρίᾳ μερῶν ὑποϑέμενος
γίγνεσϑαι τὸ κάλλος, ἐν ἀμετρίᾳ δέ τινι τὸ αἶσχος, εἰκό-
τως ἀπορεῖ δεικνύναι, ποίων μὲν τῆς ψυχῆς μερῶν ἡ συμμε-
τρία κάλλος ἐστι, ποίων δὲ ἀμετρία αἶσχος. καίτοι γράφει
γ᾽ ἐφεξῆς ὧν ὀλίγον ἔμπροσϑεν αὐτοῦ παρεϑέμην ῥήσεων
ὡδί· διὸ καὶ καλὴ ἢ αἰσχρὰ ψυχὴ ἀνάλογον ῥηϑήσεται
κατὰ συμμετρίαν τέ τινα καὶ ἀσυμμετρίαν τοιῶνδέ τινων
μερῶν. ὅτι μὲν οὖν κατὰ συμμετρίαν τέ τινα καὶ ἀσυμμε-
τρίαν τοιῶνδέ τινων μερῶν τῆς ψυχῆς ἢ καλὴν. ἢ αἰσχρὰν

affimilans ipſum folubili et ad corruptionem proclivi
fanitati; deinde quoniam neque quod vere pollicitus erat
in Therapeutico et Ethico infcripto libro potuit indicare.
Quid autem hoc? partium animi inter fe commoderatio,
qua valere dicitur et aegrotare; omnes enim ipſius tum
affectus tum morbos in uno quum ſtatuiſſet fieri rationali,
merito ignorat oftendere, quarum fit partium commodera-
tio animi fanitas. Pari modo quum in commoderatione
partium fieri pulchritudinem conftituiſſet, in immodera-
tione vero quadam deformitatem, non injuria nefcit in-
dicare, qualium animi partium fymmetria pulchritudo fit,
qualium vero immoderatio deformitas, etfi fcribat fub-
inde poft ea, quae paulo ante ipſius appofui, hunc in
modum: *Quare etiam pulchra vel deformis anima fe-*
cundum proportionem dicetur pro commoderatione qua-
dam et immoderatione ejusmodi nonnullarum partium.
Quod igitur ex commoderatione quadam et immodera-
tione hujusmodi nonnullarum animae partium vel pul-

444 ΓΑΛΗΝΟΥ ΠΕΡΙ

Ed. Chart. V [160.]   Ed. Baf. I. (287.)

αὐτὴν εἶναι λεκτέον ἐστὶ, καὶ ὑγιαίνουσαν καὶ νοσοῦσαν, ὀρ-
θῶς εἴρηται τῷ Χρυσίππῳ. τίνα δ᾽ ἐστὶ ταῦτα τὰ τῆς ψυχῆς
μόρια, μὴ δυνάμενος εἰπεῖν, ὡς ἂν ἐν ἑνὶ μόνῳ τῷ λογι-
στικῷ καὶ τὴν ὑγίειαν αὐτῆς, καὶ τὴν νόσον, καὶ τὸ κάλ-
λος, καὶ τὸ αἶσχος τιθέμενος, ἀναγκάζεται περιπλέκειν τε
τὸν λόγον καὶ τῶν ἐνεργειῶν αὐτῆς ὡς μερῶν μνημονεύειν.
ἐφεξῆς γοῦν οἷς παρεθέμην ὡδὶ γράφει· ἔστι δὲ τῆς ψυ-
χῆς μέρη, δι᾽ ὧν ὁ ἐν αὐτῇ λόγος συνέστηκε, καὶ ἡ ἐν
αὐτῷ διάθεσις. καὶ ἔστι καλὴ ἢ αἰσχρὰ ψυχὴ κατὰ τὸ
ἡγεμονικὸν μόριον ἔχον οὕτως ἢ οὕτως κατὰ τοὺς οἰκείους
μερισμούς. ποίους οἰκείους μερισμούς, ὦ Χρύσιππε, προς-
γράψας ἐφεξῆς ἀπαλλάξεις ἡμᾶς πραγμάτων; ἀλλ᾽ οὔτ᾽ ἐν-
ταῦθα προσέγραψας, οὔτ᾽ ἐν ἄλλῳ τινὶ τῶν σεαυτοῦ βι-
βλίων, ἀλλ᾽ ὥσπερ οὐκ ἐν τούτῳ τὸ πᾶν κῦρος ὑπάρχον
τῆς περὶ τῶν παθῶν πραγματείας, ἀποχωρήσεις τε παρα-
χρῆμα τῆς διδασκαλίας αὐτοῦ, καὶ μηκυνεῖς τὸν λόγον ἐν
τοῖς οἳ προσήκουσι, δέον ἐπιμεῖναι καὶ δεῖξαι, τίνα ποτε
ἐστι τὰ μόρια τοῦ λογιστικοῦ τῆς ψυχῆς. ἐπειδὴ τοίνυν σὺ

chram vel turpem eſſe, dicere oportet, et ſanam et ae-
grotantem, recte a Chryſippo pronunciatum eſt. At quae
hujusmodi animae partes ſint, quum non poſſit dicere,
tanquam in una ſola ratiocinatrice et ſanitatem ipſius, et
morbum, et pulchritudinem, et deformitatem conſtituens,
cogitur et implicare ſermonem et functionum ipſis tan-
quam partium meminiſſe. Ab his, quae adjeci, ita ſcri-
bit: *Sunt autem partes animae, per quas ratio in ea
conſtituta eſt, et in ipſa ratione diſpoſitio, ac pulchra
turpisve eſt anima, prout principalis pars ſe habet ſic
vel ſic ſecundum peculiares partitiones.* Quales pecula-
res partitiones, o Chryſippe, aſcribens deinde nos a ne-
gotiis liberabis? Sed neque hic aſcripſiſti, neque in alio
tuo libro, ſed, tanquam non in hoc tota ſumma operis
de affectibus exiſtat, recedis ſtatim ab ipſius diſciplina.
et ſermonem in rebus non ad rem pertinentibus producis,
quum referret morari et oſtendere, quae tandem ratio-
cinatricis animae partes exiſtant. Quoniam igitur tu

παρέδραμες εἴθ᾽ ἑκὼν εἴτ᾽ ἄκων τὸν λόγον, (οὐ γὰρ ἔχω
συμβαλεῖν,) ἐγὼ πειράσομαι τοῖς σοῖς δόγμασιν ἑπόμενος
ἐξευρεῖν τέ σου τὸ βούλημα καὶ διασκέψασθαι περὶ τῆς
ἀληθείας αὐτοῦ, τὴν ἀρχὴν ἀπὸ τῆς προγεγραμμένης ῥήσεως
ποιησάμενος ἐχούσης ὧδε.

Κεφ. γ΄. Ἔστι δέ γε τῆς ψυχῆς μέρη. δι᾽ ὧν ὁ ἐν
αὐτῇ λόγος συνέστηκεν. ἀναμιμνήσκων ἴσως ἡμᾶς τῶν ἐν
τοῖς περὶ τοῦ λόγου γεγραμμένων ὧν σὺ διῆλθες, ὡς ἔστιν
ἐννοιῶν τέ τινων καὶ προλήψεων ἄθροισμα. ἀλλ᾽ εἴπερ
ἑκάστην τῶν ἐννοιῶν καὶ προλήψεων εἶναι μόριον νομίζεις
τῆς ψυχῆς, ἁμαρτάνεις διττά. πρῶτον μὲν γὰρ οὐ ψυχῆς
ἐχρῆν, ἀλλὰ λόγου ταῦτ᾽ εἶναι μόρια φάσκειν, ὥσπερ οὖν
καὶ γράφεις ἐν τῇ περὶ λόγου πραγματείᾳ. οὐ γὰρ δή που
ταὐτόν ἐστι ψυχὴ καὶ λόγος· ἄλλως τε καὶ διὰ τῆς προ-
γεγραμμένης ῥήσεως ἐνεδείξω τῶν ἐν τῇ ψυχῇ συνισταμένων,
[161] ὡς ἕν τι καὶ ὁ λόγος ἐστίν. οὐ ταὐτὸν δὲ ψυχή ἐστι
καὶ τὸ ἐν αὐτῇ συνιστάμενον. ἔπειτα δ᾽, εἰ καὶ τοῦτό τις
ἐάσειεν ἀνέλεγκτον, ἀλλά τοι τάς γ᾽ ἐννοίας καὶ προλήψεις

praetermififti five volens five invitus fermonem (non
enim poffum conjicere), ego conabor, placita tua fequens,
tum invenire voluntatem tuam, tum de veritate ipfius
confiderare, initium ab oratione fuperius comprehenfa
fumens, quae hunc in modum habet.

Cap. III. Sunt autem animae partes, per quas ratio
in ea confiftit. In memoriam forte reducens nobis ea,
quae in libris de ratione fcripta funt, per quae tradidifti,
quod notionum quarundam et praefumptionum fit col-
lectio. Verum fi notiones fingulas affumptionesque partes
animae effe arbitraris, dupliciter erras. Primum enim
non animae, fed rationis has effe partes dicendum erat,
quemadmodum fane fcribis etiam in opere de ratione;
quippe non idem eft anima et ratio; tum etiam in hac
fuperius pofita oratione oftendifti, rationem unum aliquod
effe eorum, quae in anima confiftunt. Non idem vero
anima eft et id, quod in ea confiftit. Deinde, fi hoc
quoque aliquis irreprehenfum permiferit, certe notiones

Ed. Chart. V. [161.]   Ed. Baf. I. (287. 288.)

οὐ μόρια τῆς ψυχῆς εἶναι λεκτέον, ἀλλ᾽ ἐνεργείας τινάς.
οὐδὲν δ᾽ ἐκ τῶν οἰκείων ἐνεργειῶν σύγκειται, οὔτε οὖν ὁ
ὀφθαλμὸς, οὔτε τὸ οὖς, οὔτε χεὶρ, οὔτε σκέλος, οὔτ᾽ ἄλλο
τῶν πάντων οὐδέν. ἀλλ᾽ εἰσὶν ἐνέργειαι μὲν ὀφθαλμοῦ αἱ
τῶν χρωμάτων ἑκάστου διαγνώσεις, λευκοῦ, καὶ μέλανος, καὶ
ξανθοῦ, καὶ φαιοῦ, καὶ τῶν ἄλλων ἁπάντων, ὥσπερ γε
καὶ ὠτὸς αὖ αἱ τῶν φωνῶν, ὀξείας, καὶ βαρείας, καὶ με-
γάλης, καὶ μικρᾶς, καὶ λείας, καὶ τραχείας. οὐ μὴν τά γε
μόρια ταῦτ᾽ ἐστὶν οὔτ᾽ ὠτὸς, οὔτ᾽ ὀφθαλμοῦ. ἀλλ᾽ οἶσθα
δήπου καὶ σὺ σαφῶς, ὡς (288) κερατοειδής τέ τίς ἐστι χι-
τῶν, καὶ ῥαγοειδὴς ἕτερος, καὶ ἔτι κρυσταλλοειδές τε καὶ
ὑαλοειδὲς ὑγρόν, ἕτερά τε τοιαῦτα μόρια τῶν ὀφθαλμῶν,
ὥσπερ γε καὶ ὠτὸς ὀστᾶ, καὶ χόνδροι, καὶ νεῦρα, καὶ ὑμέ-
νες, ὅσα τε ἄλλα τοιαῦτα. μὴ τοίνυν μηδὲ ἐπὶ τῆς ψυχῆς
σύγχει τὰ μόρια ταῖς ἐνεργείαις. αἱ μὲν γὰρ ἔννοιαι καὶ
αἱ προλήψεις ἐνέργειαι τῆς ψυχῆς, ὡς αὐτὸς σὺ δι᾽ ἑτέ-
ρων ἐκδιδάσκεις, τό τε ἀκουστικὸν πνεῦμα, καὶ τὸ ὀπτικὸν,
ἔτι τε πρὸς τούτοις φωνητικόν τε καὶ γεννητικὸν, καὶ πρὸ

et praefumptiones non partes animae, fed actiones quas-
dam effe dicere oportet. Nihil autem ex propriis func-
tionibus compofitum eft, neque oculus, neque auris,
neque manus, neque crus, neque aliud omnium quic-
quam; verum funt actiones quidem oculi coloris cujus-
que difcretiones, albi et nigri, flavi et gilvi, aliorumque
omnium; ficuti et auris rurfus vocum, acutae, gravis,
magnae, parvae, lenis et afperae; non tamen hae funt
partes vel auris, vel oculi. Verum novifti fane et tu
manifefto, cornu fpecie effe quandam tunicam, et acini
fpecie aïteram, praeterea humorem et cryftallinum, et
vitreum aliasque hujusmodi oculorum partes, quemadmo-
dum et auris offa, cartilagines, nervos, membranas ac
id genus alias. Ne igitur in anima partes cum functio-
nibus confundito; fiquidem notiones praefumptionesque
animae actiones funt, veluti ipfe tu alibi doces; item
auditorius fpiritus viforiusque, praeterea voci et gene-
rationi dicatus, ad haec omnia principi animae parti,

πάντων αὐτῶν τὸ ἡγεμονικὸν, ἐν ᾧ καὶ τὸν λόγον ἔφης
συνίστασθαι, καθ᾽ ὃ δὴ καὶ μάλιστα μόριον τῆς ψυχῆς αἶ-
σχος καὶ κάλλος ἐγγίνεσθαι λέγεις αὐτῇ. τοῦτ᾽ οὖν τὸ
πνεῦμα δύο μὲν κέκτηται μόριά τε καὶ στοιχεῖα, καὶ κα-
ταστάσεις, δι᾽ ὅλων ἀλλήλοις κεκραμένα, τὸ ψυχρὸν καὶ
θερμόν. εἴπερ δ᾽ ἑτέροις ὀνόμασι καὶ ἀπὸ τῶν οὐσιῶν
ἐθέλοι τις αὐτὰ προσαγορεύειν, ἀέρα τε καὶ πῦρ, οὐ μὴν
ἀλλὰ καὶ ἰκμάδα τινὰ προσείληφεν ἀπὸ τῶν σωμάτων, ἐν
οἷς διαιτᾶται. ἀλλὰ θαυμάζοιμ᾽ ἂν, εἰ τὴν τούτων συμμε-
τρίαν ὑγίειαν ἢ κάλλος εἶναι βουλήσῃ τοῦ ἡγεμονικοῦ.
τοῦ μὲν γὰρ σώματος αὐτοῦ τὴν ὑγίειαν ἐν τούτοις τίθε-
σθαι προσῆκεν, ὡς ἡγεμονικοῦ δὲ ψυχῆς οὐκ ἔτ᾽ ἐν τού-
τοις οὐδὲ κατ᾽ αὐτόν σέ. διέφθαρται τοίνυν ἡμῖν ὅλον τὸ
παράδειγμα, καὶ ἡ τῆς συνωνυμίας ἐπαγγελία παντάπασιν
οἴχεται, μὴ δυνηθεῖσιν ἐπιδεῖξαι τὸν αὐτὸν τρόπον ἐν τῷ
τῆς ψυχῆς ἡγεμονικῷ νόσον, ἢ ὑγίειαν, ἢ κάλλος, ἢ αἶ-
σχος συνιστάμενα, καθάπερ ἐν ὅλῳ τῷ σώματι. καίτοι τοῦ-
τό γ᾽ ὑπέσχου πρότερον ὀρθῶς γιγνώσκων καὶ φυλάττων

in quo etiam rationem ajebas confiftere, ex qua potiffi-
mum parte animae deformitatem et pulchritudinem in-
nafci ei refers. Hic, inquam, fpiritus duo quidem poffidet
partes et conftitutiones, elementaque per tota invicem
temperata, frigidum et calidum; fin aliis quoque nomi-
nibus a fubftantia voles ipfa appellare, aërem et ignem,
quin imo madorem quendam affumpferunt a corporibus,
in quibus pervivifcunt; fed mirarer, fi horum commode-
rationem, fanitatem aut pulchritudinem principem animae
partem effe volueris. Nam corporis ipfius fanitatem in
his collocare conveniebat; principalis autem animae partis
non item in his, ne ipfo quoque te auctore. Abolitum
itaque nobis totum exemplum, et univocationis promiffio
omnino evanefcit, dum non poffumus oftendere, eodem
modo in principe animae parte morbum aut fanitatem,
pulchritudinem aut deformitatem, quemadmodum in toto
corpore, confiftere; etfi hoc prius promiferas recte intel-

448 ΓΑΛΗΝΟΥ ΠΕΡΙ

Ed. Chart. V. [161.] Ed. Baf. I. (288.)

τὴν ἔννοιαν ἁπάντων τῶν εἰρημένων, οὐ μὴν ἀκολουθῆσαι
μέχρι παντὸς ἠδυνήθης, οὐδ᾽ ἐξηγήσω τὴν ἀναλογίαν τε καὶ
ὁμοιότητα τῶν κατὰ τὴν ψυχὴν ἐγγιγνομένων τοῖς κατὰ τὸ
σῶμα. αὖθις οὖν ἀναλήψομαι τὸν λόγον, ἵνα δή τι πέρας
ἱκανὸν νῦν ἀπολάβῃ, τῆς νόσου τὴν ἔννοιαν ἐν μὲν τῷ
πρώτῳ περὶ παθῶν συνέχεεν ὁ Χρύσιππος, ἀνάλογον ἔχειν
φάμενος τὴν ἐν τῇ ψυχῇ νόσον τῇ τοῦ σώματος καταστάσει,
καθ᾽ ἣν εὐεμπτώτως εἰς πυρετοὺς, ἢ διαῤῥοίας, ἤ τι τοιοῦ-
τον ἔχει· κατὰ μέντοι τὸ θεραπευτικὸν ἐφυλάξατο μὲν
τὴν ἔννοιαν τῆς νόσου, τῆς πρὸς ἑαυτὸν οὐδὲν φροντίσας
ἐναντιολογίας, ἐξηγήσασθαι δ᾽, ὡς ὑπέσχετο, τὴν ἐν τῇ ψυχῇ
νόσον ἅμα τοῖς ἄλλοις, οἷς ἀνάλογον ὑπάρχειν αὐτῇ φησι
πρὸς τὸ σῶμα, παντάπασιν ἠδυνάτησε μετὰ τοῦ καὶ συγ-
χεῖν εἰς ταὐτὸν τήν θ᾽ ὑγίειαν τῆς ψυχῆς καὶ τὸ κάλλος.
ἐπὶ μὲν γὰρ τοῦ σώματος ἀκριβῶς αὐτὰ διωρίσατο, τὴν
μὲν ὑγίειαν τῶν στοιχείων ἐν συμμετρίᾳ θέμενος, τὸ δὲ κάλ-
λος ἐν τῇ τῶν μορίων. ἐδήλωσε γὰρ σαφῶς τοῦτο διὰ τῆς
προγεγραμμένης ὀλίγον ἔμπροσθεν ῥήσεως, ἐν ᾗ τὴν μὲν

ligens fervansque omnium dictorum notionem, non tamen
perfequi in totum potuifti, neque interpretatus es tum
proportionem, tum fimilitudinem eorum, quae in anima,
cum illis, quae in corpore fiunt. Rurfus itaque fermo-
nem repetam, ut aliquem finem abunde nunc confequatur.
Morbi notionem in primo de affectibus Chryfippus con-
fundit, refpondere inquiens animi morbum corporis con-
ftitutioni, qua facile in febres, aut alvi profluvia, aut
hujusmodi aliquid prolabitur. At in therapeutico morbi
notionem fervavit, nihil folicitus, quod ipfe fibi adverfa-
retur; exponere vero, ut pollicitus erat, animae morbum
una cum aliis, quibus refpondere ipfam ait corpori, om-
nino non potuit, praeter quod etiam in idem confundit
tum fanitatem animae, tum pulchritudinem; in corpore
quidem enim ad amuffim ea diftinxit, fanitatem in ele-
mentorum fymmetria collocans, pulchritudinem in partium
commoderatione. Id quod manifefto indicavit oratione
paulo ante commemorata, ubi fanitatem corporis in

ὑγίειαν τοῦ σώματος ἐν θερμοῖς, καὶ ψυχροῖς, καὶ ξηροῖς,
καὶ ὑγροῖς συμμετρίαν εἶναί φησιν, ἅπερ δὴ στοιχεῖα δηλονότι
τῶν σωμάτων ἐστὶν, [162] τὸ δὲ κάλλος οὐκ ἐν τῇ τῶν στοι-
χείων, ἀλλ᾽ ἐν τῇ τῶν μορίων συμμετρίᾳ συνίστασθαι νομίζει,
δακτύλου πρὸς δάκτυλον δηλονότι, καὶ συμπάντων αὐτῶν πρός
τε μετακάρπιον καὶ καρπὸν, καὶ τούτων πρὸς πῆχυν, καὶ πή-
χεως πρὸς βραχίονα, καὶ πάντων πρὸς πάντα, καθάπερ ἐν
τῷ Πολυκλείτου κανόνι γέγραπται. πάσας γὰρ ἐκδιδάξας
ἡμᾶς ἐν ἐκείνῳ τῷ συγγράμματι τὰς συμμετρίας τοῦ σώμα-
τος ὁ Πολύκλειτος ἔργῳ τὸν λόγον ἐβεβαίωσε, δημιουργή-
σας ἀνδριάντα κατὰ τὰ τοῦ λόγου προστάγματα, καὶ καλέ-
σας δὴ καὶ αὐτὸν τὸν ἀνδριάντα, καθάπερ καὶ τὸ σύγ-
γραμμα, κανονα. τὸ μὲν δὴ κάλλος τοῦ σώματος ἐν τῇ
τῶν μορίων συμμετρίᾳ κατὰ πάντας ἰατροὺς καὶ φιλοσό-
φους ἐστὶν, ἡ δ᾽ ὑγίεια τῶν στοιχείων αὖ πάλιν, ἅττα
ποτ᾽ ἂν ᾖ, πρὸς ἄλληλά ἐστι συμμετρία. εἴτε γὰρ ἐξ
ὄγκων καὶ πόρων, ὡς Ἀσκληπιάδης ὑπέθετο, τὰ τῶν
ζώων σύγκειται σώματα, συμμετρία τούτων ἐστὶν ἡ ὑγίεια·

calido, frigido, ficco et humido commoderationem
effe affirmat; quae nimirum corporum funt elementa.
Pulchritudinem vero non in elementorum, fed in par-
tium commoderatione confiftere arbitratur, digiti ad digi-
tum fcilicet, omniumque ipforum ad metacarpium et
carpum, et horum ad cubitum, cubiti ad brachium, et
omnium ad omnia, quemadmodum in Polycleti regula
fcriptum eft. Omnes namque corporis commoderationes
quum in illo commentario Polycletus nos docuiffet, opere
fermonem confirmavit, fabricatus ftatuam juxta fermonis
exordia, et vocans etiam ipfam ftatuam, veluti et com-
mentarium, regulam. Pulchritudo fane corporis in par-
tium commoderatione fecundum omnes et medicos et
philofophos confiftit; fanitas vero elementorum rurfus,
quaecunque fint, inter fe eft commoderatio; five enim ex
corpufculis et meatibus, ut Afclepiades putavit, animan-
tium corpora conftant, horum commoderatio eft fanitas;

εἴτ᾽ ἐξ ἀτόμων, ὡς·Ἐπίκουρος, εἴτ᾽ ἐξ ὁμοιομερῶν, ὡς Ἀνα
ξαγόρας, εἴτ᾽ ἐκ θερμοῦ, καὶ ψυχροῦ, καὶ ξηροῦ, καὶ
ὑγροῦ, καθάπερ ὅ τε Χρύσιππος δοξάζει καὶ πάντες οἱ
Στωϊκοὶ, καὶ πρὸ αὐτῶν Ἀριστοτέλης, καὶ Θεόφραστος,
καὶ πρὸ τούτων ἔτι Πλάτων καὶ Ἱπποκράτης, ἡ τῶν στοι
χείων κατὰ πάντα συμμετρία τὴν ὑγίειαν ἐργάζεται. εἰ τοί
νυν ἐθέλοι τις ἅπασαν τὴν ἀναλογίαν αὐτῶν κατὰ τὸ σῶμα
τοῖς κατὰ τὴν ψυχὴν διασώζειν, ὡς ὑπέσχετο Χρύσιπ
πος, ἐπιδεῖξαι χρὴ τοῦτον ἔκ τινων ἁπλῶς ὡσανεὶ στοι
χείων συγκειμένην τὴν ὅλην ψυχὴν, ἵνα ἐν τῇ τούτων
πρὸς ἄλληλα συμμετρίᾳ τὴν ὑγίειαν καὶ τὴν νόσον αὐτῆς
εὕρῃ γιγνομένην, ὅπερ ὁ Πλάτων ἐποίησε. Χρύσιππος δ᾽
οὔτε ταύτην ἠδυνήθη τὴν ὁμοιότητα διδάξαι, καίτοι ὑπο
σχόμενος, οὔτε τὴν τοῦ κάλλους τῆς ψυχῆς, ἀλλὰ εἰς ταὐ
τὸν συνέχεεν τῇ ὑγιείᾳ τὸ κάλλος. κατὰ γὰρ τοὺς οἰκείους
τοῦ λόγου μερισμοὺς καλὴν ἢ αἰσχρὰν ἔφησε γίγνεσθαι
ψυχήν. ὑγιαίνουσα δ᾽ ἢ νοσοῦσα πῶς ἂν γένοιτο, παρέλι
πεν, εἰς ταὐτὸν, οἶμαι, συγχέων ἄμφω, καὶ μὴ δυνάμενος

five ex atomis, ut Epicurus, five ex fimilaribus, ut
Anaxagoras, five ex calido, frigido, ficco et humido,
quemadmodum et Chryfippus opinatur, omnesque Stoici,
atque ante ipfos Ariftoteles et Theophraftus, et ante hos
adhuc Plato et Hippocrates, elementorum in omnibus
commoderatio fanitatem efficit. Si igitur aliquis volet
omnem proportionem eorum, quae in corpore, cum iis,
quae in anima funt, confervare, ut promifit Chryfippus,
oftendere hunc oportet, ex quibus fimplicibus veluti elementis compofita fit tota anima, ut in horum invicem
commoderatione fanitatem et morbum ipfius fieri inveniat, id quod Plato factitavit. Verum Chryfippus neque
hanc potuit docere fimilitudinem, etfi pollicitus, neque
pulchritudinis animae, fed in idem pulchritudinem cum
fanitate confudit. Nam fecundum proprias rationis partitiones pulchram aut turpem fieri animam dixit: fana
autem vel morbida quomodo fiat, reliquit, in idem, puto,

ἀκριβῶς τε καὶ ὡρισμένως ὑπὲρ αὐτῶν ἀποφήνασθαι, κα-
θάπερ ὁ Πλάτων ἐποίησεν ἐν ἄλλοις τέ τισι καὶ τῷ Σο-
φιστῇ, τὴν μὲν τῶν μερῶν τῆς ψυχῆς πρὸς ἄλληλα στάσιν
ἀποφηνάμενος εἶναι νόσον ψυχῆς, τὰς δὲ παραφόρους τε
καὶ ἀμέτρους κινήσεις αὐτῆς, τουτέστι τὰς ἐνεργείας τὰς
καθ᾽ ὁρμὴν, αἶσχος, ὥσπερ γε τὴν μὲν συμφωνίαν τε καὶ
συμμετρίαν πρὸς ἄλληλα τῶν μορίων αὐτῆς ὑγίειαν, τὴν
δὲ συμμετρίαν τῶν κινήσεων τὸ κάλλος. ὥσπερ γὰρ τὸ
σῶμα τὸ καλὸν ἐν τῇ συμμετρίᾳ τῶν μορίων τὴν γένεσιν
ἴσχει, κατὰ τὸν αὐτὸν τρόπον ἐνέργεια καλὴ διὰ τὴν τῶν
κατὰ μέρος κινήσεων γίγνεται συμμετρίαν. οὕτω γοῦν καὶ
ὀρχεῖσθαι, καὶ παγκρατιάζειν, καὶ παλαίειν, καὶ βαδίζειν
εὐσχημόνως καὶ καλῶς λέγονταί τινες, ἕτεροι δ᾽ ἀσχημό-
νως τε καὶ αἰσχρῶς. ἐν μὲν τῇ συμμετρίᾳ τῶν κατὰ
μέρος κινήσεων τὸ κάλλος τῶν ἐνεργειῶν ἐστι γνώριμον,
κατὰ δὲ τὰς ἀμετρίας τὸ αἶσχος. ἔχουσι δὲ καὶ αἱ
τοῦ Πλάτωνος ῥήσεις ἐκ τοῦ Σοφιστοῦ τόνδε τὸν τρό-
πον· ΞΕ. δύο μὲν εἴδη κακίας περὶ ψυχὴν ῥητέον.

ambo confundens, ut qui nequeat exacte diftincteque de
ipfis difputare, quemadmodum Plato fecit tum in aliis
quibusdam, tum in Sophifta, partium animae inter fe
difcordiam animae morbum effe affirmans, efferatos au-
tem et immoderatos ipfius motus, hoc eft, functiones ex
animi impetu profectas, turpitudinem, ficuti et partium
ipfius inter fe concordiam commoderationemque fanita-
tem, motuum vero mediocritatem pulchritudinem. Sicut
enim corporis pulchritudo in partium commoderatione
generationem obtinet, eodem modo functio propter par-
ticularium motuum commoderationem pulchra evadit: ita
fane et faltare, et pancratium ludum agere, luctari et
ire decenter et pulchre nonnulli dicuntur, alii vero in-
decore et turpiter. Sane in commoderatione motionum
particularium pulchritudo actionum eft cognita, ex im-
moderatione turpitudo. Platonis verba ex Sophifta fic
habent. HOS. *Duae fpecies malitiae in anima dicentur.*

ΘΕ. ποῖα; ΞΕ. τὸ μὲν οἷον νόσον ἐν σώματι, τὸ δ᾽
οἷον αἶσχος ἐγγιγνόμενον. ΘΕ. οὐκ ἔμαθον. ΞΕ. νόσον
ἴσως καὶ στάσιν οὐ ταὐτὸν νενόμικας. ΘΕ. οὐδ᾽ αὖ πρὸς
τοῦτο ἔχω τί χρή με ἀποκρίνασθαι. ΞΕ. πότερον ἄλλο τι
στάσιν ἡγούμενος, ἢ τὴν τοῦ φύσει συγγενοῦς ἔκ τινος δια-
φθορᾶς διαφοράν; ΘΕ. οὐδέν. ΞΕ. ἀλλ᾽ αἶσχος ἄλλο
τι πλὴν τὸ τῆς ἀμετρίας πανταχοῦ δυσειδὲς τῶν ἐν ὄντων
γένος; [163] ΘΕ. οὐδαμῶς ἄλλο. οὕτως μὲν ἐν τῷ κα-
θόλου περὶ νόσου τε καὶ αἴσχους, ὁποῖόν τι τὴν φύσιν
ἑκάτερον αὐτῶν ἐστιν, ἐδίδαξεν ἡμᾶς ὁ Πλάτων. καὶ ὅπως
ἐγγίγνονται ταῖς ψυχαῖς ἐφεξῆς διδάσκων, περὶ μὲν τῆς νό-
σου ταῦτα γράφει. ΞΕ. τί δαί; ἐν ψυχῇ δόξας ἐπιθυ-
μίαις, καὶ θυμὸν ἡδοναῖς, καὶ λόγον λύπαις, καὶ πάντα
ἀλλήλοις ταῦτα τῶν φλαύρως ἐχόντων οὐκ ᾐσθήμεθα δια-
φερόμενα; ΘΕ. καὶ σφόδρα γε. ΞΕ. ξυγγενῆ γε μὴν ἐξ
ἀνάγκης ξύμπαντα γέγονε. ΘΕ. πῶς γὰρ οὔ; ΞΕ. στάσιν
ἄρα καὶ νόσον τῆς ψυχῆς πονηρίαν λέγοντες ὀρθῶς ἐροῦ-

THE. *Quaenam?* HOS. *Altera veluti morbus in cor-
pore, altera veluti turpitudo innafcens.* THE. *Non in-
telligo.* HOS. *Morbum forfan et difcordiam non idem
putas?* THE. *Neque ad hoc quid refpondendum fit
habeo.* HOS. *Utrum aliud quippiam feditionem arbi-
traris, quam ejus, quod natura connatum eft, difcordiam
ex corruptela quadam provenientem?* THE. *Nihil aliud.*
HOS. *Turpitudone aliud quippiam eft praeterquam im-
moderationis undique deformatum genus?* THE. *Nequa-
quam aliud.* Sic in univerfum de morbo et turpitudine,
quale natura utrumque ipforum exiftat, Plato nos docuit,
et quomodo animis innafcantur deinceps tradens de morbo
haec quoque fcribit. HOS. *Jam in anima nonne opinio-
nes cum cupiditatibus, et iracundiam cum voluptatibus,
et rationem cum dolore, atque omnia inter fe haec in
prave affectis fentimus diffentire?* THE. *Vehementer
fane.* HOS. *Congenera tamen necefario haec funt uni-
verfa.* THE. *Cur enim non?* HOS. *Difcordiam itaque
et morbum animi pravitatem dicentes recte pronunciabi-*

μεν. Θ Ε. ὀρθότατα μὲν οὖν. εἶτ᾽ ἐφεξῆς, ὅπως αἶσχος
ἐγγίνεται ψυχαῖς, διεξιών φησι· Ξ Ε. τί δή; ὅσα κι(289)νή-
σεως μετασχόντα, καὶ σκοπόν τινα θέμενα, πειρώμενα τού-
του τυγχάνειν, καθ᾽ ἑκάστην ὁρμὴν παράφορα αὐτοῦ γίγνε-
ται καὶ ἀποτυγχάνει, πότερον αὐτὰ φήσομεν ὑπὸ συμμετρίας
τῆς πρὸς ἄλληλα, ἢ τοὐναντίον ὑπὸ ἀμετρίας αὐτὰ πά-
σχειν; Θ Ε. δῆλον ὡς ὑπὸ ἀμετρίας. Ξ Ε. ἀλλὰ τὴν ψυ-
χήν γε ἴσμεν ἄκουσαν πᾶσαν πᾶν ἀγνοοῦσαν. Θ Ε. σφό-
δρα γε. Ξ Ε. τό γε μὴν ἀγνοεῖν ἐστιν ἐπ᾽ ἀλήθειαν ὁρμω-
μένης ψυχῆς παραφόρου ξυνέσεως γιγνομένης οὐδὲν ἄλλο
πλὴν παραφροσύνη. Θ Ε. πάνυ μὲν οὖν. Ξ Ε. ψυχὴν ἄρ᾽
ἀνόητον αἰσχρὰν καὶ ἄμετρον θετέον. οὕτω μὲν ἐν τῷ
Σοφιστῇ Πλάτων ἀπεφήνατο, καὶ καθόλου καὶ κατὰ μέρος
ὑπὸ ὑγιείας τε καὶ κάλλους, αἴσχους τε καὶ νόσου, καθό-
λου μὲν ὑπογράψας τὴν ἔννοιαν αὐτῶν, κατὰ μέρος δὲ,
ὅπως ἐγγίγνεται ταῖς ψυχαῖς διδάξας. τὰς δ᾽ ἄλλας αὐτοῦ
ῥήσεις οὐκ ὀλίγας οὔσας ἐν πολλοῖς τῶν συγγραμμάτων, ἐν

mus. THE. *Rectiſſime omnino.* Deinde rurſus, quo-
modo turpitudo animis innaſcatur, pertractans ait: HOS.
*Quid autem? Quae motum participant, et ſcopum quen-
dam ſibi praefigunt, ac, dum hunc contingere nituntur,
in unoquoque impetu praeter ipſum feruntur et aberrant,
utrum iis dicemus a commoderatione inter ſe mutua, vel
contra ab incommoderatione haec accidere?* THE.
Nimirum ab immoderatione. HOS. *Atqui animam no-
vimus omnem non ſua ſponte quidvis ignorare.* THE.
Plane. HOS. *Ignorare vero nihil aliud eſt quam deſi-
pere, quum animae ad veritatem incitatae aberrat intelli-
gentia.* THE. *Profecto quidem.* HOS. *Animam igitur
ſtultam, turpem et immoderatam eſſe ſtatuendum eſt.*
Haec ſane in SophiſtaPlato tradidit et generatim et mem-
bratim de ſanitate et pulchritudine, turpitudine et morbo,
univerſim quidem notione ipſorum ſubſcripta, membratim
vero, quomodo animis innaſcantur, tradito. Reliqua
ipſius verba non pauca in pleriſque commentariis, ubi

454 ΓΑΛΗΝΟΥ ΠΕΡΙ

Ed. Chart. V. [163.]   Ed. Baf. I. (289.)

οἷς ὑπὲρ ὑγιείας τε καὶ κάλλους, αἴσχους τε καὶ νόσου
διῆλθεν, οὔ μοι δοκεῖ νῦν εἶναι παρατίθεσθαι καιρός·
ἀλλ᾽ ἐπειδὰν ὑπὲρ ὑγιείας τε καὶ νόσων ὁ λόγος ἡμῖν πε-
ραίνηται, δεικνύουσιν ὡσαύτως Ἱπποκράτην καὶ τὸν Πλά-
τωνα γιγνώσκειν ὑπὲρ αὐτῶν, ἐπὶ πλέον ἐν ἐκείνοις τῶν
τοιούτων μνημονεύσω ῥήσεων.

Κεφ. δ΄. Νυνὶ δ᾽, οὔτε γὰρ ἁπλῶς περὶ κάλλους, ἢ
ὑγιείας, ἢ αἴσχους, ἢ νοσημάτων ὁ λόγος, οὔτε περὶ μόνων
τῶν τοῦ σώματος, ἀλλὰ περὶ τῶν παθῶν τῆς ψυχῆς ἡμῖν
προὔκειτο, παραλείψω μὲν τἄλλα, τὸ προκείμενον δ᾽ αὐτὸ
μόνον ἀναλήψομαι. πρόκειται δὲ δεικνύειν, ὡς οὔτε καθ᾽
ἓν μόριον τῆς ψυχῆς, οὔτε κατὰ μίαν αὐτῆς δύναμιν αἵ τε
κρίσεις γίγνονται καὶ τὰ πάθη συνίσταται, καθάπερ ὁ
Χρύσιππος ἔφασκεν, ἀλλὰ καὶ δυνάμεις πλείους αὐτῆς εἰσιν
ἑτερογενεῖς, καὶ μόρια πλείω. τὸ μὲν δὴ τὰς δυνάμεις τῆς
ψυχῆς τρεῖς εἶναι τὸν ἀριθμόν, αἷς ἐπιθυμοῦμέν τε καὶ
θυμούμεθα καὶ λογιζόμεθα, καὶ Ποσειδώνιος ὁμολογεῖ,
καὶ Ἀριστοτέλης· τὸ δὲ καὶ τοῖς τόποις αὐτὰς ἀλλήλων

de fanitate et pulchritudine, turpitudine et morbo diffe-
ruit, huc apponere non mihi videtur in praefentia op-
portunum. Sed quando de fanitate et morbis difputatio
nobis concludetur, oftendendo fimiliter Hippocratem et
Platonem de ipfis fentire, plenius in illis hujusmodi ver-
borum meminero.

Cap. IV. Nunc autem, quia non abfolute de pul-
chritudine, aut turpitudine, aut morbis, neque de folis
corporis, fed de animi affectibus nobis difputatio pro-
pofita eft, reliqua quidem omittam, id autem folum, quod
inftitutum eft, repetam. Inftitui vero oftendere, neque
in una animae parte, neque in una ipfius facultate tum
judicia fieri, tum affectus confiftere, quemadmodum
Chryfippus affirmabat, fed etiam facultates ipfius plures
effe diverfi generis, et partes plures. Facultates fane
animae, quibus concupifcimus, irafcimur, ratiocinamur,
tres effe numero et Pofidonius et Ariftoteles fatentur.
Quod autem et fedibus ipfae invicem disjunctae fint, et

κεχωρίσθαι, καὶ τὴν ψυχὴν ἡμῶν μὴ μόνον ἔχειν ἐν ἑαυτῇ
δυνάμεις πολλὰς, ἀλλὰ καὶ σύνθετον ἐκ μορίων ὑπάρχειν
ἑτερογενῶν τε καὶ διαφερόντων ταῖς οὐσίαις, Ἱπποκράτους
ἐστὶ καὶ Πλάτωνος δόγμα. καί μοι πολλὰ μὲν ἤδη περὶ
τῆς ἀληθείας αὐτοῦ διὰ τῶν ἔμπροσθεν εἴρηται, πολλὰ δ᾽
ἐν τοῖς ἐφεξῆς εἰρήσεται. νυνὶ δ᾽ ἐπὶ τὸν Χρύσιππον αὖθις
ἐπάνειμι, μήτε τὰς εἰρημένας δυνάμεις ὁμολογοῦντα κατὰ
τὴν ψυχὴν ἡμῶν ὑπάρχειν, [164] ἀλλὰ πᾶσαν ἐνέργειάν τε
καὶ πάθος ἐν τῷ λογιστικῷ μόνῳ συνίστασθαι φάσκοντα,
μήθ᾽ ὅπως ἰᾶσθαι χρὴ τὰ πάθη γενόμενα, μήθ᾽ ὅπως κω-
λῦσαι γενέσθαι διδάσκοντα. διηνέχθη μὲν οὖν καὶ περὶ
τούτου πρὸς ἑαυτὸν, ὥσπερ καὶ περὶ παμπόλλων ἑτέρων,
ἐν μὲν τῷ προτέρῳ περὶ ψυχῆς τιθέμενος, εἶναι ταύτας
δυνάμεις τῆς ψυχῆς, ἃς ἐν τῷ πρὸ τούτου γράμματι πα-
ραθέμενος αὐτοῦ τὰς ῥήσεις ἐπέδειξα, κατὰ δὲ τὰ περὶ
τῶν παθῶν βιβλία κρίσεις τινὰς ὑπάρχειν τὰ πάθη τοῦ
λογιστικοῦ τῆς ψυχῆς ἀποφηνάμενος. ἀλλ᾽ ἡμεῖς, ἃ μὲν
ἀληθῶς εἶπε, μαρτύρια τῶν Ἱπποκράτους τε καὶ Πλάτωνος
δογμάτων οὐ τὰ τυχόντα νομίζομεν ὑπάρχειν, εἰρημένα τε

anima noſtra non modo multas in ſe facultates habeat,
ſed etiam compoſita ex partibus ſit diverſi generis et
ſubſtantia differentibus, Hippocratis eſt et Platonis placi-
tum, ac a me ſane multa jam de veritate ipſius ſuperius
dicta ſunt, multaque in ſubſequentibus dicentur. Nunc
ad Chryſippum rurſus revertor, qui neque commemora-
tas facultates in anima noſtra eſſe fatetur, ſed omnem et
actionem et affectum in ſola rationali parte conſiſtere
tuetur, neque, quomodo affectibus obortis mederi conve-
niat, neque quomodo, ne fiant, prohibere, edocet. Pugnat
itaque et in hoc cum ſeipſo, ſicuti in plerisque aliis, in
priore ſane libro de anima conſtituens, has animae facul-
tates eſſe, quas ſuperiori libro appoſitis ipſius verbis in-
dicavi, in libris autem de affectibus, judicia quaedam eſſe
rationalis animae partis affectus, pronuncians. Sed nos,
quae quidem vere dixit, teſtimonia et Hippocratis et
Platonis dogmatum non vulgaria eſſe putamus, prolataque

456 ΓΑΛΗΝΟΥ ΠΕΡΙ

Ed. Chart. V. [164.]   Ed. Baf. I. (289.)
πρὸς ἀνδρὸς οὐ συνετοῦ μόνον, ἀλλὰ καὶ σπεύδοντος ἅπαντι
τρόπῳ τὸ παλαιὸν δόγμα διαβάλλειν. ἡ γὰρ περὶ τῶν
τοιούτων μαρτυρία καταναγκαζομένων ὑπὸ τῆς ἀληθείας
εἴωθε γίγνεσθαι. μεταβάντες δὲ πάλιν ἐφ᾽ ἕτερα τῶν ὑπ᾽
αὐτοῦ γεγραμμένων εἰς τὸ προκείμενον ἐπιδείξομεν, ὅπως καὶ
τούτων ἔνια μὲν οἷς αὐτὸς εἶπεν οὐ συμφωνεῖ, ἔνια δ᾽ αὖ
τοῖς ἐναργέσι μάχεται, τινὰ δὲ κατ᾽ ἄμφω πεπλημμέληται.
καὶ πρῶτόν γε πάλιν ἀναλάβωμεν εἰς ὅπερ ἐτελεύτησεν ὁ
προγεγραμμένος μοι λόγος, ὡς ὑγίεια καὶ νόσος, αἶσχός τε
καὶ κάλλος ψυχῆς ἐν τοῖς μέρεσι γίγνεται αὐτῆς, καὶ ὡς τὰ
μέρη ταῦτα ἔννοιαί τε καὶ προλήψεις εἰσὶ, συγχωρήσωμεν
αὐτῷ τήν γε πρώτην. ὅτι μὲν γὰρ ὅλως οὐ χρὴ κατὰ τὰς
ἐνεργείας τίθεσθαι νόσον ἢ ὑγίειαν, ἀλλ᾽ αἶσχος ἢ κάλλος
μόνον, εἴρηταί μοι πρόσθεν· ὅτι δ᾽ οὐδ᾽ εἴτις οὕτω συγ-
χωρήσειε, τὰ γοῦν ἑξῆς ὀρθῶς εἴρηται, νῦν ἐπιδεῖξαι πειρά-
σομαι. εἴπερ γὰρ ἐν τῷ μάχεσθαι δύο κρίσεις ἀλλήλαις ἡ
τῶν παθῶν ἐστι γένεσις, ἀνάγκη τῶν δύο τούτων κρίσεων

a viro non prudente tantum, fed etiam quovis modo
vetus placitum evertere conante. Quae enim hoc pacto
fumuntur teftimonia, ab his, qui a veritate coguntur, fieri
folent. Digreffi rurfus ad alia, quae ab eo ad rem pro-
pofitam fcripta funt, oftendemus, quomodo etiam horum
nonnulla iis, quae ipfe dixit, non confentiunt, nonnulla
rurfus evidentibus repugnant, quaedam in ambobus pec-
cant. Ac primum repetamus id, ubi fuperius comprehenfa
mihi difputatio defiit, nempe fanitatem et morbum, tur-
pitudinem et pulchritudinem animae in partibus ipfius
fieri, partesque has notiones et praefumptiones effe con-
cedamus ei primum. Quod enim omnino non oportet
inter actiones morbum vel fanitatem, fed turpitudinem
aut folam pulchritudinem collocare, comprehenfum a me
prius eft. Quod autem neque fi quis quaefita conceferit,
fequentia recte dicta fint, nunc oftendere tentabo. Si
enim, dum pugnant duo invicem judicia, affectus gene-
rantur, neceffitas cogit, ex duobus his judiciis vel alte-

ἤτοι τὴν τέραν μὲν ὑπάρχειν ἀληθῆ, τὴν ἑτέραν δὲ ψευδῆ,
ἢ ἀμφοτέρας ψευδεῖς, εἴ τις καὶ τοῦτο συγχωρήσειεν, ἔχει
γάρ τινα ζήτησιν λογιστικήν. εἴτε δὲ ἀμφοτέρας ψευδεῖς,
εἴτε τὴν ἑτέραν αὐτῶν ἀληθῆ φαίημεν ὑπάρχειν, οὐδαμῶς
ἡ μάχη τῶν κρίσεων ἔσται τὸ πάθος. ἀλλ᾽ εἰ μὲν ἰσάζοιέν
πως ἀλλήλαις αἱ κρίσεις ὡς πρὸς πίστιν, ἐπέχειν ἀναγκαῖον
ἡμᾶς ἔσται περὶ τῆς τοῦ πράγματος ὑπάρξεως, εἰ δ᾽ ἡ
ἑτέρα φαίνοιτο μακρῷ πιστοτέρα, συγκατατίθεσθαι μὲν καὶ
πράττειν γέ τι κατὰ τὴν συγκατάθεσιν, οὐκ ἀπερισκέπτως
δὲ, καθάπερ εἰ καί τις τὴν ἡδονὴν ἀγαθὸν οἰόμενος ὑπάρ-
χειν ἔχοι τι βραχὺ περιέλκον εἰς τοὐναντίον, ἢ εἰ μόνον
τὸ καλὸν ἀγαθὸν ὑπολαμβάνων ὅμως ἔτι καὶ αὐτὸς ἀντι-
σπῶσαν ἑτέραν ὑπόληψιν ἔχοι πρὸς τὸ μὴ διατεταμένως
πιστεύειν, ἢ εἰ, καθάπερ ὁ Πύῤῥων, ἀμφοτέρας ὁμοτίμως
τιθέμενος ἐπέχοι περὶ τῆς ἀποφάσεώς τε καὶ συγκαταθέ-
σεως. ἐν οὐδενὶ γὰρ τῶν τοιούτων συνίσταται τὸ πάθος,
ὥσπερ καὶ αὐτὸς ὁ Χρύσιππος ἐναργῶς ἐδήλωσε δι᾽ ὧν ἐν
τῷ πρὸ τούτου γράμματι παρεθέμην ῥήσεων, ἐν αἷς φησιν,

rum effe verum, alterum falfum, vel utraque falfa, fi
quis etiam hoc concefferit (habet enim quandam logicam
inquifitionem). Sive ambo falfa, five alterum ipforum
verum effe dixerimus, neutiquam pugna judiciorum erit
affectus. Verum fi aequaveris aliquo modo inter fe
judicia quoad fidem, neceffarium erit nos animo fufpen-
fos effe circa rei exiftentiam; fin alterum videatur longe
fide dignius, affentiri quidem et agere nonnihil juxta
affenfum, non inconfiderate autem; quemadmodum, fi
aliquis voluptatem bonum effe putans habeat aliquid,
quod in diverfum modice retrahat, vel fi folum honeftum
bonum exiftimans tamen adhuc et ipfe habeat opinio-
nem aliam reluctantem, ne plene credat, vel fi, quemad-
modum Pyrrho, utramque aequaliter ponens contineat fe,
ne affirmet concedatque. In nullo enim hujusmodi
affectus confiftit, ficuti et ipfe Chryfippus manifefte in-
dicavit verbis, quae fuperiori libro appofui, ubi ait, Non

Ed. Chart. V. [164. 165.]　　　　　　Ed. Baf. I. (289.)

οὐχὶ διημαρτημένος φέρεται καὶ παριδών τι κατὰ τὸν λόγον,
ὅσα τ᾽ ἄλλα τοιαῦτα προσέγραψε συνίστασθαι τὸ πάθος,
ἀλλ᾽ ὅταν ἀπειθὴς ἡ ὁρμὴ γίγνηται τῷ λόγῳ, ὥστε κἀν-
ταῦθα πάλιν ἐναντιολογίαν τινὰ εὑρίσκεσθαι τοῦ Χρυσίπ-
που πρὸς ἑαυτὸν, εἴπερ ἀποχωρίσας τὸ πάθος τῶν διημαρ-
τημένων κρίσεων αὖθις ἐν τῇ τῶν κρίσεων πρὸς ἀλλήλας
ἐναντιολογίᾳ τά τε νοσήματα τῆς ψυχῆς καὶ τὰ πάθη
συνίστασθαι λέγει. μὴ τοίνυν θαυμάζωμεν ἔτι μηδ᾽ ὅτι
τὰς θεραπείας τῶν παθῶν ὀρθῶς μὲν ὁ Πλάτων ἔγραψεν,
ὡς ὁ Ποσειδώνιος αὐτῷ μαρτυρεῖ, μοχθηρῶς δ᾽ ὁ Χρύσιπ-
πος. ὁ γὰρ μήτε πάσας τὰς αἰτίας τῶν παθῶν ἀποφήνα-
σθαι τολμήσας, ἀλλ᾽ ἐν ταῖς κυριωτάταις ἀπορεῖν ὁμολο-
γήσας, [165] ὡς ἐν τῷ πρὸ τούτου δέδεικται γράμματι,
μήτ᾽ ἐν αἷς ἐτόλμησεν εἰπεῖν τι καλῶς ἀποφηνάμενος, οὗτος
οὐκ ἂν, οἶμαι, δύναιτο τὴν θεραπείαν αὐτῶν ποιήσασθαι
κατὰ τρόπον. ἀλλ᾽, ὅπερ εἶπον ἤδη καὶ πρόσθεν, εἴ τις
ἐξελέγχοι τὰ τέσσαρα τοῦ Χρυσίππου βιβλία, πολὺ πλεόνων
αὐτῷ δεήσει συγγραμμάτων.

fi errabunde fertur et praetergreſſus aliquid ſecundum
rationem, et caetera, quae hujusmodi adſcripſit, affectum
conſlituere, verum quum animi impetus rationi ſit in-
obſequens, ut et hic rurſus ſibi nonnihil contradicere
Chryſippus inveniatur, ſiquidem affectum a judiciis pec-
cantibus ſegregans rurſus in judiciorum invicem pugna
et morbos animi et affectus conſiſtere dicit. Ne igitur
miremur adhuc, quod affectuum curationes recte quidem
Plato conſcripſit, ut Poſidonius ipſi atteſtatur, prave
autem Chryſippus. Qui enim neque omnium affectuum
cauſas pronunciare auſus eſt, ſed in principaliſſimis du-
bitare ſe confeſſus eſt, ut in ſuperiori libro oſtenſum eſt,
neque, in quibus pronunciare aliquid auſus eſt, recte
protulit, hic mea ſententia non poterit curationem
ipſorum, ut decet, moliri. Sed, quod dixi jam et antea, ſi
quis quatuor Chryſippi libros coarguat, multo pluribus
commentariis ei opus erit.

Κεφ. ε'. Ὅσα τοίνυν ἀναγκαιότατα πρὸς τὴν προκει-
μένην ἡμῖν πραγματείαν ἐστὶ, ταῦτα ἐπέλθωμεν μόνα, καὶ
πρῶτόν γε αὐτῶν προχειρισώμεθα τὸ περὶ τῆς τῶν παίδων
διοικήσεως. οὔτε γὰρ ὑπὸ λόγου τὰς ὁρμὰς αὐτῶν ἐπιτρο-
πεύεσθαι δυνατὸν εἰπεῖν, (οὐ γὰρ ἔχουσιν ἤδη τὸν λόγον,)
οὔθ' ὡς οὐ θυμοῦταί τε καὶ λυπεῖται, καὶ ἥδεται, καὶ
γελᾷ, καὶ κλαίει, καὶ τοιαῦθ' ἕτερα πάθη πάσχει μυρία.
πολὺ γὰρ δὴ καὶ πλείω καὶ σφοδρότερα τὰ πάθη τοῖς
παιδίοις ἐστὶν ἢ τοῖς τελείοις. οὐ μὴν ἀκολουθεῖ γε ταῦτα
τοῖς Χρυσίππου δόγμασιν, ὥσπερ οὔτε τὸ μηδεμίαν (290)
οἰκείωσιν εἶναι φύσει πρὸς ἡδονὴν ἢ ἀλλοτρίωσιν πρὸς
πόνον. ᾄττει μὲν γὰρ ἀδιδάκτως ἅπαντα τὰ παιδία πρὸς
τὰς ἡδονὰς, ἀποστρέφεται δὲ καὶ φεύγει τοὺς πόνους. ὁρῶ-
μεν δ' αὐτὰ καὶ θυμούμενα, καὶ λακτίζοντα, καὶ δάκνοντα,
καὶ νικᾷν ἐθέλοντα καὶ κρατεῖν τῶν τοιούτων, ὥσπερ ἔνια
τῶν ζώων, οὐδενὸς ἄθλου προβαλλομένου παρὰ τὸ νικᾷν
αὐτό. φαίνεται δ' ἐναργῶς τὸ τοιοῦτον ἐπ' ὀρτύγων, καὶ
ἀλεκτρυόνων, καὶ περδίκων, ἰχνεύμονός τε καὶ ἀσπίδος, καὶ

Cap. V.   Quae igitur maxime ad inftitutum nobis
opus neceffaria funt, haec duntaxat perfequemur, ac pri-
mum ipforum proponemus, quod de puerorum inftitu-
tione dicitur.   Neque enim a ratione impetus ipforum
moderari poffis dicere, ut qui rationem necdum habeant,
neque quod non irafcantur, doleant, gaudeant, rideant,
plorent, atque ejusmodi aliis innumeris affectibus impli-
centur.   Multo enim et plures et vehementiores affectus
pueris quam adultis oboriuntur (quanquam neque Chry-
fippi placitis confentanea fint); ficuti neque dicere poffis,
quod nulla propenfio natura ipfis infit ad voluptatem,
aut alienatio ad laborem.   Etenim inclinant a nullo docti
magiftro omnes pueri ad voluptates, averfantur autem
fugiuntque labores.   Videmus autem eos ipfos et irafcen-
tes, et calcitrantes, et mordentes, ac vincere cupientes
et in ejusmodi praevalere, quemadmodum nonnulla ani-
mantia, nullo praemio propofito praeter ipfam victoriam;
id quod evidenter apparet in coturnicibus, gallis, perdi-

κροκοδείλου, καὶ μυρίων ἑτέρων. οὕτως οὖν οἰκειοῦσθαι
καὶ τὰ παιδία φαίνεται καὶ πρὸς ἡδονὴν, καὶ πρὸς νίκην,
ὥσπερ ὕστερόν ποτε δείκνυσιν, ἐπειδὰν προβαίνῃ κατὰ τὴν
ἡλικίαν, ὅτι πρὸς τὸ καλὸν ἔχει τινὰ φυσικὴν οἰκείωσιν.
αἰδεῖται γοῦν ἁμαρτάνοντα, προϊούσης αὐτοῖς τῆς ἡλικίας,
καὶ χαίρει τοῖς καλοῖς ἔργοις, καὶ δικαιοσύνης καὶ τῶν
ἄλλων ἀρετῶν ἀντιποιεῖται, καὶ πράττει πολλὰ κατὰ τὰς
τῶν ἀρετῶν τούτων ἐννοίας, ἔμπροσθεν, ἡνίκα ἦν ἔτι σμικρὰ,
κατὰ πάθος ζῶντα, καὶ τῶν ἐκ τοῦ λόγου προσταγμάτων
οὐδεμίαν φροντίδα ποιούμενα. τριῶν οὖν τούτων ὑμῖν οἰκει-
ώσεων ὑπαρχουσῶν φύσει καθ᾽ ἕκαστον τῶν μορίων τῆς
ψυχῆς εἶδος, πρὸς μὲν τὴν ἡδονὴν διὰ τὸ ἐπιθυμητικὸν,
πρὸς δὲ τὴν νίκην διὰ τὸ θυμοειδὲς, πρὸς δὲ τὸ καλὸν
διὰ τὸ λογιστικὸν, Ἐπίκουρος μὲν τὴν τοῦ χειρίστου μορίου
τῆς ψυχῆς οἰκείωσιν ἐθεάσατο μόνην, ὁ δὲ Χρύσιππος τὴν
τοῦ βελτίστου, φάμενος ἡμᾶς οἰκειοῦσθαι πρὸς μόνον τὸ
καλὸν, ὅπερ εἶναι δηλονότι καὶ ἀγαθόν. ἁπάσας δὲ τὰς
τρεῖς οἰκειώσεις θεάσασθαι μόνοις τοῖς παλαιοῖς ὑπῆρξε

cibus, ichneumone, afpide, crocodilo, aliisque infinitis.
Sic itaque peculiariter inclinare etiam pueri videntur et
ad voluptatem et ad victoriam, quemadmodum paulo
poft oftendunt, ubi procefferint aetate, quoniam ad ho-
neftum naturalem quandam propenfionem habent: pec-
cantes igitur pudefiunt, gaudentque honeftis operibus, et
juftitiam aliasque virtutes amplectuntur, ac faciunt multa
fecundum harum virtutum notiones, prius, quum adhuc
effent parvi, ex affectu viventes, ac nullam praecepto-
rum ex ratione curam habentes. Quum itaque hae tres
propenfiones nobis natura juxta unamquamque partium
animi fpeciem infint, ad voluptatem fane propter con-
cupifcibilem, ad victoriam vero propter irafcibilem, ad
honeftum propter ratiocinatricem, Epicurus fane infimae
animae partis propenfionem folum confpexit, Chryfippus
autem optimae, quum dixerit, peculiariter nos affici erga
folum honeftum, quod eft nimirum et bonum. At uni-
verfas tres proprietates perfpicere folis veteribus philofo-

φιλοσόφοις. ἐάσας οὖν τὰς δύο ὁ Χρύσιππος εἰκότως ἀπο-
ρεῖν ἐρεῖ τῆς κατὰ τὴν κακίαν γενέσεως, οὔτ᾽ αἰτίαν ἔχων
εἰπεῖν αὐτῆς, οὔτε τρόπους τῆς συστάσεως, οὔθ᾽ ὅπως
ἁμαρτάνει τὰ παιδία δυνάμενος ἐξευρεῖν, ἅπερ εὐλόγως, οἶμαι,
πάντα καὶ ὁ Ποσειδώνιος αὐτοῦ καταμέμφεται καὶ ἐλέγχει.
εἰ γὰρ δὴ πρὸς τὸ καλὸν εὐθὺς ἐξ ἀρχῆς ᾠκείωται τὰ
παιδία, τὴν κακίαν οὐκ ἔνδοθεν οὐδ᾽ ἐξ ἑαυτῶν, ἀλλ᾽
ἔξωθεν μόνον ἐχρῆν αὐτοῖς ἐγγίγνεσθαι. ἀλλὰ μὴν ὁρᾶταί
γε, κἂν χρηστοῖς ἔθεσιν ἐντρέφηται καὶ προσηκόντως παι-
δεύηται, πάντως ἐξαμαρτάνοντά τι, [166] καὶ τοῦτ᾽ αὐτὸ καὶ
ὁ Χρύσιππος ὁμολογεῖ. καίτοι γ᾽ ἐνῆν αὐτῷ ὑπεριδόντι τῶν
ἐναργῶς φαινομένων αὐτὸ μόνον ὁμολογῆσαι τὸ ταῖς ἰδίαις
ὑποθέσεσιν ἀκόλουθον, εἰ καλῶς ἀχθείη τὰ παιδία, πάν-
τως αὐτὰ φάσκοντι σοφοὺς ἄνδρας γενήσεσθαι τοῦ χρόνου
προϊόντος. ἀλλ᾽ οὐκ ἐτόλμησε τοῦτό γε καταψεύσασθαι τῶν
φαινομένων, ἀλλὰ κἂν ὑπὸ φιλοσόφῳ τρέφηται μόνῳ, καὶ
μηδὲν μήτε θεάσηται μήτ᾽ ἀκούσῃ πώποτε παράδειγμα

phis licuit. Relictis itaque duabus, Chryfippus merito
ambigere fe dicit, quomodo pravitas generetur, quum
neque caufam ipfius poffit dicere, neque confiftentiae
modos, neque, quomodo pueri peccent, queat invenire,
quae bona ratione, opinor, omnia etiam Pofidonius in eo
damnat coarguitque. Si enim ad honeftum protinus ab
initio peculiariter pueri ducerentur, malitiam non in-
terius, neque ex ipfis, verum extrinfecus folum innafci
ipfis oportebat. Atqui videntur, etiamfi probis moribus
educentur et, ut par eft, erudiantur, omnino aliquid
peccare: atque hoc ipfum Chryfippus quoque confitetur,
quamvis liceret ipfi evidenter apparentia praetergreffo
hoc folum concedere, quod propriis hypothefibus erat
confentaneum, ipfos fcilicet omnino pueros, fi probe
omnino educati fuerint, in viros fapientes temporis pro-
ceffu evafuros affirmando; fed non aufus eft hoc adverfus
evidentia mentiri; verum quamvis fub philofopho dun-
taxat educentur, et nullum neque viderint, neque audi-

462 ΓΑΛΗΝΟΤ ΠΕΡΙ

Ed. Chart. V. [166.] Ed. Baf. I. (290.)

κακίας, ὅμως οὐκ ἐξ ἀνάγκης αὐτά φιλοσοφήσειν· διττήν
γὰρ εἶναι τῆς διαστροφῆς τὴν αἰτίαν, ἑτέραν μὲν ἐκ κατη-
χήσεως τῶν πολλῶν ἀνθρώπων ἐγγιγνομένην, ἑτέραν δ᾽ ἐξ
αὐτῆς τῶν πραγμάτων τῆς φύσεως. ἐγὼ δὲ ὑπὲρ ἑκατέρας
αὐτῶν ἀπορῶ, καὶ πρώτης γε τῆς ἐκ τῶν πέλας γιγνομένης.
καὶ γὰρ διὰ τί θεασάμενά τε καὶ ἀκούσαντα παράδειγμα
κακίας οὐχὶ μισεῖ τοῦτο καὶ φεύγει τῷ μηδεμίαν οἰκείωσιν
ἔχειν πρὸς αὐτό, θαυμάζειν ἐπέρχεταί μοι, καὶ πολὺ δὴ
μᾶλλον, ἐπειδὰν μήτε θεασάμενα μήτ᾽ ἀκούσαντα πρὸς
αὐτῶν τῶν πραγμάτων ἐξαπατηθῇ. τίς γὰρ ἀνάγκη, τοὺς
παῖδας ὑπὸ μὲν τῆς ἡδονῆς ὡς ἀγαθοῦ δελεάζεσθαι, μηδε-
μίαν οἰκείωσιν ἔχοντας πρὸς αὐτήν, ἀποστρέφεσθαι δὲ καὶ
φεύγειν τὸν πόνον, εἴπερ μὴ καὶ πρὸς τοῦτον ἠλλοτρίωται
φύσει; τίς δ᾽ ἀνάγκη, πρὸς μὲν τοὺς ἐπαίνους καὶ τὰς τιμὰς
ἥδεσθαί τε καὶ χαίρειν αὐτοῖς, ἄχθεσθαι δὲ καὶ φεύγειν
τούς τε ψόγους καὶ τὰς ἀτιμίας, εἴπερ μὴ καὶ πρὸς ταῦτα
φύσει τινὰ ἔχουσιν οἰκείωσίν τε καὶ ἀλλοτρίωσιν; εἰ γὰρ μὴ
ταῖς φωναῖς, ἀλλὰ τῇ γε δυνάμει τῶν λεγομένων ὁμολογεῖν

verint unquam malitiae exemplum, tamen non neceſſario
ipſos philoſophiae incubituros; duplicem namque cauſam
eſſe perverſitatis, alteram ex multorum hominum inſtru-
ctione innaſcentem, alteram ex ipſa rerum natura. Ego
vero de utraque ipſarum dubito, et prima, quae ex fami-
liaribus oboritur. Etenim cur, qui viderint audiverintque
malitiae exemplum, non oderint hoc et fugerint, eo quod
nullam proprietatem erga ipſum habeant, mirari mihi
ſubit, et multo magis quum, neque viſo, neque audito eo,
ab ipſis rebus decipiantur. Quae enim neceſſitas, pueros
a voluptate tanquam bono ineſcari, ne unam quidem
propenſionem erga ipſam habentes, averſari autem et
fugere laborem, ſi non et ab hoc natura alienati ſunt?
Quae rurſus neceſſitas, laudibus et honoribus oblectari et
ipſis gaudere, odiſſe autem et fugere reprehenſiones et
ignominiam, ſi non etiam ad haec natura inclinationem
quandam habent alienationemque? Si enim non verbis,
ſaltem virtute eorum, quae dicuntur, Chryſippus videtur

ἔοικεν ὁ Χρύσιππος, ὡς ἔστιν οἰκείωσίς τέ τις ἡμῖν καὶ
ἀλλοτρίωσις φύσει πρὸς ἕκαστον τῶν εἰρημένων. ἐπειδὰν
γὰρ λέγῃ, τὰς περὶ ἀγαθῶν καὶ κακῶν ἐγγίνεσθαι τοῖς
φαύλοις διαστροφὰς διά τε τὴν πιθανότητα τῶν φαντασιῶν
καὶ τὴν κατήχησιν, ἐρωτητέον αὐτὸν τὴν αἰτίαν, δι᾽ ἣν
ἡδονὴ μὲν ὡς ἀγαθὸν, ἀλγηδὼν δ᾽ ὡς κακὸν πιθανὴν
προβάλλουσι φαντασίαν· οὕτως δὲ καὶ διὰ τί τὴν μὲν νίκην
τὴν ἐν Ὀλυμπιάσιν καὶ τὴν τῶν ἀνδριάντων ἀνάθεσιν
ἐπαινούμενά τε καὶ μακαριζόμενα πρὸς τῶν πολλῶν ἀκούον-
τες ὡς ἀγαθὰ, περὶ δὲ τῆς ἥττης τε καὶ τῆς ἀτιμίας ὡς
κακὰ ἑτοίμως πειθόμεθα. καὶ γὰρ καὶ ταῦθ᾽ ὁ Ποσειδώ-
νιος μέμφεται καὶ δεικνύναι πειρᾶται πασῶν τῶν ψευδῶν
ὑπολήψεων τὰς αἰτίας ἐν μὲν τῷ θεωρητικῷ διὰ τῆς παθη-
τικῆς ὁλκῆς, προηγεῖσθαι δ᾽ αὐτῆς τὰς ψευδεῖς δόξας,
ἀσθενήσαντος περὶ τὴν κρίσιν τοῦ λογιστικοῦ· γεννᾶσθαι
γὰρ τῷ ζώῳ τὴν ὁρμὴν ἐνίοτε μὲν ἐπὶ τῇ τοῦ λογιστικοῦ
κρίσει, πολλάκις δ᾽ ἐπὶ τῇ κινήσει τοῦ παθητικοῦ. συνάπτει
δ᾽ εἰκότως τοῖς λόγοις τούτοις ὁ Ποσειδώνιος τὰ κατὰ τὸν

confentire, quod infit nobis natura inclinatio quaedam et
alienatio; quippe quum dicit, perverfitates circa bona et
mala innafci pravis propter imaginationum probabilita-
tem et inflitutionem, caufa ab eo roganda eft, cur vo-
luptas quidem ut bonum, dolor autem ut malum pro-
babilem objiciunt imaginationem: ita rurfus cur victo-
riam in Olympicis et flatuarum erectionem laudari ex-
tollique a plerisque audientes, qvod bona fint, cladem
contra et ignominiam, quod mala fint, facile perfuade-
mur. Etenim Pofidonius criminatur tentatque oftendere
omnium falfarum opinionum caufas in fpeculativo fane
per affectuum attractionem, praecedere autem ipfam
falfas opiniones, ubi ratiocinatrix circa judicium fuerit
imbecillis; oboriri enim animali impetum nonnunquam
fane propter ratiocinatricis judicium, faepe vero ob mo-
tum partis affectibus obnoxiae. Connectit autem merito
his rationibus Pofidonius ea, quae in phyfiognomonia appa-

Ed. Chart. V. [166. 167.]   Ed. Baf. I. (290.)

φυσιογνώμονα φαινόμενα. καὶ γὰρ τῶν ζώων καὶ τῶν ἀν-
θρώπων, ὅσα μὲν εὐρύστερνά τε καὶ θερμότερα, θυμικώτερα
πάνθ᾽ ὑπάρχειν φύσει, ὅσα δὲ πλατυΐσχιά τε καὶ ψυχρότερα,
δειλότερα. καὶ κατὰ τὰς χώρας οὐ σμικρῷ τινι διενηνοχέναι
τοῖς ἤθεσι τοὺς ἀνθρώπους εἰς δειλίαν καὶ τόλμαν, ἢ τὸ
φιλήδονόν τε καὶ φιλόπονον, ὡς τῶν παθητικῶν κινήσεων
τῆς ψυχῆς ἑπομένων ἀεὶ τῇ διαθέσει τοῦ σώματος, ἣν ἐκ
τῆς κατὰ τὸ περιέχον κράσεως οὐ κατ᾽ ὀλίγον ἀλλοιοῦσθαι.
καὶ γὰρ δὴ καὶ τὸ αἷμα διαφέρειν ἐν τοῖς ζώοις φησὶ θερ-
μότητι, καὶ ψυχρότητι, καὶ πάχει, καὶ λεπτότητι, καὶ
ἄλλαις φησὶ διαφοραῖς οὐκ ὀλίγαις, ὑπὲρ ὧν Ἀριστοτέλης
ἐπὶ πλεῖστον διῆλθεν. ἡμεῖς δὲ κατά τινα οἰκεῖον καιρὸν
ἐπὶ προήκοντι τῷ λόγῳ μνημονεύσομεν αὐτῶν, ἡνίκα ἂν καὶ
αὐτὰς τὰς Ἱπποκράτους τε καὶ Πλάτωνος ῥήσεις περὶ
τούτων παραγράφωμεν. ἐν δὲ [167] τῷ παρόντι πρὸς τοὺς
περὶ τὸν Χρύσιππον ὁ λόγος ἐνέστηκέ μοι, μήτ᾽ ἄλλο
γιγνώσκοντας τῶν κατὰ τὰ πάθη, μήθ᾽ ὡς αἱ τοῦ σώματος
κράσεις οἰκείας ἑαυταῖς ἐργάζονται τὰς παθητικὰς κινήσεις·

rent. Etenim animalium ac hominum, quae lati pectoris
et calidiora funt, omnia naturam habent iracundiorem,
quae vero latis coxis conftant et frigidiora funt, timi-
diorem. Et fecundum varietatem regionum non parum
quiddam moribus homines ad timorem et audaciam, vel
voluptatis laborisque ftudium differunt, tanquam affectuum
animi motibus corporis difpofitionem, quam ex aëris
temperatura non modice immutari contingit, fequentibus.
Quinetiam fanguinem in animantibus differre calore, fri-
giditate, craffitie et tenuitate pronunciat, item aliis non
paucis differentiis, de quibus Ariftoteles pleniffime tracta-
vit. Nos autem fuo tempore fermonis proceffu mentio-
nem ipfarum faciemus, quando etiam eadem tum Hip-
pocratis tum Platonis verba de iftis afcribemus. In
praefentia vero ad Chryfippum oratio mihi inftituta eft,
qui neque aliud eorum, quae fecundum affectus fiunt,
cognovit, neque quod corporis temperamenta peculiares
ipfis affectuum motus efficiunt; ita namque Pofidonius

οὕτως γὰρ ὁ Ποσειδώνιος ὀνομάζειν εἴωθεν. Ἀριστοτέλης
δ᾽ ἄντικρυς ἤδη καλεῖ τῶν ζώων ἁπάσας τὰς τοιαύτας τῆς
ψυχῆς καταστάσεις, ἐξηγεῖταί τε, καθ᾽ ὅντινα τρόπον ἐπὶ
ταῖς διαφερούσαις κράσε σισυνίσταται. διόπερ, οἶμαι, καὶ ἡ
τῶν παθῶν τῆς ψυχῆς ἴασις ἐπ᾽ ἐνίων μὲν εὔκολός τε καὶ ῥᾳ-
δία, διὰ τὸ μήτε τὰς παθητικὰς κινήσεις αὐτοῖς ἰσχυρὰς ὑπάρ-
χειν, μήτε τὸ λογιστικὸν ἀσθενὲς φύσει καὶ ἀσύνετον, ἀλλὰ δι᾽
ἀμαθίαν καὶ μοχθηροὺς ἐθισμοὺς ἐμπαθῶς ἀναγκάζεσθαι
ζῆν τοὺς τοιούτους ἀνθρώπους, ἐνίοις δὲ χαλεπὴ καὶ δύσκο-
λος, ὅταν κινήσεις αἱ κατὰ πάθος, αἱ διὰ τὴν τοῦ σώματος
κατασκευὴν ἀναγκαίως γιγνόμεναι, μεγάλαι δή τινες οὖσαι
τύχωσι καὶ σφοδραὶ, τό τε λογιστικὸν ἀσθενὲς καὶ ἀσύνετον
φύσει. χρὴ γὰρ καὶ τοῦτο μὲν ἐπιστήμην λαβεῖν τῶν
ἀληθῶν, καὶ τὰς κατὰ πάθος δὲ κινήσεις ἀμβλυνθῆναι
χρηστοῖς ἐπιτηδεύμασιν ἐθισθεῖσαν, εἴ τις μέλλοι βελτίονι
τὸ ἦθος ἀποδείξειν τὸν ἄνθρωπον. (291) οὕτω δὲ καὶ
πλάττειν ἐξ ἀρχῆς ἄνθρωπον χρὴ πρός τὸ βέλτιστον, ἁπάν-
των μὲν πρῶτον αὐτῶν τῶν σπερμάτων προνοουμένους, οἷς

nominare confuevit. Ariftoteles autem aperte jam vocat
animalium omnia hujusmodi animae conftitutiones, ex-
ponitque, quomodo ex diverfis temperamentis conftituan-
tur. Quare mea fententia etiam affectuum animi curatio
in nonnullis quidem prompta et facilis eft, eo quod ne-
que affectuum motus ipfis infint validi, neque ratiocina-
trix pars imbecillis natura et imprudens, fed propter
infcitiam pravasque confuetudines id genus hominum ex
affectu vivere cogatur, nonnullis vero difficilis et aegra,
quum motus affectuum, qui ex corporis conftitutione ne-
ceffario obveniunt, magni extiterint et vehementes, ra-
tiocinatrixque imbecillis facultas et imprudens; quippe et
hanc veri fcientiam adipifci oportet, ac affectuum motus
retundere, probis inftitutionibus affuefcentem, fi quis ho-
minem moribus praeftantiorem redditurus eft. Sic autem
et ab initio hominem ad optimum conformare oportet,
ante omnia quidem ipforum feminum ratione habita,

ἐφεξῆς τῆς διαίτης, ἣν ἡ κύουσα διαιτήσεται, κατά τε τὰς
τροφὰς καὶ τὰ πόματα, καὶ τὰ γυμνάσια καὶ τὰς ἡσυ-
χίας, καὶ τοὺς ὕπνους καὶ τὰς ἐγρηγόρσεις, ἐπιθυμίας
τε καὶ θυμούς, ὅσα τ᾽ ἄλλα τοιαῦτα, περὶ ὧν ἁπάντων
ὁ μὲν Πλάτων ἀκριβέστατα διῆλθεν, ὁ δὲ Χρύσιπ-
πος οὐ μόνον αὐτὸς οὐδὲν ἱκνούμενον εἶπεν, ἀλλ᾽ οὐδὲ τῶν
ὑπ᾽ αὐτοῦ τινι κατέλιπεν ἀφορμὴν εὑρέσεως, μοχθη-
ρὰν ὑποβαλλόμενος τῷ λόγῳ τὴν κρηπῖδα. ταῦτά τοι
καὶ ὁ Ποσειδώνιος αὐτῷ μέμφεται μετὰ τοῦ καὶ θαυμά-
ζειν, ὅσα Πλάτων εἶπεν ὑπὲρ τῆς τῶν παίδων ἔτι τε κυου-
μένων ἐν τῇ μήτρᾳ διαπλάσεως, ἀποκυηθέντων τε τροφῆς
καὶ παιδείας, καὶ γέγραφεν οἷον ἐπιτομήν τινα κατὰ τὸ πρῶ-
τον αὐτοῦ περὶ παθῶν σύγγραμμα τῶν ὑπὸ Πλάτωνος εἰρη-
μένων, ὡς χρὴ τρέφεσθαι καὶ παιδεύεσθαι τοὺς παῖδας
ὑπὲρ τοῦ τὸ παθητικόν τε καὶ ἄλογον τῆς ψυχῆς σύμμετρον
ἀποφαίνεσθαι ταῖς κινήσεσι καὶ τοῖς τοῦ λόγου προστάγμα-
σιν εὐπειθές· αὕτη γὰρ ἀρίστη παίδων παιδείας παρασκευὴ
τοῦ παθητικοῦ τῆς ψυχῆς, ὡς ἂν ἐπιτηδειοτάτη ᾖ πρὸς
τὴν ἀρχὴν τοῦ λογιστικοῦ. μικρὸν μὲν γὰρ τὰ πρῶτα καὶ

deinde victus, quo gravida utetur, et in alimentis et potioni-
bus, et exercitiis et quiete, et fomno et vigilia; de quibus
omnibus Plato accuratiffime differuit, Chryfippus non
folum ipfe nihil quod ad rem pertineret dixit, fed ne
fuccefforum quidem ipfius alicui inventionis occafionem
reliquit, pravam induens fermoni crepidam. Haec utique
Pofidonius ei obiicit ac miratur, quae Plato de confor-
matione infantium, qui adhuc in utero geruntur, tradidit,
editorum autem alimento et inftitutione, ac confcripfit
veluti compendium aliquod in primo ipfius de affectibus
commentario eorum, quae a Platone dicta funt, fcilicet
oportere pueros educari et inftitui, ut reddant partem
animi affectibus opportunam et irrationalem motibus
commoderatam ac rationis mandato morigeram. Hic
enim optimus eft in puerorum inftitutione apparatus fa-
cultatis animae affectibus obnoxiae, fi ad ratiocinatricis
dominium quam maxime idonea fit; exiguam enim pri-

ΙΠΠΟΚΡ. ΚΑΙ ΠΛΑΤΩΝ. ΔΟΓΜ. Ε. 467

Ed. Chart. V. [167.]   Ed. Baf. I. (291.)

ἀσθενὲς ὑπάρχειν τοῦτο, μέγα δὲ καὶ ἰσχυρὸν ἀποτελεῖσθαι
περὶ τὴν τεσσαρεσκαιδεκαετῆ ἡλικίαν, ἡνίκα ἤδη κρατεῖν τε
καὶ ἄρχειν αὐτῷ προσήκει καθάπερ ἡνιόχῳ τινὶ τοῦ ζεύ-
γους τῶν συμφύτων ἵππων, ἐπιθυμίας τε καὶ θυμοῦ, μήτ᾽
ἰσχυρῶν ὑπαρχόντων ἄγαν, μήτ᾽ ἀσθενῶν, μήτ᾽ ὀκνηρῶν,
μήτ᾽ ἐκφόρων, μήτε δυσπειθῶν ὅλως, ἢ ἀκόσμων, ἢ ὑβρι-
στῶν, ἀλλ᾽ εἰς ἅπαν ἑτοίμων ἕπεσθαί τε καὶ πείθεσθαι τῷ
λογισμῷ, τούτου δ᾽ αὐτοῦ τὴν παιδείαν τε καὶ τὴν ἀρετὴν
ἐπιστήμην εἶναι τῆς τῶν ὄντων φύσεως, ὥσπερ τοῦ ἡνιόχου
τῶν ἡνιοχικῶν θεωρημάτων. ἐν γὰρ ταῖς ἀλόγοις τῆς ψυχῆς
δυνάμεσιν ἐπιστήμας οὐκ ἐγγίνεσθαι, καθάπερ οὐδὲ ἐν τοῖς
ἵπποις, ἀλλὰ τούτοις μὲν τὴν οἰκείαν ἀρετὴν ἐξ ἐθισμοῦ
τινος ἀλόγου παραγίνεσθαι, τοῖς δ᾽ ἡνιόχοις ἐκ διδασκαλίας
λογικῆς. ἕπεται δ᾽ αὖθις τοῖσδε καὶ ὁ περὶ τῶν ἀρετῶν
λόγος αὐτὸς ἔχων τὸ σφάλμα διττόν, εἴτ᾽ ἐπιστήμας τις
ἁπάσας αὐτὰς, εἴτε δυνάμεις ὑπολάβοι. τῶν μὲν γὰρ ἀλό-
γων τῆς ψυχῆς μερῶν ἀλόγους ἀνάγκη καὶ τὰς ἀρετὰς

mum et imbecillem hanc effe decet, magnam vero et
valentem circa quartumdecimum aetatis annum evadere,
quando jam dominari et imperare ipfam convenit tan-
quam aurigam quendam pari connatorum equorum, cupi-
ditati et iracundiae, dum non valentes nimium funt,
neque imbecillae, neque pigrae, neque effrenes, neque
contumaces omnino, vel indecorae, vel contumeliofae,
fed in omne promptae tum fequi, tum obedire rationi.
Hujus autem ipfius inftitutionem virtutemquo fcientiam
effe oportet rerum naturae, quemadmodum aurigae fpe-
culationem artis aurigandi; nam in brutis animae faculta-
tibus fcientiae non folent innafci, ficuti nec equis, fed
his fane propria virtus ex confuetudine quadam irratio-
nali proficifci, aurigis autem ex difciplina rationali.
Porro fequitur rurfus hic etiam de virtutibus fermo
duplicem continens errorem, five fcientias quis omnes
ipfas, five vires exiftimet. Siquidem irrationalium ani-
mae partium neceffe irrationales quoque virtutes effe,

εἶναι, τοῦ λογιστικοῦ δὲ μόνου λογικήν. ὥστ᾽ εὐλόγως
ἐκείνων μὲν αἱ ἀρεταὶ δυνάμεις εἰσὶν, [168] ἐπιστήμη δὲ
μόνου τοῦ λογιστικοῦ. Χρύσιππος δὲ μεγάλα σφάλλεται,
οὐχ ὅτι μηδεμίαν ἀρετὴν ἐποίησε δύναμιν, (οὐ γὰρ μέγα τὸ
τοιοῦτον σφάλμα ἐστὶν, οὐδὲ διαφερόμεθα πρὸς αὐτὸ,) ἀλλ᾽
ὅτι πολλὰς ἐπιστήμας τε καὶ ἀρετὰς εἶναι φήσας μίαν
ἔφησεν εἶναι δύναμιν τῆς ψυχῆς. οὐ γὰρ ἐνδέχεται μιᾶς
δυνάμεως ἀρετὰς εἶναι πολλὰς, εἴ γε μηδὲ τελειοτάτας πολ-
λὰς ἑνὸς πράγματος. μία γὰρ ἑκάστου τῶν ὄντων ἡ τελειό-
της, ἡ δ᾽ ἀρετὴ τελειότης ἐστὶ τῆς ἑκάστου φύσεως, ὡς
αὐτὸς ὁμολογεῖ. κάλλιον οὖν Ἀρίστων ὁ Χῖος, οὔτε πολ-
λὰς εἶναι τὰς ἀρετὰς τῆς ψυχῆς ἀποφηνάμενος, ἀλλὰ μίαν,
ἣν ἐπιστήμην ἀγαθῶν τε καὶ κακῶν εἶναί φησιν, οὔτε περὶ
τῶν παθῶν ἐναντία ταῖς ἰδίαις ὑποθέσεσι γράψας, ὥσπερ
ὁ Χρύσιππος.

Κεφ. ς'. Ἀλλὰ περὶ μὲν τῶν ἀρετῶν ἐν τοῖς ἑξῆς ἐροῦμεν,
ἐπειδὴ καὶ περὶ τούτων ὁ Χρύσιππος ἐπηρεάζει τὸν Πλάτωνα.
νυνὶ γὰρ ἐξ ἀκολουθίας τινὸς αὐτῶν ἐμνημόνευσα, τῷ περὶ

ratiocinatricis autem folius rationalem. Quapropter merito
illarum fane virtutes facultates funt, folius autem ratio-
cinatricis fcientia. At Chryfippus vehementer errat, non
folum quod ne unam quidem virtutem facultatem fecerit,
(non enim magnus is error eft, neque in hoc diffentimus,)
fed quod multas et fcientias et virtutes effe dicens unam
effe animae facultatem dixerit. Quippe fieri non poteft,
ut unius facultatis multae fint virtutes, fiquidem neque
perfectiones multae unius rei effe poterunt. Una enim
cujusque eorum quae funt perfectio eft, at perfectio
cujusque naturae virtus eft, ut ipfe fatetur. Melius ita-
que Arifto Chius neque multas effe animae virtutes
pronunciat, fed unam, quam bonorum malorumque
fcientiam effe tuetur, neque de affectibus contraria fuis
hypothefibus fcribit, quemadmodum Chryfippus.

Cap. VI. Verum de virtutibus poftea agetur, quia
etiam in his Chryfippus calumniatur Platonem; nunc
enim ex confecutione quadam de eis mentio facta eft,

τῶν παθῶν δόγματι καὶ τοῦ περὶ τῶν ἀρετῶν ἐξ ἀνάγκης
ἑπομένου, ὥσπερ καὶ ἃ Ποσειδώνιός φησιν, ᾧδέ πως γρά-
φων αὐτοῖς ὀνόμασι κατὰ τὸ πρῶτον περὶ παθῶν οὐ μετά
πολλὰ τῆς ἀρχῆς τοῦ βιβλίου· νομίζω γὰρ καὶ τὴν περὶ
ἀγαθῶν καὶ κακῶν, καὶ τὴν περὶ τελῶν, καὶ τὴν περὶ ἀρε-
τῶν ἐκ τῆς περὶ παθῶν ὀρθῶς διασκέψεως ἠρτῆσθαι.
ὅτι μὲν οὖν τὴν περὶ τῶν ἀρετῶν ὀρθῶς δόξαν ἐζεῦχθαι
συμβέβηκε τῇ περὶ τῶν παθῶν, αὐτάρκως ἐνδεδεῖχθαί μοι
δοκῶ· ὅτι δὲ καὶ τὴν περὶ ἀγαθῶν τε καὶ τοῦ τέλους, ἀρ-
κεῖ μοι τὰ Ποσειδωνίου παραγράψαι τόνδε τὸν τρόπον
ἔχοντα. τὸ δὴ τῶν παθῶν αἴτιον, τουτέστι τῆς τε ἀνομο-
λογίας καὶ τοῦ κακοδαίμονος βίου, τὸ μὴ κατὰ πᾶν ἔπε-
σθαι τῷ ἐν αὐτῷ δαίμονι συγγενεῖ τε ὄντι καὶ τὴν ὁμοίαν
φύσιν ἔχοντι τῷ τὸν ὅλον κόσμον διοικοῦντι, τῷ δὲ χείρονι
καὶ ζωώδει ποτὲ συνεκκλίνοντας φέρεσθαι. οἱ δὲ τοῦτο πα-
ριδόντες οὔτε ἐν τούτοις βελτιοῦσι τὴν αἰτίαν τῶν παθῶν,
οὔτ᾽ ἐν τοῖς περὶ τῆς εὐδαιμονίας καὶ ὁμολογίας ὀρθο-
δοξοῦσιν. οὐ γὰρ βλέπουσιν, ὅτι πρῶτόν ἐστιν ἐν αὐτῇ τό

cum decretum de affectibus decreta de virtutibus neces-
fario confequatur, quemadmodum et Pofidonius inquit,
ita fcribens ad verbum in primo de affectibus non
multo poft libri initium: *Puto enim, confiderationem de
bonis et malis, item de finibus, infuper de virtutibus
fpeculationem ex ea, quae de affectibus eft, recte pendere.*
Quod itaque opinionem de virtutibus recte ei, quae de
affectibus eft, conjungi accidit, abunde a me oftenfum
arbitror. Quod autem et de bonis et de fine opinio
conjuncta eft, fufficit mihi Pofidonii verba fcribere, quae
hunc in modum habent: *Affectuum caufa fane, hoc eft
diffenfionis et infelicis vitae, eft non fequi per omnia
genium nobis infitum, qui connatus ac fimilis naturae eft
ei, qui totum mundum gubernat, cum deteriore vero et
qui animali peculiaris eft nonnunquam declinando efferri.
Qui vero hoc praeterierunt, neque in his affectuum melio-
rem caufam reddiderunt, neque in iis, quae de felicitate
et confenfu funt, recte opinantur, quippe qui non vident,*

κατὰ μηδὲν ἄγεσθαι ὑπὸ τοῦ ἀλόγου τε καὶ κακοδαίμο-
νος καὶ ἀθέου τῆς ψυχῆς. ἐν τούτοις φανερῶς ὁ Ποσει-
δώνιος ἐδίδαξε, πηλίκον ἁμαρτάνουσιν οἱ περὶ τὸν Χρύσιπ-
πον, οὐ μόνον ἐν τοῖς περὶ τῶν παθῶν λογισμοῖς, ἀλλὰ
καὶ περὶ τοῦ τέλους. οὐ γὰρ, ὡς ἐκεῖνοι λέγουσιν, ἀλλ᾽ ὡς
ὁ Πλάτων ἐδίδαξε, τὸ τῇ φύσει ζῆν ὁμολογουμένως ἐστίν.
ὄντος γὰρ ἐν ἡμῖν τοῦ μὲν βελτίονος τῆς ψυχῆς μέρους,
τοῦ δὲ χείρονος, ὁ μὲν τῷ βελτίονι συνεπόμενος ὁμολογου-
μένως ἂν λέγοιτο τῇ φύσει ζῆν, ὁ δὲ τῷ χείρονι μᾶλλον
ἑπόμενος ἀνομολογουμένως· ἔστι δ᾽ οὗτος μὲν ὁ κατὰ πά-
θος ζῶν, ἐκεῖνος δὲ ὁ κατὰ λόγον. οὐκ ἀρκεσθεὶς δὲ τού-
τοις ὁ Ποσειδώνιος ἐναργέστερόν τε καὶ σφοδρότερον κα-
θάπτεται τῶν περὶ τὸν Χρύσιππον, ὡς οὐκ ὀρθῶς ἐξηγου-
μένων τὸ τέλος. ἔχει δὲ ἡ ῥῆσις ὧδε· ἃ δὴ παρέντες ἔνιοι
τὸ ὁμολογουμένως ζῆν συστέλλουσιν εἰς τὸ πᾶν τὸ ἐνδεχό-
μενον ποιεῖν ἕνεκα τῶν πρώτων κατὰ φύσιν, ὅμοιον αὐτὸ
ποιοῦντες τῷ σκοπὸν ἐκτίθεσθαι τὴν ἡδονήν, ἢ τὴν
ἀοχλησίαν, ἢ ἄλλο τι τοιοῦτον. ἔστι δὲ μάχην ἐμφαῖνον

primum effe in ea, in nulla re duci ab irrationali, infe-
lici et dei experte anima. In his manifefto Pofidonius
docuit, quantum Chryfippi fectatores aberrent, non folum
in difputationibus de affectibus, fed etiam de fine. Non
enim eft, ut illi dictitant, fed ut Plato tradidit, naturae
confentaneam vitam agere. Quum enim in nobis alia
potior fit animae pars, alia deterior, qui potiorem fequi-
tur, confentaneam naturae vitam agere dicetur, qui de-
teriorem magis aemulatur, repugnantem; hic autem ex
affectu, ille fecundum rationem vivit. Porro non con-
tentus his Pofidonius evidentius vehementiusque Chry-
fippi fectatores attingit, qui non recte finem interpreten-
tur. Habent autem verba in eum modum: *Quae fane*
praetermittentes nonnulli id, quod eft cum confenfu na-
turae vivere, contrahunt in hoc, quod eft omne, quod
poteft fieri, agere caufa primorum fecundum naturam,
fimile eis facientes, qui fcopum proponunt voluptatem,
aut tranquillitatem, aut aliud quippiam ejusmodi. Hoc

κατ᾿ αὐτὴν τὴν ἐκφορὰν, καλὸν δὲ καὶ εὐδαιμονικὸν οὐδέν.
[169] παρέπεται γὰρ κατὰ τὸ ἀναγκαῖον τῷ τέλει, τέλος δὲ
οὐκ ἔστιν, ἀλλὰ καὶ τούτου διαληφθέντος ὀρθῶς, ἔξεστι
μὲν αὐτῷ χρῆσθαι πρὸς τὸ διακόπτειν τὰς ἀπορίας, ἃς οἱ
σοφισταὶ προτείνουσι, μὴ μέντοι γε τὸ κατ᾿ ἐμπειρίαν τῶν
κατὰ τὴν ὅλην φύσιν συμβαινόντων ζῆν, ὅπερ ἰσοδυναμεῖ
τῷ ὁμολογουμένως εἰπεῖν ζῆν, ἡνίκα μὴ τοῦτο μικροπρεπῶς
συντείνειν εἴς τι τῶν διαφόρων τυγχάνει. ἤρκει μὲν οὖν
ἴσως καὶ τοῦτο πρὸς ἔνδειξιν τῆς ἀτοπίας ὧν ὁ Χρύσιππος
εἴρηκε περὶ τοῦ τέλους ἐξηγούμενος, ὅπως ἄν τις τυγχάνοι
τοῦ ὁμολογουμένως τῇ φύσει ζῆν. ἄμεινον μὴν ἡγοῦμαι καὶ
τὰ τούτοις ἑξῆς ὑπὸ τοῦ Ποσειδωνίου γεγραμμένα παρα-
θέσθαι τόνδε τὸν τρόπον ἔχοντα. ταύτην τε δὴ τὴν ἀτο-
πίαν διέλυσεν ἡ αἰτία τῶν παθῶν ὁραθεῖσα, καὶ τὰς ἀρ-
χὰς ἔδειξε τῆς ἐν τοῖς ὀρεκτοῖς καὶ φευκτοῖς διαστροφῆς,
καὶ τοὺς τρόπους τῆς ἀσκήσεως διεῖλε. καὶ τὰ διαπορού-
μενα περὶ τῆς ἐκ πάθους ὁρμῆς ἐξέφηνεν. οὐ σμικρά γε
οὐδὲ τὰ τυχόντα φησὶν ἡμᾶς ἀπολαύσειν ἀγαθὰ, τῆς αἰτίας

autem pugnam oftendit in ipfa prolatione, honeftum
autem et felix nihil; comitatur enim neceffario finem,
finis autem non eft; fed fi hoc recte percipiatur, licet eo
uti ad ambiguitates auferendas, quas fophiftae produ-
cunt; quod equidem non continget de eo, quod eft vivere
fecundum peritiam eorum, quae in tota natura eveniunt;
quod idem valet, ac fi dicas convenienter naturae vivere,
nifi hoc ignave ad aliquam fuarum differentiarum vergere
contingat. Sufficiebat itaque forfan et hoc ad abfurditatis
indicationem eorum, quae Chryfippus de fine dixit, ex-
ponendo, quomodo quis vitam naturae confentaneam affe-
quatur. Melius tamen puto etiam poft haec a Pofidonio
fcripta apponere, quae hocce modo habent: *Hanc fane
abfurditatem caufa affectuum vifa diffolvit, ac principia
perverfitatis in rebus appetendis fugiendisque indicavit,
ac modos exercitationis divifit.* Item, quae de affectus
impetu dubitantur, declaravit. *Non exigua neque vul-
garia inquit nos confecuturos bona, caufa affectuum in-*

Ed. Chart. V. [169.]　　　　　Ed. Baf. I. (291. 292.)

τῶν παθῶν εὑρεθείσης. εἰς γὰρ τὸ μαθεῖν ἀκριβῶς, οἷόν
τι τὸ ὁμολογουμένως τῇ φύσει ζῆν ἐστιν, ἐκ τῆς τῶν πα-
θῶν αἰτίας εὑρεθείσης ὠφελήθημεν. ὁ μὲν γὰρ κατὰ πά-
θος οὐχ ὁμολογουμένως ζῇ τῇ φύσει, ὁ δὲ μὴ κατὰ
πάθος ὁμολογουμένως ζῇ τῇ φύσει. ἕπεται γὰρ ὁ μὲν τῷ
ἀλόγῳ καὶ ἐμπλήκτῳ τῆς ψυχῆς, ὁ δὲ τῷ λογικῷ τε καὶ τῷ
θείῳ. καὶ (292) τὰς ἀρχὰς δὲ τῆς ἐν τοῖς αἱρετοῖς τε καὶ
φευκτοῖς διαστροφῆς ἐδίδαξεν ἡ αἰτία τῶν παθῶν εὑρεθεῖσα.
τὰ γὰρ οἰκεῖα ταῖς ἀλόγοις δυνάμεσι τῆς ψυχῆς ἐξαπατώ-
μενοί τινες ὡς ἁπλῶς οἰκεῖα δοξάζουσιν, οὐκ εἰδότες, ὡς τὸ
μὲν ἥδεσθαί τε καὶ τὸ κρατεῖν τῶν πέλας τοῦ ζωώδους
τῆς ψυχῆς ἐστιν ὀρεκτά, σοφία δὲ καὶ πᾶν ὅσον ἀγαθόν
τε καὶ καλὸν ἅμα τοῦ λογικοῦ τε καὶ θείου. καὶ τοὺς τρό-
πους δὲ, φησὶ, τῆς ἀσκήσεως ἡ τῶν παθῶν αἰτία γνωρι-
σθεῖσα διωρίσατο. τοὺς μὲν γὰρ ἐν τοιοῖσδε ῥυθμοῖς ἅμα
καὶ ἁρμονίαις καὶ ἐπιτηδεύμασι, τοὺς δὲ ἐν τοιοῖσδε διαι-
τᾶσθαι κελεύσομεν, ὥσπερ ὁ Πλάτων ἡμᾶς ἐδίδαξε, τοὺς
μὲν ἀμβλεῖς καὶ νωθροὺς καὶ ἀθύμους ἔν τε τοῖς ὀρθίοις

verta. Nam ut difcamus exacte, quale tandem fit vita
naturae confentanea, ex inventa affectuum caufa adjuti
fumus. Siquidem qui ex affectu vivit, non confentaneam
naturae vitam egit, qui non ex affectu, confentaneam
naturae tranfigit. Sequitur enim hic irrationalem et at-
tonitam animae partem, ille rationalem et divinam.
Porro initia perverfitatis in rebus appetendis fugiendisque
caufa affectuum inventa edocuit; nam propria facultatibus
animae irrationabilibus nonnulli decepti quafi fimpliciter
propria opinantur, ignari, quod voluptas et imperium in
proximos animalis partis animae funt appetibilia, fa-
pientia vero et omne bonum honeftumque fimul et ra-
tionalis et divinae partis eft. Modos autem exercitii,
inquit, affectuum caufa cognita diftinxit. Alios enim in
hujusmodi numeris pariter et harmoniis ftudiisque, alios
in falibus vivere jubebimus, quemadmodum Plato nos
docuit. hebetes quidem et pigros et vecordes tum in

ῥυθμοῖς καὶ ταῖς κινούσαις ἰσχυρῶς τὴν ψυχὴν ἁρμονίαις
καὶ τοῖς τοιούτοις ἐπιτηδεύμασι τρέφοντες, τοὺς δὲ θυμι-
κωτέρους καὶ μανικώτερον ἥττοντας ἐν ταῖς ἐναντίαις. ἐπεὶ
διὰ τί πρὸς θεῶν (ἐρωτήσω γὰρ ἔτι τοῦτο τοὺς ἀπὸ τοῦ
Χρυσίππου) Δάμων ὁ μουσικὸς αὐλητρίδι παραγενόμενος
αὐλούσῃ τὸ Φρύγιον νεανίαις τισὶν οἰνωμένοις καὶ μανικὰ
ἄττα διαπραττομένοις ἐκέλευσεν αὐλῆσαι τὸ Δώριον, οἱ δ'
εὐθὺς ἐπαύσαντο τῆς ἐμπλήκτου φορᾶς; οὐ γὰρ δήπου τὰς
δόξας τοῦ λογιστικοῦ μεταδιδάσκονται πρὸς τῶν αὐλημάτων,
ἀλλὰ τὸ παθητικὸν τῆς ψυχῆς ἄλογον ὑπάρχον, ἐπεγείρον-
ταί τε καὶ πραΰνονται διὰ κινήσεων ἀλόγων. τῷ μὲν γὰρ
ἀλόγῳ διὰ τῶν ἀλόγων ἥ τε ὠφέλεια καὶ ἡ βλάβη, τῷ λο-
γικῷ δὲ δι' ἐπιστήμης τε καὶ εὐμαθίας. καὶ ταῦτ' οὖν ἐκ
τῆς τῶν παθῶν αἰτίας γνωσθείσης ὠφελεῖσθαί φησιν ἡμᾶς
ὁ Ποσειδώνιος, καὶ προσέτι τὰ διαπορούμενα περὶ τῆς
ἐκ πάθους ὁρμῆς ἐξέφηνεν. εἶτ' αὐτός, ἅττα ποτ' αὐτά
ἐστιν, ἐπιφέρων ἐξηγεῖται τόνδε τὸν τρόπον. οἶμαι γάρ,
ὅτι πάλαι βλέπετε, πῶς διὰ λόγου μὲν πεισθέντες κακὸν

rectis numeris, tum harmoniis animam valide moventi-
bus, tum ejusmodi fludiis educantes, iracundiores autem
et furibundos magis tractantes contrariis; quoniam cur
per deum immortalem (interrogabo enim adhuc hoc a
Chryfippo) Damon muficus, quum effet apud tibicinam
Phrygium modulantem adolefcentibus quibusdam ebriofis
et infania quaedam peragentibus, Doricum canere juffit,
illi vero ftatim a motu infulfo ceffarunt? Non enim
nimirum opiniones ratiocinatricis facultatis docentur a
cantionibus tibicinae, fed affectibus obnoxia pars animae,
quum fit irrationalis, excitatur mitigaturque motibus
irrationalibus. Siquidem irrationali ab irrationalibus et
commodum et noxa obvenit, rationali vero ex fcientia
bonaque difciplina. Atque haec ex affectuum caufa
cognita accedere nobis ait et juvare Pofidonius affirmat,
et praeterea, quae de affectus impetu ambiguntur, decla-
rare. Deinde ipfe, quae tandem ea fint, inferens, hunc
in modum exponit: *Puto namque, nuper vos vidiffe, quo-*

ἑαυτοῖς παρεῖναι ἢ ἐπιφέρεσθαι οὔτε φοβοῦνται οὔτε λυ-
ποῦνται, φαντασίας δ᾽ ἐκείνων αὐτῶν λαμβάνονται. πῶς
γὰρ ἄν τις λόγῳ κινήσεις τὸ ἄλογον, ἐὰν μή τινα ἀναζω-
γράφησιν προσβάληται αἰσθητῇ παραπλησίαν; οὕτως οὖν ἐκ
διηγήσεώς τινες εἰς ἐπιθυμίαν ἐκπίπτουσιν, καὶ ἐναργῶς ἐγκε-
λευσαμένου του φεύγειν τὸν ἐπιφερόμενον λέοντα, οὐκ ἰδόντες
φοβοῦνται. [170] ταῦτά τε οὖν εἴρηται καλῶς τῷ Ποσει-
δωνίῳ καὶ τὰ τούτων ἐφεξῆς ἔτι, συμπάσας τὰς αἰτίας
ἐξηγουμένῳ τῶν ἀπορηθέντων ὑπὸ τοῦ Χρυσίππου, περὶ ὧν
κατὰ τὸ πρὸ τούτου γράμμα διῆλθον ἐπὶ τῆς τελευτῆς,
ὅθεν μοι δοκῶ καὶ νῦν ἐνταῦθα καταπαῦσαι τὸν λόγον,
μίαν ἔτι τὴν ἐφεξῆς αὐτοῦ παραγράψας ῥῆσιν ἔχουσαν ᾧδε.
καὶ μὴν οἱ προκόπτοντες μεγάλα κακὰ δοκοῦντες ἑαυτοῖς
οὐ λυποῦνται· φέρονται γὰρ οὐ κατὰ τὸ ἄλογον τῆς ψυχῆς
οὕτως, ἀλλὰ κατὰ τὸ λογικόν. εἶτ᾽ ἐφεξῆς οὗτος, διὰ τί
τὰ χρονίζοντα τῶν παθῶν ἡσυχέστερά τε καὶ ἀσθενέστερα
γίγνεται, τὴν αἰτίαν ἀποδίδωσιν, ὑπὲρ ἧς ὁ Χρύσιππος ἐν

modo ratione perſuaſi, malum ſibi adeſſe vel inferri,
neque timent, neque dolent, imaginationes autem illorum
ipſorum capiunt. Quomodo enim aliquis ratione movebit
irrationale, ſi non quandam deſcriptionem ſenſibili per-
ſimilem adjecerit? Sic igitur ex narratione nonnulli in
cupiditatem incidunt, et manifeſto juſſi fugere incurren-
tem leonem non videntes extimeſcunt. Haec itaque
bene a Poſidonio dicta ſunt, item quae haec ſubſequun-
tur, univerſas exponente cauſas eorum, de quibus Chry-
ſippus ambigebat; ac ego ſuperiori libro ad calcem de
eisdem diſputavi; unde mihi videor etiam nunc in prae-
ſentia finiturus ſermonem, modo unam adhuc ſubſequen-
tem ipſius orationem aſcripſero, quae hunc in modum
habet: *At vero providi magna mala ſibi inſtare viden-
tes non dolent, quippe non ſecundum irrationalem ani-
mae partem feruntur ita, ſed ſecundum rationalem.*
Poſtea rurſus hic, cur affectus temporis ſpatio quietiores
imbecillioresque redduntur, cauſam reddit; ſuper qua

τῷ δευτέρῳ περὶ παθῶν ἀπορεῖν ὡμολόγησεν. εἴρηται δὲ
περὶ αὐτῆς ὑφ' ἡμῶν ἐπὶ τῇ τελευτῇ τοῦ τετάρτου, καὶ νῦν
εἰρήσεται διὰ βραχέων οἷον ἐπιτομή τις τῆς Ποσειδωνίου ῥή-
σεως μακρᾶς ὑπαρχούσης. τὸ τοίνυν παθητικὸν τῆς ψυχῆς
ἐν τῷ χρόνῳ τοῦτο μὲν ἐμπίπλαται τῶν οἰκείων ἐπιθυμιῶν,
τοῦτο δὲ κάμνει ταῖς πολυχρονίαις κινήσεσιν, ὥστε διὰ
ἄμφω καθησυχάσαντος αὐτοῦ καὶ μέτρια κινουμένου κρα-
τεῖν ὁ λογισμὸς ἤδη δύναται, ὥσπερ καὶ ἵππου τινὸς ἐκ-
φόρου τὸν ἐπιβάτην ἐξενεγκόντος βιαίως, εἶτα κάμνοντός τε
ἅμα τῷ δρόμῳ καὶ προσέτι καὶ ἐμπλησθέντος ὧν ἐπεθύμη-
σεν, αὖθις ὁ ἡνίοχος ἐγκρατὴς καταστάιη. φαίνεται γὰρ
τοῦτο πολλάκις γιγνόμενον, καὶ οἵ γε παιδεύοντες τὰ νέα
τῶν ζώων, ἐπιτρέψαντες αὐτοῖς κάμνειν τε ἅμα καὶ ἐμπλη-
σθῆναι κατὰ τὰς ἐκφόρους κινήσεις, ὕστερον ἐπιτίθενται.
περί τε οὖν τῶν τοιούτων ἠπόρησεν ὁ Χρύσιππος, ὡς ἂν
οὐ δυνάμενος εἰς τὸ παθητικὸν τῆς ψυχῆς ἀναφέρεσθαι αὐ-
τῶν τὰς αἰτίας, καὶ προσέτι, καὶ γὰρ καὶ τοῦτο δείκνυσιν
ἐν τοῖς ἑξῆς ὁ Ποσειδώνιος, οὐ τοῖς φαινομένοις μόνοις,

Chryſippus in ſecundo de affectibus dubitare ſe confeſſus
eſt. Nos de ea ad ſinem quarti diximus, atque nunc
breviter dicemus ceu compendium quoddam Poſidonii
orationis, quae prolixior eſt. Itaque pars animae affecti-
bus obnoxia temporis ſpatio partim repletur propriis
cupiditatibus, partim laborat motibus diuturnis; qua-
propter amborum nomine ea conquieſcente et medio-
criter mota, ſuperior eſſe ratio jam poteſt: quemadmodum
et equo effreni inſeſſorem violenter excutiente, deinde
laborante ſimul et curſu, et praeterea etiam repleto iis,
quae concupivit, rurſus auriga ſuperior evadit; id quod
ſaepe ſieri ſolet. Ac qui juvenilia animantia erudiunt,
ubi ipſis conceſſerint et laborare ſimul et ſatiari motibus
effrenatis, poſtea ipſis inſident. De ejusmodi igitur Chry-
ſippus haeſitavit, ut qui ipſorum cauſas ad partem animae
affectibus deditam non poſſet reſerre; praeterea (etenim
et hoc in ſubſequentibus Poſidonius oſtendit) non eviden-

ἀλλὰ καὶ Ζήνωνι καὶ Κλεάνθει διαφέρεται. τὴν μὲν τοῦ
Κλεάνθους γνώμην ὑπὲρ τοῦ παθητικοῦ τῆς ψυχῆς ἐκ τῶνδε
φαίνεσθαί φησι τῶν ἐπῶν. ΛΟΓ. Τί ποτ᾽ ἔσθ᾽ ὅ τι βού-
λει, θυμέ; τοῦτό μοι φράσον, Θ. Ἔχω, λογισμὲ, πᾶν ὃ
βούλομαι ποιεῖν. ΛΟΓ. Βασιλικόν γε. πλὴν ὅμως εἰπὸν
πάλιν. Θ. Ὅσ᾽ ἂν ἐπιθυμῶ, ταῦθ᾽ ὅπως γενήσεται. ταυτὶ
τὰ ἀμοιβαῖα Κλεάνθους φησὶν εἶναι Ποσειδώνιος, ἐναρ-
γῶς ἐνδεικνύμενος τὴν περὶ τοῦ παθητικοῦ τῆς ψυχῆς γνώ-
μην αὐτοῦ, εἴ γε δὴ πεποίηκε τὸν λογισμὸν τῷ θυμῷ δια-
λεγόμενον ὡς ἕτερον ἑτέρῳ. ὁ δὲ Χρύσιππος οὔθ᾽ ἕτερον
εἶναι νομίζει τὸ παθητικὸν τῆς ψυχῆς τοῦ λογιστικοῦ, καὶ
τῶν ἀλόγων ζώων ἀφαιρεῖται τὰ πάθη φανερῶς ἐπιθυμίᾳ
τε καὶ θυμῷ διοικουμένων, ὡς καὶ Ποσειδώνιος ὑπὲρ αὐτῶν
ἐπιπλέον διεξέρχεται. ὅσα μὲν οὖν τῶν ζώων δυσκίνητ᾽ ἐστὶ
καὶ προσπεφυκότα δίκην φυτῶν πέτραις ἤ τισιν ἑτέροις
τοιούτοις, ἐπιθυμίᾳ μόνῃ διοικεῖσθαι λέγει αὐτά, τὰ δ᾽
ἄλλα τὰ ἄλογα σύμπαντα ταῖς δυνάμεσιν ἀμφοτέραις χρῆ-
σθαι, τῇ τ᾽ ἐπιθυμητικῇ καὶ τῇ θυμοειδεῖ, τὸν ἄνθρωπον

tibus folum, verum et Zenoni Cleanthique repugnat.
Cleanthis fane fententiam de parte animi affectibus ob-
noxia ex his apparere verfibus affirmat. RA. Quid tan-
dem eft quod cupis, anime? Hoc mihi dicito. IR. Pof-
fum, o ratio, quidquid cupio, facere. RA. Id regium. At
dic iterum. IR. Ut cupio, ita hoc fiet modo. Hos ver-
fus refponforios Cleanthis effe dicit Pofidonius, mani-
fefto oftendens fuam de affectibus obnoxia parte fenten-
tiam, fiquidem introduxit rationem iracundiae colloquen-
tem, ceu alterum alteri. At Chryfippus neque diverfam
animae partem affectibus deditam a rationali arbitratur,
et affectus tollit a brutis animantibus, quum manifefto
libidine et iracundia gubernentur, quemadmodum et Po-
fidonius de ipfis copiofius pertractat. Quae itaque ani-
mantia aegre moventur, et adnata funt ftirpium modo
potris aut quibusdam aliis ejusmodi, cupiditate fola guber-
nari ipfa pronunciat, reliqua vero bruta univerfa utrif-
que facultatibus uti, et concupifcibili et irafcibili, ho-

δὲ μόνον ταῖς τρισὶ, προσειληφέναι γὰρ καὶ τὴν λογιστικὴν
ἀρχήν. ταῦτά τε οὖν ὀρθῶς εἴρηται τῷ Ποσειδωνίῳ καὶ
ἄλλα πάμπολλα καθ᾽ ὅλην τὴν περὶ τῶν παθῶν πραγμα-
τείαν. ὥσπερ οὖν ὁ Χρύσιππος ἐσφαλμένος ἐν αὐτοῖς, ὡς
ἄν τις εἴποι, τοῖς στοιχείοις τῆς περὶ τῶν παθῶν θεωρίας
ἐξ ἀνάγκης πάμπολλα κακῶς εἶπεν, οὕτως ἀνάγκη τὸν ἀλη-
θέσι ταῖς ἀρχαῖς χρησάμενον, εἰ μὲν ἀκριβῶς φυλάξεις τὸ
πρὸς αὐτὰς ἀκόλουθον, ἅπαν εἰπεῖν ὀρθῶς, εἰ δ᾽ οὐκ
ἀκριβῶς, ἀλλὰ τά γε πλεῖστα κατορθῶσαι. δοκῶ μοι κατα-
παύσειν ἤδη τὸν ἐνεστῶτα λόγον ἐν τῷδε. τὸ γὰρ ἐπι-
σκέπτεσθαι νῦν, ὁποίας τινὸς ἔχεται γνώμης ὁ Ζήνων, οὐ
κατὰ τὸν ἐξ ἀρχῆς ἄν μοι προστεθέντα γίγνοιτο σκοπόν.
ἕνεκα γὰρ τοῦ μὴ μακρολογεῖν ἀποχωρήσειν ἔφην τῶν ἄλλων
Στωϊκῶν, ἐξετάζειν δὲ μόνα τὰ Χρυσίππου. [171] καὶ γὰρ
οὐδὲ τί ποτε ἕκαστος ἐγίγνωσκε τῶν φιλοσόφων ὑπὲρ ψυχῆς,
ὑπεσχόμην ἐν τῇδε τῇ πραγματείᾳ διελθεῖν, ἀλλ᾽ ὅπως ἀλη-
θείας ἔχει τὰ Πλάτωνός τε καὶ Ἱπποκράτους δύγματα δια-
σκέψασθαι. ὥστε καὶ τὰ πρὸς τὸν Χρύσιππον ἀντειρημένα

minem autem folum tribus, nam et rationale principium
hunc affumere. Haec a Pofidonio recte dicta funt, aliaque
permulta in toto de affectibus opere. Quemadmodum igitur
Chryfippus in ipfis, ut ita dicam, elementis fpeculationis
de affectibus errans neceffario multa perperam dixit, ita
neceffe eft eum, qui veris utitur principiis, modo accu-
rate ipforum confequentia obfervaverit, totum recte di-
cere; fin minus accurate, certe plurima bene affirmare.
Vifum jam mihi eft praefentem librum hic finire; nam
infpicere nunc, qualisnam fententiae fit Zeno, diverfum
fuerit ab eo, quod per initia mihi propofui; quippe, ne
fierem prolixior, ab aliis Stoïcis me receffurum retuli,
fola vero Chryfippi dicta examinaturum. Siquidem neque
quid tandem finguli philofophi de anima fentirent, hoc
opere perfequi me promittebam, verum quomodo verita-
tem habeant Platonis et Hippocratis placita examinare.
Quare et ea, quae contra Chryfippum protuli, praeter in-

Ed. Chart. V. [171.]　　　　　　　　Ed. Baf. I. (292. 293.)

μοι παρὰ τὸ προκείμενον ἐγένετο, καὶ Ζήνων, εἰ μὲν τὰ
αὐτὰ βούλοιτο Χρυσίππῳ, τοῖς αὐτοῖς ἐγκλήμασιν ὑπεύθυ-
νος καταστήσεται, εἰ δὲ ταῖς τοῦ Πλάτωνος ἀρχαῖς ἕποιτο
Κλεάνθει τε καὶ Ποσειδωνίῳ παραπλησίως, τῆς ἡμετέρας
ἂν οὕτω μετέχοι φιλοσοφίας, εἰ δ', ὅπερ ἐγὼ πείθομαι,
κρίσεσιν ἐπιγίγνεσθαι τὰ πάθη νομίζει, μέσος ἂν εἴη τῆς τε
χειρίστης ὑπὲρ αὐτῶν αἱρέσεως τῆς Χρυσίππου καὶ τῆς ἀρί-
στης, ἣν Ἱπποκράτης τε καὶ Πλάτων ἁπάντων πρῶτοι μετε-
χειρίσαντο. Ποσειδώνιος δὲ καὶ Πυθαγόραν φησὶν, αὐτοῦ
μὲν τοῦ Πυθαγόρου συγγράμματος οὐδενὸς εἰς ἡμᾶς διασω-
ζομένου, τεκμαιρόμενος δ' ἐξ ὧν ἔνιοι τῶν μαθητῶν αὐτοῦ
γεγράφασιν. ἀλλ', ὅπερ εἶπον ὀλίγον ἔμπροσθεν, οὐχ ἱστορίαν
δογμάτων παλαιῶν ὁ λόγος διδάξειν ἐπηγγείλατο, μόνα δὲ
τὰ πρὸς Ἱπποκράτους καὶ Πλάτωνος εἰρημένα διασκέψε-
σθαι. καί μοι τοῦτο, καθ' ὅσον οἷόν τ' ἦν, περαίνεται διὰ
βραχυτάτων. οὐ γὰρ, ὅτι πολύβιβλος ἡ πραγματεία, χρὴ
σκο(293)πεῖν, ἀλλὰ τοῦτο μὲν εἰς τὸ πλῆθός τε καὶ τὸ
μέγεθος ὧν ἂν ἐπισκεπτώμεθα δογμάτων ἀναφέρειν, ἐξετά-

ſtitutum producta ſunt, et Zeno, ſi eadem quae Chryſippus
ſentit, eorundem criminum reus declarabitur; quod ſi
Platonis ſequatur principia, veluti Cleanthes et Poſido-
nius, noſtrae ſic particeps philoſophiae erit; ſi vero,
quod ego credo, affectus judiciis ſupervenire putat, me-
dius erit inter peſſimam de ipſis ſectam Chryſippi et
optimam, quam tum Hippocrates tum Plato omnium
primi celebrarunt. Poſidonius etiam Pythagoram dicit,
quum nullus ipſius Pythagorae commentarius ad nos per-
venerit, conjiciens autem ex iis, quae nonnulli ejus diſci-
puli tradiderunt. Sed, quod paulo ante dixi, non hiſto-
riam veterum dogmatum liber hic docturum me promiſit,
verum ſola, quae Hippocrati et Platoni dicta ſunt, in-
ſpecturum. Ac mihi hoc, quatenus licet, breviſſime abſol-
vitur. Non enim, quia in multos libros opus deductum
eſt, ſpeculari oportet, ſed hoc ad multitudinem magni-
tudinemque eorum quae inſpicimus dogmatum referre,

ζειν τε καὶ σκοπεῖν, εἰ περὶ τῶν αὐτῶν ἐπεχώρει βραχύτερον
εἰπεῖν ἄνευ τοῦ παραλιπεῖν τι τῶν ἀναγκαίων, ὡς τοῦτό γε
καὶ ἐξ αὐτῶν ὧν ἔγραψε Χρύσιππος περὶ παθῶν ἔνεστι κα-
ταμαθεῖν. τεττάρων γὰρ βιβλίων οὕτω μεγάλων αὐτῷ γε-
γραμμένων, ὥσθ' ἕκαστον εἶναι διπλάσιον τῶν ἡμετέρων,
ὅμως ἡμεῖς οὐδ' ἐν ὅλοις δύο τὴν περὶ τῶν παθῶν αὐτῷ
γνώμην ἐξητάκαμεν εὐθὺς καὶ τῶν τῷ Ποσειδωνίῳ γραφέν-
των εἰς τὴν αὐτὴν πραγματείαν ἐπιμνησθέντες. ἡ μὲν δὴ
πρὸς Χρύσιππον ἀντιλογία τέλος ἐχέτω. νομίζω γὰρ, εἰ μέν
τις προσέσχε τὸν νοῦν τοῖς εἰρημένοις, οὐκ ἂν χαλεπῶς αὐ-
τὸν ἐξευρεῖν, ὅσα κατὰ μέρος ἐν ὅλῃ τῇ πραγματείᾳ διημάρ-
τηται, εἰ δέ τις οὐ προσέσχε τούτοις, οὐδ' ἂν ἔτι πλείω
γράφηται προσέξει.

Κεφ. ζ'. Μεταβήσομαι δ' ἤδη πρὸς τὴν ὑπὸ Πλά-
τωνος εἰρημένην ἐπίδειξιν ἐν τῷ τετάρτῳ τῆς Πολιτείας
ὑπὲρ τοῦ τρία τῆς ψυχῆς εἶναι μόρια τὰ καθ' ὁρμὴν ἡμᾶς
κινοῦντα. γινώσκειν δὲ χρὴ κἀνταῦθα τὸ μὲν, ὅτι μόρια
διαφέροντ' ἀλλήλων ἐστὶν, οὐκ ἀναγκαστικῶς ἀποδεικνύμενον·

examinareque et inſpicere, ſi de ipſis licet brevius di-
cere, ita ut nihil neceſſarium omittatur, ſicut hoc etiam
ex ipſis, quae Chryſippus ſcripſit de affectibus, licet con-
diſcere; nam quum quatuor libros adeo grandes ipſe con-
ſcripſerit, ut ſinguli noſtros duplo ſuperent, nos tamen
ne in integris quidem duobus ſententiam ipſius de affe-
ctibus explicavimus, ita ut etiam eorum, quae Poſidonius
in id opus conſcripſit, meminerimus. Jam ſane contro-
verſia contra Chryſippum finem habeat. Puto enim, ſi
quis animum praedictis adhibuerit, haud aegre ipſum
adinventurum, quae particulatim in toto opere com-
miſerit errata; ſin autem aliquis non hiſce attenderit,
neque ſi plura ſcribantur attendet.

Cap. VII. Digrediar jam ad eam quam Plato quar-
to de Republica poſuit demonſtrationem, quod tres animae
partes ſecundum animae impetum nos moventes habeantur.
At ſciendum hic quoque eſt, id ſane non demonſtrari ne-
ceſſario, quod partes ſint inter ſe differentes; non enim

οὐδὲν γὰρ μᾶλλον τρεῖς εἶναι δυνάμεις ἢ τρία μόρια δεί-
κνυσιν ὁ λόγος· ὅτι μὲν γε τρία μόνα σύμπαντ᾽ ἐστὶν, εἴτε
μόρια ψυχῆς, εἴτε δυνάμεις, ὑφ᾽ ὧν ὁ βίος ἡμῶν διοικεῖται,
βιαστικῶς τε καὶ ἀναντιῤῥήτως ἀποδείκνυται. ὥστε καὶ ἐκ
τῶν νῦν λεχθησομένων ἡ μὲν τοῦ Χρυσίππου διαβληθήσε-
ται δόξα, κατασκευασθήσεται δὲ τὸ κοινὸν Ἀριστοτέλους
καὶ Πλάτωνος καὶ Ποσειδωνίου δόγμα, τὸ καθ᾽ ἑτέραν μὲν
ἡμᾶς δύναμιν λογίζεσθαι, καθ᾽ ἑτέραν δὲ θυμοῦσθαι, κατ᾽
ἄλλην δ᾽ ἐπιθυμεῖν. ὅτι μέντοι καὶ ταῖς οὐσίαις ἀλλήλων
ταῦτα διαφέρει, καὶ πολὺ μᾶλλον ὅτι κατὰ διαφέροντας
ἵδρυται τόπους, ἐκ μὲν τῶν νῦν λεχθησομένων ἐπιστημονι-
κὴν ἀπόδειξιν οὐκ ἔνεστι λαβεῖν, ἐν δὲ τῷ μετὰ ταῦθ᾽
ὑπομνήματι γραφησομένῳ μοι, τῆς ὅλης πραγματείας ἕκτῳ
γενήσεσθαι μέλλοντι, δι᾽ ἐναργῶν λημμάτων ἀποδειχθήσε-
ται κατὰ τὰς Ἱπποκράτους τε καὶ Πλάτωνος μεθόδους.
[172] ἰστέον δ᾽, ὅτι καὶ ὁ Πλάτων αὐτὸς ἐπίσταται τὴν
δύναμιν τῶν λεχθησομένων ἀποδείξεων. ἄρχεσθαι γοῦν αὐ-
τῶν μέλλων τάδε προὔγραψε. καὶ εὖ ἴσθι, ὦ Γλαύκων,

magis tres effe facultates, quam tres partes, fermo often-
dit; quod quidem tres partes fint in totum, five partes
animae, five facultates, unde vita noftra gubernatur, ap-
pelles, argumentis invictis, et quae vel invito fidem fa-
ciant, et quibus nemo poffit contradicere, demonftratur.
Quare etiam ex iis, quae modo dicentur, Chryfippi opi-
nio fubvertetur, adftruetur autem commune Ariftotelis,
Platonis et Pofidonii placitum, nempe quod in altera fa-
cultate nos ratiocinamur, in altera irafcimur, in tertia
concupifcimus. Quod vero et fubftantiis haec inter fe
differant, et multo magis quod in diverfis confiftant lo-
cis, ex iis fane, quae modo dicentur, fcientificam capere
demonftrationem non licet, fubfequenti autem commen-
tario, qui totius operis fextus eft, manifeftis fumptioni-
bus fecundum Hippocratis et Platonis methodos demon-
ftrabitur. At fciendum venit, ipfam quoque Platonem
vim dicendarum demonftrationum callere ; incepturus
enim ipfas haec praemifit. *At certe fcito, o Glauco,*

ὡς ἡ ἐμὴ δόξα, ἀκριβῶς μὲν τοῦτο ἐκ τοιούτων μεθόδων,
οἵαις δὴ νῦν ἐν τοῖς λόγοις χρώμεθα, οὐ μή ποτε λάβω-
μεν. ἄλλη γὰρ μακροτέρα καὶ πλείων ὁδός ἐστι, δι᾽ ἧς ἀπο-
δείκνυται, τρία τῆς ψυχῆς ἡμῶν εἶναι τὰ μέρη, οὐ μόνον τοῖς
τύποις τοῦ σώματος, ἀλλὰ καὶ ταῖς οὐσίαις, καὶ ταῖς δυ-
νάμεσι, καὶ ταῖς ἐνεργείαις διαφέροντα, ὡς κατὰ τὸν ἑξῆς
λόγον ἐπιδείξω, καθ᾽ ὃν καὶ τὴν μέθοδον αὐτὴν, ἣν ἐν-
ταῦθ᾽ αἰνίττεται, μέλλω διεξέρχεσθαι. διὰ τί δὲ, καίτοι
μὴ θαῤῥῶν ᾗ μέλλει λέγειν ἀποδείξει, ὅμως χρῆται, πρό-
δηλον ὑπάρχειν οἶμαι τῷ γε προσεσχηκότι τὸν νοῦν. οἷς
δὲ ἀρτίως ἐλέγομεν, ὡς ὅτι μὲν τρεῖς εἰσι δυνάμεις διοι-
κοῦσαι τὸν βίον ἡμῶν, ἐναργῶς ἀποδείκνυται, μὴ μέντοι
τὸ, ὅτι διαφέρουσι ταῖς οὐσίαις. πρὸς δὲ τὴν προκειμέ-
νην αὐτῶν πραγματείαν ἐν τῇ Πολιτείᾳ, τὴν περὶ δικαιοσύ-
νης τε καὶ τῶν ἄλλων ἀρετῶν, (ὑπὲρ ἁπασῶν γὰρ ἐν τοῖς
ἑξῆς ποιεῖται τὸν λόγον,) ἤρκει τὸ δειχθῆναι, τρεῖς εἶναι δυ-
νάμεις ἑτερογενεῖς. οὕτω γοῦν καὶ ὁ Ποσειδώνιος ὑπολα-
βὼν ἀπεχώρησέ τε τοῦ Χρυσίππου καὶ μᾶλλον ἠκολούθησεν

nos, ut mea fert opinio, nunquam ex hujusmodi methodis,
quibus nunc in praesenti disputatione utimur, exacte id
comprehensuros. Alia enim longior ampliorque via est,
qua tres animae nostrae partes esse demonstrantur, non
modo locis corporis, sed etiam substantia, viribus actio-
nibusque differentes, ut subsequenti libro ostendam, quo
et methodum ipsam, quam inibi obscure significat, sum
persecuturus. Cur autem, licet non confidat demonstra-
tioni, quam dicturus est, ea tamen usus sit, constare ei
arbitror, qui animum adhibuerit eis, quae nuper diceba-
mus, quod tres esse facultates vitam nostram gubernantes
manifesto ostendit, non autem quod substantia diversae
sint. Porro ad propositam ipsis tractationem in libro de
Republica, nempe de justitia aliisque virtutibus, (nam de
universis subsequenti sermone verba facit,) abunde erat
indicasse, tres esse facultates genere diversas. Sic utique
et Posidonius opinatus a Chrysippo recessit potiusque

Ἀριστοτέλει καὶ Πλάτωνι. προσέθηκα δὲ τῷ λόγῳ τὸ μᾶλ-
λον, ἐπειδὴ κατὰ μέρος εὑρίσκονταί τινα διαφωνοῦντες οἱ
τρεῖς ἄνδρες ὑπὲρ τῆς τῶν ἀρετῶν διαφορᾶς, κατὰ δὲ τὸ
συμπέρασμα ὁμολογοῦσιν ἀλλήλοις. ἐπιδείξω δὲ καὶ αὐτὸ
τοῦτο σαφῶς, ἡνίκ᾽ ἂν ἐν τοῖς ἔπειτα τὸν ὑπὲρ τῶν ἀρετῶν
διεξέρχωμαι λόγον. ἐν δὲ τῷ παρόντι τῶν ἐν τῷ τετάρτῳ
τῆς Πολιτείας ὑπὸ τοῦ Πλάτωνος εἰρημένων ἀποδείξεων ἤδη
μνημονεύσω, προγράψας τὴν ῥῆσιν, ἀφ᾽ ἧς ἄρχεται τοῦ λό-
γου· ἔχει δὲ ὧδε. Ταὐτὸν δῆλον ὅτι τἀναντία ποιεῖν ἢ
πάσχειν κατὰ ταὐτόν τε καὶ πρὸς ταὐτὸν οὐκ ἐθελήσει
ἅμα. εἶθ᾽ ἑξῆς πιστωσάμενός τε τοῦτο καὶ περὶ τῶν δο-
κούντων μάχεσθαι διελθὼν ἐπιφέρει· Ἆρ᾽ οὖν, ἦν δ᾽ ἐγώ,
τὸ ἐπινεύειν τῷ ἀνανεύειν, καὶ τὸ ἐφίεσθαί τινος λαβεῖν
τῷ ἀπαρνεῖσθαι, καὶ τὸ προσάγεσθαι τῷ ἀπωθεῖσθαι,
πάντα τὰ τοιαῦτα τῶν ἐναντίων ἀλλήλοις θείης, εἴτε ποιη-
μάτων, εἴτε παθημάτων; οὐδὲν γὰρ ταύτῃ διοίσει. ἀλλ᾽,
ἦ δ᾽ ὅς, τῶν ἐναντίων. τί οὖν, ἦν δ᾽ ἐγώ, διψῆν καὶ πει-
νῆν, καὶ ὅλως τὰς ἐπιθυμίας, καὶ αὖ τὸ ἐθέλειν, καὶ τὸ
βούλεσθαι, οὐ ταῦτα πάντα εἰς ἐκεῖνά ποι ἂν θείης τὰ

Ariftotelem et Platonem fecutus eft. Adjeci autem oratio-
ni potius, quoniam in particularibus quibusdam tres hi
viri de virtutum differentia diffentire inveniuntur, in
conclufione autem inter fe conveniunt. Id quod mani-
fefto oftendam, quum in fubfequentibus fermonem de
virtutibus aggrediar; in praefentia vero demonftrationum,
quas Plato in quarto de Republica adduxit, jam memine-
ro, praefcripta ferie, a qua difputationem orditur. Ha-
bet autem hunc in modum: *Conftat plane, idem con-
traria facere aut pati fecundum idem et ad idem fimul
non poffe.* Deinde, fide hujus facta, etiam de iis, quae
videntur pugnare, difputans infert: *Nonne annuere et
renuere, cupere aliquid accipere et averfari, admonere
et repellere, omnia ejusmodi inter fe contraria pones,
five actiones, five paffiones? nihil enim intereft. Certe
contraria.* Quid igitur, *efurire, fitire, et omnino appe-
tere, velle, eligere, nonne haec omnia ad illorum fpecies*

εἴδη τὰ νῦν λεχθέντα; οἷον ἀεὶ τὴν τοῦ ἐπιθυμοῦντος
ψυχὴν οὐχὶ ἤτοι ἐφίεσθαι φήσεις ἐκείνου, οὗ ἂν ἐπιθυμῇ,
ἢ προσάγεσθαιτ οὗτο, ὃ ἂν βούληταί οἱ γενέσθαι; ἢ αὖ οὔ,
καθ᾽ ὅσον ἐθέλει τί οἱ πορισθῆναι, ἐπινεύειν τοῦτο πρὸς
αὐτήν, ὥσπερ τινὸς ἐρῶντος ἐπορεγομένου αὐτοῦ τῆς γενέ-
σεως; ἔγωγε. τί δέ; τὸ ἀβουλεῖν, καὶ μὴ ἐθέλειν, μηδ᾽
ἐπιθυμεῖν οὐκ εἰς τὸ ἀπωθεῖν καὶ ἀπελαύνειν ἀπ᾽ αὐτῆς
καὶ εἰς ἅπαντα τἀναντία ἐκείνοις θήσομεν; πῶς γὰρ οὔ;
ἐν ταύτῃ τῇ ῥήσει καὶ ταῖς ἑξῆς ἁπάσαις δείκνυσιν ἕτερον
εἶναι μέρος τῆς ψυχῆς τὸ ἐπιθυμοῦν τοῦ λογιζομένου,
πῶς καὶ τίνα τρόπον ἐν μὲν τῷ πεινῆν ἐφιέμεθα πληρω-
θῆναι σιτίων; ἐν δὲ τῷ διψῆν πόματος. ἀλλὰ παῖδες μὲν
ὄντες ὁμοίως τοῖς ἀλόγοις ζώοις ἑτοίμως ἐπὶ τὸ πληρωθῆναι
ἐχόμεθα, μήτ᾽ εἰ συνοίσει τοῦτο, μήτ᾽ εἰ βλάψει σκοπού-
μενοι, κατὰ δὲ τὴν ἡλικίαν καὶ τὸν λογισμὸν γενόμενοι,
πολλάκις μὲν οὐδ᾽ ὅλως πίνομεν, ἐπειδὰν πεισθῶμεν ἀπὸ
τοῦ πόματος βλάβην ἔσεσθαι, πολλάκις δὲ ὀλιγώτερον, ἢ
ὅσον ἐπιθυμοῦμεν, εἰ κἀνταῦθα μέλλοι βλάψειν τὸ πλέον,

*referes, quae modo diximus? Veluti femper cupientis
animam nonne vel appetere illud dixeris, quod cupit, vel
fcifcere, quod fibi adeffe eligit? vel rurfus nonne, quate-
nus aliquid fibi porrigi vult, annuere illud ad fe,
amantis cujusdam inftar, id ut fiat affectantis? Equi-
dem. Quid vero? nolle, afpernari, negligere, non cupe-
re, nonne in rejiciendi repellendique ab ea fpeciem et in
omnia illis contraria conftituemus? Quidni?* Hac ora-
tione et fubfequentibus univerfis oftendit, animae partem
concupifcibilem diverfam effe a ratiocinante, quomodo
etiam in fame cibis repleri appetimus, in fiti potu.
Verum pueri quum fumus, inftar brutorum animalium
prompte ad replectionem ferimur, neque, an id conducet,
neque, an oberit, confiderantes. Aetate vero et ratione
provecti faepe ne bibimus quidem omnino, ubi perfua-
fum habuerimus ex potu noxam fecuturam, faepe minus,
quam appetimus, fi et hic copia obfutura eft, interdum

Ed. Chart. V. [172. 173.]   Ed. Baf. I. (293.)

ἐνίοτε δ᾽ ὕδωρ πίνομεν, οἶνον ἐπιθυμοῦντες πιεῖν, ἢ σφο-
δρῶς ὀρεγόμενοι ψυχροῦ θερμὸν προσφερόμεθα. οἱ δέ γε
ἀλόγιστοι τῶν ἀνθρώπων ὡσαύτως τοῖς βρέφεσι καὶ θη-
ρίοις οὔτε τὸν καιρὸν ἀναμένουσιν, οὔτε ποσότητα καὶ
ποιότητα τοῦ σώματος ἐπισκέπτονται. [173] τὸ μὲν δὴ μὴ
χρῆσθαι λογισμῷ μήτε τὰ θηρία μήτε τὰ βρέφη, καὶ
πρὸς τοὺς περὶ τὸν Χρύσιππον ὡμολόγηται· τὸ δὲ ὑπὸ δυ-
νάμεώς τινος ἑτέρας παρὰ τὸν λογισμὸν ἐπὶ τὴν ἀπόλαυσιν
ὧν ἐπιθυμοῦσιν ἔρχεσθαι ποτὲ μὲν ὁμολογοῦσιν, ἔστιν ὅτε
δ᾽ ἀρνοῦνται, περιπλέκοντες ἄνω καὶ κάτω τοὺς λόγους, ἐνὸν
ὡς ἄνδρας ἐραστὰς ἀληθείας ἐκ προχείρου συλλογίζεσθαι,
δύναμίν τινα ὑπάρχειν ἄλογον, ἐπὶ τὴν τοῦ σώματος ἀπό-
λαυσιν ἄγουσαν οὐ τὰ βοσκήματα μόνα καὶ τοὺς παῖδας,
ἀλλὰ καὶ τοὺς βοσκήμασιν ὁμοίους ἀνθρώπους. εἰς μὲν
οὖν τὴν τοιαύτην ἀπόδειξιν ὁ λόγος ἡμᾶς ἤγαγεν προτέραν
ὁ ἐξ ἀκολουθίας τινὸς, οὐ σμικρὰ συντελοῦσαν οὐδ᾽ αὐτὴν
ταῖς ὑπὸ τοῦ Πλάτωνος λεγομέναις. ἐπὶ δὲ τοὺς ἤδη τε-
λείους ἄνδρας οὐ κατὰ τὴν ἡλικίαν μόνον, ἀλλὰ καὶ κατὰ

aquam bibimus vinum concupifcentes, aut frigidam ve-
hementer appetentes calidam affumimus. At rationis ex-
pertes homines fimiliter infantibus et feris neque tem-
pus expectant, neque quantitatem qualitatemque corporis
fuftinent infpicere. Quod autem nec ferae, nec infantes
ratione utuntur, etiam apud Chryfippum in confeffo eft.
At quod vi quadam alia praeter rationem ad fruendum
iis, quae concupifcunt, alliciuntur, interdum fatetur, in-
terdum negat, implicans furfum et deorfum orationes,
quum liceret virum ftudiofum veritatis ex procinctu col-
ligere, vim quandam effe irrationalem, quae ad corporis
fruitionem ducat non bruta folum et pueros, fed etiam
brutis fimiles homines. Itaque ad hujusmodi demonftratio-
nem primum oratio nos deduxit ex confequentia qua-
dam, ipfamque non parum conferentem iis, quae a Pla-
tone dicuntur. Ad viros autem jam perfectos non aeta-
te modo, fed etiam ratione fermone devenientes fpecu-

τὸν λογισμὸν ἀφικόμενοι τῷ λόγῳ θεασώμεθα ἤδη τὴν ἐν αὐ-
τοῖς μάχην τῆς λογιστικῆς δυνάμεως πρὸς τὴν ἐπιθυμητικὴν
ἔν τε νόσοις καὶ ἄλλαις πολλαῖς περιστάσεσιν, ἐν αἷς οὔπω
δοκεῖ καιρὸς εἶναι προσφέρεσθαι πόμα τὸν διψῶντα, καὶ
σιτία τὸν πεινῶντα, καὶ θάλπεσθαι τὸν ῥιγοῦντα, καὶ ψύ-
χεσθαι τὸν θαλπόμενον, ἀφροδισίοις τε χρῆσθαι τὸν ἐπὶ
ταῦτ' ὀργῶντα. ἡ μὲν γὰρ ἄλογος ἐν ἡμῖν δύναμις ἐφ'
ἕκαστον τῶν ἐπιθυμουμένων ἕλκει τὸν δεόμενον, ὁ δὲ λο-
γισμὸς ἀντισπᾷ καὶ κατέχει τὴν οὐκ ἐν καιρῷ φοράν. καὶ
μάχη γε πολλά(294)κις ἑκατέρων ἰσχυρὰ γίγνεται πρὸς ἄλ-
ληλα, φανερῶς ἐνδεικνυμένη, διττὴν εἶναι φύσιν ἐν ἡμῖν τῶν
στασιαζουσῶν ἀλλήλαις δυνάμεων. εἴπερ γὰρ ἦν μία μόνη,
καθάπερ ἐν τοῖς παισὶν, οὐδὲν ἂν ἐκώλυεν ἀκαίρως ἡμᾶς ἀπο-
λαύειν τῶν ἐπιθυμουμένων, ὥσπερ γε καὶ εἰ μόνος ὁ λο-
γισμὸς ἦν, πρὸς οὐδὲν ἀνθέλκειν τε καὶ στασιάζειν εἰθι-
σμένος, οὐδὲν ἂν ἦν πρᾶγμα διψῶντα μὴ πίνειν, ἢ πει-
νῶντα μὴ ἐσθίειν, οὐδ' ἐγκρατὴς οὐδὲ σώφρων ἂν ὁ μὴ
πίνων ὠνομάζετο, καθάπερ οὐδ' ὁ μὴ βαδίζων, εἰ μὴ βού-
λοιτο. νυνὶ δ', ἐπεὶ διτταί τινές εἰσιν αἱ τὸν ἄνθρωπον

labimur, quo modo ratiocinatrix facultas cum appetente
in nobis pugnet tum in morbis, tum in aliis plerisque
conſtitutionibus, in quibus nondum opportunum videtur
ſitientem potum aſſumere, et cibos eſurientem, calefieri
rigentem, refrigerari incaleſcentem, venere uti eum, qui
ad illam incitatur. Etenim bruta in nobis facultas ad
ſingula, quae deſiderantur, requirentem allicit, ratio re-
trahit, et inopportunam commotionem continet, ac pugna
frequenter utriusque valida inter ſe oboritur, evidenter
indicans, duplicem eſſe in nobis naturam facultatum invi-
cem diſſidentium. Si enim una eſſet ſola, quemadmo-
dum in pueris, nihil prohiberet intempeſtive nos frui
appetibilibus, quemadmodum etiam, ſi ſola eſſet ratio, ad
nihil retrahere et reniti ſolita, nullum eſſet negotium ſi-
tientem non bibere, aut eſurientem non eſſe; neque conti-
nens neque ſobrius, qui non bibit, nominaretur, ſicuti nec qui
non vadit, niſi velit. Nunc autem, quoniam duplices quaedam

ἐπισπώμεναι δυνάμεις, ἔστι δὲ ἄλογος ἡ τοῦ πόματος ἐπι-
θυμοῦσα, ἡ δὲ κατέχουσα ταύτην λογικὴ, ἀφροσύνης ἐν τῷ
τοιούτῳ καὶ ἐγκρατείας γένεσις. ἀλλὰ τοῦτο μὲν ἡμῖν οὐ
σμικρὸν ἐν παρέργῳ δειχθὲν εἰς τὸν περὶ τῶν ἀρετῶν λό-
γον μνημονευέσθω, μήτ᾽ ἐγκράτειαν εἶναί τι, μήτε σωφρο-
σύνην, ἀναιρεθείσης τῷ λόγῳ τῆς ἐπιθυμητικῆς δυνάμεως.
ἐπὶ δὲ τὸ προκείμενον αὖθις ἐπάνειμι, ὡς ἡ τοῦ διψῶντος
μὲν, μὴ βουλομένου δὲ πίνειν ψυχὴ κατὰ μέν τινα τῶν
ἑαυτῆς δυνάμεων ἢ μερῶν ἐφίεται ποτοῦ, καθ᾽ ἕτερον δέ
τι φεύγει καὶ ἀποτρέπεται. ἑνὶ γὰρ καὶ ταὐτῷ προσίεσθαί
τι καὶ φεύγειν οὐκ ἐνδέχεται. εἴτε δὲ προσίεσθαι καὶ
φεύγειν λέγεις, εἴτε διώκειν, εἴτ᾽ ἐφίεσθαι, διαφέρει οὐδὲν,
ὥσπερ οὐδὲ εἰ βούλεσθαι, ἢ ὀρέγεσθαι, ἢ ἀντιποιεῖσθαι,
ἢ ἀσπάζεσθαι, ἢ ἐπιθυμεῖν. ἡ γὰρ τῶν τοιούτων ὀνομά-
των διαίρεσις οὐδὲν εἰς τὴν παροῦσαν σκέψιν ὀνίνησιν,
ἀλλ᾽ αὐτὸ τοὐναντίον ἄκαιρός τ᾽ ἐστὶ καὶ τὴν περὶ τῶν
πραγμάτων ζήτησιν εἰς τὴν περὶ τῶν ὀνομάτων ἀμφισβή-
τησιν ἀπάγει. διὸ καὶ τεχνάζονταί τινες ἐξεπίτηδες ὑπὲρ

funt facultates hominem attrahentes, eft autem bruta potus
appetens, quae hano continet rationalis, incontinentia in
hujusmodi et continentia generatur.   Verum hoc nobis
non exigui momenti obiter demonftratum in fermone de
virtutibus memoriae mandetur, neque continentiam effc
aliquid, neque temperantiam, fublata rationi concupifci-
bili facultate.   Sed rurfus ad inftitutum redeo: nempe fi-
tientis, non autem volentis bibere anima aliqua ipfius
facultate aut parte potum coucupifcit, altera vero aliqua
fugit et averfatur; uni enim et eidem arripere aliquid
et fugere non licet. Sive autem arripere et fugere dicas,
five perfequi, five appetere, nihil intereft, quemadmo-
dum neque fi dicas velle, aut affectare, aut amplecti, aut
arripere, aut concupifcere; nam hujusmodi nominum di-
vifio nihil ad praefentem fpeculationem conducit, fed c
contrario importuna eft et quaeftionem de rebus ad am-
biguitatem de nominibus deducit.   Quare etiam moliun-

ΙΠΠΟΚΡ. ΚΑΙ ΠΛΑΤΩΝ. ΔΟΓΜ. Ε.   487

Ed. Chart. V. [173. 174.]   Ed. Baf. I. (294.)

τοῦ μηδὲν περανθῆναι πρὸς ἕκαστον τῶν ὀνομάτων ἐνίστα-
σθαι, εἰ μὲν ὀρέγεσθαι πόματος εἴποις τὸν διψῶντα, μὴ
συγχωροῦντες ὀρέγεσθαι λέγειν, αἴτιον γάρ τι τὴν ὄρεξιν
εἶναι καὶ μόνου τοῦ σοφοῦ, ὑπάρχειν γοῦν αὐτὴν ὁρμὴν
λογιστικὴν ἐπί τι ὅσον χρὴ ἥδοντος, ἂν δὲ ἐπιθυμεῖν, οὐδὲ
οὕτως ὀνομάζειν συγχωροῦντες· τὸ μὲν γὰρ διψῆν οὐκ ἐν
τοῖς φαύλοις μόνον, ἀλλὰ καὶ τοῖς ἀστείοις γίγνεσθαι, τὴν
δ' ἐπιθυμίαν αὐτήν τε φαύλην εἶναι καὶ μόνοις τοῖς φαύ-
λοις ἐγγίνεσθαι, εἶναι γὰρ ὄρεξιν ἀθρόως ῥεπτικὴν πρὸς
τὸ τυγχάνειν. εἰ δὲ μὴ μακρὸν οὕτως αὐτῆς ὁρισμὸν ποιή-
σειεν, [174] ἀλλ' ὄρεξίν τε ἄλογον ὑπάρχειν εἰπὼν, ἐπιτι-
μήσει μάλα σεμνῶς ἀνδρὶ, πολλάκις οὐκ ἐν τῇ τῶν πραγμά-
των ἐπιστήμῃ μόνον, ἀλλὰ κἂν τῇ τῶν ὀνομάτων χρήσει
μυρίων διαφέροντι. τοιοῦτοι δ' ἀμέλει καὶ τῶν παλαιῶν
ἦσαν οὐκ ὀλίγοι, καθάπερ καὶ αὐτὸς ὁ Πλάτων φησὶν,
ὀνόμασι χρώμενοι καινῶς μετωνομασμένοις. δι' οὓς μοι δο-
κεῖ καὶ νῦν οὐχ ἓν ἁπλῶς γράψαι κατὰ τὸν προκείμενον

tur nonnulli de induftria, ut nihil concludatur, fingulis
nominibus inftare. Si enim affectare dicas potum fitien-
tem, non concedunt, affectare dicendum effe. Caufam
namque aliquam affectationem effe, et folius fapientis,
nempe ipfum effe impetum rationalem ad aliquid gau-
dentis quantum oportet. Si concupifcere, nec fic quidem
nominandum concedunt. Etenim, ut quis fitiat, non in
pravis folum, fed civilibus quoque provenire, concupi-
fcentiam vero ipfam et pravam effe, et folis innafci pra-
vis, nam effe affectationem affatim reptantem ad hoc, ut
fiat. At fi non longam adeo definitionem ipfius fecerit,
fed affectationem irrationalem effe dixerit quis, increpa-
bit admodum graviter virum fubinde non in rerum dun-
taxat fcientia, fed in nominum quoque ufu ab infinitis
evariantem. Tales denique et veterum non pauci fuerunt,
quemadmodum et ipfe Plato inquit, nominibus utentes
recens tranfnominatis, propter quos mihi vifus eft etiam
nunc non unum fimpliciter fcribere nomen in fermone

λόγον ὄνομα, χρήσασθαι δὲ ἐξεπίτηδες ἅπασιν, οἷς ἐγχωρεῖ
ταὐτὸν δηλῶσαι πρᾶγμα. τῷ τε γὰρ ὀρέγεσθαι, καὶ
τῷ ἐπιθυμεῖν, καὶ τῷ ἐφίεσθαι, καὶ τῷ νεύειν, ἐπο-
ρέγεσθαί τε καὶ θέλειν, καὶ βούλεσθαι, καὶ προσά-
γεσθαι, καὶ μέντοι καὶ τοῖς ἐναντίοις αὐτῶν ἐπὶ τοῦ
ἑνὸς πράγματος φαίνεται χρώμενος, τῷ ἀβουλεῖν καὶ μὴ ἐθέ-
λειν. ἐνδείξασθαι γὰρ αὐτῷ πρόκειται καὶ δηλῶσαι σαφῶς,
ὃ βούλεται, περὶ τὴν ἀπόδειξιν ἐσπουδακότι, καὶ δουλεύοντι
διὰ τῆς λέξεως τῇ μηνύσει τοῦ πράγματος, οὐ τερθρευο-
μένῳ περὶ τὰς συλλαβάς. ἐκ μὲν δὴ τῶν προειρημένων ἕτε-
ρον ἐπέδειξε τὸ ἐπιθυμοῦν τοῦ λογιζομένου. παραγράφειν
γὰρ ἁπάσας αὐτοῦ τὰς ῥήσεις μακρὸν ἔδοξέ μοι, δυναμένῳ
γε παντὶ τῷ βουλομένῳ τὸ ἐφεξῆς ἅπαν ἀναγνῶναι τοῦ βι-
βλίου χωρίον. εἰ δὲ καὶ τὴν ἐπὶ τῆς τελευτῆς ὁμοῦ τοῦ
λόγου δέοι παραγράψαι ῥῆσιν, ὡς ἔμοιγε δοκεῖ χάριν τοῦ
σαφεστέραν γενέσθαι τὴν ἐπὶ τὸ δεύτερον κεφάλαιον μετά-
βασιν, οὐδὲ ταύτην παρήσω· ἔχει δὲ ὧδε. Ἆρα τοῦ διψῶν-
τος ἡ ψυχή, καθόσον διψῇ, οὐκ ἄλλό τι βούλεται ἢ πιεῖν,
καὶ τούτου ὀρέγεται, καὶ ἐπὶ τοῦτο ὁρμᾷ; δῆλον δή. οὐκοῦν,

propofito, verum ex induſtria uti omnibus, quibus licet
eandem rem ſignificare. Nam et verbo affectare, et con-
cupiſcere, et aggredi, et annuere, et appetere, et velle,
et diligere, et adducere, quin etiam contrariis ipſorum in
una re videtur uti, non diligere, et non velle; quippe
inſtitutum ipſi erat ſententiam ſuam oſtendere et indica-
re manifeſto, circa demonſtrationem ſtudioſo et ſervienti
per dictionem rei ſignificatui, non curioſo circa ſyllabas.
Ex praedictis ſane diverſum indicavit appetens a ratioci-
nante. Aſcribere enim omnem ipſius dictionem longum
mihi viſum eſt, quum liceat unicuique, ſi volet, totum
ſubſequentem libri locum relegere. At ſi etiam ad finem
ſermonis poſita verba neceſſe ſit apponere, ut mihi vide-
tur, quo ad ſecundum caput digreſſio fiat manifeſtior, ne-
que haec omittam; habent autem in eum modum. *Sitien-
tis igitur anima, quatenus ſitit, nihil aliud appetit
quam bibere, idque affectat, et ad ipſum fertur.* Cla-

εἴ ποτέ τι αὐτὴν ἀνϑέλκει διψῶσαν, ἕτερον ἄν τι ἐν αὐτῇ
εἴη αὐτοῦ τοῦ διψῶντος καὶ ἄγοντος ὥσπερ θηρίον ἐπὶ
τὸ πιεῖν   οὐ γὰρ δὴ, φαμέν, τῷ γε αὐτῷ, τὸ αὐτό, τῷ
ἑαυτοῦ, περὶ τὸ αὐτό, ἅμα τάναντία πράττοι. οὐ γὰρ οὖν.
ὥσπερ γε, οἶμαι, τοῦ τοξότου οὐ καλῶς ἔχει λέγειν, ὅτι
αὐτοῦ ἅμα αἱ χεῖρες τὸ τόξον ἀπωθοῦνταί τε καὶ προσέλ-
κονται, ἀλλ᾽ ὅτι μὲν ἄλλη μὲν ἡ ἀπωθοῦσα χείρ, ἑτέρα δ᾽
ἡ προσαγομένη. παντάπασι μὲν οὖν, ἔφη. πότερον δὴ φῶ-
μέν τινας ἔστιν ὅτε διψῶντας οὐκ ἐθέλειν πιεῖν; καὶ μά-
λα γ᾽, ἔφη, πολλοὺς καὶ πολλάκις. τί οὖν, ἔφην ἐγώ, φαίη
τις ἂν τούτων πέρι; οὐκ ἐνεῖναι μὲν ἐν τῇ ψυχῇ αὐτῶν τὸ
κελεῦον, ἐνεῖναι δὲ τὸ κωλῦον πιεῖν, ἄλλο ὂν καὶ κρατοῦν
τοῦ κελεύοντος; ἔμοιγ᾽, ἔφη, δοκεῖ. ἆρ᾽ οὖν οὐ τὸ μὲν
κωλῦον τὰ τοιαῦτα ἐγγίγνεται, ὅταν ἐγγένηται, ἐκ τοῦ λο-
γισμοῦ, τὰ δὲ ἄγοντα καὶ ἕλκοντα διὰ παθημάτων τε καὶ
νοσημάτων παραγίγνεται; φαίνεται. οὐ δὴ ἀλόγως, ἦν δ᾽
ἐγώ, ἀξιώσομεν αὐτὰ διττά τε καὶ ἕτερα ἀλλήλων εἶναι, τὸ

rum eſt omnibus. Si quid ergo ipſam quandoque retrahit
ſitientem, aliud quiddam erit in ipſa ab ea parte diver-
ſum, quae ſitit, et quaſi beſtia ad bibendum impellit; ne-
que enim fieri poſſe dicimus, ut idem aliquid eodem ſui
circa idem ſimul agat contraria. Non utique. Quemad-
modum abſurdum dictu eſt, eandem ſagittarii manum
ſimul arcum impellere, et intendendo ad ſe trahere, ve-
rum dicendum eſt, alteram eſſe manum, quae impellit, al-
teram vero, quae contrahit. Omnino ſic eſt. Dicemusne,
eſſe aliquos, qui, quum ſitiant, nolint bibere? Multos
plane et ſaepe. Quid igitur de his dixerit aliquis, eſ-
ſene in horum anima aliquid, quod bibere jubeat, aliquid
contra, quod prohibeat, quod quidem cum dominetur, aliud
eſt ab eo, quod jubet? Mihi quidem ſic videtur. An
non igitur, quod prohibet iſta, ex ratione ineſt, quoties
operatur, quae vero ducunt alliciuntque, ex affectibus
et morbis proficiſcuntur? Apparet. Merito igitur duo haec
et inter ſe diverſa eſſe exiſtimabimus, hoc, quo ratiocina-

Ed. Chart. V. [174.]   Ed. Baf. I. (294.)

μὲν, ᾧ λογίζεται, λογιστικὸν προσαγορεύοντες τῆς ψυχῆς,
τὸ δ᾽, ᾧ ἐρᾷ τε καὶ πεινῇ καὶ διψῇ καὶ περὶ τὰς ἄλλας
ἐπιθυμίας ἐπτόηται, ἀλόγιστόν τε καὶ ἐπιθυμητικὸν, πλη-
ρώσεών τινων καὶ ἡδονῶν ἑταῖρον. διὰ τούτων ἔδειξεν, ἕτε-
ρον εἶδος εἶναι ψυχῆς τὸ λογιστικὸν τοῦ ἐπιθυμητικοῦ. ἀλλ᾽,
ὡς εἶπον καὶ πρόσθεν, οὔπω μοι πρόκειται δεικνύειν, ὡς
ἕτερα τῷ εἴδει ταυτὶ τὰ δύο μέρη τῆς ψυχῆς ἐστιν, ἀλλ᾽ εἰς
γε τὸ προκείμενον ἀπόχρη τὸ περαινόμενον ἀναμφισβητήτως,
ὅτι μὴ τῆς αὐτῆς ἐστι δυνάμεως τό τε λογίζεσθαι καὶ τὸ
σιτίων ἢ ποτῶν ἢ ἀφροδισίων ἐπιθυμεῖν, ὅπερ οὐκ οἶδ᾽
ὅπως ὁ Χρύσιππος ἅμα πολλοῖς Στωϊκοῖς ἠγνόησεν. ἀλλὰ
τὸ μὲν ἀγνοῆσαί τι συγγνωστὸν, ὡς καὶ πρόσθεν ἔλεγον, οὐ
συγγνωστὸν δὲ τὸ πλημμελῶς οὕτως μεταχειρίσασθαι τὸν
λόγον, ὥστε τῶν μὲν τοῖς κωμικοῖς ἢ τραγικοῖς ποιη-
ταῖς εἰρημένων μνημονεύειν εἰς τηλικούτου δόγματος ἀπό-
δειξιν, ἀνθρώπων οὐδ᾽ ἐπιχειρούντων ἀποδεικνύειν οὐδὲν,
ἀλλὰ μόνον, οἷα ἂν αὐτοῖς δόξῃ πρέπειν τῷ λέγοντι προς-
ώπῳ κατὰ τὸ δρᾶμα, κοσμούντων διὰ τῆς ἑρμηνείας,

tur animans, rationale ejus appellantes, illud, quo amat,
efurit, fitit et ad alias cupiditates inclinat, brutum
et cupidum repletionum quarundam et voluptatum ami-
cum. His indicavit, rationalem animae fpeciem diverfam
eſſe a concupifcibili. Verum, ut dixi etiam prius, non-
dum mihi inſtitutum eſt oſtendere, quomodo hae duae
animae partes fpecie variant. Sed ad rem propofitam ab-
unde eſt, quod indubitato colligitur, nempe non ejusdem eſſe
facultatis ratiocinari et cibos aut potum aut venerem
concupifcere; quod haud novi quomodo Chryſippus una
cum multis Stoicis ignoravit. At ignorare aliquid ei
condonandum eſt, ficuti et antea dicebam. Non autem
condonandum eſt, quod tam inepte ſermonem tractaverit,
ut eorum, quae comicis vel tragicis poetis dicta ſunt, ad
tanti dogmatis demonſtrationem mentionem faciat, quum
ejusmodi homines nc conentur quidem demonſtrare
quicquam, fed folum, quaecunque ipfis convenire dicenti
perſonae videantur, in fabula per interpretationem exor-

[175] τῶν δ᾽ ὑπὸ Πλάτωνος εἰρημένων εἰς τὴν ἀπόδειξιν αὐτοῦ μήτε μνημονεῦσαι μήτ᾽ ἀντειπεῖν ἐπιχειρῆσαι, ἀλλ᾽ ἐξ ἑτοίμου τε καὶ προχείρου λαμβάνειν, ὡς, ἔνθ᾽ ἂν ᾖ τὰ πάθη τῆς ψυχῆς, ἐνταῦθ᾽ ἐστὶ καὶ τὸ λογιζόμενον. Χρύσιππος μὲν οὖν ἀεὶ τοιοῦτος. ὁ δὲ Πλάτων, ἐπειδὴ διώρισται ἐν τῇ προγεγραμμένη ῥήσει τὸ ἐπιθυμητικὸν τοῦ λογιστικοῦ, μετὰ ταῦτα πειρᾶται καὶ τὸ θυμοειδὲς αὐτῶν διορίζειν. ἔχει δ᾽ ἡ ἀρχὴ τῆς ῥήσεως ᾧδε. ταῦτα μὲν τοίνυν, ἦν δ᾽ ἐγὼ, δύο μοι ὡρίσθω εἴδη ἐν ψυχῇ ἐνόντα. αὐτοῦ δὲ τοῦ θυμοῦ καὶ ᾧ θυμούμεθα πότερον τρίτον, ἢ τούτων ποτέρῳ εἴη ἂν ὁμοφυές; ἴσως, ἔφη, τῷ ἑτέρῳ τῷ ἐπιθυμητικῷ. ἀλλ᾽, ἣν δ᾽ ἐγὼ, ποτὲ ἀκούσας τι, πιστεύω τοῦτο, ὡς ἄρα Λεόντιος ὁ Ἀγλαΐωνος, ἀνιὼν ἐκ Πειραιέως ὑπὸ τὸ Βόρειον τεῖχος, ἐκτὸς αἰσθόμενος νεκροὺς παρὰ τῷ δημίῳ κειμένους, ἅμα μὲν ἰδεῖν ἐπιθυμοῖ, ἅμα δὲ δυσχεραίνοι καὶ ἀποτρέποι ἑαυτὸν, καὶ τέως μὲν μάχοιτό τε καὶ παρακαλύπτοιτο, κρατούμενος δ᾽ οὖν ὑπὸ τῆς ἐπιθυμίας, διελκύσας τοὺς ὀφθαλμοὺς, προσδραμὼν πρὸς τοὺς

neut, quae vero a Platone ad ipſius demonſtrationem dicta ſunt, neque meminerit, neque refellere aggrediatur, ſed ex procinctu in promptuque aſſumtat, quod, ubicunque animi affectus habeantur, ibidem fit etiam rationale. Chryſippus itaque ſemper ſui ſimilis. Plato autem, ubi in praeſcripta oratione concupiſcibilem facultatem a rationali diſtinxiſſet, poſtea conatur etiam iraſcibilem diſtinguere. In eum autem modum verba ipſius incipiunt. *Hae itaque duae in anima ſpecies definitae inſint. Illa autem, quae ad iram pertinet, quave iraſcimur, utrum tertia, an alteri eorum cognata? Forte, inquit, ei, quae voluptates cupit, eſt cognata. Atqui credo hoc equidem ex eo, quod quondam audivi, quod videlicet, quum Leontius Aglaionis filius ex Piraeeo ſub Borealem murum extra civitatem aſcendens animadverteret cadavera prope littus jacentia, ſimul et videre cupiebat, et horrebat tamen, abſterrebaturque, vultumque tegebat, ſecum ipſe pugnans. Cupiditate denique ſuperatus, ad cadavera directis et patefactis oculis*

νεκρούς, ἰδοὺ ὑμῖν, ἔφη, ὦ κακοδαίμονες, ἐμπλήσθητε τοῦ
κακοῦ θεάματος. (295) ἤκουσα, ἔφη, καὶ αὐτός. οὗτος
μέντοι, ἔφην, ὁ λόγος σημαίνει τὴν ὀργὴν χαλεπαίνειν καὶ
πολεμεῖν ἐνίοτε ταῖς ἐπιθυμίαις, ὡς ἄλλο ὂν ἄλλῳ. σημαίνει
γὰρ, ἔφη. πάλιν κἂν τούτοις ὁ Πλάτων ἐπιδείκνυσιν, ὡς
ἕτερόν ἐστι τὸ ἐπιθυμητικὸν τοῦ ὀργιζομένου, προσχρώμενος
δηλονότι τῷ κατ᾽ ἀρχὰς ὑποκειμένῳ ἀξιώματι, ὡς οὐκ ἐνδέχε-
ται τὸ ἀκριβῶς ἕν καὶ ἁπλοῦν καὶ ἀσύνθετον ὀρέγεσθαί τινος
καὶ ἀποτρέπεσθαι, καὶ χαίρειν τῷ αὐτῷ καὶ δυσχεραίνειν, ἀλλ᾽
ἀναγκαῖον, ἕτερον μὲν τὸ ἐπιθυμοῦν θεάσασθαι τοὺς νεκρούς,
ἕτερον δὲ τὸ κωλῦον θεάσασθαι, καὶ ὡς τῷ μὲν ἐπιθυμοῦντι
πάντως πού τις ἡδονὴ κατὰ τὴν θέαν ἤμελλεν ἔσεσθαι, τῷ δὲ
κωλύοντι δυσχέρειά τε καὶ ἀνία. τὸ γὰρ ὀργίζεσθαι τῷ ἐπιθυ-
μοῦντι καὶ δυσχεραίνειν αὐτοῦ ταῖς ὁρμαῖς, καὶ κωλύειν, ἐθέ-
λειν τε ταῖς ἐπιθυμίαις ἐπιτιμᾶν τε καὶ μέμφεσθαι, καὶ πάνθ᾽
ὅσα τοιαῦτα, μέρους ἑτέρου τῆς ψυχῆς ἔργον ἐστὶν, οὐκ αὐ-
τοῦ τοῦ ἐπιθυμοῦντος· εἰ δὲ καὶ μὴ μέρους, ἀλλὰ δυνά-
μεώς γε πάντως ἑτέρας. εἴρηται γὰρ ἤδη γε τοῦτο πολλάκις,

adventavit, dicens, Ecce jam vobis licet, o infelices,
defiderium veſtrum pulchro explere ſpectaculo. Audivi
et ipſe, inquit. Itaque ſermo, dicebam, hic teſtatur, iram
interdum ſuccenſere et pugnare adverſus concupiſcentias,
tanquam haec inter ſe diverſa ſint. Significat, inquit.
Iterum his quoque Plato indicat, concupiſcibilem facultatem
ab iraſcibili diverſam eſſe, utens nimirum axiomate per
initia ſubjecto, nempe fieri non poſſe, ut exacte unum
et ſimplex et incompoſitum affectet quippiam ſimul et
averſetur, gaudeat eodem et moleſtetur; verum neceſſe
eſt, ut aliud ſit, quod concupiſcat ſpectare cadavera, aliud,
quod prohibeat ſpectare, et quod concupiſcenti omnino vo-
luptas quaedam ex ſpectaculo futura eſt, prohibenti mote-
ſtia et dolor. Nam iraſci concupiſcenti, et graviter fer-
re ipſius impetus, ac prohibere, velleque voluptates in-
crepare, et de iis conqueri, omniaque id genus alterius
partis animae opus ſunt, non ipſius concupiſcentis; at
ſi non partis, certe facultatis omnino alterius. Dictum

ὡς οὐδέποτε κατὰ τόδε τὸ βιβλίον ἀγωνιζόμεθα πρὸς Ἀρι-
στοτέλην καὶ Ποσειδώνιον, ὁμολογοῦντας μὲν ἑτέροις ἀλλή-
λων λογίζεσθαί τε καὶ θυμοῦσθαι καὶ ἐπιθυμεῖν ἡμᾶς,
οὐ μὴν εἴδεσί γε ἢ μορίοις ψυχῆς, ἀλλὰ δυνάμεσιν. ἐν γὰρ
τοῖς ἐφεξῆς λόγοις ἐπιδείξομεν, ὅτι μὴ δυνάμεσι μόνον, ἀλλὰ
καὶ μέρεσι τῆς ψυχῆς ἑτέροις ἀλλήλων κατ᾽ εἶδος. ἐν δὲ
τῷδε τῷ νῦν ἐνεστῶτι τοῦτ᾽ ἀρκεῖ μόνον ἀποδεῖξαι πρὸς
ἔνδειξιν τῆς Χρυσίππου περὶ τὰ τοιαῦτα ῥαθυμίας, ὡς αὐ-
τὸς, ἰσχυρῶν λόγων ὑπὸ Πλάτωνος ἠρωτημένων εἰς ἀπόδειξιν
τοῦ νῦν ἡμῖν ζητουμένου δόγματος, οὔτ᾽ ἐμνήσθη τινὸς αὐ-
τῶν, οὔτ᾽ ἀντειπεῖν ἐπεχείρησεν, καίτοι πληρώσας λόγων
μακρῶν καὶ ποιητικῶν ἐπῶν ὅλον τὸ πρῶτον βιβλίον περὶ
ψυχῆς, ἐν ᾧ περὶ ἡγεμονικοῦ διεξῆλθεν. οὐ μόνον δὲ κατὰ
τοῦτο τελέως ἐσιώπησε τοὺς τοῦ Πλάτωνος λόγους, ἀλλὰ
καὶ κατὰ τὰ περὶ παθῶν συγγράμματα, τά τε τρία τὰ λο-
γικὰ καὶ τὰ χωρὶς αἰτιῶν ἰδίᾳ γεγραμμένα ὑπ᾽ αὐτοῦ, τὸ
θεραπευτικόν τε καὶ ἠθικὸν ἐπιγραφόμενον. ἐπὶ τὰς ὑπο-
λοίπους οὖν τοῦ Πλάτωνος ῥήσεις ἴωμεν ἐχούσας ὧδε.

enim jam id ſubinde, hoc in libro nunquam nos cum
Ariſtotele et Poſidonio contendere, qui quidem inter ſe
conſentiunt, ratiocinari nos, iraſci et concupiſcere non
ſane ſpeciebus aut partibus animae, ſed facultatibus.
Etenim ſubſequenti ſermone oſtendemus, non facultatibus
tantum, ſed etiam partibus animae inter ſe diverſis ſpe-
cie. At in praeſentia hoc abunde eſt ſolum demonſtraſſe,
ut Chryſippi in his negligentia innoteſcat, quomodo ipſe
validarum rationum, quas Plato ad dogmatis nunc nobis
inquirendi demonſtrationem propoſuit, neque meminit ali-
cujus ipſarum, neque refellere aggreſſus eſt, etſi totum
ipſius librum primum de anima verſibus poeticis repleve-
rit, ubi de principe parte animae tractavit. Non ſolum
autem in hoc ſubticuit Platonis rationes, ſed in commen-
tariis quoque de affectibus, tribusque logicis, et in iis, qui
privatim ſine cauſis ab eo ſcripti ſunt; Therapeuticum et
Ethicum nuncupant. Itaque ad reliqua Platonis verba ve-

494 ΓΑΛΗΝΟΥ ΠΕΡΙ

Ed. Chart. V. [175. 176.] Ed. Baf. I. (295.)

οὐκοῦν καὶ ἄλλοθι, ἔφην, πολλάκις αἰσθανόμεθα, ὅταν
βιάζωνταί τινα παρὰ τὸν λογισμὸν ἐπιθυμίαι, λοιδοροῦντά
τε αὐτὸν καὶ θυμούμενον τῷ βιαζομένῳ ἐν ἑαυτῷ, καὶ
ὥσπερ δυοῖν στασιαζόντοιν ξύμμαχον τῷ λόγῳ γιγνόμενον τὸν
θυμὸν τοῦ τοιούτου, ταῖς δ᾽ ἐπιθυμίαις αὐτὸν κοινωνή-
σαντα αἱροῦντος λόγου μηδὲν ἀντιπράττειν. οἶμαι δέ σε
οὐκ ἂν φάναι γενομένου ποτ᾽ ἐν σεαυτῷ τοιούτου αἰσθέσθαι,
οἶμαι δ᾽ οὐδ᾽ ἐν ἄλλῳ. οὐ μὰ τὸν Δία, ἔφη. [176] κατὰ
μὲν οὖν τὴν προτέραν ῥῆσιν ὁ Πλάτων, ἐν ᾗ τοῦ ποθοῦν-
τος θεάσασθαι τοὺς νεκροὺς ἐμνημόνευσεν, ἐναργῶς μὲν
ἀπέδειξεν, ἕτερον ὑπάρχειν τὸ θυμούμενον τοῦ ἐπιθυμοῦντος,
οὐ μὴν, ὅτι τὸ λογιζόμενον ἕτερον ἀμφοῖν ἐστιν, ἐναργῶς
εἶπεν, ἀλλ᾽ ἐνεδείξατο καὶ κατ᾽ ἐκεῖνον μέν πως τὸν λόγον,
ἐνταῦθα δ᾽ ἱκανῶς ἐπεξέρχεται. ὅταν γάρ τινα βιάζηταί
τις ἐπιθυμία παρὰ τὸν λογισμόν, ὥσπερ τὸν ἔμπροσθεν
εἰρημένον Λεόντιον, ὁ θυμὸς ἐνταῦθα κινεῖται συμμαχῶν
τῷ λογισμῷ, καὶ πολλάκις μὲν ἐκράτησεν ἅμα τῷ λογισμῷ
τῆς ἀμέτρου κινήσεως τοῦ ἀκολάστου τῆς ψυχῆς εἴδους, καὶ

niamus, quae ita habent. *Nonne et alibi frequenter ani-
madvertimus, quando diftrahunt aliquem praeter rationem
cupiditates, objurgantem ipfum fefe et adverfus id fui,
quo trahitur, indignantem, et quafi duobus diffentienti-
bus adjutricem rationi iracundiam accurrere, cupiditatibus
vero communicantem, quum ftatuit ratio, nihil moliendum
effe. Nec te arbitror unquam affirmare vel in te ipfo, vel
in alio tale quippiam deprehendiffe. Non per Jovem.*
In priori igitur oratione Plato, ubi defiderantis videre ca-
davera meminit, evidenter fane demonftravit, irafcibile
et concupifcibile effe diverfa, non tamen rationale ab
utrisque effe diverfum manifefto dixit, fed indicavit ali-
quo pacto in illo quoque fermone, hic autem abunde
explicat. Quum enim aliquem cogit cupiditas quaedam
praeter rationem, ut in comprehenfo fuperius Leontio,
iracundia tunc movetur rationi auxiliaria, ac faepe vicit
una cum ratione immoderatum motum libidinofae ac in-
temperantis animae fpeciei, et continuit prohibuitque

κατέσχε τε καὶ διεκώλυσεν αὐτὸ, καὶ τῆς ὁρμῆς ἐπέσχεν,
ὥσπερ οὖν καὶ ὁ Λεόντιος ἐδυνήθη λοιδορηθεὶς ἑαυτῷ τῆς
περὶ τὸ θεάσασθαι τοὺς νεκροὺς ἀκρασίας προελθεῖν μὴ
θεασάμενος αὐτοὺς, ἐνίοτε δ᾽, ἀμφοτέρων τῶν μερῶν τῆς
ψυχῆς ἀγχόντων τε καὶ λοιδορουμένων, ἀντιπραττόντων τε
καὶ ἀνθελκόντων, ἐκράτησε τὸ ἐπιθυμητικὸν, ὥσπερ ἐπ᾽
αὐτοῦ τοῦδε τοῦ θεασαμένου τοὺς νεκροὺς ὁ Πλάτων διη-
γεῖται γενέσθαι, συνενδεικνύμενος ἐν τῷ λόγῳ πολλά. καὶ
γὰρ, ὅτι τὸ θυμαινόμενον ἕτερόν ἐστι τοῦ ἐπιθυμοῦντος,
καὶ ὅτι τὸ λογιζόμενον ἀμφοῖν ἄλλο, καὶ ὡς τὸ θυμαινόμε-
νον οὐδέποτε συμμαχεῖ τῷ ἐπιθυμητικῷ, δι᾽ ἑνὸς ἐνεδείξατο
τοῦδε τοῦ προειρημένου παραδείγματος. οὐδεὶς γὰρ ἐπετί-
μησεν ἑαυτῷ ποτε καὶ ὠργίσθη, διότι τῶν ἀκαίρως ἐπιθυ-
μιῶν ἀφίστασθαι προαιρεῖται. εἴπερ τις γὰρ ἐν νόσῳ τῶν
ἀμέτρως συγκαιομένων ὀρεγόμενος πόμα τὸ ψυχρὸν ὁρμὴν
πλεονάζουσαν, ἐντεῦθεν περὶ πόματος ψυχροῦ λογισάμενος,
ὄλεθρον οἴσειν αὐτῷ τὸ πόμα, ἐσχάτην εἶτ᾽ ἐπισχὼν τὴν
ὁρμὴν, καὶ κατὰ τὰς ψυχὰς ἃς ἐπετίμησεν αὐτῷ καὶ ὠργίσθη,
διότι καλῶς ἐλογίσατο; οὐδεὶς, ὡς οἶμαι, τῶν πάντων. ἀλλ᾽

ipfam, ab impetuque coarguit. Quemadmodum et Leon-
tius potuit fibi ipfi conviciatus de fpectandi cadavera im-
potentia procedere, ea non contemplatus. Interim vero
utriusque animae partibus certantibus, conviciantibus, re-
nitentibus et retrahentibus, concupifcibilis dominatur,
ficut in hoc ipfo, qui cadavera fpectavit, Plato fieri re-
cenfet, fimul in oratione multa indicans. Etenim quod
iracundia diverfa eft a cupiditate, item quod ratio ab
utrisque difcrepat, ad haec quod iracundia nunquam cu-
piditati auxiliatur, uno hoc commemorato exemplo indi-
cavit. Nullus enim fe ipfum unquam increpavit et iratus
eft, quod ab intempeftivis cupiditatibus defiftere inftituerit.
Quis enim in morbo fupra modum aeftu confectus frigi-
dam potionem appetens magno impetu, deinde cum ra-
tiocinatus, lethale fibi poculum fore, prohibuerit impe-
tum, fe corripuit et iratus eft, eo quod bene rationem
inierit? nemo, ut opinor, omnium: fed ubi ultro ratio

496 *ΓΑΛΗΝΟΤ ΠΕΡΙ*

Ed. Chart. V. [176.]   Ed. Baf. I. (295.)

ἔνϑα μὲν ἂν ἑκὼν ὁ λογισμὸς ἕπηται τῷ ἐπιϑυμητικῷ,
συνέπεται καὶ τὸ ϑυμοειδὲς τῷ λογισμῷ· τούτῳ γὰρ ὑπη-
ρετεῖν καὶ συμπράττειν ὥσπερ τις κύων κυνηγέτη κατὰ τοῦ
τρίτου τῆς ψυχῆς εἴδους ὑπὸ τῆς φύσεως ἐδόϑη· ἔνϑα δὲ
ἐναντιοῦται καὶ στασιάζει καὶ μάχεται, μετὰ τοῦ λογισμοῦ
γίγνεται, καὶ τούτῳ συμμαχεῖ. ὅτι δὲ τῷ λογιστικῷ τὸ ϑυ-
μοειδὲς ἀεὶ κατὰ τοῦ ἐπιϑυμητικοῦ συμμαχεῖ, καὶ διὰ τῆς
ἐπιφερομένης ῥήσεως δῆλον ποιεῖται γράφων ὧδε. τί δέ;
ἦν δ᾽ ἐγὼ, ὅταν τις οἴηται ἀδικεῖν, οὐχ, ὅσῳ ἂν γενναιό-
τερος ᾖ, τοσούτῳ ἧττον δύναται ὀργίζεσϑαι, καὶ πεινῶν
καὶ ῥιγῶν, καὶ ἄλλο ὁτιοῦν τῶν τοιούτων πάσχων ὑπ᾽ ἐκεί-
νου, ὃν ἂν οἴηται δικαίως ταῦτα δρᾷν; καὶ ὃ λέγω, οὐκ
ἐϑέλει πρὸς τοῦτον αὐτοῦ ἐγείρεσϑαι ὁ ϑυμός; ἀληϑῆ,
ἔφη. τί δέ; ὅταν ἀδικεῖσϑαί τις ἡγῆται, οὐκ ἐν τούτῳ
ζεῖ τε καὶ χαλεπαίνει καὶ συμμαχεῖ τῷ δοκοῦντι δικαίῳ; καὶ
διὰ τὸ πεινῆν, καὶ διὰ τὸ ῥιγοῦν, καὶ πάντα τὰ τοιαῦτα
πάσχειν, καὶ ὑπομένων νικᾷ καὶ οὐ λήγει τῶν γενναίων,
πρὶν ἂν ἢ διαπράξηται, ἢ τελευτήσῃ, ἢ ὥσπερ κύων ὑπὸ

fequitur appetentiam, confequitur et iracundia rationem.
Huic enim ut fubferviat et auxilietur, tanquam canis
quidam venatori, contra tertiam animae fpeciem a natu-
ra data eſt. Ubi autem adverfatur ratio appetentiae, diffi-
det et pugnat, iracundia a ratione ſtat, et huic opitulatur.
Porro quod rationi illa ſemper contra cupiditatem auxi-
liatur, etiam fubfequenti oratione manifeſtum reddit, ita
fcribens: *Quid porro? quando quis injuriam inferre ſe*
putat, nonne, quo generofior eſt, eo minus poteſt irafci,
dum efurit, riget, et aliud quodvis tale patitur ab eo,
quem jure haeo agere cenfet? et quod jam dixi, iracun-
dia iftius in eum quadammodo non irritatur? Vera lo-
queris. Quid autem, quando injuriam ſe pati quis putat?
nonne tunc fervet, fatagit, et faevit, et auxilium prae-
ſtat ei, quod juſtum videtur, famem, frigus et caetera
ejusmodi tolerans, et ad victoriam contendit, neque a
generofo opere ceſſat prius, quam vel tranfegerit, vel obie-

νομέως, ὑπὸ τοῦ λόγου τοῦ παρ᾽ αὐτῷ ἀνακλιθεὶς πραϋνθῇ;
ἐν ταύτῃ τῇ ῥήσει πάλιν ὁ Πλάτων ἐμνημόνευσεν δυοῖν ἀν-
θρώπων, ἀμφοῖν μὲν ταὐτὰ πασχόντων ὑπό τινος ἄρχοντός τε
καὶ κρατοῦντος, ὡς καὶ πεινῇν, καὶ διψῇν, καὶ ῥιγοῦν, ἀλλὰ
τοῦ μὲν ἑτέρου δικαίως πεπεισμένου πάσχειν αὐτὰ, τοῦ δὲ
ἑτέρου ἀδίκως. εἶτά φησιν, ὡς ὁ μὲν ἕτερος, ὅστις οἴεται
δικαίως πάσχειν ταῦτα διὰ τὸ πρότερον αὐτὸς ἀδικεῖν
τι, φέρει πρᾴως αὐτὰ καὶ οὐκ ὀργίζεται τῷ δικαίως κο-
λάζοντι, καὶ τοσούτῳ γε μᾶλλον, φησὶ, ὅσῳ περ ἂν ᾖ
γενναιότερος. εἴρηκε δὲ τοῦτο περὶ αὐτοῦ τοῦ κολαζομένου.
οὗτος γὰρ, ὅσῳ περ ἂν εὐγενέστερος ὑπάρχῃ φύσει, το-
σούτῳ μᾶλλον ὑπομένει γενναίως τὰς κολάσεις. ὁ δ᾽
ἕτερος, ὅστις ἂν ἀδικεῖσθαι νομίζῃ, θυμοῦται καὶ χαλεπαί-
νει, καὶ συμμαχεῖ τῷ δοκοῦντι δίκαια. ταῦθ᾽ ὁσημέραι γε-
νόμενα κἀπὶ τῶν οἰκετῶν ἔστι θεάσασθαι. ὅσοι μὲν γὰρ
ἂν αὐτῶν [177] ἢ κλέπτοντες ἤ τι τοιοῦτον ἕτερον δρῶν-
τες ἁλῶσι, καὶ μαστιγούμενοι, καὶ λιμαγχονούμενοι, καὶ ἀτι-
μαζόμενοι πρὸς τῶν δεσποτῶν οὐκ ὀργίζονται· ὅσοι δ᾽ ἂν

rit, vel tanquam canis a paſtore, ita denique revocatus
ab ea quae in ipſo eſt ratione miteſcat. In hac oratione
rurſus Plato meminit duorum hominum, amborum eadem
patientium a quodam imperante et dominante, ut et eſu-
riant, et ſitiant, et algeant, verum ut alter quidem ju-
ſte ea pati perſuaſum habeat, alter inique. Deinde ait,
quod alter ſane, qui juſte haec pati exiſtimat, quia prius
ipſe injuriam aliquam intulerit, aequo animo ea fert,
et non iraſcitur juſte punienti, eoque magis, inquit, quo
fuerit generoſior; dixit autem hoc de eo, qui punitur.
Nam hic, quanto generoſiore fuerit natura, tanto magis
generoſe punitiones ſuſtinet: alter vero, qui injuria ſe af-
fici putat, iraſcitur, aegre fert, et defendit id, quod ſibi
juſtum videtur. Haec quotidie fieri etiam in domeſticis
videre licet. Qui enim ex ipſis aut ſuffurantes, aut hu-
jusmodi aliud quippiam facientes deprehenduntur, ſi cae-
dantur, fame puniantur, et ignominia a dominis affician-
tur, non iraſcuntur; qui vero inique aliquid horum aut

οἰηθῶσιν ἀδίκως τι τούτων ἢ πάσχειν, ἢ πεπονθέναι,
ἀεὶ τούτων ἔνδον ὁ θυμὸς ἀγριούμενός ἐστι καὶ ποθῶν ἀν-
τιτιμωρήσασθαι τὸν ἀδικοῦντα. δηλοῦται δ᾽ ἐξ ἀμφοτέ-
ρων τῶν παραδειγμάτων, ὡς τὸ θυμοειδὲς ὑπὸ τῆς φύ-
σεως ἡμῖν ἐδόθη σύμμαχον τῷ λογιστικῷ. τούτῳ γοῦν δὴ
φαίνεται συμμαχοῦν, ὅταν ὑπό τινος ἢ ἔνδοθεν ἢ ἔξω-
θεν ἀδικεῖσθαί τε καὶ βιάζεσθαι δοξάζῃ. τὸ μὲν οὖν
δοξάζειν ἀδικεῖσθαι τοῦ λογιστικοῦ, τὸ δ᾽ ἐπαμύνειν αὐτῷ
κατὰ τοῦ βιαζομένου τοῦ θυμοειδοῦς ἴδιον. ἐπειδὰν μὲν
οὖν ἀμέτρως ἐπί τι φερόμενον τὸ τῆς ψυχῆς ἐπιθυμητικὸν
ἄκοντα τὸν λογισμὸν ἕλκῃ βιαίως, κατ᾽ ἐκείνου σύμμαχον
(296) τῷ λογιστικῷ τὸ θυμοειδὲς γίγνεται· ὅταν δὲ ἔξω-
θεν ᾖ τις ἀδικῶν ἐκεῖνον, ἀντιτιμωρεῖσθαι σπεύδει. ἐπει-
δὰν δ᾽ ὑπὸ μηδενὸς ἀδικεῖσθαι δοξάζῃ τὸ λογιστικόν, οὐδ᾽
ὁ θυμὸς ἀναζεῖ τηνικαῦτα, κἂν ὅτι μάλιστα κολάζηται τὸ
σῶμα δικαίως ὑπό τινος, ἢ ῥιγοῦν, ἢ πεινῆν, ἢ διψῆν
ἀναγκαζόμενον. ᾧ δῆλον, ὡς ταῖς δόξαις ἕπεται τοῦ λογι-
στικοῦ κατὰ φύσιν ἔχον τὸ θυμοειδές. ἐνδέχεται γάρ ποτε

pati putaverint, aut paſſos ſe fuiſſe, horum iracundia
ſemper intus ſaevit deſideratque viciſſim injuriam infe-
rentem punire. Conſtat iam ex ambobus exemplis, iraſci-
bilem animae facultatem a natura nobis inditam eſſe ra-
tioni adjutricem; quam ſane videtur adjuvare, quum ab
aliquo vel intus vel extrinſecus injuria affici et vi
compelli autumat. Itaque autumare, injuria affici, ratio-
nalis facultatis eſt; id autem ulciſci contra eum, qui vim
infert, animoſae proprium eſt. Quum igitur concupiſci-
bilis animi ſacultas immoderate ad aliquid irruens invi-
tam rationem violenter traxerit, iraſcibilis contra illam
rationi opitulatur. Quum autem extrinſecus injuria quis
illam afficiat, viciſſim punire conatur; ubi rurſus a nullo
affici injuria ratio putatur, neque tunc iracundia effer-
veſcit, etſi quam maxime corpus juſte puniatur ab ali-
quo, vel algere, vel fameſcere, vel ſitire coactum. Un-
de liquet, iram naturali ſtatu praeditam opiniones ratio-
nis ſequi. Fieri enim quandoque poteſt, ut haec quo-

καὶ τοῦτο μοχθηρῶς διακείμενον ἀπειθῶς κινεῖσθαι τῷ
λογισμῷ. μετ᾽ ὀλίγα γοῦν καὶ αὐτὸς ὁ Πλάτων ἐνδεικνύ-
μενος τοῦτό φησιν. εἰ, καθάπερ ἐν τῇ πόλει συνεῖχεν αὐ-
τὴν τρία ὄντα γένη, χρηματιστικὸν, ἐπικουρητικὸν, βου-
λευτικὸν, οὕτω καὶ ἐν ψυχῇ τοῦτο τρίτον ἐστὶ τὸ θυμοει-
δὲς, ἐπίκουρον ὂν τῷ λογιστικῷ φύσει, ἐὰν μὴ ὑπὸ κακῆς
τροφῆς διαφθαρῇ. τίνες μὲν οὖν εἰσιν αἱ διαφοραὶ τοῦ
θυμοειδοῦς, οὐκ ἐν καιρῷ νῦν λέγειν. ἐν γὰρ τῷ μετὰ
τοῦτον λόγῳ περί τε τῶν παθῶν τῆς ψυχῆς, ὡς ἐδόκει
Πλάτωνι, καὶ περὶ νοσημάτων καὶ ἁμαρτημάτων κατ᾽ αὐτὴν
ἁπασῶν, τῆς κακίας ὅπως γίγνεταί τε καὶ θεραπεύεται
μετὰ τὸ γενέσθαι, διελθεῖν ἔγνωκα, καὶ δὴ καὶ περὶ κάλ-
λους τε καὶ ὑγιείας αὐτῆς ἁπασῶν τε τῶν ἀρετῶν· οὐ σμι-
κρὰ γὰρ οὐδ᾽ ἐν τούτοις ὁ Χρύσιππος σφάλλεται. νυνὶ δὲ
ἔτι μίαν ῥῆσιν ὑπογράψαι βούλομαι τοῦ Πλάτωνος, ἐν ᾗ
δείκνυσιν, ἕτερον ὑπάρχειν τὸ θυμοειδὲς τοῦ λογιστικοῦ.
γέγραπται δ᾽ ἐφεξῆς τῶν προειρημένων ἐν τῷ τετάρτῳ τῆς

que prave affecta inobfequens rationi moveatur; quod
paulo poft etiam ipfe Plato indicans fcribit. *An, quem-
admodum in civitate apparuerunt tria quaedam genera,
quae ipfam continent, quaefluarium, auxiliarium, conful-
torium, ita et in anima tertia quaedam vis eft iracundia,
quae natura ipfa rationi auxiliatur, nifi ex improba edu-
catione fuerit depravata?* Quae igitur irafcibilis animae
differentiae fint, non eft tempeftivum nunc dicere, quip-
pe in fubfequenti libro de affectibus animae, ut Platoni
vifum eft, et de morbis vitiisque ejusdem univerfis, ma-
litiae quomodo gignantur curenturque, ubi orta funt,
percenfere decrevi; quin etiam de pulchritudine et fa-
nitate ipfius, omnibusque virtutibus; non parum enim
in his quoque Chryfippus errat. Nunc unam adhuc Pla-
tonis orationem fubfcribere cogito, qua indicat, iracun-
diam a ratione effe diverfam. Scripta eft poft compre-
henfa fuperius in quarto de Republica libro hunc in

Πολιτείας τόνδε τὸν τρόπον. καὶ γὰρ ἐν τοῖς παιδίοις τοῦτό γ᾽ ἄν τις ἴδοι, ὅτι θυμοῦ μὲν, εὐθὺς γενόμενα, μεστά ἐστι· λογισμοῦ δ᾽ ἔνιοι μὲν ἔμοιγε δοκοῦσιν οὐδέποτε μεταλαμβάνειν, οἱ δὲ πολλοὶ ὀψέ ποτε. ναὶ μὰ Δί᾽, ἦν δ᾽ ἐγώ, καλῶς γε εἶπες. ἔτι δ᾽ ἐν τοῖς θηρίοις ἄν τις ἴδοι, ὃ λέγεις, ὅτι οὕτως ἔχει. πρὸς δὲ τούτοις καὶ ὃ ἄνω που ἐκεῖ εἴπομεν, τὸ τοῦ Ὁμήρου μαρτυρήσει, τό,

Στῆθος δὲ πλήξας κραδίην ἠνίπαπε μύθῳ.

ἐνταῦθα γὰρ δὴ σαφῶς ὡς ἕτερον ἑτέρῳ ἐπιπλῆττον πεποίηκεν Ὅμηρος, τὸ ἀναλογισάμενον περὶ βελτίονός τε καὶ χείρονος τῷ ἀλογίστως θυμουμένῳ. ἐν τούτοις ἐναργῶς ὁ Πλάτων ἐπιδείκνυσιν ἕτερον ὑπάρχον τὸ θυμούμενον τοῦ λογιζομένου. οἱ γοῦν παῖδες, ὥσπερ καὶ τὰ θηρία, θυμοῦ μὲν πλήρεις εἰσὶ, λογισμοῦ δὲ ἥκιστα μετέχουσιν. ἐπὶ μὲν οὖν τῶν θηρίων ἐτόλμησαν ἔνιοι λέγειν, οὔτε θυμὸν, οὔτ᾽ ἐπιθυμίαν ἐνυπάρχειν αὐτῶν ταῖς ψυχαῖς, ἐπὶ δὲ τῶν παίδων οὐκ οἶδ᾽ ὅ τι φήσουσιν. οὐ γὰρ δή γε καὶ τὰ

modum. *Nam in puerulis hoc quivis intelligat, qui statim nati iracundia pleni sunt, rationis autem aliqui nunquam, multi sero compotes fieri mihi videntur. Per Jovem probe dixisti. Praeterea in bestiis ita esse quisque (ut ipse dicis) comperiet. Testatur et Homeri illud, quod supra adduximus,*

Pectora sed laeso carum cor increpat ira.

In his porro Homerus, tanquam haec inter se differant, alterum horum objurgare alterum facit; ipsam videlicet rationem de meliori pejorique consultantem irrationalem iracundiae impetum cohibere. Hic evidenter Plato indicat iracundiam diversam esse a ratione. Nam pueri, quemadmodum et bestiae, iracundia pleni sunt, rationis minime compotes. Itaque in feris ausi sunt nonnulli dicere, neque iracundiam, neque cupiditatem animis ipsorum inesse. In pueris autem haud scio quid dicent. Non enim

τούτων πάθη διὰ συλλογισμοῦ χρὴ μαθεῖν, ἀλλ᾽ ἀναμνη-
σθῆναι μόνον αὔταρκες, ὡς οὐκ ἄλλως μὲν νῦν, ἄλλως
δὲ παῖδες ὄντες θυμούμεθα. καὶ γὰρ δύναμις ἡ αὐτὴ,
καὶ ὁ τρόπος τῆς τοῦ πάθους γενέσεως ὅμοιος. ἐν δὲ μόνον
ἐξαίρετον ὑπάρχει τοῖς τελείοις ἀνδράσιν, ὅταν γε μὴ κατὰ
πάθος ὦσιν, [178] ἀλλὰ λογισμὸς αὐτῶν ἐξηγῆται τοῦ
βίου, κατέχουσιν ἐν πολλαῖς πράξεσι τὸν θυμὸν, ὥσπερ
τις νομεὺς κύνα γενναῖον ἀγριώτερον ἐκφερόμενον ἐπὶ τοὺς
πέλας. ἐν δὲ τοῖς παισὶν οὐδὲν γίγνεται τοιοῦτον, ὥσπερ
οὐδὲ ἐν τοῖς θηρίοις, ὅτι τοῖς μὲν οὐδέπω, τοῖς δὲ οὐδέ-
ποτε λογισμὸς ἄρχει τῶν ὁρμῶν. ταῦτα μὲν οὖν ὀρθῶς
εἴρηται τῷ Πλάτωνι, καὶ προσέτι τὸ κατὰ τὴν τελευτὴν τῆς
ῥήσεως γεγραμμένον, ἔνθα τὸν Ὅμηρον ἐπάγεται μάρτυρα
ταυτὶ λέγοντα·

Στῆθος δὲ πλήξας κραδίην ἠνίπαπε μύθῳ.

ἐνταῦθα γάρ φησιν, ὡς ἕτερον ἑτέρῳ πεποίηκεν ἐπιπλῆτ-
τον, τὸ ἀναλογισάμενον περὶ τοῦ βελτίονός τε καὶ χείρονος

---

fane horum quoque affectus ratiocinatione oportet con-
difcere, fed recordari folum abunde eft, fcilicet non ali-
ter nos nunc, aliter pueros adhuc irafci.   Quippe facul-
tas irafcibilis et modus generandi affectus fimilis eft;
unumque et folum eximium viris adultis ineft, quum non
ex affectu degunt, fed ratio ipforum vitae praeeft, quod
fcilicet continent in multis actionibus iracundiam, quem-
admodum paftor aliquis canem generofum ferocius in
proximos infilientem.   At in pueris nihil ejusmodi acci-
dit, quemadmodum neque in beftiis, quoniam his nondum,
illis nunquam ratio impetus animi coercet.   Haec itaque
recte Platoni dicta funt, nec non id, quod in fine oratio-
nis fcriptum eft, ubi Homerum teftimonia haec dicentem
introducit:

Pectora fed laefo carum cor increpat ira.

Hic enim ait, quomodo alterum cupit alterum caftigare,
ipfam videlicet rationem de meliori pejorique confultan-

τῷ ἀλογίστῳ θυμουμένῳ. ἠβουλόμην δ᾽ ἂν καὶ τὸν Χρύ-
σιππον ἀνεγνωκέναι τε τὴν ῥῆσιν αὐτοῦ, προσεσχηκέναι τε
τὸν νοῦν αὐτῇ. πάντως γὰρ ἄν τι καὶ αὐτὸς ὤνητο μι-
σθῶν, ὁπηνίκα τε προσήκει καλεῖν Ὅμηρον μάρτυρα καὶ περὶ
τίνων πραγμάτων. οὔτε γὰρ ἐν ἀρχῇ τῶν λόγων, ἀλλ᾽
ἐπειδὰν ἱκανῶς ἀποδείξῃ τις τὸ προκείμενον, ἀνεπίφθονον
ἤδη καὶ τοὺς πρεσβυτέρους ἐπικαλεῖσθαι μαρτυρήσοντας,
οὔτε περὶ πραγμάτων ἀδήλων παντάπασιν, ἀλλ᾽ ἤτοι περὶ
φαινομένων ἐναργῶς, ἢ παρακειμένην αἰσθήσει τὴν ἔν-
δειξιν ἐχόντων, οἷά πέρ ἐστι τὰ πάθη τῆς ψυχῆς, οὐ
μακρῶν λόγων οὐδ᾽ ἀποδείξεων ἀκριβεστέρων δεόμενα, μό-
νης δὲ ἀναμνήσεως ὧν ἑκάστοτε πάσχομεν, ὡς καὶ Ποσει-
δώνιος εἶπεν. ὅτι μὲν γὰρ ἐν ἐγκεφάλῳ τὸ λογιζόμενόν
ἐστιν, ἢ ἐν καρδίᾳ τὸ θυμούμενον, οὐ μεγάλην μοῖραν
πρὸς πίστιν ἐκ τῶν μαρτύρων, ἀλλ᾽ ἀποδείξει χρὴ τὸ πᾶν
ἐπιτρέπειν ἐνταῦθα. τὸ δὲ πρότερον εἶναι τοῦ θυμου-
μένου τὸ λογιζόμενον, οὔτ᾽ ἀποδείξεως δεῖται μακρᾶς, οὔτε

tem irrationalem iracundiae impetum cohibere. Optarem
etiam Chryfippum verba haec legiffe animumque eis ad-
hibuiffe. Omnino enim aliquid fructus ipfe retuliffet
edoctus, quomodo Homerum citare teftem conveniat, et
quibus de rebus. Neque enim initio fermonum, fed ubi
abunde quis rem propofitam demonftravit, candidum jam
eft etiam antiquiorum citare teftimonia, neque de rebus
omnino obfcuris, fed vel evidenter apparentibus, vel ex-
pofitam fenfui indicationem habentibus, cujusmodi funt
animi affectus, qui non longis fermonibus, neque demon-
ftrationibus accuratioribus indigent, verum fola recorda-
tione eorum, quae nos frequenter patimur, veluti et Pofi-
donius ajebat. Quod enim in cerebro ratio confiftit, vel
in corde iracundia, non magnam vim ad fidem faciendam
ex teftibus obtinet, verum demonftrationi totum hoc com-
mittere oportet. Porro quod ratio iracundia fit prior,
neque demonftrationem requirit longam, neque fapien-

σοφῶν τῶν μαρτυρησόντων, ἀλλ᾽ ἀρκεῖ μὲν καὶ Ὅμηρος ἐπὶ
τοῖς ἀρτίως ῥηθεῖσι μαρτυρῶν, ἀρκεῖ δὲ καὶ Θουκυδίδης
λέγων· καὶ οἱ λογισμῷ ἐλάχιστα χρώμενοι θυμῷ πλεῖστα
εἰς ἔργον καθίστανται, ἀρκεῖ δὲ καὶ Δημοσθένης εἰπών·
ἀλλὰ μὴν, ἄν τις ἄφνω τὸν λογισμὸν φθάσας ἐξαχθῇ,
πράξεις ὑβριστικὰς ποιήσει. δι᾽ ὀργὴν δ᾽ ὁ Πλάτων ἔφη-
σε πεποιηκέναι, πρὸς τούτοις οἱ λοιποὶ πάντες, καὶ
ῥήτορες, καὶ ποιηταί, καὶ μυθολόγοι· διὰ γὰρ τὴν
ἐνάργειαν τοῦ πράγματος οὐδείς ἐστιν, ὃς οὐχ οὕτω γι-
γνώσκει. προσεκτέον οὖν ἐστι τῇ προγεγραμμένῃ τοῦ Πλά-
τωνος ῥήσει, τῶν τε ἄλλων ἕνεκα καὶ ὅπως ἀσφαλῶς
οὐ περὶ μὲν τοῦ κατὰ τὸν ἐγκέφαλον εἶναι τὸ λογιζόμε-
νον, ἐν καρδίᾳ δὲ τὸ θυμούμενον, ἐπεκαλέσατο μαρτυ-
ρήσοντα τὸν Ὅμηρον, ἀλλὰ περὶ μόνου τοῦ διαφέ-
ρειν τὸ θυμούμενον τῆς ψυχῆς τοῦ λογιζομένου. τοῦτο
μὲν γὰρ ἅπαντες ἄνθρωποι γιγνώσκουσι δι᾽ ἐνάργειαν,
ἐκεῖνο δ᾽ οὐκ ἔθ᾽ ὁμοίως ἅπαντες, ἀλλ᾽ ἀποδείξεως
αὐτὸ δεῖ. διό μοι δοκῶ κἀγὼ καταπαύειν μὲν ἤδη τὸν

tium teſtimonia, ſed abunde eſt etiam Homeri praeter
modo dicta teſtimonium. Sufficit et Thucydides inquiens:
*Qui ratione minime utuntur, iracundia plerumque in
opus rapiuntur.* Satis eſt et Demoſthenis dictum: *At
vero, ſi quis repente extra rationem fuerit eductus, actio-
nes contumelioſas obibit.* Propter iram autem Plato dixit
feciſſe; ad haec reliqui omnes, et rhetores, et poetae,
et fabularum ſcriptores. Siquidem propter rei eviden-
tiam nemo eſt, qui non ita ſentiat. Itaque Platonis ver-
bis ſupra comprehenſis attendendum eſt, tum aliorum
cauſa, tum quomodo ſecure Homerum teſtem citaverit,
non de eo, quod in cerebro ratio, in corde iracundia
conſiſtat, ſed quod ſolum iraſcibilis anima a ratiocinatri-
ce differat; id quod omnes homines propter evidentiam
cognoſcunt, illud autem non ita ſimiliter omnes, ſed de-
monſtratione ipſum indiget. Quare mihi viſum eſt li-

Ed. Chart. V. [178.]   Ed. Baf. I. (296.)

ἐνεστῶτα λόγον, ἐν δὲ τῷ μετ᾽ αὐτὸν ἐπὶ τὴν ἀπό-
δειξιν τρέπεσθαι τοῦ καὶ τοῖς τόποις διωρίσθαι τὰ τρία
μόρια τῆς ψυχῆς.

brum praefentem jam finire, fubfequenti vero ad id de-
monftrandum aggredi, quod etiam locis tres animae par-
ter fint diftinctae.

ΓΑΛΗΝΟΥ ΠΕΡΙ ΤΩΝ ΚΑΘ ΙΠΠΟΚΡΑΤΗΝ ΚΑΙ ΠΛΑΤΩΝΑ ΔΟΓΜΑΤΩΝ ΒΙΒΛΙΟΝ ΕΚΤΟΝ.

Ed. Chart. V. [179.]   Ed. Baf. I. (296.)

Κεφ. α'. Προὔκειτο μὲν ἐξ ἀρχῆς ἐπισκέψασθαι περὶ τῶν διοικουσῶν ἡμᾶς δυνάμεων, εἴτ᾽ ἐκ τῆς καρδίας μόνης ὁρμῶνται σύμπασαι, καθάπερ Ἀριστοτέλης τε καὶ Θεόφραστος ὑπελάμβανον, εἴτε τρεῖς ἀρχὰς αὐτῶν τίθεσθαι βέλτιον, ὡς Ἱπποκράτης τε καὶ Πλάτων ἐδόξαζον. ἐπεὶ δὲ Χρύσιππος οὐ περὶ τῶν ἀρχῶν μόνον ἠμφισβήτησε πρὸς τοὺς παλαιοὺς, ἀλλὰ καὶ περὶ τῶν δυνάμεων

GALENI DE HIPPOCRATIS ET PLATONIS PLACITIS LIBER SEXTVS.

Cap. I. Propofitum fane mihi erat ab initio de facultatibus corpus noftrum regentibus confiderare, ex cordene folo univerfae proficifcantur, quemadmodum Ariftoteles et Theophraftus exiftimabant, an tria ipfarum principia ponere fatius fit, ut Hippocrates et Plato opinabantur. Verum quia Chryfippus non de principiis tantum contra veteres contendit, fed de ipfis etiam faculta-

Ed. Chart. V. [179. 180.]　　　　　Ed. Baf. I. (296. 297.)

αὐτῶν, οὔτε τὴν θυμοειδῆ συγχωρήσας ὑπάρχειν, οὔτε τὴν
ἐπιθυμητικὴν, ἔδοξε χρῆναι τὴν τούτου προτέραν δόξαν
ἐπισκεψαμένους οὕτως ἐπανέρχεσθαι πάλιν ἐπὶ τὸ προ-
κείμενον ἐξ ἀρχῆς, ὡς ἐγκέφαλός τε καὶ καρδία καὶ ἧπαρ
ἀρχαὶ τῶν διοικουσῶν ἡμᾶς δυνάμεών εἰσιν. ἀφῖκται οὖν
ὁ λόγος ἤδη πρὸς τοῦτο, καὶ ἀρχὴν ἕξει τὴν τῶν ὀνομά-
των ἐξήγησιν, οἷς ἔμπροσθέν τε ἤδη κεχρήμεθα, κἂν τῷ
μεταξὺ (297) τούτῳ λόγῳ πολλάκις χρησόμεθα. πρὸς γὰρ
τὸ μηδενὸς τῶν εἰρημένων παρακούειν, ἀλλ᾽ ἐν ἅπασι τὸ
διωρισμένον τε ἅμα καὶ σαφὲς ἕτοιμον ὑπάρχειν, ἀναγ-
καιότατόν ἐστιν ἕκαστον τῶν ὀνομάτων ἐφ᾽ ὅτου λέγεται
πράγματος ἀκριβῶς ἀφωρίσθαι. καὶ γάρ τοι καὶ λύεσθαί
τινα τῶν ἔμπροσθεν ἀναβληθέντων ζητημάτων ἐκ τούτου
τοῦ τρόπου συμβέβηκεν, ὥσπερ, οἶμαι, καὶ τόδε, πότερον
ἐνερ[180]γείας ἢ πάθη προσαγορευτέον ἐστὶ τὴν ἐπιθυμίαν,
καὶ τὸν θυμὸν, ὅσα τ᾽ ἄλλα τοιαῦτα. ἡ μὲν οὖν ἐνέργεια
κίνησίς ἐστιν δραστικὴ, (δραστικὴν δ᾽ ὀνομάζω τὴν ἐξ ἑαυ-
τοῦ,) τὸ δὲ πάθος ἐν ἑτέρῳ κίνησίς ἐστιν ἐξ ἑτέρου. ὥστε

---

tibus, ut qui neque irafcibilem, neque concupifcibilem
effe concefferit, putavi oportere, opinione ipfius ante in-
fpecta, ita rurfus ad id, quod ab initio propofueram, re-
verti, nempe cerebrum, cor et jecur facultatum nos
regentium effe principia. Huc itaque oratio jam devenit,
ao exordium a nominum interpretatione fumet, quibus
jam prius ufi fumus, et in medio hoc libro frequenter
utemur. Ne enim quicquam eorum, quae dicta funt, per-
peram inaudiatur, fed in omnibus diftinctum fimul et
prompte manifeftum evadat, maxime neceffarium eft, fin-
gula nomina de qua re dicantur, exacte definiviffe. Et-
enim folvi etiam nonnullas quaeftiones prius huc delatas
hoc modo contingit; quemadmodum certe et hanc, utrum
actiones an affectus appellare conveniat cupiditatem et
iracundiam, aliaque ejusmodi. Actio quidem igitur mo-
tus eft efficiens; efficientem autem nomino, qui ex fe eft.
Affectus autem motus eft in altero ex altero, ut neceffa-

ἀναγκαῖον μὲν πολλάκις εἰς ἓν ὑποκείμενον τῷ πάθει τὴν
ἐνέργειαν συνέρχεσθαι, καὶ κατὰ τοῦτο διαφέρειν μηδὲν,
τῷ λόγῳ μέντοι διαφέρειν. ἡ γὰρ ὑπὸ τοῦ τέμνοντος ἐν
τῷ τεμνομένῳ διαίρεσις, ἓν καὶ ταὐτὸν ὑπάρχουσα πρᾶγμα,
τοῦ μὲν τέμνοντος ἐνέργεια, τοῦ δὲ τεμνομένου πάθος ἐστίν.
οὕτως οὖν καὶ ὁ θυμὸς ἐνέργεια μέν ἐστι τοῦ θυμοειδοῦς,
πάθημα δὲ τῶν λοιπῶν τῆς ψυχῆς δύο μερῶν, καὶ προσέτι
τοῦ σώματος ἡμῶν παντὸς, ὅταν ὑπὸ τοῦ θυμοῦ βιαίως ἄγη-
ται πρὸς τὰς πράξεις. ἓν μὲν δὴ τοῦτο τὸ σημαινόμενον
ἑκατέρων τῶν ὀνομάτων, ἕτερον δὲ, τὴν μὲν ἐνέργειαν κατὰ
φύσιν τινὰ κίνησιν ἡμῶν νοούντων, τὸ δὲ πάθος παρὰ
φύσιν. πολλαχοῦ δὲ τοῦ κατὰ φύσιν λεγομένου, τοῦτ᾽
ἀκούειν χρὴ νῦν, ὃ κατὰ πρῶτον λόγον ὑπὸ τῆς φύσεως
γίγνεται. κατὰ πρῶτον δὲ λόγον ἐκεῖνα γίγνεσθαί φαμεν
ὑπὸ τῆς φύσεως, ὧν ὥσπερ σκοπῶν ἀντιποιεῖται, καὶ μὴ δι᾽
ἀκολουθίαν τινὰ ἑτέροις ἐξ ἀνάγκης ἕπεται. ἡ τοιαύτη κί-
νησις κατὰ φύσιν, εἴτ᾽ ἐξ αὐτοῦ κινοῖτο τὸ κινούμενον,
εἴθ᾽ ὑφ᾽ ἑτέρου. ἤδη μὲν οὖν οἶμαι σαφὲς εἶναι τὸ λε-

rio quidem faepe in unum fubjectum cum affectu actio
conveniat; et in hoc nihil eſt differentiae, oratione au-
tem difcrepant. Nam a fecante facta divifio in eo, quod
fecatur, una et eadem res cum fit, fecantis quidem actio,
ejus autem, quod fecatur, affectus eſt. Ita fane et iracun-
dia actio quidem eſt irafcibilis animae, affectus autem re-
liquarum ipfius duarum partium, et praeterea totius no-
ſtri corporis, quum ab iracundia violenter ad actiones
ducitur. Hoc quidem unum eſt fignificatum utriusque no-
minis. Alterum autem, fi actionem quidem motum quen-
dam naturalem intelligamus, affectum autem praeter na-
turam. At quum multifariam id, quod fecundum natu-
ram eſt, dicatur, hoc inaudiri nunc oportet, quod pri-
maria ratione a natura fit. Primaria autem ratione illa
fieri a natura dicimus, quae veluti fcopos natura ample-
ctitur, nec ex aliqua confequentia alia neceſſario fequi-
tur. Talis motus eſt fecundum naturam, five ex ipfo mo-
veatur id, quod movetur, five ab altero. Conſtare itaque

γόμενον, ἀλλ᾽ οὐδὲν χεῖρον ἐπὶ παραδειγμάτων αὐτὸ σαφε-
στερον ἀπεργάσασθαι. ἡ τῆς καρδίας κίνησις, ἡ μὲν κατὰ
τοὺς σφυγμοὺς ἐνέργειά ἐστιν, ἡ δὲ κατὰ τοὺς παλμοὺς
πάθος. ἐξ αὐτῆς μὲν γάρ ἐστι καὶ ἡ κατὰ τοὺς παλμοὺς,
ἀλλ᾽ οὐ κατὰ φύσιν· ἐξ αὐτῆς δὲ καὶ ἡ τῶν σφυγμῶν,
ἀλλὰ κατὰ φύσιν. δεῖ δὲ τοῦ σφυγμὸς ὀνόματος ἀκούειν
οὕτως νῦν, ὡς Πραξαγόρας καὶ Ἡρόφιλος ἅπαντές τε
σχεδὸν οἱ μετ᾽ αὐτοὺς ἐχρήσαντο μέχρι καὶ ἡμῶν, ὡς ἥ γε
παλαιοτέρα χρῆσις, ἢ κἂν τοῖς Ἐρασιστράτου τε καὶ Ἱππο-
κράτους εὑρίσκεται γράμμασιν, ἑτέρα τίς ἐστι, καὶ λεχθή-
σεται περὶ αὐτῆς ἐν τοῖς μετὰ ταῦτα. τὴν μέντοι τῆς καρ-
δίας ἰδίαν κίνησιν ὀνομαζόντων ἡμῶν σφυγμόν, ὁ παλμὸς
μὲν πάθος εἶναι λεχθήσεται κατά γε τὸ δεύτερον τῆς πά-
θος φωνῆς σημαινόμενον, ὁ σφυγμὸς δ᾽ οὐ πᾶς ἐνέργεια.
τὸν γὰρ μείζονα τοῦ κατὰ φύσιν, ἢ μικρότερον, ἢ ὠκύτε-
ρον, ἢ βραδύτερον, ἢ πυκνότερον, ἢ ἀραιότερον, ἤ πως
ἄλλως ἐξιστάμενον οὐκ ἄν τις ἐνέργειαν εἴποι κατὰ τὸ
δεύτερον τῆς ἐνεργείας σημαινόμενον. ἐξ ἑαυτῆς μὲν γὰρ ἐν
τοῖς τοιούτοις σφυγμοῖς ἡ καρδία κινεῖται, κατὰ φύσιν δ᾽ οὐ

jam arbitror id, quod dicitur, fed nihil mali fuerit
exemplis id reddere manifeftius. Cordis motus pulfuum
ratione actio eft, palpitationum refpectu affectus. Ex
eodem enim eft et palpitationum motus, fed non fecun-
dam naturam; ex eodem etiam pulfuum motus, fed fecun-
dum naturam. At pulfus nomen ita nunc audiendum eft,
ut Praxagoras, Herophilus et prope omnes pofteri ad no-
ftra usque tempora ufi funt. Nam vetuftior ufus, qui in
Erafiftrati et Hippocratis libris invenitur, alius eft, et de
eo pofterius dicetur. Quod fi vero cordis peculiarem mo-
tum pulfum appellemus, palpitatio quidem affectus effe
dicetur pro fecunda dictionis affectus fignificatione; pulfus
autem non omnis actio; nam majorem naturali, aut mi-
norem, aut citatiorem, aut tardiorem, aut frequentiorem,
aut rariorem, aut alio quodam modo excedentem nemo
actionem dixerit pro fecundo actionis fignificatu. Quip-
pe ex fe ipfo in hujufmodi pulfibus cor movetur, fed non

κινεῖται· ὥστ᾽, εἰ οὕτως ἔτυχεν, οὐδὲν εἶναι θαυμαστὸν ἓν
πρᾶγμα καὶ πάθος ὀνομάζεσθαι καὶ, ἐνέργειαν, ὥσπερ
τὸν μικρότερον τοῦ κατὰ φύσιν σφυγμὸν, οὐ μὴν κατά γε
ταὐτὸν σημαινόμενον, ἀλλὰ κατὰ μὲν τὸ πρότερον ῥηθὲν
ἐνέργειαν, (ἔστι μὲν γὰρ καὶ ἡ κατὰ τοῦτον τὸν σφυγμὸν
κίνησις δραστική) κατὰ δὲ τὸ δεύτερον οὐκ ἐνέργειαν, ἀλλὰ
πάθος, ὅτι μὴ κατὰ φύσιν ἐστὶν ἡ κίνησις. οὕτως οὖν ἔχει
κἀπὶ τοῦ θυμοῦ καὶ τῶν ἄλλων παθῶν. ἅπαντα γὰρ ἐνέρ-
γειαί τινές εἰσι τοῦ παθητικοῦ τῆς ψυχῆς κατά γε τὸ
πρῶτον τῆς ἐνεργείας σημαινόμενον, καθ᾽ ὅσον δ᾽ ἔκφοροί
τε καὶ ἄμετροι κινήσεις εἰσὶ, καὶ οὐ κατὰ φύσιν, οὐκ ἐνέρ-
γειαι λέγοιντ᾽ ἂν ὑπάρχειν, ἀλλὰ πάθη κατὰ τὸ δεύτερον
σημαινόμενον. οἷον γάρ τι κατὰ τὴν τῶν ἀρτηριῶν κίνησιν
ὁ μέγας σφυγμός ἐστι, τοιοῦτος κατὰ τὴν τοῦ θυμοειδοῦς
ὁ θυμός, οἷον δ᾽ αὖ πάλιν ὁ μικρὸς σφυγμὸς, τοιοῦτον ἡ
ἀθυμία. αὕτη μὲν γὰρ ἐλλιπής ἐστι κίνησις τοῦ θυμοει-
δοῦς, ὑπερβάλλουσα δὲ καὶ πλεονάζουσα τοῦ προσήκοντος
ἡ κατὰ τοὺς θυμούς. ταύτῃ γοῦν ἐνέργειαί τε ἅμα καὶ

fecundum naturam movetur. Quare, fi ita eveniat, nihil
eft mirum, unam rem et affectum et actionem appella-
ri, ficuti minorem naturali pulfum, non tamen eodem
fignificatu, fed priore dicto actio, (eft enim et hujus pul-
fus motus efficiens,) fecundo autem non actio, fed affectus,
quoniam non fecundum naturam eft motus. Sic igitur in
iracundia habet, et in aliis affectibus. Omnes fiquidem
actiones quaedam funt animae affectibus obnoxiae ex
primo actionis fignificatu. Quatenus autem effrenes et im-
moderati motus funt, neque fecundum naturam, non
actiones effe dicentur, fed affectus ex fecundo fignifica-
tu. Qualis enim res in arteriarum motu magnus pulfus
eft, talis in irafcibilis animae motu iracundia; qualis
autem rurfus parvus pulfus, talis timiditas. Hic enim
deficiens motus eft animae irafcibilis; exuperans autem
et amplior, quam convenit, is, qui in iracundia deprehen-
ditur. Hac itaque ratione et actiones fimul et affectus

510 ΓΑΛΗΝΟΤ ΠΕΡΙ

Ed. Chart. V. [180. 181.]   Ed. Baf. I. (297.)

πάθη λεχθήσονται καθ᾽ ἕτερόν τε καὶ ἕτερον σημαινόμε-
νον ἥ τε ὀργὴ καὶ ἡ λύπη, καὶ ὁ φόβος, καὶ ἡ ἐπιθυμία,
καὶ ὁ θυμός, [181] ὅσα τε ἄλλα τοιαῦτα, καὶ προσέτι
καθ᾽ ὅσον ὅλον τὸ σῶμα μετὰ τῆς ψυχῆς ἀπάγεται πρὸς
αὐτῶν, ἡ κίνησις τοῦ ζάου πάθος ἔσται κατ᾽ ἄμφω τὰ ση-
μαινόμενα. πολλάκις μὲν γὰρ ἕπεται τῷ θυμοειδεῖ τὰ λοι-
πὰ δύο, πολλάκις δὲ τῷ ἐπιθυμητικῷ, καθάπερ ἑλκόμενά
τε καὶ συρόμενα παραπλήσιον τρόπον, ὡσεὶ καὶ ξυνωρίδες
ἵππων, ὁ μὲν ἕτερος ἰσχυρότερον ἄξας ἐπισύρει τὸν ἕτε-
ρον ἅμ᾽ ἑαυτῷ μετὰ τοῦ σύμπαντος ἅρματός τε καὶ ἡνιόχου,
ᾧ δ᾽ ἕτερος ὑπ᾽ ἀσθενείας ἕπεται κατεπτηχώς, αὐτὸς δ᾽
ὁ ἡνίοχος ἀποφέρεται βίᾳ. τηνικαῦτα γὰρ ἡ μὲν κατὰ τὸν
ἔκφορον ἵππον κίνησις ἐνέργειά τε καὶ πάθος αὐτοῦ λεχθή-
σεται, κατὰ μὲν τὸ πρότερον σημαινόμενον ἐνέργεια, (κί-
νησις γάρ ἐστιν ἐξ ἑαυτοῦ,) κατὰ δὲ τὸ δεύτερον οὐκ ἐνέρ-
γεια, παρὰ φύσιν γ᾽ οὖσα κίνησις αὐτῷ, ἀλλ᾽ ἤδη πά-
θος. ἡ μέντοι τοῦ ἡνιόχου κίνησις οὐδὲ καθ᾽ ἕτερον
τῶν σημαινομένων ἐνέργειά ἐστιν, ἀλλὰ κατὰ ἄμφω πάθος,
εἴ γε μήτ᾽ ἐξ ἑαυτοῦ, μήτε κατὰ φύσιν ἡ κίνησις αὐτῷ.

dicentur alio atque alio fignificatu ira, dolor, metus,
cupiditas, iracundia, aliaque hujusmodi, et praeterea,
quatenus totum corpus cum anima ab ipfis abripitur,
motus animantis affectus erit utroque fignificatu. Frequen-
ter enim iracundiam reliqua duo fequuntur, faepe vero
concupifcentiam, tanquam abftracta compulfaque jugalium
equorum inftar, quorum alter valentius impellens alterum
attrahit fecum cum toto curru et auriga, alter prae im-
becillitate fequitur fubmiffus contractusque, ipfe autem
auriga vi aufertur. Tunc enim in effreni equo motus
actio et affectus ipfius dicetur, priore quidem fignificatu
actio, (motus enim ex fe ipfo eft,) fecundo autem non a-
ctio, quum fit motus ei praeter naturam, fed jam affectus;
aurigae vero motus ne fecundum alterum quidem figni-
ficatum actio eft, fed fecundum utrumque affectus, fiqui-
dem neque ex fe ipfo, neque fecundum naturam motus ei

πολλαὶ γὰρ τῶν κινήσεων, εἰ καὶ μὴ δραστικαί τινές εἰσι,
μήτ᾽ ἐξ ἑαυτῶν, ἀλλὰ τῷ γε κατὰ φύσιν ὑπάρχειν ἐνέρ-
γειαι λέγονται, καθάπερ καὶ ἡ τοῦ σκέλους, ἢ ὅλης τῆς
χειρός. ἐξ ἑτέρων γὰρ ἔχει ταῦτα τὴν ἀρχὴν τῆς κινήσεως,
οὐκ ἐξ ἑαυτῶν, ὥσπερ ἡ καρδία, ἀλλ᾽ ὅμως καὶ ἡ βάδισις
ἐνέργεια σκελῶν ἐστι, καὶ λέγεται κατὰ τὸ δεύτερον σημαι-
νόμενον, εἰ καί τινες ὑπ᾽ ἀγυμνασίας τῆς περὶ τὰ σημαινό-
μενα τὴν βάδισιν οὐ σκελῶν ἐνέργειαν, ἀλλὰ διὰ σκελῶν
εἶναί φασιν, ἀληθὲς μέν τι λέγοντες, (ἐπὶ γὰρ τὸ πρότερόν
τε καὶ κυριώτερον ἔρχονται σημαινόμενον,) ὅτι μέντοι μόνον
οὕτως λέγειν ἀξιοῦσιν, καὶ μὴ συγχωροῦσι καὶ κατὰ θά-
τερον ἑρμηνεύειν, οὐκ ὀρθῶς ποιοῦσιν. οὕτως οὖν καὶ ὁ
θυμὸς καὶ ἡ ἐπιθυμία καὶ πάθος καὶ ἐνέργεια λεχθή-
σονται. τῶν γὰρ τῆς ψυχῆς συμφύτων δυνάμεων κινήσεις
τινὲς ἄμετροί τε καὶ οὐ κατὰ φύσιν οὖσαι, διότι μὲν ἐξ
ἑαυτῶν ἐκεῖναι κινοῦνται, διὰ τοῦτ᾽ ἐνέργειαι τῶν δυνά-
μεών εἰσιν, διότι δ᾽ ἀμέτρως, διὰ τοῦτο πάθη. καὶ τῆς
ὅλης μὲν ψυχῆς, καὶ αὐτῶν δὲ τῶν κινουμένων δυνάμεων

exiftat.   Multi enim motus, etfi non efficientes quidam
fint, neque ex fe ipfis, fed eo quod fecundum naturam
funt, actiones dicuntur, quemadmodum etiam cruris, vel
totius manus; ex aliis enim motus initium, non ex fe ip-
fis haec obtinent, quomodo et cor; attamen et inceffus
crurum actio eft, et fecundo fignificatn dicitur, quan-
quam nonnulli parum exercitati in rerum fignificationi-
bus inceffum non crurum actionem, fed per crura effe
pronunciant, ac vere quidem dicentes; nam ad prius
principaliusque fignificatum perveniunt. Quod vero folum
ita dicere cenfent, nec concedunt etiam fecundum alte-
rum interpretari, non recte faciunt. Sic itaque et ira-
cundia et concupifcentia tum affectus, tum actiones di-
centur; nam infitarum animae facultatum mofus quidam
et immoderati et praeter naturam quum fint, quoniam ex
fe quidem illi moventur, ideo facultatum actiones funt,
quoniam vero immoderate, idcirco affectus; ac totius fa-
ne animae ipfarumque facultatum utrarumque, dum mo-

Ed. Chart. V. [181.]   Ed. Baf. I. (297. 298.)

ἀμφοτέρων αἱ κινήσεις αὐτῶν παρὰ φύσιν εἰσίν· ταῖς μὲν
ἀλόγοις δυνάμεσιν διὰ τὴν ἀμετρίαν, τῇ δ᾽ ὅλῃ ψυχῇ,
διότι παρὰ φύσιν, ἐπεὶ οὐχ ὑπὸ τῶν τοῦ παθητικοῦ κινή-
σεων, ἀλλ᾽ ὑπὸ τῶν τοῦ λογιστικοῦ κρίσεων ἐπιτροπεύεσθαί
τε καὶ διοικεῖσθαί φαμεν τὸν βίον ἡμῶν. ὅταν οὖν ἔμπα-
λιν διοικώμεθα, παρὰ φύσιν τε δηλονότι καὶ διὰ τοῦτο
καὶ κατὰ πάθος ὁ τοιοῦτος βίος ἐπιτελεῖται. διὰ ταύτας
μὲν ἤδη τὰς αἰτίας, ἄν τ᾽ ἐνέργειάν τις, ἄν τε πάθος εἴπῃ
τὸν θυμὸν, ἢ τὴν ἐπιθυμίαν, ἤ τι τῶν ἄλλων τῶν κατὰ
ταῦτα παθῶν, οὐ χρὴ μέμφεσθαι τούτῳ, πρὶν ἐρέσθαι τὰ
σημαινόμενα ἐκ τῆς φωνῆς, (298) ἐφ᾽ ὅ τι φέρων οὕτως ὠνό-
μασεν. εὑρίσκεται δὲ καὶ Πλάτων αὐτὸς ἐνίοτε μὲν ἐνερ-
γείας, ἐνίοτε δὲ πάθη προσαγορεύων τό τε διψῆν καὶ τὸ
πεινῆν καὶ ὅλως τὰς ἐπιθυμίας καὶ τοὺς θυμούς. καὶ
μὲν δὴ καὶ ὡς οὐδὲν διαφέρει πρός γε τὰ παρόντα τὸ
οὕτως ἢ ἐκείνως ὀνομάζειν, ἐν τῷ τετάρτῳ τῆς Πολιτείας
ὧδε γράφει. ἆρ᾽ οὖν, ἦν δ᾽ ἐγὼ, τι ἐπινεύειν, τὸ ἀνανεύειν,
καὶ τὸ ἐφίεσθαί τινος λαβεῖν, τὸ ἀπαρνεῖσθαι, καὶ τὸ
προσάγεσθαι, τὸ ἀπωθεῖσθαι, πάντα τὰ τοιαῦτα τῶν

ventur, praeter naturam motus funt, irrationalibus qui-
dem potentiis propter immoderationem, toti autem ani-
mae eo, quod praeter naturam, quia non a motibus ani-
mae affectibus fubditae, fed a rationalis judiciis vitam no-
ftram regi difpenfarique affirmamus. Quum igitur contra
gubernamur, praeterque naturam, eoque etiam fecun-
dum affectum talis vita tranfigatur, propter has fane jam
caufas, five actionem, five affectum dicat aliquis iracun-
diam, aut cupiditatem, aut aliorum fimilium affectuum
quempiam, non increpare hunc oportet, priusquam fignifi-
catum ex voce quaefieris, ad quod intendens ita nominarit.
Invenitur autem et Plato ipfe nonnunquam actiones, non-
nunquam vero affectus appellare fitim, famem, et in totum cu-
piditates, iracundiamque. Infuper quod nihil ad praefentia
refert, hoc an illo modo nomines, in quarto de Republica
libro hunc in modum fcribit: *Num igitur annuere, renuere,*
aggredi aliquid capere, averfari, et adducere, repellere,

ἐναντίων ἀλλήλοις θείης, εἴτε ποιημάτων, εἴτε παθημά-
των; διὰ παραδειγμάτων δ᾽ ἐναργέστερον τοῦτο διδάξαι
προελόμενος, ἐπιφέρων φησί· τί οὖν; ἦν δ᾽ ἐγώ, διψῆν,
καὶ πεινῆν, καὶ ὅλως τὰς ἐπιθυμίας, καὶ αὖ τὸ ἐθέλειν,
καὶ τὸ βούλεσθαι, οὐ πάντα ταῦτα εἰς ἐκεῖνά ποι ἂν θείης
τὰ εἴδη τὰ νῦν δὴ λεχθέντα; οἷον ἀεὶ τὴν τοῦ ἐπιθυμοῦν-
τος ψυχὴν οὐχὶ ἤτοι ἐφίεσθαι φήσεις ἐκείνου, οὗ ἂν ἐπι-
θυμῇ, [182] ἢ προσάγεσθαι τοῦτο, ὃ ἂν βούληταί οἱ γε-
νέσθαι; ἢ αὖ, καθόσον ἐθέλει τί οἱ πορισθῆναι, ἐπινεύειν
τοῦτο πρὸς αὑτήν, ὥσπερ τινὸς ἐρῶντος ἐπορεγομένην αὐτοῦ
τῆς γενέσεως; ἔγωγε. τί δέ; τὸ ἀβουλεῖν, καὶ μὴ ἐθέ-
λειν, μηδ᾽ ἐπιθυμεῖν, οὐκ εἰς τὸ ἀπωθεῖν καὶ ἀπελαύνειν
ἀπ᾽ αὐτῆς, καὶ εἰς ἅπαντα τἀναντία ἐκείνοις θήσομεν; αὗται
μὲν αἱ τοῦ Πλάτωνος ῥήσεις, οὐ μόνον ὅπερ ἐλέγομεν ἐπι-
δεικνύουσαι σαφῶς, ὡς τὸ πεινῆν, καὶ τὸ διψῆν, καὶ ὅλως
τὸ ἐπιθυμεῖν τινος, ἢ ἐφίεσθαί τε καὶ φεύγειν, εἴτε ποιή-
ματά τις, εἴτε παθήματα, τουτέστιν εἴτε ἐνεργείας, εἴτε
πάθη προσαγορεύσειεν, οὐδὲν διαφέρει, ἀλλὰ καὶ περὶ τῶν
μερῶν τῆς ψυχῆς διδάσκουσαι.

omnia hujusmodi inter ſe contraria poſueris, ſive actiones,
ſive paſſiones? Hoc exemplis evidentius docere inſtituens
haec inducit. *Quid autem? eſurire, ſitire, et omnino
appetere, velle, eligere, nonne haec omnia ad illorum
ſpecies referes, quae modo diximus, veluti ſemper cupien-
tis animam? Nonne vel aggredi dices illud, quod appe-
tit, vel adducere, quod ſibi adeſſe eligit? vel rurſus non-
ne, quatenus aliquid ſibi porrigi vult, annuere illud ad
ſe amantis cujusdam inſtar, id ut fiat affectantem?
Equidem. Quid vero? nolle, aſpernari, negligere, non
cupere, nonne in rejiciendi repellendique ab ea ſpeciem,
et in omnia illis contraria referemus?* Haec ſane Plato-
nis verba ſunt, non ſolum quod dicebamus oſtendentia
manifeſto, nempe eſurire, ſitire, et omnino appetere ali-
quid, aut aggredi, et averſari, ſive actionem aliquis, ſive
paſſionem, hoc eſt, ſive functionem, ſive affectum appella-
verit, nihil intereſſe, ſed etiam de animi partibus docentia.

Κεφ. β΄. Διὸ καὶ καλῶς ἂν ἔχοι μὴ παραδραμεῖν αὐ-
τὰς, ἀλλ᾽ ὅλον ἀναλαβεῖν τὸν λόγον, ὃν ἐν τῷ τετάρτῳ
τῆς Πολιτείας διῆλθεν, ὑπὲρ τοῦ τρία τὰ τῆς ψυχῆς ἡμῶν
ὑπάρχειν εἴδη. προσέχειν δὲ χρὴ κἀνταῦθα τῷ λεγομένῳ
τὸν νοῦν ἀπ᾽ αὐτῶν ἀρξαμένους αὖθις τῶν ὀνομάτων, καὶ
μὴ νομίζειν, ἐπιλανθάνεσθαι τὸν Πλάτωνα τῶν ὑφ᾽ ἑαυτοῦ
λεγομένων, ἐπειδὰν εἴδη τρία τὴν ψυχὴν ἡμῶν ἔχειν εἰπὼν
αὖθις εἰς τρία μέρη διαιρεῖσθαι φάσκῃ. καὶ γὰρ εἴδη καὶ
μέρη ψυχῆς ὀρθῶς ἄν τις ὀνομάζοι τὸ λογιστικὸν, καὶ τὸ
θυμοειδὲς, καὶ τὸ ἐπιθυμητικὸν, ὥσπερ εἰ καὶ σώματος
εἴδη τις εἰπὼν εἴη φλέβα, καὶ ἀρτηρίαν, καὶ νεῦρον, ὀστοῦν
τε καὶ χόνδρον, καὶ σάρκα, καὶ τἄλλ᾽ ὅσα τοιαῦτα, μετὰ
ταῦθ᾽ ὡς περὶ μερῶν αὐτῶν διαλέγοιτο. καὶ γὰρ καὶ μέρη
τοῦ σώματος ἡμῶν ἀληθῶς ἄν τις εἶναι λέγοι τὰ τοιαῦτα,
(συμπληροῦται γὰρ τὸ ὅλον ἐξ αὐτῶν,) καὶ μέντοι καὶ εἴδη τοῦ
σώματος οὐδὲν ἧττον, ἐν μόνοις γὰρ τοῖς ὁμοιομερέσι τὸ δια-
φέρειν εἶδος οὐκ ἔστιν, ἢ τὸ τῆς σαρκὸς μέρος, ἢ τὸ τῆς φλε-
βὸς, ἢ τὸ τῆς πιμελῆς. οὐδὲ ἀληθὲς εἰπεῖν ἐπὶ τῶν τοιούτων,

Cap. II. Quare etiam bene habet non praeterire ea,
fed totum fermonem repetere, quem in quarto de Repu-
blica de eo, quod tres animae noftrae fpecies exiftant,
percenfuit. At animum et hic iis, quae dicuntur, adhibe-
re convenit, ab ipfis rurfus nominibus aufpicatos, ac
non putare, Platonem fuorum ipfius dictorum oblitum fuif-
fe, quandoquidem, ubi tres animam noftram fpecies habe-
re dixiffet, iterum in tres dividi partes affeverat. Etenim
fpecies et partes animae recte aliquis nominaverit ratio-
cinatricem, irafcibilem et concupifcibilem, quemadmodum,
fi etiam corporis fpecies dixeris venam, arteriam, ner-
vum, os, cartilaginem, carnem, aliaque ejusmodi, poftea
de ipfis tanquam partibus differas; fiquidem et partes
corporis noftri ejusmodi effe vere dixerit aliquis, ut ex
quibus totum abfolvatur compleaturque, nec non et fpe-
cies corporis nihilominus; in folis enim fimilaribus differ-
re fpecie non invenias aut carnis partem, aut venae,
aut pinguedinis; neque in hujusmodi verum fateri poffis,

ὡς ἐκ τοσῶνδέ τινων εἰδῶν σύγκειται τὸ ὅλον. ἐν δὲ τοῖς
ἀνομοιομερέσιν ἢ τῶν εἰδῶν διαφορὰ τὸν ἀριθμὸν ὁρίζει
τοῖς μορίοις. τοιοῦτον δέ τι χρῆμα καὶ ἡμῶν τὴν ψυχὴν ὁ
Πλάτων εἶναί φησιν, ἐκ τριῶν μερῶν συγκειμένην. εἰκάζει
δ᾽ οὕτω τὸ μὲν ἐπιθυμητικὸν θηρίῳ ποικίλῳ τε καὶ πο-
λυκεφάλῳ, τὸ δὲ θυμοειδὲς λέοντι, τὸ δὲ λογιστικὸν ἀν-
θρώπῳ. αὕτη γὰρ ἡ εἰκὼν οἰκειοτέρα τῆς κατὰ τὸν Φαῖ-
δρον, ἐν ᾗ τῶν εἰδῶν ἱππομόρφω μέν τινε δύο φησὶν
ὑπάρχειν, ἡνίοχον δὲ τρίτον. ἀλλὰ καὶ ἐν τῷ τῆς Πολι-
τείας ἐννάτῳ τῆς προτέρας εἰκόνος ἐμνημόνευσεν, ὡς σα-
φέστερον ἐνδεικνυμένης, ὁποῖον ἕκαστόν ἐστι τῶν εἰδῶν τῆς
ψυχῆς. ὁ μὲν οὖν Πλάτων, καὶ τοῖς τόποις τοῦ σώματος
κεχωρίσθαι νομίζων αὐτὰ, καὶ ταῖς οὐσίαις πάμπολυ διαλ-
λάττειν, εὐλόγως εἴδη τε καὶ μέρη προσαγορεύει. ὁ δ᾽
Ἀριστοτέλης τε καὶ ὁ Ποσειδώνιος εἴδη μὲν ἢ μέρη ψυ-
χῆς οὐκ ὀνομάζουσιν, δυνάμεις δ᾽ εἶναί φασι μιᾶς οὐσίας
ἐκ τῆς καρδίας ὁρμωμένης. ὁ δὲ Χρύσιππος, ὥσπερ εἰς
μίαν οὐσίαν, οὕτω καὶ εἰς δύναμιν μίαν ἄγει καὶ τὸν

nempe totum ex tot quibusdam fpeciebus conftare; in dif-
fimilaribus numerum finit partibus fpecierum differentia.
Talem autem quandam rem animam quoque noftram
Plato ex tribus partibus compofitam effe pronunciat. Affi-
milat autem fic concupifcibilem belluae variae et multo-
rum capitum, irafcibilem leoni, ratiocinatricem homini.
Haec enim fimilitudo familiarior eft ea, quam in Phaedro
habet; ubi duas fane fpecies equina quadam forma effe
fcribit, aurigam vero tertiam; quin etiam nono de Repu-
blica libro prioris meminit comparationis, tanquam ma-
nifeftius oftendentis, quales fingulae animae fint fpecies.
Itaque Plato etiam locis ipfas effe fegregatas et effenti-
is longe diverfas arbitratus merito et fpecies et partes ap-
pellat. Verum Ariftoteles et Pofidonius fpecies fane aut
animae partes non nominant, fed facultates effe unius
fubftantiae ex corde proficifcentis affirmant. Chryfippus,
tanquam ad unam fubftantiam, ita et in facultatem unam

θυμὸν, καὶ τὴν ἐπιθυμίαν. ἀλλ᾽ ὅτι μὲν οὐκ ὀλίγον ἁμαρ-
τάνει τῆς ἀληθείας ὁ ἀνὴρ οὗτος, αὐτάρκως ἡμῖν ἐπιδέ-
δεικται. ὅτι δὲ οἱ περὶ τὸν Ἀριστοτέλην σφάλλονται, μιᾶς
οὐσίας τὰς τρεῖς δυνάμεις εἶναι νομίζοντες, ἔν τε τοῖς ἔμ-
προσθεν ἱκανῶς ἐπιδέδεικται, καὶ οὐδὲν ἧττον ὁ μετὰ
τοῦτον λόγος ἀποδείξει. [183] πρότερον δ᾽, ὅτι Πλάτων
αὐτός εἴδη τε καὶ μέρη ψυχῆς᾽ ὀνομάζει τό τε λογιστικὸν,
καὶ τὸ θυμικὸν, καὶ τὸ ἐπιθυμητικὸν, ἐξ αὐτῶν τῶν ῥή-
σεων αὐτοῦ πιστωσόμεθα. ἐν μὲν οὖν τῷ Τιμαίῳ περὶ
τῆς ἐπιθυμητικῆς ψυχῆς, ἧς καὶ τὰ φυτὰ μετέχει φύ-
σει, διαλεγόμενος ὧδέ πως γράφει. μετέχει γε μὴν τοῦτο,
ὃ νῦν λέγομεν, τοῦ τρίτου τῆς ψυχῆς εἴδους, ὃ μεταξὺ φρε-
νῶν ὀμφαλοῦ τε ἵδρυται. αὖθις δ᾽ ἐν τῷδε τῷ βιβλίῳ περὶ
τῆς λογιστικῆς ψυχῆς διαλεγόμενος ὧδέ πώς φησι. τὸ δὲ δὴ περὶ
τοῦ κυριωτάτου παρ᾽ ἡμῖν ψυχῆς εἴδους διανοεῖσθαι δεῖ τῇδε,
ὡς ἄρα αὐτὸ δαίμονα ὁ θεὸς ἑκάστῳ δέδωκε, ὃ δή φαμεν
οἰκεῖν μὲν ἡμῶν ἐπ᾽ ἄκρῳ τῷ σώματι, πρὸς δὲ τὴν ἐν οὐ-
ρανῷ συγγένειαν ἀπὸ γῆς ἡμᾶς αἴρειν. συναμφότερα δ᾽ αὖ

tum iracundiam, tum concupifcentiam deducit. At quod
non parum a veritate vir aberret, abunde adeo jam a
nobis oftenfum eft. Quod autem Ariftotelis fectatores
fallantur, qui unius fubftantiae tres effe facultates
cenfeant, et fuperius fatis declaravimus, et nihilominus
nunc fubfequens fermo demonftrabit. Prius autem, quod
Plato ipfe fpecies animae et partes nominat ratiocinatri-
cem, irafcibilem et concupifcibilem, ex ipfis ejusdem
verbis aftruemus. In Timaeo igitur de appetente anima,
cujus etiam plantae natura participes funt, differens hoc
pacto fcribit: *Particeps eft tamen id, quod nunc dicimus,*
tertiae animae fpeciei, quam intra praecordia et umbili-
cum collocari conftat. Rurfus, quum hoc in libro de ani-
ma ratiocinatrice difputat, ita ait: *At de principaliffima*
animae noftrae fpecie cogitare hic oportet, fiquidem per
eam cuique genium Deus tradiderit; quam fane in fum-
mo noftro corpore habitare dicimus, ad caeleftem vero
cognationem a terra nos attollere. Utramque fimul in hoc

πάλιν ἐν ταὐτῷ βιβλίῳ τὸ ἐπιθυμητικὸν καὶ τὸ θυμοει-
δὲς τῇδε τῇ ῥήσει ψυχῆς εἶδος ὠνόμασεν. ἄλλο τι εἶδος
ἐν αὐτῷ ψυχῆς προσῳκοδόμουν τὸ δεινὰ καὶ ἀναγκαῖα ἐν
ἑαυτῷ παθήματα ἔχον. ὁμοῦ δ᾽ αἰ πάλιν τὰ τρία μέρη
τῆς ψυχῆς ἡμῶν εἴδη προσαγορεύει τῆς ψυχῆς ἐν ταὐτῷ
βιβλίῳ, τῷ Τιμαίῳ, κατὰ τήνδε τὴν διήγησιν. ἔστι γὰρ,
καθάπερ εἴπομεν πολλάκις, ὅτι τρία τῆς ψυχῆς ἐν ἡμῖν εἴδη
κατῴκισται. ὡσαύτως δ᾽ κἂν τῇ Πολιτείᾳ κατὰ μὲν τὸ
τέταρτον ὑπὲρ τοῦ θυμοειδοῦς προειρηκώς, ὡς ἕτερόν ἐστι
τοῦ ἐπιθυμητικοῦ, κἄπειθ᾽ ἐφεξῆς ζητῶν, εἰ καὶ τοῦ λο-
γιστικοῦ διαφέρει, φησίν· ἆρ᾽ οὖν ἕτερον ὂν καὶ τούτου,
ἢ λογιστικοῦ τι εἶδος, ὥστε μὴ τρία, ἀλλὰ δύο εἴδη εἶναι
ἐν τῇ ψυχῇ, λογιστικόν τε καὶ ἐπιθυμητικόν; οὕτω δὲ καὶ
κατὰ τὸ ἔννατον ἔγραψεν ἔν γε τῇδε τῇ ῥήσει. ἀλλ᾽ ἡσυ-
χάσας μὲν τὼ δύω εἴδη, τὸ τρίτον δέ τις κινήσας, ἐν ᾧ τὸ
φρονεῖν ἐγγίγνεται. καὶ προσέτι τῇδε. ὅτι δὴ οὖν εἶπον,
ἀμφισβητοῦνται ἑκάστου εἴδους αἱ ἡδοναί, καὶ αὐτὸς ὁ βίος,
μὴ ὅτι πρὸς τὸ κάλλιον καὶ αἴσχιον ζῆν, μηδὲ τὸ χεῖρον

rurfus libro appetitricem et irafcibilem hac oratione ani-
mae fpeciem nuncupavit. Item quod fpecies animae mor-
talis, gravesque et neceffarias in fe affectiones habens,
ibidem fimul habitet. Pari modo rurfus tres animae no-
ftrae partes fpecies animae in eodem libro, Timaeo, in
hac enarratione appellat. Eft enim, quemadmodum dixi-
mus fubinde, puta tres auimae fpecies in nobis habitare.
Sic etiam libro de Republica quarto, quum praedixiffet,
irafcibilem a concupifcibili effe diverfam, ac poftea,
quum inquireret, an etiam a rationali differat, inquit· *An
igitur et iracundia a ratione variat, vel quaedam fpe-
cies rationis, ita ut non tres, fed duae exiftant in
anima fpecies, ratiocinatrix et concupifcibilis?* Ita li-
bro nono in haec verba fcriptum rcliquit: *Sed pacatis
duabus quidem fpeciebus, tertia autem commota, in qua
prudentia gignitur.* Ac praeterea ibidem: *Quemadmo
dum igitur dixi, cujusque fpeciei voluptates inter fe con
tendunt, ipfaque vita, non folum ut honeftius et turpius,*

Ed. Chart. V. [183.]   Ed. Baf. I. (298. 299.)

καὶ ἄμεινον, ἀλλὰ πρὸς αὐτὸ τὸ ἥδιον καὶ ἀλυπότερον.
πῶς ἂν ἤδη μέν τις αὐτῶν ἀληθέστατα λέγοι; τί ἂν ἔτι
δέοιμεν ἑτέρας παραγράφειν ῥήσεις; ἱκαναὶ γὰρ καὶ αἵδε
δηλῶσαι τὴν γνώμην τἀνδρὸς, ὡς εἴδη ψυχῶν εἶναι βούλε-
ται τὰ τρία ταυτὶ, λογιστικὸν, ἐπιθυμητικὸν καὶ θυμοει-
δές. ἀμέλει μόνας αὐτὰς εἶναί φησι χωρὶς ἀλλήλων, ἐν
μὲν τοῖς φυτοῖς τὴν ἐπιθυμητικὴν, ἐν δὲ τοῖς θεοῖς τὴν
λογιστικήν. τὴν μέντοι θυμοειδῆ διὰ τί μόνην οὐχ οἷόν
τε κατ᾿ οὐδὲν τῶν σωμάτων εἶναι, προϊὼν ὁ λόγος ἀπο-
δείξει, παραθεμένων ἡμῶν τὴν ἐκ τοῦ Τιμαίου ῥῆσιν, ἔνθα
τὴν χρείαν τῆς γενέσεως αὐτῆς διδάσκων ἕνεκα τῆς ἐπιθυ-
μητικῆς γεγονέναι φησὶ βοηθὸν τῇ λογικῇ ψυχῇ, καθάπερ
τινὰ κύνα κατὰ τοῦ πολυκεφάλου τε καὶ ἀγρίου θρέμματος,
τῆς ἐπιθυμίας. εἰκότως οὖν εἴδη ψυχῆς αὐτὰ προσαγορεύει
κατά τε τὰς προγεγραμμένας ῥήσεις καὶ προσέτι πολλὰς
ἑτέρας, ὧν οὐκ ἀνάγκη μνημονεύειν, ἐναργῶς ἤδη διὰ τού-
των τῆς (299) γνώμης τἀνδρὸς ἐγνωσμένης. εἰ δὲ καὶ
μέρη ψυχῆς ἕκαστον αὐτῶν ὀνομάζει, θαυμαστὸν οὐδέν.

aut pejus et melius, fed ut fuavius et minus molefte de-
gatur. Quomodo utique cognofcemus, quis ipforum ve-
riffime dicat? quid adhuc alia afcribere verba opus habe-
mus, quum et haec abunde viri fententiam poffint figni-
ficare, nempe quod tres effe animarum fpecies has velit,
ratiocinatricem, concupifcibilem et irafcibilem? Porro
folas ipfas effe fine mutuo confortio tuetur, in ftirpibus
fane appetentem, in diis ratiocinatricem. Irafcibilem ve-
ro cur folam non liceat in ullo corpore effe, proceffu
fermonis demonftrabitur, ubi appofuerimus ex Timaeo
verba, quibus ufum generationis ipfius docens, appetentis
caufa creatam effe, rationali animae auxiliatricem, ait,
tanquam canem quendam contra multorum capitum et
agreftem feram, cupiditatem. Merito igitur fpecies animae
eas appellat praedictis orationibus, ac praeterea aliis ple-
risque, quarum non neceffe eft meminiffe, quum eviden-
ter jam per haec fententia viri fit cognita. At fi etiam
partes animae fingulas ipfas nominet, nihil mirum eft.

πρῶτον μὲν γὰρ αὐτὸς ἡμᾶς ἐδίδαξεν, ὡς, ὅ τι περ ἂν εἶδος
ᾖ, τοῦτο καὶ μέρος ὀνομάζειν ἐγχωρεῖ, μὴ μέντοι τό γε
μέρος ἅπαν εὐθὺς καὶ εἶδος εἶναι· δεύτερον δὲ, ὅτι μηδ᾽
ἐγχωρεῖ λέγειν μηδὲν σύνθετον ὁμοιομερὲς, ἑαυτῷ γε συνε-
χὲς ὅλον ὑπάρχον. ἐξ ὡρισμένων γὰρ τὸν ἀριθμὸν σύγκει-
ται μορίων· οὐδενὸς γὰρ ὁμοιομεροῦς ἀριθμῷ περιλαβεῖν
ἐγχωρεῖ τὸ πλῆθος τῶν μορίων. ὅτι μὲν οὖν εὐλόγως ὁ
Πλάτων εἴδη τε καὶ μέρη τῆς ψυχῆς ὀνομάζει ταῦτα, μα-
κροτέρων οὐ δέομαι λόγων.

Κεφ. γ΄. [184] Ὅτι δὲ τὸ μὲν ἐν τῇ κεφαλῇ καθί-
δρυται, τὸ δ᾽ ἐν τῇ καρδίᾳ, τὸ δ᾽ ἐν τῷ ἥπατι, τοῦτο
ἐξ ἀρχῆς προὔκειτο, καὶ δέδεικται διὰ τῶν ἔμπροσθεν ὑπὲρ
τῶν δύο μερῶν. ὑπόλοιπον δὲ ἔτι τὸ ἐπιθυμητικὸν ἰδίας
ἀποδείξεως δεόμενον, ἣν ἐν τῷδε διέξιμεν, ἐκεῖνο πρότερον
ἐν ἀρχῇ τοῦ λόγου προειπόντες, ὡς οὐκ ἐξ ὁμοίως ἐναργῶν,
οὐδ᾽ ἐξ αὐτῆς ἄντικρυς τοῦ ζητουμένου τῆς φύσεως ἡ ἀπό-
δειξις ἔσοιτο, καθάπερ ἐπὶ τῶν ἔμπροσθεν, ἀλλ᾽ ἐκ τῶν
τούτῳ συμβεβηκότων ἰδίᾳ. τῶν μὲν γὰρ νεύρων βρόχῳ

Primum enim ipfe nos docuit, quod, quaecunque fuerit fpe-
cies, haec etiam pars nominari poffit; non tamen quaeli-
bet pars ftatim et fpecies erit. Secundo autem, quod ne
dicendum quidem eft ullum compofitum fimilare, quum
fibi ipfi ex toto continuum fit; ex numero enim finitis
conftat partibus, nullius autem fimilaris numero compre-
hendi poteft multitudo partium. Proinde quod bona ra-
tione Plato fpecies et partes animae has appellet, pluri-
bus verbis non opus eft.

Cap. III. Quod autem aliam in capite, aliam in
corde, aliam in jecinore collocavit, id ab initio propofi-
tum erat, oftenfumque per fuperiora eft de duabus parti-
bus. Reliquam adhuc concupifcibilem, quae peculiari de-
monftratione indiget, hoc loco perfequemur, illud prius
initio fermonis praefati, quod non ex fimiliter evidenti-
bus, neque ex ipfa manifefto ejus, quod quaeritur, natura
demonftratio petetur, quemadmodum in prioribus, fed
ex iis, quae proprie huic. accidunt. Etenim nervi fi fune

520 ΓΑΛΗΝΟΥ ΠΕΡΙ

Ed. Chart. V. [184.] Ed. Baf. I. (299.)

διαλαμβανομένων ἢ τεμνομένων, ἐφαίνετο τὰ μὲν ἐγκεφάλῳ
συνεχῆ μόρια διασώζοντα τὰς ἀρχαίας δυνάμεις, τὰ δ᾽
ἐπέκεινα τοῦ βρόχου παραχρῆμα καὶ τὴν αἴσθησιν ἀπολ-
λύντα καὶ τὴν κίνησιν. οὕτω δὲ καὶ τῶν ἀρτηριῶν αἱ μὲν
τῇ καρδίᾳ συνεχεῖς τὰς ἀρχαίας ἐνεργείας ἐργάζονται, αἱ δ᾽
ὑπὸ τοῦ βρόχου διειργόμεναι τελέως ἄσφυκτοι γιγνόμεναι.
καὶ μέντοι καὶ τὰ παθήματα τῆς ψυχῆς, ὅσα κατὰ τοὺς
θυμούς τε καὶ τοὺς φόβους συμπίπτει, προφανῶς ἐξιστάντα
τὴν καρδίαν ἐφαίνετο τῆς κατὰ φύσιν ἐνεργείας. ἐμνημονεύ-
σαμεν δὲ καὶ ὅσα θλιβόμενος ὁ ἐγκέφαλος ἢ τιτρωσκόμε-
νος εἰς τὰς κοιλίας ἅπαν βλάπτει τὸ σῶμα, καὶ ὡς καὶ
ταῦτ᾽ ἐναργῶς ἐνδείκνυται κινήσεώς τε καὶ αἰσθήσεως ἀρ-
χὴν ὑπάρχειν αὐτόν. ἐπὶ δὲ τοῦ ἥπατος οὐδὲν τοιοῦτον
ἔχομεν ἐπιδεικνύειν, οὔτ᾽ εἰ γυμνώσαντες αὐτὸ θλίβομεν,
οὔτ᾽ εἰ βρόχῳ τὰς φλέβας διαλαμβάνομεν. οὔτε γὰρ ἐναρ-
γοῦς ἐστι κινήσεως ἡ ἀρχὴ, καθάπερ ἡ μὲν καρδία τῆς
σφυγμικῆς, ὁ δ᾽ ἐγκέφαλος τῆς αἰσθητικῆς τε καὶ προαι-
ρετικῆς, οὔτ᾽ ὀξείας βλάβης αἴτιον, ὡς ἐκείνων ἑκάτερον,
ἀλλ᾽ ἐν τῷ χρόνῳ βλάπτεται τὸ ζῶον εἰς ἀτροφίαν τε καὶ

intercipiantur aut diffecentur, partes quidem cerebro
continuae principii fui retinere facultates apparent; quae
ultra funem habentur, ftatim et fenfum perdunt et mo-
tum. Ita fane et arteriae, quae quidem cordi funt con-
tinuae, originis fuae functiones obeunt; quae foris in-
tercipiuntur fune, prorfus non pulfant. Quin etiam affe-
ctus animae, qui ex iracundia et metu accidunt, palam
cor ex naturali functione eripere videntur. Meminimus etiam,
quomodo contufum cerebrum aut vulneratum in ventriculis
totum corpus offendat, item quomodo haec quoque eviden-
ter demonftrent, et motus et fenfus originem ipfum effe cere-
brum. At in jecinore nihil hujusmodi poffumus oftendere, ne-
que fi nudatum ipfum comprimamus, neque fi fune venas in-
tercipiamus; neque enim evidentis motus eft initium, quem-
admodum cor pulfatilis, cerebrum vero fenforii et arbi-
trarii, neque acutae noxae caufa, ut utrumque illud, fed
temporis fpatio animal offenditur, jecore in totius corpo-

ἄχροιαν, ἥπατος ἀτονήσαντος. ὡσαύτως δὲ καὶ τὸ μέρος,
εἰς ὅπερ ἂν ἐμβάλλουσαν φλέβα βρόχῳ διαλάβῃς, ἢ καὶ
παντάπασιν ἐκκόψῃς, ἀτροφώτερόν τε καὶ ἀχροούστερον ἐν
πλέονι χρόνῳ φαίνεται γιγνόμενον, οὐ μὴν ἔν γε τῷ παραυ-
τίκα βλαπτόμενον οὐδὲν, ὅ τι ἄξιον λόγου. τοιαύτης γὰρ
δυνάμεως ἀρχὴ τὸ ἧπαρ, οἷα καὶ τοῖς φυτοῖς ὑπάρχει.
καλείσθω γὰρ ἔν γε τῷ παρόντι δύναμις, ὕστερον ἐπιδειξόν-
των ἡμῶν ἀκριβέστερον, ὡς πολλῶν ἐστι δυνάμεων ἀρχὴ τὸ
ἧπαρ, καὶ κάλλιον οὐσίαν ψυχῆς ὀνομάζειν, οὐ δύναμιν, ἐν
ἑκάστῳ τῶν τριῶν σπλάγχνων περιεχομένην, ἐν ἐγκεφάλῳ
μὲν λογιστικὴν, ἐν καρδίᾳ δὲ θυμοειδῆ, κατὰ δὲ τὸ
ἧπαρ ἐπιθυμητικὴν, ἢ φυτικήν, ἢ γεννητικὴν, ἢ, ὡς
οἱ περὶ τὸν Ἀριστοτέλην, θρεπτικὴν, ἀφ᾿ ἑνὸς ἑκά-
στου τοὔνομα θέμενοι, ἀπὸ μὲν τοῦ φύειν φυτικὴν,
ἀπὸ δὲ τοῦ τρέφειν θρεπτικὴν, ἀπὸ δὲ τοῦ γεννᾷν γεν-
νητικήν· ὁ δὲ Πλάτων ἀπὸ τοῦ πλήθους τῶν ἐπιθυμιῶν
ἐπιθυμητικήν. οἱ δὲ Στωϊκοὶ οὐδὲ ψυχὴν ὅλως ὀνομάζουσι
τὴν τὰ φυτὰ διοικοῦσαν, ἀλλὰ φύσιν. ὀνομαζέτω μὲν οὖν

ris tabem et pallorem elanguefcente. Similiter pars, cui-
cunque infertam venam vinculo exceperis, vel etiam om-
nino excideris, macrior alimenti defectu et decoloratior
longiori fpatio fieri videtur, non tamen repente noxam
mentione dignam experitur. Ejusmodi enim facultatis ini-
tium jecur, quale et ftirpibus ineft. Vocetur enim in prae-
fentia facultas, quoniam oftendemus poftea accuratius,
quomodo multarum facultatum origo fit jecur; ac melius
eft fubftantiam animae nominare, non facultatem, in fin-
gulis tribus vifceribus comprehenfam, in cerebro fane ra-
tiocinatricem, in corde iralcibilem, in jecore appetentem,
aut vegetativam, aut generatricem, aut Ariftotelico more nu-
tritiam, ab unaquaque re nomine impofito, a vegetando ve-
getativam, a nutriendo nutritiam, a generando generatricem;
Plato a multitudine cupiditatum concupifcibilem. Stoici ne
animam quidem prorfus nominant eam, quae ftirpes dif-
penfat, fed naturam. Appellet igitur unusquisque, quo-

522 ΓΑΛΗΝΟΥ ΠΕΡΙ

Ed. Chart. V. [184. 185.]   Ed. Baf. I. (299.)

ἕκαστος, ὡς ἂν ἐθέλῃ, περὶ δὲ τῶν ἐναργῶς τοῖς πράγμασι διαφορῶν ἀποδείξει πιστούσθω, καθάπερ ἡμεῖς ἐπὶ μὲν ἐγκεφάλου καὶ καρδίας ἔμπροσθεν ἐποιήσαμεν, ἐφ᾽ ἥπατος δὲ κατὰ τὸν ἐνεστῶτα λόγον ὁρμώμεθα διελθεῖν. ἀρξόμεθα δ᾽ ἀπὸ τῶν ἐναργεστέρων, ἵν᾽ ὥσπερ γυμνασθέντες ἐν τούτοις ῥᾷον ἐξεύρωμέν τι τῶν ἀμυδροτέρων, ἅμα τε προτάσεων εὐπορήσωμεν εἰς αὐτά. ἐναργέστερον δ᾽ ἐστὶν ἀπὸ τῶν φλεβῶν ἄρξασθαι [185] καὶ ζητῆσαι, πότερον καὶ τούτων ἐστὶν ἀρχὴ τὸ ἧπαρ, ὡς ἀρτηριῶν μὲν ἡ καρδία, τῶν νεύρων δ᾽ ὁ ἐγκέφαλος, ἢ, καθάπερ ἔνιοι νομίζουσιν, οὐ ταῖς ἀρτηρίαις μόναις, ἀλλὰ καὶ ταῖς φλεψὶν ἐπιπέμπει τὰς φυσικὰς δυνάμεις ἡ καρδία. κάλλιστον οὖν εἰς τοῦτο περὶ τῆς κατὰ τὰ φυτὰ γεννήσεώς τε ἅμα καὶ διοικήσεως ἐπισκέψασθαι πρότερον· εἰκὸς γάρ που, μόνην ἐκείνοις ὑπάρχουσαν τὴν ζητουμένην δύναμιν ἐναργέστερα τεκμήρια τοῦ μέρους, ὅθεν ὁρμᾶται, παρασχέσθαι. καταβληθέντος εἰς τὴν γῆν σπέρματος οὑτινοσοῦν, εἰ μὲν αὐχμώδης εἴη, πλέον οὐδὲν εἰς φυτοῦ γένεσιν αὐτὸ περιεργάσεται τὸ σπέρμα, πᾶσαν

modocunque volet, de rerum autem differentiis evidentibus demonſtratione fidem faciat, quemadmodum nos in cerebro quidem et corde prius fecimus, de jecinore autem in praefenti libro tractare aggrediemur, fed ab evidentioribus incipiemus; nam in his exercitati facilius inveniemus obfcuriora, fimulque propofitiones ad ea nobis fuppeditabuntur. Evidentius autem eſt a venis exordiri ac quaerere, utrum etiam harum fit initium jecur, ficuti arteriarum cor, nervorum cerebrum, vel, quemadmodum nonnulli putant, non arteriis folis, fed etiam venis naturales facultates cor diftribuat. Optimum igitur fuerit ad hoc confiderare prius, quomodo ſtirpes generentur fimul et difpenfentur; verifimile enim, folam illis infinuatam, de qua quaeritur, facultatem evidentiora iudicia partis, unde proficifcitur, praebuiffe. Projecto in terram femine qualicunque, fi fqualida fuerit ac ficca, nihil amplius ad ſtirpis generationem ipfum femen molietur, utpote quum

αὐτοῦ τὴν ἔμφυτον ἰκμάδα πρὸς ἑαυτὴν τῆς γῆς ἑλκυσάσης·
μετρίως δ' ὑπαρχούσης ὑγρᾶς, μαλακὸν γίνεται τὸ σπέρμα,
διοιδίσκεται δὲ κατὰ τὸ περιέχον αὐτὸ σύμφυτον σκέπασμα
τὸ οἷον δέρμα, καὶ ῥήγνυται μὲν πρῶτον, ἀερωθείσης τῆς
κατὰ τὸ σπέρμα νοτίδος· εἶθ' ἑξῆς ἀποτείνεται κατὰ τὸ
ῥαγὲν ἀποβλάστημά τι λεπτὸν καὶ μαλακὸν εἰς ἄμφω τὰ
μέρη, τό τε ἄνω τοῦ σπέρματος ὡς πρὸς τὸν ἀέρα καὶ τὸ
κατὰ βάθους τῆς γῆς. καὶ ταῦτα συνεχῆ φαίνεται τὴν αὔξη-
σιν ποιούμενα καὶ φερόμενα διὰ παντὸς εἰς ὕπερ ἀρχῆθεν
ὥρμησε. καὶ τοῦ χρόνου προϊόντος εἰ τὸ σπέρμα δένδρου
τινὸς εἴη μεγάλου σπέρμα, τὸ μὲν εἰς τὸν ἀέρα φερόμενον
αὐτοῦ πρέμνον γίγνεται, τὸ δ' εἰς τὸ βάθος τῆς γῆς
ῥίζα, καὶ σχίζεταί γε πολλὰς σχίσεις ἑκάτερον, εἰ πολυσχι-
δοῦς εἴη δένδρου τὸ σπέρμα. μία μὲν οὖν ἀρχὴ τῆς γενέ-
σεώς ἐστι καὶ τῆς αὐξήσεως ἅπασι τοῦ φυτοῦ τοῖς μέρεσιν
ὁ τόπος ἐκεῖνος, ὅθεν ἄνω μὲν τὸ πρέμνον, ἡ δ' ἀρχὴ τῆς
ῥιζώσεως κάτω γίγνεται, καὶ φαίνεται καθάπερ ἔκ τινος
ἑστίας ἡ διοικοῦσα τὸ δένδρον δύναμις ἐκεῖθεν ὁρμωμένη.

omnem ipſius inſitum madorem ad ſe terra attraxerit.
Quando autem mediocriter humida eſt, molle redditur ſe-
men intumeſcitque juxta ambiens ipſum nativum cutis
modo operculum, ac rumpitur quidem primum, madore
ſeminis in aërem converſo, deinde protenditur juxta ru-
pturam germen quoddam tenue et utrobique molle; ac
ſuperior ſeminis portio ceu ad aërem, inferior in terram
vergit, atque haec perpetuo augeſcere videntur, ac ſem-
per ferri in quae ab initio inclinabant. Temporis proceſ-
ſu, ſi ſemen arboris cujusdam magnae fuerit, pars, quae
in aërem fertur, caudex ipſius evadit, quae in imum ter-
rae declinat, radix, et utraque portio variis ſciſſuris di-
varicatur, ſi multifidae arboris ſemen extiterit. Unum
itaque principium generationis et incrementi omnibus ſtir-
pis partibus eſt locus ille, unde ſurſum quidem caudex,
initium vero radicis deorſum naſcitur, ac apparet, tan-
quam ex foco quodam, virtus, quae arborem diſpenſat,

κινεῖται μὲν οὖν τὰς ἐναντίας κινήσεις, εἰς μὲν τὸ κάτω
καὶ τὸ βάθος τῆς γῆς ἔν τε τῷ κατασχίζειν τὸν βλαστὸν
πολυμερῶς εἰς πολλὰς τὰς πρώτας ῥίζας αὐξάνειν ἀρχομένας·
εἰς δὲ τὸ ἄνω κλάδους μέν τινας ἀποφύουσιν τοῦ στελέ-
χους, ἐκείνους δ᾽ αὖθις εἰς ἑτέρους σχίζουσιν μέχρι τῶν
ἐσχάτων καὶ λεπτοτάτων βλαστῶν. καὶ ἔοικε τὸ μὲν ἄνω
μέρος ἅπαν, ὅπερ ἐστὶ τὸ δένδρον, ἕνεκεν ἑαυτοῦ τε καὶ τοῦ
καρποῦ διαπλάττειν, τὸ κάτω δ᾽ ὑπὲρ τῆς κατὰ τὴν τρο-
φὴν εὐπορίας. ὁποῖον γάρ τι τοῖς ζώοις ἐστὶ τὸ στόμα,
τοιοῦτον τοῖς φυτοῖς τὸ πέρας τῆς ῥιζώσεως ἀτεχνῶς φάναι
δοκεῖ, στοματίων πολλῶν ἑλκόντων ἐκ τῆς γῆς τροφὴν ὑπὸ
τῆς φύσεως δεδημιουργημένην. ἄγε δή μοι τὴν εἰκόνα κἀπὶ
τὰ ζῶα. καὶ πρῶτον μὲν ἐπίσκεψαι τὴν μεγίστην ἀρτηρίαν,
ἥτις ὥσπερ πρέμνον ἐκφύουσα τῆς καρδίας διασχίζεται, τῷ
μὲν ἑτέρῳ μέρει τῷ μικροτέρῳ πρὸς τὴν κεφαλὴν ἀναφερο-
μένη, θατέρῳ δὲ τῷ μείζονι κατὰ τῆς ῥάχεως ἐκτεταμένη.
θέασαι δ᾽ ἑξῆς ἅπαντ᾽ αὐτῆς τὰ βλαστήματα πάντοσε τοῦ
σώματος φερόμενα καθ᾽ ὃν ἐν τῷ πρώτῳ γράμματι λέλεκται

illinc procedere. Movetur itaque contrario motu, deor-
fum fane et inĮ imam terram, dum in multas primas ra-
dices crefcere incipientes germen multifariam difcindit;
furfum vero ramos quofdam et caudices producit, illos
rurfus in alios findit, usque dum hi in extremos et fub-
tiliffimos ramulos definant; ac videtur fuperiorem partem
totam, quae eft arbor, caufa fui et fructus efformare, in-
feriorem, ut alimenti fit copia. Quale enim animantibus
os eft, tale ftirpibus extremum radicationis plane appa-
rere videtur, ofculis pluribus ex terra alimentum a na-
tura fabricatum elicientibus. Age jam fimilitudinem hanc
ad animantia transferas. Ac primum quidem infpicito ma-
ximam arteriam, quae caudicis modo ex corde procedens
altera parte minore divaricatur ad caput emergens, altera
majore per fpinam exporrecta. Contemplare autem dein-
ceps omnes ipfius propagines per totum corpus excurren-
tes, quemadmodum priore libro expofitum eft; alteram

τρόπον, ἑτέραν δ᾽ ἀρτηρίαν ἐκ τῆς αὐτῆς κοιλίας τῆς καρ-
δίας ἐκφερομένην, τὴν εἰς τὸν πνεύμονα κατασχιζομένην ἀνά-
λογον τῷ καθήκοντι μέρει τῆς ῥιζώσεως εἰς τὴν γῆν. ὥσπερ
γὰρ ἐκ τῆς γῆς τὰ φυτὰ διὰ τῶν ῥιζῶν ἅπασαν ἐπισπᾶται
τὴν τροφήν, οὕτως ἐκ τοῦ πνεύμονος ἡ καρ(300)δία τὸν
ἀέρα διὰ τῶν εἰρημένων ἀρτηριῶν. αὗται δύο μὲν τῆς καρ-
δίας ἐκπεφύκασιν ἀρτηρίαι, μέγισται τῶν οἰκείων ἀποβλα-
στημάτων ἑκάτεραι. καὶ καθάπερ ἐν τῷ φυτῷ τὸ μὲν ἐξέ-
χον τῆς γῆς τὸ πρέμνον ἐστὶν ἁπάντων εὐρύτατον τῶν ἄλ-
λων, τὸ δ᾽ εἰς τὰς ῥίζας σχιζόμενον ἁπάντων καὶ τοῦτ᾽
εὐρύτατον τῶν κάτω, τὸ μέσον δ᾽ ἀμφοῖν ἡ ἀρχὴ τοῦ φυ-
τοῦ, κατὰ τὸν αὐτὸν τρόπον ἡ μὲν οἷον στέλεχος ἀρτηρία
μεγίστη τῶν καθ᾽ ὅλον ἐστὶ τὸ ζῶον, ἡ δ᾽ εἰς τὸν πνεύ-
μονα τὴν ἔμφυσιν ἔχουσα τῶν ἐν ἐκείνῳ πασῶν, [186] αὐτὴ
δὲ ἡ καρδία μέση τ᾽ ἀμφοτέρων ἐστὶ καὶ ἀρχὴ τῶν διοι-
κουσῶν αὐτὰ δυνάμεων. ἀνδρί τε περὶ φύσιν δεινῷ καὶ
χωρὶς τῶν εἰρημένων εὔδηλον, ὡς τὰ μείζω τῶν ἐλατ-
τόνων ἀρχαί, καθάπερ γε καὶ ἡ πηγὴ τῶν ὀχετῶν, εἰς οὓς
διανέμεται. καίτοι τινὲς εἰς τοσοῦτον ἥκουσιν ἀλογίας, ὡς

vero arteriam ex ipfo cordis finu provenientem, quae in
pulmones non fecus ac radicis pars in terram pertinens
diffunditur.   Quemadmodum enim ex terra per radices
totum alimentum attrahit arbor, ita ex pulmone cor aë-
rem per dictas arterias haurit.   Hae duae ex corde prod-
euntes arteriae maximae fuarum propaginum utraeque.
Et veluti in planta, quod extra terram eminet, truncus
eft omnium aliorum latiffimus, quod in radices diffundi-
tur, omnium et hoc latiffimum inferiorum,   medium au-
tem amborum ftirpis principium eft,   pari modo arteria,
quae veluti caudex apparet, maxima eft omnium, quae in
toto habentur animali,   quae in pulmones inferitur, om-
nium maxima eft, quae inibi exiftunt, ipfum vero cor me-
dium ambarum eft, et origo facultatum ea gubernantium.
Viroque naturae perito etiam fine praedictis conftat, majora
minorum effe principia, ficuti et fontem rivorum, in quos
difpenfatur: quamvis nonnulli eo veniunt abfurditatis, ut

τῆς ἀρχῆς τὰ μετ᾽ αὐτὴν μείζω νομίζειν, ἐξαπατώμενοι πρὸς
τῶν ποταμῶν, οἳ μικροὶ παντάπασι πρὸς ταῖς πηγαῖς ὄν-
τες αὐξάνονται προϊόντες, οὐκ ἐξ ἀνάγκης ἀεὶ γιγνομένου.
τινὲς μὲν γὰρ αὐτῶν ἑτέρους ὑποδεχόμενοι ποταμοὺς εἰκό-
τως αὐξάνονται, τινὲς δ᾽ ὀχετῶν ἀποσχιζομένων σμικρύνον-
ται. ποταμὸς δὲ οὐδεὶς ἐκ μιᾶς ὁρμώμενος πηγῆς ἐλάτ-
τονα τὴν κεφαλὴν ἔχει τῶν ἐφεξῆς· εἰ δὲ ἐκ πολλῶν ἀθροί-
ζοιτο πηγῶν, εὔλογον δήπου τὸ ὅλον ἑκάστης αὐτῶν γενέ-
σθαι μείζονα. καὶ χωρὶς δὲ τοῦ παραδείγματος, εἰ τὰ κατὰ
τὸ σῶμα τῶν ζώων. ἀγγεῖα τὰ μικρότερα τῶν μειζόνων ἀρχὰς
θησόμεθα, μαχεῖται πρὸς ἑαυτὸν ὁ λόγος ἐν ἅπαντι μορίῳ
τοῦ σώματος ἀναγκαζόμενος ὁμολογεῖν ἀρχὴν εἶναι τῶν ἄλ-
λων τριῶν ὀργάνων, ἀρτηρίας, καὶ νεύρου, καὶ φλεβός.
ὥστ᾽, εἰ οὕτως ἔτυχε, τὴν πτέρναν ἢ τὸν δάκτυλον ἀρχὴν
εἶναι τῆς μεγίστης ἀρτηρίας, καὶ τῆς κοίλης φλεβὸς, καὶ
τοῦ νωτιαίου· ταυτὶ γὰρ ὥσπερ τινὰ πρέμνα, τὸ μὲν ἀρ-
τηριῶν ἐστι, τὸ δὲ φλεβῶν, τὸ δὲ νεύρων. ὥστ᾽ ἴσως ὁ
τοῦτον τὸν λόγον εἰσηγούμενος οὐδὲ τὰ βλαστήματα τῶν
δένδρων, οὐδὲ τὰ πέρατα τῶν ῥιζῶν αἰσχύνεται λέγειν ἀρ-

principio ea, quae poſt ipſum ſunt, majora exiſtiment, de-
cepti a fluminibus, quae exigua plane quum prope fontes
ſint, augentur progreſſu; id quod non ſemper accidit ne-
ceſſario. Quaedam enim ipſorum, dum alia excipiunt flu-
mina, merito augentur, quaedam fluviis varie ſe diffundenti-
bus imminuuntur; flumen autem nullum ex uno procedens
fonte minus caput obtinet iis, quae ſubſequuntur. At ſi
ex multis colligatur fontibus, ratio eſt nimirum totum
unoquoque ipſorum amplius evadere. Ac ſine exemplo,
ſi corporis animalium vaſa minora majorum initia ſta-
tuamus, pugnat ſecum oratio, quae cogit fateri, in omni
corporis parte trium aliorum inſtrumentorum, arteriae,
nervi et venae, eſſe principium. Quare exempli gratia
calx aut digitus initium eſt maximae arteriae, venae ca-
vae et ſpinalis medullae. Haec enim ſunt ceu caudices
quidam, alius arteriarum, alius venarum, alius nervo-
rum. Proinde forſitan, qui hanc orationem introducit, ne-
que germina arborum, neque extrema radicum initia ſtir-

γὰς τοῦ φυτοῦ. καίτοι τά γε πέρατα τῶν ῥιζῶν ἀρχαὶ
τροφῆς τοῦ δένδρου δύναιτ᾽ ἂν λέγεσθαι παραπλησίως ταῖς
εἰς τὴν γαστέρα καθηκούσαις φλεψὶ καὶ ταῖς εἰς τὸν πνεύ-
μονα κατασχιζομέναις ἀρτηρίαις. ἁπλῶς δ᾽ ἅπαντα τῶν
φλεβῶν τὰ πέρατα λέγειν ἀρχὰς ἀτοπώτατον. οὔτε γὰρ
τῆς τροφῆς οὐδὲν αὐτῶν ἀρχὴ πλὴν τῶν εἰρημένων, οὔτε
τῆς διοικούσης δυνάμεως· οὕτως γὰρ ἅπαν ἔσται μόριον
ἀρχή. εἰ δέ τινα μὲν ἀρχὰς ἐροῦσι τῶν περάτων, τινὰ
δ᾽ οὐκ ἀρχὰς, ἀναπόδεικτον ὑπόθεσιν θήσονται. τί γὰρ
μᾶλλον τάδε τῶνδε νομιστέον ἀρχὰς, οἷον τὰ κατ᾽ ἐγκέφα-
λον τῶν κατὰ πνεύμονα, καὶ τούτων τὰ κατὰ τὸ ἧπαρ,
ἢ τὸν σπλῆνα, κἀκείνων τὰ κατ᾽ ἄλλο τι μόριον ἢ
σπλάγχνον; ἐγὼ τοῦτον τὸν λόγον οὐδ᾽ ὅτε μειράκιον ὂν
ἤκουσα παρὰ τοῦ διδασκάλου Πέλοπος, ἐπιδεικνύναι πειρω-
μένου τὸν ἐγκέφαλον ἁπάντων τῶν ἀγγείων ἀρχὴν, οὔτ᾽ ἐν
τῷ παραχρῆμα προσηκάμην, οὔθ᾽ ὕστερον ἀνασκεπτόμενος
ἐπῄνεσα. τὰ δ᾽ ἀπὸ τῆς κεφαλῆς καταφέρεσθαι λεγό-
μενα τέτταρα ζεύγη φλεβῶν ἐμβεβλῆσθαί τέ μοι δοκεῖ

pis dicere vereretur, etfi radicum extrema initia alimenti
arboris dici poffint, quemadmodum venae in ventrem
pertinentes et arteriae, quae in pulmones difperguntur;
fimpliciter autem omnia venarum extrema dicere princi-
pia abfurdiffimum eft, quum nullum ipforum praeter com-
prehenfa fit neque alimenti neque facultatis difpenfan-
tis initium; fic enim omnis pars erit initium. At fi
quaedam extremorum principia dicunt, quaedam vero non
principia, hypothefim ftatuunt nulla munitam demonftra-
tione. Cur enim magis haec illorum putanda funt princi-
pia, veluti quae in cerebro funt, eorum quae in pulmone,
atque horum quae in jecore aut liene, ac illorum quae
in alia quadam parte aut vifcere habentur? Ego quum
hunc fermonem adolefcentulus a praeceptore Pelope au-
direm, qui cerebrum omnium vaforum initium oftendere
conabatur, neque ftatim ejus fententiae acceffi, neque
poftea repetens apud me probavi. Porro quae a capite
deferri quatuor venarum paria dicuntur, interferta mihi

τοῖς ἐπιγραφομένοις Ἱπποκράτους συγγράμμασι καὶ διε-
σκευάσθαι φανερῶς. οὐδὲν γοῦν αὐτῶν δείκνυται, καίτοι
τἄλλα τὰ περὶ φλεβῶν εἰρημένα πρὸς Ἱπποκράτους, ἅπερ
ἔγραψεν πάντα κατὰ τὴν περὶ τῆς Ἱπποκράτους ἀνατο-
μῆς πραγματείαν, ὡμολόγηται τοῖς ἀνατομικοῖς ἀνδράσι, καὶ
δείκνυται καὶ πρὸς ἡμῶν. τὰ τέτταρα δὲ ἐκεῖνα ζεύγη,
πρὸς τῷ μηδ᾽ ὑφ᾽ ἑνὸς ἄλλου λέγεσθαι τῶν ἀνατομικῶν,
οὐδὲ δείκνυται πρός τινος. ἀλλ᾽ ἔνιοι μὲν τῶν τιθεμένων
αὐτὰ πιστεύειν Ἱπποκράτει φασὶ, κἂν οὗτοι μὴ δύνωνται
δεικνύειν, ὡς περὶ λόγῳ θεωρητοῦ πράγματος, οὐκ αἰσθη-
τοῦ, διαλεγόμενοι, τινὲς δ᾽ ἐπαγγέλλονται μὲν δείξειν,
ἔδειξαν δ᾽ οὐδέποτε. τὸ μὲν οὖν ἐν ἑτέρῳ τινὶ γράφε-
σθαι βιβλίῳ τῶν προφανῶς νόθων τὰ τέσσαρα ζεύγη τῶν
φλεβῶν οὐδὲν θαυμαστόν· εὑρίσκεται δὲ καὶ κατὰ
τὴν τελευτὴν τοῦ περὶ φύσεως ἀνθρώπου, δευτέρου δὲ
τοῦ περὶ διαίτης, ᾧ τὴν ἀνατομὴν τῶν βιβλίων ἐμ-
βεβλήκασιν, οὐδένα λόγον ἔχουσαν τῇ διαίτῃ συνῆφθαι.
πολὺ γὰρ ἦν πιθανώτερον, οὐ τούτῳ τῷ μέρει τοῦ

videntur commentariis, qui Hippocrati infcribuntur,
et manifefto adornata; nihil enim de his oftendi poteft,
etfi pleraque alia de venis ab Hippocrate tradita, quae
omnia in opere de anatome Hippocratis confcripfi, ana-
tomicis viris in confeffo funt, et a nobis etiam oftendun-
tur. Quatuor autem illa paria, praeter quod a nullo ana-
tomicorum dicuntur, neque oftenduntur a quoquam, fed
nonnulli eorum, qui ipfa ponunt, credere fe Hippocrati
pronunciant, quamvis hi oftendere haud poffint; ceu de ra-
tione comprehenfibili, non fenfibili, difputantes, nonnulli
oftenfuros fe promittunt, oftenderunt autem nunquam. Quod
igitur in alio quodam libro ex iis, qui fpurii funt, mani-
fefto quatuor venarum paria fcribantur, non eft mirum.
Inveniuntur etiam in fine libelli de natura humana, fe-
cundi autem ejus, qui eft de victus ratione, cui opufcu-
lo anatomen inferuerunt, quae nulla ratione cum victus
ratione conjuncta eft. Multo euim probabilius erat, non

γράμματος, [187] ἀλλὰ τῷ προτέρῳ συνάπτειν αὐτήν. ἀλλὰ
γὰρ ὁ διασκευάζων ᾤετο λήσεσθαι μᾶλλον, ἢ εἰ τῷ τέλει
παρέγραψεν. ὅτι δ᾽ οὐδὲ τῷ προτέρῳ μέρει προσαρμόττε-
σθαι λόγον εἶχεν, εὔδηλόν ἐστιν ἅπασι τοῖς ἀνεγνωκόσι τὸ
σύγγραμμα. ζητεῖ γὰρ ἐν αὐτῷ φύσιν ἀνθρώπου τὴν ὡς
ἐκ στοιχείων, οὐ τὴν ἐξ ἀνατομῆς φαινομένην. ἀλλ᾽ ὅτι
μὲν οὐκ ἔστι γνήσιος οὔθ᾽ Ἱπποκράτους οὔτε Πολύβου
τῶν εἰρημένων φλεβῶν ἡ ἀνατομή, καὶ πρὸ ἡμῶν μὲν ἑτέ-
ροις ἀποδέδεικται, καὶ ἡμεῖς δ᾽ ἂν, εἰ θεὸς δοίη ποτὲ
περὶ τῶν γνησίων Ἱπποκράτους συγγραμμάτων πραγματεύ-
σασθαι, διὰ πλειόνων ἐπιδείξομεν, ἥτις ἐστὶν Ἱπποκράτους
γνώμη περὶ φλεβῶν ἀρχῆς, ἣν ἔκ τε τοῦ περὶ τροφῆς ἔνεστι
λαβεῖν καὶ ἐκ τοῦ δευτέρου τῶν ἐπιδημιῶν. ἀλλὰ τοῦτο
μὲν εἰσαῦθις ἀναβεβλήσθω. δεῖξαι γὰρ πρότερον ὃ λέγων
ἀπέλιπον ἔγνωκα, ὅτι κἂν τοῖς φυτοῖς μὲν ἀρχὴ καὶ
γενέσεως καὶ διοικήσεως τὰ μείζω σώματα τῶν μικρο-
τέρων ὑπάρχει, οὐχ ἥκιστα δὲ κἂν τοῖς ζώοις. ἐπάνειμι
γὰρ αὖθις ὡς τὸν Πέλοπα συγχωροῦντα τὸν ἐγκέφαλον

huic libri parti, fed priori ipfam connectere. At enim
qui hoc fecerit, putabat poffe ita latere magis, fi fini ad-
fcripfiffet. Quod autem neque priori parti hanc adaptan-
di rationem habebat, conftat omnibus, qui librum lege-
runt. Quaerit enim in eo naturam hominis, quae ex ele-
mentis, non ex diffectione apparet. Caeterum quod non
fit germana neque Hippocratis neque Polybi commemo-
ratarum venarum anatome, etiam ante nos alii demon-
ftrarunt, et nos, fi Deus concefferit aliquando de genuinis
Hippocratis commentariis tractare, pluribus oftendemus,
quae fit Hippocratis fententia de venarum principio,
quam ex opere de alimento licet capere, item ex fecun-
do de morbis vulgaribus. Sed hoc in pofterum differatur.
Quippe, quod defii dicere, prius oftendere decrevi, quod
et in plantis initium tum generationis tum difpenfatio-
nis majora corpora minorum exiftant, et in animantibus
confimiliter. Revertor enim rurfus ad Pelopem, qui ce-

ἁπάντων εἶναι τῶν νεύρων ἀρχήν. ὁμολογεῖ γοῦν καὶ αὐτὸς,
ἀπ᾽ ἐγκεφάλου φυόμενα δύο νεῦρα διασπείρεσθαι τοῖς κατ᾽
ὀφθαλμοὺς μυσὶν ἐκ μιᾶς καὶ παχείας ἐκφύσεως εἰς μικρὰ
καὶ πολλὰ σχιζόμενα. τούτων δ᾽ ἔτι μᾶλλον ἡ ἐφεξῆς συ-
ζυγία παχίστη μέν ἐστιν ἐκφυομένη, τέμνεται δ᾽ εἰς πάμ-
πολλα μικρὰ τοῖς περὶ τὸ πρόσωπόν τε καὶ τὸ στόμα δια-
νεμομένη μορίοις, ὥσπερ γε καὶ ἡ μετ᾽ αὐτήν. ἵνα δὲ μὴ
τρίβω τὸν χρόνον, ὁ νωτιαῖος ἐξ ἐγκεφάλου ἐκφυόμενος βλα-
στάνειν αὐτῷ δοκεῖ καὶ εἶναι καθάπερ τι πρέμνον ἀριθμοῦ
παμπόλλου νεύρων οἷον κλάδων ἀποφυομένων αὐτοῦ. ταῦτα
μὲν οὖν ἀληθῆ τ᾽ ἐστὶ καὶ τοῖς ἐναργῶς ὁρωμένοις ὁμολο-
γούμενα· τὸ δὲ τὰ μικρὰ τῶν μεγάλων ἀρχὰς εἶναι μάχε-
ται μὲν καὶ τοῖς κατὰ τὰ νεῦρα φαινομένοις, (ἀεὶ γὰρ ἐν
τούτοις τὰ μείζω τῶν μικροτέρων ἀρχαὶ,) μάχεται δὲ, ὡς εἴ-
ρηται, καὶ τοῖς κατὰ τὰ φυτὰ, καὶ προσέτι τοῖς κατὰ τὰς
ἀρτηρίας τε καὶ τὴν καρδίαν. ἀναισχυντία πάντως γάρ ἐστιν
ἄλλο τι σπλάγχνον ἀρτηριῶν ἀρχὴν ὑποθέσθαι. φαίνονται
γοῦν αἱ μὲν ἀρτηρίαι, πρὶν ἐκτμηθῆναι τοῦ ζώου, τὴν

rebrum omnium eſſe nervorum originem concedit. Fatetur
igitur et ipſe, nervos duos ex cerebro prodeuntes oculo-
rum muſculis diſtribui, ex uno craſſoque proceſſu in exi-
guos numeroſosque ramulos exeuntes. His adhuc magis
craſſum ſubſequens par exoritur, ſed in plerasque exi-
guas propagines ſecatur, faciei et oris partibus diſpenſa-
tum, quemadmodum et quod poſt ipſum. At ne tempus
conteram, ſpinalis medulla propaginem de ſe mittere ipſi
videtur, et eſſe tanquam caudex quidam numeroſae ſubo-
lis nervorum inſtar ramorum ex ea procedentium. Haec
itaque vera ſunt et iis, quae evidenter apparent, reſpon-
dent. At quod exigua magnorum ſint initia, pugnat ſa-
ne etiam cum iis, quae in nervis conſpiciuntur. Semper
enim in his majora minorum ſunt principia. At refra-
gatur, ut dictum eſt, et iis, quae ſtirpes repraeſentant,
et praeterea quae arteriae et cor. Impudentia enim om-
nino eſt aliud viſcus quoddam arteriarum principium ſta-
tuere, quippe apparent arteriae, priusquam ex animali ex-

κίνησιν ἀπολλύουσαι σαφῶς, ἐπειδὰν βρόχῳ διαληφθῶσι
μήτι γε δὴ χωρισθεῖσαι καὶ ἐκτὸς γενόμεναι, μονη δ᾽ ἡ
καρδία πάντων τῶν ἐν τῷ ζώῳ μορίων ἐξαιρουμένη μέχρι
πλείστου διαφυλάττουσα τὴν κατὰ φύσιν ἐνέργειαν, ὡς ἀρχὴ
κινήσεως ἑαυτῇ τε καὶ τοῖς ἀφ᾽ ἑαυτῆς· αἱ δ᾽ ἀρτηρίαι
ἀποχωρισθεῖσαι αὐτῆς ἢ βρόχοις ἢ τομαῖς ἅμα τῷ πά-
θει καὶ τὴν κίνησιν ἀπολλύουσιν. ἀλλ᾽ εἴπερ ἀναίσχυντόν
ἐστι τὰς ἀρτηρίας ἑτέρωθεν ἄρχεσθαι φάναι, τὰ μέγιστα
μόρια τῶν ἀρτηριῶν ἀρχαὶ τῶν μικροτέρων γενήσονται. εὐρύ-
ταται οὖν ἀπασῶν εἰσι τοῦ ζώου ἀρτηριῶν αἱ τῆς καρ-
δίας ἐκφυόμεναι, παχύταται δὲ καὶ τῶν νεύρων αἱ ἀρχαί,
(301) καθάπερ ἐν τοῖς φυτοῖς παχύτατον μὲν τὸ πρέμνον
ἁπάντων τῶν κλάδων, παχίστη δ᾽ ἡ ῥίζωσις τῶν ῥιζῶν.
ὀνομάζω δὲ ῥίζωσιν, ὅπερ ὀλίγον ἔμπροσθεν ἐδείκνυον τὸ
κάτωθεν μέρος ἀρχὴν εἶναι τοῦ φυτοῦ. καί μοι δοκεῖ καὶ
ὁ Ἱπποκράτης, ἐντεῦθεν ἐπὶ τὰ ζῶα μεταφέρων τοὔνομα,
ῥίζωσιν εἰρηκέναι τῶν μὲν ἀρτηριῶν τὴν καρδίαν, τῶν δὲ
φλεβῶν τὸ ἧπαρ. ὡς γὰρ ἀπὸ τῆς ῥιζώσεως τῶν φυτῶν

cindantur, motum perdere manifefto, funiculo interceptae,
nondum tamen feparatae forasque eductae. At folum cor
omnibus in animali partibus exemptum diutiffime natura-
lem retinet functionem, ceu initium motus tum fibi, tum
iis, quae ab ipfo proficifcuntur. Arteriae autem ab eo fe-
gregatae aut funibus aut fectionibus una cum affectu
etiam motum perdunt. At fi impudens eft dicere, arterias
aliunde aufpicari, maximae arteriarum partes minorum fient
principia.   Latiffimae igitur omnium animantis arteriarum
exiftunt, quae ex corde proficifcuntur, craffiffima autem et ner-
vorum principia, quemadmodum in ftirpibus craffiffimus fane
caudex omnium ramorum, craffiffima vero ipfa radicatio om-
nium radicum. Nomino autem radicationem inferiorem par-
tem, quam paulo ante indicabam ftirpis effe initium. At
mihi videtur etiam Hippocrates inde ad animantia tranferens
nomen radicationem dixiffe arteriarum fane cor, venarum
autem jecur. Quemadmodum enim a radicatione ftirpium

532 ΓΑΛΗΝΟΤ ΠΕΡΙ

Ed. Chart. V. [187. 188.]　　　　　　Ed. Baf. I. (3o1.)

αἱ ῥίζαι μὲν κάτω, τὸ δὲ στέλεχος ἄνω φύεται, κατὰ τὸν
αὐτὸν τρόπον ἐκ μὲν τῆς καρδίας ἥ τε εἰς τὸν πνεύμονα
καὶ ἡ εἰς ὅλον τὸ ζῶον, ἐκ δὲ τοῦ ἥπατος ἥ τ᾽ εἰς τὴν
κατὰ τὴν γαστέρα καὶ εἰς τὸ σύμπαν σῶμα. ῥίζαι μὲν
οὖν ἐοίκασιν αἱ εἰς τὴν γαστέρα [188] καθήκουσαι φλέβες,
ὡς καὶ τοῦτ᾽ αὐτὸς Ἱπποκράτης ἔδειξε, φάμενος· ὡς γὰρ τοῖς
δένδροις ἡ γῆ, οὕτω τοῖς ζώοις ἡ γαστήρ, τὸ δ᾽ οἷον πρέμνον ἡ
κοίλη φλέψ ἐστιν, ἐκ μὲν τῶν κυρτῶν τοῦ ἥπατος ἐκπεφυκυῖα,
φερομένη δ᾽ ἐκ τοῦ ἥπατος εὐθεῖα πρὸς ἑκάτερα τοῦ ζώου τὰ
μέρη, τό τε ἄνω καὶ τὸ κάτω. εὐρύτατον μὲν οὖν αὐτῆς ἐστι τὸ
κάτω τοῦ ἥπατος, ἧττον δ᾽ εὐρὺ τὸ διὰ τῶν φρενῶν ἀνατεταμέ-
νον, ἔλαττον δὲ ἀμφοτέρων τὸ τῇ καρδίᾳ ἐμφυόμενον. καίτοι,
εἴπερ εἴη ἡ καρδία τῆς κοίλης φλεβὸς, ὡς καὶ τῆς μεγάλης ἀρ-
τηρίας, ἀρχή, μέγιστον ἂν ἦν, οἶμαι, τὸ συνεχὲς αὐτῆς μέρος.

Κεφ. δ΄. Εἰ δέ τις οἴεται τῆς μὲν δυνάμεως ταῖς
φλεψὶ χορηγὸν τὴν καρδίαν, τῆς δ᾽ ὕλης τὸ ἧπαρ, ἐντεῦ-
θεν γὰρ ὁρμᾶσθαι τὸ αἷμα, καὶ διὰ τοῦτ᾽ εὐρυτέραν εἶναι
τὴν κάτω κοίλην τῆς ἄνω, διότι πλείω μόρια τὰ κάτω τοῦ

radices quidem infra, truncus autem furfum vergit, ita
ex corde tum quae in pulmonem, tum quae in totum
animal difpergitur, ex jecinore autem et quae in ven-
trem, et quae in totum corpus diffunditur. Radicibus igi-
tur fimiles funt venae, quae ad ventrem pertinent, ficut
et hoc Hippocrates ipfe indicavit hifce verbis: *Ut enim
arboribus terra, fio animantibus venter eft,* quoniam vel-
uti truncus cava vena exiftit, ex gibbis jecinoris parti-
bus producta, verum a jecore recta ad utrasque animan-
tis partes, fuperiorem et inferiorem, excurrens. Proinde
latiffima ipfius eft quae infra jecur portio, minus autem
lata, quae per feptum transverfum furfum tendit, harum
autem utraque minor, quae cordi inferitur; quanquam, fi
effet cor venae cavae, ficut et magnae arteriae, initium,
maxima effet, opinor, ei continua venae portio.

Cap. IV. At fi quis putet, cor venis facultatem fup-
peditare, materiam vero jecur, (inde enim fanguis prove-
nit,) ideoque latiorem effe inferiorem ventriculum fupe-
riori, quod piures partes inferiores jecoris exiftant, qui-

ἥπατός ἐστιν, οἷς ἀναγκαῖόν ἐστιν ἅπασι χορηγεῖσθαι τρο-
φὴν, οὗτός μοι δοκεῖ δι᾽ αὐτῶν ὧν ὑποτίθεται συγχωρεῖν
ἃ μὴ βούλεται. τὸ γὰρ ἐξ ἥπατος ὁρμᾶσθαι τὸ αἷμα τί
ἄλλο ἐστὶν, ἢ τὴν γεννῶσαν αἷμα δύναμιν ἐν τούτῳ τῷ
σπλάγχνῳ περιέχεσθαι; εἴπερ οὖν ἕνεκα μὲν τοῦ τρέφεσθαι
τὸ ζῶον ἡ τοῦ αἵματός ἐστι γένεσις, ἐν ἥπατι δὲ γίγνεται
τὸ αἷμα, τῆς θρεπτικῆς δυνάμεως ἀρχὴ τοῦτ᾽ ἔσται τὸ
σπλάγχνον, οὐχ ἡ καρδία. τὸ γὰρ προνοούμενον ὕλης ἐπι-
τηδείου πρὸς θρέψιν ἅπαντι τῷ σώματι, τοῦτ᾽ εὔλογον ἀρ-
χὴν εἶναι τῆς θρεπτικῆς τε καὶ φυτικῆς δυνάμεως, ὥσπερ,
οἶμαι, κἀν τοῖς φυτοῖς ἐκεῖνο τὸ μέρος, ὃ ῥίζωσιν ἐκαλοῦμεν.
ἕλκει τε γὰρ ἐφ᾽ ἑαυτὸ διὰ παμπόλλων ῥιζῶν ἐκ τῆς γῆς
τὴν τροφὴν, ἐπιπέμπει τε προκατεργασάμενον ἅπαντι τῷ
φυτῷ διὰ τοῦ στελέχους. εἰ γὰρ καὶ τῆς αὐτῆς δυνάμεως,
ὥσπερ καὶ τῆς σφυγμικῆς, ἀρχὴν θησόμεθα τὴν καρδίαν, ἐκ
τοῦ περιττοῦ τὸ ἧπαρ ἡ μηδὲν μάτην ἐργαζομένη φύσις
ἐποίησεν· ἦν γὰρ δή που κατὰ τὴν καρδίαν αἱματοῦσθαι
τὴν τροφήν. ἀλλ᾽ ὡς εἰς μέγα τὸ ἔργον οἷον ὑπηρέτην τινὰ·

bus neceſſarium eſt omnibus alimentum ſuppeditare, hic
mihi videtur per ea, quae ſtatuit, concedere quae nou
vult; nam ex jecore ſanguinem irrumpere quid aliud
eſt, quam facultatem iu hoc viſcere contineri ſanguinis
effectricem? Si igitur animantis nutriendi gratia ſangui-
nis eſt generatio, in jecore autem ſanguis gignitur, nu-
tricis facultatis initium hoc viſcus, non cor, erit. Nempe
quod materiem idoneam alendo toti corpori proſpicit, hoc
bona ratione initium eſt facultatis et nutricis et vegetati-
vae, quemadmodum, opinor, etiam in ſtirpibus illa pars,
quam radicationem appellamus. Trahit enim ad ſe per
numeroſas radices ex terra alimentum, transmittitque ela-
boratum prius toti ſtirpi per truncum. Si namque ejus-
dem facultatis, quemadmodum et pulſatoriae, initium cor
ſtatuerimus, ex ſuperfluo jecur natura, quae nihil fru-
ſtra operatur, fabricata eſt; quippe licebat in corde ali-
mentum ſanguinis naturam induere. Verum ceu in ma-
gnum opus miniſtri cujusdam inſtar jecur natura cordi

τὸ ἧπαρ ἡ φύσις τῇ καρδίᾳ παρεστήσατο προπαρασκευά-
σοντα τὴν ὕλην αὐτῇ, καθάπερ ἡ γαστὴρ ἐκείνῳ. πιθανὸς
μὲν δ᾽ λόγος, οὐ μὴν ἀληθής γε. φαίνεται γὰρ οὐχ ὡς
ὑπηρέτης ἡγουμένῳ προπαρασκευάζων ἐπιτήδειον ὕλην τὸ
ἧπαρ, ἀλλ᾽ ὡς αὐτὸς ὁ ἡγούμενος ἐξουσίαν ἔχων τοῦ διανέ-
μειν αὐτήν. ἐναργῆ δὲ παραδείγματι κατ᾽ αὐτὸ τοῦ ζώου
τὸ σῶμα πάρεστι θεάσασθαι. πάντα γοῦν, ὅσα προπαρα-
σκευάζει τὰς ὕλας ἑτέροις, ἐκείνοις αὐτὰς ἀκεραίους φυλάτ-
τει, καὶ οὔτ᾽ ἐκ πνεύμονος ἄλλη τις ὁδὸς ἑτέρωσε τέτμηται,
πλὴν μιᾶς τῆς εἰς τὴν καρδίαν, οὔτ᾽ ἐκ κοιλίας τε καὶ ἐν-
τέρων ἑτέρωσε, πλὴν εἰς ἧπαρ, οὔτ᾽ ἐκ τοῦ δικτυοειδοῦς
πλέγματος ἑτέρωσε, πλὴν εἰς ἐγκέφαλον, οὔτ᾽ ἐκ τῶν τὸ
σπέρμα προπαρασκευαζόντων ἀγγείων εἰς ἄλλο τι, πλὴν των
ὄρχεων. οὕτω δὲ καὶ οἱ τὸ χολῶδες ὑγρὸν ἀθροίζοντες πό-
ροι πάντες εἰς ἓν ἀγγεῖον ἀποφέρονται, τὴν συνημμένην δη-
λονότι ἥπατι κύστιν, ἐντεῦθέν τε εἰς τὴν νῆστιν ἐκπέμπου-
σιν, καθάπερ οἱ νεφροὶ τὸ οὖρον, εἰς τὴν μίαν δηλονότι
κύστιν. οὐκοῦν οὐδὲ τὸ ἧπαρ, εἴπερ τῇ καρδίᾳ τὸ αἷμα

adjunxit, qui alimentum prius ipfi praepararet, quemad-
modum ventriculus jecori. Probabilis quidem fermo eft,
non tamen verus. Siquidem apparet, jecur non tanquam
minifter domino materiam praeparare, fed veluti ipfe
dominus poteftatem habens ipfum diftribuendi. Porro evi-
dentia exempla in ipfo animantis corpore licet confpica-
ri. Omnia igitur, quae materias aliis praeparant, illis
easdem integras tuentur, ac neque ex pulmone alia quae-
dam via alibi fecta eft praeter unam in cor pertinen-
tem, neque ex ventriculo et inteftinis alio praeterquam
in jecur, neque ex plexu retiformi alio quam in cere-
brum, neque ex vafis femen praeparantibus in aliud
quoddam praeterquam teftes. Ita vero meatus omnes bi-
liofum humorem congregantes in unum vas deferuntur,
nempe veficam jecori proximam; inde in jejunum intefti-
num illum mittunt, quemadmodum renes urinam in unam
nimirum veficam propellunt. Neque igitur jecur, fi, ut

προπαρασκευάσον ὑπὸ τῆς φύσεως ἐγένετο, διανέμειν αὐτὸ
τῇ παρασκευῇ ἡμίεργον ἐπιστεύθη ἂν. οὔτε γὰρ ὑπηρέ-
του τὸ τοιοῦτον ἔργον, ἀλλ᾽ ἡγεμόνος καὶ ἄρχοντος, οὐδ᾽
ὕλης ἐλλιπῶς παρεσκευασμένης τὸ πάθος· ὑπηρέτου γάρ
ἐστι τὸ παρασκευάζειν μόνον, ὕλης τ᾽ ἐλλι[189]πους ἐστι
τὸ μὴ διανέμεσθαι. καὶ μὴν οὔθ᾽ ὡς ὑπηρέτης τὸ ἧπαρ,
ἀλλ᾽ ὡς ἄρχων, οὔθ᾽ ὡς ὕλην ἐλλιπῆ τὸ αἷμα διανέμειν
πεπίστευται. πάντα γὰρ ὅσα κάτω τοῦ διαφράγματός ἐστι
τοῦ ζώου μόρια παρ᾽ ἥπατος ἀναμφισβητήτως ἔχει τὸ
αἷμα, καίτοι πλείω τῶν ἡμίσεών ἐστι. μᾶλλον δ᾽ ὅτι καὶ
αὐτὸ τὸ διάφραγμα, καὶ ὁ περικάρδιος ὑμὴν ἅμα τοῖς ἄλ-
λοις ὑμέσι τοῖς πλησίον, ὅσοι τε διαφράττουσι τὸν θώρακα,
καὶ ὅσοι περιαλείφουσι τὸν πνεύμονα, τὴν τροφὴν ἐκ τῆς
κοίλης ἔχει, πρὶν ἐπὶ τὴν καρδίαν ἀφικέσθαι, διδαχθῶμεν,
ὑπὸ τῆς ἀνατομῆς εἰσόμεθα τὰ πλείω τῶν τοῦ ζώου μορίων
ἐξ ἥπατος τρεφόμενα προφανῶς τε καὶ ἀναμφισβητήτως.
ἐπιδειχθήσεται μὲν γὰρ ὀλίγον ὕστερον, ὅτι καὶ τὸ ἄνω τῆς
καρδίας ἅπαν ἐξ ἥπατος ἔχει τὴν τροφήν. ἀλλὰ τό γ᾽

cordi fanguinem praepararet, a natura creatum eſt, diſ-
tribuere ipſum femielaboratum credetur; neque enim mi-
niſtri tale opus, fed ducis et praefecti, neque materiae
non fatis elaboratae affectus, quippe miniſtri eſt folum
praeparare, materiae imperfectae eſt non diſtribui. Atqui
neque ut miniſter jecur, fed ut dominus, neque ut mate-
riam imperfectam, fed fanguinem diſtribuere creditum eſt.
Omnes enim quae infra feptum transverfum animantis
funt partes a jecore citra controverfiam fanguinem obti-
nent, etfi plures dimidia ipfarum parte exiſtant. Clarius
autem, fi et ipfum feptum transverfum et membranam cor
integentem una cum aliis membranis vicinis, tum quae
thoracem interfepiunt, tum quae pulmonem ambiunt, ali-
mentum haurire ex cava vena, priusquam ad cor per-
veniat, a diffectione edocti fuerimus, fciemus, plures ani-
malis partes ex jecore nutriri, et palam, et fine contro-
verfia. Oſtendetur enim paulo poſt, et fuperiorem cor-
dis portionem totam ex jecore alimentum recipere. Sed

Ed. Chart. V. [189.]   Ed. Baf. I. (301.)

ἀναμφισβήτητον ἤδη λαμβανέσθω τὸ τὰ κάτω τῆς καρδίας
ἐξ ἐκείνου τρέφεσθαι, ἀλλὰ καὶ αὐτοῦ τοῦ θώρακος ὅλα
τὰ κάτω μέρη. μαρτυρεῖ δὲ τῷ λόγῳ καὶ τὰ ἄλλα σύμ-
παντα τὰ κατὰ τὰς ἀνατομὰς φαινόμενα, καὶ πρῶτόν γε
καὶ μέγιστον ἡ κάθαρσις τῶν περιττωμάτων τοῦ αἵματος.
ὡς γὰρ συμπεπληρωμένη τῇ τοῦ χυμοῦ γενέσει καὶ τὸ
προσῆκον εἶδος ἐχούσῃ παρεσκεύασεν ἡ φύσις ὄργανα κα-
θαρτικὰ τῶν περιττωμάτων, νεφροὺς καὶ σπλῆνα καὶ τὴν
χοληδόχον κύστιν. οὐδ᾽ ἔστιν ἄλλο τέταρτον οὐδ᾽ ἐπινοῆ-
σαι περίττωμα τροφῆς ἢ ὕλης ἡστινοσοῦν ὑπὸ θερμοῦ με-
ταβαλλομένης, ἀλλὰ τὰ πλεῖστα τρία τὸν ἀριθμόν ἐστι.
τουτὶ γὰρ δέδεικταί μοι δι᾽ ἑτέρων ἤδη πραγματειῶν, αὖθίς
τε δειχθήσεται κατὰ τὴν ἐνεστῶσαν ἐπὶ προήκοντι τῷ λόγῳ
πραγματείαν. νυνὶ δ᾽ εἴρηται μὲν, ὡς μηδὲν τῶν ἀληθῶν
παραλείποιτο, τῆς δ᾽ ἐξ αὐτοῦ πίστεως οὐδὲν δεῖ τοῖς πα-
ροῦσιν. ὁμολογεῖται γὰρ ἥ τε τῶν νεφρῶν ἐνέργεια καὶ ἡ
τῆς χοληδόχου κύστεως ἐκκαθαίρειν τὸ αἷμα. κατὰ δὲ τὴν
καρδίαν οὔτ᾽ ἄλλο τι καθαρτικὸν ὄργανον ἡ φύσις ἐποίησεν,

indubitatum jam fit, inferiorem cordis regionem ex illo
nutriri, imo et ipfius thoracis inferiores omnes partes.
Atteftatur huic fermoni etiam inter alia univerfa, quae in
anatomis apparent, primum et maximum, nempe excre-
mentorum fanguinis expurgatio. Tanquam enim abfolu-
tae humoris generationi et congruam fpeciem obtinenti
recrementorum inftrumenta purgantia natura fabricata
eft, renes, lienem, veficam bilis receptricem, neque licet
quartum aliud alimenti excrementum ne cogitare quidem,
vel materiae qualiscunque a calore mutatae, verum plu-
rimum tria numero funt, id quod in aliis jam operibus
oftenfum eft, rurfusque oftendetur in praefenti commen-
tario fermonis proceffu. Nunc autem dictum eft, ut
nihil veri relinquatur; verum praefentia fidem ex illo
non requirunt; quippe conftat, quod renum et fellis vefi-
cae functio eft fanguinem expurgare. In corde neque
aliud quoddam purgans inftrumentum natura fecit, neque

οὔτ᾽ ἄλλον ἐργάζεται χυμόν. ὅμοιον γὰρ τό τ᾽ ἐν τῇ δεξιᾷ
κοιλίᾳ τῆς καρδίας αἷμα καὶ τὸ κατὰ πάσας τὰς φλέβας
ὅλῳ τῷ ζώῳ, καθάπερ γε καὶ τὸ κατὰ τὰς ἀρτηρίας ἁπά-
σας ὅμοιόν ἐστι τῷ κατὰ τὴν ἀριστερὰν κοιλίαν. τουτὶ
μὲν οὖν ὡς τὰ πολλὰ λεπτότερόν τ᾽ ἐστὶ καὶ ξανθότερον,
ἔσθ᾽ ὅτε δὲ καὶ τἀναντία, παχύτερόν τε καὶ μελάντερον,
ἀεὶ μέντοι θερμότερον αὐτό ἐστι. τὸ δὲ κατὰ τὴν δεξιὰν
κοιλίαν αἷμα τὴν αὐτὴν ἰδέαν ἔχει τῷ τ᾽ ἄλλῳ παντὶ καὶ
τῷ κατὰ τὸ ἧπαρ, ὡς ἂν οὐδὲν ἐξαίρετον ἐπικτώμενον ἐν
τῇ δεξιᾷ κοιλίᾳ. μεγίστη δὲ πίστις, ὡς οὐ προπαρασκευά-
ζει τῇ καρδίᾳ τὸ ἧπαρ οὐδένα χυμὸν εἰς τροφὴν τῶν τοῦ
ζώου μορίων, ἀλλ᾽ αὐτὸ συμπληροῖ τὴν σύμπασαν ἰδέαν αὐ-
τοῦ, τὸ μίαν εἶναι φλέβα τὴν ἐξ ἥπατος εἰς καρδίαν ἐκ-
φυομένην, ἑτέραν δὲ μηκέτι ἀντεκφύεσθαι κατ᾽ ἄλλο μέ-
ρος αὐτῶν, εἰς ὅλον ἅπαξ φέρουσαν τὸ σῶμα τὸν κα-
τεργασθέντα χυμόν, καίτοι γ᾽ ἄλλης μὲν εἰσαγούσης ἀρ-
τηρίας, ἄλλης δ᾽ ἐξαγούσης τὸ πνεῦμα. φαίνεται γὰρ ἡ
φύσις οὐ τοῖς αὐτοῖς ἀγγείοις χρωμένη πρός τε τὰς

alium machinata eſt humorem; ſimilis namque ſanguis eſt
et qui in dextro cordis ſinu, et qui in omnibus venis
per totum animal continetur, quemadmodum et qui in
arteriis univerſis habetur, ei reſpondet, qui in ſiniſtro
ſinu exiſtit.   Hic itaque plerumque tenuior eſt et fla-
vior, nonnunquam e contrario craſſior et nigrior, ſem-
per vero calidior ipſe eſt. At qui in dextro ſinu conti-
netur ſanguis, eandem ſpeciem habet, quam omnis alius,
et is qui in jecore habetur, tanquam nihil ſingulare ac
eximium in dextro ſinu acquirat. Maxima autem fides,
jecur nullum humorem in animalis partium nutritionem
cordi praeparare, ſed ipſum univerſam ejus ſpeciem ab-
ſolvere, quod una ſit vena, quae ex jecore aut corde pro-
cedat, altera vero non item contra enaſcatur ex alia ip-
ſorum parte, quae elaboratum humorem in totum corpus
deducat, etſi alia quidem arteria introducat, alia educat
ſpiritum. Videtur enim natura non eisdem uti vaſis et

ημιεργά(302)στους ύλας καὶ πρὸς τὰς τελέως κατειργασμέ-
νας, οὐδὲ ταῖς αὐταῖς ὁδοῖς. οὐδὲ γὰρ δυνατόν ἐστιν ἅμα
τε τὸ ἡμίπεπτον ἐξ ἥπατος εἰς καρδίαν ἀναπέμπεσθαι τρο-
φήν, ἅμα δὲ τὴν ἤδη κατειργασμένην διὰ τῆς αὐτῆς ὁδοῦ
καταφέρεσθαι, ἀλλ᾽ ἦν ἂν πάντως ἑτέρα μὲν φλὲψ ἡ εἰσά-
γουσα τὴν ἡμίπεπτον, ἑτέρα δὲ ἡ τὴν ἀκριβῶς κατειργασμέ-
νην ἐξάγουσα. νυνὶ δ᾽ εἰσάγει μέν τις, ἐξάγει δ᾽ οὐδεμία
πλὴν τῆς εἰς πνεύμονα, περὶ ἧς αὖ ἐπὶ πλέον ἐν τοῖς περὶ
χρείας μορίων ἐπισκεψόμεθα, τὴν αἰτίαν ἐρευνῶντες, ἧς
ἕνεκεν ἐκ τῆς καρδίας, οὐκ ἐκ τῆς κοίλης, ἐξέφυσεν ἡ φύσις
εἰς τὸν πνεύμονα τὴν θρέψουσαν τὸ σπλάγχνον φλέβα.

Κεφ. ε΄. [190] Δεῖται δὲ μάλιστα, εἴπερ τις ἄλλος
λόγος, καὶ ὁ νῦν ἡμῖν προκείμενος αὐτοῦ τοῦ φαινομένου
κατὰ τὰς ἀνατομάς. οὐ μόνον γὰρ οὐδεμία φαίνεται φλὲψ
ἐκ καρδίας εἰς τὰ κάτω μόρια φερομένη, πλὴν τῆς ἐξ
ἥπατος ἀναφερούσης τὸ αἷμα, ἀλλ᾽ οὐδ᾽ εἰς τὸ ἄνω καρ-
δίας ἀφικνεῖται φλὲψ οὐδεμία. φαίνεται γὰρ ἡ κοίλη φλὲψ
ἀπὸ τοῦ ἥπατος εὐθὺ τῶν σφαγῶν ἀναφερομένη, καὶ ταύτης

ad femielaboratas materias et omnino confectas, imo ne
eisdem quidem viis. Neque euim fieri poteft, ut fimul
femicoctum alimentum ex jecore in cor difpenfetur, fimul
jam elaboratum per eandem viam deferatur, verum effet
omnino alia quidem vena, quae femicoctum inveheret, alia,
quae exacte elaboratum educeret; nunc autem invehit
quidem aliqua, nulla autem deducit praeter eam, quae
in pulmonem pergit, de qua uberius in libris de ufu
partium confiderabimus, caufam indagantes, cur ex corde,
non ex cava vena natura in pulmonem inferuit aliam
venam, quae vifcus enutriat.

Cap. V. Requirit autem maxime, fi quis alius fer-
mo, certe hic nobis propofitus id, quod in diffectionibus
apparet. Non folum enim nulla vena apparet, quae ex
corde in inferiores partes deferatur, praeterquam quae
ex jecore fanguinem furfum educit, imo neque in fupe-
riorem cordis regionem vena ulla pervenit, quoniam ca-
va vena a jecore recta ad jugulum emergit, atque hujus

ἀποβλάστημά τι τὸ εἰς τὴν καρδίαν ἐμφυόμενον, οὐκ ἐξ
ἐκείνης αὐτή, γνώρισμα δ᾽ ἐναργέστατόν ἐστι τὸ κατὰ μὲν
ἀρτηρίαν τὴν μεγάλην τὸ θεωρούμενον, ἄν τινα βουλοίμην
οὕτως ἐπὶ τὴν κοίλην ἔρχεσθαι φλέβα. μία γὰρ ἀρτηρία
μεγίστη τῆς ἀριστερᾶς κοιλίας τῆς καρδίας ἐκφύσασα, σαφῆ
σχίσιν εἰς ἀμφοτέρας ποιεῖται τὰς ἀρτηρίας, ἥν τε ἄνω πρὸς
τὴν κεφαλήν, ἥν τ᾽ ἐπὶ τὴν ῥάχιν ὁρῶμεν καταφερομένην.
οὕτως δ᾽ οὖν ἐχρῆν καὶ τὴν ἐκ τῆς δεξιᾶς κοιλίας ἐκφυομέ-
νην φλέβα σαφῆ τὴν νομὴν ἴσχειν εἰς ἄμφω τὰ μέρη.
φαίνεται δ᾽ οὐχ οὕτως, ἀλλ᾽ ἀπὸ τῆς ἀναφερομένης ἐξ
ἥπατος εἰς καρδίαν ἀποσχίζεται. πῶς οὖν ἔτι δυνατόν ἐστι
τὴν δεξιὰν κοιλίαν τῆς καρδίας ὑπολαβεῖν εἶναι φλεβῶν
ἀρχήν, ὥσπερ τὴν ἀριστερὰν ἀρτηριῶν; ἐπὶ γὰρ ἀνο-
μοίοις γνωρίσμασιν ἀνόμοιον εἶναι χρὴ καὶ τὴν ἔνδειξιν.
εἰ δέ τῳ δοκεῖ μικρὸν εἶναι τὸ τῆς ἐκφύσεως τῶν ἀγγείων γνώ-
ρισμα, καίτοι γ᾽ οὐκ ὄντος μικροῦ, ἀλλ᾽ ἐκεῖνό γ᾽ οἶδ᾽ ὅτι οὐ
σμικρὸν εἶναί φησι, τὸ πολλὰ τῶν ζώων οὐκ ἔχειν τὴν δεξιὰν
κοιλίαν τῆς καρδίας. καίτοι γ᾽ οὐκ ἐνδέχεται τὴν κοίλην φλέβα

ramus quidam eſt ille, qui cordi inſeritur, et ex illo ipſa
non oritur. At nota evidentiſſima eſt, quae in grandi
arteria conſpicitur. Hanc quum viderit aliquis, velim ſic
ad cavam venam pergeret; una namque arteria maxima
ex ſiniſtro cordis ſinu procedens manifeſto in utrasque
divaricatur arterias, tum eam, quam ſurſum ad caput,
tum eam, quam ad ſpinam deferri videmus. Ita igitur
conveniebat et venam, quae ex dextro ſinu enaſcitur, ma-
nifeſto in utrasque partes propagari. Verum non ita ap-
paret, ſed ab ea, quae ſurſum tendit ex jecore in cor,
diſtribuitur. Quomodo igitur adhuc dextrum cordis ven-
triculum venarum eſſe principium, quemadmodum ſiniſte-
riorem arteriarum, opinari quis poterit? nam in diſſimili-
bus notis diſſimilem eſſe indicationem oportet. At ſi ali-
cui videatur exigua eſſe proceſſus vaſorum nota, quamvis
exigua non ſit, certe illam, ſat ſcio, non exiguam eſſe
dicet, quod multa animalium dextro cordis ſinu careant;
proindeque exiſtimari non poteſt, cavam venam ex hoc pro-

Ed. Chart. V. [190.]   Ed. Baf. I. (302.)

τῆς κοιλίας ταύτης ἐκφύεσθαι νομίζειν, ὅταν ἐν παμπόλλοις
γένεσι ζώων ἧπαρ μὲν ὑπάρχῃ καὶ κοίλη φλέψ, ἡ κοιλία
δ᾽ ἡ δεξιὰ μηδ᾽ ὅλως ᾖ. τίνα τοίνυν ἐστὶ καὶ πόσα τὰ
γένη τῶν ζώων, ἐν οἷς φημι τὴν δεξιὰν οὐκ εἶναι τῆς καρ-
δίας κοιλίαν; ἀριθμῷ μὲν οὐκ ἔχω διελθεῖν αὐτὰ, κοινὸν
δ᾽ ἐφ᾽ ἅπασι κεφάλαιον εὗρον ἀνατεμών. πολλὰ ἀσύμβατα
μὲν εἰς ἕτερα, πρόσεστι δὲ ἐν αὐτοῖς ἐξαίρετον, ὅπερ οὐχ
ἅπασι τυγχάνει τοῖς ἐνύδροις, τὸ μήτ᾽ ἀναπνεῖν ἐξ ἀέρος,
μήτ᾽ ἔχειν πνεύμονα. τουτὶ γὰρ ἄχρι τοῦ δεῦρο κατὰ πάντα
γένη τῶν ζώων παρεφυλάξατο, συναπόλλυσθαί τε καὶ συγ-
γεννᾶσθαι τῷ πνεύμονι τὴν δεξιὰν κοιλίαν τῆς καρδίας.
ἐζήτησα δὲ χρόνῳ παμπόλλῳ καὶ τὴν αἰτίαν αὐτῶν, καὶ
γέγραπται τὰ φανένθ᾽ ἡμῖν εὔλογα κατὰ τὴν περὶ χρείας
μορίων πραγματείαν. ἐμπίδας μὲν οὖν καὶ μυίας, καὶ σκώ-
ληκας, καὶ μελίττας, καὶ μύρμηκας οὔτ᾽ ἀνέτεμον οὔτ᾽
ἀνατεμεῖν ἐπιχειρήσαιμι ἄν. ὅπου γὰρ κἂν τοῖς μεγά-
λοις ζώοις εὑρίσκω πολλὰ σφαλλομένους τοὺς ἀνατεμόντας,
εὔλογον δήπου κατὰ τὰ σμικρότερα μᾶλλον σφαλῆναι.

cedere ventriculo, quum in permultis animalium generi-
bus jecur quidem exiftat et cava vena, finus autem dex-
ter nequaquam. Quae igitur fint et quot animantium
genera, in quibus dextrum non effe cordis finum affirmem,
quum numero ea perfequi nequeam, commune in ipfis
caput inveni, diffectis multis varii generis animalibus.
Ineft autem ipfis eximium, quod non omnibus contingit
aquatilibus, puta non refpirare ex aere, neque habere
pulmonem. Hoc enim hucusque in omnibus animantium
generibus obfervavi, dextrum cordis finum fimul cum
pulmone et perire et generari. Porro disquifivi longo tem-
pore etiam ipforum caufam, ac fcripfi, quae mihi vifa
funt confentanea, in opere de ufu partium. Culices igi-
tur, et mufcas, et lumbricos, et apes, et formicas neque
diffecui neque diffecare aggrederer. Quum enim in gran-
dibus animalibus multos diffectorum errores inveniam,
eonfentaneum eft fcilicet in minoribus magis eos aberraffe.

Ed. Chart. V. [190. 191.]   Ed. Baf. I. (302.)

τῶν γοῦν ἀνατμηθέντων ὑπ᾽ ἐμοῦ μέχρι γε τοῦ δεῦρο σχεδὸν
οὐκ ἔστιν ὅτῳ μὴ καὶ καρδία καὶ ἧπαρ ὑπάρχει, καὶ κοίλη
φλὲψ, καὶ ἀρτηρία ἡ μεγάλη. καὶ φαίνεται, καθάπερ ἡ ἀρ-
τηρία τῆς καρδίας, οὕτως ἡ φλὲψ τοῦ ἥπατος ἐκφυομένη
διὰ παντός, κἂν μηδ᾽ ὅλως ἔχῃ δεξιὰν ἡ καρδία κοιλίαν.
καὶ διὰ τοῦτο φαίνεται σχιζομένη μετὰ τὸ διελθεῖν τὰς φρέ-
νας ὑποκάτω τῆς καρδίας, ὥσπερ ἐπὶ τῶν ἄλλων, ὅταν ἐγγὺς
ἥκῃ τῶν σφαγῶν. ἐν ἑτέροις δὲ ζώοις οὐκ ὀλίγοις ἐστὶ
μὲν δεξιὰ κοιλία, φαίνεται δ᾽ οὐδὲν ἧττον ἡ κοίλη φλὲψ εἰς
μεγάλα δύο σχιζομένη, πρὶν ἐπὶ τὴν καρδίαν ἐξικέσθαι. καὶ
τοῦτο πᾶσι [191] μὲν ὑπάρχει σχεδὸν τοῖς πτηνοῖς, ἅπασί
τε τοῖς ἕρπουσι, καὶ τῶν βαδιζόντων οὐκ ὀλίγοις. ὥστε τὰ
πλεῖστα τῶν ζώων τὴν κοίλην φλέβα προφανῶς ἐξ ἥπατος
ἔχει ἀρχομένην. ἐναργῶς γὰρ ὁρᾶται διπλάσιον εὐρὺ τὸ ἐξ
ἐκείνου τοῦ σπλάγχνου φυόμενον ἀγγεῖον ἑκατέρων τῶν τμη-
μάτων, ὡς ἅμα δίχα τῆς κοίλης ἐνταῦθα σχισθείσης. εἰ δὲ
εὐρύτερόν ποτε θάτερον ἐπί τινος ζώου φαίνοιτο θατέρου
τμήματος, ἀλλὰ συναμφότερά γε τῇ κοίλῃ φλεβὶ προφανῶς

Sane nullum fuit eorum, quae ego in hunc usque diem
diffecui, in quo non effet cor, jecur, cava vena et
magna arteria; ac apparet, quemadmodum arteria ex cor-
de, fic vena ex jecinore perpetuo oriri, etfi neutiquam
dextrum cor ventriculum habeat, eoque videtur in ramos
fciffa, ubi feptum transverfum fubter cor permeaverit,
ficuti in aliis, quum propter jugulum venerit. In aliis
animantibus non paucis eft quidem dexter ventriculus,
verum nihilominus cava vena in magnos duos ramos
diffindi apparet, priusquam ad cor pervenerit; atque hoc
prope omnibus volatilibus ineft, omnibusque ferpentibus,
atque pedeftrium non paucis. Quare plurima animantia
cavam venam manifefto ex jecore habent exorientem,
quippe evidenter apparet utriusque propaginis duplo la-
tum vas, quod ex illo vifcere procedit, tanquam fimul
bifariam cava vena inibi divaricata. Quod fi latior quan-
doque altera propago altera in animali quodam appa-
reat, ambae tamen fimul cavae venae palam funt aequa-

542 ΓΑΛΗΝΟΥ ΠΕΡΙ

Ed. Chart. V. [191.]   Ed. Baf. I. (300.)

ἐστιν ἴσα, μονονοῦ μετὰ φωνῆς ἑρμηνεύοντα, τὴν μὲν οἶόν
τι πρέμνον ὑπάρχειν, αὐτὰ δ' ἀπ' ἐκείνης γεγενῆσθαι σχι-
σθείσης οἷόν περ κλάδους τινὰς ἢ καὶ κλῶνας. οὐ μόνον
δ' ἡ κοίλη φλὲψ ἐκ τῶν κυρτῶν τοῦ ἥπατος ἐκπέφυκεν,
ἀλλὰ καὶ ἐκ τῶν σιμῶν ἑτέρα φλὲψ, ἣν οἱ μὲν ὀνομάζουσι
πύλας ἥπατος, οἱ δὲ τὴν ἐπὶ πύλαις· οὐ γὰρ δὴ ὅλην γε
τὴν φλέβα πύλας ὑπάρχειν, ἀλλ' ὅσον πρῶτον αὐτῆς ἐξίσχει
τοῦ ἥπατος, ὅπερ καὶ πάντων εὐρύτατόν ἐστιν. ἀπ' αὐτοῦ
γὰρ εἰς ἄμφω τὰ μέρη κατασχίζεται τὸ ἀγγεῖον, εἴς τε τὰ
σιμὰ τοῦ ἥπατος ἅπαντα καὶ εἰς τὰ κατὰ τὴν γαστέρα, τὸ
καλούμενον ἐπίπλοον. τῶν γὰρ ἐν τούτοις ἅπασι φλεβῶν
παμπόλλων οὐσῶν οὐδεμία συνεχής ἐστι τῇ καρδίᾳ. καί τις
ἀκούσας τοῦτο τῶν ἀλήθειαν τιμώντων ἀπεθαύμαζέ τε καὶ
ἠπίστει τῷ λόγῳ, καὶ δειχθῆναί οἱ τὸ λεγόμενον ἠξίου, καὶ
ὡς εἶδε, μεγάλως κατεγίνωσκε τῶν ἀποφηναμένων, ἀρχὴν
εἶναι φλεβῶν τὴν καρδίαν· ὥσπερ γὰρ, εἰ μίαν ἡντιναοῦν ἐν
ὅλῳ τῷ ζῴῳ φλέβα κεχωρισμένην εἰς τοσοῦτον εὑρίσκομεν,
ὡς μήτ' αὐτῷ συνάπτειν τῷ ἥπατι μήτε τινὶ τῶν ἀπ' αὐτοῦ

les, tantum non voce declarantes, hanc venam veluti cau-
dicem quendam effe, ipfas vero ab ea difciffas nafci tan-
quam ramos quosdam, aut etiam furculos. At non folum cava
vena ex gibbis jecoris partibus proceffit, verum etiam ex cavis
altera vena, quam alii portas jecoris appellant, alii portis vici-
nam. Non enim totam venam portas effe, fed quantum prima
ipfius portio ex jecore emergit, quae etiam omnium la-
tiffima eft; nam ab ipfa vas in ambas partes difpenfatur,
tum in cavas jecoris partes omnes, tum in ventris partes
et omentum nuncupatum. Venarum, quae plurimae in
his omnibus exiftunt, nulla cordi eft continua; quod
quum aliquis veritatis ftudiofus audiviffet, admirabatur,
et fermoni fidem non adhibebat, volebatque id, quod di-
citur, fibi demonftrari, ac poftquam vidiffet, damnabat
vehementer eos, qui cor venarum effe principium pro-
nunciarunt. Quemadmodum, fi unam quamlibet in toto
animante venam fegregatam adeo invenerimus, ut neque
ipfi conjungatur jecori, neque alicui venarum ab eo pro-

φλεβῶν, οὐκ ἂν ἀπεφηνάμεθα, τῆς φλεβὸς ἐκείνης ἀρχὴν
εἶναι τὸ ἧπαρ, οὕτως, ἐπειδὴ νῦν οὐ μίαν οὐδὲ δύο μόνας.
ἀλλ᾽ ἀνάριθμόν τι πλῆθος εὑρίσκομεν, οὐδεμίαν ἔχούσας τῇ
καρδίᾳ συνέχειαν, οὐκ ἂν, οἶμαι, φαίημεν, ἐκείνων τῶν φλε-
βῶν ἀρχὴν εἶναι τὴν καρδίαν. εὐλόγως οὖν εἴρηται ῥίζωσις
τῶν φλεβῶν εἶναι τὸ ἧπαρ, τῶν ἀρτηριῶν ἡ καρδία, τοῦ
δένδρου ὃ καὶ χώρα τοῦ καταβληθέντος σπέρματος. ἐν
ἅπασι γὰρ τούτοις ἡ ῥίζωσις ἀρχὴ τοῦ παντός ἐστιν, οὐ
τῆς ἐξ ἀρχῆς γενέσεως μόνον, ἀλλὰ καὶ τῆς νῦν διοικήσεως.
ὅτι δὲ τὸ φαινόμενον αὐτὸ διὰ τῆς ἀνατομῆς βιάζεται
καὶ τοὺς τἀναντία δοξάζοντας ἄκοντας ὁμολογεῖν τἀλη-
θὲς, ἐκ τοῦδε ἂν μάλιστα μάθοις. οὐδεὶς τῶν ἀνατο-
μικῶν ἀνδρῶν ἐπὶ τὸ γράφειν ἀφικόμενος ἀνατομὴν φλε-
βῶν ἑτέραν ἀρχὴν διδασκαλίας ἐπιτήδειον ἠδυνήθη ποιή-
σασθαι παρελὼν τὸ ἧπαρ. ἀλλ᾽ εἴτ᾽ ἀπορεῖν ὑπὲρ ἀρχῆς
ἔφησεν, ὡς Ἡρόφιλος, εἴτ᾽ εὐπορεῖν, ὡς ἄλλοι πολλοὶ καὶ
ὁ ἡμέτερος Πέλοψ, ὅμως τήν γε διδασκαλίαν ὀλίγου δεῖν
ἅπαντες ἐφ᾽ ἥπατος ἐποιήσαντο. καὶ τό γε θαυμασιώτατον

cedentium, non pronunciaremus, venae illius primordium
effe jecur, ita, quoniam nunc non unam, neque duas fo-
lum, fed innumerabilem quandam multitudinem invenia-
mus nullam cum corde habere continuitatem, non, opi-
nor, dixerimus, illarum venarum cor effe principium. Me-
rito igitur dicta eft radicatio venarum effe jecur, arteria-
rum cor, arboris ea pars, quae regioni, in qua femen pro-
jectum fuerit, refpondet. In omnibus enim his radicatio
totius eft principium non primariae generationis tantum,
fed etiam praefentis difpenfationis. Quod autem id ipfum,
quod in anatome apparet, cogit etiam contraria opinan-
tes invitos verum fateri, hinc potiffimum difces. Nullus
anatomicorum, quum diffectionem venarum fcribere aggre-
deretur, aliud initium difciplinae idoneum potuit facere,
jecore praetermiffo, verum five dubitare de principio fe
dixit, ut Herophilus, five cognitionem ipfius habere, ut
alii multi et nofter Pelops, tamen difciplinam fere om-
nes de jecore inftituerunt. Ac maxime mirabile et incre-

544 ΓΑΛΗΝΟΥ ΠΕΡΙ

Ed. Chart. V. [191, 192.] Ed. Baf. I. (302. 303.)

τε καὶ ἀπιστότατον ὁ Πέλοψ ἔπαθ'εν. ἐν μιᾷ πραγματείᾳ
τῶν τε φλεβῶν ἀρχὴν κατεσκεύασε τὸν ἐγκέφαλον, ἀνατομήν
τε γράφων αὐτῶν ἀφ' ἥπατος ἤρξατο, κατὰ μὲν τὸ δεύτε-
ρον σύγγραμμα τῶν Ἱπποκρατείων εἰσαγωγῶν εὖ μάλα γεν-
ναίως ἀγωνισάμενος ὑπὲρ τοῦ δεῖξαι τὸν ἐγκέφαλον οὐ
νεύρων μόνον, ἀλλὰ καὶ φλεβῶν καὶ ἀρτηριῶν ἀρχήν, ἐν
δὲ τῷ τρίτῳ τῆς ἀνατομῆς τῶν φλεβῶν ἀφ' ἥπατος ἀρξά-
μενος, (303) ὥσπερ καὶ οἱ ἄλλοι σχεδὸν ἅπαντες ἀνατομι-
κοὶ εἶναι γράφουσι, πρὸς γὰρ τὴν διδασκαλίαν ἐπίτηδες
τουτὶ τὸ σπλάγχνον ἀρχὴν γενέσθαι τῷ λόγῳ. θαυμάζω δ'
αὐτῶν, εἰ χωρὶς αἰτίας φυσικῆς ἐπιτήδειον εἶναι νομίζουσι
πρὸς τὴν διδασκαλίαν αὐτό. ἐγὼ μὲν γὰρ οἶδα καὶ τοῦθ'
ἕν τι τῶν ὁμολογηυμένων ἅπασιν, ὡς οὐδὲν τῶν γεγονότων
τε καὶ γινομένων ἀναίτιόν ἐστιν. [192] εἰ μὲν οὖν ἀπορεῖν
ὁμολογοῦσιν ὑπὲρ ἁπάντων τῶν ἀδήλων ὁμοίως τοῖς ἐμπει-
ρικοῖς, οὐδ' ἂν ἐμοὶ πρὸς αὐτοὺς εἴη τις λόγος, οὔτε γὰρ
ἀρχὴν αὐτῶν ζητήσουσιν, οὔθ' ὅμως ἀνατεμοῦσιν. εἰ δὲ
λόγον ἔχειν φασίν, ἐξ οὗ τὰ διαφεύγοντα τὴν αἴσθησιν

dibile quid Pelopi accidit, qui in uno opere venarum
principium cerebrum aftruxit, diffectionemque ipfarum
fcribens a jecore incepit, in fecundo quidem commenta-
rio Hippocraticarum introductionum admodum ftrenue
certans, ut cerebrum non modo nervorum, fed
etiam venarum et arteriarum principium oftendat, in
tertio autem diffectionis venarum a jecore aufpicatus,
quemadmodum et alii prope omnes anatomici convenien-
ter fcribunt, nam ad difciplinam hoc vifeus initium fieri
putant fermoni. Miror autem ipfos, fi citra caufam natura-
lem idoneum ipfum ad difciplinam effe arbitrantur. Ego
etenim novi et hoc unum inter ea, quae omnibus in
confeffo funt, nempe nihil eorum, quae facta funt et
quae fiunt, caufae effe expers. Quod fi igitur dubitare fe
fatentur de omnibus occultis fimiliter empiricis, neque
mihi adverfus eos difputatio quaedam erit, ut qui nec
initium ipforum inquirant, neque fimiliter diffecent. At
fi rationem fe habere affirment, ex qua ea, quae fenfum

Ed. Chart. V. [192.]   Ed. Baf. I. (3o3.)

εὑρίσκουσιν, τί οὖν αὐτοῦ τούτου πρώτου οὗ λέγουσιν
ἐπεσκέψαντο τὴν αἰτίαν, ἐπιτήδειόν ἐστιν εἰς διδασκαλίαν
φλεβῶν ἀνατομῆς ἀρχὴ τῷ λόγῳ γενέσθαι τὸ ἧπαρ ἀναι-
τίως, ὦ σοφώτατοι; ἢ ὅτι πάντως τῇ φύσει πλεονεκτεῖ,
καὶ πρὸς τὴν τῆς διδασκαλίας ἀρχὴν ἐπιτηδειότερόν ἐστι,
τίς ἡ πλεονεξία ζητῆσαι δίκαιον, οὐκ ἀργῶς οὐδὲ ῥᾳθύμως
ὑπερβῆναι. τὴν δ᾽ ἀρχὴν τῆς εὑρέσεως αὐτὸ τοῦτο οἶμαι
παρέξειν, ὃ πρὸς ἁπάντων ὡμολόγηται τῶν ἀνατομικῶν
ἐπιτήδειον εἶναι φασκόντων αὐτὸ πρὸς τὴν τῆς διδασκα-
λίας ἀρχήν. εἰ γὰρ καὶ μηδενὸς ἄλλου τούτου αὐτοῦ τὸν
λόγον ἡμῖν ἀποδοῦναι δυνήσονται τοῦ φάσκειν, ἐπιτήδειον
εἰς ἀρχὴν διδασκαλίας ἐστὶν, οὔθ᾽ ὅτι τὴν χρόαν ἐρυθρόν
ἐστιν, οὔθ᾽ ὅτι διείληπται λοβοῖς, οὔθ᾽ ὅτι καθ᾽ ἑνὸς αὐ-
τῶν ἐπιτέταται τὸ τῆς χολῆς ἀγγεῖον, οὔτε δι᾽ ἄλλο τῶν
τοιούτων οὐδὲν, ἀλλ᾽ ὅτι πᾶσαι συνεχεῖς αἱ φλέβες ὑπάρ-
χουσιν αὐτῷ. καὶ μὴν οὔτ᾽ ἄλλου τινός ἐστι τοῦτ᾽ αὐτὸ
γνώρισμα πλὴν τῆς ἀρχῆς. οὐδὲ γὰρ οὐδὲ δι᾽ ἄλλο τι νεύ-
ρων ἀνατομῆς ἀδύνατόν ἐστιν ἑτέραν ἀρχὴν ποιήσασθαι δι-

fubterfugiunt, inveniant: cur non hujus ipfius primum
quod dicunt, caufam infpexerunt; idoneumne eft ad di-
fciplinam, a jecore venarum diffectionem in fermone in-
cepiffe fine caufa, o viri fapientiffimi? An quoniam om-
nino natura aliis excellit ad difciplinae initium accom-
modatius eft? Quae autem fit illius eminentia, inquirere
aequum eft, non otiofe neque fegniter praeterire. Porro
initium inventionis id ipfum puto exhibiturum, quod ab
omnibus confeffum eft anatomicis, qui affirmant, ipfum ad
difciplinae initium effe accommodum. Etfi enim nullius
alterius, hujus faltem rationem nobis poterunt reddere,
cur dicant, idoneum ad difciplinae initium exiftere, neque
quod colore rubrum eft, neque quod fibris comprehen-
fum, neque quod in una ipfarum fellis vas exporrectum
eft, neque propter hujusmodi aliud ullum, fed quia om-
nes ei continuae venae exiftunt. Atqui neque alterius
cujusquam haec ipfa nota eft praeterquam initii; neque
enim propter aliud quippiam nervorum diffectionis alte-

δασκαλίας ἐγκέφαλον ὑπερβάντα, ἢ ὅτι ἀρχὴ τούτων ἐστί. τούτου γὰρ μὴ διδομένου οὐκ ἂν δύναιτό τις ἄλλην ἐξευρεῖν αἰτίαν, οὐδὲ διότι τῶν ἀρτηριῶν τὴν καρδίαν. ἡ γὰρ ὑπὸ τῆς φύσεως ἀρχὴ κατασταθεῖσα καὶ τὴν διδασκαλίαν ἀφ᾽ ἑαυτῆς ἀναγκάζει ποιήσασθαι. οὐδὲ γὰρ, εἴ τις ἐθελήσειεν ὕδατος ἐξηγήσασθαι διανομὴν ἐπεισάκτου πόλει, τὴν ἀρχὴν τῆς διηγήσεως οὐκ ἂν ἄλλοθεν εὕροι ποιήσασθαι παρελθὼν τὴν πρώτην εἴσοδον, ἀλλ᾽ ἀνάγκη πᾶσα τούτῳ προειπόντι τὸ χωρίον ἐκεῖνο τῆς πόλεως, οὗ εἴσω πρότερον ἔξωθεν ἀφικνεῖται τὸ ὕδωρ, ἀπ᾽ ἐκείνου ποιήσασθαι τὴν ἑξῆς ἅπασαν διήγησιν. ὥστ᾽ οὐ χρὴ ζητεῖν ἄλλην μὲν ἀρχὴν τῆς τοῦ πράγματος φύσεως, ἄλλην δὲ τῆς διδασκαλίας αὐτοῦ. κατὰ γὰρ τὴν τοῦ πράγματος φύσιν ἡ διδασκαλία γιγνομένη τὴν αὐτὴν ἔχει τῷ διδασκομένῳ τὴν ἀρχήν, οὐδ᾽ ἔστιν ὀρθῶς διηγήσασθαι βουλομένῳ ἢ γένεσιν τῶν γεγονότων ἢ διοίκησιν τῶν διοικουμένων ἑτέραν ἀρχὴν ἐπιτηδειοτέραν εὑρεῖν τῆς ἀληθοῦς. ἡ μὲν γὰρ τῆς οἰκίας γένεσις ἀναγκάσει πρῶτον μνημονεῦσαι τῶν θεμελίων, ἡ δὲ τῆς νεὼς

rum difciplinae initium facere licet cerebro praetermiffo, quam quia initium horum exiftat. Hoc enim non conceffo, nemo aliam poterit invenire caufam, neque propter quid arteriarum diffectionis cor; nam initium a natura conftitutum etiam difciplinam a fe ipfo cogit fieri; neque enim, fi quis aquae diftributionem, quae in civitatem introducitur, volet exponere, initium narrationis aliunde poterit facere, primo ingreffu praetermiffo, fed neceffitas omnis cogit hunc, regionem illam urbis praefatum, intra quam prius a foris aqua pervenit, ab illa fubfequentem totam narrationem exordiri. Quare inquirendum non eft aliud rei naturae principium, aliud ipfius difciplinae; nam fecundum rei naturam difciplina inftituta idem habet cum eo quod docetur initium, neque licet recte volenti exponere vel generationem factorum, vel diftributionem eorum, quae difpenfantur, aliud principium commodius quam verum adinvenire. Siquidem domus generatio primum cogit meminiffe fundamentorum,

τῆς τροπεως. οὕτω δὲ καὶ εἰ βουληθείης διηγήσασθαι πό-
λεως, ἢ ἔθνους, ἢ στρατοπέδου διοίκησιν, ἂν ἀναγκασθείης
τῆς πρώτης ἀρχῆς ἐν ἑκάστῳ μνημονεῦσαι. θαυμάζειν οὖν
ἄξιον, ὅσοι διδάξαι μὲν ὀρθῶς ἑτέρωθεν ἀρξάμενον ἀδύνα-
τον εἶναί φασιν, ἀγνοεῖν δὲ τὴν ὄντως ἀρχὴν τῶν φλεβῶν.
ἀλλήλοις γὰρ ἄμφω συνῆπται ταῦτα, καὶ οὐχ οἷόν ἐστι χω-
ρὶς ἀλλήλων γενέσθαι διασπασθέντα, τὴν ὀρθὴν ἀρχὴν
λέγω τῆς διδασκαλίας τῆς ὄντως ἀρχῆς τοῦ πράγματος.
ἀλλ᾽ εἴτ᾽ ὀρθῶς διδάσκει τις, ἀπὸ τῆς κατὰ φύσιν ἀρχῆς
ἄρχεται, εἴτε δὲ τὴν ὄντως ἀρχὴν οἶδέ τις, τὴν τῆς διδα-
σκαλίας οὐκ ἀγνοεῖ.

Κεφ. στ. [193] Ἥκει μὲν οὖν καὶ ταῦτα πρὸς ἀπό-
δειξιν τῆς ἀρχῆς τῶν φλεβῶν, οὐδὲν μὴν ἧττόν ἐστι καὶ τὰ μέλ-
λοντα λεχθήσεσθαι βέβαια γνωρίσματα τοῦ μηδαμῶς εἶναι
τὴν καρδίαν μήτε τοῦ τρέφοντος αἵματος ὅλον τὸ σῶμα γεν-
νητικὴν ἀρχὴν, μήτε τῶν ὀργάνων αὐτοῦ. δείξω δὲ ἑκάτε-
ρον ἰδίᾳ, καὶ πρότερον, ὡς οὐκ ἔστι τῷ ζώῳ τοῦ θρέψον-
τος αἵματος ἀρχή. διὰ τί δὲ τοῦ θρέψοντος πρόσκειται
κατὰ τὸν λόγον αὖθις; διότι ἐδείκνυον, ὡς ἑτέρου τινὸς

navis carinae; ita etiam fi urbis, aut gentis, aut exerci-
tus gubernationem cogites percenfere, neceffe erit primi
initii in unoquoque meminiffe. Mirari itaque ratio eft
eos, qui docere fe quidem recte aliunde fumpto initio
poffe affeverant, ignorare autem verum venarum princi-
pium et verum rei initium. Sed five recte quis docet,
a naturae principio exordietur, five verum principium
novit aliquis difciplinae, non ignorat.

Cap. VI. Sufficiunt itaque et haec ad venarum
principii demonftrationem. Jam nihilominus et illa, quae
dicentur a me, firma funt indicia ejus, quod cor neuti-
quam fit neque initium fanguinis totum corpus nutrientis
opifex, neque inftrumentorum ipfius. Oftendam autem
utrumque feorfim, ac prius, quod non fit animanti fangui-
nis nutrientis initium. At cur iterum nutrientis adjectum
eft in oratione? quia oftendebam, me non negare, in cor-

αἵματος, ἑτέραν χρείαν τοῖς ζώοις παρεχομένου, τῆς γενέ-
σεως οὐκ ἀφαιροῦμεν τὴν καρδίαν, ἀλλὰ τό γε νῦν εἶναι
προκείμενον, ὡς, ὑφ᾽ οὗ τρέφεται τὰ σύμπαντα μέλη τοῦ
ζώου, τοῦτ᾽ ἐξ ἥπατος, οὐκ ἐκ τῆς καρδίας ὁρμᾶται, δείξειν
ἐπαγγέλλομαι τῶν ἐξ ἀνατομῆς φαινομένων ἀρχὴν τῷ λόγῳ
ποιησάμενος, ὃ μάλιστα μάχεται τοῖς Ἐρασιστρατείοις, οἳ
νῦν ἡμῖν ἐροῦσιν, ὡς παράδοξά τε καὶ καινὰ κατασκευάζου-
σιν. εἴρηται δὲ τὸ φαινόμενον ὑπὲρ Ἐρασιστράτου κατὰ
τὴν τῶν πυρετῶν πραγματείαν, ὡς ὑμένες ἐπιπεφύκασι τοῖς
στόμασι τῶν ἀγγείων, οἷς εἰς ὑπηρεσίαν ὑλῶν εἰσαγωγῆς τε
καὶ αὖθις ἐξαγωγῆς ἡ καρδία προσχρῆται· τούτους τοὺς ὑμέ-
νας ἐτόλμησάν τινες οὐκ εἶναι λέγειν, ἀλλ᾽ ὑπ᾽ Ἐρασιστρά-
του διεσκευάσθαι δόγματος ἕνεκεν κατασκευῆς. πλὴν εἰς
τοσοῦτον ἥκουσι γνώσεως ἅπασι τοῖς ἰατροῖς, ὥστ᾽ ἀρχαῖος
ὄντως εἶναι δόξειεν ἂν ὁ μὴ γινώσκων αὐτούς. εἰσὶ δ᾽ ἐπὶ
μὲν τῷ στόματι τῆς κοίλης φλεβὸς τρεῖς ἀκίδων γλωχῖσιν
ὁμοιότατοι τὴν σύνταξιν, ὅθεν, οἶμαι, καὶ τριγλώχινας ἔνιοι
τῶν Ἐρασιστρατείων ἐκάλεσαν αὐτούς· ἐπὶ δὲ τῆς ἀρτηρίας

de generari alium quendam fanguinem, alium animanti-
bus ufum exhibentem; fed quod nunc eft propofitum,
eum, a quo omnia animantis membra nutriuntur, ex je-
core, non ex corde proficifci, monftraturum polliceor,
ab iis, quae ex anatome apparent, fermonem exorfus,
quod maxime pugnat cum Erafiftrateis, qui nunc nos di-
cunt paradoxa et nova aftruere. Porro dictum eft ab
Erafiftrato id quod apparet in opere de febribus, nempe
quod membranae ofculis vaforum adhaerefcant, quibus
ad minifterium materiae introducendae et rurfus edu-
cendae cor utitur. Has membranas non effe quidam
dicere aufi funt, fed ab Erafiftrato effictas dogmatis con-
ftituendi gratia. Verumtamen eatenus omnes medici
cognofcunt, ut rudis omnino effe videatur, qui non eas
noverit. Sunt autem in oftiolo cavae venae tres fpicu-
lorum fulcis ftructura fimillimae: unde, puto, etiam triful-
cas nonnulli Erafiftrateorum ipfas nuncuparunt. At in

τῆς φλεβώδους (οὕτω δὲ ὀνομάζω τὴν ἐκ τῆς ἀριστερᾶς κοι-
λίας τῆς καρδίας εἰς τὸν πνεύμονα κατασχιζομένην) ὁμοιότα-
τοι μὲν τὸ εἶδος, ἀριθμῷ δ' οὐκ ἴσοι· μόνῳ γὰρ τούτῳ τῷ
στόματι δυοῖν ὑμένων ἐπίφυσίς ἐστι, τῶν δ' ἄλλων στομά-
των ἑκατέρῳ τρεῖς ὑμένες εἰσὶν ἅπαντες σιγμοειδεῖς. ἐξάγει
δ', ὡς Ἐρασίστρατός φησιν ἐξηγούμενος τὸ φαινόμενον,
ἑκάτερον μὲν τῶν στομάτων αἷμα μὲν εἰς τὸν πνεύμονα
ἕτερον αὐτῶν, πνεῦμα δ' εἰς ὅλον τὸ ζῶον ἕτερον. τὸν
τῶν ὑμένων, ὡς ἐκείνῳ δοκεῖ, πρὸς ἐναντίας ὑπηρεσίας τῇ
καρδίᾳ χρόνον, ἀμοιβαῖς ἐγκαίροις ὑπαλλαττομένας, τοὺς μὲν
ἐπὶ τοῖς εἰσάγουσιν τὰς ὕλας ἀγγείοις ἐπιπεφυκότας ἔξωθεν
ἔσω φερομένους, ἀνατρέπεσθαι μὲν ὑπὸ τῆς εἰσόδου τῶν
ὑλῶν, ἀναπίπτοντας δ' εἰς τὰς κοιλότητας τῆς καρδίας
ἀνοιγνύντας τὰ στόματα παρέχειν ἀκώλυτον τὴν φορὰν τοῖς
εἰς τὴν αὐτὴν ἑλκομένοις. οὐ γὰρ δὴ αὐτομάτως γε τὰς
ὕλας εἰσθεῖν φησιν, ὡς εἰς ἄψυχόν τινα δεξαμενὴν, ἀλλ'
αὐτὴν τὴν καρδίαν διαστελλομένην, ὥσπερ τὰς τῶν χαλκέων
φύσας, ἐπισπᾶσθαι πληροῦσαν τῇ διαστολῇ. ἐπὶ δὲ τοῖς

arteria venofa (fic nomino eam, quae ex finiftro cordis
finu in pulmonem difcinditur) fimillimae quidem forma,
numero autem impares. Huic enim foli orificio duae
membranae adhaerent; aliorum orificiorum utrique tres
membranae funt univerfae figmoides. Educit autem, ut
Erafiftratus inquit exponens id quod apparet, utrumque
oftium, fanguinem in pulmones alterum ipforum, fpiri-
tum vero in totum animal alterum. Quo fit, ut hae
membranae (ut illi videtur) contraria cordi minifteria
praeftent viciffitudine opportuna alternantes: quae enim
vafis materias introducentibus adnatae funt, foris intro
tendentes, hoc eft interius ab externis pergentes, attol-
luntur quidem a materiarum introitu, atque refupinatae
in cordis finus, aperientes oras, exhibent facilem ingref-
fum iis, quae in ipfum trahuntur. Non enim fua fponte
materias ingredi inquit, tanquam in folium quoddam in-
animatum, fed ipfum cor dilatatum, tanquam fabrorum
folles. attrahere et in dilatatione repleri, at eas, quae

ἐξάγουσιν ἀγγείοις τὰς ὕλας ἐλέγομεν ἐπικεῖσθαι, καὶ τοὐναν-
τίον ἡγεῖσθαι πάθος πάσχειν. ἔσωθεν γὰρ ἔξω ῥέποντας,
ἀνατρεπομένους μὲν ὑπὸ τῶν ἐξιόντων ἀνοιγνύναι τὰ στό-
ματα, καθ᾽ ὃν ἂν ἡ καρδία λόγον ἐχορήγει τὰς ὕλας· ἐν
δὲ τῷ λοιπῷ παντὶ κλείειν ἀκριβῶς τὰ στόματα, μηδ᾽ ἐνίας
τῶν ἐκπεμφθέντων ἐπανέρχεσθαι συγχωροῦντας. οὕτως δὲ
καὶ τοῖς ἐπὶ τοῖς εἰσάγουσι, ὅταν ἡ καρδία συστέλληται,
κλείειν τὰ στόματα, μηδὲν τῶν ἐλχθέντων ὑπ᾽ αὐτῆς αὖθις
ἔξω παλινδρομεῖν ἐπιτρέποντας. [194] εἴπερ οὖν ἔχει ταῦθ᾽
οὕτως, ἄνδρες Ἐρασιστράτειοι, τὰ μὲν ἄλλα τῶν ἀγγείων
ἐάσωμεν ἤδη τῷ λόγῳ, τὸ δ᾽ ἀμφισβητούμενον ἐπισκεψώ-
μεθα, τὴν κοίλην φλέβα τὴν ἐξ ἥπατος εἰς καρδίαν εἰσά-
γουσαν τὸ αἷμα, ποτέρους ἔχει τοὺς ἐπιπεφυκότας ὑμένας.
ἆρ᾽ ἔσωθεν ἔξω ῥέποντας, ἢ τοὐναντίον ἔξωθεν ἔσω φερομέ-
νους; ἀλλ᾽ ἴσως οὐδὲ τοῦτο μέγα πρὸς τὸ προπαρεσκευά-
σθαι (304) μὲν ἐν ἥπατι τὸ αἷμα, φέρεσθαι δ᾽ ἐντεῦθεν εἰς
τὴν καρδίαν, ἀπολειπόμενον ἐνταῦθα τὸ λεῖπον τῆς οἰκείας
ἰδέας εἰς ἀκριβῆ τελειότητα. καὶ γὰρ καὶ λόγον ἔχει, μη-

vaſis materias educentibus incumbere dicebamus, contra-
rio modo aſfici. Nam ab internis foras tendentes, recli-
uatas quidem ab exeuntibus ora aperire, quo tempore cor
materias diſtribuit, in reliquo autem toto claudere omnino
oras, neque cor quidpiam quod egreſſum ſit redire con-
cedentes. Ita vero et illas, quae ſunt in introducentibus,
ubi cor contrahatur, ora claudere nihil attractorum ab
eo rurſus recurrere permittentes. Si igitur haec ita ſe
habent, o viri Eraſiſtratei, alia vaſa jam ſermone dimit-
tamus, id autem, de quo ambigitur, inſpiciamus, cavam
ſcilicet venam, quae ex jecore in cor ſanguinem invehit,
quas habeat obductas membranas, an ab internis foras
tendentes, an contra a foris intro vergentes. Sed forte
neque hoc magni eſt momenti contra id, quod dicitis,
ſanguinem in jecore prius eſſe praeparatum, inde autem
in cor deferri recepturum inibi reſiduum peculiaris ſpe-
eiei, ut exacte abſolvatur. Quin etiam rationem habet,

δὲν τῶν τελέων τε καὶ μεγάλων ἔργων ἀθρόως δύνασθαι
γενέσθαι, μηδὲ ὑφ᾽ ἑνὸς ὀργάνου φυσικοῦ τὸν οἰκεῖον κό-
σμον ἅπαντα κτήσασθαι. δείξατε οὖν ἡμῖν ἕτερον ἀγγεῖον
ἐξάγον ἐκ τῆς καρδίας τουτὶ τὸ κοσμηθὲν αἷμα καὶ διανε-
μόμενον εἰς ἅπαντα τὰ σώματα, καθάπερ ἡ ἀρτηρία τὸ
πνεῦμα. καὶ μὴν τὰ σύμπαντα τέτταρά ἐστι στόματα, δύο
καθ᾽ ἑκατέραν κοιλίαν, ἓν μὲν ἐκ τοῦ πνεύμονος εἰσάγον τὸ
πνεῦμα, τὸ δ᾽ ἕτερον ἐξάγον μὲν ἄμφω ταῦτα κατὰ τὴν ἀρι-
στερὰν κοιλίαν, ὑπόλοιπα δὲ δύο κατὰ τὴν δεξιὰν, εἰς μὲν
τὸν πνεύμονα τὸ ἕτερον αἷμα φερόμενόν τε καὶ διανεμόμενον,
εἰς δὲ τὴν δεξιὰν κοιλίαν ἐκ τοῦ ἥπατος εἰσάγον τὸ ἕτε-
ρον· ὑπὲρ οὗ σύμπας ὁ λόγος ἐστίν. πέμπτον δ᾽ ἄλλο
στόμα οὐκ ἔχει κατὰ τὴν καρδίαν, ᾧ τὸ ἐξ ἥπατος ἀφικό-
μενον εἰς αὐτὴν αἷμα πρὸς ὅλον ἀποπέμψει τὸ σῶμα. μὴ
τοίνυν ἐπιπέμπεσθαι λέγετε τῷ παντὶ σώματι παρὰ τῆς
καρδίας αἷμα καὶ πνεῦμα, μηδ᾽ εἶναι τοῦτο τὸ σπλάγχνον,
ὡς ἀρτηριῶν, οὕτω καὶ φλεβῶν ἀρχήν. οὔτε γὰρ ἀγγεῖον
ἕτερον ἔχετε δεικνύειν ἐκφυόμενον τῆς καρδίας, οὔτ᾽ ἄλ-

nullum perfectum magnumque opus fubito poffe fieri,
neque ab uno inftrumento naturali peculiarem ornatum
omnia confequi. Oftendite igitur nobis aliud vas, quod
ex corde hunc exornatum fanguinem educat et diftri-
buat per omnia corpora, quemadmodum arteria fpiritum.
Atqui univerfa quatuor funt ora; duo in utroque ventri-
culo; unum ex pulmone fpiritum introducens, alterum
eduoens. Ambo haec in finiftro ventriculo confiftunt,
reliqua duo in dextro. In pulmonem fane alterum fan-
guinem vehit diftribuitque; in dextrum autem ventri-
culum a jecore alterum introducit, de quo totus fermo
eft. Quintum vero aliud os non eft in corde, quo fan-
guinem ex iecore ad ipfum pervenientem in totum corpus
tranfmittat. Ne igitur dicatis, fanguinem et fpiritum ex
corde toti corpori diftribui, neque hoc effe vifcus, ut
arteriarum, fic etiam venarum originem, neque enim
vas alterum oftendere poteftis ex corde procedens, neque

λου τινὸς πλὴν τῶν ὑμένων, οὓς οὐκ ἂν ἡ μηδὲν εἰκῆ
ποιοῦσα φύσις ἐν τῷ κυριωτάτῳ σπλάγχνῳ κατέθετο, μη
μέγιστόν τι μέλλοντας εἰς ὑπηρεσίαν παρέχειν αὐτῷ. καί
μοι θαυμάζειν ἐπέρχεται μάλιστα πάντων Ἐρασιστράτου
καθ᾽ ἓν βιβλίον τὸ πρῶτον περὶ πυρετῶν ἅμα μὲν ἀρχὴν
ἀποφηναμένου καὶ ἀρτηριῶν καὶ φλεβῶν εἶναι τὴν καρδίαν,
ἅμα δὲ τοὺς ἔξωθεν ἔσω νεύοντας ὑμένας ἐπὶ τοῖς εἰσάγουσι
τὰς ὕλας ἀγγείοις ἐπιπεφυκέναι φάσκοντος. οὐδὲ γὰρ οὐδὲ
τοῦτο δυνατὸν εἰπεῖν, ὡς τοῦ μὲν αἵματος ἀρχὴ τὸ ἧπάρ
ἐστι, τῆς διοικούσης δὲ τὰς φλέβας δυνάμεως ἡ καρδία.
ὅπου γὰρ οὐδὲ ταῖς ἀρτηρίαις ἐκ καρδίας ἐμπέμπεσθαι διά
τῶν χιτώνων ὁμολογεῖ τὴν δύναμιν, ἤπού γε ταῖς φλεψὶν
ὁμολογήσει; εἴπερ οὖν ἀρχὴν ἐκεῖνό φαμεν εἶναι τὸ μόριον,
ᾧ τοῖς ἀφ᾽ ἑαυτοῦ πεφυκόσιν ἤτοι τὴν δύναμιν, ἢ πάντως
γε τὴν ὕλην χορηγήσει, τὴν καρδίαν οὐχ οἷόν τε φάναι τῶν
φλεβῶν ἀρχήν. δύναμιν μὲν γὰρ αὐταῖς οὐ χορηγεῖ κατὰ
τὸν Ἐρασίστρατον, ὅτι μηδὲ ταῖς ἀρτηρίαις, ἡ δ᾽ ὕλη τοῦ
αἵματος ἐξ ἥπατος ὁρμᾶται σαφῶς. οὐ μὴν, ὅτι πᾶσαι
περαίνουσιν εἰς τὴν καρδίαν αἱ φλέβες, ἀρχὴν αὐτῶν οἷόν

alio quodam, praeterquam ex membranis, quas nihil
unquam fruftra faciens natura in principaliffimo vifcere
haud conftituiffet, nifi magnum ministerium ipfi fuiffent
praeftiturae. Ac mihi mirari fubit omnium maxime Era-
fiftratum, qui libro primo de febribus fimul pronunciet,
cor effe et arteriarum et venarum principium, fimul
autem dictitet, membranas a foris intro fpectantes vafis
materias introducentibus fupercreviffe; neque enim hoc
licet dicere, quod fanguinis quidem initium jecur fit,
virtutis autem venas regentis cor. Nam ubi neque arte-
riis ex corde facultatem per tunicas emitti fatetur, an
venis fatebitur? Quod fi initium illam effe partem dici-
mus, quae a fe procreatis aut virtutem aut omnino
materiam fuppeditabit, cor non liceat venarum dicere
principium, quoniam facultatem ipfis auctore Erafiftrato
non fubminiftrat, quia neque ipfis arteriis. At materia
fanguinis ex jecore manifefto proficifcitur. Nec etiam,
quoniam omnes in cor venae pertinent, initium earum

Ed. Chart. V. [194. 195.]   Ed. Baf. I. (304.)

τε τὴν καρδίαν αὐτὴν εἰπεῖν· οὐ περαίνουσι γὰρ, ὡς δέ-
δεικται πρόσθεν. ἆρ᾽ οὖν, ὅτι κατὰ τὴν πρώτην διάπλασιν
ἐκ καρδίας ἡ γένεσις αὐτῶν ἐστιν, διὰ τοῦτ᾽ ἀρχὴν ἕξουσι
τὴν καρδίαν αἱ φλέβες; ἀλλ᾽ οὔτε περὶ τῆς τοιαύτης ἀρχῆς
ἡ ζήτησις ἦν, ὡς ἐν τῷ πρώτῳ γράμματι κατ᾽ ἀρχὰς εὐθέως
διώρισται, καὶ πρὸς τῷ μὴ ζητεῖσθαι τὴν τῆς γενέσεως
αὐτῶν ἀρχὴν οὐδ᾽ ἀπόδειξίν τινα ἐπεχείρησεν Ἐρασίστρατος
εἰπεῖν, ὡς ἐκ καρδίας ἡ φύσις ἐν τῷ διαπλάττεσθαι τὸ
ἔμβρυον ἐξέφυσε τὸ φλεβῶδες γένος. οὐ μὴν οὐδ᾽ ἐπὶ νεύρων
ἐζήτησε τὴν τοιαύτην ἀρχήν, ὥσπερ οὐδ᾽ ἐπ᾽ ἀρτηριῶν,
ἀλλὰ μόνης τῆς ἐπὶ τοῦ διαπεπλασμένου τελέως ζώου διοι-
κήσεως ἀρχὰς ἀπεφήνατο τῆς μὲν τῶν ἀρτηριῶν ἐνεργείας
τὴν καρδίαν, τῆς δὲ τῶν νεύρων τὴν κεφαλήν. [195] οὐκοῦν
οὐδὲ φλεβῶν ἑτέρως ἂν ἔλεγεν ἀρχὴν εἶναι τὴν καρδίαν.
εἰκότως μὲν οὖν ἀσαφὴς ἡ γνώμη τἀνδρός ἐστιν ἡ περὶ τῶν
φλεβῶν, οὐδὲν εἰπόντος ὑπὲρ αἵματος γενέσεως, ἀλλ᾽ ὅλην
ταύτην παραλιπόντος ἄσκεπτον τὴν ἐνέργειαν, ἀναγκαιοτέραν
οὖσαν μακρῷ τοῖς ζώοις τῆς κατὰ τὴν γαστέρα. ζῆν μὲν

cor ipfum licet dicere; non enim pertinent, ut prius
demonftratum eft. Num igitur, quia in prima conforma-
tione ex corde generatio ipfarum eft, ideo principium
venae cor habebunt? Sed neque de tali principio erat
quaeftio, ut in primo commentario per initia ftatim
definitum eft, ac Erafiftratus praeter id, quod generationis
ipfarum initium non quaerebamus, ne demonftrationem
quidem ullam dicere aggreffus eft ad probandum, quod
ex corde natura foetum formando venofum genus pro-
duxerit; fed nec in nervis tale quaefivit principium,
quemadmodum neque in arteriis, verum folius in animan-
te abfolute conformato gubernationis principium enun-
ciavit, arteriarum fane functionis cor, nervorum caput.
Itaque neque venarum aliter diceret initium cor exiftere.
Ob quam rem obfcura eft viri fententia de venis, ut qui
nihil de fanguinis generatione prodiderit, fed totam hanc
functionem reliquerit inconfideratam, quum fit multo
magis neceffaria animantibus, quam ea, quae in ventriculo

554 ΓΑΛΗΝΟΥ ΠΕΡΙ

Ed. Chart. V. [195.] Ed. Baf. I. (304.)

γὰρ οἷόν τ᾽ ἐστὶν ἡμῖν, εἰ καὶ μηδὲ ὅλως ἡ γαστὴρ τρίβῃ
τὰ σιτία, δυναμένοις γε προσφέρεσθαι χυλοὺς, ὡς ἐν πολ-
λοῖς ἔθνεσι γάλα· τεθνάναι δ᾽ ἀναγκαῖον, εἰ ἡ τοῦ αἵματος
ἀπόλοιτο γένεσις, ἣν οὔτε εἰ τὸ ἧπαρ, οὔθ᾽ αἱ φλέβες,
οὔθ᾽ ἡ καρδία πεπίστευται, σαφῶς ἐτόλμησεν ἀποφήνασθαι·
τοσοῦτον ἀποδεῖ προσθεῖναί τινα ἀπόδειξιν τῷ λόγῳ, οἱ
μόνον δὲ ταύτην τὴν ἐνέργειαν ἀλλοιοῦσαν τὰ σιτία κατὰ
ποιότητα διελθεῖν ὠλιγώρησεν, ἀλλὰ καὶ τὴν θρέψιν ὁμοίως
γιγνομένην ἐπιχειρήσας ἐξηγεῖσθαι μᾶλλον πάντων ἢ ἀλ-
λοιώσεως ἐμνημόνευσεν. εἰ δὲ ταύτης ἐμνημόνευσεν, εὐθὺς
ἂν, οἶμαι, καὶ τοῦτο συνεπενόησεν, ὅτι πᾶσι τοῖς ὑπό τινος
ἀλλοιουμένοις εἰς τὴν τῶν ἀλλοιούντων ἰδέαν ἡ μεταβολὴ
γίγνεται. καθάπερ γὰρ τὸ πῦρ ὁμοιοῦσαν ἑαυτῷ τὸ ξύλον
ἐξ ἑαυτοῦ ἅμα γένεσίν τε καὶ τροφὴν ἴσχει, κατὰ
τὸν αὐτὸν ὁρᾶται τρόπον καὶ τὰ φυτὰ καὶ τὰ ζῶα τὴν
τροφὴν ἑαυτοῖς ὁμοιοῦντα. δηλοῦται δὲ τοῦτο καὶ ἐκ τῶν
ἡμιπέπτων περιττωμάτων, ὁμοίων ἀεὶ γιγνομένων τοῖς τρεφο-

eſt. Vivere ſiquidem licet nobis, etiamſi neutiquam
venter cibos conterat, quum ofſerre ſuccos poſſimus, ut
in multis gentibus lac; mori autem neceſſarium eſt, ſi
ſanguinis pereat generatio, quae neque an jecori, neque
an venis, neque an cordi concredita ſit, manifeſto auſus
eſt pronunciare, tantum abeſt, ut demonſtrationem aliquam
ſermoni adjecerit. Verum non modo hanc actionem, quae
cibos ſecundum qualitatem alterat, percenſere neglexit,
ſed etiam nutritionem ſimiliter fieri exponere aggreſſus
omnium magis quam alterationis meminit. Quod ſi vero
hujus meminiſſet, ſtatim, puto, etiam hoc conſideraſſet,
quod omnia, quae ab aliquo alterantur, in alterantium
ſpeciem mutentur. Quemadmodum enim ignis, qui
lignum ſibi ipſi aſſimilat, ex eodem ſimul generationem
et alimentum obtinet, ſimili videntur modo etiam ſtirpes
et animalia alimentum ſibi aſſimilare: id quod inno-
teſcit ex ſemicoctis recrementis, quae ſimilia ſemper cor-
poribus, quae nutriuntur, quorum ſunt excrementa, red-

μένοις σώμασιν, ὧν ἐστι περιττώματα. φυσικώτερος μὲν
οὖν ὁ λόγος ἐστὶ καὶ δεόμενος ἀκοῶν προγεγυμνασμένων ἐν
τοῖς περὶ τῶν φυσικῶν δυνάμεων λογισμοῖς, οὓς ἰδίᾳ διήλ-
θομεν ἑτέρωθι, λεχθήσεται δὲ καὶ νῦν ὀλίγον ὕστερον.
ἐν δὲ τῷ παρόντι συντελέσαι βούλομαι τὸν ὑπὲρ τῆς Ἐρα-
σιστράτου γνώμης ἅπαντα λόγον, ᾧ ἀποδέδεικται, ὡς κατὰ
τὴν πρώτην ἐν τῇ μήτρᾳ τῶν ἐμβρύων διάπλασιν οὐκ ἐκ
τῆς καρδίας αἱ φλέβες ἴσχουσι τὴν γένεσιν. ἅπασαι γὰρ αἱ
κατὰ τὸ χορίον φλέβες, αἱ συνάπτουσαι τῇ μήτρᾳ τὸ κυού-
μενον, ἀποβλαστήματ᾽ εἰσὶ μιᾶς μεγίστης φλεβὸς ἐξ ἥπατος
ὡρμημένης. αὕτη δ᾽ ὥσπερ τι στέλεχος ἐπὶ πτόρθων παμ-
πόλλων τῶν ἐξ αὐτῆς ἐκπεφυκότων ἀγγείων εἰς τὸ χορίον,
ἄχρι πλείστου μὲν ἄσχιστος καὶ μία μένουσα, διεξέρχεται
μέγα διάστημα τὸ κατ᾽ αὐτὸ τὸ σπλάγχνον, ἀνίσχουσα δ᾽
ἤδη πρὸς τοὐκτὸς ἕτερον μέγιστον διάστημα διεξέρχεται
δίχα σχισθεῖσα διττοῖς, καὶ τοῦτο ὁριζόμενον ἐνὶ μὲν, ᾧ
νῦν δὴ πέπαυμαι λέγων, ὅταν ἀνίσχῃ πρῶτον ἔξω τοῦ δέρ-
ματος, ἑτέρῳ δ᾽, ὅταν ὑπερκύψῃ τὸν ἀμνειόν. ἡ γὰρ διὰ

duntur.   Phyſicus itaque magis ſermo eſt, et requirit
auditores prius exercitatos in naturalium facultatum ſpe-
culationibus, quas privatim alias ſumus perſecuti.   Dice-
tur et de iis hoc opere paulo poſterius.   Nam in praes-
entia abſolvere cogito totum de Eraſiſtrati ſententia
ſermonem, quo demonſratur ex prima in utero foetuum
conformatione, non ex corde venas habere originem.
Omnes enim ſecundarum venae, quae utero conceptum
annectunt, propagines ſunt unius venae, maximae ex
jecore profectae.   Haec autem veluti truncus aliquis in
ramis permultis vaſorum ex ipſo in ſecundas procedein-
tium, longiſſime integra unaque manens, magnum quod
in ipſo viſcere eſt intervallum permeat; emergens autem
iam foras alterum maximum ſpatium in duplicem fiſſa
ramum pertranſit, atque hoc definitum terminis, uno
ſane, quem nunc dicere deſii, quum emergit primum
extra cutem, altero, quum ſupergreditur amnium; nam

τούτου διέξοδος ἅπασα τὴν ἀπὸ τοῦ ἥπατος ἐπὶ τὸν ὀμφα-
λὸν ἐνηνεγμένην φλέβα περιέχει γενομένην εἰς; δύο. τρίτη
δ᾽ ἄλλη χώρα τὰς δύο ταύτας ἐκδέχεται φλέβας, ἢ κατὰ τὸ
χορίον, οὐκέτι μενούσας δύο. σχίζεται γὰρ ἑκατέρα πολυειδῶς
εἰς παμπόλλας ἄλλας ἀλλαχόσε τοῦ χορίου διασπειρομένας.
αὖθις δ᾽ ἀπ᾽ ἐκείνων ἕτεραί τινες, εἶτ᾽ ἀπ᾽ ἐκείνων ἄλλαι
γεννῶνται, καθάπερ οἱ κλῶνες ἀπὸ τῶν πτόρθων, ἄχρις
ἂν εἰς μικρότατα τελευτήσωσιν ἀγγεῖα, τὰς οἷον ἐσχάτας
φλέβας τὰς τοῦ φυτοῦ. οἰκειότερον δ᾽ ἦν ἄρα, μήτε τὴν
ἐκ τοῦ ἥπατος ὁρμηθεῖσαν φλέβα πρέμνῳ προσεικάζειν εἰς
πολλοὺς κλάδους σχιζομένῳ, μήτε τὰς ἐσχάτας τελευτὰς
βλαστήμασιν, ἀλλὰ ταύτας μὲν αὐτοῖς τοῖς πέρασι τῶν
ῥιζῶν τοῖς εἰς τὴν γῆν ἐμπεφυκόσι, τὴν μεγίστην δὲ φλέβα
τῇ συμπάσῃ τῆς ῥιζώσεως ἀρχῇ. φαίνονται γάρ πως εἰς τὴν
μήτραν αἱ τελευταὶ τῶν φλεβῶν ἐῤῥιζωμέναι τροφὴν ἐξ
ᾦτῆς αἷμα ἀναφέρειν ἐπὶ τὸ ἧπαρ, ὡς ἀρχὴν ἅπαντος τοῦ
φυτοῦ. εἰ δ᾽ οὐ βούλει τὸ ἧπαρ ἀρχὴν θέσθαι, τῇ καρδίᾳ
μὲν οὐδαμῶς ἂν ἔχοις ἔτι προσνέμειν τὴν ἀρχὴν, ἀναγκα-

omnis per hoc tranfitus venam a jecore ad umbilicum
contractam comprehendit, in duos ramos divaricatam.
Tertia alia regio duas has accipit venas in fecundis, non
amplius duas permanentes. Finditur enim utraque mul-
tifariam in complures alias varie fecundis difperfas.
Rurfus ab illis aliae quaedam, deinde ab illis aliae gene-
rantur, quemadmodum furculi a ramis, ufque dum in
minima vafa veluti extremas venas ftirpis definant. Pecu-
liarius autem erat utique, neque venam a jecore profe-
ctam caudici in multos difciffo ramos affimilare, neque
extremos fines germinibus, verum has ipfis quidem radi-
cum extremis, quae terrae inferuntur, maximam autem
venam univerfo radicationis initio. Apparent enim fines
venarum, quafi in utero radicatae, alimentum ex ipfo,
fanguinem videlicet, ad jecur tanquam totius ftirpis prin-
cipium furfum efferre. At fi nolis jecur initium flatuere,
cordi quidem neutiquam poteris adhuc principium attri-

σθήσῃ δὲ πάντα τὰ εἰς τὴν μήτραν ἐμφυόμενα πέρατα τὴν ἀρχὴν ἀποφήνασθαι τῶν φλεβῶν. [196] ἀλλὰ εἰ τοῦτο, καὶ τὴν τῶν ἀρτηριῶν ἀρχὴν ἀναγκαῖον ἔσται σοι τὰ εἰς τὰς μήτρας καθήκοντα πέρατα θέσθαι τὴν καρδίαν ὑπερβάντι. δεῖξον οὖν ἡμῖν ἔτι καὶ τὴν τῶν νεύρων ἀρχὴν ἐκ (305) τῶν αὐτῶν ὁρμωμένην. ἀλλ᾽ ὅμως οὔτ᾽ ἐστί τι νεῦρον ἐκφυόμενον τῆς μήτρας εἰς χορίον, οὔτ᾽ ἐν τῷ χορίῳ φαινόμενον, οὔτε κατὰ τὸν ὀμφαλὸν ἢ ἔξωθεν ἔσω χωροῦν, ἢ ἔσωθεν ἔξω προερχόμενον. οὐδὲ γὰρ ἦν ὅλως χρεία τὴν τῶν νεύρων ἀρχὴν τοῦ γεννωμένου συναφθῆναι τῇ μήτρᾳ, καθάπερ τὴν τῶν ἀρτηριῶν τε καὶ φλεβῶν. αὗται μὲν γὰρ δέονται τῶν ἐκ τῆς κυούσης ὑλῶν, ἡ δ᾽ ἀρχὴ τῶν νεύρων οὐ δεῖται. δέδεικται δὲ κἂν τοῖς ἔμπροσθεν ἤδη λόγοις ὑπὲρ τοῦ τὰ μέγιστα τῶν ἀγγείων ἀρχὰς εἶναι τοῖς ἐλάττοσιν. ὥστε καὶ ἡ ἐκ τοῦ ἥπατος ἐκφυομένη φλὲψ ἀρχὴ ταῖς κατὰ τὸ χορίον ἁπάσαις ἐστίν, ὥσπερ γε καὶ ἡ ἐκ τῆς καρδίας ἀρτηρία. καὶ γὰρ καὶ αὕτη ταῖς κατὰ τὸ χορίον ἁπάσαις

buere,' cogeris autem omnia quae in uterum inferuntur extrema initium venarum pronunciare. At fi hoc fiat, etiam arteriarum originem necesse erit extremas illas, quae in vulvam pertinent, corde praetermisso statuere. Ostende igitur nobis praeterea, nervorum etiam principium ex his ipsis procedere. At neque est aliquis nervus ex utero emanans in secundas, neque in secundis apparens, neque juxta umbilicum vel extrinsecus intro procedens, vel ab internis foras excurrens; neque enim erat omnino necesse, nervorum principium eius, quod gignitur, utero esse commissum, quemadmodum arteriarum venarumque initium. Hae siquidem materias ex ea, quae uterum fert, requirunt, initium vero nervorum non requirunt. Ostensum est etiam in prioribus jam sermonibus, quomodo maxima vasa minorum sint principia. Proinde et vena ex jecore procedens omnium, quae secundas perreptant, initium exsilit, sicuti et arteria, quae ex corde proficiscitur. Etenim haec quoque omni-

χορηγεῖ τῆς οἰκείας δυνάμεως, οὐκ ἐκείναι ταύτῃ. ἐκ γὰρ
τοῦ σπέρματος ἡ ἀρχὴ τοῖς ἐμβρύοις ἐστὶ τῶν διοικουσῶν
αὐτὰ δυνάμεων, οὐκ ἐκ τῆς μήτρας. ἀμέλει κἂν βρόχῳ
διαλάβῃς, ἢ τοῖς σαυτοῦ δακτύλοις πιέσῃς τὰς κατὰ τὸν
ὀμφαλὸν ἀρτηρίας, ἀσφύκτους ὄψει παραχρῆμα τὰς κατὰ τὸ
χορίον ἁπάσας, οὗ τοὐναντίον ἐφαίνετ᾽ ἂν, εἰ τὴν ἀρχὴν
τῆς κινήσεως αὐταῖς ἡ μήτρα παρεῖχεν. ἔοικα δὲ διατρίβειν
ἐπὶ πλέον ἐν πράγματι σαφεῖ τε ἅμα καὶ τοῖς ἀνατομικοῖς
σχεδὸν ἅπασιν ὡμολογημένῳ καὶ γὰρ ὅπως διαιρεῖν χρὴ
τῆς κυούσης τὸ ἐπιγάστριον, καὶ ὅπως γυμνὸν ἐργάζεσθαι
τὸ ἔμβρυον, ἔτι τῇ μήτρᾳ προσεχόμενον, οὐχ ἡμέτερον
εὕρημά ἐστιν, ἀλλὰ πολλοῖς τοῖς ἔμπροσθεν εἴρηται. τοῖς
δ᾽ αὐτοῖς τούτοις ὡμολόγηται καὶ ὅτι τὸ κυούμενον ἐν
ἑαυτῷ τὰς ἀρχὰς ἔχει τῶν διοικουσῶν αὐτὰ δυνάμεων, ὥστε
τούτου μὲν ἀποχωρεῖν ἤδη προσήκει, τοῦ ζητεῖν, εἴτε τὸ
ἔμβρυον ἐν ἑαυτῷ τὴν ἀρχὴν ἔχει τῶν φλεβῶν, εἴθ᾽ ἡ
μήτρα τῆς κυούσης, ἐπισκέπτεσθαι δ᾽, ἐξ ὅτου τῶν σπλάγ-
χνων αὗται πεφύκασιν. ἑτοίμη δ᾽ εὕρεσις ἐκ τῶν ἐν ταῖς

bus, quae in fecundis funt, propriam facultatem fuppedi-
tat, non illae huic, quippe ex femine infantibus prove-
nit initium facultatum eos regentium, non ex utero.
Porro, fi fune interceperis, aut tuifmet digitis umbilici
arterias comprefferis, omnes, quae in fecundis habentur,
ftatim pulfu videbis deftitutas; cujus contrarium appare-
ret, fi motus initium ipfis uterus exhiberet. Videor
autem diutius immorari in re manifefta fimul et anato-
micis propemodum omnibus confeffa; etenim, quomodo
dividendum fit foeminae in utero gerentis abdomen, et
quomodo infans nudus reddatur, utero adhuc affixus, non
noftrum inventum eft, fed a multis vetuftioribus expofi-
tum. Apud hos ipfos in confeffo eft etiam, quod con-
ceptus facultatum, quae ipfum gubernent, in fe ipfo habeat
principia; quare digredi jam convenit ab ea inquifitione,
utrum foetus in fe venarum habeat initium, an vulva
gravidae, infpicere autem, quo ex vifcere hae proceffe-
rint. Prompta autem eft inventio ex iis, quae in diffectio-

Ed. Chart. V. [196.]   .Ed. Baf. I (3ʋϑ)

ὀνατομαῖς φαινομέτοι. εἶς ὅ γὰ ᾑπασω περαίνουσω αἱ
κατὰ τὸ χορίον, ἐκεῖθεν πεφύκασιν. ἀλλὰ μὴν ᾽ἐναργῶς
τοῦτό γε φαίνεται πᾶσι τοῖς ὀφθαλμοὺς ἔχουσιν, εἰς μὲν
ἅπασαι συνιοῦσαι φλέβα τὴν ἐκ τοῦ ἥπατος ἐκπεφυκυῖαν,
ὥσπερ γε καὶ αἱ ἀρτηρίαι πᾶσαι πρὸς τὴν μεγάλην ἀρτηρίαν
τὴν κατὰ ῥάχιν. ἀλλ᾽ ἐνταῦθα μὲν ὥσπερ ἔξωθεν τοῦ
ἐμβρύου δίεισιν ἡ ἀρτηρία καθ᾽ ὅλον τὸν ἀμνειόν, οὗτοι καὶ
μέχρι τῆς κατὰ ῥάχιν ἀρτηρίας δύο διαμένουσαι προέρχονται.
συνέρχονται δ᾽ εἰς φλέβα μίαν αἱ κατὰ τὸν ὀμφαλὸν ὁρμώ-
μεναι δύο φλέβες. αὕτη μὲν οὖν ἡ φλὲψ εὐθὺ τοῦ ἥπατος
ἀφικνεῖται τὰς δύο ἀρτηρίας, οὔτ᾽ ἐπὶ τὴν καρδίαν αὐτὴν
ἄντικρυς, οὔτ᾽ ἐπὶ τὴν μεγάλην ἀρτηρίαν ἡ φορά. περι-
λαβοῦσαι γὰρ ἑκατέρωθεν τὴν κύστιν εἰς τὸ κάταντες ἔρχον-
ται, μέχρι περ ἂν ἐντύχωσι ταῖς ἐπὶ τὰ σκέλη τοῦ κυου-
μένου φερομέναις ἀρτηρίαις. ἀλλ᾽ ἐπεὶ τῆς κατὰ τὴν ὀσφὺν
ἀψώρμηνται τῆς μεγάλης ἀρτηρίας, διὰ τοῦτ᾽ ἔνιοι τῶν
ἀνατομικῶν ὡς ἐκείνην αὐτὰς ἔφασαν περαίνειν, εἰ μὲν
ἀκριβολογεῖταί τις, οὐκ ἀληθεύοντες, εἰ δὲ, ὡς εἴρηται, νῦν
ἀκούει τῶν λεγομένων, οὔτε ἀκριβοῦντες τοῦ φαινομένου τὴν

nibus apparent; nam in quod omnes fecundarum venae
terminantur, inde procedunt. Atqui manifefto hoc appa-
ret omnibus, qui oculos habent: univerfae in unam
coëunt venam ex jecore profectam, ficuti et arteriae
omnes ad magnam fpinae arteriam concurrunt; fed hic
fane, quemadmodum extra foetum permeat arteria per
totum amnium ita etiam ufque ad fpinae arteriam duae
permanentes procedunt. Venae autem duae per umbili-
cum excurrentes in unam venam coëunt, quae recta
ad jecur accedit; duae autem arteriae neque ad cor
ipfum manifefto, neque ad magnam arteriam deferuntur;
nam utrobique veficam circumplexae in declive pergunt,
ufque dum arteriis inciderint, quae ad crura foetus ferun-
tur. Sed quoniam ex magna lumborum arteria defluxe-
runt, ideo nonnulli anatomicorum ad illam has termi-
nari dixerunt. Quod fi quis exacte confideret, vera non
dicunt; fin autem quis, ut dictum eft, nunc intelligat
ea, quae recenfentur, neque exacte eius, quod apparet,

διήγησιν, οὔτε μέγα τι σφαλλόμενοι. θαυμαστὸν οὖν εἶναί
μοι δοκεῖ τῶν ἀνδρῶν ὅσοι τὰς μὲν ἀρτηρίας ἁπάσας τὰς
κατὰ τὸ χορίον τε καὶ τὸν ὀμφαλὸν ἐκ τῆς καρδίας πεφυ-
κέναι φασὶν, καίτοι οὔτ᾽ ἐξ ἐκείνης ἐκφυομένας, οὔτ᾽ ἐκ τῆς
μεγάλης τῆς κατ᾽ ὀσφὺν, ἀλλ᾽ ἐκ τῶν ἀπ᾽ ἐκείνης εἰς τὰ
σκέλη πεφυκυιῶν ἕτερα. [197] δίκαιον ἦν, οἶμαι, τὸ ἧπαρ
ἀρχὴν τίθεσθαι τῶν κατὰ τὸν ὀμφαλόν τε καὶ τὸ χορίον
ἁπασῶν φλεβῶν, ὥσπερ καὶ τὴν καρδίαν ἐθέμεθα τῶν
ἀρτηριῶν. ὅσα γὰρ ἀγγεῖα τῶν ἐξ ἑτέρου πεφυκότων ἐκπέ-
φυκε, τὴν αὐτὴν ἀρχὴν ἐκείνοις ἔχει. πολὺ μᾶλλον οὖν τὸ
ἧπαρ ἀρχὴν τῶν φλεβῶν ἐστι θετέον, ἢ τὴν καρδίαν τῶν
ἀρτηριῶν, ὅσον ἐπὶ τοῖς ἐξ ἀνατομῆς φαινομένοις, ἐναρ-
γέστερα γὰρ αὐτῷ τὰ τῆς ἀρχῆς ὑπάρχει γνωρίσματα. μὴ
τοίνυν μηδὲ ἐκεῖνό σε λανθανέτω, διότι πάντως ἂν ἔσφυζον
αἱ φλέβες, εἴπερ ἐκ τῆς καρδίας ἐπεφύκεισαν.

Κεφ. ζ'. Ὁ λόγος δ᾽ οὐκ ἔτι μοι πρὸς Ἐρασίστρατον
ἢ τοὺς Ἐρασιστρατείους ἐστὶν, ἀλλὰ πρὸς τοὺς ἡγουμένους,
οὐ, διότι πληροῦνται πνεύματος αἱ ἀρτηρίαι, διὰ τοῦτο δια-

narrationem tractant, neque multum adeo aberrant.
Mirabile igitur mihi videtur de viris, qui arterias quidem
omnes, tum fecundas, tum umbilicum perreptantes, ex
corde proveniſſe dicunt, quum neque ex illo procedant,
neque ex magna per lumbos excurrente, ſed ex iis, quae
ab illa in crura enaſcuntur. At aequum erat, arbitror,
jecur principium ponere omnium et umbilicum et ſecundas
perreptantium venarum, ſicuti et cor arteriarum ſtatui-
mus. Quae enim vaſa ex iis, quae ab alio nata ſunt, prod-
ierunt, idem cum illis initium obtinent. Multo magis
ergo jecur venarum initium poni debet, quam cor arte-
riarum, quantum ad ea pertinet, quae ex diſſectione
apparent, quippe quoniam evidentiora ei inſunt principii
indicia. Sed nec illud quoque te lateat, quod omnino
pulſarent venae, ſi ex corde ducerent originem.

Cap. VII. Diſputatio autem non amplius mihi cum
Eraſiſtrato aut Eraſiſtrateis eſt, ſed adverſus eos, qui
putant, non quia ſpiritu arteriae implentur, ideo elevari

στέλλεσθαί τε καὶ σφύζειν αὐτὰς, ἀλλὰ, διότι διαστέλλονταί
τε καὶ σφύζουσι, διὰ τοῦτο πληροῦσθαι. κοινὸν μὲν οὖν
τουτὶ τὸ δόγμα πολλῶν τ᾽ ἐστὶ καὶ δοκίμων ἀνδρῶν, ὥσπερ
γε καὶ ὅτι τὴν δύναμιν ἐκ τῆς καρδίας οἱ χιτῶνες τῶν
ἀρτηριῶν τοῦ διαστέλλεσθαι καὶ συστέλλεσθαι λαμβάνουσιν.
ἀπεσχίσθησαν δ᾽ οὖν οὐκ οἶδ᾽ ὅπως αὐτῶν ἐν τῷδε Πραξα-
γόρας τε καὶ Φιλότιμος ὁμολογήσαντες τἆλλα, καὶ νομίζουσι
τὸ πάμπαν ἐξ ἑαυτῶν σφύζειν τὰς ἀρτηρίας, ὥστε καὶ εἰ
σάρκα τις ἐκτεμὼν ζώου καταθείη παλλομένην ἐπὶ τῆς γῆς,
ἐναργῶς ὁρᾶσθαι τὴν κίνησιν τῶν ἀρτηριῶν. οὔκουν ἐβου-
λόμην ἐς τοσόνδε διαμαρτεῖν τοῦ φαινομένου τηλικούτους
ἄνδρας, ὡς μὴ δύνασθαι διορίσαι παλμὸν σφυγμοῦ. χρὴ δ᾽,
οἶμαι, γιγνώσκεσθαι μὲν καὶ τοῦτο τοῖς ἀνδράσι, γιγνώσκε-
σθαι δὲ καὶ ὡς, εἰ μόνην ἐκτέμοις ἀρτηρίαν, οὐ κινεῖται,
καθάπερ οὐδ᾽ εἰ βρόχῳ διαλύβοις ἔτι συνημμένην τῇ καρ-
δίᾳ. καίτοι θαυμαστὸν, ἡνίκα μέν ἐστιν ἔξω τοῦ ζώου, μὴ
μόνον τῆς καρδίας, ἀλλὰ καὶ τῆς τῶν ἄλλων ἁπάντων μορίων
ἀφῃρημένης συμπνοίας, ἀκωλύτως σφύζειν αὐτήν, ἡνίκα δὲ

ipfas et pulfare, fed quia elevantur pulfantque, ideo
repleri. Commune igitur hoc placitum multorum et infi-
gnium virorum eft, ficuti etiam quod facultatem ex corde
tunicae arteriarum dilatandi et contrahendi fufcipiunt.
In quo haud novi qua ratione defciverint ab eis Praxa-
goras et Philotimus, quum in aliis confentiant; arbitran-
tur tamen, arterias plane ex fe ipfis pulfare; proindeque,
fi quis carnem ex animali excifam palpitantem in terram
dejiciat, evidenter arteriarum motum viderit. Nollem
profecto eatenus aberrare tales viros ab eo, quod apparet,
ut non poffint palpitationem a pulfu diftinguere. Hoc
quidem, fi quid iudico, eos viros noviffe oportebat, non
ignoraffe autem et illud, quod, fi folam excideris arteriam,
non movetur, quemadmodum neque fi vinculo interce-
peris, adhuc cordi connexam. Atqui mirabile, quum
quidem extra animal eft, non folum cordis, fed aliarum
omnium partium ablato confortio, citra impedimentum

συνῆπται πᾶσιν, ἄσφυκτον γίγνεσθαι βρόχῳ διαληφθεῖσαν.
ἀλλ᾽ οὐδὲ γὰρ ἔξω, θαυμασιώτατε Πραξαγόρα, πάλλεται διὰ
παντὸς ἐκτεμνομένη τοῦ ζώου. καίτοι τί περὶ τούτου φιλο-
τιμοῦμαι διελέγχειν αὐτόν; ἀρκεῖ γὰρ ἐπιδεῖξαι μόνας τὰς
ἀρτηρίας ἀκινήτους τε καὶ ἀσφύκτους ἀκριβῶς γενομένας,
ὅταν ἐκτμηθῶσι τοῦ ζώου. παρὰ τῆς καρδίας οὖν αὐταῖς τὸ
κινεῖσθαι. καὶ τοῦτ᾽ ὀρθῶς μὲν εἶπε καὶ ὁ Ἐρασίστρατος,
οὐκ ὀρθῶς δ᾽ ἐξηγήσατο τῆς κινήσεως τὴν γένεσιν. οὐ γὰρ
ὡς ἀσκὸς ἐμφυσώμενος ὑπὸ τῆς καρδίας ἐκθλιβούσης τὸ
πνεῦμα πληροῦται τῶν ἀρτηριῶν ἑκάστη, τῷ συνῆφθαι δ᾽
αὐτῇ καὶ ἐξ ἐκείνης πεφυκέναι τῆς αὐτῆς ὅλῳ τῷ σπλάγχνῳ
κεκοινώνηκε δυνάμεως. ὅτι δ᾽ ὅλον σφύζει τῆς καρδίας τὸ
σῶμα, διαστελλόμενόν τε καὶ συστελλόμενον ἐξ ἑαυτοῦ, σχεδὸν
ἤδη τοῦτο καὶ διὰ τῶν ἀνατομῶν γνωρίσεις, τηνικαῦτα τὸ
δεξιὸν αὐτοῦ μέρος ἀναπτύξας. γυμνοῦται δ᾽ ἡ καρδία
χωρὶς τοῦ συντμηθῆναι τὸν θώρακα τοῦ ξιφοειδοῦς ἐκκο-
πέντος, ᾧ ἐγγὺς ἤρτηται τὸ περικάρδιον σκέπασμα. τριττὴ
δὲ αὕτη τοῦ θώρακός ἐστιν εὐρυχωρία κατὰ μέσα τὰ στέρνα·

ipfam pulfare; quando autem commiffa eft omnibus, pulfu
deftitui, fune interceptam. Sed neque extrinfecus, admi-
rande Praxagora, femper palpitat ex corde excifa.
Verum quid in hoc ipfum coarguere contendam? Satis
enim eft oftendiffe folas arterias et motu et pulfu omnino
deftitutas, quum ex animante fuerint exemptae; a corde
igitur ipfis motus eft, atque id recte etiam dixit Erafiftra-
tus, non recte autem motus generationem expofuit.
Etenim fingulae arteriae non quafi uter, qui inflatur, a
corde fpiritum exprimente replentur, verum quod ei
commiffae fint, et ex illo proceferint, ejusdem cum
toto vifcere facultatis evaferunt compotes. Quod autem
totum cordis corpus pulfat dilatatum contractumque ex
fe ipfo, fere jam hoc etiam ex diffectionibus cognofces,
tunc ubi dextram ipfius partem explicueris. Caeterum
cor nudatur thorace non diffecto, modo cartilago xipho-
eides fuerit excifa, prope quam fufpenfum eft cordis
involucrum pericardium. Porro tertia haec thoracis capa-

μηδετέρᾳ οὖσα τῶν ὑπολοίπων δυοῖν. ἐὰν οὖν ἅμα τε τοῦτο
ποιήσῃς καὶ τέμῃς ὄρθιον, ὡς εἴρηται, τὸν δεξιὸν θώρακα,
τῆς δεξιᾶς κοιλίας τῆς καρδίας ἐναργῶς ὄψει τὸν σφυγμόν.
οὐ λήσεταί σε οὐδὲ τὸ καταφυόμενον εἰς αὐτὴν ἀγγεῖον, ὅπερ
ἐστὶν ἀποβλάστημα τῆς κοίλης, ὁμοίως ταῖς ἀρτηρίαις σφύ-
ζον. [198] εἴτε δὲ τῷ δέχεσθαι δύναμιν ἐκ τῆς καρδίας ἄχρι
τοῦ βράττεσθαι ἐπιῤῥέουσαν, εἴτε τοῦ αἵματος τῆς ἐπὶ τἀναν-
τία φορᾶς τῇ κατὰ τὸ δεξιὸν οὖς, εἴτε ἄλλῳ τινὶ τρόπῳ τὴν
κίνησιν ταύτην ἡ κοίλη φλὲψ λαμβάνει, περιττὸν ἐν τῷ
παρόντι σκοπεῖν. ἱκανὸν γὰρ εἰς τὰ προκείμενα τὸ μηδ'
ὅλως σφύζειν αὐτήν, ὥσπερ τὴν μεγάλην ἀρτηρίαν ἅμα ταῖς
ἄλλαις ἁπάσαις ταῖς κατὰ τὸ σῶμα. ὅτι μὲν οὖν οὔτε τῆς
πρώτης γενέσεως τῶν φλεβῶν, οὔτε τῆς μετὰ ταῦτα διοική-
σεώς ἐστιν ἀρχὴ ἡ καρδία, δέδεικται σαφῶς.

Κεφ. η'. Ὑπόλοιπον (306) δ' ἐστὶν, ὑπὲρ οὗ ἐδόξα-
σάν τινες ἄτοπον μὲν ἱκανῶς, ὅμως δὲ ἀρέσαν ἐνίοις τῶν
ἐνδόξων ἰατρῶν, ἐξηγήσασθαι μὲν πρότερον, ἐπιδεῖξαι δ' ἔτι

citas eſt in medio pectore; a reliquis duabus diverſa.
Si igitur et hoc feceris et rectum, ut dictum eſt, dex-
trum thoracem ſecueris, dextri cordis ſinus pulſum evi-
denter contuebere. Non latebit te etiam vas ei inſertum,
quod eſt propago cavae venae, quemadmodum et arteria
pulſans. An vero facultatem ex corde recipiat, adeo ut
eo usque ebulliat, influentem, an eo, quod ſanguis in
contrariam partem in dextra auricula feratur, five alio
quodam modo motum hunc cava vena ſuſcipiat, ſuper-
fluum eſt in praeſentia conſiderare. Abunde enim ad
inſtitutum eſt, quod neutiquam ſic ipſa pulſat, quemad-
modum magna arteria fimul cum aliis univerſis corpus
percurrentibus. Quod igitur neque primae venarum gene-
rationis, neque gubernationis poſt haec initium cor fit,
manifeſto oſtenſum eſt.

Cap. VIII. Reliquum eſt, id, quod nonnulli opinati
funt, abſurdum ſane admodum, verumtamen nonnullis
nobilium medicorum gratum, interpretari prius, deinde

καθ᾽ ὅ τι διήμαρται. φασὶ γὰρ, ὥσπερ ὁδοῦ τις ἀρχὴ λέγε-
ται, κατὰ τὸν αὐτὸν ἐγχωρεῖν τρόπον εἶναί τινα καὶ φλεβῶν
ἀρχὴν, οὐδὲν κωλῦον, εἰ καὶ τελευτὴν ὀνομάζει τις αὐτήν·
ἐν γὰρ τῷ πρός τι τὴν τοιαύτην ἀρχὴν εἶναι τὰς Ἀθήνας.
ἀλλὰ κατὰ τοῦτόν γε τὸν τρόπον οὐχ ἡ καρδία μόνον,
ἀλλὰ καὶ πᾶν ἄλλο μόριον ἀρχή τε ἅμα δύναται καὶ
τελευτὴ λέγεσθαι τῶν εἰς αὐτὸ καταφερομένων ἀγγείων.
οὕτως οὖν καὶ ἡ καρδία τῆς κοίλης φλεβὸς οὐδὲν ἂν μᾶλλον
ἀρχὴ ἢ τελευτὴ νομίζοιτο. τῆς δ᾽ ἐπὶ ταῖς πύλαις οὐδαμῶς
ἂν ἀρχὴ ἢ τελευτὴ νομίζοιτο, μήτ᾽ αὐτῆς ἐκείνης τῆς φλεβὸς
εἰς τὴν καρδίαν περαινούσης, μήτε τῶν ἀπ᾽ αὐτῆς ἀποσχιζο-
μένων μηδεμιᾶς, οὐκοῦν οὐδὲ τῶν καθ᾽ ὅλον τὸ σῶμα
φλεβῶν. ὥστε διαμαρτάνουσιν οἱ μηδὲν ὧν οἴδασι δέον
ὁδῶν μνημονεύοντες· ἄχρηστος γὰρ ἡ τοιαύτη ζήτησις τοῖς
ὑποθεμένοις γε, χρήσιμον ὑπάρχειν αὐτήν. τὸ μὲν δὴ ἧπαρ
ἀρχή τε ἅμα καὶ τελευτὴ συναπασῶν ἔσται τῶν φλεβῶν,
ἄλλο δ᾽ οὐδὲν οὔτε σπλάγχνον οὔτε μέρος, ὅτι μηδὲ
συνεχεῖς εἰσιν αἱ καθ᾽ ὅλον τὸ σῶμα φλέβες ἑτέρῳ τινὶ

oſtendere; in quo aberrariut. Ajunt enim, ſicut viae
quoddam initium dicitur, ita poſſe quoddam et venarum
eſſe principium, quod tamen nihil prohibet quin et
finem ipſum quis nominet, quippe quod in ratione ad
aliquid ejusmodi principium Athenas eſſe dicimus; ſed
hoc pacto non cor ſolum, ſed quaelibet, alia pars initium
ſimul et finis dici poteſt vaſorum in ipſam decurrentium.
Sic igitur et cor cavae venae nihilo magis initium quam
finis putaretur; venae autem ad portas ſitae nequaquam
initium aut finis diceretur, dum neque illa ipſa vena in
cor deſinit, neque earum quae ab ea propagantur ulla,
quare neque earum quae in univerſo ſunt corpore vena-
rum. Quapropter errant, qui viarum mentionem faciunt,
quarum convenientem notitiam non habent: inutilia
hujusmodi quaeſtio eſt iis, qui utilem ipſam eſſe ponunt.
Jecur etenim principium ſimul et finis univerſarum vena-
rum erit; aliud autem nullum, neque viſcus, neque
pars, quoniam totius corporis venae nulli alteri parti ne

Ed. Chart. V. [198.]　　　　　　　Ed. Baf. I. (306.)

μορίῳ. πάλιν οὖν ἄνωθεν ἐπὶ κεφαλαίων ἀναλάβωμεν τὸν
λόγον. εἰ τὴν τῆς πρώτης γενέσεως ἀρχὴν τῶν φλεβῶν
ζητεῖς, ἧπάρ ἐστιν· εἰ τῆς κατὰ τὴν ὕλην διοικήσεως, ᾗ
τρέφεται τὸ σύμπαν σῶμα, καὶ δυνάμεως, οὐδ᾽ οὕτως ἄλλο
τι σπλάγχνον εὑρήσεις ἐπιτηδειότατον ἀρχὴν νομισθῆναι.
φημὶ γὰρ καὶ τὰς φύσει παρελθὼν ἀρχάς, εἰ τὴν ὡς δι-
δασκαλίας ἀρχήν, ἢ τὴν ὡς ὁδὸν, ἢ ὁπωσοῦν ἄλλως ἐθέλοις
σκοπεῖσθαι, πᾶσαν ἐπίνοιαν ἀρχῆς ἐπιτήδειόν ἐστι δέξασθαι
τὸ ἧπαρ. εἰ γὰρ ὄντως τε καὶ φύσει τῶν φλεβῶν ἐστιν
ἀρχὴ, θαυμαστὸν τοῦτο κατὰ πάντα τρόπον ἀρχὴν αὐτῶν
εὑρίσκεσθαι. ἆρ᾽ οὖν ἤδη καταπαύωμεν ἐνταυθοῖ τὸν λόγον,
ἢ προστιθῶμεν αὐτῷ κεφάλαιον ἕν τι τῶν ἔμπροσθεν ἀνα-
βληθέντων, ἡνίκ᾽ ἐλέγομεν, οὐκ ἄν τινα γεγυμνασμένον ἐν
τοῖς περὶ τῶν φυσικῶν δυνάμεων λογισμοῖς ἄλλο γενέσεως
αἵματος ἀποφαίνεσθαι σπλάγχνον αἰτιώτερον ἥπατος; ἄμει-
νον ἴσως ἐστὶν ὑπὲρ τοῦ πάντ᾽ εἰρῆσθαι προσθεῖναι, κἂν
ὅτι μάλιστα τὸ προκείμενον ἐξ ἀρχῆς ἀποδεδειγμένον ὑπάρχει
τελέως. ὅτι μὲν ἀλλοιοῦται τὸ τρέφον εἰς τὴν τοῦ τρεφο-

continuae quidem exiſtunt. Rurſus igitur ex ſuperioribus
ſermonem ad caput repetamus. Si primae generationis
exordium venarum requiris, jecur eſt; ſi materiae diſpen-
ſationis, qua univerſum corpus nutritur, et facultatis, ne
ſio quidem aliud viſcus reperias, quod aptius initium
cenſeatur, duo etiam et naturalia praetergreſſus initia,
ſi tanquam diſciplinae initium, vel tanquam viae, vel
quocunque alio modo conſiderare voles, omnem principii
notionem recipere jecur eſt idoneum. Si enim vere et
natura venarum eſt principium, nihil mirum omni modo
principium ipſarum inveniri. An igitur jam ſermonem
hic finiemus, an apponemus ei caput unum ex iis, quae
ſuperius diſtuleramus, quum diceremus, nullum in natu-
ralium facultatum ſpeculationibus exercitatum aliud
generationis ſanguinis viſcus cauſam magis quam jecur
pronunciare. Satius forſan eſt, ut omnia dicta ſint, hoc
adjicere, licet quam maxime res propoſita ab initio abſo-
luto ſit demonſtrata, nempe id, quod nutrit, alterari in

Ed. Chart. V. [198. 199.]   Ed. Baf. I. (306.)

μένου μεταβαλλόμενον ουσίαν, ἡμῖν τε δι' ἑτέρων ἀποδέ-
δεικται καὶ σχεδὸν ὑπὸ τῶν ἀρίστων ἰατρῶν τε καὶ φιλο-
σόφων ἀποδέδεικται. ὅτι δ', εἴπερ ὁ ἐκ τῆς γαστρὸς εἰς
ἧπαρ ἀναδιδόμενος χυμὸς αἷμα φαίνεται γιγνόμενος, [199]
ἀναγκαῖον ὑπὸ τῆς οἰκείας οὐσίας τοῦ ἥπατος ἐγγίγνεσθαι
τὴν ἀλλοίωσιν αὐτήν, τοῦτ' οὐκέτι σύμπαντες ὁμολογοῦσιν,
ἀλλ' ἡγοῦνταί τινες, αὐτοὺς τῶν φλεβῶν τοὺς χιτῶνας ἐργά-
ζεσθαι τὸ αἷμα, καίτοι γ', εἰ ἐκκενώσαις αὐτούς, οὐδὲν
ὑμενώδους ἢ νευρώδους οὐσίας θεάσῃ διαφέροντας. ὥσπερ
οὖν, εἴ τις ὑπὸ νεύρων, ἢ ὑμένων, ἢ ὀστῶν, ἢ χόνδρων, ἢ
πιμελῆς, ἢ ὅλως ἀναίμου σώματος ἔφασκε γίγνεσθαι τὸ
αἷμα, κατέγνωμεν ἂν ἑτοίμως αὐτοῦ, κατὰ τὸν αὐτόν, οἷμαι,
τρόπον, εἰ καὶ τοῖς τῶν φλεβῶν χιτῶσι κατὰ τὴν ἑαυτῶν
φύσιν ἀναφέροι γένεσιν αἵματος. οὐ γὰρ ἐρυθρὸν ἐκεῖνοί γε
χυμόν, ἀλλὰ λευκὸν καὶ γλίσχρον ἐργάζεσθαι πεφύκασιν, ἐξ
οὗ ἥ τε γένεσις αὐτοῖς ἐστιν, ἥ τ' αὔξησίς τε καὶ θρέψις.
ἀποδέδεικται δὲ περὶ τούτων ἐν τῷ προτέρῳ περὶ σπέρματος
γράμματι. καὶ μήν, εἴπερ εἰς ὁμοίαν ἰδέαν τῷ μεταβάλλοντι

ejus fubftantiam tranfiens, quod nutritur; id quod nos
alibi, et prope praeftantiffimi tum medici tum philofo-
phi demonftrarunt. Porro quod, fi humor, qui ex ven-
triculo in jecur diftribuitur, fanguis fieri apparet, necef-
farium fit mutationem ipfam a propria jecoris fubftantia
effici, id non ita omnes confentiunt, verum opinantur
nonnulli, ipfas venarum tunicas fanguinem efficere, licet,
fi ipfas inanieris, nihil a membranofa nerveave fubftan-
tia differre videas. Quemadmodum igitur, fi quis a nervis,
aut membranis, aut offibus, aut cartilaginibus, aut pin-
guedine, aut fummatim ab exangui corpore fanguinem
gigni diceret, promte eum damnaremus, eodem, opinor,
modo, fi etiam ad venarum tunicas ex fua ipfarum natura
fanguinis generationem referas. Non enim rubrum illum
humorem, fed album et vifcofum reddere idoneae funt,
unde et generatio ipfis eft, et incrementum, et nutritio.
Demonftratum vero eft de his priore de femine libro; et
fane, fi id, quod mutatur, in fimilem fpeciem ei, quod

τὸ μεταβαλλόμενον ἀφικνεῖται, τῆς τοῦ ἥπατος αὐτοῦ σαρκὸς
οὐδὲν ἂν εὕροις ἐπιτηδειότερον εἰς αἵματος γένεσιν. εἰ γὰρ
παχυνθείη τὸ αἷμα, σὰρξ ἥπατος ἀκριβὴς ἀπεργασθήσεται.
πολλὰ δ' ἀγνοήσαντες, οἶμαι, τῶν φυσικῶν οἱ πλεῖστοι
πράγμαθ' ἡμῖν παρέχουσιν, ὧν ἄλλα τέ τινά ἐστι καὶ τὰ
διὰ τῆς περὶ τῶν φυσικῶν δυνάμεων πραγματείας ἀποδε-
δειγμένα. περιστέλλεται γὰρ ἡ γαστὴρ τοῖς σιτίοις, ἕλκουσα
τὸν οἰκεῖον ἑαυτῇ χυμὸν ἐξ αὐτῶν, ἔστ' ἂν ἀπολαύσασα
καὶ τελέως ἐμπλησθεῖσα διώσηται τὸ περιττὸν ἅπαν εἰς
τὴν νῆστιν. ἐντεῦθεν δ' αὖθις ἕλκει τὸ ἧπαρ εἰς ἑαυτὸ
προκατειργασμένον αὐτὸν ἐν τῇ γαστρὶ κατὰ τὸν ἔμπροσθεν
χρόνον, οὐ μὰ Δία τῆς γαστρὸς ἕνεκα τοῦ ἥπατος ἀλλοιού-
σης αὐτὸν, ἀλλὰ ἀδύνατον εἰς ταὐτὸν ἀλλήλοις ἰόντα δύο
σώματα μὴ δρᾶν καὶ πάσχειν εἰς ἄλληλα. δέδεικται γὰρ
δὴ καὶ τοῦθ' ἡμῖν ἐν ἐκείνῃ τῇ πραγματείᾳ, καὶ ὡς τὸ
ἰσχυρότερον νικᾷ καὶ μεταβάλλει θάτερον. ὥσπερ οὖν τὸ
τῆς γαστρὸς λείψανον ἐπιτήδειον γίνεται τῷ ἥπατι, κατὰ
τὸν αὐτὸν τρόπον τοῖς μεθ' ἧπαρ ἅπασι τὸ τούτου πάλιν

mutat, pervenit, jecoris ipfius carne nihil ad fanguinis
generationem accommodatius reperias. Si enim fanguis
fuerit incraffatus, exacta jecoris caro efficietur. At natu-
ralium plurimi interpretes multa quum ignorent, tum
alia nonnulla, tum ea, quae de naturalibus facultatibus
opere demonftravimus, negotium nobis faceffunt. Nam
ventriculus cibis circumdatur, peculiarem fibi humorem
ex ipfis eliciens, donec fruitus et omnino repletus
fuperfluum totum ad jejunum inteftinum propellat. Inde
rurfus jecur ad fe trahit ipfum, in ventriculo priori
tempore elaboratum, non per Jovem ventre jecoris caufa
ipfum alterante, fed fieri nequit, ut, quum duo corpora
in idem mutuo coëunt, non in fe agant patianturque;
nam et hoc a nobis in illo commentario oftenfum eft, et
quomodo fortius vincit et alterum immutat. Sicut igitur
ventris reliquum jecori fit idoneum, ita hujus rurfus
ipfius fuperfluum iis quae poft jecur habentur omnibus;

568 ΓΑΛΗΝΟΤ ΠΕΡΙ

Ed. Chart. V. [199.]　　　　　　　　Ed. Baf. I. (306.)

αὐτοῦ περιττόν, οὐδ᾽ οὖν οὐδ᾽ αὐτοῦ τοῦ ἥπατος ἐκείνων
ἕνεκεν ἀλλοιώσαντος τὴν τροφὴν, ἀλλὰ καθ᾽ ὃν εἴρηκα
τρόπον, ἡνίκα μεταβάλλοντός τε καὶ ἀλλοιοῦντος ἐπιτηδειό-
τερα ἐν τῷδε γίγνεται τοῖς μεθ᾽ ἧπαρ μορίοις. ὡς γὰρ
αὐτὸ διὰ τῶν φλεβῶν εἵλκυσεν ἐκ γαστρός τε καὶ τῶν
ἐντέρων τὴν τροφὴν, οὕτως, ὅσα μετ᾽ ἐκεῖνο τέτακται, δι᾽
ἄλλων ἕλκει φλεβῶν εἰς ἑαυτά, κἄπειτ᾽ αὖθις ἕτερα, καὶ
τοῦτο ὑπάρχει γιγνόμενον, ἄχρι περ ἂν εἰς ἅπαν ἀφίκηται τοῦ
ζώου μόριον ἡ τροφὴ, παρασκευάζει δ᾽ ἕκαστον ἀεὶ καὶ
προπέττει τὸ μεθ᾽ αὑτὸ κατὰ τὸ συνεχὲς τῆς διαδόσεως.
οὕτως οὖν καὶ τὸ ἧπαρ παρομοιοῖ τὸν ἐκ τῆς κοιλίας ἀνα-
δοθέντα χυλὸν ἑαυτῷ, τουτέστι τῇ σαρκί τε καὶ τῇ οὐσίᾳ
τῇ ἑαυτοῦ, τῷ καλουμένῳ πρὸς ἐνίων ἰατρῶν παρεγχύματι.
ἕκαστον γὰρ τῶν ὀργανικῶν τοῦ ζώου μορίων, σύνθετον
ὑπάρχον ἐξ ἑτέρων ἁπλουστέρων μορίων, πάντως ἴδιόν τι
τοιοῦτον ὑπάρχει κατὰ τὴν οὐσίαν, οἷον οὐκ ἄλλο καθ᾽
ὅλου τοῦ ζώου τὸ σῶμα. τὸ γοῦν τῆς γαστρὸς σῶμα τὸ
ἴδιον οἷον οὐκ ἄλλο τῶν πάντων ἐστίν· ὡσαύτως δὲ καὶ

quum neque jecur ipfum illorum caufa alimentum alte-
ret, fed quo dixi modo, quum mutaret alteraretque,
id accommodatius interea redditur partibus poft jecur
fitis; fiquidem, uti ipfum per venas ex ventriculo et
inteftinis alimentum attraxit, ita, quae poft illud confti-
tuta funt, per alias ad fe venas alliciunt, deinde rurſus
alia: atque hoc fieri folet, usque dum in omnem animan-
tis partem alimentum pervenerit; ac praeparat unum-
quodque femper ac praecoquit ei, quod fequitur, fecun-
dum diftributionis continuitatem. Sic igitur et jecur
fuccum ex ventriculo diftributum fibi ipfi, hoc eft carni
et ipfius fubftantiae (quod a nonnullis medicis parenchyma
dicitur), affimilat. Singulae enim inftrumentariae animan-
tis partes quum ex aliis fimplicioribus conftent partibus,
omnino peculiari quadam ejusmodi fubftantia conftant,
quali non aliud totius animantis corpus. Sane ventriculi
corpus proprium, quale non aliud omnium exiftit. Similiter

Ed. Chart. V. [199. 200.]   Ed. Baf. I. (306.)

τὸ τοῦ σπληνὸς, ἐγκεφάλου τε καὶ νεφρῶν, καὶ γλώττης,
καὶ ὀφθαλμῶν, καὶ κύστεων, καὶ μητρῶν. ἀρτηρίαι μὲν
οὖν καὶ νεῦρα καὶ φλέβες ἐμφύονται τοῖς ὀργάνοις ἕνεκα
χρείας κοινῆς, ὡσαύτως δ' ἐνίοις αὐτῶν ὑμένες τε καὶ σύν-
δεσμοι. τὸ δ' ἴδιον ἑκάστου σώματος χωρὶς τούτων ἐστὶ,
διὸ καὶ τὴν ἐνέργειαν ἐξαίρετον ἢ τἄλλα κέκτηται. κατὰ
μὲν γὰρ τὸ κοινὸν ἀνάγκη δήπου καὶ τὴν ἐνέργειαν εἶναι
κοινήν. οὐ γὰρ οἷόν τε παρὰ τοὺς τόπους τοῦ σώματος
ὑπαλλάττεσθαι φλεβὸς, ἢ ἀρτηρίας, ἢ νεύρου τὴν ἐνέργειαν,
[200] ἀλλ' ἄν τε κατὰ τὴν πτέρναν, ἄν τε κατὰ τὸν ἐγκέ-
φαλον ἀρτηρίαν ἐννοήσῃς, εὐθὺς αὐτῆς συνεπινοήσεις τὴν
κοινὴν ἁπασῶν ἀρτηριῶν ἐνέργειαν· ὡσαύτως δὲ καὶ νεύρῳ,
καὶ φλεβὶ, καὶ ὀστῷ, καὶ χόνδρῳ, καὶ ὑμένι, καὶ συνδέσμῳ,
καὶ πιμελῇ. κατὰ δὲ τὸ ἴδιον εἶδος ἑκάστης οὐσίας ἰδίαν
ἀναγκαῖον εἶναι τὴν ἐνέργειαν. οἷον γάρ ἐστι τὸ τοῦ πνεύ-
μονος σῶμα κατὰ τὴν οὐσίαν, οὐκ ἂν εὕροις ἕτερον, οὐδ'
οἷον ἐγκεφάλου οὐδὲν ἄλλο τοιοῦτον, ὥσπερ οὐδὲ ὁποῖον
ἢ καρδία σῶμα κατὰ τὴν οὐσίαν ἐστὶν, οὐδὲν ἀκριβῶς ἄλλο

et lienis, cerebri, renum, linguae, oculorum, veficae et
uteri; arteriae vero, nervi et venae inftrumentis infe-
runtur communis ufus gratia; ita vero nonnullis ipforum
membranae et ligamenta. Proprium autem cujusque cor-
poris fine his exiftit; quare etiam actionem eximie
diverfam ab aliis poffident. Siquidem ex communi neceffe
eft fcilicet actionem communem quoque effe; non enim
poteft ex corporis loco venae, aut arteriae, aut nervi
actio immutari; verum five in calce, five in cerebro
arteriam confideraveris, ftatim ipfius communem omnium
arteriarum functionem fimul perpendes; fimili ratione
nervi, venae, offis, cartilaginis, membranae, ligamenti
et pinguedinis. At fecundum propriam uniuscujusque
fubftantiae fpeciem propriam neceffe functionem effe.
Quale enim pulmonis corpus fubftantia eft, non reperies
aliud; neque, quale cerebri, ullum ejusmodi aliud;
quemadmodum neque, quale cordis corpus fubftantia exi-

τοιοῦτον ὑπάρχει. καὶ νεφροὶ δὲ καὶ σπλὴν ἑκάτερον αὐτῶν οἶον οὐκ ἄλλο. καὶ διὰ τοῦτο ἡ ἐνέργεια καθ᾽ ἕκαστον ἴδιος ἐπὶ τῶ τῆς οὐσίας ἰδίω, καὶ ἡ τοῖσδε σὰρξ ἰδιότητα πολλὴν ἔχει παρὰ τὰς ἄλλας σάρκας. ἐν ὀφθαλμῷ δὲ τί δεῖ καὶ λέγειν, ὡς ἴδιον ἐξαίρετον, καὶ οὐδ᾽ ἐγγὺς οὐδενὶ τῶν ἄλλων ἔοικός ἐστι τὸ κρυσταλλοειδές, ὅτε καὶ τὸ τῆς ἐνεργείας τῆς κατ᾽ αὐτὸ ᾽μηδενὶ προσέοικεν; οὐδὲν οὖν θαυμαστόν ἐστιν, οὐδὲ τὸ τοῦ ἥπατος ἴδιον ᾽σῶμα κατὰ τὴν αὐτοῦ φύσιν κεκτῆσθαι τὴν ἐνέργειαν· ἐρυθρότατον μὲν γάρ ἐστιν, ὥστε (307) τὸ αἷμα καὶ τῷ πεπῆχθαι μόνον αὐτοῦ διαφέρον· θρόμβου μὲν γὰρ ἡ πῆξις ὑπὸ τοῦ περιέχοντος γίγνεται, σβεννύουσα μὲν ἐξ αὐτοῦ τὴν θερμότητα, μελαίνουσα δὲ διὰ τὴν ψύξιν. οὐχ οὕτως δὲ κατὰ τὸ ἧπαρ, ἀλλ᾽ ὑπό γε τῆς ἐμφύτου θερμασίας, κοσμούσης αὐτὸ μᾶλλον ἢ φθειρούσης. ἀλλοιοῦται μὲν γὰρ ἑκατέρως τὸ αἷμα, κἂν θρόμβος γένηται, κἂν ἥπατος σάρξ. ἀλλ᾽ ἡ μὲν εἰς θρόμβον, ἀλλοίωσις ὁδός ἐπὶ φθορὰν ἐστιν, ἡ δ᾽ εἰς τὴν

---

fit, nullum exacte aliud tale reperias. Item renes et lien, utrumque ipfum, quale non aliud. Atque ideo actio cujusque propria eft propter fubftantiae proprietatem. Jam caro in his multam proprietatem praeter alias carnes obtinet. In oculo autem quid etiam dicendum eft quod peculiare corpus eximiumque cryftallinus humor fit, nulli aliorum vel propemodum fimile, quoniam et actionis ipfius proprium nulli refpondet? Nihil itaque mirum eft jecoris proprium corpus fecundum ipfius naturam actionem acquifiviffe, ut quod maxime rubrum fit veluti fanguis, et folum eo, quod coagulatum fit, ab eo differens; grumi fiquidem coagulatio ab ambiente fit, extinguente eo quidem ipfius calorem, denigrante autem propter refrigerationem. At non ita etiam in hepate accidit, fed ab infito calore, qui exornet id eo magis, quam corrumpat. Alteratur enim utroque modo fanguis, et fi grumus evaferit, et fi jecoris caro. Verum in gramum alteratio via ad corruptionem eft, in jecoris

Ed. Chart. V. [200.]   Ed. Baf. I. (307.)

ἥπατος οὐσίαν ἐνέργεια φύσεως. οὐδ᾽ ἔστιν οὐδὲν ὁμοιό-
τερον εὑρεῖν αἵματι τῆς ἥπατος ἰδέας. εὕρηται μὲν οὐ
καλῶς οὐδ᾽ ὑπὸ τῶν εἰπόντων, τῇ πρώτῃ καὶ νεοπαγεῖ σαρκὶ
παραπλήσιον γίγνεσθαι στάξαν εἰς ὕδωρ χλιαρὸν αἷμα· πολὺ
δὲ δὴ μᾶλλον ἡ συμμετρία τῆς ἐμφύτου θερμασίας ἀκριβῆ
περιτίθησιν αὐτῷ τὸν κόσμον. εἴπερ οὖν ἕκαστον μόριον
ἐξ ὁμοιοτάτου κατὰ τὴν οὐσίαν ἑαυτῷ τρέφεται χυλοῦ, καὶ
τοῦτον παρασκευάζειν ἑαυτῷ πέφυκεν, ἀλλοιοῦν τε καὶ μετα-
βάλλειν ἡ τοῦ αἵματος γένεσις, ἔργον τῆς ἥπατος σαρκός.
αὕτη δ᾽ ἐστὶν, ὡς ἐδείχθη, τὸ ἴδιον ἑαυτοῦ σῶμα. διὸ τῶν
ἄλλων ἀποκριθὲν ἕν τι τῶν σπλάγχνων ἐστὶ μονογενές.
μετέχει μὲν οὖν καὶ ἡ καρδία τοῦ τοιούτου χρώματος, ἀλλ.
οὐκ εἰς ὅσον ἥπαρ· ὑγρότερον γάρ ἐστι τὸ σπλάγχνον τοῦτο
τῆς καρδίας, καὶ διὰ τοῦτ᾽ ἐρυθρότερόν τε καὶ μαλακώτε-
ρον, ἡ δὲ ξηροτέρα τε καὶ θερμοτέρα τοῦ ἥπατος ὑπάρχει.
οὕτως γὰρ ἤμελλεν ἅμα τε σκληροτέρα γενήσεσθαι καὶ κινή-
σεσθαι διττὴν κίνησιν ὁμοίως ταῖς ἀρτηρίαις, ἵν᾽ ἐκ μὲν
τῆς τοιαύτης κινήσεως ἡ συμμετρία φυλάττηται τῆς ἐμφύτου

autem fubftantiam actio naturae; neque eft quicquam
fanguini fimilius invenire, quam jecoris fpeciem. Dictum
fane non recte eft ab iis, qui affeverant, fanguinem tepi-
dum in aquam deftillatum primae et recens compactae
carni fimilem effici. Sed multo magis nativi caloris
commoderatio exactum ornamentum ei circumdat. Si
igitur fingulae partes ex fucco fimillimo fibi fubftantia
nutriuntur, atque hunc praeparare fibi natura poffunt, et
alterare et mutare, fanguinis generatio opus jecoris ipfius
caruis exiftit. Haec autem eft, ut oftendi, corpus ipfius
peculiare; quocirca ab aliis fegregatum aliquod vifcus fui
generis eft. Itaque compos eft etiam cor hujusmodi colo-
ris, fed non quantum jecur; quippe hoc vifcus corde
humidius eft, eoque rubrum magis et mollius, cor autem
ficcius calidiusque jecore exiftit. Ita enim futurum eft
fimul durius, et duplici motu arteriis fimiliter agitabitur,
ut ex hujusmodi motu nativi caloris fymmetria conferve-

Ed. Chart. V. [200. 201.]　　　　　Ed. Baf. I. (307.)

θερμασίας, ὡς ἐν τῷ περὶ χρείας σφυγμῶν ἐπεδείξαμεν.
ἡ σκληρότης δὲ τὴν δυσπάθειαν αὐτῇ παρέχει συνεχέσι τε
κινήσεσι καὶ σφόδρα ἰσχυραῖς ἐνίοτε παρεσκευασμέναις ὑπὸ
τῆς φύσεως. ὅθεν οὐδὲ τὸ ἴδιον αὐτῆς αἷμα τοιοῦτόν ἐστιν,
οἷόν περ τὸ τοῦ ἥπατος, ἀλλ᾽ ὅσῳ θερμότερον τὸ σπλάγ-
χνον τοῦ σπλάγχνου, τοσούτῳ ξανθότερον, ὅπερ ἴδιον αἵμα-
τος ξηροτέρου, καθάπερ τοῦ ὑγροτέρου τὸ ἐρυθρόν. εἴρηται
δὲ καὶ ὑπὸ Πλάτωνος μὲν ἐν Τιμαίῳ περὶ τῆς τῶνδε τῶν
χρωμάτων γενέσεως, ἀτὰρ οὖν καὶ ἡμεῖς αὖθις ἐξηγησάμεθά
τε καὶ ἀπεδείξαμεν, ὡς ἀληθῶς εἴρηται πάντα, γεγραφότες
ὑπὲρ αὐτῶν ἰδίᾳ καθ᾽ ἕτερον λόγον. ἀλλὰ νῦν γε τὸ προ-
κείμενον ἡμῖν περαίνωμεν. αἵματος ὑγροῦ μὲν τὴν κρᾶσιν,
ἐρυθροῦ δὲ τὴν χρόαν ἡ πρώτη μὲν ἐν ἥπατι γένεσις,
ὀχετοὶ δὲ παράγοντές τε καὶ διανέμοντες αὐτὸ παντὶ τῷ
σώματι φλέβες. αἵματος δὲ ξανθοῦ καὶ λεπτοῦ καὶ λεπτο-
μεροῦς καὶ πνευματώδους ἡ μὲν πρώτη γένεσις ἐν τῇ τῆς
καρδίας ἀριστερᾷ κοιλίᾳ, [201] διανέμουσι δὲ καὶ παράγου-
σιν εἰς ὅλον τὸ ζῶον αἱ ἀρτηρίαι τὸ τοιοῦτον αἷμα.

tur, ut in opere de pulfuum ufu oftendimus. At duri-
ties ipfius ne facile afficiatur efficit motibus et conti-
nuis et valentiffimis nonnunquam a natura praeparatis;
unde neque proprius ipfius fanguis talis eft, qualis jecoris,
fed quanto calidius vifcus vifcere eft, tanto flavior ille;
quod proprium fanguinis ficcioris exiftit, ficuti et humi-
dioris rubrum. Porro dictum eft et a Platone in
Timaeo de colorum horum generatione. Seorfim et nos
exponemus rurfus demonftrabimusque, omnia vere effe
dicta, fcribentes de ipfis particulatim in alio commentario.
Sed nunc, quod nobis erat inftitutum, finiemus. San-
guinis humidi temperamento, rubri autem colore pri-
ma fane in jecore eft generatio; rivi autem venae id
toti corpori traducunt diftribuuntque. At fanguinis flavi,
tenuis, fubtilis, fpirituofi prima fane in finiftro cordis
finu eft origo, verum talem arteriae difpenfant in
totumque corpus deducunt; id quod uberius in commen-

δέδεικται δὲ καὶ περὶ τούτων ἐπὶ πλέον ἐν τοῖς τῶν φυσικῶν
δυνάμεων ὑπομνήμασιν. ὥσθ᾽ ἅμα μὲν, ὅπερ ἀνεβαλόμην ἐν
τοῖς ἔμπροσθεν λόγοις ἐρεῖν αὖθις ὑπὲρ τοῦ κατὰ τὴν
καρδίαν αἵματος, τὰ νῦν εἴρηται, ἅμα δὲ, ὡς ἐσφάλησαν
οἱ καὶ τὴν καρδίαν ἀρχὴν εἰπόντες εἶναι τῶν φλεβῶν, ἐπι-
δέδεικται. εἴπερ γὰρ αἵματός τινος, εὐθὺς δήπου καὶ φλεβῶν
ἐνόμισαν, ὥσπερ μὴ καὶ τῶν ἀρτηριῶν ἐχουσῶν αἷμα λεπτο-
μερέστατον καὶ θερμότατον. ὡς οὖν ἀρτηριῶν, οὕτως καὶ
τοῦ πνευματώδους τε καὶ τοῦ ζέοντος αἵματος ἀρχή τε καὶ
πηγὴ τοῖς ζώοις ἐστὶν ἡ καρδία, καὶ διὰ τοῦτο καὶ τὸ
θυμοειδὲς ἐνδείκνυται τῆς ψυχῆς ἐν αὐτῇ κατῳκῆσθαι.
ταῦτ᾽ ἄρα καὶ ὁ Πλάτων τὴν καρδίαν ἔλεγεν πηγὴν τοῦ
περιφερομένου κατὰ πάντα μέλη σφοδρῶς αἵματος. οὐ ταὐ-
τὸν γάρ ἐστιν ἢ πηγὴν αἵματος ἁπλῶς εἰπεῖν, ἢ προσθεῖναι
τοῦ περιφερομένου σφοδρῶς. τὸ μὲν γὰρ ἐξ ἥπατος ὁρμώ-
μενον οὐ περιφέρεται σφοδρῶς, ὅτι μήτε πνευματῶδές ἐστι,
μήθ᾽ ὅλως σφύζουσιν αἱ περιέχουσαι φλέβες αὐτό· τὸ δ᾽
ἐκ τῆς ἀριστερᾶς κοιλίας τῆς καρδίας ὁρμώμενον θερμότε-

tariis de naturalibus facultatibus oftenfum eft. Quare
fimul, quod in fuperioribus fermonibus de cordis fanguine
iterum dicere diftuleram, in praefentia expofui, fimulque,
quod errauerint, qui cor venarum principium effe pro-
nunciarunt, indicatum eft. Si enim fanguinis cujusdam,
ftatim nimirum et venarum cenfuerunt, tanquam non
etiam arteriae fanguinem fubtiliffimum calidiffimumque
haberent. Vt igitur arteriarum, fic et fpirituofi fervidi-
que fanguinis initium et fons animantibus cor ineft; et
ideo irafcibilis anima ibidem habitare oftenditur. Hac
ratione itaque et Plato cor fanguinis, qui per omnia
membra vehementer rapitur, fontem appellabat. Non
idem enim eft, aut fontem fanguinis fimpliciter dicere,
aut apponere, qui valide circumfertur. Nam ex jecore
proficifcens fanguis non valide circumfertur, quoniam
neque fpirituofus eft, neque omnino venae eum conti-
nentes pulfant. At qui ex finiftro cordis finu provenit,

574 ΓΑΛΗΝΟΥ ΠΕΡΙ

Ed. Chart. V. [201.]   Ed. Baf. I. (807.)

ρόν τε τοῦδε καὶ πνευματῶδες ἱκανῶς εστιν, ὡς ἂν σφυζόν-
των αὐτοῦ τῶν ἀγγείων. καλεῖται δ' ὑπὸ μὲν τῶν παλαιο-
τάτων ἰατρῶν καὶ φιλοσόφων καὶ τουτὶ τὸ γένος τῶν
ἀγγείων ὡσαύτως θατέρῳ φλὲψ, ὑπὸ δὲ τῶν ἄλλων ἀρτηρία
μὲν τὸ σφύζον, τὸ δὲ ἄσφυκτον φλέψ. ὅτι δ' οὕτως ὠνό-
μαζον οἱ παλαιοὶ, δέδεικται μὲν ἤδη πολλοῖς τῶν ἔμπρο-
σθεν, ἐπιδέδεικται δὲ καὶ πρὸς ἡμῶν ἑτέρωθι. νυνὶ δὲ
τοσοῦτον μόνον, ὅσον εἰς τὰ παρόντα χρήσιμον, ὑπομνήσω.
τῆς κατὰ τὸν ἀγκῶνα καὶ μάλιστα τὸν ἀριστερὸν ἀρτηρίας
ὅταν ἡ κίνησις ἐκ γενετῆς ὑπάρχῃ ταχεῖά τε ἅμα καὶ μεγάλη
καὶ εὔτονος, ἰσχυρὰν μὲν ἐνδείκνυται τὴν ἐν τῇ καρδίᾳ
θυμοειδῆ δύναμιν, ἀκμαῖον δὲ καὶ ζέον τὸ κατ' αὐτὴν
θερμὸν, ὅπερ ὀνομάζειν μανιῶδές τε καὶ ὀξύθυμον ἔθος·
ὁ τοίνυν Ἱπποκράτης ὀνομάζων φλέβα τὴν ἀρτηρίαν ταύτην
ὡδέ πως γράφει κατὰ τὸ δεύτερον τῶν Ἐπιδημίων· ᾧ δ'
ἂν ἡ φλὲψ ἡ ἐν ἀγκῶνι σφύζῃ, μανικὸς καὶ ὀξύθυμος, ᾧ
δ' ἂν ἀτρεμέῃ, τυφώδης. ὅτι δὲ καὶ τὸ σφύζειν ὄνομα
καὶ ὁ σφυγμὸς ἐπὶ τῆς σφοδρᾶς εἰς τοσοῦτον τῶν ἀρτηριῶν

calidior hoc et fpirituofus admodum eſt, ut cujus vafa
pulſent. Vocatur autem a vetuſtiſſimis medicis philoſo-
phisque hoc vaſorum genus alteri ſimiliter vena, ab aliis
vero arteria id, quod pulſat, quod pulſus expers eſt,
vena. Porro quod veteres ſic nominabant, multi jam,
qui ante me fuerunt, oſtendere, nec non ego alio in loco
indicavi. Nunc tantillum, quantum ad praeſentia con-
ducit, meminero. Arteriae, quae cubitum et praeſertim
ſiniſtrum excurrit, quum motus ex generatione eſt cita-
tus ſimul et magnus validusque, robuſtam in corde facul-
tatem iraſcibilem innuit, calorem vero in eo vigentem et
fervidum, quem nominare furioſum iracundumque con-
ſuetudo eſt. Itaque Hippocrates appellans venam arte-
riam hanc, ita ſcribit in ſecundo Epidemiorum libro:
*Cui vena in cubito pulſat, is furioſus et iracundus
erit; cui autem lente, torpidus.* Quod et pulſare ver-
bum et ab eo deductum nomen pulſus in vehementi
adeo arteriarum motu, ut, priusquam manus admoveatnr,

ΙΠΠΟΚΡ. ΚΑΙ ΠΛΑΤΩΝ. ΔΟΓΜ. Ζ. 575

Ed. Chart. V. [201.]   Ed. Baf. I. (307.)

κινήσεως, ὡς καὶ πρὶν ἐπιλαβεῖν τὴν ἁφὴν αἰσθητὴν εἶναι
τἀνθρώπῳ τὴν κίνησιν, ὑπὸ τῶν παλαιῶν ἐλέγετο, καὶ δι᾽
ἄλλων μὲν ἀποδέδεικται, καὶ νῦν δ᾽ οὐχ ἥκιστα φαίνεται
διὰ τῆς πρὸς τὸ ἀτρεμέειν ἀντιθέσεως, καὶ τὸν τυφώδη δὲ,
δηλονότι τὸν ἐναντίον τῷ μανικῷ ἢ καὶ ὀξυθύμῳ καὶ
ἀόργητον. ὥσθ᾽ οἷον ὁδοῦ τι πάρεργον ἡμῖν οὐ σμικρὸν
ἤνυσται κατὰ τὴν ἐξήγησιν τοῦ τῆς φλεβὸς ὀνόματος ἐπι-
δείξασιν Ἱπποκράτην πρότερον Πλάτωνος ἐν καρδίᾳ τιθέ-
μενον ἀρχὴν τῆς θυμοειδοῦς δυνάμεως. ἀλλὰ τούτου μὲν
καὶ μετ᾽ ὀλίγον ἐπιμνησθήσομαι. πρὸς δὲ τὴν τοῦ Πλά-
τωνος λέξιν ἐπάνειμι, καθ᾽ ἣν τὰς ἀρτηρίας ὀνομάζων φλέβας
ἔλεγε, τὴν δὲ καρδίαν ἅμα τῶν φλεβῶν πηγὴν καὶ τοῦ
περιφερομένου κατὰ πάντα τὰ μέλη σφοδρῶς αἵματος. ἐπειδὴ
γὰρ οὐδέπω τὸ σφύζον ἀγγεῖον, ὥσπερ νῦν, ἀρτηρία προσ-
γόρευται, μόνας δὲ τὰς κατὰ τὸν πνεύμονα, τὰς ὑπὸ τῶν
νεωτέρων τραχείας ὀνομασθείσας, οὕτως ἐκάλουν, εὐλόγως ὁ
Πλάτων εἰς διορισμόν, ὁποίων ἄν τινων βούληται φλεβῶν
εἶναι τὴν καρδίαν ἀρχὴν, προσέθηκε καὶ πηγὴν τοῦ περιφε-

fit homini fenfibilis, a veteribus dicebatur, etiam per
alios demonftratum eft, ac nunc quoque maxime apparet
ex oppofitione, quae facta eft ad verbum quiete moveri, et
nomen torpidum, nimirum contrarium furiofo, vel etiam
iracundo, quod videlicet iracundum non eft. Quare
obiter et praeter inftitutum in expofitione nominis venae
non exiguum quidpiam a nobis confectum eft, qui often-
derimus, Hippocratem ante Platonem irafcibilis facultatis
initium in corde ftatuiffe. Sed hujus quoque paulo poft
meminero. Ad Platonis verba revertor, quibus arterias
nominans venas dicit, cor autem et venarum et fangui-
nis, qui per omnia membra valide defertur, fontem.
Quandoquidem enim pulfans vas nondum, quemadmo-
dum nunc, arteriae nomen fortitum erat, folae autem
pulmonis, quae a recentioribus afperae nominatae funt,
ita nuncupabantur, bona ratione Plato ad diftinctionem,
qualiumnam principium cor effe vellet, adjecit etiam

ρομένου κατὰ πάντα τὰ μέλη σφοδρῶς αἵματος. εἰς τί μὲν
οὖν ἐστι τοῦτο τὸ αἷμα τοῦ ζώου χρηστὸν, αὖθις εἰρήσεται.
τὸ δὲ ἐξ ἥπατος ὁρμώμενον εἰς τροφὴν παρεσκεύασται τοῖς
τοῦ σώματος ἅπασι μέρεσιν. ὅθεν, οἶμαι, καὶ ὁ Πλάτων ὑπὲρ
ἐκείνου διαλεγόμενος ἔφη· οἷον [202] φάτνην ἐν ἅπαντι
τούτῳ τῷ τόπῳ τῆς τοῦ σώματος τροφῆς τεκτηναμένου. καὶ
μέντοι καὶ ἐκ τοῦ λέγειν, τουτὶ μὲν τὸ καθ᾽ ἧπαρ εἶδος
τῆς ψυχῆς σιτίων τε καὶ ποτῶν ἐπιθυμητικὸν ὑπάρχειν,
οὐ μὴν ἐπί γε τῆς καρδίας οὐδὲν ἔτι προσθεῖναι τοιοῦτον,
δῆλός ἐστιν ἐκ μὲν τῆς γαστρὸς εἰς ἧπαρ βουλόμενος ἀνα-
φέρεσθαι τὴν τροφὴν, ἐκεῖθεν δὲ ἐπὶ τὴν καρδίαν ἰέναι τι
μέρος εἰς τὴν τοῦ κατ᾽ ἐκείνην αἵματος γένεσιν. ἀλλ᾽ ὅτι
μὲν οὐκ ἐκ τῶν κατὰ τὴν γαστέρα χωρίων τῆς τροφῆς ἀνά-
δοσις εἰς τὴν καρδίαν εὐθέως, ἀλλ᾽ εἰς ἧπαρ γίγνεται, πρό-
τερον αὐτάρκως ἀποδεδειγμένον ἐν τοῖς περὶ τῶν φυσικῶν
δυνάμεων, οὐδὲν ἔτι δέομαι νῦν ἐπεξέρχεσθαι, προσθεῖναι
δ᾽ ἄμεινον τῷ λόγῳ τοσόνδε. θερμὸν μὲν ἱκανῶς ἀναγ-
καῖον εἶναι τὸ θυμοειδὲς σπλάγχνον, οὐκ ἐξ ἀνάγκης δὲ

fontem fanguinis, qui rapide per omnia membra circum-
fertur. Ad quid autem hic in animali fanguis conducat,
poftea dicetur. Qui vero ex jecore provenit, in alimen-
tum omnibus corporis partibus praeparatus eft; unde,
puto, etiam Plato de illo differens inquit: *Ubi quoddam
quaſi praeſepe ad totius corporis alimoniam fabricati.*
Iam ex eo, quod dicit, hanc fane in jecore animae fpe-
ciem, quae efculenta poculentaque concupifcit, exiftere,
nec de corde quicquam ejusmodi adhuc apponat, innuit,
ex ventriculo in jecur referri velle alimentum, illinc ad
cor ire quandam ejus portionem ad fanguinis in eo
generationem. Verum quod non ex ventris regionibus
alimentum in cor ftatim, fed in jecur prius diftribuitur,
quum abunde in libris de naturalibus facultatibus de-
monftratum fit, nihil praeterea opus habeo impraefentia-
rum repetere, fatius autem eft fermoni tantillum adjicere.
Calidum fane affatim neceffario effe vifcus irafcibile, non

Ed. Chart. V. [202.]   Ed. Baf. I. (307 308.)

θερμὸν ἱκανῶς τὸ ἐπιθυμητικὸν, ἀλλ᾽ ἐν φυτοῖς μὲν καὶ
πάμπολυ τοῦ θυμοειδοῦς ἀπολειπόμενον, ἐν ζώοις δ᾽ οὐ
τοσοῦτον μὲν, ὅμως δ᾽ οὐκ ὀλίγον. οὔτε γὰρ ἂν οὕτω
θερμὸν εἰργάζετο χυμὸν, εἰ μὴ καὶ αὐτὸ τοιοῦτον ὑπῆρχεν,
οὔτ᾽ ἀσφύκτους ἂν εἶχε τὰς φλέ(308)βας, εἰ ζεούσης θερ-
μασίας ἦν ἀρχή. ταῦτ᾽ ἄρα καὶ Ἱπποκράτης ἐνδεικνύμενος
ἔγραφε· ῥίζωσις φλεβῶν ἧπαρ, ῥίζωσις ἀρτηριῶν καρδίη· ἐκ
τουτέων ἀποπλανᾶται εἰς πάνθ᾽ αἷμα, καὶ πνεῦμα, καὶ
θερμασίη διὰ τούτων φοιτᾷ· αἷμα μὲν ἐξ ἥπατος ἀποπλα-
νᾶσθαι λέγων, πνεῦμα δ᾽ ἐκ καρδίας, θερμασίαν δ᾽ ἐξ
ἀμφοῖν. ὅθεν οὐδὲ διήνεγκεν ἢ φλεβῶν ἀρχὴν εἰπεῖν τὸ
ἧπαρ, ἢ αἵματος, ἢ τῆς ἐπιθυμητικῆς ψυχῆς, ἀλλ᾽ οἰκειό-
τερόν πως ἰατρῷ μὲν ἐπὶ τοῖς σωματικοῖς ὀργάνοις, φιλο-
σόφῳ δ᾽ ἐπὶ ταῖς ψυχικαῖς δυνάμεσι ποιεῖσθαι τὴν διδα-
σκαλίαν, ἕπεται δὲ ἐπιδειχθέντι θατέρῳ θάτερον. καὶ
τοίνυν φαίνονται γεγραφότες οὕτως ὑπὲρ αὐτῶν Ἱπποκράτης
καὶ Πλάτων, ὁ μὲν ὑπὲρ τῶν σωματικῶν ὀργάνων τὸν
πλείω λόγον ποιησάμενος, ὁ δ᾽ ὑπὲρ τῶν ψυχικῶν δυνάμεων.

autem necessario calidum vehementer appetens; sed in
stirpibus quidem permultum irascibili inferius, in anima-
libus non tantum quidem, sed tamen non parum; neque
etiam adeo calidum efficeret humorem, nisi id simul
ejusmodi fuerit, neque pulsus expertes haberet venas, si
ferventis esset caloris initium. Haec utique et Hippocra-
tes indicans conscripsit: *Venarum jecur radicatio, arte-
riarum cor; ex his dispergitur in omnia sanguis, spiri-
tus, calor per haec transit;* sanguinem sane ex jecore
proficisci dicens, spiritum ex corde, calorem ex utris-
que; unde nihil differt venarum principium dicas jecur,
aut sanguinis, aut appetentis animae; sed familiarius
medico de corporeis instrumentis, philosopho de animae
facultatibus disciplinam instituere. Alterum autem alte-
rius demonstrati comes est. Itaque videntur in hunc
modum de ipsis Hippocrates et Plato scripsisse, ille de
corporis instrumentis longiore sermone facto, hic vero
de animae facultatibus. Quapropter Hippocrates inquit:

578 ΓΑΛΗΝΟΥ ΠΕΡΙ

Ed. Chart. V. [202.]   Ed. Baf. I. (308.)

διὰ τοῦτ᾽ οὖν ὁ μὲν Ἱπποκράτης ἐρεῖ, ῥίζωσις φλεβῶν
ἧπαρ, ἀνατομήν τε γράφει φλεβῶν τήνδε· ἡπατῖτις ἐν
ὀσφύϊ μέχρι τοῦ μεγάλου σπονδύλου κάτωθεν, καὶ σπονδύ-
λοισι προσδιδοῖ ἐντεῦθεν μετέωρος δι᾽ ἥπατος, καὶ διὰ
φρενῶν εἰς καρδίαν. καὶ ἡ μὲν ἰθεῖα ἐς κληῖδας, ἐντεῦθεν
δ᾽ αἱ μὲν εἰς τράχηλον, αἱ δ᾽ ἐπ᾽ ὠμοπλάτην, αἱ δ᾽ ἀπο-
καμφθεῖσαι κάτω περὶ παρασπονδύλου καὶ πλευρᾶς ἀπο-
κλίνουσιν, ἐξ ἀριστερῶν μὲν μία ἐγγὺς κληΐδων, ἐκ δεξιῶν
δὲ ἐπί τι ταύτης χωρίον. ἄλλη δὲ σμικρὸν κατώτερον ἀπο-
καμφθεῖσα, ὁκόθεν μὲν ἐκείνη ἀπέλιπε, προσέδωκε τῇσι
πλευρῇσιν. ἐπὰν δὲ τῆς ἐπ᾽ αὐτῆς καρδίας προστύχῃ ἀπο-
καμπτομένη εἰς τὰ ἀριστερά, ἀποκαμφθεῖσα δὲ κάτω ἐπὶ
σπονδύλους καταβαίνει, ἔστ᾽ ἂν ἀφίκηται ὅθεν ἤρξατο με-
τεωρίζεσθαι ἀποδιδοῦσα τῇσι πλευρῇσι τὴν ἐπίλοιπον ἀπά-
σαις, καὶ ἔνθεν ἀποσχίδας παρ᾽ ἑκάστην διδοῦσα, μιᾶς δ᾽
οὖσα. ἀπὸ μὲν τῆς καρδίας ἐπί τι χωρίον ἐν τοῖσιν ἀρι-
στεροῖσιν μᾶλλον ἐοῦσα, ἔπειτα ὑποκάτω τῆς ἀρτηρίας, ἔστ᾽
ἂν καταναλωθῇ καὶ ἔλθῃ ὅθεν ἡ ἡπατῖτις ἐμετεωρίσθη,
πρότερόν γε πρὶν ἐνταῦθα ἐλθεῖν παρὰ τὰς ἐσχάτας δύο

Radicatio venarum jecur eſt, diſſectionemque venarum hanc
deſcribit. *Jecoraria in lumbis usque ad maiorem vertebram
ab inferiori parte etiam vertebris communicatur, inde ſubli-
mis per jecur et ſeptum transverſum ad cor, atque recta ad
claviculas pergit; inde aliae in cervicem; aliae ad ſcapulas;
aliae reflexae inferius circa notham vertebram et costam
declinant; ex ſiniſtris una prope claviculas; ex dextris
ad aliquam hujus regionem. Alia paulo inferius deflexa,
unde illa deſiit, annectitur coſtis; ubi autem, quae ad
ipſum cor pertinet, occurrerit, in ſiniſtram deflectit; ubi
deflexerit, inferius ad vertebras deſcendit, unde inceperat
attolli, coſtis reliquam omnibus impertiens; inde propa-
gines ſingulis, una quum ſit, exhibens. A corde quidem
in locum aliquem pergit, in ſiniſtris magis inhaerens,
deinde ſubter arteriam, donec inſumpta fuerit, eatque
unde jecoraria elevata eſt; priusquam illuc veniat, juxta*

πλευρὰς ἐδιχώθη, καὶ ἡ μὲν ἔνθεν, ἡ δὲ ἔνθεν τῶν σπον-
δύλων ἐλθοῦσα κατηναλώθη. ἡ δ᾽ εὐθεῖα ἀπὸ τῆς καρδίας
πρὸς κληῖδας τείνουσα ἄνωθεν τῆς ἀρτηρίας ἐστὶ, καὶ ἀπὸ
ταύτης ὥσπερ καὶ παρ᾽ ὀσφὺν κάτωθεν τῆς καρδίας, καὶ
ἀπὸ ταύτης ἀΐσσει εἰς τὸ ἧπαρ, ἡ μὲν ἐπὶ πύλας καὶ
λοβὸν, ἡ δ᾽ ἐς τὸ ἄλλο ἑξῆς ἀφώρμηκε σμικρὸν κάτωθεν
φρενῶν. φρένες δὲ προσπεφύκασι τῷ ἥπατι, ἃς οὐ ῥηΐδιον
χωρίσαι. δισσαὶ δ᾽ ἀπὸ κληΐδων αἱ μὲν ἔνθεν, αἱ δ᾽ ἔνθεν
ὑπὸ στῆθος ἐς ἧτρον. ὅπη δ᾽ ἐντεῦθεν, οὔπω οἶδα.
φρένες δὲ κατὰ τὸν σπόνδυλον τὸν κάτω πλευρέων, ᾗ
νεφρὸς ἐξ ἀρτηρίας ταύτῃ ἀμφιβεβηκώς. [203] ἀρτηρίαι δὲ
ἐκ τούτου ἐκπεφύκασιν, ἔνθεν καὶ ἔνθεν ἀρτηρίη τόνον
ἔχουσα. ταύτῃ δὲ παλινδρομήσασα ἀπὸ καρδίης ἡ ἡπατῖτις
ἔληγεν. ἀπὸ δὲ τῆς ἡπατίτιδος διὰ τῶν φρενῶν αἱ μέγι-
σται δύο, ἡ μὲν ἔνθεν, ἡ δὲ ἔνθεν φέρονται μετέωροι,
πολυσχιδεῖς τε διὰ τῶν φρενῶν εἰσιν, ἀμφὶ ταύτας αἷς καὶ
πεφύκασιν, ἄνω δὲ φρενῶν αὗται μᾶλλον ἐκφανέες. οὕτως

extremas duas coſtas ſcinditur atque altera ſoboles hinc,
altera illinc ad vertebras tendens inſumitur. Quas
autem recta a corde ad claviculas tendit, ſupra arte-
riam habetur, et ab hac, ſicuti quae juxta lumbos eſt,
ſubter cor exporrigitur, hinc in jecur emergit, partim
ad portas et lobum, partim in aliam ejus partem, a
paulo inferiore phrenum parte. Phrenes autem jecori
cohaerent, quas haud facile eſt ſeparare. Duae a clavi-
culis, haec illinc, illa hinc ſub pectus ad pectinem per-
tingit, quo vero inde pergat, nondum novi. Phrenes
ad vertebram, quae ſubter coſtas eſt, habentur, vel qua
renes ex arteria prodeunt, iſthac comprehenduntur. Arte-
riae autem ex his procedunt, hinc et illinc robur aſſu-
mentes. Hac autem recurrens a corde jecoraria deſinit,
verum a jecoraria per ipſas phrenes grandes duae venae,
partim hinc, partim illinc, feruntur ſublimes, multifa-
riamquo per phrenes diviſae ipſas amplectuntur circum-
euntque. At ſupra phrenes hae magis conſpicuae ſunt.

580 ΓΑΛΗΝΟΥ ΠΕΡΙ

Ed. Chart. V. [2o3.]   Ed. Baf. I. (3o8.)

μὲν ὁ Ἱπποκράτης ἔγραψεν τὴν ἀνατομὴν τῶν ἐξ ἥπατος
ἐκφυομένων φλεβῶν, ἐνδεικνύμενος ἐντεῦθεν εἶναι τὴν ἀρχὴν
αὐτήν. ἐξηγησάμεθα δὲ τὴν ῥῆσιν ἑτέρωθί τε κἀν τῷ δευ-
τέρῳ τῆς Ἱπποκράτους ἀνατομῆς. ὁ δὲ Πλάτων οὐ κατὰ
τὰς φλέβας, ἀλλὰ κατὰ τὴν διοικοῦσαν αὐτὰς δύναμιν ἀφ᾽
ἥπατος ὁρμωμένην ἐν Τιμαίῳ διαλεγόμενος ᾧδέ πως ποιεῖ-
ται τὴν τοῦ λόγου διέξοδον. τὸ δὲ δὴ σίτων τε καὶ ποτῶν
ἐπιθυμητικὸν τῆς ψυχῆς, καὶ ὅσων ἔνδειαν διὰ τὴν τοῦ
σώματος ἴσχει φύσιν, τοῦτο εἰς τὸ μεταξὺ τῶν τε φρενῶν
καὶ τοῦ εἰς τὸν ὀμφαλὸν ὅρου κατώκισαν, οἷον φάτνην ἐν
ἅπαντι τούτῳ τῷ τόπῳ τῇ τοῦ σώματος τροφῇ κεκτημένοι,
καὶ κατέδησαν δὴ τὸ τοιοῦτον ἐνταῦθα, ὡς θρέμμα ἄγριον.
τρέφειν δὲ δὴ συνημμένον ἀναγκαῖον, εἴπερ τι μέλλει τὸ
θνητὸν ἔσεσθαι γένος. καὶ μικρὸν προελθὼν τοῦτο δή
φησιν· ὁ θεὸς ἐπιβουλεύσας αὐτοῦ τὴν ἥπατος ἰδέαν
συνέστησεν. ἐπὶ μὲν δὴ τοῦδε τοῦ σπλάγχνου καθάπερ
νειμάμενοι τοὺς λόγους, ὁ μὲν ὑπὲρ τῶν ὀργάνων, ὁ δὲ
ὑπὲρ τῆς διοικούσης αὐτὰ δυνάμεως διελέχθη. ἐπὶ δὲ τῆς

Hoc pacto fane Hippocrates diffectionem venarum ex
jecore procedentium confcripfit, indicans illinc effe ipfum
initium. Expofuimus autem ipfius verba tum alibi, tum
in fecundo de Hippocratis anatome. At Plato non de
venis, fed de facultate ipfa difpenfante, quae a jecore
ducit originem, in Timaeo differens hoc modo difputa-
tionem perfequitur. *At eam animae partem, quae cibum
potumque et reliqua omnino, quibus corpus indiget, con-
cupifcit, media regione inter feptum transverfum et
umbilici terminum collocarunt, quoddam quafi praefepe
ad totius corporis alimoniam fabricati, ac ibidem illam
animae vim, ceu feram agreftem, illigarunt, quam fane
corpus fuum alere neceffarium eft, fi mortale genus ali-
quamdiu permanfurum eft.* Et paulo progreffus, *Quod,*
inquit, *deus perpendens, hanc ipfius jecoris fpeciem
conftituit.* In hoc fane vifcere tanquam difpartiti difputa-
tionem, hic de inftrumentis, ille de virtute ipfa guber-

καρδίας ἑκατέρως ἀμφότεροι μετεχειρίσαντο, Πλάτων μὲν
ἐν Τιμαίῳ γράφων ὧδε. τὴν δὲ δὴ καρδίαν ἅμα τῶν φλε-
βῶν πηγὴν καὶ τοῦ περιφερομένου κατὰ πάντα τὰ μέρη
σφοδρῶς αἵματος εἰς τὴν δορυφορικὴν οἴκησιν κατέστησαν,
ἵν᾽, ὅτε ζέσειε τὸ τοῦ θυμοῦ μένος, τοῦ λόγου παραγγείλαν-
τος, εἴ τις ἄδικος περὶ αὐτὰ γίγνηται πρᾶξις ἔξωθεν, ἢ καί
τις ἀπὸ τῶν ἔνδοθεν ἐπιθυμιῶν, ὀξέως διὰ πάντων τῶν
στενωπῶν πᾶν ὅσον αἰσθητικὸν ἐν τῷ σώματι τῶν παρα-
κελεύσεων καὶ ἀπειλῶν αἰσθανόμενον γίγνοιτο τὸ ἐπήκοον,
καὶ ἕποιτο πάντῃ, καὶ τὸ βέλτιστον οὕτως ἐν αὐτοῖς πᾶσιν
ἡγεμονεῖν ἐῷ. Πλάτων μὲν οὖν οὕτως ἀμφοτέρους τοὺς
λόγους ἔμιξεν εἰς ταὐτὸ, τούς τε περὶ θυμοειδοῦς ψυχῆς
καὶ τοὺς περὶ τῆς καρδίας καὶ τῶν ἀπ᾽ αὐτῆς πεφυκότων
ἀγγείων. Ἱπποκράτης δ᾽ αὖ πάλιν οὐδ᾽ αὐτὸς ἀπέχεται τοῦ
περὶ τῆς τοιαύτης εἰπεῖν τι, μάλιστα μὲν ἐν ᾗ μικρὸν
πρόσθεν ἔγραψα ῥήσει, καθ᾽ ἣν ἐκ τοῦ σφυγμοῦ τῆς κατ᾽
ἀγκῶνα φλεβὸς ἐτεκμαίρετο περὶ τῶν τῆς ψυχῆς ἠθῶν, ἤδη
δὲ κἀν τῷ θεραπεύειν ἀχροίας τε καὶ ἰσχνότητας ἐν κατε-

nante differuit. De corde autem fimiliter ambo tracta-
runt. Plato fane in Timaeo in eum modum fcribens:
*Cor, et venarum et fanguinis, qui per omnes partes vehe-
menter circumfertur, fontem, in domicilium munitum
confituerunt, ut, quum iracundiae vehementia ferveret,
ratione hortante, fi quid inique in eis fiat extrinfecus,
vel etiam ab internis cupiditatibus, fatim per omnes
angufos meatus, quicquid fenfus eft particeps in corpore,
juffa minasque fentiens, fiat propitium, et obfequatur
undequaque, praeftantiffimumque in ipfis omnibus prin-
cipatum gerere finat.* Plato igitur utrumque fermonem
in idem fic mifcuit, tum qui de irafcibili anima eft, tum
qui de corde et vafis ab eo procedentibus. Hippocrates
autem rurfus ipfe ab hujusmodi dicto abftinet, praefertim
in fuperiori oratione, qua ex pulfu venae cubiti conji-
ciebat de animi moribus, jam vero dum curat pravum
corporis colorem et gracilitatem in habitu refrigerato,

582 ΓΑΛΗΝΟΥ ΠΕΡΙ

Ed. Chart. V. [203.]   Ed. Baf. I. (308.)

ψυγμέναις ἕξεσι σώματος. ἐπιτήδευσιν γάρ φησιν ὀξυθύμου
ἐμποιεῖν καὶ χροιῆς ἀναλήψιος ἕνεκα καὶ ἐκχυμώσιος.
ἐξηγεῖσθαι γοῦν σοι δόξει ταῦτα Πλάτων ἐν οἷς φησιν ἐπὶ
τῆς καρδίας, ἵν᾽, ὅτε ζέσειε τὸ τοῦ θυμοῦ μένος. οἱ δὲ
μετ᾽ αὐτὸν φιλόσοφοι καὶ ὁρισμὸν τοῦτον ἐποιήσαντο τοῦ
θυμοῦ, ζέσιν εἶναι φάσκοντες αὐτὸν τοῦ κατὰ τὴν καρδίαν
θερμοῦ. καὶ μὲν δὴ καὶ ὁπότε περὶ γενέσεως πυρετοῦ δια-
λεγόμενος ὁ Ἱπποκράτης φησίν· αὔξεται μὲν γὰρ ψύχων
τοὺς πόδας ἐξαπτόμενος ὑπὸ τοῦ θώρακος, καὶ εἰς τὴν
κεφαλὴν ἀναπέμπων οἷα φλόγα· τῆς ἐμφύτου θερμασίας
ἀρχὴν οἶδε τὴν καρδίαν. ἀλλὰ γὰρ οὐ πρόκειταί μοι κατὰ
τήνδε τὴν πραγματείαν οὔτε ἀθροίζειν ἁπάσας τῶν ἀνδρῶν
τὰς ῥήσεις, οὔτ᾽ ἐξηγεῖσθαι, μέλλοντί γε δι᾽ ἑτέρων ὑπομνη-
μάτων ἰδίᾳ ποιεῖσθαι τὰς ἐξηγήσεις· ὅπερ δὲ ἐναρχόμενος
εἶπον, ἐπισκέψασθαί τε καὶ κρῖναι τὰ δόγματα μόνον, εἴτε
κατὰ πάντα ἀλλήλοις ὁμολογοῦσιν, εἴτε καὶ μή. καταπαύειν
ἤδη καιρὸς ἐν τῷδε καὶ τόνδε τὸν λόγον, ἀρχῆς τοῦ ἥπα-
τος ἀποδεδειγμένου καὶ φλεβῶν, καὶ αἵματος, καὶ τῆς

quippe iracundiam dicit ſtudioſe excitandam tum coloris
recipiendi gratia, tum effuſionis humorum. Interpretari ita-
que haec Plato videtur, ubi inquit: *In corde quum ira-
cundiae vehementia efferbuerit.* At poſt eum philoſophi
hanc quoque iracundiae finitionem ſtatuerunt, dicentes,
ipſam caloris in corde fervorem eſſe. Quin etiam quum
de febris generatione Hippocrates differit, *Augeſcit
enim,* inquiens, *pedes refrigerans, incenſa a thorace, et in
caput emittit veluti flammam,* nativi caloris initium cor
novit. Verum inſtitutum non eſt in hoc opere omnia
horum virorum verba colligere, neque interpretari, quum
in aliis commentariis privatim ea ſim expoſiturus, ſed,
quod ab initio dixi, conſiderare indicareque dogmata
tantum, in omnibusne inter ſe conſentiant, an non.
Tempeſtivum jam eſt hic etiam librum praeſentem finire,
quum jecur et venarum, et ſanguinis, et concupiſcibilis

Ed. Chart. V. [2o3. 2o4.]   Ed. Baf. I. (3o8. 3o9.)

ἐπιθυμητικῆς ψυχῆς. [204] ἐπεὶ δ᾽ οὐ μόνον Ἱπποκράτης
καὶ Πλάτων οὕτως ἐδόξαζον, ἀλλὰ καὶ τῶν ποιητῶν, οἷς
ὡς μάρτυσι χρῆται Χρύσιππος, οὐχ οἱ φαυλότατοι, ἔγνωκα
ἔτι καὶ τοῦτο προσθεῖναι τῷ λόγῳ διὰ τὴν θαυμαστὴν
αὐτοῦ σοφίαν, ὃς ἀποχωρῶν ἑκάστοτε τῶν ἐπιστημονικῶν
ἀποδείξεων ποιηταῖς καὶ μυθολογήμασι καὶ γυναιξὶν εἰς
πίστιν δογμάτων χρῆται, οὐ μὴν οὐδὲ αὐτὸ τοῦτ᾽ αἰσθανό-
μενος, ὡς ἀντιμαρτυροῦσιν αὐτῷ καὶ τἀναντία τίθενται
σύμπαντες αὐτοὶ, καθάπερ ἔμπροσθεν ἔδειξα, τὸν μὲν θυμὸν
ἐν τῇ καρδίᾳ, τὸν λογισμὸν δ᾽ ἐν ἐγκεφάλῳ περιέχεσθαι
πεπιστευκότες. ὅτι δὲ καὶ τὸ ἐπιθυμητικὸν ἐν ἥπατι κατοι-
κίζουσιν, ἐνῆν μέν μοι καὶ τοῦτο διὰ πλειόνων πιστοῦσθαι
μαρτύρων, ὅπως δὲ μὴ δόξαιμι σπουδάζειν, ἃ φεύγειν
παραινῶ, καὶ τρίβειν τὸν χρόνον ἀχρήστοις πράγμασιν,
Ὁμήρου μνημονεύσω, τὸν (3o9) Τιτυὸν εἰς Ἅιδου κυλαζό-
μενον εἰσάγοντος, ἐφ᾽ οἷς ἀκολασταίνειν ἐπεχείρησεν εἰς
τὴν Λητώ·

animae principium effe demonftraverim. Quoniam vero
non folum Hippocrates et Plato fic opinati funt, fed
etiam poëtarum, quorum ceu teftimoniis utitur Chryfip-
pus, non peffimi cenfuerunt, hoc praeterea adjicere fer-
moni oportet propter admirabilem ipfius fapientiam, qui
recedens fubinde a fcientificis demonftrationibus poëtis,
fabulis et mulieribus ad fidem dogmatum faciendam
utitur, non tamen hoc ipfum percipiens, quod contra
fe ipfum teftantur, et contraria omnes ipfi ponunt, quem-
admodum prius indicavi, iracundiam in corde, rationem
in cerebro contineri credentes. Quod autem et concupi-
fcibile in jecore collocant, licebit mihi et hoc pluribus
approbare teftibus. Ne autem videar affectare, quod
fugere adhortor, et tempus rebus inutilibus conterere,
Homeri mentionem faciam, qui Tityum apud inferos poe-
nam fubeuntem introducit eo, quod Latonam follicitaverat
impudice:

584   ΓΑΛΗΝΟΥ ΠΕΡΙ

Ed. Chart. V. [204.]   Ed. Baf. I. (3og.)

Καὶ Τιτυὸν εἶδον, γαίης ἐρικυδέος υἱὸν,
Κείμενον ἐν δαπέδῳ, ὃ δ᾽ ἐπ᾽ ἐννέα κεῖτο πέλεθρα,
Γῦπε δέ μιν ἑκάτερθε παρημένω ἧπαρ ἔκειρον
Δέρτρον ἔσω δύνοντες, ὃ δ᾽ οὐκ ἀπαμύνετο χερσί.
Λητὼ γὰρ εἵλκυσε Διὸς κυδρὴν παράκοιτιν,
Πυθῶδ᾽ ἐρχομένην διὰ καλλιχόρου Πανοπῆος.

οὐ τὴν καρδίαν ἢ τὸν ἐγκέφαλον ἤ τι τῶν ἄλλων μορίων
ἐσθιόμενον ἐποίησε τοῦ Τιτυοῦ, δι᾽ ἐρωτικὴν ἐπιθυμίαν
ἐξυβρίζειν ἐπιχειρήσαντος, ἀλλὰ τὸ ἧπαρ μόνον, εἰς τὸ τῆς
ὕβρεως αἴτιον σπλάγχνον κολάζεσθαι φάμενος αὐτὸν, ὥσπερ
ἦν εὔλογον. οὕτω γοῦν εἰώθασι καὶ νῦν ποιεῖν οἱ τοὺς
ἁμαρτάνοντας οἰκέτας καταδικάζοντες, τῶν μὲν ἀποδιδρα-
σκόντων τὰ σκέλη καίοντές τε καὶ κατασχάζοντες καὶ παίοντες,
τῶν δὲ κλεπτόντων τὰς χεῖρας, ὥσπερ γε καὶ τῶν γαστριμάργων
τὴν γαστέρα, καὶ τῶν φλυαρούντων τὴν γλῶτταν, ἁπλῶς δ᾽
εἰπεῖν ἐκεῖνα κολάζοντες τὰ μόρια, δι᾽ ὧν ἐνεργοῦσι τὰς
μοχθηρὰς ἐνεργείας. εἰ δ᾽ ἄλλην τινὰ αἰτίαν ἔχει τις εἰπεῖν

Et Tityum vidi clarae telluris alumnum,
Porrigitur cui tota novem per jugera corpus.
Hinc atque hinc geminus roſtro urget vultur adunco
Immortale jecur tondens; jacet ille ſupinus,
Nec depellendi manibus datur ulla poteſtas.
Latonae namque auſus erat tentare cubile,
Quum Pytho Panopei peteret per amoena vireta.

Non cor aut cerebrum aut aliquam aliam particulam
Tityi propter amatoriam cupiditatem contumeliam inferre
auſi, ſed jecur tantum arrodi finxit, contumeliae cauſa
viſcere ipſum puniri inquiens, quemadmodum erat con-
ſentaneum. Sic itaque et nunc factitare ſolent, qui
famulos peccantes puniunt, eorum ſane, qui fugitivi ſunt,
crura urentes, ſcarificantes et ferientes, eorum, qui
furantur, manus, quemadmodum et guloſorum ventrem, et
garrientium linguam, ſummatim illas punientes partes,
quibus pravas obeunt actiones. At ſi aliam quandam

τῶν ἐπαινούντων τὰ Χρυσίππου, δι᾽ ἣν οὕτως Ὅμηρος
ἐποίησε κολαζόμενον τὸν Τιτυὸν, ἡδέως ἂν ἀκούσαιμι. μὴ
λεγόντων μέντοι μηδ᾽ εὑρισκόντων, εὔλογον οἶμαι πρὸ
Ἱπποκράτους καὶ Πλάτωνος ἐπαινεῖν Ὅμηρον οὕτω δοξά-
ζοντα, καὶ μάρτυρα τίθεσθαι καὶ αὐτὸν, ὧν ἡμεῖς δι᾽
ἀποδείξεως ἐπιστωσάμεθα.

caufam dicere quis eorum, qui Chryſippi ſcripta laudant,
poſſit, cur ita Homerus Tityum puniri effinxerit, liben-
ter audivero. Quod ſi non dicunt neque inveniunt,
aequum puto prae Hippocrate et Platone Homerum lau-
dare ſic opinantem, et teſtem etiam ipſum citare eorum,
quae nos per demonſtrationem cognovimus.

ΓΑΛΗΝΟΥ ΠΕΡΙ ΤΩΝ ΚΑΟ ΙΠΠΟΚΡΑΤΗΝ ΚΑΙ ΠΛΑΤΩΝΑ ΔΟΓΜΑΤΩΝ ΒΙΒΛΙΟΝ ΕΒΔΟΜΟΝ.

Ed. Chart. V. [205.]   Ed. Baf. I. (309.)

Κεφ. α'. Οὐκ ἐγὼ τοῦ μήκους τῆς πραγματείας
αἴτιος, ὡς καὶ πρόσθεν εἶπον, ἀλλ᾽ οἱ ψευδῶν λόγων ὧν
ἠρώτησαν ὑπὲρ ἡγεμονικῆς ψυχῆς οὐκ ὀλίγας πληρώσαντες
βίβλους, ἃς εἰ μὲν ἀνελέγκτους τις εἴασεν, ὥσπερ ἐγνώκειν
ἐγὼ τότε κατ᾽ ἀρχὰς, οὐκ ἂν ἐδόκει βεβαίως ἀποδεδεῖχθαι
τἀληθὲς, εἰ δὲ ἐξήλεγχε πάντας ἐξῆς ἐπιὼν, ὡς μηδένα
παραλιπεῖν, εἰς μῆκος οὐκ ἀναγκαῖον ἐκτείνεσθαι συνέβαινε

GALENI DE HIPPOCRATIS ET PLATONIS PLACITIS LIBER SEPTIMVS.

Cap. I. Non ego prolixi operis auctor fum, fed
ii, qui falfis rationibus, quas de animae principatu in
argumentis proponunt, non paucos libros repleverunt,
quos nifi quis coarguat, ficuti ego per initia ftatueram,
neutiquam videretur verum valide demonftraffe, fin
autem reprehendat, omnes deinceps aggreffus, ut nullum
praetermiferit, in prolixitatem non neceffariam totum

ΓΑΛΗΝΟΥ ΠΕΡΙ ΙΠΠΟΚΡ. Κ. ΠΛΑΤΩΝ. ΔΟΓΜ. Η. 587

Ed. Chart. V. [205. 206.]   Ed. Baf. I. (309.)

τὴν ὅλην πραγματείαν. ἐπειδὴ τοίνυν τῶν πρώτων ἤδη
ὑπομνημάτων οὐκ ὤκνουν τινὲς ἐπαινεῖν, ὡς ἀληθεῖς, οὓς
Χρύσιππός τε καὶ ἄλλοι τινὲς ὑπὲρ ἡγεμονικῆς ψυχῆς ἠρώ-
τησαν λόγους, ἔδοξε τοῖς ἑταίροις, οἷς μάλιστα χαριζόμενος
ἔγραφον ταῦτα, προσθεῖναι τὰς λύσεις αὐτῶν. ἀναγκαῖον
γὰρ ὂν ἢ μηκῦναι κατὰ τὴν πραγματείαν, ἢ μὴ δοκεῖν
ἀποδεδειχέναι τελέως ὑπὸ τριῶν ἀρχῶν διοικούμενον τὸ ζῷον,
αἱρετώτερον ἔδοξεν εἰς μῆκος ἐκτεῖναι. καὶ μέντοι καὶ τὸ
τέλος αὐτὸ τοῦ γιγνομένου δείκνυσιν ὀρθῶς ἡμᾶς ἑλομένους
ἅπαντας ἐλέγξαι τοὺς ἠρωτημένους λόγους. οὔτε Στωϊκὸς
ἔτι φιλόσοφος, οὔτε Περιπατητικὸς, οὔτε ἰατρός τις ὁμοίως
θρασὺς, ὡς πρόσθεν εἴρηται, ἔσται, ἀλλ᾽ ἔνιοί γε καὶ
φανερῶς ἐπὶ τὸν ἀληθῆ μετέστησαν λόγον· ἰατροὶ μὲν ἐξ
ἐγκεφάλου συγχωροῦντες ἐπιῤῥεῖν αἰσθήσεώς τε καὶ κινήσεως
δύναμιν ἅπασι τοῖς κατὰ τὸ ζῷον μέλεσι, φιλόσοφοι δὲ τὸ
λογιζόμενον τῆς ψυχῆς ἐνταῦθ᾽ ὑπάρχειν. ἠδέσθησαν γὰρ
ἐναργῶς ὑπὸ τῆς ἀνατομῆς ἐλεγχθέντες θα[206]τέρου τῶν

optis produceretur. Quoniam igitur primorum jam com-
mentariorum difputationes nonnulli commendare non
dubitarent tanquam veras, quas Chryfippus et alii qui-
dam de animae principatu propofuerunt, vifum mihi eſt,
familiaribus, quibus potiſſimum gratificans haec conſcripſi,
folutiones ipfarum apponere. Neceſſarium enim quum
fit, aut prolixum eſſe in hoc opere, aut videri non
demonſtraſſe perfecte, quod animal a tribus principiis
gubernetur, malui eligere prolixitatem. Quin etiam finis
ipfe rei oftendet, recte nos elegiſſe omnes quaeſtionum
illarum fermones reprehendere. Neque enim Stoïcus
adhuc philofophus, neque Peripateticus, neque medicus
aliquis fimiliter audax, ut prius dixi, erit, verum nonnulli
etiam manifeſto ad veri partes tranfierunt, medici qui-
dem ex cerebro concedentes fenfus motusque facultatem
omnibus in animante membris influere, philofophi autem
ratiocinatricem animam inibi confiftere. Reveriti enim
funt palam ex anatome reprehenfi alteram fumptionum

Ed. Chart. V. [206.]   Ed. Baf. I. (309.)

λημμάτων προηγουμένως, ᾧ χρώμενοι ψευδῶς συνελογίζοντο
προστιθέντες αὐτῷ τὸ πρὸς ἁπάντων ὁμολογούμενον, καθ᾽
ὃ φασιν, ἔνθα τῶν νεύρων ἡ ἀρχὴ, ἐνταῦθ᾽ εἶναι τὰ ἡγε-
μονικὸν, ὅπερ καὶ ἀληθές ἐστιν. ἀλλ᾽ ἥ γε προσληφθεῖσα
δεομένη μὲν ἐξ ἀνατομῆς εὑρεθῆναι, κατεψευσμένη δ᾽ ὑπ᾽
ἐκείνων, οἰομένων ἐκ τῆς καρδίας ὁρμᾶσθαι τὰ νεῦρα,
ψευδὲς εἰκότως εἰργάζετο τοῦ παντὸς λόγου τὸ συμπέρασμα,
κα τινές γε τῶν οὐκ ἀλήθειαν, ἀλλ᾽ ἅπερ ἐξ ἀρχῆς ἔθεντο
στεργόντων, ἐπιχειρήσαντες ἀνατρέπειν πᾶσιν ὁμολογούμενον
ἔμπροσθεν λῆμμα, καταγέλαστοι τελέως ἐφάνησαν. ἐδείχθη
γὰρ ἐπ᾽ αὐτῆς τοῦ ζητουμένου πράγματος τῆς οἰκείας
φύσεως ἢ οὐσίας, ἢ ὅπως ἄν τις ὀνομάζειν ἐθέλῃ τὴν
πίστιν ἔχον ἡγεμονικὸν, ἁπάντων νοούντων καὶ λεγόντων
τὸ κατάρχον αἰσθήσεώς τε καὶ τῆς καθ᾽ ὁρμὴν κινήσεως.
ἐδείχθη δὲ καὶ ὡς αὐτὸς ὁ λόγος ἀρχαῖς μέν ἐστιν μόνον
οὐκ ἐνδόξοις, οὐ μὴν ἀλλ᾽ ἐπιστημονικοῖς τοῖς λήμμασι
κεχρημένος, ὅπερ ἴδιόν ἐστιν ἀποδεικτικῆς μεθόδου. οὐ
μόνον δὲ τοὺς περὶ ψυχῆς ἡγεμονικοῦ λόγους ἠρωτημένους

propofitarum, qua utentes falfo collegerunt, apponentes
ei, quod apud omnes in confeffo eft, fecundum quod
dicunt, ubi nervorum principium, ibi effe animae prin-
cipatum; quod et verum eft, fed affumptio cum ex ana-
tome inveniri deberet, ementita autem ab illis fit, qui
ex corde nervos proficifci putant, falfam merito totius
difputationis conclufionem effecit; et nonnulli, qui non
veritatem, fed quod ab initio ftatuerunt amant, aggreffi
fumptionem, quae omnibus prius in confeffo erat, perver-
tere, ridiculos plane fe praebuerunt; nam ab ipfa rei,
de qua eft quaeftio, peculiari natura vel fubftantia, vel
quomodocunque appellare voles, demonftrata eft fidem
habere, dum omnes et fentiant et dicant, animae prin-
cipatum praeeffe et fenfui et motui arbitrario. Indica-
tum etiam eft, quomodo idem fermo initiis quidem proba-
bilibus folum non fatis habet, imo et fcientificis fumptio-
nibus ufus, quod proprium eft methodi demonftratoriae.
Verum non modo difputationes de principatu animae

ὑπ' αὐτῶν ἐλέγχοντες ἐμηκύναμεν, ἀλλὰ καὶ τὰ περὶ τῶν
παθῶν τῆς ψυχῆς ὑπὸ Χρυσίππου γεγραμμένα, τοῦτο μὲν
ἐν τοῖς λογικοῖς ὑπομνήμασι τρισὶ, τοῦτο δ' ἐν τῷ θερα-
πευτικῷ, μετὰ τοῦ καὶ δεικνύειν αὐτὸν ἑαυτῷ διαφερόμενον
τὸν Χρύσιππον. ἐπεμνήσθημεν δὲ καὶ τῶν Ποσειδωνίου
συγγραμμάτων, ἐν οἷς ἐπαινεῖ τὸν παλαιὸν λόγον, ἐλέγχων
τὰ Χρυσίππῳ κακῶς εἰρημένα περί τε τῶν παθῶν τῆς
ψυχῆς καὶ τῶν ἀρετῶν τῆς διαφορᾶς. ὥσπερ γὰρ ἀναιρεῖ-
ται τὰ πάθη τῆς ψυχῆς, εἰ μόνον εἴη τὸ λογιστικὸν τῆς
ψυχῆς αὐτῆς, μηδενὸς μήτ' ἐπιθυμητικοῦ μήτε θυμοει-
δοῦς ὄντος, οὕτω καὶ τῶν ἀρετῶν πλὴν φρονήσεως αἱ
λοιπαὶ πᾶσαι. καίτοι κἀνταῦθ' εἴ τις ἐπεξέρχοιτο τῷ λόγῳ,
τάς τε περὶ τῆς ψυχῆς διαφορὰς τῶν ἀρετῶν ἐν τέτταρσι
βιβλίοις ὑπὸ Χρυσίππου γεγραμμένας βασανίζων, ὅσα τε
καθ' ἓν ἄλλο διῆλθεν, ᾧ δείκνυσι ποίας εἶναι τὰς ἀρετὰς,
ἐλέγχων τὸν Ἀρίστωνος λόγον, οὐχ ἑνὸς ἢ δυοῖν, ἀλλὰ
τριῶν ἢ τεττάρων ἂν δεηθείη βιβλίων. ἔστι μὲν γὰρ κἀνταῦθα
λόγος εἷς βραχὺς ἐπιστημονικὸς ἐλέγχων τὸν Χρύσιππον

inſtitutas ab ipſis coarguendo longiores facti ſumus, ſed
et ea, quae de affectibus animi Chryſippus prodidit par-
tim in logicis commentariis tribus, partim in medicato-
rio, ſimul oſtendendo, Chryſippum ipſum ſibi diſſentire.
Item commemini, quae Poſidonius conſcripſerit, quibus
antiquum ſermonem laudat, reprehendens, quae Chry-
ſippus perperam de animae affectibus et facultatum diffe-
rentia memoriae mandavit. Quemadmodum enim affe-
ctus ab anima tolluntur, ſi ſola eſſet vis ratiocinatrix
ipſius animae, quum nulla neque concupiſcibilis, neque
iraſcibilis exiſteret, ſic et virtutes praeter prudentiam
reliquae omnes. Verum ſi hic quoque ſermone perſequa-
tur aliquis tum animae virtutum differentias, ea, quae
quatuor libris a Chryſippo explicata ſunt, disquirens, tum
quae uno alio enarravit ille, ubi quales eſſe virtutes oſten-
dit, Ariſtonis ſermonem reprehendens, non uno aut
duobus, ſed tribus aut quatuor libris indigeret. Eſt
etenim et hic oratio una brevis ſcientifica, Chryſippum

οὔτε τἀληθῆ πρεσβεύοντα καὶ μηκύνοντα περιττῶς. ἀλλ᾽
οἱ μήτε παιδευθέντες ἐν ἀποδεικτικῇ μεθόδῳ, μήθ᾽ ὅλως
γνόντες, ὁποία τίς ἐστι, μόνῳ δὲ τῷ μεγέθει καὶ πλήθει
τῶν ὑπὸ Χρυσίππου γραφέντων βιβλίων προσέχοντες τὸν
νοῦν ἀληθῆ νομίζουσι πάνθ᾽ ὑπάρχειν αὐτά. καὶ γὰρ καὶ
ὄντως ἐστὶ τὰ πλεῖστα αὐτῶν ἀληθῆ, καὶ μάλιστά γε τὰ
κατ᾽ ἐκεῖνο τὸ βιβλίον, ἐν ᾧ δείκνυσι ποίας εἶναι τὰς
ἀρετάς. ἀλλ᾽ ὅτι τῷ μίαν ὑποθεμένῳ δύναμιν ὑπάρχειν ἐν
τῇ ψυχῇ, τὴν λογικήν τε καὶ κριτικὴν ὀνομαζομένην, ἀνε-
λόντι δὲ τὴν ἐπιθυμητικήν τε καὶ θυμοειδῆ, καθάπερ ὁ
Χρύσιππος ἀνεῖλε, μάχεται τὰ κατὰ τοῦτο τὸ βιβλίον εἰρη-
μένα ταυτὶ, {μέμψαιτ᾽ ἄν τις αὐτῷ· τὸ μέντοι καταβάλλε-
σθαι τὴν Ἀρίστωνος αἵρεσιν ἀληθῶς ὑπὸ τῶν γεγραμμένων
οὐκ ἄν τις μέμψαιτο. νομίζει γὰρ ὁ ἀνὴρ ἐκεῖνος, μίαν
οὖσαν τὴν ἀρετὴν ὀνόμασι πλείοσιν ὀνομάζεσθαι κατὰ τὴν
πρός τι σχέσιν. ὁ τοίνυν Χρύσιππος δείκνυσιν οὐκ ἐν τῇ
πρός τι σχέσει γενόμενον τὸ πλῆθος τῶν ἀρετῶν τε καὶ
κακιῶν, ἀλλ᾽ ἐν ταῖς οἰκείαις οὐσίαις ὑπαλλαττομέναις κατὰ

coarguens, qui neque vera profitetur, et fupra modum
prolixus eft. Verum qui neque in methodo demonftra-
tiva eruditi funt, neque omnino cognofcunt, qualis fit,
foli vero magnitudini et copiae librorum Chryfippi
animum advertunt, vera cenfent omnia exiftere. Siqui-
dem plurima ipforum omnino vera funt, et praefertim
in illo libro, in quo oftendit quales effe virtutes. At quia
ei, qui ftatuit, unam effe in anima facultatem, rationalem
et judiciariam nominatam, tollitque concupifcibilem et
irafcibilem, quemadmodum Chryfippus autumabat, repu-
gnant haec, quae hoc in libro comprehenfa funt, accu-
faverit quis ipfum merito. Quod autem Ariftonis fecta
vere a praefcriptis fubvertatur, nulla eum accufatione
dignum aliquis exiftimaverit. Putat enim vir ille, virtu-
tem, una quum fit, pluribus nominibus appellari ratione,
qua ad aliquid refertur. Igitur Chryfippus multitudinem
virtutum et vitiorum non in refpectu ad aliud fitam effe
oftendit, fed in propriis fubftantiis, fecundum qualitates

Ed. Chart. V. [206. 207.]   Ed. Baf. I. (309. 310.)

τὰς ποιότητας, ὡς ὁ τῶν παλαιῶν ἠβούλετο λόγος· ὅπερ
καὶ αὐτὸ βραχὺ παρατρέψας ὁ Χρύσιππος ἑτέραις λέξεσι
διῆλθε, ποίας εἶναι τὰς ἀρετάς, τοῖς τ᾽ ἐπιχειρήμασιν οὐ
πρέπουσι τῷ τὸ λογικὸν εἶναι μόνον τῆς ψυχῆς τεθειμένῳ,
τὸ παθητικὸν δ᾽ ἀνῃρηκότι. πῶς οὖν ἐγὼ τοῦ μήκους τῶν
λόγων αἴτιος, ἐὰν ἀναγκασθῶ νῦν ἐπιδεικνύειν, ἀλλοτρίας
αἱρέσεως ἐπιχειρήμασι χρώμενον τὸν Χρύσιππον [207] εἰκό-
τως καταβαλεῖν τὴν Ἀρίστωνος δόξαν; οἱ γὰρ μήτε γνόν-
τες, (310) οἷόν τι πρᾶγμά ἐστι μέθοδος ἀποδεικτική, μήτ᾽
ἀσκηθέντες ἐν αὐτῇ, μήτε ἀλήθειαν τιμῶντες, οὗτοι δικαιό-
τεροι τοῦ μήκους τῶν λόγων ἔχειν τὴν αἰτίαν. οὗτοι γὰρ
εἰσι καὶ οἱ πρὸς ἅπασαν ἀπόδειξιν ἀεὶ λογιζόμενοι καὶ
στροφὰς ἀσχήμονας στρεφόμενοι χάριν τοῦ δοκεῖν ἀτελῆ
τὸν ὅλον ὑπάρχειν λόγον, ὅπου καὶ νῦν, ἐκ πολλοῦ γεγραμ-
μένων τῶν πρὸ τούτου βιβλίων ἔτεσί τε πολλοῖς βεβασα-
νισμένων ὑπὸ τῶν ἀρίστων ἀνδρῶν ἔκ τε τοῦ Περιπάτου
καὶ τῆς Στοᾶς, ἐξαίφνης τις ἀνεφάνη τῶν Περιπατητικῶν
ὑμένας εἶναι λέγων τοὺς ἀπὸ τῆς καρδίας εἰς ἐγκέφαλόν τε

variantibus, ut veterum fententia volebat; id quod et
paucis fere mutatis Chryfippus aliisque dictionibus qua-
les effe virtutes percenfuit, argumentis nimirum non
congruis ei, qui vim tantum rationalem animae ftatuerit
et eam, quae affectibus obnoxia est, (patheticen) fuftulerit.
Quomodo igitur ego prolixitatis difputationum auctor
fum, fi cogar nunc oftendere, alterius fectae argumentis
Chryfippum utentem Ariftonis opinionem merito ever-
tere? Nam qui neque noverunt, qualis res fit methodus
demonftrativa, neque exercitati funt in ea, neque veritatem
in pretio habent, hi juftius prolixitatis difputationum
caufam fuftinent. Hi enim funt, qui ad omnem femper
demonftrationem ratiocinantur et tergiverfationes in-
decentes moliuntur, ut tota ratio imperfecta effe videa-
tur, quandoquidem et nunc, quum libri jampridem con-
fcripti fint, annisque multis a viris optimis, tum Peri-
pateticis, tum Stoicis, examinati, repente aliquis Peripa-
teticorum apparuerit, qui membranas a corde profici-

καὶ μήνιγγας ἀναφερομένους, ὑφ᾽ ὧν ἡ ψυχικὴ δύναμις
ἀνακομίζεται. καὶ ταῦτ᾽ ἐπιχειρεῖ λέγειν ἄνθρωπος οὐδ᾽
ὅλως ἀνατομῆς ἁψάμενος. ἐπεὶ δὲ πρὸς ἡμῶν ἐδέδεικτο καὶ
διὰ τῶν ἔμπροσθεν, ὡς τοῖς νεύροις ἐγκέφαλος ἐπιπέμπει
δυνάμεις, οἷον πηγή τις ὑπάρχων αὐτός, οὐκ ἐκ καρδίας
λαμβάνων, ὡς μὲν ἔνιοι, δι᾽ αὐτῶν ὧν ἔφασαν νεύρων, ὡς
δ᾽ ἄλλοι, διὰ τῶν καρωτίδων ἀρτηριῶν, ἠναγκάσθημεν οὖν
αὖθις ἡμεῖς ἐπιδεικνύναι μήθ᾽ ὑμένας ἀναφερομένους ὅλως
ἐκ καρδίας εἰς κεφαλήν, εἰ δὲ καί τινες τῶν κατὰ τὸν
τράχηλον ὑμένων ἐκ καρδίας μὴ εἶναι φάσκοιεν διατέμνοντές
τε πάντας αὐτούς, ἐκκόπτοντές τε μηδὲν τοῦ ζώου βλαπτο-
μένου. σκεπάσματα γάρ εἰσιν οἱ ὑμένες, ἔνθα περ ἂν
ὑπάρχωσι, μορίων, μηδεμίαν ἐνέργειαν ἢ χρείαν ἑτέραν
ἔχοντες, ὁποίαν ἀρτηρίαι καὶ νεῦρα καὶ φλέβες. ὥσπερ
οὖν ἐν τούτοις οὐκ ἐγὼ τοῦ μήκους τῶν λόγων αἴτιος,
ἀλλ᾽ ὅσοι μήτ᾽ ἠσκήθησαν ἐν ἀποδεικτικῇ μεθόδῳ, μήτ᾽
ἀληθείας ἐρῶσιν, οὕτω κἀπὶ τοῦ πλήθους τῶν ἀρετῶν

fcentes in cerebrum et meningas furfum tendentes dicti-
tet, a quibus animalis facultas difpenfatur. Atque haec
dicere aggreditur homo, qui neutiquam anatomen attige-
rit. At quia a nobis indicatum eft etiam fuperius, cere-
brum nervis facultates transmittere, quafi fons quidam
fit ipfum, non ex corde, quemadmodum nonnulli, per
eos quos dixerunt nervos, affumens, ut autem alii, per
arterias carotidas, coacti fumus nos iterum oftendere,
neque membranas omnino ex corde ad caput efferri, et fi
nonnullae circa cervicem membranae funt, ex corde
tamen eas non effe dicant, dum praeciduntur excidun-
turque animali illaefo. Nam membranae tegumenta funt,
in quacunque parte fuerint, nullam aliam actionem ac
ufum habentes, qualem arteriae, nervi et venae. Quem-
admodum igitur in his prolixitas difputationum in me
referenda non eft, fed in eos, qui neque in methodo
demonftrativa exercitati funt, neque veritatem amant,
ita et in virtutum multitudine ratio quidem fcientifica

ὁ μὲν ἐπιστημονικὸς λόγος ἐλάχιστος, οἱ δ᾽ ἐξ ἀμαθίας τε
καὶ φιλονεικίας ὁρμώμενοι πολλοί. τίς οὖν ὁ ἐπιστημονικὸς
λόγος; ὁ ἀπ᾽ αὐτῆς δηλονότι τῆς τοῦ πράγματος οὐσίας
ὁρμώμενος, ὡς ἐν τῇ περὶ τῆς ἀποδείξεως ἐδείχθη πραγμα-
τείᾳ. χρὴ γὰρ ἄρξασθαι μὲν ἀπὸ τῆς κατὰ τὴν ἀρετὴν
ἐννοίας, μεταβῆναι δ᾽ ἐντεῦθεν ἐπὶ τὴν τῆς οὐσίας εὕρεσιν
ἐπισκοπούμενον, εἴτε μία τῆς κατὰ ψυχὴν ἀρετῆς, εἴτε
πλείους εἰσὶν αἱ οὐσίαι κατὰ τὸ κοινότατον τῶν σημαινο-
μένων, ὡς ἐν τοῖς περὶ τῆς ἀποδείξεως εἴρηται βιβλίοις,
ἀκουόντων ἡμῶν τοῦ τῆς οὐσίας ὀνόματος, ὅπερ ἐστὶν οἷον
ὕπαρξις, ὥς φασιν, ἡ βελτίστη τελειότης τῆς ἑκάστου
φύσεως. ἀλλ᾽ εἴπερ τι τοιοῦτον πρᾶγμά ἐστιν, ἡ ἀρετὴ μία
καθ᾽ ἕκαστον ὑπάρξει τῶν ὄντων. εἴπερ γὰρ τὸ βέλτιστον
ἕν, καὶ ἡ τελειότης ἐστὶ μία, κατὰ μὲν τὸ λογιστικὸν μέρος
τῆς ψυχῆς ἐπιστήμην ἀναγκαῖον εἶναι τὴν ἀρετήν, καὶ
εἴπερ ἓν τοῦτό ἐστι μόνον ἐν ταῖς ψυχαῖς ἡμῶν τὸ λογιζό-
μενον, οὐ χρὴ ζητεῖν ἀρετὰς πολλάς· εἰ δὲ καὶ τὸν θυμὸν,
ἀναγκαῖον ἔσται κἀκείνου γενέσθαι τὴν ἀρετήν. οὕτω δὲ εἰ

brevissima et una; quae autem ex inscitia et contentione,
permultae.　　Quae vero oratio scientifica est? nimirum
quae ab ipsa rerum natura proficiscitur, ut in opere de
demonstrationibus ostensum est.　Convenit enim auspicari
a virtutis notione, inde autem ad essentiae inventionem
devenire, inspiciendo, num una animae virtutis, an plu-
res sint essentiae secundum significatum communissimum,
ut in libris de demonstratione tractatum est, ubi nos
essentiae nomen accipimus, quod est veluti substantia, ut
inquiunt, optima absolutissimaque cujusque naturae per-
fectio.　Verum si hujusmodi quaedam res est virtus, una
in singulis erit rebus.　Si enim praestantissimum unum,
et perfectio una est, in rationali quidem animae parte,
scientiam esse virtutem necesse est: et si una haec est
sola in animis nostris ratiocinandi facultas, non oportet
multas quaerere virtutes: quod si iracundiam, conceda-
mus necessarium erit et illius fieri virtutem.　Ita vero si

Ed. Chart. V. [207. 208.] Ed. Baf. I. (310.)

καὶ τρίτον ἄλλα πρὸς τούτοις εἴη τὸ ἐπιθυμητικὸν, ἐξῆς
μὲν αὗται τρεῖς, ἄλλη δ᾽ ἐκ τῆς πρὸς ἀλλήλας αὐτῶν
σχέσεως γίγνεται τετάρτη. ἄρα μήτι μακρὸς ὁ λόγος οὐδα-
μῶς, ὥσπερ οὐδ᾽ ἄλλος οὐδεὶς τῶν ἐπιστημονικῶν. ἀλλὰ
μακρὰ λέγειν ἡμᾶς ἀναγκάζουσιν οἱ ληροῦντες μακρὰ, καθά-
περ ἀμέλει καὶ νῦν ἀναγκαῖόν ἐστιν, εἰ καὶ μὴ τελέως μακρὰ,
μέτρια γοῦν ἔτι διελθεῖν ὑπὲρ τῶν τῆς ψυχῆς ἀρετῶν. εἰ
γὰρ, ὡς ἔμπροσθεν δέδεικται, ἕτερον μέν ἐστι τὸ λογιζόμε-
νον, ἕτερον δὲ τὸ ἐπιθυμοῦν, ἄλλο δὲ τὸ θυμούμενον,
ἔσται τις ἀρετὴ καθ᾽ ἕκαστον αὐτῶν μία. κάλει τοίνυν, εἰ
βούλει, τὴν μὲν ἐν τῷ λογιζομένῳ σοφίαν, ἢ φρόνησιν, ἢ
ἐπιστήμην, ἢ ὅ τι περ ἂν ἄλλο σοι δόξῃ, τὴν δ᾽ ἐν τῷ
θυμουμένῳ πάλιν ἀνδρείαν, ἢ ὅ τι περ ἂν ἄλλο βουληθῇς·
[208] οὐ γάρ μοι μέλει τῶν ὀνομάτων, ἀλλ᾽ ὅτι μίαν αὐτὴν
ἀναγκαῖον εἶναι. κάλει δ᾽, εἴπερ ἐθέλεις, καὶ τὴν ἐν τῷ
λοιπῷ τῷ ἐπιθυμητικῷ γιγνομένην ἀρετὴν σωφροσύνην,
αὖθις ἡμῶν ἐπισκεπτομένων περὶ τῆς κατ᾽ αὐτὴν Ἀριστο-
τέλει τε καὶ Πλάτωνι γεγενημένης διαφωνίας, οὐ μεγάλης

et tertia alia praeter haec fit concupifcibilis, deinceps
fane hae tres erunt, porro alia ex mutua earum inter
fe habitudine quarta efficitur. Itaque difputatio nequa-
quam prolixa eft, quemadmodum neque alia ulla fcien-
tifica: verum prolixe dicere nos cogunt, qui prolixe
garriunt, ficuti fane et nunc neceffarium eft, fi non
omnino longa, certe mediocria de animae virtutibus
differere. Nam fi, ut prius oftenfum eft, alia facultas
ratiocinatrix, alia concupifcibilis exiftit, alia irafcibilis.
una quaedam in fingulis ipfis virtus erit. Vocato igitur,
fi libet, eam, quae in ratiocinatrice eft, fapientiam, aut
prudentiam, aut fcientiam, vel quodcunque aliud tibi
videbitur; eam, quae in irafcibili rurfus habetur, virili-
tatem, vel quodcunque aliud volueris; non enim mihi
nomina curae funt, fed quod unam ipfam effe neceffa-
rium fit. Nuncupato, fi libet, virtutem in reliqua concu-
pifcibili nafcentem temperantiam: fed nos, quomodo
Ariftoteles et Plato in ea diffenferint, (quae fane difcor-

ὑπαρχούσης. ἐπεὶ δ᾽ ἕκαστον μόριον τῆς ὅλης ψυχῆς τὸ
κατὰ τὴν ἀξίαν ἑαυτοῦ κάλλος ἔχει, τὴν ψυχὴν ὅλην εἰκό-
τως ἂν εἴποις δικαίαν. ἐν μὲν οὖν τοῖς ἀλόγοις μέρεσιν
αὐτῆς ἕξεις τέ τινές εἰσι καὶ δυνάμεις μόνον αἱ ἀρεταί,
κατὰ δὲ τὸ λογικὸν οὐχ ἕξις μόνον ἢ δύναμίς ἐστιν, ἀλλὰ
καὶ ἐπιστήμη ἡ ἀρετή. μόνῳ γὰρ τούτῳ τῷ μέρει τῆς ψυχῆς
ἐπιστήμης μέτεστι, τὰ δὲ ἄλλα δυνάμεις μέν τινας καὶ
ἕξεις βελτίους τε καὶ χείρους κτᾶσθαι δύναται, μετασχεῖν
δ᾽ ἐπιστήμης ἀμήχανον αὐτοῖς, ἄχρι περ ἂν μηδὲ λόγου.
τὸ μὲν οὖν ἀληθὲς οὕτω βραχύ.

Κεφ. β'. Μεταβῶμεν δ᾽ ἐξῆς ἐπὶ τὸ διημαρτημένον.
ἔστι γὰρ οὐδ᾽ αὐτὸ μακρὸν ἀνδρὶ κατὰ φύσιν ἔχοντι. νομί-
σας γοῦν ὁ Ἀρίστων, μίαν εἶναι τῆς ψυχῆς δύναμιν, ᾗ λογι-
ζόμεθα, καὶ τὴν ἀρετὴν τῆς ψυχῆς ἔθετο μίαν· ἐπιστήμην
ἀγαθῶν καὶ κακῶν. ὅταν μὲν οὖν αἱρεῖσθαί τε δέῃ
τἀγαθὰ καὶ φεύγειν τὰ κακά, τὴν ἐπιστήμην τήνδε καλεῖ

dia haud ita magna eſt,) alias disquiremus. At quoniam
ſingulae partes totius animae ſecundum ſuam ipſarum
dignitatem pulchritudinem obtinent, totam animam meri-
to dixeris juſtam. Proinde virtutes ipſae in partibus
ipſius irrationalibus habitus quidam ſunt et facultates tan-
tummodo; in rationali aut non habitus ſolum aut facultas
eſt, ſed etiam ſcientia, aut virtus. Sola enim haec ani-
mae pars ſcientiae compos eſt, aliae autem facultates
ſane quasdam et habitus meliores pejoresve comparare
poſſunt, ſcientiae autem fieri participes nequaquam, qua-
tenus neque etiam rationis. Verum igitur ipſum adeo
exiguum eſt.

Cap. II. Sed poſt reprehenſionem ad erratum dein-
ceps tranſeamus. Erit enim hoc non prolixum viro, qui
ſecundum naturam ſit affectus. Arbitratus igitur Ariſton,
unam eſſe animae facultatem, qua ratiocinamur, etiam
virtutem animae unam ponebat, ſcientiam bonorum et
malorum. Quum igitur deligere oportet bona et vitare
mala, hanc ſcientiam vocat temperantiam; quum autem

596 ΓΑΛΗΝΟΤ ΠΕΡΙ

Ed. Chart. V. [208.] Ed. Baf. I. (310.)

σωφροσύνην· ὅταν δὲ πράττειν μὲν τἀγαθά, μὴ πράττειν
δὲ τὰ κακά, φρόνησιν· ἀνδρείαν δ᾽, ὅταν τὰ μὲν θαρρῇ,
τὰ δὲ φεύγῃ· ὅταν δὲ τὸ κατ᾽ ἀξίαν ἑκάστῳ νέμῃ, δικαιο-
σύνην. ἑνὶ δὲ λόγῳ γινώσκουσα μὲν ἡ ψυχὴ χωρὶς τοῦ
πράττειν τἀγαθά τε καὶ κακά σοφία τ᾽ ἐστὶ καὶ ἐπιστήμη,
πρὸς δὲ τὰς πράξεις ἀφικνουμένη τὰς κατὰ τὸν βίον ὀνό-
ματα πλείω λαμβάνει τὰ προειρημένα, φρόνησίς τε καὶ
σωφροσύνη καὶ δικαιοσύνη καὶ ἀνδρεία καλουμένη. τοιαύτη μέν
τις ἡ Ἀρίστωνος δόξα περὶ τῶν τῆς ψυχῆς ἀρετῶν. ὅ γε μὴν
Χρύσιππος οὐκ οἶδ᾽ ὅπως ἀντιλέγειν ἐπιχειρεῖ τἀνδρὶ,
τὴν κοινὴν πρὸς ἑαυτὸν ὑπόθεσιν ἀκριβῶς διαφυλάττοντι.
καλῶς γὰρ ἅπαντα γιγνωσκόντων τε καὶ πραττόντων ἡμῶν
ἂν ὁ βίος διοικοῖτο κατ᾽ ἐπιστήμην, κακῶς δὲ καὶ ψευδῶς
γιγνωσκόντων τε καὶ πραττόντων κατ᾽ ἄγνοιαν, ὡς αὐτὸς ὁ
Χρύσιππος βούλεται. καὶ διὰ ταῦτα μία μὲν ἀρετὴ γίγνοιτ᾽
ἂν ἡ ἐπιστήμη, μία δ᾽ ὡσαύτως καὶ ἡ κακία, προσαγορευο-
μένη καὶ ἥδε ποτὲ μὲν ἄγνοια, ποτὲ δ᾽ ἀνεπιστημοσύνη.
ἐὰν οὖν τις τὸν θάνατον, ἢ τὴν πενίαν, ἢ τὴν νόσον ὡς

agere bona, non agere mala oportet, prudentiam; viri-
litatem autem, quum alia audaciter aggreditur quis, alia
fugit; quum autem fecundum dignitatem unicuique
diftribuit, juftitiam. Summatim cognofcens quidem anima,
non autem agens bona et mala, fapientia eft et fcientia;
at ubi ad actiones vitae pervenit, nomina plura fumit
praedicta, prudentia, temperantia et juftitia virilitasque.
Hujusmodi fane Ariftonis opinio eft de animae virtutibus.
At Chryfippus haud novi quomodo contradicere conatur
viro, qui communem ad ipfum hypothefin exacte tuetur.
Pulchre enim omnia quum fcimus facimusque nos, vita
gubernatur fecundum fcientiam, at fi male et falfo tum
cognofcamus, tum agamus, fecundum ignorantiam, ut
ipfe Chryfippus vult; et propterea una virtus fiet fcien-
tia, unum etiam fimiliter vitium nuncupatum; atque
haec nonnunquam ignorantia, nonnunquam infcitia. Si
igitur quis mortem, aut paupertatem, aut morbum

κακὰ δεδιὼς ἢ, δέον θαῤῥεῖν, ὡς ἐπὶ ἀδιαφόροις, ἐνδείᾳ
μὲν ἐπιστήμης αὐτὸν τίθενται ἀγνοεῖν τἀληθὲς, ὡς ἂν
Ἀρίστων τε καὶ Χρύσιππος εἴποι, κακίαν δ᾽ ἔχει ψυχῆς,
ἣν ὀνομάζουσι δειλίαν· οἷς ἐναντίαν ἀρετὴν αὐτοί φασιν
εἶναι τὴν ἀνδρείαν ἐπιστήμην οὖσαν, ὧν χρὴ θαῤῥεῖν, ἢ μὴ
θαῤῥεῖν, τουτέστιν ἀγαθῶν τε καὶ κακῶν τῶν ὄντως δηλον-
ότι τοιούτων, οὐ κατὰ ψευδῆ δόξαν ὑπειλημμένων, οἷά πέρ
ἐστιν ὑγίεια, καὶ πλοῦτος, καὶ νόσος, καὶ πενία. τούτων
γὰρ οὐδὲν οὔτ᾽ ἀγαθὸν οὔτε κακὸν εἶναί φασιν, ἀλλ᾽
ἀδιάφορα πάντα. καὶ τοίνυν, εἰ τὸ μὲν ἡδὺ νομίσας τις
ἀγαθὸν, τὸ δ᾽ ἀνιαρὸν κακὸν, ἀκολουθῶν τῇ δόξῃ τῇδε,
τοῦ μὲν τὴν αἵρεσιν ποιοῖτο, τοῦ δὲ τὴν φυγὴν, ἀμαθής
ἐστιν οὐσίας ἀγαθοῦ, καὶ διὰ ταῦτ᾽ ἀκόλαστος. ἐν ἁπάσαις
γὰρ πράξεσιν αἱρουμένων ἡμῶν τὸ φαινόμενον ἀγαθὸν,
φευγόντων δὲ τὸ φαινόμενον κακὸν, [209] ἐχόντων δὲ φύσει τὰς
ὁρμὰς ταύτας ἐφ᾽ ἑκάτερον, ἡ φιλοσοφία διδάσκουσα τὸ κατ᾽
ἀλήθειαν ἀγαθόν τε καὶ κακὸν, ἀναμαρτήτους ἐργάζεται. Χρύσιπ-

tanquam mala veritus fit, quum oporteret audenti effe
animo, tanquam ea indifferentia fint, ad defectum quidem
fcientiae id referunt: ignorat enim veritatem, ut Arifton
et Chryfippus dicerent, animi autem vitio obnoxius eft,
quod vocant timiditatem: his contrariam virtutem ipfi
affirmant virilitatem, quae fcientia eft eorum, quibus
oportet confidere, aut non confidere, hoc eft bonorum
et malorum, quae revera hujusmodi funt, non falfa opi-
nione exiftimata, qualia funt fanitas, divitiae, morbus,
paupertas; horum enim nullum neque bonum neque
malum effe pronunciant, fed indifferentia omnia; unde fi
fuave ratus quis bonum, moleftum autem malum, fequens
opinionem hanc, hoc deligat, illud fugiat, hoc ad igno-
rationem fubftantiae boni fpectat, et inde etiam intem-
perans redditur. Quum enim in omnibus functionibus
quod videtur bonum deligamus, et quod videtur malum
vitemus, habeamusque naturá impetus hos ad horum
utrumque, philofophia, quae vere bonum malumque
docet, a peccatis immunes reddit. At Chryfippus haud

πος δὲ οὐκ οἶδ᾽ ὅπως, ὥσπερ οἱ ἰδιῶται λόγων, τῇ διαφορᾷ
τῶν φωνῶν, οὐ τοῖς τυγχάνουσιν αὐταῖς πράγμασι προσέχει
τὸν νοῦν, ἕτερόν τι νομίζων δηλοῦσθαι καθ᾽ ἑκάστην τῶνδε
τῶν φωνῶν, αἱρετέον, ποιητέον, θαῤῥητέον ἀγαθόν. (311)
ἔστι δ᾽ οὐχ ἕτερον, ἀλλ᾽ ἐν ἁπάσαις ταὐτὸν, ὅπερ ἐκ τῆς
ἀγαθὸν δηλοῦται. τοῦτο γάρ ἐστι μόνον, ὅπερ ἂν ἕλοιτό
τις, ἢ πράξειεν, ἢ θαῤῥήσειεν, ὥσπερ γε καὶ τὸ κακὸν, ὃ
μήτε ἂν ἕλοιτο, μήτε πράξειε, μήτε θαῤῥήσειεν. ὡς οὖν ὃ
λέγων, ἔχειν ἡμᾶς ὀφθαλμοὺς, οὐχ ἕτερόν τι λέγει τοῦ
φάσκοντος, ἔχειν ἡμᾶς ὦπας, ἢ ὄμματα, καθάπερ οὐδ᾽ εἰ
τούτων ἀποχωρήσας τῶν ὀνομάτων ἡμᾶς ἔχειν φαίη μόριον
ὀπτικὸν, ἢ μόριον ὁρατικὸν, ἢ ὄργανον ὁρατικὸν, οὕτως ὃ
λέγων, ἔχειν ἡμᾶς ἐπιστήμην ἀγαθῶν τε καὶ κακῶν, οὐχ
ἕτερόν τι λέγει φάσκοντος ἐπιστήμην αἱρετέων καὶ οὐχ
αἱρετέων, ἢ ποιητέων καὶ οὐ ποιητέων, ἢ θαῤῥαλέων καὶ
οὐ θαῤῥαλέων ἔχειν ἡμᾶς. ἁπάσαις γὰρ ταύταις ταῖς
λέξεσιν ἀγαθὸν καὶ κακὸν λέγει καὶ κατ᾽ αὐτὸς τὸν

fcio quomodo idiotarum inftar in oratione differentiae
vocum, non ipfis quae infunt rebus animum attendit,
diverfum quippiam putans fignificari in fingulis his dictio-
nibus, deligendum faciendum, bonum, et cui confiden-
dum, quod tamen diverfum non eft, fed in omnibus
idem, quod ex dictione bonum fignificatur; id enim
folum eft, quod aliquis eligat, aut faciat, aut cui fidat,
quemadmodum malum, quod neque eligat, neque faciat,
neque cui fidat. Ut enim qui dicit, nos habere oculos,
non aliud quid habere nos dicit, quam luminaria, aut
lumina, quemadmodum neque ab his digreffus nomini-
bus habere nos dicat partem vifivam, aut partem vifo-
riam, aut inftrumentum viforium, ita qui dicit, habere
nos fcientiam bonorum malorumque, non diverfum
quid dicit ab eo, qui pronunciat fcientiam eligibilium et
non eligibilium, aut faciendorum et non faciendorum,
aut quibus fidendum et non fidendum: quippe his
dictionibus bonum malumque explicat etiam auctore

ΙΠΠΟΚΡ. ΚΑΙ ΠΛΑΤΩΝ. ΔΟΓΜ. Η. 599

Ed. Chart. V. [209.]   Ed. Baf. I, (311.)

Χρύσιππον, εἴ γε δὴ τὸ ἀγαθὸν αὐτὸ μόνον ἐστὶν αἱρε-
τέον, καὶ ποιητέον, καὶ θαῤῥητέον. ὥστε τὴν τῶν ἀγαθῶν
ἐπιστήμην ἐν διαφόροις ὕλαις ἢ πράξεσιν ἐργαζομένην
ὀνόματα πλείω λαμβάνειν, ἕκαστον ἐν τῷ πρός τι κατὰ
τὴν ὕλην ἢ τὴν πρᾶξιν ὑφιστάμενον. ὥσπερ οὖν τὸν περὶ
τῆς ψυχῆς ἡμῶν μερῶν λόγον ὁ Πλάτων ἑνὶ λόγῳ βραχεῖ
περιέλαβεν ἐπιστημονικῷ κατὰ τὸ τέταρτον τῆς Πολιτείας,
οὕτω καὶ περὶ τῶν ἀρετῶν αὐτῆς ἐφεξῆς ἐδίδαξε διὰ βραχέων.
ἐν δέ γε τῷ Λάχητι παρέγραψεν· εἴ τις ἐπιστήμας εἶναι
νομίζει τὰς ἀρετάς, οὐ πολλαὶ γίνοιντ᾽ ἄν, ἀλλὰ καὶ μία
γνῶσις ἀγαθῶν τε καὶ κακῶν. οὐκοῦν οὔτε Πλάτων οὔτ᾽
ἐγὼ πολυλογίας αἴτιος, καθάπερ οὐδ᾽ Ἀρίστων, ἀλλ᾽ ὁ
μακροὺς μὲν ἀποτείνων λόγους ἐκ λημμάτων ἀρχομένους
ἤτοι διαλεκτικῶν μόνον, οὐ μὴν ἐπιστημονικῶν, ἢ οὐδὲ
τοιούτων, ἀλλ᾽ ἤτοι ῥητορικῶν, ἢ σοφιστικῶν. ἐπιδέδεικται
δέ μοι τοῦτο κατὰ τὸ δεύτερον ὑπόμνημα τῆσδε τῆς πραγμα-
τείας, δεικνύντι τὴν διαφορὰν τῶν λημμάτων, ὅπερ οὐ τοῦ
προκειμένου ἐστὶ σκέμματος. οὕτως οὖν κἂν τοῖς περὶ τῆς

Chryfippo, fiquidem bonum ipfum folum eft eligendum,
faciendum, et ei fidendum. Quare bonorum fcientia,
quae in diverfis materiis aut actionibus adminiftratur,
nomina plurima fumit, quorum unumquodque ratione ad
aliquid in materia aut actione fubfiftit. Quemadmodum
igitur de partibus animae noftrae difputationem Plato
una brevi et fcientifica ratione complexus eft in quarto
de Republica libro, fic etiam de virtutibus ipfius dein-
ceps breviter docuit. At in Lachete afcripfit: *Si quis
fcientias effe virtutes exiftimet, non multae erunt utique,
fed et una, bonorum videlicet malorumque cognitio.*
Neque igitur Plato, neque ego prolixitatis auctor fum,
quemadmodum neque Arifton, fed qui longos producit
fermones ex fumptionibus vel dialecticis folum, non tamen
fcientificis, vel neque· ejusmodi, fed vel rhetoricis, vel
fophifticis exordientes. Oftendi autem hoc in fecundo
hujus operis commentario, indicans fumptionum differen-
tiam, quod non eft propofitae fpeculationis. Sic igitur

600 ΓΑΛΗΝΟΤ ΠΕΡΙ

Ed. Chart. V. [209. 210.] Ed. Baf. I. (311.)

τῶν ἀρετῶν διαφορᾶς ὁ Χρύσιππος ἀποχωρῶν τῶν ἐπιστη-
μονικῶν καὶ ἀποδεικτικῶν λημμάτων ἐν τοῖς ὑπολοίποις
ἀλᾶται τρισὶ γένεσιν, ὡς ἔν γε τῷ ποιὰς εἶναι τὰς ἀρετὰς
ἐπιστημονικῶν μᾶλλον ἅπτεται, καταβαλλόντων μὲν ὄντως
τὸν Ἀρίστωνος λόγον, οὐ μὴν τῇ γε οἰκείᾳ πρεπόντων
ὑποθέσει.

Κεφ. γ΄. Διὰ τοὺς ἀγανακτοῦντας οὖν ἐπὶ τῷ μήκει
τῆς ἐνεστώσης πραγματείας ἑτέρωθι μὲν ἰδίᾳ περὶ τῆς τῶν
ἀρετῶν διαφορᾶς αὖθις ἔγνωκα ποιήσασθαι τὸν λόγον, ἐν
δὲ τῷ παρόντι διὰ τοὺς φιλομαθεῖς ἐπείγοντάς με τὰ λεί-
ποντα προσθεῖναι τοῖς ἐνεστῶσιν ἐπὶ τὰ συνεχῆ τοῖς εἰρη-
μένοις ἀφίξομαι. δέδεικται μὲν γὰρ, ὡς ἡ τοῦ γεγεννημένου
ζώου διοίκησις ὑπὸ τριῶν ἀρχῶν γίνεται, μιᾶς μὲν τῆς ἐν
τῇ κεφαλῇ κατῳκισμένης, ἧς ἔργα καθ᾽ ἑαυτὴν μὲν ἥ τε
φαντασία, καὶ μνήμη, καὶ νόησις, καὶ διανόησις, ἐν δὲ
τῷ πρός τι τῆς τ᾽ αἰσθήσεως ἡγεῖσθαι [210] τοῖς
αἰσθανομένοις τοῦ ζώου μέρεσι καὶ τῆς κινήσεως τοῖς
κινουμένοις καθ᾽ ὁρμὴν, ἑτέρας δὲ τῆς ἐν τῇ καρδίᾳ καθι-

et in libris de virtutum differentia Chryſippus recedere
a ſcientificis et demonſtrativis ſumptionibus et in reli-
quis tribus generibus vagari deprehenditur, ut in eo, quod
virtutes ſint quales, ſcientificas magis attingit, quae
omnino Ariſtonis opinionem evertunt, non tamen pro-
priae hypotheſi conveniunt.

Cap. III. Itaque illorum cauſa, qui ob longitudinem
praeſentis operis indignantur, alibi ſeparatim de virtu-
tum differentia rurſus ſermonem inſtituere decrevi. Im-
praeſentiarum vero propter ſtudioſos, qui me reliqua
praeſentibus adjicere compellunt, ad ea, quae jam dictis
proxima ſunt, deveniam. Siquidem oſtenſum eſt, quo-
modo nati animalis diſpenſatio a tribus obeatur princi-
piis; uno in capite collocato, cujus opera per ſe quidem
imaginatio, memoria, intellectio cogitatioque, in rela-
tione autem ad aliud, ſenſum partibus animalis ſenſilibus
impartiri, motumque his, quae moventur, arbitrarium;
altero autem in corde conſiſtente, cujus opera per ſe

δρυμένης, ἧς ἔργα καθ᾽ ἑαυτὴν μὲν ὁ τόνος ἐστὶ τῆς ψυχῆς,
καὶ τὸ μόνιμον ἐν οἷς ἂν ὁ λογισμὸς κελεύσῃ, καὶ τὸ
ἀήττητον, κατὰ πάθος δὲ οἷον ζέσις τῆς ἐμφύτου θερμα-
σίας᾽, ποθούσης τιμωρήσασθαι τῆς ψυχῆς τηνικαῦτα τὸν
ἀδικεῖν δόξαντα, καὶ καλεῖται τὸ τοιοῦτον θυμός, ἐν δὲ
τῷ πρός τι θερμασίας ἀρχὴ τῆς κατὰ μέρος εἶναι μορίοις
ἀρτηρίαις τε κινήσεως σφυγμικῆς, τῆς δ᾽ ὑπολοίπου δυνά-
μεως ἐν ἥπατι καθιδρυμένης ἔργα τὰ περὶ τὴν θρέψιν
ἅπαντα κατὰ τὸ ζῶον, ὧν μέγιστον μέρος ἡμῖν τε καὶ
πᾶσι τοῖς ἐναίμοις ζώοις ἐστὶν ἡ τοῦ αἵματος γένεσις. τῆς
δ᾽ αὐτῆς ταύτης δυνάμεως καὶ ἡ τῶν ἡδέων ἐστὶν ἀπό-
λαυσις, ἐν ᾗ σφοδρότερον τοῦ δέοντος κινουμένη τήν τ᾽
ἀκρασίαν καὶ τὴν ἀκολασίαν ἐργάζεται. ἡ μὲν οὖν ἀπό-
δειξις ἡ δεικνῦσα, τὴν τῶν νεύρων ἀρχὴν εἶναι κατὰ τὴν
κεφαλήν, εὐθὺς ἔχει καὶ τὸ μέρος αὐτῆς συνενδεικνύμενον.
ὄντων γὰρ τοῦ λόγου δυοῖν λημμάτων, ἑνὸς μὲν κατὰ τὴν
τοῦ προβλήματος ἔννοιαν, ἢ οὐσίαν, ἢ φύσιν, ἢ ὅπως ἂν
ἐθέλῃς ὀνομάζειν, ἑτέρου δὲ φαινομένου διὰ τῆς ἀνατομῆς,

robur eft animi et firmitas in iis, quaecunque ratio juffe-
rit et invictus animus, fecundum affeclum autem veluti
fervor nativi caloris, anima tunc eum, qui injuriam
inferre vifus eft, punire defiderante, ac vocatur hujus-
modi iracundia, in relatione ad aliud caloris initium
particularis in partibus arteriisque motus pulfatilis. Reli-
quae autem virtutis in jecore collocatae opera funt nutri-
tioni dicata omnia in animante, quorum maxima pars
tum nobis tum omnibus fanguineis animantibus ineft, fan-
guinis generatio. Ejusdem autem hujus virtutis etiam
fuavium fruitio eft, qua vehementius, quam par eft, mota
intemperantiam libidinemque efficit. Itaque demonftratio,
nervorum principium effe in capite, indicans ftatim habet
et partem ipfius fimul indicatam; nam quum duae fint
rationis fumptiones, una fecundum ejus, quod proponi-
tur, notionem, vel fubftantiam, vel naturam, vel quo-
modocunque voles nominare, altera, quae ex anatome

τούτῳ τῷ φαινομένῳ μετ᾽ ἀκριβείας γιγνωσκομένῳ συνδια-
γιγνώσκεται τῆς κεφαλῆς τὸ μέρος, ὅθεν ἡ ἀρχὴ τῶν νεύρων
ἐστὶν, οὐχ αἱ μήνιγγες, ἀλλ᾽ ἐγκέφαλος. ἕκαστον γὰρ τῶν
ἀποφυομένων νεύρων τριπλοῦν τὴν οὐσίαν ἐστὶ, τὸ μέσον
μὲν τοῦ αὐτοῦ, καὶ διὰ βάθους, ὅπερ ἀνάλογόν ἐστι τῇ
τῶν δένδρων ἐντεριώνη, τὴν ἀρχὴν τῆς γενέσεως ἔχον ἐξ
ἐγκεφάλου, περιεχόμενον δ᾽ ἐν κύκλῳ πρώτῃ μὲν τῇ τῆς
λεπτῆς μήνιγγος ἀποφύσει, δευτέρᾳ δὲ τῇ τῆς παχείας.
Ἐρασίστρατος δ᾽, ἄχρι πολλοῦ τὴν ἔξωθεν μοῖραν ὁρῶν μόνην
τοῦ νεύρου τὴν ἀπὸ τῆς παχείας μήνιγγος ὁρμωμένην, |ἀπ᾽
ἐκείνης ᾤετο πεφυκέναι σύμπαν τὸ νεῦρον, καὶ μεστά γε τὰ
πλεῖστα τούτου τῶν συγγραμμάτων ἐστὶν ἀπὸ τῆς περιεχού-
σης τὸν ἐγκέφαλον μήνιγγος πεφυκέναι φάσκοντος τὰ νεῦρα.
ἀλλ᾽ ὅτε πρεσβύτης ὢν ἤδη καὶ σχολὴν ἄγων μόνοις τοῖς
τῆς τέχνης θεωρήμασιν ἀκριβεστέρας ἐποιεῖτο τὰς ἀνατομὰς,
ἔγνω καὶ τὴν οἷον ἐντεριώνην τῶν νεύρων ἀπ᾽ ἐγκεφάλου
πεφυκυῖαν. ἔχει δὲ ἡ ῥῆσις αὐτοῦ τόνδε τὸν τρόπον.
ἐθεωροῦμεν δὲ καὶ τὴν φύσιν τοῦ ἐγκεφάλου, καὶ ἦν ὁ μὲν

apparet, evidenti hac exacte cognita, fimul cognofcitur,
capitis partem, unde nervorum eft principium, non mem-
branas effe, quae meninges dicuntur, fed cerebrum.
Unusquisque enim enafcentium nervorum triplici praedi-
tus eft fubftantia; nam ipforum pars media et profun-
dior, quae proportione refpondet arborum medullae,
initium generationis ex cerebro obtinet. Comprehenditur
autem circulatim primo tenuis membranae proceffu,
fecundo craffioris. Ac Erafiftratus tamdiu exteriorem
nervi partem folam videns, quae a craffiore membrana
proficifcitur, ab illa totum nervum procedere autumabat;
ac plurimi hujus libri pleni funt, quibus dicat, nervos
a membrana cerebrum ambiente proficifci. At quum
fenex effet iam et vacaret folis artis fpeculationibus,
exactiores moliebatur diffectiones. Noverat etiam veluti
medullam nervorum a cerebro profectam. Habent autem
ejus verba hunc in modum. *Speculabamur autem et
naturam cerebri; ac erat fane cerebrum bipartitum,*

ἐγκέφαλος διμερὴς, καθάπερ καὶ τῶν λοιπῶν ζώων, καὶ
κοιλίαν παρὰ ⟨τῷ μήκει τῷ εἴδει κειμένην, συντέτρητο δ'
αὗται εἰς μίαν κατὰ τὴν συναφὴν τῶν μερῶν. ἐκ δὲ ταύτης
ἔφερεν εἰς τὴν ἐπεγκρανίδα καλουμένην, καὶ ἐκεῖ ἑτέρα ἦν
μικρὰ κοιλία, διεπέφρακτο δὲ ταῖς μήνιγξιν ἕκαστον τῶν
μερῶν. ἥ τε γὰρ ἐπεγκρανὶς διεπέφρακτο αὐτὴ καθ' ἑαυτὴν,
καὶ ὁ ἐγκέφαλος παραπλήσιος ὢν νήστει καὶ πολύπλοκος,
πολὺ δ' ἔτι μᾶλλον τούτου ἡ ἐπεγκρανὶς πολλοῖς ἑλιγμοῖς
καὶ ποικίλοις κατεσκεύαστο. ὥστε μαθεῖν τούτων τὸν θεω-
ροῦντα, ὅτι, ὥσπερ ἐπὶ τῶν λοιπῶν ζώων, ἐλάφου τε καὶ
λαγωοῦ, καὶ εἴ τι ἄλλο κατὰ τὸ τρέχειν πολύ τι τῶν λοιπῶν
ζώων ὑπεραίρει τοῖς πρὸς ταῦτα χρησίμοις, εὖ κατεσκευασμέ-
νοις μυσί τε καὶ νεύροις, οὕτω καὶ ἄνθρωπος, ἐπειδὴ τῶν
λοιπῶν ζώων πολὺ τῷ διανοεῖσθαι περίεστι, πολὺ τοῦτ'
ἔστι πολύπλοκον. ἦσαν δὲ καὶ ἀποφύσεις τῶν νεύρων πᾶσαι
ἀπὸ τοῦ ἐγκεφάλου, καὶ καθ' ὅλον εἰπεῖν ἀρχὴ φαίνεται
εἶναι τῶν κατὰ τὸ σῶμα ὁ ἐγκέφαλος. ἥ τε γὰρ ἀπὸ τῶν

quemadmodum et reliquorum animalium; et ventriculum
juxta longitudinem fitum habebat, hi vero perforati
erant in unum juxta partium commiffuram. Ex hoc
autem tendebat ad cerebellum appellatum, illicque alter
erat minor ventriculus, obfepta autem membranis una-
quaeque pars; nam cerebellum interfeptum eft ipfum per
fe, et cerebrum, quod fimile eft inteftino jejuno et
vehementer implicitum. Multo adhuc magis hoc cere-
bellum plerisque anfractibus et diverfis conftructum
eft; ut hinc liceat condifcere fpectatorem, quod, ficuti
in reliquis animalibus, cervo, lepore, et fi quod aliud
in currendo multum reliqua animantia fuperat, utilibus
ad haec bene conftructis, tum mufculis, tum nervis,
fic etiam homini, quoniam reliquis animantibus multum
intelligendo praecellit, vehementer hoc eft implicitum.
Erant autem et proceffus nervorum omnes a cerebro; ac,
ut fummatim dicam, cerebrum initium effe apparet
eorum, qui in corpore funt nervi; nam fenfus, qui a

ῥινῶν γιγνομένη αἴσθησις συντέτρητο ἐπὶ τοῦτον καὶ ἀπὸ
τῶν ὤτων. ἐφέροντο δὲ καὶ ἐπὶ τὴν γλῶσσαν καὶ ἐπὶ
τοὺς ὀφθαλμοὺς ἀποφύσεις ἀπὸ τοῦ ἐγκεφάλου. ἐνταῦθα ὁ
Ἐρασίστρατος ὁμολογεῖ καὶ πρότερον ἀγνοούμενον ἑαυτῷ
[211] σαφῶς ἑωρακέναι τηνικαῦτα, τῶν νεύρων ἕκαστον ἐξ
ἐγκεφάλου φυόμενον. ἀκριβῶς δὲ καὶ περὶ τῶν τεττάρων
αὐτοῦ κοιλιῶν ἔγραψεν, ἃς οὐδ᾽ αὐτὸς ἔτει τῷ πρότερον
εἶδεν. εἰ δὲ κἀπὶ τῶν ζώντων ζώων ἐπεποίητο τὴν πεῖραν,
ἣν ἡμεῖς οὐχ ἅπαξ οὐδὲ δὶς, ἀλλὰ πάνυ πολλάκις ἐποιησά-
μεθα, βεβαίως ἂν ἔγνω τὴν μὲν σκληρὰν καὶ παχεῖαν
μήνιγγα σκέπης ἕνεκεν γεγενημένην ἐγκεφάλου, τὴν δὲ μαλα-
κὴν καὶ λεπτὴν καὶ τούτου μὲν αὐτοῦ χάριν, ἔτι δὲ μᾶλλον
ὑπὲρ τοῦ συνδεῖν ἅπαντα τὰ κατὰ τὸν ἐγκέφαλον ἀγγεῖα,
τὰς ἀρτηρίας καὶ τὰς φλέβας. τίνα δέ ἐστιν, ἃ χρῆναί
φημι τεθεᾶσθαι κατὰ τὰς ἀνατομὰς εἰς τὴν τῶν τοιούτων
δογμάτων εὕρεσιν, ἐπὶ πλέον μὲν ἐν ταῖς ἀνατομικαῖς ἐγχει-
ρήσεσι λέγεται, (312) μνημονεύσω δὲ καὶ νῦν αὐτῶν τοσού-
του μέρους, ὅσον εἰς τὰ παρόντα μάλιστ᾽ ἐστὶ χρήσιμον.

naribus provenit, ad hoc foramen pertingit, item ab
auribus venientes. Ferebantur etiam ad linguam et ad
oculos proceſſus a cerebro. Hic Eraſiſtratus fatetur, quod
prius ipſi erat incognitum, manifeſto tunc vidiſſe nervos
ſingulos ex cerebro procedentes. Exacte enim de qua-
tuor ipſius ventriculis ſcripſit, quos ne ipſe quidem anno
priore viderat. At ſi in viventibus etiam animantibus
experimentum feciſſet, quod nos non ſemel neque bis,
ſed admodum frequenter fecimus, firmam habuiſſet durae
et craſſae membranae cognitionem, quod cerebri conte-
gendi gratia procreata ſit, mollis autem et tenuis etiam
hujus ipſius gratia, praeterea ut omnia cerebri vaſa, arte-
riae nimirum et venae, colligarentur. Porrd quaenam
ſpectanda in diſſectionibus ad hujusmodi dogmatum inven-
tionem putem, uberius in adminiſtrationibus anatomicis
explicatur. Meminero etiam nunc ipſorum, quantum ad
praeſentia potiſſimum conducat. Exciſo capitis oſſe,

ἐκκοπέντος τοῦ τῆς κεφαλῆς ὀστοῦ, ζῶντος ἔτι τοῦ ζώου,
καὶ γυμνῆς τῆς παχείας μήνιγγος γενομένης, ἐὰν ἑκατέρωθεν
τῆς μέσης εὐθείας, καθ᾽ ἣν ἐγκαταβαίνει τῷ ἐγκεφάλῳ δι-
πλουμένη, δι᾽ ἀγκίστρων ἀνατείνας αὐτὴν, ἢ τέμῃς μόνην,
ἢ ἐκτέμῃς ὅλην, οὔτ᾽ ἀναίσθητον, οὔτ᾽ ἀκίνητον γίγνεται τὸ
ζῶον, ὥσπερ οὐδ᾽ εἰ τὸ σκέπον αὐτῆς μέρος ὅλον τὸν
ὄπισθεν ἐγκέφαλον ἢ τέμνεις μόνον, ἢ ἐκτέμνεις. οὐ μὴν
οὐδ᾽ εἰ τὸν ἐγκέφαλον αὐτὸν ὁπωσοῦν ἐκτέμνοις, οὐδ᾽ οὕτως
τὸ ζῶον ἀκίνητον ἢ ἀναίσθητον γίγνεται, πρὶν ἐπί τινα
τῶν κοιλιῶν αὐτοῦ τὴν τομὴν ἐξικέσθαι. μάλιστα μὲν οὖν
ἡ ὀπίσω βλάπτει τὸ ζῶον, ἐφεξῆς δὲ ἡ μέση. τῶν προ-
σθίων δὲ ἑκατέρα βραχυτέραν ἐργάζεται τὴν βλάβην, καὶ
μᾶλλον μὲν ἐπὶ τῶν πρεσβυτέρων ζώων, ἧττον δ᾽ ἐπὶ τῶν
νέων. τὰ δ᾽ αὐτὰ ταῖς εἰς τὰς κοιλίας τομαῖς αἱ κατ᾽ αὐτῶν
ἐργάζονται θλίψεις, ἃς οὐδ᾽ ἐπιτηδευόντων, ἀλλὰ καὶ πάνυ
φυλαττομένων ὁρῶμεν ἐνίοτε γιγνομένας ἐπὶ τῶν ἀνατιτρω-
μένων ἀνθρώπων, ὅταν τὰ τῆς κεφαλῆς ὀστᾶ καταγῶσιν.
ἐκ τούτων οὖν τῶν φαινομένων ἴσως ἄν τις ὑπονοήσειε, τὸ

vivente adhuc animali, et craſſiore membrana denudata,
ſi utrobique medio rectitudinis, qua cerebro haec plexu
duplici incumbit, per hamulos ipſam elevatam aut ſolam
incideris, aut totam excideris, neque infenſile, neque
immobile animal evadit; quemadmodum neque ſi obte-
gentem ipſius partem totum poſterius cerebrum, aut
tantum incideris, aut excindas; non tamen, etſi cerebrum
ab ipſis quomodocunque excindas, ſic quoque animans
motus aut ſenſus expers redditur, priusquam ad aliquem
ventriculum ipſius ſectio perveniat. Maxime igitur poſte-
rior ventriculus animal offendit, deinde medius; uterque
autem prior minorem laeſionem perficit, ac magis ſane in
animalibus aetate provectioribus, minus autem in junio-
ribus. Contuſiones quoque illud idem, quod ſectiones ad
ventriculos usque pervenientes, efficiunt, quas non de
induſtria noſtra, ſed etiam nobis admodum caventibus,
videmus nonnunquam fieri in iis, qui perforantur, quum
oſſa capitis fracta fuerint. Ex his igitur apparentibus

κατὰ τὰς κοιλίας τοῦ ἐγκεφάλου πνεῦμα δυοῖν θάτερον, εἰ
μὲν ἀσώματός ἐστιν ἡ ψυχή, τὸ πρῶτον αὐτῆς ὑπάρχειν, ὡς
ἄν εἴποι τις, οἰκητήριον, εἰ δὲ σῶμα, τοῦτ᾿ αὐτὸ πνεῦμα
τὴν ψυχὴν εἶναι. ἀλλ᾿ ὅταν γε, συναχθεισῶν τῶν κοιλιῶν,
ὀλίγον ὕστερον αὖθις αἰσθάνηται καὶ κινῆται τὸ ζῶον, οὐκ
ἔθ᾿ οἷόν τε φάναι, τῶν εἰρημένων ὑπάρχειν τουτὶ τὸ πνεῦμα.
βέλτιον οὖν ὑπολαβεῖν, ἐν αὐτῷ μὲν τῷ σώματι τοῦ ἐγκεφά-
λου τὴν ψυχὴν οἰκεῖν, ἥτις ποτ᾿ ἄν ᾖ κατὰ τὴν οὐσίαν·
οὔπω γὰρ περὶ τούτου σκέψις ἥκει· τὸ πρῶτον δ᾿ αὐτῆς
ὄργανον εἴς τε τὰς αἰσθήσεις ἁπάσας τοῦ ζώου καὶ
προσέτι τὰς καθ᾿ ὁρμὴν κινήσεις τοῦτ᾿ εἶναι τὸ πνεῦμα,
διὸ καὶ κενωθὲν, ἄχρις ἄν αὖθις ἀθροισθῇ, τὴν μὲν ζωὴν
οὐκ ἀφαιρεῖσθαι τὸ ζῶον, ἀναίσθητον δὲ καὶ ἀκίνητον
ἐργάζεσθαι. καίτοι γε, εἴπερ ἦν αὐτὸ ἡ τῆς ψυχῆς οὐσία,
συνδιεφθείρετ᾿ ἄν αὐτῷ κενουμένῳ παραχρῆμα τὸ ζῶον.
εὔλογον οὖν γεννᾶσθαι μὲν τουτὶ τὸ πνεῦμα κατὰ τὰς κοιλίας
τοῦ ἐγκεφάλου, καὶ διὰ τοῦτο ἐκεῖσε τελευτᾶν ἀρτηριῶν τε
καὶ φλεβῶν οὐκ ὀλίγον πλῆθος, ἐξ οὗ τὰ καλούμενα χο-

forſitan aliquis ſuſpicetur, ſpiritum in ventriculis cerebri
contentum, duorum alterum, ſiquidem anima eſt incor-
porea, primum ipſius, ut ita dicam, domicilium exiſte-
re, ſin autem corpus, hunc ipſum ſpiritum animam eſſe.
Verum quum conjunctis ventriculis paulo poſt rurſum
ſentiat moveaturque animal, non amplius licet dicere
praedicta, hunc eſſe ſpiritum. Praeſtat igitur exiſtimare,
in ipſo corpore cerebri animam habitare, cujuſcunque
tandem ſit ſubſtantiae, (nondum enim de hoc venit con-
ſideratio,) primum autem ipſius organum tum ad üniverſos
animantis ſenſus, tum etiam ad arbitrarios motus hunc eſſe
ſpiritum. Quare et evacuatus, usque dum rurſus recolliga-
tur, vita non privat animal, ſed ſenſus motusque reddit
expers. Atqui ſi is eſſet animae ſubſtantia, ſimul cum
eo, ubi evacuatur, animal protinus periret. Merito igitur
generatur hic ſpiritus in cerebri ventriculo, ac ideo illuc
deſinit arteriarum venarumque copia non exigua, ex qua

ροειδῆ πλέγματα γέγονεν, ὄργανον δ᾽, ὡς ἔφην, εἶναι τὸ
πρῶτον αὐτὸ τῆς ψυχῆς. ἔτι δ᾽ ἂν μᾶλλον ἐλπίσαις γίγνε-
σθαι τὸ πνεῦμα τοῦτο, τῶν ἀγγείων ἀναπνεόντων αὐτὸ, καὶ
μάλιστα τῶν ἀρτηριῶν, εἰς τὰς κοιλίας τοῦ ἐγκεφάλου, τὸ
δικτυοειδὲς ἰδὼν πλέγμα γιγνόμενον ἐκ τῶν ἐρχομένων εἰς
τὴν κεφαλὴν ἀρτηριῶν, ὅταν πρῶτον ὑπερβᾶσαι τὸ κρανίον
ἐντὸς αὐτοῦ γένωνται κατὰ τὴν καλουμένην ἐγκεφάλου βάσιν.
ἐνταῦθα γὰρ οὐκ ὀλίγην χώραν ἡ φύσις οἷον θαλάμην [212]
τινὰ τῷ δικτυοειδεῖ τῷδε παρεσκεύασε πλέγματι περιεχομέ-
νην ὑπὸ τῆς παχείας μήνιγγος, εἰς ἣν χώραν ἀπὸ τῶν κα-
ρωτίδων ὀνομαζομένων ἀρτηριῶν οὐ σμικρά τις ἀφικνου-
μένη μοῖρα, καθ᾽ ἑκάτερον μέρος ἓν ἀγγεῖον, εἶτα κατασχι-
ζόμεναι πολυειδῶς οὐχ ἁπλοῦν ἐργάζονται καὶ τὸ δίκτυον,
ἀλλ᾽ ἐπ᾽ ἀλλήλοις κείμενα πολλὰ μετὰ τοῦ συνῆφθαί τε καὶ
συμπεφυκέναι πάντα. καὶ πάλιν γε κατὰ τοῦ πλέγματος
τοῦδε τηλικούτου ζεύγους ἀρτηριῶν ἐκφυομένου, ἡλίκον ἐξ
ἀρχῆς ἦν τὸ παρὰ τῶν καρωτίδων ἧκον, εἰς τὸν ἐγκέφαλον
ἀναφέρεται τά τ᾽ ἄλλα| μέρη διαπλέκον αὐτοῦ παμπόλλαις
ἀπονεμήσεσι καὶ τὰ κατὰ τὰς κοιλίας ἐργαζόμενα πλέγμα-

plexus choroides, ut vocant, efformati funt, inftrumen-
tum vero, ut dixi, eft primum ipfum animae. Praeterea
magis fperaveris, fpiritum hunc fieri, vafis ipfum expiran-
tibus et praefertim arteriis in cerebri ventriculos, plexum
retiformem ex arteriis in caput venientibus fieri confpi-
catus, quando primum fupergreffae calvariam intro con-
duntur juxta cerebri bafin. Ibi enim non exiguam
regionem natura veluti thalamum quendam retiformi huic
plexui praeparavit, qui a crafliore membrana continetur,
in quam regionem ab arteriis carotidibus appellatis haud
parva quaedam portio pervenit, utrobique fingula vafa,
deinde multifariam propagatae non fimplex efficiunt rete,
fed multa fibi invicem fuperpofita, eaque commiffa con-
nataque omnia. Ac rurfus in plexum hunc tanto pari
arteriarum enafcente, quantum ab initio erat, id, quod
a carotidibus venit, in cerebrum effertur, tum alias par-
tes multis ipfius ramis implicans, tum illas, quae ventri-

Ed. Chart. V. [212.]　　　　　　　Ed. Baf. I. (312.)

τα. τὸ μὲν οὖν κατὰ τὰς ἀρτηρίας πνεῦμα ζωτικόν ἐστί τε
καὶ προσαγορεύεται, τὸ δὲ κατὰ τὸν ἐγκέφαλον ψυχικὸν,
οὐχ ὡς οὐσία ψυχῆς ὑπάρχον, ἀλλ᾽ ὡς ὄργανον πρῶτον
αὐτῆς οἰκούσης κατὰ τὸν ἐγκέφαλον, ὁποία τις ἂν ᾖ τὴν
οὐσίαν. ὥσπερ δὲ τὸ ζωτικὸν πνεῦμα κατὰ τὰς ἀρτηρίας τε
καὶ τὴν καρδίαν γεννᾶται, τὴν ὕλην ἔχον τῆς γενέσεως ἔκ τε
τῆς εἰσπνοῆς καὶ τῆς τῶν χυμῶν ἀναθυμιάσεως, οὕτω τὸ
ψυχικὸν ἐκ τοῦ ζωτικοῦ κατεργασθέντος ἐπὶ πλέον ἔχει
τὴν γένεσιν. ἐχρῆν γὰρ δήπου μᾶλλον ἁπάντων αὐτὸ μετα-
βολῆς ἀκριβοῦς τυχεῖν. εἴπερ οὖν τό τε σπέρμα καὶ τὸ
γάλα, καίτοι γ᾽ ἀπολειπόμενα τῇ δυνάμει τοῦ ψυχικοῦ
πνεύματος, ὅμως ἡ φύσις ἀκριβῶς κατεργάζεσθαι δεομένη
πολυχρόνιον αὐτοῖς ἐμηχανήσατο τὴν ἐν τοῖς πεπτικοῖς ὀργά-
νοις διατριβὴν, καὶ διὰ τοῦτο τῷ μὲν σπέρματι τὴν πρὸ
τῶν ὄρχεων ἕλικα παρεσκεύασε, τῷ δὲ γάλακτι τὸ μῆκος
τῶν εἰς τοὺς τιτθοὺς ἰόντων ἀγγείων, εἰκότως καὶ κατὰ τὸν
ἐγκέφαλον ἐκ τοῦ ζωτικοῦ πνεύματος ἐργαζομένη τὸ ψυχι-
κὸν οἷον λαβύρινθόν τινα ποικίλον ἐδημιούργησε πλησίον

culorum plexus efficiunt. Itaque arteriarum fpiritus vita-
lis eft et appellatur, animalis autem in cerebro, non
tanquam animae fubftantia fit, fed ficut organum prima-
rium ipfius in cerebro habitantis, qualifcunque fit fubftan-
tiae. Quemadmodum autem vitalis fpiritus in arteriis et
corde generatur, materiam generationis habens ex infpi-
ratione et humorum vapore, ita animalis ex vitali magis
elaborato habet originem. Conveniebat enim nimirum
omnium maxime hunc accuratam mutâtionem confequi.
Si igitur et femen et lac, quamvis virtute ab animali
fpiritu abfint, tamen natura exacte ea elaborare defide-
rans fecit, ut ea diutius in concoquendi inftrumentis
immorarentur, ac propterea femini circumvolutionem
anfractumque ante tefticulos praeparavit, lacti vero lon-
gitudinem vaforum ad mammas tendentium, merito etiam
id cerebro ex vitali fpiritu animalem efficienti veluti
labyrinthum quendam varium plexum retiformem prope

ἐγκεφάλου τὸ δικτυοειδὲς πλέγμα τοῦτό τε οὖν αὐτὸ, τῆς
κατασκευῆς τῶν μορίων ἐνδειξαμένης, ἐδιδάχθημεν, ὅτι τε
τὸ ψυχικὸν πνεῦμα μήτ᾽ οὐσία ψυχῆς ἐστι μήτε οἶκος
αὐτῆς, ἀλλ᾽ ὄργανον πρῶτον, ἐκ τοῦ κενωθέντος αὐτοῦ κατὰ
τὰς τρώσεις αὐτίκα μὲν οἷόν περ νεκρὸν γίγνεσθαι τὸ ζῶον,
ἀθροισθέντος δὲ αὖθις ἀναβιώσκεσθαι. καὶ πάνθ᾽ ἁπλῶς,
ὅσα περ εἴρηταί τε καὶ μέλλει λεχθήσεσθαι, τὰ μὲν ἐκ τῆς
τῶν μορίων κατασκευῆς, τὰ δὲ ἐκ τῶν ἑπομένων συμπτωμά-
των ἐπὶ ταῖς τομαῖς ἢ θλίψεσιν ἔχει τὴν εὕρεσιν. αὐτίκα
γέ τοι τῶν κατὰ τὸν ἐγκέφαλον πόρων οἱ μὲν διὰ τῆς
καλουμένης χώνης εἰς ὑπερῴαν καθήκουσιν, οἱ δ᾽ εἰς τὴν
ἀρχὴν τῆς ῥινὸς τελευτῶσιν, οἱ δ᾽ ἐν τοῖς ὀπτικοῖς φαίνον-
ται νεύροις. καί τις ἄλλος εἰς γῆς ἐμβάλλει τῇ πρώτῃ
γενέσει τοῦ νωτιαίου, καθ᾽ ὃ μέρος μάλιστα τῆς παχείας
μήνιγγος τρωθείσης ὁ πόρος ὅλος γίγνεται γυμνὸς ἅμα τῷ
πέρατι τῆς ὄπισθεν ἐγκεφάλου κοιλίας, ὅπερ οὐχ ἥκιστα τὸν
Ἐρασίστρατον ἠπάτησεν, ὡς οἰηθῆναι, διὰ τὴν τῆς μήνιγγος
τρῶσιν ἀκίνητον αὐτίκα γίγνεσθαι τὸ ζῶον. ἑώρα γὰρ ἐπὶ

cerebrum fabricata eſt. Atque hoc ipſum ſtructura par-
tium indicante docti ſumus, quod animalis ſpiritus neque
ſubſtantia animae ſit, neque domicilium ipſius, ſed
inſtrumentum primarium, inde videlicet, quod, ipſo per
vulnera evacuato, ſtatim veluti mortuum animal reddi-
tur, collecto autem reviviſcit; ac omnia ſummatim, quae
dicta ſunt dicenturque, partim ex partium ſtructura,
partim ex ſymptomatis ſupervenientibus ob ſectiones aut
compreſſiones inventionem obtinent. Statim ſiquidem
cerebri meatuum alii per infundibulum in palatum de-
ſcendunt, alii in narium initium deſinunt, alii in opti-
cis nervis apparent. Et aliquis alius inſerit ſe primae
ſpinalis medullae origini, qua parte potiſſimum, craſſiore
membrana vulnerata, totus meatus nudus redditur una
cum extremo poſterioris cerebri ſinu; quod maxime
Eraſiſtrato impoſuit, qui putaverit, per cerebri membranae
vulnus ſtatim immobile reddi animal: videbat enim, in

τῶν κατὰ τὸν πρῶτον σπόνδυλον τιτρωσκομένων βοῶν ἅμα
τῷ διαιρεθῆναι τὴν μήνιγγα ἀκίνητον αὐτίκα τὸ ζῶον γινό-
μενον. ἀλλ᾽ οὐ τῷ πάθει τῆς μήνιγγος, ἀλλὰ τῷ γυμνοῦ-
σθαι τὴν ὀπίσω κοιλίαν γίγνεται τοῦτο. δῆλον δ᾽ ἐστὶν ἐκ
τοῦ κατὰ πάντα τἆλλα μέρη τὴν μήνιγγα μηδὲν τοιοῦτον
τιτρωσκομένην ἐργάζεσθαι. περὶ μὲν οὖν τῆς ὅλης φύσεως
ἐγκεφάλου δι᾽ ἑτέρων λέγεται πραγματειῶν, τὰ μὲν ἐξ ἀνα-
τομῆς φαινόμενα κατὰ τὴν τῶν ἀνατομικῶν ἐγχειρήσεων,
ἡ δὲ χρεία τῆς κατασκευῆς ἑκάστου τῶν μελῶν ἐν τῇ περὶ
χρείας μορίων εἴρηται, οὐκ ὀλίγα δὲ κἀν τοῖς περὶ τῆς
Ἱπποκράτους ἀνατομῆς ὑπομνήμασιν. ἐν δὲ τῷ παρόντι τὰ
χρήσιμα μόνα πρὸς τὰ προκείμενα διέρχομαι. τῶν γάρ τοι
νεύρων ἐκπεφυκότων ἐγκεφάλου τε καὶ τῶν περικειμένων
αὐτῷ μηνίγγων, [213] διὰ μὲν τῆς κατὰ τὸν ἐγκέφαλον
ἀποφύσεως ἥ τ᾽ αἴσθησις ἅπασι τοῖς μέλεσι καὶ ἡ κίνησις
χορηγεῖται, ὃ δ᾽ ἑκατέρας τῶν μηνίγγων ἐστὶν ἀποβλάστη-
μα, τὴν αὐτὴν χρείαν παρέχει τοῖς νεύροις, ἥν περ ἐγκε-
φάλῳ παρεῖχον ἐκεῖναι. διὸ, κἂν ἄμφω περιέλῃς, οὐδὲν

bobus circa primam vertebram vulneratis fimul atque
membrana cerebri divifa fuerit, immobile protinus ani-
mal fieri. Verum non membranae affectu, fed quia
pofterior ventriculus nudatur, id accidit. Conftat autem
inde, quod in omnibus aliis partibus membrana vulnerata
nihil hujusmodi efficiat. Itaque de tota cerebri natura
in aliis operibus tractatur; quae ex diffectione apparent,
in adminiftrationibus anaton cis; ufus ftructurae cujus-
que membri in opere de ufu partium expofitus. Non
pauca etiam in commentariis de Hippocratis anatome
tractantur. In praefentiarum ea folum, quae ad praefens
inftitutum utilia funt, perfequor; etenim quum nervi
ex cerebro et membranis id ambientibus ortum habeant,
per partem eam, quae ex cerebro prodit, et fenfus omni-
bus membris et motus fuppeditatur. Quae autem utrius-
que membranae propago eft, eundem nervis ufum prae-
bet, quem cerebro illae exhibebant. Quare fi ambo
exemeris, nihil laeditur pars, in quam nervus pertinet;

βλύπτεται τὸ μόριον, εἰς ὃ τὸ νεῦρον ἀφικνεῖται, καθάπερ
οὐδ᾽ εἰ τὸν ἐγκέφαλον αὐτὸν ἀφέλοιο τὰς ἔξωθεν μήνιγγας.
οὐδὲν γὰρ οὐδ᾽ ἐπὶ ταύταις βλάπτεται τὸ ζῶον ἔν γε τῷ
παραυτίκα χρόνῳ. ὕστερον δ᾽ εἰ κατὰ συμπάθειαν ἕπεται
κίνδυνος, οὐδὲν τοῦτό ἐστι πρὸς τὸ ζητούμενον.

Κεφ. δ´. Πότερον οὖν, ὥσπερ ἐπὶ τῶν κοιλιῶν τοῦ
ἐγκεφάλου κενωθέντος τοῦ πνεύματος ὅλον τὸ ζῶον ἀναί-
(313)σθητον ἐγίνετο, καὶ διὰ τοῦτ᾽ ἔφαμεν αὐτὸ χρήσιμον
ὑπάρχειν εἰς τὰς τῶν μορίων αἰσθήσεις τε καὶ κινήσεις,
οὕτως ἡγητέον ἐστὶ, καὶ καθ᾽ ἕκαστον νεῦρον εἶναί τι
πνεῦμα, καὶ πότερον ἐγχώριόν τέ τι καὶ σύμφυτον αὐτοῖς
εἶναι τοῦτο τὸ πληττόμενον ὑπὸ τοῦ παρὰ τῆς ἀρχῆς ἥκον-
τος ὥσπερ ἀγγέλου τινὸς, ἢ σύμφυτον μέν ἐστιν αὐτοῖς
οὐδὲν, ἐπιῤῥεῖ δ᾽ ἐξ ἐγκεφάλου κατ᾽ ἐκεῖνον τὸν καιρὸν, ἐν
ᾧ κινῆσαι προαιρούμεθα τὸ μέρος, ἐγὼ μὲν οὐκ ἔχω προ-
χείρως ἀποφήνασθαι, προκείσθω δ᾽ ἐν κοινῷ σκοπεῖσθαι
καὶ ταῦτα μὲν ἄμφω τὰ νῦν εἰρημένα, καὶ πρὸς τοῖσδε
τρίτον ἢ κατὰ ποιότητα τῶν συνεχῶν ἀλλοίωσις, ὅπερ

quemadmodum neque fi ipfi cerebro exteriores membra-
nas abftuleris, nihil enim ne ob has quidem animal in
praefenti quidem offenditur; quod fi proceffu temporis
poftea ex affinitate confenfuque periculum fequitur, nihil
hoc facit ad id, quod quaeritur.

Cap. IV. Utrum igitur, quemadmodum in ventricu-
lis cerebri fpiritu inanito totum animal fenfus expers
evafit, et propterea dicimus, eum effe utilem tum ad
partium fenfus, tum ad motus, ita exiftimandum eft,
etiam in fingulis nervis fpiritum effe aliquem, ac utrum
hic quafi inteftinus et connatus ipfis fit, qui ab eo, qui
a principio venit, tanquam nuncio quodam pulfatus exci-
tatur, an connatus quidem fit ipfis nullus, fed ex cere-
bro influit eo tempore, quo movere partem volumus,
ego fane non poffum prompte pronunciare. Proponantur
autem vulgari ratione confideranda et haec ambo modo
commemorata, et praeterea tertium, fecundum qualita-
tem continuorum alteratio; quod obfcure mihi videntur

αἰνίττεσθαί μοι δοκοῦσιν οἱ κατὰ δύναμιν ἐπιῤῥεῖν τινα
χωρὶς οὐσίας φάσκοντες. αἱ γὰρ κατ᾽ ἀλλοίωσιν εἰς τὰ
συνεχῆ σώματα διαδόσεις τῶν ποιοτήτων ἐπιῤῥοαὶ δυνά-
μεως ὑπ᾽ αὐτῶν λέγονται, καθάπερ, ὅταν ἐπὶ τοῦ περιέχον-
τος ἀέρος ἐκ τῆς ἡλιακῆς αὐγῆς ὁρμηθεῖσά τις ποιότης εἰς
ἅπαν αὐτοῦ μέρος ἀφικνῆται, διάδοσις αὐτῆς τῆς οὐσίας
τοῦ ἡλίου μενούσης κατὰ χώραν. ἐπιδέδεικται γὰρ ἡμῖν
τοῦτο κατὰ τὴν περὶ τῆς ἀποδείξεως πραγματείαν. οὔκουν
οἷόν τε προχείρως ἀποφήνασθαι, πότερον οὕτως ἐξ ἐγκεφά-
λου δύναμις ἐπιῤῥεῖ τοῖς μέλεσι διὰ νεύρων, ἢ τῆς τοῦ
πνεύματος οὐσίας παραγινομένης ἄχρι τῶν αἰσθανομένων
καὶ κινουμένων μορίων, ἢ μέχρι τινὸς ἐμπιπτούσης τοῖς
νεύροις, ὡς ἀλλοιῶσαι σφοδρῶς αὐτά, κᾄπειθ᾽ οὕτως τῆς
ἀλλοιώσεως ἄχρι τῶν κινουμένων μελῶν διαδιδομένης. τοιοῦ-
τον γοῦν τι καὶ κατὰ τὴν ὀπτικὴν αἴσθησιν ἐν τοῖς περὶ
τῆς ἀποδείξεως ἐδείχθη γιγνόμενον. ὅτι γὰρ ἐπ᾽ ἐκείνων
τῶν νεύρων αὐγοειδὲς φέρεται πνεῦμα, τρήματα ἐχόντων
σαφῆ κατά τε τὴν ἄνωθεν ἀρχὴν καὶ τὴν εἰς τοὺς ὀφθαλ-

fignificare, qui fecundum facultatem influere quaedam
fine fubftantia affirmant. Nam quae per alterationem in
continua corpora qualitatum diftributiones fiunt, facultatis
influxus ab ipfis dicuntur, quemadmodum quum in amb-
iente aëre ex folari fplendore profecta quaedam quali-
tas, in omnem ipfius partem diftributio pervenit, ipfa
folis fubftantia in loco fuo permanente. Oftenfum enim
hoc nobis eft in opere de demonftratione. Neque itaque
prompte fic pronunciari licet, utrum fic facultas ex cerebro
partibus per nervos influit, an fpiritus fubftantia usque
ad fenfibiles mobilesque partes proficifcente, aut aliquo
usque nervis incidente, ut vehementer ipfos alteret,
deinde fic alteratione usque ad membra mobilia diftribu-
ta. Hujusmodi etiam quippiam in fenfu viforio fieri, in
libris de demonftratione indicatum eft. Quod enim in
illis nervis fplendidus fertur fpiritus foramina manifefta
habentibus tum in fuperiori initio, tum qua in oculos

Ed. Chart. V. [213. 214.]   Ed. Baf. I. (313.)

μοῖς ἔμφυσιν, ἐν ταῖς τῶν μεγάλων ζώων ἀνατομαῖς ἐστι
θεάσασθαι. τὸ μὲν οὖν κάτωθεν καὶ πρὸς τοῖς ὀφθαλμοῖς
οἱ πλεῖστοι τῶν ἀνατομικῶν ἐγνώκασιν, ἡ δ᾽ ἄνωθεν ἀρχὴ
τῶνδε τῶν νεύρων σχεδὸν ἅπασιν αὐτοῖς ἠγνόηται κατὰ τὴν
εἰς τὸ πλάγιον ἐπιστροφὴν οὖσαν τῶν προσθίων κοιλιῶν,
ἑκατέρας γε αὐτῶν στενὴν καὶ προμήκη τὴν κάτω τελευ-
τὴν ἐχούσης, ἔνθα τῶν τῆς ῥινὸς πόρων ἐστὶν ἡ ῥίζα. τὸ
δὲ ἄνω πέρας, ὃ πρὸς τὴν μέσην ἀνήκει κοιλίαν εὐρυνόμενον,
ἐπιστροφή τις ἐντεῦθεν εἰς τὸ πλάγιον γίγνεται ῥέπουσα
βραχὺ πρός τε τὸ κάτω καὶ τὴν βάσιν. οὐ μὴν ἐξικνοῦν-
ταί γ᾽ ἐπ᾽ ἐκείνην, ἀλλὰ κατ᾽ ὀλίγον στενωθεῖσαι παύονται
κέρατος δίκην, οὐκ ἀκριβῶς εὐθέως, ἀλλ᾽ ἀτρέμα πως ἀπο-
στρεφομένου. πρὸς τοῦτο οὖν τὸ πέρας τῶν κοιλιῶν ἀνήκει
τῶν ὀπτικῶν νεύρων ἡ ἀρχὴ, [214] τρῆμα δυσθεώρητον
ἔχουσα. θεάσῃ δὲ αὐτὸ τριῶν τούτων στοχασάμενος, ἑνὸς
μὲν τοῦ μέγα τὸ ζῶον εἶναι, δευτέρου δὲ τοῦ παραχρῆμα
μετὰ τὸν θάνατον ἀνατέμνεσθαι, καὶ τρίτου τοῦ τὸν πέριξ
ἀέρα φωτεινὸν εἶναι. ἐὰν γὰρ ἐπὶ τούτοις οὕτω παρεσκευα-

inferuntur, in grandium animalium diffectionibus eft
confpicere. Inferiorem itaque partem et juxta oculos
fitam plurimi diffectores cognoverunt. Superius autem
initium horum nervorum prope omnibus ipfius ignoratum
eft, quod fit, qua priores ventriculi in obliquum diftor-
quentur. Quum enim uterque ipforum arctum prolixum-
que inferiorem finem habeat, ibi narium meatuum radix
habetur. Superius autem extremum, quod ad medium
pertingit ventriculum dilatatum, converfum quodam-
modo inde in obliquum porrigitur, paulatim ad infernam
regionem et bafin tendens; non tamen ad illam perve-
niunt, fed paulo poft in anguftum redacti definunt cornu
inftar non admodum cito, fed paulatim averfi. Itaque
ad hoc ventriculorum extremum emergit opticorum ner-
vorum principium, foramen vix vifibile obtinens. Spe-
ctabis autem ipfum haec tria confiderans: unum, ut
magnum fit animal; fecundum, ut ftatim poft mortem
incidatur; et tertium, ut ambiens aër fit lucidus. Si

614 ΓΑΛΗΝΟΥ ΠΕΡΙ

Ed. Chart. V. [214.]   Ed. Baf. I. (315.)

σμένοις γυμνώσης, ἐπιτηδείως τὸ πέρας τῆς κοιλίας ἀφελών,
ἅπαντα τὰ κατ᾽ αὐτῆς ἐπικείμενα σώματα χωρὶς τοῦ δια-
σπάσαι τε καὶ θλάσαι τὴν ἔκφυσιν τοῦ νεύρου, θεάσῃ τὸ
κατὰ τὴν ἀρχὴν αὐτοῦ τρῆμα. ὅτι μὲν οὖν φέρεταί τι πνεῦμα
διὰ τῶν πόρων τούτων ἐπὶ τοὺς ὀφθαλμοὺς, ἥ τε κατασκευή
σε διδάσκει καὶ προσέτι τὸ κλεισθέντος μὲν αὐτῶν ἑνὸς
εὐρύνεσθαι θατέρου τὴν κόρην, ἀνοιχθέντος δὲ παραχρῆμα
πάλιν εἰς τὸ κατὰ φύσιν ἐπανέρχεσθαι μέγεθος. ὅτι τε γὰρ
ὑπό τινος οὐσίας διατεινομένου τοῦ ῥαγοειδοῦς χιτῶνος ἐν
τῷ πληροῦσθαι τὴν ἔνδον αὐτοῦ χώραν ἀναγκαῖόν ἐστιν
εὐρύνεσθαι τῷ κατὰ τὴν κόρην τρήματι καὶ ἄλλως ἀμήχα-
νον, ὅτι τε τὸ τάχος τῆς κενώσεώς τε καὶ πληρώσεως οὐχ
ὑγροῦ τινος ἐπιρρέοντος, ἀλλὰ μόνης ἐστὶ πνευματικῆς
ἔργον οὐσίας, οὐ χαλεπὸν συνιδεῖν. ἐπεὶ δ᾽ ἐς ταὐτὸ ἀμφό-
τερα οἱ πόροι παραγίγνονται, (καὶ γὰρ καὶ τοῦτ᾽ ἐναργῶς
φαίνεται διὰ τῆς ἀνατομῆς,) εἰκός ἐστι, τὴν κοινὴν χώραν
ἐξ ἀμφοτέρων τῶν πόρων τὸ πνεῦμα δεχομένην ἐν τῷ μῦσαι
τὸν ἕτερον ὀφθαλμὸν ἐπιπέμπειν τῷ λοιπῷ σύμπαν αὐτό.

enim his sic praeparatis nudaveris, commode extremo
ventriculo ablato, omnia quae ei incumbunt corpora, sic
ut non divellas comprimasque nervi proceffum, videbis
juxta initium ipfius foramen. Quod igitur fpiritus aliquis
per meatus hos ad oculos defertur, et ftructura te docet, et
praeterea quod, uno ipforum claufo, alterius pupilla dilatatur,
aperto autem ftatim rurfus in naturalem magnitudinem
revertitur. Nam quod, cum tunica acini fpeciem referens
a fubftantia quadam diftenditur, dum repletur interior
ipfius regio, necefsarium eft pupillae foramen dilatari,
et alioquin fieri nequit, item quod inanitionis repletio-
nisque celeritas non humoris cujusdam influentis, fed
folius fpiritalis opus eft fubftantiae, haud difficile eft
contueri. Quoniam vero in idem utrique meatus perve-
niunt, (etenim et hoc evidenter apparet in diffectionibus,)
verifimile eft, communem regionem, ex utrisque meatibus
fpiritum recipientem, dum alter oculus clauditur, totum

μέγιστον δὲ μαρτύριον τοῦ λεγομένου καὶ τὸ τῶν ὑποκεχυ-
μένων, οἷς μὲν ἂν εὐρύνηται τὸ τρῆμα, κλεισθέντος θατέρου
τῶν ὀφθαλμῶν, ἔτι σώζεσθαι τὴν ὀπτικὴν δύναμιν, οἷς
δ᾽ ἂν μὴ γίγνηται τοῦτο, τελέως ἀπολωλέναι, καὶ διὰ τοῦτο,
κἂν καλῶς καταχθῇ τὸ ὑπόχυμα, μὴ βλέπειν αὐτούς. ἄλλοις
δέ τισι συνέβη μὴ βλέπειν ὑποχύματος χωρὶς, ἐφ᾽ ὧν εἰ
κλεισθείη θατέρου τὸ βλέφαρον, ἡ κόρη τὸν ἴσον ὁρᾶται
κύκλον ἔχουσα τῷ πρόσθεν, ὡς ἂν μηκέτι πνευματικῆς
οὐσίας ἀφικνουμένης εἰς τὸν ὀφθαλμὸν, ὑφ᾽ ἧς διατείνεται
πληρούμενος ἔνδοθεν ὁ ῥαγοειδὴς χιτών. εἰκότως οὖν ἐπὶ
τούτων ἐμπεφράχθαι τοὺς πόρους τῶν ὀπτικῶν νεύρων ὑπὸ
πολλῶν εὐδοκίμων ἰατρῶν εἴρηται. καὶ οἶδά γέ τινα τῶν
οὕτω παθόντων διηγούμενον ἡμῖν, ὡς, πρὶν μὲν παθεῖν, ἐπὶ
τοῖς ὕπνοις, ἀνοιχθέντων τῶν βλεφάρων, ἑώρα φῶς πολὺ
πρὸ τῶν ὀφθαλμῶν, ὅπερ ἀμέλει κἀμοὶ καὶ πολλοῖς ἄλλοις
ὑπάρχειν, κατὰ βραχὺ δ᾽ ἔφη μειωθῆναι τό τε φῶς αὐτοῦ
μέχρι τοῦ μηδ᾽ ὅλως ἔτι φαίνεσθαι, καὶ τὴν ὀπτικὴν

ipſum alteri transmittere.   Porro maximum hujus rei
teſtimonium eſt et quod ſuffuſorum, quibus ſane ſi fora-
men dilatetur, clauſo altero oculo, facultas adhuc viſoria
ſervetur incolumis, quibus autem ſi hoc non eveniat,
omnino perierit, ac propterea, etſi probe ſuffuſio curata
fuerit, ipſi non vident.   Aliis vero quibusdam accidit,
ut non videant, vel citra ſuffuſionem, in quibus ſi alterius
palpebra clauſa fuerit, pupilla aequalem priori circulum
habere videtur, tanquam non amplius ſpiritali ſubſtantia
in oculum perveniente, unde diſtenditur repleta intrin-
ſecus tunica rhagoides dicta.   Merito igitur in his opti-
corum nervorum meatus obſtructi eſſe a multis praecla-
ris medicis dicuntur;   ac novi quendam ita affectum
recenſuiſſe nobis, quod, priusquam pateretur, per ſom-
num apertis palpebris lumen copioſum ante oculos vide-
bat, quod denique et mihi et multis aliis ineſt.   Paula-
tim autem dicebat decreviſſe lumen ipſius, usque dum
nihil omnino appareret amplius, et viſorium ſenſum

616   ΓΑΛΗΝΟΥ ΠΕΡΙ

Ed. Chart. V. [214.]   Ed. Baf. I. (315.)

κίσθησιν ἀμαυρουμένην ὁμοίως εἰς ἀπώλειαν ἀφικέσθαι
παντελῶς. λέουσι δὲ καὶ παρδάλεσι, καὶ τῶν ἄλλων ζώων
οἷς αὐγοειδής ἐστιν ἱκανῶς ὁ ὀφθαλμὸς, ἔνεστί σοι θεάσα-
σθαι νύκτωρ, ὅταν ἐπιστρέψωσι τὴν κόρην ἐπὶ τὴν ῥῖνα,
κύκλον αὐγῆς ἐπ᾽ αὐτῆς φαινόμενον, ὡς ἀναλογίσασθαι, το-
σοῦτον ἀπὸ τῆς κόρης ἐν τῷ μεταξὺ τὸν ὀπτικὸν ηὐξῆσθαι
κῶνον, ἡλίκος ἂν ᾖ κατὰ τὴν ἀναλογίαν τοῦ διαστήματος ὁ
κύκλος αὐτῆς. τοῖς μὲν γὰρ μείζονα τοῦτον ἔχουσι φύσει
καὶ ὁ τῆς αὐγῆς κύκλος μείζων φαίνεται, τοῖς δ᾽ ἐλάττονα
τοσοῦτον ἀνάλογον ἐλάττων, ὅσον κἀκεῖνος. πότερον οὖν,
ὥσπερ ἐπὶ τοὺς ὀφθαλμοὺς ἀφικνεῖταί τι πνεῦμα διὰ τῶν
ὀπτικῶν νεύρων, οὕτω καὶ κατὰ τἄλλα ἔχει σύμπαντα, καί
τις ὁδός ἐστι καθ᾽ ἕκαστον αὐτῶν ἀόρατος ὑπὸ σμικρότητος,
ἢ τοῦτο ἀδύνατον ἐπὶ τῶν ἐν τοῖς νεύροις λεπτοτάτων ὑπάρ-
χειν ἰνῶν; δεήσει γὰρ ἡμᾶς ἐπινοῆσαι τῷ πόρῳ περικείμενον
ἐν κύκλῳ τι τοῦ νεύρου σῶμα, λεπτότερον καὶ τῶν ἀραχνίων,
ὥστ᾽ αὐτά τε διασπασθήσεται τάχιστα, καὶ ὁ πόρος ἐμφρα-
χθήσεται μόνον οὐ καθ᾽ ἑκάστην ῥοπήν. διὰ ταῦτα μὲν

obfcurari fimiliter, ita ut in totum interiret. Porro
leonibus et pardalibus aliisque animalibus, quibus fplendi-
dus admodum eft oculus, licet tibi noctu fpectare, quum
pupillam ad nares converterint, circulum fplendoris in
ipfa apparentem, ut colligas, tantum a pupilla interim
viforium conum increviffe, quatenus fuerit juxta inter-
valli proportionem ipfius circulus. Etenim qui hunc
natura majorem habent, in iis etiam fplendoris circulus
major apparet; iis, qui minorem, tanto ad portionem
minor, quanto etiam ille. Utrum igitur, quemadmodum
ad oculos fpiritus aliquis per nervos opticos pervenit, ita
etiam in aliis omnibus habet, ac quaedam via eft in
fingulis invifibilis propter parvitatem, an hoc effe non
poteft in fibris nervorum tenuiffimis? Oportebit enim
nos confiderare corpus aliquod nervi etiam araneis
tenuius meatui orbiculatim circumdatum. Quapropter
ipfum divelletur celerrime et meatus obftruetur qua-
cinque fere occafione. Ideo fane arbitror non omnibus

ἡγοῦμαι μὴ πᾶσι τοῖς νεύροις ὑπάρχειν πόρους. [215] ἴσως
οὖν ἐρεῖ τις, εἴπερ ὅλως ἓν νεῦρον οἷόν τ᾽ ἐστὶ διακομίζειν
τοῖς κάτω μέλεσι τὰς ἀπὸ τῆς ἀρχῆς δυνάμεις, ἀκοίλιον
ὑπάρχον, ἐγχωρήσειν καὶ πάντα. τί δήποτ᾽ οὖν ὅ γε κατὰ τὴν
ἔκφυσιν τοῦ νωτιαίου πόρος αἰσθητός ἐστιν οὕτως, ὡς ἐν
τοῖς ὀπτικοῖς νεύροις; ἢ ὅτι τῷ μὲν συνεχεῖ ἡ μετάδοσις
ἀσθενὴς γίγνεται τῶν δυνάμεων, καὶ μάλισθ᾽ ὅταν ἤτοι
μεῖζον ἢ σκληρότερον ᾖ τὸ δεχόμενον ἢ σφοδροτέρας ἀλ-
λοιώσεως δεόμενον, εἰ δέ γε λεπτομεροῦς οὐσίας ἄχρι τινὸς
ἔμπτωσις γίγνοιτο μετὰ βίας τε καὶ πληγῆς, αὐξηθήσεται τὰ
τῆς ἀλλοιώσεως; ἐλέχθη γὰρ, ὅτι τοῦτο δὴ τὸ καλούμενον
ὑπὸ τῶν πολλῶν διάδοσις δυνάμεως ἀλλοιώσεώς ἐστι μετά-
δοσις, οἷα καὶ κατὰ τὸν ἀέρα γίγνεται πρὸς τῆς ἡλιακῆς
αὐγῆς. οὕτως γοῦν εἰκός ἐστι καὶ τὸ παραγι(314)γνόμενον
εἰς ὀφθαλμοὺς πνεῦμα κατὰ μὲν τὴν πρώτην ἔμπτωσιν
ἑνοῦσθαί τε τῷ περιέχοντι καὶ συναλλοιοῦν αὐτὸ πρὸς τὴν
ἰδιότητα τῆς ἑαυτοῦ φύσεως, οὐ μὴν ἐπὶ πλεῖστόν γ᾽ ἐκτεί-
νεσθαι.

nervis ineſſe meatus.   Forſan igitur dicet aliquis, ſi
omnino unus nervus membris inferioribus facultates a
principio poteſt proferre ſinus expers, poterunt et omnes.
Cur igitur et meatus juxta ſpinalis medullae proceſſum
ita ſenſilis eſt, ut in viſoriis nervis?   An quod conti-
nuitate virtutum diſtributio redditur imbecillis, et prae-
ſertim quum vel majus, vel durius ſit, quod recipit, aut
vehementiorem alterationem deſiderat, ſi autem tenuior
ſubſtantia aliquatenus incidat cum violentia et ictu, auge-
bitur alteratio?   Dictum enim eſt, quod hoc ſane, quod
a plerisque vocatur diſtributio facultatis, alterationis ſit
communicatio; qualis etiam in aëre a ſolari ſplendore
accidit.   Sic utique conſentaneum eſt, etiam ſpiritum, qui
in oculos proficiſcitur, primo illapſu uniri cum ambiente,
et ſimul ipſum in ſuam ipſius naturam alterare, non
tamen plurimum extendi.

Ed. Chart. V. [215.] Ed. Baf. I. (514.)

Κεφ. ε΄. Μάλιστα δ᾿ ἂν πεισθείη τις τοῦτο γίνεσθαι μαθὼν, ὅπως εὔλογόν ἐστιν ὁρᾶν ἡμᾶς. ἀρχὴ δὲ καὶ τοῦδε τοῦ λόγου τοιάδε. τὸ βλεπόμενον σῶμα δυοῖν θάτερον ἢ πέμπον τι πρὸς ἡμᾶς ἀφ᾿ ἑαυτοῦ σὺν ἐκείνῳ καὶ τὴν ἰδίαν ἐνδείκνυται διάγνωσιν, ἢ, εἴπερ αὐτὸ μηδὲν πέμπει, περι- μένει τινὰ παρ᾿ ἡμῶν ἀφικέσθαι δύναμιν αἰσθητικὴν ἑαυτῷ. πότερον οὖν αὐτῶν ἐστιν ἀληθέστερον, ὧδ᾿ ἂν μάλιστα κριθείη. διὰ τοῦ κατὰ τὴν κόρην τρήματος ὁρῶμεν, ὅπερ εἰ περιέμενε πρὸς ἑαυτὸ παραγενέσθαι τινὰ μοῖραν, ἢ δύναμιν, ἢ εἴδωλον, ἢ ποιότητα τῶν ἐκτὸς ὑποκειμένων σωμάτων, οὐκ ἂν τοῦ βλεπομένου τὸ μέγεθος ἐγνώκειμεν, οἷον ὄρους, εἰ τύχοι, μεγίστου. τηλικοῦτον γὰρ εἴδωλον ἐνέπιπτεν ἂν ἀπ᾿ αὐτοῦ τοῖς ὀφθαλμοῖς ἡμῶν, ἡλίκον ἐστὶν αὐτὸ, ὅπερ παντάπασιν ἄλογον, ἅμα τῷ καὶ κατὰ μίαν ῥοπὴν καιροῦ πρὸς ἕκαστον τῶν ὁρώντων, εἰ καὶ μυρίοι τύχοιεν ὄντες, ἀφικνεῖσθαι. τῷ τε ὀπτικῷ οὐχ οἷόν τε τοσαύτην ῥύσιν ἐκτεινομένῳ λαμβά- νειν, ὡς περιχεῖσθαι παντὶ τῷ βλεπομένῳ σώματι. τοῦτο

Cap. V. Praefertim autem credet hoc aliquis fieri doctus, quomodo confentaneum fit nos videre. Porro initium etiam hujus fermonis tale eft. Corpus videns e duobus alterum efficit: aut mittens de fe aliquid ad nos cum illo etiam propriam indicat dignotionem, aut, fi ipfum nihil mittit, expectat aliquam a nobis ad fe veni- re facultatem fentientem. Utrum igitur ipforum fit verius, hoc potiffimum modo judicabitur. Per pupillae foramen videmus; quod fi expectaffet portionem aliquam, aut facultatem, aut imaginem, aut qualitatem corporum extrinfecus fubjectorum ad fe proficifci, non ejus, quod videtur, magnitudinem cognoviffemus, montis verbi gratia maximi. Tanta enim imago ab eo oculis noftris incidiffet, quanta ipfa eft; quod omnino ratione caret; fimul et eodem temporis momento ad fingulos videntes, etiamfi mille fuerint, pervenirent, quum viforius etiam fpiritus nequeat fluore fuo tantum extendi, ut toti corpori, quod videtur, circumfundatur. Hoc enim fimile

γὰρ ὅμοιόν ἐστι τῷ τῶν Στωϊκῶν σταλαγμῷ κεραννυμένῳ
τῇ πάσῃ θαλάττῃ. λείπεται οὖν ἔτι τὸν πέριξ ἀέρα τοιοῦ-
τον ὄργανον ἡμῖν γίγνεσθαι, καθ᾽ ὃν ὁρῶμεν χρόνον, ὁποῖον
ἐν τῷ σώματι τὸ νεῦρον ὑπάρχει διὰ παντός. τοιοῦτον
γάρ τι πάσχειν ἔοικεν ὁ περιέχων ἡμᾶς ἀὴρ ὑπὸ τῆς τοῦ
πνεύματος ἐκπτώσεως, ὁποῖόν τι καὶ πρὸς τῆς ἡλιακῆς αὐγῆς.
ἐκείνη τε γὰρ ψαύουσα τοῦ ἄνω πέρατος αὐτοῦ δίδωσιν εἰς
ὅλην τὴν δύναμιν, ἥ τε διὰ τῶν ὀπτικῶν νεύρων ὄψις φαι-
νομένη τὴν μὲν οὐσίαν ἔχει πνευματικὴν, ἐμπίπτουσα δὲ
τῷ περιέχοντι καὶ τῇ πρώτῃ προσβολῇ τὴν ἀλλοίωσιν ἐργα-
ζομένη διαδίδωσιν ἄχρι πλείστου συνεχοῦς αὐτῷ, δηλονότι
τοῦ πέριξ σώματος ὑπάρχοντος, ὡς ἐν ἀκαρεῖ χρόνῳ τὴν
ἀλλοίωσιν εἰς ὅλον αὐτὸ διαπέμπειν. ἐναργῶς γὰρ τοιοῦτον
φαίνεται κἀπὶ τῆς κατὰ τὸν ἥλιον ὑπάρχον δυνάμεως. θέντες
γοῦν τι στερεὸν σῶμα μεταξὺ τὸν ἐφεξῆς ἀέρα βλέπομεν
εὐθέως ἀπολλύντα τὴν αὐγὴν, ὡς ἐν τῷ μεταβάλλειν φω-
τοειδῆ γιγνόμενον, οὐκ ἐν τῷ μεταβεβληκέναι διαμένοντα.
μόνιμον γὰρ ἂν ἦν τὸ φῶς ἐν ἑαυτῷ μέχρι πολλοῦ, κἂν

eft Stoicorum guttae toti mari temperatae. Relinquitur
itaque adhuc, ambientem aërem tale nobis inftrumentum
fieri, quo tempore videmus, quale in corpore nervus
perpetuo exiftit. Ejusmodi enim quippiam accidere vide-
tur ambienti nos aëri a fpiritu, quum excidit, cujus-
modi etiam a folis fplendore. Ille fiquidem fupernum
ipfius extremum attingens in totam fe facultatem com-
municat, et vifus per nervos viforios apparens fubftan-
tiam habet fpiritalem. At incidens ambienti et primo
incurfu alterationem efficiens tradit ei quam longiffime,
quod illi continuum eft, fcilicet ambiens corpus, ut in
momento temporis alterationem in totum ipfum trans-
mittat. Evidenter enim hujusmodi apparet in folis vir-
tute; nam, pofito quodam folido corpore, in medio fub-
fequentis aëris ftatim videmus fplendorem perire, ceu
qui, dum immutatur, lucidus evadat, non autem, quod
permutatus ita permaneat. Firmum enim lumen in fe
diu teneret, etiamfi id, quod illuminat, fuerit ablatum.

Ed. Chart. V. [215. 216.]   Ed. Baf. I. (314.)

ἤρθη τὸ φωτίζον. [216] οὕτω δὲ καὶ νεύρου τμηθέντος, ὅσον
ἂν ἡ τομὴ χωρήσῃ τῆς πρὸς τὸν ἐγκέφαλον συνεχείας, ἀναί-
σθητον εὐθέως γίγνεται. φαίνεται γοῦν ὅμοιόν τι πάθος
ἀμφοτέροις συμβαῖνον, τῷ τε νεύρῳ καὶ τῷ πέριξ ἀέρι,
κατὰ μὲν τὴν ἑαυτῶν φύσιν ἔχουσιν ἤδη τινὰ ὁμοιότητα,
πρός τε τὸ μεταβάλλον ὁμοιουμένοις ἀκριβῶς ὡσαύτως τῇ
συνεχείᾳ, καὶ τοῦ πάσχειν ἀεὶ δεομένοις, ὥσπερ ὁ πέριξ
ἡμῶν ἀὴρ, ὁπότε φωτίζεται. σαφῶς γοῦν ἡ μὲν κατ᾽
αὐτὸν θερμασία μέχρι πολλοῦ διαμένει, κἂν χωρισθῇ τὸ
θερμαῖνον, ὡσαύτως δὲ καὶ ἡ ψύξις, οὐκέτι παρόντος τοῦ
ψύχοντος, ἡ δ᾽ αὐγὴ παραχρῆμα τῷ φωτίζοντι συναπέρχε-
ται. φαίνεται δὲ καὶ κατὰ τὰς ἀρτηρίας ἡ αὐτὴ φύσις.
ὁμοίως γοῦν τοῖς νεύροις καὶ αὗται διατμηθεῖσαί τε καὶ
βρόχῳ διαληφθεῖσαι ἄσφυκτοι γίνονται, στερηθεῖσαι οὐχ,
ὡς Ἐρασίστρατος οἴεται, τοῦ παρὰ τῆς καρδίας ἐπιπεμπο-
μένου πνεύματος, (δέδεικται γὰρ ἐν ἄλλοις ὑφ᾽ ἡμῶν ἀδύ-
νατον τοῦτο, δειχθήσεταί τε καὶ νῦν ἐν τοῖς ἐφεξῆς, ὡς
μηδὲν τῷ λόγῳ λείπειν,) ἀλλὰ τῷ τοὺς χιτῶνας αὐτῶν

Ita vero et nervo fecto, quantum fectio a continuitate
cerebri feparaverit, tantum is infenfibilis ftatim redditur.
Apparet itaque fimilis aliquis affectus utrisque accidere,
et nervo, et ambienti aëri, fecundum fuam naturam
fimilitudinem quandam habentibus, dum exacte ad id,
quod transmutat, affimilantur, quatenus continui funt, atque
etiam ut femper afficiantur indigent, quemadmodum
ambiens nos aër quum illuminatur, manifefto ipfius calor
diu permanet, etiamfi id, quod calefacit, feparatum fit,
fimiliter et refrigeratio, dum non amplius eft, quod refri-
gerat, fplendor autem ftatim cum eo, quod illuminat,
difcedit. Apparet etiam in arteriis eadem natura, uti in
nervis; et hae diffectae interceptaeque funiculo non
pulfant, deftitutae non, ut Erafiftratus putat, eo qui a
corde mittitur fpiritu; nam oftendimus hoc alibi fieri
non poffe, oftendeturque etiam nunc in fubfequentibus,
ne quicquam fermoni defit; verum quia tunicae ipfarum

συνεχεῖς ὑπάρχοντας τῷ τῆς καρδίας σώματι παρ᾽ ἐκείνου
τὴν δύναμιν ἐπιρρέουσαν ἴσχειν ἀεί. κοινὸν μὲν οὖν ἁπασῶν
ἐστι τῶν αἰσθητικῶν δυνάμεων ἀπ᾽ ἐγκεφάλου τὴν ἀρχὴν
ἐχουσῶν φέρεσθαι διὰ τῶν νεύρων ἄχρι τῶν οἰκείων ὀργάνων,
ὁμοειδὲς δὲ καὶ κατὰ τὴν οὐσίαν τὸ νεῦρον ὑπάρχειν τῷ
ἐγκεφάλῳ, πλὴν ὅσον ἐπιλήφθη δυσπαθείας ἕνεκεν εὐθὺς ἐν
αὐτῷ τούτῳ, τοσοῦτον ἀπεχώρησε τῆς ἐγκεφάλου φύσεως.
ὅσον δὲ ἐσκληρύνθη πιληθὲν, εὐθὺς καὶ διὰ τοῦτ᾽ αὐτὸ
δεῖται τῆς ἐκείνου διηνεκοῦς ἐπικουρίας, ὡς, εἴ γε τοιοῦτον
ἔμεινεν, οἷόν ἐστιν ὁ ἐγκέφαλος, οὐκ ἂν ἐδεῖτο τῆς ἐξ αὐτοῦ
βοηθείας. αἱ γὰρ τῶν οὐσιῶν ἰδιότητες οἰκείας ἑαυταῖς
ἔχουσι καὶ τὰς τῶν δυνάμεων ἰδιότητας. εἰς ὅσον οὖν ἕκα-
στον τῶν αἰσθητικῶν ἰδίως ὀνομαζομένων νεύρων ἀποκεχώ-
ρηκε τῆς ἐγκεφάλου φύσεως, εἰς τοσοῦτον καὶ τῆς δυνάμεως
αὐτοῦ. καλεῖται δ᾽ ἰδίως αἰσθητικὰ νεῦρα τὰ τοῖς αἰσθη-
τικοῖς ὀργάνοις ἐπιπεμπόμενα, μαλακώτερα τῶν ἄλλων ὑπάρ-
χοντα τῶν κινούντων τὰ μόρια, προμηθῶς καὶ τοῦτο τῆς
φύσεως ἐργασαμένης. ἐπειδὴ γὰρ ἡ μὲν αἴσθησις οὐκ ἄνευ

continuae cordis corpori funt, ab illo influentem faculta-
tem femper obtinent. Commune igitur omnium eft fen-
fus facultatum, quae a cerebro originem ducunt, per ner-
vos usque ad propria inftrumenta deferri; item quod
nervus fubftantia cerebro refpondet, nifi quod quantum,
ne effet ad patiendum facilior, ftatim condenfatus eft,
tantum a cerebri natura hoc ipfo receffit. Quo vero con-
denfatus obduruit, eo ftatim etiam propter id ipfum
continenter illius praefidium requirit; nam fi talis mane-
ret, quale eft cerebrum, non defideraret ab illo auxi-
lium. Etenim fubftantiarum proprietates fibi fimiles
habent et facultatum proprietates. Quantum igitur finguli
nervi fenforii proprie dicti a cerebri natura recefferunt,
tantum etiam ab ipfius facultate. Vocantur autem pro-
prie fenforii nervi, qui inftrumentis fenforiis immittuntur,
molliores aliis, qui partes movent, provide etiam hoc
natura quum fecerit. Quoniam fenfus non eft absque

622 ΓΑΛΗΝΟΥ ΠΕΡΙ

Ed. Chart. V. [216.]　　　　　　Ed. Baf. I. (314.)

τοῦ διατεθῆναί πως τὸ νεῦρον, ἡ δὲ κίνησις ἐν τῷ δρᾶν
μόνῳ τὴν ἐνέργειαν ἔχει, κατὰ λόγον ἀπαλώτερον μὲν τὸ
αἰσθητικὸν, σκληρότερον δὲ τὸ κινητικὸν νεῦρον ἐγένετο.
μέτεστι δὲ καὶ τοῖς κινητικοῖς ἅπασιν αἰσθήσεως ἁπτικῆς,
ἐπειδὴ παχυμερές ἐστι τὸ ταύτης αἰσθητόν. ἔμπαλιν δὲ
τούτῳ τὸ τῆς ὄψεως νεῦρον οὐ τῷ τετρῆσθαι μόνον αἰσθη-
τῷ τρήματι τὴν ὑπεροχὴν ἐνδείκνυται τῆς δυνάμεως, ἀλλὰ
καὶ τῇ μαλακότητι, καὶ τῷ μεγέθει, καὶ τῷ δύεσθαι πάλιν
ἐν ὀφθαλμοῖς γενόμενον ἐξομοιοῦσθαί τε κατὰ πάντα ἐγκε-
φάλῳ. καὶ αὐτὸ δὲ τὸ νεῦρον ὅλον ἐστὶν ἐγκεφάλου τε καὶ
ὀφθαλμοῦ μεταξύ· τὸ μὲν ἔνδον ἑαυτοῦ μαλακώτερον ἔχει,
τὸ δ' ἔξω σκληρότερον, ἀμφοτέρων στοχασαμένου τοῦ δη-
μιουργοῦ, τῆς τε κατὰ τὴν ὁδοιπορίαν ἀσφαλείας καὶ τοῦ
διασώζειν, εἰς ὅσον οἷόν τε, τὴν ἐγκεφάλου φύσιν. εἰκότως
οὖν ἁπάντων νεύρων, οὐ μόνον τῶν ἐξ ἐγκεφάλου πεφυκό-
των, ἀλλὰ καὶ τῶν ἐκ τοῦ νωτιαίου, μέγιστον ἀπειργάσθη
τὸ τῆς ὄψεως. ἐξαίρετα γὰρ ἐχρῆν αὐτῷ παρὰ τἄλλα ὑπάρ-
χειν πολλά, τετρῆσθαί τε διὰ τοῦ βάθους, καὶ μαλακὰ μὲν

hoc, quod quoquo modo afficiantur nervi, motus autem
in faciendo folo actionem obtinet, merito fenforius mol-
lior, durior autem motorius nervus factus eft. Jam
motorii omnes fenfus tactus participes funt, quoniam
hujus fenfibile craffiorum eft partium. E contrario vifo-
rius nervus non folum, quoniam fenfibili foramine per-
vius eft, excellentiam facultatis indicat, fed etiam mollitie
et magnitudine, et quod immergatur rurfus in oculis,
cerebroque per omnia refpondeat. Idem vero nervus
totus inter cerebrum et oculum medius confiftit: interio-
rem ipfius partem molliorem habet, externam duriorem.
Opifex utrumque commentus eft, tum ut inter ambulan-
dum tutus effet, tum ut cerebri naturam, quatenus licet,
confervaret. Merito igitur nervorum omnium, non
folum ex cerebro procedentium, fed etiam eorum, qui
ex fpinali medulla exoriuntur, qui ad vifum fpectat,
maximus effectus eft; quippe eximia conveniebant ipfi
praeter alios adeffe, tum ut foraminibus per imum pateat,

εἶναι ταῦτα, σκληρὰ δὲ τὰ πέριξ, ἀφικνεῖσθαί τε δι᾽
αὐτοῦ πολλὴν ἐξ ἐγκεφάλου πνευματικὴν οὐσίαν εἰς τὰς
χώρας τῶν ὀφθαλμῶν. τό τ᾽ οὖν τρῆμα πάντως ἐχρῆν ὑπό
τινος οὐσίας περιέχεσθαι στεγανῆς, ἥτις ἄνευ τοῦ παχυνθῆ-
ναι τὸ νεῦρον οὐκ ἂν ἐγένετο, τό τε πάχος αὐτοῦ διττὴν
ἔχει ἰδέαν, μαλακοῦ μὲν ἔνδον, ἔξωθεν δὲ σκληροῦ γενομέ-
νου. ὅτι δὲ καὶ τὸν ὀφθαλμὸν οὐκ ὀλίγης ἐχρῆν οὐσίας
ἐγκεφάλου μετειληφέναι, πεισθείης ἂν σαφῶς ἀνατεμὼν
αὐτόν. εὑρήσεις γὰρ ὑπὸ [217] τοῖς χιτῶσιν ἔνδον ὑγρὰ
σφαιροειδῆ διττά, τὸ μὲν οὕτω μαλακὸν, οἷάπέρ ἐστιν
ὕαλος ἢ μετρίως λυθεῖσα, τὸ δ᾽ οὕτω σκληρὸν, οἷος ὁ
μετρίως παγεὶς κρύσταλλος. ὀνομάζεται δ᾽ ὑπὸ τῶν ἰατρῶν
ὑαλοειδὲς μὲν τὸ μαλακώτερον, κρυσταλλοειδὲς δὲ τὸ σκλη-
ρότερον, ἀπὸ τῆς πρὸς ὕαλόν τε καὶ κρύσταλλον ὁμοιότητος,
οἷς οὐ μόνον ταῖς συστάσεσιν, ἀλλὰ καὶ ταῖς χροιαῖς ἔοικεν·
ἀκριβῶς γὰρ ἐστι καθαρὰ, καὶ διαυγὴς, καὶ λαμπρά. πρό-
τερον μὲν οὖν ἐκδέχεται τὸν ἐξ ἐγκεφάλου καθήκοντα πόρον
εἰς ἑκάτερον αὐτῶν τὸ ὑαλοειδὲς, ἐφεξῆς δ᾽ αὐτῷ τὸ κρυ-

tum ut mollis fit inibi, durus autem extrinfecus, et per
ipfum multa ex cerebro fpiritalis fubftantia in oculorum
regiones perveniat.   Itaque foramen omnino fubftantia
quadam folida contineri oportebat, quae, nifi craffefceret
nervus, non utique foret.   Craffities ipfius duplicem
habet formam, qui mollis intus, extrinfecus durus gene-
ratus eft.   Quod vero et oculum non exiguae cerebri
fubftantiae participem effe conveniebat, credideris mani-
fefto, ubi ipfum diffecueris.   Invenies enim fub tunicis
intus humores orbiculares duplices, alium ita mollem,
cujusmodi eft vitrum mediocriter folutum, alium ita
durum, cujusmodi eft glacies modice concreta.   Nomina-
tur autem a medicis mollior vitreus, durior cryftallinus,
a vitri et cryftalli fimilitudine, quibus non folum fub-
ftantia, fed etiam coloribus refpondent, fiquidem exacte
purus eft, pellucidus et fplendidus.   Prius igitur mea-
tum ex cerebro in utrumque ipforum defcendentem
vitreus excipit, poft ipfum cryftallinus, fimilis paulatim

Ed. Chart. V. [217.]   Ed. Baf. I. (314. 315.)

σταλλοειδὲς ἐοικὸς ἀτρέμα πεπλατυσμένη σφαίρᾳ. καὶ τοίνυν
ὁ πόρος αὐτὸς ἅμα τῷ περιέχοντι νεύρῳ διεξελθὼν τὸν
ἔξωθεν χιτῶνα κατὰ (315) τὸν ὀφθαλμὸν ἄμφω ταῦτα πάσχει
κατὰ τὴν πρώτην ἔκπτωσιν, ἣν εἰς τὴν χώραν αὐτοῦ ποιεῖται,
ἐκεῖ μὲν τὸ πνεῦμα κεραννύον τοῖς ὑγροῖς ἕνεκα τοῦ γενέ-
σθαι τὴν οὐσίαν αὐτῶν ὅλην αἰσθητικήν· περιλαμβάνει δ᾽
αὖθις λυθείσῃ τε καὶ πλατυνθείσῃ τῇ κατὰ τὸ νεῦρον οὐσίᾳ
τὸ ὑαλοειδὲς ὑγρὸν ἐμφυόμενος κατὰ τὸ πέρας ἑαυτοῦ τῷ
μεγίστῳ κύκλῳ τοῦ κρυσταλλοειδοῦς. ὥστε σοι τὸ σχῆμα
δόξει τοῦ πλατυνθέντος νεύρου παραπλήσιον ἀμφιβλήστρῳ
γεγονέναι· διὸ καὶ προσηγορεύκασιν ἀμφιβληστροειδῆ χιτῶνα
τουτὶ τὸ σῶμα. καὶ εἰ περιελὼν ὅλον αὐτὸ πειραθείης ὁμοῦ
πᾶν ἀθροῖσαι μόριον, ἐγκέφαλός σοι φανεῖται, καὶ εἰ δείξαις
γέ τινι μὴ τεθεαμένῳ, πόθεν ἠθροίσθη, φήσει μέρος ὑπάρ-
χειν ἐγκεφάλου τὸ δεικνύμενον σῶμα, καὶ ἀπιστήσει κατὰ
τοὺς ὀφθαλμοὺς αὐτὸ περιέχεσθαι. τοσαύτη μὲν ὑπεροχῇ
τῆς κατασκευῆς ὀφθαλμὸς κέχρηται παρὰ τἄλλα τῶν αἰσθή-
σεων ὄργανα· καὶ θαυμαστὸν οὐδὲν, εἰς ὅσον αὐτοῦ τὸ

orbi dilatato. Quapropter meatus ipfe una cum nervo
ambiente exteriorem permeans tunicam in oculo ambo
haec patitur: qua primum in regionem ipfius excidit,
illic fane fpiritus humoribus mifcetur, ut fubftantia ipfo-
rum tota fiat fenfibilis; porro amplectitur rurfus foluta
dilatataque nervi fubftantia vitreum humorem ingre-
diens juxta extremum ipfius maximum cryftallini
circulum. Quapropter tibi figura videbitur nervi
dilatati fimilis reti evafiffe, ob idque etiam corpus hoc
tunicam appellant retiformem. Quod fi, toto eo adempto,
coneris omnem firaul partem coacervare, cerebrum tibi
apparebit; ac fi oftenderis alicui non fpeculato, unde col-
lectum fit, dicet, partem effe cerebri corpus, quod often-
ditur, ac fidem non adhibebit, in oculis ipfum conti-
neri. Tantam fane excellentiam ftructurae oculus prae-
ter alia fenfuum inftrumenta affecutus eft; ac mirabile
nihil, quanto ipfius primum fenfibile exactius eft et fub-

πρῶτον αἰσθητὸν ἀκριβέστερόν τ᾽ ἐστὶ καὶ λεπτομερέστερον,
ἢ τοῖς ἄλλοις, εἰς τοσοῦτον καὶ τῆς ἐγκεφάλου φύσεως αὐτὸ
ἐπὶ πλέον ἐκείνων μετειληφέναι. οὔτε γὰρ εὑρήσεις αὐτὴν
ἔτι τὴν κατὰ τὸν ἐγκέφαλον οὐσίαν ἐν οὐδενὶ τῶν ἄλλων
ὀργάνων, οὔτε κατὰ τὰς κοιλίας, ὡς ἐν αὐτῷ, πνεύματος
ψυχικοῦ τοσοῦτον πλῆθος. εἰκότως δ᾽, ὡς ἔφην, οὕτω
κατεσκευάσθη, δεόμενος ὀργάνῳ χρῆσθαι τῷ πέριξ ἀέρι.
καὶ γίγνεται δὲ τοιοῦτον ὄργανον αὐτῷ πρὸς τὴν τῶν αἰσθη-
τῶν οἰκείαν διάγνωσιν, οἷον ἐγκεφάλῳ τὸ νεῦρον, ὥσθ᾽, ὃν
ἔχει λόγον ἐγκέφαλος πρὸς τὸ νεῦρον, τοιοῦτον ὀφθαλμὸς
ἔχει πρὸς τὸν ἀέρα. τὸ δ᾽ οἰκεῖον αἰσθητὸν ὄψεως, ὅπερ
καὶ πρῶτον αὐτῆς αἰσθητὸν ὠνόμασα, τὸ τῶν χρωμάτων ἐστὶ
γένος. ἐκείνου μὲν γὰρ πρώτου τε καὶ καθ᾽ αὑτὴν καὶ
μόνη τῶν ἄλλων αἰσθάνεται, καθάπερ ἡ γεῦσις τῶν χυμῶν.
συνδιαγιγνώσκει δ᾽ αὐτῷ τὸ κεχρωσμένον σῶμα, καθάπερ ἡ
γεῦσις τὸ τοὺς χυμοὺς ἔχον. ἀλλ᾽ ἡ μὲν γεῦσις ὁμοίως ταῖς
ἄλλαις αἰσθήσεσιν ἐπὶ τὸ τοῦ ζώου σῶμα περιμένει παρα-
γενέσθαι τὸ αἰσθητόν· ἡ δ᾽ ὄψις ἐκτείνεται διὰ μέσου τοῦ
ἀέρος ἐπὶ τὸ κεχρωσμένον. ὅθεν αὐτῇ μόνῃ συνδιαγιγνώσκειν

tilius quam alia, tanto etiam magis quam illa cerebri
naturae effe particeps. Neque enim ipfam amplius cere-
bri fubftantiam in ullo alio inftrumento invenias, neque
in ventriculis, ut in ipfo, fpiritus animalis copiam per-
multam. Merito autem, ut dixi, fic conftructus eft,
inftrumento ufurus aëre circumfluo. Fit autem tale
inftrumentum ad propriam fenfilium dignotionem, cu-
jusmodi cerebro nervus eft. Quocirca, quam habet ra-
tionem cerebrum cum nervo, talem oculus habet cum
aëre. At proprium vifus fenfile, quod et primum ipfius
fenfile nominavi, colorum genus eft. Illud enim
primum et per fe et folus inter alios fentit, quem-
admodum guftus fapores. At coloratum corpus fimul
cum eo cognofcit, quemadmodum guftus, quod fapores
obtinet. Verum guftus perinde atque alii fenfus ad ani-
mantis corpus fenfile proficifci expectat. Vifus per me-
dium aërem ad coloratum extenditur; unde ipfe folus

ὑπάρχει τῇ χροιᾷ τοῦ βλεπομένου τό τε μέγεθος αὐτοῦ καὶ
τὸ σχῆμα, μηδὲ τούτου δυναμένης αἰσθάνεσθαι αἰσθήσεως
ἄλλης, ὅτι μὴ κατὰ συμβεβηκὸς ἐνίοτε τῆς ἁφῆς. ἐξείρ-
γασται γοῦν τοσοῦτον ὁ λόγος ἐν τῷ πέμπτῳ περὶ ἀποδείξεως.
τῇ δ᾽ οὖν ὄψει πρὸς τοῖς ἄλλοις ὑπάρχει καὶ θέσιν καὶ
διάστημα συνδιαγιγνώσκειν τοῦ κεχρωσμένου σώματος, οὐ-
δενὸς τῶν ἄλλων αἰσθέσθαι δυναμένου. ὅσοι δ᾽ ἐπιχειροῦσι
καὶ ὀσφρήσει καὶ ἀκοῇ τὴν θέσιν τὸν ἀτμὸν ἀποπέμποντος
σώματος, ἢ τοῦ πλήξαντος τὸν ἀέρα μεταδιδόναι τῆς δια-
γνώσεως, ὅπως ἁμαρτάνουσιν, οὐ νῦν καιρὸς ἐρεῖν. εἴρηται
γὰρ ἐπὶ πλεῖστον ὑπὲρ ἁπάντων τῶν κατὰ τὰς δύο αἰσθή-
σεις φαινομένων ἐν τῷ πέμπτῳ περὶ τῆς ἀποδείξεως, ὥσπερ
γ᾽ ἔφαμεν· ἐν ᾗ πραγματείᾳ γυμνασάμενός τις ἑτοιμότερον
ἀκολουθήσει τοῖς νῦν λεγομένοις. ἐπι[218]δέδεικται γὰρ ἐν
ἐκείνοις ἅπαντα μαρτυροῦντα τῷ τὸ βλεπόμενον σῶμα καθ᾽
ὃν ἂν ὑπάρχῃ τόπον ὁρᾶσθαι. φαίνεται δὲ τοῦτ᾽ ἐναργῶς
καὶ δι᾽ αὐτῆς τῆς αἰσθήσεως· ὅθεν οὐδ᾽ οἱ γεωμετρικοὶ
μετ᾽ ἀποδείξεως, ἀλλ᾽ αὐτόθεν ὡς ἐναργὲς αὐτὸ τιθέασι;

una cum colore ejus quod videtur cognoſcit et magnitu-
dinem ipſius et figuram, quum ne hoc quidem alius
ſenſus poſſit percipere, niſi per accidens nonnunquam
tactus.   Itaque diſputatio in quinto de demonſtratione
eatenus producta eſt. At viſu praeter alia licet et ſitum
et intervallum pariter corporis colorati dignoſcere, quum
nullum aliorum ſentire queat.   Porro qui aggrediuntur
et olfactu et auditu ſitum corporis, quod vaporem emittit,
aut ferientis aërem dignoſcere, quomodo errent, non eſt
hujus loci dicere. Quippe fuſiſſime de omnibus, quae ex
duobus ſenſibus apparent, in quinto de demonſtratione
expoſitum eſt, quemadmodum diximus; in quo opere
exercitatus aliquis promptius aſſequetur ea, quae nunc
dicuntur. Nam in illis oſtenſa ſunt omnia, quae teſtentur,
corpus viſibile, quocunque ſit loco, videri; id quod evi-
denter etiam apparet ex ipſo ſenſu, unde neque geome-
rici cum demonſtratione, ſed per ſe tanquam evidens

Ed. Chart. V. [218.]   Ed. Baf. I. (315.)

καίτοι τοῦ γε κατ᾽ εὐθείας ὁρᾷν ἡμᾶς γραμμάς, ἢ τοῦ τὴν
ὄψιν, ἐπειδὰν ἀκριβῶς τινι λείῳ καὶ στίλβοντι προσπέσῃ,
κατὰ τὴν ἴσην ἀνακλᾶσθαι γωνίαν ᾗ προσέπεσεν, ἀποδείξεις
φέρονταί τινες. εἴπερ οὖν ἡ ὄψις μόνη τῶν ἄλλων αἰσθή-
σεων αἰσθάνεται τοῦ κινοῦντος αὐτὴν αἰσθητοῦ διὰ μέσου
τοῦ ἀέρος, οὐχ ὡς βακτηρίας τινὸς, ἀλλ᾽ ὡς ὁμοειδοῦς τε
καὶ συμφυοῦς ἑαυτῇ μορίου, καὶ μόνη τοῦτ᾽ ἐξαίρετον αὐτῇ
δέδοται μετὰ τοῦ καὶ δι᾽ ἀνακλάσεως ὁρᾷν, εἰκότως ἐδεήθη
πνεύματος ἄνωθεν ἐπιῤῥέοντος αὐγοειδοῦς, ὃ προσπίπτον τῷ
πέριξ ἀέρι καὶ οἷον ἐπιπλῆττον αὐτὸν ἑαυτῷ συνεξομοιώσει.
δεόντως οὖν ἐροῦμεν, αὐγοειδὲς μὲν εἶναι τὸ τῆς ὄψεως
ὄργανον, ἀεροειδὲς δὲ τὸ τῆς ἀκοῆς, ἀτμοειδὲς δὲ τὸ τῆς
ὀδμῆς, καὶ τὸ μὲν τῆς γεύσεως ὑγρὸν, τὸ δε τῆς ἁφῆς
γεῶδες. οἰδὲ γὰρ οἷόν τ᾽ ἦν ἑτέρως ἔχειν αὐτὰ τῆς ἐκ τῶν
ὁμοίων ἀλλοιώσεως χρῄζοντα, καὶ τοῦτ᾽ ἄρ᾽ ἦν, ὃ βούλεται
δηλοῦν ὁ Ἐμπεδοκλῆς ἐν οἷς φησι·

Γαίῃ μὲν γὰρ γαῖαν ὀπώπαμεν, ὕδατι δ᾽ ὕδωρ,

ipfum ponunt, quanquam ejus, quod fecundum rectas
nos videmus lineas, aut quoα vifus, ubi exacte laevi
cuipiam eι lucenti inciderit, fecundum aequalem reflecta-
tur angulum cui occurrerit, demonftrationes nonnullae
feruntur. Si igitur vifus folus ex aliis fenfibus percipit
fenfile, quod ipfum movet, per medium aërem, non ceu
per baculum quendam, fed partem confimilem fpecie et
cognatam ipfi, ac foli hoc ipfi eximium datum eft, fimul
quod per reflexum videt, merito opus habuit fpiritu defuper
influente pellucido, qui ambienti aëri incidens et veluti
converberans ipfum fibi affimilabit. Neceffario igitur
dicetur, vifus inftrumentum effe pellucidum fplendidum-
que, auditus aëreum, olfactus vaporofum, guftus liqui-
dum, tactus terreftre. Neque enim aliter liceret habere
ea, ut quae alterationem ex fimilibus requirant. Atque
hoc utique erat, quod Empedocles his verfibus voluit
fignificare:

Terram equidem terra, fed aquam fpectamus aqua,
igne

Αἰθέρι δ᾽ αἰθέρα δῖον, ἀτὰρ πυρὶ πῦρ ἀΐδηλον.
αἰσθανόμεθα γὰρ ὄντως τῷ μὲν γεωδεστέρῳ τῶν αἰ-
σθητηριῶν, ὅπερ ἐστὶν ἡ ἁφὴ, τῆς γεώδους φύσεως ἐν τοῖς
αἰσθητοῖς, τῷ δ᾽ αὐγοειδεστάτῳ, τῷ τῆς ὄψεως, τῆς αὐγοειδοῦς,
καθάπερ γε καὶ τῷ κατὰ τὴν ἀκοὴν ἀεροειδεῖ γιγνομένῳ
τῶν ἰδίων ἀέρος παθημάτων ἡ διάγνωσις ἀποτελεῖται. καὶ
μὲν δὴ καὶ τῷ κατὰ τὴν γεῦσιν ὑγρῷ καὶ σπογγοειδεῖ τὴν
φύσιν ὄντι τῶν χυμῶν ἡμῖν αἴσθησις γίγνεται. λοιπὸν δ᾽
ἔστι τὸ τῆς ὀσφρήσεως ὄργανον, οὐκ ἐν τοῖς κατὰ τὴν ῥῖνα
πόροις, ὡς οἱ πολλοὶ νομίζουσιν, ἀλλ᾽ ἐν τοῖς πέρασι τῶν
ἐμπροσθίων ἐγκεφάλου κοιλιῶν, εἰς ἅπερ ἀνήκουσιν οἱ κατὰ
τὴν ῥῖνα πόροι· κατὰ τοῦτο γάρ τοι τὸ μόριον ἀτμοειδε-
στάτας εἶναι συμβέβηκε τὰς κοιλίας αὐτοῦ. γέγραπται δὲ
τῷ βουλομένῳ καὶ περὶ τοῦδε βιβλίον ἓν ἡμέτερον, ᾧ καὶ
τὸ ἐπίγραμμά ἐστι περὶ τοῦ τῆς ὀσφρήσεως ὀργάνου.

Κεφ. ς'. Πέμπτον γὰρ δὴ τοῦτ᾽ ἔστιν αἰσθητήριον,
οὐκ ὄντων πέντε στοιχείων, ἐπειδὴ τὸ τῶν ὀσμῶν γένος ἐν
τῷ μεταξὺ τὴν φύσιν ἐστὶν ἀέρος καὶ ὕδατος, ὡς καὶ

Conſpicuum ignem, ſed aëra cernimus aëre clarum.
Percipimus enim ſic, ſenſorio enim magis terreſtri, qui
eſt tactus, terreſtrem in ſenſibilibus naturam, lucidiſſimo
viſus lucidam, quemadmodum et aërio auditus ſenſorio
propriorum aëris affectuum dignotio abſolvitur. Quin
etiam humido guſtatus ſenſorio et natura ſpongioſo
humores a nobis percipiuntur. Reliquum eſt olfactus
inſtrumentum, non in narium meatibus, ut multi arbi-
trantur, ſed in priorum cerebri ventriculorum extremis,
in quae narium meatus emergunt, ſi quidem in hac
parte vaporoſiſſimos ipſius meatus eſſe contingit. Porro
ſcriptus eſt, ſi quis cupiat, etiam de hoc liber unus a
nobis, cui titulum indidi De olfactus inſtrumento.
    Cap. VI. Quintum enim hoc eſt ſenſorium inſtru-
mentum, quum non ſint quinque eiementa, quoniam
odorum genus natura medium eſt inter aërem et aquam;

Πλάτων εἶπεν ἐν Τιμαίῳ μετὰ τήνδε τὴν ῥῆσιν· μεταβάλ-
λοντος γὰρ ὕδατος εἰς ἀέρα, ἀέρος τε εἰς ὕδωρ, ἐν τῷ μεταξὺ
γεγόνασιν ὀδμαὶ σύμπασαι. λέγει δὲ καὶ περὶ τοῦ τῆς ὄψεως
ὀργάνου, ὅτι πυρός ἐστι τοῦ καθαρωτάτου γένους, ὅπερ
αὐτὸς αὐγήν τε καὶ φῶς ὀνομάζει, διαφέρον ἄνθρακός τε
καὶ φλογός. φησὶ γοῦν· μετὰ δὲ ταῦτα δεῖ νοεῖν, ὅτι πυρός
τε γένη πολλὰ γέγονεν, οἷον φλὸξ τό τ᾽ ἀπὸ τῆς φλογὸς
ἀπιὸν, ὃ καίει μὲν οὔ, φῶς δὲ τοῖς ὄμμασι παρέχει, τό τε
φλογὸς ἀποσβεσθείσης ἐν τοῖς διαπύροις καταλειπόμενον
αὐτοῦ. τούτων οὖν τῶν τριῶν γενῶν τὸ μὴ καῖον μὲν, ὡς
αὐτὸς ἔφη, φῶς δὲ τοῖς ὄμμασι παρέχον ἐν τῷ τῆς ὄψεως
ὀργάνῳ πλεῖστόν ἐστιν, ὃ καὶ τοῦτο πάλιν αὐτὸς ἐδήλωσεν
ἐν ταὐτῷ βιβλίῳ τῷ Τιμαίῳ κατὰ τήνδε τὴν ῥῆσιν. τῶν
δ᾽ ὀργάνων πρῶτον μὲν φωσφόρα συνετεκτήναντο ὄμματα,
τοιᾷδε ἐνδήσαντες αἰτίᾳ· τοῦ πυρὸς ὅσον τὸ μὲν καίειν
οὐκ ἔσχε, τὸ δὲ [219] παρέχειν φῶς ἥμερον, οἰκεῖον ἑκάστης
ἡμέρας σῶμα ἐμηχανήσαντο γίγνεσθαι. τὸ γὰρ ἐντὸς ἡμῶν

quemadmodum et Plato dixit in Timaeo poſt haec verba:
*Mutata enim aqua in aërem, vel aëre in aquam, in
medio iſtorum odores fiunt univerſi.* Dicit et de viſus
inſtrumento, quod ignis ſit puriſſimi, quem ipſe ſplen-
dorem et lumen nominat, a carbone et flamma varian-
tem. Verba ejus haec ſunt. *Poſt haec ſoiendum eſt
multa eſſe ignis genera, flammam videlicet et quod a
flamma procedit, quod minime urit quidem, lumen
autem oculis adfert, quodque, extincta flamma,
intra illa, quae accenſa fuerant, remanet.* Ex his itaque
tribus generibus quod non urit quidem, ut ipſe dicit,
lumen autem oculis exhibet, in viſus inſtrumento plu-
rimum eſt. Quin etiam hoc rurſus in eodem libro Timaeo
indicavit ad hunc modum. *Sed ex inſtrumentis faciei
primum luciferos exporrexerunt oculorum orbes, hac
cauſa ipſos illigantes: ex igne, qui non urit quidem, ſed
illuminando ſuaviter, cujusque diei corpus fieri machi-
nati ſunt.* *Intimum ſiquidem noſtri corporis ignem hujus*

Ed. Chart. V. [219.]   Ed. Baf. I. (315. 316.)

ἀδελφὸν ὂν τούτου πῦρ εἰλικρινὲς ἐποίησαν διὰ τῶν ὀμμά-
των ῥεῖν λεῖον καὶ πυκνὸν, ὅλον μὲν, μάλιστα δὲ τὸ μέσον
ξυμπιλήσαντες τῶν ὀμμάτων· ὥστε τὸ μὲν ἄλλο, ὅσον πα-
χύτερον, στέγειν πᾶν, τὸ τοιοῦτον δὲ μόνον αὐτὸ καθαρὸν
διηθεῖν. ὁποῖον μὲν οὖν τι τὸ τῆς ὄψεώς ἐστιν ὄργανον,
ἐν τούτοις ἐδήλωσεν· ὅπως δὲ ὁρῶμεν, ἐν τοῖς ἐφεξῆς.
συνάπτων γοῦν τοῖς προειρημένοις φησίν· ὅταν μὲν οὖν
μεθημερινὸν ᾖ φῶς περὶ τὸ τῆς ὄψεως ῥεῦμα, τό τ᾽ ἐκ-
πίπτον ὅμοιον πρὸς ὅμοιον ξυμπαγὲς γενόμενον, ἓν σῶμα
οἰκειωθὲν ξυνέστη κατὰ τὴν τῶν ὀμμάτων εὐθυωρίαν, ὅπηπερ
ἂν ἀντερείδῃ τὸ προσπίπτον ἔνδοθεν, πρὸς ὃ τὸ ἔξω συνέ-
πεσεν. ὁμοιοπαθὲς δὴ δι᾽ ὁμοιότητα πᾶν γενόμενον, ὅτου
τε ἂν αὐτό ποτε ἐφάπτηται, καὶ ὃ ἂν ἄλλο ἐκείνου, τούτῳ
(316) τὰς κινήσεις διαδιδὸν εἰς ἅπαν τὸ σῶμα μέχρι τῆς
ψυχῆς αἴσθησιν παρέχεται ταύτην, ᾗ δὴ ὁρᾶν φαμεν. αὗται
μὲν αἱ τοῦ Πλάτωνος ῥήσεις, αὐγοειδὲς τὸ τῆς ὄψεως ὄρ-
γανον εἶναι λέγοντος, αἴσθησίν τε γίγνεσθαι δι᾽ αὐτοῦ τῶν
κατὰ τὴν αὐγὴν παθημάτων, ὥσπερ τῶν κατὰ τὸν ἀέρα διὰ

*ignis germanum fincerumque per oculos leviter emanare
voluerunt; toto nimirum corpore oculi, fed media in
primis ejus parte condenfata, ut ignis hujusmodi, qui
purior eft. tranfeat, craffior vero cohibeatur. Quale igitur
fit vifus inftrumentum, in hifce indicavit: quomodo autem
videamus, deinceps praedictis conjungens fequentia ait.
Quum itaque diurnum lumen vifus fluori radioque fe objicit,
tunc fimile cum fimili compactum unum efficitur corpus
cognatum et affine, e directo oculorum fitum, videlicet
tam intimi quam externi luminis fit concurfus. Totum
igitur hoc propter fimilitudinem fimili affectui obnoxium,
quum quid aliud tangit, vel ipfum ab alio tangitur,
motum hujusmodi ad corpus omne, perque id ad animum
usque diffundens, fenfum efficit, qui vifus vocatur.
Haec fane Platonis verba fplendidum vifus inftrumentum
effe dicunt, fenfumque fieri per ipfum fplendoris
affectum, quemadmodum et aeris affectum per auditum.*

τῆς ἀκοῆς. τῷ γὰρ ὁμοίῳ τὸ ὅμοιον εἰς τὴν τῶν παθημάτων
ἀφικνεῖται κοινωνίαν. δύο δὲ σημαινούσης ἁπάσης τῆς τοι-
αύτης λέξεως, οἵαν καὶ ὁ Ἐμπεδοκλῆς ἐποιήσατο λέγων,

Γαίῃ μὲν γὰρ γαῖαν ὀπώπαμεν, ὕδατι δ᾽ ὕδωρ,

ἓν μὲν, ὅτι δι᾽ ὀργάνου τοιοῦδε, δεύτερον δὲ, ὅτι διὰ δυνά-
μεως τοιᾶσδε, τὸ μὲν, ὡς δι᾽ ὀργάνου, συγχωρητέον ἀληθὲς
εἶναι, τὸ δ᾽, ὡς διὰ δυνάμεως, οὐκέτι. τὸ γάρ τοι πρῶτον
αἰσθητικὸν, ὅ τι περ ἂν ᾖ, κοινὸν ἁπασῶν ἐστι τῶν κατὰ
μέρος αἰσθήσεων, ὡς καὶ τοῦτο Πλάτων ἐν ἄλλοις τέ τισι
καὶ μέντοι καὶ Θεαιτήτῳ διδάσκει κατ᾽ ἐκεῖνο τὸ μέρος τοῦ
συγγράμματος, ἔνθα φησί· δεινὸν γάρ που, ὦ παῖ, εἰ πολλαί
τινες ἐν ἡμῖν ὥσπερ ἐν δουρείοις ἵπποις αἰσθήσεις ἐγκάθην-
ται, ἀλλὰ μὴ εἰς μίαν τινὰ ἰδέαν, εἴτε ψυχὴν, εἴθ᾽ ὅ τι δεῖ
καλεῖν, πάντα ταῦτα συντείνει, ᾗ διὰ τούτων οἷον ὀργάνων
αἰσθανόμεθα, ὅσα αἰσθητά. καὶ κατασκευάζων γε διὰ πλειό-
ρων ἑξῆς ὁ Πλάτων τὸν λόγον ᾧδέ φησι· θερμὰ καὶ σκληρὰ
καὶ κοῦφα καὶ γλυκέα, δι᾽ ὧν αἰσθάνῃ, ἆρ᾽ αὐτοῦ τοῦ σώματος

Nam fimile cum fimili in affectuum communionem perve-
nit. At quoniam tota hujusmodi dictio duo fignificat,
qualem et Empedocles fecit inquiens,

*Terram equidem terra, fed aquam fpectamus aqua
ipfa,*

unum fane, quoniam per inftrumentum hoc, alterum,
quia per virtutem talem, quod fane per inftrumentum,
verum effe concedendum eft, quod ceu per virtutem,
non item. Etenim primum fenforium, quodcunque fuerit,
commune omnium eft partium fenfuum, ficut et hoc Pla-
to quum in aliis quibusdam, tum in Theaeteto docet
illa libri parte, ubi inquit: *Grave enim effet, o puer, fi
multi in nobis fenfus quemadmodum ligneis equis infi-
derent, nec omnia haec in unam five ideam, five ani-
mam, five quocunque modo vocare libet, tenderent, qua
per ifta tanquam inftrumenta, quaecunque fenfibus fubja-
cent, fentiamus.* Haec copiofius deinceps Plato aftruens
ita fcribit: *Dic igitur, ea, per quae fentis. calida et
ficca, lenia atque dulcia, nonne corporis partes fingula*

Ed. Chart. V. [219.]   Ed. Baf. I. (316.)

ἕκαστα τίθης, ἢ ἄλλου τινός; οὐδενὸς ἄλλου. ἢ καὶ ἐθε-
λήσεις ὁμολογεῖν, ἃ δι᾽ ἑτέρας δυνάμεως αἰσθάνῃ, ἀδύνατον
εἶναι δι᾽ ἄλλης ταῦτ᾽ αἰσθέσθαι, οἷον ἃ δι᾽ ἀκοῆς, δι᾽
ὄψεως, ἢ ἃ δι᾽ ὄψεως, δι᾽ ἀκοῆς; πῶς γὰρ οὐκ ἐθελήσω;
εἴ τι ἄρα περὶ ἀμφοτέρων διανοῇ, οὐκ ἂν διά γε τοῦ ἑτέρου
ὀργάνου, οὐδ᾽ αὖ διὰ τοῦ ἑτέρου περὶ ἀμφοτέρων αἰσθάνοιο
ἄν; οὐ γὰρ οὖν. περὶ δὴ φωνῆς καὶ τῆς χρόας, πρῶτον
μὲν αὐτὸ τοῦτο περὶ ἀμφοτέρων διανοῇ, ὅτι ἀμφοτέρω ἐστόν;
ἔγωγε. οὐκοῦν καὶ ὅτι ἑκατέρου μὲν ἑκάτερον ἕτερον, ἑαυτῷ
δὲ ταυτόν; τί μήν; καὶ ὅτι ἀμφοτέρω δύο, ἑκάτερον δὲ ἕν;
καὶ τοῦτο. οὐκοῦν καὶ εἴτε ἀνομοίω, εἴτε ὁμοίω ἀλλήλοιν,
δυνατὸς εἶ ἐπισκέψασθαι; ἴσως. ταῦτα δὴ πάντα διά τινος
περὶ αὐτῶν διανοῇ· οὔτε γὰρ δι᾽ ἀκοῆς, οὔτε δι᾽ ὄψεως
οἷόν τε τὸ κοινὸν λαμβάνειν περὶ αὐτῶν. ἔτι δὲ καὶ τόδε
τεκμήριον περὶ οὗ λέγομεν. εἰ γὰρ δυνατὸν εἴη ἀμφοτέρω
σκέψασθαι, ἆρ᾽ ἐστὸν ἁλμυρὸν ἢ οὔ, οἶσθ᾽ ὅτι ἕξεις εἰπεῖν,
ᾧ ἐπισκέψῃ, καὶ τοῦτο οὔτε ὄψις, οὔτε ἀκοὴ φαίνεται,

ponts, an alterius cujuspiam? Nullius alterius. An
etiam voles fateri, quae per aliam facultatem sentis,
per alia eadem non posse sentire? veluti quae per audi-
tum, eadem per visum, vel quae per visum, eadem per
auditum? Quidni hoc velim? Si quid ergo de utrisque
cogitas, non utique per aliud instrumentum, neque etiam
per aliud de ambobus id sentis. Non certe. De voce
et colore primum quidem id cogitas, quod utraque sunt.
Utique. Item quod alterutrum ab alterutro diversum est,
et sibimet idem. Et hoc sane. Quid igitur? et quod
ambo duo sunt, alterutrum vero unum? Id quoque.
Igitur sive dissimilia, sive similia inter se sint, potes
inspicere ac judicare? Forte. Haec itaque omnia, per
quod potissimum de ipsis existimas, non per auditum,
non per visum, commune de illis quicquam accipi potest.
Praeterea et hoc indicium ejus est, de quo dicimus. Si
enim de utroque licet considerare, salsane sint, an non,
ntique posses dicere, quo considerares, id neque visum,

Ed. Chart. V. [219. 220.]   Ed. Baf. I. (516.)

ἀλλά τι ἄλλο. τί δ᾽ οὐ μέλλει ἤ γε διὰ τῆς γλώττης δύναμις; καλῶς λέγεις. ἡ δὲ δὴ διά τινος δύναμις τό τ᾽ ἐφ᾽ ἅπασι κοινὸν καὶ τὸ ἐπὶ τούτοις δηλοῖ σοι, ᾧ τὸ ἔστιν ὀνομάζεις, καὶ τὸ οὐκ ἔστι, καὶ ἃ νῦν δὴ ἐρωτῶμεν περὶ αὐτῶν, πᾶσι ποιά ἀποδώσεις ὄργανα, δι᾽ ὧν αἰσθάνεται ἡμῶν τὸ αἰσθανόμενον ἕκαστα. [220] ἔν τε οὖν τούτοις ὁ Πλάτων, ὥσπερ οὖν κἂν τοῖς ἐφεξῆς, ἐν ἄλλοις τέ τισι διαλόγοις ἐδίδαξεν ἡμᾶς ὑπὲρ τῆς κοινῆς δυνάμεως, ἥτις ἐξ ἐγκεφάλου διὰ τῶν νεύρων εἰς ἕκαστον τῶν αἰσθητηρίων ἀφικνουμένη τῶν ἐν αὐτοῖς ἀλλοιώσεων αἰσθάνεται. ὡς, εἴ γε δυνατὸν ἦν τοῖς ἰδίοις παθήμασιν αὐτῆς ἄλλο τι συναλλοιωθῆναι παρὰ τὸ φωτοειδὲς ὄργανον, ἢ τοῖς τῶν ἀτμῶν ἕτερον τι τοῦ ἀτμοειδοῦς, ἢ τοῖς τοῦ ἀέρος ἄλλο τι παρὰ τὸ ἀεροειδές, ἢ τοῖς τῶν ὑγρῶν ἕτερόν τι παρὰ τὸ γευστόν τε καὶ πλῆρες χυμῶν, οὐκ ἂν ἐγεγόνει τὰ τῶν αἰσθητηρίων ὄργανα· νυνὶ δ᾽ οὐχ οὕτως ἔχει. τὰ μὲν γὰρ ἐν τοῖς ἀντιβαίνουσι σώμασιν, ὅσα περ ἦν ἴδια τῆς οἰκείας διαφορᾶς,

neque auditum apparere, fed aliud quippiam. Cur non, fi linguae vis id efficiat? Probe dicis. Illa vero potentia per quod tibi oftendit, quod fingulis eft commune, quodque fuper fingula, quo effe et non effe nominas, et quae modo de ipfis percunctamur, omnibus certa affignabis inftrumenta, per quae id, quod fentit, in nobis fingula fentiat. Itaque in his Plato, quemadmodum in fubfequentibus, aliisque nonnullis dialogis de communi nos facultate edocuit, quae ex cerebro per nervos in fingula fenforia perveniens alterationes, quae in ipfis funt, fentit. Nam fi poffibile effet propriis ipfius affectionibus diverfum quippiam fimul alterare praeter inftrumentum lucem repraefentans, aut affectibus vaporum diverfum quiddam a vaporifero, aut affectibus aëris aliud quiddam praeter quod aëris imaginem refert, aut humorum diverfum aliquid ab eo, quod guftat plenumque faporibus eft, non facta effent fenforiorum inftrumenta. At nunc non fic habet; etenim in corporibus occurrentibus, quaecunque propria erant fuae differentiae,

634 ΓΑΛΗΝΟΥ ΠΕΡΙ

Ed. Chart. V. [220.] Ed. Baf. I. (316.)

ἅπαντι μορίῳ νεύρων μεταλαβόντι δυνατὸν αἰσθάνεσθαι,
διότι μηδὲ παθεῖν ἅπαν ὑπὸ τῆς τοῦ γηΐνου σώματος προσ-
βολῆς ἐπιτήδειόν ἐστιν. ἦν δ᾽ αὐτῶν πρώτη μὲν ἡ κατ᾽
ὀξύτητα καὶ ἀμβλύτητα, δευτέρα δ᾽ ἡ κατὰ θερμότητα
καὶ ψυχρότητα, κατὰ συμβεβηκὸς δ᾽ αἱ λοιπαὶ, μέγεθός
τε καὶ σχῆμα, καὶ κίνησις, καὶ ἀριθμὸς, αἳ καὶ μετὰ συλ-
λογισμοῦ, καὶ μνήμης, οὐ μόνον ἧς αἰσθήσεως ἐδείχθησαν
γινόμεναι κατά τε τὴν ἁφὴν καὶ τὴν ὄψιν ἐν τῇ περὶ τῆς
ἀποδείξεως πραγματείᾳ, καθ᾽ ἣν πρώτην ἀξιῶ γεγυμνάσθαι
τὸν ἀκριβῶς ἕπεσθαι τοῖς νῦν λεγομένοις ἐφιέμενον. ὥσπερ
δὲ τὰ τῆς ἁπτικῆς αἰσθήσεως αἰσθητὰ δι᾽ ἀντιβάσεως,
οὕτω τὰ τῆς γευστικῆς δι᾽ ὑγρότητός τε καὶ χυμῶν εἰς γνῶσιν
ἥκει. καὶ ἦν ξηρανθεῖσά ποτε τύχῃ σφοδρῶς ἡ γλῶττα, δια-
φθείρεται τῶν χυμῶν ἡ διάγνωσις, μὴ δυναμένου τοῦ πα-
θόντος αὐτὸ διακρῖναι, τί μὲν ὀξὺ, τί δὲ πικρόν ἐστιν, ἢ
δριμὺ, τί δὲ αὐστηρὸν, ἢ στρυφνὸν, ἢ ὅλως στῦφον, ὥσπερ
οὐδὲ, τί μὲν γλυκὺ, τί δ᾽ ἁλμυρόν. ἐμφράξεως δὲ γενομέ-
νης τῶν πόρων τῆς ῥινὸς, ἡ ἐκ τῶν ὀδμῶν αἴσθησις ἀπόλ-

omni parti nervorum participi licet fentire, eo quod ne
pati quidem totum a terreftris corporis occurfu idoneum eft.
Erat autem ipforum primus fecundum acutiem et hebetudi-
nem, fecundus caliditatis et frigiditatis, ex accidenti
vero reliqui, magnitudo, figura, motus et numerus; qui
etiam cum ratiocinatione et memoria non folum fenfu
fieri demonftrati funt, tum tactus, tum vifus, in opere
de demonftratione, in quo primum exercitatum effe defi-
dero eum, qui exacte affequi ea, quae nunc dicuntur,
cupiat. Quemadmodum autem et tactilis fenfus fenfilia per
renixum, ita guftatorii fenfus fenfilia per humiditatem
et humores in cognitionem veniunt. Et fi inarefacta
vehementer nonnunquam lingua fuerit, humorum dignotio
corrumpitur, dum id, quod affectum eft, nequeat difcer-
nere, quid acidum, quid amarum, aut acre, quid aufte-
rum, aut acerbum, aut in totum aftringens, quemadmo-
dum neque quid dulce, quid falfum exiftat. At narium
meatibus obftructis, fenfus odorum aboletur, quemadmo-

λυται, καθάπερ γε καὶ ἡ τῶν φωνῶν, ἐὰν ἐμφραχθῇ τὰ
ὦτα, μὴ διϊκνουμένης εἰς ἑκάτερον τῶν ὀργάνων τῆς οἰκείας
ἀλλοιώσεως, εἰς μὲν τὸ ἀτμοειδὲς, ἐκ τῶν ὀδμῶν, (ἀτμὸς γὰρ
ἡ τούτων οὐσία,) εἰς δὲ τὸ ἀεροειδὲς ἐκ τῶν φωνῶν, ἐπειδὴ
καὶ τούτων ἀήρ ἐστιν ἡ οὐσία. ταῖς τοιαύταις ἐμφράξεσιν
ἀνάλογόν ἐστι καὶ τὸ τῶν ὀφθαλμῶν πάθημα· καλεῖται
δὲ ὑπόχυσις. ἐμφράττεται δὲ ἐν αὐτῷ τῆς ἡλιοειδοῦς αὐγῆς
ὁ κατὰ τὸν ῥαγοειδῆ χιτῶνα πόρος, ὡς μηκέτι συνάπτεσθαι
τὸ τῆς ὄψεως ἴδιον ὄργανον τῷ περιέχοντι τὸν ὅλον ὀφθαλ-
μὸν ἔξωθεν ἀέρι. τοῦτ᾽ οὖν αὐτὸ καὶ κατ᾽ ἐκείνην τὴν ῥῆσιν
ὁ Πλάτων ἐδήλωσεν, ἔνθα φησί· σωματοειδὲς δὴ καὶ ὁρατὸν
αὐτὸ τέλειον γενόμενον εἶναι, χωρισθὲν δὲ πυρός, οὐδὲν ἄν
ποτε ὁρατὸν γένοιτο, οὐδὲ ἁπτὸν ἄνευ τινὸς στερεοῦ· στε-
ρεὸν δὲ οὐκ ἄνευ γῆς, ὅθεν ἐκ πυρὸς καὶ γῆς τὸ τοῦ
παντὸς σῶμα ἀρχόμενον συνιστᾶν ὁ θεὸς ἐποίει. ἐκ πυρὸς
γὰρ καὶ γῆς πεποιῆσθαί φησι τὸ σῶμα τοῦ παντός, ἵν᾽
ὁρατόν τε καὶ ἁπτὸν ᾖ. διὰ τοῦτ᾽ οὖν καὶ τὰ τῶν
ζώων σώματα, τὸ μὲν ἁπτικὸν ὄργανον γεῶδές ἐστι, τὸ δ᾽

dum et vocum, ſi aures obſtructae ſint, propria altera-
tione in utrumque inſtrumentum non perveniente, nempe
in vaporificum ex odoribus, (vapor enim horum ſubſtan-
tia eſt,) in aëreum vero ex vooibus, quoniam et horum
aër eſt ſubſtantia. Ejusmodi obſtructionibus reſpondet et
oculorum affectus; vocatur autem ſuffuſio; in qua obſtrui-
tur ſolaris luminis meatus, qui in tunica rhagoïde habe-
tur, ut proprium viſus inſtrumentum non amplius cum
aëre, qui totum extrinſecus oculum ambit, conjungatur.
Hoc idem in illa oratione Plato ſignificavit, ubi inquit:
*Corporeum autem, viſilem, ipſum abſolutum evaſiſſe,
ſeparatum autem ab igne nihil unquam vidēri poteſt,
neque ſine ſolido quicquam tangi. Solidum vero absque
terra nihil; ideo in operis hujus exordio deus ignem
primo terramque creavit.* Ex igne enim et terra mundi
corpus factum inquit, ut ſpectari contrectariquc poſſit.
Igilur etiam animantium corpora, tactus organum terre-

ὀπτικὸν πυροειδὲς, ἅπερ ἀλλοιοῦσθαι μὲν ἠδύνατο καὶ
χωρὶς αἰσθήσεως, εἰ μὴ μετέσχεν νεύρων, αἰσθάνεται δὲ τῆς
ἀλλοιώσεως μετουσίᾳ τούτων. οὔκουν ἀλλοίωσίς ἐστιν ἡ
αἴσθησις, ὡς ἔνιοί φασιν, ἀλλὰ διάγνωσις ἀλλοιώσεως. οὐ
μὴν οὐδ᾽ ἀρκεῖ λείαν ἢ τραχεῖαν ἐν τῷ σώματι γενέσθαι
κίνησιν εἰς ἡδονῆς ἢ πόνου γένεσιν, ἀλλὰ χρὴ προσελθεῖν
αἴσθησιν ἑκατέρᾳ τῶν τοιούτων κινήσεων. εἰ δὲ καὶ τὴν
διάθεσιν αὐτὴν ἐθέλοις καλεῖν ὀδύνην ἢ πόνον, οὔ μοι
διαφέρει. μόνον γὰρ ἀξιῶ σε μεμνῆσθαι τοῦ διαφέρειν ἀλ-
λήλων τήν τε διάθεσιν, ἣν ἴσχει τὰ σώματα τῆς φύσεως
ἐξιστάμενα, καὶ τὴν αἴσθησιν αὐτῆς, ἐπεί τισί γε, καθάπερ
[221] Ἱπποκράτει, κέκληταί ποθ᾽ ἡ αἴσθησις μόνη πόνος,
ἔνθα φησίν· ὁκόσοι πονέοντές τι τοῦ σώματος τὰ πολλὰ
τῶν πόνων οὐκ αἰσθάνονται, τούτοισιν ἡ γνώμη νοσεῖ. τοὺς
γὰρ βεβλαμμένους ὁτιοῦν μέρος οὕτως σφοδρῶς, ὡς, εἰ μὴ
παρεφρόνουν, ἀλγεῖν, ὠνόμασε πονοῦντας. ὅτε οὖν φησι,
ὀδύνη γίγνεται καὶ διὰ τὸ θερμὸν, καὶ διὰ τὸ ψυχρὸν,
καὶ διὰ τὸ πλέον, καὶ διὰ τὸ ἔλαττον, καὶ ἐν μὲν τοῖσιν

ſtre eſt, viſus igneum, quae alterari etiam potuiſſent
ſine ſenſu, niſi nervos haberent, alterationem autem per-
cipit nervorum perturbatio. Non igitur ſenſus eſt alte-
ratio, ut nonnulli inquiunt, verum alterationis dignotio.
Haud tamen ſufficit levem aut aſperum in corpore fieri
motum ad voluptatis aut laboris generationem, ſed utri-
que id genus motui ſenſum accidere convenit. At ſi
etiam diſpoſitionem ipſam voles nominare dolorem aut
laborem, nihil intereſt. Id enim ſolum meminiſſe te
velim, diſpoſitionem, in qua corpora naturae modum
excedentia habentur, et ſenſum ipſius invicem differre,
quoniam nonnulli, quemadmodum Hippocrates aliquando
ſenſum ſolum laborem vocat, ubi ſcribit: *Qui aliqua
parte corporis laborantes plerumque laborem non ſentiunt,
his mens aegrotat.* Nam laeſos quacunque parte tam
vehementer, ut, niſi deſiperent, dolerent, nominavit
laborantes. Quum itaque dicit, „dolor fit et propter calo-
rem et frigiditatem, item propter plus et propter

ΙΠΠΟΚΡ. ΚΑΙ ΠΛΑΤΩΝ. ΔΟΓΜ. Η. 637

Ed. Chart. V. [221.] Ed. Baf. I. (516. 517.)

ἐψυγμένοισι τοῦ σώματος διὰ τὸ θερμὸν, ἐν δὲ τοῖσι
τεθερμασμένοισι διὰ τὸ ψυχρὸν, καὶ τοῖσι τὴν φύσιν διαφθει-
ρομένοισιν ὀδύναι γίγνονται, μὴ νομίσῃς αὐτὸν ἀλλοίωσίν τινα
βραχεῖαν φάναι, ἀλλὰ σφοδρᾶς ἀλλοιώσεως αἴσθησιν, ἥτις
αἴσθησις οὐ δύναται γενέσθαι χωρὶς τῆς τοῦ πάσχοντος σώμα-
τος εἰς τὸ παρὰ φύσιν ἐξαλλαγῆς. ἡ (517) δέ γε βραχεῖα μετα-
βολὴ τῶν σωμάτων αἴσθησιν μὲν ἐργάζεται διαγνωστικὴν τῆς
τοῦ ποιήσαντος δυνάμεως, ὅταν γ᾽ αἰσθητικὸν ὑπάρχῃ δηλονότι
τὸ ἀλλοιούμενον, ὀδύνην δ᾽ οὐδέπω παρέχει. πάσχει δ᾽ ἑτοί-
μως τὰς βραχείας μεταβολὰς ἀπὸ τῶν ὁμογενῶν ἓν ἕκαστον.

Κεφ. ζ'. Αὐτίκα γέ τοι τὸ τῆς ὄψεως ὄργανον, ἐπει-
δὴ χρωμάτων ἐχρῆν αὐτὸ διαγνωστικὸν ὑπάρχειν, αὐγοειδὲς
ἐγένετο, μόνων τῶν τοιούτων σωμάτων ἀλλοιοῦσθαι πεφυκό-
των ὑπὸ χρωμάτων, ὡς δηλοῖ καὶ ὁ περιέχων ἀὴρ, ἡνίκα
μάλιστα καθαρὸς ὑπάρχῃ, τηνικαῦθ᾽ ὑπὸ χρωμάτων ἀλλοιού-
μενος. ἰδεῖν γοῦν ἔστιν, ὅταν ἐν ἀέρι τοιούτῳ τις ὑπὸ
δένδρῳ κατακείμενος ᾖ, τὸ τοῦ δένδρου χρῶμα περιεχόμενον

minus; et in perfrigeratis quidem corporis partibus pro-
pter calorem fane, in excalefactis autem propter frigus;
ac iis, quibus natura corrumpitur, dolores oboriuntur;" ne
putes, ipfum alterationem quandam exiguam indicare,
fed vehementis alterationis fenfum; qui, inquam, fenfus
non poteft fieri, nifi corpus affectum in ftatum praeter
naturam tranfeat. At exigua corporum immutatio fenfum
quidem efficit, qui efficientis facultatem difcernat, quum
fenfibile fcilicet id, quod alteratur, exiftat, dolorem vero
nondum exhibet. Patiuntur autem fingula prompte exi-
guas mutationes ex finitimis genere.

Cap. VII. Jam vero vifus inftrumentum, quoniam
coloribus difcernendis idoneum ipfum effe conveniebat,
fplendidum creatum eft, quod fola hujusmodi corpora a
coloribus alterari foleant; quemadmodum indicat etiam
aër ambiens, qui, quum maxime purus eft, tunc a colo-
ribus alteratur. Itaque videre licet, quum in aëre ejus-
modi aliquis fub arbore decumbat, arboris colorem ipfum

Ed. Chart. V. [22κ.] Ed. Baf. I. (317.)

αὐτῷ. καὶ τὸ τοῦ τείχους δὲ χρῶμα πολλάκις ἀὴρ λαμπρὸς
ψαύσας ἐδέξατό τε καὶ διεκόμισεν ἐφ᾽ ἕτερον σῶμα, καὶ
μάλισθ᾽ ὅταν ᾖ τὸ χρῶμα κυανοῦν, ἢ ξανθὸν, ἢ ὁπωσοῦν
ἑτέρως εὐανθές. καὶ μὲν δὴ καὶ ὥσπερ ὑπὸ τῆς ἡλιακῆς
αὐγῆς αὐτῷ τῷ ψαῦσαι μόνον ὁ πᾶς ἀὴρ ἀθρόως ὁμοιοῦται,
κατὰ τὸν αὐτὸν τρόπον ὑπὸ τοῦ χρώματος αὐτίκα μεταβάλ-
λεται. ταυτὶ μὲν οὖν ὀρθότατα καὶ πρὸς Ἀριστοτέλους
εἴρηται περί τε τῆς παραχρῆμα μεταβολῆς τῶν οὕτως ἀλ-
λοιουμένων, ὡς κινδυνεύειν ἄχρονον εἶναι καὶ ἐπὶ ταύτην,
καὶ διότι πέφυκεν ὑπὸ χρωμάτων ὁ λαμπρὸς ἀὴρ ἀλλοιού-
μενος, ἄχρι τοῦ τῆς ὄψεως ὀργάνου διαπέμπων τὴν ἀλλοίω-
σιν. οὐ μὴν ὅπως γε τὴν θέσιν, ἢ τὸ μέγεθος, ἢ τὸ διά-
στημα γνωρίζομεν ἑκάστου τῶν αἰσθητῶν, εἶπεν ὁ Ἀριστο-
τέλης. ἀλλὰ καὶ συλλογιζόμενοι περὶ τὸ δόγμα πολλοὶ τῶν
ἀπ᾽ αὐτοῦ κατάφωροι γίγνονται ψευδόμενοι, μήτ᾽ ὀσμῶν,
μήτε φωνῶν συνενδεικνυμένων τὸν τόπον, ὅθεν ἥκουσιν, ὡς
ἐν τῷ πρώτῳ δέδεικται περὶ ἀποδείξεως. καὶ μὲν δὴ καὶ τὸ
διὰ τῶν κατόπτρων, ὅσα τε ἄλλα στιλπνὰ σώματα, ποτὲ

ambientem, et parietis colorem fubinde aër fplendidus
ubi contigiffet, fufcepit in aliudque corpus tranftulit,
praefertim ubi color fit caeruleus aut flavus aut quo-
cunque alio modo floridus. Quin etiam, ut a folis fplen-
dore folo tactu totus aër ftatim ei affimilatur, ita a colo-
re protinus mutatur. Haec igitur etiam rectiffime ab Ari-
ftotele dicta funt, tum de fubita eorum, quae fic alteran-
tur, mutatione, ut periclitetur effe temporis expers; et
circa hanc etiam, quia aër fplendidus a coloribus alte-
rari confuevit, usque ad vifus inftrumentum alterationem
transmittens; non tamen, quomodo fitum, aut magnitudi-
nem, aut intervallum cujusque fenfibilis cognofcamus,
Ariftoteles expofuit. Verum ratiocinantes de placito
multi quoque ipfius fectatores deliri redduntur, mentien-
tes, quum neque odorum, neque vocum loci demon-
ftrentur, unde veniant, ut in opere de demonftratione
oftenfum eft. Infuper quod per fpecula, aliaque lucida
corpora interim nos ipfi fpectamur, interim alii quidem

μὲν ἡμᾶς αὐτοὺς θεᾶσθαι, ποτὲ δὲ ἄλλους τινὰς ἐκ πλα-
γίων ἢ ὄπισθεν, ὥσπερ τοῖς ἄλλοις ἅπασιν, πλὴν Πλάτω-
νος, οὕτω καὶ Ἀριστοτέλει μάχεται, μόνου τοῦ χρώματος
δυναμένου κατ᾽ ἀνάκλασιν ἀπὸ τῶν ὁρωμένων ἐπὶ τὴν ἡμε-
τέραν ὄψιν ἀφικέσθαι, μορφῆς δ᾽ ἢ μεγέθους οὐκέτι.
μορφὴν μὲν γὰρ τῆς ποικιλίας τῶν περὶ τὰ μόρια σχημάτων
ἐργαζομένης, οὔτ᾽ ἐπινοῆσαι δυνατόν, ἀπ᾽ αὐτῶν τινα γενέ-
σθαι προσβολὴν τοῖς κατόπτροις, οὔτ᾽, εἰ καὶ γένοιτο, χωρὶς
τοῦ κλασθῆναι τὴν ἀνάκλασιν ἐφ᾽ ἡμᾶς ἀφικέσθαι· πιθα-
νώτερα γὰρ ὅσον ἐπὶ τῷδε τὰ κατ᾽ Ἐπίκουρον εἴδωλα· τὸ
δὲ μέγεθος ἔτ᾽ ἀδυνατώτερον ἐγκαταβαίνειν τῇ κόρῃ. [222]
καίτοι τοῦτό γε τὰς ἁπάντων τῶν ἄλλων καταβάλλον δόξας
ὥσπερ τι μικρὸν παρέρχονται, περὶ μὲν τοῦ διαστήματός τε
καὶ τῆς θέσεως ἐπιχειροῦντες σοφίζεσθαι, τὴν δὲ τοῦ μεγέ-
θους διάγνωσιν, ὅπως γίγνεται, παρερχόμενοι, καίπερ διαῤ-
ῥήδην αὐτῶν ἀνατρεπούσαν τὰς δόξας. ἀδύνατον γὰρ αἰσθέ-
σθαι τοῦ μεγέθους τῶν ὁρατῶν ἄνευ τοῦ θεωρεῖσθαι τὸ
βλεπόμενον, ἐν ᾧπερ ἂν ὑπάρχῃ τόπῳ. καίτοι περὶ τῆς
ἀνακλάσεως, ἣν ἀπὸ τῶν αἰσθητῶν ἐφ᾽ ἡμᾶς ὁ Ἀριστοτέλης

ex obliquo aut retro, quemadmodum aliis omnibus,
excepto Platone, fic etiam Ariftoteli repugnat, quum
folus color per repercuffum ab iis, quae videntur, ad
noftrum vifum perveniat, forma autem aut magnitudo
non item. Etenim formam quum efficiat figurarum circa
partes varietas, neque cogitare licet, ipfas fpeculis occur-
rere, neque, fi occurrant, fine flexu ad nos repercuffum
pervenire; probabiliores namque funt, quantum ad hoc
pertinet, Epicuri imagines; magnitudinem vero minus
adhuc poffibile eft pupillam ingredi. Hoc tamen omnium
aliorum opiniones dejiciens tanquam aliquid parvum
praetergrediuntur; de intervallo fane et fitu conantur
argumentari; magnitudo autem quomodo dignofci debeat,
praetereunt, etfi manifefte eorum opiniones pervertat.
Nemo fiquidem poteft magnitudinem rerum vifibilium
fentire, nifi id, quod videtur, contempletur, in quocun-
que exiftat loco, etfi de reflexione, quam a fenfibilibus
ad nos Ariftoteles venire dicit, ratione videtur mihi

ἥκειν λέγει, τῷ λόγῳ δοκεῖ μοι κατανενοηκέναι τὴν ἀτοπίαν,
οὐδαμόθι τολμῶν αὐτῇ χρῆσθαι, παρελκόμενος δ᾽ ὡς ἀπί-
θανον ἀεί. καὶ γὰρ ὕπως ἡ Ἶρις γίγνεται, καὶ ὅπως ἅλως
ἤτοι περὶ τὸν ἥλιον ἢ τὴν σελήνην, οἵ τ᾽ ἀνθήλιοι καὶ οἱ
προήλιοι καλούμενοι, τά τε διὰ τῶν κατόπτρων ὁρώμενα
διερχόμενος, εἰς ἀνάκλασιν ὄψεως ἀναφέρει πάντα, μηδενὶ
διαφέρειν λέγων, ἢ τὴν ὄψιν ἀνακλᾶσθαι νομίζειν, ἢ τὰς
ἀπὸ τῶν ὁρωμένων ἀλλοιώσεις τοῦ περιέχοντος ἡμᾶς ἀέρος,
ὁμοιότατον κατά γε τοῦτο σοφιζόμενος Ἀσκληπιάδῃ τῷ τῆς
ὁλκῆς ἀντὶ τοῦ τῆς φορᾶς ὀνόματι χρωμένῳ· τὸ γὰρ ἀπί-
θανον τῆς φορᾶς ὑπειδόμενος ἐπετόλμησε τῇ μεταθέσει
τῆς προσηγορίας. οὕτως οὖν καὶ ὁ Ἀριστοτέλης, ἐπειδὴ
σαφῶς ἠπίστατο τὰ κατὰ μέρος ἀπιθάνους ἐρεῖν τὰς ὀπτι-
κὰς αἰτίας, εἰ φυλάττοι τὴν ἑαυτοῦ δόξαν, ἐπὶ τὴν ἀλλο-
τρίαν ἀφίκετο, μηδὲν διαφέρειν λέγων, ὁποτέρως ἂν ἑρμηνεύῃ.
καίτοι δικαιότατ᾽ εἴποι πρὸς αὐτὸν ἄν τις· Εἰ μηδὲν δια-
φέρει λέγειν οὕτως ἢ ἐκείνως, τί καταλιπὼν τὴν ἀληθῆ τε

conſideraſſe abſurditatem, nusquam ea nti auſus, verum
ceu improbabilem rem ſemper declinat. Quippe quomodo
iris fiat, et qua ratione areae vel circa ſolem vel lunam
creentur, tum quae praecedunt, tum quae contra ſolem
occurrunt, quae anthelii, et quae prohelii dicuntur,
item quae per ſpecula videntur, enumerans, ad reflexio-
nem viſus omnia refert, nihil differre inquiens, vel ſi
viſum reflecti putes vel alterationes aëris nos ambientis
ab iis, quae videntur, ſimiliter omnino hac in re ac
Aſclepiades cavillatus, qui attractionis nomine vice latio-
nis utitur, nam improbabilitatem lationis ſubveritus
translatione nominis fiduciam ſibi aſcivit. Sic igitur et
Ariſtoteles quum manifeſto ſciviſſet, fore, ut particulatim
improbabiles diceret viſorias cauſas, ſi ſuam ipſius opi-
nionem tueretur, ad alienam pervenit, nihil intereſſe
pronuncians, quomodocunque interpreteris. Etſi optimo
jure ad ipſum poſſis dicere: Si nihil refert, hoc vel illo
pacto dicere, cur, relicta vera tuaque opinione, aliena

καὶ σὴν δόξαν ἀλλοτρίᾳ χρῇ ψευδεῖ; εἰς γὰρ τοὐναντίον
σοι περιτραπήσεται τὸ σόφισμα, μηδεμίαν αἰτίαν εἰπόντι
τῆς ἀλόγου τῶν δογμάτων μεταλλαγῆς, ὥστε ὑποπτευθήσῃ
μᾶλλον ἢ πιστευθήσῃ. καὶ μὴν εἰ, διότι πιθανώτερόν σοι τὸ
λέγειν ἐστὶν, διὰ τοῦτο φαίης προσχρῆσθαι δόγμασιν ἀλλο-
τρίοις, ἐρωτηθήσεται πάλιν αὐτοῦ τοῦ πιθανοῦ τὴν αἰτίαν.
εἰ γὰρ ἡ ψευδὴς δόξα τὰς κατὰ μέρος ἁπάσας αἰτίας πιθα-
νωτέρας ἔχει τῆς ἀληθοῦς, ἀπιστηθήσεται πάντ᾽ αὐτοῦ τὰ
τῶν προβλημάτων βιβλία. τὸ μὲν οὖν διὰ μέσου τοῦ ἀέρος
ὁρᾶν ἡμᾶς ἐναργές ἐστι καὶ πᾶσιν ὁμολογούμενον, ἡ ζή-
τησις δὲ ἐπὶ τῷδε γίγνεται, πότερον ὡς δι᾽ ὁδοῦ τινος
μέσης ἀπὸ τῶν ὁρωμένων ἀφικνεῖταί τι πρὸς ἡμᾶς, ἢ τοιοῦ-
τον ὄργανον ὁ ἀήρ ἐστιν ἡμῖν εἰς τὴν τῶν ὁρατῶν διάγνω-
σιν, οἷόν περ τὸ νεῦρον εἰς τὴν τῶν ἁπτῶν. οἴονται μὲν
οὖν οἱ πλεῖστοι, καὶ διὰ τοῦ νεύρου τὴν ἀπὸ τῶν προσπι-
πτόντων ἀλλοίωσιν ἀναδιδομένην ἐπὶ τὸ τῆς ψυχῆς ἡγεμο-
νικὸν εἰς διάγνωσιν ἄγειν ἡμᾶς αὐτῶν, οὐκ ἐννοοῦντες, ὡς
οὐκ ἂν ἡ τῆς ὀδύνης αἴσθησις ἐγίγνετο κατὰ τὸ τεμνόμενον

uteris falfa? Nam contra te fophisma dirigetur, quum
nullam caufam habeas, cur citra rationem dogmata trans-
mutaveris, ut fufpicionem potius quam fidem aftruxeris.
Atqui fi, quod probabilius tibi dicere fit, ideo dicas
alienis te uti dogmatis, interrogabitur rurfus ipfius pro-
babilitatis caufa. Si enim falfa opinio univerfas particu-
lares caufas probabiliores quam vera obtinet, omnibus
tuis problematum libris fides derogabitur. Quapropter
per medium aërem videre nos evidens eft et omnibus
in confeffo. At quaeftio ob hoc oboritur, utrum ceu
per viam quandam mediam ab his, quae videntur, aliquid
ad nos pervenit, an hujusmodi inftrumeutum aër eft
nobis ad vifibilium dignotionem, cujusmodi nervus digno-
fcendis tactilibus. Putant igitur plerique, etiam per ner-
vum alterationem ab iis, quae accidunt, diftributam ad
animae faeultatem principem nos ad dignotionem ipfo-
rum ducere, non confiderantes, quod doloris fenfus parti,

ἢ θλώμενον ἢ καιόμενον μόριον, εἰ μὴ καὶ τῆς αἰσθήσεως
ἡ δύναμις ἦν ἐν αὐτοῖς. ἔχει δ' ἐναντίως ἢ δοξάζουσιν
ἐκεῖνοι τὸ ἀληθές. αὐτό τε γὰρ τὸ νεῦρον ἐγκεφάλου μέρος
ἐστὶν, οἷόν περ ἀκρέμων ἢ βλάστημα δένδρου, τό τε μέρος,
εἰς ὃ ἐμφύεται, τὴν δύναμιν αὐτοῦ δεχόμενον εἰς ὅλον ἑαυτῷ
διαγνωστικὸν γίνεται τῶν ψαυόντων αὐτοῦ. παραπλήσιον
οὖν τι κἀπὶ τοῦ περιέχοντος ἡμᾶς ἀέρος γίγνεται. πεφω-
τισμένος γὰρ ὑφ' ἡλίου τοιοῦτόν ἐστιν ἤδη τὸ τῆς ὄψεως
ὄργανον, οἷον τὸ παραγιγνόμενον ἐξ ἐγκεφάλου πνεῦμα·
πρὶν φωτισθῆναί δὲ κατὰ τὴν ὑπὸ τοῦ πνεύματος εἰς αὐτὸν
ἐκ τῆς βολῆς ἐναποτελουμένην ἀλλοίωσιν ὁμοιοπαθὲς ὄργα-
νον οὐ γίγνεται. μὴ τοίνυν ὡς διὰ βακτηρίας τοῦ πέριξ
ἀέρος ὁρᾷν ἡμᾶς οἱ Στωϊκοὶ λεγέτωσαν. ἡ γὰρ τοιαύτη
διάγνωσις ἀντιβαινόντων ἐστὶ σωμάτων κατὰ συλλογισμὸν,
ἔτι δὲ μᾶλλον οὐ πιλητοῦ αἰσθητικὴ ἡ τοῦ ὄμματος αἴσθη-
σις ἡμῖν ἐστιν, οὔτε [223] τῆς σκληρότητος, ἢ μαλακότη-
τος, ἀλλὰ χρόας, καὶ μεγέθους, καὶ θέσεως, ὧν οὐδὲν ἡ
βακτηρία διαγνῶναι δύναται. πολὺ τοίνυν ἄμεινον, ὃ ἐν

quae dividitur, vel contunditur, vel uritur, haud ineffet,
nifi etiam fenfus facultas in ipfis confifteret. Habet fe
autem veritas fecus quam illi opinantur; nam nervus
ipfe cerebri pars eft, veluti furculus aut germen arboris,
et pars, in quam inferitur, virtutem ipfius in fefe exci-
piens totam difcernit ea, quae ipfam contingunt. Perfi-
mile quid etiam in aëre nos ambiente accidit; nam illu-
minatus a fole tale jam eft nobis vifus inftrumentum,
qualis ex cerebro proficifcens fpiritus. At prius, quam
illuminatus fuerit, ex alteratione, quae a fpiritu in ipfum
emiffione abfolvitur, fimile affectu inftrumentum non effi-
citur. Ne igitur per ambientem aërem tanquam per
baculum videre nos Stoïci dictitent. Nam ejusmodi
dignotio corporum eft refiftentium, atque magis etiam
per ratiocinationem; oculorum vero fenfus non denfum
corpus, aut duritiem, vel mollitiem fentit, fed colorem,
magnitudinem, et fitum, ex quibus nullum baculus poteft
dignofcere. Multo igitur melius, ut in erratis Epicurus

ἐσφαλμένοις Ἐπίκουρος ἀπεφήνατο τῶν Στωϊκῶν. ἐκεῖνοι
μὲν γὰρ τῶν ὁρατῶν οὐδὲν ἄγουσιν ἄχρι τῆς ὀπτικῆς δυνά-
μεως· ὁ δ' Ἐπίκουρος, καὶ πολύ γε τούτου κρεῖττον Ἀρι-
στοτέλης, οὐκ εἴδωλον σωματικόν, ἀλλὰ ποιότητα δι' ἀλ-
λοιώσεως τοῦ πέριξ ἀέρος ἀπὸ τῶν ὁρατῶν ἄγων ἄχρι τῆς
ὄψεως. εὐλαβήθη γὰρ ὅλως αἰσθητικὸν ποιῆσαι τὸν πέριξ
ἀέρα, καίτοι τήν γε σάρκα σαφῶς ὁρῶν αἰσθητικὴν γιγνο-
μένην ἐκ τῆς ἀφικνουμένης εἰς αὐτὴν ἀπὸ τῆς ἀρχῆς δυνά-
μεως. τί δὲ χαλεπόν ἐστι τὴν ἡλιακὴν αὐγὴν αἰσθητικὴν
ὑποθέσθαι, οἷον μάλιστα τὸ κατὰ τοὺς ὀφθαλμοὺς πνεῦμα
τὸ παραγόμενον ἐξ ἐγκεφάλου προδήλως ὁρᾶται; καὶ γὰρ
φωτοειδές ἐστιν. εἰ δὲ καὶ περὶ ψυχῆς οὐσίας ἀποφήνασθαι
χρή, δυοῖν θάτερον ἀναγκαῖον εἰπεῖν, ἤγουν εἶναι τὸ οἷον
αὐγοειδές (318) τε καὶ αἰθερῶδες σῶμα λεκτέον αὐτήν,
εἰς ὅ, κἂν μὴ βούλωνται, κατ' ἀκολουθίαν ἀφικνοῦνται Στωϊκοί
τε καὶ Ἀριστοτέλης, ἢ αὐτὴν μὲν ἀσώματον ὑπάρχειν οὐσίαν,
ὄχημά τε τὸ πρῶτον αὐτῆς εἶναι τουτὶ τὸ σῶμα, δι' οὗ
μέσου τὴν πρὸς τἆλλα σώματα κοινωνίαν λαμβάνει. τοῦτο

Stoicorum pronunciavit. Illi fiquidem nullum vifibile
usque ad vim viforiam tradiderunt, Epicurus autem,
eoque multo praeftantius Ariftoteles, non imaginem cor-
poream, fed qualitatem per aëris ambientis alterationem
a vifibilibus ad usque vifum traducit. Etenim veritus
eft omnino ambientem aërem fentiendi facultatis capacem
efficere, quum tamen carnem manifefto fenfus participem
fieri confpiciat ex facultate, quae ab initio in ipfam per-
veniebat. Quid autem negotii eft folis fplendorem fen-
tiendi vim habere ftatuere, qualis maxime fpiritus in
oculis manifefto confpicitur, qui ex cerebro defcendit,
quum lucidus fit? At fi de animae fubftantia pronunciare
oportet, alterutrum neceffario dicetur, aut hanc effe veluti
lucidum et aethereum corpus affirmandum; in quam fen-
tentiam vel inviti ex confecutione Stoïci et Ariftoteles
perveniunt; aut ipfam incorpoream effe fubftantiam, pri-
mumque ipfius vehiculum hoc corpus, quo ceu medio
cum reliquis corporibus communionem fufcipit. Hoc ita-

Ed. Chart. V. [223.]   Ed. Baſ. I. (318.)

μὲν οὖν αὐτὸ δι᾽ ὅλου λεκτέον ἡμῖν ἐκτετάσθαι τοῦ ἐγκεφάλου, τῇ δέ γε πρὸς αὐτὸ κοινωνίᾳ τὸ κατὰ τὰς ὄψεις αὐτῶν πνεῦμα φωτοειδὲς γίγνεσθαι.

Κεφ. η΄. Περὶ μὲν [οὖν τῆς Ἀριστοτέλους τε καὶ τῶν Στωϊκῶν δόξης ὀλίγον ἀναβάλλομαι, τὸ δὲ τὴν αἴσθησιν τῶν αἰσθητῶν γίγνεσθαι δι᾽ ἀλλοιώσεώς τε καὶ διαγνώσεως ἐξ ὧν εἶπον δῆλον. ἀλλοιοῦται μὲν οὖν τὸ τῆς αἰσθήσεως ὄργανον, ἡ διάγνωσις δ᾽ αὐτοῦ τῆς ἀλλοιώσεως γίγνεται ἐκ μιᾶς δυνάμεως κοινῆς πάντων τῶν αἰσθητηρίων ἐκ τῆς ἀρχῆς ἐπιῤῥεούσης. τὴν δὲ ἀρχὴν αὐτῶν εἴτε κοινὴν αἴσθησιν, εἴτε πρῶτον αἰσθητικὸν ἐθέλοις ὀνομάζειν, οὐ διοίσει. καὶ ταύτην ἔδειξεν ὁ πρόσθεν λόγος ἐγκέφαλον οὖσαν, ἀφ᾽ οὗ πάντα τὰ μόρια αἴσθησίν τε καὶ κίνησιν ἔχει, καθηκόντων ἑτέρων μὲν νεύρων εἰς τὰ τῶν αἰσθήσεων ὄργανα διαγνώσεως ἕνεκα τῶν αἰσθητῶν, ἑτέρων δὲ τῶν κινούντων αὐτά, τά γε κινεῖσθαι δεόμενα, καθάπερ ὀφθαλμούς τε καὶ γλῶτταν καὶ ὦτα. καὶ γὰρ οὖν καὶ ταῦτα τοῖς πλείστοις τῶν ζώων κινεῖται, μυῶν τῶν ἐν τῇ κεφαλῇ περιλαμβανόντων

que ipſum per totum cerebrum exporrectum eſſe dicemus, communione vero ipſius ſpiritum, qui in viſu ipſorum habetur, lucidum evadere.

Cap. VIII. Jam vero de Ariſtotelis et Stoicorum opinione dicere paululum differam, ſenſum vero ſenſilium corporum ex alteratione et dignotione fieri, ea, quae dixi, declarant. Alteratur itaque ſenſus inſtrumentum; dignotio autem ipſius alterationis fit ex una facultate omnium ſenſoriorum communi, quae a principio influit. Porro principium ipſorum ſive communem ſenſum, ſive princeps ſenſorium nuncupare voles, nihil intererit, atque hoc prior diſputatio indicavit eſſe cerebrum, a quo omnes partes ſenſum et motum obtinent, deſcendentibus aliis nervis in ſenſuum inſtrumenta, ut ſenſilia dignoſcantur, aliis moventibus ea, quae moveri deſiderant, veluti oculos, linguam et aures. Quin etiam hae plurimis animantibus moventur, muſculis, qui in capite ſunt, eas com-

Ed. Chart. V. [223. 224.]   Ed. Baf. I. (318.)

αὐτὰ, δι' ὧν αἱ καθ' ὁρμὴν ἅπασαι κινήσεις τοῖς ζώοις
εἰσίν. ἐξ ὧν ἁπάντων μαρτυρεῖται, προσηκόντως εἰρῆσθαι, τὸν
ἐγκέφαλον ἀρχὴν εἶναι τοῦτο μὲν αἰσθήσεως ἁπάσης τοῖς
ζώοις, τοῦτο δὲ τῆς καθ' ὁρμὴν κινήσεως. εἰ δέ γε μὴ διὰ
ταῦτα, τίνος ἕνεκα ἄλλου γέγονεν; ἢ διότι τὰς μήνιγγας
ἔξωθεν αὐτῷ περιέτεινεν ἡ φύσις, εἴ περ ἐν ἐκείναις μέν
ἐστιν ἡ τῆς ψυχῆς ἀρχὴ, μάτην ἐγκέφαλος ἐγένετο; διὰ τί
δ' ἑκάστη τῶν κοιλιῶν αὐτοῦ τιτρωσκομένη κίνδυνον ὀξύ-
τατον ἐπιφέρει; διὰ τί δ' ἀπ' αὐτοῦ πάντα πέφυκε τὰ νεῦρα
καὶ ὁ νωτιαῖος μυελός; ὃς ὅτι μὲν ἀποβλάστημα τῆς κατὰ
τὸν ἐγκέφαλον οὐσίας ἐστὶν, ἐναργῶς φαίνεται διὰ τῶν ἀνα-
τομῶν, ὡς μηδὲ τοὺς μαγείρους ἀγνοεῖν. ὁποίαν δέ τινα
τὴν δύναμιν ἔχει, μάθοις ἂν ῥᾳδίως, εἰ πρότερον μὲν ἐπὶ τὴν
ἀνατομὴν ἀφικόμενος ἴδοις ἀπ' αὐτοῦ νεῦρα φυόμενα τὸν
ἀριθμὸν ἑξήκοντά που, καταμάθοις δ' ἑκάστου τὴν χρείαν,
ἐνδειξαμένης [224] τῆς κατασκευῆς αὐτῶν ἅμα τοῖς γιγνομέ-
νοις πάθεσιν ἐπὶ ταῖς τομαῖς. ἡ μέν γε κατασκευὴ παρα-
πλησία τοῖς ἀπ' ἐγκεφάλου φυομένοις, τῆς μὲν οἷον ἐντεριώ-

prehendentibus, per quos omnis motus arbitrarius ani-
malibus adminiſtratur. Quae omnia teſtimonia ſunt, con-
venienter dici, cerebrum eſſe principium partim totius
animantium ſenſus, partim motus arbitrarii. At ſi non
propter haec, cujusnam alterius cauſa factum eſt? aut
cur membranas meningas dictas exterius ei natura cir-
cumdedit, ſi in illis quidem animae origo eſt, fruſtra
autem cerebrum creatum eſt? Item cur ſinguli ipſius
ventriculi vulnerati periculum acutiſſimum inferunt? Cur
rurſus ab eo omnes nervi prodierunt, et ſpinalis medul-
la, quae quod cerebri ſubſtantiae ſoboles ſit et propago,
evidenter in diſſectionibus apparet, ut ne coci quidem
ignorent? Qualem vero facultatem obtineat, facile diſces,
ſi prius ad diſſectionem digrediens nervos ab eo prod-
euntes numero ſexaginta conſpicias. Condiſces autem
uniuscujusque uſum, ſtructura ipſorum una cum affecti-
bus, qui ob ſectiones accidunt, indicante. Siquidem
ſtructura perſimilis eſt iis, quae a cerebro naſcuntur,

νης ἑκάστου τῶν νεύρων ἀπ᾽ αὐτοῦ τοῦ νωτιαίου βλαστα-
νούσης, ἐν κύκλῳ δ᾽ αὐτὸ τῶν μηνίγγων περιλαμβανουσῶν.
ἔχει γὰρ δὴ καὶ ὁ νωτιαῖος ὁμοίως ἐγκεφάλῳ τὰς μήνιγγας
ἕνεκα τῆς αὐτῆς χρείας, ἃς εἰ καὶ περιέλοις ἑκάστου τῶν
ἀποφυομένων νεύρων, οὐδὲν βλάπτεται τὸ μέλος, εἰς ὃ τὸ
νεῦρον ἐμφύεται, μαρτυροῦντος καὶ τοῦδε τοῦ φαινομένου,
σκεπάσματα μὲν εἶναι τὰς μήνιγγας ἐγκεφάλου τε καὶ νω-
τιαίου, τὴν δὲ τῆς αἰσθήσεώς τε καὶ κινήσεως δύναμιν ἐν
τοῖς ὑπ᾽ αὐτῶν περιεχομένοις ὑπάρχειν. ὅταν οὖν διατέμῃς
τὴν ἐντεριώνην τοῦ νεύρου, παραχρῆμα τὸ μέλος, εἰς ὃ τὸ
νεῦρον ἀφικνεῖται, φαίνεται παντάπασιν ἀναίσθητόν τε καὶ
ἀκίνητον. ὅτι δὲ καὶ ὁ νωτιαῖος αὐτὸς ἀπ᾽ ἐγκεφάλου τὴν
ἀρχὴν ἔχει τῶν δυνάμεων, εὔδηλον ἐκ τοῦ, διατμηθέντος
αὐτοῦ καθ᾽ ὁτιοῦν μέρος, ὅσον μὲν ἀνωτέρω τῆς τομῆς ἐστιν,
ὑγιὲς διαφυλάττεσθαι, τοῦ κατωτέρω δὲ τὴν αἴσθησιν ἀπόλ-
λυσθαι παραχρῆμα καὶ τὴν κίνησιν, ἁπάντων τῶν ἀπ᾽ αὐτοῦ
λαμβανόντων τὰ νεῦρα μυῶν ἀναισθήτων τε καὶ ἀκινήτων
γιγνομένων. Ἐρασίστρατος μὲν οὖν, εἰ καὶ μὴ πρόσθεν,

dum veluti interior pars cujusque nervi ab ipfa fpinali
procedit, membranae autem orbiculatim ipfam compre-
hendunt. Habet enim et fpinalis medulla fimiliter cere-
bro membranas ejusdem ufus gratia; quas fi etiam ade-
meris, fingulorum procedentium nervorum nulla pars
offenditur, in quam nervus infinuatur, attestante et hoc
evidentia, quod fcilicet membranae tegumina fint et
cerebri, et fpinalis medullae, fenfus autem et motus vis
in iis, quae ab ipfis comprehenduntur, exiftat. Quum
igitur nervi partem medullarem diffecueris, ftatim mem-
brum, in quod nervus pervenit, fenfus motusque omnino
expers apparet. Quod autem et fpinalis medulla ipfa a
cerebro facultatum habeat originem, liquet ex eo, quod,
diffecta ipfa quacunque in parte, quae regio fupra
fectionem habetur, fane confervatur, quae inferius eft,
fenfum ftatim amittit et motum, dum omnes mufculi, qui
ab ipfa nervos mutuantur, infenfiles immobilefque fiunt.
Erafiftratus igitur, etfi non antea, certe in fenectute

ἀλλ᾽ ἐπὶ γήρως γε τὴν ἀληθῆ τῶν νεύρων ἀρχὴν κατενόησεν.
Ἀριστοτέλης δὲ, μέχρι παντὸς ἀγνοήσας, εἰκότως ἀπορεῖ
χρείαν εἰπεῖν ἐγκεφάλου. τίνα δ᾽ ἐστὶν, ἃ λέγει, καὶ ὅπως
ἐξελέγχεται, μαθεῖν ἔνεστί σοι τὸ περὶ χρείας μορίων ὄγδοον
ὑπόμνημα τῆς ἡμετέρας πραγματείας ἀναγνόντι, καθάπερ γε
καὶ ὅτι τούτων ἁπάντων τῶν δογμάτων ὧν διῆλθον Ἱππο-
κράτης ἐστὶν ἡγεμὼν, ἐν ἄλλοις τέ τισι κἂν τοῖς περὶ
Ἱπποκράτους ἀνατομῆς ὑπομνήμασι δέδεικται. διὸ καὶ νῦν
οὐ γέγραφα τὰς ῥήσεις, ὥσπερ τὰς Πλάτωνος, ὅπως μὴ δὶς
ὑπὲρ τῶν αὐτῶν λέγοιμι. τῶν Πλάτωνος δὲ κατ᾽ ἄλλην
οὐδεμίαν μεμνημονευκὼς πραγματείαν, εἰκότως ἐν τῇδε
παρεθέμην.

verum nervorum principium confideravit. At Ariſtoteles
perpetuo ignorans merito uſum cerebri nefcit explicare.
Porro quae ſint illius dicta, et quomodo coarguantur,
diſcere tibi licet, perlecto octavo operis noſtri de uſu
partium commentario; quemadmodum etiam, quod horum
omnium dogmatum, quae percenſui, Hippocrates princeps
exiſtit, tum in aliis quibusdam, tum in commentariis de
diſſectione Hippocratis oſtenſum eſt. Quare etiam nunc
verba ipſius, quemadmodum Platonis, non afcripſi, no
bis de eiſdem dicam. Platonis autem, quoniam in alio
nullo opere mentionem feci, merito in praeſentiarum
appoſui.

ΓΑΛΗΝΟΥ ΠΕΡΙ ΤΩΝ ΚΑΘ᾽ ΙΠΠΟΚΡΑΤΗΝ ΚΑΙ ΠΛΑΤΩΝΑ ΔΟΓΜΑΤΩΝ ΒΙΒΛΙΟΝ ΟΓΔΟΟΝ.

Ed. Chart. V. [225.]　　　　　Ed. Baf. I. (318.)

Κεφ. α´. Περὶ τῶν Ἱπποκράτους καὶ Πλάτωνος δογ-
μάτων ἐπισκέψασθαι προθέμενοι, πρῶτον μὲν ἐδιδάξαμεν,
ἀναγκαιότατον ὑπάρχειν ἰατρικῇ τε καὶ φιλοσοφίᾳ, εἴτε
πλείους εἰσὶ δυνάμεις αἱ διοικοῦσαι τὸν ἄνθρωπον, εἴτε
μία, βεβαίως ἐξευρεῖν· ἐφεξῆς δ᾽ ἐπὶ τὴν ζήτησιν αὐτῶν
τραπόμενοι κατὰ τὸν ἀποδεικτικὸν νόμον, ἔννοιαν ὁμολογου-
μένην ἔφαμεν εἶναι τοῦ τῆς ψυχῆς ἡγεμονικοῦ τὸ κατάρχον

GALENI DE HIPPOCRATIS ET PLATONIS PLACITIS LIBER OCTAVVS.

Cap. I. De Hippooratis et Platonis placitis tracta-
re inftituens primum fane docui, maxime neceffarium
effe tum medicinae, tum philofophiae, five plures fint
facultates, quae hominem gubernant, five una, firmiter
adinvenire. Deinde ad quaeftionem ipfarum converfus
lege demonftrativa notionem omnibus confeffam animae
partem principem effe diximus, id quod praeeft fenfui

αἰσθήσεώς τε καὶ κινήσεως τῆς κατὰ προαίρεσιν, οὐδὲν ὡς
πρὸς τὰ παρόντα διαφέροντος, ἢ κατὰ προαίρεσιν, ἢ καθ'
ὁρμὴν εἰπεῖν. εὔδηλον δὲ, ὅτι ἕτεραι μέν εἰσιν αἱ κινήσεις
ἐκτεινόντων τε ::αὶ συστελλόντων τὰ κῶλα, βαδιζόντων τε
καὶ τρεχόντων, ἑστώτων τε καὶ καθημένων, ὅσα τ' ἄλλα τοι-
αῦτα πραττόντων, ἕτεραι δ' αἱ κατὰ τὴν καρδίαν τε καὶ
τὰς ἀρτηρίας, οὐ κατὰ τὴν ἡμετέραν προαίρεσιν ἀποτελού-
μεναι, καθάπερ καὶ τρίτον ἄλλο γένος κινήσεων, αἱ περὶ
τὴν τῆς τροφῆς οἰκονομίαν. ἀλλ' ἀπό γε τῶν προαιρετικῶν
ἀρξάμενοι, καθ' ἃς καὶ τὸ καλούμενον ἰδίως ἡγεμονικόν
ἐστι τῆς ψυχῆς, ἕνα λόγον ἐδείκνυμεν ἠρωτῆσθαι μόνον
ἐπιστημονικῶς, ἀπ' αὐτοῦ τοῦ ζητουμένου τῆς οὐσίας ἔχοντα
τὰς προτάσεις, ὄντα τοιοῦτον· ὅπου τῶν νεύρων ἡ ἀρχὴ, ἐν-
ταῦθα καὶ τὸ τῆς ψυχῆς ἡγεμονικόν. αὕτη μὲν ἡ τοῦ λόγου
κυριωτάτη πρότασις ὡμολογημένη πᾶσιν ἰατροῖς τε καὶ φιλο-
σόφοις. ἡ δ' οἷον [226] πρόσληψις αὐτῆς ἀληθὴς μὲν, ἡ
ἀρχὴ τῶν νείρων ἐν τῷ ἐγκεφάλῳ, ψευδὴς δὲ, ἡ ἀρχὴ τῶν
νεύρων ἐν τῇ καρδίᾳ, γράφειν μὲν ταύτην τὴν πρότασιν

motuique voluntario; nam ad praefens inftitutum ne quic-
quam refert motum ex voluntate vel ex appetitione
dicere. Conftat autem, quod alii motus funt, dum exten-
dimus contrahimusque crura, imus et currimus, ftamus
et fedemus, aliaque id genus agimus, alii motus funt,
qui in corde et arteriis non noftro arbitrio perficiuntur,
ficuti et tertium motuum genus, quod in alimenti difpen-
fatione verfatur. Verum a motibus arbitrariis exorfi, in
quibus etiam proprie dictus animae principatus eft, unam
rationem oftendimus folam ab ejus quod quaeritur fub-
ftantia fcientifice interrogari, quae praepofitiones habet
in hunc modum: Ubi nervorum principium, ibi etiam
animae principatus. Haec fane rationis principaliffima
propofitio omnibus et medicis et philofophis confeffa
eft. Haec autem veluti affumptio illius vera fane eft,
Principium nervorum in cerebro; falfa autem, Initium
nervorum in corde eft; quum fcribere fane hanc propo-

Ed. Chart. V. [226.]   Ed. Baf. I. (318. 319.)

ἢ καὶ λέγειν τοῖς ἀπείροις ἀνατομῆς δυναμένου τινὸς, οὐ
μὴν δεῖξαί γε δυναμένου. πάντα γὰρ ἐν τοῖς ζώοις τὰ
μόρια νεύρων μετέχει, τὰ μὲν ἄντικρυς ἐξ ἐγκεφάλου παρα-
γιγνομένων εἰς αὐτὰ, τὰ δὲ διὰ μέσου τοῦ νωτιαίου. πρῶτοι
οὖν μακρολογίας αἴτιοι κατέστησαν οἱ καταψευσάμενοι τῶν
φαινομένων, οὐχ Ἱπποκράτης, ἢ Ἐρασίστρατος, ἢ Εὔδημος,
ἢ Ἡρόφιλος, ἢ Μαρῖνος, οἱ μετὰ τοὺς παλαιοὺς ἐν τῷ
μεταξὺ χρόνῳ τὴν ἀνατομικὴν θεωρίαν ἠμελημένην ἀνακτη-
σάμενοι· ὡς, εἴ γε τὸ φαινόμενον ἐκ τῆς ἀνατομῆς εἶπον,
οὐκ ἂν ἐμακρολογοῦμεν, δι᾽ ἀποδείξεως μιᾶς εὑρημένου τοῦ
ζητουμένου. μακροτέρων οὖν λόγων ἐδεήθημεν (319) εὐθὺς
ἐν τῷ πρώτῳ βιβλίῳ διὰ τοὺς, ἃ μηδ᾽ ὅλως εἶδον, ὡς ἀκρι-
βῶς ἰδόντας ἐπιχειρήσαντας γράφειν, ἠναγκάσθημέν τε καὶ
νεύρων καὶ ἀρτηριῶν ἀνατομὴν ἐπὶ κεφαλαίων ἐν αὐτῷ
διελθεῖν. ἐν δὲ τῷ δευτέρῳ βιβλίῳ τῶν ἠρωτημένων λόγων
περὶ ψυχῆς ἡγεμονικοῦ τοὺς πιθανωτάτους ὑπεδείξαμεν, οὐ
κατὰ τὴν ἀποδεικτικὴν μέθοδον ὑπ᾽ αὐτῶν συντεθέντας,

fitionem aut etiam dicere anatomes imperitis aliquis
poffit, non tamen oftendere. Omnes fiquidem in ani-
mantibus partes nervorum compotes funt, hae mani-
fefto ex cerebro in ipfas defcendentium, illae per mediam
fpinae medullam. Primi igitur prolixitatis auctores exti-
terunt, qui contra evidentia falfa attulere, non Hippo-
crates, aut Erafiftratus, aut Eudemus, aut Herophilus,
aut Marinus, qui poft veteres anatomicam fpeculationem
interea temporis neglectam reftituerunt. Nam fi, quod
ex anatome apparet, dixiffent, non utique prolixi effe-
mus, eo, quod quaeritur, per demonftrationem unam
invento. Longioribus itaque verbis ftatim in primo libro
opus habuimus; nam propter eos, qui, quae neutiquam
fciebant, tanquam exacte fcientes fcribere aggreffi funt,
coacti fumus et nervorum et arteriarum diffectionem
fummatim in eo percenfere. At in fecundo libro ex
rationibus, quae de animae principatu interrogatae fue-
rant, probabiliffimas oftendimus, non fecundum ratio-

ἀλλὰ τοὺς μὲν ἐγγὺς αὐτῶν, οὓς διαλεκτικοὺς ἔθος ἐστὶν
Ἀριστοτέλει καλεῖν, ἐνίους δὲ ποῤῥώτερον, οὓς διαιροῦμεν
εἴς τε τοὺς ῥητορικοὺς καὶ τοὺς σοφιστικούς. ἔπραξα δὲ
τοῦτο καὶ τοῦ ὑποκειμένου μὲν ἔνεκεν αὐτοῦ, καὶ διὰ τοὺς
ἑταίρους δὲ βουλομένους ἐκ παραλλήλου τῶν λόγων ἔχειν
τὰς διαφορὰς ἐφ᾽ ἑνὸς προβλήματος, ἐσομένης τῆς γυμνασίας
ταύτης εἰς πολλὰ χρησίμης. ἐπεὶ δὲ καὶ τοιοῦτόν τινα λόγον
ὁ Χρύσιππος ἔγραψεν· ἔνθα τὰ πάθη τῆς ψυχῆς, ἐνταῦθα
καὶ τὸ ἡγεμονικόν· τὰ δὲ πάθη τῆς ψυχῆς ἐν καρδίᾳ· ἐν
ταύτῃ ἄρα καὶ τὸ ἡγεμονικόν· ἐδείκνυον αὐτὸ τὸ ζητούμε-
νον αὐτὸν ἐν τῷ κυριωτάτῳ λήμματι λαμβάνοντα. Πλά-
τωνος γὰρ εἰρηκότος, ἐν μὲν τῇ κεφαλῇ τὸ λογιστικὸν
ὑπάρχειν, ἐν δὲ τῇ καρδίᾳ τὸ θυμοειδὲς, ἐν ἥπατι δὲ τὸ
ἐπιθυμητικὸν, ἐχρῆν αὐτὸν ἐλέγξαι πρότερον, ὅσα κατασκευά-
ζων ἑαυτοῦ τὸ δόγμα διῆλθεν ὁ Πλάτων, οὐχ ἁπλῶς ἀπο-
φηνάμενον ἀξιοπιστοτέραν ἡγεῖσθαι τὴν ἰδίαν ἀπόφασιν
τῶν ὑπὸ Πλάτωνος εἰρημένων λόγων. ἐδείκνυον δὲ καὶ ὡς

nem demonſtrativam ab ipſis compoſitas, ſed alias quidem
illis propinquas, quas dialecticas Ariſtoteles vocare con-
ſuevit, alias autem longius ab his recedentes, quas divi-
dimus in rhetoricas et ſophiſticas. Feci autem hoc tum
rei ipſius ſubjectae gratia, tum propter familiares, qui
ex mutua collatione rationum habere differentias cupiunt,
quum haec exercitatio in una quadam propoſita quaeſtio-
ne ad multa utilis futura ſit. Quoniam vero et hujus-
modi orationem Chryſippus ſcripſit: Ubi animi affectus,
ibi etiam principatus; affectus autem animi in corde; ibi
igitur et principatus: oſtendebam id, quod in quaeſtionem
vertitur, ipſum in principaliſſima ſumptione aſſumi. Nam
quum Plato dixiſſet, in capite facultatem rationalem exiſtere,
in corde iraſcibilem, in jecore concupiſcibilem, conveniebat
ipſum prius reprehendere, quae Plato ſuum ipſius dogma
aſtruens percenſuit, non ſimpliciter eloquutum ſuam
ipſius enunciationem fide digniorem cenſere iis, quae a
Platone prolata ſunt. Porro oſtendi etiam, quod ne

Ed. Chart. V. [226.]　　　　　　　　　Ed. Baf. I. (319.)

οὐδ᾽ ἐπεχείρησέ που τῶν ἑαυτοῦ συγγραμμάτων ὁ Χρύσιππος ἀντειπεῖν τοῖς τοῦ Πλάτωνος λόγοις. ἅπαντες μὲν οὖν ὅσοι μηδέπω φιλοσοφίας ἦσαν ἡμμένοι γεωμέτραι, καὶ ἀριθμητικοὶ, καὶ λογιστικοὶ, καὶ ἀστρονόμοι, καὶ ἀρχιτέκτονες, ἔτι τε μουσικοὶ, καὶ γνωμονικοὶ, καὶ ῥητορικοὶ, καὶ γραμματικοὶ, καὶ ὅλως εἴ τις ἐν τέχνῃ λογικῇ γεγύμναστο, πίστιν βεβαίαν ἔσχον, ἐξηλέγχθαι μὲν τοὺς τῶν ἄλλων λόγους, ὅσους ἐγεγράφεσαν ὑπὲρ ἡγεμονικοῦ ψυχῆς, ἀληθεῖς δ᾽ εἶναι τοὺς Ἱπποκράτους καὶ Πλάτωνος. ἐπεὶ δὲ τὰ τοῦ Χρυσίππου βιβλία περὶ παθῶν γεγραμμένα, καὶ οἱ ἀπ᾽ ἐκείνου, ὡς ἐν ἐκείνοις ἀπέδειξεν ὁ ἀνὴρ, ἐν τῷ λογιστικῷ τῆς ψυχῆς εἶναι τὰ πάθη, τοὺς θυμοὺς, καὶ τοὺς φόβους, καὶ τὰς λύπας, ὅσα τ᾽ ἄλλα τοιαῦτα, δι᾽ ἐκείνους ἠναγκάσθην ἐπιδεικνύναι μὴ μόνον ψευδῶς εἰρηκότα πολλὰ κατὰ τὰ περὶ τῶν παθῶν βιβλία τὸν Χρύσιππον, ἀλλὰ καὶ μαχόμενα αὐτῷ. καὶ κατὰ τοῦτο προσέθηκι τοῖς πρώτοις δύο βιβλίοις ἕτερα τρία, δείξας εὐθέως ἐν αὐτοῖς, ὅτι καὶ Ποσειδώνιος ὁ ἐπιστημονικώτατος τῶν Στωϊκῶν διὰ τὸ γεγυμνάσθαι κατὰ γεωμετρίαν ἀπέστη τε τοῦ Χρυσίππου καὶ δείκνυσιν ἐν τῇ

aggreſſus quidem ſit Chryſippus in ſuis commentariis Platonis verbis refragari. Itaque omnes, qui nondum philoſophiam attigerunt, geometrae, arithmetici, calculatores, aſtronomi, architectones, praeterea muſici, gnomonici, rhetorici, grammatici, ſummatim ſi quis in arte logica exercitatus ſit, firmam fidem habuerint, aliorum ſane rationes de animae principatu conſcriptas fuiſſe rejectas, Hippocratis autem et Platonis eſſe veras. At quia Chryſippi libri de affectibus extant, in quibus ejus ſectatores affirmant, quod in illis oſtendit vir, in rationali animae parte eſſe affectus, iracundiam, metum, dolorem, aliaque ejus generis, coactus ſum oſtendere, non ſolum falſa multa in libris de affectibus Chryſippum dixiſſe, ſed etiam ſibi repugnantia, ac in hoc appoſui duobus prioribus libris alios tres, indicans ſtatim in his, quod et Poſidonius Stoicorum ſcientiſſimus, quoniam in geometria ſe exercuerit, a Chryſippoque deſcivit, et in

Ed. Chart. V. [226. 227.]　　　　　　Ed. Baf. I. (319.)

περὶ παθῶν πραγματείᾳ διοικουμένους ἡμᾶς ὑπὸ τριῶν δυνάμεων, ἐπιθυμητικῆς τε καὶ θυμοειδοῦς καὶ λογιστικῆς. [227] τῆς δ᾽ αὐτῆς δόξης ὁ Ποσειδώνιος ἔδειξεν εἶναι καὶ τὸν Κλεάνθην. καὶ μέντοι καὶ τὸν περὶ τῶν ἀρετῶν λόγον ἐπὶ ταύταις ταῖς ἀρχαῖς ὀρθῶς φησι περαίνεσθαι, καὶ δείκνυσιν αὐτὸ τοῦτο διὰ μεγάλης πραγματείας ἰδίᾳ γεγραμμένης αὐτῷ. ὥστ᾽ οὐκ ἐγὼ τοῦ μήκους τῶν λόγων αἴτιος, ἀλλ᾽ οἱ προπετῶς ἐπαινοῦντες τὰ γεγραμμένα Χρυσίππῳ περί τε τοῦ τῆς ψυχῆς ἡγεμονικοῦ καὶ περὶ παθῶν, ἃ πάντ᾽ ἐγνώκειν ἐγὼ παρελθεῖν ἐάσας ἀνέλεγκτα. θεοὺς δ᾽ ἅπαντας ἐπικαλοῦμαι μάρτυρας, ὡς τοὺς ἀναισχύντους τῶν λόγων ἐλέγχους αὐτὸς αἰδοῦμαι, βέλτιον εἶναι νομίζων ἀγνοεῖσθαι τοῖς πολλοῖς αὐτούς, ὅπως μὴ βλάπτοιντο θεώμενοι φιλοσόφους ἄνδρας, ἃ μηδέποτ᾽ εἶδον, ὡς ἰδόντας γράφοντας· ἧττον γὰρ αἰδοῦνται καὶ αὐτοὶ φωραθῆναι ψευδόμενοι. αἰδεσθῆναι δ᾽ ἔστι καὶ οἳ μὴ γινώσκουσιν, ἐν φιλοσοφίᾳ γεγηρακότες ἄνδρες, ὡς εἷς μόνος οὗτος ἠρώτηται λόγος ἀποδεικτικῷ νόμῳ περὶ ψυχῆς ἡγεμονικοῦ, καθ᾽

opere de affectibus oftendit, a tribus corpus noftrum facultatibus, concupifcibili, irafcibili et ratiocinatrice, gubernari. Cujus opinionis et Cleanthem effe Pofidonius indicat. Quin etiam fermonem de virtutibus principiis iftis recte abfolvi pronunciat, atque id ipfum magno opere feorfim ei confcripto monftrat. Quare non ego difputationis prolixae auctor fum, verum qui temere Chryfippi fcripta laudant tum de animae principatu, tum de affectibus; quae omnia ftatueram ego irreprehenfa praeterire. Deos autem omnes teftes invoco, quod rationum impudentium refutationes afferre pudebat, praeftare exiftimans, ut vulgus ipfas ignoret, ne offendatur confpiciens, viros philofophos ea, quae nunquam viderunt, tanquam videntes fcribere; minus enim pudet etiam ipfum vulgus, ubi in mendacio deprehenditur. Pudor autem eft, illos viros, qui in philofophia confenuerint, ignorare, unam folam hanc rationem de animae principatu lege demonftrativa effe interrogatam, in qua vera quidem affumptio

654 ΓΑΛΗΝΟΤ ΠΕΡΙ

Ed. Chart. V. [227.]　　　　　　　Ed. Baf. I. (319.)

ὃν ᾗ μὲν ἀληθής πρόσληψίς ἐστιν, ἐγκέφαλον εἶναι τῶν
νεύρων ἀρχὴν, ἡ ψευδὴς δὲ, τὴν καρδίαν. ὥστε οὐ μόνον ἐν
πέντε βιβλίοις οὐκ ἦν ἀνάγκη γραφῆναι τὸν περὶ ψυχῆς
ἡγεμονικοῦ λόγον, ἀλλ᾽ οὐδὲ δι᾽ ἑνὸς ὅλου πρός γε τοὺς
μεμαθηκότας, ὁποῖόν τι πρᾶγμά ἐστιν ἀπόδειξις ἐπιστημο-
νικὴ, προσήκουσα μὲν, ὡς ἐγώ φημι, φιλοσόφοις μᾶλλον,
ἢ γεωμέτραις, ἀριθμητικοῖς τε καὶ λογιστικοῖς, ἀστρονόμοις
τε καὶ ἀρχιτέκτοσιν, οὐ μὴν ἠσκημένοις γ᾽ αὐτοῖς, ὥσπερ
ἐκείνοις. διὰ τοῦτ᾽ οὖν Εὐκλείδης μὲν ἑνὶ θεωρήματι τῷ
πρώτῳ κατὰ τὸ τῶν φαινομένων βιβλίον ἐπέδειξε δι᾽ ὀλιγίστων
ἐπῶν, τὴν γῆν μέσην εἶναι τοῦ κόσμου, καὶ σημείου καὶ
κέντρου λόγον ἔχειν πρὸς αὐτὸν, ἣν οἱ μαθόντες οὕτω
πιστεύουσι τῷ συμπεράσματι τῆς ἀποδείξεως, ὡς καὶ τὸ τὰ
δὶς δύο τέτταρα εἶναι. τῶν φιλοσόφων δ᾽ ἔνιοι τοιαῦτα
ληροῦσι περὶ μεγέθους τε καὶ θέσεως γῆς, ὡς αἰδεσθῆναί
τινα περὶ τοῦ παντὸς ἐπιτηδεύματος. ὅπου γὰρ οἱ μὲν ἀεὶ
παρακελευόμενοι μηδὲν μήτε πράττειν μήτε λέγειν προπε-
τῶς ἔργῳ φαίνονται τοιοῦτοι, τῶν δ᾽ εἰρημένων ἄνωθεν

eſt, nempe cerebrum nervorum eſſe originem, falſa
autem, cor. Quare non ſolum in quinque libris non
erat neceſſarium ſermonem de animae principatu tradere,
imo ne per unum quidem totum ad eos, qui didicerunt,
qualis res ſit demonſtratio ſcientifica; quae ſane, ut ego
arbitror, philoſophiæ magis convenit, quam geometris,
arithmeticis, logicis, aſtronomis, et architectonibus, non
tamen exercitatis ipſis, quemadmodum illis. Propterea
igitur Euclides in theoremate primo in libro apparen-
tium paucis verſibus oſtendit, terram mundi eſſe mediam,
et ſigni centrique rationem habere illius collatione;
quod qui didicerunt, concluſioni demonſtrationis ſic fidem
adhibent, quemadmodum etiam bis duo eſſe quatuor.
Porro nonnulli philoſophi talia de magnitudine et terrae ſitu
nugantur, ut ſint, quos deinde totius ſui inſtituti pudeat.
Quum enim, qui ſemper hortantur nihil vel facere vel
dicere praepoſtere, tales in ipſo opere apparent, dicto-
rum vero ſuperius artificum nullus quidem ſe ipſum

ἀντιτεχνιτῶν οὐδεὶς μὲν ἑαυτὸν νομίζει σοφὸν, ὡς ἐκεῖνοι,
ταῖς δ᾿ ἀποδείξεσι προσηκόντως χρῶνται, μηδαμόθεν μαχό-
μενοι, μηδὲ διαφωνοῦντες ἀλλήλοις, μηδὲ ἀναισχύντως ἀπο-
φαινόμενοι περὶ ὧν οὐκ ἴσασι, πῶς οὐκ ἄν τις αἰδεσθείη
περὶ παντός τοῦ τῆς φιλοσοφίας ἐπιτηδεύματος; οὕτως γοῦν
ὁ ἀληθῆς λόγος ἐστὶ βραχὺς, ὡς ἐγὼ δείξω σοι δι᾿ ὀλίγων
συλλαβῶν περαινόμενον αὐτὸν ὄντα τοιοῦτον· ἔνθα τῶν
νεύρων ἡ ἀρχὴ, ἐνταῦθα τὸ ἡγεμονικόν· ἡ δ᾿ ἀρχὴ τῶν
νεύρων ἐν ἐγκεφάλῳ ἐστίν· ἐνταῦθα ἄρα τὸ ἡγεμονικόν. εἰς
μὲν οὗτος ὁ λόγος ἐννέα καὶ τριάκοντα συλλαβῶν, ὅπερ ἐστὶ
δυοῖν καὶ ἡμίσεως ἐπῶν ἑξαμέτρων. ἕτερος δ᾿ ἐστὶν πέντε
τῶν πάντων ἐπῶν· ἔνθα τὰ πάθη τῆς ψυχῆς ἐπιφανέστε-
ρον κινεῖ τὰ μόρια τοῦ σώματος, ἐνταῦθα τὸ παθητικὸν
τῆς ψυχῆς ἐστιν· ἀλλὰ μὴν ἡ καρδία φαίνεται μεγάλην
ἐξαλλαγὴν ἴσχουσα τῆς κινήσεως ἐν θυμοῖς καὶ φόβοις· ἐν
ταύτῃ ἄρα τὸ παθητικὸν τῆς ψυχῆς ἐστιν. εἰ δὲ συνθείης
ὡδὶ τούτους τοὺς δύο λόγους, οὗ πλείονες τῶν ὀκτὼ ἑξα-
μέτρων τὸ συγκείμενον ἐξ αὐτῶν πλῆθος ἔσται. τίνες οὖν

ſapientem, quemadmodum illi, exiſtimat, demonſtratio-
nibus autem convenienter utuntur, nusquam repugnantes,
neque diſſentientes invicem, neque de incognitis impu-
denter pronunciantes, quomodo aliquem haud pudebit de
toto philoſophiae ſtudio? Sic itaque vera ratio brevis eſt,
ut ego tibi oſtendam, et paucis ſyllabis abſolvitur, quae talis
eſt. Ubi nervorum initium, ibi animae principatus;
initium vero nervorum in cerebro; ibi ergo principatus.
Una quidem haec oratio novem et triginta ſyllabis con-
ſtat, quod eſt duobus verſibus hexametris cum dimidio;
altera vero quinque in totum verſibus. Ubi affectus
animae evidentius corporis partes movent, inibi pars
animae patibilis eſt; atqui cor apparet magnam motus
immutationem obtinere in iracundia et metu; inibi igitur
patibilis animae pars exiſtit. At ſi has duas orationes
compoſueris, non plures hexametris octo compoſitus ex
ipſis numerus erit. Qui igitur auctores ſunt, quod quin-

Ed. Chart. V. [227. 228.]   Ed. Baf. I. (519.)

αἴτιοι τοῦ πέντε βιβλία γραφῆναι περὶ τούτων, ἃ διὰ ὀκτὼ
στίχων ἡρωϊκῶν ἐπιστημονικὴν ἀπόδειξιν εἶχεν; οὐχ ἡμεῖς
δήπουθεν, ἀλλ᾽ οἱ μὴ βουλόμενοι γραμμικαῖς χρῆσθαι ἀπο-
δείξεσι φιλόσοφοι, περὶ ὧν ἔφην αἰδεῖσθαι. τίνες δὲ αἴτιοι
τοῦ καὶ τὸ ἕκτον βιβλίον ἐπ᾽ αὐτοῖς γραφῆναι περὶ τῆς τρί-
της ἀρχῆς, μακροτέρου μὲν λόγου δεομένης, [228] οὐ μὴν
ὥσθ᾽ ὅλον ἓν πληρωθῆναι βιβλίον; οἱ μὴ γεγυμνασμένοι
γραμμικῶν ἀποδείξεων ἀκούειν, ἐπεί τοι καὶ τούτου τοῦ
σκέμματος ἐν ὀλίγοις κεφαλαίοις ἐστὶν ἡ ἀπόδειξις. ἐδείχθη
γὰρ ἔν τε τοῖς φυτοῖς τὰ παχύτατα μέρη τῆς ἀρχῆς αὐτῶν
ἐκφυόμενα, καὶ τῶν προδεδειγμένων δυοῖν ἀρχῶν, τῆς τῶν
νεύρων καὶ τῶν ἀρτηριῶν, τὰ μὲν οἷον στελέχη πρὸς ταῖς
ἀρχαῖς εἶναι, τὰ δὲ ἀνάλογον κλάδοις ἐν τῷ προϊέναι τὰ
στελέχη γεννώμενα. τοῦτο μὲν ἓν λῆμμα δι᾽ ἐναργῶν ἀπο-
δείξεων ἐδείχθη· δεύτερον δὲ ἐπ᾽ αὐτῷ, τῆς φυτικῆς ἐν ἡμῖν
δυνάμεως, ἣν κοινὴν ἔχομεν πρὸς τὰ φυτά, τὰς φλέβας
ὑπάρχειν ὄργανα, καθηκουσῶν μὲν εἴς τε τὴν γαστέρα καὶ
τὰ ἔντερα λεπτῶν φλεβῶν, ὥσπερ εἰς τὴν γῆν αἱ ῥίζαι τῶν

que de his libri fcripti fint, quae octo verfibus heroicis
demonftrationem habebant fcientificam? Haud nos nimi-
rum, fed ii, qui linearibus uti demonftrationibus philo-
fophi nolunt, quorum dixi me pudere. Nonnulli vero
auctores funt, cur fextus liber in ipfis de tertio princi-
pio confcriptus fit, quod fane longiorem difputationem
requirit, non tamen ut unus totus impleatur liber, neu-
tiquam exercitati lineares demonftrationes audire, quoniam
et haec confideratio paucis capitibus demonftratur.
Quippe oftenfum eft, in ftirpibus craffiffimas partes ex
principio ipfarum procedere, et quum duo primordia
nervorum arteriarumque prius fint indicata, haec veluti
caudices ratione principiorum effe, illa refpondere pro-
portione ramis caudicum progreffu genitis. Haec fane
una fumptio manifeftis demonftrationibus indicata eft;
fecunda praeter hanc, vegetantis in nobis facultatis, quam
communem cum ftirpibus habemus, venas effe inftru-
menta, dum exiles venae in ventrem et inteftina, quem-

ΙΠΠΟΚΡ. ΚΑΙ ΠΛΑΤΩΝ. ΛΟΓΜ. Θ. 657

Ed. Chart. V. [228.]   Ed. Baf. I. (519. 520.)

δένδρων, ἁπασῶν δὲ ἀπὸ μιᾶς φλεβὸς πεφυκυιῶν, τῆς ἐπὶ
πύλαις ἥπατος, αὖθις δὲ (320) ἐκ τοῦ ἥπατος ἐκφυομένης
μεγίστης φλεβός, ἣν κοίλην ὀνομάζουσιν, ἧς ὥσπερ κλάδοι
τινὲς σχίζονται φλέβες ἄλλαι πάντη τοῦ σώματος φερόμεναι.
ἐξ ὧν ἐπεραίνετο ἡ τῶν φλεβῶν ἀρχὴ τὸ ἧπαρ ὑπάρχειν, ᾧ
πάλιν εἵπετο, καὶ τῆς κοινῆς πρὸς τὰ φυτὰ δυνάμεως ἀρχὴν
εἶναι τοῦτο τὸ σπλάγχνον, ἥντινα δύναμιν ὁ Πλάτων ἐπι-
θυμητικὴν ὀνομάζει. αὕτη μὲν ἀπόδειξις μία τοῦ τὸ ἧπαρ
ἀρχὴν εἶναι τῆς ἐπιθυμητικῆς δυνάμεως καὶ τῶν φλεβῶν·
ἑτέρα δ᾽ ἐκ τοῦ μηδὲν ἄλλο μόριον εὑρίσκεσθαι κατὰ τὸ
ζῶον, ᾧ συμφυεῖς εἰσιν αἱ φλέβες ἅπασαι, λαμβανομένη.
τὴν γὰρ ἐκ τῶν κυρτῶν τοῦ ἥπατος ἐκφυομένην φλέβα τὴν
κοίλην ἔνιοί φασι τῆς δεξιᾶς ἐν τῇ καρδίᾳ κοιλίας ἐκπεφυ-
κέναι. εἴπερ οὖν ἀπ᾽ ἐκείνης ἀνάλογον κλάδοις αἱ κατὰ τὸ
σῶμα πᾶν ἀποσχίζονται φλέβες, εἴη ἂν ἁπασῶν αὐτῶν ἀρχὴ
ἡ καρδία. ἀλλ᾽ αἵ γ᾽ ἐκ τῶν σιμῶν τοῦ ἥπατος ἀνάλογον
ῥίζαις εἰς τὴν γαστέρα, τήν τε νῆστιν καὶ τὸ λεπτὸν ἔντερον,
καὶ τὸ τυφλὸν, καὶ τὸ κῶλον, εἴς τε τὸ ἀπευθυσμένον

admodum in terram arborum radices defcendunt, omnes
quidem ab una vena juxta portas jecoris fita procedunt.
Rurfus ex jecore maxima vena prodit, quam cavam nun-
cupant, cujus veluti rami quidam fcinduntur venae aliae
per totum corpus difcurrentes. Ex quibus concludebatur,
venarum principium effe jecur. Quod rurfus fequebatur
etiam communis cum ftirpibus facultatis principium effe
hoc vifcus, quam fane facultatem Plato appetentem nomi-
nat. Haec demonftratio una eft ejus, quod jecur origo
fit facultatis concupifcibilis et venarum; altera fumitur
ex eo, quod nulla alia pars in animante reperiatur, cui
omnes venae fint connatae. Quippe ex gibba jecinoris
parte procedentem venam cavam nonnulli ex dextro cor-
dis finu prodiiffe affirmant. Si igitur ab illa fimiliter
ramis totius corporis venae propagantur, effet utique
omnium ipfarum principium cor. Verum quae ex cava
jecoris regione proficifcuntur, radicum modo in ven-
trem, jejunum inteftinum, tenue, caecum, colum, rectum

Ed. Chart. V. [226.]   Ed. Baf. I. (520.)

ὀνομαζόμενον, καὶ τὸν σπλῆνα, καὶ τὸ ἐπίπλοον ἤκουσαι
φλέβες οὐκ ἀπὸ ταύτης πεφύκασιν, ἀλλ' ἔστιν ἑτέρα φλὲψ
ἁπασῶν τούτων ἀρχὴ κατὰ τὰς πύλας τοῦ ἥπατος τεταγμένη.
πῶς οὖν ἔτι ἀρχὴ τῶν φλεβῶν ἡ δεξιὰ τῆς καρδίας ἔσται
κοιλία, μήτε τῶν εἰρημένων φλεβῶν, μήτε πρὸς αὐταῖς τῶν
ἐν τοῖς σιμοῖς τοῦ ἥπατος συναπτομένων τῇ καρδίᾳ; ἧπαρ
δὲ καὶ ταύταις ἁπάσαις συνῆπται ταῖς φλεψὶ καὶ ταῖς καθ'
ὅλον τὸ σῶμα διὰ τῆς ἐκ τῶν κυρτῶν αὐτοῦ μερῶν ἐκπε-
φυκυίας, ἥν οἱ μὲν πλεῖστοι τῶν ἰατρῶν κοίλην ὀνομάζουσι
διὰ τὸ μέγεθος, Ἱπποκράτης δὲ καὶ ὅσοι τὰ τούτου πρεσ-
βεύουσιν, ἡπατῖτιν ἀπὸ τοῦ σπλάγχνου προσονομάζουσιν,
ὅθεν ἐκπέφυκεν αὕτη. τοιγαροῦν ἤδη σοι δευτέρα περὶ
ἥπατος ἀπόδειξις, ὡς ἁπασῶν ἐστι φλεβῶν ἀρχὴ, διὰ τοῦτο
δὲ καὶ τῆς θρεπτικῆς δυνάμεως. ἄλλη δ' ἐκ περιουσίας
τρίτη τοιάδε τις. ἐὰν τὴν δεξιὰν τῆς καρδίας κοιλίαν
ἀρχὴν ὑποθώμεθα τῆς κοίλης φλεβός, ἐναντίως ἔσται τῷ
φαινομένῳ καὶ ἐν ταῖς τῶν ἰχθύων ἀνατομαῖς εὑρισκομένῳ.
οὐδενὸς οὖν αὐτῶν ἡ καρδία δεξιὰν ἔχει κοιλίαν, ὅτι μηδὲ

dictum, lienem et omentum veniunt, non ab hac oriun-
tur, fed eft altera vena omnium harum origo juxta por-
tas jecinoris fita. Quomodo igitur adhuc venarum prin-
cipium dextri cordis finus erit, quum neque commemo-
ratae venae, neque praeter ipfas in cava jecoris parte
fitae cordi committantur, jecur autem his omnibus venis
commiffum fit, et illis, quae in totum corpus excurrunt,
per illam, quae ex gibba ipfius parte procedit, quam
plerique medicorum propter magnitudinem cavam nomi-
nant? Hippocrates autem, et qui hujus fcripta profiten-
tur, jecorariam a vifcere nuncupant, unde ipfa prodiit.
Quapropter fecunda jam de jecore demonftratio habeatur,
nempe quod univerfarum venarum fit principium, eoque
etiam facultatis nutritiae. Alia porro ex abundanti tertia
hujusmodi efto. Si dextrum cordis finum cavae venae
principium ftatuamus, adverfabitur ei, quod apparet et
quod in pifcium diffectionibus invenitur. Quippe nullius
ipforum cor dextrum habet ventriculum, quoniam neque

πνεύμων ἐστὶ τοῖς ζώοις ἐκείνοις. διὰ τί δὲ γεννᾶταί τε καὶ
συναπόλλυται πνεύμονι τῆς καρδίας ἡ δεξιὰ κοιλία, δέδει-
κταί μοι κατὰ τὴν περὶ χρείας μορίων πραγματείαν. ἐκ
περιουσίας μὲν, ὡς ἔφην, οὐ σμικρὰ τῷ δόγματι πίστις ἐστὶ
καὶ ἐκ τοῦ νῦν εἰρημένου λόγου. προσέρχεται δὲ καὶ ἄλλη
τις ὁμοία τῇδε, τὴν εὐθύτητα τῆς κοίλης ἡμῶν ἐπισκεπτο-
μένων. ὁρᾶται γὰρ ἀπὸ τῶν κυρτῶν τοῦ ἥπατος ἄχρι τῶν
σφαγῶν ἅπαν μὲν αὐτῆς τὸ δεξιὸν μέρος εὐθείᾳ μιᾷ
ἄκλαστον φυλάττον αὐτήν, ἐκ δὲ τῶν ἀριστερῶν ἀπόφυσις
εἰς τὴν δεξιὰν κοιλίαν τῆς καρδίας γιγνομένη, [229] ἥντινα
φλέβα νομίζουσιν ἔνιοι τὸ πρέμνον, ὡς ἂν εἴποι τις, εἶ-
ναι τῶν καθ᾽ ὅλον τὸ σῶμα φλεβῶν. εἰ δέ περ ἦν ἀλη-
θὲς τοῦτο, πάντως ἂν ἐσχίζετο καὶ αὐτὴ μετὰ τὴν ἔκφυσιν
ὡσαύτως τῇ μεγάλῃ ἀρτηρίᾳ, ἣν ὁμολογουμένως ἁπασῶν
τῶν καθ᾽ ὅλον τὸ ζῶον ἀρτηριῶν ἀρχὴν οὖσαν ἰδεῖν ἔστι
κατὰ τὸ πρῶτον ἐκφῦναι τῆς καρδίας δίχα σχιζομένην, ὅπως
τῶν μερῶν αὐτῆς τὸ μὲν ἕτερον ἄνω, τὸ δὲ ἕτερον ἐνεχθείη
κάτω τοῦ σώματος. ὥστε καὶ εἰ ἡ κοίλη φλὲψ τῆς καρδίας

pulmo illis animantibus ineſt.   Cur autem generetur
ſimulque pereat cum pulmone cordis dexter ſinus, oſten-
ſum a me eſt in opere de uſu partium.   Ex abundanti,
ut dixi, non parva dogmati fides eſt etiam ex ſermone,
qui nunc expoſitus eſt.   Porro accedit alia adhuc quae·
piam huic ſimilis, dum rectitudinem cavae venae nos
inſpicimus.   Nam tota ipſius dextra pars a gibba jecoris
regione usque ad jugulum linea una recta inflexilem eam
ſervare videtur; ex ſiniſtris autem proceſſum in dextrum
cordis ſinum fieri; quam venam aliqui putant truncum
ſeu caudicem, ut ita dicam, eſſe totius corporis vena-
rum.   Quod ſi verum eſſet, omnino ſcinderetur et ipſa
poſt exortum magnae arteriae ſimiliter, quam ſine con-
troverſia omnium in toto animante arteriarum principium
videre licet, qua primum ex corde oritur, duplici pro-
pagine diſcindi, ut partium ipſius altera ſurſum, altera
deorſum in corpore educatur.   Quare etiam, ſi cava vena

Ed. Chart. V. [229.]　　　　　　　　Ed. Baſ. I. (320.)

ἐφύετο, πάντως ἂν καὶ αὕτη παραπλησίως τῇ ἀρτηρίᾳ δίχα
σχισθεῖσα τῷ μὲν ἑτέρῳ μέρει πρὸς τὰς σφαγὰς ἀνη-
νέχθη, τῷ δὲ ἑτέρῳ κατηνέχθη πρὸς τὸ ἧπαρ· οὗ μὴ φαι-
νομένου δῆλόν ἐστιν, οὐδὲ ἐκ τῆς καρδίας αὐτὴν ἄρχεσθαι.
αὗται τέτταρες ἀποδείξεις εἰσὶν εἰρημέναι κατὰ τὸ τῆς προ-
κειμένησπ ῥαγματείας ἕκτον γράμμα τοῖς εἰδόσι, τί ποτ᾽ ἐστὶν
ἀπόδειξις, αὐτάρκως. εἴρηται δὲ καὶ ἄλλα τινά κατὰ τὸ
βιβλίον εἰς πίστιν τοῦ δόγματος, οὐ μὴν ἐπιστημονικήν γε
τὴν ἀπόδειξιν ἔχοντα, καθάπερ οἱ πρῶτοι δύο λόγοι. καὶ
μέντοι καὶ ἀντιλογία τις εἴρηται πρὸς τοὺς ἑτέρως δοξά-
ζοντας. ὥστε, ὅσον ἐπ᾽ ἐμοὶ, διὰ βραχυτάτων ἤδη τὸ
προκείμενον ἀποδέδεικται, καὶ χρὴ τοῦ μήκους τῶν λόγων
οὐχ ἡμῖν ἐλέγχουσιν, οὓς ἡμαρτημένους ἔγραψαν ἐκεῖνοι λό-
γους, ἀλλὰ τοῖς συνθεῖσιν αὐτοὺς μέμφεσθαι. τριῶν οὖν
βιβλίων λογικῶν περὶ παθῶν γεγραμμένων Χρυσίππῳ, δυ-
νάμενος ἀντειπεῖν, ἃ πρὸς αὐτὸν διηνέχθην διελέγχων, μη-
κύνειν, οὐχ ὑπέμεινα τοῦτο πρᾶξαι, καθάπερ οὐδ᾽ ὅσα

ex corde prodiiſſet, omnino haec quoque ſimiliter arteriae
bifariam ſciſſa, altera parte ad jugulum emergeret, altera
ad jecur deferretur. Quod quum non appareat, clarum
eſt, neque ex corde ipſam originem ducere. Hae quatuor
demonſtrationes ſunt in ſexto propoſiti operis libro
abunde ſatis explicatae iis, qui norunt, quid tandem ſit
demonſtratio. Dicta ſunt et alia quaedam in libro ad
fidem dogmatis approbandam, quae tamen ſcientificam
demonſtrationem non habent, quemadmodum primae duae
rationes. Quin etiam controverſia quaedam ad aliorum
opiniones declarata eſt. Quare, quantum ad me attinet,
pauciſſimis jam id, quod inſtitui, demonſtratum eſt. Ac
prolixitatis verborum non in nos, qui reprehendamus,
quas vitioſas illi prodiderunt rationes, ſed in ipſarum
auctores culpa rejicienda eſt. Quum itaque tres libri
logici de affectibus a Chryſippo ſint traditi, contradicere
quum poſſem, et ea, quibus ab ipſo diſſentirem, protrahere,
id facere non ſuſtinui, ſicuti nec quae de virtutum dif-

Ed. Chart. V. [229.]   Ed. Baf. I. (320.)

περὶ τῆς τῶν ἀρετῶν διαφορᾶς ἔγραψεν ἐν τέτταρσι βιβλίοις,
ὑπὲρ ὧν αὐτῷ καὶ ὁ Ποσειδώνιος μέμφεται. ἀλλὰ καὶ περὶ
τούτων ἐνδειξάμενος τοῖς ἀκούειν δυναμένοις ἐπιστημονικῶν
ἀποδείξεων, ἀνεβαλόμην ἐπὶ σχολῆς αὖθις ἐπιδείξειν, ὅσα
καὶ πρὸς αὐτὸν ἐναντιολογούμενος ἔγραψε, καὶ πρὸς τὴν τῶν
ἐναργῶς φαινομένων ἀλήθειαν. ἐκείνη μὲν οὖν ἡ πραγμα-
τεία καθ᾽ ἑαυτὴν γέγραπται.

Κεφ. β'. Νῦν δὲ ποθοῦσιν ἔχειν ἤδη πολλοῖς τῶν
φίλων τὰ κατάλοιπα τῶν Ἱπποκράτους καὶ Πλάτωνος δογ-
μάτων ἐνταῦθα τρέψομαι, ἀρχὴν ἀπὸ τῶν φυσικῶν στοι-
χείων ποιησάμενος. ὀνομάζεται μὲν οὖν στοιχεῖον, ὅπερ ἂν
ἐλάχιστον ἢ μέρος ἐκείνου τοῦ πράγματος, οὗπερ ἂν ᾖ στοι-
χεῖον· ἐκ γὰρ τοῦ τῆς πρός τι κατηγορίας ἐστὶν ἡ στοιχεῖον
φωνὴ, καθάπερ καὶ τοῦ μέρους. τό τε γὰρ στοιχεῖον τι-
νός ἐστι στοιχεῖον, τό τε μέρος τινός ἐστι μέρος. ὥσπερ
οὖν τῆς φωνῆς ἡμῶν, ᾗ χρώμεθα διαλεγόμενοι πρὸς ἀλλή-
λους, τέτταρα καὶ εἴκοσί ἐστι στοιχεῖα, κατὰ τὸν αὐτὸν
τρόπον ἁπάντων τῶν γεννητῶν καὶ φθαρτῶν σωμάτων

ferentia quatuor in libris prodidit, fuper quibus eum et
Pofidonius criminatur. Verum de his quoque ubi indi-
caffem iis, qui fcientificas demonftrationes poffunt audire,
cum otio rurfus oftenfurus hoc agere diftuli, quae fibi
etiam ipfe et veritati eorum, quae evidenter apparent,
refragatus confcripfit. Illud itaque opus per fe elabo-
ratum eft.

Cap. II. Nunc vero, quum plerique amicorum reli-
qua Hippocratis et Platonis dogmata jam habere defide-
rent, illuc me convertam, a naturalibus elementis exor-
fus. Nominatur itaque elementum, quodcunque minima
fit pars illius rei, cujus fuerit elementum. Nam ex
appellatione ad aliquid vox elementum capitur, quemad-
modum et partis; nam et elementum alicujus elemen-
tum eft, et pars alicujus pars eft. Sicut igitur linguae
noftrae, qua utimur differentes invicem, quatuor et
viginti funt elementa, eodem modo omnium, quae gene-
rari corrumpique poffunt, corporum minimae partes terra

Ed. Chart. V. [229. 230.]　　　　　　　　Ed. Baf. I. (320.)

ἐλάχιστα μόρια γῆ. καὶ ἀὴρ ἐστιν ὕδωρ τε καὶ πῦρ, ἐλα-
χίστου δὲ λεγομένου τοῦ μηκέτι τομὴν ἐγχωροῦντος. ἡ μὲν
γὰρ κατὰ τὸ μέγεθος τομὴ τοιοῦτον οὐδὲν ἐλάχιστον ἔχει,
μόνη δὲ ἡ κατ᾽ εἶδος ἵσταταί ποτε, καθάπερ ἐπὶ τῆς φω-
νῆς. οὔσης γάρ τινος συνθέτου τοιᾶσδε,

　　Μῆνιν ἄειδε, θεά, Πηληϊάδεω Ἀχιλῆος,

ὅλη μέν ἐστιν αὕτη, μέρη δὲ τὸ μῆνιν, καὶ τὸ ἄειδε,
καὶ τὸ θεά, καὶ τὸ Πηληϊάδεω, καὶ τὸ Ἀχιλῆος.
Ἕκαστον δὲ τούτων πάλιν εἰς τὰς συλλαβὰς τέμνεται, καὶ
τῶν συλλαβῶν αὖθις [230] ἑκάστη διαίρεσιν εἰς τὰ στοιχεῖα
λαμβάνει. τῆς γοῦν πρώτης συλλαβῆς τῆς μη συγκειμέ-
νης ἐκ δυοῖν στοιχείων, οὐδέτερον αὐτῶν εἰς ἄλλας ἑαυτοῦ
φωνὰς ἐλάττους δύναται τμηθῆναι, καὶ διὰ τοῦτο τὴν μη
φωνὴν ἐλαχίστην τε καὶ ἄτμητον εἶναί φαμεν, ὡς καὶ τὸν
Δίωνα καλεῖν ἔθος ἐστὶ τοῖς φιλοσόφοις ἄτομον οὐσίαν.
οὕτως δὲ καὶ λόγον βραχύτατον εἴρηκεν ὁ Πλάτων τὸν
συγκείμενον ἐξ ὀνόματος καὶ ῥήματος, ὡς λόγον δηλονότι
καλῶν βραχύτατον αὐτόν. ἕκαστον γὰρ τῶν κατ᾽ εἶδος

---

funt et aer et aqua et ignis. Minimum autem dicitur,
quod non amplius fectionem fuftinet; etenim fecundum
magnitudinem fectio ejusmodi minimum nullum obtinet.
Sola autem fpeciei divifio quandoque confiftit, veluti in
voce, quum aliqua compofita talis exiftat:

　　　Iram cane, dea, Pelidae Achillis.

Tota quidem haec eft; partes autem iram, et cane,
et dea, et Pelidae, et Achillis.　Singula haec rurfus
in fyllabas fecantur, et fyllabae iterum fingulae divifio-
nem in elementa recipiunt.　Itaque primae fyllabae μη,
compofitae ex duobus elementis, neutrum ipforum in
alias fui voces minores dividi poteft.　Ideo vocem μη
minimam et indivifibilem effe dicimus, ut etiam Dionem
vocare mos eft philofophis fubftantiam individuam.　Sic
orationem breviffimam Plato dixit compofitam ex nomi-
ne et verbo, orationem videlicet, quatenus eft oratio,
breviffimam appellans.　Singula enim, quae fecundum fpe-

Ed. Chart. V. [230.]   Ed. Baf. I. (340. 521.)

λεγομένων τε καὶ νοουμένων, ὅταν μηκέτι χωρῇ τομὴν εἰς
εἴδη πλείω, τοῖς τοιούτοις ὀνόμασι προσαγορεύομεν, βραχύ-
τατον, ἄτμητον, στοιχεῖον. περὶ μὲν οὖν τοῦ στοιχεῖον ὀνό-
ματος ὅλον ἔχεις γεγραμμένον βιβλίον ἐν τῇ τῶν ἰατρικῶν
ὀνομάτων πραγματείᾳ. περὶ δὲ τῆς κατὰ μέγεθος τομῆς
τῶν σωμάτων ἐπιδέδεικται τοῖς γεωμετρικοῖς ἀνδράσιν, ὡς
οὐδέποτε στῆναι δυναμένης, ἀλλ᾽ αἰεὶ τοῦ τεμνομένου μι-
κρότερον ἑαυτοῦ τὸ μέγεθος ἔχοντος. ἀπολειπομένης δὲ μό-
νης τῆς κατ᾽ εἶδος τομῆς, ὡμολόγηται πάλιν αὖθις περὶ
τῆς καθ᾽ ἕκαστον γένος τῶν ὄντων, ἄτομον εἶδος εἶναί τι
τοιοῦτον, ὁποῖόν ἐστιν ἐν τοῖς φυσικοῖς σώμασι στοιχεῖον,
ἢ γῆ καὶ τὸ ὕδωρ ὅ τε ἀὴρ καὶ τὸ πῦρ. (321) ἀποδείξεις
δὲ τούτων οὐ δέομαι γράφειν ἐνταῦθα, φθάσαντος γραφῆ-
ναι ὑπομνήματος ἑτέρωθι περὶ τῶν καθ᾽ Ἱπποκράτην στοι-
χείων, ὃ σαφέστερον μὲν ἂν ἐγέγραπτο, καθάπερ καὶ ἄλλα
πολλά, μὴ πρὸς μόνον ἀποβλέποντι τὸν λαμβάνοντά μου
τὸ βιβλίον, ἀλλ᾽ ὡς καὶ τῶν ἀμαθεστέρων ἐκείνου μελλόν-

clem et dicuntur et íntelliguntur, quum non amplius
fectionem in plures fpecies concedunt, ejusmodí nomi-
nibus appellamus, minimum, infectile, elementum; de
cujus nomine totum habes librum in medicinalium nomi-
num opere confcriptum. At de fectione corporum fecun-
dum magnitudinem geometrae viri oftenderunt, ceu illa
nunquam confiftere poffit, verum femper id, quod feca-
tur, minorem quam prius magnitudinem habeat. Quum
autem fola fecundum fpeciem fectio tandem definat, in
confeffo rurfus de ea eft, in unoquoque rerum genere
individuam quandam fpeciem haberi talem, quale eft in
naturalibus corporibus elementum terra, aqua, aër et
ignis. Horum vero demonftrationes non opus habeo huc
afcribere, quum alias commentarium de elementis ex
Hippocratis fententia ediderim, quem clarius manifeftius-
que fane, quemadmodum et alios complures, fcripfiffem,
nifi illius tantum, qui illum a me erat accepturus, non
imperitorum quoque, in quorum manus erat venturus,

Ed. Chart. V. [230.] Ed. Baf. I. (521.)

τῶν ὁμιλήσειν αὐτῷ. πολλῶν δ' ἔχειν φθασάντων, οὐκ ἔτ'
ἔδοξέ μοι γράφειν ἄλλο, τῷ εἶναι ὀλίγους τινὰς ἐν αὐτῷ
λόγους μακροτέρας ἐξεργασίας δεομένους, ὧν οὐχ ἥκιστα καὶ
οὗτος αὐτὸς ὁ νῦν εἰρημένος ὑπὲρ τῆς κατὰ τὸ στοιχεῖον ἐννοίας,
ἐπὶ πλεῖστον μὲν ἐξειργασμένος, ὡς ἔφην, ἐν ἑνὶ βιβλίῳ· διὰ
κεφαλαίων δὲ νῦν εἴρηται μὲν, ὅσα που μᾶλλον ἂν εἴρητο
κἂν τῷ περὶ τῶν καθ' Ἱπποκράτην στοιχείων, εἴπερ αὐτῶν
τῶν συλλαβῶν τὸ στοιχεῖον ἐδεῖτο. γεγραμμένου δὲ τῷ Ἱππο-
κράτει βιβλίου περὶ φύσεως ἀνθρώπου, προστεθέντος δ'
αὐτῷ καὶ τοῦ περὶ διαίτης μικροῦ βιβλιδίου, καί τινος
παρεντεθείσης ἀνατομῆς φλεβῶν, ἣν ὁ διασκευάσας δοκεῖ
μοι προσθεῖναι τῷ περὶ φύσεως ἀνθρώπου καὶ τῷ περὶ
διαίτης, ἐξήγησίς ἐστι τὸ ἡμέτερον γράμμα τὸ περὶ
τῶν καθ' Ἱπποκράτην στοιχείων τοῦ γεγραμμένου περὶ φύ-
σεως ἀνθρώπου. τὴν δὲ ἐξήγησιν οὐχ οὕτως ἔχει γεγονυῖαν,
ὡς εἰώθασιν οἱ τὰς ἐξηγήσεις γράφοντες ποιεῖσθαι καθ'
ἑκάστην λέξιν, ἀλλὰ τῶν συνεχόντων τὸ δόγμα μόνων ἅμα

rationem habuiſſem.   Quum autem multi eum jam ha-
beant, non amplius viſum mihi eſt ſcribere alium, eo
quod paucae quaedam in eo diſputationes ſint, quae lon-
gius tractari deſiderent, ex quibus maxime et haec ipſa
nunc comprehenſa de elementi notione, plurimum qui-
dem uno in libro elaborata, ut dixi; in praeſentia autem
ſummatim expoſita ſunt ea, quae magis utique de-
clarata fuiſſent in libro de elementis ſecundum Hippo-
cratem, ſi ipſis ſyllabis elementum opus habuiſſet. Porro
quum liber de natura hominis ab Hippocrate ſit con-
ſcriptus, adjectus autem ei exiguus libellus de victus
ratione, et quaedam venarum diſſectio interpoſita, quam
auctor videtur mihi adjeciſſe opuſculo de natura hominis
et de victus ratione, noſter de elementis ſecundum Hip-
pocratem liber expoſitio eſt ejus, qui de natura humana
proditus eſt. At expoſitionem non ita habet deſcriptam,
ut conſueverunt, qui interpretationes perſequuntur, in ſin-
gulis dictionibus factitare, ſed de eorum duntaxat, quae
dogma complectuntur, una cum propriis demonſtrationi-

ταῖς οἰκείαις ἀποδείξεσιν, ἃς εἴπερ ἐθέλεις μανθάνειν, ἐπ᾽
ἐκεῖνο μετάβηθι τὸ βιβλίον. ἐγὼ δ᾽ οὐκ εἴωθα πολλάκις
τὰ αὐτὰ γράφειν ἐν διαφόροις ὑπομνήμασιν, ἀλλ᾽ ἐνταῦθα
τὰς μόνου τοῦ Πλάτωνος παραγράψω ῥήσεις, ἐν αἷς ἠκο-
λούθησε τῷ Ἱπποκράτει, τὰ σώματα ἡμῶν ἐκ γῆς καὶ πυ-
ρὸς ἀέρος τε καὶ ὕδατος συγκεῖσθαι λέγων. εἰρημένου δ᾽
αὐτοῦ τούτου καὶ κατὰ ἄλλα βιβλία, νῦν ἡμῖν ἀρκέσει
τὴν ἐκ τοῦ Τιμαίου παραγράψαι ῥῆσιν ἔχουσαν ὧδε. τετ-
τάρων γὰρ ὄντων γενῶν, ἐξ ὧν συμπέπηγε τὸ σῶμα, γῆς,
πυρὸς, ὕδατός τε καὶ ἀέρος, τούτων ἡ παρὰ φύσιν πλεο-
νεξία καὶ ἔνδεια, καὶ τῆς χώρας μετάστασις ἐξ οἰκείας ἐπ᾽
ἀλλοτρίαν γιγνομένη, πυρός τ᾽ αὖ καὶ τῶν ἑτέρων, ἐπειδή
γε πλέω ἑνὸς ὄντα τυγχάνει, τὸ μὴ προσῆκον ἕκαστον
ἑαυτῷ προσλαμβάνει, καὶ πάνθ᾽ ὅσα τοιαῦτα, στάσεις καὶ
νόσους παρέχει. ἐν ταύτῃ τῇ ῥήσει σαφῶς ἐδήλωσεν ὁ
Πλάτων, οὐ μόνον ἐκ [231] γῆς καὶ ὕδατος καὶ ἀέρος
καὶ πυρὸς γεγονέναι τὰ σώμαθ᾽ ἡμῶν, ἀλλὰ καὶ διότι διὰ
ταῦτα μέτρῳ μὲν ἀλλήλοις κεκραμένα κατὰ φύσιν ἔχομεν,

bus; quas fi voles difcere, ad illum librum te conferas.
Ego autem non confuevi fubinde eadem diverfis in com-
mentariis fcribere, fed hic folius Platonis verba fubji-
ciam, in quibus fecutus eft Hippocratem, corpora noftra
inquiens ex terra, igne, aëre et aqua conftare. Quod
ipfum quum in aliis quoque libris tradiderit, in praefen-
tia fufficiet verba ex Timaeo exponere, quae in eum
modum habent. *Nam quum quatuor illa fint, ex quibus*
compactum eft corpus, terra, ignis, aqua, aër, horum
praeter naturam exceffus defectusque, et ex loco pro-
prio in alienum translatio, tum ignis, tum aliorum,
quandoquidem plura uno funt, fingula id, quod fibi con-
veniens non eft, affumunt, ac omnia ejusmodi feditiones
et morbos exhibent. In hac oratione Plato palam indica-
vit, non folum ex terra, aqua, aëre et igne corpora
noftra effe procreata, verum etiam quod propter haec
menfura quidem invicem temperata fecundum naturam

666 ΓΑΛΗΝΟΥ ΠΕΡΙ

Ed. Chart. V. [231.]　　　　　　　　　Ed. Baf. I. (3a1.)

ἅπερ ταὐτόν ἐστι τῷ ὑγιαίνομεν, ἐλλείποντες δέ τινος, ἢ
πλεονάσαντος, ἢ μεταστάντος εἰς ἀλλοτρίαν χώραν, νοσοῦ-
μεν. ὅτι μὲν οὖν ἥ τε πλεονεξία καὶ ἡ ἔνδεια διαφθείρει
τὴν εὐκρασίαν, ἐν ᾗ τῶν πρώτων σωμάτων ἡ ὑγίεια, πρόδηλον·
πρόδηλον δ᾽, ὅτι καὶ ἡ μετάστασις, ἐὰν ἐννοήσωμεν, ὡς, τοῖς
κατὰ τὸν θώρακα καὶ τὰς τραχείας ἀρτηρίας ὀργάνοις
αἵματος ἤ τινος ἄλλου χυμοῦ παρεμπεσόντος, συγχωρεῖσθαι
τὴν ἄμεμπτον ὑγίειαν αὐτῶν, ἔν τε τοῖς κατὰ γαστέρα, καὶ
ἔντερα, καὶ φλέβας, καὶ σάρκας, ἀερώδους οὐσίας ἀθροι-
σθείσης. ἀλλὰ καὶ αὐτὸς ὁ Πλάτων διὰ τῶν συνεχῶν τῇ
προειρημένῃ ῥήσει διδάξει σε τοῦτο λέγων ὡδί· παρὰ φύ-
σιν γὰρ ἑκάστου γιγνομένου καὶ μεθισταμένου, θερμαίνε-
ται μὲν, ὅσα ἂν πρότερον ψύχηται, ξηρὰ δ᾽ ὄντα εἰς
ὕστερον γίγνεται ὑγρότερα, καὶ κοῦφα δὴ καὶ βαρέα, καὶ
πάσας πάντη μεταβολὰς δέχεται. μόνως γὰρ δὴ φαμὲν
κατὰ ταὐτὸν ταὐτὸ, καὶ ὡσαύτως ἀνάλογον προσγιγνόμενον
καὶ ἀπογιγνόμενον ἐάσει ταὐτὸν ὂν αὐτῷ σῶον καὶ ὑγιὲς

habemus, quod idem eft ac fi dicas, fani fumus. Si
autem aliquod deficiat, aut redundet, aut in alium locum
transgrediatur, aegrotamus. Quod igitur exceffus defe-
ctusque bonam temperiem corrumpit, in qua primorum
corporum fanitas confiftit, omnibus confpicuum eft; item
quod translatio, fi confideremus, quomodo, fimul atque
thoracis et afperae arteriae inftrumentis fanguis aut
alius quidam humor coincidit, inculpata ipforum fanitas
abolotur; ad haec in ventre, inteftinis, venis et carni-
bus aërea fubftantia coacervata. Sed ipfe Plato per ea,
quae praedictae orationi continua funt, docebit te id
hunc in modum fcribens. *Quando enim praeter naturam*
unumquodque fit, aut transfertur, calefcunt utique,
quae ante frigebant, arida madent, gravefcunt levia,
et caetera omnia fimiliter permutantur. Solummodo
vero dicimus idem aliquid fibimet fecundum idem, atque
fimiliter, et debita proportione fervata, accedens vel
decedens, permittet fe idem fibi ipfi fofpes integrumque

μένειν. ὃ δ᾽ ἂν πλημμελήσῃ τι τούτων ἐκτὸς ἀπιὸν ἢ
προσιόν, ἀλλοιότητας παμποικίλας καὶ νόσους φθοράς τε
ἀπείρους παρέξεται. ὅτι μὲν οὖν ἐκ γῆς καὶ πυρὸς ἀέρος
τε καὶ ὕδατος ἡ τοῦ σώματος ἡμῶν ἐστι σύστασις, ὅτι τε
διὰ τὴν τούτων ἔνδειαν, ἢ πλεονεξίαν, ἢ μετάστασιν αἱ
νόσοι γίγνονται, σαφῶς ἐδήλωσε.

Κεφ. γ΄. Δόξει δ᾽ ἐν τῷ μὴ καλεῖν αὐτὰ στοιχεῖα
διαφέρεσθαι πρὸς Ἱπποκράτην. καίτοι γε οὐδὲ ἐκεῖνος ὠνό-
μασεν αὐτὰ στοιχεῖα, μόνον δ᾽, ὅτι, τούτων συνιόντων καὶ
κεραννυμένων, τὰ φυσικὰ γίγνεται σώματα. καὶ τούτων
προσωτέρω χωρεῖν ὁ μὲν Ἱπποκράτης οὐδεμίαν ἀνάγκην
εἶναί φησι, πρακτικήν, οὐ θεωρητικὴν μετερχόμενος τέχνην.
ὁ δὲ Πλάτων, ὡς ἂν τὴν θεωρητικὴν φιλοσοφίαν ἡγούμενος
εἶναι τιμιωτάτην, οὐκ ἠρκέσθη μόναις ταῖς φαινομέναις ἐν
τοῖς στοιχείοις δυνάμεσιν, ἀλλὰ καὶ τὴν αἰτίαν ἐπιζητεῖ τῆς
γενέσεως αὐτῶν, ἄχρηστον ἰατρῷ σκέμμα. διὰ τί γὰρ
ὑγραίνει μὲν τὸ ὕδωρ, καίει δὲ τὸ πῦρ, ἢ διὰ τί ῥεῖ μὲν
τὸ ὕδωρ, ἄνω δὲ φέρεται τὸ πῦρ, ἑδραιοτάτη δὲ καὶ

manere. Sed fi peccaverit aliquid, praeter haec accedens
vel recedens, alterationes perquam varias et morbos inter-
tusque innumerabiles inducet. Quod igitur ex terra, igne,
aëre et aqua corpora noftra conftant, item quod ob
horum defectum, aut redundantiam, aut transmutatio-
nem morbi oboriuntur, manifefto indicavit.

Cap. III. Videbitur autem in eo, quod elementa ipfa
non vocat, ab Hippocrate diffentire. Atqui neque ille
nominavit ea elementa, fed folum, quod his coëuntibus
contemperatisque naturalia creantur corpora, atque quod
ultra haec procedere Hippocrates quidem nullam fane necef-
fitatem effe dicit, practicam, non theoreticam, artem per-
fequens. Plato autem, tanquam philofophiam theoreticam
laudatiffimam effe cenfeat, non contentus fuit folis, quae
apparent in elementis, facultatibus, fed etiam caufam gene-
rationis ipforum inquirit, fpeculationem medico inutilem.
Cur enim humectet aqua, urat ignis, aut cur fluat qui-
dem aqua, furfum autem ignis feratur, item cur ftabilif-

Ed. Chart. V. [251. 252.]　　　　　Ed. Baf. I. (321.)

βαρυτάτη τῶν στοιχείων ἐστὶν ἡ γῆ, πρὸς τὰς τῶν νόσων
ἰάσεις οὐδὲν συντελεῖ. μόνον γὰρ ἀρκεῖ τῷ φυλάξοντι μὲν
τὴν ὑγίειαν, ἰασομένῳ δὲ τὰς νόσους ἐπίστασθαι, διά τε
τὴν εὐκρασίαν τοῦ θερμοῦ, καὶ ψυχροῦ, καὶ ξηροῦ, καὶ
ὑγροῦ τὴν ὑγίειαν ὑπάρχειν τοῖς ζώοις, ἐπὶ δὲ ταῖς τούτων
δυσκρασίαις τὰς νόσους γίγνεσθαι. τὸ δ᾽ ἐκζητεῖν, εἴτ᾽ ἐκ
πυραμοειδῶν τῷ σχήματι μορίων σύγκειται τὸ πῦρ, εἴτ᾽
ἄλλη τίς ἐστιν αἰτία, δι᾽ ἣν τέμνει τε καὶ διαιρεῖ τὰ πλησιά-
ζοντα σώματα, τῆς θεωρητικῆς φιλοσοφίας ἔργον ἐστὶν, ἣν
μεταχειριζόμενος ὁ Πλάτων, τὰ μὲν τοῦ πυρὸς μόρια πυ-
ραμοειδῆ φησιν εἶναι, τὰ δὲ τῆς γῆς κυβοειδῆ, τὸ δὲ κα-
λούμενον ὀκτάεδρον σχῆμα τοῦ ἀέρος ἴδιον εἶναι νομίζει,
καθάπερ καὶ τὸ εἰκοσάεδρον ὕδατος. εἰ μὲν οὖν ὀρθῶς
ἢ οὐκ ὀρθῶς ἐδόξαζε περὶ τούτων ὁ Πλάτων, οὐκ ἔστι τοῦ
νῦν ἡμῖν προκειμένου λόγου. διὰ τί γὰρ οὐκ ὀνομάζει στοι-
χεῖα γῆν καὶ ὕδωρ, ἀέρα τε καὶ πῦρ, ἐζητοῦμεν λόγον ἡμεῖς
δοῦναι, ὡς εἴρηται, οὐκ εἰ ψευδῶς ἕκαστον ὧν εἶπε σχημάτων
αὐτοῖς ἀπονέ[232]μει. διαιρεῖ δὲ τῷ λόγῳ πάλιν αὐτὰ ταῦτα

fima graviffimaque elementorum fit terra, ad morborum
curationes nihil conducit. Solum enim fufficit fani-
tatem fervaturo curaturoque morbos fcire, propter bonam
temperiem calidi, frigidi, ficci et humidi fanitatem
animantibus confiftere, ob intemperies autem horum
morbos oboriri. Porro inquirere, an ignis ex partibus
figurae pyramidalis compofitus fit, five alia quaedam
caufa exiftat, propter quam fecet et proxima corpora
dividat, theoreticae philofophiae opus eft, quam Plato
perfequens ignis fane partes pyramidis fpeciem referre
fcribit, terrae cubicam. Figuram autem octonorum fef-
fuum aëris peculiarem effe cenfet; quemadmodum eam,
quae viginti bafes obtinet, aquae. Num igitur recte, an fe-
cus de his Plato opinatus fit, non ad difputationem 'nobis
nunc propofitam pertinet. Cur enim non nominet ele-
menta terram, aquam, aërem et ignem, nos quaerebamus,
ut expofitum eft, non, an falfo fingulas quas dixit figuras
ipfis tribuerit. Caeterum fermonis proceffu eadem haec

κατ᾽ ἐπίνοιαν εἴς τε τὴν ὕλην καὶ τὸ σχῆμα. κἀπειδὴ τὸ
σχῆμα σύνθετόν ἐστι, τὸ μὲν τῆς πυραμίδος ἐκ τεσσάρων
ἰσοπλεύρων τριγώνων, τὸ δὲ ἑξάεδρον τοῦ κύβου τετραγώ-
νων ἕξ, τὸ δὲ ὀκτάεδρον ὀκτὼ τριγώνων ἰσοπλεύρων, ὥσπερ
γε καὶ τὸ εἰκοσάεδρον εἴκοσι τριγώνων, πάλιν ἐπισκοπεῖται
τῶν τὰ στερεὰ σχήματα περιοριζόντων ἐπιπέδων τὴν τάξιν,
καί φησι, τὸ μὲν ἰσόπλευρον τρίγωνον ἐκ τριγώνων ὀρθο-
γωνίων δυοῖν γενέσθαι, τὸ δὲ τετράγωνον ἐκ τεττάρων.
ἐπεὶ δὲ μηκέτι ἀνωτέρω προελθεῖν εἶχεν, ὡς ἐν ἐλαχίστοις
ἵσταται τούτοις, καὶ διὰ τοῦτ᾽ αὐτὸ προσαγορεύει στοιχεῖα,
τὸ μὲν ἕτερον ἰσοπλεύρου τριγώνου, τὸ δ᾽ ἕτερον τετρα-
γώνου. παραγράψω δέ σοι καὶ τὰς ῥήσεις αὐτοῦ, πρώτην
μὲν τὴν ἐπὶ τῆς πυραμίδος εἰρημένην, ἔχουσαν ᾧδε κατὰ
λέξιν. ἄρξει δὴ τότε πρῶτον μὲν εἶδος καὶ σμικρότατον
συνιστάμενον. στοιχεῖον δ᾽ αὐτοῦ τὸ τὴν ὑποτείνουσαν τῆς
ἐλάττονος πλευρᾶς διπλασίαν ἔχον μήκει. δευτέραν δὲ ἐπὶ
τῇδε, τὴν ἐπὶ τοῦ εἰκοσαέδρου, καὶ αὐτὴν οὕτως ἔχουσαν

rurſus dividit ſecundum conſiderationem et rationem in
materiam et figuram; ac quoniam figura compoſita eſt,
pyramidis ſane ex quatuor aequilateribus triangulis, cubi
ſex baſes ſive ſeſſus obtinens quadrangulis ſex, octo
baſes continens figura octo triangulis aequilateribus,
quemadmodum et viginti baſes habens viginti triangulis,
iterum inſpicit ordinem planorum ſolidas figuras circum-
ſcribentium, ac ait, aequilaterem triangulum ex triangulis
rectangulis duobus procreari, quadrangulum ex quatuor.
Quoniam vero non ulterius procedere poterat, tanquam
in minimis his conſiſtit, atque propter hoc ipſum ele-
menta nuncupat, alterum aequilateris trianguli, alterum
quadranguli. Sed aſcribam tibi etiam verba ipſius, primum
quidem, quae de pyramide hunc in modum ad verbum
dicta ſunt. *Erit utique prima ſpecies et minima conſti-
tuta; elementum vero ipſius, quod latus ſubſtratum bre-
viori latere duplo majus habet. Secunda ad haec, quae
in figura viginti baſibus compoſita habetur, ipſamque*

αὐτοῖς ὀνόμασι. τὸ δὲ τρίτον ἐκ δὶς ἑξήκοντα τῶν στοιχείων
συμπαγέντων, στερεῶν δὲ γωνιῶν δώδεκα, ὑπὸ πέντε ἐπιπέ-
δων τριγώνων ἰσοπλεύρων, περιεχομένης ἑκάστης εἴκοσι βά-
σεις, ἔχον τριγώνους ἰσοπλεύρους, γέγονε. νῦν μὲν οὖν τὰ
συστατικὰ τρίγωνα τῶν ὁριζόντων ἐπιπέδων τὰ στερεὰ σχή-
ματα κέκληται στοιχεῖα. προελθὼν δὲ καὶ αὐτὰ τὰ (322)
περιοριζόμενα σώματα πρὸς τῶν εἰρημένων ἐπιπέδων ὀνομάζει
στοιχεῖα, γράφων οὕτως. ἔστω δὴ κατὰ τὸν αὐτὸν ἄρτι
λόγον καὶ κατὰ τὸν εἰκότα, τὸ μὲν τῆς πυραμίδος γεγονὸς
στερεὸν εἶδος, πυρὸς στοιχεῖόν τε καὶ σπέρμα, τὸ αἰσθητὸν
τουτὶ πῦρ ἀθρόον ἄθροισμα νομίζειν μικρῶν εἶναι σωμάτων,
τὸ σχῆμα πάντων ἐχόντων πυραμίδος. ἐκείνων οὖν ἕκαστον
στοιχεῖον εἶναί φησι τοῦ πυρός, ὡς εἰ καὶ τοῦ τῶν πυρῶν σωροῦ
στοιχεῖον ἔλεγεν εἶναί τις ἕκαστον τῶν πυρῶν· κατὰ δὲ τὸν
αὐτὸν λόγον καὶ τὰ μὲν τῆς φωνῆς στοιχεῖα γεννᾶν πρώτας
μὲν τὰς συλλαβὰς, εἶτ᾽ ἐξ αὐτῶν γεννᾶσθαι τό τ᾽ ὄνομα,
καὶ τὸ ῥῆμα, καὶ τὴν πρόθεσιν, ἄρθρον τε καὶ σύνδεσμον,
ἃ πάλιν ὁ Χρύσιππος ὀνομάζει τοῦ λόγου στοιχεῖα. ταυτὶ

*iisdem nominibus fio fe habentem. Tertia ex elementis
bis fexaginta copulatis, et angulis folidis duodecim,
quorum quilibet quinque planis triangulis aequilateribus
continetur, habens viginti bafes triangulas aequilateres,
nafcitur. Nunc igitur trianguli, qui conftituunt planos
circumfcribentes folidas figuras, elementa vocata funt.*
Progreffus etiam ipfe, quae circumfcribuntur corpora a
praedictis planis angulis, elementa nominat his verbis.
*Igitur efto fecundum rectam probabilemque rationem
pyramidis fpecies folida ignis elementum et femen, fen-
fibilisque hic ignis cumulata parvorum corporum coacer-
vatio cenfeatur, quae figuram pyramidis omnia habent.*
Illa igitur fingula ignis elementum effe affirmant, quemad-
modum fi etiam tritici acervi elementum unumquodque
triticum aliquis effe diceret; eademque ratione et vocis
elementa generare primas fyllabas, deinde ex ipfis gigni
nomen, verbum, praepofitionem, articulum et conjun-
otionem, quae rurfus Chryfippus appellat orationis ele-

μὲν οὖν σοι, καίτοι γε οὐκ οὔσης ἀνάγκης, διῆλθον, ὅπως
μή τις ἐριστικὸς ἐπηρεάζῃ μου τῷ λόγῳ, διαφέρεσθαι
φάσκων ἐν τῷ περὶ τῶν στοιχείων δόγματι τὸν Πλάτωνα
τῷ Ἱπποκράτει. τὴν ἀρχὴν μὲν γὰρ οὐδ᾽ ὠνόμασεν Ἱππο-
κράτης στοιχεῖα τὴν γῆν καὶ τὸ ὕδωρ καὶ τὸν ἀέρα καὶ
τὸ πῦρ, ἀλλ᾽ ἐξ αὐτῶν ἡμᾶς ἔφη συνεστάναι, μηκέτι ζητῶν,
διὰ τίνα αἰτίαν ἕκαστον αὐτῶν ἔχει δύναμιν ἰδίαν, ἣν ἐναρ-
γῶς ὁρῶμεν ἐν αὐτοῖς ὑπάρχουσαν. ὁ Πλάτων δὲ καὶ τοῦτ᾽
ἐζήτησε πρὸς τῷ συγχωρεῖν, ἐκ τῶν τεττάρων ἅπαντα τὰ
γεννητὰ καὶ φθαρτὰ σώματα συμπεπηγέναι.

Κεφ. δ΄. Καὶ μὴν καὶ τὸν τρόπον, ἵν ἐκ τῶν στοι-
χείων τὰ σώμαθ᾽ ἡμῶν συνίσταται, τὸν αὐτὸν ἀμφότεροι
λέγουσι, οὐ δήπου τῆς γῆς ὕδατι φυραθείσης, εἶτ᾽ ἐν ἡλίῳ
θερμανθείσης γεννᾶσθαι τὰ ζῶα φάσκοντες, ἀλλὰ διὰ πλεύ-
νων τῶν μεταξὺ μεταβολῶν. ἐκ μὲν γὰρ τῶν τεττάρων στοι-
χείων ἥ τε τῶν φυτῶν ἐστι γένεσις, οἵ τ᾽ ἐξ [233] αὐτῶν
καρποὶ καὶ τὰ σπέρματα. τροφὴ δὲ ταῦτα πάντα προβά-
τοις τε καὶ ὑσὶν, αἰξί τε καὶ βουσὶ, καὶ τοῖς ἄλλοις ζώοις,

menta. Haec itaque tibi, etſi non fuerit neceſſitas, retuli,
ne aliquis contentioſus ſermoni noſtro inſultet, diſſentire
pronuncians in dogmate de elementis Platonem ab Hip-
pocrate, quum ne appellaverit quidem Hippocrates ele-
menta terram, aquam, aërem et ignem; verum ex ipſis
nos conſtare ajebat, non amplius inquirens, propter quam
cauſam ſingula ipſorum propriam habeant virtutem, quam
evidenter in ipſis eſſe conſpicimus. Plato autem et hoc
diſquiſivit, praeterquam quod omnia corpora, quae cor-
ruptioni et generationi ſubjecta ſunt, ex quatuor illis
conflata eſſe admittat.

Cap. IV. Quin etiam, quomodo ex elementis cor-
pora noſtra conſtituuntur, ita ambo affirmant, non ſcili-
cet terra aqua conſperſa, deinde in ſole calefacta, ani-
malia procreari pronunciantes, ſed mediis pluribus mu-
tationibus. Etenim ex quatuor elementis et ſtirpium gene-
ratio eſt, et fructus ex ipſis et ſemina. Alimentum vero
haec omnia ovibus, ſuibus, capris, bobus, aliisque ani-

ὁπόσα πόας, ἢ καρποὺς δένδρων, ἢ ἀκρέμονας, ἢ ῥίζας
ἐσθίει. τοῖς δ' ἀνθρώποις αὐτά τε ταῦτα τροφαὶ τὰ ζῶα,
καὶ γεννᾶται δ' ἐν αὐτοῖς ἐκ τούτων αἷμα, καὶ φλέγμα, καὶ
χολαὶ διτταί· πλεῖστον μὲν αἷμα, διὸ καὶ φαίνεται μόνον
ἐν ταῖς φλεψίν· ὀλίγον δὲ τῶν ἄλλων ἑκάστου. καὶ τοῦτό
ἐστιν αὐτὸ τὸ αἷμα τῆς γενέσεως ἡμῶν ὡς ὕλη, τὸ συγκεί-
μενον μὲν ἐκ τῶν τεσσάρων χυμῶν, κατ' ἐπικράτειαν δ'
ὠνομασμένον οὕτως. γεννώμεθα γὰρ ἐξ αὐτοῦ κατὰ τὰς
μήτρας κυούμενοι, καὶ τήν τε πρώτην διάπλασιν ἐκ τούτου
λαμβάνομεν, ἐφεξῆς δὲ ταύτῃ τῶν διαπλασθέντων μορίων
τήν τε διάρθρωσιν καὶ τὴν αὔξησιν καὶ τὴν τελείωσιν. ἀπο-
κυηθέντες δὲ πρῶτα μὲν τῷ γάλακτι τρεφόμεθα, τὴν
γένεσιν ἐξ αἵματος ἔχοντες, μετὰ δὲ ταῦτα ταῖς αὐταῖς τε-
λείοις τροφαῖς, ἐξ ὧν πάλιν αἷμα καὶ φλέγμα καὶ χολὴ
ξανθὴ καὶ μέλαινα γεννῶνται. διαφερέτω δὲ μηδὲν εἰς τὰ
παρόντα ξανθὴν ἢ ὠχρὰν ὀνομάζειν χολήν. ἀλλὰ ταῦτά
γε πάντα Ἱπποκράτης ἁπάντων πρῶτος ὧν ἴσμεν ἰατρῶν τε
καὶ φιλοσόφων ἀκριβῶς ὡρίσατο, καὶ διὰ τοῦτο τὰ νοσή-

mantibus, quae herbas, aut arborum fructus, aut furcu-
los, aut radices comedunt. Hominibus eadem haec ani-
mantia alimenta funt, atque hinc ipfis generantur fan-
guis, pituita et bilis utraque; plurimus quidem fanguis,
quare etiam folus in venis apparet; modicum vero ex
aliis fingulis. Atque hic eft ipfe fanguis generationis
noftrae ceu materia, ex quatuor humoribus conftans, ex
dominio vero fic nuncupatus; nam ex eo procreamur in
utero concepti, et primam hinc conformationem accipimus,
deinde partibus efformatis, articulationem, incrementum et
abfolutionem in lucem editi recipimus, ac primum lacte
nutrimur, originem ex fanguine habentes, deinde per-
fectis ac folidis ipfis alimentis, unde rurfus fanguis,
pituita, bilis flava et atra proveniunt. Interfit autem
nihil ad praefentem difputationem, flavam an pallidam
bilem nomines. Verum haec omnia Hippocrates omnium
primus, quorum memoria ad nos pervenit, tum medico-
rum tum philofophorum accurate definivit, eoque

ματα τῶν πρώτων σωμάτων κατὰ δυσκρασίαν ἔφη γίγε-
σθαι· τίνα δ᾽ ὀνομάζω πρῶτα σώματα, δηλώσω πρότερον,
ὅπως μηδὲν ἀσαφὲς ᾖ κατὰ τὸν λόγον. αὐτὸς μὲν γὰρ Ἱπ-
ποκράτης οὐκ ὠνόμασε σῶμα πρῶτον ἢ δεύτερον, ὥσπερ
Ἀριστοτέλης· ὁ δὲ Πλάτων δευτέραν μέν τινα σύστασιν
εἶπεν εἶναι σωμάτων, πρώτην δ᾽ οὐδ᾽ αὐτὸς ὠνόμασεν,
ἀλλ᾽ ἐκ τοῦ δευτέραν τινὰ φάναι δῆλός ἐστι πρὸ αὐτῆς
ἑτέραν τιθέμενος, ἣν ὀνόματι τῷ τῶν ὁμοιομερῶν ὁ Ἀρι-
στοτέλης οὕτως ὠνόμασεν, ὡς ἂν ἐπὶ πλέον περί τε τῶν
ἐν τοῖς ζῴοις μορίων καὶ περὶ τῆς γενέσεως αὐτῶν διελ-
θών. ὅσον γὰρ ἄν τις ἀκριβέστερόν τε καὶ λεπτομερέστε-
ρον ἡντιναοῦν φύσιν πραγμάτων ἐξεργάζηται, τοσούτῳ πλεό-
νων ὀνομάτων αὐτῷ γίγνεται χρεία. τὰ τοίνυν ἐν μιᾷ περι-
γραφῇ σώματα πολλάκις μὲν ὁμοιομερῆ καλεῖται τῷ πάντ᾽
αὐτὰ τὰ μόρια καὶ ἀλλήλοις ὑπάρχειν ὅμοια καὶ τῷ
παντὶ, πολλάκις δ᾽ ἁπλᾶ καὶ πρῶτα. καὶ γὰρ συντίθεται
ἐξ αὐτῶν τὰ σύνθετά τε καὶ ὀργανικὰ προσαγορευόμενα,
δάκτυλοι, καὶ καρπὸς ὅλος, καὶ πῆχυς ὅλος, καὶ βραχίων

morbos primorum corporum ex intemperie fieri dicebat.
Quae autem appellem prima corpora, prius indicabo, ne
quicquam in oratione fit obfcurum. Etenim ipfe Hippo-
crates non appellavit corpus primum aut fecundum, quem-
admodum Ariftoteles: Plato autem fecundam quandam
corporum confiftentiam effe dicebat; prima vero ne ipfe
quidem nominavit, fed ex eo, quod fecundam quandam
dixerit, certum eft ante eam pofuiffe eum alteram, quam
nomine fimilarium Ariftoteles ita nuncupavit, ut qui
plenius de animantium partibus et earum generatione
pertractaverit. Quanto enim quis exactius fubtiliusque
naturam rerum quamcunque elaborat, tanto pluribus
nominibus utatur neceffe eft. Quae igitur in una defcri-
ptione corpora comprehenduntur, fubinde quidem fimi-
laria vocantur, eo quod omnes ipfae partes et invi-
cem et toti fint fimiles; fubinde vero fimplices et pri-
mariae, utpote ex quibus compofitae et inftrumentariae
dictae conftent, digiti, carpus totus, cubitus totus, bra-

ὅλος. ἀνάλογον δ᾽ αὐτοῖς τὰ κατὰ τὰ σκέλη μόρια, δάκτυ-
λοι καὶ ποὺς, καὶ κνήμη, καὶ μηρός· καὶ μὴν καὶ ὀφθαλ-
μὸς, καὶ γλῶττα, καὶ καρδία, καὶ πνεύμων, ἅπαντά τε τὰ
σπλάγχνα, καὶ ἡ γαστὴρ, καὶ τὰ ἔντερα τῶν ὀργανικῶν
μορίων ἐστὶν, ἐξ ὧν πάλιν ὅλον τὸ σῶμα συντίθεται.
πρώτη μὲν οὖν ἐστι γένεσις ἡμῶν ἐκ τοῦ αἵματος τοῦ γι-
νομένου ἐκ τῆς λαμβανομένης τροφῆς εἴσω τοῦ σώματος·
ἔστι δὲ καὶ σπέρμα. αἷμα δ᾽ ὀνομάζω τὸ κατ᾽ ἐπικράτειαν
οὕτω καλούμενον, ὃ καὶ περιεχόμενον ὁρᾶται κατὰ τὰς
φλέβας. ἐκ τούτων δὲ τὰ πρῶτα μόρια γεννᾶται, χόνδρος
καὶ ὀστοῦν, καὶ νεῦρον, καὶ ὑμὴν, καὶ σύνδεσμος, καὶ
ὅσα τἆλλα τοιαῦτα. κἄπειτ᾽ ἐκ τούτων ὀφθαλμὸς, καὶ
γλῶττα, καὶ κεφαλὴ, καὶ τὰ σπλάγχνα, καὶ τὰ κῶλα, καὶ
πάλιν ἐκ τούτων ὅλον τὸ σῶμα. καὶ διὰ τοῦθ᾽ Ἱπποκρά-
της ἐν τῷ περὶ φύσιος ἀνθρώπου τὴν ἐκ τῶν στοιχείων
ἕνωσιν ἁπάντων τῶν φυσικῶν σωμάτων κοινὴν εἶπεν ὑπάρ-
χειν, ἐξ ἧς ἐπὶ τὴν τῶν ζώων μετέβη, καὶ τούτων οὐχ
ἁπάντων, ἀλλὰ τῶν ἐναίμων, ἐν οἷς ἐστι καὶ ὁ ἄνθρωπος,
ἐφ᾽ ὃν ἑξῆς ὁ λόγος ἔσπευδεν αὐτῷ. καὶ τοίνυν φησὶ ὧδέ πως

chiumque totum. Item quae respondent ipsis propor-
tione, crurum partes, digiti, pes, tibia, femur; item
oculus, lingua, cor, pulmo, omniaque viscera, et ven-
ter, et intestina ex instrumentariis partibus sunt, ex quibus
rursus totum corpus componitur. Prima itaque generatio
nostri est ex sanguine, qui ex alimento, quod intra cor-
pus assumitur, fit; est et semen. Sanguinem vero nomino,
qui ex dominio sic appellatur, qui etiam in venis conti-
neri videtur. Ex his primariae partes generantur, car-
tilago, os, nervus, membrana, ligamentum, aliaque
ejusmodi. Deinde ex his oculus, lingua, caput, viscera,
artus, atque ex his rursus totum corpus. Eoque Hippo-
crates in libello de natura humana unionem ex elemen-
tis omnium naturalium corporum communem esse pro-
tulit, ex qua ad animantium unionem digressus est, atque
horum non omnium, sed sanguineorum, inter quae et
homo existit. Scribit itaque de eo hunc in modum.

ὑπὲρ αὐτοῦ. τὸ δὲ σῶμα τοῦ ἀνθρώπου ἔχει ἐν ἑαυτῷ
αἷμα, καὶ φλέγμα, καὶ χολὴν ξανθήν τε καὶ μέλαιναν, καὶ
ταῦτά ἐστιν αὐτῷ φύσις τοῦ σώματος, καὶ διὰ ταῦτ᾽ ἀλγέει
καὶ ὑγιαίνει. [234] ὑγιαίνει μὲν οὖν μάλιστα, ὅταν με-
τρίως ἔχῃ ταῦτα τῆς πρὸς ἄλληλα δυνάμεως, καὶ τοῦ πλή-
θους, καὶ μάλιστα μὲν μεμιγμένα ᾖ· ἀλγέει δ᾽, ὅταν τι
τούτων ἔλαττον ἢ πλέον χωρισθῇ τῷ σώματι, καὶ μὴ κε-
κορημένον ᾖ τοῖσι πᾶσιν. ἀνάγκη γὰρ, ὅταν τι τούτων χω-
ρισθῇ, καὶ ἐφ᾽ ἑωυτοῦ στῇ, οὐ μόνον τὸ χωρισθὲν ἐπί-
νοσον γενέσθαι, ἀλλὰ καὶ, ἔνθα ἂν στῇ καὶ ἐπισχεθῇ
ὑπερεμπιπλάμενον, ὀδύνην τε καὶ πόνον παρέχειν. καὶ γὰρ,
ὅταν τι τούτων ἔξω τοῦ σώματος ἐκρυῇ πλέον τοῦ ἐπιπο-
λάζοντος, ὀδύνην παρέχει, ἢ καὶ νόσον· ἢν τ᾽ αὖθις ἔσω
ποιήσηται τὴν κίνησιν, καὶ τὴν μετάστασιν, καὶ τὴν ἀπό-
κρισιν ἀπὸ τῶν ἄλλων, πολλή γ᾽ αὐτῷ ἀνάγκη διπλῆν τὴν
ὀδύνην παρέχειν κατὰ τὰ εἰρημένα, ἔνθα τε ἐξέστη, καὶ
ὅθεν ὑπερέβαλεν. αὕτη μὲν ἡ τοῦ Ἱπποκράτους ῥῆσις, ἣ
μοι δοκεῖ βουλόμενος ἀκολουθεῖν ὁ Πλάτων εἰπεῖν ἐκεῖνα

Corpus humanum in se continet sanguinem, pituitam,
flavam bilem et nigram; atque haec est ipsius corporis
natura, et propter ea dolet, et sanum est. Sanum ita-
que potissimum est, quum haec moderate habuerint inter
se facultate et copia, et maxime fuerint temperata.
Dolet autem, quum aliquid horum minus aut amplius
separatum fuerit in corpore, et non sit omnibus contem-
peratum. Necesse enim, quum aliquid horum recesserit,
et per se constiterit, non solum locum, ex quo recessit,
morbidum evadere, sed eum etiam, ubi constiterit, reti-
neaturque, nimis repletum, dolorem laboremque exhibere.
Etenim quum aliquid horum extra corpus effluxerit plus,
quam sit id, quod superabundat, dolorem exhibet; si rursus
intro agatur, transferatur, excernaturque ab aliis, necesse
omnino est, ut duplicem in praedictis dolorem conciliet, et
unde excessit, et ubi exuperat. Haec sane Hippocratis
oratio est, quam mihi videtur Plato imitatus dicere illa,

Ed. Chart. V. [234.]   Ed. Baf. I. (322. 325.)

τὰ μικρὸν ἀνωτέρω γεγραμμένα περί τε τῶν τεσσάρων στοι-
χείων τῆς γενέσεως ἡμῶν καὶ περὶ τοῦ καθόλου τρόπου
τῶν νοσημάτων. ἀρχὴ δὲ τῆς ῥήσεώς ἐστιν ἥδε. τεττάρων
γὰρ ὄντων τῶν γενῶν, ἐξ ὧν συμπέπηγε τὸ σῶμα, γῆς,
πυρὸς, ὕδατός τε καὶ ἀέρος, ἀκριβέστερον φαίνεται, καὶ
μέντοι καὶ χρησιμώτερον ἰατρῷ περὶ αὐτῶν ὁ Ἱπποκράτης
γεγραφώς. ἐκ μὲν γὰρ τῶν τεσσάρων στοιχείων φησὶ γεγο-
νέναι τὸ σῶμα, καλῶν τοὐπίπαν ἀπὸ τῶν δραστικῶν ποιο-
τήτων αὐτὸ, τὸ μὲν ξηρὸν, τὸ δ᾽ ὑγρὸν, καὶ τὸ μὲν θερ-
μὸν, τὸ δὲ ψυχρόν. οὐ μὴν κατ᾽ ἐκεῖνα τὸν περὶ τῶν
νοσημάτων λόγον ἐποιήσατο. δυνάμει μὲν γάρ ἐστιν ἐν τοῖς
σώμασιν, ἐνεργείᾳ δὲ οὐκ ἔστιν, ἀλλὰ τὰ ἐξ αὐτῶν γεγο-
νότα διὰ μέσων (323) τῶν τροφῶν, αἷμα καὶ φλέγμα, καὶ
ἡ ξανθὴ καὶ μέλαινα χολή· πυρὶ μὲν ἀνάλογον ἡ ξανθὴ
χολή, ἡ δὲ μέλαινα τῇ γῇ, τὸ δὲ φλέγμα τῷ ὕδατι. καὶ
διὰ τοῦτο θερμὴ μὲν καὶ ξηρὰ τὴν δύναμίν ἐστιν ἡ
ξανθὴ χολὴ, καθάπερ τὸ πῦρ, ψυχρὰ δὲ ἡ μέλαινα καὶ
ξηρὰ παραπλησίως τῇ γῇ, τὸ δὲ φλέγμα ψυχρὸν καὶ ὑγρὸν,
ὥσπερ τὸ ὕδωρ. μόνον δὲ τὸ ἀερῶδες στοιχεῖον ἐν τοῖς

quae paulo fuperius de quatuor elementis noftri genera-
tione, et de generali morborum modo comprehenfa funt.
Initium orationis hoc eft.   Quum enim quatuor fint
genera, ex quibus corpus compactum eft, terra, ignis,
aqua et aër, exactius videtur atque etiam utilius me-
dico Hippocrates de his fcripfiffe. Etenim ex quatuor
elementis corpus creatum effe dictitat, vocans omnino
ea ab efficientibus qualitatibus aliud ficcum, aliud humi-
dum, aliud calidum, aliud frigidum. Non tamen fecun-
dum illa fermonem de morbis habuit. Poteftate etenim
funt in corporibus, actu vero non funt, verum ex ipfis
procreata alimentorum interventu, fanguis, pituita, flava
nigraque bilis. Igni fane refpondet flava bilis, atra ter-
rae, pituita aquae. Ideoque calida et ficca facultate eft
flava bilis, quemadmodum ignis, frigida autem atra et
ficca terrae confimiliter, pituita vero frigida et humida,
quemadmodum aqua. At folum aëreum inftrumentum in

Ed. Chart. V. [234.]　　　　　　　　　Ed. Baf. I. (523.)

τῶν ζώων σώμασιν ὁρᾶται πλησίον τῆς ἑαυτοῦ φύσεως, ἔν
τε ταῖς ἀναπνοαῖς, καὶ κατὰ τοὺς σφυγμούς, ἤδη δὲ κἂν
τοῖς παλμώδεσι πάθεσιν ἐμφυσήμασί τε καὶ οἰδήμασίν ἐστιν,
ἔν τε ταῖς καλουμέναις πνευματώσεσιν. ἡ δ' ἐξ ἁπάντων
τῶν τεττάρων στοιχείων σύμμετρος κρᾶσις ἐγέννησε τὸ ἀκρι-
βὲς αἷμα. καὶ βέλτιόν ἐστιν ἐπὶ τῶν χυμῶν λέγειν, ἅπερ ὁ
Πλάτων ἐπὶ τῶν στοιχείων ἔγραψεν. ἀλλ' ὁ Ἱπποκράτης
προειπών, τὸ δὲ σῶμα τοῦ ἀνθρώπου ἔχει ἐν ἑαυτῷ αἷμα,
καὶ φλέγμα, καὶ χολὴν ξανθήν τε καὶ μέλαιναν, ἐφεξῆς
φησι, καὶ διὰ ταῦτα ἀλγέει καὶ ὑγιαίνει. τὸ μὲν ἀλγέει
κατ' ἐξοχὴν μεγάλου νοσήματος ἐπὶ πάντων τῶν παρὰ φύ-
σιν τάσσεται, τὸ δὲ ὑγιαίνει κατὰ τὴν πρὸς τὰ παρὰ
φύσιν ἀντίθεσιν πάντα. κἄπειτα πάλιν ἐφεξῆς, ὅπως μὲν
ὑγιαίνει, διδάσκων φησίν· ὑγιαίνει μὲν οὖν μάλιστα, ὅταν
μετρίως ἔχῃ ταῦτα πρὸς ἄλληλα δυνάμεως καὶ τοῦ πλή
θεος, καὶ μάλιστα μεμιγμένα ᾖ. τίνα ταῦτα; οὐ τὰ στοι-
χεῖα δήπουθεν, ἀλλὰ καὶ τὰ προσεχῶς γεννητικὰ τῶν τοῦ
σώματος μορίων, αἷμα καὶ φλέγμα, καὶ δύο χολαί. ἀλγέει

animantium corporibus propinquum fuae ipfius naturae
videtur, et in refpirationibus, et pulfibus; jam vero et
in tremulis palpitantium modo affectibus, inflationibus-
que, et laxis tumoribus, item in flatibus appellatis. At
moderata ex omnibus quatuor elementis temperies ex-
actum fanguinem produxit; fatiusque eft in humoribus
dicece, quae Plato in elementis confcripfit. Verum Hip-
pocrates praefatus, corpus hominis in fe continet fangui-
nem, pituitam, bilem flavam et nigram, deinde ait:
et propter haec dolet, et fanum eft. Dolet fane, per
excellentiam magni morbi, omnibus praeter naturam
ponitur; fanum eft, per oppofitionem eorum, quae prae-
ter naturam omnia exiftunt. Poftea rurfus, quomodo
fanum eft, edocens inquit: *Sanum igitur eft maxime,*
quum moderate haec invicem facultate et copia habue-
rint, et praefertim fi mixta fint. Quae haec? non ele-
menta nimirum, fed etiam quae partes corporis continenter
generant, fanguis. pituita, et utraque bilis. Dolet autem,

δὲ, φησὶν, ὅταν τι τούτων ἔλαττον ἢ πλέον ᾖ, ἢ χωρισθῇ
ἐν τῷ σώματι καὶ μὴ κεκρημένον ᾖ τοῖσι πᾶσιν, ὅπερ ὁ
Πλάτων παραφράζων ἔφη, καὶ τῆς χώρας μετάστασιν ἐξ
οἰκείας ἐπ᾽ ἀλλοτρίαν γιγνομένην. ἀλλ᾽ οὗτος μὲν, ὡς ἔφην,
ἁμαρτάνει, προσθεὶς, πυρός τε καὶ τῶν ἑτέρων, ἐπειδὴ καὶ
γένη πλέονα ἑνὸς ὄντα τυγχάνει. ταῦτα γὰρ οὐκ ἔστι τὰ
μεθιστάμενα καὶ χώραν ἀμείβοντα κατὰ τὰ τῶν ζώων σώ-
ματα, φλέγμα δὲ καὶ χολαὶ, καὶ αὐτὸ τὸ αἷμα. καὶ γὰρ
καὶ τοῦτο πολλάκις εἰς ἀλλοτρίαν ἀφικόμενον ἕδραν αἴτιον
ὀλεθρίων νοσημάτων γίγνεται. ἄχρι μὲν οὖν [235] τοῦ
πλέον ἢ ἔλασσον ἕκαστον τῶν συντιθέντων ἡμᾶς γιγνόμε-
νον, αἱ νόσοι καθίστανται, κοινὸς ὁ λόγος ἐστὶν ἐπί τε
τῶν χυμῶν καὶ τῶν στοιχείων. ἐπὶ δὲ τοῦ καθ᾽ ἑαυτό
που στάντος ἔν τινι τόπῳ τοῦ σώματος οὐκ ἔθ᾽ ὁμοίως
ἐπ᾽ ἀμφοῖν ὁ λόγος ἀληθής. οἱ μὲν γὰρ χυμοὶ σαφῶς
ὁρῶνται, καθ᾽ ὅπερ ἂν ἐν τῷ σώματι μόριον στῶσι, νόσους
ἐργαζόμενοι· τὰ ἐρυσιπέλατα καὶ τοὺς ἕρπητας ἡ ξανθὴ
χολή· τοὺς καρκίνους δὲ ἡ μέλαινα· τὰ δ᾽ οἰδήματα τὸ

ait, quum aliquid horum parcius aut copioſius fuerit, aut
in corpore ſeparatum eſt, et non omnibus contempera-
tum. Quod Plato circumloquens dixit, *et ex loco pro-
prio in alienum translatio.* Verum hic, ut monui, aber-
rat, qui appoſuerit, ignis et aliorum, quoniam et genere
plura uno exiſtunt.   Quippe haec non transferuntur,
locumque in animantium corporibus mutant, ſed pituita,
bilis utraque, ipſeque ſanguis; nam et hic ſubinde in
alienam perveniens ſedem lethalium morborum cauſa
efficitur. Quatenus igitur ampliora aut minora ſingula,
quae nos componunt, efficiantur, morbi conſtituuntur,
communis ratio eſt tum in humoribus, tum in elemen-
tis: in eo autem, quod ſecundum ſe ipſum in uno corpo-
ris loco conſtiterit, non item ſimiliter in utrisque oratio
vera eſt. Etenim humores manifeſto videntur, quacunque
in corporis parte exiſtant, morbos efficientes; erysipelata
et herpetas flava bilis; cancros autem atra bilis, oede-

Ed. Chart. V. [235.]   Ed. Baf. I. (323.)

φλέγμα· τὸ δ' αἷμα κατά τε τὸν πνεύμονα καὶ μεταξὺ
θώρακός τε καὶ πνεύμονος, ὅταν ἐκχυθὲν τῶν οἰκείων ὀρ-
γάνων στῇ σηπόμενον, ἐν τῷ χρόνῳ φθορὰς ἐργάζεται, καὶ
κατὰ γαστέρα καὶ κατὰ τὰ μεγάλα τῶν τραυμάτων θρομ-
βούμενον ἐσχάτους κινδύνους ἐπιφέρει. γῆν δ' οὐδαμοῦ
καθ' ἑαυτὴν ἰδεῖν ἔστι μόνην ἐν τῷ σώματι ἀθροισθεῖσαν,
ὥσπερ οὐδὲ πῦρ αὐτὸ καθ' ἑαυτὸ μόνον, οὐδ' ὕδωρ στοι-
χεῖον, ἀλλ' ἰχῶράς τινας, ἐπιμιχθέντων ἀλλήλοις τοῦ θ'
ὑδατώδους στοιχείου καὶ τοῦ πυρώδους, οὐ μόνον οὐδ' εἰλι-
κρινῶν, ἀλλὰ καὶ πάχους ἰλυώδους τι προσλαβόντων. οὕτω
δὲ καὶ τὸ φυσῶδες πνεῦμα γεννᾶται κατὰ τὰ ζῷα, προσλα-
βούσης γε τῆς ἀερώδους οὐσίας ὑγρὰν ἰκμάδα. καλῶς μὲν
οὖν Ἱπποκράτης ἐπὶ τῶν χυμῶν ἔγραψεν τὸ χωριζομένους
τε τῶν ἄλλων καὶ καθ' ἓν ὁτιοῦν ἱσταμένους μόριον αἰ-
τίους γίγνεσθαι νοσημάτων· οὐκ ὀρθῶς δὲ ὁ Πλάτων ἐπὶ
τῶν στοιχείων εἶπεν αὐτό.

Κεφ. ε'. Περὶ μὲν δὴ τῆς ἐκ στοιχείων γενέσεως,
ὑγιείας τε καὶ νόσου τῶν ὁμοιομερῶν, καὶ πρώτων σωμάτων

mata vero pituita; porro fanguis, quum in pulmone et
fpatio inter thoracem et pulmonem ex propriis inftru-
mentis effufus conftiterit, putrefcens tempore procedente
tabem efficit. Item in ventre et magnis vulneribus in
grumum coalefcens extrema affert pericula. Terram vero
nullibi per fe videre eft folam in corpore coacervatam,
quemadmodum neque ignem etiam per fe folum, neque
aquam elementum, fed quasdam fanies, invicem permixtis
tum aquofo elemento tum igneo, quae non modo non
pura finceraque, fed etiam craffitiem faeculentam affum-
pferint. Ita vero et flatulentus fpiritus in animantibus
generatur, aërea fubftantia humidum madorem affumente.
Recte igitur Hippocrates in humoribus fcripfit, feparatos
ab aliis et in una quacunque parte fubfiftentes morbo-
rum fieri auctores. Non recte autem Plato in elementis
idem dixit.

Cap. V Sane, quomodo ex elementis fimilarium
et primorum corporum fanitas morbusque generetur,

ἱκανὰ καὶ ταῦτα. μεταβῶμεν δ᾽ ἐπὶ τὴν ἑξῆς ῥῆσιν ἐν τῷ
Τιμαίῳ γεγραμμένην, ἣν φθάνομεν ἐξηγεῖσθαι κατὰ λέξιν
οὕτως ἔχουσαν. δευτέρων δὴ συστάσεων αὖ κατὰ φύσιν
συνεστηκυιῶν, δευτέρα κατανόησις νοσημάτων τῷ βουλομένῳ
συννοῆσαι γίνεται. μυελοῦ γὰρ ἐξ ἐκείνων ὀστοῦ τε καὶ
σαρκὸς καὶ νεύρου συμπαγέντος, ἔτι τε αἵματος ἄλλον μὲν
τρόπον, ἐκ δὲ τῶν αὐτῶν γεγονότος, τῶν μὲν ἄλλων τὰ
πλεῖστα ᾗπερ τὰ πρόσθεν, τὰ δὲ μέγιστα τῶν νοσημάτων
τῇδε χαλεπὰ συμπέπτωκε. τούτοις πάλιν ὁ Πλάτων ὀρθῶς
μὲν ἔφη, δευτέραν ἁπάντων στοιχείων εἶναι σύστασιν, μυελοῦ
καὶ ὀστοῦ καὶ σαρκὸς καὶ νεύρου· ταῦτα γὰρ ἐκ τῶν χυ-
μῶν γίγνεται τὴν πρώτην ἐχόντων γένεσιν· οὐκ ὀρθῶς δὲ
αὐτοῖς συγκατέλεξε τὸ αἷμα πρώτην ἔχον, οὐ δευτέραν σύ-
στασιν. εἰς ἔννοιαν οὖν μοι δοκεῖ καὶ αὐτὸς ἀφικόμενο
τῆς ἀνομοιότητος τοῦ αἵματος πρὸς ταῦτα μὴ ἁπλῶς εἰ-
πεῖν, μυελοῦ γὰρ ἐξ ἐκείνων ὀστοῦ τε καὶ σαρκὸς καὶ νεύ-
ρου συμπαγέντος, ἔτι το αἵματος, ἀλλὰ προσθεῖναι τῷ

abunde et haec funt. Digrediamur autem ad fubfequen-
tem orationem in Timaeo confcriptam, quam ante expo-
fuimus, quae hoc pacto habet. *Ex fecundis quoque com-
pofitionibus fecundum naturam conftitutis fecunda mor-
borum confideratio id volenti cuique datur. Quum enim
medulla ex illis, et os, et caro, et nervi conftiterint,
praeterea fanguis alio quidem modo, fed ex eisdem crea-
tus fit, caeteri fane eventus plurimi, quemadmodum
fuperiora, contingunt, maximi vero morbi ac graviffimi
hoc pacto coincidunt.* His rurfus Plato recte quidem
dixit, fecundam omnium elementorum effe conftitutionem
medullae, offis, carnis et nervi, (haec enim ex humori-
bus, qui primam habent generationem, procreantur,) haud
recte autem cum ipfis enumeravit fanguinem, quum pri-
mam, non fecundam, conftitutionem habeat. Itaque vide-
tur mihi et ipfe ad notionem diffimilitudinis fanguinis ab
his perveniens non fimpliciter dicere: Quum enim me-
dulla ex illis, et os, et caro, et nervi conftiterint, prae-
terea fanguinis: adjicere fermoni videtur: fed alio quidem

λόγῳ καὶ τὸ, ἄλλον μὲν τρόπον, ἐκ δὲ τῶν αὐτῶν γεγονό-
τος. ὁμολογεῖ γὰρ ἐν τούτοις, οὐ κατὰ τὴν αὐτὴν σύστασιν
ἐκ τῶν τεττάρων στοιχείων ὀστῷ καὶ μυελῷ καὶ σαρκὶ
καὶ νεύρῳ γεγονέναι τὸ αἷμα. πρότερον γὰρ αὐτῶν ἐστι
κοινὴν τοῖς ἄλλοις χυμοῖς ἔχον τὴν γένεσιν, ἐξ ὧν συνίστα-
ται τὰ πρῶτα σώματα, μυελὸς, καὶ σὰρξ, καὶ νεῦρον, καὶ
ὀστοῦν, ἕτερά τε πολλά. βιβλίον γὰρ ὅλον ἐμοὶ γέγραπται
περὶ τῆς τῶν ὁμοιομερῶν σωμάτων διαφορᾶς. εἰ δέ τις
ἠρώτησε τὸν Πλάτωνα, τίς ἕτερος τρόπος ἐστὶ τῆς τοῦ σώ-
ματος γενέσεως, ὃν αἰνίττῃ; θαυμάζοιμ᾽ ἂν, εἰ ἄλλον τινὰ
παρὰ τὸν ὑφ᾽ Ἱπποκράτους εἰρημένον ἔσχεν εἰπεῖν. [236] ἐπὶ
πλεῖστον γὰρ ὁ ἀνὴρ οὗτος ἐξείργασται τά τε περὶ γενέ-
σεως τῶν χυμῶν, καὶ διαφορᾶς, καὶ δυνάμεως, ὅστις τε
καθ᾽ ἥντινα χώραν, ἢ ὥραν, ἢ ἡλικίαν, ἢ σώματος ἕξιν
ἐπικρατεῖ· οὐ μὴν ἀναγκαῖον ἦν Πλάτωνι ταῦθ᾽ ὁμοίως Ἱππο-
κράτει διέρχεσθαι πάντα, καθάπερ οὐδ᾽ Ἱπποκράτει ζητεῖν,
διὰ τί λευκὸς μὲν ὁ τοῦ φλέγματος χυμὸς, ἐρυθρὸς δ᾽ ὁ τοῦ

modo, fed ex eisdem creatus eſt. Nam fatetur in his,
non ex eadem confiſtentia quatuor elementorum cum oſſe,
medulla, carne et nervo fanguinem proveniſſe, ut qui
prior ipſis exiſtat, communem aliis humoribus genera-
tionem obtinens, ex quibus prima corpora conſtituuntur,
medulla, caro, nervus, os, aliaque multa. Liber enim
totus a me de fimilarium corporum differentia confcriptus
eſt. At ſi quis Platonem interrogaverit, quisnam ſit alius
corporis generandi modus, quem obſcure indicat, mira-
rer, ſi alium quempiam praeter eum, qui ab Hippocrate
traditus eſt, poſſet dicere. Pleniſſime enim vir hic ela-
boravit ea, quae de humorum generatione, et differentia,
et facultate difputantur, item qui in qualibet regicue,
aut anni tempore, aut aetate, aut corporis habitu excellit.
Non tamen neceſſarium erat Platoni, haec fimiliter, ac
Hippocrates, pertractare omnia, quemadmodum neque
Hippocrati quaerere, cur albus quidem pituitae humor,

αἵματος, ἢ ξανθὸς ὁ τῆς πικρᾶς χολῆς, ἢ μέλας ὁ τῆς
ὀξείας. ἀφορμὰς μὲν γὰρ αὐτὸς ἔδωκε τῆς τούτων εὑρέσεως,
ὥσπερ ὅταν ἐκ τῶν τῆς γλώττης χρωμάτων διαγιγνώσκῃ τὰς
ἐν τῷ σώματι διαθέσεις, μελαίνας λέγων αὐτὰς ἀπὸ ἐγκαύ-
σεως λιγνυώδους γίγνεσθαι. καθάπερ γὰρ ἐκτὸς ἡ λιγνὺς
κατά τε τοὺς λύχνους, καὶ τὰς δᾷδας, καὶ ἄλλα πολλὰ
τῶν λιπαρῶν γεννᾶσθαι πέφυκεν, οὕτω καὶ κατὰ τὰ σώ-
ματα τῶν ζώων πολλάκις, ὑπερωπτημένων τῶν χυμῶν, καὶ
μάλιστα τῶν λιπαρῶν, γεννᾶταί τι παραπλήσιον λιγνύϊ. τὸ
μὲν δὴ λευκὸν φαίνεσθαι τὸ φλέγμα, διότι κατὰ τὴν γένε-
σιν αὐτοῦ μικραὶ πολλαὶ πομφόλυγες ἐναπολαμβάνονται,
λέγειν Ἱπποκράτης οὐκ ἐτόλμησεν, ὡς μείζονος ἤδη φυσιολο-
γίας, ἢ κατὰ τέχνην ἰατρικὴν, ἀλλ᾽ ὅ γε Πλάτων καὶ
τοῦτ᾽ εἶπεν, καὶ περὶ τῆς τοῦ αἵματος χρόας ἐν ταὐτῷ βι-
βλίῳ διῆλθεν, ἃ νῦν ἐμοὶ γράφειν οὐκ ἀναγκαῖον· ἄμεινον
γὰρ, ὡς ἀξιοῦσιν ἔνιοι τῶν φίλων, ἐξηγήσεις ἑτέρωθι ποιή-
σασθαί με τῶν ἰατρικῶν ἐν τῷ Τιμαίῳ γεγραμμένων. εἰς
μὲν γὰρ τἄλλα πολλοῖς ὑπομνήματα γέγραπται, καί τισί γ᾽

ruber autem fanguinis, aut flavus amarae bilis, aut
niger acidae. Etenim occafiones horum inventionis ipfe
praeftitit, ficuti quum ex linguae coloribus corporis difpo-
fitiones cognofcit, nigras dicens ipfas ex aduftione fuli-
ginofa fieri. Quemadmodum enim extriufecus fuligo in
lucernis, facibus aliisque plerisque pinguibus generari
folet, ita etiam in animantium corporibus frequenter,
humoribus fupra modum aduftis, et praefertim pinguibns,
fimile quippiam fuligini gignitur. Quod fane pituita alba
appareat, eo quod in generatione ipfius exiguae multae
bullae excitantur, Hippocrates dicere aufus non eft, ceu
majoris jam naturae contemplationis fit, quam ad artem
medicam pertineat. Verum Plato et hoc expofuit, et de
fanguinis colore in eodem libro percenfuit, quae nunc
mihi fcribere non eft neceffarium. Praeftat enim, ut
nonnulli amicorum cenfent, interpretationcs medicina-
lium, quae in Timaeo comprehenfa funt, alio in loco
aggredi. Quippe in alia multi commentarios fcripferunt,

αὐτῶν μακρότερον τοῦ προσήκοντος, εἰς ταῦτα δ᾽ ὀλίγοι
τε καὶ οὐδ᾽ οὗτοι καλῶς ἔγραψαν. ἀρκεῖ τοιγαροῦν ἔν γε
τῷ παρόντι τό γε τοσοῦτον εἰπεῖν, ὡς τοὺς τέτταρας χυ-
μοὺς ὁ Πλάτων αἰτιᾶται τῶν (324) πλείστων νοσημάτων
ὡσαύτως Ἱπποκράτει, καὶ καθ᾽ ἕκαστόν γε αὐτῶν ἔγραψεν
ἐπὶ τῇ τελευτῇ τοῦ βιβλίου. παραθήσομαι δέ σοι τὰς ἀρ-
χὰς τῶν ῥήσεων ἀναμνήσεως ἕνεκα. περὶ μὲν οὖν τῆς ἐν
ταῖς χολαῖς διαφορᾶς ἀρκέσει παραγράψαι ταῦτα. ὅσον
μὲν οὖν ἂν παλαιότατον ὂν τῆς σαρκὸς τακῇ, δύσπεπτον
γιγνόμενον μελαίνει μὲν ὑπὸ πολλῆς συγκαύσεως, διὰ δὲ
τὸ πάντη διαβεβρῶσθαι πικρὸν ὂν πάντη χαλεπὸν προσπί-
πτει τοῦ σώματος ὅσον ἂν μήπω διεφθαρμένον ᾖ. καὶ ποτὲ
μὲν ἀντὶ τῆς πικρότητος ὀξύτατον ἔσχε τὸ μέλαν χρῶμα,
ἀπολεπτυνθέντος μᾶλλον τοῦ πι..ροῦ, ποτὲ δ᾽ ἡ πικρότης
αὖ βαφεῖσα αἵματι χρῶμα ἔσχεν ἐρυθρότερον, τοῦ δὲ μέ-
λανος τούτῳ συγκεραννυμένου, χλοῶδες. ἔτι δὲ συμμίγνυται
ξανθὸν χρῶμα μετὰ τῆς πικρότητος, ὅταν νέα συντακῇ σὰρξ

ac nonnulli ipſorum prolixius, quam par eſt, in haec
autem pauci, neque hi recte ſcripſerunt. Abunde igitur
in praeſentia eſt tantum dicere, quod Plato humoribus
plurimos morbos, ſimiliter ac Hippocrates, tanquam
auctoribus tribuit, ac de ſingulis ipſis ad calcem libri
conſcripſit. Initia verborum tibi apponam, quo in me-
moriam revoces. Itaque de utriusque bilis differentia
haec aſcripſiſſe ſufficiet. *Portio itaque carnis vetuſtiſſima
ubi colliqueſcit, ad concoctionem contumax, nigreſcit prae
multa aduſtione. Quae vero undequaque eroſa eſt,
penitusque exeſa, quum amara exiſtat, omnibus corpo-
ris partibus nondum corruptis, moleſta gravisque incidit,
et tunc quidem loco amaritudinis maxime acidum
nigrum colorem obtinet, eo, quod amarum fuit, magis
extenuato. Tunc vero amaritudo rurſus ſanguine tincta
colorem habet rubrum magis, nigro autem huic contem-
perato viridem. Praeterea flavus color cum amaritu-
dine miſcetur quando nova caro ab igne, qui circa*

Ed. Chart. V. [256.]   Ed. Baf. I. (524.)

ὑπὸ τοῦ περὶ τὴν φλόγα πυρός. καὶ τὸ μὲν κοινὸν ὄνομα
πᾶσι τούτοις, ἥν τινες ἰατρῶν που χολὴν ἐπωνόμασαν, ἢ
καί τις ὢν δυνατὸς εἰς πολλὰ μὲν καὶ ἀνόμοια βλέπειν,
ὁρᾷν δὲ ἐν αὐτοῖς ἓν γένος ἑνὸν ἄξιον ἐπωνυμίας πᾶσι. τὰ
δ᾽ ἄλλα, ὅσα χολῆς εἴδη λέγεται παρὰ τὴν χρόαν, λόγον
ἔσχεν αὐτῶν ἕκαστον ἴδιον. ταῦτα μὲν οὖν τῷ Πλάτωνι γέ-
γραπται περὶ τῆς τῶν χολῶν διαφορᾶς, πάσας αὐτὰς γίγνε-
σθαι βουλομένῳ, καθάπερ ὁ Ἱπποκράτης εἶπε, διὰ θερμα-
σίας ὑπερβολήν. περὶ δὲ τῶν νοσημάτων, ὅσα διὰ χολὴν
γίγνεται, τὸν λόγον ποιούμενος ὁ Πλάτων ὧδέ πως ἄρχε-
ται. ὅσα δὲ φλεγμαίνειν λέγεται τοῦ σώματος, ἀπὸ τοῦ
καίεσθαί τε καὶ φλέγεσθαι διὰ χολὴν γέγονε πάντα. καὶ
μὴν καὶ περὶ φλέγματος ὧδέ πως ἤρξατο. φλέγμα δ᾽ ὀξὺ
καὶ ἁλμυρὸν πηγὴ πάντων νοσημάτων, ὅσα γίγνεται καταῤ-
ῥοϊκά. καὶ περὶ μελαίνης χολῆς ἄλλα τέ τινα λέγει καὶ
ταῦτα. ἰχὼρ δ᾽ ὁ μὲν αἵματος ὀῤῥὸς πρᾷος, ὁ δὲ μελαί-
νης χολῆς ὀξὺς καὶ ἄγριος. οὐ μόνος δὲ Πλάτων, ἀλλὰ καὶ
Ἀριστοτέλης καὶ Θεόφραστος, οἵ τε ἄλλοι μαθηταὶ Πλάτωνός

flammam eſt, colliqueſcit. Et nomen quidem omnibus his com-
mune, quam nonnulli medicorum bilem nuncuparunt, vel
etiam aliquis, qui multa et diſſimilia poſſit diſpicere, ac genus
unum in ipſis videre, quod omnibus cognomento dignum ſit.
Quae vero aliae bilis ſpecies dicuntur, praeter colorem
rationem ſingulis ipſarum propriam obtinent. Haec igitur
a Platone ſcripta ſunt de utriusque bilis differentia, qui
omnes easdem generari velit, quemadmodum Hippocrates
dixit, ex caloris exceſſu. At de morbis, qui ex bile
ſiunt, Plato ſermonem inſtituens hoc pacto orditur.
Quae autem inflammari dicuntur in corpore, propter
uſtionem incendiumque bilis omnia fiunt. Quin etiam
de pituita hoc modo incipit. Pituita acida atque ſalſa
fons omnium morborum eſt, qui deſtillatione creantur.
Ac de atra bile tum alia quaedam, tum haec tradit. Sanies
quidem, ſanguinis ſerum, mitis eſt, atrae vero bilis
acida et fera. Verum non ſolus Plato, ſed etiam Ariſto-
teles et Theophraſtus, aliique Platonis et Ariſtotelis

τε καὶ Ἀριστοτέλους, οἳ τὸν περὶ τῶν χυμῶν λόγον ἐζή-
λωσαν Ἱπποκράτους, ὥσπερ γε καὶ τῶν παλαιῶν ἰατρῶν
[237] οἱ δοκιμώτατοι, Διοκλῆς, Πλειστόνικος, Μνησίθεος,
Πραξαγόρας, Φιλότιμος, Ἡρόφιλος. Ἐρασίστρατος δὲ δῆ-
λός ἐστι πρὸς τοὺς ἀπὸ Κῶ φιλοτιμούμενος, ὡς ἐν ἑτέροις
ἐδείξαμεν, οὐκ ἀλήθειαν τιμῶν, καὶ διὰ τοῦτο δεδιὼς
φθέγξασθαι θερμὸν, ἢ ψυχρὸν, ἢ ὑγρὸν, ἢ ξηρόν τινα
τῶν χυμῶν. ὁ δ᾽ Ἱπποκράτης ἔν γε τῷ περὶ φύσεως ἀν-
θρώπου βιβλίῳ τά τ᾽ ἄλλα καὶ τὴν τάξιν τῆς διδασκαλίας
ἄμεινον ἐποιήσατο Πλάτωνος. ὅτι τε γὰρ οἱ τέσσαρες χυ-
μοὶ κατὰ φύσιν εἰσὶν, ἀπέδειξεν, οὐδ᾽ ἐπιχειρήσαντος τοῦτο
πρᾶξαι τοῦ Πλάτωνος, ὅτι τε κατὰ τὰς ὥρας τοῦ ἔτους
ἄλλος ἐν ἄλλῃ πλεονάζει. παραθήσομαι δέ σοι καὶ περὶ
τούτου ὀλίγα τῶν ῥήσεων αὐτοῦ. εἶπον δὲ, ἃ ἂν φήσω τὸν
ἄνθρωπον εἶναι, ἀποφανεῖν αἰεὶ ταῦτα ἐόντα, καὶ κατὰ νό-
μον, καὶ κατὰ φύσιν. φημὶ δ᾽, εἶναι αἷμα καὶ φλέγμα καὶ
χολὴν ξανθήν τε καὶ μέλαιναν. τουτέων πρῶτον μὲν κατὰ

difcipuli, qui fermonem Hippocratis de humoribus imi-
tati funt; quemadmodum et veterum medicorum proba-
tiffimi, Diocles, Pliftonicus, Mnefitheus, Praxagoras,
Philotimus, Herophilus. Erafiftratus autem cum Cois
contendere notus eft, ut alibi oftendimus, non veri
ftudiofus, eoque veritus pronunciare calidum, aut frigi-
dum, aut humidum, aut ficcum aliquem humorem. At
Hippocrates in libro de natura humana praeter alia
etiam ordinem difciplinae melius Platone effecit. Quod
enim quatuor humores fecundum naturam fint, demon-
ftravit, id quod Plato facere ne aggreffus quidem eft;
item quod in anni temporibus alius in alio redundat.
Apponam autem tibi etiam de hoc pauca ipfius verba.
*Affirmo, quaecunque hominem effe dixerim, haec femper
eadem effe me oftenfurum, et fecundum legem, et fecun-
dum naturam; dico autem, effe fanguinem, pituitam,
bilem flavam et nigram. Horum primum fecundum*

Ed. Chart. V. [237.]   Ed. Baf. I. (324.)

τὸν νόμον τὰ ὀνόματα διῃρῆσθαί φημι, καὶ οὐδενὶ αὐτέων
ταὐτὸ ὄνομα, ἔπειτα κατὰ φύσιν τὰς ἰδέας κεχωρίσθαι,
καὶ' οὔτε τὸ φλέγμα οὐδὲν ἐοικέναι τῷ αἵματι, οὔτε τὸ
αἷμα τῇ χολῇ, οὔτε τὴν χολὴν τῷ φλέγματι. πῶς γὰρ ἂν
ἐοικότα εἴη ταῦτ' ἀλλήλοισιν, ὧν οὔτε τὰ χρώματα ὅμοια
φαίνεται προσορώμενα, οὔτε τῇ χειρὶ ψαυούσῃ ὅμοια δο-
κέει εἶναι; οὔτε γὰρ θερμὰ ὁμοίως ἐστὶν, οὔτε ψυχρὰ, οὔτε
ξηρὰ, οὔτε ὑγρά. ἀνάγκη τοίνυν, ὅτι τοσοῦτον διήλλακται
ἀλλήλων τὴν ἰδέαν τε καὶ τὴν δύναμιν, μὴ ἓν αὐτὰ εἶναι,
εἴπερ μὴ πῦρ τε καὶ ὕδωρ ταὐτόν ἐστι. γνοίης δ' ἂν
τοῖσδε, ὅτι οὐχ ἓν ταῦτα πάντα ἐστὶν, ἀλλ' ἕκαστον
αὐτέων ἔχει δύναμίν τε καὶ φύσιν τὴν ἑωυτοῦ. εἰ γάρ τινι
δίδως ἀνθρώπῳ φάρμακον, ὅ τι φλέγμα ἄγει, ἐμεῖταί σοι
φλέγμα, καὶ ἢν διδῷς φάρμακον, ὅ τι χολὴν ἄγει, ἐμεῖταί
σοι χολήν. κατὰ ταὐτὰ δὲ καὶ χολὴν μέλαιναν καθαί-
ρει, · ἢν διδῷς φάρμακον, ὅ τι χολὴν μέλαιναν ἄγει. καὶ
ἢν τρώσῃς αὖ σὺ τοῦ σώματος μέρος τι, ὥστε ἕλκος
γενέσθαι, ῥυήσεται αὐτῷ αἷμα. καὶ ταῦτα ποιήσει πάντα

legem nomina diftingui pronuncio, et nulli ipforum idem
numen. Deinde fecundum naturam fpecies feparari, et
neque pituitam ullum fimilem effe fanguini, neque fan-
guinem bili, neque bilem pituitae. Quomodo enim fimi-
lia haec effent invicem, quae nec colore ad vifum, nec
fubftantia ad tactum fimilia effe videntur? neque enim
calida fimiliter funt, neque frigida, neque ficca, neque
humida. Quare neceffe eft, quoniam tantum inter fe
differunt, fpecie et facultate non unum ipfa effe; fiqui-
dem non ignis et aqua idem funt. Cognofces autem,
quod non unum omnia haec fint, fed fingula vim ha-
beant et naturam propriam, hac ratione. Si enim alicui
homini dederis medicamentum, quod pituitam educit, evo-
met tibi pituitam; et fi exhibeas medicamentum, quod
bilem purgat, evomet tibi bilem. Pari modo et atram
bilem purgat, fi dederis medicamentum, quod atram
bilem elicit. Ac fi vulneraveris rurfus corporis partem
aliquam, ut vulnus fiat, profluet inde fanguis. Atque

πᾶσαν ἡμέραν, καὶ νύκτα, καὶ χειμῶνος, καὶ ἤρεος, μέ-
χρις ἂν δυνατὸς ᾖ τὸ πνεῦμα ἕλκειν εἰς ἑωυτὸν, καὶ
πάλιν μεθιέναι, καὶ δυνατὸς ἔσται, ἔστ' ἄν τινος τού-
των στερηθῇ τῶν συγγεγονότων. συγγέγονε δὲ ταῦτα τά
εἰρημένα. πῶς γὰρ οὐ συγγέγονε; πρῶτον μὲν φανερῶς
ἐστιν ἄνθρωπος ἔχων ἐν ἑωυτῷ πάντα ταῦτα ἀεὶ, ἕως ἂν ζῇ,
ἔπειτα δὲ γέγονεν ἐξ ἀνθρώπου πάντα ταῦτα ἔχοντος, ἔπειτα
τέθραπται ἐν ἀνθρώπῳ πάντα ταῦτα ἔχοντι, ἃ ἐγώ τέ φημι
καὶ ἀποδείκνυμι. διὰ τούτων ὁ Ἱπποκράτης ἀπέδειξε τοὺς
τέτταρας χυμοὺς κατὰ φύσιν ἐν ἡμῖν εἶναι, καὶ οὐχ, ὥσπερ
ἔνιοι νομίζουσι, τὸ αἷμα μόνον, ἐκ περιουσίας γε πάλιν
ἐλέγχων διὰ τῶν ἑξῆς τοὺς ἓν ὁτιοῦν τούτων εἰπόντας εἶναι
τὸν ἄνθρωπον, ὡς καὶ διὰ τῶν ἔμπροσθεν ἤλεγξε τοὺς ἓν
εἰπόντας εἶναι τὸ στοιχεῖον τῶν ἐν γενέσει καὶ φθορᾷ
σωμάτων, ὑπὲρ ὧν τῆς ἀποδείξεως, ὡς ἔφην, γέγραπταί μοι
κατ' ἐκεῖνο τὸ βιβλίον, ὃ περὶ τῶν καθ' Ἱπποκράτην στοι-
χείων ἐπιγέγραπται. καὶ τοῦτον οὖν τὸν λόγον ὁ Πλάτων

*haec omnia fient quovis die ac nocte, hyeme et vere,
usque dum poffit fpiritum ad fe attrahere et rurfus
emittere, donec aliquo horum connatorum deftituatur.
Connata autem funt haec praedicta. Quomodo enim non
connata fint? Primum fiquidem homo haec omnia femper,
quoad vita fruitur, in fe continet. Deinde facta funt ex
homine omnia haec poffidente. Poft nutrita funt in
homine omnia haec obtinente, quae ego et dico et
demonftro.* His Hippocrates quatuor humores fecundum
naturam in nobis effe demonftravit, et non, ficut non-
nulli putant, folum fanguinem. Item ex abundanti rur-
fus corripit in fubfequentibus eos, qui unum aliquod
horum hominem effe tuentur, ut etiam fuperius com-
prehenfis coarguit eos, qui unum elementum generationi
et corruptioni fubjacentium effe dictitabant; de quorum
demonftratione, ut dixi, tractatum a me in illo libro
eft, qui de elementis fecundum Hippocratem infcriptus
eft. Atque hunc totum fermonem Plato omifit, Hippo-

ἅπαντα παρέλιπεν, ὁ δ᾽ Ἱπποκράτης, ὡς ἔφην, διῆλθε διὰ
τῶν ἐφεξῆς τῇ προγεγραμμένῃ ῥήσει. μόνην δ᾽ ἀρκέσει μοι
τὴν ἀρχὴν αὐτῆς παραγράψαι, κατὰ λέξιν οὕτως ἔχουσαν.
οἱ δὲ λέγοντες, ὡς ἕν ἐστιν ὁ ἄνθρωπος, δοκέουσί μοι ταύτῃ
τῇ γνώμῃ χρῆσθαι. ὁρῶντες τοὺς πίνοντας ἀνθρώπους τὰ
φάρμακα ἀπολλυμένους ἐν τῇσι καθάρσεσι, τοὺς μὲν χολὴν
ἐμέοντας, τοὺς δέ τινας φλέγμα, τοῦθ᾽ ἕκαστον αὐτῶν ἐνό-
μισαν εἶναι τὸν ἄνθρωπον, ὅτι καθαιρόμενον εἶδον ἀποθα-
νόντα. καὶ οἱ τὸ αἷμα φάντες εἶναι τὸν ἄνθρωπον τῇ
αὐτῇ γνώμῃ χρῶνται. ὁρῶντες ἀποσφαζομένους τοὺς ἀνθρώ-
[238] πους, καὶ τὸ αἷμα καταῤῥέον ἐκ τοῦ σώματος, τοῦτο
νομίζουσιν εἶναι τὴν ψυχὴν τῶν ἀνθρώπων, καὶ μαρτυρίοισι
τούτοισι χρῶνται ἐν τοῖσι λόγοισι. ταῦτα προειπὼν ὁ Ἱππο-
κράτης ἐφεξῆς ἐλέγχει τὴν δόξαν τῶν οὕτως ὑπολαμβανόντων,
ἅπερ εἴ τις μέλλει πάντα ἀναγιγνώσκειν, ἐκ τοῦ περὶ φύσιος
ἀνθρώπου βιβλίου πάρεστιν αὐτῷ. τὸ γὰρ σύγγραμμα παρὰ
πᾶσιν ἀνθρώποις ἐστί.

crates autem, ut praedixi, in iis, quae fuperius compre-
henfam orationem fequuntur, percenfuit. Sufficiet autem
mihi folum ipfius initium afcribere, quod hunc in mo-
dum habet. *Qui hominem unum effe ducunt, videntur
mihi ita fentire, quod ex iis, qui affumptis medicamentis
in purgationibus perierint, alios bilem vomere, alios
pituitam, confpicati, putaverint, unumquodque id effe
hominem, quod eum, qui purgaretur, morientem rejicere
viderent. Item qui fanguinem effe hominem pronuncia-
runt, ejusdem funt fententiae; nam confpicientes, in
hominibus, qui jugulantur, fanguinem ex corpore effluere,
hunc animam effe cenfent, ac teftimoniis his utuntur
inter difputandum.* Haec praefatus Hippocrates deinde
opinionem ita exiftimantium reprehendit; quae fi quis
omnia volet legere, in libro de natura hominis ei lice-
bit. Nam commentarius in omnium hominum manibus
verfatur.

Κεφ. ς´. Ἐγὼ δὲ μήκους φειδόμενος ἐπὶ τὰ συνεχῆ
τοῦ λόγου τρέψομαι. μετὰ γὰρ τὸ κατασκευάσαι τοὺς τέτ-
ταρας χυμοὺς ἡμῖν εἶναι κατὰ φύσιν, ὑπερβάλλοντας δὲ
πυσότητι καὶ ἀλλοιωμένους κατὰ ποιότητα νόσων αἰτίους
γίγνεσθαι, μετὰ ταῦτα δείκνυσιν ἐν μὲν τῷ χειμῶνι πλεο-
νάζον τὸ φλέγμα, τοῦ δ᾽ ἦρος τὸ αἷμα, καὶ τοῦ θέρους
τὴν ξανθὴν χολὴν, καὶ τοῦ φθινοπώρου τὴν μέλαιναν.
ἄμεινον δ᾽ ἐστὶν αὐτὴν τὴν ῥῆσιν ὅλην αὐτοῦ παραγράψαι
κατὰ λέξιν οὕτως ἔχουσαν. Αὔξεται δ᾽ ἐν τῷ ἀνθρώπῳ τὸ
φλέγμα τοῦ χειμῶνος, τοῦτο γὰρ τῷ χειμῶνι κατὰ φύσιν
μάλιστα τῶν ἐν τῷ σώματι ἐνεόντων ψυχρότατόν ἐστι.
τεκμήρια δὲ τούτων, ὅτι τὸ φλέγμα ψυχρότατον, εἰ θέλεις
ψαῦσαι φλέγματος, καὶ χολῆς, καὶ αἵματος, τὸ φλέγμα εὑ-
ρήσεις ψυχρότατον ἐὸν, καίτοι γλισχρότατόν ἐστι, καὶ βίῃ
μάλιστα ἄγεται μετά γε χολὴν μέλαιναν. ὅσα δὲ βίῃ ἔρχε-
ται, θερμότερα γίνεται ἀναγκαζόμενα ὑπὸ τῆς βίης. ἀλλ᾽
ὅμως (325) καὶ πρὸς ταῦτα πάντα ψυχρότατον ἐὸν τὸ
φλέγμα φαίνεται ὑπὸ τῆς φύσιος τῆς ἑωυτοῦ. ὅτι δ᾽
ὁ χειμὼν πληροῖ φλέγματος τὸ σῶμα, γνοίης ἂν τοῖσδε·

Cap. VI. Ego vero prolixitati parcens ad ea, quae
difputationi propria funt, me convertam. Nam quum
aftruxiffet, quatuor humores nobis effe fecundum natu-
ram, excedentes autem quantitate et alteratos qualitate
morborum fieri auctores, poftea oftendit, hyeme pituitam
redundare, vere fanguinem, aeftate flavam bilem, autum-
no nigram. Satius autem eft totam ipfius feriem fub-
jungere, quae ita ad verbum habet. *Augefcit in homine
pituita per hyemem; haec enim hyeme fecundum natu-
ram praefertim eorum, quae in corpore funt, frigidiffima
eft. Indicia horum funt, nempe pituitae frigidiffimae,
quod, fi pituitam, bilem et fanguinem voles attingere,
pituitam reperies frigidiffimam, etfi vifcofiffima fit, et
vi potiffimum poft atram bilem agatur. Quae autem vi
eunt, calidiora redduntur a vi coacta. Attamen etiam
ad haec omnia frigidiffima ex fua natura effe pituita
apparet. Porro quod hyems pituita corpus replet, hinc*

οἱ ἄνθρωποι πτύουσι καὶ ἀπομύσσονται φλεγματωδέστατον
τοῦ χειμῶνος, καὶ τὰ οἰδήματα λευκὰ γίγνονται μάλιστα
κατὰ ταύτην τὴν ὥραν, καὶ τἄλλα νοσήματα φλεγματώδεα.
τοῦ δ᾽ ἦρος ἔτι μὲν ἰσχυρὸν τὸ φλέγμα ἐστὶν ἐν τῷ σώματι,
καὶ τὸ αἷμα αὔξεται. τά τε γὰρ ψύχεα ἐξανίει καὶ τὰ ὕδα-
τα ἐπιγίγνεται, τὸ δ᾽ αἷμα αὔξεται ὑπό τε τῶν ὄμβρων
καὶ ὑπὸ τῶν θερμημεριῶν. κατὰ φύσιν γὰρ αὐτέῳ ταῦτ᾽
ἐστι μάλιστα τοῦ ἐνιαυτοῦ, ὑγρόν τε γάρ ἐστι καὶ θερμόν.
γνοίης δ᾽ ἂν τοῖσδε· οἱ ἄνθρωποι τοῦ ἦρος καὶ τοῦ θέ-
ρεος μάλιστα ὑπὸ τῶν δυσεντεριῶν ἁλίσκονται, καὶ ἐκ τῶν
ῥινῶν τὰ αἵματα ῥέει αὐτοῖσι, καὶ θερμότατοί εἰσι καὶ
ἐρυθροί. τοῦ δὲ θέρεος τό τε αἷμα ἰσχύει ἔτι, καὶ ἡ χολὴ
αἴρεται ἐν τῷ σώματι, καὶ παρατείνει εἰς τὸ φθινόπωρον.
ἐν δὲ τῷ φθινοπώρῳ τὸ μὲν αἷμα ὀλίγον γίγνεται· ἐναν-
τίον γὰρ αὐτοῦ τῇ φύσει τὸ φθινοπωρόν ἐστιν· ἡ δὲ χολὴ
τὸ θέρος κατέχει τὸ σῶμα καὶ τὸ φθινόπωρον. γνοίης] δ᾽
ἂν τοῖσδε· οἱ ἄνθρωποι αὐτόματοι ταύτην τὴν ὥρην χολὴν
ἐμέουσι, καὶ ἐν τῇσι φαρμακοποσίῃσι χολωδέστατα καθαί-

cognoveris: homines fpuunt rejiciuntque per nares pitui-
tofiffima hyeme. Item alba oedemata potiffimum in hoc
anni tempore proveniunt, aliique morbi pituitofi. Vere
autem adhuc valida quidem pituita in corpore exiftit, et
fanguis augetur; nam frigora remittunt, et aquae fuper-
veniunt; fanguis autem augefcit a pluviis et diebus
calidis; nam fecundum naturam ipfi haec anni pars eft
potiffimum, quippe humida eft et calida, id quod fic co-
gnofces. Vere homines et aeftate potiffimum a dyfenteriis
corripiuntur, ex naribus fanguis profluit; calidiffimi
ipfi funt et rubicundi; aeftate fanguis invalefcit adhuc,
et bilis in corpore attollitur, produciturque in autumnum.
At in eo fanguis quidem paucus generatur; contrarius
enim ipfius naturae autumnus eft; bilis autem aeftate et
autumno corpus occupat; id quod hinc difcere licet.
Homines fua fponte hoc anni tempore bilem vomunt, et
in medicamentorum purgationibus biliofiffima purgantur.

ρονται. δῆλον δὲ καὶ τοῖσι πυρετοῖσι καὶ τοῖσι χρώμασι
τῶν ἀνθρώπων. τὸ δὲ φλέγμα τοῦ θέρεος ἀσθενέστατόν
ἐστιν αὐτὸ ἑωυτοῦ. ἐναντίη, γὰρ αὐτοῦ τῇ φύσει ἡ ὥρη
ἐστί, ξηρή τε οὖσα καὶ θερμη. τὸ δ᾽ αἷμα τοῦ φθινοπώ-
ρου ἐλάχιστόν ἐστιν ἐν τῷ ἀνθρώπῳ, ξηρόν τε γάρ ἐστι τὸ
φθινόπωρον καὶ ψύχειν ἄρχεται ἤδη τὸν ἄνθρωπον. ἡ δὲ
μέλαινα χολὴ τοῦ φθινοπώρου πλείστη τε καὶ ἰσχυροτάτη
ἐστίν. ὅταν δ᾽ ὁ χειμὼν καταλαμβάνῃ, ἥ τε χολὴ ψυχο-
μένη ὀλίγη γίγνεται καὶ τὸ φλέγμα αὔξεται πάλιν ὑπό τε
τῶν ὑετῶν τοῦ πλήθεος καὶ ὑπὸ τῶν νυκτῶν τοῦ μήκεος.
ἔχει μὲν οὖν ταῦτα πάντα ἀεὶ τὸ σῶμα τοῦ ἀνθρώπου. ὑπὸ
δὲ τῆς ὥρης περιϊσταμένης ποτὲ μὲν πλείω γίγνεται αὐτὰ ἑωυ-
τῶν, ποτὲ δ᾽ ἐλάσσω ἕκαστα κατὰ μέρος τε καὶ κατὰ φύσιν.
[239] ὡς γὰρ ὁ ἐνιαυτὸς μετέχει μὲν πᾶσι πάντων, καὶ τῶν
θερμῶν, καὶ τῶν ψυχρῶν, καὶ τῶν ξηρῶν, καὶ τῶν ὑγρῶν·
οὐ γὰρ ἂν μείνειε τουτέων οὐδὲν οὐδένα χρόνον ἄνευ πάν-
των τῶν ἐνεόντων ἐν τῷδε τῷ κόσμῳ, ἀλλ᾽, εἰ ἕν τί γε ἐκ-
λείποι, πάντα ἂν ἀφανισθείη, ἀπὸ γὰρ τῆς αὐτῆς ἀνάγκης

*Conſtat autem et febribus et hominum coloribus. Pitui-
ta vero aeſtate imbecillima eſt ipſa ſui ratione. Con-
trarium enim ipſius naturae anni tempus eſt ſiccum et
calidum. Sanguis porro per autumnum pauciſſimus eſt
in homine, quoniam ſiccus eſt autumnus, et refrigerare
jam hominem incipit. At atra bilis in autumno plurima
valentiſſimaque eſt. Quum vero hyems invadit, bilis
refrigerata pauca gignitur, et pituita rurſus augeſcit
tum a pluviarum copia, tum a noctium prolixitate.
Haec igitur omnia ſemper corpus humanum occupant.
At ab anni tempore conſiſtente interdum plura ipſa
quam prius gignuntur, interdum pauciora ſingula parti-
culatim et ſecundum naturam. Sic enim annus parti-
ceps eſt omnium, et calidorum, et frigidorum, et ſicco-
rum, et humidorum, quia nullum ex his ullo tempore
manſerit ſine omnibus quae hoc in mundo ſunt. At ſi
unum aliquod deficiat, omnia vanoſcent. Etenim ab*

πάντα συνέστηκέ τε καὶ τρέφεται ὑπ᾽ ἀλλήλων· οὕτω δὲ
καὶ εἴτι ἐκ τοῦ ἀνθρώπου ἐκλείποι τουτέων τῶν συγγεγονο-
των, οὐκ ἂν δύναιτο ζῆν ὁ ἄνθρωπος. ἰσχύει δ᾽ ἐν τῷ
ἐνιαυτῷ τοτὲ μὲν ὁ χειμὼν μάλιστα, τοτὲ δὲ τὸ ἔαρ, τοτὲ
δὲ τὸ θέρος, τοτὲ δὲ τὸ φθινόπωρον. οὕτω δὲ καὶ ἐν τῷ
ἀνθρώπῳ τοτὲ μὲν τὸ φλέγμα ἰσχύει, τοτὲ δὲ τὸ αἷμα,
τοτὲ δ᾽ ἡ χολὴ, πρῶτον μὲν ἡ ξανθὴ, ἔπειτα δὲ ἡ μέ-
λαινα καλεομένη. μαρτύριον δὲ σαφέστατον· εἰ θέλοις τῷ
αὐτῷ ἀνθρώπῳ δοῦναι τὸ αὐτὸ φάρμακον τετράκις τοῦ
ἐνιαυτοῦ, ἐμεῖται τοῦ μὲν χειμῶνος φλεγματωδέστερα, τοῦ
δ᾽ ἦρος ὑγρότερα, τοῦ δὲ θέρεος χολωδέστατα, τοῦ δὲ
φθινοπώρου μελάντατα. ταῦτα περὶ τῆς κατὰ τὰς ὥρας
διαφορᾶς εἰπὼν ὁ Ἱπποκράτης, ἐδίδαξεν ἐν αὐτοῖς δυνάμει
περὶ τῶν ἡλικιῶν καὶ χωρῶν. ἀεὶ γὰρ ἐν ἅπασιν οἷς ἂν
ὑφηγῆται καθ᾽ ὁντιναοῦν λόγον ἐπιβλέπειν κελεύει καὶ
ὥρην, καὶ χώραν, καὶ ἡλικίην, καὶ ὅ τι δὲ ἐφ᾽ ἑνὸς τούτων
ἀκούεις, μεταφέρειν ἀξιῶν σε τοῦτο καὶ ἐπὶ τὰ λοιπὰ δύο
καθ᾽ ὁμοιότητα. τὸν αὐτὸν γὰρ λόγον ἐν ἡλικίαις ὁ παῖς

eadem neceſſitate omnia conſtituta ſunt, et nutriuntur
a ſeſe invicem. Si autem etiam aliquid ex homine defi-
ciat horum connatorum, homo non poterit vivere. Porro
in anno tunc quidem hyems invaleſcit maxime, tunc
autem ver, tunc aeſtas, tunc autumnus. Ita etiam in
homine tunc ſane pituita invaleſcit, tunc autem ſanguis,
tunc bilis, primum quidem flava, deinde nigra dicta.
Teſtimonium hujus manifeſtiſſimum eſt: ſi voles eidem
homini idem medicamentum quater in anno exhibere,
evomet quidem hyeme pituitoſiora, vere humidiora, aeſta-
te bilioſiſſima, autumno nigerrima. Haec de tempeſta-
tum differentia locutus Hippocrates docuit in ipſis facul-
tate etiam de aetatibus et regionibus; ſemper enim in
omnibus, quibus ſermonem quemcunque recenſet, jubet
inſpicere anni tempus, regionem, aetatem; et quod in
uno horum intelligis, id vult te etiam ad reliqua duo
juxta ſimilitudinem transferre; eandem ſiquidem ratio-

ἔχει τῇ τοῦ ἦρος ἐν ὥραις. ὡσαύτως δ᾽ ὁ μὲν νεανίσκος
τῇ τοῦ θέρους, ὁ δὲ παρακμάζων τῇ τοῦ φθινοπώρου,
καὶ τελευταῖος ὁ γέρων τῇ τοῦ χειμῶνος. ὁμοίως δὲ καὶ
τῶν χωρῶν ἡ μὲν εὔκρατος τῇ τοῦ ἦρος, ἡ δὲ θερμὴ
τῇ τοῦ θέρους, ἡ δ᾽ ἀνωμάλως ἔχουσα κατὰ θερμότητα
καὶ ψυχρότητα, πλεονεκτοῦσα δ᾽ ὅμως ψυχρότητι καὶ ξη-
ρότητι, τῇ τοῦ φθινοπώρου, ἡ δ᾽ ὑγρὰ καὶ ψυχρὰ τῇ τοῦ
χειμῶνος. ταῦτά τε οὖν διδάξας, καὶ πρὸς τούτοις ὅτι τὰ
ἐναντία τῶν ἐναντίων ἐστὶν ἰάματα, τῆς κατὰ τὴν τέχνην
μεθόδου τὰ στοιχεῖα παρέδωκεν, οἷς ἐφεξῆς τὰ κατὰ τοὺς
ἀφορισμοὺς διελθὼν περὶ τῶν πλεοναζόντων καθ᾽ ἑκάστην
ὥραν τε καὶ ἡλικίαν νοσημάτων, τὰς οἷον συλλαβὰς ἐπὶ
τοῖς στοιχείοις ὑφηγήσατο. παραγράψω δέ σοι καὶ τὰς ῥή-
σεις αὐτοῦ κατὰ λέξιν ἐχούσας ὧδε. Νοσήματα δὲ πάντα
μὲν ἐν πάσῃσιν ὥρῃσιν γίγνεται, μᾶλλον δ᾽ ἔνια κατ᾽ ἐνίας
αὐτῶν καὶ γίγνεται, καὶ παροξύνεται· τοῦ μὲν ἦρος τὰ
μελαγχολικὰ, καὶ τὰ μανικὰ, καὶ τὰ ἐπιληπτικὰ, καὶ αἵ-
ματος ῥύσιες, καὶ κυνάγχαι, καὶ κόρυζαι, καὶ βρόγχοι,

nem in aetatibus habet puer, quam in quatuor tempori-
bus ver habet; eandem juvenis, quam aeſtas; eandem
ſenex, quam autumnus; eandem decrepitus, quam hyems.
Similiter etiam ex regionibus temperata veri reſpondet;
calida aeſtati; inaequalis calore et frigiditate, ſed redun-
dans tamen frigiditate et ſiccitate autumno; humida et
frigida hyemi.   Haec itaque quum docuiſſet, et praeter-
ea, quod contraria contrariorum ſunt remedia, artis me-
thodi elementa tradidit; poſtea, ubi ea, quae in aphoris-
mis ſunt, pertractaſſet de exuperantibus in unoquoque
anni tempore et aetate morbis, veluti ſyllabas his ele-
mentis adjunxit. Aſcribam tibi etiam orationem ipſius,
quae ad verbum ſic habet. *Morbi omnes quidem omni-*
bus temporibus anni accidunt, ſed nonnulli magis certis
quibusdam et oriuntur et exacerbantur. Vere quidem
melancholiae, maniae, epilepſiae, ſanguinis profluvia,
anginae, gravedines, raucedines, tuſſes, lepra, impeti-

694 ΓΑΛΗΝΟΥ ΠΕΡΙ

Ed. Chart. V. [239.]   Ed. Baf. I. (325.)

καὶ βῆχες, καὶ λέπρα, καὶ λειχῆνες, καὶ ἀλφοὶ, καὶ ἐξαν-
θήσιες ἑλκώδεες πλεῖσται, καὶ φύματα, καὶ ἀρθριτικά·
τοῦ δὲ θέρεος ἔνιά τε τουτέων, καὶ πυρετοὶ συνεχέες καὶ
καῦσοι, καὶ τριταῖοι πυρετοὶ, καὶ τεταρταῖοι, ἔμετοί τε καὶ
διάρροιαι, καὶ ὀφθαλμίαι, καὶ ὤτων πόνοι, καὶ στομάτων
ἑλκώσιες, καὶ σηπεδόνες αἰδοίων, καὶ ἱδρῶα· τοῦ δὲ φθι-
νοπώρου καὶ τῶν θερινῶν τὰ πολλὰ, καὶ πυρετοὶ τεταρ-
ταῖοι, καὶ πλάνητες, καὶ σπλῆνες, ὕδρωπες, φθίσιες, καὶ
στραγγουρίαι, καὶ λειεντερίαι, καὶ δυσεντερίαι, καὶ συνάγ-
χαι, καὶ ἄσθματα, καὶ εἰλεοὶ, καὶ ἐπιληψίαι, καὶ τὰ μα-
νικὰ, καὶ τὰ μελαγχολικά· τοῦ δὲ χειμῶνος πλευρίτιδες,
περιπνευμονίαι, κόρυζαι, λήθαργαι, βράγχοι, βῆχες, πό-
νοι στηθέων, πλευρέων, ὀσφύος, κεφαλαλγίαι, ἴλιγγοι,
ἀποπληξίαι. ταῦτα περὶ τῶν ὡρῶν εἰπὼν ὁ Ἱπποκράτης,
ἐφεξῆς περὶ τῶν ἡλικιῶν ᾧδε γράφει. ἐν δὲ τῆσιν ἡλικίησι
συμβαίνει τοῖσι μὲν μικροῖσι καὶ νεογνοῖσι παιδίοισιν
ἄφθαι, ἔμετοι, βῆχες, ἀγρυπνίαι, φόβοι, ὀμφαλοῦ
φλεγμοναὶ, ὤτων ὑγρότητες, πρὸς δὲ τὸ ὀδοντοφυεῖν
προσάγουσιν οὖλων ὀδαξησμοὶ, πυρετοὶ, σπασμοὶ, διάρ-

gines, vitiligines, puſtulae ulceroſae plurimae, phyma-
ta, articulorum dolores. Aeſtate nonnulli ex his, febres
continuae et ardentes, tertianae et quartanae, vomitio-
nes, alvi profluvia, lippitudines, aurium dolores, oris
ulcera, genitalium putredines et ſudationes. Autumno
magna pars aeſtivorum, atque etiam febres quartanae
et erraticae, lienes, aquae ſubter cutem, tabes, ſtillici-
dia urinae, levitates inteſtinorum et tormina, anginae,
aſthmata, ilei cruciatus, inſania et melancholia. Hye-
me pleuritides, peripneumoniae, gravedines, lethargi,
raucedines, tuſſes, dolores pectorum, laterum, lumbo-
rum, dolores capitis, vertigines, apoplexiae. Haec de
anni temporibus Hippocrates perſecutus, deinceps de aeta-
tibus ita ſcribit. Per aetates haec accidunt parvis et
recens natis puerulis, ulcera oris, vomitus, tuſſes, vigi-
liae, pavores, inflammationes umbilici, aurium humidi-
tates. Paulo aetate progredientibus, quum dentire inci-

Ed. Chart. V. [239. 240.] Ed. Baf. I. (325.)

ῥοιαι, καὶ μάλιστα ὕταν ἀνάγωσι τοὺς κυνόδοντας, καὶ τοῖσι παχυτάτοισι τῶν παιδίων καὶ τοῖσι κοιλίας σκληρὰς ἔχουσι· πρεσβυτέροισι δὲ γιγνομένοισι παρίσθμια, σπονδύλου τοῦ κατὰ ἰνίον εἴσω ὤσιες, [240] ἄσθματα, λιθιάσιες, ἕλμινθες στρογγύλαι, ὀσκαρίδες, ἀκροχορδόνες, σατυριάσεις, χοιράδες, στραγγουρίαι, καὶ τἄλλα φύματα· τοῖσι δ᾽ ἔτι πρεσβυτέροισι καὶ πρὸς τὴν ἥβην προσάγουσι τουτέων τε πολλὰ καὶ πυρετοὶ χρόνιοι μᾶλλον, καὶ ἐκ ῥινῶν αἵματος ῥύσιες. τὰ δὲ πλεῖστα τοῖσι παιδίοισι πάθεα κρίνεται, τὰ μὲν ἐν τεσσαράκοντα ἡμέρῃσι, τὰ δὲ ἐν ἑπτὰ μησὶ, τὰ δὲ ἐν ἑπτὰ ἔτεσι, τὰ δὲ πρὸς τὴν ἥβην προσάγουσιν. ὅσα δ᾽ ἂν διαμείνῃ τοῖσι παιδίοισι, καὶ μὴ ἀπολυθῇ περὶ τὸ ἡβάσκειν, ἢ τοῖσι θήλεσι περὶ τὰς τῶν καταμηνίων ῥήξιας, χρονίζειν εὔωθε. τοῖσι δὲ νεηνίσκοισιν αἵματος πτύσιες, φθίσιες, πυρετοὶ ὀξέες, ἐπιληψίαι, καὶ τἄλλα νοσήματα, μάλιστα δὲ τὰ εἰρημένα. τοῖσι δ᾽ ὑπὲρ τὴν ἡλικίην ταύτην πλευρίτιδες, περιπνευμονίαι, λήθαργοι, φρενίτιδες, καῦσοι, διάῤῥοιαι,

plunt, gingivarum prurigines, febres, convulfiones, alvi fluores, maxime quum caninos edunt, et iis potiſſimum pueris, qui corpulentiſſimi funt, et alvos habent aftrictas. Adultioribus jam tonfillae, vertebrae in occipitio fitae luxatio in partem interiorem, afthmata, calculi, lumbrici teretes, afcarides, verrucae, fatyriafis, ftrumae, urinae ſtillicidia, aliaque tubercula. Provectioribus adhuc et jam puberibus magna horum pars accidit, atque etiam febres diuturnae potius, et fanguinis e naribus profufiones. Plurimi vero affectus puerorum judicantur aut intra quadragefimum diem, aut intra feptimum menfem, aut intra feptimum annum, aut quum ad pubertatem itur. Qui autem perdurarint, nec folvi potuerint pubefcenti, aut foeminae, quum menftrua erumpunt, eis confenefcere affolent. Adolefcentibus fanguinis excreationes, tabes, febres acutae, comitiales et reliqui morbi, fed praecipue quos enumeravi. Qui hanc aetatem exceſſerunt, pleuritides, peripneumoniae, lethargi, phrenitides, ardores, alvi

χολέραι, δυσεντερίαι, αἱμοῤῥοΐδες. τοῖσι δὲ πρεσβυτέροισι
δύσπνοιαι, κατάῤῥοι βηχώδεες, στραγγουρίαι, δυσουρίαι,
ἄρθρων πόνοι, νεφρίτιδες, ἴλιγγοι, ἀποπληξίαι, κα-
χεξίαι, ξυσμοὶ τοῦ σώματος, ἀγρυπνίαι, κοιλίης καὶ
ὀφθαλμῶν καὶ ῥινῶν ὑγρότητες, ἀμβλυωπίαι, (326) γλαυ-
κώσιες, βαρυηκοΐαι. ταύτην τὴν τάξιν τῆς διδασκαλίας
ἐχρῆν πεποιῆσθαι τὸν Πλάτωνα μᾶλλον, εἴ πέρ γε φιλοσόφῳ
προσήκει τὸ τάξει καὶ μεθόδῳ χρῆσθαι καὶ διδασκαλίᾳ,
καὶ μᾶλλον ἢ τοῖς ἰατροῖς. ἀλλ᾽ ἴσως οὐκ ἠδύνατο περὶ
τῶν τοιούτων ἀκριβῶς διελθεῖν ἐμπειρίας δεομένων, αὐτὸς
οὐκ ὢν τρίβων τῶν ἔργων τῆς ἰατρικῆς. καὶ κατὰ τοῦτο
ἐπαινεῖν αὐτὸν προσήκει, περὶ ὧν ἀκριβῶς οὐκ ἠπίστατο
μηδ᾽ ἐπιχειρήσαντα λέγειν. ἀλλ᾽ ἐκεῖνά γε δυνατὸν ἦν αὐτῷ
παρ᾽ αὐτῆς τῆς τῶν πραγμάτων φύσεως μεμαθηκέναι τὰ
λελεγμένα κατὰ τοὺς ἀφορισμοὺς ἐν τῇδε τῇ ῥήσει. κατὰ
δὲ τὰς ὥρας τοῦ μὲν ἦρος καὶ ἄκρου τοῦ θέρεος οἱ παῖδες
καὶ οἱ τούτων ἐχόμενοι τῇσιν ἡλικίῃσιν ἄριστά τε διάγουσι
καὶ ὑγιαίνουσι μάλιστα· τοῦ δὲ θέρεος καὶ τοῦ φθινοπώ-

fluores, cholerae, difficultates inteftinorum, haemorrhoï-
des. Majoribus natu difficultates fpirandi, deftillationes
cum tuffi, ftillicidia urinae, difficultates urinae, articu-
lorum dolores, nephritides, vertigines, apoplexiae, ca-
chexiae, afpredines totius corporis, vigiliae, alvi, ocu-
lorum et narium humiditates, lippitudines oculorum,
glaucomata, aurium gravitates. Hunc ordinem difcipli-
nae Platonem feciffe oportebat potius, fiquidem philo-
fopho convenit et methodo et difciplina etiam magis
quam medicis uti; fed forte non potuit de ejusmodi,
quae experientiam requirunt, exacte tractare, ut qui
non verfatus fit in medicinae operibus: atque hoc nomi-
ne laudare ipfum oportet, quod ne aggreffus quidem fit
dicere de iis, quae exacte non pernoverat: verum illa
poterat ab ipfa rerum natura didiciffe, quae in Aphoris-
mis in hunc modum dicta funt. Per tempora anni pueri,
et qui aetate his proximi funt, vere atque prima aeftate
optime degunt; fenes aeftate et autumno aliquamdiu, reli-

Ed. Chart. V. [240.]   Ed. Baf. I. (326.)

ϱου μέχρι μὲν τινος οἱ γέροντες, τὸ δὲ λοιπὸν καὶ τοῦ
χειμῶνος οἱ μέσοι τῇσιν ἡλικίῃσιν. ταῦτα μὲν οὖν περὶ
τῶν εἰρημένων ἡλικιῶν ἐφ᾽ ἑαυτοῦ καὶ τῶν ὁμοδιαίτων ἐξε-
τάσαι τις δύναται προήκων ἤδη κατὰ τὴν ἡλικίαν, ὡς εἰκὸς
ἦν Πλάτωνα προήκειν, ὅτε ἔγραφε τὸν Τίμαιον. ἀμελῶς
οὖν ἔσχε περί τε τὴν τῶν αὐτῶν τούτων ἐξέτασιν, ἔτι τε
μᾶλλον ὧν ἔγραψεν ὁ Ἱπποκράτης περὶ τῶν πλεοναζόντων
νοσημάτων ἐν ἑκάστῃ τῶν ἡλικιῶν τε καὶ ὡρῶν, ὡς, εἴγε
προσεσχήκει τὸν νοῦν αὐτοῖς, οὐκ ἂν ἐγεγράφει ταῦτα. τὸ
μὲν οὖν ἐκ πυρὸς ὑπερβολῆς μάλιστα νοσῆσαν σῶμα συνεχῆ
καύματα καὶ πυρετοὺς ἀπεργάζεται, τὸ δὲ ἐξ ἀέρος ἀμφη-
μερινοὺς, τριταίους δὲ ἐξ ὕδατος διὰ τὸ νωθέστερον ἀέρος
καὶ πυρὸς αὐτὸ εἶναι, τὸ δὲ γῆς τέταρτον, ὃν νωθέστατον
τούτων, ἐν τετραπλασίαις περιόδοις χρόνου καθαιρόμενον,
τεταρταίους πυρετοὺς ποιῆσαν ἀπαλλάττεται μόλις. ἐν
τούτῳ τῷ λόγῳ πρῶτον μὲν ἡμάρτηκε κατὰ τὰ κοινὰ στοι-
χεῖα ἁπάντων σωμάτων, οὐ κατὰ τῶν ἐναίμων ζώων ποιησάμενος
τὴν αἰτιολογίαν τῶν περιοδικῶν πυρετῶν· ἄμεινον γὰρ ἦν, ἃ

*quo autumni tempore et hyeme, qui media funt aetate,
melius valent.* Proinde haec de commemoratis aetatibus
in fe ipfo et coaetaneis et convictoribus aliquis poteſt
exquirere aetate jam provectior, ut confentaneum erat
Platonem provectiorem effe, quum Timaeum confcribe-
ret. Itaque de his ipfis disquifitionem neglexit, magis-
que adhuc eorum, quae Hippocrates confcripfit de mrobis,
quibus fingulae et aetates et anni tempora abundant.
*Itaque corpus ignis exceffu potiſſimum laborans conti-
nuos aeſtus et febres efficit; quod aëris exceffu, quoti-
dianas: aquae, tertianas, eo quod aqua fegnior fit, quam
ignis et aër; terrae autem elementum quartum, quum fit
horum tardiſſimum, quadruplici temporis circuitu pur-
gatum, quartanas febres molitum, vix difcedit.* In hac
oratione primum quidem erravit, quod in communia
omnium corporum, non in fanguineorum animantium
elementa, febrium circuitu redeuntium caufam retulit.
Satius enim erat, quae etiam oſtendere poffumus in cor-

Ed. Chart. V. [240. 241.]　　　　　　Ed. Baf. I. (326.)

καὶ δεῖξαι δυνάμεθα κατὰ τὸ σῶμα πλεονάζοντα, ταῦτ᾽
ἰᾶσθαι· δεύτερον δ᾽, ὅτι τῶν ἀμφημερινῶν καὶ τριταίων
πυρετῶν οὐδ᾽ ἐγγὺς ἧκε τῆς ἀληθοῦς αἰτίας. φαίνεται
γὰρ ἐναργῶς ἐπὶ μὲν τῶν ἀμφημερινῶν ὁ φλεγματώδης πλεο-
νάζων χυμός, ὑγρὸς καὶ ψυχρὸς ὤν, ἐπὶ δὲ τῶν τριταίων
ὁ τῆς ξανθῆς χολῆς. πάλιν αὖ καὶ οὗτος ἄκρως θερμὸς
καὶ ξηρός. ὥστ᾽ ἐπὶ τούτου μὲν ἐχρῆν εἰρῆσθαι πλεονάζειν
τὸ τοῦ πυρὸς στοιχεῖον, ἐπ᾽ ἀμφημερινοῦ δὲ τὸ τοῦ ὕδατος,
ὥσπερ ἐν τοῖς τεταρταίοις χυμὸν μὲν τὴν μέλαιναν χολήν,
στοιχεῖον δὲ τὴν γῆν. ὅστις δ᾽ ἑκάστου τῶν εἰρημένων
ἀκριβῶς ἐκμαθεῖν βούλεται τὴν φύσιν, ἔν τε τοῖς περὶ κρί-
σεων ὑπομνήμασι κἂν τοῖς περὶ τῆς διαφορᾶς τῶν πυρετῶν
ἐξειργασμένον τὸν λόγον ἔχει. [241] ἐγὼ δ᾽ οὐκ εἴωθα
πολλάκις ὑπὲρ τῶν αὐτῶν τὰ αὐτὰ γράφειν, ἀλλ᾽ ἅπαξ ἢ
καὶ δὶς ἐνίοτε τὴν ἀπόδειξιν εἰπὼν ἐν τοῖς ἄλλοις βιβλίοις
τῷ συμπεράσματι τῆς ἀποδείξεως χρῶμαι· καθάπερ καὶ
περὶ τοῦ τρεῖς εἶναι τὰς ἀρχὰς τῶν διοικουσῶν ἡμᾶς δυνα-
μεων ἅπαξ ἀποδείξας ἐν τοῖς πρώτοις βιβλίοις τῆσδε τῆς

pore redundare, his mederi; deinde, quoniam ad veram
quotidianarum tertianarumque febrium caufam ne prope
quidem acceffit. Apparet enim evidenter in quotidianis
pituitofus fuperare humor, qui humidus eft et frigidus;
in tertianis flavae bilis, et hic rurfus calidus et ficcus.
Quare in hac dicendum erat ignis elementum fuperare,
in quotidiana aquae, quemadmodum in quartanis humo-
rem quidem atram bilem, elementum vero terram. Porro
qui fingulorum, quae dicta funt, naturam exacte volet con-
difcere, in commentariis tum de crifibus tum de fe-
brium differentiis elaboratam difputationem habet. Ego
autem non confuevi frequenter de eisdem eadem fcribere,
verum femel vel etiam bis nonnunquam demonftratio-
nem interpretatus, in aliis libris conclufione demonftra-
tionis utor; quemadmodum etiam de eo, quod tria fint
principia facultatum corpus noftrum regentium, quum
femel in primis hujus operis libris demonftraffem, in

πραγματείας. ἐν ταῖς ἄλλαις ἁπάσαις ἐξ ἑτοίμου λαμβάνω,
μόνον ἀναμιμνήσκων ἐνίοις, ὡς ἀποδέδεικται. καὶ νῦν γοῦν
ἀρκεῖ τό γε τοσοῦτον ἀναμνῆσαι περὶ τῶν ἐν ἐκείνοις δε-
δειγμένων, ὡς τοὺς ὀξυτάτους τε καὶ καυσωδεστάτους πυρε-
τοὺς ἡ ξανθὴ χολὴ γεννᾷ, καὶ ὡς τοῦ γένους τῶν καυσω-
δῶν πυρετῶν ἐστι καὶ ὁ τριταῖος. εὕρηται δ' ἐν ἐκείνοις
ἡ αἰτία, δι' ἣν οὐκ ἔστι συνεχὴς, ὥσπερ ὁ καῦσος, ἀλλὰ
διαλείπων γίγνεται. τοῦτο οὖν ὁ Πλάτων οὐκ ἀκριβῶς
ἔγνω τῆς Ἱπποκράτους τέχνης, καίτοι πειρώμενος ἕπεσθαι
τἀνδρὶ, καὶ προσέτι γε περὶ τοῦ λευκοῦ φλέγματος. τὸ μὲν
γὰρ πομφολύγων ἐναπολαμβανομένων, ἀοράτων μὲν διὰ
σμικρότητα, καθάπερ αὐτὸς ἔφη, συναπασῶν δὲ τὸν ὄγκον
παρεχομένων, ὁρατὸν γεννᾶσθαι τὸν τοιοῦτον χυμὸν εὔλογόν
τε ἅμα καὶ πιθανόν· τὸ δ' ἐκ συντήξεως ἁπαλῆς σαρκὸς
γενέσθαι ποτὲ φλέγμα τῶν ἀτοπωτάτων ἐστὶ, πλὴν εἴ τις
Πρόδικος ὑπαλλάττων τοὔνομα τὸν πικρόχολον χυμὸν ὀνο-
μάζει φλέγμα διὰ τὸ νομίζειν, ἀπὸ τοῦ πεφλέχθαι τὴν
προσηγορίαν αὐτῷ γεγονέναι. ἀλλ' ὅ γε Πλάτων αὐτὸς οἶδε

aliis omnibus ex parato fumo, folum in memoriam redu-
cens nonnullis, quod id monftratum eft. Atque in praefentia
abunde eft tantum repetere de iis, quae illic oftenfa funt,
nempe febres acutiffimas ardentiffimasque ex flava bile ge-
nerari, et ex genere ardentium febrium tertianam quoque
exiftere.   Porro explicata in illis caufa eft, cur non fit
continua, quemadinodum ardens, fed intermittens fiat.
Haec igitur Plato non accurate novit ex Hippocratis arte,
etfi conaretur virum fequi, ac de pituita praeterea alba.
Quod enim ampullae affumptae, quae figillatim propter
parvitatem videri non poffunt, ut inquit, junctae autem
fimul, et in molem excitatae, vifibilem generant hujus-
modi humorem, rationi confentaneum fimul eft et pro-
babile; quod autem ex colliquata molli carne pituita
nonnunquam fiat, abfurdiffimum, nifi quis Prodicus no-
men immutans amaram bilem pituitam nuncupet, eo
quod fentiat, appellationem ei inditam effe a verbo πε-
φλέχθαι, quod eft incenfum effe.   Verum Plato ipfe

700 ΓΑΛΗΝΟΤ ΠΕΡΙ

Ed. Chart. V. [241.]   Ed. Baf. I. (326.)

θερμότατον ὄντα τὸν τῆς τοιαύτης χολῆς χυμὸν ἐν οἷς φησιν·
ὅσα δὲ φλεγμαίνειν λέγεται τοῦ σώματος ἀπὸ τοῦ καίεσθαί
τε καὶ φλέγεσθαι διὰ χολὴν γέγονε πάντα. καὶ τούτων
ἐφεξῆς· λαμβάνουσα μὲν ἀναπνοὴν ἔξω παντοίαν, ἀναπέμπει
ζέουσα φύματα, καθειργνυμένη δὲ ἐντὸς, πυρίκαυτα νοσή-
ματα πολλὰ ἐμποιεῖ· δῆλος οὖν ἐστι τῇ συνήθει προσηγορίᾳ
κατὰ τοῦ πικροχόλου χυμοῦ χρώμενος, ὥσπερ τοὐπίπαν ἐστὶν
ξανθὸς τὴν χρόαν· καὶ ὠχρὸς δ᾽ ἐνίοτε γίγνεται πολλὴν
ὀῤῥώδη προσλαβὼν ὑγρότητα. καὶ μέντοι κᾀξ αὐτοῦ τοῦ
προσθεῖναι τῷ φλέγεσθαι διὰ τὴν χολὴν δῆλός ἐστιν οὐκ
ἐν τῇ προσηγορίᾳ σφαλλόμενος, ὥσπερ ὁ Πρόδικος, ἀλλ᾽ ἐν
τῇ γνώσει τῆς φύσεως τοῦ χυμοῦ. λέγει δὲ περὶ αὐτοῦ τόνδε
τὸν τρόπον. τὸ δ᾽ αὖ μετ᾽ ἀέρος τηκόμενον ἐκ νέας καὶ
ἁπαλῆς σαρκός· τούτου δ᾽ ἀνεμωθέντος καὶ ξυμπεριλη-
φθέντος ὑπὸ ὑγρότητος, καὶ πομφολύγων ξυστασῶν ἐκ τοῦ
πάθους τούτου, καθ᾽ ἑκάστην μὲν ἀοράτων διὰ σμικρότητα,
ξυναπασῶν δὲ τὸν ὄγκον παρεχομένων ὁρατὸν χρῶμα ἐχου-

hujusmodi bilem humorem calidiſſimum eſſe pernovit,
in quibus ait: *Quae autem corporis partes incendi dicun-
tur, a bilis æſtu et flamma omnes infeſtantur.* Et poſt
haec deinceps: *Quae quum reſpirat extrinſecus, omni-
genas tuberculorum ſpecies fervens emittit; intus autem
cohibita, igneos morbos plurimos procreat.* Conſtat ita-
que, Platonem conſueta amarae bilis appellatione uti,
quae in totum flava colore eſt, pallida autem nonnun-
quam efficitur, ubi copioſam humiditatem ſeroſam aſſum-
pferit. Quin etiam ex eo ipſo, quod appoſuerit, inflam-
mari ob bilem, certum eſt, non in appellatione erraſſe
ipſum, ſicuti Prodicum, ſed in naturae humoris cogni-
tione. Dicit autem de eo in hunc modum. *Rurſus
mollis recentisque carnis portio quaedam cum aëre colli-
queſcit; haec autem ubi ventum conceperit, et circum-
prehenſa ab humiditate, et ampullae ex hoc affectu con-
ſtitutae figillatim propter parvitatem inviſibiles, univerſae
autem in molem coëuntes, viſibilem colorem habeant, ob*

Ed. Chart. V. [241. 242.]   Ed. Baf. I. (326.)

σῶν, διὰ τὴν τοῦ ἀφροῦ γένεσιν ἰδεῖν λευκόν. ταύτην πᾶσαν
ιηκεδόνα ἁπαλῆς σαρκὸς μετὰ πνεύματος συμπλακεῖσαν
λευκὸν εἶναι φλέγμα φαμέν. καὶ μετ᾽ οὐ πολλὰ δὲ πάλιν
ούτως ὑπὲρ αὐτοῦ γράφει· τὸ δὲ λευκὸν φλέγμα διὰ τὸ τῶν
πομφολύγων πνεῦμα χαλεπὸν ἀποληφθὲν, ἔξω δὲ τοῦ σώμα-
τος ἀναπνοὰς ἴσχον ἠπιώτερον μὲν, καταποικίλλει δὲ τὸ
σῶμα, λευκας ἀλφούς τε καὶ τὰ τούτων ξυγγενῆ νοσήματα
ἀποτίκτει. ἐν ταύτῃ μὲν τῇ ῥήσει καλῶς ἀπεφήνατο περὶ
τῶν γινομένων ἀπὸ τοῦ φλέγματος παθῶν· ἡνίκα δ᾽ ἔλεγεν
ἔμπροσθεν, τὴν πᾶσαν τηκεδόνα ἁπαλῆς σαρκὸς μετὰ πνεύ-
ματος συμπλακεῖσαν λευκὸν εἶναι φλέγμα φαμέν, οὐκ ὀρθῶς.
δέδεικται γὰρ ἥ γε τοῦ φλέγματος γένεσις ἐκ τροφῆς φύσει
ψυχροτέρας ἐνδεῶς ὑπὸ τῆς ἐμφύτου θερμασίας κατεργα-
σθείσης ἀποτελουμένη. τηκομένη δὲ σὰρξ ὅμοιόν τι ποιεῖ
τὸ σύντηγμα τῇ χρόᾳ τῆς ὠχρᾶς χολῆς, ἐπὶ τὸ λευκότερον
ῥέπον, ὡς εἶναι τὸ καλούμενον ὑπωχρον πυῤῥόν. [242] ἔστι δὲ
καὶ παχύτερον τὸ σύντηγμα τοῦτο τῆς ὠχρᾶς χολῆς, καὶ δυσω-
δέστερον, καί τινα γλισχρότητα πολλάκις ἔχον ἐν ἑαυτῷ καὶ

*Spumae generationem aspectu album, hanc omnem carnis
mollis colliquationem cum spiritu implicatam albam
esse pituitam dicimus. Ac non multo post rursus sic de
eadem scribit. Alba vero pituita propter ampullarum
spiritum difficilis intus inclusa, ad exteriorem cutem
respirans, mitior quidem, sed corpus albis vitiliginibus
inficit, et harum vicinos morbos procreat.* In hac sane
oratione probe de affectibus pronunciavit, qui a pituita
oriuntur; quum autem scriberet prius, omnem tenerae
carnis colliquationem cum spiritu junctam albam esse
pituitam dicimus, non recte. Quippe ostensum est, quo-
modo pituita ex alimento natura frigidiore, minus, quam
par est, ab insito calore elaborato, generetur. Caro vero
colliquata similem facit colore colliquationem pallidae
bilis in albedinem magis vergens, ut is color sit, qui sub-
pallidus fulvus appellatur; est autem crassior haec colli-
quatio, quam sit pallida bilis, et pejus olet, nonnullam-
que viscositatem subinde et pinguedinem in se continet.

λιπαρότητα. ταῦτα μὲν ἱκανὰ περὶ χυμῶν ἔγνωσται πρός γε
τὸ παρὸν, εἰ μέλλοιμεν, ὥς τινες τῶν φίλων ἀξιοῦσιν, ἐξη-
γεῖσθαι τὰ κατὰ τὸν Τίμαιον ἰατρικῶς εἰρημένα.

Κεφ. ζ΄. Καὶ τὰ λοιπὰ δὲ τῶν κατὰ τὸ βιβλίον
λόγων διὰ κεφαλαίων ῥηθήσεται συνόψεως ἕνεκεν, ἐν οἷς
τε ὁμολογοῦσιν οἱ ἄνδρες ἀλλήλοις, ἐν οἷς τε διαφέρονται,
διὰ μακροτέρων τε κατὰ τὴν ἐσομένην ἡμῖν ἐξήγησιν αὖθις
εἰρήσεται. λέγοντος οὖν Ἱπποκράτους ἀεὶ τὸ σύμφυτον
θερμὸν αἰτιώτατον εἶναι πάντων τῶν φυσικῶν ἔργων, ὁ
Πλάτων οὐ θερμὸν, ἀλλὰ πῦρ ὀνομάζει. ἴδωμεν δ᾽, ὅπως
ὑπ᾽ αὐτοῦ διοικεῖσθαι (327) λέγει τὰ τῶν ζώων σώματα.
πᾶν ζῶον πάντως περὶ τὸ αἷμα καὶ τὰς φλέβας αὐτοῦ
θερμότητα ἔχει, οἷον ἐν ἑαυτῷ πηγήν τινα ἐνοῦσαν πυρός·
πλὴν μὲν οὖν πάντα καλῶς εἶπεν. οὐ γὰρ ἐκ παρατρίψεως
τοῦ κατὰ τὰς ἀρτηρίας πνεύματος ἡ θερμασία γεννᾶται κατὰ
τὰ τῶν ζώων σώματα, καθάπερ ἐκτὸς ἐπὶ λίθων τε καὶ
ξύλων, ἀλλ᾽ ἔμπαλιν ὑπὸ τῆς συμφύτου θερμασίας αἱ κινή-
σεις αὐτῶν γίνονται. ὅταν οὖν ψυχῇ τὸ σῶμα διὰ κρύος,

Haec fane abunde ad praefens inftitutum de humoribus
cognita funt, fi interpretaturi fumus, ut nonnulli ami-
corum cenfent, ea, quae in Timaeo modice dicta funt.

Cap. VII. Ac reliquae fane libri rationes fummatim
compendii gratia explicabuntur, in quibus inter fe viri
confentiunt, et in quibus diffentiunt, uberiusque in futura
expofitione iterum dicetur. Quum itaque Hippocrates
dicat femper infitum calorem omnium naturae operum
effe quammaxime caufam, Plato non calorem, fed ignem
nominat. Videamus autem, quomodo animantium corpora
ab eo gubernari pronunciet. Omne animal in fanguine
et venis calorem fuum prorfus obtinet, ceu in fe ipfo
fontem quendam ignis; itaque omnia probe dixit. Non
enim ex attritu arteriarum fpiritus calor in animantium
corporibus generatur, ficuti foris in lapidibus et lignis,
fed contra ab innato calore motus ipforum fiunt. Quum
igitur corpus perfrigeratum eft algore, aut medicamento,

ἢ φάρμακον, ἢ οὐδενὸς τῶν ἄλλων ἀλλοιουμένον τῶν κατ᾽
αὐτό, παύονται μὲν αὐτίκα αἱ τῶν ἀρτηριῶν κινήσεις, αἵ τε
κατὰ τὰ νεῦρα καὶ μῦς. οὐ μὴν πυρός γε πηγήν, ἀλλὰ
μᾶλλον ἐμφύτου θερμοῦ βέλτιον ἦν εἰρῆσθαι κατὰ τὰ
σώματα ἡμῶν, ἃς Ἱπποκράτης ὀνομάζει διὰ παντός. εἴπερ
γὰρ ὑπὸ πυρὸς ἢ πέψις γίνεται τῶν σιτίων, ἥ τ᾽ ἀνάδοσις,
ἥ δ᾽ αἱμάτωσις, ἥ τε θρέψις, ἄμεινον ἂν ἐπὶ τῶν πυρεττόν-
των ὀξέως ἐφαίνετο ταῦτα ἐπιτελούμενα. τὸ δ᾽ ἔμφυτον
θερμὸν εὔκρατον εἶναι κατὰ μὲν οὐσίαν ἐν αἵματι καὶ
φλέγματι τὴν ὕπαρξιν ἔχον μάλιστα, κατὰ δὲ ποιότητα
μικτὸν ὂν εὐκράτως ἐκ θερμότητός τε καὶ ψυχρότητος.
ἀσφαλέστερον οὖν ὁ Ἱπποκράτης ἔφη· τὰ αὐξανόμενα πλεῖ-
στον ἔχει τὸ ἔμφυτον θερμόν· πλείστης οὖν δεῖται τροφῆς,
εἰ δὲ μή, τὸ σῶμα ἀναλίσκεται. γέρουσι δ᾽ ὀλίγον τὸ θερ-
μόν· διὰ τοῦτο ἄρα ὀλίγων ὑπεκκαυμάτων δέονται, ὑπὸ
πολλῶν μὲν γὰρ ἀποσβέννυνται. διὰ τοῦτο καὶ οἱ πυρετοὶ
τοῖσι γέρουσιν οὐχ ὁμοίως ὀξέες, ψυχρὸν γὰρ τὸ σῶμα.
κατὰ τοῦτον οὖν τὸν λόγον κἂν τῷ περὶ φύσεως ἀνθρώπου

aut nullo aliorum, quae in ipfo funt, alterato, ceffant qui-
dem protinus arteriarum motus, item in nervis et mufcu-
lis. Non igitur ignis fontem, fed potius infiti caloris
praeftiterat dixiffe in corporibus noftris, quemadmodum
Hippocrates femper nominat. Si enim ab igne ciborum
fit concoctio, diftributio, fanguificatio et nutritio, melius
utique in febricitantibus acute haec perfici viderentur.
Sed infitus calor temperatus eft, fubftantia quidem in
fanguine et pituita confiftens potiffimum, qualitate autem
mixtus temperate ex caliditate et frigiditate. Tutius
igitur Hippocrates dixit: *Qui crefcunt, plurimum innati
caloris obtinent; itaque plurimo cibo indigent; alioqui
corpus abfumitur. Senibus vero parum caloris ineft, et
ob eam rem paucis egent fomitibus, quippe quia multis
oppreffi extinguantur. Hinc etiam febres non aeque
acutae fenibus accidunt, corpus enim eorum frigidum eft.*
Hac igitur ratione etiam in libro de natura hominis

τῇ πρώτῃ τῶν ἡλικιῶν τὸν ἄνθρωπον ἔφη θερμότατον
ὑπάρχειν αὑτοῦ, καθάπερ ψυχρότατον ἐν τῇ τοῦ γήρως
ἐσχάτῃ. οὐχ ἁπλῶς θερμότατον, ὥσπερ ἐν τοῖς καύσοις
πυρετοῖς, ἀλλὰ τῷ ἐμφύτῳ θερμῷ θερμότατον εἴπομεν εἶναι
τὸ γεγεννημένον ἄρτι παιδίον τῇ οὐσίᾳ. διὰ τοῦτο οὖν ἐν
ἀφορισμοῖς πρῶτον μὲν ἔφη· τὰ αὐξανόμενα πλεῖστον ἔχει
τὸ ἔμφυτον θερμόν. ἀλλὰ τοῦτον μὲν ἤδη προύγραψα τὸν
ἀφορισμόν. ἄλλα δ᾿ ὁμολογοῦντα αὐτῷ γράφει κατὰ λέξιν
οὕτως· αἱ κοιλίαι χειμῶνος καὶ ἦρος θερμόταται φύσει,
καὶ ὕπνοι μακρότατοι. ἐν ταύτῃσιν οὖν τῇσιν ὥρῃσι καὶ
τὰ προσάρματα πλείω δοτέον· καὶ γὰρ τὸ ἔμφυτον θερμὸν
πολὺ, τροφῆς οὖν πλείονος δεῖται. σημεῖον δὲ αἱ ἡλικίαι
καὶ οἱ ἀθληταί. τὸ ἔμφυτον θερμὸν ἔφη πλεῖστον εἶναι
χειμῶνος, οὗ τὸ ἐπίκτητον ἐπὶ τοῦ θέρους πλεονάζει. μη-
κύνειν δ᾿ οὐ χρὴ περὶ τῆς γνώμης αὐτοῦ κατὰ τόνδε τὸν
λόγον, [243] τοὺς μὲν ἀφορισμοὺς ἐξηγησαμένου δι᾿ ὑπο-
μνημάτων ἑπτὰ, βιβλίον δ᾿ ἄλλο γεγραφότος πρὸς τοῦ
Κοΐντου μαθητὴν Λύκον, ὃς οὐ νοήσας, ὁποῖόν τι τὸ ἔμφυ-

prima aetate hominem calidiſſimum eſſe ſe ipſo retulit,
ſicuti frigidiſſimum in extrema ſenecta, non ſimpliciter
calidiſſimum, quemadmodum in ardentibus febribus, ſed
inſito calore calidiſſimum eſſe diximus ſubſtantia puerum
nuper natum. Propterea igitur in Aphoriſmis primum
quidem ſcripſit: Qui creſcunt, plurimum habent caloris
innati. Sed jam prius citavi Aphoriſmum. Alia vero,
quae ipſi conſentiunt, ad verbum ſic tradit. *Ventres
hyeme et vere natura calidiſſimi ſunt, et ſomni lon-
giſſimi. Itaque per ea tempora cibi liberalius dari debent.
Caloris enim nativi copia magna ineſt, ut cibus proinde
plenior requiratur. Argumento aetates ſunt et athletae.*
Inſitum calorem hyeme eſſe copioſiſſimum tradidit, cujus
aſcititius aeſtate abundat. Verum in ſententia hoc ſer-
mone explicanda immorari diutius non oportet, quum
Aphoriſmos commentariis ſeptem expoſuerim, alium vero
librum adverſus Quinti diſcipulum Lycum conſcripſerim,

τον θερμὸν ὁ Ἱπποκράτης βούλεται, ἀντεῖπε πρὸς τοὺς
εἰρημένους ἀρτίως ἀφορισμούς. νῦν οὖν ἀρκέσει τὰς τοῦ
Πλάτωνος παραγράψαι ῥήσεις, ἃς ἐν τῷ περὶ τροφῆς ἀνα-
δόσεως λόγῳ κατὰ τὸν Τίμαιον ἔγραψεν· ἄρχεται δ᾽ αὐτῶν
ὧδε. τὸ ἐντεῦθεν ἤδη τὴν ὑδραγωγίαν παρεσκεύασαν τρόπῳ
τινὶ τοιῷδε, ὃν κατοψόμεθα ῥᾷον προδιομολογησάμενοι τὸ
τοιόνδε· ὅτι πάντα, ὅσα ἐξ ἐλαττόνων συνίσταται, στέγει
τὰ μείζω, τὰ δ᾽ ἐκ μειζόνων τὰ σμικρότερα οὐ δύναται.
πῦρ δὲ πάντων μερῶν μικρομερέστατον, ὅθεν δι᾽ ὕδατος
καὶ γῆς ἀέρος τε καὶ ὅσα ἐκ τούτων συνίσταται διαχωρεῖν,
καὶ στέγειν οὐδὲν αὐτὸ δύναται. ταὐτὸν δὴ καὶ περὶ τῆς
παρ᾽ ἡμῖν κοιλίας διανοητέον, ὅτι σιτία μὲν καὶ ποτά, ὅσα
ἂν εἰς αὐτὴν ἐμπέσῃ, στέγει, πνεῦμα δὲ καὶ πῦρ, σμικρο-
μερέστατα ὄντα τῆς αὐτῆς συστάσεως, οὐ δύναται. τούτοις
οὖν κατεχρήσατο θεὸς εἰς τὴν ἐκ τῆς κοιλίας ἐπὶ τὰς φλέ-
βας ὑδρείαν, πλέγμα ἐξ ἀέρος καὶ πυρὸς ὄν, οἷον οἱ κύρτοι,
ξυνυφηνάμενος. τὸ μὲν οὖν ἀέρι καὶ πυρὶ χρῆσθαι τὴν

qui quum non intelligeret, cujusmodi infitum calorem
vellet, Aphorifmis nuper citatis contradixit. In praefentia
igitur fufficiet Platonis verba apponere, quae in Timaeo
de alimenti diftributione difputans confcripfit. Orditur
ea hoc pacto. *Hinc vero aquaeductum hoc modo de-*
duxerunt, quem facilius perfpiciemus, fi hoc inter nos
primum conveniat, nempe quod, quaecunque ex minutio-
ribus componuntur, ea majora continent, quae vero ex
grandioribus, minutiora non poffunt. Ignis autem prae
caeteris omnibus minutiffimis conftat particulis; ideoque
aquam, aërem, terram, et quae ex his componuntur
omnia, penetrat, usque adeo ut nihil ipfum valeat cohi-
bere. Idem quoque de noftro ventre cogitandum eft;
quippe cibos et potus ingeftos retinet, fpiritum vero et
ignem, quum ii confiftentia tenuiffimi fint, cohibere non
poteft. His igitur ufus eft deus ad irrigationem ex ventre
in venas perficiendam; quare reticulum ex aëre et igne
inftar gibbofae lagenae contexuit. Ideo aëre et igne uti

706 ΓΑΛΗΝΟΥ ΠΕΡΙ

Ed. Chart. V. [243.]   Ed. Baf. I. (327.)

φύσιν πρὸς πέψιν τροφῆς, αἱμάτωσίν τε καὶ ἀνάδοσιν ὀρθῶς εἴρηται. τὸ δ' ἐξ αὐτῶν πλέγμα γεγονέναι, καὶ μὴ δι' ὅλων κρᾶσιν, οὐκέτ' ἐπαινῶ, καθάπερ οὐδὲ τὸ πῦρ ὀνομάζειν αὐτόν, ἐνόν, ὡς Ἱπποκράτης, ἔμφυτον θερμόν. ἀλλ' ἔοικεν οὕτω καλεῖν, ἀναμιμνήσκειν ἡμᾶς βουλόμενος, ὅτι διὰ τὴν τοῦ πυρὸς μίξιν σὺν τοῖς ἄλλοις στοιχείοις ἡ πρὸς τὰ ἐκτὸς ἐκ τοῦ βάθους φορὰ γίγνεται τῆς κατὰ τὸ σῶμα θερμασίας. φαίνεται γοῦν ποτε καὶ μεταλαμβάνων αὐτὸς εἰς τὴν τοῦ θερμοῦ προσηγορίαν τὸ τοῦ πυρὸς ὄνομα, καθάπερ καὶ κατὰ τήνδε τὴν ῥῆσιν. τὸ θερμὸν δὴ κατὰ φύσιν εἰς τὴν ἑαυτοῦ χώραν ἔξω πρὸς τὸ συγγενὲς ὁμολογητέον ἰέναι. τούτοις δ' ὁμολογεῖ καὶ τάδε. καὶ διὰ ταῦτα δὴ καθ' ὅλον τὸ σῶμα ἅπασι τοῖς ζώοις τὰ τῆς τροφῆς νάματα οὕτως ἐπίῤῥυτα γέγονε. νεότμητα δὲ καὶ ἀπὸ συγγενῶν ὄντα, τὰ μὲν καρπῶν, τὰ δὲ χλόης, ἃ ὁ Θεὸς ἐπ' αὐτὸ τοῦτο ἡμῖν ἐφύτευσεν εἶναι τροφὴν, παντοδαπὰ μὲν χρώματα ἴσχει διὰ τὴν σύμμιξιν· ἡ δ' ἐρυθρὰ πλείστη περὶ αὐτὰ χρόα διαθεῖ,

naturam ad cibi concoctionem, fanguificationem et diftri-
butionem recte dictum eſt. Rete autem ex ipſis factum
eſſe, et non per tota temperamentum, minus laudo, ſicuti
nec quod ignem nominet ipſe, quum liceat, ut Hippocra-
tes ait, inſitum calorem; ſed videtur ita appellare, ut
nos admoneat, propter ignis mixtionem cum aliis ele-
mentis calorem corporis foras ex alto efferri. Videtur
autem nonnunquam etiam ignis nomen ad calidi appel-
lationem transferre, veluti et in hac oratione. *Calorem*
ſane ſecundum naturam putandum eſt in regionem ſuam
extra ad id, quod ſibi connatum eſt, emanare. His con-
fentiunt haec quoque: *Et ob hanc rationem per totum*
omnium animalium corpus alimenti liquores ita fluxiles
evaſerunt, recenter autem inciſi, et a cognatis ſuis ac-
cepti, partim fructibus, partim germinibus, quae deus
alimoniam corporis noſtri produxit. Colores quidem
propter commiſtionem omnigenos obtinent, ſed rubens color
plurimus in his praevalet, cujus natura ex ignis portione

τῆς τοῦ πυρὸς τομῆς τε καὶ ἐξομόρξεως ἐν ὑγρῷ δεδημιουρ-
γημένης φύσεως, ὅθεν τοῦ κατὰ τὸ σῶμα ῥέοντος τὸ χρῶμα
ἔσχεν οἵαν ὄψιν διεληλύθαμεν, ὃ καὶ καλοῦμεν αἷμα. τὴν
ἐρυθρὰν χρόαν γεννᾶσθαί φησιν ἐν τῷ αἵματι διὰ τὴν τοῦ
πυρὸς ἐξόμορξιν, ὅπερ ἐστὶν οἷον ἐναπόθεσις τῆς αὐτοῦ
ποιότητός τε καὶ δυνάμεως. ὥστ᾽ ἐκ κράσεως τοῦ τε πυρώ-
δους στοιχείου καὶ τῆς δεξαμένης ὑγρότητος αὐτὸ γεννᾶ-
σθαί φησι τὸ αἷμα. τῆς δ᾽ ὑγρότητος οὐκ ἀκριβοῦς ὕδατος
ὄντος, ἀλλά τι καὶ γεῶδες ἐχούσης, ὡς δηλοῖ τὸ πάχος
αὐτοῦ, ἐξ ἁπάντων ἐγεννήθη τὸ αἷμα, προσλαμβάνον ἐξ
ἀνάγκης τι καὶ τῆς ἀερώδους οὐσίας, ὡς ἐν ἑτέροις δέ-
δεικται. φαίνεται τοιγαροῦν κἂν τούτοις ὁ Πλάτων ἑπό-
μενος τῷ Ἱπποκράτει. τὸ γὰρ ἔμφυτον θερμὸν αἴτιον εἶναί
φησι τῆς τε κατὰ τὴν γαστέρα πέψεως τῶν σιτίων καὶ τῆς
ἐντεῦθεν εἰς ἧπάρ τε καὶ φλέβας ἀναδόσεως, καὶ προσέτι τῆς
αἱματώσεως, καὶ τῆς εἰς ὅλον τὸ σῶμα φορᾶς τε καὶ πέψεως.

Κεφ. η´. [244] Ἐν μέντοι τῇ περὶ ἀναπνοῆς δόξῃ διηνέχθη
πρὸς ἑαυτὸν οὐ σμικρά, πρῶτον μὲν τῷ διαπνοῆς μᾶλλον

et abfterfione in humido facta provenit. Propterea ejus,
quod in totum corpus permanet, color talis afpectus eft,
qualem diximus, quod etiam fanguinem appellamus. Ru-
brum colorem generari dicit in fanguine propter ignis
abfterfionem, quod eft veluti depofitio fuae qualitatis fa-
cultatifque. Quare ex ignei elementi et humiditatis fufci-
pientis id temperamento generari fanguinem affirmat.
Quum autem humiditas non exacta aquae fit, fed terreftre
etiam aliquid obtineat, ut craffities ejus innuit, ex om-
nibus fanguis procreatus eft, affumens neceffario fubftan-
tiae aëreae quoque nonnihil, ut alibi oftenfum eft. Ap-
paret autem et in his Plato Hippocratem fequi, nam
infitum calorem auctorem effe pronunciat ciborum in
ventriculo concoctionis, et inde in jecur venafque diftri-
butionis, praeterea ut fanguis fiat, et in totum corpus
feratur concoquaturque.

Cap. VIII. Sed in opinione de refpiratione ipfe
ab eo non mediocriter diffentit, primum fane quod per-

αἰτίαν εἰπεῖν, οὐκ ἀναπνοῆς, εἶτ᾽ οὐδὲ ταύτης ἀμέμπτως,
ἀναιρεῖ γὰρ ὁλκήν, ᾗ πρὸς πολλὰ τῶν φυσικῶν ἔργων ὁ
Ἱπποκράτης χρῆται. διὰ τοῦτ᾽ ἠναγκάσθη τῶν ἐνεργειῶν
ἐνίας οὐκ ἄνευ τῆς ὁλκῆς γιγνομένας εἰς περίωσιν ἀναφέρειν.
ὁποῖον μὲν οὖν τι τῆς ὁλκῆς ἐστιν, ἔνεστί σοι μαθεῖν,
αὐλίσκου τὸ μὲν ἕτερον στόμιον εἰς ὕδωρ καθέντι, τὸ δὲ
ἕτερον περιλαβόντι τοῖς χείλεσιν. ἕλκοντι γὰρ καὶ μυζῶντι
διὰ τῶν χειλέων τὸν ἐκ τοῦ αὐλίσκου ἀέρα, συνακολουθήσει
τὸ ὕδωρ. οὕτως δὲ καὶ τὰ παιδία τῇ παρενθέσει τῶν χει-
λέων ἔκ τε τῶν τιτθῶν ἕλκει τὸ γάλα κἀκ τῶν βομβυλίων
τὸ περιεχόμενον ἐν αὐτοῖς ὑγρόν. ἀλλὰ καὶ αἱ τῶν χαλκέων
φῦσαι διαστελλόμεναι τὸν ἔξωθεν ἀέρα διὰ τῶν προσκειμέ-
νων αὐταῖς αὐλίσκων ἕλκουσιν ἐκπληρώσαντα τὴν διαστολήν.
ὁμοίως δὲ καὶ τοῖς ζώοις ὁ θώραξ διαστελλόμενος ἕλκει διὰ
τῆς τραχείας ἀρτηρίας ἀναγκαίως εἰς τὸ στόμα τὸν ἔξωθεν
ἀέρα, μικρὸν δ᾽ ὕστερον ἐκθλίβει συστελλόμενος ἐν ταῖς
ἐκπνοαῖς. τουτὶ μὲν τὸ ἔργον ἐν τῷ δευτέρῳ περὶ μυῶν
κινήσεως ἐδείχθη προαιρετικόν. τὸ δὲ ἕτερον, ὃ καλεῖται

fpirationis potius caufam dicat, quam refpirationis, deinde
neque hujus inculpate, tollit enim attractionem, qua ad
multa naturae opera Hippocrates utitur, eoque coactus eft
actionum nonnullas, quae non citra attractionem fiunt,
ad circuitum referre. Qualis igitur attractio fit, licet
tibi condifcere, fiftulae altero orificio in aquam demiffo,
altero labris comprehenfo. Trahentem namque et fugen-
tem labris aërem ex fiftula aqua fubfequetur. Ita etiam
infantes labris impofitis ex papillis lac extrahunt, et
vafculis angufti oris, bombyliis dictis, liquorem in ipfis
comprehenfum; imo etiam fabrorum folles quum attol-
luntur, exteriorem aërem per fiftulas ipfis annexas tra-
hunt, elevationem expleturum. Similiter et animantibus
thorax elevatus per afperam arteriam neceffario externum
aërem in os attrahit, paulo poft contractus in expiratio-
nibus extundit. Hoc fane opus in fecundo de mufculo-
rum motu oftenfum eft arbitrarium; alterum vero, quod

σφυγμός, ὑπό τε τῆς καρδίας καὶ τῶν ἀρτηριῶν γίγνεται,
τῇ μὲν διαστολῇ διὰ τῶν εἰς τὸ δέρμα καθηκόντων (328)
στομάτων ἑλκουσῶν τῶν ἀρτηριῶν εἰς τὸ σῶμα τὸν ἔξωθεν
ἀέρα τριῶν ἕνεκα χρειῶν, ἐμψύξεως, ῥιπίσεως, γενέσεως
πνεύματος ψυχικοῦ, τῇ συστολῇ δ᾽ ἐκθλιβουσῶν ὅσον
αἰθαλῶδες ἢ καπνῶδες ἐγεννήθη κατ᾽ αὐτὰς τῶν χυμῶν.
ἀποδέδεικται δὲ περὶ μὲν ἀναπνοῆς ἐν τῷ περὶ χρείας
ἀναπνοῆς ὑπομνήματι. περὶ δὲ σφυγμῶν ἐν τῷ περὶ χρείας
σφυγμῶν. ὅτι δ᾽ ὁ θώραξ διαστελλόμενος ἕλκει τὸν ἔξωθεν
ἀέρα, κατὰ τὰ περὶ θώρακος καὶ πνεύμονος κινήσεως ὑπο-
μνήματα δέδεικται. τίνες δ᾽ εἰσὶν οἱ διαστέλλοντες αὐτὰ
μῦς ἢ τίνες οἱ συστέλλοντες, ἐν τοῖς περὶ τῶν τῆς ἀναπνοῆς
αἰτίων ἐδείχθη. τὰ δ᾽ ἕκαστον τούτων τῶν μυῶν νεῦρα
κινοῦντα πάντ᾽ ἐκ τοῦ νωτιαίου πέφυκεν, οὐ κατ᾽ ἐμὲ μόνον,
ἀλλὰ καὶ κατὰ πάντας τοὺς ἀνατομικούς, αὐτὸς δ᾽ ὁ νω-
τιαῖος ἐξ ἐγκεφάλου, ὥστ᾽ ἐκείνου διὰ μέσου τοῦ νωτιαίου
τὰ νεῦρα τὰ καθ᾽ ὁρμὴν κίνησιν ἐπιφέρει τοῖς τοῦ θώρακος
μυσίν, ὑφ᾽ ὧν διαστελλόμενος ἕλκει τὸν ἔξωθεν ἀέρα διὰ

vocatur pulfus, a corde et arteriis fit, dilatatione quidem
per arteriarum ora in cutem pertinentia, quae externum
aërem in corpus trahunt triplicis ufus gratia, refrigerii,
eventilationis et fpiritus animalis generationis; contractio-
ne vero arteriae extrudunt, quicquid fuliginofum fumo-
fumve ex humoribus in ipfis procreatum eft. Verum de
refpiratione in commentario de ufu refpirationis demon-
ftratum eft, de pulfibus autem in commentario de ufu
pulfuum. Quod autem thorax elevatus externum aërem
trahat, in commentariis de thoracis et pulmonis motu
agitatum eft. Qui rurfus ipfos attollant mufculi, aut qui
contrahant, in libris de refpirationis caufis oftendi. Cae-
terum nervi fingulos hos mufculos moventes omnes ex
fpinali medulla proceferunt, non me auctore folum, fed
etiam omnibus anatomicis. Ipfa vero fpinalis medulla
ex cerebro oritur; quare illius per mediam fpinalem
medullam nervi arbitrarium motum thoracis mufculis
communicant, a quibus elevatus externum aërem per

710　　　　　ΓΑΛΗΝΟΥ ΠΕΡΙ

Ed. Chart. V. [244. 245.]　　　　　　　Ed. Baf. I. (328.)

τοῦ λάρυγγός τε καὶ τῆς τραχείας ἀρτηρίας εἰς τὸν πνεύ-
μονα, σύστελλόμενος δ᾽ ἐκθλίβει διὰ τῶν αὐτῶν. ἥμαρτεν
οὖν ὁ Πλάτων μὴ βουληθεὶς ἀκολουθῆσαι τῷ Ἱπποκράτει
λέγοντι κατὰ τὸ περὶ φύσεως ἀνθρώπου βιβλίον· καὶ ταῦτα
ποιήσει σοι πάντα πάσην ἡμέρην καὶ νύκτα, καὶ χειμῶνα
καὶ θέρος, μέχρις ἂν δυνατὸς ᾖ τὸ πνεῦμα ἕλκειν εἰς ἑωυτὸν
καὶ πάλιν μεθιέναι. ἕλκει μὲν οὖν ἐς ἑωυτὸν ὁ ἄνθρωπος
τὸν ἔξωθεν ἀέρα διὰ τοῦ στόματος εἰς τὸν πνεύμονα, διὰ
δὲ τοῦ δέρματος εἰς τὰς ἀρτηρίας, ἀντεκπέμπει δὲ δι᾽ ὧν
ἔλαβεν αὖθις. ἡ μὲν οὖν ἑτέρα τῶν ἐνεργειῶν ἀναπνοὴ
καλεῖται, διαπνοὴ δ᾽ ἡ διὰ τοῦ δέρματος. ἃς ἀμφοτέρας
εἰς ἓν συναγαγὼν ὁ Πλάτων, οὔτε συνημμένας ἀλλήλαις,
οὔθ᾽ ὑπὸ μιᾶς δυνάμεως γιγνομένας, οἷς ἐπιδέδεικται δι᾽ ὧν
εἶπον ἀρτίως ὑπομνημάτων, τὸν περὶ τῆς ἀναπνοῆς λόγον ἐν
Τιμαίῳ συνέθηκεν ἔχοντα κατὰ λέξιν ὧδε. πάλιν δὲ τὸ
τῆς ἀναπνοῆς ἴδωμεν πάθος, αἷς χρώμενον αἰτίαις τοιοῦτον
γέγονεν, οἷον τανῦν ἐστιν. ᾧδ᾽ οὖν, ἐπειδὴ κενὸν οὐδέν
ἐστιν, [245] εἰς ὃ τῶν φερομένων δύναιτ᾽ ἂν εἰσελθεῖν τι,

fauces et afperam arteriam in pulmonem attrahit, con-
tractus autem per eadem exprimit. Itaque Plato pecca-
vit, qui Hippocratem fequi noluerit in libro de natura
hominis ita fcribentem. *Atque haec fient tibi omnia
omni die et nocte, hyeme et aeftate, quousque fpiritum
in te ipfo poffis attrahere et rurfus emittere.* Trahit
itaque in fe externum aërem homo per os in pulmonem,
per cutim in arterias. Remittit autem rurfus, per quas
vias accepit; quapropter altera actionum refpiratio voca-
tur, perfpiratio altera, quae per cutem fit. Quas utras-
que quum in unum Plato congregaffet, neque commiffas
invicem, neque ab una facultate factas, ut oftenfum eft
commentariis, quos nuper citavi, fermonem de refpiratione
in Timaeo compofuit, qui ad verbum ita habet. *Sed
videamus iterum, quibus caufis refpiratio hunc in mo-
dum, quem nunc cernimus, fuerit inftituta: cujus qui-
dem rei talis erit confideratio. Cum vacuum nusquam fit,
quo quicquam eorum, quae perferuntur, ingredi queat;*

τὸ δὲ πνεῦμα φέρεται παρ᾽ ἡμῶν ἔξω, τὸ μετὰ τοῦτο ἤδη
παντὶ δῆλον; ὡς οὐκ εἰς κενὸν, ἀλλὰ τὸ πλησίον ἐκ τῆς
ἕδρας ὠθεῖ. τὸ δὲ ὠθούμενον ἐξελαύνει τὸ πλησίον ἀεὶ,
καὶ κατὰ ταύτην τὴν ἀνάγκην πᾶν περιελαυνόμενον εἰς τὴν
ἕδραν, ὅθεν ἐξῆλθε τὸ πνεῦμα, εἰσιὸν ἐκεῖσε καὶ ἀναπλη-
ροῦν αὐτὴν συνέπεται τῷ πνεύματι, καὶ τοῦτο ἅμα πᾶν
οἷον τροχοῦ περιαγομένου γίγνεται, διὰ τὸ κενὸν μηδὲν εἶναι.
διὸ δὴ τὸ τῶν στηθῶν καὶ τοῦ πνεύμονος ἔξω μετιὸν τὸ
πνεῦμα, πάχιον ὑπὸ τοῦ περὶ τὸ σῶμα ἀέρος εἴσω διὰ
μανῶν τῶν σαρκῶν δυόμενον καὶ περιελαυνόμενον γίγνεται
πλῆρες. αὖθις δ᾽ ἀποτρεπόμενος ὁ ἀὴρ καὶ διὰ τοῦ σώ-
ματος ἔξω ἰὸν ἔσω τὴν ἀναπνοὴν περιωθεῖ κατὰ τὴν τοῦ
σώματος καὶ τὴν τῶν μυκτήρων δίοδον. τὴν τοῦ τροχοῦ
περιαγωγὴν οὐχ ἁπλῆν δεῖ νοεῖν, ἀλλ᾽ ἐξ ἐναντίων κινήσεων
συγκειμένην, ὅταν μὲν ἐπὶ τὸ δέρμα τὸ ἔμφυτον ὁρμήσῃ
θερμὸν, ὠθουμένου τε καὶ περιελαυνομένου τοῦ ἐκτὸς ἀέρος
εἰς τὸ σῶμα διὰ τοῦ στόματος, ὅταν δ᾽ αὖ πάλιν ὁρμήσῃ
διὰ τοῦ στόματος ἔξω φέρεσθαι, περιωθουμένου τοῦ περιέ-

*fpiritus autem e nobis extra effertur; mox autem omni-
bus conftat, non in vacuum quidem hunc fpiritum evolare,
fed proximum fibi e fua fede depellere, depulfum rurfus
illum proximum fibi' femper extrudere, ac fecundum
necefitatem hujusmodi, quicquid in fedem illam reper-
cutitur atque impellitur, unde exclufus eft fpiritus, in-
greffum illuc, replensque ipfam, fpiritum comitatur,
idque totum fimul revolutione quadam quafi circumacta
rota, quia nusquam fit vacuum, efficitur. Quamobrem,
quum pectus pulmonesque fpiritum efflaverint, mox aëre
corpori circumfufo, intro per rariores carnes fubeunte
circumactoque locus repletur. Rurfus autem averfus aër
et per corpus foras emanans refpirationem intro retra-
hit per oris nariumque transitum. Rotae circumvolutionem
non fimplicem intelligere convenit, fed ex contrariis
compofitam motibus, quando fane ad cutem nativus calor
eruperit, externo aëre in corpus per os impulfo adacto-
que, quando autem rurfus per os foras eruperit, aëre*

χοντος ἡμᾶς ἀέρος εἰς τὸ σῶμα διὰ τοῦ δέρματος, ὡς ἐνέρ-
γειαν μὲν εἶναι διὰ τῆς φύσεως ἡμῶν τὴν ἐκπνοὴν καὶ
διαπνοήν, πάθος δὲ τὴν εἰσπνοήν, οὐ μόνον τὴν διὰ τοῦ
στόματος, ἀλλὰ καὶ τὴν διὰ τοῦ δέρματος. ἐν οὐδετέρᾳ δ᾽
αὐτῶν ὁ Πλάτων προσχρῆται τῇ προαιρέσει, καίτοι φανερῶς
ἐν ἡμῖν ὄντος καὶ τοῦ θᾶττον καὶ βραδύτερον ἔλαττόν
τε καὶ πλέον καὶ πυκνότερον εἰσπνεῦσαί τε καὶ ἐκπνεῦσαι.
ἔτι γ᾽ οὖν ὁ λόγος τοῦ Πλάτωνος ἐλέγχεται, καὶ ὅτι μετὰ
τὴν συστολὴν τῶν ἀρτηριῶν ἐχρῆν εὐθέως εἰσπνοὴν γίγνε-
σθαι, μετὰ δὲ τὴν ἐκπνοὴν εὐθέως διαστολὴν τῶν ἀρτη-
ριῶν. φαίνεται δ᾽ οὐχ οὕτω συμβαῖνον, ἀλλ᾽ ἐὰν θελήσωμεν
ἐπισχεῖν πλέονι χρόνῳ τὴν ἀναπνοήν, εὐθέως αἱ ἀρτηρίαι
μετὰ τῆς καρδίας κινοῦνται. καὶ μέντοι καὶ διαστέλλονται
μὲν εἰσπνεόντων ἐνίοτε, συστέλλονται δ᾽ ἐκπνεόντων, καὶ
κατὰ μιᾶς ἀναπνοῆς χρόνον ἑπτάκις, ἢ ὀκτάκις, ἢ καὶ δε-
κάκις ἡ καρδία μετὰ τῶν ἀρτηριῶν φαίνεται διαστελλομένη
τε καὶ συστελλομένη. ἀλλὰ καὶ αὐτὸς ὁ τῆς περιώσεως
λόγος ἄτοπος, ὑπὸ γὰρ τῆς ἐκπνοῆς περιελαυνόμενον τὸν
ἀέρα φέρεσθαι πάλιν ἔσω διὰ τοῦ δέρματος οὐκ ἀναγ-

nobis circumfluo per cutem in corpus impulfo, ut actio
quidem fit per naturam noftram expiratio et perfpiratio,
affectus autem infpiratio, non folum quae per os fit, fed
etiam quae per cutem. Neque in altera ipfarum Plato
utitur arbitrio noftro, etfi manifefto in nobis fit citius,
tardius, minus, magis et frequentius infpirare et expirare.
Praeterea fermo Platonis coarguitur, et quod poft arte-
riarum contractionem oportebat ftatim infpirationem fieri,
poft expirationem protinus arteriarum elevationem.
Verum hoc ita accidere non videtur. At fi velimus lon-
giori tempore refpirationem cohibere, ftatim arteriae cum
corde moventur. Quin etiam elevantur infpirantibus,
nonnunquam, contrahuntur expirantibus, et in unius
refpirationis tempore fepties aut octies aut etiam decies
cor cum arteriis apparet elevari contrahique. Verum et
circumvolutionis ratio abfurda eft, nam ab expiratione
aërem intro rurfus per cutem compulfum ferri non

καῖον. ἑπομένης γὰρ τῆς ἐκπνοῆς τῇ συστολῇ τῶν ἀνα-
πνευστικῶν, ἐκείνη τῇ συστολῇ ἀκολουθῶν ὁ περικεχυμένος
ἡμῖν ἀὴρ χώραν παρέχει τῷ ἐκπνεομένῳ. ὅτι δὲ καὶ τἄλλα,
ὅσα τὴν ὁλκὴν ἀναιρῶν εἶπεν ὁ Πλάτων, ἀτόπως ἐπικεχείρη-
ται, κατὰ τὴν ἐξήγησιν αὐτῶν εἰρήσεται.

Κεφ. θ΄. Νυνὶ γὰρ ἀρκεῖ μόνον δεδηλῶσθαι περὶ ὧν
ὁμολογεῖται καὶ διαφέρεται τῷ Ἱπποκράτει. προσθῶμεν
οὖν αὐτῷ καὶ τἄλλα. φαίνεται γὰρ ἐν τῷ περὶ χρείας ἀνα-
πνοῆς λόγῳ συνακολουθῶν ὁ Πλάτων τῷ Ἱπποκράτει, βουλο-
μένῳ τὴν μὲν εἰσπνοὴν ἐμψύξεως ἕνεκα γίγνεσθαι τῆς ἐμ-
φύτου θερμασίας, τὴν δὲ ἐκπνοὴν ἀποχύσεως καὶ διαπνοῆς
τῶν λιγνυωδῶν περιττωμάτων. ἐν ᾗ δὲ ταῦτα λέγει ῥήσει,
καὶ περὶ τοῦ φέρεσθαι τὸ ποτὸν εἰς τὸν πνεύμονα διῆλθεν,
ἐχούσῃ κατὰ λέξιν οὕτως. τῇ δὲ δὴ πηδήσει τῆς καρδίας
ἐν τῇ τῶν δεινῶν προσδοκίᾳ καὶ τῇ τοῦ θυμοῦ ἐγέρσει
προγιγνώσκοντες, ὅτι διὰ πυρὸς ἡ τοιαύτη πᾶσα ἔμελλε
διοίκησις γενέσθαι τῶν θυμουμένων, ἐπικουρίαν αὐτῇ μη-
χανώμενοι τὴν [246] τοῦ πνεύμονος ἰδέαν ἐνεφύτευσαν,

neceſſarium eſt. Quippe quum expiratio contractionem
reſpiratoriorum inſtrumentorum ſequatur, illam con-
tractionem ſubſequens aër nobis circumfuſus locum
praebet ei, quod expiratur. Porro quod et alia, quae
tractionem e medio tollens Plato dixerit, abſurde ſit
aggreſſus, in expoſitione ipſorum dicetur.

Cap. IX. Nunc enim abunde eſt oſtendiſſe ſolum,
in quibus conſentiat diſſentiatque cum Hippocrate. Ap-
ponamus igitur ei et reliqua; nam in ſermone de uſu
reſpirationis Plato videtur Hippocratem imitari, qui
inſpirationem vult nativi caloris refrigerandi gratia fieri,
expirationem vero, ut ſuliginoſa recrementa effundantur
perſpirentque. In qua autem oratione haec docet, etiam
percenſuit, quomodo potus in pulmonem feratur. Verba
ipſius haec ſunt. *Quum vero cognoſcerent cordis ſaltu*
in malorum expectatione et iracundiae aeſtu, quod ejus-
modi omnis diſpoſitio iraſcentium per ignem futura ſit,
ſubſidium ipſi molientes pulmonis ſpeciem conſtruxerunt,

πρῶτον μὲν μαλακὸν καὶ ἄναιμον, εἶτα σήραγγας ἐντὸς
ἔχουσαν οἷον σπόγγου κατατετρημένας, ἵνα τὸ πνεῦμα καὶ
πόμα δεχομένη ψύχουσα ἀναπνοὴν καὶ ῥαστώνην ἐν τῷ
καύματι παρέχοι. εἰ μὲν οὖν ἡγεῖται Πλάτων, ἅπαν τὸ
πόμα καταπίνειν ἡμᾶς εἰς τὸν πνεύμονα, δίκαιός ἐστι κα-
ταγιγνώκεσθαι προφανέστατον πρᾶγμα μὴ γιγνώσκων· εἰ
δὲ μέρος τι τοῦ πόματος ἡγεῖτο διὰ τῆς τραχείας ἀρτηρίας
παρωθούμενον εἰς τὸν πνεύμονα καταφέρεσθαι, τῶν ἐνδε-
χομένων τι λέγει, παραπλησίως τε ἄλλων δογματικῶν, περὶ
ὧν διαφέρονται πρὸς ἀλλήλους ἰατροί τε καὶ φιλόσοφοι.
οὐ ταὐτὸν δ᾽ ἐστὶν ἢ ψεῦδός τι λέγειν, ἢ καταγέλαστον,
ἐπείτοι καὶ αὐτὸν τὸν Ἐρασίστρατον ἐδείξαμεν ἔν τε τῷ περὶ
χρείας ἀναπνοῆς καὶ σφυγμῶν χρείας τε ἅμα καὶ γενέσεως,
ἔτι δὲ καταπόσεώς τε καὶ πέψεως ἐσφαλμένον, ἀλλ᾽ οὐ κα-
τεγελάσαμεν αὐτοῦ, διότι μὴ πᾶν τὸ ψεῦδος εὐθύς ἐστι
καὶ καταγέλαστον, ἐπείτοι καὶ περὶ φλεγμονῆς γενέσεως
καὶ πυρετοῦ διαγνώσεως ἔν τε τοῖς περὶ φλεβοτομίας
λόγοις καὶ ἄλλοις τισὶ θεραπευτικοῖς λογισμοῖς ἐδείχθη

primum quidem mollem et exanguem. deinde autem fiftu-
las intus fpongiae modo perforatas habentem, ut fpiri-
tum potumque excipiens refrigerium refpiratione et refo-
cillationem in aeftu exhibeat. Si igitur Plato autumat,
omnem nos potum in pulmonem haurire, jure damna-
tur manifeftiffimae rei infcius. Si autem partem aliquam
potus per afperam arteriam adactam in pulmonem de-
ferri cenfet, dicit aliquid eorum, quae fieri poffunt, fimi-
literque aliorum dogmatum, de quibus inter fe et medici
et philofophi diffentiunt. Non idem autem eft menda-
cium aliquod dicere, aut ridiculum, quoniam et ipfum
Erafiftratum oftendimus tum in libro de ufu refpiratio-
nis, tum de pulfuum ufu fimul et generatione, praeter-
ea deglutitionis concoctionisque, erraffe, fed non ipfum
derifimus, quoniam non quodlibet mendacium ftatim eft
etiam ridiculum; item nec quia de inflammationis gene-
ratione et febris dignotione in libris de miffione fangui-
nis per venas aliisque nonnullis curatoriis difputationibus

ἐσφαλμένος. καὶ μέντοι καὶ τῶν ἀπ᾽ αὐτοῦ τις ἀντιστρέψας
τὸν λόγον ἡμᾶς φησι περὶ τούτων, οὐκ Ἐρασίστρατον,
ἐσφάλθαι, οὐ μὴν οὔτε ἡμεῖς ἐκείνου καταγελάσομεν, οὔτ᾽
ἐκεῖνος ἡμῶν. ἀδήλων γὰρ ὄντων τῶν δογμάτων, καὶ τῇ
διὰ τοῦ λόγου πίστει τοῖς μὲν πιθανῶν, τοῖς δ᾽ ἀπιθάνων
φαινομένων, ὥσπερ τὸ τοῖς δόξασιν ἀληθὲς εἶναι συναγο-
ρεύειν ἀνεμέσητόν ἐστιν, οὕτω καὶ τὸ συγχωρεῖν ἑτέροις
ἀντιλέγειν αὐτοῖς· τὸ δὲ σκώπτειν καὶ καταγελᾶν ὡς ἠλί-
θιον, ὃ δογματικῶς ἀμφισβητεῖται, προπετές. οἷόν ἐστι καὶ
τὸ παρρεῖν τι τοῦ πόματος εἰς τὸν πνεύμονα διά τε τοῦ
λάρυγγος (329) καὶ τῆς τραχείας ἀρτηρίας, οὐκ ἀθρόον,
οὐδὲ διὰ μέσης τῆς εὐρυχωρίας τοῦ ὀργάνου φερόμενον,
ἀλλὰ περὶ τὸν χιτῶνα αὐτὸν δροσοειδὲς καταρρέον. τοῦτο
μὲν οὖν εἴτ᾽ ἀληθὲς, εἴτε ψεῦδός ἐστιν, ὀλίγον ὕστερον
ἐπισκεψόμεθα. τὸν δὲ καταγέλαστον ὄντως λόγον, ὡς οὐκ
εἰς τὴν γαστέρα φέροιτο διὰ τοῦ στομάχου τὸ ποτόν, ἀλλ᾽
εἰς τὸν πνεύμονα διὰ τῆς ἀρτηρίας ἅπαν, οὐδαμόθι Πλά-
των εἶπεν. ἐν γοῦν αὐτῷ τούτῳ τῷ βιβλίῳ, καθ᾽ ὃ τὴν

aberraffe oftenfus eft. Quin etiam ipfius fectatorum aliquis
fermonem invertens nos inquit in his, non Erafiftratum,
falfum effe, non tamen neque nos illum derifimus, neque ille
nos. Nam quum dogmata obfcura funt, et fide, quae ratio-
nibus fit, aliis probabilia, aliis improbabilia videntur, ut
opinantibus, verum effe, affentiri culpa vacat, ita etiam
concedere aliis, ut ipfis contradicant. At conviciari et
deridere tanquam ftultum, de quo dogmatice ambigitur,
temerarium; cujusmodi eft, et nonnihil potus in pulmo-
nem confluere, et per laryngem, et per afperam arte-
riam, non confertim, neque per mediam fpatii laxitatem
inftrumenti delatum, fed circa tunicam roris modo de-
fluens. Hoc igitur verumne fit an falfum, paulo poft
confiderabimus. At ridiculum revera fermonem, quod
non in ventrem per ftomachum potus tendat, fed in
pulmonem per arteriam totus, nufquam Plato dixit;
nam in ipfo hoc libro, quo commemoratam de potu ora-

προειρημένην περὶ τοῦ πόματος ῥῆσιν ἔγραψεν, εἰς τὴν κοι-
λίαν ἔφη τὸ πινόμενον ὥσπερ τὰ σιτία φέρεσθαι. καὶ οὐχ
ἅπαξ τοῦτ᾽ εἶπεν, ἀλλὰ πάνυ πολλάκις, ὡς ἔνεστί σοι μα-
θεῖν ἐκ τῶν ῥήσεων αὐτοῦ, πρώτης μὲν τῆσδε μετὰ τέτ-
ταρας πρώτους στίχους τῆς προειρημένης ὑπ᾽ αὐτοῦ ῥήσεως
γεγραμμένης. τὸ δὲ δὴ σιτίων τε καὶ ποτῶν ἐπιθυμητικὸν
τῆς ψυχῆς, καὶ ὅσον ἔνδειαν διὰ τὴν τοῦ σώματος ἴσχει
φύσιν, τοῦτο εἰς τὸ μεταξὺ τῶν φρενῶν καὶ τοῦ πρὸς τὸν
ὀμφαλὸν ὅρου κατῴκισαν. οὐκ ἐν τῇ καρδίᾳ καὶ τῷ πνεύ-
μονί φησι τὸ τῶν σιτίων καὶ ποτῶν ἐπιθυμητικὸν, ἀλλὰ
κατωτέρω τοῦ διαφράγματος εἶναι. φρένας γὰρ οὐχ οὗτος
μόνος, ἀλλὰ καὶ οἱ ἄλλοι παλαιοὶ τὸ διάφραγμα προση-
γόρευον. κατωτέρω δὲ τῶν φρενῶν τούτων ἥ τε γαστὴρ
κεῖται καὶ τὰ ἔντερα, καὶ τὸ ἧπαρ αὐτὸ, περὶ οὗ νῦν
ποιεῖται τὸν λόγον. καὶ μέντοι καὶ μετ᾽ ὀλίγα πάλιν φησί·
τὴν ἐσομένην ἡμῖν ποτῶν καὶ ἐδεσμάτων ἀκολασίαν ᾔδεσαν
οἱ ξυντιθέντες ἡμῶν τὸ γένος, καὶ ὅτι τοῦ μετρίου καὶ
ἀναγκαίου διὰ μαργότητα πολλῷ χρησοίμεθα πλέονι. ἵν

tionem fcripfit, potum, quemadmodum cibos, in ventrem
deferri pronunciavit, idque non femel, fed admodum
frequenter, ut licet ex verbis ipfius tibi condifcere, pri_
mis quidem his poft quatuor primos verfus comprehenfae
ab eo fententiae confcriptis. *Eam animae facultatem,
quae cibum et potum concupifcit, et reliqua, quibus
propter corporis naturam indiget, medias inter phrenas
et umbilici terminum regione collocarunt.* Non in corde
et pulmone cibi potusque appetitoria, fed infra feptum
transverfum effe tuetur. Phrenas enim non hic folus,
fed etiam alii veteres feptum transverfum appellarunt.
Caeterum infra has phrenas et venter fitus eft, et inte-
ftina, et jecur ipfum, de quo nunc eft mentio. Quin
etiam paulo poft rurfus inquit: *Cognofcebant profecto
generis noftri fabricatores, nos ad cibum potumque fore
intemperatos, ac propter ingluviem plus, quam modus et
neceffitas poftularet, ex his fumpturos.* Igitur ne inter-

Ed. Chart. V. [246. 247.]　　　　　　Ed. Baf. I. (329.)

οὖν μὴ φθορᾷ διὰ νόσους ὀξείας γίγνοιτο, καὶ ἀτελὲς εὐ-
θὺς τὸ γένος τὸ θνητὸν τελευτῴη, ταῦτα προορώμενοι
τὴν γενησομένην πόματος ἐδέσματός τε τὴν ὀνομαζομένην
κάτω κοιλίαν ὑποδοχὴν ἔθεσαν. καὶ κατωτέρω δὲ πάλιν ἐν
ταὐτῷ συγγράμματι τάδε γράφει. ταὐτὸν δὴ καὶ περὶ τῆς
παρ᾽ ἡμῖν κοιλίας διανοητέον, ὅτι σιτία μὲν καὶ ποτὰ, ὅταν
εἰς αὐτὴν ἐμπέσῃ, στέγει, [247] πνεῦμα δὲ καὶ πῦρ, μικρο-
μερέστερα ὄντα τῆς αὐτῆς συστάσεως, οὐ δύναται. πάλιν
οὖν κἀνταῦθα σαφῶς εἶπεν, εἰς τὴν κοιλίαν ἡμῶν ἀφικνεῖ-
σθαι τά τε σιτία καὶ τὰ πόματα. καὶ τοῦ γ᾽ ἐν αὐτῇ
κατὰ τὴν τούτων μῖξιν γενομένου χυμοῦ τὴν εἰς τὰς φλέ-
βας ἀνάδοσιν ὑδρείαν ὠνόμασε διὰ τὴν ὑγρότητα, λέγων
ἐφεξῆς τοῖς προγεγραμμένοις οὕτως. τούτοις οὖν κατεχρή-
σατο ὁ θεὸς εἰς τὴν ἐκ τῆς κοιλίας ἐπὶ τὰς φλέβας
ὑδρείαν. κἂν τοῖς ἑξῆς δὲ πάλιν οὐ μετὰ πολλὰ τῶν εἰρη-
μένων ὧδέ πώς φησι. ὅταν γὰρ εἴσω καὶ ἔξω τῆς ἀνα-
πνοῆς ἰούσης τὸ πῦρ ἐντὸς συνημμένον ἕπηται, διαιρούμε-
νον δ᾽ ἀεὶ διὰ τῆς κοιλίας εἰσελθὸν τὰ σιτία καὶ ποτὰ

itus propter morbos acutos oboriretur, et imperfectum
mox genus defineret, haec praevidentes inferiorem ven-
trem appellatum fabricati funt, qui potum cibumque
fufcipiat. Rurfus autem paulo inferius eodem in libro
haec fcribit. Idem porro de noſtro ventre confiderandum
eſt, quod cibos et potus ingeſtos poteſt retinere, ſpiritum
autem et ignem, quae confiſtentia ejus longe funt tenuiora,
non poteſt. Rurfus igitur et hic manifeſte dixit, cibum
potumque in ventriculum noſtrum venire, ac humoris,
qui in ipfo ex horum mixtione factus eſt, in venas
diſtributionem irrigationem nominavit propter humidi-
tatem, poſt fuperius comprehenfa in eum modum fcribens.
His itaque ufus eſt deus ad irrigationem ex ventriculo
in venas. Ac deinde iterum non multo poſt commemo-
rata hoc pacto inquit: Quando enim, intro et foras
refpiratione meante, ignis interior conjunctus fequitur,
divifus femper per ventrem ingreſſus cibum putumque

λάβῃ, τήκει δὴ καὶ κατὰ τὰ σμικρὰ διαιροῦν διὰ τῶν ἐξό-
δων, ἥπερ πορεύεται διάγον οἷον ἐκ κρήνης ἐπ᾽ ὀχετοὺς
ἐπὶ τὰς φλέβας ἀντλοῦν ταῦτα ῥεῖν, ἢ ὥσπερ αὐλῶνος διὰ
τοῦ σώματος τὰ τῶν φλεβῶν ποιεῖ ῥεύματα. καὶ διὰ τῶν
ἑξῆς δὲ φυλάττειν φαίνεται τὴν αὐτὴν γνώμην, ἔν τε τοῖς
περὶ τῆς ἀναπνοῆς καὶ πέψεως λόγοις ἅπασιν. ὥστε τῆς
μὲν ἠλιθίου δόξης ἀπήλλακται, καὶ χρὴ τοὺς οἰηθέντας,
αὐτὸν οὕτως ἀνόητον ὑπάρχειν, ὡς ὑπολαβεῖν, εἰς πνεύμονα
φέρεσθαι τὸ ποτὸν ἅπαν, αὐτοὺς ἐγκαλεῖσθαι μᾶλλον ἐφ᾽
οἷς καταψεύδονται. περὶ δὲ τοῦ φέρεσθαί τι τοῦ πόματος
εἰς τὸν πνεύμονα περὶ τὸν ἔνδοθεν χιτῶνα τοῦ τε λάρυγγος
καὶ τῆς τραχείας ἀρτηρίας βουλόμενός τις αὐτὸς ἐφ᾽ ἑαυ-
τοῦ πειραθῆναι δύναται, λαβὼν μὲν ἑστὼς τοῦ ὕδατος εἰς
τὸ στόμα δαψιλὲς, εἶτα κατακλιθεὶς ὕπτιος, ὑπανοίγων τε
βραχὺ τὸ στόμιον τοῦ λάρυγγος· ἐφ᾽ ἡμῖν γάρ ἐστιν ἀνοι-
γνύναι τε καὶ κλείειν αὐτό. παραῤῥέοντος γάρ τινος εἰς
αὐτὸν ἐκ τοῦ στόματος, αἰσθήσεται βραχέος, ὃ δὴ καὶ
γαργαλίζει καὶ παροξύνει πλέον γενόμενον. ἀλλὰ καὶ αὐτὴν

capit, liquefacit fane, et minutim dividens tanquam
ex fonte quodam educit ad rivos videlicet venarum,
quaecunque exhaufit, atque per corpus quafi convallem
venarum quaedam fluenta facit. Porro fubfequentibus
tueri videtur eandem opinionem, tum in fermonibus de
refpiratione et concoctione univerfis. Quare a ftolida
opinione receffit; ac oportet eos potius, qui putarunt,
ipfum tam effe imperitum rudemque, ut exiftimaverit,
potum omnem in pulmones deferri, criminari, quod
mentiantur. Porro, fi quis, an potus aliquid in pulmonem
fecundum interiorem tunicam laryngis et afperae arte-
riae feratur, ipfe in fe volet experiri, poteft, accepta,
dum ftat, copiofa aqua in os, deinde decumbens fupi-
nus, aperiensque modice laryngis orificium; penes nos
enim eft id tum aperire, tum claudere. Siquidem, quum
aliquid ex ore in ipfum praeterfluit, ftatim fentietur, quod
fane et ftrangulat, et excruciat amplius effectum. Quin

Ed. Chart. V. [247.]   Ed. Baf. I. (329.)

τὴν ἐρεθιζομένην βῆχα καρτερήσας τις δύναται κατασχεῖν,
ὡς αὐτίκα παύσασθαι, βραχέος τοῦ γαργαλίζοντος ὄντος.
ἐνίοτε δὲ καὶ βηχίον μικρὸν γενόμενον ἐσκέδασε τὸ γαργα-
λίζον, οὐδεμιᾶς ἀναπτύσεως γενομένης· ᾧ καὶ δῆλόν ἐστι
τὸ ἀθρόον πόμα, καὶ πολὺ, καὶ τοσοῦτον, ὡς καταλαμβά-
νειν τὰς ὁδοὺς τοῦ πνεύματος, ἐρεθίζειν τὸ ζῶον εἰς βῆχα.
τὸ δ᾽ οὕτως ὀλίγον, ὡς περὶ τὸν ἔνδον χιτῶνα τοῦ λά-
ρυγγός τε καὶ τῆς τραχείας ἀρτηρίας ἐκχεῖσθαι δροσοειδῶς,
οὔτε ἐρεθίζον, οὐθ᾽ ὅλως αἴσθησιν ἐργαζόμενον ἑαυτοῦ κα-
ταφερομένου διὰ τῆς ἀρτηρίας. ἀλλ᾽ εἰ καὶ ζῶον, ὅ τι ἂν
ἐθελήσαις, διψῆσαι ποιήσεις, ὡς κεχρωσμένον ὕδωρ ὑπομεῖ-
ναι ποιεῖν, εἰ δοίης, εἴτε κυανῷ χρώματι χρώσας, εἴτε
μίλτῳ, εἶτ᾽ εὐθέως σφάξας ἀνατέμοις, εὑρήσεις κεχρωσμέ-
νον τὸν πνεύμονα. δῆλον οὖν ἐστιν, ὅτι φέρεταί τι τοῦ
πόματος εἰς αὐτόν.

et ipfam tuffim irritantem tolerando aliquis poteft cohi-
bere, ut ftatim exiguum, quod ftrangulat, ceffet; non-
nunquam et tufficula oborta id, quod angit, difcuffit, ne
una quidem fpuitione facta; quo etiam conftat, cumula-
tam potionem multam, tantamque, ut fpiritus vias inter-
cipiat, animal ad tuffim irritare, at modicam adeo,
ut circa interiorem tunicam laryngis et afperae arteriae
roris modo effundatur, neque irritare, neque omnino
fenfum fui, quum per arteriam defertur, praebere. Ve-
rum, fi etiam animal, quodcunque volueris, fitire facias,
ut coloratam aquam bibere fuftineat, ac dederis vel cae-
ruleo colore infectam, vel minio, deinde ftatim jugulatum
diffecueris, pulmonem coloratum offendes. Liquet igitur
manifefto, aliquid ex potu in ipfum deferri.

ΓΑΛΗΝΟΥ ΠΕΡΙ ΤΩΝ ΚΑΘ' ΙΠΠΟΚΡΑΤΗΝ ΚΑΙ ΠΛΑΤΩΝΑ ΔΟΓΜΑΤΩΝ ΒΙΒΛΙΟΝ ΕΝΝΑΤΟΝ.

Ed. Chart. V. [248.]   Ed. Baf. I. (329.)

Κεφ. α'. Ἐπειδὴ περὶ πάντων ὧν ἀμφότεροι λέγουσιν, ὁ Ἱπποκράτης καὶ ὁ Πλάτων, ἐπισκέψασθαι προὔκειτο, λέλεκται δ' ἤδη περὶ τῶν μεγίστην δύναμιν ἐχόντων εἰς ἰατρικήν τε καὶ φιλοσοφίαν, καιρὸς ἂν εἴη τραπέσθαι πρὸς τἄλλα. φαίνεται δ' ἐν αὐτοῖς οὐ σμικρὰν δύναμιν ἔχον ἐπίστασθαι διακρίνειν ἀπ' ἀλλήλων τὰ ὁμοιότατα. οὐ μόνον γὰρ, ὅπου κοινωνοῦσιν, ἐπίστασθαι χρήσιμον, ἀλλὰ

GALENI DE HIPPOCRATIS ET PLATONIS PLACITIS LIBER NONVS.

Cap. I. Quoniam de omnibus, quae utrique, Hippocrates et Plato, tradunt, confiderare erat inftitutum, tractatumque a me jam eft de iis, quae plurimum poffunt tum ad medicinam tum ad philofophiam, tempeftivum fuerit, ut ad alia me convertam. Porro videtur in ipfis non parum valere, fimilitudinem rerum invicem poffe difcernere. Non folum enim, quomodo inter fe conve-

πολλῷ μᾶλλον ἐν οἷς διαφέρονται. τὴν ἀρχὴν οὖν ἀπὸ
τούτων ποιησόμεθα· δεικνύντες, ὅτι τε καθόλου περὶ αὐ-
τῶν ὡσαύτως ἀπεφήναντο, διά τε τῶν ἐν εἴδεσι παραδειγμά-
των ὁ μὲν τῆς ἰατρικῆς τέχνης, ὁ δὲ τῆς φιλοσοφίας ἐγύ-
μνασαν ἡμᾶς, καὶ τρίτον, ὅτι δι' αὐτῶν ὧν ἐγύμνασαν
ἐδίδαξαν ὁδὸν, ᾗ προϊόντες ἐπὶ τὸ προκείμενον ἀφιξόμεθα.
καθόλου μὲν οὖν ὁ Ἱπποκράτης ἀπεφήνατο, περὶ ὧν πλά-
νας καὶ διαπορίας καὶ τοῖς ἀγαθοῖς ἰατροῖς παρέχει, ὁ δὲ
Πλάτων ᾧδε. δεῖ ἄρα πρῶτον τὸν μέλλοντα ἀπατήσειν
μὲν ἄλλον, αὐτὸν δὲ μὴ ἀπατηθήσεσθαι, τὴν ὁμοιότητα
τῶν ὄντων καὶ ἀνομοιότητα ἀκριβῶς εἰδέναι. ὅπως δ' ἂν
τῳ περιγένοιτο τοῦτο, ὁ Πλάτων σε διδάξει λέγων· ἆρ'
οὖν οἷός τέ ἐστιν ἀλήθειαν ἀγνοῶν τις ἑκάστου τὴν ἀγνοου-
μένου ὁμοιότητα σμικράν τε καὶ μεγάλην ἐν τοῖς ἄλλοις
διαγιγνώσκειν; ἀδύνατον. ὅπως δ' ἂν τὴν ἀλήθειαν ἑκάστου
τῶν ζητουμένων [249] εὑρίσκοι τις, ἄκουσον ἐμοῦ πρότε-
ρον διηγησαμένου σαφῶς τε καὶ διὰ συντόμων, ἃ δ' ἂν

niant, fcire conducit, fed multo magis in quibus diffen-
tiant. Itaque initium ab his fumemus, oftendentes, tum
quod univerfim illi de ipfis fimiliter pronunciarunt, tum
quod exemplis fpecialibus hic artis medicae, ille philo-
fophiae nos exercuit, ac tertium, quod per ea ipfa,
quae propofuerunt nobis loco exercitii, viam oftendere,
qua procedentes ad inftitutum perveniemus. Generatim
itaque Hippocrates protulit ea, de quibus dubitandi erran-
dique occafionem vel optimis medicis praebet, Plato
autem hunc in modum. *Convenit igitur primum, ut is,
qui decepturus alium eft, ipfe autem non decipiatur,
fimilitudinem rerum et diffimilitudinem exacte cogno-
fcat.* Quomodo autem aliquis affequatur id, Plato te do-
cebit inquiens: *Numquid igitur fingulorum veritatis
infcius poterit ejus, quod ignoratur, fimilitudinem in
univerfis parvam aut magnam dijudicare? Nullus poteft.*
Quomodo autem uniuscujusque, quod inquiritur, veritatem
invenias, prius me audito et manifefto et compendiofe
differentem: ea vero, quae audis, memoriae reconde;

ἀκούσῃς, τῇ μνήμῃ παραθέμενος ἐπὶ τὰς ἐκείνων ἧκε ῥήσεις.
ἐγὼ δέ σοι φημι τὴν τῶν ζητουμένων ἀλήθειαν εὑρεθήσε-
σθαι, πρῶτον μὲν γνόντι τὴν ἀρχὴν τῆς ἐπ' αὐτὰ ὁδοῦ,
ταύτης γὰρ ἁμαρτὼν, εἰς πολλὴν ἄλην τε καὶ πλάνην ἀφίξῃ
λόγων. διὰ τῶν αὐτῶν δὲ κριτηρίων, δι' ὧν τὴν ἀρχὴν εὗ-
ρες, εὑρήσεις καὶ τὸ μετὰ τὴν ἀρχὴν δεύτερον, εἶθ' ὁμοίως
τὸ τρίτον, καὶ ἕκαστον τῶν ἐφεξῆς. πῶς οὖν ἔστι τὴν ἀρ-
χὴν εὑρίσκειν; ἐπειδὴ καὶ ὁ Πλάτων ἐπαινέσας τὴν παροι-
μίαν, ἐν ᾗ λέγομεν, ἀρχὴ δέ τοι ἥμισυ (330) παντός, αὐτὸς
προσέθηκε τὸ μέγιστον, εἰπὼν ἀρχὴν παντὸς ἔργου μέγι-
στον εἶναι, ὥσπερ καὶ ἄλλοι τινὲς, οἱ μὲν οὐ μόνον τὸ
ἥμισυ τοῦ παντὸς εἶναι τὴν ἀρχὴν ἔφασαν, ἀλλὰ καὶ πλέον
ἢ τὸ ἥμισυ, τινὲς δὲ καὶ τὸ πᾶν δυνάμει. δείξομεν οὖν
ἤδη, πῶς ἄν τις εὑρίσκοι τὴν ἀρχὴν τῆς τῶν ζητουμένων
εὑρέσεως, ἀναμνήσαντες ἃ διὰ μακρῶν ἔν τε τῇ περὶ τῆς
ἀποδείξεως πραγματείᾳ λέλεκται καὶ κατ' ἄλλας τινάς. εἰ
μὲν γὰρ οὐδὲν ἡμῖν ἐστι φυσικὸν κριτήριον, οὐδὲ τεχνικὸν

ita ad illorum orationes perpendendas te conferas. Ego
te veritatem eorum, quae inquiris, inventurum affirmo, fi
primum initium viae, quae ad ea ducit, cognoveris; a
qua aberrans, in permagnam verborum captionem erro-
remque decides. Caeterum per eadem judicii inftrumenta,
quibus principium invenifti, etiam id, quod initinm fequi-
tur, reperies, deinde fimiliter tertium, et unumquodque
poftea. Quomodo igitur initium licet invenire? quando-
quidem et Plato, laudata paroemia, qua dicimus prin-
cipium dimidium totius, ipfe appofuit maximum, prin-
cipium, inquiens, totius operis maximum, quemadmo-
dum et alii nonnulli non folum dimidium totius prin-
cipium effe dixerunt, fed etiam amplius quam dimidium,
alii vero et totum potentia. Oftendemus igitur jam, quo-
modo initium inventionis eorum, quae disquiruntur, inve-
nias, iis in memoriam revocatis, quae prolixe tum in
opere de demonftrationibus, tum in aliis quibusdam
comprehenfa funt. Si igitur nullum nobis inest naturale
judicii inftrumentum, neque artificiofum, nihil poterimus

οὐδὲν εὑρεῖν δυνησόμεθα· φυσικὰ δ᾽ ἔχοντες, εὕροιμεν ἄν
τι καὶ τεχνικόν. ἆρ᾽ οὖν ἔχομέν τινα φυσικὰ κριτήρια κοινὰ
πάντες ἄνθρωποι; οὐδὲ γὰρ ἐνδέχεται φυσικὰ λέγειν αὐτὰ
τὰ μὴ κοινὰ πάντων ὄντα. χρὴ γὰρ δή που τὰ φυσικὰ
πρὸς τῷ πάντων εἶναι κοινὰ καὶ τὴν φυσικὴν ἔχειν κοινήν.
ἐγὼ μὲν ἔχειν φημὶ πάντας ἡμᾶς φυσικὰ κριτήρια, καὶ τοῦτ᾽
ἀναμιμνήσκων, οὐ διδάσκων, οὐδ᾽ ἀποδεικνὺς, οὐδ᾽ ὡς αὐ-
τὸς εἰρηκὼς λέγω. τίνα δέ ἐστι ταῦτα; τοὺς κατὰ φύσιν
ἔχοντας τῶν ὀφθαλμῶν ὁρῶντας τὰ ὁρατὰ, καὶ κατὰ φύ-
σιν ἔχοντας τῶν ὤτων ἀκούοντας τὰ ἀκουστὰ, καὶ γλῶτταν
γευομένην χυμῶν, καὶ ῥῖνας ὀσμῶν, καὶ σύμπαν τὸ δέρμα
τῶν ἁπτῶν, ἐπὶ δὲ τούτοις τὴν γνώμην, ἢ ἔννοιαν, ἢ ὅ τί
ποτ᾽ ἂν ἐθέλῃ τις ὀνομάζειν, ᾧ διαγιγνώσκομεν ἀκόλουθόν
τε καὶ μαχόμενον, καὶ ἄλλα, ἃ καταπέπτωκε τούτοις, ἐν οἷς
ἐστι καὶ διαίρεσις καὶ σύνθεσις ὁμοιότης τε καὶ ἀνομοιότης,
ἀφ᾽ ὧν ὁ παρὼν ὡρμήθη λόγος. ὁ μὲν οὖν Ἱπποκράτης
οὕτως ἔγραψε περὶ αὐτῶν· ἢ ὅμοια, ἢ ἀνόμοια ἐξ ἀρχῆς

invenire.   At quum naturalia habeamus, invenerimus
etiam aliquod artificiofum.   Igitur habemus omnes homi-
nes quaedam naturalia judicii inftrumenta communia,
neque enim licet naturalia dicere ea, quae non funt
omnibus communia;   nam oportet nimirum naturalia,
praeter quod omnibus funt communia, etiam naturam
habere communem.   Ego fane pronuncio, nos omnes
naturalia judicii inftrumenta habere, idque in memoriam
revocans, non docens, neque demonftrans, neque, tan-
quam ipfe díxerim, adduco.   Quae autem funt haec?
Oculi fecundum naturam habentes, qui vifibilia confpi-
ciunt; aures naturali modo habentes, quae audibilia per-
cipiunt; lingua humorum guftatrix, nares odorum, et tota
cutis tactuum.   Ad haec intellectus, vel notio, vel quomo-
docunque voles appellare, quo confequentiam repugnan-
tiamque internofcimus, ac alia, quae his incidunt, in quibus
eft et divifio et compofitio, fimilitudo et diffimilitudo, a
quibus praefens difputatio exorfa eft.   Itaque Hippocrates de
ipfis hoc pacto fcripfit. *Similiane an diffimilia fint, ab*

Ed. Chart. V. [249.]   Ed. Baf. I. (330.)

ἀπὸ τῶν μεγίστων καὶ ῥῄστων, ἀπὸ τῶν πάντως πάντῃ
γιγνωσκομένων, ἃ καὶ ἰδεῖν καὶ ἀκοῦσαι ἔστιν, ἃ καὶ τῇ
ὄψει, καὶ τῇ ῥινὶ, καὶ τῇ γλώσσῃ, καὶ τῇ γνώμῃ ἔστιν
αἰσθέσθαι, οἷς γιγνώσκομεν ἅπασιν ἔστι γνῶναι. ταύτην
τὴν ῥῆσιν ἐξηγησάμενος τελέως ἐν τῷ πρώτῳ τῶν εἰς τὸ
κατ᾽ ἰητρεῖον ὑπομνημάτων, οὐδὲν ἔτι δέομαι διέρχεσθαι
νῦν, ἀλλ᾽ ἀρκέσει τὰ κεφάλαια μόνον αὐτῆς εἰπεῖν, ὅτι
πρὸς τὴν τῶν ὁμοίων τε καὶ ἀνομοίων ἀκριβῆ διάγνωσιν
ἀφικνεῖσθαι χρὴ, τὴν ἀρχὴν τῆς εὑρέσεως αὐτῶν ποιούμενον
ἀπὸ τῶν φυσικῶν κριτηρίων, ἅπερ ἐστὶν αἴσθησίς τε καὶ
γνώμη. καλεῖν δ᾽ ἔξεστί σοι, ὡς πολλάκις εἴρηταί μοι πολ-
λαχόθι, καὶ διάνοιαν, καὶ νοῦν, καὶ λογισμὸν, ἢ ὅπως ἄν
τις ἐθέλῃ, φυλάττων τὴν ἔννοιαν, ὡς Ἱπποκράτης βούλεται.
ὡς γὰρ τῶν αἰσθητῶν αἴσθησίς ἐστι τὸ κριτήριον, οὕτω
τῶν νοητῶν ἑτέρα τις δύναμις, ἣν ὅπως ἄν τις ὀνομάζειν
βούληται, συγχωροῦμεν αὐτῷ, μή πως ἡμῖν τὸ πάρεργον
τοῦ ἔργου μεῖζον γένηται. χρώμεθα γὰρ ὀνόμασι καὶ ὅλως
τῇ πρὸς ἀλλήλους διαλέκτῳ χάριν τοῦ δηλῶσαι τὰς κατὰ τὴν

initio a maximis facillimisque, quae ab omnibus ubique
cognofcuntur, difcimus, quae et videre et audire eſt,
quae etiam viſu, naſo, lingua et intellectu licet ſentire,
quae et quibus cognita omnibus licet ſcire. Hanc ora-
tionem interpretatus primo commentariorum in opere de
re medica, nihil etiam nunc opus habeo perſequi, ſed
abunde erit capita ipſius ſolum explicaſſe, quoniam ad
exactam ſimilium diſſimiliumque dignotionem pervenire
convenit, principio inventionis ipſorum a naturalibus
naturae judiciis deſumpto, qui ſenſus ſunt et intellectus.
Licet autem tibi appellare, ut a me ſubinde dictum eſt
variis in locis, et intellectum, et mentem, et rationem,
vel utcunque velis, modo notionem ſerves, ut vult Hip-
pocrates. Ut enim ſenſibilium judex eſt ſenſus, ita intel-
ligibilium alia quaedam facultas, quam ut appellare ali-
quis volet, ei concedimus, ne nobis acceſſorium ipſo
opere fiat majus. Utimur enim nominibus et ſumma-
tim uſitata inter nos linguae proprietate, qua animi opi-

ψυχὴν δόξας, ἃς ἐκ τοῦ σκοπεῖσθαι τὴν τῶν πραγμάτων
φύσιν ἐκτησάμεθα. γελοῖον οὖν ἐστι καταλιπόντας τοῦτο
περὶ τῶν ὀνομάτων ἁμιλλᾶσθαι. πῶς δέ φησιν ὁ Ἱπποκρά-
της τὴν τῶν πραγμάτων εὑρίσκεσθαι φύσιν; [250] ἐὰν ἀπὸ
τῶν μεγίστων καὶ ῥάστων ἀρξώμεθα· μεγίστων μὲν κατὰ
τὴν χρείαν, ῥάστων δὲ κατὰ τὴν ἡμετέραν γνῶσιν. ἢ γάρ
τοι φύσις ἄμφω ταῦθ᾽ ἡμῖν ἔδωκεν, αὐτά τε τὰ κριτήρια
καὶ τὸ πιστεύειν αὐτοῖς ἀδιδάκτως. αὐτὰ μὲν οὖν τὰ κρι-
τήρια τά τε ὄργανα τῶν αἰσθήσεών ἐστι καὶ αἱ χρώμεναι
τοῖς ὀργάνοις δυνάμεις· ἡ δὲ πίστις αὐτῶν ἀδίδακτός τε
καὶ φύσει οὐκ ἀνθρώποις μόνον, ἀλλὰ καὶ τοῖς ἄλλοις
ζώοις ὑπάρχουσι. καὶ γὰρ ὁρῶντα τὸν προσιόντα καὶ
ἀκούοντα ψόφου τινὸς ἢ φωνῆς ὑποφεύγει μὲν αὐτίκα,
μείζονος ὀφθέντος ζώου, μένει δὲ κατὰ χώραν, ἐὰν ἐλάτ-
τονός τε καὶ ἀσθενεστέρου τοῦ προσιόντος αἰσθάνηται. εἰ
μὲν οὖν ἀπιστεῖ τις τοῖς δι᾽ αἰσθήσεως ἢ νοήσεως ἐναρ-
γῶς φαινομένοις, οὐδ᾽ ἐπιχειρεῖν χρὴ συστάσει τέχνης οὐδε-
μιᾶς· εἰ δὲ φαίνεται τὰ τῶν τεχνῶν ἔργα τῷ βίῳ τῶν

niones fignificentur, quas ex rerum naturae contempla-
tione conquifivimus. Ridiculum igitur eſt, hac relicta, de
nominibus contendere. Quomodo autem Hippocrates in-
quit rerum naturam inveniri? ſi a maximis et facillimis
inceperimus; maximis quidem uſu, facillimis autem
noſtra cognitione. Etenim natura ambo nobis haec dedit,
et ipſa judicii inſtrumenta, et quod ipſis a nullo docti
praeceptore credimus. Eadem igitur, quibus judicamus,
et inſtrumenta fenſuum ſunt, et facultates inſtrumentis
utentes. At fides ipſorum citra diſciplinam et natura
non hominibus tantum, ſed aliis etiam animantibus ineſt.
Etenim, dum conſpiciunt accedentem, audiuntque
ſtrepitum aliquem aut vocem, ſubterfugiunt quidem pro-
tinus, majore viſo animali, manent autem in loco, ſi
minus imbecilliusque accedere ſentiant. Quare, ſi fidem
aliquis derogat iis, quae fenſu aut intellectu manifeſto
apparent, eum ne aggredi quidem ullius conſtitutionem
artis oportet. At, ſi apparent artium opera vitae homi-

Ed. Chart. V. [250.]   Ed. Baf. I. (330.)

ἀνθρώπων χρήσιμα, πάντως που τοῖς φυσικοῖς κριτηρίοις οἱ πιστεύοντες ἄνθρωποι τὴν κρίσιν αὐτῶν ἐποιήσαντο. καὶ ἡμεῖς εὐτυχέστεροι κατὰ τοσοῦτον ἐκείνων ἐσμὲν, ὅτι τὰ χρήσιμα πολλῷ χρόνῳ μετὰ καμάτων τε καὶ φροντίδων εὑρεθέντα τοῖς πρὸ ἡμῶν αὐτοὶ μανθάνομεν ὀλίγῳ χρόνῳ. ἐὰν οὖν τῷ λοιπῷ τοῦ βίου μὴ κατὰ τὸ πάρεργον ἀσκῶμεν τὰς τέχνας, ἀλλὰ περὶ τὴν τῶν ὁμοίων τε καὶ ἀνομοίων διάγνωσιν ἀεὶ φροντίζωμεν, οὐδὲν κωλύει τῶν ἔμπροσθεν ἡμᾶς γενέσθαι βελτίους. πῶς οὖν γυμνασόμεθα καὶ ἀσκήσομεν ἡμᾶς αὐτούς; ἀπὸ τῶν γνωσθῆναι ῥᾴστων ἀρξάμενοι, καθάπερ ὁ Ἱπποκράτης εἶπε. ταῦτα γάρ ἐστι τὰ μεγάλην ἔχοντα τήν τε εἰς ὅλον τὸν βίον χρείαν καὶ τὴν πρὸς ἄλληλα διαφοράν.

Κεφ. β΄. Ἐρῶ δὲ καὶ παράδειγμά σοι παρ᾽ ἑκατέρου τῶν ἀνδρῶν ἕνεκα νοήσεως ἐναργεστέρας. ὁ μὲν οὖν Ἱπποκράτης οὕτως φησὶν ἐν Προγνωστικῷ· σκέπτεσθαι δὲ χρὴ ὧδε ἐν τοῖσι τῶν ὑγιαινόντων, μάλιστα δὲ εἰ αὐτὸ ἑαυτῷ, οὕτως γὰρ ἂν εἴη ἄριστον, τὸ δὲ ἐναντιώτατον τοῦ ὁμοίου

num conducibilia, omnino fere naturalibus judiciis fidem accommodantes homines de ipfis judicarunt, ac nos illis tanto feliciores fumus, quod utilia longo tempore cum laboribus et curis inventa antiquis ipfi pauco tempore condifcimus. Si igitur reliquo vitae fpatio non perfunctorie artes exerceamus, fed fimilium diffimiliumque dignotioni femper folicite infiftamus, nihil prohibet nos prioribus evadere praeftantiores. Quomodo igitur exercebimus nos ipfos? fi a cognitu facillimis, quemadmodum Hippocrates praecipit, fuerimus aufpicati. Haec enim funt, quae magnum ad totam vitam habent ufum et ad differentiam inter fe.

Cap. II. Apponam autem tibi exemplum ex utroque viro, quo cognofcatur res evidentius. Itaque Hippocrates hoc pacto in praefagiis fcriptum reliquit. *Confiderandum eft ita in morbis acutis, primum an aegrotantis facies fanis fimilis fit, praefertim vero fi ipfa fibi, fic enim optime fperandum eft; fi autem contraria*

δεινότατον. εἴη δ᾽ ἂν τὸ τοιοῦτον ῥὶς ὀξεῖα, ὀφθαλμοὶ
κοῖλοι, καὶ τὰ ἄλλα τὰ ἐφεξῆς εἰρημένα. φαίνεται γὰρ ἐν
τούτοις τὴν ἀρχὴν τῆς διαγνώσεως τῶν προγνωστικῶν χω-
ρίων ἀπὸ τῶν ἐναντιωτάτων τοῖς κατὰ φύσιν ἔχουσι πε-
ποιημένος, ἅπερ καὶ μέγιστ᾽ ἐστὶ, καὶ πᾶσι γνωσθήσεται
ῥᾴδια. ταῦτα δέ τις προμαθὼν δυνήσεται κατὰ βραχὺ
μεταβαίνων ἐπὶ τὰ πλησίον ἀλλήλοις ἀφικέσθαι ποτὲ, κα-
θάπερ ἐπεδείξαμεν ἐν τῷ Προγνωστικῷ πεποιηκότα τὸν Ἱπ-
ποκράτην. ἀλλὰ καὶ ὁ Πλάτων οὕτως ἔγραψε περὶ αὐτῶν,
ἡνίκα πεποίηκεν ἐν Πολιτείᾳ παρακαλούμενον Σωκράτην ὑπὸ
Γλαύκωνός τε καὶ Ἀδειμάντου διελεῖν αὐτοῖς πάντα τὸν
περὶ δικαιοσύνης λόγον. ἐπειδὴ γὰρ ἠπίστατο δεησόμενον
αὐτὸν εἰς τὸ δεῖξαι τὸ προτεθὲν, ὡς οὐκ ἔστι μία τῆς
ὕλης ἡμῶν ψυχῆς ἡ οὐσία, διὰ τοῦτο πρότερον ἐπὶ πόλεως
ἀξιοῖ ποιήσασθαι τὸν λόγον. ἔχει δ᾽ ἡ λέξις ᾧδε. εἶπον
οὖν, ὅπερ μοι ἔδοξεν, ὅτι τὸ ζήτημα, ᾧ ἐπιχειροῦμεν, οὐ
φαῦλον, ἀλλ᾽ ὀξὺ βλέποντος, ὡς ἐμοὶ φαίνεται. ἐπειδὴ

fimili permultum, peffime. Erit autem hujusmodi,
nares acutae, oculi concavi, aliaque deinceps compre-
henfa. Videtur enim in his initium dignotionis praefa-
gientium locorum ab his feciffe, quae maxime naturaliter
habentibus funt contraria, quae etiam maxime funt et
omnibus cognitu facilia. Porro haec ubi quis praedidi-
cerit, aliquando poterit tranfiens paulatim ad vicina inter
fe pervenire, quemadmodum Hippocratem in Praefagio-
rum libro factitaffe oftendimus; imo etiam Plato de ipfis
difputavit, quum in libro de Republica introduxit Socra-
tem a Glaucone et Adamanto interpellari, ut ipfis totum
de juftitia fermonem diftingueret. Quoniam enim fciverat
rogaturum ipfum, quo propofitum oftenderet, nempe non
unam effe totius animae noftrae fubftantiam, ideo prius
de civitate verba facere mavult, quae hoc pacto habent.
*Dixi igitur, ut mea erat opinio, quaeftionem hanc,
quam aggredimur, non effe contemnendam, fed hominis
acute cernentis opus, ut mihi videtur.* Quoniam igitur

μὲν οὖν ἡμεῖς οὐ δεινοὶ, δοκῶ μοι, ἤν δ᾽ ἐγώ, τοιαύτην
ποιήσασθαι ζήτησιν αὐτοῦ, οἵαν περ ἂν εἰ προσέταξέ τις
γράμματα σμικρὰ πόῤῥωθεν ἀναγνῶναι μὴ πάνυ ὀξὺ βλέ-
πουσιν, ἔπειτά τις ἐνενόησεν, ὅτι τὰ αὐτὰ [251] γράμματά
ἐστί που καὶ ἄλλοθι μείζω τε καὶ ἐν μείζονι, ἕρμαιον ἂν
ἐφάνη, οἶμαι, ἐκεῖνα πρῶτον ἀναγνόντας οὕτως ἐπισκοπεῖν
τὰ ἐλάττω, εἰ τὰ αὐτὰ ὄντα τυγχάνει. πάνυ μὲν οὖν, ἔφη
ὁ Ἀδείμαντος. ἀλλὰ τί τοιοῦτον, ὦ Σώκρατες, ἐν τῇ περὶ
δικαίου ζητήσει καθορᾷς; ἐγώ σοι, ἔφην, ἐρῶ. δικαιοσύνη,
φαμὲν, ἔστιν ἑνὸς ἀνδρός, ἔστι δέ που πάλιν τῆς ὅλης πό-
λεως; πάνυ γε, ἢ δ᾽ ὅς. οὐκοῦν μείζων πόλις ἑνὸς ἀνδρός;
μείζων, ἔφη. ἴσως τοίνυν πλείων ἂν δικαιοσύνη ἐν τῷ μεί-
ζονι ἂν εἴη, καὶ ἔστι καταμαθεῖν. εἰ οὖν βούλεσθε, πρῶ-
τον ἐν ταῖς πόλεσι ζητήσωμεν, ποῖόν τί ἐστιν, ἔπειτα οὕτως
ἐπισκεψώμεθα καὶ ἐν ἑνὶ ἑκάστῳ τὴν τοῦ μείζονος ὁμοιό-
τητα, ἐν τῇ τοῦ ἐλάττονος ἰδέᾳ ἐπισκοποῦντες. προγυμνά-
σας οὖν ἡμᾶς ἐπὶ πόλεως ὁ Πλάτων, καὶ δείξας, ὅτι ἄλλο
μέν τι τὸ ἄρχον, ἄλλο δέ τι τὸ προπολεμοῦν, καὶ τρίτον

nos non periti ſumus, perinde inveſtigandam eſſe juſti-
tiam, ac ſi quis non acute cernentibus literas parvas
proculque poſitas legendas mandaſſet, deinde animad-
vertiſſet aliquis, easdem literas eſſe alibi in majori quo-
que loco majores, atque inde operae pretium cenſuiſſet,
ut eas primo legentes ita demum minores, an eaedem
ſint, conſiderarent. Ita prorſus, Adimantus inquit. Sed
quid tu ſimile in hac de juſtitia inquiſitione vides, o
Socrates? Dicam, inquam. Dicimusne, juſtitiam hominis
unius eſſe, et dicimusne, etiam totius civitatis? Plane,
inquit ille. Atque civitas nonne major uno viro? Major,
inquit. Fortaſſe autem juſtitia amplior in majori ineſt,
faciliorque cognitu. Quare, ſi vultis, primum in civi-
tatibus inquiramus, qualisnam ſit. Deinde ſic in ſin-
gulis conſiderabimus, majoris ipſius ſimilitudinem in
minoris idea contemplantes. Itaque Plato, quum prius
nos in civitate exercuiſſet, indicaſſetque, aliam populi
partem dominari, aliam propugnare, tertiam aliam opi-

ἄλλο τὸ δημιουργικὸν ἔθνος ἐν αὐτῇ, μεταβὰς ἐπὶ τὴν
ψυχὴν, καὶ κατ᾽ αὐτὴν ἐπιδείκνυσιν ἓν μέν τι μέρος εἶναι
τὸ ἄρχον, ὅταν εὖ ἔχῃ, (331) ἕτερον δὲ τὸ ὑπηρετοῦν αὐτῇ,
καθάπερ ἐν ταῖς πόλεσιν ὑπηρετεῖ τὸ στρατιωτικὸν, τρίτον
δὲ τὸ λοιπὸν, ὃ τοῦ τρέφεσθαι τὸ σῶμα χάριν οἱ δημιουρ-
γοῦντες ἡμᾶς προσέθεσαν, κἂν οἱ ἀγύμναστοι τοῦ διακρί-
νειν ἀπ᾽ ἀλλήλων τὰς ὁμοιότητας ἓν εἶναι νομίζουσιν,
οὐ τρία τὰ εἰρημένα μόρια τῆς ψυχῆς. ὅπως οὖν χρὴ
γυμνάζεσθαι περὶ τὴν διάκρισιν αὐτῶν, ἐδίδαξεν ὁ Πλάτων
ἐπί τε τῆς πόλεως διὰ πάσης σχεδόν τι τῆς Πολιτείας, ἐπί
τε τῆς ψυχῆς τὸ μὲν κυριώτατον τῆς διανοίας ἐν τῷ τε-
τάρτῳ βιβλίῳ, τὸ δὲ ἑπόμενον αὐτῇ κατὰ τὰ ἄλλα. καιρὸς
οὖν ἤδη καὶ τῶν εἰρημένων αὐτῷ κατὰ τὸν Φαῖδρον ἀκοῦ-
σαι. ἡ ἀπάτη πότερον ἐν πολὺ διαφέρουσι γίγνεται μᾶλ-
λον, ἢ ὀλίγον; ἐν τοῖς ὀλίγον. ἀλλὰ μὴν κατὰ σμικρὸν
καταβαίνων μᾶλλον λήσεις ἐλθὼν ἐπὶ τὸ ἐναντίον ἢ κατὰ
μέγα. πῶς δ᾽ οὔ; δεῖ ἄρα τὸν μέλλοντα ἀπατήσειν μὲν
ἄλλον, αὐτὸν δὲ μὴ ἀπατηθήσεσθαι τὴν ὁμοιότητα τῶν ὄντων

ficem effe in ea, digreffus ad animam, etiam in ea
oftendit aliam partem effe, quae dominetur, quum bene
habet, alteram, quae ipfi miniftret, quemadmodum in
urbibus miniftrat militaris, reliquam vero tertiam, quam
alendi corporis gratia opifices noftri appofuerunt, etfi
difcernendo fimilitudines inter fe imperiti unam effe fen-
tiant, non tres commemoratas animae partes. Quomodo
igitur in difcretione ipfarum exerceri conveniat, Plato
docuit et in civitate per totum fere opus de Republica,
et in anima fane principaliffimam mentis partem in
quarto libro, quae vero eam fequitur, in aliis. Oppor-
tunum itaque jam eft ea, quae in Phaedro complexus eft,
audire. *An deceptio in his, quae multum, an quae
parum differunt, accidit? In his, quae parum. Atqui, fi
paulatim tranfieris, infcius magis ac imprudens ad con-
trarium venies, quam fi multum tranfilieris. Quidni?
Oportet igitur eum, quicunque decepturus alium eft,
ipfe minime decipiendus, fimilitudinem et diffimilitudinem*

730 ΓΑΛΗΝΟΥ ΠΕΡΙ

Ed. Chart. V. [251.]   Ed. Baf. I. (331.)

καὶ ἀνομοιότητα ἀκριβῶς διϊδεῖν. ἀνάγκη μὲν οὖν. ἢ οὖν
οἷός τ᾽ ἔσται ἀλήθειαν ἀγνοῶν ἑκάστου τὴν τοῦ ἀγνοου-
μένου ὁμοιότητα μικράν τε καὶ μεγάλην ἐν τοῖς ἄλλοις δια-
γιγνώσκειν; ἀδύνατον. οὐκ οὖν τοῖς παρὰ τὰ ὄντα δοξά-
ζουσι καὶ ἀπατωμένοις δῆλον ὡς τὸ πάθος τοῦτο δι᾽
ὁμοιοτήτων τινῶν εἰσερρύη; γίγνεται οὖν οὕτω. ἔστιν οὖν
ὅπως τεχνικὸς ἔσται μεταβιβάζειν κατὰ σμικρὸν διὰ τῶν
ὁμοιοτήτων ἀπὸ τοῦ ὄντος ἑκάστοτε ἐπὶ τοὐναντίον ἀπάγων,
ἢ αὐτὸς τοῦτο διαφεύγειν ὁ μὴ ἐγνωρικὼς, ὅ ἐστιν ἕκαστον
τῶν ὄντων; οὐ μή ποτε. , λόγων ἄρα τέχνην, ὦ ἑταῖρε, ὁ
τὴν ἀλήθειαν μὴ εἰδὼς, δόξας δὲ τεθηρευκὼς, γελοίαν τινὰ,
ὡς ἔοικε, καὶ ἄτεχνον παρέξεται. ὅτι δ᾽, ὡς Ἱπποκράτης
ἔλεγε, τινὰ μέν ἐστι ῥᾷστα γνωσθῆναι, τινὰ δ᾽ οὐκ ἔστι,
τὴν ἀρχὴν ἀπὸ τῶν ῥᾴστων ποιητέον, ἃ καὶ πᾶσιν ἀνθρώ-
ποις ὡμολόγηται διὰ τὴν ἐνάργειαν. οὕτω καὶ ὁ Πλάτων
ἐγίγνωσκεν· μάθοις δ᾽ ἂν ἐκ τῆσδε τῆς ῥήσεως αὐτοῦ.
ἆρ᾽ οὖν οὐ παντὶ δῆλον τό γε τοιόνδε, ὡς περὶ μὲν ἔνια
τῶν τοιούτων ὁμονοητικῶς ἔχομεν, περὶ δ᾽ ἔνια στασιαστι-

rerum exquisite dignoscat. Necessarium est. Numquid
igitur uniuscujusque veritatis inscius poterit ejus, quod
ignorat, similitudinem in universis parvam aut magnam
dijudicare? Nequaquam. Ergo illos, qui praeter rerum
naturam opinantur, falsique sunt, constat propter simi-
litudines aliquas sic esse affectos. Sic accidit. Non igi-
tur poterit quisquam, si rem quamcunque ignoraverit,
artificiose aliquem sensimque a vero in contrarium per
similitudines aliquas sigillatim traducere, aut errorem
hunc in se ipso vitare? Nunquam. Igitur quicunque
veritatem ignorat et opinionibus ducitur, dicendi quo-
que facultatem, ut videtur, inertem exhibet et ridicu-
lam. Caeterum, ut Hippocrates dixit, alia esse cognitu
facillima, aliqua non esse, initium a facillimis faciendum
est, quae etiam omnibus hominibus propter evidentiam
in confesso sunt. Ita etiam Plato sensit, id quod ex
ipsius verbis condiscas. An non constat cuique, quod in
aliis, dum loquimur, idem sentimus omnes, in aliis vero

κῶς; δοκῶ μὲν ὃ λέγεις μανθάνειν, ἔτι δ᾽ εἰπὲ σαφέστε-
ρον. ὅταν τις ὄνομα εἴπῃ σιδήρου ἢ ἀργύρου, ἆρ᾽ οὐ τὸ
αὐτὸ πάντες διενοήθημεν; καὶ μάλα. τί δ᾽, ὅταν δικαίου
ἢ ἀγαθοῦ; οὐκ ἄλλος ἄλλῃ φέρεται, καὶ ἀμφισβητοῦσιν ἀλ-
λήλοις τε καὶ ἡμῖν αὐτοῖς; πάνυ μὲν οὖν. ἐν μὲν ἄρα τοῖς
συμφωνοῦμεν, ἐν δὲ τοῖς οὔ. οὕτω. ποτέρωθεν οὖν εὐα-
πατητότεροί ἐσμεν, καὶ ἡ ῥητορικὴ ἐν ποτέροις μεῖζον δύ-
ναται εἶναι; δηλονότι ἐν οἷς πλανώμεθα. οὐκοῦν τὸν
μέλλοντα τέχνην ῥητορικὴν μετιέναι πρῶτον μὲν δεῖ ταῦτα
ὁδῷ ηὑρῆσθαι, καὶ εἰληφέναι τινὰ χαρακτῆρα ἑκατέρου τοῦ
εἴδους, ἐν ᾧ τε ἀνάγκη τὸ πλῆθος πλανᾶσθαι, καὶ ἐν ᾧ
μή. [252] καλὸν γοῦν, ὦ Σώκρατες, εἶδος εἴη ἂν κατανε-
νοηκὼς ὁ τοῦτο λαβών. ἔπειτά γε οἶμαι πρὸς ἑκάστῳ γιγνό-
μενον μὴ λανθάνειν, ἀλλ᾽ ὀξέως αἰσθάνεσθαι, περὶ οὗ ἂν
μέλλῃ ἐρεῖν, ποτέρου ὂν τοῦ γένους τυγχάνει. τί μήν; τί οὖν;
τὸν ἔρωτα πότερον φῶμεν εἶναι τῶν ἀμφισβητησίμων, ἢ τῶν
μή; ἀμφισβητησίμων δήπου. ἢ οἴει ἄν σοι συγχωρῆσαι

non idem? Quamvis, quod ais, intelligere videor, pla-
nius tamen ut dicas cupio. Quando quis ferri nomen
aut argenti pronunciat, id omnes protinus intelligimus?
Prorſus. Quid, cum juſti vel boni nomen? nonne alius
alio fertur, atque cum aliis, atque nobiſcum ipſi ambi-
gimus? Magnopere. In aliis ergo conſentimus, in aliis
diſſentimus. Sic eſt. Ubinam facilius falli poſſumus, et
in quibus horum rhetorica plus valet? Nimirum in qui-
bus ambigimus. Oportet igitur eum, qui rhetoricam ſit
aſſecuturus, primum haec via adinveniſſe, et quendam
characterem utriusque ſpeciei percepiſſe, et ubi neceſſe
eſt multitudinem falli, et ubi non. Praeclaram quan-
dam, o Socrates, agnoſceret ſpeciem, qui cogitatione id,
caperet. Deinde arbitror oportere nihil eum ſubterfu-
gere, quum ad ſingula venerit, ſed acute perſentire id,
de quo dicturus ſit, utrius ſit generis. Cur non? Quid
porro amorem? utrum ex iis, de quibus ambigitur, an
ex iis, de quibus non ambigitur, eſſe dicimus? Ex iis, de
quibus ambigitur, nimirum. An putas eum tibi illa de

εἰπεῖν, ἃ δὴ εἶπες περὶ αὐτοῦ, ὡς βλάβη τέ ἐστι τῷ ἐρω-
μένῳ καὶ ἐρῶντι, καὶ αὖθις ὡς μέγιστον τῶν ἀγαθῶν τυγχάνει;
ἄριστα λέγεις. αὕτη μὲν ἡ ῥῆσις ἐν τῷ Φαίδρῳ γέγραπται,
διδάσκοντος αὐτοῦ, μηδεμίαν ἀμφισβήτησιν ἔχειν τὰ τοῖς φυσι-
κοῖς κριτηρίοις ἐναργῶς ὑποπίπτοντα, ἐν οἷς δή τοι μηδ᾽ ὅλως
ὑποπίπτει τοῖς κριτηρίοις τούτοις, ἢ ἀμυδρῶς ὑποπίπτει, τὴν
ἀμφισβήτησιν γίγνεσθαι, καὶ χρὴ γεγυμνάσθαι κατὰ ταῦτα
διακρίνοντα τὰς τῶν πραγμάτων ὁμοιότητας. ἔνια γὰρ οὕ-
τως ἔχει πρὸς ἄλληλα κατὰ τὰς τῶν ἐν αὐτοῖς ὁμοιότητας,
ἢ τὴν παραλλαγὴν, ὡς κατά τι μὲν ὑπάρχειν ὅμοια, κατά
τι δ᾽ ἀνόμοια. καὶ χρὴ τῶν τοιούτων διαγνωστικὸν τὸν
τεχνίτην εἶναι, ὡς ἀκριβῶς τε ἅμα καὶ ταχέως δύνασθαι
γνωρίζειν, εἰ ὅμοιά ἐστιν ἀλλήλοις ἢ ἀνόμοια. ὅπερ οὖν ἀεὶ
καὶ λέγοντός μου καὶ γράφοντος ἀκούεις, ἀκούσῃ πάντως
καὶ νῦν. ἡ καθόλου μέθοδος χωρὶς τοῦ γυμνασθῆναι κατὰ
πολλὰ τῶν ἐν μέρει τεχνίτην ἀγαθὸν οὐχ οἷά τέ ἐστιν ἐρ-
γάσασθαι. καὶ τοῦτ᾽ ἐπὶ πασῶν ἔνεστί σοι θεάσασθαι τῶν

*fe dicere conceſſurum, quae ſupra dicebas, quod videli-
cet amato ſimul atque amanti pernicioſum eſt, ac rurſus
quod omnium maximum eſt bonorum? Optime dicis.*
Haec verba in Phaedro ſcripta ſunt, ubi docet ipſe, ne
unam quidem dubitationem habere, quae naturalibus
judicii inſtrumentis manifeſto ſubjiciuntur; in quibus vero
neutiquam his inſtrumentis ſubjiciuntur, aut obſcure ſub-
jiciuntur, ambiguitatem fieri; ac convenit eſſe exercita-
tum eum, qui in his rerum ſimilitudines diſcernat. Non-
nulla enim ſecundum ſimilitudines vel immutationem
eorum, quae ipſis inſunt, ita ſibi invicem reſpondent, ut
in aliquo ſint ſimilia, in aliquo diſſimilia; oportetque
talia internoſcentem eſſe artificem, ut accurate ſimul et
celeriter queat deprehendere, an inter ſe ſimilia ſint, an
diſſimilia. Quod igitur ſemper et dicentem me et ſcri-
bentem audis, id in praeſentia etiam omnino auditurus
es. Generalis methodus citra multorum particularium
exercitationem bonum efficere artificem non poteſt: id
quod in omnibus ejusmodi licet conſpicias, in nonnullis

τοιούτων, ἐπ᾽ ἔνιά γε μὴν οὕτως ἰσχυρὰν δύναμιν ἔχον, ὡς
τὴν μὲν καθόλου μέθοδον ἐνιαυτῷ μόνῳ δύνασθαι τελεώ-
τατα μαθεῖν, τὴν δ᾽ ἄσκησιν, εἰ μὴ δι᾽ ὅλου τοῦ βίου
γένοιτο, κολούειν εἰς τὰ τῆς τέχνης ἔργα. καὶ φαίνεταί γε
σαφῶς οὖσα τοιαύτη τέχνη λογιστική τε καὶ ῥητορική, καὶ
ἡ διὰ τῶν ὀργάνων ἐνεργοῦσα μουσική. τοσαύτης μὲν οὖν
ἀσκήσεως ἀποδεικτικὴ μέθοδος οὐ δεῖται· χρῄζει γοῦν οὐκ
ὀλίγης καὶ αὐτή. γυμνάζεσθαι γοῦν χρὴ γυμνασίαι καθ᾽
ἑκάστην ἄσκησιν τέχνης ἐν ὕλαις, ὧν τὰς χρησίμους τῷ βίῳ
πράξεις δεύμεθα. κἂν γὰρ ὅτι μάλιστα τὴν φύσιν ἀρίστην
τις ἔχων εἰς ὁτιοῦν ἔργον ἀμελήσῃ τῆς ἀσκήσεως, οὐδενὸς
τῶν ἀπολειπομένων μὲν τῇ φύσει, πλεονεκτούντων δὲ τῇ
κατὰ τὴν ἄσκησιν ἐπιμελείᾳ βελτίων ἐστί. νόησον γοῦν
τινα τῇ τε τῶν σκελῶν κατασκευῇ καὶ τῇ τοῦ παντὸς
σώματος ῥώμῃ κάλλιστα διακείμενον, ἠμεληκότι δὲ τῆς
φύσεως εἰς τοσοῦτον, ὡς πρὸς τῷ μηδέποτε δραμεῖν ἔτι
κἂν τῷ περιπατεῖν ἀεὶ βλακεύοντα διατελεῖν, ὡς ἀδύνατόν

tamen adeo validam obtinet vim, ut univerſalem metho-
dum uno anno ſolo abſolutiſſime queas diſcere, exerci-
tationem vero, niſi per totam vitam fiat, ad artis opera
parum proficere. Atque apparet manifeſto eſſe talis ars
ratiocinatrix et rhetorica, item quae per inſtrumenta ope-
ratur muſica. Tanta igitur exercitatione demonſtrativa
methodus non indiget, etſi ipſa quoque haud exiguam
requirat. Itaque laborandum eſt in unaquaque artis
exercitatione circa materias, quarum actiones vitae utiles
expetimus. Quamvis enim naturam aliquis vel multo
praeſtantiſſimam ad quodcunque opus habeat, exercitatio-
nem vero negligat, nullo eorum, qui natura deſtituuntur,
exercitationis autem cura ac ſedulitate vincunt, praeſtan-
tior eſt. Conſidera igitur quendam crurum ſtructura et
totius corporis robore optime diſpoſitum, ſed qui natu-
ram adeo neglexerit, ut, praeter quod nunquam currat,
etiam inter ambulandum ſemper vacillet, nullo modo hic

ἔστι τοῦτον Ὀλυμπιονίκην γενέσθαι χωρὶς τοῦ τὴν ἔμ-
προσθεν ἀργίαν ἀποθέμενον εἰς ἔθος ἑαυτὸν μεταστῆσαι
γυμνασίων τῶν κατὰ φύσιν, οὐδὲ τούτων τῶν τυχόντων,
ἀλλὰ μάλιστα οἷά ἔστιν οἰκεῖα σκέλεσιν, ὡς, ἐάν γέ τις
παραλαβὼν τὸν οὕτως πεφυκότα μεταβαίνειν μὲν ἐπὶ
λεπτοῦ σχοινίου διδάξῃ, πρὸς ξύλον δὲ ὄρθιον ἀναῤῥι-
χᾶσθαι, καθάπερ οἱ θαυματοποιοὶ διδάσκουσι τοὺς μα-
θητὰς, οὐ μόνον οὐκ ἂν ἕλοιτο νίκην Ὀλυμπιονίκην,
ἀλλ' οὐδὲ τῶν ἐπιτυχόντων ἀνθρώπων ὠκύτερος ἄν ποτε
ὀφθείη· τοῦτ' οὖν Ἱπποκράτει τε καὶ Πλάτωνι γέγραπται,
παραδείγματα γράψασιν εἴς τε τὰς τέχνας καὶ πάσας
τὰς κατὰ τὸν βίον πράξεις χρήσιμα. παραθήσομαι δὲ
ὀλίγα χάριν τοῦ συνοφθῆναι τὴν ἰδέαν αὐτῶν. οὐ μὴν
καὶ ἀρκεσθῆναί γε τούτοις ἀξιῶ τοὺς βουλομένους γενέ-
σθαι τεχνίτας κατὰ τὰς τέχνας, ἃς ἂν αὐτοὶ τυγχάνω-
σιν ἀσκοῦντες, ἀλλὰ γυμνάζεσθαι διὰ παντὸς, ὥσπερ οἱ
ῥητορικοὶ γυμνάζονται καθ' ἑκάστην ἡμέραν, ὑποθέσεις
εὑρίσκοντες ἐπιτηδείους εἰς τὴν προκειμένην ἄσκησιν.

in Olympicis victor evadere poterit, nifi, priore fegnitie
depofita, ad naturalium exercitationum confuetudinem
fe ipfum transferat, neque harum quarumlibet, fed
maxime qualis eft cruribus propria. Nam fi quis hoc
pacto natum accipiens per funiculum tenuem ambulare
doceat, ad lignum autem rectum afcendere, quemadmo-
dum rerum mirabilium geftores illi difcipulos docent,
non modo non Olympiorum victoriam retulerit, fed ne
vulgaribus quidem hominibus velocior unquam videbitur.
Hoc itaque Platoni et Hippocrati proditum eft, qui
exempla artibus et omnibus vitae actionibus utilia con-
fcripferunt. Apponam autem pauca, ut fpecies ipforum
infpiciatur; non tamen fufficere haec exiftimo iis, qui
artifices volunt fieri illarum artium, quafcunque ipfi co-
lant, verum ut exercitentur perpetuo, quemadmodum
rhetorici, qui argumenta quotidie propofito inftituto ido-
nea inveniunt.

Κεφ. γ'. [253] Εἰλήφθω δὴ παρὰ Πλάτωνος μὲν
πρῶτον, ὃ κατὰ τὸ πέμπτον τῆς Πολιτείας ἐδίδαξεν, ἔνθα
περὶ τῆς τῶν γυναικῶν φύσεως ἄρχεται τῶν αὐτῶν ἐπιτηδευ-
μάτων τοῖς ἀνδράσιν ἀξιῶν μετέχειν αὐτὰς, ὡς ἂν καὶ τὴν
αὐτὴν ἐχούσας φύσιν, εἶτ᾽ αὐτὸς ἀντιλαμβάνεται τοῦ λόγου.
φησὶ δ᾽, οὐκ ἂν ἴσως συγχωρῆσαί τινα τὴν αὐτὴν εἶναι φύσιν
ἄῤῥενός τε καὶ θήλεος σώματος, ἐπιδείκνυσί τε, κατὰ τί τὴν
αὐτὴν ἔφη. ἔχει δ᾽ ὁ σύμπας λόγος αὐτῷ κατὰ τάδε. τὰς
θηλείας τῶν φυλάκων κυνῶν πότερα ξυμφυλάττειν οἰόμεθα
δεῖν, ἅπερ ἂν οἱ ἄῤῥενες φυλάττωσι, καὶ ξυνθηρεύειν, καὶ
τὰ ἄλλα κοινῇ πράττειν, ἢ τὰς μὲν οἰκουρεῖν ἔνδον ὡς
ἀδυνάτους διὰ τὸν τῶν σκυλάκων τόκον τε καὶ τροφὴν, τοὺς
δὲ πονεῖν τε καὶ πᾶσαν ἐπιμέλειαν ἔχειν περὶ τὰ ποίμνια;
κοινῇ, ἔφη, πάντα, πλὴν ὡς ἀσθενεστέραις χρώμεθα, τοῖς
δ᾽ ὡς ἰσχυροτέροις. οἷόν τ᾽ οὖν, ἔφην ἐγὼ, ἐπὶ τὰ αὐτὰ
χρῆσθαί τινι ζώῳ, ἐὰν μὴ τὴν αὐτὴν τροφήν τε καὶ (332)
παιδείαν ἀποδιδῷς; οὐχ οἷόν τε. εἰ ἄρα ταῖς γυναιξὶν ἐπὶ
τὰ αὐτὰ χρησόμεθα καὶ τοῖς ἀνδράσι, τὰ αὐτὰ καὶ διδακτέον

Cap. III. Sumatur jam a Platone primum, quod in
quinto de Republica docuit, ubi de natura mulierum
incipit, eadem ipſis cum viris ſtudia tractare praecipiens;
deinde ipſe ſermonem aggreditur aitque, non conceſſu-
rum fore aliquem, eandem eſſe naturam et maris et foe-
minae corporis, ac oſtendit, in quo eandem dixerit; tota
vero ipſius oratio ſic habet. *Utrum inter canes gregis
cuſtodes foeminas ipſas cenſemus una eadem cuſtodire
debere, et una venari, ac caetera omnia communiter
facere? An foeminas quidem intus quaſi domeſtica aſſer-
vare opera, ut quae nequeant alia obire propter ipſum
catulorum partum et nutrimentum, maſculos autem
labores ſubire, omnemque armenti curam gerere?
Communiter his, inquit, omnia tribuimus, niſi quod
foeminis ut imbecillioribus, maribus ut robuſtioribus
utimur. Fierine poteſt, ut animali aliquo ad eadem
utaris, niſi eadem ratione nutriveris erudierisque?
Non profecto. Si ergo foeminis ad eadem utemur ac*

αὐτάς. ναί. μουσικὴ μὲν ἐκείνοις καὶ γυμναστικὴ ἐδόθη.
ναί. καὶ ταῖς γυναιξὶν ἄρα τούτω τὼ τέχνα, καὶ τὰ περὶ
τὸν πόλεμον ἀποδοτέον τε καὶ χρηστέον κατὰ ταὐτά. ἐν
τούτοις καθόλου προειπὼν ὁ Πλάτων, ὅτι τῶν αὐτῶν ἁπάν-
των ἐστὶ μεταδοτέον τῷ θήλει γένει, μετὰ ταῦτα καὶ περὶ
γυμνασίων ὅσα γυμνοὶ γυμναζόμεθα, καὶ περὶ τῆς ἐπὶ τῶν
ἵππων ὀχήσεως, ὅσα τε πολέμων ἕνεκα διδάσκεται καὶ ἀσκεῖ-
ται, μετέχειν ἀξιοῖ καὶ τὰς γυναῖκας, ἐπ᾽ αὐτῶν δ᾽ ἀντι-
λαμβανόμενος τοῦ λόγου τάδε φησί. βούλει οὖν, ἦν δ᾽ ἐγώ,
ἡμεῖς πρὸς ἡμᾶς αὐτοὺς ὑπὲρ τῶν ἄλλων ἀμφισβητήσωμεν,
ἵνα μὴ ἔρημα τὰ τοῦ ἑτέρου λόγου πολιορκῆται; οὐδέν, ἔφη,
κωλύει. λέγωμεν δὴ ὑπὲρ αὐτῶν, ὅτι, ὦ Σώκρατές τε καὶ
Γλαύκων, οὐδὲν δεῖ ὑμῖν ἄλλους ἀμφισβητεῖν, αὐτοὶ γὰρ ἐν
ἀρχῇ τῆς κατοικήσεως, ἣν οἰκίζετε πόλιν, ὁμολογεῖτε δεῖν
κατὰ φύσιν ἕκαστον ἕνα ἓν τὸ αὑτοῦ πράττειν, ὡμολογήσα-
μεν, οἶμαι. πῶς γὰρ οὔ; ἔστιν οὖν ὅπως οὐ πάμπολυ δια-
φέρει γυνὴ ἀνδρὸς τὴν φύσιν; πῶς οὐ διαφέρει; οὐκ οὖν
ἄλλο καὶ ἔργον ἑκατέρῳ προσήκει προστάττειν τὸ κατὰ τὴν

viris, in eisdem erudire decet. Certe. Mufica autem et
gymnaftica illis conceffa eft. Sane. Mulieribus igitur
artes hae fimiliter et res bellicae tribuendae funt, ad
eademque his uti decet. In his generatim Plato praefa-
tus, quod omnia eadem muliebri generi diftribuenda funt,
poftea etiam de exercitiis, quae nudi obimus, et de equi-
tatu, quaeque bellorum caufa docentur exercenturque,
cenfet etiam mulieres aggredi. Porro de ipfis fermonem
occipiens, haec ait. Vis ergo, ut nos aliorum caufa no-
nis ipfis adverfemur dubitando, num fine defenfione, quae
funt rationis alterius, oppugnentur? Nihil prohibet. Dicam
igitur fub eorum perfona hunc in modum: Nihil opus eft,
o Socrates atque Glauco, ut alii vobis repugnent; nam
inter vos ftatim a principio condendae civitatis conftitit,
oportere fecundum naturam unumquemque unum quippiam,
quod fuum effet, peragere. Conftitit, quidni? Eftne
igitur ubi non longe mulier ipfa natura a viro differt?
Cur non differat? Ergo nonne opus utrique aliud pro na-

ἑαυτοῦ φύσιν; τί μήν; πῶς οὖν οὐχ ἁμαρτάνετε νυνὶ, καὶ
τἀναντία ὑμῖν αὐτοῖς λέγετε φάσκοντες αὖ τοὺς ἄνδρας καὶ
τὰς γυναῖκας δεῖν τὰ αὐτὰ πράττειν, πλεῖστον κεχωρισμένην
φύσιν ἔχοντας; ἕξεις τι, ὦ θαυμάσιε, πρὸς ταῦτ᾽ ἀπολογεῖ-
σθαι; ἐν τούτοις εἰπών τινα περὶ τῆς ἀντιλογικῆς δυνά-
μεως, ἐφεξῆς γράφει τὴν ῥῆσιν τῆς ἀντιλογίας ὧδέ πως.
κινδυνεύομεν οὖν ἄκοντες ἀντιλογίας ἅπτεσθαι. πῶς; τὸ
τὴν αὐτὴν φύσιν, ὅτι οὐ τῶν αὐτῶν δεῖ ἐπιτηδευμάτων
τυγχάνειν, πάνυ ἀνδρείως τε καὶ ἐριστικῶς κατὰ τὸ ὄνομα
διώκομεν, ἐπεσκεψάμεθα δὲ οὐδ᾽ ὁτιοῦν, τί εἶδος τὸ τῆς
ἑτέρας τε καὶ τῆς αὐτῆς φύσεως, καὶ πρὸς τί τεῖνον ὡριζό-
μεθα τότε τὰ ἐπιτηδεύματα ἄλλη φύσει ἄλλα, τῇ δὲ αὐτῇ
τὰ αὐτὰ ἀπεδίδομεν. οὐ γὰρ οὖν, ἔφη, ἐπεσκεψάμεθα. τοιγάρ-
τοι, εἶπον, ἔξεστιν ἡμῖν, ὡς ἔοικεν, ἀνερωτᾶν ἡμᾶς αὐτοὺς,
εἰ ἡ αὐτὴ φύσις φαλακρῶν καὶ κομητῶν, καὶ οὐχ ἡ ἐναντία,
καὶ ἐπειδὰν ὁμολογῶμεν, ἐναντίαν εἶναι, ἐὰν φαλακροὶ σκυ-

tura utriusque eſt tribuendum? *Procul dubio.   Quomodo
igitur aberratis nunc vobisque ipſi contradicitis, quan-
doquidem affirmatis, viros et mulieres oportere eadem
operari, cum tamen natura valde inter ſe diſcrepent?
Habebisne, o vir mirifice, quid ad haec reſpondeas?* Quum
is quaedam de facultate contradictoria dixiſſet, deinceps
ſubjungit verba contradictionis hunc in modum. *Addu-
cimur ſane inviti contradictionem attingere. Qua ra-
tione? quod natura eadem opera eadem tractare non debeat,
fortiter admodum et contentioſe, ſi verba inſpicias, con-
tendimus. Conſideravimus autem nullo pacto, quae ſpe-
cies alterius ejuſdemve naturae ſit, et quorſum reſpicien-
tes tunc deſcripſimus, quando diverſae naturae
ſtudia diverſa, eidem vero eadem attribuebamus.
Certe nequaquam id cogitavimus. Caeterum licet nobis,
ut videtur, a nobis ipſis exquirere, numquid eadem na-
tura calvorum ſit et comatorum, an contraria potius;
ac poſtquam conceſſerimus, eſſe contrariam, ſi calvi
coria incidant, calceosque conficiant, haudquaquam*

Ed. Chart. V. [253. 254.]   Ed. Baf. I. (332.)

τοτομῶσι, μὴ ἐᾶν κομήτας, ἐὰν δ᾽ αὖ κομῆται, μὴ τοὺς
ἑτέρους. [254] γελοῖον μὲν τᾶν εἴη, ἔφη. ἆρα κατ᾽
ἄλλο τι, εἶπον ἐγὼ, γελοῖον, ἢ ὅτι τότε οὐ πάντως τὴν
αὐτὴν καὶ τὴν ἑτέραν φύσιν ἐτιθέμεθα, ἀλλ᾽ ἐκεῖνο τὸ
εἶδος τῆς ἀλλοιώσεώς τε καὶ ὁμοιώσεως μόνον ἐφυλάττομεν
τὸ πρὸς αὐτὰ τεῖνον τὰ ἐπιτηδεύματα; οἷον ἰατρικὸν μὲν
καὶ ἰατρικὴν τὴν ψυχὴν ἔχοντα τὴν αὐτὴν φύσιν ἔχειν
ἐλέγομεν. ἢ οὐκ οἴει; ἔγωγε. ἰατρικὸν δέ γε καὶ τεκτονικὸν
ἄλλην; πάντως που. οὐκοῦν, ἦν δ᾽ ἐγὼ, καὶ τὸ τῶν
ἀνδρῶν καὶ τὸ τῶν γυναικῶν γένος, ἐὰν μὲν πρὸς τέχνην
τινὰ ἢ ἄλλο ἐπιτήδευμα διαφέρον φαίνηται, τοῦτο δὴ φή-
σομεν ἑκατέρῳ δεῖν ἀποδιδόναι, ἐὰν δ᾽ αὐτῷ τούτῳ φαίνη-
ται διαφέρειν, τῷ τὸ μὲν θῆλυ τίκτειν, τὸ δ᾽ ἄῤῥεν ὀχεύειν,
οὐδέν τί πω φήσομεν μᾶλλον ἀποδεδεῖχθαι, ὡς πρὸς ὃ
ἡμεῖς λέγομεν διαφέρει γυνὴ ἀνδρὸς, ἀλλ᾽ ἔτι οἰησόμεθα
δεῖν τὰ αὐτὰ ἐπιτηδεύειν τούς τε φύλακας ἡμῶν καὶ τὰς
γυναῖκας αὐτῶν. καὶ ὀρθῶς γ᾽, ἔφην. οὐκοῦν μετὰ τοῦτο

*finere comatos homines eadem facere, fin autem comati,
calvos nequaquam permittere. At ridiculum id effet, inquit.
An ob aliud ridendum iftud, quam quod tunc non omnino
eandem et diverfam naturam pofuimus, fed illam duntaxat
diffimilitudinis et fimilitudinis fpeciem obfervavimus, quae
ad ipfa eadem ftudia pertinebat? quemadmodum medi-
cum et hominem habentem animum idoneum medicinae
ftudiis naturam eandem habere diximus. An non cenfes?
Equidem. Medicum vero et architectum aliam? Omnino.
Quare virorum mulierumque genus fi ad artem aliquam
aut ftudium aliud inter fe in aliquo differre videantur,
hoc utrique affignandum effe dicemus; fin autem hoc ipfo
duntaxat difcrepare invicem videantur, quod foemina
quidem concipit, vir gignit, nihilo magis admittemus
oftenfum fuiffe, quantum ad id, de quo nunc nos loqui-
mur, fpectat, quod a vire foemina differat, fed adhuc
cenfebimus, tam cuftodes noftros quam mulieres ipforum
eadem apud nos exercere debere. Recte nimirum. Nonne*

κελεύομεν τὸν τὰ ἐναντία λέγοντα τοῦτο αὐτὸ διδάσκειν.
ἡμᾶς, πρὸς τίνα τέχνην ἢ τί ἐπιτήδευμα τῶν περὶ πόλεως
κατασκευὴν, οὐχ ἡ αὐτὴ, ἀλλ᾽ ἑτέρα φύσις γυναικός τε καὶ
ἀνδρός. δίκαιόν γ᾽ οὖν. τάχα τοίνυν ἂν, ὅπερ σὺ ὀλίγῳ
πρότερον ἔλεγες, εἴποι ἂν καὶ ἄλλος, ὅτι ἐν μὲν τῷ παρα-
χρῆμα ἱκανῶς εἰπεῖν οὐ ῥᾴδιον, ἐπισκεψαμένῳ δὲ οὐδὲν
χαλεπόν. εἴποι γὰρ ἄν. βούλει οὖν δεώμεθα τοῦ τὰ τοι-
αῦτα ἀντιλέγοντός μοι ἀκολουθῆσαι ἡμῖν, ἐάν πως ἡμεῖς
ἐκεῖνο ἐνδειξώμεθα, ὅτι οὐδέν ἐστιν ἐπιτήδευμα ἴδιον γυναικὶ
πρὸς διοίκησιν πόλεως; πάνυ γε. ἴθι δὴ, φήσομεν πρὸς
αὐτὸν, ἀποκρίνου· ἆρ᾽ οὕτως ἔλεγες, τὸν μὲν εὐφυῆ πρός
τι εἶναι, τὸν δὲ ἀφυῆ, ἐν ᾧ ὁ μὲν ῥᾳδίως τι μανθάνοι,
ὁ δὲ χαλεπῶς, καὶ ὁ μὲν ἀπὸ βραχείας μαθήσεως ἐπιπολὺ
εὑρετικὸς εἴη οὗ ἔμαθεν, ὁ δὲ πολλῆς μαθήσεως τυχὼν καὶ
μελέτης μηδὲ ἃ ἔμαθε σάζοιτο, καὶ τῷ μὲν τὰ τοῦ σώμα-
τος ἱκανῶς ὑπηρετοῖ τῇ διανοίᾳ, τῷ δ᾽ ἐναντιοῖτο. ἆρα

---

*post haec jubemus eum, qui contraria dicit, hoc ipsum
nobis ostendere, ad quam artem quodve officium ex iis,
quae instituendae civitati conducunt, non eadem sit,
sed diversa viri mulierisve natura? Sic utique decet.
Forte, quod tu paulo ante dicebas, alius quoque dicere
poterit, subito quidem, quantum satis sit, dicere non
facile esse, sin autem cogitetur, haud multum difficile.
Diceret utique. Vis ergo oremus eum, qui haec nobis
opponit, ut aures nobis praebeat, attendatque, si qua
ratione ostendere queamus, nullum esse studium ad gubsr-
nandam civitatem mulieri proprium? Omnino. Age ita-
que, dicamus ad eum, responde, numquid ita dicebas,
ad aliquod opus aliquem dextro sinistroque ingenio prae-
ditum esse, ex eo intelligi, quod ille facile quippiam
addiscit, ille difficile, et hic, si exiguum quid ab aliquo
didicerit, ex eo ipse plurimum inveniat, ille vero, cum
plura didicerit meditatusque sit, paulo post obliviscitur,
atque alteri corporis membra abunde menti subserviunt,
alteri contra. An alia praeter haec sunt, quibus homi-*

Ed. Chart. V. [254.]   Ed. Baf. I. (332.)

ἀλλ᾽ ἄττα ἐστὶν, ἢ ταῦτα, οἷς τὸν εὐφυῆ πρὸς ἕκαστα καὶ
τὸν μὴ ὡρίζου; οὐδείς, ἦ δ᾽ ὃς, ἄλλα φήσει. οἶσθά τι οὖν
ὑπὸ ἀνθρώπων μελετώμενον, ἐν ᾧ οὐ πάντα ταῦτα τὸ τῶν
ἀνδρῶν γένος διαφερόντως ἔχει τοῦ τῶν γυναικῶν; ἢ μα-
κρολογοῦμεν τήν θ᾽ ὑφαντικὴν λέγοντες καὶ τὴν τῶν ποπά-
νων τε καὶ ἐψημάτων θεραπείαν, ἐν οἷς δή τι δοκεῖ τὸ γυ-
ναικεῖον γένος εἶναι, οὗ καὶ καταγελαστότατόν ἐστι πάμπολυ
ἡττώμενον; ἀληθῆ λέγεις, ἔφη, ὅτι πολυκρατεῖται ἐν ὕπασιν,
ὡς ἔπος εἰπεῖν, τὸ γένος τοῦ γένους. γυναῖκες μέντοι πολ-
λαὶ πολλῶν ἀνδρῶν βελτίους εἰς πολλά, τὸ δ᾽ ὅλον ἔχει,
ὡς σὺ λέγεις. οὐδέν ἐστιν ἄρα, ὦ φίλε, ἐπιτήδευμα τῶν
πόλιν διοικούντων γυναικὸς, διότι γυνή, οὐδὲ ἀνδρὸς, διότι
ἀνήρ, ἀλλ᾽ ὁμοίως διεσπαρμέναι αἱ φύσεις ἐν ἀμφοῖν τοῖν
ζῴοιν, καὶ πάντων μὲν μετέχει γυνὴ ἐπιτηδευμάτων κατὰ
φύσιν, πάντων δ᾽ ἀνήρ, ἐπὶ πᾶσι δ᾽ ἀσθενέστερον γυνὴ
ἀνδρός. πάνυ γε. τί οὖν ἀνδράσι ταῦτα προστάξομεν,
γυναικὶ δ᾽ οὐδέν; ἢ καὶ πῶς; ἀλλ᾽ ἔστι γὰρ, οἶμαι, ὡς

nem aliqua indole bona praeditum a mala praedito
diſtinguis? Nullus alia dixerit. Noſtine, aliquid ab ho-
minibus exerceri, in quo non omnia eadem virorum
genus et excellentius habeat, quam mulierum genus? An
late verbis vagabimur, texendi artificium commemoran-
tes, placentarumque et obſoniorum confectionem, in qui-
bus aliquid eſſe genus mulierum videtur, ubi maxime
ridiculum ſane apparet, quum vincitur? Vera loqueris,
quia longe in omnibus (ut ſic dixerim) genus a genere
ſuperatur. Mulieres autem multae multis viris ad multa
praeſtantiores. Totum ita habet, ut dicis. Nullum igitur
eſt, o amice, inter eos, qui civitatem gubernant, ſtudium
mulieris proprium, qua mulier eſt, aut viri proprium,
qua vir, ſed aeque diſperſae in animantibus utriusque
naturae, et omnium ſtudiorum natura compos eſt mulier;
item et vir; in omnibus autem foemina imbecillior viro.
Sic eſt prorſus. Quid igitur? viris omnia praecipie-
mus, mulieri autem nihil? At quomodo? Eſt utique,
ut nos aſſirmamus, inter mulieres quoque alia medicinae

φησομεν, καὶ γυνὴ ἰατρικὴ, ἦ δ' οὔ, καὶ μουσικὴ, ἦ δ'
ἄμουσος φύσει. τί μήν; γυμναστικὴ δὲ ἆρ' ἢ καὶ πολε-
μικὴ, ἢ δὲ ἀπόλεμος καὶ οὐ φιλογυμναστική; οἶμαι ἔγωγε.
τί δὲ φιλόσοφός τε καὶ θυμοειδὴς, ἢ δὲ ἄθυμος καὶ μισό-
σοφος; ἔστι καὶ ταῦτα. ἔστιν ἄρα καὶ φυλακικὴ γυνὴ, ἢ
δ' οὔ. ἢ οὐ τοιαύτην καὶ τῶν ἀνδρῶν τῶν φυλακικῶν
φύσιν ἐξελεξάμεθα; τοιαύτην μὲν οὖν. καὶ γυναικὸς ἄρα
καὶ ἀνδρὸς ἡ αὐτὴ φύσις εἰς φυλακὴν πόλεως, πλὴν ὅσα
ἡ μὲν ἀσθενεστέρα, ὁ δ' ἰσχυρότερός ἐστι. φαίνεται. [255]
καὶ γυναῖκες ἄρα τοιαῦται τοῖς τοιούτοις ἀνδράσιν ἐκλεκτέαι
συνοικεῖν τε καὶ φυλάττειν, ἐπεί πέρ εἰσιν ἱκαναὶ καὶ
ξυγγενεῖς αὐτοῖς τὴν φύσιν. πάνυ γε. τὰ δ' ἐπιτηδεύματα
οὐ ταὐτὰ ἀποδοτέα ταῖς αὐταῖς φύσεσι; ταὐτά. ἥκομεν
ἄρα εἰς τὰ πρότερα περιφερόμενοι καὶ ὁμολογοῦμεν, μὴ
παρὰ φύσιν εἶναι ταῖς τῶν φυλάκων γυναιξὶ μουσικήν τε
καὶ γυμναστικὴν ἀποδιδόναι. παντάπασι μὲν οὖν. ἐν τού-
τοις ἅπασιν ἐφ' ἑνὸς παραδείγματος τοῦ τῶν γυναικῶν

*apta, alia minime, alia muſicae, alia a Muſis natura
abhorret. Quidni? Et alia quidem ad exercitationes
gymnaſticas et rem militarem prompta, alia vero ad
haec inepta. Sic arbitror. An non una quidem ſapien-
tiae ſtudioſa eſt, altera ſapientiam ſpernit? et una elato
animo, altera demiſſo? Et his aſſentior. Eſt ergo et
inter foeminas quaedam ad cuſtodiendum idonea, quae-
dam minime. An non naturam quandam hujusmodi
civitatem cuſtodientium virorum elegimus? Ejusmodi
certe. Mulieris itaque et viri eadem ad cuſtodiendam
civitatem natura, niſi quod haec imbecillior, illa robu-
ſtior exiſtat. Ita apparet. Mulieres itaque tales eligen-
dae ſunt, ut una cum viris et colant et cuſtodiant civi-
tatem, poſtquam idoneae ſunt et natura ipſis cognatae.
Omnino. Studia vero nonne eadem eisdem naturis ſunt
tribuenda? Eadem. Venimus igitur ad priora illa longo
circuitu, fatemurque, non eſſe contra naturam, ut cuſto-
dum mulieres muſicam et gymnaſticam exerceantur
Prorſus. In his omnibus uno exemplo mulierum exer-*

Ed. Chart. V. [255.]　　　　　Ed. Baf. I. (332. 333.)

ἐγύμνασεν ἡμᾶς εὑρετικούς τε καὶ διακριτικοὺς εἶναι, κατὰ
τί μὲν ὅμοια ταῖς φύσεσίν ἐστι, κατὰ τί δ᾽ ἀνόμοια τὰ
παραβαλλόμενα. γυναῖκες γὰρ ἀνδράσιν ὁμοῖαι μέν εἰσιν,
καθὸ καὶ αὐταὶ ὑπάρχουσι λογικὰ ζῶα, τουτέστιν ἐπιστήμης
δεκτικά· καθ᾽ ὅσον δὲ τὸ μὲν τῶν ἀνδρῶν γένος ἰσχυρό-
τερον ὑπάρχει καὶ εἰς ἅπαν ἔργον τε καὶ μάθημα βέλτιον,
αἱ γυναῖκες δ᾽ ἀσθενέστεραί τε καὶ χείρους, ἀνόμοιαί γε
κατὰ τοῦτ᾽ εἰσιν· ὥσπερ γε πάλιν ἐναντίως ἔχουσι, καθ᾽
ὅσον αὐταὶ μὲν ὑπάρχουσι θήλειαι, καὶ διὰ τοῦτο πρὸς
κύησιν ἐπιτήδεια ταῖς μὲν γυναιξίν ἐστι μόρι᾽ ἄττα τοῦ
σώματος ὑπὸ τῆς φύσεως παρεσκευασμένα, τοῖς δ᾽ ἄῤῥεσιν
οὐκ ἔστιν. ὥστ᾽ ἀληθῶς ἄν τις φαίη, κατά τι μὲν ὁμοίως
διακεῖσθαι τὰς γυναῖκας τοῖς ἀνδράσι, κατά τι δ᾽ ἐναντίως.
ἐπειδὰν μὲν οὖν (333) τις κατὰ τὴν ὁμοιότητα τὴν μετά-
βασιν ἀπὸ θατέρου ποιῆται πρὸς τὸ ἕτερον, ἀληθεύσει,
ἐπειδὰν δὲ κατὰ τὴν ὁμοιότητα, ψεύσεται, καὶ πολὺ μᾶλλον
κατὰ τὴν ἐναντίωσιν. ὡς γὰρ ὁ Ἱπποκράτης ἐν τῷ κατ᾽
ἰητρεῖον ἔγραψε, κελεύων ἡμᾶς ἐξ ἀρχῆς ἢ ὅμοια ἢ ἀνό-

cuit nos, quomodo invenire ac difcernere poffimus, in quo
quidem fimilia naturis, in quo diffimilia ea, quae confe-
runtur, exiftant. Nam mulieres viris fimiles quidem funt,
quatenus et hae animalia exiftunt rationalia, hoc eft
fcientiae capacia; quatenus autem virorum genus fortius
eft, et ad omne opus et difciplinam praeftantius, mulie-
res autem imbecilliores deterioresque, diffimiles in hoc
exiftunt; quemadmodum rurfus e contrario habent, qua-
tenus hae quidem funt foeminae, eoque ad concipiendum
idoneae; mulieribus autem certae quaedam funt corporis
partes a natura conftructae, mafculis autem non funt.
Quare vere aliquis dixerit, in aliquo mulieres viris re-
fpondere ftructura fimili, in aliquo contra. Quum igitur
aliquis fecundum fimilitudinem ab alio ad aliud trans-
greditur, vera dicet. Ubi autem fecundum diffimilitudi-
nem, mentietur, et multo magis fecundum contrarieta-
tem. Ut enim Hippocrates in opere de re medica pro-
didit, praecipiens nos ab initio, an fimilia vel diffimilia

Ed. Chart. V. [255.]   Ed. Baf. I. (333.)

μοια σκοπεῖσθαι, προσέθηκε δὲ ἐν τῷ Προγνωστικῷ καὶ
τὸ ἐναντίον οἷς ἔλεγεν ἐπὶ τοῦ προσώπου, τὸ δ᾽ ἐναντιώ-
τατον τοῦ ὁμοίου δεινότατον, οὕτως φαίνεται καὶ ὁ Πλάτων
τὴν ἀπόδειξιν πεποιημένος ἐν τῇ προκειμένῃ ῥήσει.

Κεφ. δ᾽. Προσθῶμεν οὖν ἔτι καὶ ἄλλο τῶν ὑφ᾽ Ἱπ-
ποκράτους γεγραμμένων παραδείγματος ἕνεκα τοῦ διακρίνειν
ἐν τοῖς παραβαλλομένοις ὅσον καθ᾽ ὅμοιόν ἐστι, καὶ ὅσον
ἀνόμοιον. ἔστι δ᾽ ἡ λέξις ἐκ τοῦ περὶ ἄρθρων συγγράμ-
ματος ᾧδέ πως ἔχουσα. γιγνώσκειν δ᾽, εἰ ἐκπέπτωκεν ὁ
βραχίων, τοῖσι χρὴ τοῖσι σημείοισι. τοῦτο μὲν, ἐπειδὴ δίκαιον
ἔχουσι τὸ σῶμα οἱ ἄνθρωποι, καὶ τὰς χεῖρας, καὶ τὰ σκέλη,
παραδείγματι χρὴ χρῆσθαι τῷ ὑγιεῖ πρὸς τὸ μὴ ὑγιὲς, μὴ
τὰ ἀλλότρια ἄρθρα καθορῶντα, (ἄλλοι γὰρ μᾶλλον ἄλλων
ἔξαρθροι πεφύκασιν,) ἀλλὰ τὰ αὐτοῦ τοῦ κάμνοντος, ὃν
ἀνόμοιον τὸ ὑγιὲς τῷ κάμνοντι. καὶ τοῦτο εἴρηται μὲν ὀρθῶς.
παραξύνεσιν δ᾽ ἔχει πάνυ πολλὴν διὰ τοιαῦτα, καὶ οὐκ
ἀρκέει μοῦνον λόγῳ εἰδέναι τὴν τέχνην ταύτην, ἀλλὰ καὶ
ὁμιλίη ὁμιλέειν. πολλοὶ γὰρ ὑπὸ ὀδύνης, ἢ καὶ ὑπὸ ἀλλοίης

fuit, contemplari, appofuit in Opere Prognoftico etiam
contrarium iis, quae in facie enumeravit: Quod maxime
contrarium eft fimili, peffimum eft. Sic et Plato videtur
demonftrationem iu oratione fuperius comprehenfa feciffe.

Cap. IV. Adjungamus igitur et aliud adhuc ex
Hippocratis fcriptis exempli gratia, ut difcernamus, quid
fimile et quid diffimile exiftat. Verba ipfius ex commen-
tario de articulis haec funt. *An brachium exciderit,
his notis cognofcendum eft. Hoc fane, quum dextrum
habent corpus homines, manus et crura, exemplo conve-
nit uti fano ad non fanum, non alienos articulos infpi-
ciendo, (alii fiquidem aliis magis funt exarticulati,) fed
ipfius aegrotantis, an fanum laboranti fit diffimile. Atque
hoc fane dictum eft recte. Verum deceptionem non
exiguam propter talia continet. Ac non fatis eft fer-
mone tantum perfequi hanc artem, verum et ufu tra-
ctare oportet. Nam multi prae dolore vel alia etiam*

προφάσιος, οὐκ ἐξεστεώτων αὐτοῖσι τῶν ἄρθρων, ὅμως οὐ
δύνανται εἰς τὰ ὅμοια σχήματα καθεστάναι, ἐς οἷά περ
τὸ ὑγιεινὸν σῶμα σχηματίζεται. προξυνιέναι οὖν καὶ ἐννοεῖν
καὶ τὸ τοιόνδε σχῆμα χρή. ἀτὰρ καὶ ἐν τῇ μασχάλῃ ἡ
κεφαλὴ τοῦ βραχίονος φέρεται ἐγκειμένη πολλῷ μᾶλλον τοῦ
ἐκπεπτωκότος, ἢ τοῦ ὑγιέος. τοῦτο δ᾽ ἄνωθεν κατὰ τὴν
ἐπωμίδα κοῖλον φαίνεται τὸ χωρίον, καὶ τὸ τοῦ ἀκρωμίου
ὀστέον ἐξέχον φαίνεται, ἅτε ὑποδεδυκότος ἤδη τοῦ ἄρθρου
ἐς τὸ κάτω τοῦ χωρίου. παραξύνεσιν μὴν κἂν τούτῳ ἔχει
τινά. ἀλλ᾽ ὕστερον περὶ αὐτοῦ γραφήσεται, ἄξιον γὰρ γραφῆς
ἐστι. τούτου δὲ τοῦ ἐκπεπτωκότος ὁ ἀγκὼν φαίνεται [256]
ἀφεστεὼς μᾶλλον ἀπὸ τῶν πλευρέων, ἢ ἀπὸ τοῦ ἑτέρου. εἰ
μέντοι τις προσαναγκάζοι, προσάγεται μὲν, ἐπιπόνως δέ.
τοῦτο δ᾽ ἄνωθεν τὴν χεῖρα ἆραι εὐθεῖαν παρὰ τὸ οὖς, ἐκτε-
ταμένου τοῦ ἀγκῶνος, οὐ μᾶλλον δύνανται, ὥσπερ τὴν ὑγιέα,
οὐδὲ παράγειν ἔνθα καὶ ἔνθα ὁμοίως. αὕτη μὲν ἡ τοῦ
Ἱπποκράτους ῥῆσις ἡ αὐτὴ τῇ κατὰ τὸ Προγνωστικόν. ὡς
γὰρ ἐκεῖ τὸ πρόσωπον ἡμᾶς τοῦ νοσοῦντος ἐκέλευσε σκοπεῖ-

occafione, articuli quamvis non excefferint ipfis I o, nequeunt
tamen in fimiles ipfis figuras reverti, ac fubfiftere, quomodo
Janum corpus figuratur. Itaque perpendere prius et confi-
derare etiam talem figuram oportet. Sed in fcapulis caput
brachii infitum fertur multo magis elapfi, quam fani. Hic
autem fuperiori parte in clavicula cava apparet regio, et os
fummi humeri excedere videtur, tanquam articulo jam in
internam partem fubmerfo; deceptionem tamen etiam in
hoc aliquam habet. Verum de hoc poftea fcribetur,
dignum enim eft, cujus fiat mentio. Hoc elapfo, inte-
rior cubitus apparet recedere magis a coftis, quam
ab altero. Si vero aliquis adigat, adducitur quidem,
fed laboriofe. In hoc autem manum recta ad aurem
cubito extenfo attollere non magis poffunt, quam fanam,
neque circumducere huc et illuc fimiliter. Haec fane
Hippocratis verba funt fimilia iis, quae in Opere Pro-
gnoftico tradit. Quemadmodum enim illic faciem nos
aegrotantis juffit infpicere, utrum fimilis fit an diffimi-

σθαι, πότερον ὅμοιόν ἐστιν ἢ ἀνόμοιον τῷ τῶν ὑγιαινόντων,
μάλιστα δ᾽ εἰ αὐτὸ ἑαυτῷ, οὕτως νῦν τὸ ἐκπεπτωκὸς ἄρθρον
τῷ ὑγιεῖ παραβάλλει τὴν παραβολὴν ποιούμενος ἐπ᾽ αὐτοῦ
τοῦ πεπονθότος ἀνθρώπου· ἀπάτη γὰρ, ἣν παραξύνεσιν
ὠνόμασε, γίγνεται πολλάκις, ἐὰν τοῖς ἀλλοτρίοις ἄρθροις
παραβάλλῃς αὐτό. καὶ μέντοι καὶ ὡς ἐκ τῶν κατὰ μέρος,
εἰ ὅμοιόν ἐστι τῷ κατὰ φύσιν ἔχοντι τό γε πεπονθὸς, ἔνεστι
διαγνῶναι, καθάπερ ἐν τῷ Προγνωστικῷ διῆλθεν, οὕτως
κἀνταῦθα, τὰ μὲν ἄλλα γράψας καλῶς, ἐν ᾧ δ᾽ ἄν τι σφα-
λείη διὰ τὴν πρὸς τὸ ἐξηρθρηκὸς ὁμοιότητα, τοῦτ᾽ ἐπιση-
μηνάμενος, ὡς παραξύνεσιν ἔχον καὶ αὐτό. ταπεινὴ γὰρ ἡ
ἐπωμὶς οὐ μόνον ἐπὶ τῶν ἐξηρθρηκότων ἐστὶν, ἀλλὰ κἀπὶ
τῶν ἀπόσπασμα κατὰ τὸ ἀκρώμιον ἐχόντων, ὥστε συγχεῖσθαι
κατὰ τοῦτο τὴν διάγνωσιν τῶν ἐξαρθρημάτων, εἰς κοινὸν
σημεῖον ἀφικνουμένην τοῖς ἀπεσπασμένον ἔχουσι τὸ ἀκρώμιον.
ἀλλὰ κἀνταῦθα πάλιν, ὅπερ καθόλου διὰ τοῦ κατ᾽ ἰητρεῖον
ἀπεφήνατο, τοῦτο νῦν ἑνὸς εἴδους ἐποίησεν, ἐπιδείξας οὐ
μόνον ᾗ ὅμοια τὰ σημεῖα τῶν δύο παθῶν ἐστιν, ἀλλὰ καὶ

lis fanis, praefertim an ipfa fibi refpondeat, ita nunc
elapfum articulum fano comparat, comparatione in ipfo
affecto homine facta. Deceptio enim, quam falfam no-
titiam vocant, frequenter accidit, fi alienis articulis
ipfum conferas. Quin etiam ex particularibus, an fimilis
fit naturaliter habenti affectus, licet dignofcere; quem-
admodum in Opere Prognoftico percenfuit, ita et hic,
alia quidem recte fcribens; in quo autem quis non-
nihil aberraret propter fimilitudinem ad luxatum, id
fignificans, quomodo et ipfum deceptionem habeat. Hu-
milis enim clavicula non folum in luxatis eft, fed etiam
qui divulfionem in fummo humero fuftinent, ut in hoc
confundatur dignotio luxationum, quae fignum commune
fortitur iis, qui fummum humerum habent avulfum. Sed
hic quoque rurfus, quod generatim in opere de re me-
dica pronunciavit, id nunc unius fpeciei fecit, often-
dens non folum quatenus fimilia duorum affectuum funt,

Ed. Chart. V. [256.]   Ed. Baf. I. (335.)

ἢ ἀνόμοια· κοίλη μὲν οὖν ἡ ἐπωμὶς ἐπ᾽ ἀμφοῖν φαίνεται,
τῶν δὲ ἄλλων συμπτωμάτων, ὧν τὸν κατάλογον ἔγραψεν ἐπὶ
τῶν ἐξηρθρηκότων ὤμων, οὐδὲν συμβαίνει κατὰ τὰ τῶν
ἀκρωμίων ἀποσπάσματα, περὶ ὧν κατὰ τὴν προγεγραμμένην
ῥῆσιν οὕτως εἶπε. τούτου δὲ τοῦ ἐκπεπτωκότος ὁ ἀγκὼν
φαίνεται ἀφεστεὼς μᾶλλον ἀπὸ τῶν πλευρῶν, ἢ τοῦ ἑτέρου.
εἰ μέντοι τις προσαναγκάζοι, προσάγεται μὲν, ἐπιπόνως δέ.
τοῦτο δὲ ἄνω ἀεῖραι τὴν χεῖρα ἰθεῖαν παρὰ τὸ οὖς, ἐκτετα-
μένου τοῦ ἀγκῶνος, οὐ μάλα δύναται, ὥσπερ καὶ τὴν ὑγιέα,
οὐδὲ παράγειν ἔνθα καὶ ἔνθα ὁμοίως. ταῦτα μὲν ἐπὶ τῶν
ἐξηρθρηκότων φαίνεται γιγνόμενα, μηδὲν τοιοῦτον πασχόντων,
οἷς ἀπέσπασται τὸ ἀκρώμιον· μόνοις γὰρ αὐτοῖς κοινόν
ἐστι τὸ τὴν ἐπωμίδα φαίνεσθαι κοίλην. ἔστι δὲ καὶ κατὰ
τοῦτο τὸ κοινὸν οὐ μόνον ὁμοιότης, ἀλλὰ καὶ ἀνομοιότης.
φαίνεται γὰρ ὁ τόπος ὢν ταπεινότερος, οὐ μὴν καὶ γεγονὼς
γε κατὰ ἀλήθειαν ἑαυτοῦ ταπεινότερος, ὡς ἐπὶ τῶν ἐξηρ-
θρηκότων ὤμων. ἐπ᾽ ἐκείνων μὲν γὰρ, τῆς κεφαλῆς τοῦ βρα-
χίονος εἰς τὴν μασχάλην καταπεσούσης, ὁ πρότερον ὑπάρχων

fed etiam quatenus diffimilia. Cava igitur clavicula in
utrisque apparet. Ex aliis autem fymptomatis, quae enu-
meravit in luxatis articulis, nullum in fummorum hume-
rorum avulfionibus accidit, de quibus ad praefcripta
verba ita ait. *Hoc elapfo, interior cubitus recedere ma-
gis a coftis quam ab altero videtur. Si vero quis com-
pellat, adducitur quidem, fed cum dolore. In hoc fur-
fum manum tollere recta ad aurem cubito extenfo non
admodum poteft, quemadmodum et fanam ne adducere
quidem huc et illuc fimiliter.* Haec in luxatis fieri
apparent, quum nihil ejusmodi accidat iis, quibus fum-
mus humerus avulfus eft. Quippe folis ipfis commune
eft claviculam apparere concavam. Eft autem et in hoc
commune non modo fimilitudo, fed etiam diffimilitudo.
Nam locus videtur effe humilior, cum tamen re vera
non fit humilior, quam fuerit affectus, ut in luxatis hu-
meris. In illis enim, capite brachii in fcapulas delapfo,
tumor primum clavicularum loco eminens vere evanuit;

Ed. Chart. V. [256.257.]   Ed. Baf. Ι. (333.)

ὄγκος ἐν τῷ κατὰ τὴν ἐπωμίδα τόπῳ κατ᾽ ἀλήϑειαν ἀπό-
λωλεν, ἐν δὲ τοῖς ἀποσπάσμασιν οὗτος μὲν ὁ αὐτὸς δια-
μένει, μεταστάντος δ᾽ εἰς ὕψος τοῦ ἀκρωμίου, φαντασία
ψευδὴς γίγνεται τῆς τοῦ τόπου ταπεινώσεως. ἴσως οὖν
ἄμεινόν ἐστι καὶ μίαν ἄλλην ἔτι παραγράψαι ῥῆσιν ἐκ τοῦ
περὶ ἄρϑρων, ἐν ᾗ καϑ᾽ ἓν πάϑος ἐπιδείκνυσιν ὁ Ἱπποκρά-
της ὁμοιότητά τε καὶ ἀνομοιότητα σφάλλουσαν τοὺς πολλοὺς
τῶν ἰατρῶν. ὅταν τις ἐξαρϑρήσῃ σπόνδυλος εἰς τὸ πρόσω
ταπεινόν, κατὰ τοῦτο γίγνεται τὸ χωρίον τῆς ῥάχεως. ἐνίοτε
δὲ, περιϑραυσϑεισῶν τῶν κατὰ τοὺς σπονδύλους ὀπισϑίων
ἀποφύσεων, ἐξ ὧν ἡ τῆς ῥάχεως ἄκρη γεννᾶται, κοῖλος καὶ
ταπεινὸς ὁ τόπος φαίνεται, καϑάπερ ἐπὶ τῶν ἐξηρϑρηκότων
εἰς τὸ πρόσω σπονδύλων. ἔστι δὲ τοῦτο μὲν τὸ πάϑος
εὐιατότατον, ὀλεϑριώτατον δὲ τὸ ἕτερον. ἀγνοοῦντας δὲ τῶν
ἰατρῶν ἐνίους τὴν διαφορὰν αὐτῶν ὁ Ἱπποκράτης φησὶν
οἴεσϑαι τεϑεραπευκέναι ῥᾳδίως τὴν εἰς τὰ πρόσω τῶν
σπονδύλων μετάστασιν. ὀνομάζει δὲ τὴν εἰς τὸ πρόσω ταύ-
την, οὐ μόνον οὕτως, ἀλλὰ καὶ ἔσω καλῶν, ἔσω μὲν δηλονότι
τὸ βάϑος τοῦ σώματος, [257] ἔξω δὲ τὸ ἐπιπολῆς ὄπισϑεν

in avulfionibus autem hic quidem ipfe permanet, fed
humero fummo in altum traducto, falfa loci depreffionis
imaginatio oboritur. Forfitan praeftiterit etiam aliam
unam adhuc fententiam afcribere ex commentario de
articulis, ubi in uno affectu Hippocrates oftendit fimili-
tudinem et diffimilitudinem plerosque medicos fallere.
Quum aliqua vertebra luxata fuerit in anteriora, juxta
eam fpinae locus humilis efficitur; nonnunquam et pofte-
rioribus vertebrarum proceffibus refractis, unde fpinae
elevatio fit, mancus et depreffus locus apparet, quem-
admodum in vertebris in anteriora luxatis. Eft autem
hic affectus curatu facillimus, alter vero perniciofiffi-
mus: quorum differentiam ignorantes nonnullos medicos
Hippocrates ait putare vertebrarum in anteriora prola-
pfum curaffe ex facili. Nominat porro hunc in priora
tranfitum, non ita folum, fed etiam ad interiora, intra
fane profunditatem corporis, extra autem fuperficiem

Ed. Cliart. V. [267.]   Ed. Baf. I. (333.)

τε καὶ πρόσθεν. ἔστι δ' ἡ ῥῆσις αὐτοῦ, καθ' ἣν γέγραπται
ταῦτα, αὕτη. ἐκ δὲ τοῦ ὄπισθεν οὐ ῥήΐδιον τοιαύτην ἐξέ-
λασιν γενέσθαι εἰς τὸ εἴσω, εἰ μὴ ὑπέρβαρύ τι ἄχθος
ἐμπέσοι. τῶν τε γὰρ ὀστέων τῶν ἐκπεφυκότων ἔξωθεν
ἕκαστον τοιοῦτόν ἐστιν, ὥστε πρόσθεν ἂν αὐτὸ καταγείη,
πρὶν ἢ μεγάλην ῥοπὴν εἴσω ποιῆσαι, τούς τε ξυνθέσμους
βιασάμενον καὶ τὰ ἄρθρα τὰ ἐνηλλαγμένα, ὅ τε αὖ νωτιαῖος
πονοίη ἄν, εἰ ἐξ ὀλίγου χωρίου τὴν περικαμπὴν ἔχοι, τοιαύ-
την ἐξέλασιν ἐξαλλομένου σπονδύλου, ὅ τε ἐκπηδήσας σπόν-
δυλος πιέζοι ἂν τὸν νωτιαῖον, εἰ μὴ καὶ ἀπορρήξειε, πιε-
σθεὶς δ' ἂν καὶ ἀπολελαμμένος πολλῶν καὶ μεγάλων καὶ
ἐπικαίρων ἀπονάρκωσιν ποιήσειεν. ὥστ' οὐκ ἂν μέλοι τῷ
ἰατρῷ ὅπως χρὴ τὸν σπόνδυλον κατορθῶσαι, πολλῶν καὶ
βιαίων ἄλλων κακῶν παρεόντων. ὥστε δὴ οὐδ' ἐμβαλεῖν
οἷόν τε οὔτε κατασείσειν, οὔτ' ἄλλῳ οὐδενὶ τρόπῳ πρόδηλον
τῶν τοιούτων, εἰ μή τις διατεμὼν τὸν ἄνθρωπον, ἔπειτα
ἐμβαλόμενος ἐς τὴν κοιλίην ἐκ τοῦ εἴσωθεν τῇ χειρὶ ἐς τὸ
ἔξω ἀντωθέοι. κἀνταῦθα νεκρῷ μὲν οἷόν τε ποιέειν, ζῶντι

ante et poſt. Oratio ipſius eſt haec, qua illa tradidit.
*Ex poſteriori parte non facile eſt hujusmodi luxationem
in anteriora fieri, niſi pergrave aliquod pondus incidat.
Nam ex oſſibus extrinſecus enatis unumquodque tale eſt,
ut anterius ipſum frangatur, priusquam multum intro
declinaverit, et ligamenta violenter adigens, et articu-
los e ſede ſua in aliam motos. Item ſpinalis medulla
laborat, ſi modice e loco inflectatur, vertebra in eum
modum exiliente; item vertebra luxata comprimit ſpina-
lem medullam, niſi etiam abruperit, preſſa vero et gra-
vata hac, multorum magnorum et inſignium membrorum
ſtuporem efficeret. Quare non poterit medicus, quomodo
oportet, vertebram dirigere, multis violentisque aliis ma-
lis inſtantibus, ac ideo quod ne inſerere quidem liceat,
neque conquaſſare, neque alio ullo modo, conſtat, niſi
quis, diſſecto homine, deinde injecta in cavitatem ab
interiori parte manu, foras repellat. Atque haec mor-*

Ed. Chart. V. [257.]   Ed. Baf. I. (333. 334.)

δ' οὐ πάνυ. διὰ τί δὲ ταῦτα γράφω; ὅτι οἴονταί τινες
ἰητρευκέναι τοὺς ἀνθρώπους (334), οἷσιν ἔσωθεν ἔπεσον
σπόνδυλοι τελέως ὑπερβάντες τὰ ἄρθρα. καίτοι ῥηΐστην εἰς
τὸ περιγενέσθαι τῶν διαστροφέων ταύτην ἔνιοι νομίζουσι
καὶ οὐδὲν δέεσθαι ἐμβολῆς, ἀλλ' αὐτομάτως ὑγιέα γενέσθαι
τὰ τοιαῦτα. ἀγνοοῦσι δὲ πολὺ, καὶ κερδαίνουσιν, ὅτι
ἀγνοοῦσι. πείθουσι γὰρ τοὺς πέλας, ἐξαπατῶνται δὲ διὰ
τόδε· οἴονται τὴν ἄκανθαν τὴν ἐξέχουσαν κατὰ τὴν ῥάχιν
ταύτην τοῦ σπονδύλου αὐτὰς εἶναι, ὅτι στρογγύλον αὐτῶν
ἕκαστον φαίνεται ψαυόμενον, ἀγνοοῦντες, ὅτι τὰ ὀστέα ταῦτά
ἐστι τὰ ἀπὸ τῶν σπονδύλων πεφυκότα, περὶ ὧν ὀλίγῳ ἔμ-
προσθεν εἴρηται. οἷσι δὲ σπόνδυλοι πολλοὶ προσωτέρω
ἄπεισι, στενοτάτην γὰρ πάντων ζώων ἄνθρωπος κοιλίην ἔχει,
ὡς ἐπὶ μεγέθει ἀπὸ τοῦ ὄπισθεν εἰς τὸ ἔμπροσθεν, ὅτι καὶ
κατὰ τὸ στῆθος. ὅταν οὖν τι τούτων τῶν ὀστέων τῶν
ὑπερεχόντων ἰσχυρῶς καταγῇ, ἤν τε ἓν, ἤν τε πλείω, ναύτη
ταπεινότερον τὸ χωρίον γίνεται, ἢ τὸ ἔνθεν καὶ ἔνθεν. διὰ

tuo licet facere, vivo non admodum. Cur autem haec
fcribo? quoniam putant nonnulli, homines fe fanaffe,
quibus ab interiore parte vertebrae inciderant, omnino
articulos praetergreffi. Atqui facillimam curatu diftor-
tionem hanc quidam putant, ac nihil indigere injectione,
fed fponte fua ejusmodi fanos fieri. Ignorant autem
multum, et hoc lucrantur, quod ignorant. Nam proxi-
mis fuadent, fed propter hoc decipiuntur. Putant, fpi-
nam excedentem in dorfo hoc vertebras ipfas effe, quo-
niam fingulae rotundae ad tactum apparent, ignorantes,
quod offa haec fint a vertebris profecta, de quibus paulo
ante dictum eft, at quibus vertebrae multae in anteriora
recedunt, arctiffimum enim inter omnia animantia homo
finum habet, quantum ad magnitudinem attinet, a pofte-
rioribus in anteriora, aliquando etiam in pectore. Quum
igitur aliquod ex his offibus eminentibus valide confra-
ctum fuerit, five unum, five plura, hac depreffior locus
efficitur, vel hinc, vel inde; propterea decipiuntur, dum

τοῦτό ἐξαπατῶνται οἰόμενοι, τοὺς σπονδύλους εἴσω οἴχεσθαι.
ὅτι δὲ μεγίστην ἔχει δύναμιν ἡ τῶν ὁμοίων τε καὶ ἀνομοίων
διάγνωσις, καὶ πᾶς τεχνίτης δεῖται διακρίνειν, εἰ ὅμοια ἢ
ἀνόμοια τὰ πράγματά ἐστι, περὶ ἃ διατρίβει, ἀθρεῖν ἔνεστι
κἀκ τοῦδε τοῦ παραδείγματος. ἐπειδὴ γὰρ ἐν γυμνασίᾳ κεῖται
τὸ πλεῖστον τῆς προκειμένης γνώσεως, οὐκ ἐν τοῖς καθόλου
παραδείγμασι χρὴ βλέπειν, ἀλλ᾽ ἐν πολλοῖς τε καὶ ποικίλαις
γυμνάζεσθαι, καὶ μάλιστα παρὰ τοῖς ἄριστα μεταχειρισαμένοις
τὴν περὶ ταῦτα τέχνην Ἱπποκράτει τε καὶ Πλάτωνι.

Κεφ. ε΄. Δείξαντος οὖν τοῦ Πλάτωνος ἐν τῷ πρώτῳ
τῆς Πολιτείας ἐπὶ πλειόνων παραδειγμάτων, ὧν εἰσι καὶ κυ-
βερνῆται καὶ ἰατροί, τοὺς τεχνίτας ὧν ἄρχουσι καὶ διοικοῦ-
σιν, ἐκείνοις τὴν ὠφέλειαν, οὐχ ἑαυτοῖς, ἐκπορίζεσθαι, κα-
ταγελάσας Θρασύμαχος ποιμένων τε καὶ βουκόλων μνημο-
νεύει, τὸ ἑαυτοῖς συμφέρον, οὐ τὸ τοῖς προβάτοις τε καὶ
βουσὶν, ἐκποριζόντων. ἀλλὰ Σωκράτης ἐπιδείκνυσιν, αὐτῶν
σκοπὸν εἶναι καὶ τέλος, ἕτερον μὲν τοῖς παρὰ τῇ ποιμαν-
τικῇ τε καὶ βουκολικῇ τέχνῃ, μηδὲν ἄλλο σκοπουμένοις

putant, vertebras intro prolabi. Porro quod maximam
vim habet fimilium et diffimilium dignotio, omnisque
artifex defiderat difcernere, fimilesne an diffimiles res
fint, circa quas verfatur, ex hoc exemplo licet colligere.
Quum enim in exercitatione magna pars propofitae co-
gnitionis confiftat, non in generalibus exemplis videre
convenit, fed in multis variisque exercitari, et praefer-
tim quae ab his petita funt, qui optime horum artem
elaboraverunt, qualis eft Hippocrates et Plato.

Cap. V. Quum igitur Plato primo libro de Repu-
blica oftendiffet variis exemplis, ex quorum numero eft,
et civitatis gubernatores et medicos artificibus, quibus
praefunt imperantque, quosque regunt, illis utilitatem,
non fibi fuppeditare, deridens Thrafymachus paftorum
et bubulcorum meminit, qui fibi ipfis commodum, non
ovibus et bobus, exhibent. Verum Socrates oftendit, ipfo-
rum fcopum et finem effe, alium fane iis, qui in pafto-
ritia et bucolica arte nihil praeter ovium et boum utili-

ΙΠΠΟΚΡ. ΚΑΙ ΠΛΑΤΩΝ. ΔΟΓΜ. I. 751

Ed. Chart. V. [257. 258.]   Ed. Baf. I. (334.)
παρὰ τὴν τῶν προβάτων τε καὶ βοῶν ὠφέλειαν, ἄλλο
δὲ τοῖς εἰς πρᾶσιν ἢ θοίνην παρασκευάζουσι τὰ ζῶα.
[258] πρόδηλον οὖν, ὅτι καὶ ἰατρὸς, ᾗ μὲν ἰατρός ἐστι,
ταύτῃ προνοεῖται τῆς τοῦ σώματος ὑγιείας, ᾗ δὲ δι᾽ ἄλλο
τι τοῦτο πράττει, κατ᾽ ἐκεῖνο καὶ τὴν προσηγορίαν ἕξει.
τινὲς μὲν γὰρ ἕνεκα χρηματισμοῦ τὴν ἰατρικὴν τέχνην ἐργά-
ζονται, τινὲς δὲ διὰ τὴν ἐκ τῶν νόμων αὐτοῖς διδομένην
ἀλειτουργησίαν, ἔνιοι δὲ διὰ φιλανθρωπίαν, ὥσπερ ἄλλοι
διὰ τὴν ἐπὶ ταύτῃ δόξαν ἢ τιμήν. ὀνομασθήσονται τοιγαρ-
οῦν, ᾗ μὲν ὑγιείας εἰσὶ δημιουργοί, κοινῇ πάντες ἰατροὶ
ζέουσι πρὸς τὰς πράξεις ἐπὶ διαφόροις ποιοῦνται σκοποῖς,
ὁ μέν τις φιλάνθρωπος, ὁ δὲ φιλότιμος, ὁ δὲ φιλόδοξος,
ὁ δὲ χρηματιστής. οὔκουν τοῖς ἰατροῖς τὸ τέλος ἐστὶν ὡς
ἰατροῖς ἔνδοξον ἢ πόριμον, ὡς Μηνόδοτος ἐμπειρικὸς
ἔγραψεν, ἀλλὰ Μηνοδότῳ μὲν τοῦτο, Διοκλεῖ δ᾽ οὐ τοῦτο,
καθάπερ οὐδὲ Ἱπποκράτει καὶ Ἐμπεδοκλεῖ, οὐδ᾽ ἄλλοις τῶν
παλαιῶν οὐκ ὀλίγοις, ὅσοι διὰ φιλανθρωπίαν ἐθεράπευον

tatem refpiciunt, alium vero, qui animalia ad epulas et
venditionem alunt. Itaque conftat, quod et medicus,
quatenus medicus eft, eatenus corporis fanitati profpicit;
quatenus autem aliud quid agit, inde appellationem quo-
que habebit. Nonnulli etiam divitiarum gratia artem
medicam tractant; nonnulli propter mulctam ex legibus
ipfis impofitam; quidam vero propter humanitatem,
quemadmodum alii ob gloriam inde aut honorem compa-
randum. Nominabuntur igitur, quatenus fanitatis funt
opifices, communiter omnes medici; quatenus autem
ob diverfa confilia actiones aggrediuntur, hic humanus,
ille honoris ftudiofus, alius gloriae, alius divitiarum
affectator. Non igitur medicis finis eft tanquam medicis,
ut gloriam aut fructum percipiant, ficut Menodotus
empiricus fcriptum reliquit, id quod curae fuit Meno-
doto, Diocli vero minime, quemadmodum nec Hippo-
crati et Empedocli, neque aliis veterum permultis, qui
ob humanitatem benignitatemque naturae aegrotis mede-

τοὺς ἀνθρώπους. γυμνασάμενος οὖν ἐν τοῖς τοιούτοις τις
παραδείγμασι, (πάμπολλα δ᾽ ἐστὶ παρ᾽ Ἱπποκράτει καὶ
Πλάτωνι,) ῥᾳδίως κατόψεται τά τε ἴδια τέχνης ἑκάστης
καὶ τὰ κοινά. πρὸς μὲν γὰρ Θρασύμαχον ἐν τῷ πρώτῳ
τῆς πολιτείας Σωκράτης διαλεγόμενος ἔδειξεν ἐπὶ ποιμένων
τε καὶ βουκόλων, ὡς κοινωνοῦσι μὲν, καθ᾽ ὅσον εἰσὶ ποι-
μένες καὶ βουκόλοι, διαφέρονται δὲ, καθ᾽ ὅσον ὁ μὲν ὡς
χρηματιστὴς, ὁ δ᾽, ὡς ἵνα κατεδέσηται, κατασκευάζουσιν
αὐτὰ πίονα. κατὰ μέντοι τὸ περὶ ἀγμῶν διὰ πλειόνων
ἔδειξεν ἡμᾶς διακρίνειν τά τε κοινὰ καὶ τὰ ἴδια· κατὰ
δὲ τὰς τέχνας, τουτέστιν εἰ ὅμοιά τ᾽ εἰσὶ καὶ ἀνόμοια. ἐν
γάρ ἐστι τῇ δυνάμει τὰ τρία ταῦτα σκέμματα, τό τε περὶ
τῶν κοινῶν καὶ ἰδίων, καὶ τὸ διακρίνειν, εἰ ὅμοια ἢ ἀνό-
μοια τὰ παραβαλλόμενα πράγματά εἰσι, καὶ τρίτον ἐπὶ
τούτοις, τί ταὐτὸν ἐν αὐτοῖς ἐστι, καὶ τί ἕτερον. εἰώθασι
γὰρ οἱ Ἕλληνες ὅμοια καλεῖν ἐνίοτε τὰ ταὐτὸν ἔχοντά τι.
καὶ τά γε παραδείγματα κατὰ ταὐτὸν ἐν τοῖς παραβαλλο-
μένοις ἐκέλευσεν ἡμᾶς ὁ Πλάτων ποιεῖσθαι. γειτνιᾷ δέ πως

bantur. Qui igitur in hujusmodi exemplis fe exercuerit,
cujusmodi valde multa apud Hippocratem et Platonem
reperiuntur, facile infpiciet et propria cujusque artis,
et communia. Etenim Socrates cum Thrafymacho in
primo de Republica differens oftendit, opiliones et bu-
bulcos communicare inter fe, quatenus funt opiliones et
bubulci, differre autem quatenus hic tanquam divitiis
inhians, ille ad epulas animalia reddit pinguia. Quin
etiam Hippocrates de fracturis plenius docuit difcernere
ut communia et propria. In artibus autem hoc eft,
fimiliane fint, an diffimilia. Unum enim funt tres hae
confiderationes, tum quae de communibus et propriis,
tum quae difcernimus, num fimiles an diffimiles res, quae
comparantur, exiftant, tertia ad haec, qua fpeculamur,
quid idem in ipfis fit, et quid diverfum. Confueverunt
enim Graeci fimilia nonnunquam vocare, quae idem ali-
quid obtinent. Item exempla fecundum idem in iis, quae
conferuntur, Plato nos facere praecepit. Vicina eft huic

τούτῳ τῷ σκέμματι καὶ τὸ κατὰ τὴν διαιρετικὴν ὀνομαζο-
μένην μέθοδον, ἧς τὴν μὲν γυμνασίαν ὁ Πλάτων ἐν Σο-
φιστῇ καὶ Πολιτικῷ πεποίηται, τὴν δὲ ἐξ αὐτῆς χρείαν ἐπέ-
δειξεν οὐκ ἐν τούτοις μόνον, ἀλλὰ σαφέστατα μὲν ἅμα καὶ
τελεώτατα κατά τε Φίληβον καὶ Φαῖδρον, οὐ μὴν καὶ
κατὰ τὴν Πολιτείαν τε καὶ ἄλλα ἄττα τῶν συγγραμμάτων.
ἐν μὲν οὖν τῷ Σοφιστῇ καὶ Πολιτικῷ διδάσκει, πῶς ἄν τις
ἀντὶ τῆς προσηγορίας ἑρμηνεύοι λόγῳ σαφεῖ τε ἅμα καὶ
συντόμῳ τὸ σημαινόμενον αὐτῆς, ὅντινα λόγον ὡρισμένον
τε καὶ ὅρον ἐξαιρέτως ἐκάλεσαν οἱ μετὰ Πλάτωνα· ἐν δὲ
τῷ Φιλήβῳ καὶ τῷ Φαίδρῳ δείκνυσιν, εἰς τεχνῶν σύστασιν
ἀναγκαιοτάτην εἶναι τὴν διαιρετικὴν καὶ συνθετικὴν θεω-
ρίαν, γεγυμνάσθαι τε κελεύει διττῶς κατ᾽ αὐτήν, ἀπὸ μὲν
τοῦ πρώτου καὶ γενικωτάτου καταβαίνοντας ἐπὶ τὰ μηκέτι
τομὴν δεχόμενα διὰ τῶν ἐν τῷ μεταξὺ διαφορῶν, δι᾽ ὧν
καὶ τοὺς ὁρισμοὺς τῶν εἰδῶν ἐδεδείχει συνισταμένους ἐν
Σοφιστῇ καὶ Πολιτικῷ, ἔμπαλιν δ᾽ ἀπὸ τῶν εἰδικωτάτων
πολλῶν ὄντων ἀναβαίνοντας ἐπὶ τὸ πρῶτον γένος κατὰ

contemplationi et ea, quae dividendi conftat methodo,
cujus exercitium Plato in Sophifta et Politico tracta-
vit, ufum vero ipfius non in his modo, verum clariffime
fimul et abfolutiffime in Philebo et Phaedro, quin etiam
in commentario de Republica aliisque multis oftendit.
In Sophifta igitur et Politico docet, quomodo aliquis loco
appellationis fermone interpretatur claro pariter et com-
pendiofo ipfius fignificatum, quem fermonem finem et
definitionem eximie Platonis fectatores vocarunt.   In
Philebo autem et Phaedro diviforiam compofitoriamque
fpeculationem maxime neceffariam effe ad artium confti-
tutionem oftendit, qui duplici modo in ea exercitari
praecipit, a primo fane et generaliffimo defcendentes ad
ea, quae non amplius dividi queunt, per differentias in
medio confiftentes, quibus et definitiones fpecierum
conftitui in Sophifta et Politico monftraverat,   contra
vero a fpecialiffimis, quae multa funt, ad primum genus

Ed. Chart. V. [258. 259.]　　　　　Ed. Baf. I. (534.)

σύνθεσιν· ὁδὸν μὲν γὰρ εἶναι μίαν ἀμφοῖν, ὁδοιπορίαν δὲ
διττὴν, ἀπὸ θατέρου τῶν πρώτων ἐπὶ θάτερον ἐναλλὰξ
ἰόντι. λέγει δὲ περὶ αὐτῶν ἐν μὲν τῷ Φαίδρῳ κατὰ τήνδε
τὴν λέξιν. ἐμοὶ δὲ φαίνεται τὰ μὲν ἄλλα τῷ ὄντι παιδιὰ
πεπαῖχθαι. τούτων δέ τινων ἐκ τύχης ῥηθέντων δυοῖν εἰ-
δῶν, εἰ αὐτὴν τὴν δύναμιν τέχνῃ λαβεῖν δύναιτό τις, οὐκ
ἄχαρι. τίνων δή; εἰς μίαν τε ἰδέαν συνορῶντα ἄγειν τὰ
πολλαχῇ διεσπαρμένα, ἵν᾽ ἕκαστον ὁριζόμενος δῆλον ποιῇ,
περὶ οὗ ἂν ἀεὶ διδάσκων ἐθέλῃ, ὥσπερ τὰ νῦν δὴ περὶ
ἔρωτος ὅ ἐστιν [259] ὁρισθὲν, εἴτε εὖ, εἴτε κακῶς ἐλέχθη.
τὸ γοῦν σαφὲς καὶ τὸ αὐτὸ αὑτῷ ὁμολογούμενον διὰ
ταῦτα ἔσχεν εἰπεῖν ὁ λόγος. τὸ δ᾽ ἕτερον δὴ εἶδος τί λέγεις,
ὦ Σώκρατες; τὸ πάλιν κατ᾽ εἴδη δύνασθαι διατέμνειν κατὰ
ἄρθρα, ᾗ πέφυκε, καὶ μὴ ἐπιχειρεῖν καταγνύναι μέρος μη-
δὲν, κακοῦ μαγείρου τρόπῳ χρώμενον. ταῦτα μὲν οὖν κα-
θόλου περὶ τῆς διαιρετικῆς τε καὶ συνθετικῆς μεθόδου λέ-
λεκται τῷ Πλάτωνι. μεταβὰς δ᾽ ἐπὶ τὴν ῥητορικὴν τέχνην,

per compofitionem afcendentes; viam enim effe utrius-
que unam, fed iter duplex ab altero primorum ad
alterum viciffim eunti. Dicit itaque de ipfis in Phaedro
ad hunc modum. *Mihi quidem videmur caetera revera
lufiffe. At fi quis duarum fpecierum, in quas modo for-
tuna incidimus, vim arte comprehenderit, opus non
ingratum fuerit confecutus. Quas fpecies dicis? Ut in
unam ideam confpiciens paffim difperfa ducat, quo singu-
la definiens manifeftum reddat femper id, de quo agi-
tur; quemadmodum nos in praefentia, quid amor fit, defi-
nivimus, five bene, five male id factum fit. Certe hinc
difputatio noftra claritatem in fe habuit conftantemque
fibi ipfi concordiam. Alteram vero fpeciem quam dicis,
o Socrates? Ut rurfus fecundum fpecies articulatim pro
rerum natura incidat, neque imperiti coqui ritu ulla
membra confringere aggrediatur.* Haec igitur generatim
de dividendi componendique methodo a Platone funt
comprehenfa. Digreffus autem ad artem rhetoricam,

Ed. Chart. V. [259.]   Ed. Baf. I. (334. 335.)

(εἴη δ᾽ ἂν ἡμῖν ἕν τι τοῦτο παράδειγμα τῆς ὅλης πραγμα-
τείας,) τάδε γράφει. ἐπειδὴ λόγου δύναμις τυγχάνει ψυχα-
γωγία οὖσα, τὸν μέλλοντα ῥητορικὸν ἔσεσθαι ἀνάγκη εἰδέ-
ναι, ψυχὴ ὅσα εἴδη ἔχει. ἔστιν οὖν τόσα καὶ τόσα, καὶ
τοῖα καὶ τοῖα, ὅθεν οἱ μὲν τοιοίδε, οἱ δὲ τοιοίδε γίγνονται.
τούτων δ᾽ οὕτω διῃρημένων λόγων αὖ τόσα καὶ τόσα ἐστὶν
εἴδη, τοιόνδε δὲ ἕκαστον. οἱ μὲν οὖν τοιοίδε ὑπὸ τῶν
τοιῶνδε λόγων διὰ τήνδε τὴν αἰτίαν εἰς τὰ τοιάδε εὐπει-
θεῖς, οἱ δὲ τοιοίδε διὰ τάδε δυσπειθεῖς. δεῖ δὴ ταῦτα ἱκα-
νῶς νοήσαντα, μετὰ ταῦτα θεώμενον αὐτὰ ἐν ταῖς πράξε-
σιν ὄντα τε καὶ πραττόμενα ὀξέως δύνασθαι ἐπακολουθεῖν
τῇ αἰσθήσει, ἢ μηδὲν εἶναί πω πλέον αὐτῶν, ὧν τότε
ἤκουε λόγων ξυνών. ὅταν δ᾽ εἰπεῖν τε ἱκανῶς ἔχῃ, (335) οἷος
ὑφ᾽ οἵων πείθεται, παραγιγνόμενόν τε δυνατὸς ᾖ διαισθα-
νόμενος ἑαυτῷ ἐνδείκνυσθαι, ὅτι οὕτως ἐστὶ καὶ αὕτη ἡ
φύσις, περὶ ἧς τότε ἦσαν οἱ λόγοι, νῦν ἔργῳ παροῦσά
σοι, ᾗ προσοιστέον τούσδε ᾧδε τοὺς λόγους ἐπὶ τὴν

(erit nobis unum aliquod totius operis exemplum,) haec
fcribit. *Quandoquidem dicendi facultas quaedam animi
evocatio et oblectatio eft, futurum oratorem necesse eft,
quot fpecies anima habeat, cognofcere. Sunt itaque tot
talesque, unde hi tales, illi tales efficiuntur. His ita
diftinctis, orationum quoque tot talesque funt fpecies,
ejusmodi vero fingulae. Tales igitur talibus quibusdam
orationibus certa quadam de caufa ad ejusmodi res
facile perfuadentur; aliter autem affecti ob aliquam
caufam minime. Oportet itaque eum, qui haec fatis
perfpexerit, poftea in ipfis negotiis, quae funt agun-
turque, animadverfa acute poffe fenfu affequi, aut nihil
amplius quam verba, quae audivit, habet. At quum
abunde poteft dicere, quis quibus orationibus capiatur,
praefentemque hominem acute percipit eo ingenio praedi-
tum, de quo antea fuerit difputatum, fic ipfum effe
talibus orationibus ad talia compellandum, is ita inftruc-
tus tum demum perfecte artem hanc erit confecutus,*

τῶνδε πειθώ. πάντα δὴ ταῦτ᾽ ἔχοντι, προσλαβόντι καιρούς τοῦ πότε λεκτέον καὶ ἐπισχετέον, βραχυλογίας τε αὖ καὶ ἐλεινολογίας καὶ δεινώσεως ἑκάστων τε ὅσα ἂν εἴδη λόγων μάθῃ, τούτων τὴν εὐκαιρίαν τε καὶ ἀκαιρίαν διαγνόντι, καλῶς τε καὶ τελέως ἐστὶν ἡ τέχνη ἀπειργασμένη, πρότερον δ᾽ οὔ. ἀλλ᾽ ὅ τι ἂν αὐτῶν τις ἐλλίπῃ λέγων, ἢ διδάσκων, ἢ γράφων, φησὶ δὲ τέχνην λέγειν, ὁ μὴ πειθόμενος κρατεῖ. ταῦτα οὖν αὐτῷ λέλεκται περὶ τῆς ῥητορικῆς, ἐνταῦθα διδάσκοντι, πῶς ἄν τις αὐτὴν ἄριστα συστήσαιτο μεθόδῳ χρώμενος, οὐ καθάπερ οἱ πολλοὶ δι᾽ ἐμπειρίας τε καὶ τριβῆς. ἔτι τε πρὸς τούτοις κατωτέρω μετὰ τὸ διελθεῖν ἐν τῷ μεταξὺ χρήσιμα πολλὰ συγκεφαλαιούμενος αὐτὰ κατὰ λέξιν οὕτως ἔφη. ὥστ᾽, εἰ μὲν ἄλλο τι περὶ τέχνης λόγων λέγοις, ἀκούοιμεν ἄν, εἰ δὲ μὴ, οἷς νῦν δὴ διήλθομεν πεισόμεθα, ὡς, ἐὰν μή τις τῶν τ᾽ ἀκουσομένων τὰς φύσεις διαριθμήσηται, καὶ κατ᾽ εἴδη τε διαιρῆται τὰ ὄντα, καὶ μιᾷ ἰδέᾳ ἀδύνατος ᾖ καθ᾽ ἓν ἕκαστον περιλαμβάνειν, οὔπω ἔσται τεχνικὸς

quum ad *fuperiora haec adjunxerit*, *ut opportunitatem loquendi tacendique* \calleat; *item quando conveniat uti et quando non breviloquentia, commiferatione, vehementia acriori amplificationeque; caeterum partium orationis, quas didicerit, ufum tempeftivum vel intempeftivum cognoverit, abfolute hanc erit artem executus, prius vero minime; in quocunque vero horum defecerit vel dicendo, vel fcribendo, licet ex arte verba facere fe dicat, ipfe, cui non perfuadetur, vincit.* Haec protulit de rhetorica, docens inibi, quomodo aliquis optime ipfam conftituat methodo ufus, non, quemadmodum vulgus, experientia et converfatione. Ad haec quum inferius multa interim utilia commemoraffet, in caput ipfa redigens ad verbum fic dixit. *Quapropter, fi aliud quippiam de arte dixeris, aufcultabimus quidem; fin minus, his, quae paulo ante recenfuimus, fidem adhibebimus, quod videlicet, nifi quis auditorum ingenia noverit diftinxeritque, atque res ipfa in fpecies fuas difcreverit, rurfusque fingula fpecie una comprehenderit, nunquam*

Ed. Chart. V. [259.]   Ed. Baf. I. (335.)

λόγων πέρι, καθόσον δυνατὸν ἀνθρώπῳ. ἐν τούτῳ μὲν τῷ
βιβλίῳ διὰ συντόμων ἐδήλωσε περί τε τῆς τῶν τεχνῶν ἁπα-
σῶν καθόλου συστάσεως καὶ περὶ τῆς ῥητορικῆς, ἀκρι-
βέστατα δὲ τὸν λόγον ὅλον ἐν τῷ Φιλήβῳ διῆλθεν. ἐγὼ
δὲ ἀπὸ τῶν ἐπικαιροτάτων ἄρξομαι παραγράψας αὐτοῦ πρώ-
την τήνδε τὴν ῥῆσιν.   φωνὴ μὲν ἡμῖν ἐστί που μία διὰ
τοῦ στόματος ἰοῦσα, καὶ ἄπειρος αὖ πλήθει πάντων τε καὶ
ἑκάστου. τί μήν; καὶ οὐδὲν ἑτέρων γε τούτων ἐσμέν πως
σοφοί, οὔτε ὅτι τὸ ἄπειρον αὐτῆς ἴσμεν, οὔθ᾽ ὅτι τὸ ἓν
ἄλλο τι, ὁπόσα τέ ἐστι καὶ ὁποῖα, τοῦτό ἐστι τὸ γραμμα-
τικὸν ἕκαστον ποιοῦν ἡμῶν. ἀληθέστατα. καὶ μὴν καὶ
τὸ μουσικὸν οὐ τυγχάνει ποιοῦν, τουτέστι ταὐτόν   πῶς;
φωνὴ μέν που καὶ τὸ κατ᾽ ἐκείνην τὴν τέχνην ἐστὶ μία ἐν
αὐτῇ. πῶς δ᾽ οὔ; δύο δὲ θῶμεν βαρὺ καὶ ὀξύ, καὶ
τρίτον ὁμότονον. ἢ πῶς; οὕτως.   ἀλλ᾽ οὔπω σοφὸς ἂν
εἴης τὴν μουσικὴν εἰδὼς ταῦτα μόνα, μὴ εἰδὼς δὲ, ὡς ἔπος
εἰπεῖν, εἰς ταῦτα, οὐδενὸς ἄξιος ἔσῃ. οὐ γὰρ οὖν. ἀλλ᾽,

dicendi artem, quvad homini licet, adipifcetur. In hoc
libro fuccincte egit de generali omnium artium conftitu-
tione, et de rhetorica; exactiffime vero totum fermonem
in Philebo perfecutus eft. Ego a principaliffimis exor-
diar, prima hac ipfius oratione afcripta. *Vox, inquam,
ex ore nobis erumpens una eft, et infinitae rurfus voces
numero et cunctorum pariter et cujusque. Quidni?*
*Neutro tamen horum docti efficimur fapientesque, nec
quod ejus infinitum, nec iterum quod ejus unum aliud
cognofcimus, item quod et quales fiunt, tenemus; hoc
enim unumquemque noftrum grammaticum reddit. Ve-
riffima loqueris. Quin etiam id, quod muficum non
efficit, hoc eft idem. Qua ratione? Una quodammodo
et in hac arte vox eft. Quidni? Duo item ponenda
funt, grave et acutum, ac tertium, tonus aequivalens.
Nonne ita? Ita. Verum tamen nondum muficae peri-
tus eris, fi haec fola cognoveris, et ifta ignorans, ut
ita loquar, nullius eris in mufica pretii. Nullius. Sed*

ὦ φίλε, ἐπειδὰν λάβῃς, ὁπόσα τὰ διαστήματά ἐστι [260] τὸν
ἀριθμὸν τῆς φωνῆς ὀξύτητός τε πέρι καὶ βαρύτητος, καὶ
ὁποῖα, καὶ τοὺς ὅρους τῶν διαστημάτων, καὶ τὰ ἐκ τούτων
ὅσα συστήματα γέγονεν, ἃ κατιδόντες οἱ πρόσθεν παρέ-
δοσαν ἡμῖν τοῖς ἑπομένοις ἐκείνοις καλεῖν αὐτὰ ἁρμονίας.
ἔν τε ταῖς κινήσεσιν αὖ τοῦ σώματος ἕτερα τοιαῦτα ἐνόντα
πάθη γιγνόμενα, ἃ δὴ δι᾽ ἀριθμῶν μετρηθέντα δεῖν αὐτά
φασι ῥυθμοὺς καὶ μέτρα ἐπονομάζειν, καὶ ἅμα ἐννοεῖν,
ὡς οὕτω δεῖ περὶ παντὸς ἑνὸς καὶ πολλῶν σκοπεῖν. ὅταν
γὰρ ταῦτά τε λάβῃς, οὕτω τότε ἐγένου σοφός· ὅταν δ᾽
ἄλλα τῶν ὄντων ὁτιοῦν ταύτῃ σκοπούμενος ἕλῃς, ἳοὕτως ἔμ-
φρων περὶ τούτου γέγονας. τὸ δ᾽ ἄπειρόν σε ἑκάστων καὶ
ἐν ἑκάστοις πλῆθος ἄπειρον ἑκάστοτε ποιεῖ τοῦ ἳφρονεῖν,
καὶ οὐκ ἐλλόγιμον, οὐδ᾽ ἐνάριθμον, ἅτ᾽ οὐκ εἰς ἀριθμὸν
οὐδένα ἐν οὐδενὶ πώποτε ἀπιδόντα. κάλλιστα, ὦ Φίληβε,
ἔμοιγε τὰ νῦν λεγόμενα εἰρηκέναι φαίνεται Σωκράτης. καὶ
ἐμοὶ ταὐτά γε αὐτά. ἀλλὰ τί δή ποτε πρὸς ἡμᾶς οὗτος ὁ
λόγος εἴρηται νῦν, καὶ τί ποτε βουλόμενος; ὀρθῶς μέντοι

*poſtquam, o amice, acceperis, quot intervalla vocis nu-
mero ſunt circa grave atque acutum, et qualia, nec
non intervallorum termini, et quotcunque ex his compo-
ſitiones proveniunt. Quae majores noſtri conſpicientes
nobis eorum ſectatoribus, ut hujusmodi quaedam har-
monias appellaremus, tradiderunt. In motibus prae-
terea corporis alios quosdam tales ineſſe affectus monſtra-
runt, quos numeris dimenſis rhythmos atque menſuras
vocari juſſere; cogitare praeterea, quod eadem ratione de
omni, quod unum eſt et multa, conſiderare debemus.
Nam quando iſta ſic accipis, ſapiens tunc evadis.
Quum vero et aliud quicquam ita conſiderans capis,
ſapiens rurſus circa illud efficeris. Infinita autem ſin-
gulorum et in ſingulis multitudo vagum te incertum-
que et rationis ac numeri reddit expertem, utpote in
nullam cujusque numerum reſpicientem. Praeclare haec,
o Philebe, Socrates mihi dixiſſe videtur. Mihi quoque:
ſed quid ad rem hic ſermo, quidve ſibi vult? Recte id,*

τοῦθ᾽ ἡμᾶς, ὦ Πρώταρχε, ἠρώτησε Φίληβος. πάνυ μὲν
οὖν, καὶ ἀποκρίνου γε αὐτῷ. δράσω ταῦτα, διελθὼν σμι-
κρὸν ἔτι περὶ αὐτῶν τούτων. ὥσπερ γὰρ ἓν ὁτιοῦν εἴ τίς
ποτε λάβοι τούτων, ὥς φαμεν, οὐκ ἐπ᾽ ἀπείρου φύσιν ἀεὶ
δὴ βλέπειν εὐθὺς, ἀλλ᾽ ἐπί τινα ἀριθμὸν, οὕτω καὶ τὸ
ἐναντίον, ὅταν τις τὸ ἄπειρον ἀναγκασθῇ πρῶτον λαμβά-
νειν, μὴ ἐπὶ τὸ ἓν τοῦτο εὐθὺς, ἀλλ᾽ ἐπ᾽ ἀριθμὸν αὖ τινα
πλῆθος ἕκαστον ἔχοντά τι κατανοεῖν, τελευτᾷν τ᾽ ἐκ πάν-
των εἰς ἕν. πάλιν δὲ ἐν τοῖς γράμμασι τὸ νῦν λεγόμενον
λάβωμεν. πῶς; ἐπειδὴ φωνὴν ἄπειρον κατενόησεν, εἴτε τις
θεὸς, εἴτε καὶ θεῖος ἄνθρωπος, ὡς λόγος ἐν Αἰγύπτῳ Θεῦθ
τινα τούτων γενέσθαι λέγων, ὃς πρῶτος τὰ φωνήεντα ἐν τῷ
ἀπείρῳ κατενόησεν οὐχ ἓν ὄντα, ἀλλὰ πλείω, καὶ πάλιν
ἕτερα φωνῆς μὲν, οὐ φθόγγου δὲ μετέχοντά τινος, ἀριθμὸν
δέ τινα καὶ τούτων εἶναι. τρίτον δὲ εἶδος γραμμάτων διε-
στήσατο τὰ νῦν λεγόμενα ἄφωνα ἡμῖν. τὸ μετὰ τοῦτο
διῄρει τά τε ἄφωνα καὶ ἄφθογγα μέχρις ἑνὸς ἑκάστου, καὶ

o Protarche, Philebus iſte quaeſivit. Prorſus. Reſponde
igitur ipſi. Faciam quod vultis, ubi de his ipſis paulis-
per etiam adhuc diſputavero. Ut enim, ſi quis unum
aliquid accipit, is, ut diximus, haud mox in infiniti
naturam, ſed in aliquem numerum deſcendere debet,
ita viciſſim, ſi quis infinitum primo ſumere cogitur, ne-
quaquam in unum continuo, ſed in numerum quendam,
qui multitudinem aliquam habeat, debet intendere, ex
omnibusque tandem in unum deſinere. Quod vero nunc
diximus, rurſus in literis conjectari licet. Quomodo?
Poſtquam infinitam vocem cogitavit ſive deus aliquis,
ſive homo divinus, qualis apud Aegyptios Theuth fuiſſe
fertur, primo in ipſa vocis infinitate vocales literas con-
ſideravit, quae non una, ſed plures ſunt, rurſusque
alias, quae non vocis, ſed ſoni participes eſſent, atque
harum numerum certum ſimiliter definivit. Tertiam
deinde ſpeciem literarum diſtinxit earum, quas nunc
mutas vocamus. Poſtremo liquidas mutasque diſcrevit,

τὰ φωνήεντα, καὶ τὰ μέσα κατὰ τὸν αὐτὸν τρόπον, ἕως
ἀριθμὸν αὐτῶν λαβὼν ἑνί τε ἑκάστῳ καὶ σύμπασι στοι-
χεῖον ἐπωνόμασε. καθορῶν δ᾽, ὡς οὐδεὶς ἡμῶν οὐδ᾽ ἂν ἓν
αὐτὸ καθ᾽ ἑαυτὸ ἄνευ πάντων αὐτῶν μάθοι, τοῦτον τὸν
δεσμὸν αὖ λογισάμενος, ὡς ὄντα ἕνα, καὶ ταῦτα πάντα ἕν
πως ποιοῦντα, μίαν ἐπ᾽ αὐτοῖς ὡς οὖσαν γραμματικὴν τέχνην
ἐπεφθέγξατο προσειπών. ταῦτα μὲν ὁ Πλάτων ἔγραψεν ἐν
Φιλήβῳ περὶ συστάσεως τεχνῶν, τῆς κατὰ μέθοδον δη-
λονότι τὴν λογικήν, οὐ τῆς ἐκ τῆς πολυχρονίου τηρή-
σεως, ἐκ τῆς τῶν κατὰ μέρος ἀθροιζομένης ἐμπειρίας. ὅτι
δ᾽ οὐκ ἄνευ τοῦ γεγυμνάσθαι περὶ διαίρεσίν τε καὶ σύνθε-
σιν οἷόν τε γενέσθαι τὴν λογικὴν σύστασιν τῶν τεχνῶν,
εὔδηλόν ἐστιν ἐξ ὧν ἄχρι τοῦ δεῦρο λέλεκταί μοι. καὶ μέν-
τοι καὶ καθ᾽ ὅλον τὸ βιβλίον τὸν Φίληβον ἐν τοῖς ἑξῆς
ἔργῳ δείκνυσι τὴν μέθοδον ἐπὶ τῆς ἡδονῆς, ἁπάσας αὐτῆς
τὰς διαφορὰς διελθών.

Κεφ. ϛ΄. Οὕτω δὲ καὶ ὁ Ἱπποκράτης ἔφθασεν ἐν τῷ
περὶ διαίτης ὀξέων, μεμψάμενος τοὺς Κνιδίους ἰατροὺς,

usque fingula quaedam, vocalesque et medias eodem mo-
do, donec, earum numero in fingulis fpeciebus et in uni-
verfis reperto, elementum vocavit. Quumque videret
neminem noftrum horum quicquam feorfum perceptu-
rum, nifi omnia ipfa percepiffet, hoc vinculum veluti
unum quiddam exiftens, et haec omnia unum facere
meditatus, quam unam in his effe artem grammaticam
animadvertit, eo nomine appellavit. Haec quidem Plato
de artium conftitutione in Philebo tradidit, quae juxta
methodum fcilicet rationalem, non quae ex diutina in-
quifitione, fed particularium experientia colligitur. Quod
autem, nifi in divifione et compofitione exercitatio accef-
ferit, nequeat rationalis artium conftitutio fieri, palam
eft ex iis, quae hucusque a me funt comprehenfa. Quin
etiam in toto libro Philebo deinceps opere methodum in
voluptate oftendit, univerfas ipfius differentias perfecutus.

Cap. VI. Sic autem et Hippocrates factitavit in
opere de victus ratione acutorum, accufans medicos

ὡς ἀγνοοῦντας τὰς κατ᾽ εἴδη καὶ γένη διαφορὰς τῶν νοση-
μάτων, αὐτὸς δὲ δείκνυσι τοὺς διορισμοὺς, καθ᾽ οὓς τὸ
δοκοῦν [261] ἓν εἶναι πολλὰ γίγνεται τεμνόμενον, οὐκ
ἐπὶ νοσημάτων μόνον, ἀλλὰ καὶ τῶν ἄλλων ἁπάντων, ἐν
ᾧ τοὺς πλείστους τῶν ἐνδοξοτάτων ἰατρῶν εὑρεῖν ἔστιν
ἐσφαλμένους ἄχρι καὶ τῶν βοηθημάτων. ἔνιοι μὲν γὰρ ἐπὶ
τὰς κατὰ μέρος αὐτῶν ἐλθόντες χρείας ἀμέθοδον εἰργά-
σαντο τὴν διδασκαλίαν, ἔνιοι δὲ τὸ κοινότατον εἰπόντες
ἄχρι μὲν τῆς προχείρου φαντασίας μεθοδικώτατον ἐποιή-
σαντο τὸν λόγον, τῇ ἀληθείᾳ δὲ μοχθηρότατον, ἐντεῦθεν
δὲ διεφώνησαν ἀλλήλοις, ἔνιοι μὲν, ὡς οἱ κατὰ βοήθημα
τοῦδέ τινος τοῦ πάθους, οἷον, εἰ τύχη, πλευρίτιδος, ἀπο-
φηνάμενοι τὴν φλεβοτομίαν, ἔνιοι δὲ τὴν κάθαρσιν, ὥσπερ
γε καὶ πυρίαν οἱ μὲν διὰ σπόγγων, οἱ δὲ διὰ τῶν κα-
λουμένων ὑπὸ τῶν ἰατρῶν μαρσίπων, ἤ τινος ἑτέρου. κατα
ταὐτὰ δὲ καὶ περὶ λουτρῶν καὶ περὶ ἀλουτίας διηνέχθησαν,
ὀξυμέλιτός τε καὶ μελικράτου, καὶ ὕδατος, καὶ οἴνου, καὶ
πτισάνης, ἤτοι τοῦ διηθημένου χυλοῦ μόνου διδόντες, ἢ

Cnidios tanquam fpeciales generalesque morborum differenti-
as ignorantes. Ipfe autem indicat diftinctiones, fecundum quas
id, quod unum videtur effe, multa fiant, cum dividitur,
non in morbis tantum, fed etiam in aliis omnibus; in
quo plurimos ex clariffimis medicis in errorem lapfos
invenire licet, adeoque in ipfis remediis. Nonnulli fiqui-
dem ad particulares ipforum ufus profecti difciplinam
fecerunt ordine carentem. Quidam communiffimum lo-
quuti usque ad promptam imaginationem fermonem
fecerunt maxime methodicum, re vera autem vitiofiffi-
mum; inde inter fe diffenferunt, alii quidem, ut qui
in remedio certi cujusdam affectus, exempli gratia pleu-
ritidis, fanguinis miffionem pronunciarunt, alii purgatio-
nem, quemadmodum et fomentum, hi per fpongias, illi
per facculos a medicis dictos, aut per aliud quoddam.
Inibi etiam de balneis et balnei abftinentia diffentiunt,
oxymel, vel hydromel, aquam, vinum, ptifanam, vel
percolatum fuccum duntaxat exhibentes, vel hordeaceum

τῆς κριθώδους μόνης, οἱ δὲ καὶ σιτίων, ἄλλως ἄλλου διο-
ρισαμένου, τάς τε διαφορὰς τῶν καμνόντων, καὶ τῶν εἰρη-
μένων ἔδειξε χρῇζον τὸ τῆς πλευρίτιδος πάθος. ὅπως μὲν
οὖν αὐτὸς ·διῆλθεν ἀτακτότερον πρῶτος εὑρίσκων, ἐν τοῖς
ὑπομνήμασιν ἐξήγημαι τοῦ περὶ διαίτης ὀξέων, ὅ τινες μὲν
ἐπιγράφουσι πρὸς τὰς Κνιδίας γνώμας, ἔνιοι δὲ περὶ πτι-
σάνης, ἑκάτεροι μοχθηρῶς. ἐγὼ δ', ἵνα καὶ τούτου τοῦ
λόγου ἔχωσι διὰ συντόμων σαφῆ τὴν διδασκαλίαν οἱ φιλο-
μαθεῖς, οὐκ ὀκνήσω δηλῶσαι τὰ κεφά(336)λαια. τῶν γάρ
τοι πλευριτικῶν ἄρτι μὲν ἀρχομένων ὀδυνᾶσθαι τὴν πλευ-
ρὰν, ὡς ἂν οὐδέπω τῆς διαθέσεως οὔσης σαφοῦς, ἀποπει-
ρᾶσθαι κελεύει τῶν πυριάσεών τε καὶ θερμασμάτων ὀνομαζο-
μένων, καὶ διῆλθεν αὐτὸς τὴν ὕλην. εἶτα, ἂν μὴ λύηται,
σκεψάμενον, εἴτε νεοβρῶτι ἐόντι, καὶ εἴτε ὑποκεχωρηκυίας
τῆς κοιλίας, εἴτε μὴ, διδάσκει, τί ποιητέον ἐστίν. ἐὰν δὲ
μὴ ὑπείκῃ πρὸς ταῦτα, διορισμοὺς ἔγραψεν τῶν τε φλεβο-
τομίας δεομένων καὶ τῶν καθάρσεως, ἐπὶ τίνων τε χρὴ
μελικράτῳ ποτῷ χρῆσθαι, ἢ ὀξυμέλιτι, ἢ ὕδατι μέχρι

folum; alii et cibos; aliter alio diftinguente differentias
et aegrotantium, et praedictorum, indicavit, quid pleuri-
tidis affectus requireret. Quomodo igitur ipfe enumera-
verit inordinatius primus inveniens, commentariis in opere
de victus ratione acutorum expono, quod aliqui infcri-
bunt ad Cnidias fententias, quidam de ptifana, utrique
male. At ego, ut hujus quoque fermonis manifeftam
difciplinam ftudiofi compendiofe habeant, non pigebit
capita fignificare. Etenim in pleuriticis nuper incipientibus
latus dolere, tanquam difpofitione nondum manifefta,
tentare jubet fomenta, fotibusque calidis; ac ipfe mate-
riam recenfuit: deinde, fi non folvatur, confiderandum,
ne paulo antea cibum affumpferit, an alvum dejecerit,
vel non, ac, quid faciendum fit, docet. At fi his non
cefferit, diftinctiones fcribit eorum, qui fanguinis miffione
indigent, et qui purgatione; porro in quibus mulfae
potu utendum eft, aut oxymelite, aut aqua usque ad

κρίσεως, μηδεμίαν διδόντα τροφήν, ἐπὶ τίνων τε χυλὸν πτι-
σάνης, ἢ τῇ κριθῇ χρηστέον τηνικαῦτα, καὶ σιτία δοτέον
ἐστί. κατὰ δὲ τὸν αὐτὸν τρόπον καὶ περὶ οἴνου δόσεως
διορίζεται, τίσι τε χρὴ διδόναι, καὶ τίσι μὴ, καὶ ὁπότε,
καὶ ὁποῖον. ὡσαύτως δὲ καὶ περὶ λουτρῶν, ὅσα τ᾽ ἄλλα τοι-
αῦτα. διττῆς δ᾽ οὔσης ἁμαρτίας ἐν ταῖς διαιρέσεσι διὰ τὸ
τοὺς μὲν ἐλλιπέστερον τέμνειν, τοὺς δ᾽ ὑπερβάλλειν εἰς οὐκ
οἰκεῖον τῷ τεμνομένῳ πλῆθος, ἑκάτερον αὐτῶν ὁ Ἱπποκράτης
μεμφόμενος ἐν ἀρχῇ μὲν τοῦ βιβλίου τάδε φησί. τὰς μέντοι
πολυτροπίας τὰς ἐν ἑκάστῃσι τῶν νούσων καὶ τὴν πολυσχιδίαν
αὐτῶν οὐκ ἠγνόουν ἔνιοι, τοὺς δ᾽ ἀριθμοὺς ἑκάστου τῶν νο-
σημάτων σάφα ἐθέλοντες φράζειν οὐκ ὀρθῶς ἔγραψαν. μὴ
γὰρ καὶ οὐκ εὐαρίθμητον ᾖ, εἰ τουτέῳ τι σημανεῖται τὴν
τῶν καμνόντων νοῦσον, τὸ ἕτερον τοῦ ἑτέρου διαφέρειν τι,
τὸ μὴ ὠυτὸν δὲ νόσημα δοκέειν εἶναι, ἢν μήπω τοὔνομα
ἔχῃ. ἐπὶ δὲ τῶν ἱματίων ἔμπαλιν, ὡς ἐλλιπόντων αὐτῶν,
ᾧδέ πώς φησιν. καὶ οὐ μόνον διὰ τοῦτο οὐκ ἐπαινέω, ἀλλ᾽

judicationem, nullum dando cibum, in quibus fuccum
ptifanae, aut hordeo utendum, tunc et cibi dandi funt.
Pari modo etiam de vini exhibitione diftinguit, quibus
dandum fit, et quibus non, et quando, et quale. Simi-
liter de balneis aliisque id genus. Porro, quum duplex
fit error in divifionibus, quod alii minus, ac conveniat,
dividant, alii exuperent fecundum multitudinem, quae
ad id, quod fecatur, propria non eft, utrosque Hippocra-
tes accufans initio quidem libri haec tradit. *Varietates*
morborum et divifionem multijugam aliqui non ignora-
runt, numeros autem fingulorum morborum dum mani-
fefte vellent explicare, haud recte fcripferunt, ut qui
difficile comprehendi poffint: fi hoc aliquis laborantium
aegritudinem alteram ab altera nonnihil differre fignifica-
bit, non folum idem morbus effe videbitur, fi neque idem
nomen habeat. Porro in remediis contra, quum ipfi
minus, quam par eft, complectantur, in hunc modum ait.
Ac non folum ob id non laudo, fed quoniam etiam pau-

ὅτι καὶ ὀλίγοισι τὸν ἀριθμὸν τοῖσιν ἄκεσι χρέονται. μετὰ
δὲ ταῦτα προλαβὼν τὸν τῷ προβλήματι χρησιμώτατον, οὐ
σαφῶς αὐτοῦ τὴν λύσιν ἔγραψεν, καὶ διὰ τοῦτ᾽ ἠγνοήθη
πολλοῖς τῶν ἰατρῶν ὅλη τοῦ προβλήματος ἡ δύναμις.
ἐξηγησάμην μὲν οὖν ὅλον τὸν λόγον τοῦτον ἐν τῷ πρώτῳ
περὶ διαίτης ὀξέων ὑπομνήματι, συντόμως δ᾽ αὐτοῦ καὶ νῦν
εἰπεῖν ἀναγκαῖόν ἐστι τὴν δύναμιν. αὐτὸ μὲν τὸ πρόβλημα
κατὰ τήνδε τὴν λέξιν ἔγραψεν ὁ Ἱπποκράτης. δοκεῖ δέ μοι ἄξια
γραφῆς εἶναι, [262] καὶ μάλιστα ὁκόσα τε ἀκαταμάθητά ἐστι
τοῖς ἰητροῖσιν, ἐπίκαιρά γ᾽ ἐόντα εἰδέναι, καὶ ὁκόσα μεγάλας
ὠφελείας φέρει ἢ μεγάλας βλάβας. ἀκαταμάθητα δ᾽ ἐστὶ
καὶ τάδε. διὰ τί δ᾽ ἄρα ἐν τῇσιν ὀξείῃσι νούσοισιν οἱ
μέν τινες τῶν ἰατρῶν πάντα ἐς τὸν αἰῶνα διατελοῦσι, πτι-
σάνην διδόντες ἀήθητον, καὶ νομίζουσιν ὀρθῶς ἰητρεύειν,
οἱ δέ τινες περὶ παντὸς ποιοῦνται, ὅπως κριθὴν μὲν μηδε-
μίην καταπίνῃ ὁ κάμνων, (μεγάλην γὰρ βλάβην ἡγέονται
εἶναι,) ἀλλὰ δι᾽ ὀθονίου τὸν χυλὸν διηθέοντες διδόασιν. οἱ
δ᾽ αὖ τινες αὐτέων οὔτ᾽ ἂν πτισάνην παχεῖαν δοῖεν, οὔτ᾽

---

cis numero remediis utuntur. Poſtea, ubi praeſumpſiſſet
id, quod problemati utiliſſimum eſt, non manifeſto ipſius
ſolutionem conſcripſit, atque ideo pleriſque medicis tota
problematis vis ignoratur. Proinde totum hunc ſermo-
nem in primo de victus ratione acutorum commentario
ſum interpretatus. Nunc autem compendioſe exponere
vim neceſſarium eſt. Ipſum ſane problema ſic ad ver-
bum ſcripſit Hippocrates. *Videntur autem digna mihi
eſſe, quae ſcribantur, et praeſertim impercepta medicis,
quum ſint tamen ſcitu utilia, item quae magnam utili-
tatem aut noxam adferunt. Impercepta autem ſunt et
haec, cur in morbis acutis alii medici in omnem vitam
ptiſanam non percolatam exhibent, putantque recte ſe me-
dicari, alii vero magni faciunt, conanturque, ut nullum
hordeum aeger devoret, (magnam enim offenſionem eſſe
arbitrantur,) ſed ſuccum linteo percolatum praebent. Qui-
dam ipſorum neque ptiſanam craſſam neque ſuccum*

αὖ χυλὸν, οἱ μὲν, μέχρις ἂν ἑβδομαῖος ὁ κάμνων γένηται,
οἱ δὲ καὶ διὰ τέλους, ἄχρις ἂν κριθῇ ἡ νοῦσος. μάλα μὲν
οὖν οὐδὲ προβάλλεσθαι τὰ τοιαῦτα ζητήματα εἰθισμένοι εἰ-
σὶν οἱ ἰητροὶ, ἴσως δ᾽ οὐδὲ προβαλλόμενα εὑρίσκεται.
καίτοι διαβολήν γ᾽ ἔχει ὅλη ἡ τέχνη πρὸς τῶν δημοτέων με-
γάλην, ὡς μηδὲ δοκεῖν ὅλως ἰητρικὴν εἶναι. ὥστ᾽ ἔν γε
τοῖσιν ὀξυτάτοισι τῶν νοσημάτων τοσόνδε διοίσουσιν ἀλλή-
λων οἱ χειρώνακτες, ὥστε, ἃ ὁ ἕτερος προσφέρει ἡγούμενος
ἄριστα εἶναι, ταῦτα νομίζειν ἤδη τὸν ἕτερον κακὰ εἶναι.
καὶ μετ᾽ ὀλίγα· φημὶ δὴ, πᾶν καλὸν εἶναι τοῦτο τὸ σκέμμα
ἠδελφισμένον τοῖσι πλείστοισι τῶν ἐν τῇ τέχνῃ καὶ ἐπικαι-
ροτάτοισι. καὶ γὰρ τοῖσι νοσέουσι πᾶσιν ἐς ὑγίειάν τι μέγα
δύνασθαι, καὶ τοῖσιν ὑγιαίνουσιν εἰς ἀσφάλειαν, καὶ τοῖ-
σιν ἀσκέουσιν ἐς ἀξίην, καὶ ἐς ὅ τι ἕκαστος ἐθέλοι. τὸ περὶ
διαφωνίας, φησὶ, τῶν τεχνιτῶν σκέμμα μεγίστην ἔχει δύναμιν,
οὐ μόνοις τοῖς νοσοῦσιν ἐς ὑγιείης κτῆσιν, ἀλλὰ καὶ τοῖς
ὑγιαίνουσιν ἐς φυλακὴν αὐτῆς δηλονότι, καὶ τοῖς ἀσκοῦσιν
ἀξίην τοῦ σώματος πρός τε τὴν κτῆσιν αὐτῆς καὶ διαμονήν.

exhibent; alii, usque dum septimanus aeger fuerit, alii
etiam in fine, quoad morbus fuerit judicatus. Hujus-
modi igitur quaestiones ne proponere quidem medici con-
fueverunt, forsan neque fi proponantur, inveniunt.
Atqui magnam a vulgaribus calumniam tota ars fusti-
net, ne videatur quidem omnino medicina effe, quod in
morbis acutissimis tantum inter fe artifices differunt, ut,
quae alter adhibet optima effe putans, ea jam alter mala
effe censeat. Ac paulo post: Dico autem, perpulchram
effe hanc speculationem, plurimis et principalissimis
eorum, quae in arte funt, affinitate junctam; nam aegro-
tantibus omnibus ad sanitatem aliquid magnum potest,
et sanis ad securitatem, exercentibus ad bonam habitudi-
nem, et ad quodcunque unusquisque velit. Speculatio
(inquit) de artificum discordia magnam vim obtinet
non solis laborantibus ad sanitatem conciliandam, sed
etiam sanis ad eam tuendam scilicet, exercentibus ad
corporis dignitatem tum comparandam, tum retinendam.

εἶτα προσέθηκε, καὶ ἐς ὅ τι ἕκαστος ἐθέλοι, δηλῶν, οὐ
μόνον εἰς ἰατρικὴν, ἀλλὰ καὶ τὰς ἄλλας τέχνας ἐκτετάσθαι
τὸ σκέμμα τὴν λύσιν αὐτοῦ. θαυμάσαι γὰρ ἔστι, διὰ τί
τέχνην μετιόντες οἱ ἰατροὶ, καθ᾽ ἣν τῇ πείρᾳ τὰ προσφε-
ρόμενα βοηθήματα κριθῆναι δύναται, πότερον ὠφέλησεν,
ἢ ἔβλαψεν, ὅμως ἐναντιωτάτας ἀποφάσεις ἐποίησαν περὶ
τῶν ὠφελούντων τε καὶ βλαπτόντων. ἐν μὲν γὰρ φιλοσοφίᾳ
μὴ πεπαῦσθαι τὰς πλείστας τῶν διαφωνιῶν οὐδὲν θαυμα-
στὸν, ὡς ἂν μὴ δυναμένων τῶν πραγμάτων ἐναργῶς κριθῆ-
ναι τῇ πείρᾳ, καὶ διὰ τοῦτο τινῶν μὲν ἀποφηναμένων ἀγέν-
νητον εἶναι τὸν κόσμον, τινῶν δὲ γεννητὸν, ὥσπερ γε καὶ
τινῶν μὲν, οὐδὲν ἔξωθεν αὐτοῦ περιέχειν εἶναι, τινῶν δὲ
εἶναι λεγόντων, καὶ τούτων αὐτῶν περιεχόμενόν τι φάντων,
ἐνίων μὲν κενὸν ἀποφηναμένων εἶναι τοῦτο, μηδεμίαν οὐ-
σίαν ἔχον ἐν ἑαυτῷ, τινῶν δὲ, κόσμους ἄλλους ἀριθμῷ
ἀπεριλήπτους ὡς εἰς ἄπειρον ἐκτετάσθαι πλῆθος. αἰσθή-
σει γὰρ ἐναργεῖ τὴν τοιαύτην διαφωνίαν ἀδύνατον κριθῆναι.
οὐ μὴν ὅμοιόν γε τὸ τῆς ὠφελείας καὶ βλάβης τῶν

Poftea adjecit, et ad quod unusquisque velit, indicans,
non modo ad medicinam, fed etiam alias artes, fpecu-
lationem, ipfius folutionem extendere. Nam mi-
rari licet, cur artem medici pertractantes, in qua
remedia, quae offeruntur, ufu poffint judicare, utrum
profint, an noceant, tamen maxime contraria de iis,
quae profunt et nocent, pronunciarint. Siquidem in
philofophia non fedatas effe plurimas diffenfiones nihil
miri eft; quippe quum res experientia judicari evidenter
nequeant, ac ideo nonnulli pronuncient mundum effe
non genitum, nonnulli genitum; quemadmodum alii nihil
extra ipfius ambitum effe, alii effe dicunt, atque hi ipfi
aliquid contineri affirmant, quidam vacuum hoc effe
nullam in fe continens fubftantiam dictitant, aliqui vero
mundos alios numero incomprehenfibiles, ut in infinitum
multitudo extendatur; nam ejusmodi difcordiam fenfu
evidenti non licet dijudicare. At fecus habet, quod me-

Ed. Chart. V. [262. 263.]   Ed. Baf. I. (336.)

προσφερομένων τοῖς σώμασιν ἰαμάτων, εἰς διαφωνίαν ἀφι-
κόμενον ἐν τοῖς ἰατροῖς, δυνάμενόν γε αὐτῶν κρῖναι τῇ
πείρᾳ τό τ᾿ ὠφελοῦν καὶ τὸ βλάπτον. τούτου τοίνυν τοῦ
ζητήματος ἡ λύσις οὐ πάνυ τι σαφῶς εἴρηται τῷ Ἱππο-
κράτει, καὶ διὰ τοῦτο σχεδὸν ἅπαντας ἔλαθε τοὺς ἐξηγησα-
μένους τὸ βιβλίον. ἔστι δὲ τοιάδε. τῶν νοσούντων ἔνιοι
μὲν ἀσιτίας χρῄζουσιν, ἄχρις ἂν ἡ νοῦσος κριθῇ, τινὲς δὲ
τροφῆς, καὶ τούτων ἔνιοι μὲν τῆς κριθώδους πτισάνης,
ἔνιοι δὲ τοῦ χυλοῦ μόνου, καθάπερ γε καὶ στερεωτέρας
ἔνιοι, καὶ μέντοι καί τινες μὲν ὀξυμέλιτος ἢ μελικράτου,
τινὲς δ᾿ ὕδατος ἢ οἴνου. διὰ τοῦτο τοῖς ἰατροῖς, ὅσοι τῇ
πείρᾳ μόνῃ τὴν τέχνην συνεστήσαντο, χρήσιμον ἔδοξεν ἐκεῖνο
μόνον, ὃ κατὰ τὴν τύχην αὐτοῖς ἐφάνη πλεονάκις ὠφελῆ-
σαν. οὐδὲ γὰρ ἐπὶ τοὐναντίον εἶδος ἀφικέσθαι τῆς διαίτης
τολμῶσιν, ὡς κἀκείνου πειραθῆναι, τὴν ἀτυχίαν δεδιότες.
μόνος οὖν ὁ τήν τε φύσιν εἰδὼς τοῦ κάμνον[263]τος, καὶ
τὴν τοῦ νοσήματος διάθεσιν, καὶ τὴν τοῦ προσαχθησομένου
βοηθήματος δύναμιν, ἔτι τε τὸν καιρὸν, ἐν ᾧ χρηστέον

dici de remediorum, quae corpori applicantur, auxilio et
noxa inter fe diffentiunt, quum ipfi poffint utile et nocuum
ufu experiri ac judicare. Hujus igitur quaeftionis folutio
non admodum manifefto ab Hippocrate eft explicata, ao
ideo prope univerfos libri interpretes latuit. Eft autem
talis. Nonnulli fane aegrotantium inediam requirunt,
usque dum morbus fuerit judicatus, nonnulli vero cibum,
atque ex his alii hordeaceam ptifanam, alii fuccum
folum, quemadmodum et folidiorem aliqui, quin etiam
oxymel quidam aut mulfam, quidam vero aquam et
vinum. Idcirco medicis, qui experientia fola artem con-
ftituerunt, illud folum vifum eft utile, quod forte for-
tuna ipfis frequenter profuiffe apparuit. Neque etiam ad
contrariam fpeciem victus rationis pervenire audent, ut
illam quoque experiantur, improfperum veriti fucceffum.
Proinde folus, qui naturam aegrotantis novit, et morbi
difpofitionem, et vim auxilii, quod adhibebitur, praeterea
tempus, quo utendum ipfo eft, audere poterit, ufus

768 ΓΑΛΗΝΟΥ ΠΕΡΙ

Ed. Chart. V. [263.]   Ed. Baf. I. (336. 337.)

αὐτῷ, τολμῆσαι δυνήσεται χρησάμενος τῷ λογικῶς ἐπινοη-
θέντι βοηθήματι τῇ πείρᾳ βεβαιῶσαι τὴν ἐλπίδα. ὥστε
μόνος εὑρήσει τῆς τε ἀφωνίας τὴν αἰτίαν καὶ τοὺς διορι-
σμοὺς, οἷς προσέχων τις ἐπὶ τὸ τῷ κάμνοντι συμφέρον
ἀφίξεται, τῶν δ᾽ ἄλλων οὐδεὶς γνώσεται τοῦτο. τοῖς τε γὰρ
ἐγνωσμένοις διὰ πείρας ἐπιμένοντες ἐκεῖνα μόνα παραλαμβά-
νουσιν, αἰτιώμενοι φύσιν ἢ τέχνην ἤ τι τοιοῦτον τῆς βλάβης
αἴτιον γενέσθαι. τοῦτ᾽ οὖν αὐτὸ καὶ κατὰ τὸ περὶ ἀγμῶν
ἐδήλωσεν ὁ Ἱπποκράτης ἐπὶ τῶν μεθ᾽ ἕλκους καταγμάτων
ἐν τῇδε τῇ ῥήσει. ἄλλοι δέ τινές εἰσιν, οἳ ὀθονίοισι τὰ
τοιαῦτ᾽ ἰητρεύουσιν εὐθέως, καὶ ἔνθεν μὲν καὶ ἔνθεν ἐπι-
δέουσι τοῖσιν ὀθονίοισι, κατὰ τὸ ἕλκος δὲ αὐτὸ διαλεί-
πουσι, καὶ ἐῶσιν ἀνεψύχθαι. ἔπειτα καὶ ἐπιτιθέασιν ἐπὶ
τὸ ἕλκος τῶν καθαρτικῶν τι, καὶ σπλήνεσιν οἰνηροῖσιν, ἢ
ἐρίοισιν οἰσυπηροῖσι θεραπεύουσιν. αὕτη ἡ ἴασις κακὴ, καὶ
εἰκὸς τοὺς οὕτως ἰητρεύοντας τὰ μέγιστα ἀξυνετέειν καὶ ἐν
τοῖσιν ἄλλοισι κατάγμασι (337) καὶ ἐν τοῖσι τοιούτοισι.
μέγιστον γάρ ἐστι τὸ γινώσκειν, καθ᾽ ὁποῖον τρόπον χρὴ τὴν

auxilio ratione confiderato, fpem experientia confirmare.
Quare folus inveniet diffidii caufam et diftinctiones,
quibus animum adhibens ad id, quod aegrotanti condu-
cit, perveniet, aliorum vero nullus hoc cognofcit. Nam
qui cognitis per experientiam adhaerent immoranturque,
illa fola affumunt, caufantes naturam, aut artem, aut
hujusmodi aliquid offenfae caufam extitiffe; id quod
etiam in opere de fracturis Hippocrates oftendit, nempe
in fracturis, quae cum ulcere fiunt, hifce verbis. *At alii
quidam funt, qui linteis ejusmodi ftatim medicantur,
atque hinc et illinc linteolis deligant. Super ulcus
autem ipfum definunt ac finunt refrigerari; deinde ipfi
imponunt purgatorium aliquod medicamentum, et fpleniis
vino madidis, aut lanis fuccidis curant; qui modus
medicandi malus eft, ac verifimile eft ita medentes ma-
xima non intelligere, tum in aliis fracturis, tum in
hujusmodi. Maximum enim eft cognofcere, quomodo*

Ed. Chart. V. [263.]   Ed. Baf. I. (337.)

ἀρχὴν βάλλεσθαι τοῦ ὀθονίου, καὶ καθ᾽ ὁποῖον μάλιστα
πεπιέχθαι, καὶ οἷά τε ὠφελέονται, ἢν ὀρθῶς τις βάλληται
τὴν ἀρχὴν, καὶ πιέζῃ ᾗ μάλιστα χρὴ, καὶ οἷα βλάπτονται,
ἢν μὴ ὀρθῶς τις βάλληται, μηδὲ πιέζῃ, ἀλλ᾽ ἔνθεν καὶ
ἔνθεν. εἴρηται μὲν οὖν καὶ ἐν τοῖς πρόσθεν γεγραμμέ-
νοισιν, ὁποῖα ἀφ᾽ ἑκατέρου ἀποβαίνει, μαρτυρέει δὲ καὶ αὐτὴ
ἡ ἰητρική. ἀνάγκη γὰρ τῷ οὕτως ἐπιδεομένῳ τὸ εἶδος
ἐξαείρεσθαι εἰς αὐτὸ τὸ ἕλκος. καὶ γὰρ, εἰ ὑγιὴς χρὼς ἔνθεν
μὲν καὶ ἔνθεν ἐπιδεσθείη, ἐν μέσῳ δὲ διαλειφθείη, μάλιστα
κατὰ τὴν διάλειψιν οἰδήσειεν ἂν καὶ ἀχροΐσειε. πῶς οὖν
οὐχὶ ἕλκος γε ταῦτ᾽ ἂν πάθοι; ἀναγκαίως οὖν ἔχει ἄχροον
μὲν καὶ ἐκπεπιεσμένον εἶναι τὸ ἕλκος, δακνῶδές τε καὶ
ἀνεκπύητον, ὀστέα δ᾽ ἢ μέλη ἀποστῆναι συστατικὰ γενέσθαι,
σφυγμῶδές τε καὶ πυρετῶδες τὸ ἕλκος ἂν εἴη. ἀναγκάζονται
διὰ τὸ εἶδος ἐπικαταπλάσσειν. ἀσύμφορον δὲ καὶ τοῦτο
τοῖσιν ἔνθεν καὶ ἔνθεν ἐπιδεομένοισιν. ἄχθος γὰρ ἀνωφελὲς
πρὸς τῷ ἄλλῳ σφυγμῷ ἐπιγίγνεται. τελευτῶντες δ᾽ ἀπο-

oporteat lintei principium injicere, et quomodo potiſſi-
mum comprimere. Item quantum auxilii adferat, ſi
recte quis initium accommodet, ac premat, quo potiſſi-
mum convenit. Rurſus quomodo noceant, niſi recte quis
injiciat, neque premat, ſed hinc et illinc. Quare dictum
a me eſt etiam in his, quae ſcripſimus antea, cujusmodi
in utroque eveniant; teſtatur hoc etiam ipſa medicina.
Neceſſe enim eſt, ut ei, qui ſic deligatur, tumor in ipſo
ulcere attollatur; etenim ſi cutis ſana hinc quidem et
illinc deligatur, in medio autem intermittatur ſpatium,
in eo potiſſimum tumebit et decolorabitur. Quomodo
igitur non ulcus haec patietur? Neceſſario enim ulcus
decolor erit et expreſſum, mordax et ſine pure; oſſa
autem aut artus, quae non erant abſceſſu laboratura,
illo infeſtabuntur, et ulcus pulſatile et igneum erit. Co-
guntur autem propter tumorem cataplaſma inducere; ſed
illud quoque his hinc et illinc deligatis eſt inutile, nam
pondus incommodum praeter alium pulſum oboritur: de-

λύουσι τὰ ἐπιδέσματα, ὁπότ᾽ ἄν σφιν πάλιν κοτέῃ, καὶ
ἰητρεύσουσι τὸ λοιπὸν ἄνευ ἐπιδέσιος. οὐδὲν δὲ ἧσσον,
καὶ ἤν τι ἄλλο τοιοῦτον λάβωσι, τῷ αὐτῷ τρόπῳ ἰητρεύ-
ουσιν. οὐ γὰρ οἴονται τὴν ἐπίδεσιν τὴν ἔνθεν καὶ ἔνθεν
καὶ τὴν ἀνάψυξιν αἰτίαν εἶναι τοῦ ἕλκους, ἀλλ᾽ ἄλλην
τινὰ ἀτυχίην. οὐκ οἴονται, φησὶ, τὴν κακὴν ἐπίδεσιν
αἰτίαν εἶναι τῆς βλάβης, ἀλλ᾽ ἄλλην τινὰ ἀτυχίαν· διὰ
τοῦτ᾽ οὖν οὐδ᾽ ἀφίστανται τῆς εἰωθυίας αὐτοῖς ἀγωγῆς,
ἀλλ᾽ ἐπιμένουσι τοῖς κακῶς ἐγνωσμένοις. αὕτη μοι ἡ τοῦ
προβλήματος λύσις ἐστὶ, καθ᾽ ὃ τὴν αἰτίαν ἡμᾶς σκέψα-
σθαι τῆς ἐν τοῖς ἰάμασι δεῖ διαφωνίας, ἣν καθόλου περι-
λαβὼν ἄν τις εἴποι διαφορὰν εἶναι τοῦ γενικῶς νοουμένου
τε καὶ λεγομένου καὶ προβαλλομένου πράγματος, ἐάν τε
πάθος, ἐάν τε ὕλη τις ᾖ βοηθήματος. λέγω δὲ πάθος
μὲν, οἷον τὴν πλευρῖτιν, ἐφ᾽ ἧς ὡς ἐπὶ παραδείγματος
ἐποιήσατο τὸν λόγον, ὕλην δὲ μελίκρατον, ἢ οἶνον, ἢ ὕδωρ,
ἢ ὀξύκρατον. καθ᾽ ἕκαστον γὰρ τούτων ἴδιαί τινές εἰσι

finentes autem vincula diſſolvunt, quum ipſis rurſus
faceſſunt negotium, et reliquum ſine deligatura medi-
cantur; nihilo autem minus, etſi aliud quoddam ejusmodi
acceperint, eodem modo curantur. Non enim putant,
deligaturam, quae hinc et illinc fit, et refrigerationem
cauſam eſſe ulceris, ſed aliam quandam infelicitatem.
Non arbitrantur, inquit, malam deligaturam laeſionis eſſe
cauſam, ſed aliam quandam infelicitatem; ob quam
rem neque recedunt a conſueta ipſis traductione, ſed
male cognitis immorantur. Haec mihi problematis ſolu-
tio eſt, in quo cauſam diſcordiae in remediis conſiderare
oportet, quam generatim comprehenſam dixerit aliquis
eſſe differentiam rei, quae generatim intelligitur, dicitur
et proponitur, ſive affectus, ſive auxilii aliqua fit mate-
ria. Dico autem affectum exempli gratia pleuritidem;
de qua velut in exemplari ſermonem inſtituit; materiam
vero mulſum, aut vinum, aut aquam, aut poſcam; nam
in his ſingulis propriae quaedam ſunt differentiae, de

Ed. Chart. V. [263. 264.]   Ed. Baf. I. (337.)

διαφοραὶ, περὶ ὧν ἁπασῶν ὁ Ἱπποκράτης, οὐ μόνον δι'
ὀλίγων ῥημάτων, ἀλλὰ καὶ σαφῶς ἐδίδαξε τοὺς διορισμοὺς,
ὡς ἐχρῆν διαιρεῖσθαι τὰς διαφοράς. ἐμοὶ δὲ ἀρκέσει παρα-
δείγματός τινος ἐξ αὐτῶν μνημονεῦσαι τοῦ περὶ τὸν οἶνον
λόγου, κατὰ τήνδε τὴν ῥῆσιν εἰρημένου. [264] γλυκύν τε
οἶνον καὶ οἰνώδεα, λευκὸν καὶ μέλανα, καὶ μελίκρατον,
καὶ ὕδωρ, καὶ ὀξύμελι τοῖσδε σημαινόμενον χρὴ διορίζειν
ἐν τῇσιν ὀξείῃσιν νούσοισιν. ὁ μὲν γλυκύς ἧσσόν ἐστι
καρηβαρικὸς τοῦ οἰνώδεος, καὶ ἧσσον φρενῶν ἁπτόμενος,
καὶ διαχωρητικώτερος δή τι τοῦ ἑτέρου κατ' ἔντερον, μεγα-
λόσπλαγχνος δὲ σπληνὸς καὶ ἥπατος, οὐκ ἐπιτήδειος δ'
οὐδὲ τοῖσι πικροχόλοισι, καὶ γὰρ οὖν καὶ διψώδης τοῖσί γε
τοιούτοις ἐστι, ἀτὰρ καὶ φυσώδης τοῦ ἐντέρου τοῦ ἄνω·
οὐ μὴν πολέμιός γε τῷ κάτω ἐντέρῳ κατὰ λόγον τῆς φύσης.
καίτοι οὐ πάνυ πορίμη ἐσὶν ἡ ἀπὸ τοῦ γλυκέος οἴνου
φύσα, ἀλλ' ἐγχρονίζει περὶ ὑποχόνδρια. καὶ γὰρ οὖν ἧσσον
οὐρητικὸς οὗτος τὸ ἐπίπαν τοῦ οἰνώδεος λευκοῦ. πτυάλου
δ' ἀναγωγὸς μᾶλλόν ἐστι τοῦ ἑτέρου ὁ γλυκύς. καὶ οἶσι μὲν

quibus omnibus Hippocrates non folum compendiofe,
fed etiam manifefto diftinctiones edocuit, quemadmodum
differentias dividere conveniebat. At mihi exempli cu-
jusdam ex ipfis gratia abunde erit meminiffe fermonis
de vino ad haec verba confcripti. *Dulce vinum, vino-
fum, album et nigrum, mulfam, aquam et oxymel.
His autem fignificatum in morbis acutis diftinguendum
eft. Dulce minus quam vinofum caput tentat aggra-
vatque, minusque mentem attingit, et facilius quam al-
terum per inteftinum defcendit. Sed lienem et jecur
auget, biliofis etiam incommodum, quippe talibus fitim
excitat; imo etiam fuperius inteftinum inflat, non tamen
inferiori inteftino inimicum flatus ratione, etfi non ad-
modum flatus a vino dulci profectus facile penetrabilis
fit, fed circa praecordia immoretur. Etenim minus
urinam hoc ciet omnino, quam vinofum album. Dulce
autem fputum magis educit quam alterum; at quibus fi-*

772 ΓΑΛΗΝΟΥ ΠΕΡΙ

Ed. Chart. V. [264.]   Ed. Baf. I. (337.)

διψώδης ἐστὶ πινόμενος, ἧσσον ἂν τούτοισιν ἀνάγοι, ἢ ὁ
ἕτερος οἶνος, οἷσι δὲ μὴ διψώδης, οἶνος ἐπήνηται μὲν καὶ
ἔψεκται τὰ πλεῖστα, καὶ μέγιστα ἤδη ἐν τῇ τοῦ γλυκέος
οἴνου διηγήσει. εἰς δὲ κύστιν μᾶλλον πόριμος ἐὼν τοῦ
ἑτέρου, καὶ διουρητικὸς δὲ ἂν καὶ καταῤῥηκτικός, ἀεὶ πολλὰ
πρὸς ὠφελειαν ἐν ταύτῃσι τῇσι νούσοισι. καὶ γὰρ εἰ πρὸς
ἄλλα ἀνεπιτηδειότερος τοῦ ἑτέρου πέφυκεν, ἀλλ᾽ ὅμως κατὰ
κύστιν ἡ κάθαρσις ὑπ᾽ αὐτοῦ γιγνομένη ῥύεται, ἢν προτρέ-
πηται, ὁκοῖα δεῖ. καλὰ δὲ ταῦτα τεκμήριά ἐστι τὰ περὶ
οἴνου καὶ ὠφελείας, καὶ βλάβης, ὅσα ἀκαταμάθητα ἦν
τοῖσιν ἐμοῦ γεραιτέροισι. κιῤῥῷ δ᾽ αὖ οἴνῳ καὶ μέλανι
αὐστηρῷ ἐν ταύτῃσι τῇσι νούσοισιν ἐς τάδε ἂν χρήσαιο, εἰ
καρηβαρίη μὲν μὴ ἐνείη, μηδὲ φρενῶν ἅψις, μηδὲ τὸ πτύα-
λον κωλύοι τὸ τῆς ὁδοῦ, μηδὲ τὸ οὖρον ἴσχοιτο, διαχωρή-
ματα δὲ πλαδαρώτερα καὶ ξυσματωδέστερα εἴη. ἐν δὲ τοῖσι
τοιούτοισι πρέποι ἂν μάλιστα μεταβάλλειν ἐκ τοῦ λευκοῦ,
καὶ ὅσα τούτοισιν ἐμφερέα, προσξυνιέναι δὲ, διότι τὰ μὲν
ἄνω πάντα καὶ τὰ κατὰ κύστιν ἧσσον βλάψει, ἢν ὑδαρέ-

tim conciliat potum, his minus quam alterum vinum
educit, quibus autem non ſitim facit, magis quam al-
terum educit. At vinum album vinoſum laudatur qui-
dem et deprehenditur et ſaepe et multum in vini dulcis
expoſitione. Verum quum ad veſicam magis quam al-
terum tranſeat, urinamque cieat et deſtillationem, ſem-
per multa ad praeſidium in his morbis confert. Siqui-
dem, ſi ad alia minus ideoneum eſt quam alterum, atta-
men in veſica purgatio ab eo facta demittit aut promo-
vet, qualia convenit. Caeterum bona haec ſunt indicia
auxilii et laeſionis a vino proficiſcentia, quae incognita
erant iis, qui me praeceſſerunt. Porro rufo vino et ni-
gro auſtero in his morbis ad haec uteris, ſi capitis
gravitas non adſit, neque praecordia attingantur, neque
ſputum a via prohibeatur, neque urina retineatur, ve-
rum, quod dejicitur, lubricum ſit et ramentoſum. Cae-
terum in his convenit potiſſimum mutari ex albo, et
quae his ſunt ſimilia. Item intelligendum eſt praeterea,
quod omnia ſuperiora et veſicae loca minus offendet, ſi

στερος ᾖ, τὰ δὲ κατ᾽ ἔντερον καὶ μᾶλλον ὀνήσει, ἢν ἀκρα-
τέστερος ᾖ. κατὰ ταῦτά φησι τὰ περὶ τῆς τῶν οἴνων δια-
φορᾶς τε καὶ χρήσεως, ἀκαταμάθητα ἦν τοῖσιν ἐμοῦ γεραι-
τέροισιν. ἐγὼ δὲ ταῦτα διορισμοῖσι διακρίνων τὴν ἐπ᾽
αὐτοῖσι τέχνην συνεστησάμην. οὕτω δὲ καὶ περὶ μελικράτου,
καὶ μέλιτος, ὕδατός τε καὶ ὀξυμέλιτος, καὶ πτισάνης, καὶ
βαλανείων ἔγραψε τοὺς διορισμοὺς, μεμφόμενος τοὺς ἐπὶ
πάντων τῶν ὀξέως νοσούντων ἤτοι κελεύοντας ἢ κωλύοντας
ἑκάστῳ τῶν εἰρημένων χρῆσθαι. πρὸς γὰρ τὸν ἐρόμενον,
εἰ δοτέον οἶνον τοῖς πυρέττουσιν, ἀποκριτέον, ὡς τῷδε μέν
τινι δοτέον ἐστί. ταὐτὸν δὲ τοῦτο καὶ περὶ ἡδονῆς ὁ Πλά-
των ἐποίησε, τινὰς μὲν αὐτῶν φεύγειν ἡμᾶς κελεύων, τινὰς
δὲ προσίεσθαι. τὰς μὲν γὰρ ἐπὶ μαθήμασιν ὠφελίμοις τε
καὶ καλοῖς, καὶ ὅλως ἁπάσαις ταῖς καλαῖς πράξεσι προσίε-
σθαι χρή, τὰς δ᾽ ἐπ᾽ οἰνοφλυγίαις, ἢ λιχνείαις, ἢ ἀφροδι-
σίοις φεύγειν, ὅσαι δὲ μηδὲν τούτων ἀποκεκριμένον ἔχουσι,
μήτε φεύγειν, μήτε διώκειν. εὑρίσκονται δὲ δηλονότι τοῦ
γένους τῶν ἡδονῶν αἱ διαφοραὶ κατὰ τὴν διαιρετικὴν

aquofum magis fit. Inteftinum vero etiam magis adju-
vabit, fi meracius fit. Hic inquit, quae de vinorum dif-
ferentia et ufu expofui, incognita me fenioribus fuerunt.;
ego autem haec diftinctionibus fegregans artem in ipfis
comprehenfam conftitui. Ita etiam de mulfo, melle,
aqua, oxymelite, et ptifana, et balneis diftinctiones con-
fcripfit, accufans eos, qui in omnibus acute laborantibus
vel jubent, vel prohibent fingulis commemoratis uti.
Nam interroganti, an vinum febricitantibus fit exhibendum,
refponderi debet, quod huic quidem alicui dandum fit.
Idem vero hoc de voluptate Plato factitavit, quasdam
ipfarum fugere nos praecipiens, quasdam vero appetere.
Nam difciplinarum utilium honeftarumque, et in totum
omnium honeftarum actionum voluptates affectare conve-
nit; ebrietatis autem, aut gulae, aut veneris vitare; quae
vero nihil ab his fecretum obtinent, illas neque fugere,
neque perfequi. Porro inveniuntur nimirum generis vo-
luptatum differentiae ex methodo diviforia, ut in toto

μέθοδον, ὡς ἐν ὅλῳ τῷ Φιλήβῳ δείκνυσιν ὁ Πλάτων, τὰς
διαφορὰς ἁπάσας αὐτῶν διδάσκων. διὰ τοῦτ᾽ οὖν ἔφην
παρακεῖσθαι καὶ κοινωνεῖν κατὰ τὴν διαιρετικὴν ὁδὸν εὑ-
ρισκόμενα τοῖς κατὰ τὴν ὁμοίου γνῶσιν. ὁμοιότης μὲν γὰρ
ἔστι ταῖς ἡδοναῖς πρὸς ἀλλήλας. ἡ μὲν κοινότης κατὰ τὸ
γένος. ἓν γάρ τοι κοινόν ἐστιν ἐν αὐταῖς, καθ᾽ ὃ τὴν
προσηγορίαν ἐκτήσαντο κοινήν. ἕτεραι δὲ κατὰ τὴν ἐν ταῖς
ἰδίαις διαφοραῖς ἰδέαν. αἱ μὲν γὰρ ἁπλαῖ ταῖς ἁπλαῖς πρὸς
τῷ κοινῷ τῆς ἡδονῆς εἴδει, καὶ τὸ κατὰ τὴν ἁπλότητα
προσλαβοῦσαι, μείζονα τὴν ὁμοιότητα προσλαμβάνουσιν.
ὥσπερ γε καὶ ἐν τοῖς συνθέτοις αἱ σύνθετοι, καὶ αἱ σωμα-
τικαὶ ταῖς σωματικαῖς, αἵ τε ψυχικαὶ ταῖς ψυχικαῖς, αἵ τε
ὠφέλιμοι ταῖς ὠφελίμοις, αἵ τε βλαβεραὶ ταῖς βλαβεραῖς,
[265] ὥσπερ καὶ αἱ κατὰ τὰς καλὰς πράξεις καὶ αἱ κατὰ
τὰς κακὰς ἀλλήλαις ἑκάτεραι. παραπλησίως δὲ καὶ αἱ μὲν
κατὰ τὸ λογιστικὸν εἶδος τῆς ψυχῆς ἀλλήλαις, αἱ δὲ κατὰ
τὸ θυμοειδὲς, ἢ ἐπιθυμητικὸν, ὁμοίως καὶ αἵδε κατὰ τὸν
αὐτὸν τρόπον ἀλλήλαις. εἰ δὲ χωρὶς τοῦ τέμνειν εἰς τὰς

Philebo Plato oftendit, differentias omnes ipfarum enu-
merans. Propterea dixi, affinia effe et communia, quae
ex diviforia via inveniuntur, iis, quae ex fimilis cogni-
tione intelligi folent. Etenim fimilitudinem voluptates
inter fe obtinent, communitatem fane generatim. Unum
namque commune eft in ipfis, ex quo communem forti-
untur appellationem. Aliae vero fecundum peculiarium
differentiarum fpeciem; quandoquidem fimplices fimpli-
cibus, praeter communem voluptatis fpeciem etiam eam,
quae fimplicitate conftat, confecutae, majorem fimilitu-
dinem affumunt; quemadmodum in compofitis compofi-
tae, corporeae corporeis, animales animalibus, utiles
utilibus, noxiae noxiis; quemadmodum etiam quae in
honeftis actionibus verfantur, et quae in malis invicem
utraeque refpondent. Confimiliter etiam, quae in ratio-
nali animae fpecie funt, invicem confentiunt. Item quae
in irafcibili aut concupifcibili confiftunt, pariter et hae
eodem modo invicem refpondent. At nifi unumquodque

Ed. Chart. V. [265.]　　　　　　　Ed. Baf. I. (337. 338.)

οἰκείας διαφορὰς ἕκαστον τῶν γενῶν ἀποφηνάμενοί τι καθό-
λου καὶ ἀδιορίστως ἰατροί τε καὶ φιλόσοφοι, πολλὰ τῶν
ἐναργῶς φαινομένων ὁσημέραι μαχόμενα ταῖς ἑαυτῶν ἀπο-
φάσεσιν ἴσχουσιν. ὁ γὰρ ἐπαινούμενος ὑπὸ τῶν κατὰ τὰς
τέχνας ἁπάντων ἀξιολόγων ἀνδρῶν διορισμὸς ἐκ τοῦ γε-
γυμνάσθαι κατὰ τὰς δύο ταύτας θεωρίας, ὑπὲρ ὧν ἐν τῷδε
τῷ γράμματι διῆλθον, ἀποτελεῖται. λέγω δὲ δύο θεωρίας,
τήν τ᾽ ἐκ τῆς τῶν ὁμοίων τε καὶ ἀνομοίων διακρίσεως καὶ
(338) τὴν ἐκ τῆς κατὰ διαίρεσίν τε τῶν γενῶν ἄχρι τῶν
ἀτόμων ὁδοῦ, τῆς τ᾽ ἀντιστρόφου ταύτης θέσεως, δηλονότι
ἐκ τῶν κατὰ μέρος ἐπὶ τὸ πρῶτον γένος ἀνόδου διὰ τῶν
ἐν τῷ μεταξὺ διαφορῶν. καὶ ταύτας ἀμφοτέρας τὰς μεθό-
δους κάλλιστα καὶ ἄριστα τῶν ἔμπροσθεν ἰατρῶν τε καὶ
φιλοσόφων Ἱπποκράτης τε καὶ Πλάτων εὗρον, ἐπέδειξάν τε
πολλὰ συγγράμματα ψευδῶς λελεγμένα πρὸς τῶν ἀγνοούν-
των διορίζεσθαι τὰ κοινὰ τῶν ἰδίων. καὶ μέντοι καὶ τὰς
διαφωνίας πρόσθεν ἔδειξα ἐντεῦθεν γεγονυίας τοιαύτας,
ὁποῖαι παρὰ μὲν τοῖς ἰατροῖς ἐγένοντο περί τε πτισάνης

genus in peculiares differentias fecent, pronunciantes ali-
quid generatim et indiftincte tum medici tum philofophi,
multa, quae evidenter apparent, quotidie iis ipfis, quae
tuentur affirmantque, repugnantia tenent. Nam diftin-
ctio ab omnibus artibus claris viris laudata exercitatione
harum duarum fpeculationum, de quibus hoc libro trans-
egi, abfolvitur. Dico autem duas fpeculationes, et eam,
quae difcretione fimilium et diffimilium conftat, et eam,
quae via juxta divifionem generum usque ad individua
tendit, et reciproco hoc modo, fcilicet ex particularibus
ad primum genus reditu per differentias intercedentes.
Atque has utrasque methodos optime atque elegantiffime
inter priores tum medicos tum philofophos Hippocrates
et Plato invenerunt, oftenderuntque multos commentarios
falfo confcriptos ab iis, qui communia a propriis neque-
unt diftinguere. Quin etiam diffenfiones prius indicavi
illinc tales obortas, quales fane apud medicos extiterunt

776 ΓΑΛΗΝΟΥ ΠΕΡΙ

Ed. Chart. V. [265.]   Ed. Baf. I. (338.)

χρήσεως, ὅσα τε ἄλλα προσφέρεται τοῖς νοσοῦσι, παρὰ δὲ
τοῖς φιλοσόφοις περὶ τῶν τῆς ψυχῆς ἀρετῶν, ἐνίων μὲν
οἰομένων διδακτὰς ὑπάρχειν αὐτὰς, ἐνίων δὲ φυσικὰς ἢ δι'
ἐθῶν καὶ ἀσκήσεως κτητάς. εἰ γὰρ διῃροῦντο τὰ τῆς ψυχῆς
εἴδη, καὶ σαφῶς ἐγνώκεσαν, ἕτερον μὲν εἶναι τὸ λογιστικὸν,
ἕτερον δὲ τὸ ἄλογον, διττὴν ἔχον καὶ τοῦτο τομὴν, οὔτ'
ἂν τοῦ λογιστικοῦ τήν γ' ἐπιστήμην ἀφῃροῦντο, τοῖς τ' ἀλό-
γοις οὐκ ἂν αὐτῆς μετεδίδοσαν. ὥστε κἀκεῖνος ὁ λόγος,
ἐφ' ᾧ φησιν ὁ Πλάτων, ἑκάστου τῶν ὄντων, περὶ ὃ τέχνην
τινὰ συστήσασθαι βουλόμεθα, τὴν φύσιν τῆς οὐσίας ἀκρι-
βῶς χρὴ γνῶναι, συνῆπταί τε καὶ κοινωνεῖ ταῖς νῦν εἰρημέ-
ναις μεθόδοις. ὁ γὰρ γνοὺς, οὐχ ἁπλοῦν ἓν εἶδος ἐν ἡμῖν
εἶναι ψυχῆς, ὥσπερ ἐν τοῖς φυτοῖς μὲν τὸ ἐπιθυμητικὸν, ἐν
θεοῖς δὲ τὸ λογιστικὸν, ἀνθρώπῳ δ' ἄμφω τε ταῦτα καὶ
τρίτον ἐπ' αὐτοῖς τὸ θυμοειδὲς, ἔγνω σὺν τούτῳ τῶν ἀρε-
τῶν τὸν ἀριθμὸν, καὶ τὴν δύναμιν, καὶ τὴν κτῆσιν, ὥσπερ
ὁ γνοὺς τὴν φυσικὴν κατασκευὴν τοῦ σώματος ἡμῶν, ἐν μὲν

de ptifanae ufu ac aliis, quae aegrotantibus offeruntur
apud philofophos autem de animae virtutibus, dum non-
nulli putant ipfas effe dociles, nonnulli vero naturales,
vel moribus et exercitatione acquifitas. Si enim animae
fpecies divififfent, manifefto etiam cognovifient, alteram
effe rationalem, alteram vero irrationalem, quae et ipfa
duplicem habet fectionem; neque fcientiam a rationali
fuftulifient, neque irrationalibus eam concefifient. Qua-
propter et illa oratio, in qua Plato dicit, Uniuscujusque
rei exiftentis, circa quam artem aliquam conftituere cogi-
tamus, naturam fubftantiae exacte cognitam habere opor-
tet, conjuncta eft communisque methodis nuper compre-
henfis. Nam qui novit, non fimplicem unam animae in
nobis fpeciem effe, ficuti in ftirpibus appetentem, in diis
rationalem, in homine autem ambas effe, et tertiam prac-
terea irafcibilem, novit cum hac virtutum numerum, vim
et poffeffionem, quemadmodum qui naturalem corporis
noftri ftructuram habet perfpectam, in fimilaribus quidem

τοῖς ὁμοιομερέσι συμμετρίαν τῶν στοιχείων, ἐν δὲ τοῖς
ὀργανικοῖς ἐκ τῆς τῶν ὁμοιομερῶν ποσότητός τε καὶ πηλι-
κότητος, ἔτι τε διαπλάσεως ἑκάστου καὶ θέσεως ἀποτελεῖ-
σθαι τὸ κατὰ φύσιν ἐν ἑκάστῳ σώματι ζώου, τῆς συμμε-
τρίας δηλονότι καθ᾽ ἑκάστην ζωὴν τῶν εἰρημένων φυλαττο-
μένης οἰκείας, οὗτός γε τῶν νοσημάτων εὐπορήσει τῆς προση-
κούσης ἑκάστῳ θεραπείας τε καὶ προφυλακῆς.

Κεφ. ζ'. Εἰκότως οὖν ἔνιοι τὴν τῶν ὁμοίων τε καὶ
οὐχ ὁμοίων ἀκριβῆ γνῶσιν αὐτάρκη νομίζουσιν ὑπάρχειν εἰς
μεθοδικὴν σύστασιν ἁπάσης τέχνης, εἴ γε καὶ πρὸς τὴν τῶν
ἀμφισβητουμένων κρίσιν ἱκανὴ ποδηγός ἐστιν. ὁμοιότητος
γὰρ οὔσης πολλῆς ἐνίοις τῶν πιθανῶν μὲν, οὐκ ἀληθῶν
δὲ πρὸς τοὺς ὄντας ἀληθεῖς λόγους, ὁ γεγυμνασμένος δια-
κρίνειν ἀπ᾽ ἀλλήλων αὐτοὺς εἴσεται σαφῶς, ὅσον τε χρὴ
δόγμασι πιστεύειν [266] ὡς ἀληθέσιν, ὅσων τε καταγινώ-
σκειν ὡς ψευδῶν, ὅσων τε τὸ πιθανὸν ἄδηλον, ὅπως
ἀδηλίας ἔχον προσέοικε τῷ ἀπιθάνῳ, ὥσπερ γε καὶ τῶν

elementorum commoderationem, in inſtrumentariis ex ſi-
milarium quantitate et qualitate, item uniuscujusque con-
formatione et fitu naturalem habitum effici, in unoquoque
animantis corpore ſymmetria videlicet ſingulorum prae-
dictorum per unamquamque vitae ſubſtantiam conſervata,
ipſe morborum curationis cuique convenientis et prae-
ſervationis copiam habebit.

Cap. VII. Merito igitur nonnulli exactam ſimilium
et diſſimilium cognitionem ſufficere ad methodicam cujus-
libet artis conſtitutionem arbitrantur, ſiquidem etiam ad
judicandum de iis, quae in ambiguo ſunt, dux haec eſt
abunde faciens. Nam quum multa ſit ſimilitudo quibus-
dam probabilibus, non autem veris, cum ſermonibus
omnino veris, qui eos diſcernere invicem eſt exercitatus,
manifeſto ſciet, quantum dogmatis tanquam veris creden-
dum ſit, quantumque derogandum tanquam falſis, et
quantum probabile, haud ſcio quam incertum, improba-
bili reſpondeat; quemadmodum etiam iis, quae aequaliter

ἐπίσης ἀλλήλων, εἴτε ἐν δυσὶν, εἴτε ἐν τρισὶν, εἴτε ἐν
πλείοσιν ἢ ἔκτασις γένοιτο, μηδὲν ἡγεῖσθαι πιστότερον.
ἀνάγεται δὲ ἡ τούτων κρίσις εἰς φαντασίαν, ὡς μὲν οἱ
νεώτεροι τῶν Ἀκαδημαϊκῶν λέγουσιν, οὐ μόνον πιθανὴν,
ἀλλὰ καὶ περιοδευομένην καὶ ἀπερίσπαστον, ὡς δ᾽ οἱ περὶ
τὸν Χρύσιππον, εἰς καταληπτικὴν, ὡς δὲ κοινῇ πάντες
ἄνθρωποι πεπιστεύκασιν, εἰς αἴσθησίν τε καὶ νόησιν ἐναργῆ.
διαφέρειν μὲν οὖν ἀλλήλων δοκοῦσιν αἱ εἰρημέναι λέξεις,
εἰ δ᾽ ἐπιμελέστερόν τις σκοποῖτο, τὴν αὐτὴν ἔχουσι δύναμιν,
ὥσπερ γε κἀπειδάν φησί τις ἀπὸ τῶν κοινῶν ἐννοιῶν ἄρχε-
σθαι, καὶ ταύτας τίθεσθαι πρῶτον ἁπάντων κριτήριον ἐξ
ἑαυτοῦ πιστόν. ὅτι μὲν γὰρ τὸ πρῶτον κριτήριον ἀναπο-
δείκτως εἶναι δεῖ πιστὸν, ὡμολόγηται πᾶσιν, οὐ μὴν ὅτι
γε φυσικὸν εἶναι δεῖ τοῦτο καὶ πάντων ἀνθρώπων κοινὸν,
ἐννοοῦσιν ἅπαντες, καὶ οἱ πλεῖστοι προκρίνουσιν ἐνίοτε τοῦ
κοινῇ πᾶσιν ἀνθρώποις ἐναργῶς φαινομένου τῇ ἑαυτῶν
ὑπολήψει ἐμμένειν, καὶ προσποιοῦνται πεπιστευκέναι βεβαίως

invicem refpondent, five in duobus, five in tribus, five
in pluribus fiat extenfio, nihil putandum fide dignius.
At horum judicium ad imaginationem reducitur, ut re-
centiores Academici dicunt, non folum probabilem, fed
etiam circumeuntem et immobilem, ut autem Chryfippi
fectatores ajunt, ad comprehenforiam, ut communiter
omnes homines crediderunt, ad fenfum intellectumque
evidentem. Itaque verba praedicta differre inter fe vi-
dentur. Si autem accuratius quis infpiciat, eandem vim
obtinent, veluti etiam quum quis cenfet a communibus
notionibus incipere, atque has primum omnium judicium
ex fe ipfo fide dignum conftituere. Quod enim primum
judicii locum citra demonftrationem fide dignum effe
convenit, omnibus in confeffo eft, non tamen, quod na-
turale hoc effe oporteat et omnium hominum commune,
univerfi intelligunt, et plerique nonnunquam prae eo,
quod omnibus ex aequo hominibus evidenter apparet,
malunt fuae ipforum adhaerere opinioni, et fimulant

οἷς αὐτοὶ λέγουσιν εἰκῆ ἕνεκα τοῦ κατασκευάζειν τι δόγμα
τῶν ἀπὸ τῆς ἑαυτῶν αἱρέσεως, ὥσπερ γε πάλιν ἕτεροί τινες
εἰς τὸ διαβάλλειν τι τῶν ἑτεροδόξων ὑπομένουσιν ἑκουσίως
ψεύδεσθαι. τοῖς γὰρ ἑαυτοὺς ἀπό τινος αἱρέσεως ἀναγορεύ-
σασιν ἀγωνίζεσθαι πρόκειται περὶ πάντων τῶν κατὰ τὴν
αἵρεσιν, εἰ καὶ μηδεμίαν ἀναγκαίαν ἀκολουθίαν ἔχει πρὸς
τὴν στοιχείωσιν, ὥσπερ ἀμέλει κἀπὶ τοῦ τῆς ψυχῆς ἡγεμο-
νικοῦ δόγματος. τοῦτο γὰρ ἰατροῖς ἐπίστασθαι χρήσιμόν
ἐστιν ἕνεκα τοῦ προσφέρειν τὰ βοηθήματα τῷ πεπονθότι
τόπῳ, βεβλαμμένου τοῦ λογισμοῦ, φιλοσόφοις δ᾽ οὔτε εἰς
τὴν εὕρεσιν τῆς διαφορᾶς τῶν ἀρετῶν οὔτ᾽ εἰς τὴν ἄσκησιν
αὐτῶν ἐστι χρήσιμον. ἐάν τε γὰρ ἐν τῇ καρδίᾳ τὸ τῆς
ψυχῆς ἡγεμονικὸν ὑπάρχῃ μόριον, ἐάν τε ἐν τῇ κεφαλῇ,
δυνησόμεθα καὶ φρόνησιν κτήσασθαι, καὶ σωφροσύνην, καὶ
δικαιοσύνην, καὶ ἀνδρείαν, ἐξ ἄλλων δογμάτων τε καὶ
ἀσκήσεων ἐπὶ τὴν κτῆσιν αὐτῶν ἀφικόμενοι. μόνοις οὖν
ἐκείνοις τοῖς φιλοσόφοις καὶ τὸ μηδὲν εἰς ἦθός τε καὶ τὰς
πολιτικὰς πράξεις χρήσιμον ζητεῖν ἀκόλουθόν ἐστιν, ὅσοι

firmam fe fidem addidiffe iis, quae ipfi dicunt verifimilia,
ut dogma aliquod fectae ipforum approbent aftruantque;
quemadmodum rurfus alii nonnulli, ut aliquid fecus
opinantium calumnientur, fponte fua mentiri fuftinent.
Nam iis, qui fe a quadam fecta appellant, contendere
propofitum eft de omnibus, quae in fecta habentur, etfi
nullam neceffariam ad principii elementa habeant con-
fequentiam, quemadmodum fane in dogmate de animae
principatu. Hoc enim medicis fcire ex ufu eft, ut, ratione
laefa, loco affecto auxilia adhibeant, philofophis autem
neque ad inveniendam virtutum differentiam, neque ad
exercitationem ipfarum eft utile. Sive enim in corde
princeps animae pars exiftat, five in cerebro, poterimus
et prudentiam et temperantiam, juftitiam et fortitudinem
confequi, ex aliis placitis et exercitationibus ad ipfa-
rum poffeffionem pervenientes. Itaque folis philofophis
etiam id, quod nihil ad mores civilefque actiones con-
ducit, inquirere confequens eft, qui fpeculatoriam philo-

Ed. Chart. V. [266.]   Ed. Baf. I. (338.)

τὴν θεωρητικὴν φιλοσοφίαν εἵλοντο, καθάπερ γε καὶ εἰ
μετὰ κόσμον τοῦτόν ἐστι τι, καὶ εἰ ἔστιν, ὁποῖόν τι τοῦτο,
καὶ εἰ ὁ κόσμος οὗτος ἐν ἑαυτῷ περιέχεται, καὶ εἰ πλείους
ἑνός, καὶ εἰ πάμπολύ τι πλῆθος, ὁμοίως δὲ καὶ εἰ γενητὸς
ἢ ἀγένητος ὅδε ὁ κόσμος ἐστίν· ὥσπερ γε καὶ εἰ, γεγονότος
αὐτοῦ, θεός τις ἐγένετο δημιουργός, ἢ θεὸς μὲν οὐδείς,
αἰτία δέ τις ἄλογός τε καὶ ἄτεχνος εἰργάσατο κατὰ τὴν
τύχην οὕτως καλὸν αὐτόν, ὡς εἰ καὶ θεὸς ἐπεστάτει τῇ
κατασκευῇ σοφώτατος ἅμα καὶ δυνατώτατος. ἀλλὰ τά γε
τοιαῦτα ζητήματα πρὸς τὸ καλῶς οἰκεῖν τὸν ἴδιον οἶκον,
ἢ τῶν τῆς πόλεως πραγμάτων προνοεῖσθαι προσηκόντως, ἢ
συγγενέσι καὶ πολίταις καὶ ξένοις προσφέρεσθαι δικαίως
τε καὶ κοινωνικῶς οὐδὲν συντελεῖ. παρεγένοντο δ᾽ ἐπὶ τὴν
ζήτησιν αὐτῶν ἔνιοι τῶν πρακτικῶν ὑποτιθεμένων, τέλος
ἐκ τῶν χρησίμως ζητουμένων κατὰ βραχὺ προελθόντες ὡς
ἐφ᾽ ὅμοια. οὐ γὰρ δή, ὥσπερ γεγονέναι τὸν κόσμον ἢ μὴ
γεγονέναι ζητεῖν ἄχρηστον, οὕτω καὶ περὶ προνοίας καὶ θεῶν.

fophiam delegerunt, quemadmodum et an post mundum
hunc sit aliquid, et, si est, quale hoc tandem. Item num
mundus hic in se contineatur, et an plures uno, et an
copiosa quaedam multitudo. Similiter generatusne an
ingenitus mundus hic existat. Sicut etiam an geniti ipsius
deus aliquis opifex fuerit, an deus nullus quidem, sed
causa quaedam irrationalis et inartificiosa fortuito ipsum
adeo pulchrum effecerit. Sic an etiam deus praesit struc-
turae mundi sapientissimus simul et potentissimus. Verum
hujusmodi quaestiones nihil conferunt ad domum pro-
priam honeste administrandam, aut civitatis rebus con-
venienter prospiciendum, vel cognatis et civibus et
hospitibus juste et communicatorie impartiendum. Pro-
cesserunt autem ad quaestionem ipsorum nonnulli, qui
practici statuuntur, tandem ex iis, quae utiliter disqui-
runtur, paulatim tanquam ad similia progressi. Non
enim, sicut mundum generatum esse, aut non generatum
esse, quaerere inutile est, ita etiam de providentia et

Ed. Chart. V. [266. 267.]　　　　　　Ed. Baf. I. (338.)

ὅτι γάρ τι κρεῖττον ἀνθρώπου δυνάμει τε καὶ σοφίᾳ κατὰ
τὸν κόσμον, ἅπασιν ἡμῖν ζητεῖσθαι βέλτιον, [267] οὐ μὴν,
ὁποῖοί τινές εἰσι τὴν οὐσίαν οἱ θεοί, πότερον ἀσώματοι
παντάπασιν, ἢ, καθάπερ ἡμεῖς, οὕτως αὐτοὶ μετὰ σωμάτων,
ἀναγκαῖον σκοπεῖσθαι. καὶ γὰρ καὶ ταῦτα καὶ ἄλλα πολλὰ
τελέως ἄχρηστ᾽ ἐστὶν εἰς τὰς ἠθικάς τε καὶ πολιτικὰς ὀνο-
μαζομένας ἀρετάς τε καὶ πράξεις, ὥσπερ γε καὶ εἰς τὰς τῶν
ψυχικῶν παθῶν ἰάσεις. καὶ γέγραπται περὶ αὐτῶν ὑπὸ
Ξενοφῶντος ἄριστα, μὴ μόνον αὐτοῦ τῆς ἀχρηστίας κατεγνω-
κότος, ἀλλὰ καὶ Σωκράτην φάσκοντος οὕτω φρονεῖν. ὁμο-
λογοῦσι δ᾽ αὐτῷ καὶ οἱ ἄλλοι τοῦ Σωκράτους ἑταῖροι, καὶ
Πλάτων αὐτός, ὃς τὴν φυσικὴν θεωρίαν τῇ φιλοσοφίᾳ
προσθεὶς Τιμαίῳ ἀναφέρει τὸν περὶ αὐτῆς λόγον, οὐχὶ
Σωκράτει, καθάπερ καὶ τὴν ἐπὶ πλέον ἐκτεταμένην διαλεκτι-
κὴν εἰς Παρμενίδην τε καὶ τὸν ἑταῖρον αὐτοῦ Ζήνωνα.
δι᾽ ὁμοιότητα μέν τινα τοῖς χρησίμοις τῶν λογικῶν καὶ
φυσικῶν θεωρημάτων καὶ ἡ τῶν ἀχρήστων προσετέθη
ζήτησις. ἀδύνατον γάρ ἐστι μηδ᾽ ὅλως ἐφάψασθαι κατὰ

diis. Quod enim fit aliquid homine praeftantius virtute
et fapientia in mundo, omnibus nobis disquirere praeftat;
non tamen, quales dii fint fubftantia, utrum incorporei
omnino, an, quemadmodum nos, ita ipfi cum corporibus
exiftant, neceffarium eft confiderare. Etenim haec alia-
que multa prorfus nihil conducunt ad virtutes actionesque
morales et civiles appellatas, quemadmodum etiam ad
animi affectuum remedia. Scripfit de iis Xenophon
optime, qui non folum inutilitatem ipforum damnaverit,
fed etiam Socratem ita fentire pronunciet. Confentiunt
ipfi et alii Socratis fodales, et Plato ipfe, qui naturalem
fpeculationem philofophiae adjungens Timaeo difputa-
tionem de ea defert, non Socrati, ficut etiam dialecticam
longius exporrectam ad Parmenidem et fodalem ipfius
Zenonem. Sane propter fimilitudinem aliquam utilibus
rationalium naturaliumque fpeculationum etiam inutilium
quaeftio appofita eft. Neutiquam enim licet vel attingere

Ed. Chart. V. [267.]　　　　　　　Ed. Baf. I. (338. 339.)

τὴν ἠθικήν τε καὶ πολιτικὴν θεωρίαν μήτε τῆς φυσικῆς,
μήτε τῆς συλλογιστικῆς, ἀλλὰ καὶ ταῦτα τῶν· ἀχρήστων
εὑρήσεις. παραπλήσια δὲ (339) πολλὰ τῶν ψευδῶν ἐστιν
τοῖς ἀληθέσιν ἔν τε ταῖς ἀρχαῖς τῶν ἀποδείξεων καὶ πᾶσι
τοῖς μετὰ ταῦτα, καὶ τὰ σοφίσματα καθ᾽ ὁμοιότητα τῶν
πρὸς τοὺς ἀληθεῖς λόγους συντίθενται. διαγιγνώσκειν καὶ
διακρίνειν αὐτὰ ἀπ᾽ ἀλλήλων οἱ γεγυμνασμένοι κατὰ τὴν
ὕλην ἐκείνην ἴσασι, περὶ ἣν ἡ τέχνη διατρίβει, μετὰ τοῦ
δηλονότι καὶ τὴν φυσικὴν ἔχειν ἀγχίνοιαν, ἣν ἐχρῆν μάλιστα
κρίνεσθαι κατὰ τὴν ἡλικίαν τῶν παίδων ὑπὸ τῶν ἐν ἑκάστῃ
πόλει συνετωτάτων πρεσβυτέρων, ἐκμανθάνειν τε τὴν προσή-
κουσαν τῇ φύσει τέχνην ἕκαστον, ὡς νῦν γε πολλοὺς ὁρῶμεν
τέχνας λογικὰς μετιόντας οὐδ᾽ οἷς αὐτοὶ φθέγγονται παρα-
κολουθοῦντας.

Κεφ. η΄. Ὅτι δ᾽ εἰς λογικὰς ἀρχὰς ἀνάγεται παντὸς
δόγματος ἡ ἀπόδειξις, ἐπιδέδεικται μὲν ἡμῖν ἐν ἁπάσαις
σχεδὸν ταῖς πραγματείαις, ἀλλὰ καὶ νῦν, ἐπειδὴ τὸ διακρί-
νειν ἀπ᾽ ἀλλήλων δύνασθαι τὰ πράγματα καὶ θεωρεῖν

in morali et civili fpeculatione five naturalem, five ratio-
cinatricem, fed haec quoque inutilibus adfcribuntur.
Caeterum multa falfa veris funt fimilia et in demonftra-
tionum initiis et omnibus fubfequentibus; item fophifma-
ta ex fimilitudine, quam cum veris fermonibus habent,
componuntur; fed internofcere ea et invicem difcernere
noverunt in illa materia, circa quam ars verfatur, exer-
citati nimirum et naturali induftria praediti, quam
oportebat potiffimum in puerili aetate a cujusque civitatis
fenioribus prudentiffimis indicari, ac unumquemque artem
naturae congruam edifcere, ut nunc multos videmus artes
rationales exercentes, qui ne ea fane, quae ipfi dicunt,
affequuntur.

　　　Cap. VIII. Porro quod ad logica principia cujus-
libet dogmatis demonftratio reducatur, in omnibus fere
operibus a me oftenfum eft. Sed et nunc, quoniam, ut
res invicem difcernere poffis, et fimilitudines diffimilitu-

ἀκριβῶς τὰς ἐν ἑκάστοις ὁμοιότητάς τε καὶ ἀνομοιότητας
ἐξ ἀρχῆς σκοπεῖσθαι προὐθέμεθα, προσθήσω τι παρά-
δειγμα γυμνασίας ἕνεκεν, ὡς οὐ χρὴ μόνον ἀρκεῖσθαι τῷ
δεῖξαι τὸ δεῖν ὑμᾶς γυμνάζεσθαι περὶ τὰ κατὰ μέρος,
ἀλλὰ καὶ πράττειν οὕτω. οὐδὲ γὰρ ὁ Πλάτων αὐτὸς οὔθ᾽
Ἱπποκράτης ἠρκέσθησαν τῷ καθόλου τοῦτο συμβουλεύ-
σασθαι, ἀλλὰ καὶ διὰ τῶν παραδειγμάτων ἐγύμνασαν ἡμᾶς
ἐν πολλοῖς κατὰ μέρος. προκεχειρίσθω δέ τις ὕλη θεωρίας·
ἢ τῆς περὶ ἡμᾶς προνοίας τοῦ δημιουργοῦ, τὴν ἀρχὴν ἀπὸ
τῆς κατασκευῆς τοῦ σώματος ποιησαμένοις. ἔνιοι γὰρ κατά
τινα τύχην ἄτεχνον καὶ ἄλογον, οὐ κατὰ πρόνοιαν σοφοῦ
δημιουργοῦ διαπλάττεσθαί φασιν, ἀμυδρᾷ πρὸς τὴν πίστιν
ὧν λέγουσιν ὁμοιότητι χρώμενοι, ὡς ἔνια κατὰ τὸν βίον
ὑπὸ τύχης ὅμοια γίνεται τῶν κατὰ τὰς τέχνας. ὁρῶν γάρ
τίς τινων τὴν περιγραφὴν ἢ τὸ σχῆμα παραπλήσιον εἶναι
λέοντος προσώπῳ, καθάπερ ἐνίων δράκοντος, ἢ ἄλλου τι-
νὸς ζώου, ὥς φασι, καί πού τις πατάξας πέτραν ἀπέῤῥηξεν

dinesque fingulorum exacte fpeculari, ab initio confiderare
inftitui, apponam exemplum aliquod exercitationis gratia.
Quippe non convenit effe contentum eo, quod oftenfum
eft, nos in particularibus exercitari oportere, fed etiam
ita facere. Neque enim Plato ipfe neque Hippocrates
fatis habuerunt univerfim hoc confuluiffe, fed exemplis
quoque particularibus plerisque nos exercitarunt. Pro-
matur autem quaedam materia fpeculationis, quae tractat,
an opifex noftri habeat providentiam, principio a ftru-
ctura corporis defumpto. Nonnulli enim fortuna quadam
artis et rationis experte, non providentia fapientis opificis
conformari pronunciant, obfcura ad fidem eorum, quae
dicunt, fimilitudine utentes, quemadmodum aliqua in
vita a fortuna fimilia redduntur iis, quae juxta artes fiunt.
Quum namque aliquis nonnullorum defcriptionem aut
figuram leonis afpectui effe perfimilem confpicit, ficuti
quorumdam draconis, aut alterius cujusdam animantis,
ut inquiunt, ac ubi quis forfan petram feriens, tantum

αὐτῆς τηλικοῦτον, ὡς τὸ καταλειπόμενον ἐοικέναι λέοντος
μορφῇ, [268] ἕτερά τε τοιαῦτα λέγουσιν ἅπαξ ἐν μακρῷ
χρόνῳ καθ᾽ ὅλην τὴν οἰκουμένην γεγονότα, τῆς δὲ τῶν
τεχνῶν φύσεως, ἣν ἅπαντες ἄνθρωποι φύσει ποιοῦνται, καὶ
τῆς πρὸς αὐτὰς ὁμοιοτάτης ἡμῶν διαπλάσεως παντάπασιν
ἐπιλανθάνονται. καίτοι γε ὁρῶνται ἐνεργοῦντας περὶ τὰς
ὕλας πολλούς, οὔτε σκυτοτόμους ὀνομαζομένους, οὔτε τέκτο-
νας, οὔτε πλάστας, ἐάν γε μὴ φαίνηται χρησίμου ἕνεκά τι-
νος ἑκάστου, ὧν ἐκεῖνοι ἐδημιούργησαν, γεγονέναι. ὡς οὐδὲν
ἄλλο τέχνης ὑπάρχει γνώρισμα παρὰ τὴν χρείαν ἑκάστου τῶν
ἐν τῷ δημιουργηθέντι μορίῳ. ἐὰν μὲν οὖν ὁ τὰ ξύλα
τέμνων τε καὶ πρίων καὶ συμπηγνὺς ἀπεργάσηται σκίμποδα,
πάντ᾽ ἐπιτήδεια τὰ μόρια ἔχοντα πρὸς τὴν χρείαν, ἧς ἕνεκα
πήγνυται, γεγονότα, τεχνίτην φασὶν εἶναι τὸν τοιοῦτον· ἐὰν
δ᾽ ἤτοι τοὺς δεξιοὺς πόδας τοῖς ἀριστεροῖς ἀνίσους ἀπεργά-
σηται κατὰ τὸ μῆκος, ἢ τὸ πάχος, ἢ τὸ σχῆμα διαφέρον-
τας, ἤ τι τοιοῦτον κατὰ τὸ ἐπίκλιντρον, ἢ τὰ διήκοντα
ξύλα κατὰ τὸ μῆκός τι τῶν ἄνω μερῶν ἐπὶ τὰ κάτω φαίνη-
ται σφαλείς, ἄτεχνον εἶναί φασι. καὶ πολύ γε μᾶλλον, ἂν

ab ea confregit, ut reliqua pars refpondeat leonis formae,
aliaque hujusmodi dicunt, qnae vel femel longo tempore
in univerfo fiunt, artium vero naturae, quam univerfi
homines natura moliuntur, et conformationis noftri ipfis
fimillimae prorfus oblivifcuntur; at qui vident, multos
circa materias operari, qui neque coriarii, neque fabri,
neque figuli dicuntur, nifi appareant utilis cujusdam
gratia effe, quae illi fabricati funt, quippe quod nulla
alia artis nota fit praeter ufum utilitatemque uniuscujus-
que partis in re fabricata. Si igitur, qui ligna fecat,
urit et compingit, lecticam efficiet omnes continentem
partes convenientes ufui, propter quem factae compin-
guntur, ejusmodi effe artificem dictitant; fi vero dextros
pedes finiftris effecerit longitudine, aut craffitie, aut
figura differentes, aut talo quippiam in lecto, aut lignis
pertingentibus longitudine fuperiores partes ad infernas
aberraffe videatur, imperitum effe dicunt. Ac multo magis,

τὸ κατασκευαζόμενον ἐκ πολλῶν μερῶν ἢ συγκείμενον, εἶτα
μηδὲν ἐν αὐτοῖς ὁ συμπηγνὺς αὐτὰ σφάλληται, τεχνίτην εἶναί
φασι τὸν κατασκευάσαντα, καθάπερ ἐπὶ τῆς ἁμάξης ὁ Ἡσίο-
δος εἶπεν,

— — ἑκατὸν δέ τε δούραθ᾽ ἁμάξης.

εἴτε γὰρ ὄντως ἑκατόν, εἴτε ἀντὶ τοῦ πολλὰ τοσαῦτα εἶπεν,
ὥσπερ Ὅμηρος,

Τῆς ἑκατὸν θύσανοι παγχρύσεοι ἠερέθοντο.

καὶ διὰ τοῦτο οἱ γραμματικοί φασιν, ἀντὶ τοῦ πολλὰ ἑκα-
τὸν εἰρηκέναι, τῷ μὴ σφαλῆναι κατά τι τῶν μορίων, ἀλλὰ
καὶ τὸ μέγεθος αὐτοῖς καὶ τὸ σχῆμα περιθεῖναι τὸ πρέ-
πον, ἐν χώρᾳ τε τῇ προσηκούσῃ τάξαι, καὶ τὴν πρὸς τὰ
πλησιάζοντα σύνθεσιν ἀσφαλῆ καὶ δύσλυτον ἐργάσασθαι,
τέχνης ἐπιδείγματα πάντες ἡγοῦνται, οὐχὶ παρ᾽ ἀνθρώπου
διδαχθέντες οὕτω κρίνειν, ἀλλ᾽ ἔχοντες φύσει τέχνης ἔννοιαν
ἀφωρισμένην τύχης. τὸ μὲν γὰρ ἐν ἅπασι κατορθούμενον
εἰς τέχνην ἀναφέρουσι, τὸ δὲ καθ᾽ ἓν ἢ δύο τύχης ἔργον,

fi id, quod apparatur, ex multis conftet partibus, deinde
fi nihil in ipfis, qui compingit, erroris commiferit, artifi-
cem effe conftructorem ajunt, quemadmodum in curru
Hefiodus fcripfit:

— — centum lignaque plauftri.

Sive enim re vera centum, five loco multorum tot dixe-
rit, ficuti Homerus:

Centum pendebant ex auro fimbriae.

Eoque grammatici dicunt loco multorum centum pofuiffe,
ne in aliqua parte aberraret, fed etiam magnitudinem
ipfis figuramque decentem circumpofuerit, collocaritque
in regione congrua, et compofitionem cum propinquis
tutam et folutu difficilem effecerit, artis indicia omnes
arbitrantur, non ab homine docti ita judicare, fed na-
turâ habentes artis notionem a fortuna fecretam. Quod
etenim in omnibus recte fit, ad artem referunt, quod in
uno aut duobus, fortunae, non artis, opus effe credidimus.

οὐ τέχνης; εἶναι πεπιστεύκασι. τὴν αὐτὴν οὖν ἔννοιαν οἱ
ἀνατομικοὶ τῶν ἰατρῶν ἐθαύμασαν ἅπαντες τὴν τέχνην τῆς
φύσεως. οὐ γὰρ, ὡς ἔξωθεν ὁρᾶται τὸ σῶμα συγκείμενον
ἐκ μερῶν δέκα που καὶ δώδεκα ἢ, εἰ βούλει, καὶ εἴκοσιν,
οὕτω καὶ κατ᾽ ἀλήθειαν ἔχει. σύγκειται γὰρ ἐξ ὀστέων
πλειόνων. ἢ διακοσίων, ὥσπερ γε καὶ μυῶν πολὺ πλειόνων ἢ
διακοσίων. εἰς ἕκαστον δὲ τῶν ὀστῶν μὲν ἀφικνεῖται τὸ τρέφον
ἀγγεῖον, ὃ καλοῦσιν οἱ ἄνθρωποι φλέβα, τῶν δὲ μυῶν οὐ
τοῦτο μόνον, ἀλλὰ καὶ ἀρτηρία, καὶ νεῦρα, ἵνα τε πάντα
ἐστὶν ἀκριβῶς τὰ κατὰ τὸ δεξιὸν μέρος τοῦ ζώου τοῖς κατὰ
θάτερον, ὀστοῦν ὀστῷ, καὶ μῦς μυῒ, καὶ φλὲψ φλεβὶ, καὶ
νεῦρον νεύρῳ, καὶ ταῖς ἀρτηρίαις ἀρτηρίαι. διὸ καὶ θαυμα-
στῶς ὁ Ἱπποκράτης ἔφη, τοῦτο μὲν ἐπεὶ δίκαιον ἔχουσι τὸ
σῶμα οἱ ἄνθρωποι. μέγιστον γάρ ἐστι σημεῖον τῆς ἐν τοῖς
μορίοις δικαιοσύνης καὶ ἡ τοῦ σχήματος ὁμοιότης, ἥ τε τῆς
χώρας, καθ᾽ ἣν ἐμφύεται τὰ τρία ταῦτα ὄργανα, τὴν φλέβα
λέγω καὶ τὴν ἀρτηρίαν καὶ τὸ νεῦρον ἐν ἑκάστῳ τῶν μυῶν,
ἥ τε τῆς ἐν αὐτοῖς σχέσεως ἐναντιότης οὐ δικαιοσύνην

Eadem itaque notione anatomici medici admirati funt
omnes artem naturae. Neque enim, tanquam extrinfecus
videtur corpus compofitum ex partibus decem et duode-
cim, aut, fi libet, etiam viginti, fic etiam revera habet.
Conftat enim ex offibus pluribus quam ducentis, quemad-
modum etiam mufculis paulo pluribus quam ducentis; ad
fingula vero offa pervenit vas nutriens, quod homines
vocant venam, at ad mufculos non hoc folum, fed
etiam arteria et nervi. Pariaque omnia funt ad amuffim
in dextra animantis parte fita iis, quae in altera funt,
os offi, mufculus mufculo, vena venae, nervus nervo,
arteriis arteriae. Quapropter etiam mirifice Hippocrates
dixit hoc quidem, quum homines juftum obtinent cor-
pus; maximum enim indicium eft juftitiae in partibus
figurae fimilitudo et loci, in quo haec tria inftrumenta
inferuntur, venam dico, et arteriam, et nervum in fin-
gulis mufculis; item difpofitionis in ipfis contrarietas non

μόνον ἐν τῇ κατασκευῇ τοῦ σώματος ἐνδείκνυται σαφῶς,
ἀλλὰ καὶ δύναμιν ἄκραν τοῦ κατασκευάσαντος αὐτὸ τὸ
σῶμα. τοὺς γάρ τοι σκοποὺς τῆς κατασκευῆς ἐὰν ἀριθμή-
σῃς, εἶθ᾽ ἕκαστον αὐτῶν εὕρῃς κατωρθωμένον, ἐναργῶς σοι
φανεῖται τὸ μέγεθος αὐτοῦ, φημὶ τοῦ δημιουργοῦ. οὐ γὰρ
ἁπλῶς οὕτως, ὡς ἂν ἀμελῶς τις ἐννοήσειεν, ἰσάριθμόν ἐστι
τὸ πλῆθος τῶν ὀστῶν καὶ τῶν μυῶν τοῖς ὀστοῖς τε καὶ
μυσὶν, ἀλλὰ καὶ τῶν ὑπαρχόντων αὐτοῖς, [269] μεγέθους
λέγω καὶ θέσεως, καὶ συνθέσεως, καὶ ἀριθμοῦ, καὶ σχήμα-
τος, ὅλης τε τῆς διαπλάσεως, ἅπερ καὶ κατὰ τὰς ἀρτηρίας,
καὶ τὰς φλέβας, καὶ τὰ νεῦρα φαίνεται φυλαττόμενα. καὶ
γὰρ, ὁποῖον αὐτῶν ἕκαστον εἶναι προσήκει καὶ ὁπηλίκον,
ὅπῃ τε μέρος ἐμφυόμενον τοῦ μυὸς, ὅπως τε κατασχι-
ζόμενον, ἀκριβῶς φυλάττεται καθ᾽ ἕκαστον αὐτῶν, ἔτι τε
πρὸς τούτοις ἡ πάντων ἰσότης τῶν ἀριστερῶν πρὸς τὰ
δεξιὰ, τοσούτους ἔχουσα καὶ αὐτὴ τοὺς κατὰ μέρος σκοπούς,
ὅσους καὶ τὰ μόρια. καὶ ταῦτά σοι λέγω μηδέπω μνημονεύων
ἑκάστου τῶν σπλάγχνων, ἢ τῶν ἄλλων μορίων, ὅσα κατὰ

juftitiam modo in corporis ftructura manifefte oftendit,
fed etiam vim fummam ejus, qui corpus ipfum conftruxe-
rit; nam fcopos ftructurae fi numeres, deinde unum-
quodque ipforum recte factum invenias, evidenter tibi
magnitudo, ipfius opificis dico, apparebit. Neque enim
fimpliciter ita, veluti fi quis negligenter confideret, of-
fium mufculorumque multitudo par eft numero offibus
et mufculis, fed etiam eorum, quae ipfis infunt, puta
magnitudinis, fitus, compofitionis, numeri, figurae to-
tiusque conformationis, quae et in arteriis, et venis, et
nervis fervari videntur. Etenim quale unumquodque ip-
forum effe convenit, et quantum, et ubi pars mufculi in-
ferta, et quomodo etiam in ramos divaricata, exacte in
fingulis ipforum confervatur, praeterea omnium paritas
finiftrorum cum dextris, tot et ipfa particulares fcopos
obtinens, quot etiam partes. Atque haec tibi dico non-
dum mentionem faciens fingulorum vifcerum, aut aliarum

περιγραφὴν ἰδίαν ὁρᾶται. φαίνεται γὰρ κἂν τούτοις οὐκ
ὀλίγοις ἀριθμὸς σκοπῶν ἐν ἑκάστῳ. δυοῖν γοῦν ὀφθαλμῶν
ὑπαρχόντων ἡμῖν, ἴσον ἑκατέρῳ τὸ πλῆθος τῶν μορίων
ἐστὶ, οὔτε κατὰ σχῆμα παραλλάττον, οὔτε κατὰ τὸ μέγε-
θος, ἢ τὴν θέσιν, ἢ τὴν διάπλασιν, ἢ τὴν πρὸς τὰ πλη-
σιάζοντα σύνθεσιν καὶ σύμφυσιν, ἀλλὰ καὶ τὸ κρυσταλ-
λοειδὲς ὑγρὸν ἴσον ἀκριβῶς ἐν ἑκατέρῳ, καὶ τὸ ὑαλοειδὲς
ὁμοιότατον κατά τε χρόαν καὶ σχῆμα καὶ σύστασιν. ὀνο-
μάζω δὲ σύστασιν τὴν κατὰ μαλακότητα καὶ σκληρότητα
διαφορὰν τῶν μορίων. οὐ μὴν οὐδὲ τῶν ὑμένων τε καὶ χι-
τώνων οὐδεὶς ἑτέρως ἔχων ἐν ἑκατέρῳ τῶν ὀφθαλμῶν
ἐστιν, ἀλλ᾽ ἀκριβῶς ἴσον μὲν τὸ μῆκος, ἴσον δὲ τὸ πάχος
ἢ τὴν λεπτότητα, καθάπερ γε καὶ τὴν χρόαν καὶ τὴν σύ-
στασιν οὐδὲ βραχὺ παραλλάττων. οὕτω δὲ καὶ ὁ τῶν
μυῶν ἀριθμὸς ἴσος, (340) ὅ τε καθ᾽ ἕκαστον αὐτῶν ὄγκος
τοῦ σώματος ἅμα τῷ σχήματι καὶ τῇ χρόᾳ καὶ τῇ συ-
στάσει. τὴν δὲ αὐτὴν εὑρήσεις δικαιοσύνην ἐν ἅπασι τοῖς
ὀργανικοῖς τοῦ σώματος μορίοις. οὐ γὰρ μόνον ὅσα διττὰ,

partium, quae particulari defcriptione videntur. Nam ap-
paret in his quoque non- paucis numerus fcoporum cuique
conveniens. Quum igitur duo nobis infint oculi, par utri-
que multitudo partium eft, neque figura diverfa, neque
magnitudine, aut fitu, aut conformatione, aut compofi-
tione connexuque cum propinquis, fed etiam humor cry-
ftallinus aequalis ad amuffim in utroque eft, item vitreus
fimilitudine et coloris et figurae et confiftentiae. Voco
autem confiftentiam partium in mollitie duritieque diver-
fitatem. Non tamen membranarum et tunicarum ulla fecus
habens in utroque oculo exiftit, fed exacte aequalis lon-
gitudo, aequalis latitudo, vel tenuitate, ficut et colore et
confiftentia ne paululum quidem varians. Ita etiam mu-
fculorum numerus par; item in unoquoque ipforum mo-
les corporis refpondet una cum figura, colore et confi-
ftentia. Jam eandem invenies juftitiam in omnibus cor-
poris organicis partibus. Non enim folum quae duplices,

καθάπερ οἱ ὀφθαλμοὶ, καὶ τὰ ὦτα, καὶ αἱ γένυς, οἵ τε
νεφροὶ καὶ οἱ ὄρχεις, καὶ αἱ χεῖρες ὅλαι, καὶ τὰ σκέλη,
τὴν κατασκευὴν ἀκριβῶς ἔχει τὴν αὐτὴν τὰ δεξιὰ τοῖς ἀρι-
στεροῖς, ἀλλὰ καὶ τῶν μονοφυῶν εἶναι δοκούντων ὅσα
διφυῆ κατ᾽ ἀλήθειάν εἰσιν, οἷον ἐγκέφαλος, γλῶττα, γένυς,
πνεύμων, θώραξ, καὶ μῆτραι τῶν γυναικῶν, ἕτερά τε τοι-
αῦτα. καθ᾽ ἕκαστον γὰρ αὐτῶν τὰ δεξιὰ τοῖς ἀριστεροῖς
τὸν ἀριθμὸν ἴσον ἔχει τῶν μορίων ἅμα τῷ μεγέθει, καὶ
τῷ πάχει, καὶ τῇ λεπτότητι, καὶ τῇ χρόᾳ, καὶ τῇ συστά-
σει, καὶ τῇ φύσει πάντως ἀπαράλλακτον. οὕτω δὲ καὶ τὸ
τῶν ἀρτηριῶν τε καὶ φλεβῶν καὶ νεύρων γένος ἴσα τὰ
δεξιὰ τοῖς ἀριστεροῖς πάντως ἐστὶν ἀπαράλλακτά τε κατὰ
τὰς τῶν οὐσιῶν ὁμοιότητας. ὥσπερ οὖν ἐπὶ τῶν ἀνθρω-
πείων παθῶν ποιούμεθα τὰς κρίσεις, οὕτω χρὴ κἀπὶ τῶν
θείων ποιεῖσθαι, καὶ θαυμάζειν τὸν τοῦ σώματος ἡμῶν
δημιουργὸν, ὅστις ποτέ ἐστι θεῶν. εἰ δ᾽ ἐκ τοῦ μὴ βλέ-
πειν αὐτὸν οὐδ᾽ εἶναι φήσομεν, οὐ φυλάξομεν ἔτι τὴν
ὁμοιότητα τῆς πρὸς τὰς τέχνας κρίσεως, ἐφ᾽ ὧν οὐκ ἐν

quemadmodum oculi, aures, maxillae, renes, tefticuli,
manus totae et crura, ftructuram exacte habent eandem
dextrae cum finiftris, fed etiam ex iis, quae fimplices effe
videntur, duplices tamen revera funt, exempli gratia ce-
rebrum, lingua, maxilla, pulmo, thorax, uteri foemina-
rum aliaque id genus. Nam in fingulis ipfis dextra fini-
ftris parem numerum partium obtinent pariter cum ma-
gnitudine, craffitie, tenuitate, colore, et confiftentia, et
natura omnino immutabilem. Sic etiam arteriarum, ve-
narum nervorumque genus dextras partes aequales habent
finiftris et omnino immutabiles fecundum fubftantiarum
fimilitudines. Quemadmodum igitur de humanis affectibus
facimus judicium, ita etiam de divinis facere convenit,
ac corporis noftri opificem admirari, quicunque tandem
deorum exiftat. Si autem, quod non videmus ipfum, ideo
neque effe dicamus, non adhuc fimilitudinem judicii ad
artes fervabimus, in quibus non fpeculando compactam

790   *ΓΑΛΗΝΟΥ ΠΕΡΙ*

Ed. Chart. V. [269. 270.]   Ed. Baf. I. (340.)

τῷ θεᾶσθαι τὴν συμπήξασαν τὴν ναῦν ἢ τὸν σκίμποδα
τὴν κρίσιν τῆς τέχνης ἐποιούμεθα, παραλιπόντες σκοπεῖσθαι
τὴν χρείαν ἑκάστου τῶν μορίων, ἀλλ᾽ ἐν τούτῳ τὸ κῦρος
αὐτῆς ἐθέμεθα. γελοῖον γὰρ, εἴ τις ἐν τῷ θεάσασθαι τὸν
κατασκευάζοντα τούτων τι τεχνίτην εἶναι νομίζοι, καὶ εἰ
ἔνια τῶν μερῶν εὑρίσκοι κακῶς κατεσκευασμένα. γελοῖον δὲ
κἂν ἄριστα κατεσκευασμένης τῆς νεὼς, ἢ τῆς οἰκίας, ἢ
τῆς κλίνης, ἀγνώστου δ᾽ ὄντος τοῦ κατασκευάσαντος, νο-
μίζειν ἄνευ τῆς τέχνης γεγονέναι τὰ τοιαῦτα, ἢ κατὰ τύχην
διακρινόντων ἁπάντων, καὶ τὴν μὲν σπανιάκις ἁμαρτάνειν
τοῦ σκοποῦ, τὴν δ᾽ ἐπιτυγχάνειν ὀλιγάκις, ἀχρείαν δὲ καὶ
μὴ τεχνικὴν ἡγεῖσθαι τὴν τῆς τοῦ σώματος ἡμῶν κατα-
σκευῆς αἰτίαν εἶναι, φυλάττοντα τὴν ὁμοιότητα τῆς κρίσεως
ἐπὶ τῶν ὁρατῶν τεχνιτῶν πρὸς τοὺς μὴ ὁρωμένους. οὐ γὰρ
ἔξωθεν ἐπεισάγειν προσήκει κριτήριον εἰς ἐπίσκεψιν ὧν
ἅπαντες ἔχομεν φύσει. [270] τούτοις τοῖς κριτηρίοις χρώ-
μενος ὁ Ἱπποκράτης ἔγραψε τάσδε φωνάς· εὐπαίδευτος
ἡ φύσις ἐοῦσα, οὐ μαθοῦσα τὰ δέοντα ποιέειν. καὶ
ἐν ἄλλαις ἄλλως· φύσιες νούσων οἱ ἰητροί. ὡσαύτως

navim, aut lecticam artis judicium faciebamus, omittentes
confiderare nniuscuiusque partis ufum, fed in hoc fum-
mam ipfius pofuimus. Ridiculum enim, fi quis in fpecu-
lando eum, qui horum aliquod conftruit, artificem effe
cenfeat, etfi quasdam partes male conftructas inveniat.
Ridiculum vero, etfi optime conftructa navi, aut domo,
aut lecto, incognito autem opifice, putare eiusmodi citra
artem effe facta, vel fortuito, judicantibus omnibus, hanc
quidem raro a fcopo errare, illam vero affequi raro, inu-
tilem autem et non artificiofam corporis noftri ftructurae
caufam effe opinari, fervando judicii fimilitudinem in ar-
tificibus, qui videntur, ad eos, qui non videntur. Non enim
extrinfecus adducere judicium oportet ad eorum confide-
rationem, quae omnes natura habemus. His judicii locis
Hippocrates utens tradidit haec verba: *Natura quum
facile erudiatur, non didicit, quae oportet facere.* Si-
militer habet et hoc: *Naturae morborum medici.* Nec

ἔχει καὶ τοῦτο· φύσις ἐξαρκέσει παντάπασιν. καλεῖ δ' αὐ-
τὴν καὶ δικαίαν ἐνίοτε, καὶ τὸν ἰατρὸν ὑπηρέτην τε καὶ
μιμητὴν αὐτῆς εἶναί φησι, καὶ διὰ παντὸς ἐν τοῖς κατὰ
μέρος λόγοις ὑμνεῖ τε καὶ θαυμάζει τὴν δύναμιν αὐτῆς,
ἥτις μέν ἐστιν ἡ οὐσία τῆς διαπλαττούσης τε καὶ διοικού-
σης ἡμᾶς φύσεως, οὐ τολμῶν ἀποφήνασθαι, τὸ δὲ δη-
μιουργικὸν ἡμῶν αἴτιον, ὡς ἔθος ἐστὶν ἅπασιν ἀνθρώποις,
ὀνομάζων φύσιν.

Κεφ. θ'. Ἀλλὰ Πλάτων γε καὶ τὸ κατασκευάσαν ἡμᾶς
αἴτιον ἀπεφήνατο, τὸν τοῦ κόσμου δημιουργὸν θεόν, τοῖς
ἑαυτοῦ παισὶ κελεῦσαι λόγῳ διαπλάσαι τὸ τῶν ἀνθρώπων
γένος, λαβόντας μὲν παρ' αὐτοῦ τῆς ἀθανάτου ψυχῆς τὴν
οὐσίαν, προσθέντας δ' ἐν αὐτῇ τὸ γεννητόν. ἀλλ' ἐκεῖνό
γε χρὴ γινώσκειν ἡμᾶς, ὡς οὐκ ἔστιν ὅμοιον εἶδος ἀποδεί-
ξεώς τε καὶ θέσεως τοῦ κατὰ πρόνοιαν θεοῦ τινος ἢ θεῶν
ἡμᾶς κατεσκευάσθαι, καὶ τοῦ γνῶναι τὴν οὐσίαν τοῦ κατα-
σκευάσαντος, ὥσπερ οὐδὲ τῆς ψυχῆς ἡμῶν. ὅτι μὲν ἄκρας
ἐστὶ σοφίας καὶ δυνάμεως ἡ τοῦ σώματος ἡμῶν κατασκευή,

non et hoc: *Natura fufficiet omnino.* Vocat autem ipfam
et juftam interim, et medicum miniftrum imitatoremque
ipfius effe dicit, ac perpetuo in particularibus fermonibus
celebrat miraturque ipfius virtutem, quae fane fubftantia
exiftat naturae conformantis nos et regentis, non aufus
pronunciare, opificem vero noftri caufam, ut omnibus mos
eft hominibus, naturam nominans.

Cap. IX. Verum Plato etiam caufam, quae nos con-
ftruxit, mundi opificem deum pronunciavit, qui fuis filiis
jufferit humanum genus conformare, accepta ab eo im-
mortalis animae fubftantia, appofito autem in ea, quod ge-
neratur. At illud nos fcire convenit, non effe fimilem
fpeciem demonftrationis et pofitionis eius, quod nos ad
providentiam alicuius dei aut deorum compofiti fimus, et
illius, quod opificis fubftantiam cognofcamus, quemadmo-
dum neque animae noftrae. Quod fane corporis noftri
ftructura fummae fit fapientiae et virtutis, paulo ante com-

δι᾿ ὧν ὀλίγον ἔμπροσθεν εἶπον ἐπιδείκνυται. τὰ δὲ περὶ
τῆς οὐσίας τῆς ψυχῆς καὶ τῶν διαπλασάντων ἡμᾶς θεῶν,
ἔτι τε μᾶλλον ὅσα περὶ τοῦ σώματος ἡμῶν λέγεται παντὸς
ὑπὸ τοῦ θειοτάτου Πλάτωνος, ἄχρι τοῦ πιθανοῦ καὶ εἰκό-
τος ἐκτείνεται, ὡς αὐτὸς ἐδήλωσεν ἐν Τιμαίῳ, πρῶτον ἐνάρ-
χεσθαι μέλλων τῆς φυσιολογίας, εἶτα καὶ μεταξὺ κατὰ τὴν
διέξοδον λόγου παρεντιθεὶς τὴν ἀπόφασιν. ἄρχεσθαι μὲν
οὖν μέλλων αὐτοῦ ὁ Τίμαιος, (τοῦτον γὰρ ὑπέθετο τοὺς περὶ
φύσεως τῶν κατὰ τὸν κόσμον ἅπαντα λόγους διερχόμενον,)
ᾧδέ πώς φησι. ἐὰν οὖν, ὦ Σώκρατες, πολλὰ πολλῶν εἰ-
πόντων περὶ θεῶν καὶ τῆς τοῦ παντὸς γενέσεως, μὴ δυνα-
τοὶ γενώμεθα πάντη πάντως ἂν τοὺς αὐτοὺς αὐτῆς ὁμο-
λογουμένους λόγους καὶ ἀπηκριβωμένους ἀποδοῦναι, μὴ
θαυμάσῃς, ἀλλ᾿ ἐὰν ἄρα μηδενὸς ἧττον παρεχώμεθα, εἰκό-
τως ἀγαπᾶν χρὴ, μεμνημένους, ὡς ὁ λέγων, ὑμεῖς τε οἱ
κριταὶ φύσιν ἀνθρωπίνην ἔχομεν. ὥστε περὶ τούτου τὸν εἰ-
κότα μῦθον ἀποδεχομένους πρέπει μηδὲν ἔτι πέρα ζητεῖν.
οὕτω δὲ καὶ τὰ περὶ ψυχῆς αὐτῷ γεγραμμένα τοῦ πιθανοῦ
καὶ εἰκότος ἔχεσθαί φησιν, ᾧδέ πως εἰπών. τὰ μὲν οὖν

prehenſis oſtenditur. Porro quae de animae ſubſtantia et
diis, qui nos conformarunt, praeterea quae de toto noſtro
corpore dicuntur a Platone diviniſſimo, usque ad proba-
bile ac veriſimile protenduntur, ut ipſe in Timaeo indi-
cavit, primum exorſurus a phyſiologia, deinde etiam in-
ter narrandum ſententiam interponens. Incepturus itaque
Timaeus (is enim ſtatuitur de natura mundi totam diſpu-
tationem pertractare) hoc modo inquit. *Quum ergo, So-*
crates, multa de diis mundique generatione a multis di-
cta ſint, ne mireris obſecro, ſi rationes de his probatiſſi-
mas exactiſſimasque afferre non poſſim. Satis enim factum
putare debebis, ſi non minus probabiles, quam quivis alius,
rationes attulerim. Aequum eſt meminiſſe, et me, qui diſ-
feram, et vos, qui judicabitis, nos homines eſſe, ut, ſi pro-
babilia dicantur, nihil ulterius requiratis. Sic etiam de
anima ab eo conſcripta probabile et veriſimile haberi di-
cit, hunc in modum ſcribens. *De anima igitur, quod*

ΙΠΠΟΚΡ. ΚΑΙ ΠΛΑΤΩΝ. ΔΟΓΜ. Ι. 793

Ed. Chart. V. [270. 271.]   Ed. Baf. I. (340.)

περὶ ψυχῆς, ὅσον θνητὸν ἔχει, καὶ ὅσον θεῖον, καὶ ὅπη,
καὶ μεθ᾽ ὧν, καὶ δι᾽ ἃ χωρὶς ᾠκίσθη, τὸ μὲν ἀληθὲς ὡς
εἴρηται, θεοῦ ξυμφήσαντος, τότ᾽ ἂν οὕτω μόνως διϊσχυ-
ριζοίμεθα. τό γε μὴν εἰκὸς ἡμῖν εἰρῆσθαι, καὶ νῦν ἔτι
μᾶλλον ἀνασκοποῦσι διακινδυνευτέον τε φάναι καὶ πεφάσθω.
ὥσπερ οὖν ταῦτα περὶ ψυχῆς εἶπεν ἄχρι τοῦ πιθανοῦ καὶ
εἰκότος ἡμῖν γιγνώσκεσθαι προειρημένα, καὶ διὰ τοῦτο κᾀγὼ
τολμηρῶς ἀποφήνασθαι περὶ αὐτῶν οὐ θεωρῶ, κατὰ δὲ
τοὐναντίον, ὅτι πλείω τὰ τῆς ψυχῆς ἐστιν εἴδη, καὶ ὅτι τριχῇ
κατῴκισται, καὶ ὅτι τὸ μὲν αὐτῶν θεῖόν ἐστιν, ᾧ λογιζό-
μεθα, τὰ δὲ λοιπὰ δύο παθητικά, τὸ μὲν, ᾧ θυμούμεθα,
τὸ δὲ, ᾧ τῶν διὰ τοῦ σώματος ἡδονῶν ἐπιθυμοῦμεν, ὃ κᾂν
τοῖς φυτοῖς ἐστιν, ἀποδείξεις ἔχειν φημὶ, καὶ μέντοι καὶ ὅτι
τὸ μὲν ἐν ἐγκεφάλῳ κατῴκισται, τὸ δὲ ἐν καρδίᾳ, τὸ δ᾽
ἐν ἥπατι. [271] καὶ γὰρ τούτων εἰσὶν ἀποδείξεις ἐπιστημο-
νικαὶ, καὶ περὶ αὐτῶν ἠγωνισάμην ἐν τοῖς πρώτοις ἓξ ὑπο-
μνήμασι τῆσδε τῆς πραγματείας, οὔτε περὶ τῆς οὐσίας εἰπών

mortale habet, et quod divinum, et quomodo, et cum
quibus, et propter quae feorſim collocata eſt, re vera, ut
dictum eſt, deo conſentiente, tunc quidem ſic ſolum con-
firmamur. At quod probabile a nobis dictum eſt, etiam
nunc et poſtea adhuc magis conſiderantibus affirmare ten-
tandum eſt. Itaque ita nunc dictum ſit. Quemadmodum
igitur haec de anima protulit, quousque probabilia et ve-
riſimilia ſunt, a nobis cognoſcuntur; ac ideo audacter de
ipſis pronunciare quomodo poſſim, non video. Contra
autem, quod plures animae ſint ſpecies, quod triplici ſede
collocatae ſint, item quod divina ex ipſis ſit, qua ratioci-
namur, reliquae autem duae affectibus obnoxiae, haec, qua
iraſcimur, illa, qua corporis voluptates appetimus, quae
etiam in ſtirpibus exiſtit, demonſtrationes habere me af-
firmo, quin etiam quod alia in cerebro, alia in corde,
alia in jecinore ſedem obtineat. Etenim horum demon-
ſtrationes ſunt ſcientificae, et de ipſis contendi in primis
ſex operis huius commentariis, neque de ſubſtantia trium

τι τῶν τριῶν εἰδῶν τῆς ψυχῆς, οὔτε περὶ τῆς ἀθανασίας,
οὔθ᾽ ὅλως ζητήσας, πότερα κυρίως ὀνομάζων εἴρηκεν ἐν
Τιμαίῳ θνητὰ τὰ δύο μέρη τῆς ψυχῆς, ἢ ταύτην αὐτοῖς
ἐπήνεγκε τὴν προσηγορίαν, ἀθανάτοις οὖσιν, ὡς χείροσι
τοῦ λογιστικοῦ, καὶ ὡς κατὰ τὰ θνητὰ τῶν ζώων ἐνεργοῦσι
μόνον. τὸ γὰρ, ὅτι τριχῇ κατῴκισται τὰ ψυχῆς εἴδη, καὶ
ὅτι τοσάσδε τὰς δυνάμεις ἕκαστον αὐτῶν ἔχει, καὶ ὅτι
τοιάσδε τινὰς εἴς τε τὴν ἰατρικὴν τέχνην χρήσιμον ὑπάρ-
χειν, εἴς τε τὴν ἠθικήν τε καὶ πολιτικὴν ὀνομαζομένην
φιλοσοφίαν, εὐλόγως Ἱπποκράτει τε καὶ ἡμῖν ζητεῖται.
πότερον δὲ καὶ τὸ θυμοειδὲς καὶ τὸ ἐπιθυμητικὸν ἀθά-
νατα τετύχηκεν ὄντα, καθάπερ ἡγοῦνται πολλοὶ τῶν Πλα-
τωνικῶν, ἢ θνητά, κυρίως εἴρηται κατὰ Τίμαιόν τι μᾶλλον,
οὐ πάνυ τι χρήσιμον οὔτ᾽ εἰς ἰατρικὴν οὔτε τὴν ἠθικήν
τε καὶ πολιτικὴν φιλοσοφίαν ὀνομαζομένην ὑπάρχον, εἰκό-
τως τοῖς ἰατροῖς καὶ πολλοῖς τῶν φιλοσόφων παραλέλει-
πται. τῆς θεωρητικῆς οὖν φιλοσοφίας ἐστὶ μᾶλλον, ἢ
τῆς πρακτικῆς. ἀλλ᾽ ὅτι τὸ βέβαιον αἱ περὶ τούτων
ἀποδείξεις οὐκ ἔχουσιν, αὐτὸν ἐπέδειξα τὸν Πλάτωνα διὰ

animae fpecierum elocutus quicquam, neque de immorta-
litate, neque omnino disquirens, utrum proprio vocabulo
duas animae partes mortales in Timaeo dixerit, an hanc
ipfis appellationem indiderit, immortalibus alioqui, fed
tanquam pejoribus ratiocinatrice, et in mortalibus tantum
animalibus operantibus. Nam quod triplicem fedem ani-
mae fpecies occupent, item quod tot vires fingulae ha-
beant et tales, medicae arti quum utile fit, morali quo-
que et civili dictae philofophiae, merito ab Hippocrate et
nobis quaeritur. Utrum vero irafcibilis et appetitoria im-
mortales fint, quemadmodum multi Platonici opinantur,
an mortales, proprie in Timaeo dictum eft, quum non
admodum conducat aut medicinae, aut morali civilique
philofophiae dictae, merito a medicis et plerisque phi-
lofophorum omiffum eft, ut quod theoreticae philofophiae
proprium magis fit, quam practicae. Sed quod firmae de
his demonftrationes non habeantur, ipfum indicavi Pla-

τῆς ἐν Τιμαίῳ ῥήσεως ὁμολογοῦντα. οὐ μὴν περί γε τῶν
ἐν τῷ τετάρτῳ Πολιτείας ὑπ᾽ αὐτοῦ γεγραμμένων ἔστιν
εἰπεῖν, ὡς ἄχρι τοῦ πιθανοῦ προερχομένων μόνον. ἀλλ᾽
ἐμοὶ μὲν ἐπιστημονικαὶ δοκοῦσιν αἱ ἀποδείξεις ὑπάρχειν,
ἄλλο μὲν εἶναι τὸ λογιστικόν, ἄλλο δὲ τὸ θυμοειδὲς, ἄλλο
δὲ τὸ ἐπιθυμοῦν ἀποδεικνύντος αὐτοῦ. ᾧ δὴ καὶ δῆλον,
(341) ὅπερ ἐξ ἀρχῆς λέγω, χαλεπώτατον εἶναι διακρίνειν
τὰς ὁμοιότητας. ὅπου γὰρ αὐτῶν τῶν Πλατωνικῶν πολ-
λοὶ ἐναντίως οἷς ὁ Πλάτων ἀπεφήνατο ἐδόξασαν, πῶς
ἄν τις ἐπὶ τοῖς ἄλλοις φιλοσόφοις θαυμάσειεν ἀγνοοῦσι
διακρίνειν τὸ πιθανὸν μὲν, οὐκ ἀληθὲς δὲ, τοῦ βεβαίως
ἀληθοῦς, ὅπερ οὐκ ἂν ἐγένετο, οὐδὲ μιᾶς ὁμοιότητος
οὔσης τοῖς ψευδέσι καὶ πιθανοῖς πρὸς τὰ μετ᾽ ἐπιστή-
μης δεικνύμενα. μάθοις δ᾽ ἂν ἐναργῶς αὐτὸ τοῦτο κἀκ
τοῦ τετάρτου τῆς Πολιτείας. ἀξιώματι γὰρ εἰς τὴν ἀπό-
δειξιν μέλλων χρῆσθαι τοῦ πλείω τὰ τῆς ψυχῆς ἡμῶν
εἶναι μόρια προσέχειν ἀκριβῶς αὐτῷ παρακελεύεται, γι-
γνώσκων ἐνίους ἀντεροῦντας, ὡς οὐκ ἀληθῆ, διὰ τὸ μὴ

tonem adductis verbis in Timaeo fateri: non tamen de
iis, quae in quarto de Republica prodidit, dicere licet,
quod folum ad probabile procedant. Sed mihi videntur
fcientificae demonftrationes effe, quum ipfe oftendat, aliud
effe rationale, aliud irafcibile, aliud appetitorium. Quo
etiam conftat, quod ab initio dixi, difficillimum effe fi-
militudines difcernere. Quum enim ipforum Platonicorum
plerique contrario modo iis, quae Plato pronunciavit, opi-
nati funt, quomodo quis in aliis philofophis mirabitur,
quod probabile quidem, non autem verum, ignorent a fir-
miter vero diftinguere: quod non eveniffet, fi nulla effet
fimilitudo falfis et probabilibus cum iis, quae cum fcien-
tia oftenduntur: id quod evidenter ex quarto de Repu-
blica didiceris. Nam axiomate ad demonftrationem ufurus,
quod plures animae noftrae fint partes, animum diligenter
ei attendere praecipit, cognofcens quosdam contradictu-

796 ΓΑΛΗΝΟΥ ΠΕΡΙ

Ed. Chart. V. [271.] Ed. Baf. I. (341.)

δύνασθαι ἀντικρίνειν ἀπὸ τῶν ἀληθινῶν τὰ πιθανὰ μὲν,
οὐκ ἀληθῆ δὲ, πολλῆς ἐν αὐτοῖς οὔσης ὁμοιότητος. ἐν-
τεῦθεν γάρ τοι καὶ τὸ τῶν δογμάτων πλῆθος ἐγένετο κατ᾽
ἰατρικήν τε καὶ φιλοσοφίαν, οὐ δυναμένων ἁπάντων διο-
ρίζειν ἀπὸ τῶν ἐξ ἀνάγκης ὑπαρχόντων τισὶν, ἢ ἑπομέ-
νων, ἢ μαχομένων, ἤ τινα ἄλλην σχέσιν ἐχόντων πρὸς
ἄλλα, τὰ τὸ δυνατὸν ἔχοντα μόνον. ὁμοιότης γάρ ἐστι
κἀνταῦθα πολλοῖς τῶν ἀναγκαίων πρὸς τὰ δυνατὰ μὲν,
ὅσον ἐπὶ τῇ νοήσει, μὴ μέντοι γε ὑπάρχοντα κατὰ ἀλή-
θειαν. ἀλλὰ καὶ τούτων κἀνταῦθα μόνοις τοῖς γεγυμνα-
σμένοις κατ᾽ αὐτὰ καλῶς τὴν διάγνωσιν οἴονται πεποιῆ-
σθαι, καὶ μόνη γ᾽ ἀρκέσει τοῖς βουλομένοις ἀποδεικτικοῖς
γενέσθαι, μετὰ τοῦ δηλονότι συνετοῖς εἶναι φύσει. θαυ-
μάζειν οὖν δίκαιόν ἐστι καὶ μετὰ τοῦτο τὸν Πλάτωνα,
μὴ μόνον τὰς μεθόδους εἰπόντα διὰ συντόμων, ἀλλὰ
καὶ γυμνάσαντα καθ᾽ ἑκάστην. ἔστι μὲν γὰρ τρία κε-
φάλαια, πρῶτον μὲν τὸ περὶ διαίρεσιν καὶ σύνθεσιν,

ros, ceu non veris, eo quod nequeant a veris probabilia
quidem, fed non vera difcernere, quod multa ipfis infit
fimilitudo. Inde enim et dogmatum multitudo oborta eft
tum in medicina, tum philofophia, quod omnes nequeant
ab iis, quae neceffario quibusdam infunt, aut fequuntur,
aut pugnant, aut aliam quandam difpofitionem inter fe
obtinent, diftinguere illa, quae poffibile dumtaxat fortiun-
tur. Similitudo enim et hic eft plerisque neceffariis cum
iis, quae poffibilia quidem funt, quantum ad intellectum
pertinent, non autem re vera infunt: imo etiam horum
hic quoque foli exercitati in eis pulchre dignotionem fa-
cere putantur, ac fola fatis erit eis, qui volunt demonftra-
torii evadere, ubi fimul natura perfpicaces ac ingeniofi
fuerint. Mirari igitur juftum eft deinde Platonem, qui
non folum methodos compendiofe expofuerit, fed etiam
in fingulis nos exercuerit. Sunt etenim tria capita: pri-
mum, quod divifione et compofitione conftat; fecundum,

δεύτερον δὲ τὸ περὶ τὴν τῶν ἀκολούθων τε καὶ μαχομέ-
νων γνῶσιν, ἐπ' αὐτοῖς δὲ τρίτον τὸ κατὰ τὴν πρὸς
ἄλληλα τῶν πραγμάτων μεταβολὴν ἐν τῷ μᾶλλόν τε
καὶ ἧττον, ἴσως τε καὶ ὁμοίως, καὶ ἀνάλογόν ἐστιν ἥ τε
ταὐτοῦ καὶ ἡ ἑτέρου γνῶσις, οἷς ἅπασι κοινὰ συμβέ-
βηκε, περὶ ἅ γε[272]γυμνάσθαι χρὴ, τὸ δυνατὸν καὶ
ἀναγκαῖον, ἥ τ' ἐν τούτοις ὁμοιότης τε καὶ ἀνομοιότης.
οἱ μὲν οὖν σκοποί, καθ' οὓς ἕκαστα τούτων ὀρθῶς ἄν τις
μεταχειρίζοιτο, παντάπασιν ὀλίγοι, καὶ τὸ κατ' αὐτοὺς
γυμνάσιον οὐκ ὀλίγου χρόνου δεόμενον. ἐνδείκνυται δὲ
τοῦτο καὶ κατὰ τὸ τέταρτον τῆς Πολιτείας ὁ Πλάτων,
ἔνθα βούλεται δεῖξαι τὴν ψυχὴν ἡμῶν, οὐχ ἁπλῆν οὐδὲ
μονοειδῆ κατὰ τὴν οὐσίαν, ἀλλὰ σύνθετον ἐκ τριῶν μερῶν,
ὧν ἕκαστον μὲν ἴδιον ἔχει τὸ εἶδος, οὐ μίαν δὲ δύναμιν,
ἀλλὰ πλείους. εἰς γὰρ τὴν ἀπόδειξιν αὐτοῦ χρῆταί τινι
τῶν πρὸς νόησιν ἐναργῶν λόγῳ τοιῷδε. δῆλον ὅτι ταὐτὸν
τἀναντία ποιεῖν ἢ πάσχειν κατὰ ταὐτόν τε καὶ πρὸς ταὐτὸν
οὐκ ἐθελήσει ἅμα. τοῦτο μὲν οὖν τὸ ἀξίωμα, καθ' ὃ τὴν

---

quod fequentium pugnantiumque cognitione; poftea ter-
tium rerum inter fe mutatione in maioris et minoris,
aequalis et fimilis ratione. Refpondet etiam huic tum
eiusdem, tum alterius cognitio; quibus communia omni-
bus accidunt, in quibus exercere convenit poffibile et ne-
ceffarium, et in his fimilitudinem et diffimilitudinem. Ita-
que fcopi, fecundum quos fingula haec recte aliquis aggre-
diatur, omnino pauci funt, nempe in ipfis exercitatio,
quae non parum temporis requirit. Oftendit hoc etiam
quarto de Republica Plato, ubi conatur animam noftram
non fimplicem, neque uniformem fubftantia, fed ex tribus
partibus compofitam oftendere, quae fingulae propriam
habent fpeciem, non unam autem vim, fed plures. Nam
ad demonftrationem ipfius quodam intellectu evidenti hoc
fermone utitur. *Conftat plane, idem contraria facere feu
pati fecundum idem et ad idem fimul non poffe.* Hoc
igitur axioma, quo demonftrationem facere aggreditur.

ἀπόδειξιν ἐγχειρεῖ ποιήσασθαι. γιγνώσκων δὲ μὴ παντὶ τὸν
εἰρημένον εἶναι λόγον σαφῆ ἐπάγει αὐτὸς οὗτος ᾧδε·
ἑστάναι εἶπον καὶ κινεῖσθαι τὸ αὐτὸ ἅμα κατὰ τὸ αὐτὸ
ἀδύνατον. οὐκ ἀρκεσθεὶς δὲ οὐδὲ τούτῳ διὰ τὸ συντό-
μως εἰρῆσθαι μακρότερον αὖθις διέρχεται τὸν αὐτὸν λό-
γον ᾧδέ πως γράφων. ἔτι τοίνυν ἀκριβέστερον διομολο-
γησώμεθα, μήπως προϊόντες ἀμφισβητήσωμεν. εἰ γάρ
τις λέγοι ἄνθρωπον ἑστηκότα, κινοῦντα δὲ τὰς χεῖράς τε
καὶ τὴν κεφαλήν, ὅτι ὁ αὐτὸς ἕστηκε καὶ κινεῖται ἅμα,
οὐκ ἄν, οἶμαι, ἀξιοῦμεν οὕτως λέγειν δεῖν, ἀλλ᾽ ὅτι τὸ
μέν τι αὐτοῦ ἕστηκε, τὸ δὲ κινεῖται. οὐχ οὕτως; οὕτω.
μετὰ δὲ τοῦτο τὸ παράδειγμα χρησιμώτερον ἕτερον εἰς
ἀντιλογίαν τοῦ προκειμένου ἀξιώματος ἐπιφέρων ᾧδέ πως
γράφει. οὐκοῦν, καὶ εἰ ἔτι μᾶλλον χαριεντίζοιτο ὁ ταῦτα
λέγων κομψευόμενος, ὡς οἵ τε στρόμβοι ὅλοι ἑστᾶσί τε ἅμα
καὶ κινοῦνται, ὅταν ἐν τῷ αὐτῷ πήξαντες τὸ κέντρον
περιφέρωνται, ἢ καὶ ἄλλο τι κύκλῳ περιὸν ἐν τῇ αὐτοῦ

Cognoſcens autem, non cuivis praedictum ſermonem eſſe
manifeſtum, inducit: *Stare ſimul atque moveri ſecundum
idem nunquam poteſt.* At quum non ſatis haberet, hoc
compendioſe et breviter eſſe dictum, longiorem rurſus
eundem ſermonem percenſet, hoc pacto ſcribens. *Prae-
terea haec diligentius confirmemus, ne qua procedentibus
nobis ambiguitas forte ſuboriatur. Si quis enim dixerit,
hominem ſtantem quidem, moventem vero manus et ca-
put eundem ſtare ſimul atque moveri, haudquaquam ita
dicendum cenſebimus, ſed partem quidem eius manere,
partem vero moveri. An non ita? Ita.* Poſt hoc exem-
plum utilius alterum ad propoſiti axiomatis contradictio-
nem inferens hoc modo tradit. *Quod ſi artificioſius iſte
luſerit aſſerens, turbinem trochumque totum ſimul moveri,
et ſimul ſtare, quando in eodem puncto centrum acu-
leumque figens revolvitur, vel aliud quicquam dicens
idem agere, quum eidem affixum cardini circumfertur,*

ἕδρᾳ τοῦτο δρᾶν, οὐκ ἂν ἀποδεχοίμεθα, ὡς οὐ κατὰ
ταὐτὰ αὐτῶν τὰ τοιαῦτα μενόντων τε καὶ φερομένων,
ἀλλὰ φαίημεν ἂν, ἔχειν αὐτὰ εὐθύ τε καὶ περιφερὲς ἐν
ἑαυτοῖς, καὶ κατὰ μὲν τὸ εὐθὺ ἑστάναι, οὐδαμῇ γὰρ ἀπο-
κλίνειν, κατὰ δὲ τὸ περιφερὲς κύκλῳ κινεῖσθαι, καὶ ὅταν δὲ
τὴν ἰθυωρίαν, ἢ εἰς δεξιὰ, ἢ εἰς ἀριστερὰ, ἢ εἰς τὸ πρόσθεν,
ἢ εἰς τὸ ὄπισθεν ἐκκλίνει ἅμα περιφερόμενόν τε, οὐδαμῇ ἑστά-
ναι. ταῦτα προειπὼν ὁ Πλάτων σαφέστατα συνάπτων
αὐτὸς ἐφεξῆς φησιν· οὐδὲν ἄρα ἡμᾶς τῶν τοιούτων λεγο-
μένων ἐκπλήξει, οὐδὲ μᾶλλόν τι πείσει, ὡς ποτέ τοί τι
ἂν τὸ αὐτὸ ὂν ἅμα κατὰ τὸ αὐτὸ πρὸς τὸ αὐτὸ τἀναν-
τία πάθοι, ἢ καὶ εἴη, ἢ καὶ ποιήσειεν. ἐν τούτοις διο-
ρίζει τὰς ἐν τοῖς εἰρημένοις πράγμασιν ὁμοιότητας ἐπι-
δεικνὺς, ὅπως ἐνδέχεταί τινα τῶν μὴ καθορώντων ἀκριβῶς
αὐτὰς οἴεσθαι, τὸν εἰρημένον ὑπ᾽ αὐτοῦ καθόλου λόγον
οὐκ εἶναι διὰ παντὸς οὐδ᾽ ἐπὶ πάντων ἀληθῆ· δύνασθαι
γὰρ τἀναντία κατὰ τὸν αὐτὸν χρόνον πρὸς τὸ αὐτὸ
ποιεῖν ἢ πάσχειν, ἐπὶ τὰ μόρια τὸν λόγον ἀνάγοντα,

nequaquam affentiemur, quod non fecundum eadem fui
haec tunc moveantur et maneant. Dicendum quippe, ha-
bere ipfa rectum in fe atque rotundum, et fecundum re-
ctum quidem ftare, quum nulla ex parte declinet, fe-
cundum vero rotundum circummoveri. Quoties autem,
dum quid revolvitur, in rectum quoque devehitur, five
ad dextram, five ad finiftram, vel ante, vel retro, tunc
nusquam permanet. Haec praefatus Plato manifeftiffime
connectens ipfis fequentia fcribit. Quare nulla ex his ob-
jectionibus perturbabit perfuadebitque, quod idem quan-
doque fimul fecundum idem atque ad idem contraria
fic vel agat, vel patiatur. In his praedictarum rerum
magnitudines diftinguit indicans, quomodo poffit aliquis,
qui non accurate ipfas infpexerit, putare, fermonem ge-
neratim ab eo pronunciatum non effe perpetuo neque in
omnibus verum; poffe enim contraria eodem tempore ad
idem facere aut pati, rationem ad particulas referendo,

καθάπερ ἐπ᾽ ἀνθρώπου κινουμένου μὲν τοῖσδε τοῖς μο-
ρίοις, ἡσυχάζοντος δὲ τοῖσδε. πρόδηλον γὰρ, ὡς οὐ σώ-
ζεται τὸ ταὐτὸν ἀκριβῶς ἐν τοῖς τοιούτοις. ἀλλ᾽ ἐάν τις
ἐπιδεῖξαι δύναιτο, τὸν δάκτυλον ἡσυχάζειν τε ἅμα καὶ κι-
νεῖσθαι, οὗτος ἂν εἴη τὸ προειρημένον ἀξίωμα διαβεβλη-
κώς. δείξας οὖν ὁ Πλάτων κἀνταῦθα τὴν ὁμοιότητα τοῦ
βουληθέντος ἀντειπεῖν κατὰ τὸν εἰρημένον λόγον, ἐφ᾽ ἑτέ-
ραν ἀντιλογίαν πιθανωτέραν μεταβὰς, ἐπιδείκνυσι κἀκείνην
κατὰ τὸ μὴ δύνασθαι διακρίνειν τὴν ὁμοιότητα τῆς ἀνο-
μοιότητος ἐσομένην. ἐν γὰρ τοῖς στρόμβοις δύναιτ᾽ ἄν τις
λέγειν τἀναντία μὴ περὶ ταὐτὸν σῶμα συμβαίνοντα, ὅταν
ἐν ἑνὶ τόπῳ πήξαντες τὸ κέντρον περιφέρωνται. ἀλλὰ καὶ
κατὰ τοῦτο τὸ παράδειγμά φησιν ὁ Πλάτων, [273] ἕτερον
μὲν εἶναι τὸ ἑστὸς τοῦ στρόμβου, ἕτερον δὲ τὸ περιφερόμε-
νον, ὃ δὴ κύκλον προσηγόρευσεν αὐτός. ἐν τούτῳ τῷ λόγῳ
παντὶ σκοπὸν ἡμᾶς ἐδίδαξε τῆς διακρίσεως τῶν οὕτω λεγομέ-
νων ἐν διαφορᾷ κινεῖσθαι τοῦ τε ἀκριβῶς λεγομένου ταὐτοῦ,
καὶ τοῦ παχέος τε καὶ πλατέος, καὶ οὐκ ἀκριβῶς. ὁ μὲν γὰρ

ſicuti in homine, qui movetur quidem hisce particulis,
illis autem conquieſcit. Manifeſtum nempe eſt idem exa-
cte in talibus non ſervari; verum ſi quis oſtendere queat,
digitum quieſcere ſimul et moveri, hic utique praedictum
axioma calumniatus erit ſubverteritque. Proinde, quum
Plato hic quoque monſtraſſet ſimilitudinem eius, qui velit
in comprehenſo ſermone refragari ad alteram objectionem
probabiliorem progreſſus, oſtendit illam quoque futuram
ex eo, quod nequeant ſimilitudinem a diſſimilitudine dis-
cernere. Nam in turbine contraria aliquis dixerit, quae
non in ipſo corpore eveniunt, quum uno modo figens
centrum circumfertur. Quin etiam in hoc exemplo Plato
dicit aliam turbinis partem eſſe, quae ſtat, aliam vero, quae
circumfertur, quem circulum ipſe appellavit. In hoc toto
ſermone ſcopum nos docuit diſcretionis eorum, quae ſic
dicuntur, in differentia moveri, et eius, quod exacte idem
dicitur, et craſſi latique, et non exacte. Siquidem idem

αὐτὸς ἵππος οὐ δύναται κατὰ τὸν αὐτὸν ἅμα χρόνον εἰς
Ἀθήνας τε καὶ Κόρινθον ἀπιέναι, καθάπερ οὐδ᾽ εἶναι
κατὰ τὸν αὐτὸν ἅμα χρόνον Ἀθήνησι καὶ ἐν Κορίνθῳ,
οὐδὲ μέλας καὶ λευκὸς εἶναί τε καὶ λέγεσθαι καθ᾽ ἕνα χρό-
νον τὸν αὐτόν, εἰ μὴ τὸ μὲν ἥμισυ φέρε τοῦ σώματος
λευκὸν αὐτοῦ εἴη, τὸ δ᾽ ἕτερον αὐτοῦ μέλαν, ἀλλ᾽ ὅτι
οὔτε τὸ λευκὸν μέρος ἅμα λευκόν τε εἶναι καὶ μέλαν, οὔτε
τὸ μέλαν ἅμα μέλαν τε καὶ λευκὸν οἷόν τ᾽ εἶναι. κατὰ
τοῦτον οὖν τὸν σκοπὸν ἐπὶ πλέον ἐν τοῖς ἑξῆς γυμνάζων
ἡμᾶς διακρίνει τό τε ταυτὸν ἀπὸ τοῦ ἑτέρου καὶ τὸ
ὅμοιον ἀπὸ τοῦ ἀνομοίου. κἄπειδὴ ταῦτα ἔπραξεν, αὐτὸς
ἐφεξῆς κατὰ λέξιν ὡδί πως ἔγραψε. μήτοι τις, ἦν δ᾽ ἐγὼ,
ἀσκέπτους ἡμᾶς ὄντας θορυβήσῃ, ὡς οὐδεὶς ποτοῦ ἐπιθυμεῖ,
ἀλλὰ χρηστοῦ ποτοῦ, καὶ οὐ σίτου, ἀλλὰ χρηστοῦ σίτου, τὰ
δ᾽ αὐτὰ ἕκαστα αὐτοῦ ἑκάστου μόνου. εὔδηλον οὖν ὅτι προσθεὶς
κατὰ τὸν λόγον (342) εὐθὺς ἐν ἀρχῇ, μήτοι τις, ἦν δ᾽ ἐγὼ,
ἀσκέπτους ἡμᾶς ὄντας θορυβήσῃ, διὰ τοῦτο προσέθηκε τὸ
ἀσκέπτους, εἰδὼς ὅτι περὶ ἕκαστον τούτων ἐσκέφθαι χρὴ
διατρίψαντα καὶ γυμνασάμενον πολυειδῶς. τοιαύτη γὰρ

equus non poteſt eodem ſimul tempore Athenas et Corin-
thum adire, quemadmodum ne eſſe quidem eodem ſimul
tempore Athenis et Corinthi, neque niger et albus tum
eſſe tum dici uno eodemque tempore, niſi dimidia cor-
poris ipſius pars alba ſuerit, altera vero nigra; imo quod
neque alba pars ſimul nigra et alba eſſe poteſt, neque ni-
gra pariter nigra et alba. Juxta hunc igitur ſcopum in
ſubſequentibus nos exercitans diſcernit idem a diverſo,
ſimile a diſſimili. Et quum haec ipſe feciſſet, ita ad ver-
bum deinde conſcribit. *Cavendum autem eſt, ne quis nos
improvidos turbet, inferens neminem potum cupere, ſed
potum bonum, vel cibum, ſed bonum cibum; nempe bona
omnes expetunt.* Conſtat igitur, quod, ubi ſtatim per ini-
tia in ſermone poſuiſſet, ne quis nos improvidos turbet,
ideo adjecit improvidos, ſciens, verſatum exercitatumque
multifariam de ſingulis his conſideraſſe oportere. Talis

802　　　　　ΓΑΛΗΝΟΥ ΠΕΡΙ

Ed. Chart. V. [275.]　　　　　　　　Ed. Baf. I. (342.)

τις ἡ περιοδευομένη φαντασία παρὰ τοῖς μετ᾽ αὐτὸν Ἀκα-
δημαϊκοῖς ὠνομάσθη. καὶ θαυμαστὸν οὐδὲν ἐκ τῆς πολλῆς
τῆς περὶ τὸ προκείμενον πρᾶγμα σκέψεως ἀκριβεστέραν
αὐτοῦ γίγνεσθαι τὴν γνῶσιν, ὅπου γε καὶ τῶν ταῖς αἰσθή-
σεσι διαγιγνωσκομένων ἡ γνῶσις ἀκριβεστέρα τοῖς συνεχῶς
αὐτὰ θεωμένοις γίγνεται, καθάπερ ἐπὶ πολλῶν διδύμων
φαίνεται, δοκούντων τοῖς μὲν ἀήθεσιν ἀπαραλλάκτων εἶναι,
τοῖς δὲ συνήθεσι καὶ πάνυ ῥᾳδίως διακρινομένων. ὥσπερ
δὲ ἐπὶ τῶν ἀξιωμάτων αἱ ὁμοιότητες πλάνας καὶ αἱ ἀνομοιό-
τητες παρέχουσι τοῖς ἀγυμνάστοις τε καὶ ἀσκέπτοις, οὕτω
καὶ περὶ τῶν ζητουμένων πραγμάτων ἀπάτη γίγνεται πολ-
λάκις οὐχ ἥκιστα καὶ διὰ τὰς ὁμωνυμίας διττὰς οὔσας,
ἑτέρας μὲν ἐκ τοῦ τῶν ὁμογλώττων ἔθους, ἑτέρας δ᾽ ἐξ αὐτοῦ
τοῦ τῶν διαλέκτων, ὥσπερ ἀμέλει καὶ περὶ τῶν κατὰ τὴν
ψυχὴν μερῶν ἡ ζήτησις γέγονεν, ἀποδεικνύντος μὲν τοῦ
Πλάτωνος, μὴ δύνασθαι τὸ ταὐτὸ τἀναντία ποιεῖν ἢ πά-
σχειν κατὰ ταὐτόν τε καὶ πρὸς ταὐτόν. ἐν γὰρ τοῖς ἐπι-
φερομένοις σαφῶς αὐτὸ τοῦτο διῆλθεν, ὀνομάζων ταὐτὸν
τὸ τῆς ψυχῆς εἶδός τε καὶ μέρος. ἔνιοι δὲ τὸ ταὐτὸν

enim circumfpecta imaginatio ab Academicis poft eum no-
minata eft; ac mirum nihil, ex multa circa rem propofi-
tam confideratione exactam magis cognitionem ipfius fieri,
quandoquidem et ea, quae fenfibus pernofcuntur, accura-
tius ab iis, qui continue ipfa vident, cognofcuntur, veluti
in multis gemellis apparet, qui videntur inconfuetis qui-
dem in nullo effe diverfi, confuetis autem facile admodum
difcernuntur. Quemadmodum in axiomatis fimilitudines
diffimilitudinesque inexercitatis improvidisque imponunt,
fic etiam res, quae inquiruntur, faepe decipiunt plurimum
propter aequivocationes, quae duplices funt, una ex fimi-
lis linguae confuetudine, altera ex ipfis linguae proprie-
tatibus, quemadmodum utique de animae partibus quaeftio
oborta eft, oftendente quidem Platone, idem non poffe
contraria facere aut pati in idem et ad idem. Nam in
iis, quae ab eo palam inferuntur, hoc percenfuit, eandem
animae tum fpeciem tum partem nominans. Nonnulli

ἐπὶ δυνάμεως εἰρῆσθαί φασιν, ᾧ καὶ οὗτος εἶπεν, τὴν
αὐτὴν δύναμιν ἐνὶ χρόνῳ πρὸς ἕν τι πρᾶγμα μὴ δύνασθαι
τἀναντία ποιεῖν ἢ πάσχειν, οὐδὲ τοῦτ᾽ ἐννοήσαντες, ὅτι
τὸ μὲν ποιεῖν ἐπὶ τῆς δυνάμεως ἀκούειν ἐγχωρεῖ, τὸ πά-
σχειν δ᾽ οὐκ ἐγχωρεῖ. κατὰ γὰρ τὸ δρᾶν ὁ Πλάτων ἀεὶ
φαίνεται τὸ τῆς δυνάμεως ὄνομα προσφερόμενος, οὐ κατὰ
τὸ πάσχειν. ἕκαστον γὰρ τῶν ὄντων δρᾶν μέν τι δύναται
καθ᾽ ἣν ἔχει δύναμιν, ἡγούμενος, οὐ μὴν καὶ πάσχειν κατὰ
δύναμιν, ἀλλὰ καὶ κατὰ ἀσθένειαν μᾶλλον, ὅτε ἰσχυρότε-
ρον αὐτοῦ τὸ συντυγχάνον ὑπάρχει. καὶ πρόδηλον δ᾽ ἐξ
ὅλου τοῦ λόγου γέγονε, καθότι μοι δέδεικται καὶ διὰ
τῆσδε τῆς πραγματείας, ἐν ᾗ περὶ τῶν τῆς ψυχῆς εἰδῶν
ἐμνημόνευσα κατὰ τὴν τοῦ Πλάτωνος γνῶσιν τὸν λόγον
ποιούμενος, ἓν μὲν λέγειν αὐτό, ὅ τί περ ἂν ὑποκείμενον
ᾖ κατὰ τὴν ζήτησιν οὐσίαν ἰδίαν ἔχον, ἢ συμβεβηκός.
οὐσία δὲ, ἥτις μὴ δύναται τἀναντία περὶ τὸ αὐτὸ κατὰ
τὸν αὐτὸν χρόνον ἅμα δρᾶν τε καὶ πάσχειν, ἀλλὰ διὰ τὸ
τῆς διαιρέσεως ὄνομα, λέγεται μὲν κυρίως, ὅταν ὅλον τι

vero idem de virtute dictum effe affirmant, et, ut ipfe
dixit, eandem vim uno tempore ad unam quandam rem
non poffe contraria facere aut pati, ne hoc quidem in-
telligentes, quod facere quidem de virtute inaudire licet,
pati vero non licet. Nam in verbo facere Plato fem-
per nomen virtutis adferre videtur, non in verbo pati.
Singula enim, quae funt, facere aliquid virtute, quam ha-
bent, poffe arbitratur, non tamen et pati virtute, fed im-
becillitate potius, quum id, quod contingit, ipfo validius
exiftat, clarumque ex toto fermone evafit, quatenus a me
oftenfum eft etiam hoc opere, ubi animae fpecierum me-
mini iuxta Platonis fententiam fermonem inftituens, unum
quidem ipfum dicere, quodcunque fubjectum fit in quae-
ftione, peculiarem obtinens fubftantiam, aut accidens. Sub-
ftantia vero, quae non poteft contraria circa idem eodem
tempore pariter facere et pati, fed et divifionis vocabu-
lum dicitur fane proprie, quum totum aliquod continuum

συνεχὲς ὂν τὰ μόρια τέμνηται. λέγεται δὲ [274] καὶ κατά
τὴν ἀπ᾿ αὐτοῦ μεταφορὰν, ὅταν εἰς διαφορὰς ἢ εἴδη
συγχέωνταί τινες ἐν ταῖς τοιαύταις τομαῖς, ὡς οὐ δύνασθαι
διακρῖναι τὴν τῆς οὐσίας εἰς τὰ μέρη διαίρεσιν ἀπὸ τῆς
τῶν γενῶν τε καὶ διαφορῶν καὶ εἰδῶν διαιρέσεως, ἔτι δὲ
μᾶλλον, ὅτε κατὰ τὸ τρίτον σημαινόμενον οἱ διαλεκτικοὶ
διαίρεσιν ὀνομάζουσι τὴν τῶν φωνῶν εἰς τὰ σημαινόμενα,
καὶ κατ᾿ ἄλλην, ὅταν τὰς φυσικὰς οὐσίας ἐξ ὕλης καὶ
εἴδους ἀποίους συγκεῖσθαι λέγωσιν, ὥσπερ δή γε κᾀπειδὰν
ἔκ τε τῆς ὑποκειμένης οὐσίας ἀποίου καὶ τῶν συμβεβη-
κότων αὐτῇ. λέγουσι γὰρ ἔνιοι φιλόσοφοι καὶ τὸ τοιοῦτον
διαίρεσιν, ὥσπερ καὶ ἀνάλυσιν. οὐ μὴν τάς γε οὐσίας διαι-
ρεῖσθαί φασιν εἰς τὰς ἐν αὐταῖς δυνάμεις, ἀλλ᾿ ἑκάστην
ἄτμητον οὖσαν ἐνεργεῖν τι κατὰ τὰς ἐν αὐτῇ δυνάμεις.
οὐδὲ γὰρ ἁπλῶς λέγουσι δύναμιν ἔχειν τινὰ τὴν οὐσίαν,
ἀλλὰ προστιθέασι, ποτὲ μὲν τοῦ καίειν, ἢ ψύχειν, ἢ ξη-
ραίνειν, ἢ ὑγραίνειν, ποτὲ δὲ τοῦ φαντασιοῦσθαι, καὶ
λογίζεσθαι, καὶ κινεῖν ἑαυτὴν, ἤ τι τῶν ἄλλων, ὅσα τε

in partes fecatur.   Dicitur etiam fecundum translationem
ab eo fumptam, quum in differentias aut fpecies diffeca-
tur.   At nonnulli in hujusmodi divifionibus confunduntur,
quod nequeant fubftantiae in partes divifionem a gene-
rum, differentiarum et fpecierum diftinctione feparare.
Praeterea magis, quum iuxta tertium fignificatum dialectici
divifionem nominant, quae vocum eft in fignificata. Item
fecundum aliam, quum naturales fubftantias ex materia et
fpecie qualitatis expertes componi dicunt, quemadmodum
fane etiam, quum ex fubjecta fubftantia citra qualitatem et
ipfius accidentibus. Dicunt enim quidam philofophi etiam
talem divifionem, quemadmodum etiam refolutionem: non
tamen fubftantias in ipfarum facultates dividi ajunt, fed
unamquamque infectilem fecundum ipfius facultates ali-
quid efficere. Neque enim abfolute dicunt facultatem ha-
bere aliquam fubftantiam, fed opponunt interim calefa-
ciendi, aut refrigerandi, aut ficcandi, aut humectandi,
interim imaginandi, ratiocinandi et movendi fe ipfam,

τοιαῦτα κατὰ τὴν λογιστικὴν ψυχὴν ἐνεργοῦμεν, αὐτὴν μὲν
οὖσαν μίαν, ἔχουσαν δὲ δυνάμεις πολλάς, ἃς ἁπάσας ἐν
τῇ προειρημένῃ πραγματείᾳ διῆλθον.

aut aliud eiusmodi, quae in ratiocinatrice anima per-
ficimus; quae, inquam, anima, quum una fit, multas
habet facultates, quas univerfas in praedicto opere com-
memoravi.

———————

ΓΑΛΗΝΟΥ ΠΡΟΣ ΘΡΑΣΥΒΟΥΛΟΝ ΒΙΒΛΙΟΝ, ΠΟΤΕΡΟΝ ΙΑΤΡΙΚΗΣ Η ΓΥΜΝΑΣΤΙΚΗΣ ΕΣΤΙ ΤΟ ΥΓΙΕΙΝΟΝ.

Ed. Chart. VI. [8.]　　　　　　　　　　Ed. Baf. IV. (287.)

Κεφ. α΄. Οὐκ ἄλλα μὲν, ὦ Θρασύβουλε, παραχρῆμα περὶ τοῦ προβληθέντος ὑπὸ σοῦ ζητήματος εἶπον, ἄλλα δὲ συγγράψασθαι τοῖς ὑπομνήμασιν ἔχω. πάντως γάρ που γινώσκεις, ὡς ἀεὶ τὰ αὐτὰ περὶ τῶν αὐτῶν διεξέρχομαι, καὶ ὡς οὐδὲν ἐπιχειρῶ λέγειν ὧν οὔτε μέθοδον ἔμαθον, οὔτ᾽ ἐγυμνασάμην πω κατ᾽ αὐτήν. ἀρχὴ τοίνυν εὑρέσεως οὐ τούτῳ μόνῳ τῷ νῦν προκειμένῳ σκέμματι τὸ γνῶναι, τί

GALENI AD THRASYBVLVM LIBER, VTRVM MEDICINAE SIT AN GYMNASTICES HYGIEINE.

Cap. I. Non alia quidem, o Thrafybule, de propofita a te quaeftione ex tempore differui, alia vero in praefentia hisce commentariis traditurus fum; id enim prorfus haud ignoras, me femper eadem de iisdem afferere, neque quicquam tractandum fufcipere, cujus neque methodum didicerim, neque in ea me aliquamdiu exercnerim. Inventionis igitur initium non in hac fola nunc

ποτ᾽ ἐστὶ τὸ ζητούμενον, ἀλλὰ καὶ τοῖς ἄλλοις ἅπασιν.
αὐτὸ δὲ δὴ τοῦτο τὸ γνῶναι διττόν ἐστιν· ἢ γὰρ τὴν
ἔννοιαν μόνην τοῦ πράγματος, ἢ καὶ τὴν οὐσίαν γινώσκομεν.
ὅτῳ δ᾽ ἀλλήλων ταῦτα διαφέρει, γέγραπται μὲν ἐπὶ πλέον
ἐν τοῖς περὶ ἀποδείξεως, ἵνα περ καὶ τὰς ἄλλας ἁπάσας
μεθόδους ἐξετιθέμεθα, γένοιτο δ᾽ ἂν καὶ νῦν δῆλον ἐξ
αὐτῆς τῆς χρήσεως.

Κεφ. β'. Ὄντος γὰρ τοῦ προβλήματος τοῦδε, πότερον
ἰατρικῆς ἢ γυμναστικῆς ἐστι τὸ καλούμενον ὑγιεινόν, καὶ
σοῦ διὰ ταῦτα ἀξιώσαντος ἀκοῦσαι τὴν ἐμὴν ὑπὲρ αὐτοῦ
δόξαν, ὅτι πολλάκις ἰατροῖς τε καὶ γυμνασταῖς ἔφησθα
παραγεγονέναι διαμφισβητοῦσιν, ἀποκρίνεσθαί μοι πρότερον
ἠξίωσά σε, τίνα ποτὲ τὴν ἔννοιαν ἑκάστου τῶν ὀνομάτων
ἔχεις, ἰατρικῆς τε καὶ γυμναστικῆς καὶ ὑγιεινοῦ, μή που σὺ
μὲν ὑπὲρ ἄλλων πραγμάτων ἀκούειν ποθῆς; ἐγὼ δ᾽ ὑπὲρ
ἄλλων σοι διαλέγωμαι, κἄπειτα πρὸς τοὔνομα [9] μόνον
ὁ λόγος ἡμῶν, οὐ πρὸς αὐτὸ γίγνηται τὸ πρᾶγμα. σὺ μὲν

propofita contemplatione, fed etiam in aliis omnibus
fuerit, ante cognofcere, quidnam eft id, quod quaeritur.
Hujusmodi vero notitia gemina eft: aut enim folam rei
notionem, aut eſſentiam quoque percipimus. Sed quo
hae difcrimine feparentur, ampliter in libro de demon-
ftratione proditum eft, ubi et alias omnes methodos ex-
plicavimus; quin et jam in praefentia ex ipfo ufu patefcet.

Cap. II. Hoc enim in dubium revocato, utrum
medicae artis an exercitatricis pars ea facultas fit,
quae falubris vocata eft, teque meam idcirco hac de re
fententiam eſſlagitante, quum plerumque ad medicos
gymnaſtasque de hoc ambigentes te acceſſiſſe diceres te
mihi prius refpondere dignum cenfui, quam cujusque
iftorum nominum, medicinae videlicet, exercitatoriae et
falubris, notionem habeas, ne forte de aliis rebus tu
narrationem cupias, ego de aliis tibi fermonem faciam,
atque ita ad nomen tantum, non ad rem ipfam, noftra
dirigatur oratio. Tu quidem ad hoc fubticuifti, me ipfum

οὖν πρὸς τοῦτ᾽ ἀπεσιώπησας, οἰόμενος ἐμὲ χρῆναι λέγειν
ὑπὲρ ἁπάντων ἅπαντα. τὸ δ᾽ ἀληθὲς οὐχ ὧδ᾽ ἔχει· πολλὰ
γὰρ ἂν εἴης, οὐχ ἓν προβεβληκώς· πρῶτον μὲν, τί ποτ᾽
ἐστὶν ἰατρικὴ, δεύτερον δὲ, τί ποτε γυμναστικὴ, καὶ τρίτον
ἐπὶ τούτοις, τί ποτε τὸ ὑγιεινὸν, ἢ τοῦτο δὴ τὸ μάλιστα
προβεβλημένον, ὁποτέρας ἂν εἴη. καίτοι τοῦτ᾽ αὐτὸ τὸ
τέταρτον οὐχ ἁπλῶς ἔφασκον δεῖν οὕτως προβάλλειν, ὁπο-
τέρας εἴη αὐτῶν τῶν τεχνῶν τὸ ὑγιεινὸν, ἀλλ᾽ εὐθὺς προσ-
τιθέντας, εἴτ᾽ ἴδιον, εἴτ᾽ οἰκεῖον, εἴτε μέρος, εἴθ᾽ ὁπωσοῦν
ἄλλως ἐθέλοι τις· ἔσεσθαι γάρ τινα κἀνταῦθα ἀρχὴν τῆς
εὑρέσεως τῷ ζητουμένῳ. προβληθέντος γὰρ αὐτοῦ τελέως
ὧδέ πως, καὶ νὴ Δί᾽ ἐρωτηθέντος, ἆρά γε τῆς ἰατρικῆς
ἐστιν ἢ τῆς γυμναστικῆς τὸ ὑγιεινὸν, ἐπειδὰν δὲ ἑκάστῳ
τῶν τριῶν ἐκείνων ὀνομάτων εἴπωμεν τὸ σημαινόμενον,
ἰατρικῆς τε καὶ γυμναστικῆς καὶ ὑγιεινοῦ, δεήσει τέταρτον
ἐπ᾽ αὐτοῖς ἐξηγήσασθαι τὸ οἰκεῖον, ὅ τι σημαίνει, καὶ τίς
ὁ κανὼν αὐτοῦ τῆς διαγνώσεως. ἀλλὰ τοῦτο μὲν ἴδιον
αὐτοῦ τοῦ προβλήματος ὑπάρχει· τὸ δ᾽ ἰατρικὴν ἐξηγήσα-

exiſtimans de omnibus omnia dicere debere; ſed non ita
rei veritas habet, multa enim, non unum, propoſuiſſes;
primum, quid ſit medicina, ſecundo, quid exercitatoria,
tertio poſt haec, quid facultas, aut et id ipſum, quod
potiſſimum quaeritur, ad utram praedictarum artium iſta
pertineat. Atqui iſtud ipſum quartum non ita ſimpliciter
debere proponi affirmabam, ad utram reduci deberet, ſed
ita ſtatim addendo, an propria, an affinis, an pars eſſet,
aut quomodocunque aliter quiſpiam dicere velit, futurum
enim et inde aliquod inveniendi quaeſiti principium.
Namque, ſi ita perfecte proponatur, ac per Jovem inter-
rogetur, numquid medicinae an gymnaſticae affinis ſit
ſalubris; quum trium quoque illorum nominum ſignifica-
tum expoſuerimus, medicinae videlicet, gymnaſticae et
ſalubris; poſt haec etiam quartum explicare oportebit,
affine quid ſignificet, et quae ſit ejus dignoſcendi ratio.
Sed hoc proprium quidem ipſius propoſiti eſt; at, medi-

σθαι, τί ποτ᾽ ἐστὶν, καὶ γυμναστικὴν, καὶ ὑγιεινὸν, οὐκ
ἴδιον μὲν τοῦ προβλήματος ὑπάρχει, ὁμολογεῖσθαι δ᾽ ἀναγ-
καῖον. ὅθεν, ἐπειδὴ τοῦθ᾽ ἓν μόνον, ὃ καὶ προὔβαλες, σὺ
διελθεῖν ἐβουλήθης τότε, καί σε κινδυνεύειν ἐν ταῖς ἀπο-
κρίσεσιν ἑώρων ὀκνοῦντα, τινὰ τῶν γεγυμνασμένων ἐν λογικῇ
θεωρίᾳ φιλοσόφων, ἐπιφανέντα πως τοῖς λόγοις κατὰ τύχην,
ἠξίουν ἀποκρίνασθαί μοι. προθύμως δ᾽ ἐκείνου τοῦτο ποιή-
σαντος, καὶ πάντα ὀρθῶς ἀποκριναμένου, ῥᾳδίως, ὡς οἶσθα,
διεπεράνθη τὸ πρόβλημα.

Κεφ. γ'. Καὶ (288) μὴν κατάδηλος ἦσθα καὶ τότε
μὲν εὐθὺς ἱκανῶς χαίρων ἐπὶ τῇ τῶν λόγων μεθόδῳ, καὶ
θᾶττον ἢ κατὰ τὴν προσδοκίαν εὑρέθη τὸ ζητούμενον, ἐξ
ὑστέρου τε προσκείμενος ἀεὶ λιπαρῶς ἐβιάσω τε καὶ κατη-
νάγκασας οὐ πάνυ τοί με πρόθυμον ὄντα γράψασθαι τοὺς
λόγους. οὔτε γὰρ ἓν τουτὶ τὸ πρόβλημα μόνον ἀκριβῶς
ἐρευνηθὲν ᾤμην χρῆναι διασώζειν ἐν γράμμασιν, οὔθ᾽ ὁμοίως
τῷδε τὰ λοιπὰ πάντα διεξέρχεσθαι σχολὴν ἦγον. ὅθεν, ὅπερ

cina quid fit, declarare, quid gymnaftica, quid falubris,
non eft ipfius propofiti proprium, haec tamen in confeffo
effe neceffe eft. Quare, quum unum id, quod et tu pro-
pofueras, explicare tunc vélles, quumque te in refpon-
dendo periclitantem haefitantemque viderem, virum
quendam inter philofophos in rationali fpeculatione ver-
fatos non ignobilem, fermonibus noftris fortuito occur-
rentem, refpondere mihi voluifti; quod ille quum prompte
feciffet, et ad omnia probe refpondiffet, facile (ut nofti)
propofita quaeftio enucleata fuit.

Cap. III. Atqui et tunc confeftim ex fermonum
illorum artificio magnam te voluptatem cepiffe praeferc-
bas, et expectatione celerius quaefitum inventum eft, et
poftea tu me femper magnopere precatus tandem non
admodum promptum ad hos fermones fcribendos impu-
lifti atque coegifti; neque enim unum id propofitum tan-
tummodo exquifite difcuffum literis commendandum effe
putabam, reliqua vero omnia perinde examinare tempus
non fupererat. Quamobrem, quod ipfe in me ipfo facere

Ed. Chart. VI. [9. 10.] Ed. Baf. IV. (288.)

αὐτὸς ἐπ᾿ ἐμαυτοῦ πρᾶξιν ἔτυχον, ἱκανὸν ᾤμην ἔσεσθαι καὶ πρὸς ὑμᾶς τοὺς φίλους δεῖξαι τὴν ὁδὸν, ᾗ χρώμενος ἄν τις οὐ τοῦτο μόνον, ἀλλὰ καὶ τὰ ἄλλα πάντα διαιροῖτο προβλήματα.

Κεφ. δ'. Τὴν γὰρ λογικὴν ὀνομαζομένην παρὰ τοῖς φιλοσόφοις θεωρίαν ὅς τις ἂν ἱκανῶς ἀσκήσῃ, πᾶν οὗτος ὁμοίως δυνήσεται μεταχειρίζεσθαι ζήτημα. τὸ δ᾿ ἄνευ ἐκείνης ἀναγινώσκειν ὑπομνήματα προβλημάτων οὐδὲν ἄλλο ἢ χρόνον ἀπολλύειν ἐστὶν, οὔτε κρίνειν εἰδότα, τίνα μὲν ἐν αὐτοῖς ἀληθῶς εἴρηται, τίνα δὲ ψευδῶς, οὔτε πάντων τῶν γεγραμμένων μνημονεύειν δυνάμενον. ἀλλ᾿ ἐπειδὴ κατέστην ἅπαξ εἰς τὸ λέγειν περὶ τοῦ προβλήματος, ὅπερ ὀλίγον ἔμπροσθεν ὁ λόγος ἔδειξεν, ἄρχεσθαι δεῖ.

Κεφ. ε'. [10] Καὶ νὴ Δί᾿, εἴ τις ἐρωτηθεὶς, ὃ τί ποτ᾿ ἐστὶν ἰατρικὴ, φαίη τέχνην εἶναι, θεραπευτικὴν μὲν νοσούντων, φυλακτικὴν δὲ ὑγιαινόντων, ἄῤῥηγ ρυς ἂν οὗτος δοκοίη τὸ ζητούμενον εἰληφέναι, μέρος αὐτῆς ἀποφαίνων

confuevi, id fatis erga vos amicos fore putavi, fi viam oftenderem, quam quis ingrediens non id folum, fed etiam reliqua omnia propofita explicare valeat.

Cap. IV. Vocatam enim a philofophis rationalem contemplationem quicunque fatis diligenter exercuerit, quodlibet ifte quaefitum aeque difcutere poterit: at fine illa propofitorum commentarios evolvere nihil aliud eft, quam operam atque oleum perdere, quum neque diftinguere fciat, quae vere in ipfis, quae falfo dicta funt, neque omnia inibi fcripta memoria complecti valeat. Caeterum quoniam femel propofitum, cujus paulo ante mentionem fecit oratio, declarare aggreffus fum, jam incipiendi tempus advenit.

Cap. V. Si quis a quopiam interrogatus, quid fit medicina, artem eam effe aegrorum curatricem fanorumque confervatricem refpondeat, nonne per Jovem ifte, quod controverfum eft, tanquam manifeftum accepiffe videatur, medicinae partem falubrem effe pronuncians?

τὸ ὑγιεινόν· ὥσπερ αὖ καὶ ὅςτις ἰατρικὴν μὲν ἀῤῥωστούν-
των μόνον εἶναι λέγει τὴν ἰατρικὴν, ἑτέρῳ τρόπῳ καὶ οὗτος
ἐξ ἑτοίμου λαμβάνει τὸ ζητούμενον, ἀφαιρῶν αὐτῆς τὸ ὑγιεινόν.
οὕτω δὲ καὶ τὴν γυμναστικὴν εἴ τις ὑγείας φυλακτικὴν φήσειεν,
ἐκπροχείρου τὸ ζητούμενον λήψεται· ὥσπερ γε καὶ ὃς ἂν εὐεξίας
αὐτὴν ἀποφαίνηται δημιουργόν, ἑτέρῳ τρόπῳ καὶ ὅδε τὸ
ζητούμενον ὡς ὁμολογούμενον θήσεται. χρὴ γάρ, εἴθ᾽ ὁρισμόν
τις τῆς τέχνης εἴθ᾽ ὑπογραφὴν ἐγχειρήσειεν ἀποδιδόναι,
μὴ τὸ ζητούμενον ἀναποδείκτως τοῦτον ἀναιρεῖν ἢ τίθε-
σθαι, ἀλλ᾽ ἑτέρωθέν ποθεν ἐξ ὁμολογουμένων ἀρξάμενον
ἀποδεικνύναι πειρᾶσθαι. ἆρ᾽ οὖν ἄμεινον ἰατρικὴν μὲν εἶναι
λέγειν, ἧς τέλος ἡ ὑγίεια, γυμναστικὴν δὲ, ἧς τέλος εὐεξία,
καὶ ταύτας τὰς ὑπογραφὰς ἀρχὰς τίθεσθαι τῆς ζητήσεως;
ἀλλά τοι καὶ οὕτως ἐκ προχείρου μὲν τῆς γυμναστικῆς
ἀφαιρησόμεθα τὸ ὑγιεινόν, ἐπὶ δὲ αὖ τῆς ἰατρικῆς εἴ᾽
ἄδηλόν τε καὶ ζητούμενον ἀπολείψομεν. εἰ γὰρ δὴ τέλος ἡ
ὑγίεια τῆς τέχνης ἐστὶ ταύτης, τάχ᾽ ἂν ἔχοι λαβὴν ὁ λόγος

Quemadmodum rurſus, ſi quis medicinam aegrotantium
tantum curam habere confirmet, alio modo et iſte id,
quod in quaeſtione verſatur, pro conceſſo accipiet, a
medicina ſalubrem partem detrahens. Ita et exercitato-
riam ſi quiſpiam ſanitatis ſervatricem ſtatuat. quaeſitum
pro comperto habuerit; quemadmodum et qui boni ha-
bitus eam opificem tradat, diverſo modo et ille quaeſitum
pro certo aſſeverabit. Sive enim quis artis definitionem,
ſive deſcriptionem reddere tentat, quod dubium eſt, neque
confutare, neque aſſerere ſine demonſtratione auſit, ſeu
alicunde ex conceſſis incipiens demonſtrare conetur. Num-
quid igitur ita medicinam definire melius fuerat, eam
videlicet eſſe, cujus finis eſt ſanitas, gymnaſticam vero,
cujus finis eſt bonus habitus, atque hujusmodi deſcriptio-
nes principia inveſtigationis ſtatuere? At ſic etiam gym-
naſticae ſalubrem, tanquam nihil ſit dubium, detrahemus,
in medicina vero adhuc obſcurum et quaeſitum accipie-
mus. Nam ſi ſanitas artis hujus finis eſt, forſitan poterit

812 ΓΑΛΗΝΟΥ

Ed. Chart. VI. [10.]　　　　　　　　Ed. Baf. IV. (288.)

εἰς διορισμὸν, οὐ φυλακὴν τῆς οὔσης, ἀλλὰ ποίησίν τε καὶ
γένεσιν τῆς οὐκ οὔσης τέλος εἶναι τιθέμενος αὐτῆς. εὐπο-
ρία γὰρ εἰς ἑκάτερον ἐντεῦθεν ἐπιχειρεῖν ἐπαγωγαῖς χρώμε-
νον, εἰ μὲν τῆς αὐτῆς τέχνης τό τε ποιῆσαί τι πρότερον
οὐκ ὂν καὶ τὸ φυλάξαι σῶον, ἐπειδὰν γένηται, δεικνύναι
βουληθείημεν, οἰκοδομικῆς τε καὶ ναυπηγικῆς καὶ τεκτονικῆς
τε καὶ χαλκευτικῆς μνημονεύοντες, εἰ δ᾽ ἄλλης μὲν τὸ
δημιουργεῖν, ἄλλης δὲ τὸ διαφυλάττειν σῶον, ὑφαντικῆς τε
καὶ ῥαπτικῆς, καὶ πρὸς ταύταις σκυτοτομίας τε καὶ νευ-
ροῤῥαφίας· οὕτω γὰρ ὀνομάζουσιν τὴν τὰ πεπονηκότα τῶν
ὑποδημάτων ἐπανορθουμένην. ἄλλου μὲν γὰρ εἶναι δοκεῖ
τεχνίτου ποιεῖν ἱμάτιον, ἄλλου δὲ ἠπήσασθαι ῥαγὲν, ὥσπερ
αὖ καὶ ὑπόδημα δημιουργῆσαι μὲν τοῦ σκυτοτόμου, πονῆ-
σαν δὲ ἐπανορθώσασθαι τοῦ νευροῤῥάφου. δέδεικται δὲ
ἡμῖν ἐν τοῖς περὶ ἀποδείξεως, ὡς οὐ χρηστέον ἐπαγωγαῖς
εἰς ἀποδείξεις ἐπιστημονικάς. ὥσθ᾽, ὅστις ἐν ἐκείνοις ἐγυ-

ad diſtinctionem ſermo aſſumere, non praeſentis ouſto-
dram, ſed creationem adeptionemque abſentis ejus ſinem
eſſe conſtituens; hinc enim inductionibus utenti in utram-
que partem argumentandi faculdas ſuggeritur. Nam ſi,
ejuſdem artis oſficium eſſe, quod prius non erat, eſſicere,
incolumeque, quod factum ſit, conſervare, oſtendere vo-
luerimus, aediſicatoriam, navalem, fabrilem atque fer-
rariam memoria repetemus. Quod ſi ad aliam opus fa-
cere, ad aliam id integrum ſervare pertinere declare-
mus, textoriam ſutoriamque in exempla adducemus, et
ad has coriorum diſſectoriam cerdonicamque ſeu vetera-
mentariam (ſic enim eam vocant, quae fracta calcea-
menta reſtituit) adjiciemus. Siquidem alterius eſſe vide-
tur artiſicis veſtem facere, alterius eandem dilaceratam
integram; quemadmodum et calceum ſacere ad coriorum
diſſectorem ſpectat, fractum autem emendare ad cerdo-
nem veteramentariumve. Verum in libris meis de de-
monſtratione probatum eſt, ad demonſtrationes ſcientiam
gignentes inductiones adhiberi non oportere. Quare qui-

μνάσατο, καταφρονήσει μὲν τῆς τοιαύτης ὁδοῦ, ζητήσει δ᾽
ἑτέραν βελτίω· ὁ μὴ γυμνασάμενος δὲ, θάτερον τῶν μερῶν
ἑλόμενος, ὁπότερον ἂν βουληθῇ, δι᾽ ὅλης ἡμέρας ἐρίζειν ἕξει.

Κεφ. ς'. Τῆς μὲν ἰατρικῆς ὑγιείας ποίησιν, οὐ σω-
τηρίαν τε καὶ φυλακὴν, ὑποθεμένοις τὸ τέλος, τῆς γυμνα-
στικῆς δὲ τὴν εὐεξίαν, καὶ γὰρ αὖ καὶ ζήτημ᾽ ἄλλο πρὸς
τοῖς εἰρημένοις οὐ σμικρὸν ἀναφυήσεται. ἀναγκασθήσεται
γάρ τις, οἶμαι, καθάπερ ἐπὶ τῆς ὑγείας, οὕτω κἀπὶ τῆς
εὐεξίας ἑτέραν μὲν τὴν φυλακτικὴν αὐτῆς τέχνην ἀποφαίνειν,
ἑτέραν δὲ τὴν [11] δημιουργικήν. ἀλλ᾽ εἰ τοῦτο, δύο ἄλλας
τέχνας ἐξ ἀνάγκης ζητήσομεν, ἑτέραν μὲν τῆς ἰατρικῆς, τὴν
τῆς ὑγείας φυλακτικὴν, ἑτέραν δὲ τῆς γυμναστικῆς, τὴν τῆς
εὐεξίας διασωστικήν. καὶ μὲν δὴ καὶ διττῆς οὔσης τῆς
εὐεξίας, ὡς ἐν ἄλλοις ἀποδέδεικται, ποτέρας αὐτῶν ἡ γυ-
μναστικὴ δημιουργός ἐστιν, χαλεπὸν ἔσται διελεῖν. ἆρά γε
τῆς κατὰ φύσιν, ἢ τῆς ἀθλητικῆς; ἢ δῆλον ὡς δύο ἄλλας
ἡμῖν τέχνας ἀναγκαῖόν ἐστι ζητεῖν; καὶ δὴ καὶ σύμπασαι τὸν
ἀριθμὸν ἐξ γενήσονται, τρεῖς μὲν αἱ δημιουργοῦσαι τὰ τέλη,

cunque in illis verfatus fuerit, hujusmodi viam afperna-
bitur, et alteram meliorem veftigabit; qui vero in illis
fefe non exercuerit, alterutram, quam voluerit, partem
tuendam fufcipiens totum diem altercandi materiam habebit.

Cap. VI. Medicae namque arti fanitatis creationem,
non fervationem cuftodiamque, gymnafticae vero bonum
habitum finem effe ftatuentibus, alia rurfum difficultas
non exigua ultra praedictas exorietur. Cogetur enim,
puto, aliquis, quemadmodum fanitatis, ita et boni habitus
artem unam fervatricem, alteram opificem conftituere.
Id fi fuerit, duas alias artes neceffario difquiremus,
unam a medicina diverfam, fanitatis confervatricem, al-
teram a gymnaftica, boni habitus cuftodem. Quumque
duplex fit bonus habitus, ut alibi oftenfum eft, utrius
ipforum gymnaftica effectrix erit, diftinguere admodum
difficile fuerit, numquid naturalis, an athletici boni ha-
bitus. Nonne jam conftat, et duas alias nobis artes quae-
rendas effe? Atque ita omnes fex numero fuerint, tres

814 ΓΑΛΗΝΟΥ

Ed. Chart. VI. [11.]   Ed. Baf. IV. (288.)

τρεῖς δὲ αἱ φυλάττουσαι. τριῶν γὰρ ὑποκειμένων τελῶν,
ὑγιείας, εὐεξίας τῆς κατὰ φύσιν, εὐεξίας τῆς τῶν ἀθλητῶν,
εἰς τοσοῦτον ἀνάγκη τὸν ἀριθμὸν ἐξήκειν τὰς τέχνας. καὶ
μὴν, εἴπερ τῷ διαφέρειν τὰς εὐεξίας ἀλλήλων τε καὶ ' τῆς
ὑγιείας διαφόρων δεήσονται τῶν τεχνῶν, ἀνάγκη πᾶσα, καὶ
τῆς ὑγιείας οὔσης διττῆς, ἑτέρας μὲν τῆς καθ' ἕξιν, ἑτέρας
δὲ τῆς κατὰ σχέσιν ὀνομαζομένης, διττὰς εἶναι καὶ τὰς
τέχνας. οὐ γὰρ δὴ πλέονι μὲν ἡ εὐεξία τῆς καθ' ἕξιν
ὑγείας, ἐλάττονι δὲ τῆς κατὰ σχέσιν ὑπερέχει.

Κεφ. ζ'. Γνοίης δ' ἂν ἐναργῶς ἑκάστης αὐτῶν ἐπι-
μελῶς ἀνασκεψάμενος τὴν φύσιν· ἀνασκέψῃ δὲ τόνδε τὸν
τρόπον. ἡκέτω τις εἰς ἔννοιάν σοι νῦν ὧν ἐθεάσω πολλά-
κις ἀῤῥώστων, ἰσχυρῶς μὲν διανοσησάντων, ἀπηλλαγμένων
δὲ ἄρτι τοῦ νοσεῖν. οὗτος ἰσχνός τε καὶ ἀδύνατος εἰς τὰς
κινήσεις, ὡς ἑτέρων δεῖσθαι τῶν μετακομισόντων. οὗτος
ἰάσεως μὲν οὐκ ἔτι χρήζει, μηκέτι γε νοσῶν, ἀναθρέψεως
δέ τινος καὶ ῥώμης, ἵν' ἰσχυρός τε ἅμα καὶ πρὸς τὰς

finium effectrices, tresque fervatrices; tribus enim finibus
pofitis, fanitate, bono habitu naturali, bono habitu athle-
tico, ad tantum numerum artes afcendere neceffe eft.
Verumenimvero, quum diverfis artibus opus fit, eo quod
boni habitus inter fe et a fanitate differant, ita et
gemina fanitas quum fit, una fecundum habitum, altera
fecundum affectionem appellata, geminas et artes effe
neceffe fuerit; neque enim plus fanitatem fecundum
habitum, minus fanitatem fecundum affectionem bonus
habitus excellit.

Cap. VII. Hujusce autem rei notitiam evidentem
habueris iftorum fingulorum diligenter naturam contempla-
tus; contemplaberis autem ad hunc fane modum. Aegrotan-
tium aliquis eorum, quos faepius videris, tibi in mentem
veniat, qui graviter morbo laboraverit, proxime vero conva-
luerit; ifte emaciatus confumptusque efto, et ad motiones im-
becillus, ut aliis ipfum adiuvantibus egeat; ifte medelam plane
amplius morbo jam folutus non requirit, fed refectione
ipfi viribusque opus eft, ut robuftus pariter ad eas quae

Ed. Chart. VI. [11.]　　　　　　　　　Ed. Baf. IV. (288.)

κατὰ φύσιν ἐνεργείας γένηται, καὶ φέρειν ἱκανός τὰ προσ-
πίπτοντα. δῆλον γὰρ ὡς οὕτω διακείμενος, ὡς διάκειται
νῦν, ὁπότε πρότερον ἀπήλλακται τοῦ νοσεῖν, οὔτε θάλπος,
οὔτε κρύος, οὔτε ἀγρυπνίαν, οὔτ᾽ ἀπεψίαν, οὔτε ἄλλο τῶν
πάντων οὐδὲν ἐνεγκεῖν ἱκανός ἐστιν, ἀλλ᾽ ἐκ τοῦ ῥᾴστου
νοσήσει πάλιν, ὡς ἂν οὐκ ἀσφαλῆ τε καὶ μήπω πεπηγυῖαν
κεκτημένος τὴν ὑγιεινὴν κατάστασιν. ἀλλ᾽ εἴπερ δύσλυτος
γένοιτο καὶ καθ᾽ ἕξιν, οὔπω μέν ἐστιν εὐεξία, (τὸ γὰρ
εὖ προσλαβοῦσα τότ᾽ ἂν εὐεξία γένοιτο,) τοῦ μέντοι
μεμπτή τις εἶναι καὶ ἄχρηστος διάθεσις ἀπήλλακται.
τὸ γὰρ μήτε ἐνεργεῖν δύνασθαι κατὰ τὸν βίον ἱκανῶς
ἑτοίμως τε βλάπτεσθαι μεμπτή καὶ ἄχρηστος διάθεσις.
εἰ δὲ μήτε εἰς τὰς πράξεις ἐμποδίζοιτο, μήθ᾽ ἑτοίμως
βλάπτοιτο, (τοιαύτη δέ ἐστιν ἡ καθ᾽ ἕξιν ὑγίεια,) τοῦ μὲν
μηκέτ᾽ εἶναι μεμπτὴ καὶ ἄχρηστος εἰς τὰς κατὰ τὸν βίον
ἐνεργείας ἀπήλλακται, τὸ δ᾽ ἐπαινετὸν οὔπω κέκτηται,
κτήσαιτο δ᾽ ἄν, εἰ καὶ πρὸς τὸ μηκέτ᾽ ἀσθενῶς ἐνεργεῖν

fecundum naturam funt actiones obeundas evadat, et
externas injurias illaefus fuftineat. Nihil enim dubii eft,
quin ita affectus, ut modo afficitur, nunc primum aegri-
tudine liberatus, aeftum, frigus, vigilias, cruditatem
aliudve quicquam ferre non valeat, fed quantumvis levi
noxa pulfatus, utpote nondum tutum firmumque falubrem
ftatum adeptus, in morbum fit relapfurus. Quum vero
ftabilior atque in habitu fuerit, nondum tamen in bonum
habitum evafit, (hanc enim particulam, bonus, accipiens
tunc bonus habitus efficietur,) fed jam mendofa affectio
inutilisque effe defiit; non poffe enim fatis pro vitae
commodis agere ac facile quibusque injuriis violari
mendofa inutilisque affectio eft. Quod fi neque actiones
impediantur, neque fit injuriis facile corpus obnoxium,
(talis vero eft fecundum habitum fanitas,) non amplius
mendofa eft atque ad humanas actiones inutilis, fed
illud laudabile atque perfectum nondum adepta; adepta
vero tunc fuerit, quum non folum haud debiliter opera-

ἔτι καὶ ῥώμην τινὰ ἀξιόλογον προσλάβοιτο. μέση γὰρ ἡ
καθ᾽ ἕξιν ὑγίεια ταῖς ἐνεργείαις ἐστὶ τῆς τε κατὰ σχέσιν
ὑγιείας καὶ τῆς εὐεξίας. ἡ μὲν γὰρ κατὰ σχέσιν ἀῤῥώ-
στους ἔχει τὰς ἐνεργείας, ἡ δὲ εὐεξία ῥωμαλέας, ἡ δ᾽
αὖ καθ᾽ ἕξιν οὔπω μὲν εὐρώστους, ἀῤῥώστους δ᾽ οὐκ ἔτι.
κἂν τῷδε δῆλον, ὡς, εἰ καὶ μέση τέτακται, πλέον τῆς κατὰ
σχέσιν ὑγείας (289) χρήσιμος εἰς πάσας τοῦ βίου τὰς
πράξεις ἐστὶν ἡ καθ᾽ ἕξιν, οὐ μὴν ἤδη τὸ κατ᾽ ἀρετὴν
ἔχουσα, μόνη γὰρ τοῦθ᾽ ὑπάρχει τῇ εὐεξίᾳ. καί μοι νόει
κατὰ στίχον τινὰ τὸ μὲν βλάβην ἐνεργείας, ὅπερ ἐν τῷ
νοσεῖν γίγνεται, [12] ἕτερον δὲ ἔξω μὲν τῆς βλάβης, ἄχρη-
στον δ᾽ ὑπ᾽ ἀσθενείας, ὅπερ ἐν τῷ κατὰ σχέσιν ὑγιαίνειν,
ἄλλο δὲ τρίτον ἀσθενείας μὲν ἀπηλλαγμένον, εὐρωστίαν δὲ
οὔπω κεκτημένον, ὅπερ ἐν τῷ καθ᾽ ἕξιν, ἐφ᾽ ᾧ τέταρτον
οἷον ἀρετή τίς ἐστι τῶν ἐνεργειῶν ἡ εὐεξία, καὶ ἡ ἀκρότης
τε καὶ ἡ τελειότης αὐτῶν ἡ ἐπ᾽ ἄκρον ἐστὶν αὐτῶν εὐεξία.
ἡ τοίνυν εἰς ἕξιν ὑγιεινὴν ἄγουσα τέχνη τὸν ἄνθρωπον

bitur, fed robur praeterea quoddam infigne acceperit.
Sanitas namque fecundum habitum inter fanitatem fecun-
dum affectionem et bonum habitum actionibus media
eft; nam fanitas fecundum affectionem debiles actiones
producit, bonus habitus robuftas, fanitas autem in habitu
nondum quidem robuftas, non amplius autem debiles.
Atque ita manifeftum eft, quum media fit in habitu fani-
tas, ipfam ad omnes vitae actiones magis, quam fanitatem
in affectione, licet fummam virtutem non habeat, con-
ducere; foli enim bono habitui ea concefla eft. Atque
tu fecundum ordinem quendam ifta cogita: primum
actionis noxam, quae in morbo fit; alterum extra noxam
quidem pofitum, fed propter imbecillitatem inutile, quod
in fanitate fecundum affectionem confiftit; tertium imbe-
cillitate liberatum, non tamen adhuc robuftum, quod
fanitas in habitu poffidet; poft id quartum, ceu quaedam
actionum virtus, bonus habitus, et fummum ipfarumque
perfectio exquifite bonus habitus eft. Ars igitur ad
falubrem habitum hominem perducens altera utique ab

ἑτέρα δηλονότι τῆς Ἰασομένης αὐτὸν ὑπάρξει, συγκεχωρημένου
γε ἅπαξ τοῦ τε τὸ δεῖν ἐπὶ διαφόροις τέλεσιν διαφόρους
εἶναι τὰς τέχνας, τοῦ τε τὸ δύο καθ' ἕκαστον, ἑτέραν μὲν
τὴν δημιουργοῦσαν, ἑτέραν δὲ τὴν διαφυλάττουσαν. ᾧ καὶ
δῆλον, ὡς ἡ περὶ τέλους ἔννοια περιείληφεν ἅπασαν τὴν νῦν
ἡμῖν προκειμένην ζήτησιν, καὶ διὰ τοῦθ', ὅσοι τῶν ὁρισμῶν ἀπὸ
τοῦ τέλους τὴν σύστασιν ἔχουσιν, οὐ σμικρὰς γεννῶσιν ἀπορίας.

Κεφ. η'. Ἴσως οὖν ἄμεινον ἐπ' αὐτὴν ἀφικόμενον τὴν
οὐσίαν τῆς τέχνης ἀρχὴν τῆς ζητήσεως ἐκείνην ποιήσασθαι.
τίς οὖν ἐστιν ἰατρική; εἴποι τις εἶναι ἐπιστήμην ὑγιεινῶν
τε καὶ νοσερῶν. ἀλλὰ κἂν τούτῳ δόξει προχείρως εἰλῆφθαι
τὸ ὑγιεινόν, ὡς μέρος δηλονότι τῆς ἰατρικῆς ὑπάρχον. ὅθεν,
οἶμαι, τῶν τἀναντία τιθεμένων ἔνιοι μόνων τῶν νοσερῶν
ἐπιστήμην εἶναι συγχωρήσουσι τὴν ἰατρικήν. ἀλλ' οὗτοί γε
πρῶτον μὲν ἀγνοοῦσιν, ὡς ἔστι μία τῶν ἐναντίων ἁπάντων
ἐπιστήμη, καὶ ὅς τις γινώσκει τὰ νοσερά, τοῦτον ἀνάγκη
πᾶσα μὴ ἀγνοεῖν τὰ ὑγιεινά. τουτὶ μὲν ὡς μεῖζον ἢ κατ'
ἐκείνους παρείσθω, λεγέσθω δ' ἤδη τὸ δεύτερον ὧν

ea, quae ipfum curavit, fuerit, femel fcilicet hoc con-
ceffo, diverforum finium artes effe diverfas, et fingulo-
rum geminam, effectricem unam, alteram confervatri-
cem. Ex quo patefactum eft, finis notione univerfam
praefentem quaeftionem comprehendi: quocirca et quae-
cunque definitiones a fine conftituuntur, non exiguas
ambiguitates pariunt.

Cap. VIII. Itaque melius forfitan fuerit ad ipfam
artis effentiam tranfeuntem illam inquifitionis principium
facere. Quid igitur eft medicina? Salubrium infalu-
briumque fcientiam quis effe refponderit. Verum et ifte
nimis audacter falubre tanquam fcilicet medicinae par-
tem accepiffe videbitur; unde contrariae fententiae non-
nullos morboforum tantummodo fcientiam medicinam effe
dicturos exiftimo. At ifti primum ignorant, contrariorum
omnium unam effe fcientiam, et quicunque morbofa
noverit, hunc et falubria non latere neceffe eft. Iftud
vero ceu eorum captu majus omittatur, et fecundum

818 ΓΑΛΗΝΟΥ

Ed. Chart. VI. [12.] Ed. Baf. IV. (289.)

ἀγνοοῦσιν, ᾧ τάχα ἴσως ἀκολουθήσειεν, ὅτι μὴ περιλαμβάνε-
ται κατὰ τὸν ὅρον τῆς ἰατρικῆς ἐξ ἀνάγκης τὸ ζητούμενον·
ἔνεστι γάρ τινι διαστειλαμένῳ τὴν ὁμωνυμίαν, εἶτα δείξαντι,
σωμάτων μὲν τῶν ἐχόντων ὑγείαν, καὶ σημείων τῶν δηλούν-
των, καὶ αἰτίων τῶν ποιούντων ἐπιστήμην εἶναι τὴν ἰατρι-
κὴν, οὐ μὴν τῶν γε φυλαττόντων αὐτὴν ἀντιλαμβάνεσθαι
κατὰ τἀναντία τοῦ προβλήματος. ἐοίκασιν οὖν οἱ τὰ τοι-
αῦτα σοφιζόμενοι μήτε τὸ ζητούμενον ἀκριβῶς ἐπίστασθαι,
μήθ' ὅτι καὶ σημεῖον ὑγιεινόν τι λέγομεν, ὃ τοῖς νοσοῦσιν
ἐπιφαινόμενον ὑγείας μελλούσης ἐστὶ γνώρισμα, μήτ' αἴτιον,
ὃ τοῖς νοσοῦσιν προσαγόμενον ὑγιείας ἐστὶ ποιητικὸν, ὥσπερ
ἀμέλει τὰ βοηθήματα σύμπαντα, μήθ' ὡς καὶ τὸ δεδεγμένον
ὑγίειαν σῶμα καλοῦμεν ὑγιεινὸν, ὧν πάντων ἐπιστήμην ὁ
ἰατρὸς ἔχει, μηδὲ κοινωνούντων τῷ προβλήματι, πλὴν ὀνό-
ματι. καὶ γὰρ, εἰ τῆς τῶν ὑγιαινόντων φυλακῆς ὁ ἰατρὸς
ἐπιστάτης ἐστὶν, ἢ γυμναστοῦ τὸ τοιοῦτον ἴδιον, ἐξ ἀρχῆς
ἡμῖν προὔκειτο ζητεῖν, ὥσπερ ὀλίγον ἔμπροσθεν ἐδείχθη

eorum, quae ignorant, explicemus, quod fortaffe certe
confequetur intra medicinae definitionem non neceffario
quaefitum includi; fiquidem alicui aequivocationem diftin-
guenti, poftea medicinam corporum fanitate fruentium,
notarum indicantium, caufarum facientium, fcientiam effe
demonftranti, non tamen idcirco ipfam etiam confer-
vantia tradere atque complecti oftendere licet, contra
atque propofitum poftulet. Quamobrem hujusmodi fophi-
ftica adducentes neque quod quaeritur exacte percipere
videntur, neque quodnam falubre fignum appellemus,
quod fcilicet aegrotantibus adveniens futuram fanitatem
portendit, neque caufam, quae corpori aegro adhibita fani-
tatis eft procreatrix, qualia nimirum funt univerfa reme-
dia, neque quod corpus fanitate praeditum falubre voca-
mus: quorum omnium nulla cum propofito praeterquam
nominis focietate junctorum medicus fcientiam habet.
Etenim fanorum cuftodiae medicusne, an dumtaxat gym-
nafta praefideat, ab initio nobis propofita quaeftio fuit;
quod, quemadmodum paulo ante declaravimus, judicium

τὴν κρίσιν ἐν τῇ τοῦ τέλους ἔχειν ζητήσει. πότερον γὰρ
ἁπλῶς ὑγίεια τὸ τέλος ἐστὶν τῆς ἰατρικῆς, οὐδὲν διαφέρει,
εἴτε ποιοῦντός τινος αὐτὴν οὐκ οὖσαν, εἴτε φυλάττοντος
οὖσαν, ἢ τὸ ποιῆσαι μὲν μόνον ἰατρικῆς ἐστιν, τὸ φυλάξαι
δὲ τῆς γυμναστικῆς αὐτῆς. οὕτω καὶ περὶ γυμναστικῆς,
ἆρά γε εὐεξία τὸ τέλος ἐστὶν, ἢ ὑγίεια, ἢ ποίησις ὁποτέρου
τούτων, ἢ φυλακή.

Κεφ. θ'. [13] Κινδυνεύσομεν γὰρ, ὡς ὁ λόγος ἔδειξεν,
ἐὰν ὑπερβῶμεν τὴν μίαν, ἑπτὰ ποιῆσαι περὶ τὸ σῶμα τὰς
τέχνας, τὴν μὲν πρώτην καὶ σαφεστάτην καὶ σχεδὸν μόνην
ἀναμφισβήτητον ἰωμένην τὰ νοσήματα, δύο δ' ἄλλας, τὴν
μὲν ἐκ τῆς κατὰ σχέσιν ὑγιείας εἰς τὴν καθ' ἕξιν ἄγουσαν,
τὴν δὲ ἐν ταύτῃ φυλάττουσαν, καὶ δύο ἄλλας ὁμοίως περὶ
τὴν εὐεξίαν, δημιουργικὴν μὲν τὴν ἑτέραν, φυλακτικὴν δὲ
τὴν ἑτέραν, ἔτι τε πρὸς ταύταις ἄλλας δύο περὶ τὴν
ἀθλητικὴν εὐεξίαν, ἁπλῶς μὲν γὰρ τὴν ἑτέραν τὴν κατὰ
φύσιν ὀνομαζομένην εὐεξίαν, οὐχ ἁπλῶς δὲ τὴν οὐ φύσει,

in finis exploratione habere diximus. Sanitas enim an
fimpliciter medicinae finis fit ipfam abfentem acquirentis,
an praefentem confervantis, nihil refert, neque fi acqui-
rere quidem medicinae fit, confervare autem gymnafti-
cae: fic et de gymnaftica proponi in quaeftionem poterit,
num bonus habitus aut fanitas ejus finis fit, aut horum
alterutrius creatio five cuftodia.

Cap. IX. Periculum enim fuerit, ut proxima de-
monftravit oratio, ne, fi unam excedamus, feptem circa
humanum corpus artes conftituamus, primam et mani-
feftiffimam et pene folam controverfia carentem, eam
fcilicet, quae morbos expellit; duas alias, unam a fani-
tate fecundum affectionem ad eam, quae eft in habitu,
ducentem, alteram in ea confervantem; duas item alias
circa bonum habitum pariter fefe habentes, effectricem
unam, alteram, quae confervat; praeter has etiam duas
circa bonum habitum athleticum verfantes; fimpliciter
enim alterum naturalem bonum habitum appellamus,
non fimpliciter autem eum, qui non naturalis eft, athle-

τὴν ἀθλητικὴν, ἀλλ᾽ ἀεὶ μετὰ προσθήκης, ὥσπερ καὶ
Ἱπποκράτης, ὁτὲ μὲν ὡδί πως λέγων, διαθέσιος ἀθλητικῆς
οὐ φύσει ἕξις ὑγιεινὴ κρείσσων, ὁτὲ δ᾽ αὖ πάλιν, ἐν
τοῖς γυμναστικοῖς αἱ ἐπ᾽ ἄκρον εὐεξίαι σφαλεραὶ, ἀλλ᾽ ἐν
τοῖς ἀθλητικοῖς τε καὶ γυμναστικοῖς σώμασιν· ἀκούειν γάρ
σε χρὴ, γυμναστικὰ λέγεσθαι νῦν, οὐ τὰ τῶν ὁπωσοῦν
γυμναζομένων, οἷον ἤτοι σκαπτόντων, ἢ ἐρεσσόντων, ἢ
ἀμώντων, ἤ τι τῶν ἄλλων, ὅσα κατὰ φύσιν ἀνθρώποις
ἔργα, πραττόντων, ἀλλ᾽ οἷς αὐτὸ τοῦτ᾽ ἔστιν ἀγώνισμα, τὸ
γυμνάζεσθαι κατ᾽ ἀθλητικὴν τῶν ἀντιπάλων ἰσχὺν ἐπασκοῦ-
σιν. διὰ τί μὲν οὖν ἡ τοιαύτη διάθεσις οὐ φύσει, δι᾽
ἑτέρων ἐξηγούμεθα. τὸ δ᾽ οὖν ἐκ τοῦ λόγου χρηστὸν εἰς
τὰ παρόντα τοῦτ᾽ ἔστιν αὐτὸ τὸ νῦν εἰρημένον, ὡς ἑπτὰ
γενήσονται περὶ τὸ σῶμα τέχναι, ἑτέρα μὲν τῆς ἄκρας
εὐεξίας δημιουργός, ἑτέρα δὲ τῆς αὐτῆς ταύτης φυλακτική.

ticum inquam, fed cum adjectione femper, quemadmo-
dum et Hippocrates inquit, nonnunquam fic loquens:
Affectu athletico non naturali habitus falubris melior;
interdum vero fic: *In his, qui corpora exercent, habi-
tus ad fummum boni periculofi, in athleticis videlicet
ac gymnafticis corporibus.* At de athleticis gymnafticis-
que vocatis corporibus nunc te intelligere oportet, non
de illis, qui quomodolibet exercentur, ut de fodienti-
bus, remos pellentibus, metentibus, aut quippiam aliud
ex naturalibus hominum officiis praeftantibus, fed de
illis, quibus id ipfum ftudium eft, ut contra athleticas
adverfariorum vires exercendo fefe muniant. Quaro
autem hujufcemodi affectio naturalis non fit, alio loco
expofuimus. Ex hac igitur oratione, quod optime ad
praefens negotium facit, id ipfum eft, quod proxime
diximus, circa humanum corpus feptem artes futuras,
unam praetereuntibus, vel per Jovem et novem; cur
enim non convenit duas alias artes ftatuere, alteram
quidem exquifite boni habitus effectricem, alteram vero
ejus ipfius cuftodem, quodque altera eft exquifite bonum

ΠΕΡΙ ΙΑΤΡ. ΚΑΙ ΓΥΜΝΑΣΤ. 821

Ed. Chart. VI. [13.]　　　　　　　　Ed. Baf. IV. (289.)

ἐπὶ μὲν γὰρ τῆς τῶν γυμναστικῶν εὐεξίας, ὅτι χρὴ φεύγειν
τε καὶ δεδιέναι τὴν ἀκρότητα, πρὸς Ἱπποκράτους εἴρηται
σαφέστατα. τῆς δ᾽ ἁπλῶς λεγομένης εὐεξίας τῆς κατὰ
φύσιν οὐχ ὅπως φυλάττεσθαι προσήκει τὸ ἄκρον, ἀλλὰ
καὶ παντὶ τρόπῳ σπουδάζειν. οὕτως αἱ σύμπασαι γένοιντ᾽
ἂν ἐννέα περὶ τὸ σῶμα τέχναι, καὶ τούτων ἑπτὰ μὲν, ἃς
ἂν καὶ ἐπαινέσειέ τις, αἱ δύο δ᾽ | αἱ λοιπαὶ κακοτεχνίαι
δηλονότι, καθάπερ καὶ ἡ κομμωτική. ταύτας μὲν οὖν, εἰ
βούλει, παραλίπωμεν, ἐπέλθωμεν δ᾽ αὖθις τὰς ἑπτὰ, τὴν
μὲν πρώτην ἁπασῶν, ἣν ἰᾶσθαι τὰς νόσους ἐλέγομεν, ἄλλας
δ᾽ ἐφεξῆς αὐτῇ, δύο μὲν περὶ τὴν καθ᾽ ἕξιν ὑγίειαν, δύο
δὲ περὶ τὴν εὐεξίαν, καὶ δύο ἄλλας περὶ τὴν ἄκραν εὐεξίαν.
ἤδη μὲν οὖν καὶ τοῦτο εὔδηλον, ὡς, εἰ καί τις θείη περὶ
τὸ σῶμα τέχνην ἓν ἔχουσαν δηλονότι τὸ τέλος, ἀναγκαῖόν
ἐστιν τοῦτον μέχρι τῶν ἑπτὰ προϊέναι, καὶ ὡς οὐδὲν ἄλλο
τὸ τέλος τοῦτ᾽ ἐστιν παρὰ τὴν ὑγίειαν.

Κεφ. ί. Ἄμεινον δ᾽ ἴσως ἀκριβέστερον ἐπεξελθεῖν
τῷ λόγῳ, πρῶτον μὲν τοῦτο ἀναμνήσαντας, ὃ μηδεὶς ἀγνοεῖ,

habitum efficiens, altera conſervans? Quod vero gymna-
ſtici boni habitus ſummitatem fugere vereriquo oporteat,
ab Hippocrate clariſſime teſtatum eſt; ſed ſimpliciter boni
habitus appellati, qui ſecundum naturam eſt, ſummum
non ſolum vitare non convenit, imo totis viribus ad ipſum
niti decet. Itaque omnes circa corpus noſtrum artes
novem fuerint; quarum ſeptem quis laudare poterit, reli-
quas duas potius vitioſas artes appellaverit, qualis et illa
eſt, quae comptoria dicitur. Has igitur, ſi placet, dimit-
tentes iterum ſeptem reliquas enumeremus, omnium pri-
mam, quam morbos pellere dicebamus, alias vero dein-
ceps, duas circa ſanitatem in habitu, duas circa bonum
habitum, duas circa ſumme bonum habitum. Jam ſane
et ex his patet, niſi quis circa corpus artem unum ha-
bentem ſinem ſtatuat, eum ad ſeptem usque artes accedere
neceſſe eſſe, nihilque aliud hunc ſinem eſſe, quam ſanitatem.

Cap. X. Sed melius forſitan fuerit accuratiorem
ſermonem facere, illud in primis, quod nemo ignorat.

822 ΓΑΛΗΝΟΥ

Ed. Chart. VI. [13. 14.]   Ed. Baf. IV. (289.)

τὰς μὲν κακοτεχνίας τὸ φαινόμενον ἀγαϑὸν ἐκποριζομένας
ἑκάστῳ τῶν ὄντων, [14] τὰς τέχνας δὲ τὸ κατ᾽ ἀλήϑειαν
ἐν αὐτοῖς ὑπάρχον, ἐφεξῆς δὲ τούτῳ λέγοντας, ὡς, εἴπερ ἡ
κομμωτικὴ καλουμένη νόϑου κάλλους ἐστὶ δημιουργός,
αὕτη μὲν ἂν εἴη κακοτεχνία τε καὶ κολακεία, τέχνη δέ τις
ἑτέρα συστήσεται περὶ τὸ γνήσιόν τε καὶ ὄντως ἀληϑινὸν
κάλλος, ὅπερ ἐστὶν εὔχροιά τε καὶ εὐσαρκία καὶ συμμετρία
τῶν μορίων, ἃ τῇ κατὰ φύσιν εὐεξίᾳ συμβέβηκεν. καὶ νὴ
Δία ἄλλον μὲν λόγον τῆς γυμναστικῆς διωρισάμεϑα, καὶ
νῦν δ᾽ ἂν ἴσως ἐπὶ κεφαλαίων οὐδὲν ἂν εἴη χεῖρον ὑπὲρ
αὐτῶν εἰπεῖν, ἀρχὴν τῷ λόγῳ τήνδε ποιησαμένους.

Κεφ. ιαʹ. Ἤτοι γὰρ τὸ κατὰ φύσιν ἐνεργεῖν ἑκάστῳ
τῶν μορίων ὑγιαίνειν ἐστὶν, ἢ τοῦτο μὲν ἐξ ἀνάγκης ἕπεται
τῇ κατὰ φύσιν τοῦ σώματος κατασκευῇ, τὸ δ᾽ ὑγιαίνειν
αὐτὸ τοῦτ᾽ ἔστι τὸ κατὰ φύσιν κατεσκευάσϑαι. τούτων ὁπό-
τερον ἂν ἐϑελήσῃς ὑποϑέμενος ὑγίειαν, (οὐδὲν γὰρ εἰς τὰ
παρόντα διαφέρει,) τῶν ἑξῆς λόγων οὕτως ἄκουε προσέχων

memoria repetentem, improbas artes apparens bonum
unicuique eorum, quae funt, artes autem verum ipfis
inhaerens bonum comparare, ac deinceps dicentem, quod,
fi vocata comptoria adulterinam pulchritudinem conciliat,
haec utique ars vitiofa adulatrixque fuerit, altera vero
quaedam ars circa legitimam veramque prorfus pulchritu-
dinem verfabitur, quae in vegeto colore, carnis mode-
rata copia membrorumque congrua proportione confiftit,
quae naturalem bonum habitum confequuntur. Sed de
gymnaftico bono habitu alibi feorfum verba feci; nunc
autem et fortaffe de eodem per capita loqui melius fue-
rit id fermoni principium ftatuentem.

Cap. XI. Sive enim fecundum naturam operari
unicuique membrorum idem quod bene valere eft, five
id necelfario naturalem corporis apparatum confequitur,
ipfumque bene valere nihil eft aliud, quam fecundum
naturam inftructum effe, iftorum utrumvis fanitatem con-
ftituens, (nihil enim noftra intereft,) fequentem oratio-

ΠΕΡΙ ΙΑΤΡ. ΚΑΙ ΓΥΜΝΑΣΤ. 823

Ed. Chart. VI. [14.]   Ed. Baf. IV. (289. 290.)

τὸν νοῦν. πότερα τοῦ κατεσκευάσθαι κατὰ φύσιν ἕκαστον
τῶν μορίων, ἢ τῆς ἐνεργείας αὐτοῦ χρήζομεν; ἐμοὶ μὲν
πάντες δοκοῦσιν οὐδ᾽ ἂν ὅλως θελῆσαι μόριον ἔχειν
οὐδὲν ἀργὸν ἔργου τινός, οὔτ᾽ οὖν ὀφθαλμοὺς μὴ βλέπον-
τας, οὔτε ῥῖνας ὀσμᾶσθαι μὴ δυναμένας, οὔτε σκέλη μὴ
βαδίζοντα, οὔτ᾽ ἄλλο τῶν πάντων οὐδὲν ἢ μηδ᾽ ὅλως
ἐνεργοῦν, ἢ κακῶς ἐνεργοῦν. οὐδενὸς γὰρ ἁπάντων, ὧν
χρήζομεν, ἀτελοῦς χρήζομεν, οὔτ᾽ οἰκίας, οὔθ᾽ ὑποδήματος,
αὔτε σκίμποδος, οὔθ᾽ ἱματίου, ἀλλ᾽ ἅμα τε χρήζομεν καὶ
τελείου χρήζο(290)μεν. οὕτως οὖν οὐδὲ τοῦ περιπατεῖν
ἀσθενῶς καὶ ἀῤῥώστως, οὐδὲ τοῦ βλέπειν ἢ ἀκούειν ἀμ-
βλέως, οὔτ᾽ ἄλλου τῶν πάντων οὐδενὸς ἐλλιποῦς ὀρεγόμεθα.
τίς γὰρ εὔχροιαν, ἢ εὐσαρκίαν, ἢ κάλλος ἁπλῶς τοῦ σώμα-
τος, ἢ ῥώμην ἐλλιπῆ σχεῖν εὔχεται; καὶ μὴν, εἴπερ οὐκ
ἐλλιποῦς ἐνεργείας, ἀλλὰ τελείας χρήζομεν, οὐδὲ τῆς κατα-
σκευῆς τοῦ σώματος, ἀφ᾽ ἧς ἐνεργοῦμεν, ἐλλιποῦς δεησόμεθα.
τούτων δ᾽ ἦν θάτερον ὑγίεια· δῆλον οὖν ὡς οὐδεὶς ἀτε-

uem ita animum advertens accipito. Numquid naturali
cujusque membri apparatu, an ejus opera indigemus?
Mihi profecto ita perfuadeo, neminem membrum igna-
vum officioque proprio carens habere velle, neque igi-
tur caecutientes oculos, neque nares odorari nequeuntes,
neque crura torpentia, neque aliud quodpiam membro-
rum aut nihil penitus, aut depravate agens, habere
cupiat: nullo enim eorum omnium, quibus egemus,
imperfecto egemus, neque domo, neque calceo, neque
fcamno, neque vefte, fed fimul egemus, et perfecto ege-
mus. Itaque infirme debiliterque ambulare non peti-
mus, neque obtufe cernere, vel audire, neque aliud
quicquam deficiens mancumque expetimus. Quis enim
coloris bonitatem, carnis molem, aut abfolute corporis
pulchritudinem roburve imperfecta defiderat? Quo-
circa, fi actionem non depravatam, fed perfectam requi-
rimus, neque corporis conftitutionem, α qua operamur,
imperfecte votis expofcemus; atque ita quum horum
alterutrum fanitas fit, nullus procul dubio mutilam fani-

824 ΓΑΛΗΝΟΥ

Ed. Chart. VI. [14. 15.] Ed. Baf. IV. (290.)

λοῦς ὑγιείας, ἀλλ᾽ ὡς ἔνι μάλιστα τελειοτάτης ἅπαντες
χρήζομεν.

Κεφ. ιβ΄. Εἰ μὲν οὖν ἄλλο τι τὴν εὐεξίαν οἴεταί τις
εἶναι παρὰ τὴν τελείαν ὑγίειαν, ἄλλην μὲν τέχνην ὑγιείας,
ἄλλην δ᾽ εὐεξίας ζητείτω· εἰ δὲ ἓν καὶ ταὐτόν ἐστιν ἄμφω,
μίαν ἀνάγκη καὶ τέχνην εἶναι. πῶς οὖν ἓν καὶ ταὐτόν
ἐστιν εὐεξία τε καὶ ἡ παντελὴς ὑγίεια; πρῶτον, εἴπερ τὴν
ταύτης αἰτίαν κατασκευὴν τὴν αὐτὴν δήπου καὶ τῆς
εὐεξίας εἶναι πεπιστεύκαμεν, ἄμφω ταὐτὸν ἔσται· δεύτερον
δὲ ἐξ αὐτῆς τῆς οὐσίας. εὐεξία μὲν γὰρ οὐδὲν ἄλλο ἐστὶν,
ἢ εὖ ἔχουσα ἕξις, ἡ δὲ ἕξις διάθεσίς ἐστι μόνιμος, ὥστε, οὗπερ
ἕξις, τούτου καὶ εὐεξία, πρός τι δ᾽ ἄμφω. λέγεται δ᾽ οὖν
τις ἕξιν ἔχειν ἐν γραμματικῇ, καὶ ἄλλος ἐν ἀριθμητικῇ, καὶ
ἄλλος ἐν γεωμετρίᾳ, καὶ ἄλλος ἐν ἀστρονομίᾳ, καὶ καθ᾽
ἕκαστον τῶν ὄντων, ὅταν ἡ διάθεσις δύσλυτος ᾖ, ἕξις
ὀνομάζεται. [15] διαφερέτω δὲ μηδὲν ἔν γε τῷ παρόντι,
διάθεσιν ὀνομάζειν, ἢ σχέσιν. εἴπερ οὖν, οὗπερ ἕξις, τούτου

tatem, fed quam fieri poteft abfolutiffimam firmiffimam-
que exoptaverit.

Cap. XII. Igitur, fi aliud quidpiam bonum habitum
a perfecta fanitate quis autumet, aliam fanitati, aliam
bono habitui artem praeficiat: fin unum atque idem
utrumque eft, unam et utrique artem praefidere neceffe
eft. At quomodo unum idemque bonus habitus atque
abfoluta fanitas fuerit? Primum, fi apparatum hujufce
caufam eundem et boni habitus effe crediderimus, ambo
idem erunt; fecundo ex ipfa effentia id percipiemus.
Bonus fiquidem habitus nihil eft aliud, quam bene fe
habens habitus: habitus autem affectio ftabilis eft: quare,
cujus eft habitus, ejus eft etiam bonus habitus, ambo
vero ad aliquid funt. Dicitur itaque aliquis in gramma-
tica habitum habere, alius in arithmetica, in geometria
alius, alius in aftronomia, et in re qualibet, quum affe-
ctio bene adhaerens altiusque defixa fuerit, habitus nomi-
natur. Nihil autem in praefentia referat affectionem
aut habitudinem appellare. Quamobrem, fi et ejus eft

καὶ εὐεξία, τινὸς δὲ ἡ ἕξις δηλονότι, καὶ ἡ εὐεξία τινός,
καὶ τοῦ αὐτοῦ γε, οὗ καὶ ἡ ἕξις. ἀλλ᾽ ἡμῖν νῦν οὐ περὶ τῆς
γεωμετρικῆς ἕξεως, ἢ μουσικῆς, ἢ γραμματικῆς, ἀλλὰ περὶ
τῆς ὑγιεινῆς ὁ λόγος ἐστίν. οὐκοῦν, ὅταν εἴπωμεν εὐεξίαν,
οὐ γραμματικὴν, ἢ μουσικὴν, ἢ γεωμετρικὴν, ἀλλ᾽ ὑγιεινὴν
λέγομεν. εὐθὺς δὲ αὐτὸ τοῦτο παρορῶσιν οἱ πολλοὶ καὶ
νομίζουσιν, τὸ τῆς εὐεξίας ὄνομα τῷ τῆς ὑγιείας ὁμοίως
λέγεσθαι. καίτοι τὸ μὲν τῆς ὑγιείας ὄνομα διαθέσεώς
τινός ἐστιν, τὸ δὲ τῆς εὐεξίας οὐχ ἁπλῶς τὴν διάθεσιν,
ἀλλὰ τὸ κατ᾽ αὐτὴν ἄριστόν τε καὶ μόνιμον ἐνδείκνυται.
ἀρίστη ἐστὶν ἕξις ἐκείνης τῆς διαθέσεως, ἣν ὑγίειαν ὀνομά-
ζομεν, ἢ εὐεξίαν. οὐκοῦν (αὖθις γάρ που καὶ αὖθις
ἀνάγκη ταὐτὸν εἰπεῖν, εἰ μέλλει τις ἐξαιρήσεσθαι τῶν
πολλῶν ἄγνοιαν παλαιὰν,) οὔτε διαθέσεως, οὔτε κατασκευῆς,
οὔτ᾽ ἐνεργείας ἐστὶ τὸ τῆς εὐεξίας ὄνομα δηλωτικὸν, ὥσπερ
οὖν οὐδὲ τὸ τῆς ἕξεως, ἀλλὰ τοῦτο μὲν αὐτοῦ μόνου τοῦ

bonus habitus, cujus eft habitus, alicujus autem habitus
eft, alicujus ergo et bonus habitus erit, et ejusdem, cujus
habitus. At nobis in praefentia non de geometrico, mu-
fico, aut grammatico, fed de falubri habitu fermo pro-
ponitur. Quum bonum igitur habitum dicemus, non
grammaticum, muficum, aut geometricum, fed falubrem
habitum dicemus. Atqui ftatim id ipfum vulgares negli-
gunt, et boni habitus fanitatisque nomina idem fignifi-
care arbitrantur, quum tamen fanitatis nomen affectio-
nis cujusdam nomen fit, boni vero habitus nomen
non affectionem fimpliciter, fed quod in ea optimum
permanensque eft manifeftat: quandoquidem ejus affectio-
nis, quam fanitatem dicimus, praeftantiffimus habitus eft
bonus habitus. Non igitur (idem enim iterum atque iterum
inculcare neceffe eft, quum quis multorum inveteratam igno-
rantiam ftirpitus evellere cupiat) non, inquam, affectionem,
non conftitutionem, non actionem boni habitus nomen
fignificat, quemadmodum neque fimpliciter habitus, fed
habitus quidem folam ipfam permanentiam ftabilitatemque

826 ΓΑΛΗΝΟΥ

Ed. Chart. VI. [15.]   Ed. Baf. IV. (290.)

δυσλύτου τε καὶ μονίμου τῆς διαθέσεως, ἡ δ᾽ εὐεξία πλέον
οὐδὲν αὐτῷ προστίθησι τοῦ εὖ. σύγκειται οὖν ἐκ τοῦ τῆς
ἕξεως ὀνόματος τὸ εὖ προσλαβόντος, ὅπερ εἰώθαμεν
ἐπαινοῦντες ἅπασιν ἐπιφέρειν, ὅσα καλῶς καὶ κατὰ τὴν
οἰκείαν ἀρετὴν διάκειται. τίνος οὖν ὀρεγόμεθα, καὶ τί τῷ
σώματι διὰ παντὸς ὑπάρχειν βουλόμεθα; πότερον διάθεσιν
ὑγιεινὴν αὐτὸ τοῦτο μόνον ἴσχειν, ἢ τοῦτό γε παραπλήσιον
τῷ ζητεῖν, ἆρά γε οἰκίας μοχθηρᾶς καὶ μελλούσης ὅσον
οὔπω καταπεσεῖν χρῄζομεν, ἢ καὶ πρὸς τὴν χρείαν, ἧς
ἕνεκα γέγονεν, ἄριστα διακειμένης καὶ ὡς ἔνι μάλιστα πολυ-
χρονιωτάτης; οὐδεὶς γάρ ἐστιν οὔτ᾽ ἐλλιπῶς οὔτ᾽ ὀλιγο-
χρονίως ὑγιαίνειν βουλόμενος. ἀλλ᾽ οὐδ᾽ ἐστί τις ὅλως
τέχνη σκοπὸν ἔχουσα τὸ χεῖρόν τε καὶ ὀλιγοχρονιώτερον,
ἀλλ᾽, ὅπερ ἂν ἐκ τῆς αὐτῆς ὕλης ἄριστόν τε μέλλῃ καὶ
πολυχρονιώτατον ἔσεσθαι, τοῦτο ταῖς ποιητικαῖς ἁπάσαις
τέχναις ὁ σκοπός. οὐ μὴν οὐδὲ τέλος ἄλλο τι παρὰ τὴν
ἐπιτυχίαν ἐστὶ τοῦ σκοποῦ, καὶ δῆλον ἐκ τῶν εἰρημένων,

affectionis oftendit: bonus vero habitus nihil ei plus
quam bonitatem adjicit. Igitur ex hoc nomine habitus,
et ex hac adjectione, bonus, componitur, quam omni-
bus, quae laudamus, apponere confuevimus, quaecunque
probe et fecundum propriam fuam virtutem conftituta
funt. Quid igitur appetimus, aut quid noftro corpori
prorfus ineffe precamur? numquid falubrem affectionem
id ipfum folum? an hoc idem eft, ac fi quaeras, num
infirmas aedes ac propediem ruituras expetimus? aut
ultra ufum, cujus caufa ftructae funt, elegantiffime quo-
que compofitas, et quam longiffimo tempore duraturas?
Nemo profecto reperiatur, qui non integre et non longi
temporis fpatio fanitate frui percupiat. Quin etiam nulla
omnino ars eft, quae fibi id, quod deterius eft ac bre-
vioris temporis, proponat, fed quod in eadem materia
eft optimum atque longiffimo temporis curriculo per-
manfurum. Id fane onmibus effectivis artibus propofi-
tum eft; neque etiam finis plane aliud quippiam, quam
propofiti confequutio fuerit. Atque jam ex dictis aper-

ὡς καὶ τέλος ἕν ἐστιν τῆς περὶ τὸ σῶμα τέχνης καὶ σκοπὸς εἷς. εἴτ᾽ οὖν ἀρτιότητά τις ἐθέλει τὸν σκοπὸν τοῦτον ὀνομάζειν, εἴτ᾽ εὐεξίαν, εἴθ᾽ ὑγείαν, εἴτε τὴν κατὰ φύσιν κατασκευὴν τοῦ σώματος, εἴτε τὴν κατὰ φύσιν ἐνέργειαν, εἴτε διάθεσιν, ἢ κατασκευὴν, ἀφ᾽ ἧς ἐνεργοῦμεν τελέως ταύτας τὰς κατὰ φύσιν ἐνεργείας, οὐδὲν εἴς γε τὰ παρόντα δέομαι διαιρεῖν.

Κεφ. ιγ΄. Ἐν γάρ μοι πρόκειται δεῖξαι, τὸ πᾶσαν τέχνην καὶ σκοποῦ καὶ τέλους ἐφίεσθαι. τέλος δ᾽ ἐν ἑκάστῳ τῶν ὄντων ἕν, ὅπερ οὐδὲν ἄλλο ἐστὶν, ἢ τὸ κατ᾽ ἐκείνην τὴν οὐσίαν ἀγαθόν. ἀμπέλου γοῦν οὐκ ἄλλο μὲν τελειότης, ἄλλο δὲ τὸ ἀγαθὸν, οὐ μὴν οὐδ᾽ ἄλλο τι παρὰ τοῦτο πρόκειται σκοπεῖσθαι τῇ περὶ τὰς ἀμπέλους τέχνῃ, καθάπερ οὐδὲ τῇ περὶ τὰς ἐλαίας, ἀλλὰ καὶ ἥδε τὴν τελειότητα τῆς τῆς ἐλαίας φύσεως ἔχει τὸν σκοπόν. ἓν δή τι τῶν ὄντων ἐστὶ τό τ᾽ ἀνθρώπου σῶμα, καί τίς ἐστιν καὶ τοῦδε πάντη τελειότης, ἣν καὶ παροῦσαν φυλάττειν, καὶ

tum eſt, artis circa corpus verſantis finem eſſe unum propolitumque uuum: ſive propoſitum hoc quiſpiam integritatem nominet, ſive bonum habitum, ſive ſanitatem, ſive naturalem corporis conſtitutionem, ſive naturalem actionem, aut affectum, aut conſtitutionem, per quam integre atque abſolute his naturales functiones obimus, nihil in praeſentia diſtinguere opus eſt.

Cap. XIII. Siquidem unum mihi oſtendendum proponitur, omnes videlicet artes propoſitum finemque appetere, finem vero uniuſcujusque rei unum eſſe, qui nihil aliud fit, quam ſecundum illam ſubſtantiam bonum. In vite igitur non aliud quidem perfectio eſt, aliud vero bonum, neque aliud praeter id quippiam ars vitium cultum tradens ſibi ſpeculandum proponit. Itidem et ars oleas excolere docens olearum naturae perfectiones ſibi propoſitum ſtatuit. Verum enim vero una quaedam res eſt humanum corpus, et quaedam quoque hujuſce omnino perfectio eſt, quam et praeſentem cuſtodire, abſentem

ἀποῦσαν ἀνασώζεσθαι πρόκειταί τινι τέχνῃ. [16] ταύτης δ᾽
εἴπερ τι κατωτέρω ποιήσομεν ἕτερον τέλος, ὁ προειρημένος ἡμᾶς
ἐκδέξεται λόγος. ἔσται γὰρ ἡ μὲν τῆς εὐεξίας, ἡ δὲ ἄκρας
εὐεξίας, ἑτέρα δὲ τῆς ὑγιεινῆς ἕξεως, καὶ τετάρτη τις ἄλλη
τέχνη σχέσεως ὑγιεινῆς δημιουργός, ἔξωθεν δὲ τούτων ἄλλη
πέμπτη τῆς ἀθλητικῆς εὐεξίας. εἰ δὲ καὶ δημιουργεῖν μὲν
ἄλλαις τὰ τέλη, φυλάττειν δ᾽ ἄλλαις ἐπιτρέψομεν, οὐ ταύ-
τας μόνον, ἀλλὰ καὶ σὺν αὐταῖς ἄλλας τοσαύτας ἐπιζητή-
σομέν τε καὶ συστησόμεθα περὶ τὸ σῶμα τέχνας.

Κεφ. ιδ΄. Ὧι καὶ δῆλον, ὡς οὔτε πολλὰ τὰ τοῦ σώ-
ματος ἀγαθὰ χρὴ ποιεῖν, οὔτ᾽ ἄλλην μέν τινα αὐτοῦ δη-
μιουργὸν, ἄλλην δὲ φύλακα. τῷ μὲν δὴ σκοπεῖσθαι δυνα-
μένῳ διὰ κεφαλαίων τὸ σύμπαν οὐδὲν ἔτι προσδεῖ· τῷ δὲ
τοῦτο μὴ δυναμένῳ δρᾶν, ἢ καὶ πάντ᾽ ἐξαλεῖψαι τῆς δια-
νοίας, ὅσα τοῖς κακῶς ὑπειλημμένοις ἕπεται, δεομένῳ, παμ-
πόλλων ἔθ᾽ ἡγοῦμαι δεῖν. ὅτι τε γὰρ οὐχ ἕν ἐστιν τὸ
τοῦ σώματος ἀγαθὸν, ἀλλὰ καὶ ὑγίειά τε καὶ ῥώμη καὶ
κάλλος, ὅτι τε δυνατὸν ἑτέραν μὲν εἶναι δημιουργὸν τού-

revocare alicujus artis officium eſt. Hujus autem ſi alte-
rum quendam inferiorem finem conſtituam, antedictus
nos excipiet ſermo: erit enim haec boni habitus, illa
ſumme boni habitus, alia ſalubris habitus, et quarta in-
ſuper ars ſalubris habitudinis opifex, et praeter has
athletici boni habitus effectrix quinta. Quod ſi aliis qui-
dem artibus fines inducere, aliis autem eos conſervare
permiſerimus, non has modo, verum etiam alias totidem
circa corpus artes inveſtigabimus conſtituemusque.

Cap. XIV. Ex quo efficitur, neque multa corporis
bona eſſe ponenda, neque aliam ejusdem opificem, aliam
vero cuſtodem artem eſſe ſtatuendam. Ei ſane, qui poteſt
omnia per capita contemplari, non pluribus opus eſt; qui
vero id facere nequeat, vel et omnia ex animo delere,
quaecunque ex male perceptis ſequuntur, opus habeat,
longiore, puto, adhuc oratione indiget. Illa ſane confu-
tanda ſunt, quod non unum ſit corporis bonum, ſed
omnia haec ſanitas, robur et pulchriꞇudo, quodque ars

τοῦ τέχνην, ἑτέραν δὲ φυλακτικὴν, καὶ ὅσα ἄλλα τούτοις
ἑπόμενα κακῶς ἐγνώκασιν ἔνιοι, διελέγξαι χρή. καὶ πρῶτόν
γε, ὅτι τοῦ σώματος ἓν ἀγαθόν ἐστιν, διελθεῖν ἄμεινον
πρώτως τε καὶ κυρίως λεγόμενον, ἐφ᾽ ὃ πάντα τὴν ἀναφο-
ρὰν ἔχει. τὰ δ᾽ ἄλλα τὰ λεγόμενα σώματος ἀγαθὰ, τὰ μὲν
ὡς μόρια ἐκείνου λέγεται, τὰ δ᾽ ὡς αἴτια, τὰ δ᾽ οἷον καρ-
πός τις. ὥσπερ γὰρ τὸ κάλλος ἥ τ᾽ εὔχροια καὶ ἡ εὐσαρ-
κία καὶ ἡ συμμετρία, καθάπερ καὶ ἄλλα τινὰ, συμπληροῖ,
τί κωλύει καὶ τὸ τοῦ σώματος ἐξ ὑγείας καὶ ῥώμης καὶ
κάλλους συμπληροῦσθαι; τί δὲ κωλύει πάλιν αὐτοῦ μὲν τοῦ
σώματος ἀγαθὸν εἶναι τὴν ὑγίειαν, οἷον δὲ καρπόν τινα
τὸ κάλλος αὐτοῦ καὶ τὴν ἐνέργειαν ὑπάρχειν; τί δὲ κω-
λύει, τὴν μὲν ἐνέργειαν εἶναι τὸ πρῶτον ἀγαθὸν τοῦ σώ-
ματος, αἰτίαν δ᾽ αὐτοῦ τὴν ὑγίειαν; οὐ γὰρ ἐξ ἄλλων μέν
τινων ὑγιαῖνον ἀκριβῶς ἔσται σῶμα, δι᾽ ἄλλων δ᾽ ἰσχυρὸν,
ἢ καλὸν αὐτὸ μέλλει ποιήσειν· εὐθὺς δὲ τοῦτο καὶ ἀκριβῶς
ὑγιεινόν.

una id procreare poffit, altera eonfervare, et quaecun-
que alia ab his orientia nonnulli perperam decreverunt:
atque in primis unum effe corporis bonum primarie et
proprie dictum, ad quod reliqua omnia referuntur,
explicare melius eft: alia vero corporis bona vocata, non-
nulla ut partes illius dicuntur, alia ut caufae, alia ut
fructus quidam.   Quemadmodum enim pulchritudinem
vividus color, moderata carnis moles, membrorum com-
moderatio et alia quaedam integrant, quidni et corporis
bonum ex fanitate, robore et pulchritudine confletur?
Item quid prohibet ipfius corporis bonum effe fanitatem,
fed veluti fructum quendam ejus pulchritudinem et
actionem? Quid obftat praeterea primum corporis bonum
actionem effe, ejus vero caufam fanitatem? Neque enim
per alia exquifite fanefcet corpus, per alia robuftum
aut pulchrum evadet: ftatim vero id etiam exacte falu-
bre eft.

Ed. Chart. VI. [16.]   Ed. Baf. IV. (290. 291.)

Κεφ. ιεʹ. Ὥστε καὶ διὰ τοῦτο μία τέχνη περὶ τὸ
σῶμα. τὰ γὰρ αὐτὰ πράττοντες ἰσχυροί τε ἅμα κατὰ τὰς
ἐνεργείας ἐσόμεθα, καὶ καλλίους ὀφθῆναι, καὶ ὑγιεινότεροι,
καὶ εὐεκτικώτεροι, καθάπερ εἰ καὶ σφαλείημέν τι περὶ τὸ
σῶμα, καὶ τῶν ἐνεργειῶν τὴν ῥώμην καταλύσομεν, καὶ τῷ
κάλλει λυμανούμεθα, καὶ τὴν εὐεξίαν καθαιρήσομεν, καὶ
τὴν ὑγίειαν μειώσομεν· ἅπαντα γὰρ ταῦτα συναυξάνεταί
τε καὶ συμμειοῦται προσηκόντως. ἡ γάρ τοι κατὰ φύσιν
ἐνέργεια δεῖται τῆς κατὰ φύσιν τοῦ σώματος κατασκευῆς,
ὑφ᾽ ἧς γίνεται, λόγον αἰτίας ἐχούσης πρὸς αὐτήν. ὥστ᾽
οὐκ ἐνδέχεται πρότε(291)ρον τὸ μὲν ἕτερον αὐτῶν εἶναι,
τὸ δ᾽ ἕτερον μὴ παρεῖναι. καὶ μὲν δὴ καὶ συναυξά-
νεται καὶ συμμειοῦται ἀμφότερα. βελτίω μὲν δὴ γινό-
μενα, τὸ μὲν εὐεξία, τὸ δὲ ῥώμη κέκληται. τὸν
αὐτὸν γὰρ καὶ ἡ ῥώμη πρὸς τὴν ἐνέργειαν ἔχει λόγον,
ὅνπερ ἡ εὐεξία πρὸς τὴν ὑγείαν. ἑκάτερον γὰρ ἑκα-
τέρῳ γίνεται, καὶ ὥσπερ ἡ εὐεξία τινός ἐστιν, οὕτως
καὶ ἡ ῥώμη. τῆς μὲν γὰρ κατὰ φύσιν, εἴτε κατασκευῆς,

Cap. XV. Quare et ex hoc unam circa corpus
artem efſe convincitur: eadem enim facientes ſimul et
robuſti ad agendum erimus, et viſu pulchriores, et ſalu-
briores, meliorisque habitus efficiemur; quemadmodum
contra, ſi qua in corpus noxa inciderit, et actionum fir-
mitas labaſcet, et pulchritudo marceſcet, et bonus habi-
tus tolletur, ſanitasque ipſa violabitur: haec enim omnia
merito ſimul augentur, ſimulque decreſcunt. Naturalis
etenim actio naturali corporis eget apparatu, a quo
rationem cauſae erga ipſam habente producitur. Quo-
circa illud fieri non poteſt, ut iſtorum alterum adſit,
alterum vero abſit: ambo praeterea haec ſimul augentur
atque decreſcunt: quumque in melius proficiunt, hic
bonus habitus, ille robur appellatur; eadem namque
ratione robur actioni, qua bonus habitus ſanitati, com-
paratur, utrumque enim ab utroque producitur, ſicutque
alicujus bonus habitus eſt, ita et robur; naturalis nam-

εἴτε διαθέσεως [17] ὀνομάζειν ἐθέλοις, ἀρετή τις ἢ εὐεξία,
τῆς δὲ ἐνεργείας ἡ ῥώμη. ταὐτὸν δ᾽ ἀρετή τε καὶ τελειό-
της ἐστὶν καὶ τὸ καθ᾽ ἕκαστον τῶν ὄντων ἀγαθὸν, ὅπερ
αὐτοῦ πρώτως τε καὶ ἁπλῶς ἀγαθὸν ὀνομάζεται. καὶ
μὲν δὴ καὶ χείρω γίγνεται διὰ τῶν αὐτῶν ἀμφότερα. καὶ ἡ
μὲν ὑγιεινὴ διάθεσις, ὥσπερ ἔμπροσθεν εἴπομεν, εὐεξία
προσαγορεύεται, εἰ δ᾽ αὖ τις ἐνεργῶς ἀσθενής, ῥώμης ἀῤ-
ῥωστία τε καὶ ἀσθένεια. καὶ δὴ καὶ κάλλος μὲν τοῖς
προτέροις, αἶσχος δὲ τοῖς δευτέροις ἐξ ἀνάγκης ἕπεται.
πάντ᾽ οὖν ταῦτα καὶ συναύξεται, καὶ συμμειοῦται, καὶ
τελειοῦται, καὶ καθαιρεῖται πάνθ᾽ ἅμα, καὶ τὸ βλά-
πτον ὁτιοῦν ἓν ἐξ αὐτῶν εὐθὺς καὶ τᾶλλα σύμπαντα
βλάπτει, τό τ᾽ ὠφελοῦν ὡσαύτως ἅπαντα ὠφελεῖ. καὶ δῆ-
λον, ὡς καὶ διὰ τοῦτο μίαν ἀνάγκη τέχνην εἶναι περὶ σύμ-
παντα ταῦτα. τί δὴ τούτων ἐστὶ τὸ πρῶτόν τε καὶ ἁπλῶς
ἀγαθὸν τοῦ σώματος, οὐδὲν μὲν ἐγείρει, τό γε νῦν εἶναι,
λέγειν, ἵνα δὲ μηδὲ τοῦτ᾽ ἐνδέῃ, προσθήσω. σώματος

que five apparatus, five actionis, utcunque vocare libet,
virtus quaedam eſt bonus habitus, actionis vero naturalis
virtus robur eſt, idem autem eſt virtus, perfectio et cu-
jusque reï bonum, quod illius primum atque ſimpliciter
bonum nominatur. Ambo ſane et propter eadem dete-
riores melioresve redduntur, bonus namque habitus
ſalubris, ut ante dictum eſt, affectio nominatur. Si quis
rurfus manifeſte debilis fit, roboris infirmitas imbecilli-
tasque dicetur: pulchritudo praeterea priora, poſteriora
deformitas neceſſario comitatur. Haec plane omnia ſimul
crefcunt, ſimul minuuntur, et perficiuntur ſimul omnia,
ſimulque delentur; quodque iſtorum unum laeferit, quic-
quid fuerit, ſtatim et reliqua omnia laedit; contra quod
juvat, pariter et omnia juverit. Atqui ex dictis jam
unam circa haec omnia artem neceſſario verſari elucefcit.
Quod iſtorum autem princeps ſimpliciterque corporis bo-
num fit, nihil in praeſentia attinet dicere; fed tamen,
ne id quoque fermoni deficiat, ſubjungam. Corporis

ἀγαθὸν ἁπλῶς· καὶ πρῶτον, οὗ μάλιστα δεόμεθα, τελειό-
της τῆς ἐνεργείας ἐστὶν, ὅπερ δὴ ῥώμην τε καὶ ἰσχὺν ὀνο-
μάζουσιν, ἐλλειπτικῶς ἑρμηνεύοντες· ἐχρῆν γὰρ αὐτοὺς, οὐ
ῥώμην ἁπλῶς, ἀλλ᾽ ἐνεργείας ῥώμην, οὐδ᾽ ἰσχὺν ἁπλῶς,
ἀλλ᾽ ἐνεργείας ἰσχὺν εἰπεῖν. ἑξῆς δὲ τούτων δεύτερον οὐχ
ἁπλῶς οὐδὲ καθ᾽ ἑαυτὸ τοῦ σώματος ἀγαθὸν, ἀλλ᾽ ὅτι γε
τὸ πρῶτόν τε καὶ καθ᾽ ἑαυτὸ τοιούτου δεῖται πάντως εἰς
γένεσιν. οἷον ἡ τῆς ὑγιείας ἐστὶν εὐεξία, ἣν καὶ αὐτὴν
πάλιν ἐλλειπτικῶς ὀνομάζοντες ἀφορμὴν σοφισμάτων παρέ-
χουσιν· δέον γὰρ εὐεξίαν ὑγείας εἰπεῖν, οὐχ οὕτως, ἀλλ᾽
ἁπλῶς εὐεξίαν ὀνομάζουσιν. ἕπεται δ᾽ ἐξ ἀνάγκης τῇδε τὸ
κάλλος, ἄλλο τι γένος· ἕπεται ἐκείνοις τρίτον ἀγαθὸν
σώματος. ὥστε οὔτε ὁμογενῆ τὰ τοῦ σώματος ἀγαθὰ, κα-
θάπερ οὐδὲ τὰ τῆς ψυχῆς, οὔθ᾽ ὁμοίως λέγεται ἅπαντα,
ἀλλὰ τὸ μὲν ὡς πρῶτόν τε καὶ καθ᾽ ἑαυτὸ, τὸ δ᾽ ὡς αἴ-
τιον ἐκείνου, τὸ δ᾽ ὡς ἐξ ἀνάγκης ἑπόμενον. τίνος οὖν
τούτων τῶν τριῶν ἢ περὶ τὸ σῶμα τέχνη πρώτη ἐστὶ δη-

bonum abſolutiſſimum atque primarium, quo egemus
potiſſimum, actionum perfectio eſt, quod ſane robur
vimque imperfecte enunciantes nominant, ſiquidem eos
oportebat non robur ſimpliciter, ſed actionum robur,
neque vim ſimpliciter, ſed actionum vim nuncupare.
Deinceps vero poſt ſecundum non ſimpliciter neque per
ſe corporis bonum, ſed quoniam primo et per ſe hujus-
modi bono ad ſui creationem actionum robur indiget,
ſanitatis eſt bonus habitus, quem et ipſum iterum imper-
fecte nominantes cavillationibus anſam praebuere; ſani-
tatis enim bonum habitum quum dicere debeant, non
ita, ſed abſolute bonum habitum vocant. Hunc neceſſario
pulchritudo ſequitur, aliud quoddam ab illis et tertium
corporis bonum. Quare corporis bona aeque ac animae
neque unius generis ſunt neque ſimiliter omnia dicuntur,
ſed unum quidem ut primum atque per ſe, alterum
tanquam illius cauſa, tertium vero ut neceſſario conſe-
quens. Igitur cujus horum trium ars corpus gubernans

μιουργός; ἆρά γε τῆς ὑγιείας, ἢ τῆϑ ἐνεργείας, ἢ τοῦ κάλ-
λους; ὅτι μὲν γὰρ ἐξ ἀνάγκης ὠφελήσει τε καὶ ποιήσει τὰ
τρία, κᾂν ἓν ἐξ αὐτῶν ὁτιοῦν ὠφελῇ, πρόδηλον ἤδη γέγο-
νεν. εἴτε γὰρ τὴν ἐνέργειαν, ἐξ ἀνάγκης καὶ τὴν ὑγίειάν
τε καὶ τὸ κάλλος· ἡ μὲν γὰρ οὐχ οἷα τέ ἐστιν χωρὶς τῆς
ποιούσης αὐτὴν αἰτίας γενέσθαι, τὸ κάλλος δ' ἐξ ἀνάγκης
ἕπεται· εἴτε τὴν ὑγίειαν, εὐθὺς καὶ τὴν ἐνέργειαν, καὶ
τὸ κάλλος· ἄμφω γὰρ ἦν ταύτης ἔγγονα· καὶ μὴν εἰ τὸ
κάλλος ποιοῖ, πάντως που καὶ τὴν ὑγίειαν προπεποίηκεν,
εἰ δὲ τοῦτο, καὶ τὴν ἐνέργειαν.

Κεφ. ιϛ'. Ἀλλὰ τί τὸ πρώτως ἐστὶν ὑπὸ τοῦ τεχνίτου
γιγνόμενον, ὁ λόγος ἐπόθει θηρᾶσαι. καὶ δὴ φαίνεται σα-
φῶς ἤδη διὰ τῶν εἰρημένων ἡ μὲν τέχνη τὴν ὑγίειαν ἐργα-
ζομένη, ταύτῃ δ' ἐξ ἀνάγκης ἐνέργειά τε καὶ τὸ φυσικὸν
κάλλος ἀκολουθεῖ. ὅπου γὰρ πρῶτον ἐνεργῶν ὁ τεχνίτης
ἵσταται, τοῦτ' ἔστιν αὐτοῦ τὸ τέλος, ἵσταται δὲ ἐν τῷ τὴν
κατὰ φύσιν ἐργάσασθαι διάθεσιν, ἀφ' ἧς ἐνεργοῦμεν, ὅπερ

primarius opifex eft? num fanitatis, an actionis, an pul-
chritudinis? Supra enim jam patuit, etiamfi iftorum
uni tantum, quodcunque malis, profueris, neceffario
cunctis tribus profuturum. Nam fi actionem juvabis, et
fanitatem, et pulchritudinem neceffario juvabis; quando-
quidem ea fine caufa ipfam producente confiftere nequit,
pulchritudo vero neceffario fubfequitur. Item fi fanitati
proderis, illico et actioni et pulchritudini proderis, etenim
utraque ab ea profluit: qui vero pulchritudinem creat,
procul dubio et fanitatem ante creaverat: fi eam, itidem
et actionem.

Cap. XVI. Verum quod primum ab artifice fiat,
fermo nofter veftigare cupiebat. Atqui jam ex fupra
pofitis manifefte ars fanitatem efficere videtur, hanc vero
naturalis pulchritudo actioque fequatur neceffe eft; quod
enim primum artifex quum fecerit acquiefcit, id ejus
plane finis eft: at naturali affectione, per quam agimus,
reftituta conquiefcit, ea vero fanitas erat: quam quum

ἦν ὑγίεια, ταύτην δ᾽ ἐργασάμενος οὐδὲν ἔτι πονεῖ περὶ
τὴν ἐνέργειαν, ἢ τὸ κάλλος, ἕπεται γὰρ ἐξ ἀνάγκης ἐκεῖνα,
κἂν ὁ τεχνίτης μὴ θέλῃ, [18] καὶ κωλῦσαί γ᾽ αὐτὰ τῷ τεχνίτῃ
παντάπασιν ἀδύνατον, ἅπαξ γε τὴν ὑγίειαν ἐργασαμένῳ,
αὐτὴν μέντοι τὴν ὑγίειαν ἐπ᾽ αὐτῷ κωλύειν ἐστίν. εἰ δέ
γέ πῃ διαφθείρειεν αὐτήν, οὐκ ἔστιν ἐπ᾽ αὐτῷ τὴν κατὰ
φύσιν ἐνέργειαν ἢ τὸ κάλλος ἐκπορίσαι τῷ σώματι. τὴν
οὖν περὶ τὸ σῶμα τέχνην, ἥτις ἂν ᾖ, περὶ μὲν τὴν
ὑγίειαν ἁπάντων πρώτην τε καὶ καθ᾽ ἑαυτὴν πραγματεύε-
σθαι φατέον, ἐφεξῆς δὲ κατά τι συμβεβηκὸς τήν τ᾽ ἐνέρ-
γειαν καὶ τὸ κάλλος, οὐ μὴν ἀτελές γέ τι τούτων οὐδέν,
οὐδ᾽ ἐλλιπὲς, ἀλλὰ τέλεα, καὶ πλήρη, καὶ ἄκρα. ὅπως
μὲν οὖν ἐστι πολλὰ τοῦ σώματος ἀγαθά, καὶ πῶς ἕν, ὅτι
τε μὴ πάντων ὡσαύτως ἡ περὶ τὸ σῶμα τέχνη πεφρόντικεν,
ἀλλὰ τοῦ μὲν καθ᾽ αὑτὸ, τοῦ δὲ κατὰ συμβεβηκὸς, αὐτάρ-
κως δέδεικται.

Κεφ. ιζ΄. Διὰ τί δ᾽ οὐκ ἐνδέχεται κατ᾽ οὐδεμίαν ὕλην
ἄλλην μὲν τέχνην τοῦ τέλους δημιουργὸν, ἑτέραν δ᾽ εἶναι

induxit, nihil ultra circa actionem pulchritudinemve
laborat, accedunt enim hae vel invito artifice, ipfis-
que aditum intercludere, quum femel fanitatem creave-
rit, prorfus nequit. Ipfam plane fanitatem impedire in
ipfo artifice pofitum eft: quod fi ipfam corruperit, natu-
rales actiones aut pulchritudinem corpori adipifci nullo
unquam pacto valebit. Artem itaque corpus tractantem,
qualifcunque fit, circa fanitatem omnium primam atque
per fe negotiari afferendum eft, deinceps accidit, ut de
actione pulchritudineque curam habeat; neque vero
ullum iftorum imperfectum mancumque eft, fed perfecta,
cumulata ac fumma funt. Quomodo igitur plura fint cor-
poris bona, quomodo unum, quodque non omnium aeque
ars corporis curam habeat, fed unius per fe, ex acci-
denti aliorum, abunde differtum eft.

Cap. XVII. Jam vero et illa oftendere conabor,
quare in nulla ars materia una finis effectrix, altera

ΠΕΡΙ ΙΑΤΡ. ΚΑΙ ΓΥΜΝΑΣΤ. 835

Ed. Chart. VI. [18.]   Ed. Baf. IV. (291.)

τὴν φυλάττουσαν, ἤδη καὶ ταῦτα πειράσομαι δεικνύναι. καὶ
πρῶτον μὲν, ὡς οὐδὲ τὸ παράδειγμα αὐτοῖς ὁμολογεῖ τὸ
σφέτερον, ἐπιδείξω, μετὰ ταῦτα δὲ, ὡς οὐδὲ ἡ τῶν πραγ-
μάτων αὐτῶν φύσις. εἴπερ γὰρ ἄλλης μέν ἐστι τέχνης ὑπό-
δημα ποιήσασθαι, τὸ δ' ἠπήσασθαι τοῦτο παθὸν ἑτέρας,
οὔπω τὴν τρίτην ἐνταῦθα τέχνην ἐπέδειξαν ἡμῖν, τὴν φυ-
λακτικήν. ὡσαύτως δὲ κἀπὶ τῶν ἱματίων, εἴπερ ἑτέρας
μέν ἐστι τέχνης ἠπήσασθαι, δημιουργῆσαι δ' ἑτέρας, ἡ
τρίτη κἀνταῦθα τίς ἐστιν ἡ φυλακτικὴ, λέγειν οὐχ ἕξουσιν.
ἐπὶ μὲν γὰρ τῶν ἡμετέρων σωμάτων, καὶ ὅλως τῶν ὑπὸ
φύσεως διοικουμένων, ἡ μὲν, οἷον δημιουργικὴ, ἡ φύσις
ἐστὶν ἀνάλογον ὑφαντικῇ τε καὶ σκυτοτομικῇ, τὸ πονῆσαν
δ' ἐπανορθοῦται γεωργός τε καὶ ἰατρός· ἀνάλογον οὖν καὶ
οἷδε τῷ ῥάπτοντι τὰ ἱμάτια καὶ τῷ τὰ παλαιὰ τῶν ὑπο-
δημάτων ἐπανορθουμένῳ. τὸ δὲ φυλάττειν ἱμάτιον ἢ
ὑπόδημα καταθέμενον ἐπὶ τῆς οἰκίας, ὅπως μὴ κλαπείη
πρός τινος, ἢ ὑπὸ μυῶν καταβρωθείη, τάχα μὲν οὐδὲ
τέχνης ἐστὶν οὐδεμιᾶς, ἀλλ' ἐπιμελείας μόνης. εἰ δ' ἄρα

confervatrix reperiatur: ftatimque ab initio neque illo-
rum exemplum, qui in hac fuere fententia, neque rerum
praeterea ipfarum naturam ipfis favere declarabo. Si
alterius enim artis eft calceum conficere, alterius labe-
factatum refarcire, nondum tertiam hic artem confervatri-
cem nobis oftenderunt: pariter et in veftibus, fi alterius
quidem artis eft eas refarcire, alterius autem conficere,
quaenam et in his tertia fit ars confervatrix, explicare
non poterunt. In noftris profecto corporibus, univerfim-
que in his, quae a natura reguntur, veluti effectrix uti-
que natura eft, textoriae coriariaeque proportione refpon-
dens. Vitiofum autem corpus inftaurant agricola et
medicus, qui et ipfi veftes facienti et veteres calceos
inftauranti fimiles funt. Veftem autem calceumve in con-
clavi reponendo cuftodire, ne aut a quopiam furripiatur,
aut a muribus erodatur, id neque ullius forfitan artis,
fed folius eft diligentiae. Quod fi horum confervatricem

836 ΓΑΛΗΝΟΥ

Ed. Chart. VI. [18. 19.]   Ed. Baf. IV. (291.)

καὶ τέχνην τινὲς εἶναι βούλονται φυλακτικὴν αὐτῶν, αἱ
τοιαῦται τέχναι τοῖς ἀνθρώποις ἡ στρατηγική τέ εἰσι καὶ
ἡ πολιτικὴ, καὶ πρὸς ταύταις ἥ τε τῶν θυρωρῶν, εἰ βού-
λει, καὶ τῶν ἄλλων φυλακῶν. ἵνα γὰρ μήτε ἐπὶ τοῖς πο-
λεμίοις ὦμεν, ἢ ὅλως τοῖς πονηροῖς ἀνθρώποις, μήτ᾽ ἐπὶ
τοῖς θηρίοις, οἰκίας τε καὶ πόλεις οἰκοδομησάμεθα, καὶ
τείχη περιεβαλόμεθα, καὶ στρατηγοὺς καὶ ἄρχοντας ἀπε-
δείξαμεν. ἀλλ᾽ οὐ τοιαύτην τινὰ ἐζητοῦμεν τέχνην ὑγιείας
φυλακτικὴν, ἀλλ᾽ ἥτις, οἶμαι, περὶ τὸ σῶμα τοῦ ἀνθρώπου
πραγματευομένη τι, μὴ κατὰ συμβεβηκὸς, ἀλλὰ καθ᾽ αὐτὸ,
σῶον αὐτὸ καὶ ὑγιαῖνον ἀποδείκνυσιν. ἑκάστη δὲ τῶν νῦν
εἰρημένων οὐκ αὐτὴ καθ᾽ αὑτὴν ὑγιείας ἐστὶ φύλαξ, ἀλλ᾽
ἐπειδὴ συμβέβηκεν τῷ μὴ σφαγέντι μήθ᾽ ὑπὸ θηρίου κα-
ταβρωθέντι φυλάττεσθαι τὴν ὑγίειαν, ὥσπερ οὖν καὶ ὅλην
τὴν ζωὴν, διὰ τοῦτο κατά τι συμβεβηκός, οὐ πρώτως,
οὐδὲ κατὰ τὸν ἴδιον λόγον, ἑκατέρα τῶν τοιούτων τεχνῶν
ὑγιείας γίγνεται φύλαξ.

Κεφ. ιη΄. [19] Ἡ πρώτη οὖν ὑγίειαν φυλάττουσα κατὰ

artem effe quidam velint, tales apud homines artes funt
imperatoria reique publicae gubernatoria, et praeter has,
fi placet, oftiariorum caeterorumque cuftodum: ut enim
ne inter hoftes, aut prorfus ne inter fceleratos homines
ferasque beftias verfaremur, aedes civitatesque conftruxi-
mus, et muros circumdedimus, imperatores ac princi-
pes creavimus. Sed non iftarum fimilem fanitatis confer-
vatricem artem conquifivimus, fed eam, quae (ut puto)
in humanum corpus aliquid agens, non ex accidenti, fed
per fe incolume ipfum valensque praeftet: at proxime
dictae fingulae non ipfae per fe fanitatem cuftodiunt, fed
eo, quia homini non jugulato neque a fera difcerpto
fanitatem fervari, quemadmodum et totam vitam, con-
tigit: idcirco ex quodam accidenti, non primo, neque
ex fua ipfius ratione, harum utraque artium fanitatem
confervat.

Cap. XVIII. Igitur fanitatem praecipue ex fui ra-

τὸν ἑαυτῆς λόγον ἐν τίσιν ἕξει τὴν πραγματείαν; ἐμοὶ μὲν
δοκεῖ, μήτ᾽ ἐν τοῖς οὐκ ἐξ ἀνάγκης ὁμιλοῦσι τῷ σώματι,
μήτε ἐξ ἀνάγκης ἐν τοῖς οὐδὲν διατιθεῖσιν, ἀλλ᾽ ἐν οἷς τε
διατρίβει πάντως τὸ σῶμα, κἂν ἡμεῖς μὴ βουλώμεθα, καὶ
τούτων τοῖς ὠφελεῖν ἢ βλάπτειν δυναμένοις, ἐν τούτοις τε
καὶ περὶ ταῦτα πραγματεύεσθαι. ξίφεσι μὲν οὖν, καὶ θη-
ρίοις, καὶ κρημνοῖς, καὶ βρόχοις οὐκ ἐξ ἀνάγκης περιπίπτει
τὸ σῶμα, ἀλλὰ τῷ περιέχοντι (292) ἀέρι κατὰ διττὸν τρό-
πον ἐξ ἀνάγκης ὁμιλεῖ, καὶ πάντη περικεχυμένῳ, καὶ διὰ
τῆς εἰσπνοῆς ἑλκομένῳ. καὶ μὲν δὴ καὶ ὕπνος, καὶ ἐγρή-
γορσις, ἡσυχία τε καὶ κίνησις ἐκ τῶν τοιούτων ἐστὶν,
ἀνάγκη γὰρ ἢ ὑπνοῦν, ἢ ἐγρηγορέναι, ἢ ἡσυχάζειν, ἢ κι-
νεῖσθαι, ὥσπερ οὖν καὶ λιμώττειν, καὶ ἐσθίειν, καὶ
διψᾶν, ἢ πίνειν, ἤ τινα μεταξὺ τούτων ἔχειν κατάστασιν.
αἱ δὲ τῆς κοίτης διαφοραὶ καὶ τῶν ἱματίων οὐκ ἀναγκαῖαι
πᾶσαι. κλίνη γὰρ ἐλεφαντόπους οὐδὲν οὔτ᾽ ὠφελεῖ τὴν
ὑγίειαν, οὔτε βλάπτει, κατὰ ταὐτὰ δὲ καὶ σκίμπους εὐτε-

tione confervans quibus continebitur? Ut mea quidem
fert fententia, neque illis, quae non neceffario corporibus
noftris adhaerent, neque illis, quae nullam in partem
neceffario corpora noftra permutant, fed illis, quibus,
velimus nolimus, corpus noftrum omnino utitur, et
eorum illis, quae juvare aut officere valeant: in iis, in-
quam, et circa haec tuendae sanitatis artem verfari arbi-
tramur. In gladios enim, aut feras, aut laqueos, aut
praecipitia non neceffario corpora noftra incurrunt, fed
in ambiente aëre duplici ratione verfantur, et quoniam
corpori undique circumfufus eft, et quoniam per infpi-
rationem ducitur. Atqui fomnus et vigilia, quies item et
motio in horum numero ponitur: neceffe namque eft
aut dormire, aut vigilare, quiefcere aut motu exerceri,
perinde efurire et cibum capere, fitire ac bibere, aut
inter haec mediam obtinere conftitutionem. Cubilium
autem difcrimina ac veftimentorum non omnia neceffa-
ria funt. Eburneis namque pedibus lectulus aut graba-
tus ignobilis nihil fanitati prodeft, aut officit, neque

λῆς, καὶ ἱματίοις εὐτελέσιν ἢ πολυτελέσιν, ἢ τοῖς σκεύε-
σιν ὑαλίνοις, ἢ χρυσοῖς, ἢ ἀργυροῖς, ἢ ξυλίνοις χρῆσθαι,
καὶ παῖδας ἔχειν εὐμόρφους ἢ αἰσχροὺς τοὺς ὑπηρετουμέ-
νους, ἢ μηδ᾽ ὅλως ἔχειν, ἀλλ᾽ ἑαυτῷ διακονεῖσθαι. ταῦτα
μὲν γὰρ οὐδὲν οὔτ᾽ ὠφελεῖν οὔτε βλάπτειν ἡμᾶς πέφυκεν,
οὔτε καθ᾽ ἑαυτὰ καὶ πρώτως, οὔτε κατὰ συμβεβηκός. ἀὴρ
δὲ θερμὸς ἢ ψυχρός, ἐδέσματά τε καὶ πόματα, καὶ ἠρε-
μία, καὶ κίνησις, ἐγρήγορσίς τε καὶ ὕπνος ἐξ ἀνάγκης
ὠφελεῖ καὶ βλάπτει κατὰ τὴν ἑαυτῶν δύναμιν. ἱμάτιον δὲ
τρύχινον ἐν χειμῶνι, καὶ βαρὺ καὶ πνιγῶδες ἐν τῷ θέρει
βλάπτει μὲν ἐξ ἀνάγκης, ἀλλὰ κατὰ συμβεβηκὸς τῷ τε κρύει
καὶ θάλπει τιμωρεῖται.

Κεφ ιθ'. Ταῦτ᾽ οὖν, ὅσα καθ᾽ αὑτὰ δύναμιν ἔχει
βλάβης τινὸς ἢ τῆς ὠφελείας, ὁ τῆς ὑγείας προνοούμενος
ἐπισκοπεῖται. πῶς καὶ τίνα τρόπον; ἐπειδὰν μὲν ἱκανῶς
ἤδη τὸ σῶμα κενώσεως ἔχῃ, καὶ κίνδυνος ἤκῃ βλάβης αἰ-
σθητῆς, τρέφεσθαι κελεύων· ἐπειδὰν δὲ ξηραίνηται μᾶλλον

vilium aut fumptuofarum veſtium uſus: non vitrea vaſa,
aut aurea, aut argentea, aut lignea poſſidere: non libe-
ros habere formoſos, aut deformium ſervorum turbae
dominari, aut ſervis plane carentem ipſum ſibi mini-
ſtrare. Iſta mehercule prodeſſe nobis vel obeſſe ipſorum
ratione atque primario, aut ex accidenti, neutiquam apta
funt. At calidus aër aut frigidus, eſca et potus, re-
quies et motio, vigiliae ſomnique ſuis ipſorum viri-
bus neceſſario corporibus noſtris utilitatem aut noxam
afferunt. Veſtimentum lacerum ac leve hyeme, grave
autem aeſtuoſumque aeſtate laedit quidem ex neceſſitate,
ex accidenti vero frigore et calore divexat.

Cap. XIX. Haec itaque, quaecunque per ſe laedendi
juvandique poteſtatem habent, ſanitatis curam habens ſpe-
culatur. At quomodo, quave ratione? Poſteaquam ſatis
abunde corpus inanitum eſt, ſenſiliſque nocumenti diſcri-
men impendet, alimentum ſumere jubens; poſtquam

τοῦ μετρίου, καὶ κίνδυνος ἦ κἀντεῦθεν ἤδη βλαβῆναι, πί-
νειν ἀξιῶν· οὕτω δὲ καὶ γυμνάζων, ἐπειδὰν ῥῶσαι μὲν
βούληται τὴν διοικοῦσαν ἡμᾶς δύναμιν, ἐκκαθᾶραί τε τὰ
κατὰ λεπτοὺς πόρους, ἡσυχάζειν δὲ προστάττων, ἐπειδὰν
ἤτοι κάμνειν πρὸς τῶν γυμνασίων αἴσθηται, ἢ διαφορεῖ-
σθαι τὸ σῶμα πέρα τοῦ προσήκοντος, ἀλλὰ καὶ τὴν γα-
στέρα λαπάττων μεν, ἢν ἴσχηται, κατέχων δὲ, ἢν ἐκταράτ-
τηται, καὶ τὰ ἄλλα δὴ πάντα κατὰ τὸν αὐτὸν τρόπον
ἕκαστα πραγματευόμενος, ἑνὶ κεφαλαίῳ τῷδε προσέχων τὸν
νοῦν, ἐπειδὰν μὲν ἀκριβῶς ἔχῃ καὶ ὑγιῶς τὸ σῶμα, μηδὲν
νεωτερίζειν, ἐπειδὰν δὲ κατά τι τῆς ἀκριβοῦς ἐξιστῆται
συμμετρίας, εὐθὺς ἀντεισάγειν τὸ λεῖπον, πρὶν μεγάλην γε-
νέσθαι τὴν εἰς τὸ παρὰ φύσιν ἐκτροπὴν, ὥσπερ ἂν εἰ τὰς
κρόκας ἐκρεούσας ἱματίου τινὸς, οὐχ ἅμα πάσας οὐδ᾽
ἀθρόας, ἀλλὰ καθ᾽ ἑκάστην ἡμέραν μίαν, ὁ τοῦτο ἔργον
πεποιημένος ἰῷτο παρεδρεύων, ὡς λανθάνειν τοὺς πολλοὺς
τὴν ἐπανόρ[20]θωσιν ὑπὸ σμικρότητος. τοιοῦτον γάρ τινα
χρὴ καὶ τὸν τοῖς ὑγιαίνουσιν ἐφεστῶτα τεχνίτην εἶναι, σμι-

ultra modum exaruit, atque hinc jam noxae periculum
inftat, potum accipere praecipiens: item et corpus exer-
cens, quum noftri moderatricem facultatem robuftam
praeftare, excrementaque anguftis meatibus intrufa eruere
voluerit, quietem vero imperans, quum exercitatione
corpus laffari, aut ultra quam conveniat digeri fenferit;
alvum praeterea ducens, quum fuppreffa eft, nimis autem
citatam cohibens; aliaque in hunc modum omnia agens,
et in fumma id ante oculos habens, ut in corpore exacte
fano ac valido nihil novare audeat, quum vero aliquan-
tulum exquifitam moderationem tranfierit, continuo, quod
deficit, priusquam latius malum ferpat, refarciat, per-
inde ac fi fubteminis fila ex aliqua vefte non fimul
omnia, fed fingulis diebus fingula excidentia, qui huic
rei praeeft, affidens illico reponat, adeo ut hujusmodi
correctio atque emendatio multorum notitiam prae exi-
guitate fubterfugiat. Talem medius fidius et bene valen-
tibus praefectum artificem effe opus eft, minimae cujus-

κρᾶς διαφθορᾶς καὶ βλάβης αἰσθητικόν τε ἅμα καὶ ἐπανορθω-
τικόν. εἰ δέ γ᾽ ἀπαθὲς ἔμενε πάντη τὸ σῶμα καὶ τοιοῦ-
τον, οἷόν περ ὁ ποιήσας αὐτὸ τεχνίτης ἀπέλιπεν, οὐκ ἂν
ἐδεῖτο τοῦ διαπαντὸς ἐπανορθουμένου. νυνὶ δ᾽ ἐπειδὴ διαρ-
ρεῖ τε καὶ φθείρεται, δεῖταί τινος ἐπιστάτου παρεδρεύον-
τος, ὃς καὶ γνωριεῖ τὸ κενούμενον, ὁποῖόν τ᾽ ἐστὶν καὶ
ὁπόσον, ἰάσεταί τε παραχρῆμα, τοιοῦτόν τε καὶ τοσοῦτον
ἕτερον ἀντεισάγων. ἀπορρεῖ τὸ κατὰ φύσιν ὑγρόν; ἐπάρ-
δειν χρὴ τὴν ἴσην ὑγρότητα, πόμα παρέχοντα. διαφορεῖται
τὸ θερμόν; ἀντεισάγειν χρὴ τοσοῦτον ἕτερον. ἐκκενοῦται τὸ
στερεόν; ἤδη καιρὸς τρέφειν. ἑνὶ λόγῳ τὸ διαφορούμενον
καὶ ἀπολλύμενον ἐπανορθοῦσθαι κατὰ βραχὺ πρὸ τοῦ τοῖς
πολλοῖς γενέσθαι κατάφωρον.

Κεφ. κ΄. Ὥσπερ οὖν εἰ δύο τινὲς πίθω ὄντε τετρη-
μένω πολλαχόθι, μεστὼ μὲν ἄμφω τὰ πρῶτα, κενουμένω
δ᾽ ὁμοίως ὑπὸ τῶν ἐκροῶν, εἴη δὲ τῷ μὲν ἐπιστατῶν τις
ἀεὶ προσεδρεύων, ἐπαντλῶν ἴσον ἑκάστοτε τῷ κενουμένῳ,

que differentiae ac noxae obfervatorem juxta atque
emendatorem. Verum fi ex toto integrum illaefumque
corpus duraret taleque, quale ipfum ab initio creator
fabricatus reliquit, nequaquam correctore femper eguif-
fet. At nunc, quum diffluat femper atque difpereat, ali-
quo praefente obfervatore indiget, qui et quod diffipatur,
quantum qualeque fit, cogniturus eft, illicoque tale ac
tantum viciffim reponens inftaurabit. Infitum humidum
dilabitur; tantumdem humoris, potum exhibens, irrigato.
Calidum digeritur; tantumdem caloris addito. Solidum
confumitur; jam alendi inftat occafio. Ut femel dicam,
quod difcutitur atque evanefcit, ingeri paulatim at-
que reponi, antequam in multorum notitiam veniat,
opus eft.

Cap. XX. Igitur quemadmodum, fi duo cogites dolia
multis in locis foraminibus terebrata, ambo aeque ab
initio plena, pariterque per illa fpiramina hac atque
illac perfluentia, horumque alterius quidam curam gerens
femperque affidens tantum viciffim ingerat, quantum ela-

Ed. Chart. VI. [20.]   Ed. Baf. IV. (292.)

Θατέρῳ δὲ, πρὶν ἱκανῶς ἐκκενωθῇ, μηδεὶς παρείη, τηνικαῦτα δ' ἐξαίφνης ἐπιστάς τις ἀθρόως πληρώσειεν, εὔδηλον ὡς τὸν μὲν ἕτερον τῶν πίθων οὐδέποτε ἐκκενοῦσθαί τε καὶ πληροῦσθαι, τὸν δ' ἕτερον ἄμφω ταῦτα πάσχειν οἱ πολλοὶ τῶν θεωμένων ἐροῦσιν, οὕτως ἔχει κἀπὶ τῶν ὑγιαινόντων τε καὶ νοσούντων σωμάτων. ἐπανορθοῦται μὲν ἄμφω ταῦτα μία τέχνη καὶ καθ' ἕνα τρόπον, ἀντεισάγουσα τὸ λεῖπον, ἡ διαφορὰ δὲ ἐν τῷ ποσῷ τῆς ἐπανορθώσεως, οὐκ ἐν τῷ ποιῷ.

Κεφ. κα΄. Καὶ μὴν ἡ κατὰ τὸ ποσὸν ἐν τοῖς γιγνο-μένοις διαφορὰ μιᾶς ἔστι τέχνης· εἰ δέ γ' ἄλλης ἔσεσθαι μέλλοι, πάντως χρὴ παραλλάξαι τῷ ποιῷ. εἰ δ', ὅτι τοῦ μὲν ἔφθασεν ἐκρυῆναι πολλὰ, πρὶν ἀφικέσθαι τὸν τεχνί-την, ὁ δ' ἕτερος, ἀεὶ παρεδρεύοντος εὐτυχήσας αὐτῷ, μεστὸς διαφυλάττεται, τούτου χάριν ἡγῇ διττὸν εἶναι τὸν τρόπον τῆς ἐπανορθώσεως, οὐκ ὀρθῶς ἔγνωκας. οὐ γὰρ ἄλλη μὲν τέχνη μίαν ἀντεισάγει κρόκην ἐκρυεῖσαν, ἄλλη

bitur, alterum vero, antequam valde inanitum eſt, nemo cuſtodiat, poſtea quiſpiam repente ſuperveniens ſemel totum impleat, clariſſime conſtat, doliorum iſtorum pri-mum neque inaniri neque repleri unquam, alterum vero ambo haec pati a multis inſpectantibus teſtatum iri: ita quoque in ſanis aegrotisque corporibus res habet. Utrum-que enim vitium ars una modo uno emendat, quod defi-cit ſcilicet inſtaurans: in quanto vero, non in quali, emendationis differentia verſatur.

Cap. XXI. Atqui ſecundum quantum in his quae fiunt, differentia ad unam artem pertinet; quod ſi alte-rius artis eſſe debeat, prorſus qualitate differat oportet. Quod ſi propterea geminum eſſe emendationis modum arbitraris, quod ab uno dolio multum prius effluxerit, quam artifex cuſtos acceſſerit, alterum cuſtodem ſemper aſtantem, quae ſua bona fortuna fuit, nactum ple-num conſervatur, haud recte ſentis. Neque enim alia ars unum ſubteminis filum, quod exciderit, reponit,

Ed. Chart. VI. [20. 21.]   Ed. Baf. IV. (292.)

δὲ τρεῖς, ἢ τέτταρας, ἢ πεντακοσίας, οὐδ' ἄλλη μὲν τέχνη
σμικρόν τι τοῦ τοίχου πονῆσαν ἐπανορθοῦται, μεῖζον δ'
αὐτοῦ πάθος ἑτέραν ἐπιζητεῖ τέχνην· ἐπὶ γὰρ τῷ τρόπῳ
ᾧ γέγονεν ἕκαστον τῶν ὄντων, τούτῳ καὶ φθειρόμενον ἐπα-
νορθοῦται. κρόκαι στήμοσι διαπλακεῖσαι ποιοῦσιν ἱμάτιον.
ἆρ' οὖν ἢ παθεῖν ἔξω τούτων ἱμάτιον, ἢ ἰαθῆναι δυνατόν;
δεῖ δὴ πάντως, εἴ γε πάσχει τι πάθος, ἤτοι στήμονα παθεῖν,
ἢ κρόκην, ἢ συναμφότερα, ἴασίν τε μίαν εἶναι τὴν κρόκην
ἀεὶ διαπλεκομένην τῷ στήμονι μιμήσει τῆς γενέσεως.

Κεφ. κβ'. [21] Ἀλλ' αἱ κατὰ μέρος ἐνέργειαι τοὺς
πολλοὺς ἐξαπατῶσιν, οὐ δυναμένους θεάσασθαι τὸ καθό-
λου. μεθόδου γὰρ ἤδη λογικῆς τὸ τοιοῦτον, ἣν οὔτ' ἔμα-
θον, οὔτ' ἤσκησαν οἱ τολμῶντες ἑκάστης ἡμέρας εἰς τὰ
προβλήματα λέγειν. ἄμεινον γὰρ ἦν, εἴπερ ᾔδεσαν ἐκείνην,
διδάξαι τοὺς μαθητὰς ἅπαξ, οὐ μυρία προβλήματα διέρ-
χεσθαι. ὁ μὲν γὰρ ἐκείνην μαθὼν οὐδὲν ἔτι δεῖται τῶν
μυρίων, ἑαυτῷ γε πάντα καλῶς διαιρεῖσθαι δυνάμενος·

alia tria aut quatuor aut quingenta, neque alia
ars parietis particulam ruentem fulcit communitque,
alia magnam ejus partem collapfam reftituit: quo enim
modo res unaquaeque a principio conftructa eft, eodem
etiam corrupta inftauratur. Subtemen ftamini intertex-
tum veftem facit. Num igitur praeter haec veftis pati,
aut praeter haec emendari poteft? Opus plane eft,
fi quid veftis damni faciat, aut ftamen, aut fubtemen,
aut utrumque pati, unamque effe emendandi viam, quae
fubtemen femper ftamini implicet, quo ejus ab initio
compofitionem imitetur.

Cap. XXII. Sed fingulares actiones multis impo-
nunt univerfale contemplari nequeuntibus. Id enim
rationalis methodi munus eft, quam neque didicerunt,
neque pertractarunt ifti, qui quotidie de propofitis blate-
rantes difputare audent. Satius enim, fiquidem eam
noviffent, ipfis foret eam femel difcipulos docere, non
infinita propofita difcutere; nam qui eam rite percepit,
non amplius infinitis eget, fibi ipfi omnia recte dividere

ὁ δ' ἀγνοῶν ἔτι τὴν μέθοδον πρὸς τῷ μὴ γιγνώσκειν, εἰ
κακῶς εἴρηται τὰ μυρία, παμπόλλων ἔτι προβλημάτων, ὧν
οὐκ ἀκήκοεν, ἐπιδεής ἐστιν. ἀλλὰ τοῦτο μὲν ὁδοῦ τι πά-
ρεργον ἡμῖν εἰρήσθω πρός γε τοὺς ἑκάστης ἡμέρας εἰς τὰ
προβλήματα λέγοντας τοῖς μαθηταῖς, οὔτε δ' αὐτοὺς εἰδό-
τας ὅ τι λέγουσιν, ἔστ' ἂν ἀμαθεῖς τε ἅμα καὶ ἀγύμναστοι
τοῦ κριτηρίου. καὶ γὰρ οὖν κἀνταῦθα πότερον ταῖς κατὰ
μέρος ἐνεργείαις ἢ ταῖς καθόλου διακριτέον ἐστὶ τὰς
τέχνας ἀπ' ἀλλήλων, ἢ τοῦτο μὲν οὐχὶ, τοῖς σκοποῖς δὲ
καὶ τοῖς τέλεσιν, ἢ μηδὲ τούτοις, ἀλλὰ ταῖς ὕλαις τε καὶ
τοῖς ὀργάνοις, καὶ ταῖς ἀρχαῖς, καὶ τῇ θεωρίᾳ μηδ' ὅλως
σκεψάμενοι, ληροῦσιν ὑπὲρ ὧν οὐκ ἴσασιν. ἄμεινον οὖν
ἴσως ἐστὶ καὶ ἡμᾶς, ἐπειδή περ ἅπαξ ὑπέστημέν σοι τὸν
ἆθλον τοῦτον ἐκτελέσαι, διελθεῖν τι καὶ περὶ τῶν ῥηθέν-
των ἁπάντων ὡς οἷόν τε διὰ βραχυτάτων, ἀρξαμένους αὖ-
θις ἀπὸ τῶν κατὰ μέρος ἐνεργειῶν.

Κεφ. κγ'. Ἔστιν οὖν τις ἐνέργεια κατὰ μέρος, ᾗ
χρώμενοι τὰ βλέφαρα τῶν ὀφθαλμῶν ἀναρράπτομεν, ἑτέρα

valens. At eam methodum ignorans, praeterquam quod
infinita perperamne dicta fint haud dignofcit, permul-
torum adhuc propofitorum, quae non audivit, inops eft.
Verum haec obiter adverfus eos dicta fint, qui quotidie
in propofita difcipulis audientibus ediſſerunt, neque ipfi,
quid dicant, intelligentes, quousque imperiti inexercita-
tique in judicatorio inftrumento fuerint. Nam et hoc
loco, quo inter fe artes diftinguendae fint, fingularibusne
actionibus, an univerfalibus, an non ita, fed propofitis
finibusque, aut neque his, fed materiis, inftrumentis,
principiis et contemplatione, minime confiderantes de
his nugantur, quae ignorant. Igitur et nos forfan me-
lius fuerit, poftquam femel id certamen conficere tibi
polliciti fumus, quam breviffime poterimus, aliquid et
de antedictis omnibus difputare, iterum a fingularibus
actionibus incipientes.

Cap. XXIII. Eft igitur quaedam fingularis actio,
qua utentes oculorum palpebras confuimus; altera vero

844 ΓΑΛΗΝΟΥ

Ed. Chart. VI. [21.] Ed. Baf. IV. (292. 293.)

δὲ τῇδε μηδὲν ἐοικυῖα, δι᾽ ἧς ὑποχύματα παράγομεν, ἄλλαι
δὲ τρίτη καὶ τετάρτη, μήτ᾽ ἀλλήλαις τι, μήτε ταῖσδε
προσεοικυῖαι, καθ᾽ ἃς ὀστοῦν κατεαγὸς ἐκ μὲν τῆς κεφα-
λῆς ἐκκόπτομεν, ἐν ἄλλῳ δὲ μέρει τοῦ σώματος, οἷον βρα-
χίονι καὶ πήχει, κατατείναντές τε καὶ διαπλάσαντες ἐπι-
δοῦμεν. ὧν ἁπασῶν ἐνεργειῶν ἀποκεχώρηκε πάμπολλα,
κήλης χειρουργία, καὶ ταύτης ἡ τῶν κιρσῶν, καὶ πασῶν
ὁμοῦ τῶν εἰρημένων ἡ τοῦ κατὰ τὴν κύστιν λίθου. καὶ
τούτων μὲν ἔτι τὰ πλεῖ(293)στα μετὰ σμίλης ἐνεργοῦμεν·
ὑπαλεῖψαι δ᾽ ὀφθαλμὸν, ἢ ἄρθρον ἐμβαλεῖν, ἢ καταπλά-
σαι τι μέρος, ἢ καθετῆρι χρῆσθαι καλῶς, ἢ σικύαν κολ-
λῆσαι, γίνεται μὲν ἄνευ σμίλης, ἀποκεχώρηκε δὲ καὶ ἀλλή-
λων πάμπολλα καὶ τῶν προειρημένων· ὥσπερ γε καὶ τὸ
φλέβα τεμεῖν, καὶ ἀρτηρίαν διελεῖν, καὶ ἀποσχάσαι τὸ
δέρμα, καὶ παρακεντῆσαι τοὺς ὑδεριῶντας ἀλλήλων διενή-
νοχε καὶ συμπάντων τῶν προειρημένων. καὶ αὗται μὲν ἔτι
καὶ πρὸς ταύταις ἕτεραι μυρίαι χειρουργίαι τινὲς ἐνεργοῦνται

hujus minime affimilis, per quam fuffuſiones detrahimus;
aliae quoque tertia et quarta neque inter ſe ulla ex
parte, neque harum fimiles funt, per quas confractum
os de capite excindimus, fed in alia corporis parte, ut-
pote humero atque cubito, in adverfum tendentes atque
conformantes deligamus. Ab omnibus vero aliis actioni-
bus longo intervallo ea diffentit, quae circa herniam fit,
chirurgica operatio; a qua illa, quae circa varices, ab
omnibusque fimul antedictis veficae calculi extractio;
atque horum multa etiam fcalpello abfolvimus; at ocu-
lum fublinere, articulum in proprium fitum reponere,
conformare aliquod membrum, cathetere recte uti, cu-
curbitulam affigere, fine fcalpello quidem omnia praeftan-
tur, fed inter fe longiffime et a proxime dictis evariant;
quemadmodum et venam aperire, et arteriam fecare,
cutem fcarificare, hydropicos pungere inter fe et ab omni-
bus antedictis diftant. Atque hae quidem etiam ac prae-
ter has aliae infinitae chirurgicae operationes per fe

δι' αὐτῶν. τῶν δὲ φαρμακευόντων ὅλως ἕτερον τὸ γένος
ἀλλήλων τε καὶ προσέτι τῶν κατὰ χειρουργίαν. οὐδὲν γὰρ
ἔοικεν ἐλλεβόρου πόσις καὶ ἐδωδὴ σιτίων οὐδ' ἀσιτία
κλυστῆρι, καὶ τρίψις λουτρῷ. τούτων δ' ἐπιπλέον ἀποκε-
χώρηκεν ἕλκος πλῦναί τε καὶ καθῆραι, καὶ φάρμακον ὑγρὸν
ἐπιθεῖναι καὶ αὖθις ξηρὸν, αἰωρηθῆναί τε καὶ περιπατῆ-
σαι καὶ παλαῖσαι, καὶ σκαμμωνίαν ἢ μελίκρατον πιεῖν.
[22] οἷς ἅπασιν οὐδὲν ἔοικεν ἡ τῶν σφυγμῶν τε καὶ τῆς θερ-
μασίας διάγνωσις, καίτοι δι' ἄκρων τῶν χειρῶν ἐνεργοῦμεν,
καθάπερ, οἶμαι, καὶ ἡ τῶν ἐν τοῖς ἀφισταμένοις μέρεσιν περιε-
χομένων ὑγρῶν, ἢ τῶν ὄγκων τῶν ὑδερικῶν, ἢ γαγγλίων, ἢ
ἀθερωμάτων, ἢ μελικηρίδων, ἢ στεατωμάτων. οὐ γὰρ ταῖς
αὐταῖς ἐπιβολαῖς τε καὶ κινήσεσιν τῶν δακτύλων, καὶ μετα-
γωγαῖς, καὶ θλίψεσιν, ἀλλ' ἐνίοτε πάμπολυ διαφερούσαις
ἐπὶ τῶν εἰρημένων χρώμεθα. κινδυνεύομεν γοῦν ὅλης τῆς
ἡμέρας οὐδὲν ἄλλο λέγειν, ἢ τῶν ἐνεργειῶν τὰς διαφοράς·
οὕτω πάμπολυ τὸ πλῆθος αὐτῶν ἐστιν.

fiunt. Medicamentis autem utentium porro alterum genus
eft et a feipfo et ab his, quae manu fiunt, difcrepans.
Siquidem veratri potio ciborumque efus nulla focietate
participant, neque inedia clyfterisque ufus, neque frictio
et lavatio: ab his vero longius diftant ulcus eluere ac
purgare, et medicamentum liquidum, item et aridum
imponere, geftari praeterea, deambulare, luctari, fcam-
monium aut mulfam bibere. Quorum omnium neuti-
quam fimilis eft pulfus arteriarum calorisque dignotio,
quamvis extremis manibus agamus; quemadmodum (ut
reor) et humorum abfcedentibus fedibus contentorum
perceptio, aut tumorum hydropicorum, aut gangliorum,
aut atheromatum, aut meliceridum, aut fteatomatum;
neque enim eodem digitorum injectu, aut eadem mo-
tione, et traductione, et preffione, fed nonnunquam
longe differentibus ab enumeratis utimur. Quamobrem
periculum eft, ne totum diem abfumamus nihil aliud
quam actionum differentias recenfentes: adeo ipfarum
numerofa multitudo eft.

Κεφ. κδ'. Ἀλλ' ἤδη κἀκ τούτων ἱκανῶς ἄν τις γνωρίζοι, πηλίκον ἁμαρτάνουσιν, ὅσοι ταῖς κατὰ μέρος ἐνεργείαις ἡγοῦνται χρῆναι διακρίνειν τὰς τέχνας. οὐδεὶς γοῦν οὕτως ἠλίθιος οὐδ' ἔμπληκτός ἐστιν, ὃς ἀφαιρήσεται μὲν τῆς ἰατρικῆς τὰς εἰρημένας ἐνεργείας, ἄλλην δέ τινα καθ' ἑκάστην αὐτῶν ἐπιστήσει τέχνην, ἤτοι κηλοτομικὴν, ὡς νῦν ὀνομάζουσί τινες, ἢ λιθοτομικὴν, ἢ παρακεντητικήν. εἰ γὰρ ὅτι μάλιστα τόνδε μέν τινα κηλοτομικὸν εἶναί φασι, παρακεντητικὸν δὲ τόνδε, λιθοτόμον δὲ τόνδε, πάντας γοῦν ἰατροὺς αὐτοὺς ὀνομάζουσιν, ὥσπερ, οἶμαι, καὶ τοὺς ἀπὸ μορίων τινῶν ὠνομασμένους, ὧν ἐξαιρέτως προνοοῦνται. καὶ γὰρ οὖν καὶ τούτους ὀφθαλμικούς τε καὶ ὠτικοὺς καὶ ὀδοντικοὺς ἰατροὺς ὀνομάζουσιν, ἑτέρους δ' ἀπὸ τῆς ὕλης προσηγόρευσαν, ἤτοι διαιτητικοὺς καὶ φαρμακευτικοὺς, ἢ καὶ νὴ Δία βοτανικούς· εἰσὶ δ' οἳ καὶ οἰνοδότας καὶ ἑλλεβοροδότας ἰατρούς τινας ἐκάλεσαν ἐκ τοῦ πολλάκις αὐτοὺς θεάσασθαι τοιαύταις ὕλαις χρωμένους. ἔχουσι γὰρ, οἶμαι,

Cap. XXIV. Verum jam et ex his abunde quis noverit, quantum aberrent illi, qui per fingulas actiones artes effe diftinguendas arbitrentur. Nullus igitur adeo fatuus adeoque attonitus eft, qui a medicina modo propofitas actiones diducat, et aliam quampiam artem fingulis ipfis praeficiat, aut herniae diffectoriam, ut nunc quidam nominant, aut calculi detractoriam, aut punctoriam; etfi enim quam maxime hunc herniae diffectorem, illum punctorem, alium calculi detractorem effe dicaut, omnes tamen iftos communi nomine medicos appellant perinde, ut eos, puto, qui a quibusdam membris, quorum praecipue curam gerunt, vocitantur: hos namque ocularios, auricularios, dentarios medicos nominant: nonnullis vero a materia nomina indiderunt, diaeteticos, et medicamentarios, aut per Jovem etiam herbarios vocantes: quidam praeterea et nonnullos medicos vini datores et veratri datores appellarunt, quod eos crebro talibus remediis utentes confpexerint. Omnibus enim, ut reor,

λογικὰς ἀρχὰς ἅπαντες ἄνθρωποι φύσει, καὶ γιγνώσκουσιν
οἱ μὲν μᾶλλον, οἱ δὲ ἧττον, ὡς ἔστιν ἔν τι καὶ ταὐτὸν ἐν
ταῖς ἐνεργείας, ἔστι δέ τι καὶ διαφέρον. οὗ μὲν οὖν ἕνεκα
γίγνονται, ταὐτὸν ὑγεία παρὰ πᾶσιν ὁ σκοπός, ὁ τρόπος δ᾽
οὐχ εἷς ἁπασῶν, ἀλλ᾽ εἰς ἀριθμὸν ἐξήκει πάμπολυν. εἰ μὲν
δή τις, ὥσπερ καὶ Πλάτων ἑκάστου τὸν τρόπον τε καὶ κα-
θόλου σκοπὸν μίαν ἐπιστήσας τέχνην, εἶτ᾽ εἰς εἴδη τε καὶ
διαφορὰς τέμνων αὐτήν, αὖθις ἐκείνων τῶν τμημάτων ἕκα-
στον ὀνομάζει τέχνην, οὕτως καὶ αὐτὸς ἐθελήσειε διαιτητι-
κήν τινα, καὶ φαρμακευτικήν, καὶ χειρουργικὴν ὀνομάζειν
τέχνην, οὐκ ἂν ἔχοιμι τούτῳ γε οὐδὲν ἐγκαλεῖν. οὕτω δὲ
κἂν τῶν εἰρημένων ἕκαστον τέμνων, οἷον τὴν δίαιταν εἴς
τε τὰ προσφερόμενα, καὶ κενούμενα, καὶ ποιούμενα, καὶ
ἔξωθεν προσπίπτοντα, καθ᾽ ἕκαστον αὐτῶν ἰδίαν τινὰ
τέχνην ἐπιστήσειεν, οὐδ᾽ ἂν τούτῳ τι μεμφοίμην. οὐδὲ
γὰρ οὐδ᾽ εἰ πάλιν αὐτὰ ταῦτα τέμνοι πολυειδῶς ἄχρι τῶν
κατὰ μέρος, οὐκ ἂν κωλύσαιμι λέγειν αὐτόν, ὡς ἐν τοῖς

hominibus rationalis difciplinae principia naturaliter infi-
ta funt, cognofcuntque hi quidem magis, illi vero minus,
in actionibus aliquid effe idem, aliquid diverfum. Id
quidem, cuius caufa fiunt, idem eft, fanitas videlicet apud
omnes commune propofitum, modus autem non omnium
unus, fed in numerum ingentem excrefcit. Verumenim-
vero fi quispiam, ut facit Plato, uniuscujusque modum
et univerfalem fcopum unam artem ftatuens, deinde in
fpecies differentiasque ipfam diducens, rurfus illas partes
fingulas artem appellet, perinde et ipfe aliquam diaeteti-
cam, et medicamentariam, et chirurgicam velit artem ap-
pellare, nihil fane fuerit, quod ipfi vitio vertam. Ita
etiam, fi modo propofitas fingulas partiens, ut diaetam in
ea, quae affumuntur, evacuantur, et bibuntur, et exterius
incidunt, iftorum fingulis propriam quandam artem prae-
ficiat, neque iftum accufaverim. Iterum, fi haec quoque
eadem multiformiter ufque ad particularia partiatur, mi-
nime ipfum impediam, quin in his, quae affumuntur, aliam

προσφερομένοις ἄλλη μέν ἐστι τέχνη φαρμάκων, ἄλλη δ᾽
ἐδεσμάτων, ἄλλη δὲ πομάτων, καὶ καθ᾽ ἕκαστον αὐτῶν
ἐδέσματος τοῦδε καὶ τοῦδε, καὶ πόματος τοῦδε καὶ τοῦδε,
καὶ φαρμάκου τοῦδε καὶ τοῦδε, συγχωρήσαιμ᾽ ἂν ἰδίαν εἶναι
λέγειν τὴν τέχνην. εἰ δ᾽ οἴεται ταύτας ἀλλήλων διαφέρειν
τὰς τέχνας, ὡς ἀριθμητικήν, εἰ τύχοι, ῥητορικῆς, ἢ ταύ-
την οἰκοδομικῆς τε καὶ τεκτονικῆς, οὐκ ἂν ἔτι συγχωρήσαιμι.
ταύταις μὲν γὰρ οὐχ εἷς ἐστι σκοπός, ἐκείναις δὲ ταῖς ὀλίγον
ἔμπροσθεν εἰρημέναις εἰς κοινὸς ἁπάσαις πρόκειται σκοπός,
ὑγίεια. ὥσπερ οὖν ἐπὶ τῆς ῥητορικῆς, μιᾶς οὔσης τέχνης,
ἄλλην μέν τινα προοιμίου, διηγήσεως δ᾽ ἄλλην, καὶ πίστεών
γε [23] καὶ τῶν καλουμένων ἐπιλόγων ἄλλην εἶναι συγχω-
ρήσω τέχνην, εἴ μοι μόνον ἕν γε τοῦτο φυλάττοιτο, μίας
εἶναι τέχνης αὐτά, εἴτ᾽ εἴδη βούλει καλεῖν, εἴτε μέρη, κατὰ
τὸν αὐτόν, οἶμαι, τρόπον ἔχει κἀπὶ τῆς ἰατρικῆς· ἄλλην
μέν τινα τέχνην ἐρῶ χειρουργικὴν, ἄλλην δὲ διαιτητικὴν,
ἄλλην δὲ φαρμακευτικὴν, εἰ τοῦθ᾽ ἕν μοι φυλάττοιτο μόνον,
ὡς εἷς ταύταις ἁπάσαις σκοπός, δι᾽ ὃν ἀναγκάζονται μιᾶς

medicamentorum artem eſſe dicat, aliam ciborum, aliam
potionum: quin etiam in iſtis ſingulis hujus illiusque cibi,
hujus illiusque potus, atque huius illiusque medicamenti
propriam eſſe artem dicere conceſſero. Verum ſi has in-
ter ſe artes, quemadmodum arithmeticam, exempli cauſa,
ab oratoria, aut hanc ab aedificatoria et fabrili differre
autumet, non amplius iſtud conceſſero, quum iſtae nullum
commune propoſitum habeant; paulo vero ſupra enume-
ratis unum eſt commune propoſitum, ſanitas ſcilicet. Quem-
admodum igitur in oratoria, quae una eſt ars, aliquam
quidem exordii, narrationis aliam, argumentationum per-
orationumque aliam eſſe artem dixero, ſi mihi ſolum id
unum, unius eſſe artis ea, ſive ſpecies dixeris, ſive par-
tes, conceſſum fuerit: ad eundem, arbitror, modum et
in medicina res habet; aliam enim artem chirurgicam
dixero, aliam diaeteticam, aliam medicamentariam, unum
id modo mihi ſervetur, harum omnium unum eſſe propo-
ſitum, propter quod unius eſſe artis partes coguntur: res

Ed. Chart. VI. [23.]   Ed. Baf. IV. (293.)

εἶναι τέχνης μόρια. τὰ γοῦν ἀνομοιότατα συνάγειν οὕτως
φαίνεται καὶ συνδεῖν καὶ ἀναγκάζειν εἰς μίαν ἅπαντα
τέχνην συντελεῖν. ἐκκόπτει τις ἢ ἀποκόπτει τὸ σεσηπὸς,
ἄλλος δ᾽ ἀνατρέφει τε καὶ σαρκοῖ τὸ κοῖλον. ἐναντίον μὲν
οὕτως καὶ πάντα διαφέροντα δόξει τὰ πράγματα ὑπάρχειν.
αἵ τε γὰρ ἐνέργειαι διαφέρουσι πολὺ, καὶ τὸ γινόμενον ὑπ᾽
αὐτῶν ἐναντίον. ὁ μὲν γὰρ καὶ τῶν ὄντων ἀφαιρεῖ τι,
τῷ δ᾽ ἔργον γεννῆσαί τινα οὐσίαν οὐκ οὖσαν. ἀλλ᾽ οὐδε-
τέρῳ γε τοῦτ᾽ αὐτὸ πρόκειται καθ᾽ αὐτὸ, τῷ μὲν ἐκκόψαι
τι, τῷ δὲ γεννῆσαι, ὥσπερ οὐδὲ καῦσαί τι καὶ τεμεῖν, οὐδ᾽
ἄλλο τῶν πάντων οὐδὲν αὐτὸ δι᾽ ἑαυτὸ μεταχειρίζεταί τις,
ἀλλ᾽ ὡς ἄνευ τούτου τυχεῖν ὑγιείας οὐ δυνάμενος, ἐφ᾽ ἣν
ἐπείγονται μὲν ἅπαντες, οὐ μὴν ταῖς αὐταῖς ὁδοῖς χρώμενοι.
διὰ μὲν δὴ τὸ κοινὸν τοῦ σκοποῦ πάντες ἰατροὶ καλοῦνται,
διὰ δὲ τὸ τῆς ἐνεργείας ἢ τῆς ὕλης ἢ τοῦ μορίου διάφο-
ρον ἤτοι χειρουργὸς, ἢ φαρμακευτὴς, ἢ ὀφθαλμικός·
χειρουργὸς μὲν ἀπὸ τῆς ἐνεργείας, φαρμακευτὴς δὲ ἀπὸ
τῆς ὕλης, ὀφθαλμικὸς δ᾽ ἀπὸ τοῦ μορίου. τῷ γὰρ καὶ τὰ

enim diffimillimas ita coniungere atque connectere et co-
gere, ut in unam omnes artem confpirent, manifefto vi-
detur. Excindit aliquis aut abfcindit putrem partem,
alius autem reficit, carnemque in cavo vulnere procreat:
contrariae quidem res, totaque, ut aiunt, diametro diftare
videbuntur; actiones enim longe differunt, ipfarumque
effectus contrarii funt: ille enim eorum, quae funt, aliquid
perdit, ifte vero novam aliquam fubftantiam gignit: fed
neutri id ipfum per fe proponitur, aut illi quicquam
deftruere, aut huic generare; quemadmodum neque urere
aliquid, neque fecare, neque aliud quicquam ipfum pro-
pter fe facere quifpiam aggreditur, fed tanquam fine hoc
fanitatem affequi non valens, ad quam omnes, diverfis
tamen itineribus ingredientes, properant, ob commune uti-
que propofitum omnes medici vocati, fed propter actionis
aut materiae aut membri differentiam hic chirurgus, ifte
medicamentarius, ille ocularius appellatur, chirurgus ab
actione, medicamentarius a materia, ocularius a membro.

μόρια θεραπευόμενα διαφέρειν ἀλλήλων οὐκ ὀλίγον, αὐτούς
τε τοὺς θεραπεύοντας ἐνεργείαις τε καὶ ὕλαις χρῆσθαι δια-
φόροις, οἱ μὲν ἀπὸ τῶν ἐνεργειῶν, οἱ δ᾽ ἀπὸ τῶν μορίων,
οἱ δ᾽ ἀπὸ τῶν ἱλῶν ὠνομάσθησαν ὀφθαλμικοί τε καὶ χει-
ρουργικοὶ καὶ φαρμακευταὶ, κοινῇ δ᾽ ἅπαντες ἀπὸ τοῦ
τέλους ἰατροί. δέδεικται γὰρ ἔμπροσθεν, ὡς ἅπασα τέχνη
περὶ τὸ τῆς ὑποβεβλημένης οὐσίας ἀγαθὸν ἔσπευκεν, ἔνθ᾽
ἕν τι καθ᾽ ἑκάστην αὐτῶν ἐστιν τὸ πρῶτον ἀγαθόν. εἰ δ᾽,
ὅτι καλῶς ἀναῤῥάπτων ὅδε τις τὰ βλέφαρα κακῶς, εἰ τύχοι,
φαρμακεύει, καί τις ἄριστος ὢν ἐν φαρμακείᾳ διαιτᾶν
ὀρθῶς οὐκ ἐπίσταται, καὶ τοῦτ᾽ ἄλλος ἠσκηκὼς οὐκ
ἐγυμνάσατο τὰς χεῖρας, ἑτέρας ἀλλήλων πάντη τὰς τέχνας
ὑποληψόμεθα, πρῶτον μὲν οὐ τρεῖς μόνον, ἀλλὰ καὶ τρια-
κοσίας οὕτω γε ποιήσομεν· ὁ μὲν γάρ τις καθετῆρι χρῆται
καλῶς, ὁ δὲ κλυστῆρι, φλεβοτομεῖ δ᾽ ἄλλος, ἀρτηριοτομεῖ
δ᾽ ἕτερος· εἶθ᾽, ὅταν εὑρεθῇ τις ἅπαντα καλῶς ποιῶν,
οὕτως αὖ πάλιν ἅπασαι μία γενήσονται. καὶ μὴν ἑκατέρως

Quum enim, quae curantur membra, non parum invicem
differant, curatorefque ipfi actionibus ac materiis diverfis
utantur, ideo nonnulli ab actionibus, alii a membris, a
materiis alii cognominantur, ocularii, manuarii ac me-
dicamentarii, univerfimque omnes a fine medici. Supra
enim explicatum eft, omnes artes in fubjectae fubftantiae
bono verfari, *eique operam dare*, et in fingulis ipfarum
unum quoddam primum bonum reperiri. Caeterum quod
quifpiam palpebras exempli caufa bene fuens perperam
medicamenta propinet, alius medicamentis optime utens
rationem victus non rite praecipiat, in hoc alius egregie
verfatus manus non bene exerceat, fi diverfas propterea
ac penitus feparatas artes opinemur, ftatim fane non tres
modo, verum etiam trecentas fic artes ftatuemus. Ifte
namque cathetere perite utitur, ille clyftere, alius venam
fecare eft idoneus, arteriam alius; deinde, quum aliquis
haec omnia infigniter adminiftrans inventus fuerit, rur-
um omnes illae artes in unam coibunt. Atqui utrum-

μοχθηρὸν, ἢ διὰ τὴν ἀφυΐαν τῶν τεχνιτῶν εἰς πολλὰς
κατακερματίζειν τὴν μίαν, ἢ διὰ τὴν εὐφυΐαν εἰς μίαν
ἄγειν τὰς πολλάς. ὁ μὲν γὰρ πρό(294)τερος λόγος οὔτε
τὴν ῥητορικὴν ἐάσει μίαν εἶναι τέχνην, οὔτε τὴν ἀριθμητι-
κὴν, ἢ γεωμετρίαν, ἢ μουσικὴν οὐδ᾽ ἄλλην τινὰ τῶν ἀξιο-
λόγων, ἃς διὰ τὸ μέγεθος οἱ πολλοὶ τῶν μεταχειριζομένων
ἀδυνατοῦσιν ὅλας ἐκμανθάνειν· ὁ δὲ δεύτερος εἰς μίαν
ἀνάξει τέχνην ἐνίοτε τὰς μηδαμῶς κοινωνούσας· εἰ γὰρ ὁ
αὐτὸς ἄνθρωπος ἀριθμητικός τε ἅμα καὶ γραμματικὸς εἴη
καὶ φιλόσοφος, ἐξέσται τινὶ μιᾶς εἶναι νομίζειν ἁπάσας
μόρια.

Κεφ. κε'. [24] Μὴ τοίνυν μήτε τῷ πλήθει τῶν ἐργα-
ζομένων τὰς τέχνας, ἀλλὰ τοῖς προκειμένοις σκοποῖς διαιρώ-
μεθα, μήτ᾽ εἰς τὰς κατὰ μέρος ἐνεργείας ἀποβλέπωμεν, ἀλλ᾽
εἰς τὰς καθόλου. κοινὸν γὰρ ἓν ἐπὶ πάσαις ταῖς κατὰ μέρος
ἐνεργείαις ἑκάστῃ τῶν τεχνῶν εὑρήσεις τι· διὸ καί τι πάμ-
πολυ δοκοῦσαι διαφέρειν ὅμως οὐ κεκώλυνται μιᾶς εἶναι
τέχνης μόρια. τὸ γοῦν ὑφαίνειν ἱμάτιον οὐδὲν ἄλλο ἐστὶν,

que vitiofum eft, aut propter artificum infcitiam artem
unam in multas difcerpere, aut propter eorumdem excel-
lentiam multas in unam conjungere. Prior namque fer-
mo neque rhetoricam, neque arithmeticam, neque geo-
metriam, neque muficam, neque aliam quampiam illuftrem
artem unam effe concedet, quas multi tractantes propter
earum magnitudinem totas complecti nequiverunt; fecun-
dus autem artes interdum nullius cognationis participes
in unam acervabit. Nam fi idem homo arithmeticus fi-
mul, grammaticus atque philofophus fuerit, poterit quif-
piam unius artis has omnes effe partes exiftimare.

Cap. XXV. Itaque ne agentium multitudine, fed
propofitis confideratis artes diftinguamus, neque in fingu-
las actiones, fed in univerfas infpiciamus. Commune enim
quoddam in fingulis cuiufque artis actionibus invenies,
per quod, quamvis longo intervallo diftare videantur, ni-
hilominus tamen eas unius effe artis partes nihil impedit.
Veftes igitur texere nihil aliud eft quam fubtemen fta-

852 ΓΑΛΗΝΟΤ

Ed. Chart. VI. [24.]   Ed. Baf. IV. (294.)

ἢ κρόκας στήμοσι διαπλέκειν. ἆρ᾽ οὖν ἕτερόν τι τοῦδε τὸ
ῥάπτειν ἐστίν; οὐδαμῶς. ἀλλὰ κἂν τούτῳ διαπλέκονται
κρόκαι στήμοσιν· ὡς, εἴ γε καὶ κατ᾽ ἀρχὰς εὐθὺς ἐβούλετό
τις ἄνευ τῆς ὑφαντικῆς ἐνεργείας ἑτέρῳ τρόπῳ διαπλέξαι
τὰς κρόκας τοῖς στήμοσιν, ἤτοι καθὸ νῦν ἠπῶνται τὰ
ῥαγέντα τῶν ἱματίων, ἢ καθὸ τοὺς ταλάρους, ἢ τὰς σπυ-
ρίδας, ἢ τὰ δίκτυα πλέκουσι, ἐποίησεν ἂν οὐδὲν ἧττον
ἱμάτιον, ἀλλ᾽ ἐν χρόνῳ παμπόλλῳ. στοχαζόμενοι τοίνυν οὐχ
ἁπλῶς τοῦ τέλους, ἀλλὰ τοῦ θᾶττον ἐξικέσθαι πρὸς αὐτὸ,
τὴν διὰ τῶν ἱστῶν ἐπενόησαν ὑφαντικὴν, οὐκ ἐν τῷ καθό-
λου τῶν εἰρημένων διαλλάττουσαν, ἀλλ᾽ ἐν τῷ κατὰ μέρος.
οὕτως δὲ κἀπὶ τῆς ἰατρικῆς ἀνάριθμα μὲν οὖν, ὡς οὕτως
φάναι, τὰ κατὰ μέρος, ἀλλὰ τό γε καθόλου πᾶσιν ἔργον
κοινόν. ὅ τε γὰρ ἀφαιρῶν τι τοῦ σώματος ὡς περιττὸν,
ὅ τε προσθεὶς ὡς λεῖπον, ἓν ἄμφω ποιοῦσι καθόλου,
τὴν κατὰ φύσιν ἐκπορίζοντες τῷ σώματι συμμετρίαν, ἥτις
ἦν ὑγίεια. οὕτω δὲ καὶ ὁ θερμαίνων, καὶ ὁ ψύχων, καὶ ὁ
ξηραίνων, καὶ ὁ ὑγραίνων.

mini implicare: num igitur, quam iftud, aliud eft fuere?
neutiquam; verum et in fuendo fubtemina ftaminibus in-
tertexuntur: nam et fi ab initio ftatim quispiam fine tex-
torio opere aliter fubtemina ftaminibus innectere voluif-
fet, aut eo modo, quo nunc lacera indumenta farciunt,
aut quo ciftas, aut fportulas, aut retia fabricantur, nihilo
fecius veftimentum, fed multo longiori tempore confecif-
fet. In finem itaque non fimpliciter collimantes, fed ce-
lerius ad ipfum pervenire ftudentes, hanc telas conficie⁊
tem artem, textoriam fcilicet excogitarunt, non univerfim,
fed ex parte a fupra pofitis differentem. Idem et in me-
dicinali arte contingit. Innumera fane (ut ita dixerim)
fingularia funt, fed generale quoddam opus omnibus com-
mune eft: nam et corpori aliquid ut fupervacuum detra-
hens, aut aliquid, quod deficiat, adjiciens, unum uterque
in univerfum praeftat, corpori fcilicet naturalem modum
comparans, qui nihil aliud eft quam fanitas: perinde vero
et calefaciens, et refrigerans, et ficcans, ac madefaciens.

ΠΕΡΙ ΙΑΤΡ. ΚΑΙ ΓΥΜΝΑΣΤ.   853

Ed. Chart. VI. [24.]   Ed. Baf. IV. (294.)

Κεφ. κϛ'. Ὡς γὰρ, εἰ καὶ κατ' ἀρχὰς εὐθὺς οἷόν τ'
ἦν ἡμῖν γεννῆσαι ζῶον, οὐκ ἄλλῳ μὲν οὖν ἄν τινι λόγῳ τὴν
γένεσιν αὐτοῦ τὴν πρώτην, ἄλλῳ δ' ἂν ἐποιούμεθα τὴν
ἐπανόρθωσιν, οὕτως, ἐπεὶ μηδέτερον τούτων αὐτῶν πρῶτοι
ποιοῦμεν, ἀλλ' ἡ φύσις ἐστὶν ἡ καὶ δημιουργοῦσα πρώτη
τὸ ζῶον καὶ νῦν ἰωμένη νοσοῦν, οὐκ ἄλλῳ μὲν τρόπῳ τὴν
τροφὴν ἐπὶ τῶν κυουμένων, ἄλλῳ δὲ νῦν ἐπίσταται, ἀλλὰ
καὶ ταῦθ' ὁμοίως ἐργάζεται, καὶ τρέφει, καὶ διακρίνει, καὶ
ἀποκρίνει, καὶ πάνθ' ἁπλῶς εἰπεῖν ὡσαύτως ἐργάζεται
νῦν τε καὶ τότε. ὅτι δὲ ὁ ἰατρὸς τῆς φύσεώς ἐστιν ὑπηρέ-
της, ἡ δὲ πρώτη τέχνη τις ἐκείνης, καὶ ὅτι καλῶς εἴρηται,
φύσις ἐξαρκεῖ παντάπασιν, ἀλλὰ καὶ ὡς τὰς νόσους αὐτῶν
κρίνει, καὶ ὡς εἰσὶν αἱ φύσεις τῶν νούσων ἰατροί, παλαιοῖς
ἀνδράσιν αὐτάρκως εἰρημένα, τί ἂν ἔτι δεοίμην ἐγὼ διέρ-
χεσθαι; τὸ γὰρ εἰς τὰ παρόντα χρήσιμον ἀναμιμνήσκω
μόνον, ὡς οὐκ ἄλλης μὲν τέχνης τὸ ποιεῖν, ἄλλης δ' ἐπα-

Cap. XXVI. Quemadmodum enim, fi ab initio nos
confeftim animal creare potuiſſemus, non alia quidem ulla
ratione ejus primam formationem inftituiſſemus, alia vero
emendationem adhiberemus, haud fecus, pofteaquam neu-
trum horum nos primi efficimus, fed natura eft et prima-
ria animalis opifex, et in praefentia aegroto fanitatem
comparat, non alia profecto ratione carnem prius gene-
ravit, alia vero nunc, neque alia quidem ratione foe-
tui, alia in praefentia in lucem edito alimentum fuppe-
ditat, verum etiam fimiliter nunc operatur, alit, digerit,
excernit, omniaque, ut femel dicam, in praefentia, ut
prius, eadem ratione miniftrat. Medicum autem naturae
eſſe miniftrum, primariamque eſſe illius artem quandam,
ac rite celebre eſſe dictum illud, Natura in omnibus auxi-
liatur, quin etiam naturam morbos judicare, naturas mor-
borum eſſe medicatrices, a priscis fapientibus abunde tra-
dita, quid ego iterum fupervacue repetam? Quod enim in
praefentia utile eft, in memoriam tantum revoco, non
alterius artis eſſe opus facere, alterius vitiatum corrigere,

νορθοῦσθαι τὸ πεπονθός, ἀλλὰ τῆς αὐτῆς. εἰ δὲ καὶ μὴ
τῆς αὐτῆς, ἀλλὰ τὴν ἰατρικὴν ἐδείξαμεν ἔμπροσθεν, οὐχ
ὥσπερ τὴν ἱματιουργικὴν εἰς οὐσίαν ἄγουσαν, ὃ πρότερον
οὐκ ἦν, ἀλλὰ τῇ τὰ πεπονηκότα τῶν ἱματίων ἐπανορθου-
μένη προσεοικυῖαν. ἐδείξαμεν οὖν καὶ ὡς τὸ φυλάττειν
ὁτιοῦν διττόν ἐστιν, καὶ ὡς θάτερον αὐτοῦ γένος, ἐξ οὗ
ἐστι καὶ τὸ προκείμενον ἡμῖν νῦν τὸ ὑγιεινὸν, ἐπανορθοῦ-
ται κατὰ βραχὺ τὰ πονοῦντα. καὶ ταῦτα λανθάνει τοὺς
πολλοὺς, ὡς ἕτερον ὂν τῷ γένει τοῦ θεραπευτικοῦ.

Κεφ. κζ'. [25] Τὸ δ᾽ οἴεσθαι, τέλος εἶναί τινι τοῦτ᾽
αὐτό, τὸ ποιεῖν οἰκίαν, ἢ ἱμάτιον, ἢ σκεῦος, ἢ ὑγίειαν,
ἀνθρώπων ἐστὶ μὴ δυναμένων ἀπὸ τοῦ τέλους αὐτοῦ δια-
κρῖναι τὴν τοῦ τέλους ἐνέργειαν. οὐ γὰρ οἰκοδομεῖν οἰκίαν
αὐτὸ δὴ τοῦτο τέλος ἐστὶ τῆς οἰκοδομικῆς, ἀλλ᾽ οἰκία, κα-
θάπερ οὐδ᾽ ὑφαίνειν ἐσθῆτα, καὶ ναῦν συμπήττειν, καὶ
σκίμποδα, καὶ τῶν ἄλλων ἕκαστον, ἀλλ᾽ αὐτὸ τὸ δημιουρ-
γηθὲν, ὃ δὴ καὶ παυσαμένων τῆς ἐνεργείας τῶν τεχνιτῶν
ἔτι διαμένει. καὶ ταύτῃ γε διήνεγκαν αἱ ποιητικαὶ τέχναι

fed eiufdem. Quod fi et non eiufdem, at fupra medici-
nam oftendimus non artis veftes facientis aemulam quic-
quam, quod prius non effet, procreare, fed artis laceras
tritafque veftes farcientis affimilem. Explicavimus item,
confervationem effe duplicem, alterumque genus, fub quo
et praefens de tuenda fanitate tractatio reponitur, parum
labefactata corrigere; idque multos fubterfugit, tanquam
fit a curativo genere diffidens.

Cap. XXVII. Caeterum id ipfum alicui finem effe
putare, domum extruere, aut veftem, aut vas, aut fani-
tatem facere, hominis eft non potentis finis actionem ab
ipfo fine diftinguere: quandoquidem non domum extruere
id ipfum ipfius aedificatoriae finis eft, fed domus, quem-
admodum neque veftem texere, aut navem coagmentare,
aut grabatum aliorumve unumquodque fabricare, fed ip-
fum opus, quod quiefcentibus iam a labore artificibus ad-
huc permaneat. Atque ita effectivae artes ab activis tan-

τῶν μόνον πρακτικῶν, ὅτι τῶν μὲν πρακτικῶν, ὅταν ἐνερ-
γοῦσαι παύσωνται, πέπανται καὶ τὸ τέλος. οὐδὲν γοῦν
ἔστι δεῖξαι τῆς ὀρχηστικῆς παρ᾽ αὐτὴν τὴν ἐνέργειαν, οἷον
τῆς τεκτονικῆς τὸν σκίμποδα, καὶ τῆς οἰκοδομικῆς τὴν
οἰκίαν, καὶ τῆς ἰατρικῆς τὴν ὑγείαν. οὐκ οἰκοδόμησις οὖν,
ὥσπερ ὄρχησις, ἔστι τὸ τέλος τῆς οἰκοδομικῆς, ἀλλ᾽ οἰκία,
τῆς ἐνεργείας ἕτερόν τι. κατὰ ταὐτὰ δὲ καὶ τῆς ὑφαντικῆς
οὔθ᾽ ὕφανσις, οὔθ᾽ ὑφαίνειν, οὔτ᾽ ἐσθῆτος ποίησις ἢ γέ-
νεσις, ἀλλ᾽ ἐσθής. ὡσαύτως δὲ οὐδὲ ποίησις, ἢ γένεσις,
ἢ ἐπανόρθωσις ὑγιείας ἐστὶ τὸ τέλος τῆς ἰατρικῆς, ἀλλὰ
ταῦτα μὲν ἐνέργειά τις, ἥ γε καθόλου τῆς τέχνης, καθάπερ
αἱ κατὰ μέρος ἦσαν ἐν τῷ τέμνειν καὶ καίειν, καὶ κατατεί-
νειν ἄρθρα καὶ κῶλα, καὶ διαπλάττειν, καὶ ἐπιδεῖν, καὶ
τούτων ἔτι ἀνωτέρω καὶ γενικώτεραι, χειρουργεῖν, καὶ φαρ-
μακεύειν, καὶ διαιτᾶν, ἀλλ᾽ ὑγεία τέλος ἐστὶν, ὃ καὶ παυ-
σαμένου τῆς ἐνεργείας τοῦ τεχνίτου δεικνύειν ἔχομεν. οὐδ᾽
οὖν οὐδὲ τὸ φυλάττειν ὑγείαν ἢ ἐπανορθοῦσθαι τέλος,
οὐδ᾽ ὅλως τὸ ὑγιάζειν, ἀλλὰ ταῦτα μὲν ἐνέργεια, τέλος δ᾽

tum diffentiunt: activae namque quum ab agendo defie-
rint, finis quoque una defiit. Nihil itaque in faltatoria
praeter ipfam actionem oftendere poffumus, ut in fabrili
grabatum, in aedificatoria domum, in medicina fanitatem.
Non igitur aedificatio, quemadmodum faltatoriae faltatio,
aedificatoriae finis eft, fed domus, res ab actione diverfa;
itidem textoriae neque textura, neque texere, neque veftis
confectio aut generatio, fed veftis. Pari ratione neque
productio neque generatio neque correctio fanitatis medi-
cinae finis eft, verum haec omnia actio quaedam artificis
communis eft, quemadmodum particulares erant fecare,
urcre, articulos et artus in adverfum trahere, efformare,
deligare; et fupra has etiam atque communiores manu
operari, medicamento uti, et rationem victus praecipere:
verum fanitas ipfa finis eft, quem iam quiefcente artifice
demonftrare valemus. Quare neque fanitatem cuftodire,
aut vitiatam emendare, aut prorfus amiffam recuperare
finis eft, fed omnia haec actiones funt, finis autem eft

ὑγεία. τὴν δὲ κοινὴν καὶ γενικὴν ἐπὶ πάσαις ταῖς κατὰ
μέρος ἐνεργείαις ἄλλος μὲν ἄλλως ὀνομάζει, δηλοῦσι δ᾽
ἅπαντες ἓν καὶ ταὐτόν, ὅ θ᾽ ὑγιάζειν λέγων, ὅ θ᾽ ὑγίειάν
ποιεῖν, ὅ τε ποίησιν ὑγείας, ὅ τε ὑγίανσιν. ἑτέρῳ δὲ
τρόπῳ καὶ οἵδε ταὐτὸν τούτοις λέγουσιν, ὅ τε τὴν ἴασιν
τῶν νοσημάτων εἰπών, ἢ τὴν θεραπείαν, ἢ τὴν θεράπευσιν
τῶν νοσούντων, ἢ τὸ ἰᾶσθαι νὴ Δία, ἢ τὸ τὰς νόσους ἐκ-
κόπτειν, ἢ τὸ τὴν ὑγείαν ἀντεισάγειν, ὅ τε πάντα τὰ
δέοντα πράττειν, ὅ τε τὰς νοσοποιοὺς αἰτίας ἐξάγειν.
οὐδεὶς γὰρ τούτων τὸ τέλος, ἀλλὰ τὴν πρὸ τοῦ τέλους
ἐνέργειαν λέγει, καθάπερ εἰ καὶ πρακτική τις ἦν ἡ τέχνη
περὶ τὸ σῶμα παραπλησίως ὀρχηστικῇ τε καὶ ὑποκρι-
τικῇ.

Κεφ. κη'. Ἐπεὶ τοίνυν πολυειδῶς ἀποδέδεικται τὸ
μὴ δεῖν κρίνειν τὰς τέχνας ταῖς κατὰ μέρος ἐνεργείαις, ἀλλ᾽
εἰς τὰς καθόλου τε καὶ πλησίον τοῦ τέλους ἀνάγειν, εἶτ᾽
αὐτῶν ἐκείνων πειρᾶσθαι διορίζειν τὸ τέλος, ἑξῆς ἴδωμεν,

fanitas. At communem generalemque fupra omnes hafce
particulares actionem alius fane alio appellat nomine,
omnes tamen unum idemque fignificant: et qui fanare
dicit, et qui fanitatem facere, et qui fanitatis effectionem,
et qui fanationem, hi quoque idem, quod proxime pofui,
fed alio modo dicunt; et medicationem morborum dicen-
tes, aut curationem, aut aegrorum medelam, aut medius-
fidius mederi, aut morbos extirpare, aut fanitatem morbo
pulfo inducere; item omnia, quae conveniant, facere di-
centes, et qui morbificas caufas fe expellere ajunt. Ne-
mo enim iftorum finem, fed, quae finem praecedit, actio-
nem dicit, perinde atque fi circa corpus quaedam activa
faltatoriae hiftrionicaeque fimilis verfaretur.

Cap. XXVIII. Verumenimvero, pofteaquam multis
rationibus artes non ex particularibus actionibus effe ju-
dicandas affertum eft, fed in univerfales ac proxime ad
finem effe recurrendum, deindeque ab illis ipfis fines di-
ftinguere effe tentandum, in fequenti difputatione ea eft

εἰ καὶ περὶ τὰς ὕλας αὐτῶν ὁμοίως ἔχει. φαίνεται γοῦν
ὕλη τε μία πολλαῖς ὑποβεβλημένη τέχναις, καὶ τέχνη μία
παμπόλλαις ὕλαις χρωμένη. ξύλον μὲν γὰρ ὕλη κοινὴ καὶ
ναυπηγῷ, καὶ τέκτονι, καὶ μηχανοποιῷ, καὶ οἰκοδόμῳ, καὶ
ἄλλοις μυρίοις, καὶ πηλὸς δὲ πολλῶν τεχνῶν ἐστὶν ὕλη,
καὶ λίθοι, καὶ τἄλλα σύμ[26]παντα. ἰατρικῆς δ᾽ αὖ τέχνης
μιᾶς οὔσης ὕλαι μυρίαι, τό τε σῶμα αὐτὸ τὸ τὴν ὑγείαν
δεχόμενον, ἐδέσματά τε καὶ πόματα, καὶ φάρμακα σύμ-
παντα καὶ διαιτήματα. ταυτὶ μὲν οὖν ἰατρῶν ὕλαι, τὸ
σῶμα δ᾽, ὡς ἐξ οὗ τὸ τέλος, ἢ ἐν ᾧ. δῆλον οὖν, ὡς οὐκ
ἐκ τῶν ὑλῶν χρὴ κρίνειν τὰς τέχνας· οὐδὲ γὰρ, εἴ τις ἑτέ-
ρας μὲν τὰς κοινὰς ὕλας καὶ, ὡς ἂν εἴποι τις, κατὰ συμβε-
βηκὸς, ἑτέρας δὲ τὰς οἰκείας τε καὶ προσεχεῖς ὑποθέμενος
ἑκάστῃ τῶν τεχνῶν, ᾗ μέν ἐστι φυσικὸν σῶμα τὸ ἡμέτερον,
ὕλην αὐτὸ φαίη τις φυσικῆς ἐπιστήμης ὑπάρχειν, ᾗ δὲ
(295) ὑγιεινόν ἐστιν, τῆς ἰατρικῆς, ᾗ δ᾽ εὐεκτικὸν ἢ εὐεξίας
δεκτικὸν, τῆς γυμναστικῆς, οὐδ᾽ οὕτω ἑτέρῳ τινὶ πλὴν τῷ τέλει

difficultas excutienda, numquid et de ipfarum materiis
eadem fit ratio habenda. Itaque materia una pluribus ar-
tibus fubjici, unaqne ars permultis uti materiis videtur;
quandoquidem lignum navium artifici, et fabro lignario,
et machinarum ftructori, et aedes fabricanti, infinitisque
aliis communis materia eft, creta quoque multarum eft
artium materia, et lapides, aliaque univerfa. Rurfus au-
tem medicae artis, una quum fit, infinitae materiae funt,
et corpus ipfum fanitatem accipiens, et cibi ac potus,
et medicamenta omnia et vocata diaetemata. Haec igi-
tur medicorum materiae, corpus autem tanquam id, ex
quo finis aut in quo. Conftat igitur, non ex materiis ar-
tes effe judicandas: neque enim, fi quispiam alias commu-
nes materias, utque aliquis dixerit, per accidens, alias
vero proprias atque propinquas fingulis artibus fubjiciens,
quatenus corpus noftrum naturale eft, phyficae fcientiae
fubjectum effe dicat, quatenus falubre, medicinae, qua-
tenus boni habitus aut boni habitus capax, exercitato-
riae, propterea alio quopiam, quam fine, artes diftinguit.

διακρίνει τὰς τέχνας. τὸ γὰρ ὑγιεινὸν τόδε τι λέγειν σῶμα
γιγνώσκοντός ἐστιν ἤδη τὸ τέλος. οὐ μὴν οὐδ᾽ εἰ τοῖς θεω-
ρήμασι διακρίνει τις τὰς τέχνας, ἑτέρωθί ποθι ἄρχεται, ἢ
τοῦ δυνάμει τοῦ τέλους· τὰ γὰρ οἰκεῖα τῶν τεχνῶν ἑκάστης
θεωρήματα τὸ τέλος ὁρίζει τε καὶ κρίνει. ταῦτα γοῦν οἰ-
κεῖα τῆς τέχνης ἐστὶν, ἃ γιγνώσκων τις εἰς τὸ τέλος ὠφε-
λεῖται. καὶ γραμματικῆς τε καὶ μουσικῆς, καὶ τεκτονικῆς,
καὶ τῶν ἄλλων ἑκάστης, ὅσα μὲν ἂν ἢ αὐτὸ τὸ τέλος ἄντικρυς,
ἢ αὐτὸ τὸ βέλτιον, ἢ τὸ θᾶττον ἐν αὐτῷ δύνηται παρέ-
χειν, οἰκεῖα τῆς τέχνης ἐστίν· ὅσα δ᾽ οὐδὲν ὠφελεῖ πρὸς τὴν
τοῦ τέλους ποίησιν, οὐκ οἰκεῖα.

　　Κεφ. κθ´. Πανταχόθεν οὖν ὁ λόγος ἐπὶ τὸ τέλος
ἔρχεσθαι κελεύει, καὶ τούτῳ κρίνειν τὰς τέχνας, διὰ τοῦτο
γὰρ ἐν ταῖς ἐνεργείαις καθόλου, καὶ τοῖς οἰκείοις θεωρή-
μασι, καὶ ταῖς ἀρχαῖς. ἐξαλλάττονται γὰρ οὖν καὶ αἵδε,
καὶ τὰ τέλη τῶν τεχνῶν. ἢ γὰρ ὑγεία τὸ τέλος ἐστὶν, ἐν
θερμοῖς δ᾽ αὕτη, καὶ ψυχροῖς, καὶ ὑγροῖς, καὶ ξηροῖς.

Nam corpus aliquod falubre dicere ejus, qui iam finem
cognofcat, officium eſt. Neque etiam fi quis praeceptis
artes disjungat, aliunde quam a fine poteſtate fumit ini-
tium; propria namque cujusque artis praecepta finis con-
ſtituit atque dijudicat; quippe haec artis propria funt,
quae dignofcens aliquis ad finem aſſequendum proficit.
Siquidem grammaticae, muficae, fabrilis et aliarum cu-
jufque artium quaecunque praecepta aut finem ipfum
evidenter, aut quod in ipfo melius celeriusve eſt, prae-
bere valent, haec artis propria funt; quae vero ad finem
aſſequendum conferunt nihil, ea nequaquam artis propria
dicenda funt.

　　Ca p. XXIX. Itaque omni ex parte ad finem pro-
perare, ab eoque artes judicare praecipit ratio; propter
hunc enim et communibus actionibus, et propriis prae-
ceptis atque principiis differunt; nam haec et fecundum
artium fines evariant. Quandoquidem fanitas finis eſt,
haec vero in calidis, frigidis, humidis ficcisque confiſtit.

Ed. Chart. VI. [26.]   Ed. Baf. IV. (295.)

ἐν τούτοις δηλονότι καὶ ἡ τῆς ὕλης ἀρχὴ, καὶ ἡ τῆς θεω-
ρίας ἀρχὴ περὶ τὴν τούτου γνῶσιν, ἀλλ᾽ οὐχ ὡσαύτως ἰα-
τρῷ τε καὶ φυσικῷ. καὶ τοῦτο δ᾽ αὐτὸ τὸ οὐχ ὡσαύτως
ἀπὸ τοῦ τέλους τῶν ἐπιστημῶν ἐγνώσθη τε καὶ διεκρίθη,
καὶ προσηκόντως ἀεὶ τὸ τέλος ὁ λόγος ἐξευρίσκει κανόνα
τε καὶ κριτήριον ἁπάντων τῶν κατὰ τὰς τέχνας. ἡ γάρ τοι
σύστασις ἁπάσης τέχνης τὴν ἀρχὴν ἐντεῦθεν εἴληφεν. οὔτε
γὰρ ἰατρικὴν ἄν τις ἔσπευσεν συστήσασθαι, μὴ προποθη-
θείσης ὑγείας, οὔτε οἰκοδομικὴν, εἰ μὴ κἀνταῦθα οἰκίας
ὠρέχθη, οὔθ᾽ ὑφαντικὴν, εἰ μὴ πρότερον ἐσθῆτος. ἀλλὰ
μὴν καὶ ἡ τὰς τέχνας ἁπάσας συνιστᾶσα τὴν ἀρχὴν ἐντεῦ-
θεν εἴληφεν. ἐπιδέδεικται δ᾽ ἑτέρωθι, πῶς ἄν τις, ὑπο-
κειμένου τοῦ τέλους, τὴν τέχνην αὐτοῦ κατὰ μέθοδον ἐξευ-
ρίσκοι, καὶ χρὴ πρότερον ἐν ἐκείνῳ γυμνάσασθαι τῷ λόγῳ
τὸν ἀκριβῶς θέλοντα τοῖς ἐνεστῶσιν ἀκολουθεῖν. εἴσεται
γὰρ ἐναργῶς ὑπὸ μίαν τε καὶ τὴν αὐτὴν θεωρίαν ἄμφω
πίπτοντα τὰ μόρια, τὸ ὑγιεινὸν καὶ τὸ θεραπευτικόν.
ἐγὼ δ᾽ ἂν εἰς τόδε τὸ γράμμα πάντα μεταφέρων τά

In iftis plane et materiae et contemplationis circa hujus
cognitionem principium verfatur, fed diffimili ratione
medicus phyficusque id tractat. Quod ipfum diffimiliter
fcilicet a fcientiarum fine cognitum eft atque diftinctum.
Neque ab re femper finem ratio invenit, omnium, quae
in artibus continentur, regulam atque judicem. Nam
cujusque artis conftitutio inde fumit initium. Quis enim
medicinam conftituere properaffet, nifi fanitatis bonum
prius optaviffet? aut aedificatoriam, nifi et hic domum?
aut textoriam, nifi veftem prius expetiviffet? Quin et ars
reliquas omnes conftituens hinc et ipfa accepit initium.
Alibi vero a nobis oftenfum eft, quo quifpiam modo pro-
pofito fine fuam ipfius artem per methodum comperiat.
Eumque, qui praefentem librum exacte intelligere cupiat,
in illo prius verfatum effe neceffe eft; ita enim evidenter
cognoverit, fub unam eandemque contemplationem utram-
que partem incidere, falubrem videlicet atque curatricem.
Verum fi ego, quae in aliis voluminibus a me latiffime

Ed. Chart. VI. [26. 27.]   Ed. Baf. IV. (295.)

δι' ἑτέρων ἐπὶ πλεῖστον ἠκριβωμένα λάθοιμ' ἂν ἐμαυτὸν
ὑπὲρ τὰς Μενεμάχου καὶ Μηνοδότου βίβλους ἀποτείνας
αὐτό.

Κεφ. λ'. [27] Ἀλλ' ὅτι μὲν ἡ περὶ τὸ τοῦ σώματος
ἀγαθὸν τέχνη μία πάντως ἐστὶν, ἔκ τε τῶν εἰρημένων ἔμ-
προσθεν αὐτάρκως οἶμαι δεδεῖχθαι, κᾀκ τῶν ἑξῆς ῥηθησο-
μένων οὐδὲν ἧττον δειχθήσεται. οὐ μὴν ὅ τί γε προσῆκεν
ὀνομάζειν αὐτὴν, ἤδη πω πέφανται. τάχα γὰρ οὔτ' ἰατρι-
κὴν, οὔτε γυμναστικὴν, ἀλλ' ἕτερόν τι· τάχα δ' οὐκ ἔστιν
ὅλως ὄνομα τῆς τέχνης ἐκείνης, ὥσπερ οὐδ' ἄλλων πολλῶν.
ἀλλὰ τοῦτο μὲν ὀλίγον ὕστερον ἐπισκεψόμεθα. τὸ δ' οὖν
ἓν μὲν εἶναι τὸ τοῦ σώματος ἡμῖν ἀγαθὸν, ὅ τί περ ἂν
ᾖ, καθάπερ καὶ τῶν ἄλλων ἁπασῶν οὐσιῶν, εἶναι δὲ καὶ
τέχνην αὐτοῦ μίαν, εἴπερ τι καὶ ἄλλο τῶν πάντων, ἀληθὲς
εἶναί φημι, καὶ τὴν αὐτήν γε μέθοδον ἀμφοῖν ὑπάρχειν.
μιᾶς οὖν οὔσης περὶ τὸ τοῦ σώματος ἀγαθὸν τέχνης, ἤδη
σκοπώμεθα σύμπαντ' αὐτῆς τὰ μόρια· πάντως γάρ που

diligenterque explicata funt, in hunc omnia librum con-
ferre velim, Menemachi Menodotique libros me huius
prolixitate fuperaturum ignorarem.

Cap. XXX. Caeterum artem circa corporis bonum
verfantem prorfus unam effe ex antedictis (ut arbitror)
fatis declaratum eft, atque ex dicendis in pofterum nihilo
fecius declarabitur, non tamen, quo ipfam nomine appel-
lare oporteat, jam adhuc manifeftum eft. Neque enim
forfan medicativa, neque exercitatoria, fed aliud quippiam
appellanda eft; forfan autem et in totum ars ifta, quemad-
modum et pleraeque aliae, nomine caret; fed hoc quidem
paulo pofterius fpeculabimur. Verum unum effe humani
corporis bonum, quicquid illud fit, ficut aliarum etiam
omnium fubftantiarum, effe autem et de ipfo artem unam,
fiquid unquam aliud, et id quoque verum effe confirmo,
necnon et eandem utrique methodum ineffe. Quum una
igitur ars circa humani corporis bonum verfetur, in
praefentia omnes ejus partes fpeculemur; nam fic et ejus,

κατοψόμεθα καὶ τὸ καλούμενον ὑγιεινὸν, ἥντινα ἔχει τὴν
δύναμιν, ἵνα κἀνταῦθα μεθόδῳ τινὶ ποιώμεθα τὴν το-
μὴν, ἐπισκεψόμενοι τὸ γένος τῆς περὶ τὸ σῶμα τέχνης.
ὅτι μὲν οὖν οὐκ ἐν αὐτῷ μόνῳ τῷ θεωρῆσαι τὸ τέλος
αὐτῆς ἐστὶν, ὥσπερ τῆς ἀριθμητικῆς τε καὶ ἀστρονομικῆς
καὶ φυσικῆς, ἀλλά τι καὶ πράττει περὶ τὸ σῶμα, παντὶ
δῆλον· ὅτι δ᾽ οὐδ᾽ ἐν αὐτῷ τῷ πράττειν τελευτᾷ, καθά-
περ ἡ ὀρχηστικὴ, μηδὲν, ὅταν ἐνεργοῦσα παύσηται, δεῖξαι
δυναμένη, καὶ τοῦτ᾽ εὔδηλον εἶναι νομίζω. δῆλον οὖν, ὡς
ἤτοι τῶν ποιητικῶν, ἢ τῶν κτητικῶν ἐστι τεχνῶν, ἐπειδὴ
μήτε τῶν θεωρητικῶν εὑρέθη μήτε τῶν πρακτικῶν. ἀλλ᾽
οὐκ ἔστι τῶν κτητικῶν, ὥσπερ ἡ ἀσπαλιευτική τε καὶ ἡ ἀγκι-
στρευτικὴ, καὶ τὸ σύμπαν εἰπεῖν ἡ θηρευτική· χειροῦνται
γὰρ αὗται τῶν ὄντων τι καὶ κτῶνται, ποιοῦσι δ᾽ οὐδὲν
αὗται πρότερον οὐκ ὄν. ἐκ λοιπῶν οὖν τῶν ποιητικῶν
ἐστιν ἡ περὶ τὸ σῶμα τἀνθρώπου τέχνη. διττὸν δὲ καὶ
τούτων ἐστὶ τὸ ἔργον· ἢ γὰρ ὅλον τι ποιοῦσι πρότερον

quae falubris vocatur, quae fit poteftas, prorfus digno-
fcemus, ut in hac etiam parte methodo aliqua utentes fe-
ctionem faciamus, genus artis corpus noftrum tractantis
contemplaturi. At non in fola ipfa contemplatione finem
ejus fitum effe, ficut arithmeticae, aftronomiae ac phy-
ficae, fed quiddam etiam et circa corpus ipfum facere,
neminem praeterit: quod neque vero in ipfa actione de-
finat, quemadmodum faltatoria, poftquam agere defiit,
nihil oftendere valens, et id quoque omnibus conftare
arbitror. Igitur in confeffo eft, eam inter effectivas aut
acquifitivas effe collocandam, poftquam neque inter con-
templativas, neque inter activas inventa eft; fed neque
inter acquifitivas numeratur, qualis eft ars illa, quae
arundine, et quae hamo pifces captat, utque in univer-
fum dicam, qualis eft venatoria; aliquid enim eorum,
quae funt, iftae capiunt ac poffident, nihil autem, quod
prius non effet, ipfae faciunt. Inter reliquas igitur effe-
ctrices humani corporis ars reponitur. Iftarum vero du-
plex officium eft: aut enim aliquod integrum, quod prius

862 ΓΑΛΗΝΟΥ

Ed. Chart. VI. [27.]   Ed. Baf. IV. (295.)

οὐκ ὄν, ἢ κατὰ μέρος ἐπανορθοῦνται πεπονηκός. ἀλλ᾽ ἡ
ζητουμένη νῦν τέχνη ποιεῖν μὲν ἀδύνατος ὅλον ἀνθρώπου
σῶμα, κατὰ μέρη δ᾽ ἐπανορθοῦσθαι δύναται παραπλη-
σίως τῇ τῶν ἱματίων ἀκεστικῇ, καὶ οὐδ᾽ ἐνταῦθα πάντα
τὸν αὐτὸν ἐκείνῃ τρόπον. ἡ γὰρ φύσις οὕτω γε καὶ ποιεῖ
τὸ σῶμα, καὶ αὖθις ἐπανορθοῦται κάμνον, ὡς ἡ περὶ τὴν
ἐσθῆτα τέχνη. ταύτης δ᾽ ὑπηρετική τίς ἐστιν ἡ νῦν ζη-
τουμένη. συγχωρείσθω οὖν, ἵν᾽ ὁ λόγος προΐῃ, καλεῖν
ἡμᾶς αὐτὴν ἐπανορθωτικήν. ἀλλ᾽ ἤτοι κατὰ μεγάλα τὴν
ἐπανόρθωσιν, ἢ κατὰ σμικρὰ ποιεῖται. τὸ μὲν δὴ κατὰ
μεγάλα μόρια αὐτῆς ἰατρικόν τε καὶ θεραπευτικὸν ὀνομα-
ζέσθω, τὸ δὲ κατὰ σμικρὰ φυλακτικόν. ἔστι μὲν οὖν καὶ
αὐτοῦ τοῦ κατὰ μεγάλα παμπόλλη τις ἡ διαφορά· πᾶν
γὰρ ποσὸν εἰς ἀνάριθμόν τι πλῆθος ἐγχωρεῖ τέμνειν. ἀλλ᾽
ἐπειδὴ μὴ πρόκειται νῦν ὑπὲρ αὐτῶν λέγειν, ἀφείσθω μὲν
τοῦτο, τεμνέσθω δὲ τὸ κατὰ σμικρά. δοκεῖ δὲ καὶ τοῦτο
τέμνεσθαι διαφοραῖς ἐπισήμοις τριχῶς. ἢ γὰρ τὸν ἄκρως τε
καὶ τελέως ὑγιαίνοντα παραλαβὸν ἐν τούτῳ φυλάττει, καὶ

non erat, efficiunt, aut ex parte vitiatum corrigunt. At
quae nunc quaeritur ars totum hominis corpus moliri
nequit, fed per partes inftaurare poteft, perinde ut veftium
ars fartoria, neque ad eundem, ut haec, penitus modum.
Natura namque et corpus fabricatur, et ipfum imbecil-
lum rurfus confirmat, ut ars veftiaria; ipfius vero naturae
miniftra eft ars, quae in praefentia difquiritur. Conceda-
tur igitur, ut procedat oratio, nos ipfam correctivam ap-
pellare. Sed aut multum corrigit, aut pauxillum. Quae
ejus pars multum femel corrigit, medicativa curativaque
nuncupetur; quae vero pauxillum, confervativa. Ejus
ipfius quoque, quae multum femel inftaurat, permultae
funt differentiae: omnis enim quantitas in multitudinem
innumerabilem fecari poteft. At quia de ipfis dicere non
eft nobis in praefentia propofitum, haec fane pars dimit-
tatur, illa vero, quae pauxillum emendat, dividatur. At
haec quoque infignibus differentiis tripartito diftingui vi-
detur. Aut enim exacte perfecteque valentem accipiens

τουτὶ μὲν αὐτὸ τὸ τμῆμα προσαγορεύουσιν εὐεκτικὸν ἕτε-
ρον δ᾽ ἀναθρεπτικὸν τῶν νενοσηκότων, ὃ δὴ καὶ καλοῦσιν
ἔνιοι τῶν νεωτέρων ἰατρῶν ἀναληπτικόν· [28] ἐν τῷ μέσῳ
δ᾽ ἀμφοῖν ἐστι τὸ καλούμενον ὑπ᾽ αὐτῶν ἰδίως ὑγιεινόν·
κοινῶς γὰρ καὶ τοῦτο φυλακτικὸν ἅμα καὶ ὑγιεινὸν ὀνο-
μάζεται. ταῦτ᾽ οὖν τὰ τρία μόρια τοῦ φυλακτικοῦ τὰ νῦν
εἰρημένα, τὸ ἀναληπτικόν, τὸ ὑγιεινόν, τὸ εὐεκτικόν, ἔστι
μὲν τοῦ κατὰ σμικρὰ ἐπανορθωτικοῦ μέρους τῆς τέχνης,
ἀλλήλων δὲ διαφέρει τῷ μᾶλλόν τε καὶ ἧττον· μᾶλλον
μὲν κατὰ σμικρὰ τὸ εὐεκτικόν, ἧττον δὲ αὐτοῦ τὸ ὑγιεινόν,
ἐκείνου δ᾽ ἧττον κατὰ σμικρὰ ἐπανόρθωσιν ποιεῖται τὸ
ἀναληπτικόν. ἔνιοι δὲ καὶ τέταρτον ἐν τούτῳ τῷ φυλακτικῷ
τμῆμα προστιθέασιν, τὸ καλούμενον ὑπ᾽ αὐτῶν ἰδίως προ-
φυλακτικόν, ἀντίστροφον ἔχον δύναμιν τῷ τοὺς ἐκ νοσημά-
των ἄρτι πεπαυμένους ἀνακομίζοντι. δῆλον δ᾽ ὡς ἄμφω
ταῦτα ἐπαμφοτερίζει πως τοῖς ἐναντίοις μορίοις ὅλης τῆς
τέχνης, λέγω δὲ τὸ κατὰ μεγάλα καὶ τὸ κατὰ μικρά. τὸ
μὲν γὰρ θεραπευτικὸν ὅτι κατὰ μεγάλα, πρόδηλον παντί,

in hoc ipfum gradu confervat, hanc autem partem euec-
ticam vocant; alteram eorum, qui iam morbum evaferunt,
refectricem, quam fane et nonnulli recentiorum medico-
rum analepticen appellant; inter utramque pars ea collo-
catur, quae ab ipfis proprie falubris nominatur, nam
vulgo et confervativa fimul et falubris dicitur. Tres
igitur hae partes confervativae modo enumeratae, anale-
ptice, falubris et euectice, funt quidem omnes fub ea
medicinae parte, quae exigua vitia tollit, inter fe autem
ratione majoris minorisque diffentiunt; magis enim parva
caftigat euectice; minus vero falubris; hac adhuc minus
parva emendat analeptice. Quidam vero et quartam
particulam adjecerunt in hac confervativa, quae ab
ipfis proprie prophylactice vocata fuit, facultatem ei op-
pofitam habentem, quae a morbo proxime liberatos recreat.
Hafce autem ambas ancipitis quodammodo effe naturae
inter contrarias totius artis partes nemo ambigit, dico
autem inter eam, quae magna vitia, et eam, quae parva
diffolvit. Curativa fane pars quod magna vitia, euectice

Ed. Chart. VI. [28.]   Ed. Baf. IV. (295. 296.)

τὸ δ᾽ εὐεκτικόν τε καὶ ὑγιεινὸν ὅτι κατὰ σμικρὰ, καὶ
τοῦτ᾽ εὔδηλον. ἐν τῷ μέσῳ δ᾽ ἀμφοῖν ἐστι τὸ ἀναληπτικὸν
ὀνομαζόμενον καὶ τὸ προφυλακτικὸν, ὡς μὲν πρὸς τὸ
ὑγιεινὸν οὐ κατὰ σμικρὰ τὴν ἐπανόρθωσιν ποιούμενον,
ὡς δὲ πρὸς τὸ θεραπευτικὸν οὐ κατὰ μεγάλα. καί μοι
δοκοῦσιν οὐδ᾽ ὅσοι ταῦτ᾽ ἄμφω τὰ μόρια προσαγορεύουσιν,
οὐδέτερα κακῶς δοξάζειν. ἀλλὰ περὶ μὲν τούτων ἕτερος
λόγος.

Κεφ. λα΄. Ἐν δὲ τῷ νῦν προκειμένῳ σκέμματι τοῦ
φυλακτικοῦ μέρους τῆς περὶ τὸ σῶμα τέχνης ὑποκείσθω
τριττὰ τμήματα, τὸ μὲν ἐπὶ τῶν κατὰ (296) σχέσιν ὑγιαι-
νόντων σωμάτων τεταγμένον, τὸ δ᾽ ἐπὶ τῶν καθ᾽ ἕξιν, τὸ
δ᾽ ἐπὶ τῶν εὐεκτούντων. καὶ τὸ μὲν ἀναληπτικὸν ὀνομα-
ζέσθω, μηδὲν γὰρ ὑπὲρ ὀνόματος αὐτοῖς νῦν διαφερώ-
μεθα, τὸ δ᾽ ὑγιεινὸν, τὸ δ᾽ εὐεκτικὸν, ἐπὶ μὲν τὸ βέλ-
τιον ἄγοντα τὰ πρότερα δύο, φυλάττον δ᾽ ἐν αὐτῷ τὸ
εὐεκτικόν. καὶ τούτων οὕτως ἐχόντων, ἀναμνησθῶμεν
τοῦ προκειμένου σκέμματος· ἦν δ᾽, ὡς οἶμαι, τοιόνδε,

autem atque falubris quod parva difcutiat, id quoque
perfpicuum eft; in medio vero ambarum interftitio inftau-
rativa nominata atque praefervatoria pofitae funt, fi ad
falubrem euecticenque comparentur, non exigua vitia
emendantes, fi ad curativam, non magna. Propterea et
quicunque ambas has partes neutras appellaverunt, haud
male mihi fenfiffe vifi funt. Sed de his alia eft habenda
oratio.

Cap. XXXI. In praefenti autem contemplatione de
confervatrice artis humanum corpus gubernantis parte
tria divifionis membra fupponantur, unum de corporibus
fecundum habitudinem valentibus, alterum de iis, quae in
habitu fana funt, tertium de bono habitu praeditis. Pri-
mumque inftaurativum appelletur; nihil enim in praefentia
cum illis de nomine digladiemur; fecundum falubre; ter-
tium euecticum; duo priora in melius ducentia, in optimo
ftatu tertium confervans. Atque his ita politis ab initio
agitatae quaeftionis meminerimus: erat autem (ut exiftimo)

πότερον ἰατρικῆς ἐστιν ἢ γυμναστικῆς μόριον τὸ καλού-
μενον ὑγιεινόν. εὐλόγως οὖν εὐθὺς ἀπ᾿ ἀρχῆς ἔφαμεν, ὡς
εἰς ὁρισμὸν ἐμπίπτει τὸ σύμπαν ζήτημα. τί ποτε γὰρ
ἔστιν ἰατρικὴ, καὶ τί ποτε γυμναστικὴ, γνόντες οὐκ ἂν ἔτι
χαλεπῶς εὕροιμεν, ὁποτέρας αὐτῶν ἐστι τὸ ὑγιεινόν. αὐτὸ
μὲν γὰρ ὅ τί ποτ᾿ ἐστὶν τὸ ὑγιεινόν, ἤδη μοι δοκῶ πεφάν-
θαι σαφῶς· ἢ γὰρ τὸ φυλακτικὸν ἅπαν, ἢ τῶν τούτων τι
μορίων τριῶν ὑπαρχόντων ἐν τῷ μέσῳ, ὃ περὶ τὴν καθ᾿
ἕξιν ὑγίειαν ἀναστρέφεται. ἐμοὶ μὲν οὖν δοκεῖ λοιπὸν ὑπὲρ
ὀνόματος ἡ ζήτησις εἶναι, τὸ δὲ πρᾶγμ᾿ αὐτὸ μηκέτ᾿ ἀμ-
φισβήτησιν ἔχειν, ἔστ᾿ ἂν ὁμολογῆταί τε καὶ μένῃ τὰ προ-
δεδειγμένα. καὶ δὴ διελθὼν αὐτὰ διὰ κεφαλαίων ἐπὶ τὴν
τῶν ὀνομάτων ἐξήγησιν οὕτω τρέψομαι. φημὶ δὴ, καθάπερ
ἀμφιεσμάτων ἀγαθῶν καὶ οἰκίας τε καὶ ὑποδημάτων, οὕτω
καὶ τοῦ σώματος εἶναί τινα τέχνην, ἧς μιᾶς οὔσῃ ‹δύο
ταῦθ᾿ ὑπάρχειν μόρια, δημιουργοῦν μὲν τὸ ἕτερον, ἐπανορ-

hujusmodi, utrum ad medicativam an ad gymnafticam
pars falubris vocata pertineret. Non abfque ratione igitur
inter initia fermonis noftri diximus, omnem quaeftionem
fub definitionem cadere: nam quid fit medicina, quid
gymnaftica, quum noverimus, non amplius difficile fuerit
invenire, ad utram ipfarum falubris referatur. Ipfa qui-
dem falubris quidnam fit, jam mihi manifefte explicaviffe
videor; aut enim tota pars confervatoria, aut ex illis
tribus partibus una, quae in medio verfatur inter euecti-
cen fcilicet vocatam atque analepticen, et eft circa fani-
tatem in habitu. Mihi quidem reliquum nihil aliud quam
de nomine controverfia effe videtur, res ipfa autem in
obfcuro verfari tantifper, dum fuperius declarata conce-
dantur ac fixa permaneant. Atqui quum ipfa ftrictim
atque per capita recenfuero, mox ad nominum interpreta-
tionem me convertam. Quemadmodum igitur bonorum
veftimentorum, aedium atque calceorum, perinde et cor-
poris unam quandam artem effe conftituo, cujus, una
quum fit, duas tamen has effe partes, unam efficientem,

θούμενον δὲ θάτερον, καὶ ταῦθ᾽ ὑπάρχειν ἄμφω τῇ φύσει
πρότερον, συνεργάζεσθαι δ᾽ εἰς τὸ ἕτερον αὐτῶν τὸ ἐπα-
νορθωτικὸν ἀνθρωποτέραν τέχνην, ἧς εἶναι διττὰ μόρια,
θεραπευτικὸν μὲν ἢ ἰατρικὸν τὸ ἕτερον, φυλακτικὸν δὲ θά-
τερον· ὀνομάζεσθαι δὲ τὸ φυλακτικὸν τοῦτο καὶ ὑγιεινόν·
εἶναι δ᾽ αὐτοῦ τρία τμήματα, τὸ μὲν ἀναληπτικὸν, τὸ δ᾽
εὐεκτικὸν, τὸ δ᾽ ὁμωνύμως τῷ παντὶ προσαγορευόμενον
ὑγιεινόν. [29] εἴτ᾽ οὖν τὸ σύμπαν φυλακτικὸν, εἴτε τὸ
μόριον αὐτοῦ ζητεῖ τις, ὁ ὁποτέρας ἐστὶ τέχνης, ἆρα ἰατρι-
κῆς, ἢ γυμναστικῆς, ὅλον αὐτὸ χρὴ τὸ πρᾶγμα διελ-
θόντα, καθάπερ ἐγὼ νῦν ἐποίησα, λέγειν οὕτως ἐφεξῆς,
ὡς, μιᾶς οὔσης τῆς περὶ τὸ σῶμα τέχνης, ἔξεστιν, εἰ
βούλει, καλεῖν αὐτὴν ἰατρικήν· εἰ δ᾽ οὐκ ἐθέλεις οὕτω
γυμναστικήν, εἰ δ᾽ οὐδὲ τοῦτο, τὴν ὕλην ἀνώνυμον εἰ-
πὼν εἶναι, τὸ μὲν ἕτερον αὐτῶν τμῆμα κάλει ἰατρικὴν,
τὸ δ᾽ ἕτερον γυμναστικήν· εἰ δὲ μηδ᾽ οὕτως ἐθέλεις, ὑγιει-
νήν τινα τέχνην, τὴν ἀντιδιαιρουμένην τῇ θεραπευτικῇ,
καὶ ταύτης, εἰ βούλει, μέρη διαιτητικὴν εἰπὲ καὶ γυμνα-

corrigentem alteram, amboque haec naturae prius ineſſe,
ſed ipſarum alteri, corrigenti ſcilicet, humanam artem
opitulari; quae et ipſa bipartito dividitur in curatricem
partem ſeu medicatricem atque in alteram conſervatricem,
quae et ſalubris vocatur. Ipſius vero tres partes ſunt,
analeptice, evectice ac toti generi cognominis ſalubris.
Itaque ſive de tota conſervatrice parte, ſive de ejus parte
quiſpiam quaerat, ad utram artem pertineat, ad medica-
tricemne, an ad corporis exercitatoriam, totam rem
prius (ut nunc ego feci) perſtringentem ita deinde ipſum
explicare opus eſt. Quod una corporis ars quum ſit,
licet volenti eam medicinam appellare; ſin hoc non pla-
ceat, exercitatoriam; ſin id quoque diſpliceat, totam
artem nomine carere dicens unam ejus partem medici-
nam, alteram exercitatoriam appellato; ſi neque id
probas, ſalubrem quandam artem curativae ex diverſo
oppoſitam, ejusque partes (ſi velis) diaeteticam gymnaſti-

στικήν. εἰ γὰρ καθ᾽ ἕκαστον ἐξηγήσῃ τῶν ὀνομάτων, οὕ-
τως ἀκολουθήσει τὸ σύμπαν.

Κεφ. λβ΄. Ἰώ, φασί τινες ἐπὶ τούτοις, ἀλλ᾽ οὐχ, ὡς
ἂν ἐγὼ φάναι βουληθῶ, διαιρεῖσθαι χρὴ περὶ τῶν ὀνομά-
των, ἀλλ᾽ ὡς ὀρθῶς ἔχει διελθεῖν. αὖθις οὖν ἡμῖν ἐστι
καὶ τούτοις ἀποκριτέον ὡδί πως. εἰ μέλλεις μνημονεύειν, ἃ
οὗτος, ὡς οὐκ ἔτι περὶ πραγμάτων ἡ σκέψις, ἀλλ᾽ ἐξήγη-
σιν ὀνομάτων μοι προβέβληκεν, οὐδὲ τοῦτ᾽ ἀναδύομαι.
φημὶ δή σοι περὶ τῶν ὀνομάτων, οὐ μόνον τούτων, ἀλλὰ
καὶ τῶν ἄλλων ἁπάντων, οὐδὲν ἔχειν εἰπεῖν σοφὸν, ἀλλ᾽
εἴτ᾽ ἐκ τῆς τῶν Ἀσσυρίων ἢ φωνῆς τοὔνομα, παρὰ τῶν
Ἀσσυρίων αὐτῶν μανθάνειν χρῆναι τὸ πρᾶγμα, καθ᾽ οὗ τὸ
ὄνομα λέγουσιν, εἴτ᾽ ἐκ τῆς τῶν Περσῶν, ἢ Ἰνδῶν, ἢ
Ἀράβων, ἢ Αἰθιόπων, ἢ ὅλως ὡντινωνοῦν, ἐκείνων πυν-
θάνεσθαι. τὸ γὰρ ὄνομα ῥηθὲν αὐτὸ καθ᾽ αὐτὸ μόνον
οὐδὲν ἐνδείκνυται. τὸ μὲν οὖν ἐμὸν ἀκήκοας. εἰσὶ δὲ οἳ
λέγουσιν ἐνδείκνυσθαι σφίσιν τοὔνομα, καὶ τούτου ἐγὼ

camque dicito. Singula enim nomina fi interpretabere,
ita univerfum, quod quaerebas, adeptus fueris.

Cap. XXXII. At his auditis quidam, Heus vir bone,
dicunt, non quemadmodum tu ftatuere volueris, diftin-
guenda funt nomina, fed ut recte habet, partitio facienda
eft. Iterum igitur iftis ita refpondendum eft: Heus tu,
meminiffe debes, noftram non amplius de rebus effe con-
templationem, fed nominum explanationem nobis effe
propofitam, neque ad hoc etiam tergiverfamur, ac de no-
minibus non his folum, fed et de aliis omnibus illud in
universum pronuncio, nihil eruditum in medium adduci
poffe. Sed five Affyriorum linguae vocabulum fit, ab
ipfis Affyriis res difcenda eft, cui nomen illud indide-
runt, five fit Perfarum linguae, aut Indorum, aut Arabum,
aut Aethiopum, aut omnino aliorum quorumcunque, illos
percontari oportet; nomen enim ipfum per fe folum
prolatum nihil indicat. Meam igitur fententiam accepifti.
Caeterum nonnulli afferunt, ipfis nomen aliquid fignificare.

πάμπολλα συναθροίσας ὀνόματα Κελτῶν καὶ Θρακῶν καὶ
Μυσῶν καὶ Φρυγῶν ἐκέλευον ἐφ᾽ ἑκάστου λέγειν τὸ δη-
λούμενον πρᾶγμα   τῶν δὲ ἐν τῇ τῶν Ἑλλήνων φωνῇ μόνῃ
δύνασθαι τοῦτο ποιεῖν εἰπόντων, ἑξῆς προὔτεινα λιμένα,
τῶν δ᾽ εἰπόντων, ἵνα περ αἱ νῆες ὁρμῶσιν, ἀλλὰ Θεττα-
λούς γε ἔφην τὴν ὑφ᾽ ἡμῶν προσαγορευομένην ἀγορὰν
οὕτως ὀνομάζειν. οἱ δὲ ἠρνοῦντο τὴν τῶν Θετταλῶν ἐπί-
στασθαι διάλεκτον, ὥσπερ οὐκ αὐτὸ δὴ τοῦτο ὁμολογοῦντες,
ὅπερ ἐξ ἀρχῆς ἐλέγετο, μηδὲν τῶν ὀνομάτων, ἐφ᾽ οὗ κεῖται
πράγματος, ἄλλως δύνασθαι μαθεῖν, ἢ παρ᾽ αὐτῶν τῶν
θεμένων διδαχθέντα. πρὸς μὲν δὴ τοὺς οὕτως ἐμπλήκτους
ἕτερός μοι γέγραπται λόγος ἰδίᾳ, τῷ δὲ τὰ πράγματα αὐτὰ
μαθεῖν θέλοντι μάλιστά τε καὶ πρῶτα, καὶ τοῦθ᾽ ὡς ἔργον
χρηστὸν σπουδάζοντι, τῷ τε τὰ ἐπ᾽ αὐτοῖς ὀνόματα τῆς
πρὸς ἀλλήλους ἕνεκα διαλέκτου μαθεῖν ἐπιποθοῦντι τὴν
τῶν Ἑλλήνων ἐξηγήσομαι χρῆσιν, οὐδ᾽ οὖν τούτων ἁπάντων
ἐπὶ πᾶσιν ὀνόμασιν, (τουτὶ μὲν γὰρ ἑρμηνευτικῆς τινός ἐστιν

unde hujufce rei caufa ego permulta Celtarum, Thracum,
Myforum Phrygumque nomina colligens juffi, ut a fin-
gulis rem fignificatam manifeftarent: illis autem in fola
Graecorum lingua id fe poffe facere dicentibus, hoc vo-
cabulum λιμένα (latine portum dicas) propofui; illis vero
locum, ubi naves in ftatione quiefcunt, fignificare affir-
mantibus, At Theffali, refpondi, quod a nobis forum
rerum venalium dicitur, ita nominant. Sed ifti Theffa-
licam linguam fcire fe negabant, tanquam fane illud
ipfum non confitentes, quod ab initio dicebatur, nullum
nomen cui rei inditum fit, aliter poffe cognofci, nifi ab
ipfis impofitoribus edoctus fueris. Caeterum adverfus ita
dementes alia mihi oratio feparatim fcripta eft; res ipfas
vero difcere volenti, et praecipue ac maxime huic veluti
optimo operi ftudenti, rerum praeterea nomina mutuae
locutionis caufa percipere cupienti ufum Graecorum in-
terpretabor. Neque id horum nominibus omnibus faciam:
id namque enarratoriae cujufdam aut grammaticae peritiae

ἢ γραμματικῆς ἐμπειρίας,) ἀλλὰ τῶν Ἀττικῶν μὲν μάλιστα,
δεύτερον δ᾽ ἤδη καὶ τῶν Ἰωνικῶν ἔχειν ἐμπειρίαν ὁμολογήσω
τινὰ καὶ τῶν Δωρικῶν ὀνομάτων, ὥσπερ γε καὶ τῶν Αἰο-
λικῶν. ἀλλ᾽ ἐν ταύταις μὲν ταῖς διαλέκτοις ἀγνοεῖν μᾶλλον
ἢ γιγνώσκειν τὰ πλεῖστα, τῆς Ἀτθίδος δ᾽ αὖ γινώσκειν
τὰ πλείω ἢ ἀγνοεῖν ὁμολογήσαιμ᾽ ἄν. εἰ δὲ βούλει σὺ καὶ
περὶ τῶν ὀνομάτων εἰπεῖν, Ὅμηρος μέν φησιν·

Ἰητρὸς γὰρ ἀνὴρ πολλῶν ἀντάξιος ἄλλων

Ἰούς τ᾽ ἐκτάμνειν, ἐπὶ δ᾽ ἤπια φάρμακα πάσσειν,

Φάρμακα πολλὰ μὲν ἐσθλὰ μεμιγμένα, πολλὰ δὲ λυγρά,

Ἰητρὸς δὲ ἕκαστος ἐπιστάμενος περὶ πάντων.

ὡς τῆς ἰατρικῆς τέχνης ἰωμένης τὰ κάμνοντα σώματα διά
τε φαρμάκων καὶ χειρουργίας.

Κεφ. λγ´. [3ο] Εἰ δ᾽ ἔτι καὶ τρίτον ἄλλο μόριον ἰάσεως
ὑπῆρχεν τὸ διαιτητικὸν ἐν τοῖς καθ᾽ Ὅμηρον χρόνοις, ἐγὼ
μὲν οὐκ ἔχω συμβαλεῖν, ὁ δ᾽ ἐμοῦ πρεσβύτερός τε ἅμα
καὶ τὰ τῶν Ἑλλήνων πράγματα πιθανώτερος ἐπίστασθαι,
Πλάτων ὁ φιλόσοφος, οὐ πάνυ τι χρῆσθαί φησι τοὺς πα-

munus eſt: ſed Attica potiſſimum nomina, ſecundo et
Ionica me cognoſcere fatebor, nonnulla etiam Dorica
atque Aeolica; ſed in hiſce linguis plura me ignorare
quam ſcire, in Attica vero plura me ſcire quam ignorare
concedam. Quod ſi tu et de nominibus loqui velis, Ho-
merus utique canit:

Vir medicus multis aliis tibi dignior eſto,

Dira venena trahens, et pharmaca mitia fvndens,

Multa ſalubria miſcens, et letalia multa,

Doctior eſt cunctis medicus mortalibus unus.

utpote arte medica languida corpora medicamentis chi-
rurgicaque opera curante.

Cap. XXXIII. An vero et alia tertia medicationis
pars diaetetica appellata Homeri temporibus extaret, ego
nulla id conjectura aſſequi poſſum. Sed me antiquior,
et quem magis Graecorum res noſſe veriſimile eſt, Plato
philoſophus, antiquos Asclepiadas hac medicinae parte non

870 ΓΑΛΗΝΟΥ

Ed. Chart. VI. [3o.]   Ed. Baf. IV. (296.)

λαιοὺς Ἀσκληπιάδας τούτῳ τῷ μέρει τῆς τέχνης. ἀλλ᾽ ὅτι
γε τῆς ἰατρικῆς ἐστιν μέρη ταῦτα τὰ τρία, καὶ ὡς ἡ τὰ
παρὰ φύσιν ἔχοντα σώματα θεραπεύουσα τέχνη πρὸς ἁπάν-
των Ἑλλήνων ἰατρικὴ καλεῖται, σχεδὸν οὐδεὶς ἀντιλέγει.
γυμναστικῆς δὲ τέχνης οὔπω μὲν ἦν τοὔνομα καθ᾽ Ὅμη-
ρον, οὐδὲ καλεῖταί τις ὅλως γυμναστής, ὥσπερ ἰατρός,
ὅπου γε καὶ παρὰ Πλάτωνι τὸ μὲν τῆς γυμναστικῆς ὄνομα
οὐ πολλάκις εὑρεῖν ἔστιν, παιδοτρίβην μέντοι καλεῖ μᾶλλον,
ἢ γυμναστὴν τὸν τεχνίτην αὐτῆς. ἤρξατο γὰρ ὀλίγον ἔμ-
προσθεν τῶν Πλάτωνος χρόνων ἡ τέχνη τῶν γυμναστῶν,
ὅτε περ καὶ τὸ τῶν ἀθλητῶν ἐπιτήδευμα συνέστη. πάλαι
μὲν γὰρ εἷς ἀνὴρ ἐργαστὴς τῶν κατὰ φύσιν ἔργων ἀληθῶς
εὐεκτικός, εἰς ἀγῶνα καταβαίνων, οὐ πάλην μόνον, ἀλλὰ
καὶ δρόμον ἠγωνίζετο, καί τις ἐνίκα πολλάκις εἰς ἄμφω τε
ταῦτα καὶ ἀκοντίζων, καὶ τοξεύων, καὶ δισκοβολῶν, καὶ
ἅρματος ἐπιστατῶν, ὕστερον δὲ διεκρίθη, καὶ οἷόν περ ἕνα
πεποίηκεν Ὅμηρος Ἐπειὸν, εἰς μὲν πάντα τὰ κατὰ φύσιν
ἔργα πάντων ὕστατον, πρῶτον δ᾽ εἰς πυγμὴν, ἧς . ἐν

admodum ufos effe afleverat. Verum medicinae tres has
effe partes, artemque male habentia corpora curantem ab
univerfa Graecia medicinam appellari, nemo fere eft qui
eat infitias. Gymnafticae autem artis nomen Homeri fe-
culo nondum repertum erat, neque quifquam omnino
gymnafta, ut medicus, vocabatur. Quemadmodum neque
etiam apud Platonem gymnafticae nomen frequenter re-
perire licet, fed paedotribam magis quam gymnaftam
hujufce artis profefforem appellat: nam paulo ante Pla-
tonis tempora gymnaftarum ars exorta eft, quo etiam
tempore et athletarum exercitatio emerfit. Prifcorum
enim feculis vir unus operarius naturalia munia exequens
vere bono habitu robuftus, in certamen defcendens, non
lucta modo, fed etiam curfu certavit, atque etiam duobus
his et jaculo praeterea et arcu et difco et curfu alios
unus fuperavit; poftea vero haec difjuncta funt, qualem-
que Homerus unum Epeum fecit ad cuncta quidem fecun-
dum naturam munia obeunda omnium ignaviffimum, fed

ἄθλοις μόνοις ἡ χρεία, τοιοῦτοι πάντες ἐγένοντο, μήτ᾽ ἀρῶσαι,
μήτε σκάψαι, μήθ᾽ ὁδὸν ἀνύσαι, μηδ᾽ ἄλλο μηδὲν εἰρηναῖον
ἔργον, ἔτι δὲ μᾶλλον πολέμιον ἐργάσασθαι καλῶς δυνάμενοι.

Κεφ. λδ᾽. Τὴν τούτων τῶν ἀνθρώπων εὐεξίαν ἔμ-
προσθεν ἐμεμψάμεθα, καὶ τὴν ἐπιστατοῦσαν αὐτοῖς ὁμοίως
γυμναστικὴν, ἄλλην δ᾽ εὐεξίαν ἐπηνέσαμεν, ἀσφαλῆ τε ἅμα
καὶ πρὸς τὰς κατὰ φύσιν ἀπύ(297)σας ἐνεργείας χρηστὴν,
ἧς ὕλαι ποιητικαί τε ἅμα καὶ φυλακτικαὶ δύο ἐστὸν, ἥ θ᾽
ὑγιεινὴ προσαγορευομένη δίαιτα καὶ γυμνάσια. τεττάρων
γὰρ οὐσῶν τῶν πασῶν ὑλῶν κατὰ γένος, ὑφ᾽ ὧν ἀλλοιοῦται
τὸ σῶμα, χειρουργίας, καὶ φαρμακείας, καὶ διαίτης, καὶ
γυμνασίων, ἡ μία μὲν ἄχρηστος τοῖς νοσοῦσιν, αἱ δύο δὲ
τοῖς κατὰ φύσιν ἔχουσιν. ὁ μὲν γὰρ νοσῶν, εἰς πολλὰ
καὶ φαρμάκων, καὶ χειρουργίας, καὶ διαίτης δεόμενος, εἰς
οὐδὲν δεῖται γυμνασίων· ὁ δ᾽ ὑγιαίνων ἀκριβῶς γυμνασίων
μὲν χρῄζει καὶ διαίτης τινὸς, οὔτε δὲ φαρμάκων οὔτε
χειρουργίας προσδεῖται.

ſtrenuum pugilem, qua arte in ſolis certaminibus uſus
eſt, tales omnes evaſerunt, neque arare, neque fodere,
neque iter facere, neque aliud quicquam pacis, ac multo
minus belli opus egregie praeſtare valentes.

Cap. XXXIV. Horum hominum bonum habitum in
ſuperioribus vituperavimus, artemque pariter gymnaſti-
cam ipſos inſtruentem, aliumque bonum habitum lauda-
vimus tutiſſimum juxta et ad omnes naturales actiones
maxime idoneum; cujus materiae effectivae ſimul et
conſervativae duae ſunt, et ſalubris vocata victus ratio,
et exercitatio. Quatuor namque genere quum ſint omnes
materiae, a quibus corpus noſtrum alteratur, chirurgia,
pharmacia, exercitationes ac victus ratio, una eſt aegro-
tis inutilis, duae vero ſecundum naturam ſeſe habentibus.
Aegrotans namque, iu multis medicamina, manuum ope-
ram victusque rationem poſtulans, nulla ex parte exer-
citatione eget: exquiſite vero ſanus corpus exerceat, et
certa quadam victus ratione utatur neceſſe eſt, ſed medi-
camenta aut chirurgiam non requirit.

Κεφ. λε΄. [31] Τῆς οὖν ὑγιεινῆς τέχνης μέρος ἐστὶν ἡ γυμναστική. καὶ αὐτάρκως ὑπὲρ ἀμφοῖν ἡμᾶς ἐδίδαξεν Ἱπποκράτης, ὅσα τε χρὴ γινώσκειν ἀέρων τε πέρι, καὶ χωρίων, καὶ ὑδάτων, καὶ ἀνέμων, καὶ ὡρῶν, ὡσαύτως ἐδεσμάτων τε πέρι, καὶ πομάτων, καὶ ἐπιτηδευμάτων, ἀκριβέστατα γράψας ἅπαντα· συμπληροῦται γὰρ ἐκ τούτων ἡ δίαιτα. κατὰ δὲ τὸν αὐτὸν τρόπον ὑπέρ τε καιροῦ, καὶ ποσότητος, καὶ ποιότητος, οὐ γυμνασίων μόνον, ἀλλὰ καὶ τρίψεως αὐτάρκως διεξῆλθεν. ἔοικε δὲ Πλάτων ἀπὸ μέρους ὀνομάζειν τὸ σύμπαν μόριον, οὐχ ὑγιεινὴν τέχνην, ἀλλὰ γυμναστικὴν προσαγορεύων, ὅτι τε ἐξαίρετον ἴδιον ὑπάρχει τοῖς ὑγιαίνουσιν, ὡς ἂν μηδ᾽ ὅλως αὐτῷ χρωμένων τῶν νοσούντων, ὅτι τε τοῦτο μόνον ἐνόμιζεν ἐπιστάτου δεῖσθαι. τὸ μὲν γὰρ ὑγιαῖνον ἀκριβῶς σῶμα, ταῖς κατὰ φύσιν ὀρέξεσιν χρώμενον, οὔτ᾽ ἐν ταῖς ποιότησιν, οὔτ᾽ ἐν τῷ καιρῷ τῆς χρήσεως ἐξαμάρτοι ἄν τι περὶ τὰ σιτία. περὶ μὲν δὴ τούτου λόγος ἕτερος. ἀλλ᾽ ὅτι γε καὶ Πλάτων ἑτέραν μὲν οἶδε τὴν ὡς μέρος τῆς περὶ τὸ σῶμα τέχνης γυμναστικὴν, ἑτέραν δὲ τὴν νῦν εὐδο-

Cap. XXXV. Salubris igitur artis pars gymnaftica, abundeque de utroque praecepit Hippocrates, quaecunque de aëris natura, locorum, aquarum, ventorum annique temporum nofcenda funt, item de cibis, potibus atque vitae inftitutis accuratiffime omnia perfcribens: ex iftis enim diaeta completur: haud fecus et de idoneo tempore, magnitudine ac qualitate non exercitationis tantum, fed etiam frictionis fatis differuit. Plato a parte totum cognominare vifus eft, non falubrem artem, fed exercitatoriam appellans, tum quia exercitatio benevalentium praecipua ac propria eft, tanquam nullo pacto ipfa aegrotis utentibus, tum quod eam folam moderatore egere judicavit: quandoquidem exquifita fanitate fruens corpus, naturalibus appetitionibus utens, neque in quali, neque ufus tempore quicquam in fumendis cibis erroris committet. Sed de hoc alibi fermo habendus eft. Quod autem et Plato aliam gymnafticam ut artis corpus regentis partem noverit, aliam vero, quam nunc homines celebrant, ex

κιμοῦσαν, ἐκ τῶνδ᾽ ἂν μάλιστα μάθοις. ὑπογράψω γάρ
σοι τὰς ῥήσεις αὐτοῦ· πρώτην μὲν τὴν ἐκ Γοργίου, τόνδε
τὸν τρόπον ἔχουσαν. δυοῖν ὄντοιν πραγμάτοιν, δύο λέγω
τέχνας. τὴν μὲν ἐπὶ τῇ ψυχῇ πολιτικὴν καλῶ, τὴν δὲ ἐπὶ
τῷ σώματι μίαν μὲν οὕτως ὀνομάσαι οὐκ ἔχω σοι, μιᾶς δ᾽
οὔσης τῆς τοῦ σώματος θεραπείας, δύο μόρια λέγω, τὴν
μὲν γυμναστικὴν, τὴν δὲ ἰατρικήν. ἐνταῦθα μὲν οὖν, ὅτι τε
μία τοῦ σώματός ἐστιν ἡ θεραπευτικὴ τέχνη, δύο ἔχουσα
τὰ πρῶτα μόρια, σαφῶς ἐδήλωσεν ὁ Πλάτων· ὅτι δὲ τῶν
μὲν μορίων αὐτῆς ἐστιν ὀνόματα, τῆς δ᾽ ὅλης οὐκ ἔστιν, ὅτι
τε καὶ πρὸς τὸ βέλτιστον ἀποβλέπει, καὶ ὡς ἡ εὐεξία τοῦτ᾽
ἔστιν, ἐκ τῶν τοιῶνδε φανερὸν, ὧν ἕκαστα ἐν ταὐτῷ διῆλθεν.
σῶμά που καλεῖς τι καὶ ψυχήν. πῶς γὰρ οὔ; οὐκοῦν καὶ
τούτων οἴει τινὰ εἶναι ἑκατέρου εὐεξίαν; ἔγωγε. τί δέ;
δοκοῦσαν μὲν εὐεξίαν, οὖσαν δ᾽ οὔ; οἶον δὲ τοῖον λέγω.
πολλοὶ δοκοῦσιν εὖ ἔχειν τὰ σώματα, οὓς οὐκ ἂν ῥᾳδίως
αἴσθοιτό τις, ὅτι οὐκ εὖ ἔχουσιν, ἄλλος ἢ ἰατρός τε καὶ

his quifpiam comprehendere poterit; tibi enim eius verba
fubjiciam, primaque ea, quae in Gorgia ad hunc modum
fe habent. *Duao res quum fint, duas effe artes dico,
unam animae, quam civilem appello, alteram corporis,
quam et ipfam unam quo nomine appellem, non habeo;
fed una quum fit corporis curatio, duas partes nomino,
gymnafticam unam, medicatricem alteram.* Hoc loco
unam effe artem corpus curantem, quae duas principes
partes habeat, dilucide Plato monftravit, partesque
ipfius effe nominatas, totam vero nomine carere, in op-
timumque refpicere, qui et bonus habitus dicitur, ex
hifce declaratur; quorum fingula in eodem libro expli-
cavit. *Corpus fane vocas aliquid et animam. Quidni?
Igitur et iftorum amborum quendam effe bonum habi-
tum non putas? Ego quidem. Quid vero? apparentem
bonum habitum, fed non vere bonum? Quod autem dico,
tale eft. Plerique corpore bene habere videntur, quos
haud facile quispiam non bene habere fentiat, nifi medi-*

τῶν γυμναστικῶν τις. ἔν τε τοῖς ἑξῆς, ὅτι τε πρὸς τὸ
βέλτιστον μὲν ἀποβλέπουσιν οἶδε, πρὸς δ᾽ αὖ τὸ ἥδιστον
ὁ ὀψοποιός τε καὶ ὁ κομμωτής, αὐτός γε διεξέρχεται.

Κεφ. λς᾽. Τὴν μὲν γὰρ τῶν τοὺς ἀθλητὰς γυμνα-
ζόντων γυμναστικήν, ὑποδυομένην μὲν ὀνόματι σεμνῷ, κα-
κοτεχρίαν δὲ οὖσαν, οὔπω μὲν εἰς τοσοῦτον ἀποκεχωρηκυῖαν
τοῦ κατὰ φύσιν, εἰς ὅσον αὐτὴν νῦν προαγηόχασιν, ἤδη δ᾽
ἀρχομένην οὐ πρὸς τὸ βέλτιον ἀποβλέπειν, ἀλλ᾽ ἁπλῶς
ὡς ἰσχὺν τῶν ἀντιπάλων καταβλητικήν, ἐν τῷ τρίτῳ τῆς
Πολιτείας ἐμέμψατο λέγων ὡδί. καὶ μὰ τὸν Δία, ἦ δ᾽ ὅς,
σχεδόν τί γε πάντων μάλιστα, εἴ γε περαιτέρω γυμναστικῆς
ἡ περιττὴ αὕτη ἐπιμέλεια τοῦ σώματος· καὶ γὰρ καὶ πρὸς
οἰκονομίας, καὶ πρὸς στρατείας, καὶ πρὸς ἑδραίους ἀρχὰς ἐν
πόλει δύσκολος. τὸ δὲ δὴ μέγιστον, ὅτι καὶ πρὸς μαθήσεις
ἀστινασοῦν καὶ ἐννοήσεις τε καὶ μελέτας πρὸς ἑαυτὸν
χαλεπή, κεφαλῆς τινας ἀεὶ διατάσεις καὶ [32] ἰλίγγους

cus aut gymnafticorum aliquis fuerit. Et in fequenti-
bus, optimum iftos intueri, quod vero fit jucundiſſimum,
ab obfoniorum conditore, qui comptor dicitur, fpectari,
ipfe late declarat.

Cap. XXXVI. Sed gymnafticam illam, qua infti-
tuuntur athletae, gravi quidem nomine decoratam, fed
flagitiofam artem, nondum eousque extra naturae limites
progreffam, quousque eam nunc protulerunt, jam vero
non optimum finem, fed abfolute virium, quibus adver-
farii profternantur, incrementum fibi proponere incipien-
tem, in tertio de Republica libro vituperavit in hunc
modum differens. *Profecto per Jovem*, inquit ille, *om-
nium fere potiſſimum, ſiquidem ultra gymnaſticam ſu-
pervacua iſta corporis diligentia producatur: nam et
domui gubernandae, et militiae, et ſedentariis magiſtrati-
bus in civitate gerendis incommoda eſt; praecipuum
vero ac maximum, quod ad omnes diſciplinas, cogita-
tiones ac meditationes capeſſendas per ſe ipſam diffi-
cilis eſt, capitis ſemper aliquas diſtentiones atque ver-*

ὑποπτεύουσα καὶ αἰτιωμένη ἐκ φιλοσοφίας ἐγγίνεσθαι. ὥστε, ὅπη αὕτη, ἀρετῇ ἀσκεῖσθαι καὶ δοκιμάζεσθαι πάντη ἐμπόδιος. κάμνειν γὰρ οἴεσθαι ποιεῖ ἀεὶ, καὶ ὠδίνοντα μήποτε λέγειν περὶ τοῦ σώματος. ἔτι δὲ σαφέστερον ἐν τοῖς ἑξῆς, ὡς οὐκ ἰσχὺν καταβλητικὴν οἴεται τέλος εἶναι τῆς γυμναστικῆς, ἀλλὰ τὴν πρὸς τὰς κατὰ φύσιν ἐνεργείας χρείαν, ἐνεδείξατο λέγων ὡδί. αὐτά γε μὴν τὰ γυμνάσια καὶ τοὺς πόνους πρὸς τὸ θυμοειδὲς τῆς φύσεως βλέπων, κἀκεῖν᾽ ἐπεγείρων πονήσει μᾶλλον, ἢ πρὸς ἰσχὺν, οὐχ ὥσπερ οἱ ἄλλοι ἀθληταὶ ῥώμης ἕνεκα σιτία καὶ πότους μεταχειρίζονται. δῆλος οὖν ἐξ ἁπάντων ὁ Πλάτων ἐστὶν τὴν Ἱπποκράτους ἀκριβῶς φυλάττων γνώμην ὑπὲρ τῆς γυμναστικῆς τέχνης ταύτης, ἧς τὸ τέλος ἐστὶν ἡ τῶν ἀθλητῶν εὐεξία. μέμφεται γὰρ αὐτὴν ὡς ἄχρηστον εἰς τὰς πολιτικὰς πράξεις ἁπάσας, ὅπερ ἑνὶ λόγῳ περιλαβὼν ἐκεῖνος ὡδί πως ἀπεφήνατο· διαθέσιος ἀθλητικῆς οὐ φύσει ἕξις ὑγιεινὴ κρείσσων. ὅτι δὲ καὶ σφαλερὰ πρὸς ὑγίειαν ἢ μά-

tigines reformidans, fapientiaeque ftudium eorum ortus caufam afferens. Quare, ubi ipfa adeft, in virtute exerceri atque probari undique impedimentum objicit: efficit enim, ut homo femper fe aegrotum opinetur, neque de corporis habitu queri unquam definat. Adhuc inferius evidentius gymnafticae finem non vires adverfarios profternentes, fed ufum ad naturales actiones effe confirmavit ita dicens: Ipfas quidem exercitationes ac labores ad irafcibilem naturae partem refpiciens illamque excitans fubibit potius quam virium rationem habens, nec quemadmodum alii athletae roboris caufa cibos potufque adhibebit. Undique igitur Platonis fententia perfpicua eft, Hippocratis mentem de huiufmodi arte gymnaftica exquifite obfervantis, cuius finis eft athletarum bonus habitus; ipfam enim tanquam ad omnia civilia negotia inutilem vituperat: quod brevi oratione ille complexus ita pronunciavit. *Affectione athletica non naturali falubris habitus melior eft.* Quod ipforum vero maxime ex-

λιστα κατωρθωμένη διάθεσις αὐτῶν ἐστιν, ἐφ᾽ ἣν σπεύ-
δουσι, καὶ ὡς καὶ τοῦτ᾽ ἐγίνωσκον Ἱπποκράτης τε καὶ Πλά-
των, εἴρηται μὲν καὶ δι᾽ ἄλλων.

Κεφ. λζ΄. Οὐ μὴν ἀλλ᾽, ἐπειδή περ ἅπαξ κατέστην
εἰπεῖν τι περὶ τῆς μοχθηρᾶς εὐεξίας τε καὶ γυμναστικῆς,
ὑπομνησθήσομαι καὶ τούτων ὡς ἔνι μάλιστα διὰ βραχυ-
τάτων. τῆς ὑγιείας ἐν συμμετρίᾳ τινὶ τεταγμένης, ἀμετρίας
ἐστὶ δημιουργὸς ἡ τοιαύτη γυμναστικὴ, πολλὴν καὶ πυκνὴν
αὔξουσα σάρκα καὶ πλῆθος αἵματος ὡς ἔνι μάλιστα γλι-
σχροτάτου παρασκευάζουσα. βούλεται γὰρ οὐ τὴν ἰσχὺν
ὑξῆσαι μόνον, ἀλλὰ καὶ τὸν ὄγκον τε καὶ τὸ βάρος τοῦ
σώματος, ὥστε καὶ ταύτῃ χειροῦσθαι τὸν ἀνταγωνιστήν.
οὔκουν ἔτι χαλεπὸν οὐδὲν ἐξευρεῖν, ὡς διὰ τοῦτο ἄχρηστός
τε πρὸς τὰς κατὰ φύσιν ἐνεργείας ἐστὶν καὶ ἄλλως σφαλερά.
ὅπερ γὰρ ἐν ἁπάσαις ταῖς ὄντως τέχναις ἀγώνισμά ἐστι
μέγιστον εἰς ἄκρον ἀφικέσθαι τοῦ σκοποῦ, τοῦτ᾽ ἐν ταύτῃ
μοχθηρότατόν ἐστιν, ὡς φυσικήν τινα διάθεσιν, ἀλλ᾽,

cellens affectio, ad quam potiſſimum properant, ad ſani-
tatem periculoſa eſt, quodque id Hippocrati Platonique
ignotum non fuit, et alibi a nobis dictum eſt.

Cap. XXXVII. Caeterum, quoniam ſemel de hoc non
vere bono habitu, deque vitioſa gymnaſtica ſermonem
inſtitui, et haec de his, quam pauciſſimis potero, per-
ſtringam. Quum in quadam moderatione ſanitas ſita ſit,
hujuſmodi gymnaſtica intemperiem exceſſumque moli-
tur, multam et ſolidam carnem procreans, ſanguinisque
copiam quam tenaciſſimi adaugens. Neque enim vires
tantum, ſed etiam molem pondusque corpori adjicere co-
natur, ut hac etiam ratione adverſarius opprimi valeat.
Neque igitur amplius reperire difficile eſt, artem hanc
omnibus naturalibus actionibus ideo eſſe inutilem, et
alioqui periculis obnoxiam. Quod enim in omnibus veris
artibus maximum ſtudium eſt ad ſummum ejus, quod ap-
petitur, pervenire, id in iſta peſſimum eſt, quum eum
affectum, qui ex ſententia Hippocratis praeter naturam

Ed. Chart. VI. [32.]   Ed. Baf. IV. (297.)

ὡς Ἱπποκράτης ἔλεγεν, οὐ φύσει κατασκευαζούσῃ. τὰ μὲν
γὰρ τῆς φύσεως ἀγαθὰ προϊόντα τε καὶ ἐπιδιδόντα καὶ
αὐξανόμενα γίνεται βελτίω, τὰ δ᾽ οὐ φύσει πάντα το-
σούτῳ χαλεπώτερα, ὅσῳ καὶ μείζω. ὅθεν ἄφωνοί τινες
αὐτῶν ἐξαίφνης, ἕτεροι δ᾽ ἀναίσθητοι, καὶ ἀκίνητοι, καὶ
τελέως ἀπόπληκτοι γίνονται, τοῦ παρὰ φύσιν ὄγκου τοῦδε
καὶ τοῦ πλήθους ἀποσβέσαντός τε τὴν ἔμφυτον θερμασίαν,
ἐμφράξαντός τε τὰς διεξόδους τοῦ πνεύματος· ὅσοι δ᾽ ἂν
αὐτῶν τὰ πραότατα πάθωσιν, ἀγγεῖον ῥήξαντες ἐμοῦσιν
ἢ πτύουσιν αἷμα. τοὺς μὲν δὴ τῆς τοιαύτης εὐεξίας δη-
μιουργούς, ὧν ἐστι τὰ θαυμαστὰ ταυτὶ συγγράμματα, νῦν
ὑπὸ τῶν τὰ ὦτα κατεαγότων περιφερόμενα, τελέως ἤδη
τοῦδε τοῦ γράμματος ἀποδιαπομπησόμεθα. γινώσκεις γὰρ
δή που καὶ σύ, Θρασύβουλε φίλτατε, μηδ᾽ ἀποκρίσεως
αὐτοὺς ἀξιουμένους ὑπ᾽ ἐμοῦ. τί γὰρ ἂν καὶ πλέον εἴη
τοῖς χθὲς μὲν καὶ πρώην πεπαυμένοις τοῦ παρὰ φύσιν ἐμ-
πίπλασθαί τε καὶ κοιμᾶσθαι, τόλμης δ᾽ εἰς τοσοῦτον ἥκου-
σιν, ὥσθ᾽, ὑπὲρ ὧν οὐδὲ τοὺς ἱκανῶς ἠσκηκότας ἀκολου-

eſt, tanquam naturalem adipiſci contendat. Siquidem
naturae bona, quo procedunt magis, creſcunt atque au-
gentur, eo meliora evadunt; non naturalia vero omnia
tanto deteriora ſunt, quanto majora. Unde iſtorum non-
nulli repente obmutescunt; alii ſenſum motumque amit-
tunt ac penitus attoniti fiunt, mole iſta praeter naturam
ac multitudine inſitum calorem extinguente, liberum-
que ſpiritui tranſitum intercludente; quicunque autem
ex ipſis mitiora patiuntur, effracto vaſe ſanguinem
vomunt aut expuunt. Hujuſce igitur boni habitus opifi-
ces, quorum haec mirabilia ſunt volumina, quae a cor-
ruptas aures habentibus in praeſentia circumferuntur,
jam prorſus ab hoc noſtro libro ablegemus, ſiquidem tu
quoque, cariſſime Thraſybule, cognoſcis, iſtos neque
dignos eſſe putari, ut a me reſponſionem accipiant. Quid
enim iſtis plus erit, qui heri aut nudiuſtertius praeter
naturam crapulari atque dormire deſierunt, ad tantumque
audaciae pervenerunt, ut de rebus illis temere impuden-
terque contendant, de quibus neque illi facile pronun-

θίας τε καὶ μαχομένων 'διάγνωσιν ἔχει εὐπετῶς ἀποφήνα-
σθαι, περὶ τούτων ἀναισχύντως διατείνεσθαι; τί μάθοιεν
ἂν ἰοῦτοι |βα(298)θὺ καὶ σοφὸν καὶ ἀκριβὲς ἀκούσαντες
θεώρημα; θαυμαστὸν μέν τἂν ἦν, εἰ τοῖς μὲν [33] ἐκ
παίδων ἀσκουμένοις ἐν τοῖς ἀρίστοις μαθήμασιν οὐχ ἅπασιν
ὑπάρχει κριταῖς ἀγαθοῖς εἶναι τῆς τοιαύτης θεωρίας, ὅσοι
δ' ἀσκοῦνται μὲν, ὥστ' ἐν ἄθλοις νικᾶν, ἀφυεῖς δὲ ὄντες
κἀκεῖ στεφάνων μὲν ἠτύχησαν, ἐξαίφνης δ' ἀνεφάνησαν
γυμνασταὶ, τούτοις ἄρα μόνοις ὑπάρξει ἱ οῦς περιττός. καὶ
μὴν ἐγρήγορσις μᾶλλον καὶ φροντὶς οὐκ ἀμαθὴς ἢ ὕπνος
ὀξὺν τὸν νοῦν ἀπεργάζονται, καὶ τοῦτο πρὸς ἁπάντων σχεδὸν
ἀνθρώπων ᾄδεται, διότι πάντων ἐστὶν ἀληθέστατον,
     Παχεῖα γαστὴρ λεπτὸν οὐ τίκτει νόον.
ἴσως οὖν ἡ κόνις ἔτι μόνη σοφίαν αὐτοῖς ἐδωρήσατο. τὸν
μὲν γὰρ πηλὸν, ἐν ᾧ πολλάκις ἐκυλινδοῦντο, τίς ὑπολαμ-
βάνει σοφίας εἶναι δημιουργὸν, ὁρῶν γε καὶ τοὺς σῦς ἐν
αὐτῷ διατρίβοντας; ἀλλ' οὐκ ἐν τοῖς ἀποπάτοις εἰκός, ἐν

ciare audent, qui jamdiu earum cohaerentiam pugnan-
temque naturam affequi ftuduerunt? Quodnam ifti pro-
fundum, eruditum graveque praeceptum audientes con-
difcere potuerunt? Mirandum effet medius fidius, fi,
quum neque illi omnes, qui a primis pueritiae tempori-
bus in optimis difciplinis verfati funt, boni contempla-
tionis hujufce judices effe valeant, illi, qui fefe in certa-
minibus ad vincendum exercuerunt, degeneres autem et
ibi victoria caruerunt, ac repente gymnaftae effecti funt,
foli mentis acumine praecellent. Atqui vigilia cogitatio-
que non rudis magis quam fomnus perfpicax ingenium
reddunt, idque ab omnibus fere hominibus, quoniam
omnium veriffimum eft, adagium decantatur:

     Craffus venter fubtilem mentem non parit.

Forfan igitur pulvis adhuc folus fapientiam ipfis compa-
ravit; nam lutum, in quo crebrius volutati funt, quis fa-
pientiae conditorem effe arbitretur, et fues cernens in
ipfo convolvi? At non in latrinis, inter quas quotidie

Ed. Chart. VI. [53.]   Ed. Baf. IV. (298.)

οἷς διημέρευον, ἀγχίνοιαν φύεσθαι. καὶ μὴν παρὰ ταῦτ᾽
οὐδὲν ἄλλο πρότερον ἔπραττον· ὅλον γὰρ ἑωρῶμεν αὐτῶν
τὸν βίον ἐν ταύτῃ τῇ περιόδῳ συστρεφόμενον, ἢ ἐσθιόν-
των, ἢ πινόντων, ἢ κοιμωμένων, ἢ ἀποπατούντων, ἢ 'κυ-
λινδουμένων ἐν κόνει τε καὶ πηλῷ.

Κεφ. λη'. Τούτους οὖν ἀποπέμψαντες, (οὐ γὰρ κακο-
τεχνίας, ἀλλὰ τέχνας ἥκομεν ἐπισκεψόμενοι,) τοὺς τῆς ὄντως
γυμναστικῆς ἐπιστήμονας ἤδη καλῶμεν, Ἱπποκράτην τε καὶ
Διοκλέα, καὶ Πραξαγόραν, καὶ Φιλότιμον, Ἐρασίστρατόν
τε καὶ Ἡρόφιλον, ὅσοι τ᾽ ἄλλοι τὴν ὅλην περὶ τὸ σῶμα
τέχνην ἐξέμαθον. ἤκουσας δή που ἀρτίως Πλάτωνος λέγον-
τος, ὡς οὐδέν ἐστιν ἴδιον ὄνομα. μὴ τοίνυν ζήτει ἓν ὄνομα
κατὰ πάσης τῆς περὶ τὸ σῶμα τέχνης, οὐ γὰρ εὑρήσεις·
ἀλλ᾽ εἴπερ ποτὲ κατασταίης ὑπὲρ αὐτῆς εἰπεῖν, ἀρκείτω σοι
Πλάτωνα μιμησαμένῳ διελθεῖν, ὡς μιᾶς οὔσης τῆς τοῦ
σώματος θεραπείας δύο μόρια λέγω, τὴν μὲν γυμναστικήν,
τὴν δὲ ἰατρικήν, ὑγιαινόντων μὲν δηλονότι τὴν γυμναστι-

vitam traduxerunt, par eſt ingenii ſolertiam procreari;
atqui praeter haec nihil aliud ipſi prius agebant. Omnem
enim ipſorum vitam in hoc circo verſari conſpeximus,
aut edentium, aut bibentium, aut dormientium, aut
ventrem exonerantium, aut ſeſe in pulvere lutoque vol-
ventium.

Cap. XXXVIII. His itaque dimiſſis, (veras enim
artes et non vitioſas contemplaturi in hunc ſermonem
incidimus,) legitimae gymnaſticae auctores jam accerſamus,
Hippocratem, Dioclem, Praxagoram, Philotimum, Eraſi-
ſtratum atque Herophilum, et quicunque alii totam
artem ad corpus pertinentem didicerunt. Proxime vero
Platonem dicentem audiviſti, ejus nullum eſſe proprium
nomen. Ne igitur totius artis corpus curantis unum
nomen quaerito, neque enim invenies. Verum, ſi forte
de ipſa ſermonem habere inſtitueris, contentus ſis, Platonem
imitatus, ita differere: *Una quum ſit corporis curatio, duas*
ejus partes appello, unam gymnaſticen, alteram curatricem,

κὴν, νοσούντων δὲ τὴν ἰατρικήν. ἀλλ᾽ ἐκεῖνο μᾶλλον ἐπι-
σκέψεως ἄξιον, ὅτι μὴ τὴν ὑγιεινὴν τέχνην ὁ Πλάτων ἀν-
τιδιεῖλε τῇ ἰατρικῇ, καθάπερ ἐποίησαν οἱ προειρημένοι
πάντες ἄνδρες, ὧν, εἰ βούλει, μνημονεύσωμεν ἑνός, ἐπειδὴ
καὶ πρόχειρα πᾶσίν ἐστιν αὐτοῦ τὰ συγγράμματα. λέγει τοίνυν
Ἐρασίστρατος ἐν τῷ πρώτῳ τῶν ὑγιεινῶν· οὔτε γὰρ ἰατρὸν
εὑρεῖν ἔστιν, ὅστις δέδωκεν αὐτὸν εἰς τὴν περὶ τῶν ὑγιεινῶν
πραγματείαν. εἶτ᾽ ἐφεξῆς· αἱ μὲν γὰρ παρά τι πάθος
γιγνόμενον ἀπεψίαι καὶ αἱ τούτων θεραπεῖαι εἰς ἰατρικῶν,
καὶ οὐκ εἰς τὴν τῶν ὑγιεινῶν πραγματείαν πίπτουσιν. εἶτ᾽
αὖθις ἔτι προελθών· εἰ δέ τις εἴη φαυλότης περὶ τὸ σῶμα,
δι᾽ ἣν τὰ προσφερόμενα αἰεὶ διαφθαρήσεται, καὶ οὕτως εἰς
τὴν αὐτὴν κακοχυμίαν τοῖς προϋπάρχουσιν ἥξει, τὴν τοιαύ-
την διάθεσιν ἰατροῦ καὶ οὐχ ὑγιεινοῦ λύειν. εἶτ᾽ ἐφεξῆς·
τὸ λέγειν περὶ τούτων ἢ λύειν ταύτας ἰατροῖς καὶ οὐχ
ὑγιεινοῖς ἐπιβάλλει. φαίνεται γὰρ οὗτος οὐ μόνον ὑγιεινήν
τινα ὀνομάζων τέχνην ὁμοίως τοῖς ἄλλοις ἅπασιν, ἀλλὰ

fanorum quidem gymnaſticen, aegrorum vero curatricem:
Sed illud magis confideratione dignum, Platonem non
falubrem artem curatrici in partitione oppofuiſſe, quem-
admodum antedicti omnes viri fecerunt: quorum unius
(fi placet) meminero, quoniam ejus libri paſſim celebran-
tur. Inquit igitur Eraſiſtratus in primo De tuenda fani-
tate: *Neque enim medicus inveniri poteſt, qui feſe ad
tractanda falubria contulerit.* Deinde fubjungit: *Crudi-
tates enim ab aliquo affectu provenientes et ipfarum
curationes ad medicativam, non ad falubrium tracta-
tionem rediguntur.* Deinde iterum progrediens addit:
*Si quod vero in corpore vitium extiterit, propter quod
affumpta femper corrumpentur, atque ita in aeque malos
fuccos, ac funt priores, convertuntur, hujusmodi affectio-
nem medici eſt, non tuendae fanitatis magiftri, diſſolvere.*
Item paulo poſt: *Praecipere de his, aut has difcutere,
medicos, non falubres, decet.* Videtur enim iſte non artem
quandam folum, perinde ut alii omnes, fed etiam ejus

καὶ τὸν τεχνίτην αὐτῆς ὑγιεινὸν, ὥσπερ, οἶμαι, καὶ τὸν
τῆς ἰατρικῆς ἰατρὸν, ἵνα τῆς περὶ τὸ σῶμα θεραπευτικῆς
τέχνης, ἧς οὐδὲν ἦν ὄνομα τοῖς Ἕλλησιν ἴδιον, εἰς δύο τὰ
πρῶτα τμηθείσης, ὥσπερ αὐτὰς τὰς τέχνας ἰατρικήν τε καὶ
ὑγιεινήν, οὕτως καὶ τοὺς τεχνίτας αὐτῶν ὀνομάζωμεν ὑγιει-
νόν τε καὶ ἰατρόν. ὡσαύτως δὲ καὶ ἄλλοι πολλοὶ τῶν ἰα-
τρῶν ἐχρήσαντο τοῖς ὀνόμασιν.

Κεφ. λθ΄. [34] Ἀλλ᾽, ὡς ἔοικεν, οὔπω κατὰ Πλάτωνα
σύνηθες ἦν τοῖς Ἕλλησιν οὔτε ὑγιεινὴν τὴν τέχνην, οὔτε
τὸν ἐπιστήμονα καλεῖν ὑγιεινόν. οὐδὲ γὰρ οὐδὲ τὸ τοῦ
Ἱπποκράτους ὑγιεινὸν ὑγιεινόν, ἀλλὰ τὸ μέν τι περὶ διαί-
της ἐπιγέγραπται, τὸ δέ τι περὶ ὑδάτων, καὶ ἀέρων, καὶ
τόπων. τάχα δ᾽, ὡς ἔφην, οὐδὲ χρείαν εἶναι διαίτης ὁ
Πλάτων ἐνόμιζεν τοῖς ὑγιαίνουσιν, ἀλλ᾽ ἀρκεῖν μόνην γυμνα-
στικήν. οὐδὲ γὰρ τὸ ἀναληπτικὸν μόριον ἢ τὸ προφυ-
λακτικὸν ἴσως ἡγεῖται προσήκειν τῇ γυμναστικῇ. μέσα γὰρ,
ὡς ἔφην, αὐτὰ τεταγμένα δυνατόν ἐστιν, ὁποτέρῳ τις βούλεται,
προσνέμειν. ἀλλ᾽ εἰ καὶ ταῦτά τις τοῖς ἰατροῖς ἐπιτρέψειεν,

profeſſorem falubrem appellare, quemadmodum, ut cen-
feo, et medicativae profeſſorem medicum vocat: ut artis
corpus curantis, cujus nullum proprium apud Graecos
nomen erat, in duas principes partes diſtributae, ficut
ipfas partes medicativam falubremque, ita et earum pro-
feſſores medicum falubremque appellemus. Eodem modo
autem et plerique alii medici nominibus uſi funt.

Cap. XXXIX. Caeterum, ut videtur, Platonis tem-
poribus nondum Graeci aut artem ipfam, aut ejus pro-
feſſorem falubrem appellare confueverant. Neque enim
Hippocratis liber falubris falubris infcribitur, fed alter
de ratione victus, alter de aquis, aëre et locis infcribi-
tur. Forfitan autem, ut proxime retuli, neque fanis opus
eſſe ratione victus Plato opinabatur, fed ipfis gymnaſticam
folam fufficere; neque enim inſtaurativam partem aut
praefervativam ad gymnaſticam fortaſſe pertinere exiſti-
mabat: medias enim ipfas (ut dixi) collocatas, utri volue-
ris, adjicere potes. Quod ſi et ipfa medicativae adjungas,

ὀλίγον ἐστὶ τὸ ὑγιεινὸν, ἀέρων τε πέρι, καὶ ὑδάτων, καὶ
χωρίων, καὶ γυμνασίων, καὶ σιτίων ἐπισκοπούμενον· καίτοι
γε οὐδὲ περὶ σιτίων ἁπάντων, ἀλλ᾽ ὅσα τοῖς ὑγιαίνουσιν
ἁρμόττει μόνον. τάχα δ᾽, ἐπειδὴ καὶ τὰ τῶν ἀέρων τε καὶ
χωρίων καὶ ὑδάτων ἔφθανεν ἤδη γιγνώσκεσθαι τοῖς ἰατροῖς,
ὡς ἂν καὶ πρώτου τοῦ θεραπευτικοῦ μορίου συστάντος, οὐ-
δὲν ἔτι προσεπιμαθεῖν αὐτῶν ἐνέλιπεν εἰς τὸ μὴ μόνον
ἰατροῖς, ἀλλὰ καὶ ὑγιεινοῖς γενέσθαι, πλὴν τῆς περὶ τὰ
γυμνάσια τέχνης. οὐκοῦν οὐδὲ ἀπεικὸς, οὐδ᾽ ἀπὸ μόνου
τοῦ προσαγορευθέντος ὀνομασθῆναι τὸ σύμπαν. ἀλλὰ
τοῦτο μὲν ὑπὲρ ὀνόματός ἐστιν, οὐ περὶ πράγματος σκο-
πεῖσθαι.

Κεφ. μ΄. Καὶ εἴ τις, ὅπερ καὶ πρόσθεν εἶπον, αὐτὸ
δὴ τοῦτο γιγνώσκων, ὅτι μὴ καὶ περὶ πράγματος ὁ λόγος,
ἀλλ᾽ ὀνόματός ἐστιν, ἐμὲ κελεύσειεν ἀποφαίνεσθαί τι καὶ
περὶ τοῦδε, βέλτιον ὀνομάζειν ἐρῶ τοὺς δύο τὰ πρῶτα μό-
ρια φάσκοντας τῆς ὅλης τέχνης ὑγιεινόν τε καὶ θεραπευ-
τικὸν, εἴ γ᾽ ἐν ταῖς μεθόδοις ταῖς διαιρετικαῖς ἐμάθομεν

exigua erit falubris portio de aëre, aqua, locis, exer-
citationibus cibisque tantum confiderans; atqui neque de
cibis omnibus, fed de illis tantum, qui ad fecunda fruen-
tes valetudine pertinent.　Quin etiam fortaffe, quum
aëris, regionum aquarumque notitiam medicus praeoc-
cupaffet, utpote curativa parte ante conftituta, nihil am-
plius de ipfis non folum medicis, fed etiam falubribus
inftituendis, praeter artem exercitationum rationem tra-
dentem difcendum fuperat.　Quam ob rem neque abfurdum
fuit et a parte nomen habente totum appellari.　Verum
haec de nomine eft, non de re difputatio.

Cap. XL.　At fi quifpiam (quod et fupra pofui)
id ipfum perfpiciens, non de re, fed de vocabulo infti-
tutum effe fermonem, me et de hoc aliquid dicere prae-
cipiat, melius eos facere dixero, qui duas totius artis
principes partes falubrem curativamque appellant; quan-
doquidem in dividendi methodis didicimus ejufdem ge-

ἀντιδιαιρεῖν ἀλλήλοις ὁμογενῆ πράγματα. τῷ γὰρ, εἰ τύχοι,
τῶν ζώων εἰπόντι τὰ μὲν ἐναέρια, τὰ δ᾽ ἔνυδρα, προσθεῖ-
ναι τούτοις τὰ λογικὰ προφανῶς ἄτοπον. ἡ μὲν γὰρ προ-
τέρα διαίρεσις ἔμπυρά τε καὶ ἔγγεια προσκεῖσθαι ποθεῖ·
ταῦτα γὰρ ἀνάλογόν ἐστι τοῖς ἐναερίοις τε καὶ ἐνύδροις·
ἡ δ᾽ αὖ δευτέρα τοῖς λογικοῖς ἀντιδιαιρεῖσθαι βούλεται τὰ
ἄλογα. κατὰ ταῦτα δὲ καὶ τῷ μὲν θνητῷ τὸ ἀθάνα-
τον, ἀγρίῳ δὲ τὸ ἥμερον, καὶ πεζῷ τὸ πτηνὸν καὶ τὸ
νηκτόν· ἐσχάτη γὰρ ἀτοπία τῶν ζώων, εἰ τύχοι, τὰ μὲν
ἀθάνατα λέγειν εἶναι, τὰ δὲ πεζὰ, τὰ δὲ δίποδα. κατὰ
δὲ τὸν αὐτὸν τρόπον ἐπὶ τῆς περὶ τὸ σῶμα τέχνης, εἴ τις
ἐθέλοι τέμνων ἐξευρίσκειν τὰ μόρια, τὸ μὲν τοὺς νοσοῦν-
τας ἰώμενον ἰατρικῆς τέχνης λεχθήσεται, τὸ δὲ τῶν ὑγιαι-
νόντων προνοούμενον ὑγιεινῆς. καὶ τούτου γ᾽ ἔτι κάλλιον,
ὡς ἡμεῖς ἔμπροσθεν ἐλέγομεν, τῆς περὶ τὸ σῶμα τέχνης
ἐπανορθωτικῆς τινος οὔσης, τὸ μὲν κατὰ μεγάλα τὴν ἐπα-
νόρθωσιν ποιούμενον ἰατρικόν τε καὶ ἰατρικὴ ὀνομασθή-
σεται, τὸ δὲ κατὰ σμικρὰ, καὶ διὰ τοῦτο λανθάνον, εἰ

neris res per oppofita membra partiri. Exempli nam-
que gratia de animalibus dicens alia effe aërea, alia
aquatilia, fi addat, alia rationabilia, perabfurdum eviden-
ter faceret: nam prior partitio ignea terreftriaque adjici
poftulat; haec enim proportione aëriis aquatilibusque
refpondent; rurfus autem fecunda in dividendo rationali-
bus irrationalia opponi requirit, ac eadem ratione mor-
tali quidem immortale, fero manfuetum, pedeftri volucre
natatileque opponitur: extremae namque abfurditatis eft
animalium aliqua immortalia effe dicere, aliqua pedeftria,
aliqua bipeda. Ad eundem fane modum in arte, quae
circa corpus occupatur, fi quis eam partiens invenire partes
quaerat, et aegros curantem medicativam, et fanis confulen-
tem falubrem appellabit. Quin imo etiam melius, ut et
nos antea dicebamus, ars corporis curam habens emen-
datrix quum fit, qua parte magna vitia corrigit, medica-
tiva feu medicatrix nominabitur, qua vero exiguas noxas
tollit, ideoque prae exiguitate, num etiam ab initio cor-

Ed. Chart. VI. [34. 35.]　　　　　Ed. Baf. IV. (298. 299.)

τὴν ἀρχὴν ἐπανορθοῦται, φυλακτικόν. ἔτι δὲ κάλλιον ὀνο
μάσεις ἀπὸ τῶν ὑλῶν αὐτά, νοσερὸν μὲν τὸ ἕτερον, ὑγιει
νὸν δὲ θάτερον. εἰ δ᾿ αὖ πάλιν ἐθέλοις τέμνειν τὸ ὑγιεινὸν
ἢ φυλακτικόν, (εἴρηται γάρ, ὡς ἑκατέρως ἐγχωρήσει προσα
γορεύειν,) ἀπὸ μὲν τῆς ὑποκειμένης ὕλης εἰς τρία τεμεῖς,
ὡς ἔμπροσθεν εἴρηται, τό τ᾿ ἀναληπτικὸν ὀνομαζόμενον, καὶ
τὸ κατ᾿ εἶδος ὑγιεινόν, καὶ πρὸς τούτοις τὸ εὐεκτικόν.
ὑποβέβληται γὰρ [35] ἡ ἴδιος ἑκάστῳ τῶν εἰρημένων ὕλη,
τῷ μὲν τὸ κατὰ σχέσιν ὑγιαῖνον σῶμα, τῷ δὲ τὸ καθ᾿
ἕξιν, τῷ τρίτῳ δὲ τὸ καλούμενον εὐεκτικόν· συμβέβηκε
γὰρ ὁμωνύμως λέγεσθαι τοῖς μορίοις τῆς τέχνης αὐτὰ τὰ σώ
ματα. κατὰ δὲ τὰς ὕλας τῶν βοηθημάτων εἴπερ ἡ τομή σοι
γένοιτο, τετραχῇ διαιρήσεις τὴν φυλακτικήν τε καὶ ὑγιεινὴν
ταύτην τέχνην. ἔσται γὰρ αὐτῆς ἡ μὲν ἐν προσφερομένοις,
ἡ δὲ ἐν ποιουμένοις, ἡ δὲ ἐν κενουμένοις, ἡ δὲ ἐν τοῖς
ἔξωθεν προσπίπτουσιν ἀναστρεφομένη· διὰ τούτων γὰρ ἡ
ὑγίεια φυλάττεται. τὸ μὲν οὖν ἐν (299) τοῖς προσφερομένοις
τῆς ὑγιεινῆς τέχνης μέρος ἐδεσμάτων τ᾿ ἐστὶ καὶ πομάτων

rigat, fenfum fubterfugiens, confervatrix dicetur. Quin
etiam aptius a materiis has partes morbidam unam,
falubrem alteram appellaveris. Quod fi rurfus velis falubrem feu confervativam partiri, (utroque enim modo
licere appellare dictum eft,) a fubjecta ipfam materia in tria
diduces, ut fupra retulimus, in analepticen dictam et in falubrem fecundum fpeciem, praeterea et in boni habitus effectricem; nam fingulis dictis partibus propria materia
fubjicitur, uni fecundum habitudinem valens corpus,
alteri fecundum habitum, tertiae bono habitu praeditum;
accidit enim ipfa corpora eodem cum partibus artis nomine appellari. Quod fi fecundum auxiliorum materias
artem hanc falutarem confervatricemque diftribuas, in
quatuor partes fecabitur; una fiquidem in affumptis,
altera in iis, quae fiunt, tertia in iis, quae evacuantur,
quarta in forinfecus occurfantibus verfatur; per haec
enim fanitas cuftoditur. Pars igitur falubris artis in iis,
quae affumuntur, verfans ciborum potionumque ad fanitatis

Ed. Chart. VI. [35.] Ed. Baf. IV. (299.)

ἐπιστήμη τῶν εἰς ὑγιείας φυλακὴν ἀνηκόντων, τὸ δ᾽ ἐν
τοῖς κενουμένοις ἱδρώτων τε καὶ διαχωρημάτων, οὔρων τε
καὶ ὅλως ἁπάντων τῶν ἐκ τοῦ σώματος ἡμῶν ἐκκενοῦσθαι
δεομένων, τὸ δὲ τῶν ἔξωθεν προσπιπτόντων ἀέρος, ὕδα-
τος, ἅλμης, θαλάττης, ἐλαίου τῶν τε ἄλλων ἁπάντων τῶν
τοιούτων. ἔτι δὲ τὸ τέταρτόν τε καὶ λοιπὸν ὅπερ ἐν τοῖς
ποιουμένοις ἐτέτακτο μέρος τῆς τέχνης ἐν γυμνασίοις ἐστὶ
καὶ τοῖς καλουμένοις ἐπιτηδεύμασιν. καὶ γὰρ ἐγρήγορσις,
καὶ ἀγρυπνία, καὶ ὕπνος, καὶ ἀφρόδισιά τε καὶ θυμὸς, καὶ
φροντίς, καὶ λουτρὸν ἐκ τούτου τοῦ γένους ἐστὶν, καὶ χρὴ
διαγινώσκειν τῶν ὑγιεινῶν ἑκάστου τῶν εἰρημένων ποσό-
τητά τε καὶ ποιότητα, καὶ καιρόν.

Κεφ. μα΄. Πολλοστὸν οὖν μέρος γίνεται τῆς ὑγιεινῆς
τέχνης ἡ περὶ τῶν γυμνασίων ἐπιστήμη. δικαιότερον γὰρ, οἴ-
μαι, καλεῖν ἐστι γυμναστικὴν τέχνην, ἥτις ἂν ἐπιστήμη τῆς
ἐν ἅπασι τοῖς γυμνασίοις ἢ δυνάμεως, ὡς τό γε περὶ τῶν
κατὰ τὴν παλαίστραν ἐπίστασθαι μόνον ἐσχάτως πω μι-
κρόν ἐστι, καὶ πᾶσιν ἥκιστα χρήσιμον. ἐρέσσειν οὖν ἄμει-

cuſtodiam pertinentium ſcientia eſt; quae vero in iis, quae
evacuantur, ſudores, dejectiones, urinas, in univerſum-
que omnia, quae corpus noſtrum excernere debet, conſi-
derat; quae exterius incidentium eſt, aërem, aquam,
ſalſuginem, mare, oleum, aliaque hujuſmodi omnia ſpe-
culatur. At quarta pars artis, quae ſupereſt, in iis quae
aguntur poſita, exercitationibus appellatiſque ſtudiis
continetur: expergefactio namque et vigilia, ſomnus,
venus, ira, curae, lavatio ex hoc genere ſunt. Atque
ſingulorum enumeratorum ſalubrium quantitas, qualitas,
occaſio dignoſcenda eſt.

Cap. XLI. Quantula igitur ſalubris artis pars eſt
de exercitationibus ſcientia? rectius enim puto gymna-
ſtica ars appellabitur, quae omnium exercitationum fa-
cultatis cognitio eſt. Nam quae ad palaeſtram ſolum
pertinent, cognoſcere perquam exiguum eſt, omnibuſque
mortalibus minime utile. Quandoquidem navigare, ſode-

Ed. Chart. VI. [35.]　　　　　Ed. Baf. IV. (299.)

νόν ἐστι, καὶ σκάπτειν, καὶ θερίζειν, καὶ ἀκοντίζειν, καὶ
τρέχειν, καὶ πηδᾶν, καὶ ἱππάζεσθαι, καὶ κυνηγετεῖν, ὁπλο-
μαχεῖν τε καὶ σχίζειν ξύλα, καὶ βαστάζειν, καὶ γεωργεῖν,
ἅπαντά τε τἄλλα κατὰ φύσιν ἐργάζεσθαι κρεῖττον, ἢ
κατὰ παλαίστραν γυμνάζεσθαι. καί σοι πάρεστιν ἤδη σκο-
πεῖν, οὐ μόνον ὅτι πολλοστόν ἐστι μόριον ὑγιεινῆς τέχνης
ἢ γυμναστικὴ, ἐλάχιστον δ᾽ αὖ πάλιν ἐστὶ τῆς γυμναστικῆς
τὸ περὶ τῶν κατὰ παλαίστραν μόριον, ὅτι τε τούτῳ παρά-
κειται τὸ τῶν ἀθλητῶν ἐπιτήδευμα, καὶ διαθέσεώς τινος
ἀπεργαστικὸν, οὐ φύσει, καὶ κακοτεχνίαν ἐπιστατοῦσαν ἔχον,
ὑποδυομένην μὲν τέλει χρηστῷ τῆς εὐεξίας, ἄλλο δ᾽ ἔτι
μᾶλλον ἢ εὐεξίαν ἐργαζόμενον, ἀλλὰ ὅτι τῆς μὲν τοιαύτης
κακοτεχνίας οἱ δυστυχῶς ἀθλήσαντες ἐξαίφνης ἐπιστήμονες
ἀναφαίνονται, τῆς δ᾽ ὄντως γυμναστικῆς Ἱπποκράτης καὶ
ὁ προειρημένος ἅμ᾽ αὐτῷ χορὸς ἐπιστήμων ἐστίν. ὥσπερ
δ᾽ ἐν τοῖς κατὰ ἰατρικὴν οὐχ ἅπασιν ὀρθῶς ἅμα εἴρηται
πάντα, κατὰ τὸν αὐτὸν τρόπον οὐδὲ περὶ γυμνασίων.
ἀλλὰ νῦν οὐ πρόκειται διελέγχειν τοὺς κακῶς ὑπὲρ αὐτῶν

re, metere, jaculari, currere, faltare, equitare, venari,
armis certare, ligna findere, bajulare, et agrum colere,
omniaque alia fecundum naturam facere, quam lucta
exerceri, melius eft. Unde tibi iam intueri licet, non
modo falubris artis portiunculam effe gymnafticam, fed
etiam gymnafticae minimam effe particulam luctandi
ftudium; huicque cognata athletarum profeffio, et affectio-
nis cujufdam non naturalis effectiva, vitiofamque artem
fibi propofitam habens, optimum quidem boni habitus
finem prae fe ferentem, fed omnia alia potius quam
bonum habitum producentem. At huius improbae artis
ifti mifere luctati repente fcientiffimi evaferunt, verae
autem legitimaeque gymnafticae Hippocrates et nuper
cum ipfo enumeratus illuftrium virorum coetus peritus
eft. Quemadmodum vero ad curativam partem pertinen-
tia non rite omnia ab omnibus fimul tradita funt, per-
inde et de exercitationibus non vera omnia praecepta
tradidere. Verum in praefentia perperam de ipfis loquutos

ἐγνωκότας, ἀλλ᾽ ἐξηγεῖσθαι τοὔνομα τῆς γυμναστικῆς, ὡς
ἔστιν ἐπιστήμη τις ἥδε τῶν ἐν γυμνασίοις δυνάμεων, ὥσπερ
ἡ φαρμακευτικὴ τῶν ἐν φαρμάκοις· ἄμφω γὰρ ταῦτα τὰ
μόρια τὴν κλῆσιν ἀπὸ τῶν ὑλῶν ἔσχηκεν ὁμοίως τοῖς ἄλ-
λοις οἷς ὀλίγον ἔμπροσθεν εἶπον.

Κεφ. μβ΄. [36] Καὶ δῆλον ὡς, ὅσοι τὴν γυμναστικὴν
ἀντιδιαιροῦσι τῇ ἰατρικῇ, κακῶς γινώσκουσιν. ἡ μὲν γὰρ
ἀπὸ τῆς ὕλης, ἡ δ᾽ ἀπὸ τῆς καθόλου τε καὶ γενικῆς ἐνερ-
γείας ὠνόμασται. πρῶται μὲν γάρ εἰσιν αἱ κατὰ μέρος ἐνέρ-
γειαι, καθῆραι δι᾽ ἑλλεβόρου καὶ σκαμμωνίας, εἰ τύχοι,
καὶ τεμεῖν φλέβα, καὶ ὀστοῦν ἐκκόψαι, καὶ ἀσιτῆσαι προσ-
τάξαι, καὶ δοῦναι τροφήν· ἐπ᾽ αὐταῖς δ᾽ ἕτεραι γενικώτε-
ραί τε καὶ ἤδη καθόλου, φαρμακεῦσαι, καὶ χειρουργῆσαι,
καὶ διαιτῆσαι, καὶ τούτων ἁπασῶν κοινή, τὸ ἰάσασθαι, καθάπερ,
οἶμαι, πάλιν ἐπὶ ταῖς περὶ τὰ ὑγιαίνοντα γιγνομέναις ἐνερ-
γείαις ἁπάσαις κοινὴ ἡ φυλακή. καὶ ὅστις ἀντιδιαιρεῖ-
ται τῷ ἰατρικῷ τὸ φυλακτικὸν, ὁμογενῶν ποιεῖται τὴν

castigare propositum non est, sed gymnasticae nomen de-
clarare, quod scilicet haec facultatum in exercitationibus
positarum, quemadmodum et medicamentaria facultatum
in medicamentis repertarum, scientia quaedam est: ambae
enim hae partes a materiis denominationem sortitae sunt,
sicut et aliae, quas paulo ante recensui.

Cap. XLII. Atque hinc eos male sentire constat,
qui in dividenda tota arte gymnasticam medicativae op-
ponunt; illa namque a materia, haec a generali commu-
nique actione appellationem habet. Nam primae actiones
singulares sunt, veratro aut scammonia exempli causa
purgare, venam aperire, os excidere, inediam indicere,
cibum exhibere; post has aliae communiores ac jam uni-
versales, medicari, manus opera uti, rationem victus in-
stituere, omnibusque istis commune mederi, quemadmo-
dum, ut puto, iterum actionibus circa sana corpora ac-
commodatis omnibus communis est conservatio. Ac quis-
quis per divisionem medicativo conservativum opponit,

ἀντίθεσιν. ἄμφω γὰρ ἀπὸ τῆς ἐνεργείας ὠνόμασται, κα-
θάπερ αὖ πάλιν ἀπὸ τῆς ὑποκειμένης ὕλης τό τε νοσερὸν
καὶ ὑγιεινόν. ἀπὸ δὲ τῆς τῶν βοηθημάτων ὕλης τό τε
φαρμακευτικὸν ὠνόμασται καὶ τὸ γυμναστικόν· τὸ μὲν γὰρ
τοῦ νοσεροῦ τε καὶ ἰατρικοῦ μέρος ὑπάρχει, τὸ δὲ τοῦ ὑγιει-
νοῦ τε καὶ φυλακτικοῦ.

Κεφ. μγ΄. Προσέχειν δ᾽ ἐνταῦθα τὸν νοῦν χρή, μή
πη λάθωμεν τὸν αὐτὸν ἀποδείξαντες τῷ γυμναστικῷ τὸν
ἐπιστάτην τοῦ παλαίσματος καὶ μόριόν τι ποιήσαντες ὅλης
τῆς γυμναστικῆς τὴν ὡς ἂν εἴποι τις παλαιστρικήν. ὁ γὰρ
ἐπιστάμενος τά τε παλαίσματα σύμπαντα καὶ τῶν τρίψεων
ἁπάσας καλῶς ἐργάζεσθαι τὰς κατὰ μέρος ἐνεργείας ἀνά-
λογόν ἐστι σιτοποιῷ, καὶ μαγείρῳ, καὶ οἰκοδόμῳ, δημι-
ουργεῖν μὲν ἐπισταμένοις ἄρτους τε καὶ ὄψα καὶ οἰκίας,
οὐ μὴν ἐπαΐουσί γ᾽ οὐδὲν οὐδὲ γινώσκουσιν, ὅ τί τε χρη-
στὸν ἐν αὐτοῖς καὶ μὴ χρηστόν, ἥντινά τε δύναμιν ἔχον
ἕκαστον αὐτῶν ἐστι πρὸς ὑγίειαν. ἡ μὲν οὖν προνοουμένη
τοῦ σώματος ἡμῶν τέχνη μία, καθάπερ εἴρηται πολλάκις,

cognatorum oppofitionem facit: utrumque enim ab actione
nominatum eft, quemadmodum rurfum a fubjecta materia
morbofum atque falubre, ab auxiliorum autem materia
medicamentarium ac gymnafticum, hoc eft exercitato-
rium; illud enim morbofi et medicativi pars eft, hoc
falubris et confervativi.

Cap. XLIII. Caeterum hoc loco diligenter mentis
acies exercitanda eft, ne gymnafticum palaeftraeque prae-
fectum eundem nos efficere, totiusque gymnafticae partem
quandam luctatoriam (ut ita dicam) conftituere nos prae-
tereat, quandoquidem et qui luctae et frictionum omnes
fingillatim actiones rite obire valeat, ifte panifici, coquo,
aedificatori proportione refpondet, facere quidem panes,
obfonia, aedes fcientibus, minime tamen, quid in ipfis
optimum fit, quid non optimum, intelligentibus, quamve
facultatem ipforum unumquodque ad fanitatem habeat,
non dignofcentibus. Nempe ars, quae corpus humanum
curat, ut crebro ante repetitum fuit, una eft, aliae vero

Ed. Chart. VI. [36.]　　　　　　　　　　　Ed. Baf. IV. (299.)

αἱ δ᾽ ἄλλαι τὰς ὕλας ταύτῃ παρισκευάζουσιν. οὔτε γὰρ,
οἷς ἄμεινόν ἐστιν ὑποδεδέσθαι μὲν, καὶ ἀνυποδέτους εἶναι,
σκυτοτόμος οἶδεν, οὔθ᾽ οἷς ὑποδεδέσθαι μὲν, ἀλλὰ τοῖον
ἢ τοῖον ὑπόδημα. τοῦτο μὲν γὰρ Ἱπποκράτης γιγνώσκει,
καὶ κελεύει γε τῷδέ τινι φορεῖν ἀρβύλας τὰς πηλοπάτιδας,
οὐ μὴν αὐτός γε δημιουργήσει τὰς ἀρβύλας, οὐ μᾶλλον, ἢ
ὁ στρατηγὸς τὸ κράνος, καὶ τὸν θώρακα, καὶ τὸ δόρυ,
καὶ τὴν ἀσπίδα, καὶ τὴν μάχαιραν, καὶ τὰς κνημῖδας.
οὐδὲ γὰρ ὁ οἰκοδόμος οἶδεν ὑψηλῆς πέρι καὶ ταπεινῆς οἰ-
κήσεως, οὐδ᾽ ἔτι πρὸς ἀνατολὴν ἢ δύσιν ἐστραμμένης,
οὐδέ γε τῆς πρὸς βοῤῥᾶν τε καὶ ψυχρᾶς, ἢ νοτίου καὶ
θερμῆς, οὐδὲ σκοτεινῆς ἢ φωτεινῆς, οὐδὲ καταγαίου τε καὶ
ὑπερῴου, καὶ νοτερᾶς, καὶ ξηρᾶς, ἀλλ᾽ ὅλως ἀγνεεῖ, τίνα
μὲν ὠφέλειαν ἕκαστον τούτων ἔχει, τίνα δὲ βλάβην, ὥσπερ
γε καὶ ὁ σιτοποιὸς οὐκ οἶδεν, ὅτῳ χρὴ καθαρὸν ἄρτον
διδόναι, καὶ ὅτῳ συγκόμιστον, οὐδὲ ὅτῳ πολὺν, ἢ ὀλίγον,
οὐδ᾽ ἐν ὅτῳ καιρῷ, κατασκευάζει μέντοι καλῶς αὐτούς.

huic materias comparant; neque enim alutarii cerdones,
quibus calceatis, quibus fine calceis ambulare melius fit,
noverunt; fed neque quibus calceis uti quidem melius
eft, quo tamen calceorum genere uti debeant, comper-
tum habent. Id autem Hippocrati haud ignotum eft: cui-
dam enim arbylis lutum calcantibus calceari praecepit,
non tamen ipfe arbylas conficeret, quemadmodum neque
imperator galeam, loricam, haftam, clypeum, gladium,
aut ocreas conderet. Praeterea neque aedificator de
excelfa aut humili domo quicquam novit, aut de con-
verfa ad occidentem aut orientem, aut ad aquilonem
vergente et frigida, aut ad auftrum et calida, aut te-
nebricofa, aut illuftri, aut de humili ejus parte five fu-
periore, aut de humida vel ficca, fed quam utilitatem
ifta fingula, quamve noxam afferant, prorfus ignorat,
perinde ut panifex etiam, cuinam puriffimus panis, cui
furfuraceus, cui multus aut paucus, quove tempore fit
dandus, ignorat, ipfos vero panes egregie conficit.

890 ΓΑΛΗΝΟΥ

Ed. Chart. VI. [36. 37.] Ed. Baf. IV. (299.)

ὡσαύτως δὲ καὶ ὁ μάγειρος ἢ φακῆν, ἢ πτισάνην, ἢ
χόνδρον, ἢ τεῦτλον, ἤ τι τῶν ἄλλων ἐπίσταται σκευάζειν,
οὐκ εἰδὼς οὐδενὸς αὐτῶν τὴν δύναμιν. αἱ μὲν δὴ τοιαῦται
τέχναι τὰς ἁπάσας ὕλας παρασκευάζουσι τῇ θεραπευτικῇ
τοῦ σώματος, ὥσπερ αὐταῖς ταύταις ἕτεραι, τῷ μὲν σιτο-
ποιῷ τοὺς πυροὺς ὁ γεωργός, καὶ κλίβανον ὁ ἱπνοπλάστης,
καὶ ὁ ὑλοτόμος τὰ ξύλα, καὶ ὁ τέκτων τὸν ἄβακα, τῷ
τέκτονι δ᾽ αὐτῷ πάλιν ἄλλος μὲν ἀξίνην, ἄλλος δὲ στάθμην,
ἄλλος δ᾽ αὖ τὰ ξύλα· [37] καὶ σκυτοτόμῳ δὲ κατὰ ταῦτά
τὴν μὲν σμίλην ἡ χαλκευτική, τὰ σκύτη δὲ βυρσοδεψική,
τὸν καλόποδα ἡ τεκτονική· καὶ οἰκοδόμῳ δὲ λατύποι τε καὶ
λιθοτόμοι, καὶ πλινθουργοὶ, καὶ τέκτονες, οἱ μὲν λίθους,
οἱ δὲ πλίνθους, οἱ δ᾽ ἐπιτήδεια ξύλα προπαρασκευάζουσιν.
αἱ μὲν οὖν τοιαῦται τέχναι σύμπασαι προσδέονταί τε ἀλ-
λήλων καὶ παρασκευάζουσι ταῖς τελεωτέραις τάς θ᾽ ὕλας
αὐτὰς, ἐξ ὧν ἐργάζονται τὸ τέλος, ὄργανά τε χρηστὰ, δι᾽
ὧν ἐκείνας κοσμοῦσιν.

Κεφ. μδ΄. Ἁπάσαις δ᾽ αὐταῖς ἐφέστηκεν, οἷον ἀρχι-
τεκτονική τις, ἡ θεραπευτικὴ τοῦ σώματος, καὶ κελεύει τῇ

Eadem ratione et coquus lentem, hordeum, alicam, betam,
aut aliorum aliquid, nullius ipforum vires cognofcens, efui
tamen apta reddere peritus eft. Id genus artes materias
omnes arti corporis curatrici fubminiftrant, quemadmo-
dum his ipfis aliae, panifici quidem frumentum agricola,
furnum furnifex, arborum fuccifor ligna; faber ligna-
rius abacum, fabro lignario autem ipfi rurfum alius afciam,
amuffim alius, item alius ligna; at alutario cerdoni
itidem cultrum fabrilis ars, coria pellium concinnatrix,
pedis effigiem lignaria, aedium quoque ftructori fculptores
lapicidae, laterum figuli et fabri lignarii, illi quidem
lapides, ifti lateres, hi vero ligna idonea praeparant.
Omnes igitur id genus artes mutua ope indigent, et per-
fectioribus materias ipfas, ex quibus finem affequuntur,
fuppeditant, et inftrumenta optima, per quae illas ador-
nant, efficiunt.

Cap. XLIV. Omnibus his autem, ceu quaedam ar-
chitectonica ars, corporis curativa praefidet, fiquidem

Ed. Chart. VI. [37.]   Ed. Baf. IV. (299. 3oo.)

μὲν οἰκοδομικῇ τοιάνδε τινὰ τὴν οἰκίαν, τῇ δὲ σκυτοτομικῇ
τὸ ὑπόδημα, καὶ τῇ μὲν σιτοποιητικῇ τὸν ἄρτον, τῇ δ' αὖ
μαγειρικῇ τοὖψον, ἑκάστῃ τε τῶν ἄλλων, ὡς ἑκάστη πέ-
φυκεν. ἀλλὰ ταύτης τῆς περὶ τὸ σῶμα θεραπευτικῆς ἢ
ὑγιεινὴ μόριον ἦν, καὶ ταύτης τετραχῇ τεμνομένης, ἑνὸς
τῶν μορίων ἦν γυμναστικὸν μόριον. αὕτη τοίνυν οἷον ἀρ-
χιτεκτονική τίς ἐστιν τοσῶνδε τεχνῶν, ἱππευτικῆς μὲν,
ὅταν ἱππάζεσθαι δέῃ, διδάσκουσα μέτρον καὶ καιρὸν καὶ
ποιότητα, κυνηγετικῆς δὲ καὶ συμπάσης θηρευτικῆς, ὅταν
αὖ τούτων ἡ χρεία καλῇ, κατὰ ταὐτὰ δὲ ταῦτα καὶ σκα-
πτόντων, καὶ θεριζόντων, καὶ ὑλοτομούντων, καὶ ἐρεσ-
(3oo)σόντων, καὶ ὀρχουμένων, καὶ πᾶν ὁτιοῦν ἐνεργούντων
ἐπιστατεῖ τε καὶ ἄρχει καὶ προστάττει.

Κεφ. μέ. Μία τῶν τοιούτων ἐστὶ τεχνῶν καὶ ἡ περὶ
τὰ παλαίσματα· καλῶμεν δ' αὐτὴν, εἰ βούλει, παιδοτριβι-
κήν· αὕτη μὲν οὐδ' ἐπαΐουσα τῶν πρὸς ὠφέλειάν τε καὶ
βλάβην τοῦ σώματος εὐσχήμονας δὲ καὶ πολυειδεῖς, καὶ
καταβλητικὰς, καὶ ἀπόνους ἐξευρίσκουσα λαβάς τε ἅμα καὶ

aedificatoriae, ut tales quafdam aedes extruat, praecipit;
cerdonicae, calceum; panifici, panem; culinariae, obfo-
nium; aliisque fingulis, ut quaeque apta eft, quid actura
fit, imperat. Sed hujusce artis corpus curantis falubris
appellata pars eft, cujus quadripartito divifae partis unius
gymnaftica pars eft. Ea igitur tot artium veluti quaedam
princeps habetur, equeftri fane, quando equitareo porteat,
venatoriae fimiliter, et univerfim cuilibet alii animalia
captanti, quum ipfarum ufus poftulat, modum, occafio-
nem qualitatemque demonftrans; haud abfimili ratione
et fodientibus, et metentibus, et ligna caedentibus, et
navigantibus, et faltantibus, et quodcunque aliud agenti-
bus praefidens ipfa dominatur atque imperat.

Cap. XLV. Una quaedam inter id genus artes et
illa eft, quae in luctationibus verfatur: appellemus autem
eam, fi lubet, paedotribicam. Haec enim eorum nihil
intelligens, quae ad utilitatem noxamque corporis faciunt,
decentes, varias, fternendi vim habentes, facilesque ac
minimo labore apprehenfiones fimul ac motiones, haud

κινήσεις οὐδὲν ἧττον τῆς ὀρχηστικῆς. ἀλλ᾿ ἐκείνη μὲν οὐκ
ἀντιποιεῖται τῆς περὶ τὸ σῶμα θεραπείας· ἡ δὲ παιδοτριβικὴ
οὐκ οἶδ᾿ ὅπως ὑπ᾿ ἀναισθησίας ἐσχάτης, οἷον ἔμπληκτός τις
οἰκέτης, ἐπανίσταται δεσπότῃ χρηστῷ, τῇ γυμναστικῇ, κα-
θάπερ εἰ καί τις ὁπλίτης, ἢ ἱππεὺς, ἢ τοξότης, ἢ σφενδονήτης,
ἢ ἀκοντιστὴς ἀντιλέγοι τῷ στρατηγῷ παρατάττοντί τε καὶ
ὁπλίζοντι, καὶ πρὸς τὸν πόλεμον ἐξάγοντι καὶ αὖθις ἡσυχάζειν
κελεύοντι· μαίνοιτο γὰρ ἄν που κἀκεῖνος, εἰ τὸν στρατηγὸν,
εἰς τὰς κατὰ μέρος ἐνεργείας προκαλούμενος, εἶτα βελτίων
εὑρισκόμενος, ἢ κοινωνεῖν ἀξιοῖ τῆς ἀρχῆς, ἢ μέρος ἀπο-
φαίνοι τὴν αὑτοῦ τέχνην τῆς στρατηγικῆς. μαίνοιτο δ᾿ ἂν
οὐδὲν ἧττον, οἶμαι, καὶ ὁ παιδοτρίβης, ἢ κοινωνεῖν γυμνα-
στικῆς, ἢ μέρος ἔχειν αὐτῆς οἰόμενος· ὑπηρέτης γάρ ἐστι
μόνον, ὥσπερ γε ὁ στρατιώτης τῆς στρατηγικῆς, οὕτως
καὶ ὁ παιδοτρίβης. αὐτὸς γὰρ, ᾗ μὲν γυμνάζει, τῆς
γυμναστικῆς, ᾗ δ᾿ ἀσκεῖ τέχνην παλαισμάτων, ἑτέρας· αὖ
τινός ἐστιν ἐπιτηδεύσεως ὑπηρέτης, ἣν μὲν ἐγὼ ὀνομάζω

minus quam faltatoria, comperit. Verum haec corporis
curationem non ufurpat: at ifta paedotribica, nefcio
quomodo, prae nimia fenfus hebetudine, veluti fervus
attonitus, in optimum herum, gymnafticam fcilicet in-
furgit, quemadmodum fi quis gravis armaturae miles,
aut eques, aut fagittarius, aut funditor, aut jaculator
imperatori aciem ftruenti, armanti et in proelium edu-
centi rursumque receptui canenti pertinax adverfetur:
infaniret enim et ifte, fi imperatorem ad privatas actiones
provocans atque lacelfens, in iifque praeftantior inven-
tus, aut communicari fibi imperium dignum putaret,
aut fuam ipfius artem imperatoriae partem exiftimaret:
nihilo fecius, arbitror, et paedotriba infaniat, aut gym-
nafticam fcire fe, aut eius partem poffidere fibi fi perfua-
ferit, quum minifter tantum fit: ut enim miles artis im-
peratoriae, fic paedotriba gymnafticae minifter eft; ipfa
namque quatenus exercet, exercitatoriae, quatenus vero
luctandi artem exercet, alterius cujufdam profeffionis
minifter eft, quam ego proftratoriam appello. Non folum

Ed. Chart. VI. [37. 38.]　　　　　　Ed. Baf. IV. (3oo.)

καταβλητικήν. οὐ μόνον δ᾽ αὐτοὺς οὕτως καλοῦσιν οἱ
τοὺς ἀθλητὰς ἀσκοῦντες, ἀλλὰ γυμναστὰς ὀνομάζουσιν. καί-
τοι κατά γε τὴν ἀλήθειαν ἕτερον μέν ἐστιν παιδοτριβικὴ,
καθάπερ ἡ τοξευτικὴ, καταβλητικὴ δὲ οἷόν περ ἡ στρα-
τηγικὴ, γυμναστικὴ δὲ οἷον ἡ ἰατρικὴ, καὶ διτταῖς ὑπηρε-
τεῖ τέχναις, ἐφεστώσαις ἑκάστῃ τῶν τοιούτων. [38] οὕτω
γὰρ καὶ ἡ σκυτοτομικὴ τὸ μὲν, ὡς στρατιώτῃ τινὶ χρηστὸν
ὑπόδημα, παρὰ τῆς στρατηγικῆς ἐκδιδάσκεται, τὸ δὲ, ὡς
εἰς ὑγίειαν ἐπιτήδειον, ὑπὸ τῆς περὶ τὸ σῶμα τέχνης ἐργά-
ζεσθαι κελεύεται. ὡσαύτως δὲ καὶ ἡ μαγειρικὴ τὸ μὲν εἰς
ὑγίειαν ὄψον ἰατρῷ τε καὶ ὑγιεινῷ παρασκευάζει, τὸ δ᾽
εἰς ἡδονὴν, τέχνη μὲν οὐκ ἔτι τοῦτό γε οὐδεμιᾷ, κολακείᾳ
δέ τινι τὸ τέλος οὐ τὴν ὑγείαν, ἀλλὰ τὴν ἡδονὴν πεποιη-
μένη. καὶ δὴ οὖν καὶ παλαιστικὴ τὸ μὲν εἰς ὑγείαν χρη-
στὸν ὑγιεινοῖς τε καὶ γυμνασταῖς παρασκευάζει, τὸ δὲ εἰς
διάθεσιν ἀθλητικὴν ἐκείνῃ τῇ κακοτεχνίᾳ τῇ πολλάκις
εἰρημένῃ, τῇ καλούσῃ μὲν ἑαυτὴν γυμναστικὴν, κάλλιον δ᾽
ἂν ὀνομασθείη καταβλητική. καὶ γὰρ οὖν καὶ ὀνομάζουσιν
αὐτὴν οἱ Λάκωνες καββαλικήν, καὶ καββαλικώτερον ἑαυτῶν

autem eos ita appellant, qui athletas exercent, fed etiam
gymnaftas; nihilominus fecundum rei veritatem aliud eft
ars paedotribica, quemadmodum fagittatoria; proftratoria
vero, qualis eft imperatoria; at gymnaftica, qualis eft me-
dicina, duabusque artibus praepofitis hae fingulae defer-
viunt. Ita enim et alutaria, ut militi alicui optimum
calceum paret, ab arte imperatoria docetur, ut ad fani-
tatem vero idoneum ftruat, ab arte corporis gubernatrice
admonetur. Nec non et culinaria falutare obfonium
medico falubrique concinnat, quod vero ad voluptatem,
non amplius id arti cuipiam, fed adulationi potius cui-
dam finem fibi non fanitatem, fed voluptatem proponenti.
Igitur et luctatoria id, quod ad fanitatem optimum eft,
falubribus et gymnaftis vocatis praeparat; quod autem ad
affectionem athleticam pertinet, illi vitiofae arti faepius
a me repetitae, fe ipfam quidem gymnafticam appellanti,
rectius autem proftratoriae nuncupatae. Lacones utique
et ipfam cabbalicen nominant, eumque magis cabbali-

Ed. Chart. VI. [38.]   Ed. Baf. IV. (300.)

γέ φασιν εἶναι τὸν ἐν ταύτῃ τεθραμμένον, οὐκ ἰσχυρό-
τερον.

Κεφ. μϛ'. Ὅπου γε καὶ ἡ ὑγιαίνουσα πολιτεία μι-
σεῖ τοῦτο τὸ ἐπιτήδευμα καὶ βδελύττεται, πάσης μὲν τῆς
εἰς τὸν βίον ἰσχύος ἀνατρεπτικὸν ὑπάρχον, οὐκ εἰς ἀγαθὴν
δὲ τοῦ σώματος ἄγον διάθεσιν. ἐγὼ γοῦν ἐπειράθην ἐμαυ-
τοῦ πολλάκις ἰσχυροτέρου τῶν ἀρίστων εἶναι δοκούντων
καὶ πολλοὺς στεφανίτας ἀγῶνας ἀνῃρημένων ἀθλητῶν. ἔν
τε γὰρ ὁδοιπορίαις ἁπάσαις ἄχρηστοι τελέως ἦσαν, ἔν τε
ταῖς πολεμικαῖς πράξεσιν, ἔτι δὲ μᾶλλον ἐν πολιτικαῖς τε
καὶ γεωργικαῖς, εἰ δέ που καὶ φίλῳ νοσοῦντι παραμεῖναι
δέοι, πάντων ἀχρηστότατοι συμβουλεῦσαί τε καὶ συσκέψα-
σθαι, καὶ συμπρᾶξαι ταῦτα μὲν, ἤπέρ γε καὶ οἱ σύες.
ἀλλ' ὅμως οἱ τούτων ἀτυχέστατοι καὶ μηδεπώποτε νική-
σαντες ἐξαίφνης ἑαυτοὺς ὀνομάζουσιν γυμναστάς, εἶτ', οἶ-
μαι, καὶ κεκράγασιν οὐδὲν ἧττον τῶν συῶν ἐκμελεῖ καὶ
βαρβάρῳ φωνῇ. τινὲς δ' αὐτῶν καὶ γράφειν ἐπιχειροῦσιν

cum, non qui robuſtior, ſed qui magis in hac arte ver-
ſatus fuerit, nominant.

Cap. XLVI. Verum enim vero omnis bene inſtituta
reſpublica hoc genus artis odit ac deteſtatur, quae omne
vitae robur vimque proſternat, haud in bonam affectio-
nem corpora traducens. Ego utique plerumque multis
athletis, qui praeſtantiſſimi eſſe videbantur, quique multas
in certaminibus coronas meriti ſunt, me ipſum valentio-
rem eſſe expertus ſum; quandoquidem in omnibus itine-
ribus faciendis, in militaribus actionibus, magis praeter-
ea in civilibus atque ruſticis negotiis inutiles prorſus
reperiebantur. Si quando vero et amico aegrotanti aſſi-
ſtere uſu veniret, in conſulendo, ſimul ſpeculando, au-
xiliando omnium erant ignaviſſimi, atque hac ratione a
ſuibus quidem minime ingenio differunt. Nihilominus
tamen inter hos infeliciſſimi nullaque unquam victoria
inſignes repente ſeipſos gymnaſtas nominant: deinde, ut
arbitror, inconcinna barbaraque voce non minus quam
ſues vociferantur. Nonnulli autem ipſorum et de fri-

ἢ περὶ τρίψεως, ἢ εὐεξίας, ἢ ὑγείας, ἢ γυμνασίων, εἶτα
προσάπτεσθαι τολμῶσι καὶ ἀντιλέγειν οἷς οὐδ᾽ ὅλως ἔμα-
θον, οἷος ὁ πρώην μὲν Ἱπποκράτει ἐγκαλῶν, ὡς οὐκ ὀρθῶς
ἀποφηναμένῳ περὶ τρίψεως· ἐπεὶ δ᾽ ἡμᾶς ἀφικομένους ἠξίω-
σάν τινες τῶν παρόντων ἰατρῶν τε καὶ φιλοσόφων ἅπαντα
διελθεῖν αὐτοῖς τὸν λόγον, εἶτ᾽ ἐφαίνετο ἁπάντων πρῶτος
ὑπὲρ αὐτῆς Ἱπποκράτης ἀποφηνάμενος ἄριστα, παρελθὼν
εἰς τὸ μέσον ἐξαίφνης ὁ αὐτοδίδακτος ἐκεῖνος γυμναστής, ἐκ-
δύσας παιδάριον, ἐκέλευσεν ἡμᾶς τρίβειν τε τοῦτο καὶ
γυμνάζειν, ἢ σιωπᾶν περὶ τρίψεως καὶ γυμνασίων, εἶτ᾽
ἐφεξῆς ἐβόα· Ποῦ γὰρ Ἱπποκράτης εἰσῆλθεν εἰς σκάμμα;
ποῦ δ᾽ εἰς παλαίστραν; ἴσως οὐδ᾽ ἀναχέεσθαι καλῶς ἠπί-
στατο. οὗτος μὲν οὖν ἐκεκράγει τε καὶ ἄλλως οὐδὲ σιωπῶν
ἀκούειν ἐδύνατο καὶ μανθάνειν τὰ λεγόμενα, ἡμεῖς δὲ
κατὰ σχολὴν τοῖς παροῦσιν διελέχθημεν, ὡς ὅμοιον ὁ κα-
κοδαίμων ἐκεῖνος ἐργάζοιτο μαγείρῳ τε καὶ σιτοποιῷ περὶ
πτισάνης ἢ ἄρτου διαλέγεσθαι τολμῶντι, κἄπειτα. φά-

ctione, aut de bono habitu, aut de fanitate, aut de exer-
citationibus volumina fcribere aggrediuntur; deinde de
illis agere contradicereque audent, quae nullo unquam
tempore didicerunt, ut quidam proxime in Hippocratem
invectus, tanquam non recte de frictione tractantem.
Verum nonnulli qui aderant medici et philofophi ad me
venientes, ut totam ipfis hujufce rei rationem explica-
rem, a me petiverunt: quod quum feciffem, omnium
primus Hippocrates hunc locum optime tractaffe vifus
eft. Tunc gymnafta ille fponte nullo docente eruditus in
medium repente prodiens, puerumque exuens, nos eum
juffit fricare atque exercere, aut de frictione exercitatio-
nibusque tacere; deinde clamans dixit: Quando enim
unquam Hippocrates in caveam ludorum, quando in pa-
laeftram defcendit, qui neque forfan rite oleum infundere
fciebat? Ad hunc fane modum ifte vociferabatur, et alio-
qui neque tacens audire, nec quae dicebantur intelligere
poterat.   At nos praefentibus per otium differebamus,
improbum illum hominem perinde facere, ut coquus ac
panifex de ptifana ac pane difputare audentes, deinde

896 ΓΑΛΗΝΟΥ

Ed. Chart. VI. [38. 39.] Ed. Baf. IV. (300.)

σκοντι· ποῦ γὰρ Ἱπποκράτης ἐν μαγειρείῳ διέτριψεν, ἢ ἐν
μύλωνι; σκευασάτω γοῦν μοι πλακοῦντα, καὶ ἄρτον, καὶ ζω-
μὸν, καὶ λοπάδα, ἔπειθ᾽ οὕτως ὑπὲρ αὐτῶν διαλεγέσθω.

Κεφ. μζ᾽. [39] Τί ποτ᾽ οὖν, φήσεις, ἰατροὺς ὀνομά-
ζομεν Ἱπποκράτην τε καὶ τὸν ἀπ᾽ αὐτοῦ χορὸν, εἴπερ οὐ κατὰ
πάσης τῆς περὶ τὸ σῶμα τέχνης τοὔνομα φέρομεν, ἀλλὰ
κατὰ μόνου τοῦ μέρους αὐτῆς, ὃ τοὺς κάμνοντας ἰᾶται;
φαίνεται μὲν γὰρ ὅλην μεταχειρισάμενος τὴν τέχνην, ὡς
μηδὲ τὸ περὶ τὰ γυμνάσια μέρος αὐτῆς ἀπολιπεῖν. ὅτι,
πρώτου συστάντος ὅλης τῆς τέχνης μέρους τοῦ θεραπευτικοῦ,
διότι καὶ μάλιστα κατήπειγεν, ὕστερον δὲ κατὰ πολλὴν
σχολὴν αὐτῷ προστεθέντος τοῦ φυλακτικοῦ τε καὶ ὑγιεινοῦ
προσαγορευομένου, τὴν ὅλην τέχνην ἀπὸ τοῦ μέρους ὀνο-
μασθῆναι συνέβη, καθάπερ ἐπ᾽ ἄλλων ιπολλῶν ἐγένετο. καὶ
γὰρ γεωμέτρας ὀνομάζομεν οὐ τοὺς περὶ τῶν ἐπιπέδων σχη-
μάτων μόνον, ἀλλὰ καὶ τοὺς περὶ τῶν στερεῶν ἐπισταμέ-
νους, οὐδ᾽ ἔστιν οὐδ᾽ εἷς νῦν, ὥσπερ γεωμέτρης, οὕτως καὶ
στερεομέτρης ὀνομαζόμενος, ἀλλ᾽ ἐκλέλοιπε τοὔνομα· κα-

clamitantes: Quando Hippocrates in culina aut piſtrino
verſatus eſt? Paret igitur mihi placentam, aut panem,
aut juſculum, aut concham condiat, atque ita deinde de
ipſis ſermonem faciat.

Cap. XLVII. Igitur fortaſſe dixeris: Cur Hippocratem,
omnemque ab ipſo manantem chorum medicos nominamus,
ſiquidem non univerſae arti corporis gubernatrici, ſed
ſoli ejus parti, quae laborantibus opitulatur, id nomen
indidimus? Videtur enim totam artem complecti, ut
neque eam partem, quae de exercitationibus eſt, negligat.
Hanc hujuſce rei fuiſſe cauſam ſuſpicor, quoniam, quum
prima totius artis pars curativa, quod et maxime neceſ-
ſaria eſſet, conſtituta ſit, deinde poſt multum otium con-
ſervativa ſalubrisque vocata ei adjecta fuerit, totam
artem a parte denominari contigit, quemadmodum et in
aliis plerisque ſolet. Quandoquidem et geometras appel-
lamus non circa planas ſolum figuras, verum etiam circa
ſolida verſantes; nullusque his temporibus invenitur, qui,
ut geometra, ſic et ſtereometra nominetur, ſed nomen

θ᾽άπερ καὶ τὸ τῶν ὑγιεινῶν, οὐ τῶν σωμάτων, οὐδὲ τῶν
διαιτημάτων λέγω τῶν ὑγιεινῶν, ἀλλὰ τῶν ἐπισταμένων ἀν-
δρῶν ταῦτα, τῶν ὑπ᾽ Ἐρασιστράτου τοῖς ἰατροῖς ἀντιδιῃρη-
μένων. ὡσαύτως δὲ καὶ τριηράρχας μὲν ὠνόμαζον οἱ πα-
λαιοὶ τοὺς ἄρχοντας τῶν τριήρων, νῦν δ᾽ ἤδη πάντας
οὕτως καλοῦσιν τοὺς ὁπωσοῦν ἡγουμένους στόλου ναυτικοῦ,
κἂν μὴ τριήρεις ὦσιν αἱ νῆες. ὅμοιόν τι τούτῳ περὶ τὴν
ἰατρικὴν ἐγένετο καὶ τοὺς ἰατρούς· ἀπὸ γὰρ τοῦ πρώτου
συστάντος μέρους ὅλην τε τὴν περὶ τὸ σῶμα τέχνην ὀνο-
μασθῆναι συνέβη τοῦ χρόνου προϊόντος ἰατρικήν, αὐτόν τε
τὸν ἐπιστήμονα τῆς τέχνης ἰατρόν. οὐκοῦν οὐδ᾽ ἀπεικός
ἐστιν ἐρωτηθέντα τινὰ νῦν, ἥστινός ἐστι τέχνης μέρος τὸ ὑγιει-
νόν, ἀποκρίνασθαι τῆς ἰατρικῆς. ἐκταθείσης γὰρ ἐπὶ πλέον
τῆς προσηγορίας καὶ μηκέτι τὸ μέρος, ἀλλ᾽ ὅλην τὴν περὶ
τὸ σῶμα τέχνην σημαινούσης, Ἱπποκράτης τε δικαίως καὶ
οἱ νῦν ἅπαντες ἰατρὸν ὀνομάζουσιν, ἴσασί τε μόρια τῆς
τέχνης αὐτῆς δύο τὰ μέγιστα, θεραπευτικόν τε καὶ ὑγιεινόν·
αὐτοῦ δ᾽ αὖ πάλιν τοῦ ὑγιεινοῦ μέρους ἴσασι τὸ γυμναστι-

defecit, ut etiam falubrium, non corporum, non cibo-
rum dico falubrium, fed virorum ifta fcientium, ab Era-
fiftrato medicis ex adverfo diftinctorum. Pariter et
trierarchas veteres triremium principes nuncupant, nunc
vero iam omnes utcunque navalis exercitus duces, etfi
triremes non fint naves illae, eo nomine appellant.
Hujufce rei quoddam fimile circa medicinam atque me-
dicos evenit; a prima enim conftituta parte ut et ipfa
tota corporis gubernatrix ars medicina, ipfe artis pro-
feffor medicus nominaretur, tempore procedente effe-
ctum eft. Quamobrem neque abs re nunc quifpiam inter-
rogatus, cujufnam artis pars facultas, quae tuendae fani-
tatis notitiam tradit, medicinae refpondere poterit; latius
namque fufo et amplificato vocabulo, neque dum partem,
fed integram humani corporis artem fignificante, Hippo-
crates et omnes, qui hac tempeftate florent, jure medici
nomen invenerunt, artisque ipfius duas maximas partes
agnofcunt, curatricem fcilicet atque falubrem. Eurfusque
falubris ipfius partem effe gymnafticam fciunt, quemad-

898 *ΓΑΛΗΝΟΥ ΠΕΡΙ ΙΑΤΡ. ΚΑΙ ΓΥΜΝΑΣΤ.*

Ed. Chart. VI. [39.]   Ed. Baf. IV. (300. 301.)

κὸν, ὡς καὶ πρόσθεν ἐπιδέδεικται. καθάπερ οὖν Ἱπποκρά-
της καὶ Διοκλῆς καὶ Πραξαγόρας καὶ Φιλότιμος καὶ Ἡρό-
φιλος ὅλης τῆς περὶ τὸ σῶμα τέχνης ἐπι(301)στήμονες
ἦσαν, ὡς δηλοῖ τὰ γράμματα αὐτῶν, οὕτως αὖ πάλιν οἱ
περὶ Θέωνα καὶ Τρύφωνα τὴν περὶ τοὺς ἀθλητὰς κακο-
τεχνίαν μεταχειρίσαντες, καθάπερ αὖ καὶ τὰ τούτων δηλοῖ
συγγράμματα, παρασκευήν τέ τινα γυμνάσιον ὀνομαζόντων,
καὶ αὖθις ἕτερόν τι μερισμὸν, ἔπειτα ἄλλό τι τέλειον,
ἀποθεραπείαν δ᾽ ἄλλο, καὶ ζητούντων, εἴτε κατὰ τὴν τοι-
αύτην περίοδον ἀσκητέον ἐστὶ καὶ γυμναστέον τὸν ἀθλητὴν,
εἴτε ἀμφισβητούντων, ἀκούσω μέρος εἶναι τῆς ἑαυτῶν τέχνης
τὸ ὑγιεινόν. ὅπου γὰρ οὐδὲ τῆς ὄντως γυμναστικῆς μέρος
ἐστὶν, ἀλλ᾽ ἔμπαλιν ἐκείνη μέρος ὑγιεινοῦ, τί χρὴ περὶ τῆς
τούτων κακοτεχνίας ἀμφιβάλλειν, ἢ μήτε μέρος ἐστὶν ὅλως
τῆς περὶ τὸ σῶμα τέχνης, ἐπιτηδεύματός τε προέστηκεν, οἷχ
ὑπὸ Πλάτωνος μόνον ἢ Ἱπποκράτους, ἀλλὰ καὶ τῶν ἄλ-
λων ἁπάντων ἰατρῶν τε καὶ φιλοσόφων ἀτιμαζομένου;

modum a nobis fupra differtum eft. Itaque ficut Hippo-
crates, Diocles, Praxagoras, Philotimus atque Herophi-
lus totam corporis praefidem artem, ut ipforum teftantur
volumina, callebant, ita fane e diverfo Theon atque
Trypho vitiofam illam athletarum artem tractantes, quem-
admodum item et ipforum libri declarant, praeparatio-
nem quoddam exercitium nominantes, rurfum aliud par-
titionem, aliud vero perfectum, item aliud apotherapiam,
quaerentesque, num fecundum talem circuitum fatigare
atque exercere athletam oporteat, aut fecundum alium
modum; profecto et eorum me capit admiratio, qui hoc
tempore athletas exercent, quando eos, falubrem facultatem
fuae ipforum artis partem effe, dicere audio. Quando enim
haec neque verae gymnafticae pars, fed contra falubris
facultatis illa pars fit, quid opus eft de vitiofa iftorum
arte dubitare? Quae quum neque artis corpus curantis
ullo modo pars effe poffit, cuidam praeterea exercitationi
praefidet, quae non folum a Platone atque Hippocrate,
verum etiam ab aliis omnibus medicis atque philofophis
contemnitur.

ΓΑΛΗΝΟΥ ΠΕΡΙ ΤΟΥ ΔΙΑ ΜΙΚΡΑΣ ΣΦΑΙ-
ΡΑΣ ΓΥΜΝΑΣΙΟΥ.

Ed. Chart. VI. [5o5.]   Ed. Baf. IV. (3o1.)

Κεφ. α΄. Πηλίκον ἀγαθόν ἐστιν εἰς ὑγείαν, ὦ
Ἐπίγενες, γυμνάσια, καὶ ὡς χρὴ τῶν σιτίων ἡγεῖσθαι αὐτά,
παλαιοῖς ἀνδράσιν αὐτάρκως εἴρηται, φιλοσόφων τε καὶ
ἰατρῶν τοῖς ἀρίστοις· ὅσον δ᾽ ὑπὲρ τὰ ἄλλα τὰ διὰ τῆς
μικρᾶς σφαίρας ἐστὶν, τοῦτο οὐδέπω τῶν πρόσθεν ἱκανῶς
οὐδεὶς ἐξηγήσατο. δίκαιον οὖν ἡμᾶς, ἃ γινώσκομεν, εἰπεῖν.
ὑπὸ σοῦ δὲ κριθησόμεθα, τοῦ πάντων ἠσκηκότος ἄριστα
τὴν ἐν αὐτοῖς τέχνην. χρήσιμα δ᾽ ἱκανῶς εἰρῆσθαι ἂν δόξειε
καὶ τοῖς ἄλλοις, οἷς ἂν μεταδῷς τοῦ λόγου, γενησόμενα.
φημὶ γὰρ, ἄριστα μὲν ἁπάντων γυμνάσια εἶναι τὰ μὴ μόνον

GALENI DE PARVAE PILAE EXERCITIO.

Cap. I. Quantum ad fanitatem conferant exercitia,
o Epigenes, quodque ipfa opus fit cibaria praecedere, ab
antiquis viris praeftantiffimis tum philofophis tum medi-
cis fufficienter traditum eft; quantum vero illa, quae
parva pila fiunt, caeteris excellant, hoc nondum fatis
priorum quifpiam explicavit. Aequum igitur eft, quae
agnofcimus, ea nos verbis explicare. A te autem judica-
bimur, qui omnium optime ejus artem exercueris; at et
caeteris fatis utilia dicta effe videbuntur, quibus libellum
hunc fueris impertitus. Dico namque, optima omnium

Ed. Chart. VI. [5o5. 5o6.] Ed. Baf. IV. (3o1.)

τὸ σῶμα διαπονεῖν, ἀλλὰ καὶ τὴν ψυχὴν τέρπειν δυνάμενα. καὶ ὅσοι κυνηγεσίαν καὶ τὴν ἄλλην θήραν ἐξεῦρον, ἡδονῇ καὶ τέρψει καὶ φιλοτιμίᾳ τὸν ἐν αὐτοῖς πόνον κερασάμενοι, σοφοί τινες ἄνδρες ἦσαν καὶ φύσιν ἀνθρωπίνην ἀκριβῶς καταμεμαθηκότες. τοσοῦτον γὰρ ἐν αὐτῇ δύναται ψυχὴν κινῆσαι, ὥστε πολλοὶ μὲν ἀπηλλάγησαν νοσημάτων, ἡσθέντες μόνον, πολλοὶ δ᾽ ἑάλωσαν ἀνιαθέντες. οὐκ ἔστι δ᾽ οὕτως ἰσχυρόν τι τῶν κατὰ τὸ σῶμα παθημάτων, ὡς κρατεῖν τῶν περὶ τὴν ψυχήν· οὐκοῦν οὐδ᾽ ἀμελεῖν χρὴ τῶν ταύτης κινήσεων, ὁποῖαί τινες ἔσονται, πολὺ δὲ μᾶλλον ἢ τῶν τοῦ σώματος ἐπιμελεῖσθαι, τά τ᾽ ἄλλα καὶ ὅσῳ κυριώτερον σώματος ἡ ψυχή. τοῦτο μὲν δὴ κοινὸν ἁπάντων γυμνασίων τῶν μετὰ τέρψεως, ἄλλα δ᾽ ἐξαίρετα τῶν διὰ τῆς μικρᾶς σφαίρας, ἃ ἐγὼ νῦν ἐξηγήσομαι.

Κεφ. β΄. [5o6] Πρῶτον μὲν ἡ εὐπορία. εἰ γοῦν ἐννοήσαις, ὅσης δεῖται παρασκευῆς τε ἅμα καὶ σχολῆς τά τ᾽ ἄλλα πάντα τὰ περὶ θήραν ἐπιτηδεύματα καὶ τὰ κυνηγέσια,

efſe exercitia, quae non modo corpus exercere, verum etiam animam oblectare poſſint; et quicunque eam, quae per canes ſit, venationem aliamque ferarum capturam adinvenerunt, voluptate, oblectamento et cupiditate laudis proprium laborem temperantes, ſapientes quidam viri et humanae naturae plane peritiſſimi extitere; tantum enim in ipſa poteſt motio animae, ut et multi prae ſola laetitia morbos evaſerint, multi etiam prae moerore aegrotaverint. Neque ulla eſt tam vehemens corporis affectio, ut affectiones animae vincat: non igitur parvi pendere oportet hujus motiones, qualesnam ſint, imo vero longe magis quam corporis motus obſervare, tum aliis de cauſis, tum quod corpore dignior ſit anima. Hoc igitur omnium, quae cum voluptate conjunctae ſunt, exercitationum commune; alia vero earum ſunt propria, quas nobis ex parva pila comparamus; quae nos nunc exponemus.

Cap. II. Primum quidem adeſt paratus facilitas. Si igitur conſideraveris, quanto egeant apparatu ſimul et otio tum caetera omnia venandi exercitia, tum quae

σαφῶς ἂν μάθοις, ὡς οὔτε τῶν τὰ πολιτικὰ πραττόντων
οὐδενὶ, οὔτε τῶν τὰς τέχνας ἐργαζομένων δυνατὸν μεταχει-
ρίζεσθαι τὰ τοιαῦτα γυμνάσια. καὶ γὰρ πολλῶν ταῦτα
δεῖται καὶ σχολὴν ἄγοντος οὐκ ὀλίγην ἀνθρώπου· τοῦτο
δὲ μόνον οὕτω φιλάνθρωπον, ὡς μηδὲ τὸν πενέστατον ἀπο-
ρεῖν τῆς ἑαυτοῦ παρασκευῆς οὐ γὰρ δικτύων, οὐδ᾽ ὅπλων,
οὐδ᾽ ἵππων, οὐδὲ κυνῶν θηρευτικῶν, ἀλλὰ σφαίρας μόνης
δεῖται, καὶ ταύτης μικρᾶς· οὕτω δ᾽ εὔγνωμον εἰς τὰς ἄλλας
πράξεις, ὥστ᾽ οὐδεμιᾶς αὐτῶν ὀλιγωρεῖν ἀναγκάζει δι᾽ αὐτό.
καίτοι τί ἂν εὐπορώτερον γένοιτο τοῦ καὶ τύχην ἀνθρω-
πίνην ἅπασαν καὶ πρᾶξιν προσιεμένου; τῶν μὲν γὰρ ἀμφὶ
τὰς θήρας γυμνασίων τῆς χρήσεως οὐκ ἐφ᾽ ἡμῖν ἡ εὐπορία·
πλούτου τε γὰρ δεῖται τὴν παρασκευὴν τῶν ὀργάνων ἐκπο-
ρίζοντος καὶ ἀργίας σχολῆς τὸν καιρὸν ἐπιτηρούσης. τού-
των δὲ τῶν ὀργάνων παρασκευὴ καὶ τοῖς πενεστάτοις, ὡς
εἴρηται, εὔπορος, ὅ τε καιρὸς τῆς χρήσεως καὶ τοὺς ἱκανῶς
ἀσχόλους ἀναμένει. τὸ μὲν δὴ τῆς εὐπορίας αὐτοῦ τηλι-
κοῦτον ἀγαθόν. ὅτι δὲ καὶ πολυαρκέστατον τῶν ἄλλων

per canes fit venatio, manifefte didiceris, neque civilibus
addictos negotiis, neque artifices ipfos ad hujuscemodi
exercitia accedere poffe. Multa enim haec atque homi-
nem non pauco otio incumbentem expofcunt; hoc autem
folum adeo familiare eft, ut ne pauperrimus quidem ejus
indigeat apparatu; non enim retibus, non armis, non
equis, non venatoriis canibus, fed pila fola, eaque parva
opus eft. Ita vero ad caeteras actiones aequa eft, ut
earum nullam omittere per fe cogat: quid vero eo com-
modius effe poffit, quod et humanam fortunam omnem
et actionem admittit? nam venaticorum exercitiorum ufus
nobis non adeft facilitas; divitias enim inftrumentorum
apparatum fuppeditantes, otiumque liberum opportunita-
tem fpectans exigunt; parvae autem pilae exercitationis
inftrumentorum apparatus etiam pauperrimis (ut dictum
eft) facilis exiftit, atque utendi occafio plurimum nego-
tiis addictos expectat. Id fane eft facilitatis hujus exer-
citationis magnum commodum. Eam vero aliarum em-

γυμνασίων, ᾧδ᾽ ἂν μάλιστα μάθοις, εἰ σκέψαιο καθ᾽
ἕκαστον αὐτῶν, ὅ τι τε δύναται καὶ οἷόν τι τὴν φύσιν
ἐστίν. εὑρήσεις γὰρ ἢ σφοδρὸν, ἢ μαλακὸν, ἢ τὰ κάτω
μᾶλλον, ἢ τὰ ἄνω κινοῦν, ἢ μέρος τι πρὸ τῶν ἄλλων, οἷον
ὀσφὺν, ἢ κεφαλὴν, ἢ χεῖρας, ἢ θώρακα, πάντα δ᾽ ἐξ ἴσου
τὰ μέρη τοῦ σώματος κινοῦν καὶ δυνάμενον ἐπί τε τὸ
σφοδρότατον ἀνάγεσθαι καὶ ἐπὶ τὸ μαλακώτατον ὑφίεσθαι,
τῶν μὲν ἄλλων οὐδὲν, τοῦτο δὲ μόνον, τὸ διὰ τῆς σμικρᾶς
σφαίρας γυμνάσιον, ὀξύτατον ἐν μέρει καὶ βραδύτατον γενό-
μενον, σφοδρότατόν τε καὶ πραότατον, ὡς ἂν αὐτός τε βου-
ληθῇς καὶ τὸ σῶμα φαίνηται ἐμμένον. οὕτω δὲ καὶ τὰ
μέρη κινεῖν μὲν ἔστιν αὐτοῦ πάνθ᾽ ὁμοῦ, εἰ τοῦτο συμφέρειν
δόξειεν, ἔτι δὲ πρὸ ἄλλων ἄλλα, εἰ καὶ τοῦτό ποτε δόξειεν.
ὅταν γὰρ συνιστάμενοι πρὸς ἀλλήλους καὶ ἀποκωλύοντες
ὑφαρπάσαι τὸν μεταξὺ διαπονῶσι, μέγιστον αὐτὸ καὶ σφο-
δρότατον καθίσταται, πολλοῖς μὲν τραχηλισμοῖς, πολλαῖς δ᾽
ἀντιλήψεσι παλαιστικαῖς ἀναμεμιγμένον, ὥστε κεφαλὴν μὲν
καὶ αὐχένα πονεῖσθαι τοῖς τραχηλισμοῖς, πλευρὰς δὲ καὶ

nium uberrimam effe, hinc potiffimum didiceris, fi in
unaquaque ipfarum vim et naturam confideraveris; vel
enim vehementem, vel mollem, vel furfum magis quam
deorfum, partemve prae caeteris aliquam, ut lumbos,
caput, manus, aut thoracem, moventem comperies. Quae
autem omnes corporis partes aequaliter moveat, poffitque
et in fummam vehementiam attolli, et in minimam mo-
tionem deprimi, aliarum nullam invenies, illa fola ex-
cepta, quae ex parva pila habetur exercitatio, quae con-
citatiffima viciffim et tardiffima fit, vehementiffima et mo-
deratiffima, prout ipfe volueris et corpus tolerare videa-
tur. Sic vero et fimul omnes ejus partes movere quidem
licet, fi conferre videatur, praeterea vero prae aliis alia,
fi hoc etiam videatur commodum. Quum enim invicem
congredientes et interjectam pilam excipi prohibentes
laboraverint, maximum id vehementiffimumque *exercitium*
exiftit, quod quidem multis colli obverfionibus, multis
vero comprehenfionibus palaeftricis commixtum, proinde-
que caput quidem et cervix colli obverfionibus, latera

θώρακα, καὶ γαστέρα, ταῖς τε τῶν ὀμμάτων μετάρσεσι, καὶ
θέσεσι, καὶ ἀπώσεσι, καὶ ἀποστηρίξεσι, καὶ ταῖς ἄλλαις
παλαιστικαῖς λαβαῖς. τούτῳ δὲ καὶ ὀσφὺς τείνεται σφοδρῶς,
καὶ σκέλη ἑδραῖα τῆς βάσεως ἐν τῷ τοιούτῳ πόνῳ· τὸ δὲ
καὶ προβαίνειν καὶ εἰς τὰ πλάγια μεταπηδᾷν οὐ μικρὸν
σκελῶν γυμνάσιον.

Κεφ. γ´. Ἀλλ᾽ εἰ χρὴ τἀληθὲς εἰπεῖν, μόνον ἐστὶ
δικαιότατον κινοῦν πάντ᾽ αὐτῶν τὰ μόρια. τοῖς μὲν γὰρ
προσιοῦσιν ἕτερα νεῦρα καὶ μύες, τοῖς δ᾽ ὑποβαίνουσιν ἕτερα
διαπονεῖται [5o7] πλέον, οὕτω δὲ καὶ τοῖς εἰς πλάγιον
μεθισταμένοις ἄλλα. καὶ ὅστις καθ᾽ ἓν εἶδος κινήσεως
κινεῖ τὰ σκέλη, καθάπερ οἱ θέοντες ἀνωμάλως, καὶ οὕτως
ἀνίσως τὰ μέρη γυμνάζει τοῖς εἰς τὸ πλάγιον μεθισταμέ-
νοις. ἀλλὰ καὶ ὡς τοῖς σκέλεσιν, οὕτω καὶ χερσὶ τὸ γυμνά-
σιον τοῦτο δικαιότατον, ἐν παντὶ σχήματι λαμβάνειν ἐθιζο-
μένων τὴν σφαῖραν. ἀνάγκη γὰρ ἐνταῦθα τὴν ποικιλίαν
τῶν σχημάτων ἄλλοτ᾽ ἄλλους τῶν μυῶν τείνειν σφοδρότε-
ρον, ὥστε πάντας ἐν μέρει πονοῦντας ἴσην ἔχειν ἀνάπαυ-

vero, thoraxque, et venter, faciei translationibus, pofitu-
ris, repulfionibus ac obnixibus aliisque palaeftricis pre-
henfionibus laborant. Hoc autem exercitio lumbi vehe-
menter, ac crura inceffus fundamenta ejusmodi labore
tenduntur: progreffiones denique et obliqui faltus non
parvum eft crurum exercitium.

Cap. III. At fi veritas dicenda fit, id folum omnes
corporis partes aequiffime movet; dum enim procedimus
aut recedimus, aut nos in obliquum transferimus, alii
atque alii nervi ac mufculi plus fatigantur. Quicunque
etiam uno motionis genere crura movet, quemadmodum
qui fine ratione curfitant, fic quoque non fecus, quam
qui crebro fefe in obliquum transferunt, partes inaequa-
liter exercet; verum quemadmodum cruribus, fic et
brachiis exercitatio haec fumma cum juftitia proprium
partitur opus, fiquidem in omni figura pilam excipere
confueverunt. Hic enim neceffe eft figurarum varietatem
alios atque alios mufculos vehementius tendere, adeo ut
omnes viciffim laborantes intermiffionem his habeant ae-

λαν τοῖς ἡσυχάζουσιν τὸν χρόνον τῶν ἐνεργούντων, καὶ
οὕτως ἐν μέρει πάντας ἐνεργοῦντάς τε καὶ ἀναπαυομένους
οὔτ᾽ ἀργοὺς μένειν τὸ πάμπαν, οὔτε κόποις ἁλίσκεσθαι
μόνους πονοῦντας. ὄψιν δὲ ὅτι γυμνάζειν δεῖ, μαθεῖν
ἔγεστιν ὑπομνησθέντας, ὡς, εἰ μή τις ἀκριβῶς τὴν ῥοπὴν
τῆς σφαίρας, ὅποι φέροιτο, προαισθάνοιτο, διαμαρτάνειν τῆς
λαβῆς ἀναγκαῖον αὐτῷ. ἐν τούτῳ δὲ καὶ τὴν γνώμην ἴσην
τῇ φροντίδι τοῦ τε μὴ καταβαλεῖν καὶ τοῦ διακωλῦσαι
τὸν μέσον, ἢ αὐτὸν ὑφαρπάσαι ἐν τούτῳ (302) καταςταίη.
φροντὶς δὲ μόνη καταλεπτύνει, μιχθεῖσα δέ τινι γυμνασίῳ
καὶ φιλοτιμίᾳ εἰς ἡδονὴν τελευτήσασα τὰ μέγιστα τὸ
σῶμα πρὸς ὑγίειαν καὶ τὴν ψυχὴν εἰς σύνεσιν ὀνίνησιν.
οὐ σμικρὸν δὲ καὶ τοῦτο ἀγαθὸν, ὅταν ἄμφω τὸ γυμνάσιον
ὠφελεῖν δύνηται, καὶ σῶμα, καὶ ψυχὴν, εἰς τὴν ἰδίαν
ἑκατέρου ἀρετήν. ὅτι δ᾽ ἀσκεῖν ἄμφω δύναται τὰς μεγίστας
ἀσκήσεις, ἃς μάλιστα μετιέναι τοῖς στρατηγικοῖς οἱ πόλεως
βασιλεῖς νόμοι κελεύουσιν, οὐ χαλεπὸν κατιδεῖν. ἐπιθέσθαι

qualem, qui, dum alii operantur, quieſcunt, atque ita
vieiſſim omnes operantes et quieſcentes neque ſegnes
omnino relinquantur, neque ſoli laborantes laſſitudine
corripiantur.   Quod autem et oculos exercere oporteat,
hinc videre licet, ſi animadvertimus, quod, niſi quis, quo
vergat pila, diligenter praeviderit, quo minus eam attin-
gat, ipſum aberrare neceſſe eſt.   In hoc autem et conſi-
lium aequale ſolicitudini patet: opus eſt tum illam ne
humi incaſſum dejiciat, tum ut verſantem in medio ean-
dem aſſequi prohibeat, vel ipſe transmiſſam rurſus ex-
cipiat.   Atqui ſolicitudo corpus ſola quidem extenuat,
cuipiam vero exercitio ac laudis deſiderio commiſſa, ut-
pote in laetitiam deſinens, ad bonam corporis valetudi-
nem atque animi prudentiam plurimum confert.   Neque
vero parvum eſt hoc commodum, quod ambo, corpus vide-
licet atque animum, pro utriusque virtute juvare poſſit.
Quod autem maximis ambo exercitiis afficere poſſit, ad
quae militum imperatores potiſſimum accedere civitatis
reginae leges jubent, videre non eſt difficile.   Hoſtem

γὰρ ἐν καιρῷ, καὶ λαθεῖν ἐπιθέμενον, καὶ ὀξυλαβῆσαι τὴν
πρᾶξιν, καὶ σφετερίσασθαι τὰ τῶν ἐναντίων, ἢ βιασά-
μενον, ἢ ἐξ ἀδοκήτου ἐπιθέμενον, καὶ φυλάξαι τὰ κτηθέν-
τα, τῶν ἀγαθῶν στρατηγᾶν ἔργα· καὶ τὸ σύμπαν φάναι,
φύλακά τε καὶ φῶρα δεινὸν εἶναι χρὴ τὸν στρατηγὸν, καὶ
ταῦτα τῆς τέχνης αὐτῆς ὕλης τὸ κεφάλαιον. ἆρ᾽ οὖν ἄλλό
τι γυμνάσιον οὕτω προεθίζειν ἱκανὸν, ἢ φυλάττειν τὸ
κτηθὲν, ἢ ἀνασώζειν τὸ μεθιστάμενον, ἢ τῶν ἐναντίων τὴν
γνώμην προαισθάνεσθαι; θαυμάζοιμ᾽ ἂν, εἴ τις εἰπεῖν ἔχοι.
τὰ πολλὰ γὰρ αὐτῶν αὐτὸ τοὐναντίον· ἀργοὺς γὰρ, καὶ
ὑπνηλοὺς, καὶ βραδεῖς τὴν γνώμην ἐργάζεται. καὶ γὰρ καὶ
ὅσοι κατὰ παλαίστραν πονοῦσιν, εἰς πολυσαρκίαν μᾶλλον
ἢ ἀρετῆς ἄσκησιν φέρονται· πολλοὶ γοῦν οὕτως ἐπαχύνθη-
σαν, ὡς δυσχερῶς ἀναπνεῖν. ἀγαθοὶ δ᾽ ἂν οὐδ᾽ οἱ τοιοῦτοι
πολέμου γενέσθαι στρατηγοὶ, ἢ βασιλικῶν, ἢ πολιτικῶν
πραγμάτων ἐπίτροποι· θᾶττον ἂν τοῖς γε συσὶν ἢ τούτοις
τὶς ὁτιοῦν ἐπιτρέψειεν. ἴσως δὲ οἰήσει με δρόμον ἐπαινεῖν,
καὶ τἆλλα ὅσα λεπτύνει τὸ σῶμα γυμνάσια. τὸ δ᾽ οὐχ

etenim opportune invadere, atque invadendo latere, et
datam occafionem momento arripere, adverfariorumque
res vel vi, vel inconfulto fibi fuas facere, ac parta
tueri, optimi eft imperatoris: atque, ut fimpliciter dicam,
exercitus imperator et cuftos et fur egregius effe debet,
artis enim illius umverfae haec eft fumma. Numquid
igitur aliud quodpiam exercitium aeque idoneum fit, ho-
minum ut inftituat aut parta defendere, aut erepta recu-
perare, aut propofitum adverfarii praevidere? mirum
profecto, fi quis dixerit, aliud quodpiam inveniri. Multa
namque ipforum contrarium efficiunt; ignavos fiquidem
et fomnolentos ac fenfu hebetes reddunt; etenim quicun-
que in palaeftra laborant, ad craffitudinem potius quam
ad virtutis ftudium exeitantur; multi fiquidem craffitiem
adeo contraxerunt, ut vix refpirare poffint. Hujufmodi
fane homines nec militiae, nec regiis negotiis aut civi-
libus utiliter praefici poffent; fuibus potius quam illis
rem quamlibet mandare quis poffit. Forfitan autem exi-
ftimaveris, me curfum et quaecunque corpus extenuant

οὕτως ἔχει· τὴν γὰρ ἀμετρίαν ἐγὼ πανταχοῦ ψέγω, καὶ
πᾶσαν τέχνην ἀσκεῖν φημι χρῆναι τὸ σύμμετρον, καὶ εἴ τι
μέτρου στερεῖται, τοῦτ᾽ οὐκ εἶναι καλόν. οὐκοῦν οὐδὲ
δρόμους ἐπαινῶ τῷ καταλεπτύνειν τὴν ἕξιν καὶ τῷ μηδε-
μίαν ἄσκησιν ἀνδρείας ἔχειν. οὐ γὰρ δὴ τῶν ὠκέως φευγόν-
των τὸ νικᾶν, ἀλλὰ καὶ τῶν συστάδην κρατεῖν δυναμένων·
οὐδὲ διὰ τοῦτο Λακεδαιμόνιοι πλεῖστον ἐδύναντο, τῷ
τάχιστα θεῖν, ἀλλὰ τῷ μένοντας ἀναιρεῖν. εἰ δὲ πρὸς
ὑγίειαν ἐξετάζοις, ἐφ᾽ ὅσον ἀνίσως γυμνάζει τὰ μέρη τοῦ
σώματος, ἐπὶ τοσοῦτον οὐδ᾽ ὑγιεινόν. ἀνάγκη γὰρ οὕτω
[508] τὰ μὲν ὑπερπονεῖν, τὰ δ᾽ ἀργεῖν παντελῶς. οὐδέτερον
δ᾽ αὐτῶν ἀγαθὸν, ἀλλ᾽ ἄμφω καὶ νόσων ὑποτρέφει σπέρμα-
τα, καὶ δύναμιν ἄῤῥωστον ἐργάζεται.

Κεφ. δ´. Μάλιστα οὖν ἐπαινῶ γυμνάσιον, ὃ καὶ
σώματος ὑγίειαν ἐκπορίζει, καὶ μερῶν εὐαρμοστίαν, καὶ
ψυχῆς ἀρετὴν παρὰ τούτοις· τοῦτο δὲ τὸ διὰ τῆς μικρᾶς
σφαίρας ὑπάρχει. καὶ γὰρ εἰς πάντα ψυχὴν δυνατὸν

exercitia probare. Verum hoc fecus habet; ego enim, quod
immodicum eſt, ubique damno, artemque omnem modice
tractandam cenfeo; quod fi quid menfura caruerit, pul-
chrum illud haud quaquam fatebor. Curfus igitur minime
laudaverim, quippe qui corporis habitum extenuent, ho-
minemque ad fortitudinem nullatenus affuefaciant; non
enim celeriter fugientibus victoria debetur, fed iis, qui
cominus valeant obdurare; neque, quod celerrime cur-
rerent, Lacedaemonii plurimum potuerunt, fed quod
hoſtes perſiſtendo trucidarent. Quod fi, curfus quam
bonae profit valetudini, quaefieris, quatenus corporis
partes inaequaliter exercet, eatenus falubris non eſt cen-
fendus. Neceſſe eſt enim in hoc alia quidem nimis fati-
gari, alia vero penitus torpere, quorum neutrum condu-
cit, imo vero ambo morborum gignunt femina, viresque
imbecillas reddunt.

Cap. IV. Exercitium igitur id potiſſimum commen-
daverim, quod bonam corporis valetudinem ac partium
concinnitatem unaque animi virtutem praeſtare poſſit,
quale illud eſt, quod in parva pila confiſit. Animum

ὠφελεῖν, καὶ τοῦ σώματος τὰ μέρη δι᾽ ἴσου μάλιστα γυμνά-
ζει πάντα, ὃ καὶ μάλιστα εἰς ὑγείαν συμφέρει, καὶ συμμε-
τρίαν ἕξεως ἐργάζεται, μήτ᾽ ἄμετρον πολυσαρκίαν, μήθ᾽
ὑπερβάλλουσαν ἰσχνότητα φέρον, ἀλλ᾽ εἴς τε τὰς ἰσχύος
δεομένας πράξεις ἱκανὸν, καὶ ὅσαι τάχους χρήζουσιν, ἐπι-
τήδειον. οὕτω μὲν οὖν, ὅσον ἐν αὐτῷ, σφοδρότητος οὐδενὶ
τῶν πάντων κατ᾽ οὐδὲν ἐλλείπεται. τὸ δὲ πραότατον ἴδω-
μεν αὖθις· ἔστι γὰρ ὅτε καὶ τούτου δεόμεθα, διά τε ἡλι-
κίαν, ἢ μηδέπω φέρειν ἰσχυροὺς πόνους, ἢ μηκέτι δυνα-
μένην, καὶ κάματον ἐπανεῖναι βουληθέντες, ἢ ἐκ νόσων
ἀνακομιζόμενοι. δοκεῖ δέ μοι κἂν τούτῳ πλέον ἔχειν ἑτέρου
παντός· οὐδὲν γὰρ οὕτω πρᾶον, εἰ πράως αὐτὸ μεταχειρί-
ζοιο. δεῖ δὲ μέσως μένοντα τηνικαῦτα χρῆσθαι, μηδενὶ
συμμέτρου ἀποστάντα, τὰ μὲν ἠρέμα προβαίνοντα, τὰ δὲ
καὶ κατὰ χώραν μένοντα, μὴ πολλὰ διαγυμνασάμενον· ἐπὶ
τῷδε τρίψεσι μαλακαῖς δι᾽ ἐλαίου καὶ λουτροῖς θερμοῖς

etenim undique juvare poteſt, omnesque corporis partes
pari modo maxime exercet, id quod et ad bonam vale-
tudinem plurimum confert, et corporei habitus commen-
ſurationem efficit, utpote quod craſſitiem nullam immo-
dicam aut gracilitatem afferat, quin potius actionibus
robore aut celeritate indigentibus ſufficiens fit atque ido-
neum.　　Sic igitur, quantum ad vehementiam attinet,
nullo omnium eſt inferius.　　Mollitiem autem deinceps
videamus; hac enim aliquando indigemus, aut propter
aetatem, quae maximos labores vel junior nondum ferre,
vel antiquior jam facta non etiam ſuſtinere valeat; aut
quod laſſitudini conſulere velimus; aut quod a morbo
convaleſcamus; in ea quoque (ut mihi quidem videtur)
reliqua cuncta excellit; nullum eſt enim adeo lene,
modo leviter ipſum tractaveris.　　Oportet autem ipſo
medium te locum obtinentem, nullaque ex parte ab eo,
quod modicum fit, declinantem, nunc quidem ſenſim pro-
cedendo, nunc vero loco ſtando, ac denique membra
non admodum agitando uti; mollibus poſtea ex oleo fri-
ctionibus calidisque balneis uteris.　　Hoc equidem om-

χρῆσθαι. τοῦτο μὲν ἁπάντων ἐστὶ πραότατον, ὥστε καὶ
ἀναπαύεσθαι δεομένοις συμφορώτατον εἶναι καὶ ἄῤῥωστον
δύναμιν ἀναλαβέσθαι δυνατώτατον, καὶ γέροντι καὶ παιδὶ
συμφορώτατον. ὅσα δὲ τούτου μὲν ἰσχυρότερα, τοῦ δ᾽
ἄκρως σφοδροῦ πραότερα, διὰ τῆς μικρᾶς σφαίρας ἐνεργεῖται,
χρὴ καὶ ταῦτα γινώσκειν, ὅστις γε ὀρθῶς βούλεται διὰ
παντὸς αὐτὰ μεταχειρίζεσθαι. καὶ γὰρ εἴποτε δι᾽ ἀναγκαίων
ἔργων, οἷα τὰ πολλὰ πολλάκις ἡμᾶς καταλαμβάνει, πονή-
σειας ἀμέτρως ἢ τοῖς ἄνω μέρεσιν ἢ τοῖς κάτω πᾶσιν,
ἢ χερσὶ μόναις, ἢ ποσὶν, ἔνεστί σοι ἐκ τοῦδε τοῦ γυμνασίου
τὰ μὲν ἀναπαῦσαι, τὰ πρότερον κεκμηκότα, τὰ δὲ εἰς τὴν
ἴσην ἐκείνοις κίνησιν καταστῆσαι, τὰ πρότερον ἀργὰ παν-
τελῶς μεμενηκότα. τὸ μὲν γὰρ ἐκ διαστήματος ἱκανοῦ
βάλλειν εὐτόνως, ἢ οὐδὲν τοῖς σκέλεσιν, ἢ παντάπασιν
ὀλίγον χρώμενον, ἀναπαύει μὲν τὰ κάτω, τὰ δ᾽ ἄνω κινεῖ
σφοδρότερον· τὸ δ᾽ ἐπιπλέον διαθέοντα καὶ ὠκέως ἐκ
πολλοῦ διαστήματος ὀλιγάκις τε προχρῆσθαι τῇ βολῇ
τὰ κάτω μᾶλλον διαπονεῖ· καὶ τὸ μὲν ἠπειγμένον ἐν αὐτῷ

nium eſt remiſſiſſimum, adeo ut et quiete indigentibus
utiliſſimum, atque ad imbecillas vires revocandas valen-
tiſſimum, ſenique ac puero ſit conducentiſſimum. Quae
vero hoc quidem laborioſius, mitius vero, quam quod ve-
hementiſſimum ſit, in parvae pilae exercitio fieri ſolent,
ea quoque cognoſcat opus eſt, quicunque ipſa recte ſemper
tractare voluerit. Etenim ſi quando ob neceſſaria negotia,
quibus perſaepe detinemur, aut ſupernas partes omnes,
aut infernas, aut manus duntaxat, aut pedes immodice
fatigaveris, licet exercitatione hujuſcemodi partim quidem
ſiſtere, quae prius laborarunt, partim vero, quae antea
penitus torpuerunt, ad parem illis motionem ducere. Si
quis enim e multo intervallo crurum opus aut nihil
aut omnino parum admittens magno cum conatu proji-
ciat, inferna quidem ſiſtit, ſuperna vero vehementius
movet. Quod ſi plerumque ac celeriter curſitans e multo
intervallo perraro pilam projecerit, inferna magis fatiga-
bit; feſtinatio inſuper ae celeritas in ea reperta abſque

καὶ ταχὺ χωρὶς συντονίας ἰσχυρᾶς τὸ πνεῦμα μᾶλλον
γυμνάζει, τὸ δ᾽ ἕτερον, τὸ ἐν ταῖς ἀντιλήψεσι, καὶ βολαῖς,
καὶ λαβαῖς, οὐ μὴν ταχύ γε, τὸ σῶμα μᾶλλον ἐντείνει τε
καὶ ῥώννυσιν. εἰ δ᾽ εὐτονόν τε ἅμα καὶ ἠπειγμένον εἴη,
διαπονήσει τοῦτο μεγάλως καὶ τὸ σῶμα καὶ τὸ πνεῦμα,
καὶ πάντων ἔσται γυμνασίων σφοδρότατον. ἐφ᾽ ὅσον δὲ δεῖ
καθ᾽ ἑκάστην χρείαν ἐπιτείνειν τε καὶ ἀνιέναι, γράψαι μὲν
οὐχ οἷόν τε, (τὸ γὰρ ἐν ἑκάστῳ ποσὸν ἄῤῥητον,) ἐπ᾽ αὐτῶν
δὲ τῶν ἔργων εὑρεῖν τε καὶ δεῖξαι δυνατὸν, ἐν ᾧ δὴ καὶ
μάλιστα τὸ πᾶν κῦρος· [5o9] οὐδὲ γὰρ ἡ ποιότης ἐστὶ
χρήσιμος, εἰ τῷ ποσῷ διαφθείροιτο. τούτου μὲν δὴ τῷ παι-
δοτρίβῃ μετέστω, τῷ μέλλοντι τῶν γυμνασίων ὑφηγεῖσθαι.

Κεφ. ε΄. Τὸ δ᾽ ὑπόλοιπον τοῦ λόγου περαινέσθω.
βούλομαι γὰρ ἐφ᾽ οἷς εἶπον ἀγαθοῖς προσιέναι τῷδε τῷ
γυμνασίῳ, μηδ᾽ ὡς ἐκτός ἐστι κινδύνων παραλιπεῖν, οἷς
τὰ πλεῖστα τῶν ἄλλων περιπίπτει. δρόμοι μὲν γὰρ ὠκεῖς
πολλοὺς ἤδη διέφθειραν, ἀγγεῖον ἐπίκαιρον ῥήξαντες· οὕτω
δὲ καὶ φωναὶ μεγάλαι τε ἅμα καὶ σφοδραὶ, καθ᾽ ἕνα χρόνον

gravi conatu anhelitum magis exercet: alterum vero, rece-
ptio videlicet ac tranfmiffio, exceptioque abfque celeritate,
corpus magis intendit ac roborat: at fi vehemens co-
natus unaque feftinatio fuerit, hoc et corpus et anheli-
tum magnopere fatigabit, eritque omnium exercitiorum
vehementiffimum. Quousque autem pro fingulo quoque
ufu intendenda aut remittenda fit exercitatio, fcribere
quidem impoffibile; neque enim cujusque quantitas expli-
cabilis eft; in opere tamen ipfo adinvenire atque often-
dere poffumus, in quo fane vis tota maxime confiftit;
nihil enim prodeft qualitas, fi quantitate labefactetur. Hoc
igitur fit curae paedotribae, qui exercitationi fit praefuturus.

Cap. V. Reliquum autem fermonis abfolvatur. Volo
namque ad haec quae dixi bona huic exercitio addere,
neque quod extra perieula fit, quibus aliorum plurima
illiduntur, miffum facere. Curfus enim celeres rupto
vafe praecipuo multos jamdudum perdidere; fic autem
et voces magnae fimulque vehementes uno tempore affa-

ἀθρόως ἐκφωνηθεῖσαι, μεγίστων κακῶν οὐκ ὀλίγοις αἴτια,
καὶ ἱππασίαι σύντονοι τῶν τε κατὰ νεφροὺς ἔῤῥηξάν τι
καὶ κατὰ θώρακα πολλάκις ἔβλαψαν, ἔστι δ᾽ ὅτε καὶ τοὺς
σπερματικοὺς πόρους, ἵνα τὰ τῶν ἵππων ἁμαρτήματα παρα-
λείπω, δι᾽ ὧν πολλάκις ἐκπεσόντες τῆς ἕδρας οἱ ἱππεῖς
παραχρῆμα διεφθάρησαν. οὕτω δὲ καὶ τὸ ἅλμα, καὶ ὁ
δίσκος, καὶ τὰ διὰ τοῦ κάμπτειν γυμνάσια. τοὺς δ᾽ ἐκ τῆς
παλαίστρας τί δεῖ καὶ λέγειν; ὡς ἅπαντες λελώβηνται τῶν
Ὁμηρικῶν Λιτῶν οὐδὲν μεῖον. ὡς γὰρ ἐκεῖνός φησι ὁ
ποιητὴς
χωλάς τε, ῥυσσάς τε, παραβλῶπάς τ᾽ ὀφθαλμώ,
οὕτω τοὺς ἐκ τῆς παλαίστρας ἴδοις ἂν ἢ χωλοὺς, ἢ διεστραμ-
μένους, ἢ τεθλασμένους, ἢ πάντως γέ τι μέρος πεπηρωμέ-
νους. εἰ δὴ πρὸς οἷς εἶπον ἀγαθοῖς ἔτι καὶ τοῦθ᾽ ὑπάρχει τοῖς
διὰ τῆς σμικρᾶς σφαίρας γυμνασίοις, ὡς μηδὲ κινδύνῳ πελά-
ζειν, ἁπάντων ἂν εἴη πρὸς ὠφέλειαν ἄριστα παρεσκευασμένα.

tim emiffae maximorum malorum non paucis caufae
fuerunt; violenti quoque equitatus circa renes aliquid
fregerunt, faepe etiam thoracis partibus, nonnunquam
etiam feminariis meatibus noxam intulere, ut equorum
delicta praetermittam, quibus faepe a fella delapfi equi-
tes illico interierunt. Sic autem et faltus, et difcus, et
quae per flexiones fiunt exercitia *fefe habent*. Quid
autem de iis dicendum, qui in palaeftra verfantur? quum
omni ex parte non minus, quam Litae illae apud Home-
rum, mutilati fint. Quemadmodum enim ille inquit
poëta, claudas, rugofas atque oculis diftortas effe, fic
eos, qui in palaeftra verfantur, vel claudos, vel diftortos,
vel fractos, vel omnino mutilos videris. Quum igitur
praeter bona, quae dixi, id quoque accedat parvae pilae
exercitio, ut fcilicet neque periculo fit obnoxium, alio-
rum omnium ad ufum optime patebit.

ΓΑΛΗΝΟΥ ΠΕΡΙ ΑΦΡΟΔΙΣΙΩΝ.

Ed. Chart. VI. [509.]   Ed. Baf. IV. (302.)

Ἀφροδισίων μὲν κατὰ μὲν Ἐπίκουρον οὐδεμία χρῆσις
ὑγιεινή· κατὰ δὲ τἀληθὲς ἐκ διαλειμμάτων τηλικούτων, ὡς
ἐπὶ ταῖς χρήσεσιν ἄνθρωπον αὐτὸν αὑτοῦ κουφότερον καὶ
εὐπνούστερον δοκεῖν γεγονέναι. ὁ δὲ καιρὸς τῆς χρήσεως, ὅταν
ἀκριβῶς μέσον ᾖ τῶν ἔξωθεν περιστάσεων ἁπασῶν τὸ σῶμα,
μήθ᾽ ὑπερπεπληρωμένον, μήτ᾽ ἐνδεὲς, μήθ᾽ ὑπερεψυγμένον,
μήθ᾽ ὑπερτεθερμασμένον, μήτ᾽ ἐξηρασμένον, μήθ᾽ ὑγρασμέ-
νον ἀμέτρως. εἰ δὲ καὶ διαμαρτάνοιέν ποτε κατά τι, μικρὸν
μὲν ἔστω τὸ ἁμαρτανόμενον. ἄμεινον δὲ τῷ τεθερμασμένῳ

GALENI DE VENEREIS.

Salubris rerum venerearum ufus ex Epicuro nullus
eft; revera autem falubris ufus eft ab intermiffionibus
tantis, ut poft ufum homo levior factus effe faciliusque
fpirare videatur. Opportunum autem utendi tempus eft,
quum exquifite medium obtineat omnium externarum
circumftantiarum corpus, neque immoderatius repletum,
neque vacuum, neque nimis perfrigeratum, neque fuper-
calefactum, neque immodice exiccatum, neque humecta-
tum. Si vero interdum aliqua in re aberret, parvum efto,
quod in errorem labitur. Salubrius autem euelefacto magis

μᾶλλον ἢ ἐψυγμένῳ, καὶ πεπληρωμένῳ μᾶλλον ἢ κεκενωμένῳ,
καὶ ὑγρασμένῳ μᾶλλον ἢ ἐξηρασμένῳ τῷ σώματι χρῆσθαι τοῖς
ἀφροδισίοις. οἱ μὲν οὖν τὴν ἀσθενῆ δύναμιν ἔχοντες ἀπὸ
τῆς λαγνείας εἰς ἐσχάτην ἀῤῥωστίαν ἀφικνοῦνται· οἱ δὲ ἰσχυ-
ρὰν καὶ νοσοῦντες ἀπὸ φλέγματος περιουσίας τῷ διαφορεῖν
ἐπιπλέον τοὺς χυμοὺς ἀβλαβῆ ἔχουσι τὴν χρῆσιν αὐτῶν·
οὕτω γὰρ τοῖς ὑγροῖς καὶ θερμοῖς ἐστι, καὶ ὅσοι φύσει πο-
λύσπερμοι. ἀλλὰ καὶ θερμαίνει τὸ σῶμα τοῖς ἐῤῥωμένην
ἔχουσι τὴν δύναμιν ἡ λαγνεία, τοῖς δὲ ἀσθενέσιν ἐν μὲν
τῷ παραχρῆμα θερμαίνει, ψύχει δὲ μετὰ ταῦτα γενναίως.
[510] ἔνιοι μὲν οὖν εὐθέως ἐπὶ ταῖς συνουσίαις ἀπὸ νεότη-
τος ἀσθενεῖς γίνονται, τινὲς δὲ, εἰ μὴ συνεχῶς χρῶνται, βα-
ρύνονται τὴν κεφαλὴν, ἀσώδεις τε καὶ πυρετώδεις γίνονται,
καὶ χεῖρον ὀρέγονται, καὶ ἧττον πέττουσι. τοιαύτης γοῦν
ἐνίους ὄντας φύσεως, εἶτ᾽ ἐγκρατεῖς ἀφροδισίων χρήσεως γε-
νομένους, ναρκώδεις τε καὶ δυσκινήτους ἔγνωμεν ἀποτελεσθέν-
τας, ἐνίους δὲ καὶ σκυθρωποὺς ἀλόγως καὶ δυσέλπιδας ὁμοίως

quam perfrigerato, et repleto magis quam vacuato, et
humectato magis quam exiccato corpori rebus uti vene-
reis. Qui igitur imbecillas vires habent, ii certe ab im-
moderata venere in extremam infirmitatem procidunt;
qui vero robuftas, quique aegrotant pituitae copia, quod
humores amplius difcutiant, innoxium ipfarum ufum
ferunt; fic enim calidis et humidis contingit, et quibuf-
cunque natura femine foecundis. Quin et corpus eorum,
qui robuftas habent vires, venus calefacit; quibus vero
imbecillae funt, in promptu quidem calefacit, fed poftea
vehementer refrigerat. Proinde nonnulli quidem poft
coitum a juventute quamprimum imbecilles evadunt;
nonnulli vero, nifi affidue utantur coitu, capitis gravita-
tem incurrunt, cibos faftidiunt, febriculofi fiunt, deterius
appetunt, minusque concoquunt. Quofdam ejusmodi
naturae effe novimus, ut, quum a rebus venereis abftine-
rent, tum torpidi, tum ad motum difficiles facti fint;
quofdam vero, qui melancholicorum more praeter ratio-

τοῖς μελαγχολικοῖς· ταῦτα δὲ παυόμενα ταχέως ἐπὶ ταῖς τῶν
ἀφροδισίων χρήσεσι. ταῦτ᾽ ἀναλογιζομένῳ μοι μεγάλως φαί-
νεται βλάπτειν ἡ τοῦ σπέρματος ἐπίσχεσις, ἐφ᾽ ὧν αὐτό τε
φύσει κακοχυμότερον καὶ πλέον, ἀργότερός τε ὁ βίος, καὶ
τῶν ἀφροδισίων μὲν ἡ χρῆσις πρότερον μὲν ἱκανὴ πάνυ,
μετὰ ταῦτα δὲ ἀθρόως ἐγκρατεῖς ἐγενήθησαν, ἰσχυροί τε καὶ
νέοι. τούτοις ἡ τοῦ σώματος ἕξις εἰς ἀραιότητα πλέον ἤπερ
ἡ δύναμις εἰς ἀρρωστίαν ἀλλοιοῦται· καί τις ἐπανόρθωσις
διὰ τῶν συναγόντων καὶ σφιγγόντων γίνεται αὐτοῖς, ὁποῖόν
ἐστι παρασκευαστικὸν γυμνάσιον. εἰ δὲ δὴ καὶ ψύξίς τις
ἐπὶ τοῖς ἀφροδισίοις ἐγγίγνοιτο, καὶ κατὰ τοῦτ᾽ ἂν εἴη τῷ
παρασκευαστικῷ γυμνασίῳ χρηστέον, ἐπεγείρει γὰρ τὴν
θερμότητα. τῆς δὲ ὥρας τοῦ ἔτους ἐπιτρεπούσης, οὐδὲ τῆς
ψυχρολουσίας ἀφεκτέον. ἐδέσματα δὲ τῷ πλήθει μὲν ἐλάτ-
τω, τῇ ποιότητι δὲ καὶ ὑγρότερα δοτέον, ἵνα καὶ πέψῃ
καλῶς αὐτά, καὶ τὴν ἀφροδισίων ἐπανορθώσηται ξηρότητα.
χρὴ δὲ οὐδὲ ψυχρότερα τὴν κρᾶσιν, ἀλλὰ τῆς μέσης ἰδέας

nem moefti ac fpei expertes evaferint; haec vero omnia
quamprimum veneris ufu fedata fuiffe.   Haec mihi confi-
deranti magnopere laedere videtur feminis retentio, in
quibus ipfum tum natura deterioris eft fucci, tum copio-
fius eft, et otiofior vita, et veneris ufus prius quidem
frequentior, poftea vero affatim abftinuerunt.   Qui ro-
bufti ac juvenes funt, his corporis habitus in raritatem
potius quam vires in imbecillitatem mutatur; at iis quae-
dam fit emendatio per ea, quae cogunt et conftringunt,
qualis eft praeparans exercitatio.   Si vero etiam aliqua
perfrigeratio poft venerem corporibus oboriatur, erit
etiam exercitatione praeparante ob eam caufam utendum;
calorem enim excitat.   Concedente vero anni tempeftate
a frigido balneo haud erit abftinendum.   Edulia vero
copia quidem parciora, qualitate vero humidiora exhi-
benda, ut tum probe ipfa concoquantur, tum a venere
contracta ficcitas emendetur.   Sed oportet neque tempe-
ramento frigidiora, fed media calefacientium fpecie ipfa

914   *ΓΑΛΗΝΟΤ ΠΕΡΙ ΑΦΡΟΔΙΣΙΩΝ.*

Ed. Chart. VI. [510.]   Ed. Baf. IV. (302.)

τῶν θερμαινόντων ὑπάρχειν αὐτά. διότι γὰρ ἐξ ἀφροδισίων
ἀραιότερον ἅμα καὶ ἀσθενέστερον, ψυχρότερόν τε καὶ ξη-
ρότερον ἀποτελεῖται τὸ σῶμα, χρὴ δήπου τὰ πυκνοῦντα
καὶ θερμαίνοντα καὶ τὴν δύναμιν ἀναῤῥωννύντα προσφέ-
ρεσθαι, καὶ τούτους εἶναι σκοποὺς ἐπ' αὐτοῖς.

effe. Nam quoniam corpus a venere rarius fimul ac im-
becillius, frigidius et ficcius efficitur, quae fane denfant
et calefaciunt et vires reparant, adhibenda funt; atque
hi funt fcopi, qui huc fpectant.

Printed in the United States
By Bookmasters